W0298877

Arzneimittel pocket plus 2023

Herausgeber:
Dr. med. Andreas Ruß (andreas.russ@media4u.com)
Prof. Dr. med. Stefan Endres (endres@lmu.de)

Autoren:
P. Baumann, W. Beuthien, F. Block, D. Brodmann, H. Bruckbauer, T. Bschor, M. Drey, S. Endres, F. Eyer, M. Helbig, S. Helbig, M. Humpich, M. Jakob, S. Karl, V. Klauss, B. Kloos-Drobner, A. Larse A. Meurer, N. Reisch, A. Ruß, H. Veldink, A. Vogt

Lektorat:
Andrea Rauneker, Dr. Carla Knobloch

Herstellung:
Susanne Olbrich

Umschlaggestaltung:
Susanne Olbrich

Wichtiger Hinweis
Der Stand der medizinischen Wissenschaft ist durch Forschung und klinische Erfahrung ständig im Wandel. Autor und Verlag haben größte Mühe darauf verwandt, dass die Angaben in diesem Werk korrekt sind und dem derzeitigen Wissensstand entsprechen.
Für die Angaben kann von Autor und Verlag jedoch keine Gewähr übernommen werden. Jeder Benutzer ist dazu aufgefordert, Angaben dieses Werkes gegebenenfalls zu überprüfen und in eigener Verantwortung am Patienten zu handeln.
Geschützte Warennamen (Warenzeichen) werden nicht besonders kenntlich gemacht. Aus dem Fehlen eines solchen Hinweises kann also nicht geschlossen werden, dass es sich um einen freien Handelsnamen handelt.
Alle Rechte vorbehalten. Das Werk ist einschließlich aller seiner Teile urheberrechtlich geschützt Ohne ausdrückliche, schriftliche Genehmigung des Verlags ist es nicht gestattet, das Buch oder Teile dieses Buches in irgendeiner Form durch Fotokopie, Mikroverfilmung, Übertragung auf elektronische Datenträger, Übersetzung oder sonstige Weise zu vervielfältigen, zu verbreiten oder anderweitig zu verwerten.

Die Deutsche Bibliothek verzeichnet diese Publikation in der Deutschen Nationalbibliografie; detaillierte bibliografische Daten sind im Internet über <http://dnb.ddb.de> abrufbar.

© 1995–2022 Börm Bruckmeier Verlag GmbH

Emil-Geis-Str. 4, 82031 Grünwald, www.media4u.com

19. Auflage, August 2022
ISBN 978-3-89862-844-0
Druck: AZ Druck und Datentechnik GmbH

Vorwort zur 19. Auflage

In der Woche, in der wir dies schreiben (23. Juni 2022), erschien im New England Journal of Medicine eine eindrucksvolle Studie zum Einsatz von Anti-PD-1 Antikörpern bei Patienten mit fortgeschrittenem Rektumkarzinom eines bestimmten genetischen Musters. Alle der zwölf behandelten Patienten erreichten eine komplette Remission. Dies illustriert beispielhaft den weiter anhaltenden Fortschritt in der Pharmakotherapie.

Im Jahr 2022 wurden in Deutschland 46 neue Medikamente mit neuen Wirkstoffen zugelassen, vierzehn mehr als im Vorjahr, die meisten davon für die Therapie von Tumorerkrankungen.

In der aktuellen Auflage des **Arzneimittel pocket plus 2023** finden Sie wieder mit höchstmöglicher Aktualität auch die erst kürzlich neu zugelassenen Medikamente. Die Informationen über Wirkmechanismen, unerwünschte Wirkungen und Kontraindikationen wurden erneut aktualisiert und erweitert.

Die 19. Auflage präsentiert sich in der bewährten Aufteilung: im Arzneimittelteil vorne (Kapitel A1 bis A21) sind alle wichtigen Wirkstoffe, Handelsnamen und Dosierungen aufgeführt, und im Therapie-Teil hinten (Kapitel T1 bis T21) werden, nach Fachgebieten gegliedert, die wichtigsten Krankheitsbilder mit den entsprechenden medikamentösen Therapien dargestellt. Besonderer Wert wurde auf leitliniengerechte Therapieempfehlungen gelegt. Im Therapie-Teil haben wir uns auf häufige Krankheitsbilder und auf häufig oder gelegentlich eingesetzte Wirkstoffe beschränkt. Auf die Aufnahme sehr selten eingesetzter Wirkstoffe und Reservemedikamente (Drittlinien-Therapien) haben wir bewusst verzichtet.

Wir wünschen Ihnen Freude und Bestätigung bei der ärztlichen Arbeit und insbesondere bei der bestmöglichen Wahl von Medikamenten, die Sie zum Wohl Ihrer Patientinnen und Patienten einsetzen.

Auch in diesem Jahr möchten wir Ihnen für Ihre Treue, Ihre Kommentare und Verbesserungsvorschläge danken.

Andreas Ruß und Stefan Endres
für die Autorinnen und Autoren

Juli 2022

Autorenverzeichnis

Dr. Andreas Ruß (Hrsg. Arzneimittel)	Haushamer Internisten PartGmbB, Bahnhofstr. 4; 83734 Hausham
Prof. Dr. Stefan Endres (Hrsg. Therapie, Gastroenterologie – Therapie)	Leiter der Abteilung für klinische Pharmakologie; Medizinische Klinik und Poliklinik IV; Klinikum der Universität München
Dr. Philipp Baumann (Hämatologie, Onkologie – Therapie)	Oberarzt am Zentrum für Innere Medizin; Klinikum Garmisch-Partenkirchen
Dr. Wilke Beuthien (Rheumatologie – Therapie)	Innere Medizin/Nephrologie, Lipidologie; Nierenzentrum Germering
Prof. Dr. Frank Block (Neurologie – Therapie)	Chefarzt der Neurologischen Klinik, Helios Kliniken Schwerin
Dr. Doreen Brodmann (Nephrologie, Urologie – Therapie)	Leitende Ärztin, Innere Medizin/Nephrologie, Spitalzentrum Oberwallis, Pflanzettastr. 8, CH-3930 Visp
Dr. Harald Bruckbauer (Dermatologie - Therapien)	Facharztpraxis für Haut- und Geschlechtskrankheiten, Allergologie, Neufahrn
Prof. Dr. Tom Bschor (Psychiatrie – Therapie)	Leiter und Koordinator der Regierungskommission für eine moderne und bedarfsgerechte Krankenhausversorgung Bundesministerium für Gesundheit
Prof. Dr. Michael Drey (Geriatrie – Arzneimittel)	Akutgeriatrie, Medizinische Klinik und Poliklinik IV, Klinikum der Universität München
Prof. Dr. Florian Eyer (Toxikologie – Therapie)	Leiter der Abteilung für Klinische Toxikologie, Klinikum rechts der Isar, Technische Universität München
PD Dr. Dr. Matthias Helbig (HNO – Therapie)	Facharztpraxis für Hals-Nasen-Ohrenheilkunde, Breslauer Str. 44, 65779 Kelkheim/Taunus
PD Dr. Silke Helbig (HNO – Therapie)	Oberärztin am Zentrum für HNO-Heilkunde, Klinikum der J.-W.-Goethe-Universität Frankfurt
Dr. Marek Humpich (Anästhesie – Therapie)	Facharzt für Anästhesiologie und Neurologie, Notfallmedizin Leitender Notarzt des Main-Taunus-Kreises; Tagesklinik Hofheim
Dr. Michael Jakob (Pneumologie – Therapie)	Leitender Oberarzt der II. Medizinischen Abteilung, Krankenhaus Dritter Orden, München
Dr. Sonja Karl (Dermatologie – Therapie)	Facharztpraxis für Haut- und Geschlechtskrankheiten, Allergologie, Neufahrn
Prof. Dr. Volker Klauss (Kardiologie – Therapie)	Facharztpraxis Innere Medizin und Kardiologie, Sonnenstr. 17, 80331 München

Dr. Beate Kloos-Drobner (Ophthalmologie – Therapie)	ARGUS Augenzentrum Mittelhessen, Überörtliche Berufsausübungsgemeinschaft, Giessen
Dr. Alexander Larsen (Pädiatrie – Therapie)	Kinder- und Jugendarzt, Neuropädiatrie, 83052 Bruckmühl
Dr. Anja Meurer (Rheumatologie, Infektiologie – Therapie)	Facharztpraxis für Innere Medizin und Infektiologie, Ainmillerstraße 26, 80801 München
Prof. Dr. Nicole Reisch (Endokrinologie – Therapie)	Oberärztin an der Medizinischen Klinik und Poliklinik IV, LMU Klinikum München
Dr. Hendrik Veldink (Gynäkologie – Therapie)	Gynäkologie, Mathias-Spital Rheine, Frankenburgstraße 31, 48431 Rheine
Dr. Anja Vogt (Endokrinologie – Therapie)	Oberärztin an der Medizinischen Klinik und Poliklinik IV, LMU Klinikum München

A 7 Hämatologie, Onkologie 148

A 8 Rheumatologie 196

A 9 Infektiologie 214

A 10 Immunologie 273

7 Hämatologie, Onkologie 587

T 8 Rheumatologie 640

15 Ophthalmologie 733

16 HNO 749

T 17 Urologie 761

T 18 Gynäkologie 775

T 19 Pädiatrie 783

Neuzulassungen 2021

Kapitel	Wirkstoff	Handelsname	Klasse; Indikation	Seite
Kardiologie	Angiotensin II	**Giapreza**	Refraktäre Hypotonie bei septischem/distributivem Schock	→ 56
	Berotralstat	**Orladeyo**	PRO Attacken heredit. Angioödem	→ 73
	Lusutrombopag	**Mulpleo**	Thrombopenie bei chron. Lebererkr.	→ 74
	Vericiguat	**Verquvo**	Chronische Herzinsuffizienz	→ 58
Pneumologie	Erdnussprotein	**Palforzia**	Erdnussallergie	→ 90
	Glycop. +Formot. + Budesonid	**Trixeo Aerosphere**	COPD	→ 79
Endokrinologie	Empagliflozin	**Jardiance**	Neu: Herzinsuffizienz	→ 119
	Ertugliflozin	**Steglatro**	SGLT-2Inhibitor; D.m. Typ 2	→ 119
	Icosapent-Ethyl	**Vazkepa**	Ethylester einer Omega-3-Fettsäure; PRO kardiovask. Ereignis b. KHK, D.m.	→ 127
	Inclisiran	**Leqvio**	Hypercholesterinämie, Dyslipidämie	→ 128
	Insulin glargin + Lixisenatid	**Suliqua**	Insulin-GLP1-Agonist-Kombination; Diabetes mellitus Typ 2	→ 121
	Lumasiran	**Oxlumo**	Primäre Hyperoxalurie Typ1	→ 142
	Odevixibat	**Bylvay**	Progr. fam. intrahepat. Cholestase	→ 142
Hämatologie, Onkologie	Avatrombopag	**Doptelet**	Wachstumsfaktor; Thrombopenie; chronische Immunthrombopenie	→ 155
	Brexucaptagen autoleucel	**Tecartus**	Mantelzell-Lymphom	→ 190
	Dostarlimab	**Jemperli**	Endometrium-Ca, rezid./fortgeschr.	→ 181
	Fedratinib	**Inrebic**	Proteinkinaseinhib.; Splenomegalie, bei myeloprolif. Erkrankungen	→ 172
	Pemigatinib	**Pemazyre**	Proteinkinaseinhibitor; Cholangio-Ca	→ 175
	Pertuzumab + Trastuzumab	**Phesgo**	Antikörper; Mamma-Ca (HER2-pos.)	→ 184
	Pralsetinib	**Gavreto**	Fortgeschr., RET-Fuisons-pos. NSCLC	→ 175
	Roxadustat	**Evrenzo**	Anämie bei chron. Nierenerkrankung	→ 150
	Sacituzumab	**Trodelvy**	Antikörper; Mamma-Ca, triple-neg.	→ 185
	Selpercatinib	**Retsevmo**	NSCLC, Schilddrüsen-Ca	→ 176
	Selumetinib	**Kosulego**	Inoperable plexiforme Neurofibrome	→ 176
	Tafasitamab	**Minjuvi**	diffuses großzelliges B-Zell-Lymphom	→ 186
	Tagraxofusp	**Elzonris**	Blastische plasmazytoide dendritische Zellneoplasie	→ 193

Neuzulassungen 2021 (Fortsetzung)

Kapitel	Wirkstoff	Handelsname	Klasse; Indikation	Seite
Hämatologie, Onkologie	Tucatinib	**Tukysa**	Proteinkinaseinhib.; Mamma-Ca	→ 177
	Zanubrutinib	**Brukinsa**	Morbus Waldenström	→ 177
Rheumatologie	Naproxen + Esomeprazol	**Vimovo**	Arthrose, rheumatoide Arthritis, ankylosierende Spondylitis	→ 203
Infektiologie	Baloxavir	**Xofluza**	Unkomplizierte Influenza	→ 250
	Cabotegravir	**Vocabria**	HIV-1-Infektion	→ 263
	Fostemsavir	**Rukobia**	HIV-Infektion	→ 258
	Imipenem + Cilastatin + Relebactam	**Recarbrio**	Nosokomiale/beatmungsassoziierte Pneumonie, Infektionen mit aeroben gramnegativen Erregern	→ 238
	Molnupiravir	**Lagevrio**	Covid-19-Infektion	→ 252
	Nirmatrelvir + Ritonavir	**Paxlovid**	Covid-19-Infektion	→ 252
Immunologie	Imlifidase	**Idefirix**	Immunsuppressivum: Nieren-Tx	→ 275
	Covid-19-Impfstoffe	**Comirnaty, Spikevax, Vaxzevria, Covid-19 Vaccine Janssen, Nuvaxovid**		→ 282
	Casirivimab + Imdevimab	**Ronapreve**	Covid-19-Infektion und PRO	→ 277
	Regdanvimab	**Regkirona**	Covid-19-Infektion	→ 278
	Sotrovimab	**Xevudy**	Covid-19-Infektion	→ 278
Neurologie	Atidarsagen aut.	**Libmeldy**	Metachromatische Leukodystrophie	→ 336
	Cenobamat	**Ontozry**	Zusatztherapie fokaler Anfälle	→ 313
	Fenfluramin	**Fintepla**	Antiepileptikum; Dravet-Syndrom	→ 311
	Ofatumumab	**Kesimpta**	Schubförmig remittierende MS	→ 334
	Onasemnogen-Abeparvovec	**Zolgensma**	Gentherapeutikum; 5q-assoziierte spinale Muskelatrophie	→ 336
	Ponesimod	**Ponvory**	Schubförmig remittierende MS	→ 334
	Risdiplam	**Evrysdi**	5q-assoz. spinale Muskelatrophie	→ 336
	Satralizumab	**Enspryng**	Neuromyelitis-optica-Spektrum-Erkr.	→ 334
Psychiatrie	Eszopiclon	**Lunivia**	Schlafstörung	→ 364
Dermatologie	Bimekizumab	**Bimzelx**	Mittelschwere–schwere Psoriasis	→ 374
	Tirbanibulin	**Klisyri**	Aktinische Keratosen	→ 385
	Tralokinumab	**Adtralza**	Atopische Dermatitis	→ 373
Gynäkologie	Estetrol + Drosp.	**Drovelis**	Kontrazeption	→ 421
	Relugolix+Estr. +Norethisteron	**Ryeqo**	Uterusmyome	→ 420

Neuzulassungen 2022

Kapitel	Wirkstoff	Handelsname	Klasse; Indikation	Seite
Gastroenterol.	Ozanimod	**Zeposia**	Neue Indikation: Colitis ulcerosa	→ 334
Endokrinologie	Somatrogon	**Ngenla**	Wachstumsstörungen	→ 146
	Vosoritid	**Voxzogo**	Achondroplasie	→ 143
Hämatologie, Onkologie	Amivantamab	**Rybrevant**	Fortgeschrittenes NSCLC mit EGFR-Exon-20-Insertionsmutationen	→ 180
	Calcifediol	**Rayaldee**	Sek. Hyperparathyreoidismus bei chronischer Niereninsuffizienz	→ 153
	Enfortumab Vedotin	**Padcev**	Fortgeschrittenes oder metastas. Urothel-Ca, vorbehandelt	→ 182
	Idecaptagen vicleucel	**Abecma**	Multiples Myelom, rezidiviert und refraktär	→ 191
	Pegcetacoplan	**Aspaveli**	Paroxysmale nächtliche Hämoglobinurie	→ 192
	Ripretinib	**Qinlock**	Fortgeschr., mit Kinase-Hemmern vorbehandelte GIST	→ 176
	Sotorasib	**Lumykras**	Fortgeschr. NSCLC mit KRAS G12C-Mutation	→ 193
	Tebentafusp	**Kimmtrak**	Inoperables oder metastasiertes uveales Melanom	→ 194
	Tepotinib	**Tepmetko**	Fortgeschrittenes NSCLC mit METex14-Skipping	→ 177
	Trastuzumab Deruxtecan	**Enhertu**	Inoperables oder metastasiertes Mamma-Ca	→ 186
	Voxelotor	**Oxbryta**	Hämolytische Anämie bei Sichelzellkrankheit	→ 195
Rheumatologie	Anifrolumab	**Saphnelo**	Systemischer Lupus erythematodes, Add-on-Therapie	→ 210
	Avacopan	**Tavneos**	Schwere Granulomatose mit Polyangiitis, mikroskopische Polyangiitis	→ 211
Infektiologie	Remdesivir	**Veklury**	Covid-19-Infektion	→ 252
Neurologie	Diroximel-fumerat	**Vumerity**	Multiple Sklerose, schübförmig-remittierend	→ 333
Dermatologie	Abrocitinib	**Cibinqo**	Atopische Dermatitis	→ 372
Urologie	Aviptadil + Phentolamin	**Invicorp**	Erektile Dysfunktion	→ 405
Toxikologie	Glucarpidase	**Voraxaze**	Toxische Methotrexat-Plasmakonzentration durch Niereninsuffizienz	→ 433

A 1 Notfall – Arzneimittel

A 1.1 Notfallmedikamente

Acetylsalicylsäure	HWZ 15min (3-22h), dosisabhängig → 196
Aspirin i.v. *Inj.Lsg. 0.5g/5ml*	**Akutes Koronarsyndrom:** 500mg i.v.; **akuter Migräneanfall:** 1g i.v.; **akute Schmerzen:** 0.5-1g i.v., max. 5g/d
Adenosin	HWZ < 10s → 52
Adrekar *Inj.Lsg. 6mg/2ml*	**Paroxysmale AV-junktionale Tachykardien:** 3-6-9-12mg jeweils als Bolus i.v. je nach Wi
Adrenalin (Epinephrin)	HWZ 1-3min → 55
Adrenalin 1:10.000 Aguettant *Fertigspr. 1mg/10ml* **Suprarenin** *Amp. 1mg/1ml; Inj.Fl. 25mg/25ml*	**Kardiopulmonale Reanimation:** alle 3-5min 1mg i.v. (ggf. intraossär); **schwere Anaphylaxie:** , 0.1mg langsam i.v., je nach Wi. initial alle 1-2min, später alle 5min wiederholen; Suprarenin 1 : 10 verdünnen!
Ajmalin	HWZ 1,6h → 49
Gilurytmal *Amp. 50mg/10ml*	**Supraventrikuläre Tachykardie bei WPW-Syndrom:** 50mg über 5min i.v.; ggf. Wdh. n. 30min; ggf. Dauerinf. 20-50mg/h; Perf. (250mg) = 5mg/ml ⇒ 4–10ml/h; max. 1200mg/24h
Amiodaron	HWZ 20h-100d → 51
Cordarex *Amp. 150mg/3ml*	**Reanimation mit rezidiv. Kammerflimmern oder pulsloser VT:** 300mg i.v.
Atropin	HWZ 2h → 56
Atropinsulfat *Amp. 0.5mg/1ml, 100mg/10ml*	**Bradykardie:** 0.5-1.5mg i.v. alle 4-6h; **Alkylphosphatintoxikation:** 2-5mg alle 10-15min i.v. bis zum Rückgang der Bronchialsekretion, bis 50mg
Biperiden	HWZ 11-36h → 319
Akineton *Amp. 5mg/1ml*	**Dyskinesien durch Neuroleptika:** 2.5-5mg i.m./ i.v.
Butylscopolamin	HWZ 5h → 100
Buscopan *Amp. 20mg/1ml*	**Koliken:** 20-40mg i.v./i.m./s.c., max. 100mg/d
Clemastin	HWZ 8h → 87
Tavegil *Amp. 2mg/2ml*	**Allergische Reaktion, Anaphylaxie:** 2mg langsam i.v.
Diazepam	HWZ 24-48h → 360
Diazepam Desitin rectal tube *Rektallsg. 5, 10mg* **Stesolid** *Amp. 10mg/2ml; Rectiole 5, 10mg*	**Erregungszustände:** 2-10mg i.v./rekt.; **Status epilepticus:** 5-10mg i.v./rekt.

Digoxin	HWZ 30-50h → 53
Lanicor *Amp. 0.25mg/1ml*	**Tachyarrhythmie bei Vorhofflimmern:** ini 0.25mg i.v., bis 0.75mg an d1 in 3ED
Esketamin	HWZ 2-4h → 293
Ketanest S *Amp. 25mg/5ml, 50mg/2ml; Inj.Lsg. 100mg/20ml, 250mg/10ml*	**Narkoseeinleitung, Narkoseerhaltung:** 0.5-1mg/kg i.v.; 2-4mg/kg i.m., dann 50% der Initialdosis alle 10-15min; **Analgesie:** 0.125-0.25mg/kg i.v.; 0.25-0.5mg/kg i.m.; **Intubation im Status asthmaticus:** 0.5-1mg i.v., max. 2.5mg/kg
Esmolol	HWZ 9min → 29
Brevibloc *Amp. 100mg/10ml, 2.5g/250ml*	**Supraventrikuläre Tachykardie:** ini 0.5mg/kg über 1min i.v., dann 50µg/kg/min, max. 200µg/kg/min
Etomidat	HWZ 3-5h → 293
Hypnomidate *Amp. 20mg/10ml*	**Kurznarkose, Narkoseeinleitung:** 0.15-0.30mg/kg i.v.
Fenoterol	HWZ 3.2h → 75
Berotec N *DA 0.1mg/Hub* **Partusisten** *Amp. 0.5mg/10ml*	**Asthma bronchiale:** 1 Hub, ggf. Wdh. nach 5min; **vorzeitige Wehentätigkeit:** 0.5-3µg/min i.v., Perf. (0.5mg) = 10µg/ml ⇒ 3-18ml/h
Fentanyl	HWZ 3-12h → 286
Fentanyl-Janssen *Amp. 0.1mg/2ml, 0.5mg/10ml*	**Analgesie:** 1.5-3µg/kg i.v.; **Narkose:** 2-50µg/kg i.v.
Flumazenil	HWZ 53min → 433
Anexate *Amp. 0.5mg/5ml, 1mg/10ml*	**Benzodiazepinintoxikation:** ini 0.2mg i.v., ggf. minütlich Nachinjektion von 0.1mg bis max. 1mg Gesamtdosis
Furosemid	HWZ 1h → 42
Lasix *Amp. 20mg/2ml, 40mg/4ml*	**Lungenödem:** 20-40mg i.v.
Glucose 40%	HWZ 15 min → 302
Glucose 40 Braun *Amp. 10ml*	**Hypoglykämie:** 20-100ml i.v.
Haloperidol	HWZ 13-30h → 353
Haldol *Amp. 5mg/1ml*	**Akute Psychose:** ini 5mg i.m., bei Bedarf stündlich 5mg i.m. bis ausreichende Symptomkontrolle erreicht ist, max. 20mg/d
Heparin	HWZ 1.5-2h → 58
Heparin-Natrium-ratioph. *Amp. 25.000IE/5ml*	**Akutes Koronarsyndrom, Lungenembolie, Gefäßverschluss:** 5000IE i.v.

Ketamin	HWZ 2-4h → 293
Ketamin Rotexmedica *Amp. 50mg/5ml, 100mg/2ml, 500mg/10ml*	**Narkoseeinleitung, Narkoseerhaltung:** 1-2mg/kg i.v.; 4-8mg/kg i.m., dann 50% der Initialdosis alle 10-15min; **Analgesie:** 0.25-0.5mg/kg i.v., 0.5-1mg/kg i.m.; **Status asthmaticus:** 1-2mg/kg i.v., max. 5mg/kg
Mepivacain	HWZ 3h → 297
Scandicain 1% *Amp. 50mg/5ml*	**Lokalanästhesie:** max. 30ml infiltrieren
Metamizol	HWZ 1.8-4.6h → 201
Novalgin *Amp. 1g/2ml, 2.5g/5ml*	**Starke Schmerzen:** 1-2.5g i.v., max. 5g/d
Metoclopramid	HWZ 2.6-4.6h → 99
Paspertin *Amp. 10mg/2ml*	**Übelkeit:** 10mg i.v., bis 3x/d
Metoprololtartrat	HWZ 3-5h → 29
Beloc *Amp. 5mg/5ml*	**Tachykarde Herzrhythmusstörungen:** 5mg langsam i.v., ggf. Wdh. alle 5-10min bis max 15mg; **akuter MI:** 5mg langsam i.v., ggf. Wdh. in Abständen v. 2min bis max 15mg
Morphin	HWZ 2.5h → 287
Morphin, MSI *Amp.10mg/1ml, 20mg/1ml*	**Stärkste Schmerzen, Lungenödem:** 2.5–10mg i.v.; 5–30 mg s.c./i.m.
Naloxon	HWZ 3-4h → 290
Naloxon-ratioph. *Amp. 0.4mg/1ml*	**Opiatintoxikation:** 0.4-2mg i.v./i.m./s.c., ggf. Wdh.; **Opiatüberhang nach Narkose:** 0.1-0.2mg i.v., Wdh. alle 2-3min bis Spontanatmung einsetzt
Natriumhydrogencarbonat 8.4%	→ 304
Natriumhydrogencarbonat 8.4% *Inf.Lsg. 100ml (100ml = 100mmol HCO_3^-)*	**Metabolische Azidose:** Base excess (-) x 0.3 x kgKG=mmol; max. 1.5mmol/kgKG/h i.v.
Nifedipin	HWZ 2.5-5h → 32
Adalat *Weichkps. 10mg*	**Hypertensiver Notfall:** 10-mg-Kapsel zerbeißen und schlucken, ggf. Wdh. nach 30 min
Nitroglycerin (Glyceroltrinitrat)	HWZ 2-4.4min → 47
Nitrolingual *Spray 0.4mg/Hub; Amp. 5mg/5ml, 25mg/25ml, 50mg/50ml*	**AP, Linksherzinsuffizienz, hypertensiver Notfall, akuter Herzinfarkt:** 0.4-1.2mg s.l., ggf. nach 10min wiederholen; ini 0.5-1mg/h i.v., je nach Wi und RR 2-8mg/h, Perfusor 50mg/50ml (1mg/ml): 0.5-8ml/h

Oxytocin	HWZ 1-12min → 425
Oxytocin HEXAL *Amp. 3IE/1ml, 5IE/1ml, 10IE/1ml*	**Postpartale Nachblutung:** 5-6IE langsam i.v.; 5-10IE i.m.
Phenytoin	HWZ 20-60h → 307
Phenhydan *Amp. 250mg/5ml, 750mg/50ml*	**Status epilepticus:** 750mg über 20-30min i.v. (bis 50mg/min), ggf. Wdh., max. 17mg/kg/d bzw. 1500mg/d
Prednisolon	HWZ 1.7-2.7h → 207
Infectocortikrupp *Supp. 100mg* **Klismacort** *Rektalkps. 100mg* **Solu-Decortin H** *Amp. 50mg/1ml, 250mg/5ml, 1000mg/10ml*	**Anaphylaktischer Schock:** 1g i.v.; **toxisches Lungenödem:** 1g i.v., evtl. Wdh. nach 6, 12 u. 24h; **Status asthmaticus:** 100-500mg i.v.; **Pseudokrupp:** 100mg rekt., bei Bedarf nach 1h (Infectocortikrupp) bzw. 2-4h (Klismacort) erneut 100mg; 3-5mg/kg i.v., evtl. Wdh. nach 2-3h; **Addison-Krise:** 25-50mg i.v.
Promethazin	HWZ 8-15h → 349
Atosil N *Amp. 50mg/2ml*	**Unruhezustände:** 25mg i.v., ggf. Wdh. nach 2h, max. 100mg/d, schw. Fälle 200mg/d; **Ki.: 2-18J:** 12.5-25mg i.v., max. 0.5mg/kg/d
Propofol 1%	HWZ 40-200min → 294
Disoprivan *Amp. 200mg/20ml, 500mg/50ml; Fertigspritze 500mg/50ml* **Propofol lipuro** *Amp. 200mg/20ml, 500mg/50ml, 1g/100ml*	**Narkoseeinleitung:** 1.5-2.5mg/kg langsam i.v.; Patient > 55J oder Risikopatient 1mg/kg; **Narkoseaufrechterhaltung:** 4-12mg/kg/h i.v.; **Sedierung bei chirurgischen oder diagnost. Eingriffen:** ini 0.5-1mg/kg über 1-5min i.v., dann 1.5-4.5mg/kg/h
Terbutalin	HWZ 16h → 75
Bricanyl *Amp. 0.5mg/1ml*	**Status asthmaticus:** 0.25-0.5mg s.c., ggf. Wdh. nach 15-20min, max. 4x/d
Urapidil	HWZ 2-3h → 34
Ebrantil *Amp. 25mg/5ml, 50mg/10ml*	**Hypertensiver Notfall:** 10-50mg langsam i.v., ggf. Wdh. nach 5min; Dauerinfusion: ini 2mg/min, mittlere Erh.Dos. 9mg/h; Perfusor 100mg/50ml (2mg/ml): 4.5-60ml/h
Verapamil	HWZ 3-7(12)h → 31
Isoptin *Amp. 5mg/2ml* **VeraHEXAL** *Amp. 5mg/2ml*	**Supraventrikuläre Tachykardie, absolute Arrhythmie mit schneller Überleitung:** 5mg langsam i.v., ggf. Wdh. nach 5-10min; Perf. (100mg) = 2mg/ml ⇒ 2-5ml/h

A 2 Kardiologie, Angiologie – Arzneimittel

A 2.1 Antihypertensiva

A 2.1.1 ACE-Hemmer

Wm: kompet. Hemmung des Angiotensin-Konversions-Enzyms ⇒ Angiotensin II ↓, Bradykinin ↑;
Wi: Vasodilatation ⇒ RR ↓, Nierendurchblutung ↑, Aldosteronfreisetzung ↓, Katecholaminfreisetzung ↓, Rückbildung von Herz- u. Gefäßwandhypertrophie, protektive Wi bei diabetischer Nephropathie;
UW (Benazepril): Hb/Hkt/Leukozyten/Thrombozyten ↓, Kopfschmerzen, Gleichgewichtsstrg., Müdigkeit, Apathie, Schläfrigkeit, Hypotonie,Orthostase, Schwindel, Ohnmacht, Sehvermögen ↓, Palpitationen, Husten, Bronchitis, Übelkeit, Bauchschmerzen, gastrointestinale Beschwerden, Verdauungsstrg., Nierenfktstrg., Pollakisurie; **UW** (Captopril): Schlafstrg., Geschmacksstrg., Schwindel, Reizhusten, Dyspnoe, Übelkeit, Erbrechen, Obstipation, Diarrhoe, Bauchschmerzen, Mundtrockenheit, Magenverstimmung, Pruritus, Ausschlag, Alopezie;
UW (Cilazapril): Kopfschmerz, Schwindel, Husten, Übelkeit, Müdigkeit;
UW (Enalapril): Husten, Verschwommensehen, Schwindel, Übelkeit, Asthenie, Kopfschmerzen, Depression, Hypotonie, orthostatische Hypotonie, Synkope, Brustschmerzen, Herzrhythmusstrg., Angina pectoris, Tachykardie, Dyspnoe, Diarrhö, Bauchschmerzen, Geschmacksveränderungen, Hautausschlag, Überempfindlichkeit, angioneurotisches Ödem, Müdigkeit;
UW (Fosinopril): Schwindel, Kopfschmerzen, Tachykardie, Hypotonie, Orthostase, Husten, Übelkeit, Erbrechen, Diarrhoe, Hautausschlag, Angioödem, Dermatitis, Brustschmerz, Schwächegefühl, aP/LDH/Bili/Transaminasen ↑; **UW** (Lisinopril): Benommenheit, Kopfschmerz, orthostatische Wirkungen, Husten, Durchfall, Erbrechen, Nierenfktsstrg.;
UW (Moexipril): übermäßige initiale RR-Senkung, Schwindel, Schwäche, Sehstrg., Synkope, Nierenfktstrg., Bronchitis, trockener Reizhusten, dyspeptische Beschwerden, Kopfschmerzen, Müdigkeit, Hb-Abfall, Leuko-/Thromobopenie;
UW (Perindopril): Kopfschmerzen, Schwindel, Parästhesie, Benommenheit, Sehstrg., Tinnitus, Hypotonie und Folgeerscheinungen, Husten, Dyspnoe, Übelkeit, Erbrechen, Bauchschmerzen, Geschmacksstrg., Dyspepsie, Diarrhoe, Obstipation, Ausschlag, Pruritus, Muskelkrämpfe, Asthenie;
UW (Quinapril): Nervosität, Benommenheit, Müdigkeit, Schlaflosigkeit, Niedergeschlagenheit, Schwindel, Gleichgewichtsstrg., Schlafstrg., Somnolenz, Hypotonie, Husten, Übelkeit, Erbrechen, Diarrhoe, Exanthem, Kopfschmerz, Thoraxschmerz;
UW (Ramipril): Kopfschmerzen, Schwindel, Reizhusten, Bronchitis, Sinusitis, Dyspnoe, Entzündungen des Magen-Darm-Trakts, Verdauungsstrg., abdominelle Schmerzen, Dyspepsie, Übelkeit, Erbrechen, Diarrhoe, Exanthem, Muskelkrämpfe, Myalgie, Kalium ↑, Hypotonie, Orthostase, Synkope, Brustschmerz, Müdigkeit;
UW (Trandolapril): Kopfschmerzen, Schwindel, Husten, Abgeschlagenheit, Asthenie, Hypotonie;
UW (Zofenopril): Schwindel, Kopfschmerzen, Übelkeit, Erbrechen, Husten, Müdigkeit;
KI (Benazepril): bek. Überempfindlichkeit, anamnestisch bekanntes, durch vorhergehende Therapie mit einem ACE-Hemmer ausgelöstes angioneurotisches Ödem, hereditäres oder idiopathisches Angioödem, bds. Nierenarterienstenose, Nierentransplantation, hämodynamisch relevante Aorten-/Mitralklappenstenose, HCMP, primärer Hyperaldosteronismus, Grav. (2. u. 3. Trimenon);

KI (Captopril, Cilazapril, Enalapril, Fosinopril, Lisinopril, Perindopril, Quinapril): bekannte Überempfindlichkeit, anamnestisch bekanntes, durch vorhergehende Therapie mit einem ACE-Hemmer ausgelöstes angioneurotisches Ödem, hereditäres oder idiopathisches Angioödem, Grav. (2. u. 3. Trimenon); **KI** (Moexipril): bekannte Überempfindlichkeit, anamnestisch bekanntes, durch vorhergehende Therapie mit einem ACE-Hemmer ausgelöstes angioneurotisches Ödem, hereditäres oder idiopathisches Angioödem, Grav. (2. und 3. Trimenon), CrCl < 40, keine ausreichende Therapieerfahrung, Dialyse, primäre Lebererkrankung/Leberfunktionsstrg., unbehandelte, dekompensierte Herzinsuffizienz, Kinder;
KI (Ramipril): bekannte Überempfindlichkeit, anamnestisch bekanntes, durch vorhergehende Therapie mit einem ACE-Hemmer ausgelöstes angioneurotisches Ödem, hereditäres oder idiopathisches Angioödem, Grav. (2. und 3. Trimenon), bds. Nierenarterienstenose oder Nierenarterienstenose bei Einzelniere, extrakorporale Behandlungen mit Kontakt zwischen Blut und negativ geladenen Oberflächen, hypotensive/hämodynamisch instabile Patienten;
KI (Trandolapril): bek. Überempfindlichkeit, anamnestisch bekanntes, durch vorhergehende Therapie mit einem ACE-Hemmer ausgelöstes angioneurotisches Ödem, hereditäres oder idiopathisches Angioödem, Grav./Lakt., Nierenarterienstenose (bds. oder bei Einzelniere), Z.n. Nierentransplantation, hämodynamisch relevante Mitral-/Aortenklappenstenose, HCM, Hypotonie systolisch < 100mmHg, Schock, primärer Hyperaldosteronismus;
KI (Zofenopril): bek. Überempfindlichkeit gegen Z. bzw. andere ACE-Hemmer; angioneurotisches Ödem durch ACE-Hemmern in der Vorgeschichte; angeborenes/idiopathisches angioneurotisches Ödem; schwere Leberfunktionsstörung; Frauen im gebärfähigen Alter ohne ausreichenden Konzeptionsschutz; Nierenarterienstenose (beidseitig oder einseitig bei Einzelniere), Grav. (2. und 3. Trimenon)

Benazepril Rp — HWZ 6h, Q0 0.05, PPB 95%, PRC C (1.), D (2., 3. Trim.), Lact +

Benazepril AL *Tbl. 5, 10, 20mg* **Benazepril 1A** *Tbl. 5, 10, 20mg* **Cibacen** *Tbl. 5, 10, 20mg*	**Art. Hypertonie** → 441: 1 x 10-20mg p.o.; max. 40mg/d; **Herzinsuffizienz** → 461: ini 1 x 2.5mg p.o., Erh.Dos. 1 x 5-10mg p.o., max. 20mg/d p.o.; **DANI** CrCl < 30: max. 10mg/d; **DALI** KI

Captopril Rp — HWZ 2(12) h, Q0 0.15, PPB 30%, PRC C (1.), D (2., 3.Trim.), Lact +

ACE-Hemmer-ratioph. *Tbl. 12.5, 25mg* **Captogamma** *Tbl. 25, 50mg* **CaptoHEXAL** *Tbl. 25, 50, 100mg*	**Art. Hypertonie** → 441: ini 2 x 12.5-25mg p.o., nach Wi steigern bis 2 x 50-75mg, max. 150mg/d; **Ki.** 0.3mg/kg, s. FachInfo; **Herzinsuff.** → 461: ini 2-3 x 6.25-12.5mg p.o., langsam steigern auf 75-150mg/d p.o., max. 150mg/d; **post Herzinfarkt** → 455: ini 1 x 6.25mg p.o., nach 2h 1 x 12.5mg, nach 12h 1 x 25mg, ab d2 2 x 50mg; **diabet. Nephropathie bei D.m. Typ 1:** 75-100mg/d; **DANI (Ki.)** 0.15mg/kg; **DANI** CrCl > 40: ini 25-50mg, max. 150mg/d; 21-40: ini 25mg, max. 100mg/d; 10-20: ini 12.5, max. 75mg/d; < 10: ini 6.25mg, max. 37.5mg/d

Cilazapril Rp	HWZ (9) h, Q_0 0.2, PPB 25-30%
Dynorm *Tbl. 0.5, 1, 2.5, 5mg*	**Art. Hypertonie** → 441: ini 1 x 1.25mg p.o., je nach Wi steigern auf 1 x 2.5mg, max. 5mg/d; **Herzinsuffizienz** → 461: ini 0.5mg, wöchentl. setigern auf 1-2.5mg, max. 5mg/d; **DANI** CrCl 40-60: 1 x 0.5-1mg, max. 2.5mg/d; < 40: KI; **DALI** KI
Enalapril Rp	HWZ (11) h, Q_0 0.1, PPB < 50%, PRC C (1.), D (2., 3. Trim.), Lact +
Benalapril *Tbl. 5, 10, 20mg* **Corvo** *Tbl. 2.5, 5, 10, 20mg* **Enalapril 1A** *Tbl. 2.5, 5, 10, 20, 30, 40mg* **Enalapril-ratioph.** *Tbl. 2.5, 5, 10, 20mg* **Jutaxan** *Tbl. 5mg* **Xanef** *Tbl. 5, 10, 20mg*	**Art. Hypertonie** → 441: ini 1 x 20mg p.o., Erh.Dos. 20mg/d, max. 2 x 20mg/d; **Herzinsuff., asympt. linksventr. Dysfunktion** → 461: d1-3: 2.5mg, d4-7: 2 x 2.5mg, d8-14: 10mg, d15-28: 20mg/d, max. 40mg/d; **DANI** CrCl 30-80: 5-10mg/d; 10-30: 2.5mg/d p.o.; HD: 2.5mg/d
Fosinopril Rp	HWZ 11.5 h, Q_0 0.5, PPB > 95%, PRC C (1.), D (2., 3. Trim.), Lact +
Fosinorm *Tbl. 10, 20mg* **Fosino Teva** *Tbl. 10, 20mg*	**Art. Hypertonie** → 441, **Herzinsuff.** → 461: ini 1 x 10mg p.o.; je nach Wi steigern auf 1 x 20mg, max. 40mg/d; **DANI, DALI** nicht erforderlich
Lisinopril Rp	HWZ 12h, Q_0 0.3, PPB 3-10%, PRC C (1.), D (2., 3. Trim.), Lact +
Lisinopril 1A *Tbl. 5, 10, 20, 30mg* **Lisinopril AL** *Tbl. 2.5, 5, 10, 20mg* **LisiHEXAL** *Tbl. 2.5, 5, 10, 20mg* **Lisi Lich** *Tbl. 5, 10, 20mg*	**Art. Hypertonie** → 441: ini 1 x 10mg p.o., Erh.Dos. 1 x 20mg, max. 80mg/d; **Herzinsuffizienz** → 461: ini 1 x 2.5mg p.o., langs. steigern bis 1 x 10mg, max. 35mg/d; **post Herzinfarkt** → 455: ini 1 x 5mg p.o., nach 24h 1 x 5mg, nach 48h 1 x 10mg, Dosisanp. je nach RR; **diab. Nephropathie bei D.m. Typ 2**: 1 x 10-20mg; **DANI** CrCl 30-80: ini 5-10mg/d; 10-30: ini 2.5-5mg; < 10: ini 2.5mg; jew. langsam steigern bis max. 40mg/d
Perindopril-Arginin Rp	HWZ (17) h, Q_0 (0.56), PPB 20%, PRC C (1.), D (2., 3. Trim.), Lact +
Coversum Arginin *Tbl. 2.5, 5, 10mg*	**Art. Hypertonie** → 441: ini 1 x 2.5-5mg p.o., ggf. nach 4W 1 x 10mg; **Herzinsuffizienz** → 461: ini 1 x 2.5mg, ggf. n. 2 W. 1 x 5mg; **stab. KHK** → 447: ini 1 x 5mg, n. 2W. 1 x 10mg **DANI** CrCl > 60: 5mg/d; 30-60: 2.5mg/d; 15-< 30: 2.5mg alle 2d; HD: 2.5mg jeweils nach HD; **DALI** nicht erforderlich

Quinapril Rp	HWZ (3)h, Q0 0.2, PPB ca. 97%, PRC C (1.), D (2., 3. Trim.), Lact +
Accupro *Tbl. 5, 10, 20mg*	**Art. Hypertonie** → 441: ini 1 x 10mg p.o., je nach Wi steigern bis 1-2 x 10mg, max. 40mg/d; **Herzinsuffizienz** → 461: ini 2 x 2.5mg p.o., langs. steigern bis 10-20mg/d, max. 2 x 20mg/d; **DANI** CrCl 30-60: ini 1 x 5mg p.o., dann 5-10mg/d, max. 20mg/d; 10-29: 1 x 2.5mg/d, max. 5mg/d; < 10: KI; **DALI** KI
Ramipril Rp	HWZ 3 (13-17)h, Q0 0.15, PPB 73%, PRC C (1.), D (2., 3. Trim.), Lact +
Delix *Tbl. 2.5, 5, 10mg* **Ramilich** *Tbl. 2.5, 5, 10mg* **Ramipril-CT** *Tbl. 2.5, 5, 10mg* **Ramipril HEXAL** *Tbl. 1.25, 2.5, 5, 7.5, 10mg* **Ramipril-ratioph.** *Tbl. 2.5, 5, 10mg*	**Art. Hypertonie** → 441: ini 1 x 2.5mg p.o., je nach Wi steigern bis 1 x 5mg, max. 10mg/d; **Herzinsuff.**→ 461, **post Herzinfarkt** → 455: ini 2 x 1.25-2.5mg p.o., langsam steigern bis max. 2 x 5mg; **kardiovask. Prävention:** ini 1 x 2.5mg, alle 1-2W. Dosisverdoppelung auf Erh.Dos. 1 x 10mg; **diabet. Nephropathie:** ini 1 x 1.25mg, n. 2W. 2.5mg, n. 4W. 5mg; **DANI** CrCl 30-60: ini 1 x 2.5mg/d, max. 5mg/d; 10-30, HD: ini 1.25mg/d, max. 5mg/d; **DALI** KI
Trandolapril Rp	HWZ 1 (16-24)h, Q0 0.44, PPB > 80%, PRC C (1.), D (2., 3. Trim.), Lact +
Udrik *Kps. 0.5, 1, 2mg*	**Art. Hypertonie** → 441: ini 1 x 1mg p.o., je nach Wi steigern bis 1 x 2mg, max. 4mg/d; **post Herzinfarkt** → 455: ini 1 x 0.5mg p.o., nach 24h 1 x 1mg, dann langsam steigern bis 1 x 4mg; **DANI** CrCl 30-60: 100%; < 30: KI; **DALI** ini 0.5mg/d, max. 2mg/d; KI bei schwerer LI
Zofenopril Rp	HWZ 5h, PPB 88%, PRC C (1.), D (2., 3. Trim.), Lact ?
Zofenil *Tbl. 7.5, 30mg*	**Art. Hypertonie** → 441: ini 1 x 15mg p.o., je nach Wi steigern auf 30mg/d, max. 60mg/d; **akuter Myokardinfarkt** → 451: d1-2: 2 x 7.5mg; d3-4: 2 x 15mg; ab d5: 2 x 30mg; Dosis ggf. an RR anpassen, s. FachInfo; **DANI** CrCl < 45: 50% 1-x-Gabe; HD: 25% **DALI** leichte bis mittelschwere LI: 50%; schwere LI: KI

A 2.1.2 Angiotensin-II-Blocker (Sartane)

Wm: Blockade des Angiotensin-II-Typ-1-Rezeptors;
Wi: spezifische Hemmung der Angiotensin-II-Wi, ohne Wi auf Bradykinin;
UW (Azilsartan): Schwindel, Diarrhoe, Kreatinphosphokinasespiegel ↑; **UW** (Candesartan) Atemwegsinfektionen, Kopfschmerzen, (Dreh-)Schwindel, Hyperkaliämie, Hypotonie, Einschränkung der Nierenfkt.; **UW** (Eprosartan): Kopfschmerzen, Schwindel, Rhinitis, allergische Hautreaktionen, unspezifische gastrointestinale Beschwerden, Asthenie;
UW (Irbesartan): (orthostatischer) Schwindel, orthostatische Hypotonie, Übelkeit, Erbrechen muskuloskelettale Schmerzen, Erschöpfung, Hyperkaliämie, Kreatinkinase ↑, Hb ↓;
UW (Losartan): Schwindel, Asthenie, Müdigkeit, Hypotonie, Hyperkaliämie, Hypoglykämie,
UW (Olmesartan): Schwindel, Bronchitis, Husten, Pharnygitis, Rhinitis, Diarrhoe, Übelkeit, Dyspepsie, Gastroenteritis, Arthritis, Abdominal-/Rücken-/Knochenschmerzen, Hämaturie, Infektion der Harnwege, Brustschmerz, Müdigkeit, periphere Ödeme, grippeähnliche Symptome Kreatinphosphokinase/Harnsäure/Triglyceride/Leberenzyme ↑; **UW** (Telmisartan): keine sehr häufigen/häufigen UW; **UW** (Valsartan): Schwindel, Hypotonie, Nierenfktstörung;
KI (Azilsartan, Irbesartan): bek. Überempf., Grav. (2., 3. Trim.); **KI** (Candesartan): bek. Überempf., schwere LI, Cholestase, Grav. (2., 3. Trim.); **KI** (Eprosartan): bek. Überempf., schwere LI, Grav. (2., 3. Trim.), Nierenarterienstenose (bds. o. bei Einzelniere); **KI** (Losartan): bek. Überempf schwere LI, Grav. (2., 3. Trim.); **KI** (Olmesartan): bek. Überempf., Grav. (2., 3. Trim.), Gallenwegobstruktion; **KI** (Telmisartan): bek. Überempf., Grav. (2., 3. Trim.), obstruktive Gallenfunktionstörung, stark eingeschränkte Leberfunktion;
KI (Valsartan): bek. Überempf., schwere LI, Cholestase, biliäre Zirrhose, Grav. (2., 3. Trim.)

Azilsartanmedoxomil Rp	HWZ 11 h, PPB >99%, PRC D (1.), X (2., 3. Trim.), Lact
Edarbi *Tbl. 20, 40, 80mg*	**Art. Hypertonie:** ini 1 x 40mg p.o., je nach Wi steigern bis max. 1 x 80mg/d; **DANI** bei schwerer Nierenfktstrg. keine Erfahrungen; **DALI** bei schwerer Funktionsstörung Anw. nicht empfohlen, bei leichter bis mäßiger Funktionsstrg. ini 1 x 20mg/d

Candesartan Rp	HWZ 9 h, Q0 0.4, PPB 99%, PRC C (1.), D (2., 3. Trim.), Lact
Atacand *Tbl. 4, 8, 16, 32mg* **Blopress** *Tbl. 4, 8, 16, 32mg* **Candecor** *Tbl. 4, 8, 16, 32mg* **Candesartan HEXAL** *Tbl. 4, 8, 16, 32mg* **Candesartan Stada** *Tbl. 4, 8, 16, 32mg* **Candesartan Q-Pharm** *Tbl. 8, 16, 32mg*	**Art. Hypertonie** → 441: ini 1 x 8mg p.o., je nach Wi steigern bis 1 x 16mg, max. 32mg/d; **Ki. ab 6J:** ini 1 x 4mg, ggf. steigern; < 50kg: max. 8mg/d; > 50kg: 8-16mg; **Herzinsuffizienz** → 461: ini 1 x 4mg, alle 2W Dosis verdoppeln je nach Verträgl. bis 32mg/d; **DANI** ini 4mg; CrCl < 15: Anw. nicht empf.; **DALI** leichte-mittelgradige LI: ini 4mg; schwere LI: KI

Eprosartan Rp	HWZ 5-9 h, Q0 0.9, PPB 98%, PRC C (1.), D (2., 3. Trim.), Lact
Eprosartan-ratioph. *Tbl. 600mg* **Teveten Mono** *Tbl. 600mg*	**Art. Hypertonie** → 441: 1 x 600mg p.o.; **DANI** CrCl > 30: 100%; < 30: sorgfältige Dosiseinstellung; **DALI** KI bei schwerer LI

rbesartan Rp	HWZ 11-15h, Q0 1.0, PPB 96%, PRC C (1.), D (2., 3. Trim.), Lact ?
Aprovel *Tbl. 75, 150, 300mg* **Ifirmasta** *Tbl. 75, 150, 300mg* **Irbesartan 1A** *Tbl. 75, 150, 300mg* **Irbesartan AL** *Tbl. 75, 150, 300mg* **Karvea** *Tbl. 75, 150, 300mg*	**Art. Hypertonie** → 441, **diabet. Nephropathie bei D.m. Typ 2:** ini 1 x 150mg p.o., je nach Wi steigern bis max. 300mg/d; **DANI** Dialyse: ini 75mg; **DALI** leichte-mittelgradige LI: nicht erforderlich; schwere LI: keine Daten

Losartan Rp	HWZ 2 (6-9) h, Q0 0.95, PPB 99%, PRC C (1.), D (2., 3. Trim.), Lact ?
Cozaar Protect *Tbl. 50mg* **Lorzaar** *Tbl. 12.5, 50, 100mg* **Losar-Q** *Tbl. 50, 100mg* **Losartan HEXAL** *Tbl. 12.5, 25, 50, 75, 100mg* **Losar Teva** *Tbl. 25, 50, 100mg*	**Art. Hypertonie** → 441: 1 x 50mg p.o., je nach Wi steigern bis max. 100mg/d; **Herzinsuffizienz** → 461: ini 1 x 12.5mg p.o., langsam steigern bis 1 x 25-50mg; **Hypertonie + D.m. + Proteinurie:** (> 0.5g/d): ini 1 x 50mg, ggf. nach 1 Monat 1 x 100mg; **Hypertonie + LVH zur Risikoreduktion zerebr. Insult:** 1 x 50mg; ggf. 1 x 100mg; **DANI** nicht erforderlich; **DALI** Dosisreduktion., KI bei schwerer LI

Olmesartan Rp	HWZ 10-15h, PPB 99%, PRC C (1.), D (2., 3. Trim.), Lact ?
Belsar *Tbl. 40mg* **Olmecor** *Tbl. 10, 20, 40mg* **Olmesartan AbZ** *Tbl. 10, 20, 40mg* **Olmetec** *Tbl. 10, 20, 40mg* **Votum** *Tbl. 10, 20, 40mg*	**Art. Hypertonie** → 441: 1 x 10mg p.o., je nach Wi steigern bis max. 40mg/d; **DANI** CrCl > 20: max. 20mg; < 20: nicht empf.; **DALI** leichte Funktionsstrg.: 100%; mäßige: ini 10mg, max. 20mg/d; schwere LI: Anw. nicht empfohlen

Telmisartan Rp	HWZ > 20h, Q0 1.0, PPB 99%, PRC C (1.), D (2., 3. Trim.), Lact ?
Kinzal mono *Tbl. 40, 80mg* **Micardis** *Tbl. 20, 40, 80mg* **Telmisartan HEXAL** *20, 40, 80mg* **Tolura** *20, 40, 80mg*	**Art. Hypertonie** → 441: 1 x 20-40mg p.o., max. 80mg/d; **kardiovask. Präv.:** 1 x 80mg p.o.; **DANI** leichte-mäßige NI: 100%; schwere NI, HD: ini 20mg/d; **DALI** max. 40mg/d, KI bei schwerer Leberfktstrg.

Valsartan Rp	HWZ 6h, Q0 0.7, PPB 94-97%, PRC C (1.), D (2., 3. Trim.), Lact ?
Diovan *Tbl. 40, 80, 160, 320mg; Lsg. 3mg/ml* **Provas** *Tbl. 40, 80, 160, 320mg* **Valsacor** *Tbl. 40, 80, 160, 320mg* **Valsartan Henning** *Tbl. 40, 80, 160, 320mg* **Valsartan HEXAL** *Tbl. 40, 80, 160, 320mg* **Valsartan Stada** *Tbl. 40, 80, 160, 320mg*	**Art. Hypertonie** → 441: 1 x 80mg p.o.; ggf. ↑ auf max. 320mg/d; **Ki. 6-18J.:** < 35kg: ini 1 x 40mg p.o., max. 80mg/d; > 35kg: ini 1 x 80mg, 35-80kg: max. 160mg/d; 80-160kg: max. 320mg/d; **Herzinsuff.** → 461: ini 2 x 40mg p.o., steigern auf max. 2 x 160mg; **post Herzinfarkt** → 455: ini 2 x 20mg p.o., steigern auf max. 2 x 160mg; **DANI** CrCl > 10: 100%; < 10, HD: nicht empfohlen; **DALI** leichte bis mittelschwere LI: max. 80mg/d, KI bei schwerer LI

A 2.1.3 Betablocker

Wm/Wi: kompet. Betarez.-Hemmung ⇒ neg. ino-/chronotrop ⇒ HZV ↓, kard. O_2-Verbrauch ↓ Reninsekretion ↓; hochdosiert: unspez., membranstabilisierende, chinidinartige Wi; **UW** (Atenolol): Bradykardie, Kältegefühl an Extremitäten, Schwindel, Schwitzen, Magen-Darm-Beschwerden, Müdigkeit; **UW** (Betaxolol): Schlaflosigkeit, Schwindel, Müdigkeit, Kopfschmerz, Schwitzen, Bradykardie, Kältegefühl an Extremitäten, Magen-Darm-Beschwerden allerg. Hautreaktionen, Haarausfall, Schwäche; **UW** (Bisoprolol): Bradykardie (bei chron. Herzinsuff.), Verschlechterung der Herzinsuff., Schwindel, Kopfschmerzen, Übelkeit, Erbrechen Diarrhö, Obstipation, Kälte- oder Taubheitsgefühl in den Extremitäten, Hypotonie, Asthenie, Müdigkeit; **UW** (Esmolol): Hypotonie, Diaphorese, Anorexie, Depression, Angstzustände, Schwindelgefühl, Somnolenz, Kopfschmerzen, Parästhesie, Aufmerksamkeitsstrg., Verwirrt heitszustand, Unruhe, Übelkeit, Erbrechen, Asthenie, Reakt. an Injektionsstelle; **UW** (Landiolol) Hypotonie, Bradykardie; **KI** (Atenolol): Überempf., manifeste Herzinsuffizienz, Schock, AV-Bloc II–III°, Sick-Sinus-Syndrom, sinuatrialer Block, Bradykardie, Hypotonie, Azidose, bronchial Hyperreagibilität, Spätstadium pAVK, gleichzeitige MAO-Hemmer-Therapie; **KI** (Betaxolol) manif. Herzinsuff., kardiogener Schock, anamn. anaphylakt. Reakt., AV-Block II–III°, Sick-Sinus Syndrom, sinuatrialer Block, Bradykardie, Hypotonie, Prinzmetal-Angina, Raynaud-Syndrom, Spätstadium pAVK, gleichzeit. MAO-Hemmer-Ther., schwere Formen von Asthma/COPD, unbeh Phäochromozytom, Komb. mit Floctafenin, Sultoprid; **KI** (Bisoprolol): akute Herzinsuff., dekomp Herzinsuff. mit erford. inotroper i.v.-Ther., kardiogener Schock, AV-Block II°/III°, Sinusknoten-syndrom, SA-Block, Bradykardie < 60/min, Hypotonie, schwere Formen von Asthma bronchiale schwere COPD, Spätstadium pAVK, Raynaud-Syndrom, unbehand. Phäochromozytom, metabo Azidose; **KI** (Esmolol): bek. Überempf. gegen E. oder and. Betablocker, schwere Sinusbradykardi (< 50/min); Sinusknotensyndrom, schw. Strg. der AV-Knotenleitung (ohne Herzschrittmacher), AV-Block II–III°, kardiogener Schock, schw. Hypotonie, dekompensierte Herzinsuff., gleichzeitig oder kürzlich (bis 48h) erfolgte i.v. Verapamil-Verabreichung; unbehand. Phäochromozytom, pulmonale Hypertonie, akuter Asthmaanfall, metabolische Azidose; **KI** (Landiolol): Bradykardie < 50/Min, Sinusknotensyndrom, AV-Block II–III (ohne Schrittmacher), kardiogener Schock, schwere Hypotonie, dekompensierte Herzinsuffizienz, pulmonale Hypertonie, unbehandeltes Phäochromozytom, akuter Asthmaanfall, schwere, nicht korrigierbare metabol. Azidose

Atenolol Rp	HWZ 6h, Qo 0.12, PPB 3%, PRC D, Lact ?	β_1	IS
Atenolol-ratioph. *Tbl. 25, 50, 100mg* **AteHEXAL** *Tbl. 25, 50, 100mg* **Tenormin** *Tbl. 50mg*	**Hyperkin. Herzsyndrom:** 1 x 25mg p.o.; **art. Hypertonie** → 441, **KHK** → 447, **supraventrik. und ventrik. HRST** → 468: 1 x 50–100mg p.o.; **DANI** CrCl 10–30: 50%; < 10: 25%	+	(
Betaxolol Rp	HWZ 18h, Qo 0.8, PPB 50%, PRC C, Lact ?	+	(
Kerlone *Tbl. 20mg*	**Art. Hypertonie** → 441: 1 x 10–20mg p.o.; **DANI** CrCl > 30: 100%; < 30, HD: max. 10mg/d		
Bisoprolol Rp	HWZ 11h, Qo 0.48, PPB 30%, PRC C, Lact ?	+	(
Bisobeta *Tbl. 5, 10mg* **BisoHEXAL** *Tbl. 1.25, 2.5, 3.75, 5, 7.5, 10mg* **Bisoprolol Accord** *Tbl. 2.5, 5, 10mg* **Bisoprolol-ratioph.** *Tbl. 1.25, 2.5, 3.75, 5, 10mg* **Concor, Jutabis** *Tbl. 5, 10mg* **Concor Cor** *Tbl. 1.25, 2.5, 3.75, 5, 7.5, 10mg*	**Art. Hypertonie** → 441, **KHK** → 447: 1 x 2.5–10mg p.o.; **Herzinsuff.** → 461: ini 1 x 1.25mg p.o., je nach Verträgl. steigern um 1.25–2.5mg/W bis 10mg/d; **DANI** CrCl < 20: max. 10mg/d; **DALI** max. 10mg/d		

Wirkstoff / Präparate	Indikation / Dosierung	β1	ISA
Carvedilol Rp — HWZ 6-10h, Q0 1.0, PPB 99%, PRC C, Lact ?		β1	ISA
Carvedilol HEXAL *Tbl. 3.125, 6.25, 12.5, 25, 50mg* **Carvedilol-ratioph.** *Tbl. 6.25, 12.5, 25mg* **Dilatrend** *Tbl. 6.25, 12.5, 25mg* **Querto** *Tbl. 6.25, 12.5, 25mg*	**Art. Hypertonie** → 441: ini 1 x 12.5mg, n. 2d 1 x 25mg, ggf. n. 14d 2 x 25mg p.o.; **chron. stab. AP** → 456: ini 2 x 12.5mg, n. 2d 2 x 25mg, ggf. nach 14d 2 x 50mg; **Herzinsuff.** → 461: ini 2 x 3.125mg, je nach Verträglichkeit alle 2W steigern um 3.125-12.5mg; bis 85kg: max. 2 x 25mg; > 85kg: max. 2 x 50mg; **DANI** nicht erforderlich	0	0
Celiprolol Rp — HWZ 5-7h, Q0 0.6		+	+
Celipro Lich *Tbl. 200mg* **Celitin** *Tbl. 200mg*	**Art. Hypertonie** → 441, **KHK** → 447: 1 x 200-400mg p.o.; **DANI** CrCl < 10: 1 x 100mg		
Esmolol Rp — HWZ 9min, Q0 1.0, PPB 55%, PRC C, Lact ?		+	0
Brevibloc *Amp. 100mg/10ml, 2500mg/250ml* **Esmocard** *Amp. 100mg/10ml, 2500mg/10ml*	**Supraventrik. Tachykardie** → 468: ini 500µg/kg i.v. über 1min, dann 50µg/kg/min, max. 200µg/kg/min; **DANI** CrCl 30-60: Anw. max. 4h; < 30: KI; **DALI** KI bei schw. Leberfktsstrg.		
Landiolol Rp — HWZ 3-4min		+	0
Rapibloc *Inf.Lsg. 20mg/2ml, 300mg*	**Supraventr. Tachykardie** → 468, **nicht kompensator. Sinustachykardie:** ini 100µg/kg i.v. über 1min, dann 10-40µg/kg/min, max. 80µg/kg/min; **DANI** nicht erf.; **DALI** vorsicht. Anw.		
Metoprololsuccinat Rp — HWZ 3-4h, PPB 10%		+	0
Beloc-Zok *Tbl. 23.75(ret.), 47.5(ret.), 95(ret.), 190(ret.)mg* **MetoHEXAL-Succ** *Tbl. 23.75(ret.), 47.5(ret.), 95(ret.), 142.5(ret.), 190(ret.)mg* **Metoprololsuccinat AL** *Tbl. 23.75(ret.), 47.5(ret.), 95(ret.), 190(ret.)mg*	**Art. Hypertonie** → 441, **KHK** → 447, **tachyk. HRST** → 468, **hyperkinet. Herzsyndrom:** 1 x 47.5-190mg p.o.; **Herzinsuff.** → 461: ini 1 x 23.75mg, nach Verträglichkeit Dosis alle 2W verdoppeln bis max. 1 x 190mg; **Migräne-Pro.** → 678: 1 x 95mg p.o.		
Metoprololtartrat Rp — HWZ 3-5(8)h, Q0 > 0.8, PPB 12%		+	0
Beloc *Amp. 5mg/5ml* **Jutabloc** *Tbl. 100, 200(ret.)mg* **MetoHEXAL** *Tbl. 50, 100, 100(ret.), 200(ret.)mg* **Metoprolol AL** *Tbl. 50, 100, 200(ret.)mg* **Metoprolol-ratioph.** *Tbl. 50, 50(ret.), 100, 100(ret.), 200(ret.)mg*	**Art. Hypertonie** → 441, **KHK** → 447, **tachykarde HRST** → 468, **hyperkinet. Herzsyndrom:** 1-2 x 50-100mg p.o.; 1 x 100-200mg (ret.); 5-10mg langs. i.v., max. 20mg i.v.; **Migräne-Pro.** → 678: 1-2 x 50-100mg p.o.; 1 x 100-200mg (ret.); **DANI** nicht erforderlich		

		β1	ISA
Nebivolol Rp	HWZ 10-50h, Q0 0.95, PPB 98%		
Nebilet *Tbl. 5mg* **Nebivolol AL** *Tbl. 5mg* **Nebivolol Stada** *Tbl. 5mg*	**Art. Hypertonie** → 441: 1 x 5mg p.o.; **chron. Herzinsuffizienz bei > 70J:** ini 1.25mg, max. 10mg/d; **DANI** ini 2.5mg; **DALI** KI	+	0
Pindolol Rp	HWZ 3-4h, Q0 0.5, PPB 40%, PRC B, Lact ?	0	+
Visken *Tbl. 5mg*	**Art. Hypertonie** → 441: 3x5-10mg p.o.; **KHK** → 447: 3 x 5mg p.o.; 1 x 15mg; **tachyk. HRST** → 468: 3 x 5-10mg p.o.; **hyperkinet. Herzsyndrom:** 2-3 x 2.5mg; **DALI** Dosisreduktion		
Propranolol Rp	HWZ 3-4h, Q0 1.0, PPB 90%, PRC C, Lact ?	0	0
Dociton *Tbl. 10, 40, 80mg; Kps. 80(ret.), 160(ret.)mg; Amp. 1mg/1ml* **Hemangiol** *Lsg. (1ml = 3.75mg)* **Inderal** *Tbl. 40mg* **Obsidan** *Tbl. 25, 40, 100mg* **Propra-ratioph.** *Tbl. 10, 40, 80mg* **Propranolol Stada** *Tbl. 40, 80mg*	**Art. Hypertonie** → 441: 2-3 x 40-80mg p.o.; 2 x 160mg; 1 x 160-320mg (ret.); **KHK** → 447, **tachykarde HRST** → 468: 2-3 x 40-80mg; 1 x 1mg langsam i.v., max. 10mg i.v.; **Arrhythmien Ki.:** 3-4 x 0.25-0.5mg/kg, max. 4 x 1mg/kg bzw. 160mg/d; **hyperkin. Herzsyndrom:** 3 x 10-40mg; **prim. Angstsyndrom** → 699, **essentieller Tremor** → 687, **Migräne-Pro.** → 677: 2-3 x 40mg; **Hyperthyreose** → 572: 3-4 x 10-40mg; **proliferative infantile Hämangiome:** (Hemangiol) Ki. 5W-5M: ini 1mg/kg/d p.o. in 2ED, nach 1W 2mg/kg/d, nach 2W 3mg/kg/d; Ther.-Dauer 6M; **DANI** nicht erforderlich		
Sotalol Rp	HWZ 15h, Q0 0.15, keine PPB, PRC B, Lact ?	0	0
SotaHEXAL *Tbl. 40, 80, 160mg* **Sotalex** *Tbl. 80, 160mg* **Sotalol Carinoph.** *Tbl. 40mg/4ml* **Sotalol-ratioph.** *Tbl. 40, 80, 160mg*	**Ventrikuläre HRST**: ini 2 x 80mg p.o., ggf. steigern bis 3 x 80 od. 2 x 160mg; max. 640mg/d in 2-3 ED; **PRO chron. VHF nach DC-Kardioversion**: 2-3 x 80mg p.o., max. 2 x 160mg/d; **PRO paroxysmales VHF**: 2-3 x 80mg p.o.; **schwerwiegende ventrikuläre oder supraventrikuläre HRST:** ini 20mg über 5 min i.v., ggf. nach 20 min wdh., max. 1.5mg/kg; **DANI** CrCl 30-60: 50%; 10-30: 25%; <10: keine oder vorsichtige Anw.		

β1: selektive Hemmung von Beta-1-Rezeptoren; **ISA:** intrinsische sympathomimetische Aktivität = partieller Agonismus und partieller Antagonismus

A 2.1.4 Direkte Renininhibitoren

Wm/Wi: selektive direkte Hemmung des humanen Renins ⇒ Blockade der Umwandlung von Angiotensinogen zu Angiotensin I ⇒ Plasmareninaktivität ↓; AT-I- und II-Spiegel ↓ ⇒ RR ↓;
UW: Schwindel, Diarrhoe, Arthralgie, Hyperkaliämie, Hautausschlag, Hypotonie, Einschränkung der Nierenfunktion, periphere Ödeme;
KI: angeborenes/idiopathisches Angioödem, Angioödem unter Aliskiren in Vorgeschichte, gleichzeitige Anwendung mit Ciclosporin, Itraconazol u. anderen potenten P-gp-Inhibitoren (z. B. Chinidin), gleichzeitige Anwendung mit Angiotensin-II-Rezeptor-Blockern oder ACE-Hemmern bei Patienten mit Diabetes mellitus oder eingeschränkter Nierenfkt. (CrCl < 60), Grav. (2./3. Trim.), bek. Überempfindlichkeit gegen Wirkstoff oder sonstige Bestandteile

Aliskiren Rp	HWZ 40h, PPB 49%, PRC C (1.), D (2., 3. Trim.), Lact ?
Rasilez *Tbl. 150, 300mg*	**Art. Hypertonie** → 441: ini 1 x 150mg p.o., ggf. nach 2W steigern auf 1 x 300mg; **DANI** CrCl < 30: vorsichtige Anw.; < 60: KI bei gleichzeitiger Einnahme v. ACE-Hemmern oder AT-II-Blockern; **DALI** nicht erforderlich

A 2.1.5 Kalziumantagonisten (Non-Dihydropyridine)

Wm: Hemmung des Ca^{2+}-Einstroms; **Wi:** negativ inotrop, kardialer O_2-Verbrauch ↓, Vasodilatation (v.a. Arteriolen ⇒ Nachlast ↓, Vorlast unbeeinflusst!), negativ chronotrop, AV-Überleitungszeit ↑, AV-Refraktärzeit ↑;
UW (Verapamil): Übelkeit, Brechreiz, Völlegefühl, Obstipation, Müdigkeit, Nervosität, Schwindel, Benommenheit, Schläfrigkeit, Parästhesie, Neuropathie, Tremor, Entwicklung/Verschlechterung einer Herzinsuffizienz, Hypotonie, Orthostase, Sinusbradykardie, AV-Block I°, Knöchelödeme, Flush, Hautrötung, Wärmegefühl, allergische Reaktionen, Erythem, Pruritus, Urtikaria, makulopapulöses Exanthem, Erythromelalgie, Schwitzen, Kopfschmerzen;
KI (Verapamil): Herz-Kreislauf-Schock, akuter MI mit Komplik., ausgeprägte Reizleitungsstrg. (z.B. SA- bzw. AV-Block II° u. III°), Sinusknotensyndr., manifeste Herzinsuff., Vorhofflimmern/-flattern u. gleichzeit. WPW-Syndrom, i.v.-Appl. von Betablockern (Ausnahme Intensivmedizin)

Diltiazem Rp	HWZ 6h, Qo > 0.9, PPB 70-85%, PRC C, Lact -
DiltaHEXAL *Tbl. 60, 90(ret.)mg* **Diltiazem AL** *Tbl. 60mg; Kps. 90(ret.), 120(ret.)mg* **Diltiazem-ratioph.** *Tbl. 60mg* **Dilzem** *Tbl. 90(ret.), 120(ret.), 180(ret.)mg*	**Art. Hypertonie** → 441, **KHK** → 447: 3 x 60mg; 2 x 90-180mg (ret.); **DANI, DALI** vorsichtige Anw.

Verapamil Rp	HWZ 3-7h, Qo > 0.8, PPB 90%, PRC C, Lact +
Isoptin *Tbl. 40, 80, 120, 120(ret.), 240(ret.)mg; Inj.Lsg. 5mg/2ml* **VeraHEXAL** *Tbl. 40, 80, 120, 120(ret.), 240(ret.)mg; Inj.Lsg. 5mg/2ml* **Veramex** *Tbl. 120mg* **Verapamil-ratioph.** *Tbl. 40, 80, 120, 240(ret.)mg; Inj.Lsg. 5mg/2ml*	**Art. Hypertonie** → 441, **KHK** → 447, **supraventr. Tachyk.** → 468: 3 x 80-120mg; 2 x 120-240mg (ret.) p.o.; 5mg langs. i.v., dann 5-10mg/h, max. 100mg/d; Perf. (100mg) = 2mg/ml ⇒ 2-5ml/h; **Ki. 6-14J:** 80-360mg/d, 2.5-5mg i.v.; **< 6J:** 80-120mg/d, 2-3mg i.v.; **Sgl.:** 0.75-2mg i.v.; **NG:** 0.75-1mg i.v.; **DANI** nicht erforderlich; **DALI** 2-3 x 40mg

A 2.1.6 Kalziumantagonisten (Dihydropyridine)

Wm/Wi: Hemmung des Ca^{2+}-Einstroms ⇒ negativ inotrop, kardialer O_2-Verbrauch ↓, Vasodilatation v.a. der Arteriolen ⇒ Nachlast ↓, Vorlast unbeeinflusst!;
UW (Amlodipin): Knöchelschwellung, Kopfschmerzen, Schläfrigkeit, Schwindel, Schwäche Palpitationen, Übelkeit, Dyspepsie, Bauchschmerzen, Gesichtsrötung mit Hitzeempfindung
KI (Amlodipin): Überempfindlichkeit gegen Amlodipin oder andere Dihydropyridine, schwere Hypotonie, Schock, kardiogener Schock, Herzinsuffizienz nach akutem Herzinfarkt (erste 4W) hochgradige Aortenstenose, instabile Angina pectoris

Amlodipin Rp	HWZ 40h, Qo 0.85, PPB 93%, PRC C, Lact
Amlodipin besilat Dexcel *Tbl. 5, 10mg* **Amlodipin HEXAL** *Tbl. 5, 7.5, 10mg* **Amlodipin-ratioph.** *Tbl. 5, 10mg* **Norvasc** *Tbl. 5mg*	**Art. Hypertonie** → 441, **chron. stabile AP** → 447**:** 1 x 5-10mg p.o.; **DANI** nicht erforderlich; **DALI** KI b. schwerer LI
Felodipin Rp	HWZ 10-16h, Qo 1.0, PPB 99%, PRC C, Lact
Felocor *Tbl. 2.5(ret.), 5(ret.), 10(ret.)mg* **Felodipin-CT** *Tbl. 5(ret.), 10(ret.)mg* **Felodipin Stada** *Tbl. 2.5(ret.), 5(ret.), 10(ret.)mg* **Modip** *Tbl. 5(ret.), 10(ret.)mg*	**Art. Hypertonie** → 441**:** ini 1 x 2.5-5mg; Erh.Dos. 1 x 5-10mg (ret.) p.o.; **DANI** CrCl < 30: KI; **DALI** sorgf. Dosiseinstellg., KI bei Child C
Isradipin Rp	HWZ 8.4h, Qo 1.0, PPB 95%, PRC C, Lact
Vascal uno *Kps. 2.5(ret.), 5(ret.)mg*	**Art. Hypertonie** → 441**:** 2 x 2.5-5mg; 1 x 5-10mg (ret.) p.o.; **DANI** CrCl > 30: ini 50%; < 30: nicht empfohlen; **DALI** KI
Lercanidipin Rp	HWZ 8-10h, PPB > 98(
Carmen, Corifeo *Tbl. 10, 20mg* **Lercanidipin Heumann** *Tbl. 10, 20mg* **Lercanidipin Stada** *Tbl. 10, 20mg*	**Art. Hypertonie** → 441**:** 1 x 10-20mg p.o.; **DANI** CrCl > 30: 100%; < 30: nicht empf.; **DALI** KI bei schwerer Leberfktstrg.
Manidipin Rp	PPB 99(
Manyper *Tbl. 10, 20mg*	**Art. Hypertonie** → 441**:** ini 1 x 10mg p.o., nach 4W je nach Wi 1 x 20mg; **DANI** CrCl < 10: KI; **DALI** max. 10mg/d
Nifedipin Rp	HWZ 2.5-5h, Qo 1.0, PPB 98%, PRC C, Lact +
Adalat *Kps. 10mg; Tbl. 20(ret.)mg; Inf.Lsg. 5mg/50ml* **Nifedipin-ratioph.** *Tbl. 20(ret.)mg; Gtt. (1ml = 20mg)* **Nifedipin Stada** *Tbl. 20(ret.), 40(ret)mg*	**Art. Hypertonie** → 441, **KHK** → 447**:** 3 x 10-20mg p.o.; 1 x 30-60mg (ret.), 2 x 20mg (ret.); max. 60mg/d p.o.; 0.63-1.25mg/h i.v.; Perf. (5mg) = 0.1mg/ml ⇒ min1-5: 60-120ml/h, dann 6-12ml/h; **hypertensive Krise** → 446**:** 10mg p.o. (Kps. zerbeißen), evtl. Wdh. nach 30min; **Raynaud-Syndrom** → 640**:** 3 x 10-20mg p.c **DANI** nicht erforderlich; **DALI** sorgfältige Dosiseinstellung

Nitrendipin Rp	HWZ 8-12h, Qo 1.0, PPB 99%, PRC C
Bayotensin *Tbl. 10, 20mg; Phiole 5mg* **Nitrendipin Aristo** *Tbl. 10, 20mg* **Nitrendipin-ratioph.** *Tbl. 10, 20mg*	**Art. Hypertonie** → 441: 1-2 x 10-20mg p.o.; **hypertensive Krise** → 446: 5mg s.l., evtl. Wdh. nach 30 min; **DANI** nicht erforderlich; **DALI** ini 10mg/d, häufige RR-Kontrolle

A 2.1.7 Zentral angreifende Alpha-2-Rezeptoragonisten

Wm: Stimulation zentraler Alpha-2-Rez. ⇒ präsynaptisch ⇒ Noradrenalinfreisetzung ↓ ⇒ postsynaptisch ⇒ peripherer Sympathikotonus ↓, Reninfreisetzung ↓ ⇒ Hemmung des RAAS; **Wm** (Alpha-Methyldopa): bildet zusätzl. „falschen" Transmitter Alpha-Methylnoradrenalin; **Wm** (Moxonidin): Stimulation von zentralen Imidazolinrezeptoren; relativ schwache Stimulation zentraler Alpha-2-Rez.; **Wi:** peripherer Widerstand ↓, HF ↓, HZV ↓ ⇒ RR ↓; **UW** (Alpha-Methyldopa): Sedierung, Schwindel, orthostatische Strg., Benommenheit, Kopfschmerzen, HF ↓, Mundtrockenheit, Ödeme, Schlafstrg., Depression, Halluzinationen, Libidostrg., Gynäkomastie, Amenorrhoe; **UW** (Clonidin): Schlafstrg., Depression, Kopfschmerzen, AV-Block, HF ↓, Sedierung, Mundtrockenheit, Potenz- u. Libidostrg.; **UW** (Moxonidin): Benommenheit, Mundtrockenheit, Schläfrigkeit, Schwäche, Schwindel, Kopfschmerzen, gestörte Denkprozesse, Schlafstrg., Übelkeit, Obstipation, Vasodilatation; **KI** (Alpha-Methyldopa): akute u. chronische Lebererkrankungen, schwere Nierenfktstrg., Phäochromozytom, Depression, schwere Herzinsuffizienz, hämolytische Anämie; **KI** (Clonidin): Depressionen, HF ↓ < 50/min, AV-Block II°-III°, Sick Sinus; Grav./Lact. **KI** (Moxonidin): Sick Sinus, sinuatrialer Block, AV-Block II°-III°, HF ↓ < 50, maligne Arrhythmien, Herzinsuffizienz, schwere Koronarinsuffizienz, instabile AP, schwere Nierenfunktionsstörung, Angioödem, schwere Lebererkrankung

Alpha-Methyldopa Rp	HWZ 2h, Qo 0.4, PPB 10-15%, PRC B, Lact +
Dopegyt *Tbl. 250mg* **Methyldopa Stada** *Tbl. 250mg* **Presinol** *Tbl. 125, 250, 500mg*	**Art. Hypertonie** → 441: ini 1-3 x 125mg p.o., je nach Wi steigern bis 2-3 x 250mg; **Schwangerschaftshypertonie** → 778: 250-2000mg/d; **DANI** sorgf. Dosiseinst., Erh.Dos. max. 50%

Clonidin Rp	HWZ 10-20h, Qo 0.4, PPB 30-40%, PRC C, Lact ?
Catapresan *Tbl. 0.075, 0.15, 0.3mg* **Clonidin-ratioph.** *Tbl. 0.075, 0.15, 0.3mg; Kps. 0.25mg; Amp. 0.15mg/1ml* **Clonistada** *Tbl. 0.15, 0.3, 0.25 (ret.)mg*	**Art. Hypertonie** → 441: 2 x 0.075-0.3mg; 1-2 x 0.25mg (ret.), max. 0.9mg/d p.o.; **hypertensive Krise** → 446: 1-4 x 0.075-0.15mg i.m./s.c./i.v.; Perf. (0.45mg) = 9µg/ml ⇒1-5ml/h; s. a. Alkoholentwöhnungsmittel → 367; **DANI** max. 0.3mg/d p.o./i.v.

Moxonidin Rp	HWZ 2-3h, Qo 0.4, PPB 7%
Moxobeta *Tbl. 0.2, 0.3, 0.4mg* **Moxonidin HEXAL** *Tbl. 0.2, 0.3, 0.4mg* **Physiotens** *Tbl. 0.2, 0.3, 0.4mg*	**Art. Hypertonie** → 441: 1-2 x 0.2-0.4mg p.o., max. 0.6mg/d; **DANI** CrCl: 30-60: max. 0.4mg/d; < 30: KI; **DALI** KI bei schwerer LI

A 2.1.8 Alphablocker

Wm: revers. Alpha-1-Rezeptorblock.; (Phenoxybenzamin) irrev. Alpha-1-/Alpha-2-Rez.-Block. **Wi:** Vasodilatation, Pre- und Afterload ↓; Urapidil: zusätzlich Agonist am 5-HT1A-Rezeptor; **UW** (Doxazosin): Atem-/Harnwegsinfekte, Benommenheit, Kopfschmerzen, Somnolenz, Schwindel, Hypotonie, othostat. Hypotonie, Palpitationen, Tachykardie, Bronchitis, Dyspnoe, Rhinitis, Bauchschmerzen, Dyspepsie, Mundtrockenheit, Übelkeit, Pruritus, Rückenschmerzen Myalgien, Zystitis, Harninkontinenz, Schwächegefühl, Brustschmerz, Grippesymptome, periph. Ödeme; **KI** (Doxazosin): bek. Überempf., orthostat. Hypotonie; Pat. mit benigner Prostatahyperplasie, die gleichzeitig eine Stauung der oberen Harnwege, einen chron. Harnwegsinfekt oder Blasensteine aufweisen, Pat. mit gastrointest. Obstruktion, ösophagealer Obstruktion oder verring. Lumendurchmesser des GI-Trakts in der Anamnese, Lakt., benigne Prostatahyperplasie mit Überlaufblase, Anurie oder progressiver NI als Monotherapie

Doxazosin Rp	HWZ 8.8-22h, Q0 0.95, PPB 98%, PRC C, Lact ?
Cardular PP *Tbl. 4(ret.), 8(ret.)mg* **Diblocin PP** *Tbl. 4(ret.)mg* **Doxacor** *Tbl. 1, 2, 4, 8mg* **Doxazosin-ratioph.** *Tbl. 2, 4, 4(ret.), 8(ret.)mg* **Doxazosin Stada** *Tbl. 1, 2, 4, 4(ret.), 8mg*	**Art. Hypertonie** → 441: ini 1 x 1mg/d, bei Bedarf um 1mg/W steigern bis 1 x 8mg/d p.o., max. 16mg/d; **DANI** nicht erf.; **DALI** leichte LI: sorgfältige Dosiseinst.; schwere LI: Anw. nicht empf.
Phenoxybenzamin Rp	HWZ 24h, PRC C, Lact ?
Dibenzyran *Kps. 10mg*	**Phäochromozytom** → 579: 1-3W präop.: ini 1 x 10mg p.o., je nach Wi steigern bis 100mg/d inop.: ini 10mg/d, Erh.Dos. 2-3 x 20-40mg; **Ki.:** ini 0.2-0.4mg/kg/d; **DANI** KI
Terazosin Rp	HWZ 8-14h, Q0 0.95, PPB 90-94%, PRC C, Lact ?
Heitrin *Tbl. 1, 2, 5mg* **Terazosin AL** *Tbl. 2, 5mg* **Terazosin Stada** *Tbl. 2, 5mg*	**Art. Hypertonie** → 441: ini 1 x 1mg p.o., je nach Wi steigern bis max. 20mg/d; **DANI** nicht erf.; **DALI** Dosisreduktion
Urapidil Rp	HWZ 4.7 (10)h, Q0 1.0, PPB 80%
Ebrantil *Kps. 30(ret.), 60(ret.), 90(ret.)mg; Amp. 25mg/5ml, 50mg/10ml* **Urapidil Carino** *Amp. 25mg/5ml, 50mg/10ml, 100mg/20ml* **Urapidil Stragen** *Kps. 30(ret.), 60(ret.), 90(ret.)mg; Amp. 25mg/5ml, 50mg/10ml, 100mg/20ml*	**Art. Hypertonie** → 441: 2 x 30-90mg (ret.) p.o. **hypertensiver Notfall** → 446: 10-50mg langs. i.v., ggf. Wdh. nach 5min; Dauerinfusion ini 2mg/min, mittlere Erh.Dos. 9mg/h; Perfusor 100mg/50ml (2mg/ml): 4.5-60ml/h **DANI, DALI** sorgfältige Dosiseinstellung

A 2.1.9 Direkte Vasodilatatoren

Wm: direkter Angriff an der glatten Muskulatur kleinerer Arterien und Arteriolen ⇒ peripherer Widerstand ↓ (Afterload) ⇒ RR ↓;
UW (Dihydralazin): orthostat. Hypotonie, Schwindel, Appetit ↓, Übelkeit, Erbrechen, Durchfall, Verstopfung, paralytischer Ileus, migräneartige Kopfschmerzen, Nasenverstopfung, Hautrötung Ödeme, periphere Neuropathie, Parästhesien, Tremor, Muskelkrämpfe; **UW** (Minoxidil): Salz- u. Wasserretention, Tachykardie, Perikarditis, Perikarderguss u. -tamponade, Magen-Darm-Unverträglichkeit, Hypertrichose, Veränderung der Haarfarbe, EKG-Veränderungen;

KI (Dihdralazin): bek. Überempf. (auch gegen Hydralazin); idiopathisch u. medikamentös nduzierter Lupus erythem., Aortenaneurysmen, Herzklappenstenosen, hypertrophe Kardiomyopathie, isolierte Rechtsherzinsuff. infolge pulmonaler Hypertonie, Grav. (1. Trimenon); KI (Minoxidil): bek. Überempf., pulm. Hypertonie wegen Mitralstenose, Phäochromozytom

Dihydralazin Rp	HWZ 4-5h, PPB 84-90%, PRC B
Nepresol *Tbl. 25, 50mg; Amp. 25mg/2ml*	**Art. Hypertonie** → 441**:** ini 2 x 12.5mg p.o., je nach Wi steigern bis 2 x 25mg; max. 100mg/d; **hypertensive Krise** → 446, **Eklampsie** → 778**:** 12.5-25mg i.m.; 6.25-12.5mg langs. i.v., evtl. Wdh. nach 20min; Perf. (75mg) = 1.5mg/ml ⇒ 1-5ml/h; max. 100mg/24h; **DANI, DALI** sorgfältige Dosiseinstellung
Minoxidil Rp	HWZ 4h, Q0 0.9, keine PPB, PRC C, Lact +
Loniten *Tbl. 2.5, 10mg* **Lonoten** *Tbl. 10mg* **Lonolox** *Tbl. 2.5, 10mg*	**Therapieresistente art. Hypertonie** → 441**:** ini 2 x 2.5mg p.o., alle 3d um 5-10mg steigern, ab 50mg um 25mg/d steigern bis max. 100mg/d; Komb. mit Diuretikum u. Betablocker; **Ki. bis 12J:** ini 0.1mg/kg, alle 3d steigern um 0.1-0.2mg/kg, max. 1mg/kg bzw. 50mg/d; **DANI** CrCl < 30, HD: sorgfältige Dosiseinst.
Nitroprussidnatrium Rp	
Nipruss *Amp. 60mg*	**Hypertone Krise, kontrollierte Hypotonie bei OP:** ini 0.2µg/kg/min als Dauerinfusion i.v., je nach Wi alle 3-5min Dosis verdoppeln bis 10µg/kg/min; bei kontrollierter Hypotonie max. Gesamtmenge 1-1.5mg/kg; s.a FachInfo bzgl. Komb. mit Na-Thiosulfat; **DANI, DALI:** vors. Anw., Thiocyanatspiegel kontrollieren

A 2.1.10 ACE-Hemmer-Kombinationen

Benazepril + Hydrochlorothiazid Rp	PPB (H) 64%, PRC C (1.), D (2., 3. Trim.), Lact -
Benazeplus AL *Tbl. 10+12.5, 20+25mg* **Benazeplus Stada** *Tbl. 10+12.5, 20+25mg* **Benazepril 1A comp.** *Tbl. 10+12.5, 20+25mg* **Cibadrex** *Tbl. 10+12.5, 20+25mg*	**Art. Hypertonie** → 441**:** 1 x 10-20 + 12.5-25mg p.o., max. 2 x 20+25mg; **DANI** CrCl 30-60: sorgfältige Dosiseinstellung; < 30: KI; **DALI** KI
Captopril + Hydrochlorothiazid Rp	PRC C (1.), D (2., 3. Trim.), Lact -
ACE-Hemmer-ratioph. comp. *Tbl. 50+25mg* **CaptoHEXAL comp.** *Tbl. 25 +12.5, 25+25, 50+25mg*	**Art. Hypertonie** → 441**:** 1 x 25-50+12.5-25mg p.o.; **DANI** CrCl 30-80: ini 1 x 25+12.5mg; <30: KI; **DALI** sorgf. Dosiseinst., KI bei schwerer LI
Cilazapril + Hydrochlorothiazid Rp	
Dynorm Plus *Tbl. 5+12.5mg*	**Art. Hypertonie** → 441**:** 1 x 5+12.5mg p.o.; **DANI** CrCl 30-60: sorgfältige Dosiseinstellung; < 30: KI; **DALI** KI bei schwerer LI

Enalapril + Hydrochlorothiazid Rp	PPB (E) < 50%, PRC C (1.), D (2., 3. Trim.), Lact -
Corvo HCT *Tbl. 10+25mg* **EnaHEXAL comp.** *Tbl. 10+25mg, 20+6mg, 20+12.5mg* **Enalagamma HCT** *Tbl. 10+25, 20+12.5mg* **Enaplus Al** *Tbl. 10+25, 20+6, 20+12.5mg* **Renacor** *Tbl. 10+25mg*	**Art. Hypertonie** → 441: 1 x 10-20+6-25mg p.o.; **DANI** CrCl 30-60: sorgfältige Dosiseinstellung < 30: KI; **DALI** KI bei schwerer LI
Lisinopril + Hydrochlorothiazid Rp	PRC C (1.), D (2., 3. Trim.), Lact -
Acercomp *Tbl. 10+12.5, 20+12.5mg* **Lisinopril 1A plus** *Tbl. 10+12.5, 20+12.5mg* **Lisiplus Stada** *Tbl. 10+12.5, 20+12.5mg*	**Art. Hypertonie** → 441: 1 x 10-20+12.5mg p.o.; **DANI** CrCl 30-60: sorgf. Dosiseinst.; < 30: KI; **DALI** KI bei schwerer LI
Moexipril + Hydrochlorothiazid Rp	PRC C (1.), D (2., 3. Trim.), Lact -
Fempress Plus *Tbl. 15+25mg*	**Art. Hypertonie** → 441: 1 x 15+25mg p.o.; **DANI** CrCl 40-60: 50%; < 40: KI; **DALI** KI
Perindopril + Indapamid Rp	
BiPreterax N *Tbl. 5+1.25mg* **Perindo In 1A** *Tbl. 2+0,625mg, 4+1.25mg* **Preterax N** *Tbl. 2.5+0.625mg*	**Art. Hypertonie** → 441: 1 x 2.5–5+0.625–1.25mg p.o.; **DANI** CrCl 30-60: max. 1 x 2.5+0.625mg; < 30: KI; **DALI** KI
Perindopril + Amlodipin + Indapamid Rp	
Viacorind *Tbl. 7+5+2.5mg*	**Art. Hypertonie:** 1 x 7+5+2.5mg p.o.; **DANI** CrCl < 30: KI; **DALI** schwere LI: KI
Quinapril + Hydrochlorothiazid Rp	PRC C (1.), D (2., 3. Trim.), Lact -
Accuzide *Tbl. 10+12.5, 20+12.5mg* **Accuzide diuplus** *Tbl. 20+25mg* **Quinaplus Stada** *Tbl. 10+12.5, 20+12.5, 20+25mg* **Quinapril HCT** *Tbl. 10+12.5, 20+12.5, 20+25mg*	**Art. Hypertonie** → 441: 1 x 10-20+12.5-25mg p.o.; **DANI** CrCl 30-60: sorgfältige Dosiseinstellung; < 30: KI; **DALI** KI bei schwerer LI
Ramipril + Amlodipin + Hydrochlorothiazid Rp	
Appunto *Tbl. 5+5+12.5, 5+5+25, 10+5+25, 10+10+25mg*	**Art. Hypertonie** → 441: 1 x 5–10 + 5–10 + 12.5–25mg p.o.; **DANI** CrCl ≥ 60: 100%; 30–60: max. 5+10+25mg; < 30: KI; HD: max. 5+10+25mg; **DALI** KI
Ramipril + Piretanid Rp	
Arelix ACE *Tbl. 5+6mg* **Ramipril Piretanid Winthrop** *Tbl. 5+6mg* **Ramitanid AL** *Tbl. 5+6mg*	**Art. Hypertonie** → 441: 1 x 5-10+6-12mg p.o. **DANI** CrCl 30-60: sorgfält. Dosiseinst., max. 1 x 5 + 6mg; < 30: KI; **DALI** schwere LI: KI

Ramipril + Hydrochlorothiazid Rp	
Delix plus *Tbl. 2.5+12.5, 5+25mg* **Ramiplus AL** *Tbl. 2.5+12.5, 5+12.5, 5+25mg* **Ramipril Abz** *Tbl. 2.5+12.5, 5+12.5, 5+25mg* **Ramipril-ratioph. comp.** *Tbl. 2.5+12.5, 5+12.5, 5+25mg*	**Art. Hypertonie** → 441: 1 x 2.5-5+12.5-25mg p.o.; **DANI** CrCl 30-60: sorgfältige Dosiseinstellung; < 30: KI; **DALI** KI bei schwerer LI

A 2.1.11 Angiotensin-II-Blocker + Diuretikum

Candesartan + Hydrochlorothiazid Rp	
Atacand plus *Tbl. 8+12.5, 16+12.5, 32+12.5, 32+25mg* **Blopresid plus** *Tbl. 16+12.5, 32+12.5, 32+25mg* **Blopress plus** *Tbl. 8+12.5; 16+12.5, 32+12.5, 32+25mg* **Candesartan-ratioph. comp.** *Tbl. 8+12.5, 16+12.5, 32+12.5, 32+25mg*	**Art. Hypertonie** → 441: 1 x 8-16+12.5mg p.o.; **DANI** CrCl > 30: 100%; < 30: KI; **DALI** KI bei schwerer LI

Eprosartan + Hydrochlorothiazid Rp	PRC C (1.), D (2., 3. Trim.), Lact -
Eprosartan-ratioph. comp. *Tbl. 600+ 12.5mg* **Teveten plus** *Tbl. 600+12.5mg*	**Art. Hypertonie** → 441: 1 x 600+12.5mg p.o.; **DANI** CrCl > 30: 100%; < 30: KI; **DALI** leichte bis mittelschwere Leberfktstrg.: nicht empfohlen, schwere LI: KI

Irbesartan + Hydrochlorothiazid Rp	PRC C (1.), D (2., 3. Trim.), Lact -
CoAprovel *Tbl. 150+12.5, 300+12.5, 300+25mg* **Irbecor comp.** *Tbl. 150+12.5, 300+12.5, 300+25mg* **Irbesartan comp. HEXAL** *Tbl. 150+12.5, 300+12.5, 300+25mg* **Karvezide** *Tbl. 150+12.5, 300+12.5, 300+25mg*	**Art. Hypertonie** → 441: 1 x 150-300+12.5-25mg p.o.; **DANI** CrCl > 30: 100%; < 30: KI; **DALI** KI bei schwerer LI

Losartan + Hydrochlorothiazid Rp	PRC C (1.), D (2., 3. Trim.), Lact -
Cozaar comp. *Tbl. 50+12.5mg* **Fortzaar** *Tbl. 100+25mg* **Lorzaar plus** *Tbl. 50+12.5, 100+12.5mg* **Losar-Q comp.** *Tbl. 50+12.5; 100+25mg* **Losartan HEXAL comp.** *Tbl. 50+12.5; 100+25mg*	**Art. Hypertonie** → 441: 1 x 50+12.5-25mg p.o.; ggf. steigern bis max. 1 x 100+25mg; **DANI** CrCl > 30: 100%; < 30: KI; **DALI** KI bei schwerer LI

Olmesartan + Hydrochlorothiazid Rp	PRC C (1.), D (2., 3. Trim.), Lact -
Belsar plus *Tbl. 20+12.5mg, 20+25mg* **Olmetec plus** *Tbl. 20+12.5mg, 20+25mg, 40+12.5mg, 40+25mg* **Votum plus** *Tbl. 20+12.5mg, 20+25mg, 40+12.5mg, 40+25mg*	**Art. Hypertonie** → 441: 1 x 20-40+12.5-25mg p.o.; **DANI** CrCl 30-60: max. 1 x 20+12.5-25mg/d; < 30: KI; **DALI** leichte bis mäßige LI: vors. Anw. bzw. max. 20+12.5-25 mg/d; starke Leberfktstrg.: KI

Telmisartan + Hydrochlorothiazid Rp	PRC C (1.), D (2., 3. Trim.), Lact -
Kinzalkomb *Tbl. 40+12.5, 80+12.5, 80+25mg* **Micardis plus** *Tbl. 40+12.5, 80+12.5, 80+25mg* **Tolucombi** *Tbl. 40+12.5, 80+12.5, 80+25mg*	**Art. Hypertonie** → 441: 1 x 40-80+12.5-25mg p.o.; **DANI** CrCl > 30: 100%; < 30: KI; **DALI** max. 40+12.5mg, KI bei schwerer Leberfktstrg.

Valsartan + Hydrochlorothiazid Rp	PRC C (1.), D (2., 3. Trim.), Lact -
CoDiovan *Tbl. 80+12.5, 160+12.5, 160+25, 320+12.5, 320+25mg* **Cotareg** Tbl. 80+12.5, 160+12.5, 160+25 320+12.5, 320+25mg **Provas comp.** *Tbl. 80+12.5, 160+12.5, 320+12.5mg* **Provas maxx** *Tbl. 160+25mg, 320+25mg* **Valsacor comp.** *Tbl. 80+12.5, 160+12.5, 160+25, 320+12.5, 320+25mg* **Valsartan-ratioph. comp.** *Tbl. 80+12.5, 120+12.5, 160+12.5, 160+25, 320+12.5, 320+25mg*	**Art. Hypertonie** → 441: 1 x 80-320+12.5-25mg p.o.; ggf. steigern au max. 320+25mg/d; **DANI** CrCl > 30: 100%; < 30: KI; **DALI** Anwendung nicht empfohlen

A 2.1.12 Angiotensin-II-Blocker + Kalziumantagonist

Candesartan + Amlodipin Rp	
Camlostar *Tbl. 8+5, 8+10, 16+5, 16+10mg* **Candeamlo HEXAL** *Tbl. 8+5, 8+10, 16+5, 16+10mg* **Candecor-Amlo** *Tbl. 8+5, 16+5, 16+10mg* **Caramlo** *Tbl. 8+5, 16+5, 16+10mg*	**Art. Hypertonie** → 441: 1 x 8-16 + 5-10mg p.o.; max. 32+10mg; **DANI** bei mäßiger NI: Ka^+ u. Krea kontrollieren **DALI** schw. LI und/oder Cholestase: KI

Losartan + Amlodipin Rp	
Losamlo *Tbl. 50+5, 50+10, 100+5, 100+10mg*	**Art. Hypertonie** → 441: 1 x 50-100 + 5-10mg p.o.; max. 100+10mg; **DANI** nicht erf.; **DALI** vors. Anw.; schwere LI:K

Olmesartan + Amlodipin Rp	
Olmeamlo *Tbl. 20+5, 40+5, 40+10mg* **Olmedipin** *Tbl. 20+5, 40+5, 40+10mg* **Sevikar** *Tbl. 20+5, 40+5, 40+10mg* **Vocado** *Tbl. 20+5, 40+5, 40+10mg*	**Art. Hypertonie** → 441: 1x20-40+5-10mg p.o **DANI** CrCl 20-60: max. 20+5mg; < 20: Anw nicht empf.; **DALI** leicht bis mäßig eingeschr Leberfkt: vorsichtige Anw.; KI bei schwerer L Gallenwegsobstruktion

Telmisartan + Amlodipin Rp	
Twynsta *Tbl. 40+5, 40+10, 80+5, 80+10mg*	**Art. Hypertonie** → 441: 1x40-80+5-10mg p.o.; **DANI** leicht bis mäßig eingeschr. Nierenfkt.: 100%, vors. Anw. bei schwerer NI; **DALI** leicht bis mäßig eingeschr. Leberfkt: vors. Anw.; KI bei schwerer LI, Gallenwegsobstruktion

Valsartan + Amlodipin Rp	
Copalia *Tbl. 80+5, 160+5, 160+10mg* **Dafiro** *Tbl. 80+5, 160+5, 160+10mg* **Exforge** *Tbl. 80+5, 160+5, 160+10mg*	**Art. Hypertonie**→ 441: 1 x 5-10+80-160mg p.o.; **DANI** CrCl < 30, HD: KI; **DALI** schwere LI, biliäre Leberzirrhose, Cholestase: KI

A 2.1.13 Angiotensin-II-Blocker + Kalziumantagonist + Diuretikum

Amlodipin + Valsartan + Hydrochlorothiazid Rp	
Copalia HCT *Tbl. 10+160+25mg* **Dafiro HCT** *Tbl. 5+160+12.5, 5+160+25, 10+160+12.5, 10+160+25, 10+320+25mg* **Exforge HCT** *Tbl. 5+160+12.5, 5+160+25, 10+160+12.5, 10+160+25, 10+320+25mg*	**Art. Hypertonie** → 441: 1 x 5-10+160-320+12.5-25 mg p.o.; **DANI** leichte bis mittelschwere Nierenfktstrg.: 100%; CrCl < 30, Anurie, HD: KI; **DALI** KI bei Leberfktsstrg., Cholestase, biliärer Zirrhose

Olmesartan + Amlodipin + Hydrochlorothiazid Rp	
Sevikar HCT *Tbl. 20+5+12.5, 40+5+12.5, 40+5+25, 40+10+12,5, 40+10+25mg* **Vocado HCT** *Tbl. 20+5+12.5, 40+5+12.5, 40+5+25, 40+10+12.5, 40+10+25mg* **Olmesartan/Amlodipin/HCT Accord** *Tbl. 20+5+12.5, 40+5+12.5, 40+5+25, 40+10+12,5, 40+10+25mg*	**Art. Hypertonie** → 441: 1 x 20-40+5-10+12.5-25 mg p.o.; **DANI** CrCl 30-60: max. 1 x 20+5+12.5mg, < 30: KI; **DALI** Child A: vorsichtige Anw., Child B: max. 1 x 20+5+12.5mg, Child C/Cholestase/Gallenwegsobstruktion: KI

A 2.1.14 Neprilysinhemmer + Angiotensin-II-Blocker

Wm/Wi (Sacubitril): Hemmung von Neprilysin ⇒ Anreicherung natriuretischer Peptide ⇒ Diurese u. Natriurese ↑, Sympathikolyse, Vasodilatation, antiproliferative Wi;
UW (S. + V.): Anämie, Hyperkaliämie, Hypokaliämie, Hypoglykämie, Schwindel, Kopfschmerzen, Synkope, Hypotonie, Husten, Diarrhoe, Übelkeit, Gastritis, Nierenfktstrg., Nierenversagen, Asthenie, Ermüdung;
KI (S. + V.): bek. Überempf., gleichz. Anw. von ACE-Hemmern, anamnest. bek. Angioödem im Zusammenhang mit früherer ACE-Hemmer- oder ARB-Ther.; hered. oder idiop. Angioödem; gleichz. Anw. mit aliskirenhalt. Arzneimitteln bei Pat. mit D.m. oder Nierenfktstrg. (CrCl < 60); schwere LI, biliäre Zirrhose, Cholestase, Grav. (2. u. 3 Trim.)

Sacubitril + Valsartan Rp	
Entresto *Tbl. 24+26, 49+51, 97+103mg*	**Herzinsuffizienz mit reduzierter EF:** ini 2 x 49 + 51mg p.o., bei guter Verträglichkeit nach 2-4W steigern auf 2 x 97 + 103mg; **DANI** CrCl 30-60: evtl. ini 2 x 24 + 26mg; < 30: ini 2 x 24 + 26mg; chron. Nierenversagen: Anw. nicht empf.; **DALI** Child A: 100%; B: vors. Anw.; C, biliäre Zirrhose, Cholestase: KI

A 2.1.15 Betablocker + Diuretikum

Atenolol + Chlortalidon Rp	PRC D, Lact -
Atenolol AL Comp. *Tbl. 50+12.5, 100+25mg* **Atenolol comp. Stada** *Tbl. 50+12.5, 100+25mg* **Teneretic** *Tbl. 100+25mg*	**Art. Hypertonie** → 441: 1 x 50-100+12.5-25mg p.o.; **DANI** sorgfältige Dosiseinst.; CrCl < 30: KI; **DALI** KI bei schwerer LI
Bisoprolol + Hydrochlorothiazid Rp	PRC C, Lact ?
Bisolich comp. *Tbl. 5+12.5, 10+25mg* **Bisoplus AL** *Tbl. 5+12.5, 10+25mg* **Bisoplus Stada** *Tbl. 5+12.5, 10+25mg* **Concor plus** *Tbl. 5+12.5, 10+25mg*	**Art. Hypertonie** → 441: 1 x 5-10+12.5-25mg p.o.; **DANI** sorgfältige Dosiseinstellung; CrCl < 30: KI
Metoprololtartrat + Hydrochlorothiazid Rp	
MetoHEXAL comp. *Tbl. 100+12.5mg* **Metoprolol-ratioph. comp.** *Tbl. 100+ 12.5mg*	**Art. Hypertonie** → 441: 1 x 100+12.5mg p.o. **DANI** sorgfältige Dosiseinst.; CrCl < 30: KI; **DALI** KI bei Coma/Praecoma hepaticum
Metoprololsuccinat + Hydrochlorothiazid Rp	
Beloc-Zok comp *Tbl. 95(ret.)+12.5mg* **MetoHEXAL Succ comp.** *Tbl. 95(ret.) +12.5mg* **Metoprololsuccinat plus 1A** *Tbl. 95(ret.) +12.5mg*	**Art. Hypertonie** → 441: 1 x 95-190+12.5-25mg p.o.; **DANI** sorgfält. Dosiseinst.; CrCl < 30: KI; **DALI** KI bei Coma/Praecoma hepaticum
Propranolol + Triamteren + Hydrochlorothiazid Rp	
Dociteren *Tbl. 80+25+12.5mg* **Propra comp.-ratioph.** *Tbl. 80+25+12.5mg*	**Art. Hypertonie** → 441: 1-2 x 80-160+25-50+12.5-25mg p.o.; **DANI** sorgfältige Dosiseinst.; CrCl < 30: KI; **DALI** Dosisreduktion, KI bei schwerer LI

A 2.1.16 Direkte Renininhibitoren + Diuretikum

Aliskiren + Hydrochlorothiazid Rp	
Rasilez HCT *Tbl. 150+12.5, 150+25, 300+12.5, 300+25mg*	**Art. Hypertonie** → 441: 1 x 150-300+12.5-25mg p.o.; **DANI** CrCl < 30 KI; < 60: KI in Komb. mit ACE-Hemmern ode AT-II-Blockern; **DALI** KI bei schw. LI

A 2.1.17 Kalziumantagonisten + Diuretikum

Verapamil + Hydrochlorothiazid Rp	
Isoptin RR plus *Kps. (ret.) 240+12.5mg*	**Art. Hypertonie** → 441: 1 x 240+12.5mg p.o. **DANI** CrCl < 30: KI; **DALI** (Prae-)Coma hep.: K
Verapamil + Hydrochlorothiazid + Triamteren Rp	
Veratide *Tbl. 160+25+50mg*	**Art. Hypertonie** → 441: 1-2 x 160+25+50mg p.o.; **DANI** CrCl 50-75: max. 50mg Triamteren 30-50: max. 25mg Triamteren; < 30: KI; **DALI** sorgfältige Dosiseinstellung

A 2.1.18 Kalziumantagonisten + Betablocker

Amlodipin + Bisoprolol Rp	
Biramlo *Tbl. 5+5, 5+10, 10+5, 10+10mg* **Bisodipin** *Tbl. 5+5, 5+10, 10+5, 10+10mg*	**Art. Hypertonie** → 441**:** 1 x 5-10+5-10mg p.o.; **DANI** CrCl < 20: max. 10mg Bisoprolol/d; HD: vors. Anw.; **DALI** leichte bis mäßige LI: vors. Anw.; schwere LI: max.10mg Bisoprolol/d
Felodipin + Metoprololsuccinat Rp	
Logimat *Tbl. (ret.) 5+47.5mg* **Logimax** *Tbl. (ret.) 5+47.5mg* **Mobloc** *Tbl. (ret.) 5+47.5mg*	**Art. Hypertonie** → 441**:** 1 x 5-10+47.5-95mg p.o.; **DANI** CrCl > 30: nicht erf., < 30: KI; **DALI** KI bei schwerer Leberfunktionsstörung
Nifedipin + Atenolol Rp	
Nif Ten *Kps. 20(ret.)+50mg*	**Art. Hypertonie** → 441**:** 1 x 20(ret.)+50mg p.o.; **DANI** CrCl > 30: 100%; < 30: nicht empf.
Nifedipin + Metoprololtartrat Rp	
Belnif *Kps. (ret.) 15+50mg*	**Art. Hypertonie** → 441**:** 1-2 x 15+50mg p.o.; **chronisch stabile AP** → 447**:** 2 x 15+50mg; **DANI** CrCl < 30: nicht empf.; **DALI** schwere LI: KI

A 2.1.19 Kalziumantagonisten + ACE-Hemmer

Amlodipin + Perindopril-Arginin Rp	
Viacoram *Tbl. 2.5+3.5mg, 5+7mg*	**Art. Hypertonie** → 441**:** ini 1 x 2.5+3.5mg p.o., ggf. nach 4W steigern auf 1 x 5+7mg; **DANI** CrCl 30-60: ini 2.5+3.5mg alle 2d, ggf. steigern auf 2.5+3.5mg/d; < 30: KI; **DALI** schwere LI: vorsichtige Anw.
Amlodipin + Ramipril Rp	
Ramidipin *Tbl. 5+5, 5+10, 10+5, 10+10mg* **Ramipril HEXAL plus Amlodipin** *Tbl. 5+5, 5+10, 10+5, 10+10mg* **Tonotec** *Tbl. 5+5, 5+10, 10+5, 10+10mg*	**Art. Hypertonie** → 441**:** 1 x 5-10+5-10mg p.o.; **DANI** CrCl < 60: max. 5mg Ramipril; HD: vorsichtige Anw.; **DALI** Anw. nicht empfohlen
Felodipin + Ramipril Rp	
Delmuno *Tbl. (ret.) 2.5+2.5mg, 5+5mg* **Triapin** *Tbl. (ret.) 5+5mg*	**Art. Hypertonie** → 441**:** 1 x 2.5-5+2.5-5mg p.o.; **DANI** CrCl 20-60: s. Einzelsubstanz; < 20: KI; **DALI** s. Einzelsubstanz
Lercanidipin + Enalapril Rp	
Carmen ACE *Tbl. 10+10mg, 10+20mg* **Enacanpin** *Tbl. 10+10mg, 10+20mg* **Lercaprel** *Tbl. 10+10mg, 10+20mg* **Zaneril** *Tbl. 10+10mg, 10+20mg* **Zanipress** *Tbl. 10+10mg, 10+20mg*	**Art. Hypertonie** → 441**:** 1 x 10 +10-20mg p.o.; **DANI** CrCl < 30, HD: KI; **DALI** KI bei schwerer Leberfunktionsstörung

Nitrendipin + Enalapril Rp	
Eneas *Tbl. 20+10mg*	**Art. Hypertonie** → 441: 1 x 20+10mg p.o.; **DANI** CrCl < 10, HD: KI; **DALI** schwere LI: KI
Verapamil + Trandolapril Rp	PRC D, Lact -
Tarka *Tbl. (ret.) 180+2, 240+2, 240+4mg*	**Art. Hypertonie** → 441: 1 x 180-240+2-4mg p.o.; **DANI** CrCl < 10: KI; **DALI** bei schwerer LI nicht empfohlen, KI bei Leberzirrhose mit Aszites

A 2.1.20 Statin + ACE-Hemmer + Kalziumantagonist

Atorvastatin + Perindopril + Amlodipin Rp (UW, KI → 126)	
Stapressial *Tbl. 10+5+5, 20+5+5, 20+10+5, 20+10+10, 40+10+10mg* **Triveram** *Tbl. 10+5+5, 20+5+5, 20+10+5, 20+10+10, 40+10+10mg*	**Hypertonie und/oder stabile KHK + primäre Hypercholesterinämie oder gemischte Hyperlipidämie:** 1 x 10-40 + 5-10 + 5-10mg p.o.; **DANI** CrCl ≥ 60: 100%; < 60: Anw. nicht empfohlen; **DALI** KI bei aktiver Lebererkr.

A 2.2 Diuretika

A 2.2.1 Schleifendiuretika

Wm: Rückresorption ↓von Na^+, Cl^-, K^+, H_2O, v.a. im aufsteigenden Teil der Henle-Schleife; **Wi:** Exkretion von Na^+, Cl^-, K^+, H_2O, Ca^{2+}, Mg^{2+} ↑; **UW** (Furosemid): Hämokonzentration, Dehydratation, Hypotonie, Orthostasesyndrom, Hyponatriämie, Hypochlorämie, Hypokaliämie Hyperurikämie, Hypercholesterinämie, Hypertriglyzeridämie, hepat. Enzephalopathie bei Pat. mit LI, Kreatinin ↑, Urinvolumen ↑; **KI** (Furosemid): bek. Überempf. gegen Furosemid/Sulfonamide, Nierenversagen mit Anurie (spricht auf Furosemid nicht an), hepat. Enzephalopathie mit (Prae-)Coma hepaticum, schwere Hypokaliämie, schwere Hyponatriämie, Hypovolämie, Dehydratation, Lakt.; bei Tbl. 500mg, Inf.Lsg. 250: normale Nierenfkt. bzw. CrCl > 20 wegen Gefahr des zu starken Flüssigkeits-/Elektrolyt-Verlusts

Furosemid Rp	HWZ 30-120min, Qo 0.3, PPB 95%, PRC C, Lact ?
Furanthril *Tbl. 40, 500mg* **Furorese** *Tbl. 40, 80, 125, 250, 500mg; Kps. 30(ret.), 60(ret.), 120(ret.)mg; Amp. 20mg/2ml, 40mg/4ml* **Furosemid-ratioph.** *Tbl. 20, 40, 125, 250, 500mg; Kps. 30(ret.)mg; Amp. 20mg/2ml, 40mg/4ml, 250mg/25ml* **Jufurix** *Tbl. 40mg* **Lasix** *Tbl. 40, 500mg; Kps. 30(ret.)mg; Gtt. (1ml = 10mg); Amp. 20mg/2ml, 40mg/4ml, 250mg/25ml*	**Ödeme** → 554, **Aszites, art. Hypertonie** → 441: 1-2 x 20-40mg p.o.; 1 x 60mg (ret.) p.o.; 20-40mg i.v., Wdh. je nach Diurese; **Ki.:** 1-2mg/kg/d, max. 40mg/d p.o., 0.5mg/kg/d i.v.; **Oligurie bei terminaler NI:** 250-1000mg/d p.o.; ini 100-200mg i.v., je nach Diurese bis 1000mg/d; **akutes Nierenversagen** → 534: ini 40mg i.v., je nach Diurese 50-100mg/h, max. 1500mg/d **DANI** nicht erforderlich, s. auch FachInfo; **DALI** KI bei Praecoma/Coma hepaticum

Piretanid Rp	HWZ 1-1.7h, Q0 0.5, PPB 90%
Arelix *Tbl. 3, 6mg; Kps. 6(ret.)mg* **Piretanid 1A** *Tbl. 3, 6mg* **Piretanid HEXAL** *Tbl. 3, 6mg* **Piretanid Stada** *Tbl. 6mg*	**Ödeme** → 554: ini 1 x 6mg p.o., Erh.Dos. 1 x 3-6mg; **arterielle Hypertonie** → 441: ini 2 x 6mg (ret.), nach 2-4W 1 x 6mg (ret.) p.o.; **DANI** Dosisreduktion; **DALI** KI bei Coma hepaticum

Torasemid Rp	HWZ 3-4h, Q0 0.75, PPB 99%
Toragamma *Tbl. 2.5, 5, 10, 20, 200mg* **Torasemid HEXAL** *Tbl. 2.5, 5, 10, 20, 50, 100, 200mg* **Torem** *Tbl. 2.5, 5, 10, 200mg; Amp. 10mg/2ml, 20mg/4ml; Inf.Lsg. 200mg/20ml* **Unat** *Tbl. 5, 10mg*	**Art. Hypertonie** → 441: 1 x 2.5-5mg p.o.; **kard. Ödeme** → 554: 1 x 5mg p.o., je nach W bis 20mg/d steigern; 10mg i.v., max. 40mg/d; **Oligurie bei termin. Niereninsuff.** → 535: ini 50mg, je nach Diurese bis 200mg/d p.o./i.v.; **DANI** nicht erf., s. auch FachInfo

A 2.2.2 Benzothiadiazine und Analoga

Wm: Hemmung der Rückresorpt. von Na^+, Cl^- und H_2O im dist. Tubulus, K^+-Sekretion ↑;
Wi: Ausscheidung von Na^+, Cl^-, H_2O und K^+ ↑; Exkretion von Ca^{2+} und PO_4^{3-} ↓;
UW (Chlortalidon): Hypokaliämie, Hyperurikämie, Gichtanfälle, Cholesterin-/Triglyzerid-spiegel ↑, Hyponatriämie, Hypomagnesiämie, Hyperglykämie, Glukosurie, diabetische Stoffwechsellage ↓; Krea/Harnstoff ↑; Kopfschmerzen, Schwindel, Schwächegefühl, Hypotonie, Orthostase, Palpitationen, Appetit ↓, Mundtrockenheit, Übelkeit, Erbrechen, Oberbauchschmerzen, Bauchkrämpfe, Obstipation, Diarrhoe, allerg. Reakt., Pruritus, Hypotonie der Skelettmuskulatur, Muskelkrämpfe, Impotenz;
UW (Hydrochlorothiazid): Hypokaliämie, Serumlipide ↑, Hyponatriämie, Hypomagnesiämie, Hyperurikämie, Urtikaria, Exanthem, Appetitlosigtkeit, Übelkeit, Erbrechen; orthostatische Hypotonie, die durch Alkohol, Anästhetika od. Sedativa verstärkt werden kann;
UW (Xipamid): Hypokaliämie, Störungen des Elektrolyt- und Flüssigkeitshaushalts, Hypermagnesiurie, Kopfschmerzen, Schwindel, Mundtrockenheit, Müdigkeit, orthostat. Hypotonie, Antriebsarmut, Lethargie, Muskelspasmen/-krämpfe, Herzklopfen, Schwitzen, Angst, Agitiertheit, Oberbauchbeschwerden, Bauchkrämpfe, Diarrhoe oder Obstipation, reversibler Anstieg von Harnstoff, Kreatinin;
KI (Chlortalidon): bek. Überempf. gegen C., andere Thiazide und Sulfonamide; Anurie, schwere Nierenfktsstrg., CrCl < 30, Serum-Krea >1,8mg/100ml, GN, schwere Leberfktsstrg., Hyperkalzämie, therapieresist. Hypokaliämie oder Zustände mit erhöhten Kaliumverlusten, schwere Hyponatriämie, symptomatische Hyperurikämie;
KI (Hydrochlorothiazid): bek. Überempf. gegen H., andere Thiazide und Sulfonamide, Weizenstärke, Anurie, schwere Nierenfktsstrg., CrCl < 30, Serum-Krea > 1,8mg/100ml, Glomerulonephritis, Coma und Praecoma hepaticum, therapieresist. Hypokaliämie oder Hyperkalzämie, therapierefrakt. Hyponatriämie, Hypovolämie, symptomatische Hyperurikämie/Gicht, Grav./Lakt.;
KI (Xipamid): bek. Überempf. gegen X., and. Thiazide u. Sulfonamide, schwere Leberfktsstrg., therapieres. Hypokaliämie, schw. Hyponatriämie, Hyperkalzämie, Hypovolämie, Gicht, Grav./Lakt.

Bemetizid nur in Komb. mit anderen Diuretika	HWZ 6h, Q0 0.8
Bendroflumethiazid nur in Komb. mit anderen Diuretika	HWZ 3.5h, Q0 0.7

Chlortalidon Rp	HWZ 50h, Qo 0.5, PPB 76%
Hygroton *Tbl. 25, 50mg*	**Ödeme** → 554, **Herzinsuffizienz** → 461: ini 1 x 50-100mg, max. 200mg p.o., Erh.Dos. 1 x 25-50mg; **art. Hypertonie** → 441: ini 1 x 12.5-50mg, Erh.Dos. alle 2d 25-50mg; **renaler Diabetes insipidus** → 584: ini 2 x 100mg, Erh.Dos. 1 x 50mg; **DANI** CrCl > 30: 100%; < 30: KI; **DALI** KI bei schwerer LI

Clopamid nur in Komb. mit anderen Diuretika	HWZ 4-5h, Qo 0.6

Hydrochlorothiazid Rp	HWZ 6-8h, Qo 0.05, PPB 64%, PRC B, Lact +
Esidrix *Tbl. 25mg* **HCT Beta** *Tbl. 12.5, 25mg* **HCT HEXAL** *Tbl. 12.5, 25mg* **HCTad** *Tbl. 25mg*	**Ödeme** → 554: ini 1 x 25-50mg p.o., Erh.Dos. 1 x 25-100mg; **art. Hypertonie** → 441: 1 x 12.5-25mg; **DANI** CrCl > 30: 100%; < 30: KI; **DALI** KI bei Coma hepaticum

Indapamid Rp	HWZ 15-18h, Qo 0.95, PPB 76-79%, PRC B, Lact ?
Indapamid AL *Tbl. 1.5(ret.)mg* **Indapamid Heumann** *Tbl. 1.5(ret.)mg, 2.5mg* **Natrilix** *Tbl. 1.5(ret.), 2.5mg*	**Art. Hypertonie** → 441: 1 x 2.5mg p.o.; 1 x 1.5mg(ret.); **DANI** CrCl > 30: 100%; < 30: KI; **DALI** KI bei Coma hepaticum

Mefrusid nur in Komb. mit anderen Diuretika	HWZ 3-12(10-14)h

Xipamid Rp	HWZ 7h, Qo 0.6, PPB 99%
Xipamid AL *Tbl. 10, 20, 40mg* **Xipamid-ratioph.** *Tbl. 10, 20, 40mg* **Xipamid Stada** *Tbl. 10, 20, 40mg*	**Ödeme** → 554: 1 x 10-40mg p.o., max. 2 x 40mg; **art. Hypertonie** → 441: 1 x 10-20mg; **DANI** vorsichtige Anw., Wirkungsverlust bei mittlerer-schwerer NI; **DALI** Dosis anpassen, KI bei schwerer Leberfunktionsstörung

A 2.2.3 Kaliumsparende Diuretika

Wm: Hemmung der Rückresorption von Na^+, Cl^- und H_2O, Hemmung der K^+-Sekretion im distalen Tubulus; **Wi:** vermehrte Ausscheidung von Na^+, Cl^- und H_2O, K^+-Ausscheidung ↓;

Amilorid nur in Komb. mit anderen Diuretika	HWZ 9.6h, Qo 0.25, PPB 40%, PRC B, Lact ?
Triamteren nur in Komb. mit and. Diuretika	HWZ 1.5-2.5h, Q0 0.8, PPB 60%, PRC D, Lact -

A 2.2.4 Aldosteronantagonisten

Wm: kompetitive Blockade des Aldosteronrezeptors im spätdistalen Tubulus;
Wi: Ausscheidung von Na^+, Cl^- und H_2O ↑; K^+-Ausscheidung ↓;
UW (Eplerenon): Eosinophilie, Hyperkaliämie, Dehydrierung, Hypercholesterinämie, Hypertriglyzeridämie, Hyponatriämie, Schlaflosigkeit, Benommenheit, Kopfschmerz, Vorhofflimmern, MI, Linksherzinsuff., Hypotonie, Beinarterienthrombose, Pharyngitis, Durchfall, Übelkeit, Erbrechen, Blähungen, Juckreiz, Schwitzen ↑, Rückenschmerzen, Beinkrämpfe, Nierenfktsstrg., Kreatinin ↑, Harnsäure ↑, Kraftlosigkeit, Unwohlsein, Pyelonephritis; **UW** (Spironolacton): Hyperkaliämie, Gynäkomastie, Kopfschmerzen, Schläfrigkeit, Ataxie, Verwirrtheit, Impotenz, Amenorrhoe, Hirsutismus, Stimm-, Hautveränderungen, Harnsäure ↑;

KI (Eplerenon): Kalium > 5 mmol/l bei Behandlungsbeginn, NI CrCl < 30, LI Child C, Kombination mit kaliumsparenden Diuretika/starken CYP3A4-Hemmern (Itraconazol, Ketoconazol, Ritonavir, Nelfinavir, Clarithromycin, Telithromycin);
KI (Spironolacton): bek. Überempf., NI CrCl < 30 oder Krea > 1,8mg/dl, Anurie, akutes Nierenversagen, Hyperkaliämie, Hyponatriämie, Hypovolämie, Dehydratation, Grav./Lakt.

Eplerenon Rp	HWZ 3-5h, PPB 50%
Eplerenon Accord *Tbl. 25, 50mg* **EplerenHEXAL** *Tbl. 25, 50mg* **Eplerenon Stada** *Tbl. 25, 50mg* **Inspra** *Tbl. 25, 50mg*	**Herzinsuffizienz mit linksventrikulärer Dysfunktion nach MI, Herzinsuffizienz NYHA II u. linksventr. Dysfunktion** → 451**:** ini 1 x 25mg p.o., innerhalb von 4W auf 1 x 50mg steigern; **DANI** CrCl > 60: 100%; 30-60: ini 25mg alle 2d; < 30 KI; **DALI** Child C: KI

Kaliumcanrenoat Rp	HWZ 23h, PPB > 98%
Aldactone *Amp. 200mg/10ml*	**Primärer/sekund. Hyperaldosteronismus** → 577**:** 1-2 x 200mg i.v., max. 800mg/d; **Ki.:** ini 4-5mg/kg i.v., dann max. 2-3mg/kg; **Sgl.:** ini 2-3mg/kg i.v., dann max. 1.5-2mg/kg/d; **DANI** CrCl 30-60: sorgf. Dosiseinstellg.; < 30: KI

Spironolacton Rp	HWZ 1-2(13-15)h, Qo 1.0, PPB 98%, PRC D, Lact +
Aldactone *Tbl. 25, 50mg; Kps. 100mg* **Spirobeta** *Tbl. 50, 100mg* **Spironolacton-ratioph.** *Tbl. 50, 100mg*	**Primärer/sekundärer Hyperaldosteronismus** → 577**:** ini 100-200mg, max. 400mg/d p.o., nach 3-6d 50-100mg, max. 200mg/d; **Ki.:** ini 3mg/kg/d, nach 3-5d 2-3mg/kg/d; **Sgl.:** ini 2-3mg/kg/d, nach 3-4d 1.5-2mg/kg/d; **DANI** CrCl 30-60: sorgf. Dosiseinst.; < 30: KI

A 2.2.5 Osmotische Diuretika

Wm: osmotische Bindung von Wasser im Tubuluslumen der Niere; **Wi:** vermehrte Wasserausscheidung bei geringer Mehrausscheidung von Elektrolyten;
UW: Exsikkose, Hypernatriämie, Volumenbelastung; **KI:** Herzinsuffizienz, Lungenödeme

Mannitol OTC	HWZ 71-100min, Qo 0.05, PRC C, Lact ?
Mannit, Mannitol, Osmofundin, Osmosteril *Inf.Lsg. 10, 15, 20%*	**Beginnendes akutes Nierenversagen nach Trauma, Schock** → 534**:** bis 1.5g/kg/d, max. 0.3g/kg/h i.v.; **Hirnödem:** 1.5-2g über 30-60min i.v.; **Ki.:** ini 1ml/kg über 3-5min, dann 2.5-7.5ml/kg

A 2.2.6 Diuretika-Kombinationen

Amilorid + Bendroflumethiazid Rp	
Tensoflux *Tbl. 5+2.5mg*	**Ödeme** → 554**, art. Hypertonie** → 441**:** 1-2 x 1Tbl. p.o.; **Aszites:** 1 x 1Tbl.; **DANI** CrCl < 30: KI; **DALI** KI bei Coma hepat.

Amilorid + Hydrochlorothiazid Rp	PRC B, Lact -
Amiloretik *Tbl. 2.5+25mg; 5+50mg* **Amilorid comp.-ratioph.** *Tbl. 5+50mg*	**Art. Hypertonie** → 441**:** ini 1 x 2.5+25mg p.o., Erh.Dos. 1 x 1.25+12.5mg; **Ödeme** → 554**:** 1 x 2.5-5+25-50mg, max. 10+100mg/d; **DANI** CrCl < 60: KI; **DALI** KI bei Coma hepat.
Triamteren + Hydrochlorothiazid Rp	PRC D, Lact -
Dytide H *Tbl. 50+25mg* **Nephral** *Tbl. 50+25mg* **Triampur comp.** *Tbl. 25+12.5mg* **Triamteren comp.-ratioph.** *Tbl. 50+25mg* **Tri Thiazid** *Tbl. 50+25mg* **Turfa Gamma** *Tbl. 50+25mg*	**Art. Hypertonie** → 441**:** ini 1-2 x 50+25mg, Erh.Dos. 1 x 25-50+12.5-25mg p.o.; **Ödeme** → 554**:** ini 2 x 50-100+25-50mg, Erh.Dos. 1 x 25+12.5mg oder 50+25mg alle 2d; **Herzinsuffizienz** → 461**:** 1-2 x 50+25mg; **DANI** CrCl 75-100: max. 100mg Triamteren/d; 50-74: max. 50mg Triamteren/d; 30-49: max. 25mg Triamteren/d; < 30: KI; **DALI** KI bei Praecoma/Coma hepaticum
Triamteren + Furosemid Rp	
Furesis comp. *Tbl. 50+40mg*	**Ödeme** → 554**, art. Hypertonie** → 441**, Herzinsuff.** → 461**:** 1-2 x 50+40mg p.o.; **DANI** CrCl 30-60: sorgfältige Dosiseinstellung; < 30: KI; **DALI** KI bei Coma hepaticum
Triamteren + Xipamid Rp	
Neotri *30+10mg*	**Art. Hypertonie** → 441**:** 1 x 30+10mg p.o.; **Ödeme** → 554**:** 1 x 30-60 + 10-20mg; **DANI** CrCl 30-60: sorgfältige Dosiseinstellung; < 30: KI; **DALI** KI bei Coma hepaticum
Triamteren + Bemetizid Rp	
Diucomb *Tbl. 20+10, 50+25mg* **Dehydro sanol tri** *Tbl. 20+10mg*	**Ödeme** → 554**, art. Hypert.** → 441**:** 1 x 10-50 +5-25mg p.o.; **DANI** CrCl 30-60: sorgf. Dosis-einst.; < 30: KI; **DALI** KI bei Coma hepaticum
Spironolacton + Furosemid Rp	
Osyrol-Lasix *Kps. 50+20, 100+20mg* **Spiro comp.** *Tbl. 50+20, 100+20mg* **Spiro D** *Tbl. 100+20mg*	**Hyperaldosteronismus mit Ödemen** → 577**, Aszites:** ini 1-4 x 50-100 + 20mg p.o., nach 3-6d Erh.Dos. 50-300 + 20-60mg/d, evtl. nur alle 2-3d; **DANI** CrCl 30-60: sorgf. Dosiseinst.; < 30: KI; **DALI** KI bei Coma hepaticum
Spironolacton + Hydrochlorothiazid Rp	
Spironothiazid *KTbl.. 50+50, 100+50mg*	**Hyperaldosteronismus mit Ödemen** → 577**, Aszites:** ini 2 x 50-100 + 50mg p.o., Erh.Dos. 1-2 x 50-100 + 50mg; **art. Hypertonie:** 1 x 25-50 + 25mg; **DANI** CrCl < 30: KI; **DALI** KI bei Coma/Praecoma hepaticum

A 2.3 Antianginosa

A 2.3.1 Nitrate

Wm (Nitrate): Metabolit NO relaxiert glatte Gefäßmuskulatur; **Wi** (Nitrate): Vorlast ↓ durch venöses Pooling, Koronarspasmolyse, Nachlast ↓; **Wm/Wi** (Trapidil): Hemmung der Phosphodiesterase ⇒ Hemmung der intrazellulären cAMP- und cGMP-Degradation ⇒ Vasorelaxation; Thromboxan-A_2-Bildung ↓ ⇒ Thrombozytenaggregation ↓;
UW (ISDN): Tachykardie, Schwächegefühl, Kopfschmerzen, Benommenheit, Schwindelgefühl, Schläfrigkeit, Hypotonie; **UW** (Molsdomin): Kopfschmerzen, reflektorische Tachykardie, orthostat. Dysregulation; **UW** (Trapidil): keine sehr häufigen bzw. häufigen UW;
KI (Glyceroltrinitrat): bek. Überempf. ggü. Nitraten, akutes Kreislaufversagen, kardiogener Schock, ausgeprägte Hypotonie (RR < 90 mmHg), tox. Lungenödem; Erkr., die mit erhöhtem intrakraniellem Druck einhergehen; gleichz. Anw. von Sildenafil, Vardenafil, Tadalafil;
KI (ISDN): bek. Überempf. gegen ISDN bzw. andere Nitrate; akutes Kreislaufversagen, nicht ausreichend behandelter kardiogener Schock, HOCM, konstriktive Perikarditis, Hypotonie mit RR < 90 mmHg, gleichzeitige Anwendung von Sildenafil, Vardenafil, Tadalafil;
KI (Molsidomin): bek. Überempf., akutes Kreislaufversagen, schwere Hypotonie, Lakt., gleichz. Anw. von Sildenafil, Vardenafil, Tadalafil; **KI** (Trapidil): bek. Überempf., Schock, Hypotonie, Grav./Lakt.

Glyceroltrinitrat (Nitroglycerin) Rp	HWZ 2-4.4min, Qo 1.0, PPB 60%, PRC C, Lact ?
Corangin Nitrospray *Spray 0.4mg/Hub* **Minitrans** *TTS 5, 10mg/d* **Nitro Carino** *Inf.Lsg. 50mg/50ml* **Nitroderm** *TTS 5, 10mg/d* **Nitrolingual** *Spray 0.4mg/Hub* **Nitronal** *Kps. 0.8mg*	**AP, Ther. und Pro.** → 447: 0.4-1.2mg s.l.; TTS 1 Pfl. (5-10mg)/d; **akute Linksherzinsuff., akuter MI** (RR syst. > 100): 0.4-1.2mg s.l., ggf. Wdh. n. 10min; 2-8mg/h i.v.; Perf. (50mg) = 1mg/ml ⇒ 2-8ml/h; **Pro. katheterinduzierte koron. Spasmen:** 0.4-0.8mg vor Koronarangio; **DANI** nicht erf.

Isosorbidmononitrat Rp	HWZ 4-5h, Qo 0.8, PRC C, Lact ?
IS 5 mono-ratioph. *Tbl. 20, 40, 40(ret.), 60(ret.), 100(ret.)mg; Kps. 50(ret.)mg* **ISMN AL** *Tbl. 20, 40mg; Kps. 40(ret.), 50(ret.), 60(ret.), 100(ret.)mg* **Ismo** *Tbl. 20, 40(ret.)mg*	**Pro., Langzeit-Therapie der AP** → 456: 2 x 20-40mg; 1 x 40-100mg (ret.) p.o.; **DANI** nicht erforderlich

Isosorbiddinitrat Rp	HWZ 0.5(5)h, Qo 1.0, PPB 16-40%, PRC C, Lact ?
ISDN AL *Kps. 20(ret.), 40(ret.), 60(ret.),80(ret.)mg* **ISDN-ratioph.** *Tbl. 5mg; Kps. 20(ret.), 40(ret.), 60(ret.)mg* **Isoket** *Subling.Tbl. 5mg; Tbl. 10, 20, 40, 20(ret.), 40(ret.), 60(ret.)mg; Kps. 80(ret.), 120(ret.)mg*	**Akute AP** → 447: 5mg s.l.; 1-3 Hübe, evtl. Wdh. nach 10min; **Pro., Langzeit-Ther. der AP:** 2 x 10-40mg p.o.; 2 x 20mg (ret.); 1-2 x 40-60mg (ret.); 1 x 80-120mg (ret.); **DANI** nicht erforderlich

Molsidomin Rp	HWZ 0.25(1-2)h, Qo 0.9, PPB 3-11%
Corvaton *Tbl. 2, 4, 8(ret.)mg; Amp. 2mg/1ml* **Molsidomin Heumann** *Tbl. 2, 4, 8(ret.)mg* **Molsidomin Stada** *Tbl. 8(ret.)mg*	**Pro., Langzeit-Therapie der AP** → 456: 2 x 2-4mg, max. 3-4 x 4mg p.o.; 1-2 x 8mg (ret.), max. 3 x 8mg (ret.); **instabile AP** → 447: ini 2-4mg i.v., dann 4mg/h; **DANI/DALI** niedrigere Initialdosis i.v.

Pentaerithrityltetranitrat Rp	HWZ 0.1 h
Pentalong *Tbl. 50mg*	**Pro., Langzeit-Therapie der AP** → 456: 2-3 x 50mg p.o.
Trapidil Rp	HWZ 2-4h, PPB 80%
Rocornal *Kps. 200mg*	**Chronisch stabile AP:** 2-3 x 200mg p.o.

A 2.3.2 I_f-Kanal-Hemmer

Wm/Wi: selektive Hemmung des I_f-Kanals, der die spontane Depolarisation am Sinusknoten kontrolliert ⇒ negativ chronotrop, myokardialer O_2-Verbrauch ↓, O_2-Versorgung ↑;
UW: lichtbed. visuelle Symptome, Verschwommensehen, HF ↓, AV-Block I°, VES, SVES, Vorhofflimmern, Palpitationen, Kopfschmerzen, Schwindel, Übelkeit;
KI: bek. Überempf. gegen I_f-Kanal-Hemmer, HF in Ruhe < 70/min, kardiogener Schock, akuter MI, schwere Hypotonie, schwere LI, Sick Sinus, SA-Block, AV-Block III°, instabile oder akute Herzinsuff., Herzschrittmacherabhängigkeit, instabile AP, gleichzeitige Anw. starker CYP 3A4-Hemmer (Ketoconazol, Itraconazol, Clarithromycin, Erythromycin p.o., Josamycin, Telithromycin, Nelfinavir, Ritonavir, Nefazodon), Kombination mit Verpamil oder Diltiazem, Grav./Lakt.

Ivabradin Rp	HWZ 2h, PPB 70%
Ivabalan *Tbl. 5, 7.5mg* **Ivabradin 1A** *Tbl. 5, 7.5mg* **Ivabradine Anpharm** *Tbl. 5, 7.5mg* **Procoralan** *Tbl. 5, 7.5mg*	**Symptomat. KHK** → 447: ini 2 x 5mg p.o., je n. Ansprechen auf Ther. n. 3-4W ↑ auf 2 x 7.5mg; **chron. stabile Herzinsuff. NYHA II–IV** → 461: ini 2 x 5mg p.o., bei HF > 60 nach 2W ↑ auf 2 x 7.5mg; **DANI** CrCl > 15: 100%; CrCl < 15: vorsichtige Anw.; **DALI** KI bei schwerer LI
Metoprololtratrat + Ivabradin Rp	
Implicor *Tbl. 25+5, 25+7.5, 50+5, 50+7.5mg*	**Chron. stabile AP** → 456: 2 x 5-7.5+25-50mg p.o.; **DANI** CrCl > 15: 100%; CrCl < 15: vors. Anw.; **DALI** KI bei schwerer LI

A 2.3.3 I_{Na}-late Inhibitor

Wm/Wi: weitestgehend unbekannt; Hemmung des späten Natriumeinstroms in die kardialen Myozyten, dadurch Reduktion der intrazellulären Kalziumüberladung ⇒ O_2- Bedarf ↓, O_2-Angebot ↑, Verbesserung der myokardialen Relaxation und Mikrozirkulation; hämodynamisch neutral, nur minimale Beeinflussung von RR und HF;
UW: Schwindel, Kopfschmerzen, Obstipation, Erbrechen, Übelkeit, Asthenie;
KI: bek. Überempf.; schwere NI und/oder mäßige bis schwere LI; gleichz. Anw. von starken CYP3A4-Inhibitoren (z.B. Itraconazol, Ketoconazol, Voriconazol, Posaconazol, HIV-Proteasehemmer, Clarithromycin, Telithromycin, Nefazodon); gleichz. Anw. von Antiarrhythmika der Klasse Ia (Chinidin) oder Klasse III (z.B. Dofetilid, Sotalol) mit Ausnahme von Amiodaron

Ranolazin Rp	HWZ 7h, PPB 62% PRC C, Lact -
Ranexa *Tbl. 375(ret.), 500(ret.), 750(ret.)mg*	**Stabile AP** → 456: ini 2 x 375 mg p.o., nach 2-4W 2 x 500mg, dann je nach Anspr. auf max. 2 x 750mg steigern; **DANI** CrCl < 30: KI; **DALI** KI bei mäßiger oder schwerer LI

A 2.4 Antiarrhythmika

A 2.4.1 Klasse-Ia-Antiarrhythmika

Wm/Wi: Na^+-Einstrom ↓ ⇒ Depolarisation ↓, Leitungsgeschwindigkeit ↓ (neg. dromotrop), Schwellenpotential AP ↑ (Erregbarkeit ↓), neg. inotrop, K^+-Ausstrom ↓ ⇒ AP-Dauer ↑, Refraktärzeit ↑;
UW (Ajmalin): Transaminasen ↑, Cholestase, BB-Veränd., Proarrhythmien, Reizleitungsstrg., Kammerfrequenz ↑ bei Vorhofflimmern, Flush-/GI-Sympt.;
UW (Prajmaliumbitartrat):
Übelkeit, Appetitlosigkeit, Erbrechen, Durchfall, Verstopfung, intrahepatische Cholestase;
KI (Ajmalin): bek. Überempf., AV-Block II° und III°, vorbestehende intraventr. Erregungsleitungsstrg., Adam-Stokes-Anfälle, manifeste Herzinsuff., erhebliche Verbreiterung des QRS-Komplexes bzw. Verlängerung der QT-Zeit, Intox. mit herzwirksamen Glykosiden, hypertrophe Kardiomyopathie, Bradykardien < 50/min; Tachykardien aufgrund v. Herzdekompensation, Myasthenia gravis, innerhalb der ersten drei Monate nach MI oder bei Pat. mit einer linksventrikulären Auswurffraktion von < 35% (Ausnahme: Pat. mit lebensbedrohl. ventrikulären Herzrhythmusstörungen);
KI (Prajmaliumbitartrat): s. Ajmalin, Z.n. medikamentös induzierter Cholestase

Ajmalin Rp	HWZ 1.6h, Qo 0.85, PPB 75%
Gilurytmal *Amp. 50mg/10ml*	**(Supra-)ventrikuläre Tachykardie** → 468: 50mg langsam i.v., ggf. Wdh. nach 30min; ggf. Dauerinf. 20-50mg/h, max. 1200mg/24h; **DANI** sorgfält.Dosiseinst.; **DALI** 10-30mg/h

Prajmaliumbitartrat Rp	HWZ 4-7h, Qo 0.95, PPB 60%
Neo-Gilurytmal *Tbl. 20mg*	**(Supra-)ventrikuläre Tachykardie** → 468: ini 3-4 x 20mg p.o., nach 2-3d 2-4 x 10mg; **DANI** CrCl 30-60: 50%; < 30: KI; **DALI** nicht erforderlich

A 2.4.2 Klasse-Ib-Antiarrhythmika

Wm: Na^+-Einstrom ↓, K^+-Ausstrom ↑, Phase-4-Depolarisation verlangsamt;
Wi: Erregbarkeit ↓, v.a. am Ventrikel (s. Kl. Ia), AP-Dauer + Refraktärzeit (Purkinje-System) ↓, an Vorhof/Ventrikel ↑; Ausfilterung hochfrequenter Erregungen (Extrasystolen), AV-Überleitung evtl. ↑, negative Inotropie geringer als Klasse Ia; in hohen Konz. negativ dromo-, inotrop;
UW (Lidocain): Benommenheit, Schwindel, Sprachstrg., Parästhesien bis hin zu generalisierten Krämpfen, kardiovaskuläre Strg., Blutdruckabfall, Bradykardie, AV-Blockierungen, Asystolie, proarrhythmische Wirkungen mit der möglichen Folge eines Herzstillstandes, Erhöhung der Defibrillationsschwelle bei Herz-Kreislauf-Stillstand, respiratorische Strg.;
KI (Lidocain): bek. Überempf. gegen Lidocain bzw. gegen Lokalanästhetika vom Säureamid-Typ; bei AV-Block II. und III. Grades ohne verfügbaren Herzschrittmacher, innerhalb der ersten drei Monate nach Myokardinfarkt oder bei eingeschränkter Herzleistung (linksventrikuläres Auswurfvolumen < 35%) außer bei Pat. mit lebensbedrohenden ventrikulären HRST

Lidocain Rp	HWZ 1.5-2(3.5)h, Qo 0.9, PPB 60%, PRC B, Lact -
Xylocain 2% *Amp. 100mg/5ml, 1000mg/50ml* **Xylocitin Cor 1%, 2%** *Amp. 100mg/10ml, 100mg/5ml, 200mg/10ml*	**Ventrikuläre HRST** → 474: ini 50-100mg bzw. 1-1,5mg/kg langsam über 2-3min. i.v.; ggf. Wdh. in Abständen v. 5-10min. dann Dauerinfusion: 1mg/min.; max. 4 mg/min. bzw. 200-300mg/h; alternativ: Erh.Dos. 30µg/kg/min. über 24-30h; **endotracheopulmonale Anwendung:** 2- 2,5-fache der i.v. initialen Bolusgabe; **DANI, DALI** sorgfältige Dosiseinstellung, 50% bei ausgeprägter NI, LI

A 2.4.3 Klasse-Ic-Antiarrhythmika

Wm/Wi (Flecainid): bindet an schnelle Natriumkanäle und verlangsamt die Depolarisationsgeschwindigkeit; Überleitung in Vorhof, AV-Knoten, Ventrikel und Purkinje-Fasern ↓;
Wm/Wi (Propafenon): Blockade von Natriumkanälen ⇒ neg. dromotrop; Refraktärzeiten ↑ in Vorhof, AV-Knoten, akzessorischen Bahnen (WPW-Syndrom) und Kammern;
UW (Flecainid): Schwindel, Depression, Angstzustände, Schlaflosigkeit, Kopfschmerzen, Parästhesien, Hypästhesien, Ataxien, Synkope, Hautrötung, Schwitzen ↑, Zittern, Sehstrg., Tinnitus, proarrhythm. Wi., Atemnot, Übelkeit, Erbrechen, Durchfall, Verdauungsstrg., Verstopfung, Exanthem, Schwäche, Müdigkeit, Ödeme; **UW** (Propafenon): Schwindel, Benommenheit, Überleitungsstrg. (SA-Block, AV-Block, intraventr. Block), Angst, Schlafstörungen, Kopfschmerzen, Geschmacksstrg., Sehstrg., Sinusbradykardie, Bradykardie, Tachykardie, Vorhofflattern, Dyspnoe, Bauchschmerzen, Erbrechen, Übelkeit, Durchfall, Verstopfung, Mundtrockenheit, Anomalien der Leberfkt., Brustschmerzen, Asthenie, Müdigkeit, Pyrexie;
KI (Flecainid): bek. Überempf., strukturelle Herzerkr. und/oder eingeschränkte linksventr. Fkt. (EF < 35 %); nach MI (außer bei Pat. mit lebensbedrohenden ventrik. Herzrhythmusstörungen) kardiogener Schock, schwere Bradykardie, SA-Blockierungen, AV-Block II–III u. intraventrik. Leitungsstrg. bei Pat. ohne Herzschrittmacher; Sinusknotensyndrom oder Bradykardie-Tachykardie-Syndrom bei Pat. ohne Herzschrittmacher; permanentes Vorhofflimmern, hämodynamisch wirksame Herzklappenfehler, gleichz. Anw. von Antiarrhythmika der Klasse
KI (Propafenon): bek. Überempf., Brugada-Syndrom, manifeste Herzinsuff., kardiogener Schock (außer wenn dieser durch eine Störung der Herzschlagfolge bedingt ist); schwere symptomatische Bradykardie, innerhalb der ersten drei Monate nach MI oder bei eingeschränkter Herzleistung (EF < 35%), außer bei Pat. mit lebensbedrohenden ventrik. Herzrhythmusstörungen; ausgeprägte Reizleitungsstrg. wie SA- bzw. AV-Block II–III°, Schenkelblock ohne Schrittmacherimplant., bei Sinusknotensyndrom (ohne Schrittmacherimplant.); ausgeprägte Hypotonie, manifeste Strg. des Elektrolythaushalts, schwere obstruktive Atemwegerkr., Myasthenia gravis, gleichz. Anw. von Ritonavir

Flecainid Rp	HWZ 20h, Qo 0.7, PPB 40%, PRC C, Lact +
Flecadura *Tbl. 50, 100mg* **Flecainid HEXAL** *Tbl. 50, 100mg* **Tambocor** *Tbl. 50, 100mg; Inj.Lsg. 150mg/15ml*	**(Supra-)ventrikuläre Tachykardie** → 468: 2 x 50-150mg p.o.; 1mg/kg langsam i.v., evtl. nach 15-20min 0.5mg/kg; Dauerinfusion: 200-400mg/d; **DANI, DALI** CrCl < 50: ini max. 2 x 50mg p.o. Erh.Dos. max. 2 x 150mg oder 200-300mg i.v.

Propafenon Rp	HWZ 5-8h, Qo 1.0, PPB 85-95%, PRC C, Lact ?
Propafenon-ratioph. *Tbl. 150, 300mg* **Rytmonorm** *Tbl. 150, 300mg; Amp. 70mg/20ml* **Rytmonorm SR** *Kps. 225(ret.), 325(ret.), 425(ret.)mg*	**(Supra-)ventrikuläre Tachykardien** → 468: 3 x 150 oder 2 x 300mg, max. 3 x 300mg p.o.; **Ki.:** 10-20mg/kg p.o. in 3-4ED; 0.5-1mg/kg i.v., ggf. 2mg/kg Kurzzeitinf. über 1-3h mit 0.5-1mg/min; Langzeitinf. max. 560mg/d **Rezidiv-Pro. VHF:** ini 2 x 225mg p.o., ggf. nach 5d 2 x 325mg bzw. nach 10d 2 x 425mg; **DANI** sorgf. Dosiseinst.; **DALI** ggf. Dosisred.

A 2.4.4 Klasse-II-Antiarrhythmika = Betablocker → 28

A 2.4.5 Klasse-III-Antiarrhythmika

Wm/Wi: Blockade von K⁺Kanälen ⇒ AP-Dauer ↑; **UW** (Amiodaron): Korneaablagerung, Lungenfibrose, Photosensibilität, Leberschäden, Sehstrg., Erythema nodosum, Hypo-, Hyperthyreose; **UW** (Sotalol): AV-Block, HF yx↓, Hypotonie, Herzinsuffizienz ↑, QT-Verlängerung, ventrikuläre Tachyarrhythmien, Torsade de pointes, Broncho-, periphere Vasokonstriktion, Insulinsekretion ↓, Glykogenolyse ↓, Hypoglykämiesymptome maskiert, Potenzstörung; **KI** (Amiodaron): bek. Überempfindlichkeit, Sinusbradykardie (< 55/min), alle Formen einer Leitungsverzögerung (sinuaurikuläre und nodale Leitungsverzögerung, einschließlich Sick-Sinus, AV-Block II und III sowie bi- und trifaszikuläre Blöcke, sofern kein Herzschrittmacher eingesetzt ist); Schilddrüsenerkrankungen, vorbestehende QT-Verlängerung, Hypokaliämie, Jodallergie, gleichzeitige Ther. mit MAO-Hemmern, gleichzeitige Ther. mit Arzneimitteln, die Torsade de pointes auslösen können; Kreislaufkollaps, Hypotonie, schwere Ateminsuffizienz, Kardiomyopathie, Herzinsuffizienz, Kinder bis 3J., Grav./Lakt.; **KI** (Sotalol): Herzinsuff. NYHA IV, akuter Herzinfarkt, AV-Block II°-III°, SA-Block, Sick Sinus, HF↓ < 50/min, vorbestehende QT-Verlängerung, COPD, schwere pAVK s. Betablocker → 28

Amiodaron Rp	HWZ 64d, Qo 1.0, PPB 95%, PRC D, Lact -
Amiodaron-ratioph. *Tbl. 100, 200mg; Amp. 150mg/3ml* **AmioHEXAL** *Tbl. 200mg* **Cordarex** *Tbl. 200mg; Amp. 150mg/3ml* **Cordarone** *Tbl. 200mg; Amp. 150mg/3ml*	**(Supra-)ventrikuläre HRST** → 468: d1-10: 3-6 x 200mg, Erh.Dos. 1 x 200mg an 5d/W p.o.; 5mg/kg über 3min i.v.; Dauerinf.: 10-20mg/kg in 250-500ml Glucose 5% für max. 7d; **DANI** nicht erforderlich
Sotalol (s. auch Betablocker → 30) Rp	HWZ 7-18h, Qo 0.015, keine PPB, PRC B, Lact ?

A 2.4.6 Klasse-IV-Antiarrhythmika = Ca-Antagonisten mit antiarrhythmischer Wi → 31

A 2.4.7 Mehrkanalblocker

Wm/Wi: (Dronedaron): Hemmung des Kalium-, Natrium- u. Kalziumstroms, AP und Refraktärzeit verlängert, nicht kompetitiver Antagonist adrenerger Aktivität ⇒ effektive Refraktärzeit von Vorhof, AV-Knoten und Ventrikel verlängert ⇒ Verhinderung von Vorhofflimmern oder Wiederherstellung eines Sinusrhythmus, Reduktion der Herzfrequenz; **Wm/Wi** (Vernakalant): Blockade von elektrischen Strömen in allen Phasen des atrialen Aktionspotentials ⇒ antiarrhythmische Wi v.a. im Vorhof, atriale Refraktärzeit ↑, Überleitungsgeschwindigkeit ↓⇒ Konversion in Sinusrhythmus;

UW (Dronedaron): Kreatininanstieg, QTc-Verlängerung, Bradykardie, Diarrhoe, Erbrechen, Übelkeit, Bauchschmerzen, Dyspepsie, Exanthem, Juckreiz, Müdigkeit, Asthenie;
UW (Vernakalant): Dysgeusie, Parästhesie/Hypoästhesie, Schwindel, Kopfschmerz, Bradykardie, Vorhofflattern, Hypotonie, Niesen, Husten, nasale Beschwerden, Übelkeit, Erbrechen, Mundtrockenheit, Pruritus, Hyperhidrose, Schmerzen/Parästhesien an Inf.Stelle, Hitzegefühl;
KI (Dronedaron): bek. Überempf., AV-Block II°/III° oder Sick-Sinus-Syndrom (außer bei gleichzeitigem Schrittmacher), Bradykardie < 50/min; Herzinsuff. NYHA IV oder instabile NHYA III, hämodyn. instabile Pat.; gleichz. Anw. starker CYP-3A4-Inhibitoren (z.B. Ketoconazol, Itraconazol, Voriconazol, Posaconazol, Telithromycin, Clarithromycin, Nefazodon, Ritonavir); gleichz. Anw. von Arzneimitteln, die Torsade de pointes verursachen können (z.B. Phenothiazine, Cisaprid, Bepridil, trizyklische Antidepressiva; Terfenadin, bestimmte orale Makrolid-Antibiotika, Klasse-I- und-III-Antiarrhythmika), QTc-Verlängerung ≥ 500 ms schwere Leberfktsstrg., stark eingeschränkte Nierenfunktion (CrCl < 30ml/min);
KI (Vernakalant): Überempf., schwere Aortenklappenstenose, RR < 100mmHg (systolisch), NYHA III/IV, QT-Verlängerung, schwere Bradykardie, AV-Block II°/III°/Sinusknotenerkr. (ohne Schrittmacher), i.v.-Anw. von Antiarrhythmika in letzten 4h, ACS innerhalb der letzten 30d

Dronedaron Rp	HWZ 25-30h, PRC X, Lact
Dronedaron Aristo *Tbl. 400mg* **Dronedaron beta** *Tbl. 400mg* **Multaq** *Tbl. 400mg*	**Nichtpermanentes Vorhofflimmern** → 469 2 x 400mg p.o.; **DANI** CrCl ≥ 30: 100%; < 30: KI **DALI** KI bei schwerer LI

Vernakalanthydrochlorid Rp	HWZ 3-5,5h , PRC X, Lact
Brinavess *Inf.Lsg. 20mg/ml*	**Kürzlich aufgetret. Vorhofflimmern** → 469 (ohne herzchir. Eingriff < 7d, mit herzchir. Eingriff < 3d): ini 3mg/kg über 10min i.v. (max. 339mg), nach 15min ggf. Wdh. mit 2mg/kg über 10min. (max. 226mg); max. 5mg/kg/24h; **DANI, DALI** nicht erforderlich

A 2.4.8 Weitere Antiarrhythmika

Wm/Wi (Adenosin): über Purin-1-Rezeptoren vermittelte Verlangsamung der Überleitungszeit am AV-Knoten und Sinusknoten ⇒ Terminierung von Reentry-Tachykardien; Relaxierung von Gefäßmuskelzellen; **UW** (Adenosin): Flush, thorakale Schmerzen, HF ↓, Asystolie (meist transient), Sinuspause, ventrikuläre und supraventrikuläre Extrasystolen, AV-Block, ventrikuläre Tachykardien, Vorhofflimmern, Dyspnoe, Kopfschmerzen, Schwindel, innere Unruhe, Verschwommensehen, metallischer Geschmack, Bronchospasmus, RR ↓;
KI (Adenosin): bek. Überempfindlichkeit, AV-Block II°-III°, Sick-Sinus-Syndrom, Vorhofflimmern/-flattern, chronisch obstruktive Lungenerkrankungen, verlängertes QT-Intervall, schwere Hypotonie, dekomp. Herzinsuffizienz, gleichzeitige Anw. v. Dipyridamol

Adenosin Rp	HWZ < 10s, Qo 1.0, PRC C, Lact
Adenosin Accord *Inj.Lsg. 6mg/2ml, 30mg/10ml* **Adenoscan** *Inj.Lsg. 30mg/10ml* **Adenosin Life Medical** *Inj.Lsg. 10mg/2ml, 50mg/10ml, 250mg/50ml* **Adrekar** *Inj.Lsg. 6mg/2ml* **Rotop Adenosin** *Inj.Lsg. 50mg/10ml, 75mg/15ml, 250mg/50ml*	**Paroxysmale AV-junktionale Tachykardien** 3-6-9-12mg jeweils als Bolus je nach Wi; **Ki.** ini 100µg/kg i.v., je nach Wi steigern um 50µg/kg alle 2min bis 250µg/kg; **pharmakologische Provokation einer Myokardischämie:** 140µg/kg/min über 4-6min i.v.; **DANI** nicht erforderlich

A 2.5 Digitalisglykoside

Wm: Hemmung des aktiven Na^+-K^+-Transports an der Muskelzelle ⇒ intrazelluläres Na^+ ↑ ⇒ Na^+-Ca^{2+}-Austausch ↓ ⇒ intrazell. Ca^{2+} ↑; Vagusaktivität ↑, Sympathikusaktivität ↓; **Wi:** positiv inotrop, Schlagvolumen ↑ ⇒ Wirkungsgrad des insuffizienten Herzens ↑, Gewebs- und Koronarperfusion ↑, negativ chrono-, dromotrop, Refraktärzeit am AV-Knoten ↑, am Myokard ↓ ⇒ Aktivierung ektoper Schrittmacher, positiv bathmotrop; **UW:** AV-Block, Arrhythmie, Extrasystolie, Nausea, Erbrechen, Diarrhoe, Farbsehstörung, Verwirrtheit; **KI:** AV-Block II°-III°, WPW-Syndrom, ventrikuläre Tachykardie, Carotissinus-syndrom, HOCM, Hyperkalzämie, Hypokaliämie, thorakales Aortenaneurysma

Digitoxin Rp	HWZ 7-8d, Qo > 0.7, PPB 90-97%, PRC C, Lact +; therap. Serumspiegel (ng/ml): 10-30
Digimerck *Tbl. 0.05, 0.07, 0.1mg; Amp. 0.1mg/1ml, 0.25mg/2.5ml* **Digitoxin Philo** *Amp. 0.25mg/1ml* **Digitoxin AWD** *Tbl. 0.07mg*	**Herzinsuff.** → 461, **tachyk. Vorhofflimmern** → 469: d1-3: 3 x 0.07-0.1mg p.o., dann 1 x 0.07-0.1mg; d1: 0.5mg i.v., d2, 3: 0.25mg i.v., dann 0.07-0.1mg/d p.o./i.v.; **Ki.:** bis zur Sättigung 0.03mg/kg/d, dann 0.003mg/kg/d p.o.; **DANI** CrCl < 10: Dosisred.

Digoxin Rp	HWZ 30-50h, Qo 0.3, PPB 20%, PRC C, Lact +; therap. Serumsp. (ng/ml): 0.8-2.0
Lanicor *Tbl. 0.25mg; Amp. 0.25mg/1ml* **Lenoxin** *Tbl. 0.125, 0.25mg; Gtt. (1ml = 0.05mg)*	**Herzinsuff.** → 461, **tachyk. Vorhofflimmern** → 469: d1-3: 1 x 0.25-0.5mg p.o.; 2-3 x 0.25mg i.v., dann 1 x 0.25-0.375mg p.o.; 1 x 0.25mg i.v.; **Ki.:** s. FachInfo; **DANI** CrCl 50-100: 50%; 20-49: 33-50%; < 20: 33%; **DALI** nicht erf.

Beta-Acetyldigoxin Rp	HWZ (36)h, Qo 0.3, PPB 30%; therap. Serumsp. (ng/ml): 0.8-2.0
Novodigal *Tbl. 0.1, 0.2mg*	**Herzinsuffinsuffizienz** → 461, **tachykardes Vorhofflimmern** → 469: d1-2: 3 x 0.2mg p.o., dann: 1 x 0.2-0.3mg; **Ki. 1-3J:** d1 40µg/kg in 3ED, dann 10µg/kg; **4-12J:** d1: 25-30µg/kg in 3ED, dann 5µg/kg; **DANI** CrCl 50-100: 50%; 20-49: 33-50%; < 20: 33%; **DALI** nicht erf.

Metildigoxin Rp	HWZ 48h, Qo 0.35, PPB 20-30%; therap. Serumspiegel (ng/ml): 0.8-2.0
Lanitop *Tbl. 0.05, 0.1, 0.15mg*	**Herzinsuffinsuffizienz** → 461, **tachykardes Vorhofflimmern** → 469: d1-2: 1 x 0.3-0.4mg p.o., dann 1 x 0.1-0.3mg; **Ki.:** s. Packungsbeilage; **DANI** CrCl 50-100: 50%; 20-49: 33-50%; < 20: 33%

A 2.6 Sympathomimetika

Wm/Wi (Dobutamin): v.a. beta-1- u. alpha-1-, geringer auch beta-2- u. alpha-2-agonistisch, Kontraktilität ↑, Schlagvolumen ↑, linksventrikulärer Füllungsdruck ↓, systemischer Gefäßwiderstand ↓; **Wm/Wi** (Dopamin): dosisabhängig dopaminerg, alpha-/beta-agonistisch, renale Vasodil., HZV ↑, Vasokonstriktion, RR ↑; **Wm/Wi** (Ephedrin): sympathomimet. Amin, das direkt an Alpha- und Betarez. wirkt; indirekte Wi über ↑ Freisetzung von Noradrenalin, Wi als MAO-Hemmer; **Wm/Wi** (Epinephrin): beta- > alphaagonistisch, pos. ino-, chrono-, bathmotrop, syst. RR ↑, diast. RR ↓, Bronchodilatation; **Wm/Wi** (Etilefrin): alpha-/betaagonistisch, RR ↑ durch Vasokonstriktion, positiv ino- und chronotrop; **Wm/Wi** (Midodrin): alpha-1-agonistisch, syst. u. diast. RR ↑; **Wm/Wi** (Norepinephrin): alpha-/beta-1-agonistisch, Vasokonstriktion, syst. und diast. RR ↑; **Wm/Wi** (Theodreanlin + Cafedrin): beta-agonistisch, Kontraktilität ↑, Schlagvolumen ↑, peripherer Gefäßwiderstand ↑;
UW (Cafedrin + Theodrenalin): Herzklopfen, pektanginöse Beschwerden, ventrikuläre Herzrhythmusstörungen, Miktionsbeschwerden, Muskeltremor, Gewöhnung, Abhängigkeit; **UW** (Dobutamin): HRST, Palpitationen, AP, RR ↑ u. RR ↓, Kopfschmerzen, Übelkeit, Exanthem, Fieber, Bronchospasmus, Hemmung d. Thrombozytenfkt.; **UW** (Dopamin): HRST, AP, Dyspnoe, Übelkeit, Erbrechen, Angstgefühl, Kopfschmerzen, RR ↑ und RR ↓; **UW** (Ephedrin): Verwirrtheit, Angstzustände, Depressionen, Nervosität, Reizbarkeit, Unruhe, Schwäche, Schlaflosigkeit, Kopfschmerz, Schwitzen, Palpitationen, Hypertonie, Tachykardie, Dyspnoe, Übelkeit, Erbrechen; **UW** (Epinephrin): tachykarde HRST, Kammerflimmern, AP, hypertone Rkt., Vasokonstriktion, Hyperglykämie, metabol. Azidose, Übelkeit, Tremor, Angst, Halluzinationen; **UW** (Etilefrin): Palpitationen, HRST, RR ↑, AP, Unruhe, Angstzustände, Schwitzen, Tremor, Kopfschmerzen, Schwindel; **UW** (Midodrin): Liegendhypertonie, Reflexbradykardie, Palpitationen, Tachykardie, Parästhesien, Pruritus, Piloarrektion, Kältegefühl, Nausea, Dyspepsie, Harnverhalt; **UW** (Norepinephrin): Herzklopfen, AP, Myokardischämie, starker RR ↑, Lungenödem, Vasokonstriktion, ischämische Nekrosen, Oligurie, Anurie;
KI (Cafedrin + Theodrenalin): bek. Überempf., Hypertonie, Mitralstenose, Hyperthyreose, Engwinkelglaukom, Phäochromozytom, Prostataadenom mit Restharnbildung, Bronchialasthmatiker mit Sulfitüberempf.; **KI** (Dobutamin): mechan. Behinderung der ventrik. Füllung u./o. des Ausflusses, Hypovolämie; **KI** (Dopamin): Thyreotoxikose, Phäochromozytom, Glaukom, Blasenentl.-Strg., hochfrequ. absol. Arrhythmie, Hypovolämie, Kammerflimmern, Grav.; **KI** (Ephedrin): bek. Überempf., Behandlung mit MAO-Hemmern, Koronarthrombose, Diabetes mellitus, ischämische Herzerkrankung, Hypotonie, Thyreotoxikose, Winkelblockglaukom, ältere Patienten, Prostathypertrophie; **KI** (Epinephrin): system. Anw.: bek. Überempf., Hypertonie, Hyperthyreose, Phäochromozytom, Engwinkelglaukom, Prostataadenom mit Restharnbildung, paroxysmale Tachykardie, hochfrequente absolute Arrhythmie, schwere Nierenfktsstrg., Koronar- und Herzmuskelerkrankungen, sklerotische Gefäßveränderungen, Cor pulmonale, Sulfitüberempfindlichkeit, intraarterielle Anwendung; lokale Anw.: bek. Überempfindlichkeit, Engwinkelglaukom, paroxysmale Tachykardie, hochfrequente absolute Arrhythmie; Anästhesien im Endstrombereich (insbes. Finger, Zehen, Penis, Nasenspitze); Sulfitüberempfindlichkeit; **KI** (Etilefrin, Midodrin): Thyreotoxikose, Phäochromozytom, Glaukom, Blasenentleerungsstrg., RR ↑, KHK, tachykarde HRST, Herzklappenstenose, HOCM; **KI** (Norepinephrin): Hypertonie, Hyperthyreose, Phäochromozytom, Engwinkelglaukom, Prostataadenom mit Restharnbildung, paroxysmale Tachykardie, hochfrequente absol. Arrhythmie, schwere Nierenfunktionsstörungen, Koronar- und Herzmuskelerkrankungen, Arteriosklerose, Cor pulmonale, bek. Überempf., Sulfit-Überempf., intraarterielle Anw.

Adrenalin (Epinephrin) Rp	HWZ 1-3min, Q_0 > 0.7, PRC C, Lact ?
Adrenalin Infectopharm *Amp. 1mg/1ml* **Adrenalin 1:10.000 Aguettant** *Fertigspr. 1mg/10ml* **Emerade** *Pen 0.15/0.15ml, 0.3/0.3ml, 0.5mg/0.5ml* **Epipen** *Autoinjektor 0.15mg/0.3ml, 0.3mg/0.3ml* **Fastjekt** *Autoinjektor 0.15, 0.3mg/ED* **Jext** *Autoinjektor 0.15mg/0.3ml, 0.3mg/0.3ml* **Suprarenin** *Amp. 1mg/1ml; Inj.Lsg. 25mg/25ml*	**Kardiopulm. Reanimation** → 440**:** 1mg i.v. alle 3-5min; **Ki.:** 0.01mg/kg i.v./i.o., ggf. nach 3-5min wdh.; bei persist. Erfolglosigk.0.1mg/kg i.v./i.o., max. 1mg; **Anaphylaxie** → 668**:** 1 : 10 verdünnen, 0.1mg i.v.; Wdh. nach Wi; **Ki.:** 0.01mg/kg über 1-2min i.v.; ggf. Perfus. mit 0.05-0.5µg/kg/min i.v.; Autoinj. Pen: Selbstmedikation 0.3mg i.m., 15-30kg: 0.15-0.3mg i.m., > 30kg: 0.3mg i.m.; **Septischer Schock:** 0.014-0.28µg/kg/min als Dauerinf. i.v.; **lokale Blutstillung:** 1:10 verd., davon 10 Gtt. auf Tupfer bzw. einige ml in Harnröhre instillieren; **Blasenblutung:** 1:10-50 verdünnen, davon 100-150ml zur Spülung
Dobutamin Rp	HWZ 2-3min, Q_0 0.7, PRC B, Lact ?
Dobutamin Carino, Dobutamin Fresenius *Inf.Lsg. 250mg/50ml, 500mg/50ml* **Dobutamin Hameln** *Inf.Lsg. 250mg/50ml*	**Akute Herzinsuff.** → 461**:** 2.5-10µg/kg/min i.v.; Perf. (250mg) = 5mg/ml ⇒ 2-10ml/h; **Ki.:** 1-15µg/kg/min i.v.
Dopamin Rp	HWZ 5-10min, Q0 0.95, PRC C, Lact ?
Dopamin Fresenius *Amp. 50mg/5ml, 200mg/5ml; Inf.Lsg. 250mg/50ml*	**Kardiogene/andere Schockzustände** → 668**:** 2-20µg/kg/min i.v.; Perf. (250mg) = 5mg/ml ⇒ 2-18ml/h; max. 50µg/kg/min i.v.; **Ki.:** 5-10µg/kg/min i.v.
Ephedrin Rp	HWZ 3-6h
Ephedrin Carino *Inj.Lsg. 30mg/ml* **Ephedrin Meduna** *Inj.Lsg. 50mg/5ml*	**Verringerung RR-Abfall unter Spinalanästh.:** bis zu 30mg in Teildosen von 3-7.5mg i.v.
Etilefrin OTC	HWZ 2.5h, Q_0 0.7, PPB 23%, PRC C
Bioflutin *Gtt. (1ml = 5mg)* **Effortil** *Tbl. 5mg, Gtt. (1ml = 7.5mg)*	**Hypotone Kreislaufregulationsstörg.** → 447**:** 3 x 5-10mg p.o.; 1-2 x 25mg (ret.) p.o.; **Ki. 2-6J:** 3 x 2.5-5mg p.o.; **< 2J:** 3 x 2-5Gtt. (1-2.5mg)
Midodrin OTC	HWZ 0.5h, Q_0 0.4, PRC C, Lact ?
Gutron *Tbl. 2.5mg; Gtt. (1ml = 10mg)*	**Orthostat. Hypotonie** → 447**:** 2-3 x 2.5mg (= 7Gtt.) p.o.; ggf. ↑, max. 30mg/d
Norepinephrin (Noradrenalin) Rp	HWZ 1-3min, Q_0 > 0.8, PPB 50%, PRC C, Lact ?
Arterenol *Amp. 1mg/1ml; Inj.Lsg. 25mg/25ml* **Sinora** *Inf.Lsg. 1mg/1ml, 10mg/10ml* **Noradrenalin Aguettant** *Inf.Lsg. 2.5mg/50ml*	**Sept. Schock:** 0.014-0.28µg/kg/min i.v.; Perf. (5mg) = 0.1mg/ml ⇒ 0.6-12ml/h; **akute Hypotonie:** Sinora 0.4-0.8mg/h; Perf. (2mg) = 0.04mg/ml ⇒ 10-20ml/h

Theodrenalin + Cafedrin OTC	HWZ 1h (Cafedrin
Akrinor *Amp. 10+200mg/2ml*	**Anästhesie-bedingte, klin. relev. Blutdruckabfälle; klin. relev. Hypotonien i.d. Notfallmedizin** → 447: 1 Amp. mit 8ml NaCl 0.9% verd. (1ml = 1 + 20mg); nach Wi. Einzelgaben von 1 + 20mg i.v./i.m., max. 30 + 600mg/d

A 2.7 Angiotensin II

Wm/Wi (Angiotensin II): stimuliert den Angiotensin-II-Rezeptor Typ 1 in den Zellen der glatten Gefäßmuskeln ⇒ Vasokonstriktion ⇒ RR ↑; **UW (Angiotensin II):** thromboembol. Ereignisse, Hypertonie, Tachykardie, periphere Ischämie; **KI** (Angiotensin II): bek. Überempf

Angiotensin II Rp	HWZ < 1min
Giapreza *Inj.Lsg. 2.5, 5mg*	**Refraktäre Hypotonie bei septischem oder and. distributivem Schock:** ini 20ng/kg/min i.v. als Dauerinfusion, Dosisanpassung n. RR bis max. 80ng/kg/min i.d. ersten 3h; Erh.Dosis 1.25-40ng/kg/min; **DANI, DALI** nicht erf.

A 2.8 Parasympatholytika

Wm: kompetitiver Antagonismus an muscarinartigen Cholinozeptoren; **Wi:** HF ↑, Spasmolyse, Tränen-/Speichel-/Schweiß-/Bronchialsekretion ↓, Mydriasis; **UW** (Atropin) ohne Häufigkeitsangabe: Mundtrockenheit, Schweißsekretion ↓, Tachykardie, Sehstrg. infolge Mydriasis und Störung der Akkomodation, supraventrik. und ventrik.Arrhythmien, Verkürzung der AV-Überleitung, Muskelschwäche, muskuläre Koordinationsstrg., Miktionsstrg., Strg. der Darmperistaltik Schluckstrg., gastroösophagealer Reflux, Sprachstrg., Unruhe- und Erregungszustände, Halluzinationen, Verwirrtheitszustände, Krämpfe, Delirien, komatöse Zustände, Glaukomanfall; **KI** (Atropin): bek. Überempf. gegen A./and. Anticholinergika, Engwinkelglaukom, Tachykardie be Herzinsuff. u. Thyreotoxikose, tachykarde Herzrhythmusstrg., Koronarstenose, mech. Verschlüsse des Magen-Darm-Trakts, paralyt. Ileus, Megakolon, obstrukt. Harnwegerkr., Prostatahypertrophie mit Restharnbildung, Myasthenia gravis, akutes Lungenödem, Schwangerschaftstoxikose

Atropin Rp	HWZ 2h, Q0 0.45, PPB 2-40%, PRC C, Lact
Atropinsulfat *Amp. 0.5mg/1ml; Inj.Lsg. 100mg/10ml* **Atropinum sulfuricum** *Amp. 0.25mg/1ml, 0.5mg/1ml, 1mg/1ml*	**Bradykarde HRST** → 475: 0.5-1.5mg i.v./i.m alle 4-6h; **Ki.:** 0.01mg/kg i.v. (min. 0.1, max. 0.5mg); **Narkoseprämed.:** 0.01mg/kg i.v.; **Alkylphosphatintox.:** 2-5mg alle 10-15min i.v. bis zum Rückgang der Bronchialsekretion max. 50mg in Einzelfällen; Erh.Dos. 0.5-1mg alle 1-4h; **Ki.:** 0.5-2mg i.v., Erh.Dos. n. Klinik **Neostigmin-/Pyridostigmin-Intox.:** 1-2mg i.v.

A 2.9 Kardiostimulanzien

Wm: Hemmung der Phosphodiesterase ⇒ intrazell. cAMP-Konzentration ↑ und Ca^{2+} ↑ ⇒ Kontraktion ↑; **Wi:** positiv chrono- und inotrop (Schlagvolumen und HZV ↑), Broncho-/ Vasodilatation (Vor-/Nachlast ↓); **Wm** (Levosimendan): ↑ Kalziumsensitivität der kontraktilen Proteine durch Bindung an kardiales Troponin C; Öffnung der ATP-sensitiven Kaliumkanäle ⇒ Vasodilatation systemischer und koronarer art. Widerstandsgefäße u. systemischer ven. Kapazitätsgefäße; **Wi** (Levosimendan): positiv ino- u. chronotrop, Vasodilatation, Vor- und Nachlast ↓, aktiviert "stunned" Myokard, myokardiale Durchblutung ↑, Endothelin-1-Spiegels ↓; **Wm/Wi** (Verciguat): stimuliert unabhängig von und in Synergie mit NO die lösliche Guanylatcyclase ⇒ cGMP ↑ ⇒ verbessert myokardiale und vaskuläre Funktion; **UW** (Enoximon): Hb-Wert/Hämatokrit ↓ um mind. 5 %, ventrik. Tachykardie, andere Arrhythmien, Hypotonie, Schlaflosigkeit, Gedächtnisstrg., Somnolenz, Angst, Unruhe, Kopfschmerzen, Übelkeit, Erbrechen, Muskelschmerzen, Thrombopenie, petechiale Blutungen, Purpura, andere Blutungskomplik., GOT ↑, Bilirubin ↑, bei schwerer Herzinsuff. bedrohliche ventrik. Arrhythmien; **UW** (Levosimendan): Hypokaliämie, Schlaflosigkeit, Kopfschmerzen, Schwindel, ventrik. Tachykardie, VHF, Tachykardie, ventrik. Extrasystolen, Herzversagen, Myokardischämie, ES, Hypotonie, Übelkeit, Obstipation, Diarrhoe, Erbrechen, Hämoglobinwerte ↓; **UW** (Milrinon): ventrik. Ektopien, ventrik. Tachykardie, supraventrik. Arrhythmien, Hypotonie, Kopfschmerzen; **UW** (Vericiguat): Hypotonie, Anämie, Schwindel, Kopfschmerz, Übelkeit, Dyspepsie, Erbrechen, Reflux;
KI (Enoximon): bek. Überempf., extravasale Injektion, Gabe der Erh.Dos. als Inf. bei Kreatinin-Clearance < 40ml/min, Grav.; **KI** (Levosimendan): bek. Überempf., schwere Hypotonie und Tachykardie; signif. mech. Behinderung, die die ventrikuläre Füllung und/oder den Ausstrom beeinflussen; CrCl < 30ml/min, schwer beeinträchtigte Leberfkt., Torsades de Pointes in der Anamnese; **KI** (Milrinon): bek. Überempfindlichkeit, schwere Hypovolämie; **KI** (Vericiguat): bek. Überempf., gleichzeitige Anw. anderer sGC-Stimulatoren

Enoximon Rp	HWZ 4.2-6.2h, Qo 1.0 (0), PPB ca. 85%
Perfan *Inj.Lsg. 100mg/20ml*	**Akute Herzinsuffizienz** → 461: ini 90µg/kg/min i.v., nach 10-30 min 2.5-10µg/kg/min; 0.5mg/kg (max. 12.5mg/min, max. 8 x/d); **DANI** CrCl 0-5: 33%, 6-15: 50%, 16-30: 67%, 31-40: 80%, > 40: 100%; **DALI** s. FachInfo

Levosimendan Rp	HWZ 1h, PPB ca. 97%
Levosimendan Carino *Inf.Lsg. 12.5mg/5ml* **Simdax** *Inf.Lsg. 12.5mg/5ml, 25mg/10ml*	**Akut dekompensierte schwere chronische Herzinsuffizienz:** ini 6-12µg/kg i.v. über 10min, dann 0.1µg/kg/min über 24h i.v., ggf. Dosisanpassung auf 0.05-0.2µg/kg/min; **DANI** CrCl < 30: KI; **DALI** KI bei schwerer LI

Milrinon Rp	HWZ 2.3h, Q0 0.2, PPB 70-91%
Milrinon Carino *Amp. 10mg/10ml* **Milrinon Hikma** *Amp. 10mg/10ml* **Milrinon Stragen** *Amp. 10mg/10ml*	**Schwere Herzinsuff.** → 461: ini 50µg/kg i.v. langsam über 10min, anschließend Erh.Dos. 0.375-0.75µg/kg/min; max. 1.13mg/kg/d; **DANI** CrCl 0-5: 0.2µg/kg/min, 6-10: 0.23µg/kg/min, 11-20: 0.28µg/kg/min, 21-30: 0.33µg/kg/min, 31-40: 0.38µg/kg/min, 41-50: 0.43µg/kg/min

Vericiguat Rp	HWZ 20-30h, Q0 0.4, PPB 98%
Verquvo *Tbl. 2.5, 5, 10mg*	**Chronische Herzinsuffizienz nach Dekompensation** → 461: ini 1 x 2.5mg p.o., alle 2W Dosis verdoppeln bis 10mg/d; **DANI** CrCl ≥ 15: 100%; < 15, HD: Anw. nicht empf.; **DALI** Anw. nicht empf

A 2.10 Gerinnung

A 2.10.1 Unfraktioniertes Heparin

Wm/Wi: Komplexbildung mit AT-III ⇒ beschleunigt inhibierende Wi von AT-III um Faktor 1000 ⇒ v.a. Hemmung von Thrombin, Xa, XIa, XIIa und Kallikrein, Aktivierung der Lipoproteinlipase;
UW (Heparin): Heparininduzierte Thrombopenie Typ 1, Blutungen, Reakt. an Injektionsstelle, Transaminasen/gGT/Lipase/LDH ↑;
KI (Heparin): bek. Überempf., aktive Blutungen, Heparin-induzierte Thrombopenie Typ II (HIT-II), mit hämorrhagischer Diathese verbundene Erkrankungen und Organschäden wie Koagulopathien, Thrombozytopenie, schwere Erkrankungen von Leber und Pankreas; Krankheiten, bei denen der Verdacht von Gefäßschäden besteht, z.B. Blutungen im Magen-Darm-Trakt; nicht eingestellte und schwere arterielle Hypertonie mit einem diastolischen Blutdruck von mehr als 110 mmHg, intrakranielle Blutungen, Hirnarterienaneurysma, Retinopathien, Glaskörperblutungen, ophthalmologische Eingriffe oder Verletzung, aktive Tuberkulose, infektiöse Endokarditis, Abortus imminens

Heparin Rp	HWZ 90-120 min, Q0 0.8, PPB 90%, PRC C, Lact +
Heparin-Natrium-ratioph. *Amp. 5000IE/0.2ml, 25000IE/5ml; Fertigspr. 5000IE/0.2ml, 7500IE/0.3mg* **Heparin Rotexmedia** *Amp. 2500IE/5ml*	**Thrombose-Pro.** → 478: 3 x 5000IE oder 2 x 7500IE s.c.; **Ther. Thromboembolie:** 5000IE als Bolus i.v., dann 300-600IE/kg/d; Perf. (25000IE) = 500IE/ml: 1.7-3.3ml/h; Dosisanp. nach PTT (1.5-2.5 x Normwert); **Ki.:** ini 50IE/kg i.v., dann 20IE/kg/h; **DANI** nicht erf.

A 2.10.2 Niedermolekulare Heparine

Wm/Wi: Molekulargewicht ↓ ⇒ Thrombinhemmung ↓, während Faktor-Xa-Hemmung ↑; Wi auf Thrombozytenfkt. ↓, Thrombolyse ↑⇒ antithrombotische Wi ↑, Blutungsgefahr ↓; geringere Neutralisation durch Plättchenfaktor 4; bei s.c.-Anw. Bioverfügbarkeit deutlich ↑; längere HWZ;
UW (Enoxaparin): Blutung, Thrombozytose, Thrombopenie, Transaminasen ↑, allergische Reaktion, Urtikaria, Pruritus, Erythem, Hämatom/Schmerzen an Injektionsstelle;
KI (Enoxaparin): bek. Überempf., < 6W zurückliegende OP an ZNS, Auge, Ohr, < 30d zurückliegende, klin. relevante Blutung, < 6M zurückliegender hämorrhagischer Schlaganfall oder andere intrakranielle Blutungen, akute oder anamnestisch bek. intrakranielle Erkrankung (Neoplasma, arteriovenöse Malformation, Aneurysma), klinisch relevante Gerinnungsstrg., Magen- od. Darmulzera, Abortus imminens, schwere Leber- oder Pankreaserkr., unkontrollierbare schwere Hypertonie, Endokarditis, allergisch bed. Thrombozytopenie (HIT-Typ II) auf Heparin, V. a. vaskuläre Retinopathie, Glaskörperblutungen oder andere intraokuläre Blutungen, gleichzeitige Lumbalpunktion, Epidural- oder Periduralanaesthesie

Certoparin Rp	HWZ 4.3 h
Mono-Embolex *Fertigspr. 3000IE/0.3ml, 8000IE/0.8ml* **Mono-Embolex multi** *Inj.Lsg. 90000IE/15ml (3000 IE/0.5ml)*	**Postop. Thrombose-Pro.:** ini 3000IE s.c. 1–2h vor OP-Beginn, dann 1 x tgl. 3000IE; **Thrombose-Pro. internist. Pat. u. bei ischämischem Schlaganfall:** 1 x 3000IE s.c.; **Ther. tiefe VT** → 479: 2 x 8000IE s.c.; **Antikoag. bei Dialyse:** ini 3000IE i.v., dann 600IE/h, individ. Dosisanp.; **DANI** vorsichtige Anw. bei schwerer NI (CrCl < 30); **DALI** KI bei schwerer LI

Dalteparin Rp	HWZ 2-5 h, PRC B, Lact ?
Fragmin P *Fertigspr. 2500IE/0.2ml* **Fragmin P forte** *Fertigspr. 5000IE/0.2ml* **Fragmin** *Amp. 10000IE/1ml; Fertigspr. 10000IE/0.4ml, 12.500IE/0.5ml, 15000IE/0.6ml, 18000/0.72ml* **Fragmin D** *Amp. 10000IE/4ml* **Fragmin Multidose** *Inj.Lsg. 100000IE/4ml, 100000IE/10ml*	**Postop. Thrombose-Pro.:** ini 2500IE s.c. 2h vor OP-Beginn, dann 1 x 2500IE; bei hohem Risiko: 5000IE am Abend vor OP, dann 1 x 5000IE; **Thrombose-Pro. internist. Pat.:** 1 x 5000IE; **Ther. tiefe Venenthrombose** → 479: 1 x 200IE/kg s.c. od. 2 x 100IE/kg s.c., max. 18000IE/d; **Rezidiv-Pro. Thromboembolie bei onkologischen Pat.:** 1 x 150IE/kg s.c., Dosisred. bei Thrombopenie (s. FachInfo) **Antikoag. bei Dialyse:** Bolus 85IE/kg i.v.; **kontinuierliche Antikoagulation:** ini 30–35IE/kg, dann 10-15IE/kg/h, bei hohem Blutungsrisiko ini 5–10IE/kg, dann 4–5IE/kg/h; **DANI, DALI** vorsichtige Anwendung

Enoxaparin Rp	HWZ 4.5h
Clexane *Fertigspr. 20mg/0.2ml, 40mg/0.4ml, 60mg/0.6ml, 80mg/0.8ml, 100mg/1ml* **Clexane multidose** *Inj.lsg. 1000mg/10ml* **Crusia** *Fertigspr. 40mg/0.4ml, 60mg/0.6ml, 80mg/0.8ml, 100mg/1ml* **Enoxaparin Becat** *Fertigspr. 20mg/0.2ml, 40mg/0.4ml, 60mg/0.6ml, 80mg/0.8ml, 100mg/1ml* **Hepaxane** *Fertigspr. 20mg/0.2ml, 40mg/0.4ml, 60mg/0.6ml, 80mg/0.8ml, 100mg/1ml* **Inhixa** *Fertigspr. 20mg/0.2ml, 40mg/0.4ml, 60mg/0.6ml, 80mg/0.8ml, 100mg/1ml* **Lovenox** *Fertigspr. 20mg/0.2ml, 40mg/0.4ml, 60mg/0.6ml, 80mg/0.8ml, 100mg/1ml*	**Postop. Thrombose-Pro.:** 1 x 20mg s.c., Beginn 2h präop.; hohes Risiko: 1 x 40mg s.c., Beginn 12h präop.; **Thrombose-Pro. nicht-chirurg. Pat.:** 1 x 40mg s.c.; **Ther. TVT** → 479**:** 2 x 1mg/kg s.c.; **Antikoagulation bei Dialyse:** 0.01ml/kg (Lsg. multidose) i.v. bzw. individ. Dosis; **NSTEMI, instabile AP** → 447**:** 2 x 1mg/kg s.c.; **STEMI** → 451**:** Pat. < 75J: Bolus 30mg i.v., 2 x 1mg/kg s.c.; Pat. > 75J: kein Bolus, 2 x 0.75mg/kg s.c.; **DANI** CrCl > 30: 100%; < 30: s. FachInfo; **DALI** KI bei schwerer LI
Nadroparin Rp	HWZ 3.3h
Fraxiparin *Fertigspr. 1900IE/0.2ml, 2850IE/0.3ml, 3800IE/0.4ml, 5700IE/0.6ml, 7600IE/0.8ml, 9500IE/1ml* **Fraxiparin Multi** *Amp. 47.500IE/5ml, 142.500IE/15ml (1ml = 9500IE)* **Fraxodi** *Fertigspr. 11400IE/0.6ml, 15200IE/0.8ml, 19000IE/1.0ml*	**Postop. Thromb.-Pro.:** 2850IE 2h vor OP, dann 1 x tgl. 2850IE s.c. für 7d; Hüft-OP: s. Packungsbeil.; **Antikoag. bei Dialyse:** 2850-5700IE i.v.; **Ther. TVT** → 479**:** Fraxiparin: < 50kg: 2 x 0.4ml; 50-59kg: 2 x 0.5ml; 60-69kg: 2 x 0.6ml; 70-79kg: 2 x 0.7ml; 80-89kg: 2 x 0.8ml; > 90kg: 2 x 0.9ml s.c.; Fraxodi: 1 x tgl. s.c. ml/kg s.o.; **DANI** KI bei schw. NI (CrCl < 30), vorsichtige Anw. bei CrCl 30–60; **DALI** KI bei schwerer LI
Reviparin Rp	HWZ 3.3h
Clivarin 1750 *Fertigspr. 1750IE/0.25ml* **Clivarin 5726IE/ml** *Fertigspr. 3436IE/0.6ml* **Clivarodi** *Fertigspr. 17178IE/ml*	**Thrombose-Pro. perioperativ bzw. bei Immobilisation:** ini 1750IE s.c. 2h vor OP-Beginn, dann 1 x tgl. 1750IE s.c.; **Pro. bei hohem Thromboserisiko:** ini 3436IE/0.6ml s.c. 12 h vor OP-Beginn, dann 1 x tgl. 3436IE/0.6ml s.c.; **Therapie TVT** → 479**:** 35-45kg: 2 x 2863IE s.c.; 46-60kg: 2 x 3436IE; >60kg: 2 x 5153IE oder 1 x tgl. 10307IE/0.6ml s.c. (Clivarodi); **DANI, DALI:** KI bei schwerer NI/LI

Tinzaparin Rp	HWZ 3-4h, PRC B, Lact ?
innohep *Fertigspr. 3500IE/0.3ml, 4500IE/0.45ml* **innohep multi** *20000IE/2ml, 50000IE/5ml* **innohep 20000** *Fertigspr. 8000IE/0.4ml, 10000IE/0.5ml, 12000IE/0.6ml, 14000IE/0.7ml, 16000IE/0.8ml, 18000IE/0.9ml; Amp. 40000IE/2ml*	**Thrombose-Pro. perioperativ,** mittleres Risiko: ini 3500IE s.c. 2h vor OP-Beginn, dann 1 x 3500IE s.c.; hohes Risiko: ini 4.500IE s.c. 12h vor Op-Beginn, dann 1 x 4.500IE s.c.; **Thrombose-Pro. bei Immobilisierung,** hohes Risiko: 1 x 4.500IE s.c.; mittl. Risiko: 1 x 3500IE s.c.; **Ther. TVT** → 479**:** 1 x tgl. 175IE/kg s.c.; **Thromboembolie-Ther./Rezidiv-Pro. bei aktiver Tumorerkr.:** 1 x tgl. 175IE/kg s.c. für 3-6M; **Antikoagulation bei Dialyse:** < 4h: 2.000-2.500IE Bolus i.v.; > 4h: ini 2.500IE i.v., dann 750IE/h i.v.; **DANI** CrCl < 30 Anw. nicht empf.; **DALI** keine Daten

A 2.10.3 Heparinoide, andere Faktor-Xa-Hemmer

Wm/Wi (Danaparoid; Fondaparinux): Faktor-Xa-Hemmung; **UW** (Danaparoid): Blutungskomplikationen, allergische Reaktionen, Thrombopenie; **UW** (Fondaparinux): Blutungskomplikationen, Anämie, Thrombopenie, Ödeme, veränderte Leberfunktionstests; **KI** (Danaparoid): hämorrhagische Diathese, kurz zuvor Schlaganfall/OP am Gehirn, bakterielle Endokarditis, diabetische Retinopathie, fortgeschrittene NI und LI, Überempfindlichkeit gegen Wirkstoff bzw. Sulfit, Grav./Lakt.; **KI** (Fondaparinux): bek. Überempf., aktive Blutung, bakt. Endokarditis, CrCl < 20 (1.5–2.5mg); < 30 (5–10mg)

Danaparoid Rp	HWZ 7-14h, Qo 0.58, PRC B, Lact ?
Orgaran *Amp. 750E/0.6ml*	**Thrombose-Pro.:** 2 x 750E s.c.; **Ki.:** 2 x 10E/kg s.c.; **Thromboembolie bei HIT-2:** ini 2500E (< 55kg: 1250E; > 90kg: 3750E) i.v., dann 400E/h für 4h, dann 300E/h für 3h, Erh.Dos. 150-200E/h; **Ki.:** ini 30E/kg, dann 1.2-4E/kg/h i.v.; **DANI, DALI** KI bei schwerer NI/LI

Fondaparinux Rp	HWZ 17-21h, PRC B, Lact ?
Arixtra *Fertigspr. 1.5mg/0.3ml, 2.5mg/0.5ml, 5mg/0.4ml, 7.5mg/0.6ml, 10mg/0.8ml* **Fondaparinux-Natrium beta** *Fertigspr. 2.5mg/0.5ml, 5mg/0.4ml, 7.5mg/0.6ml, 10mg/0.8ml*	**Thrombose-Pro.:** ini 6h post-OP 2.5mg s.c., dann 1 x 2.5mg für 5-9d; **DANI** CrCl > 50: 100%; 20-50: 1.5mg/d; < 20: KI; **Ther. oberfl. VT unterer Extremitäten:** 1 x 2.5mg s.c. für 30–45d; **Ther. tiefe VT, LE:** < 50kg: 1 x 5mg s.c.; 50-100kg: 1 x 7.5mg; > 100kg: 1 x 10mg; **NSTEMI, instab. AP:** 1 x 2.5mg s.c. für max. 8d; **STEMI:** 1 x 2.5 mg, 1. Dosis i.v., dann s.c. max. 8d; **DANI** untersch. je nach Ind/Dos. s. FachInfo; KI s.o.; **DALI** schwere LI: vors. Anw.

A 2.10.4 Direkte orale Antikoagulantien

Wm/Wi (Apixaban, Edoxaban, Rivaroxaban): selektiver, direkter Inhibitor von Faktor Xa ⇒ Hemmung der Thrombinbildung; **Wm/Wi** (Dabigatran): direkter spezif. Thrombininhibitor; **UW** (Apixaban): Anämie, Blutungen, Übelkeit, Hämatome, Hämaturie, Kontusion; **UW** (Dabigatran): Anämie, Nasenbluten, GI-Blutung, Bauchschmerzen, Diarrhoe, Übelkeit, Dyspepsie, abnorme Leberfkt. bzw. Leberfunktionstests, urogenitale Blutung; **UW** (Edoxaban): Anämie, Epistaxis, GI-Blutungen, Mund-/Pharynx-Blutungen, Hämaturie, vaginale Blutung, Blutung an Punktionsstelle, Übelkeit, Erhöhung von gGT, Bilirubin, anomaler Leberfunktionstest, kutane Weichteilgewebsblutung, Exanthem, Juckreiz; **UW** (Rivaroxaban): postop. Blutungen, Anämie, Schwindel, Kopfschmerzen, Augeneinblutungen, Hypotonie, Hämatome, Epistaxis, Hämoptyse, Zahnfleischbluten, GI- Blutungen, GI-Schmerzen, Dyspepsie, Verstopfung, Durchfall, Erbrechen, Übelkeit, Transaminasen ↑, Pruritus, Hautrötung, Ekchymose, kutane und subkutane Blutung, Extremitätenschmerzen, Blutung im Urogenitaltrakt, Nierenfunktion ↓, Fieber, Ödeme, Leistungsfähigkeit ↓; **KI** (Apixaban): bek. Überempf., klinisch relevante aktive Blutung, Lebererkrankung mit Koagulopathie, Läsionen oder klinische Situationen mit hohem Blutungsrisiko; **KI** (Dabigatran): bek. Überempf., schwere NI (CrCl < 30), akute klin. relev. Blutung, Läsionen od. klin. Situationen mit signif. Risiko einer schweren Blutung; Beeinträchtigung der Leberfkt. oder Lebererkr. mit evtl. Auswirkungen auf das Überleben; gleichzeit. Anw. anderer Antikoagulanzien außer bei Umstellung der Antikoagulationsther.; gleichzeit. Anw. von Ketoconazol, Ciclosporin, Itraconazol, Tacrolimus und Dronedaron; Pat. mit künstlichen Herzklappen, die eine gerinnungshemmende Therapie benötigen; **KI** (Edoxaban): bek. Überempf., klinisch relevante akute Blutung; Lebererkrankungen, die mit Koagulopathie und klinisch relevantem Blutungsrisiko einhergehen; Läsionen oder signif. Risiko für eine schwere Blutung (z.B. gastrointestinale Ulzerationen, maligne Neoplasien mit hohem Blutungsrisiko, kürzlich aufgetretene Hirn- oder Rückenmarksverletzungen, kürzlich durchgeführte chirurgische Eingriffe an Gehirn, Rückenmark oder Augen, kürzlich aufgetretene intrakranielle Blutungen, Ösophagusvarizen, arteriovenöse Fehlbildungen, vaskuläre Aneurysmen, größere intraspinale oder intrazerebrale vaskuläre Anomalien); nicht eingestellte schwere Hypertonie, gleichzeitige Anw. anderer Antikoagulanzien, Grav./Lakt.; **KI** (Rivaroxaban): aktive Blutungen, Läsionen od. signif. Risiko einer schweren Blutung, bek. Überempf., Lebererkr. mit Koagulopathie oder klin. relevantem Blutungsrisiko, gleichz. Anw. anderer Antikoagulanzien außer bei Umstellung der antikoag. Ther., Grav./Lakt.

Apixaban Rp — HWZ 12h, PPB 87%

Eliquis *Tbl. 2.5, 5mg*	**Pro. ven. Thromboembolien bei Hüft-/Kniegelenkersatz:** 2 x 2.5mg p.o., Beginn 12-24h post OP, für 32-38d (Hüfte) bzw. 10-14d (Knie); **Therapie tiefer Venenthrombosen und Lungenembolien:** 2 x10mg n. 7d 2 x 5mg; **Pro. rezid. TVT/LE:** 2 x 2.5mg **Pro. Schlaganfall/system. Embolien bei VHF** 2 x 5mg p.o.; Pat. mit mind. 2 Krit. (≥ 80J, ≤ 60kg oder Krea ≥ 1.5mg/dl): 2 x 2.5 mg; **DANI:** CrCl > 30: 100%, 15-29: vors. Anw., < 15: Anw. nicht empfohlen; **DALI:** Child A/B vors. Anw., Child C: Anw. nicht empfohlen

Dabigatran Rp	HWZ 12-14 h PPB 35%
Pradaxa *Kps. 75, 110, 150mg*	**Pro. Thromboembolie bei elektivem Knie-/ Hüftgelenkersatz:** 110mg p.o. 1-4h post-OP, dann 1 x 220mg für 10d (Knie) bzw. 28-35d (Hüfte); > 75J. oder Pat., die Verapamil, Amiodaron od. Chinidin einnehmen: 1x150mg; **Pro. von Schlaganfällen/systemischen Embolien bei Vorhofflimmern:** 2 x 150mg p.o., > 80J. oder Pat., die Verapamil, Amiodaron oder Chinidin einnehmen: 2 x 110mg; **Ther./Pro. rez. tiefer VT und LE:** 2 x 150mg; > 80J. oder Pat., die Verapamil, Amiodoran oder Chinidin einnehmen: 2 x 110mg; **DANI:** CrCl < 30: KI; 30-50: s. FI; > 50: 100%; **DALI:** GPT > 2 x ob. Grenzwert: Anw. nicht empf.
Edoxaban Rp	HWZ 10-14h, PPB 55% , PRC C, Lact ?
Lixiana *Tbl. 15, 30, 60mg*	**Pro. Schlaganfall/system. Embolien bei VHF:** 1 x 60mg p.o.; **Ther. tiefe VT, LE, Pro. rezidiv. TVT, LE:** ini parent. Antikoagulans über 5d, dann 1 x 60mg p.o; Pat. ≤ 60kg oder gleichzeitige Anwendung von Ciclosporin, Erythromycin, Ketoconazol, Dronedaron: 1 x 30 mg p.o.; **DANI** CrCl > 50: 100%; 15-50: 1 x 30mg; < 15: Anw. nicht empfohlen; **DALI** leichte bis mäßige LI: 100%; schwere LI: Anw. nicht empfohlen; Lebererkr. mit Koagulopathie: KI
Rivaroxaban Rp	HWZ 7-11 h, PPB 94%
Xarelto *Tbl. 2,5, 10, 15, 20 mg; Susp. (1ml = 1mg)*	**Pro. Thromboembolie bei elekt. Knie-/Hüftgelenkersatz:** 1 x 10mg p.o. 6-10h post-OP, dann 10mg/d für 35d (Hüfte) bzw. 14d (Knie); **Ther./Pro. rez. tiefer VT:** d1-21 2 x 15mg p.o., ab d22 1 x 20mg; **Ki.** <12kg: s. FI; 12-29kg: 2x5mg; 30-49kg: 1x15mg; ≥50kg: 1x20mg; **Ther./Pro. rez. LE bei hämodyn. stabilen Pat.:** d1-21 2 x 15mg p.o., ab d22 1 x 20mg; **Sek.-Pro. nach ACS mit ↑ kard. Biomarkern:** 2 x 2.5mg komb. mit ASS od. ASS + Clopidogrel/ Ticlopidin; **Pro. von Schlaganfällen/system. Embolien bei Vorhofflimmern:** 1 x 20mg p.o.; **Pro. atherothrombot. Ereignisse bei KHK/ AVK:** 2 x 2.5mg, Komb. mit 75-100mg ASS; **DANI** CrCl > 50: 100%; 15-49: s. Fachinfo; < 15: Anw. nicht empf.; **DALI** KI bei Lebererkr. mit Koagulopathie und ↑ Blutungsrisiko

A 2.10.5 Sonstige antithrombotische Mittel

Wm/Wi (Argatroban, Bivalirudin): direkter spezif. Thrombininhib.; **Wm/Wi** (Defibrotid): schütz Endothelzellen vor Fludarabin-induz. Apoptose, Fkt. des Gewebeplasminogenaktivators (t-PA) ↑ Aktivität d. Plasminogenaktivator-Inhib. (PAI-1) ↓; **UW** (Argatroban): Blutungskomplik., Anämie Leuko-/Thrombopenie, Thrombose, Thrombophlebitis, Purpura, Übelkeit, Erbrechen, Kopfschmerz **UW** (Bivalirudin): Blutungskomplik., allerg. Rkt., Fieber, Anämie, Thrombopenie, Kopfschmerz, HRST, Exanthem, Rückenschmerz; **UW** (Defibrotid): Koagulopathie, Blutungen, Hypotonie, Erbrechen, Hämaturie; **KI** (Argatroban): unkontrollierbare Blut., bek. Überempf., schwere Leberfktsstrg. **KI** (Bivalirudin): aktive Blutung, Gerinnungsstrg., unkontroll. Hypertonie, subakute bakt. Endokarditis, NI mit CrCl < 30, HD; **KI** (Defibrotid): bek. Überempf., gleichz. Anw. thrombolyt. Ther.

Argatroban Rp — HWZ 1 h PPB 54% PRC B, Lact

Argatra *Inj.Lsg. 250mg/2.5ml; Inf.Lsg. 50mg/50ml* **Argatroban Accord** *Inf.Lsg. 50mg/50ml*	**Antikoag. bei HIT-2:** 2µg/kg/min i.v., Dosisanpassung n. PTT (Ziel: 1.5-3 x Ausgangswert) max. 10µg/kg/min, Ther.-Dauer max. 14d; **DANI** nicht erf.; **DALI** Child B: ini 0.5µg/kg/min; Child C: KI

Bivalirudin Rp — HWZ 13-37 mi

Bivalirudin Accord *Inj.Lsg. 250mg* **Bivalirudin Cipla** *Inj.Lsg. 250mg*	**Instabile AP, NSTEMI** → 447: ini 0.1mg/kg i.v dann 0.25mg/kg/h bis zu 72h; s. FI für Dosierg bei nachfolg. Intervent.; **perkutane Koronarintervention:** ini 0.75mg/kg i.v.-Bolus, dann 1.75mg/kg/h fü Dauer des Eingriffs, ggf. weitere 4h; **DANI** CrCl 30–59: 1.4mg/kg/h, akt. Gerinnung (ACT) kontr.; < 30, HD: KI; **DALI** nicht erf.

Defibrotid Rp — HWZ 1h

Defitelio *Inf.Lsg. 200mg/2.5ml*	**Schwere hepatische venookklusive Erkr. bei Stammzell-Tx.:** 6.25mg/kg alle 6h i.v., Anw. für mindestens 21d; **DANI, DALI** vorsichtige Anw.

A 2.10.6 Antidota für Antikoagulantien

Wm/Wi (Andexanet alfa): abgewandelte Form des Faktor-Xa-Proteins ⇒ hebt Wirkung von Faktor-Xa-Inhibitoren auf; **Wm/Wi** (Idarucizumab): monoklonales Fab-AK-Fragment ⇒ bindet an Dabigatran und neutralisiert dessen antikoagulatorische Wi.; **Wm/Wi** (Protamin): bildet salzartige Heparinverbindung ⇒ Inaktivierung von Heparin; **UW** (Idarucizumab): keine; **UW** (Protamin): Wärmegefühl, Flush, Hypotonie; **UW** (Andexanet alfa): Urtikaria, Schwindel, Kopfschmerz, ischämischer Schlaganfall, Palpitationen, Husten, Dyspnoe, Bauchschmerzen, Mundtrockenheit, Geschmacksstörung, Übelkeit, Pruritus, Rückenschmerzen, Muskelspasmen, Hitzewallungen, Wärmegefühl, Thoraxbeschwerden, Hyperhidrose, periph. Kältegefühl, Fieber, Anstieg von D-Dimer und Prothrombinfragmenten F1+2; **KI** (Andexanet alfa): bek. Überempf., bek. allerg. Reaktion gegen Hamsterproteine; **KI** (Idarucizumab): keine; **KI** (Protamin): bek. Überempf.

Andexanet alfa Rp	HWZ 1h
Ondexxya *Inj.Lsg. 200mg*	**Antagonisierung der Apixaban- oder Rivaroxaban-Wi:** ini 30mg/min über 15-30min, dann 4-8mg über 120min; s.a. FachInfo; **DANI, DALI** nicht erforderlich
Idarucizumab Rp	HWZ 10h
Praxbind *Inj.Lsg. 2.5g/50ml*	**Antagonisierung der Dabigatran-Wi:** 5g i.v., ggf. Wh innerhalb von 24h; **DANI, DALI** nicht erforderlich
Protamin OTC	HWZ (24min) PRC C, Lact ?
Protaminsulfat Leo *Amp. 7000IE/5ml*	**Antagonisierung der Heparin-Wi:** 1000IE inaktivieren 1000IE Heparin, langsam i.v.; **Antagonisierung von niedermolekularen Heparinen:** s. FI

A 2.10.7 Cumarinderivate

Wm/Wi: Hemmung der Vit.-K-vermittelten Carboxylierung Ca^{2+}-abhäng. Gerinnungsfakt. (II, VII, IX, X) in der Leber;
UW (Phenprocoumon): Hämaturie, Epistaxis, Zahnfleischbluten, Hämatome nach Verletzungen, Hepatitis, Ikterus;
KI (Phenprocoumon): bek. Überempf., Erkr. mit erhöhter Blutungsbereitschaft, frischer Apoplex, Endocarditis lenta, Perikarditis, Hirnarterienaneurysma, dissezierendes Aortenaneurysma, Magen-Darm-Ulzera, OPs am Auge, OPs od. Traumen am ZNS, Retinopathien ↑, Blutungsrisiko, fixierte u. behandlungsrefraktäre Hypertonie (> 200/105 mmHg), kavernöse Lungen-Tbc, nach Uro-OP mit Makrohämaturie, ausgedehnte offene Wunden, schwere Leberparenchymschäden, Grav. (Ausnahme: absolute Ind. zur Antikoagulation bei lebensbedrohlicher Heparinunverträglichkeit)

Phenprocoumon Rp	HWZ 150h, Qo 1.0, PPB 99%
Falithrom *Tbl. 1.5, 3mg* **Marcumar** *Tbl. 3mg* **Phenprocoumon Acis** *Tbl. 3mg* **Phenpro-ratioph.** *Tbl. 3mg* **Phenprogamma** *Tbl. 3mg*	**Langzeitantikoagulation, Pro. arterieller und venöser Thrombosen und Embolien:** d1: 6-9mg p.o., d2: 6mg; Erh.Dos. je nach INR-Wert 1 x 1.5-4.5mg (abends); **DANI** nicht erf.; **DALI** schwere Leberparenchymschäden: KI
Warfarin Rp	HWZ 35-45h, Qo 1.0, PPB 99%, PRC X, Lact +
Coumadin *Tbl. 5mg*	**Langzeitantikoagulation, Pro. arterieller und venöser Thrombosen und Embolien:** ini 2.5-10mg, Erh.Dos. je nach INR-Wert 2.5-10mg (abends); **DANI** nicht erf.

A 2.10.8 Thromboembolische Risiken und Ziel-INR bei oraler Antikoagulation

Indikation	Risiko ohne OAK	RR durchOAK	Ziel-INR
Akute venöse Thromboembolie, 1. M	40%	80%	2.0-3.0
Akute venöse Thromboembolie 2. + 3. M	10%	80%	2.0-3.0
Rezidiv venöse Thromboembolie	15%	80%	2.0-3.0
Arterielle Embolie	15%	66%	2.0-3.0
Absolute Arrhythmie + Z.n. Embolie	12%	66%	2.0-3.0
Absolute Arrhythmie ohne Klappenbeteiligung	4.5%	66%	2.0-3.0
Aortenklappenersatz*	12%	80%	2.0-3.0
Mitralklappenersatz*	22%	85%	2.5-3.5
Doppelklappenersatz*	90%	95%	2.5-3.5

* Bei Bioklappen OAK nur in den ersten 3M postop., INR 2.0-3.0; OAK: orale Antikoagulation; RR: Risikoreduktion; INR: International Normalized Ratio; Bauersachs R.: Moderne Antikoagulation; Internist 2004, 45 Heft 6: 717-726, Springer Verlag

A 2.10.9 Fibrinolytika

Wm (Urokinase, rtPA): proteolytische Umwandlung von Plasminogen in Plasmin;
Wi: Auflösung noch nicht organisierter Thromben;
UW: Blutungskomplik., Kopf-/Rückenschmerzen, anaphylaktische Reaktionen;
KI: schwere Hypertonie, Aortenaneurysma, Endokarditis, Ulzera, Pankreatitis, fortgeschrittenes Malignom, pathol. Hämostase, OP/Punktion < 10d, i.m.-Injektion < 7d, Ösophagusvarizen, Grav.: 1. Trimenon

Alteplase (rt-PA) Rp	HWZ 26-46min, Qo 1.0, PPB 0%, PRC C, Lact
Actilyse *Inj.Lsg. 10mg/10ml, 20mg/20ml, 50mg/50ml* **Actilyse Cathflo** *Inj.Lsg. 2mg/2ml*	**Herzinfarkt, akut** → 451: 15mg über 2min i.v., dann 50mg über 0.5h, dann 35mg über 1h; < 65kg: 15mg über 2min i.v. , dann 0.75mg/kg, dann 0.5mg/kg; **Lungenembolie** → 509: 10mg i.v. über 2min, dann 90mg über 2h; < 65kg Gesamtdosis max. 1.5mg/kg; **zerebr. Ischämie** → 688: 0.9mg/kg, max. 90mg über 1h, davon 10% als Initialbolus, kein Heparin! **DALI** KI bei schwerer Lebererkrankung; **Thrombolyse verschlossener ZVK, Port-Hämodialysekatheter:** ≥ 30kg: 2mg in den dysfunktionalen Venenkatheter instillieren, ggf. Wdh. nach 2h; < 30kg: s. FachInfo
Tenecteplase Rp	HWZ 17-20min, PRC C, Lact
Metalyse *Inj.Lsg. 10000U (50mg)/10ml*	**Herzinfarkt, akut** → 451: < 60kg: 30mg; 60-69kg: 35mg; 70-79kg: 40mg; 80-89kg: 45mg; > 90kg: 50mg als Bolus i.v.; **DALI** KI bei schwerer Leberfunktionsstrg.

Urokinase Rp	HWZ 20min od. weniger, PRC B, Lact ?
Urokinase medac *Inf.Lsg. 10000IE, 50000IE, 100000IE, 250000IE, 500000IE*	**Art. Thrombose:** 0.25-0.6 Mio IE über 10-20 min i.v., dann 80000-150000IE/h über 4-5d; **Lungenembolie** → 509: 2000-4400IE/kg über 10-20min i.v., dann 2000IE/kg/h; **ven. Thrombose** → 479: 0.25-0.6 Mio IE über 10-20min i.v., 40000-100000IE/h über 7-14d; **DANI, DALI** KI bei schwerer NI, LI

A 2.10.10 Protein C

Protein C Rp	
Ceprotin *Inj.Lsg. 500, 1000IE*	**Purpura fulm., cumarininduz. Hautnekrosen, schwerer angeborener Protein-C-Mangel:** ini 60-80IE/kg i.v., dann n. Protein-C-Spiegel; **DANI, DALI** engmaschige Kontrolle

A 2.10.11 Antifibrinolytika

Wm/Wi (Aminomethylbenzoesäure, Aprotinin): Hemmung der Plasminbildung/-wirkung ⇒ sofortige Fibrinolysehemmung; **Wm/Wi** (Aprotinin): Hemmung von Trypsin, Plasmin, Plasma- u. Gewebekallikrein ⇒ Fibrinolysehemmung;
Wm/Wi (Tranexamsäure): Plasminogenaktivatorhemmung ⇒ verzögerte Fibrinolysehemmung;
UW (Aminomethylbenzoes., Aprotinin): keine sehr häufigen bzw. häufigen UW;
UW (Tranexamsäure): Diarrhoe, Übelkeit, Erbrechen; **KI** (Aminomethylbenzoesäure): bek. Überempf., schwere NI, Glaskörperblutungen, akute Thrombosen oder thromboembolische Erkr., außer als Antidot bei vital bedrohl. Blutungen unter fibrinolyt. Therapie;
KI (Aprotinin): bek. Überempf.; pos. Aprotinin-Antkörpertest; erneute Gabe innerhalb von 12M, wenn zuvor Aprotinin-Antkörpertest nicht durchgeführt werden kann;
KI (Tranexamsäure): bek. Überempf.; akute venöse oder arterielle Thrombosen, hyperfibrinolytische Zustände infolge Verbrauchskoagulopathie, außer vorherrschender Aktivierung des fibrinolytischen Systems mit akuten schw. Blutungen, schwere Nierenfktsstrg., Krampfanfälle in Anamnese, intrathekale und intraventrikuläre Injektion, intrazerebr. Applikation

Aminomethylbenzoesäure Rp	
Pamba *Tbl. 250mg*	**Lokale und generalis. hyperfibrinolytische Blutungen:** 2-3 x 250mg p.o., max. 1000mg/d; **DANI** KI bei schwerer NI

Aprotinin Rp	HWZ 5-10h
Trasylol *Inf.Lsg. 500.000KIE/50ml*	**Pro. eines hohen Blutverlusts bei extrakorporaler Zirkulation:** zunächst Testdosis mit 10.000 KIE; dann 1-2 Mio KIE über 20-30min i.v., weitere 1-2 Mio KIE in das Priming-Volumen der Herz-Lungen-Maschine, dann 250.000-500.000 KIE/h bis OP-Ende, max. 7 Mio KIE Gesamtdosis; **DANI** nicht erforderl.; **DALI** keine Daten

Tranexamsäure Rp	HWZ 1.9-3.3h, Qo 0.0:
Cyklokapron *Tbl. 500mg; Inj.Lsg. 500mg/5ml* **Tranexamsäure HEXAL** *Inj.Lsg. 500mg/5ml*	**Pro./Ther. hyperfibrinolytische Blutung:** 6-8 x 500mg p.o.; 2-3 x 500-1000mg i.v./i.m.; **Ki.:** ini 10mg/kg i.v./i.m. in 15min, dann 1mg/kg/h; **DANI** Krea (mg/dl): 1.35-2.82: 2 x 10mg/kg i.v., 2 x 15mg/kg p.o. 2.82-5.65: 1 x 10mg/kg i.v., 1 x 15mg/kg p.o. > 5.65: 1 x 5mg/kg i.v., 1 x 7.5mg/kg p.o.; schwere NI: KI; **DALI** nicht erforderl.

A 2.10.12 Thrombozytenaggregationshemmer

Wm (ASS): Hemmung der Cyclooxygenase ⇒ ↓Synthese v. Thromboxan A2 (Aggregationsaktivator von Thrombozyten) und von Prostacyclin (Aggregationsinhibitor im Endothel);
Wm (Clopidogrel, Prasugrel, Ticagrelor, Ticlopidin): Blockade des ADP-Rezeptors an Thrombozyten
Wm (Dipyridamol): Hemmg. der Phosphodiesterase ⇒ aggregationshemm. cAMP in Thromboz. ↑
Wm (Eptifibatid, Tirofiban): Antagonist des Glykoprotein-IIb/IIIa-Rezeptors;
UW (ASS): Ulkus, allerg. Hautreakt., Schwindel, Tinnitus, Sehstrg., Nausea, Bronchospasmus, Alkalose, Azidose; **UW** (Cangrelor): Blutungen, Hämatom, Ekchymose, Hb-Abfall, Ausfluss aus Punktionsstelle; **UW** (Clopidogrel): Bauchschmerzen, Dyspepsie, Durchfall, Übelkeit, Exanthem, Juckreiz, Kopfschmerzen, Schwindel, Parästhesien, Blutungen, Thrombopenie;
UW (Prasugrel): Anämie, Hämatom, Epistaxis, GI-Blutung, Exanthem, Ekchymose, Hämaturie Hämatom/Blutung an Punktionsstelle;
UW (Ticagrelor): Dyspnoe, Epistaxis, GI-Blutung, subkutane/dermale Blutungen;
UW (Ticlopidin): Agranulozytose, Panzytopenie, allerg. Hautreakt.;
UW (Tirofiban): Blutung, Thrombopenie, Übelkeit, Fieber, Kopfschmerz;
KI (ASS): Ulzera, hämorrhag. Diathese, Anw.Beschr. Grav./Lakt., Ki.;
KI (Cangrelor): bek. Überempf., aktive Blutungen oder erhöhtes Risiko von Blutungen bei beeinträchtigter Hämostase u./od. irreversiblen Koagulationsstrg. oder kürzlich erfolgten großen chirurgischen Eingriffen, Traumata oder unkontrollierter schwer einstellbarer Hypertonie; Schlaganfall oder TIA i.d. Anamnese;
KI (Clopidogrel): schwere Leberfktsstrg., akute Blutung, Grav./Lakt.; **KI** (Prasugrel): bek. Überempf., Schlaganfall u./od. TIA in Anamnese, aktive pathol. Blutung, Leberfktsstrg. Child C;
KI (Ticagrelor): bek. Überempf., aktive pathol. Blutung, intrazerebrale Blutung in Anamnese mäßige/schwere Leberfktsstrg.; **KI** (Ticlopidin): BB-Veränderung, Grav./Lakt.;
KI (Tirofiban): zerebrovask. Komplik. in letzten 2J, OP/Trauma in letzten 2M, Thrombopenie, Vaskulitis, Aneurysma, AV-Fehlbildungen, hypertensive/diabet. Retinopathie

Acetylsalicylsäure (ASS) OTC	HWZ 15min (3h), Qo 1.0 (0.8), PRC D, Lact
Aspirin *Tbl. 100, 300mg* **ASS Dexcel protect** *Tbl. 75, 100mg* **ASS-ratioph.** *Tbl. 100, 300mg* **Godamed** *Tbl. 50, 100, 300mg* **Herz ASS-ratioph.** *Tbl. 50, 100mg*	**Instabile AP, akuter Herzinfarkt** → 451: 1 x 75-300mg p.o.; **Sekundär-Pro. KHK, AVK** → 478, **zerebrale Ischämie, TIA** → 688: 1 x 30-300mg p.o.; s. auch → 196

Cangrelor Rp	HWZ 3-6 min, PPB 98% PRC C, Lact ?
Kengrexal *Inf.Lsg. 50mg*	**Pro. thrombotisch-kardiovaskulärer Ereignisse bei PCI:** ini 30µg/kg als Bolus i.v., dann 4µg/kg/min f. die Dauer der Intervention, mindest. 2h, max 4h; Komb. mit ASS; **DANI, DALI** nicht erforderlich
Cilostazol Rp	HWZ 10h, PPB 98%
Cilostazol AL *Tbl. 50,100mg* **Cilostazol HEXAL, Pladizol** *Tbl. 100mg* **Pletal** *Tbl. 50, 100mg*	**AVK** → 478**:** 2 x 100mg p.o.; **DANI:** CrCl > 25: 100%; < 25: KI; **DALI** KI bei mittelschwerer bis schwerer LI
Clopidogrel Rp	HWZ 8h, Q_0 > 0.8, PRC B, Lact ?
Clopidogrel HEXAL *Tbl. 75mg* **Clopidogrel-ratioph.** *Tbl. 75mg* **Grepid** *Tbl. 75mg* **Iscover** *Tbl. 75, 300mg* **Plavix** *Tbl. 75, 300mg*	**Sekundär-Pro. KHK, AVK** → 478, **zerebrale Ischämie, TIA** → 688**:** 1 x 75mg p.o.; **NSTEMI** (inkl. Pat. nach PCI mit Stenting), **STEMI** (für Thrombolyse infrage komm. Pat.) → 447: ini 300mg p.o., dann 1 x 75mg, Komb. mit ASS; **Pro. atherothrombot. und thromboembolischer Ereignisse bei Vorhofflimmern:** 1 x 75mg. Komb. m. ASS; **DANI** vors. Anw.; **DALI** KI bei schwerer LI
Clopidogrel + ASS Rp	
DuoPlavin *Tbl. 75+100mg*	**ACS ohne ST-Hebung** (inkl. Pat. PCI mit Stenting), **STEMI** (für Thrombolyse infrage komm. Pat.) → 447: 1 x 75 + 100mg p.o.; **DANI, DALI** KI bei schwerer NI, LI
Dipyridamol + ASS Rp	
Aggrenox *Kps. 200+25(ret.)mg* **Asasantin Retard** *Kps. 200+25(ret.)mg* **Dipyridamol Ass beta** *Kps. 200+25(ret.)mg*	**Sekundär-Pro. nach TIA, zerebraler Ischämie** → 688: 2 x 1Kps. p.o.
Eptifibatid Rp	HWZ 1.13-2.5h, Q_0 0.6, PRC B, Lact ?
Eptifibatid Accord *Inj.Lsg. 20mg/10ml; Inf.Lsg. 75mg/100ml* **Integrilin** *Inj.Lsg. 20mg/10ml; Inf.Lsg. 75mg/100ml*	**Instabile AP, Non-Q-wave-Infarkt:** ini 180µg/kg i.v., dann 2µg/kg/min bis 20-24h n. PCI, max für 72h; **DANI** CrCl 30–50: 1µg/kg/min; < 30: KI
Prasugrel Rp	HWZ 7h, PPB 98%
Efient *Tbl. 5, 10mg* **Prasugrel Accord** *Tbl. 5, 10mg* **Prasugrel beta** *Tbl. 5, 10mg* **Prasugrel Heumann** *Tbl. 5, 10mg* **Prasugrel-ratioph.** *Tbl. 5, 10mg*	**Pro. atherothromb. Ereignisse bei akutem Koronarsyndr. (instabile AP, NSTEMI** → 447, **STEMI** → 451**) mit prim./verzögerter PCI:** ini 60mg p.o., dann 1 x 10mg, Komb. mit ASS; < 60kg: 1 x 5mg; > 75J: Anw. nur nach sorgfältiger Nutzen-Risiko-Abwägung, 1 x 5mg; **DANI** nicht erf.; **DALI** Child C KI

Ticagrelor Rp	HWZ 7(8.5)h, PPB > 99%, PRC C, Lact
Brilique *Tbl. 60, 90mg*	**Akutes Koronarsyndrom:** (komb. mit ASS), ini 1 x 180mg, dann 2 x 90mg p.o. für 12M; **Z.n. MI (> 1J) u. hohem atherothrombot. Risiko** → 451**:** 2 x 60-90mg (Komb. mit ASS); **DANI** nicht erf., HD: Anw. nicht empfohlen; **DALI** mäßige LI: vorsicht. Anw.; schwere LI: KI

Ticlopidin Rp	HWZ 30-50h, Q_0 1.0, PPB 98%, PRC B, Lact ?
Tiklid, Tiklyd *Tbl. 250mg* **Ticlopidin AL** *Tbl. 250mg* **Ticlopidin Neuraxph.** *Tbl. 250mg*	**Sekundär-Pro. nach TIA, PRIND, zerebraler Ischämie** → 688**:** 2 x 250mg p.o.

Tirofiban Rp	HWZ 1.5h, Q_0 0.6, PRC B, Lact
Aggrastat *Inf.Lsg. 12.5mg/50ml, 12.5mg/250ml* **Tirofiban HEXAL** *Inf.Lsg. 12.5mg/50ml, 12.5mg/250ml* **Tirofiban Ibisqus** *Inf.Lsg. 12.5mg/250ml*	**Instabile AP, Non-Q-wave-Infarkt:** ini 0.4µg/kg/min in 30min i.v., dann 0.1µg/kg/min Ther.-Dauer mind. 48h, max. 108h bzw. mind 12h und max. 24h nach PCI, Komb. mit unfraktioniertem Heparin und ASS; **bei vorgesehener PCI innerhalb der ersten 4h:** ini 25µg/kg als Bolus i.v. über 3min, dann 0.15 µg/kg/min über 12-24h, max. 48h Komb. m. Heparin und oralen Thrombozytenaggregationshemmern; **DANI** CrCl < 30: 50%; **DALI** KI bei schwerer LI

A 2.10.13 Durchblutungsfördernde Mittel

Wm/Wi (Alprostadil, Iloprost): Prostaglandine ⇒ Vasodilatation, Hemmung der Thrombozytenaggregation;
Wm/Wi (Pentoxifyllin): Vasodilatation, Erythrozytenverformbarkeit ↑, Blutviskosität ↓;
UW (Alprostadil): Temperatur ↑, Verwirrtheit, Krampfanfälle, RR ↓, Tachykardie, Kopfschmerz, Durchfall, Übelkeit, Erbrechen, Flush-Reaktion, Schmerz, Erytheme, Ödeme an infundierter Extremität, Rötungen der infundierten Vene;
UW (Pentoxifyllin): Hautreaktionen, Flush, Kopfschmerzen, Schwindel, GI-Störung, Tachykardie, RR ↓, Stenokardien;
KI (Alprostadil): schwere Herzinsuffizienz, HRST, KHK, Lungenödem, Lungeninfiltrationen, schwere COPD, Lebererkrankung, Magenulkus, Grav./Lakt.;
KI (Pentoxifyllin): frischer MI, Massenblutungen, großflächige Retinablut., Grav., Cave in Lak

Alprostadil Rp	HWZ 5-10 (0.5) min, PRC X, Lact
Pridax *Amp. 20µg/1ml* **Prostavasin** *Amp. 20µg*	**AVK Stadium III-IV** → 478**:** 2 x 40µg in 250ml NaCl über 2h i.v.; 1 x 10-20µg in 50ml NaCl über 60-120min i.a; **DANI** Krea (mg/dl) > 1.5: ini 2 x 20µg i.v., nach 2-3d evtl. 2 x 40µg i.v.; **DALI** KI bei Lebererkrankung

Iloprost Rp	HWZ 0.5h, Q0 1.0, PPB 60%
Ilomedin *Amp. 20mg/1ml* **Iloprost Ibisqus** *Amp. 50µg/0.5ml*	**Thrombangitis obliterans:** 0.5-2ng/kg/min üb. 6h i.v.; **DANI** CrCl > 30: 100%; HD: sorgf. Dosiseinst., Dosisinterv. ≥ 3h; **DALI** Dosisred.

Naftidrofuryl Rp	HWZ 1h
Dusodril *Kps. 100mg; Tbl. 100(ret.), 200mg* **Naftilong** *Kps. 100(ret.), 200(ret.)mg* **Nafti-ratioph.** *Kps. 100(ret.), 200(ret.)mg*	**AVK Stadium II** → 478**:** 3 x 100-200mg p.o.; 3 x 100-200mg (ret.) p.o.; **DALI** KI bei Leberfunktionsstrg.

Pentoxifyllin Rp	HWZ 1.6 h, Q0 1.0, PRC C, Lact ?
Pentoxifyllin 1A *Tbl. 400(ret.), 600(ret.)mg* **Trental** *Tbl. 400(ret.), 600(ret.)mg*	**AVK Stadium IIb** → 478**:** 2-3 x 400mg (ret.) p.o.; 2 x 600mg (ret.) p.o.; 1-2 x 100-600mg i.v., max. 100mg/h; **DANI** CrCl < 30: 50-70%; **DALI** Dosisred.

A 2.10.14 Gerinnungsfaktoren

Faktor I (Fibrinogen) Rp	HWZ 72-96h
Fibclot, Fibryga *Inf.Lsg. 1g* **Haemocomplettan P** *Inf.Lsg. 1, 2g*	**Hypo-, Dys-, Afibrinogenämie:** 1-2g i.v., weiter nach Bedarf

Faktor VIIa (Eptacog alfa) Rp	HWZ 2.9h
NovoSeven *Inj.Lsg. 50, 100, 250, 400kIE*	**Angeb. Hämophilie** → 587**, erworb. Hemmkörper gegen Fakt. VIII u. IX:** ini 4.5kIE/kg über 2-5min i.v., dann 3-6kIE/kg pro Inj.

Faktor VIII (antihämophiles Globulin A, Haemoctin) Rp	HWZ 8-24h
Beriate P, Haemate HS, Immunate *Inj.Lsg. 250, 500, 1000IE* **Advate, Adynovi, Helixate, Iblias, Kogenate, Kovaltry** *Inj.Lsg. 250, 500, 1000, 2000IE* **Afstyla, Elocta, Esperoct, NovoEight** *Inj.Lsg. 250, 500, 1000, 1500, 2000, 3000 IE* **Jivi** *Inj.Lsg. 250, 500, 1000, 2000, 3000IE* **Nuwiq** *Inj.Lsg. 250, 500, 1000, 2000IE* **Obizur** *Inj.Lsg. 500 IE* **Recombinate** *Inj.Lsg. 250, 500, 1000IE* **Voncento** *Inj.Lsg. 500, 1000IE*	**Hämophilie A** → 587**:** 1IE/kg erhöht den Faktor-VIII-Spiegel um 2%; **erworb. Hämophilie mit Faktor-VIII-AK:** Obizur: ini 200 IE/kg i.v., weitere Gaben nach Faktor-VIII-Aktivität

Faktor IX (Christmasfaktor, antihämophiles Globulin B) Rp	
Alphanine *Inj.Lsg. 500, 1000IE* **Alprolix** *Inj.Lsg. 250, 500, 1000, 2000, 3000IE* **Benefix** *(rekombinant) Inj.Lsg. 250, 500, 1000, 2000, 3000IE* **Idelvion** *Inj.Lsg. 250, 500, 1000, 2000IE* **Immunine** *Inj.Lsg. 600, 1200IE* **Mononine, Octanine** *Inj.Lsg. 500, 1000IE* **Refixia** *Inj.Lsg. 500, 1000, 2000IE* **Rixubis** *Inj.Lsg. 250, 500, 1000, 2000, 3000IE*	**Hämophilie B** → 588**:** 1IE/kg erhöht den Faktor-X-Spiegel um 0.5-1.5%

Faktor XIII (fibrinstabilisierender Faktor) Rp	HWZ 96-168h
Fibrogammin *Inj.Lsg. 250, 1250IE*	**Angeborener und erworbener Faktor-XIII-Mangel:** 10–35 E/kg i.v.
Prothrombinkomplex (Faktor II, VII, IX, X) Rp	
Beriplex *Inj.Lsg. 250, 500, 1000IE* **Octaplex** *Inj.Lsg. 500IE*	**Angeborener und erworbener Mangel an Faktor II, VII, IX, X, Cumarin-Überdosierung:** 1IE/kg hebt Quick-Wert um ca. 1%
Prothrombinkomplex (Faktor II, VII, VIII, IX, X) Rp	
FEIBA *Inj.Lsg. 500E, 1000IE*	**Hämophilie-A und B und erworb. Mangel an Faktor VIII, IX, XI; in Kombination mit Faktor-VIII-Konzentrat für LZ-Ther. mit F VIII:** 50–100E/kgKG (max. 100E/kg, max. 200E/kg/d)
Vonicog alfa (von-Willebrand-Faktor) Rp	
Veyvondi *Inj.Lsg. 650, 1300IE*	**von-Willebrand-Jürgens-Syndrom** → 588: 1IE/kg erhöht den Plasmaspiegel um 2%; s. FI

A 2.10.15 Thrombininhibitoren

Antithrombin III Rp	HWZ 36-72h
Anbinex *Inj.Lsg. 500, 1000IE* **AT III Nf** *Inj.Lsg. 500, 1000IE* **Atenativ, Kybernin Hs** *Inj.Lsg. 500, 1000IE*	**Angeborener und erworbener AT-III-Mangel:** 1IE/kg erhöht den AT-III-Spiegel um ca. 1-1.5%

A 2.10.16 Enzyminhibitoren, Antikörper

Wm/Wi (Alpha-1-Proteinase-Inhibitor): Hemmung der Neutrophilen-Elastase ⇒ Hemmung der Proteolyse des Lungengewebes; **Wm/Wi** (Berotralstat): Inhibitor von Plasmakallikrein ⇒ Limitierung der Bradykininbildung; **Wm/Wi** (C1-Esterase-Inhibitor): Hemmung des Komplementsystems; **Wm/Wi** (Conestat alfa): rekombin. Analagon des hum. C1-Esterase-Inhibitors; **Wm/Wi** (Icatibant): selektiver kompetitiver Antagonist des Bradykininrezeptors Typ 2; **Wm/Wi** (Lanadelumab): humaner monoklon. AK ⇒ Hemmung der proteolytischen Aktivität von Plasmakallikrein, Limitierung der Bradykininbildung; **UW** (Alpha-1-Proteinase-Inhibitor): Schwindel, Kopfschmerzen; **UW** (Berotralstat): Kopfschmerzen, Bauchschmerzen, Diarrhoe, Erbrechen, Reflux, Flatulenz, Exanthem, Transaminasen ↑; **UW** (C1-Esterase-Inhibitor): Hautausschlag; **UW** (Conestat alfa): Kopfschmerzen, allergische Reaktion; **UW** (Icatibant): Erythem, Schwellung, Brennen, Jucken, Hautschmerzen, Wärmegefühl, Übelkeit, Bauchschmerzen, Schwächegefühl, Schwindel, Kopfschmerzen, verstopfte Nase, Exanthem, CK ↑, abnorme Leberfunktionswerte; **UW** (Lanadelumab): Überempf., Schwindel, makulopapulöses Exanthem, Myalgie, Reaktionen a.d. Injektionsstelle, Transaminasenerhöhung; **KI** (Alpha-1-Proteinase-Inhibitor): bek. Überempf., IgA-Mangel und bek. AK gegen IgA; **KI** (Berotralstat): bek. Überempf.; **KI** (Conestat alfa): Allergie gegen Kaninchen, bek. Überempf.; **KI** (C1-Esterase-Inhibitor, Icatibant, Lanadelumab): bek. Überempf.

Alpha-1-Proteinase-Inhibitor Rp	HWZ 5d
Prolastin *Inf.Lsg. 1g* **Respreeza** *Inf.Lsg. 1, 4, 5g*	**Schw. Alpha-1-Proteinase-Inhib.-Mangel:** 60mg/kg 1x/W i.v.; **DANI, DALI** keine Daten

Berotralstat Rp	HWZ 93h, PPB 99%
Orladeyo *Kps. 150mg*	**PRO von Attacken des heredit. Angioödems:** Erw., Ki. ab 12J (≥ 40kg): 1 x 150mg p.o.; **DANI** leichte bis mittelschwere NI: 100%; schwere NI: Anw. nicht empf. **DALI** Child A: 100%; B, C: Anw. nicht empf.
C1-Esterase-Inhibitor Rp	HWZ 4.5d
Berinert *Inj.Lsg. 500, 1500, 3000E*	**Erbliches Angioödem** → 728: 500-1000E i.v., ggf. Wdh. je nach Wi; **Ki.:** s. Erw.
Cinryze *Inj.Lsg. 500E*	**Erbliches Angioödem** → 728: 1000E i.v., ggf. Wdh. nach 60 min od. früher; **Pro:** alle 3-4 d 1000E i.v. bzw. 24h vor Eingriff; **Ki.:** s. Erw.; **DANI/DALI** nicht erf.
Conestat alfa Rp	HWZ 2h, PRC C, Lact ?
Ruconest *Inj.Lsg. 2100IE (150IE/ml)*	**Attacke eines hereditären Angioödems** → 728: Erw. < 84kg: 50IE/kg i.v. über 5min; > 84kg: 4200IE i.v.; max. 2 Dosen/24h; < 18J: KI; **DANI** nicht erf.; **DALI** k. D.
catibant Rp	HWZ 1-2h PPB 44%
Firazyr *Fertigspr. 30mg/3ml*	**Attacke eines hereditären Angioödems** → 728: 30mg s.c., max 3 x 30mg/24h; **DANI, DALI** nicht erforderlich
anadelumab Rp	HWZ 14h
Takhzyro *Inj.Lsg. 300mg/2ml*	**PRO eines hereditären Angioödems** → 728: Erw., Ki. ab 12J: 300mg alle 2W s.c., ggf. 300mg alle 4W bei Attackenfreiheit unter Ther.; **DANI, DALI** nicht erforderlich

A 2.10.17 Fusionsproteine

Wm/Wi (Eltrombopag, Lusutrombopag, Romiplostim): Agonist am Thrombopoeitin-Rezeptor ⇒ ktiviert Proliferation u. Differenzierung der Megakaryozyten ⇒ Thrombozytenproduktion ↑; **UW** (Eltrombopag): Schlaflosigkeit, Kopfschmerzen, Katarakt, Augentrockenheit, Übelkeit, Diarrhoe, Obstipation, Bauchschmerzen, Transamin. u. Bilirubin ↑, Exanthem, Juckreiz, Haar-usfall, Arthralgie, Myalgie, Knochenschmerzen, Fatigue, periph. Ödem; **UW** (Lusutrombopag): opfschmerzen, Übelkeit, Pfortaderthrombose, Exanthem; **UW** (Romiplostim): Kopfschmerzen, nochenmarkstörung, Thrombopenie, Schlaflosigkeit, Schwindel, Parästhesie, Migräne, Übel-keit, Dyspepsie, Bauchschmerzen, Diarrhoe, Obstipation, Pruritus, Ekchymose, Exanthem, rthralgie, Myalgie, Knochenschmerzen, Müdigkeit, Ödeme, grippeähnl. Sympt., Schmerzen, eber, Asthenie, Reaktion an Injektionsstelle, Kontusion;
KI (Eltrombopag, Lusutrombopag): bek. Überempf.;
KI (Romiplostim): Überempf. gg. Romiplostim, E.-coli-Proteine

Eltrombopag Rp	HWZ 21-32h; PPB 99%
Revolade *Tbl. 25, 50, 75mg*	**Immunthrombozytopenische Purpura mit Splenektomie; Thrombopenie bei chron. Hepatitis C; schwere aplastische Anämie:** ini 1 x 50mg p.o. (Ostasiaten 25mg), dann Dosisanpassung an Thrombozytenzahl (s. FI), max. 75mg/d; **DANI** vorsichtige Anw.; **DALI** mäßige bis schwere LI: Anw. nicht empf
Lusutrombopag Rp	HWZ 38h; PPB 99%
Mulpleo *Tbl. 3mg*	**Thrombopenie bei chron. Lebererkrankung u. geplantem invasivem Eingriff:** 1 x 3mg p.o. über 7d, Eingriff an d9; **DANI** nicht erf.; **DALI** Child A, B: 100%; C: vorsichtige Anw.
Romiplostim Rp	HWZ 3.5
Nplate *Inj.Lsg. 250, 500µg*	**Immunthrombozytopenische Purpura:** ini 1x/W 1µg/kg s.c., weitere Dosis je nach Thrombozytenzahl (s. FachInfo), max. 10µg/kg/W; **DANI, DALI** keine Daten

A 2.10.18 Sonstige Hämostatika

Wm/Wi (Caplicizumab): humanisierter bivalenter Nanobody, hemmt Wechselwirkung zwischen dem von-Willebrand-Faktor und den Thrombozyten ⇒ Hemmung der gesteigerten Thrombozytenadhäsion; **Wm/Wi** (Emicizumab): verbindet aktivierten Faktor IX und Faktor X um die Funktion des fehlenden aktivierten Faktor VIII wiederherzustellen, die für eine effektive Hämostase notwendig ist;
UW (Caplicizumab): Kopfschmerzen, Epistaxis, Zahnfleischbluten, Urtikaria, Fieber, Ermüdung, Hirninfarkt, Augenblutung, Hämatom, Dyspnoe, Hämoptoe, Hämatemesis, GI-Blutungen, Myalgie, Hämaturie, Menorrhagie, vaginale Blutung, Reaktion an Injektionsstelle, Subarachnoidalblutung; **UW** (Emicizumab): thrombot. Mikroangiopathie, Kopfschmerzen, Diarrhoe, Arthralgie, Myalgie, Fieber, Reaktion an der Injektionsstelle;
KI (Caplicizumab): bek. Überempfindlichkeit; **KI** (Emicizumab): bek. Überempfindlichkeit

Caplicizumab Rp	
Cablivi *Inj.Lsg. 10mg*	**Erworb. thrombotisch-thrombozytopenisch Purpura:** ini 10mg i.v. vor Plasmapherese, dann tgl. 10mg s.c. nach Plasmapherese, nach Ende Plasmaph. tgl. 10mg s.c. f. 30d; **DANI, DALI** nicht erford.
Emicizumab Rp	HWZ 4-5
Helimbra *Inj.Lsg. 30mg/1ml, 60mg/0.4ml, 105mg/0.7ml, 150mg/1ml*	**PRO von Blutungsereignissen bei Hämophilie A und Faktor-VIII-Hemmkörpern:** 3mg/kg s.c. 1 x/W f. 4W, dann 1.5mg/kg 1 x/W **DANI, DALI** leichte bis mäßige NI, LI: 100% schwere NI, LI: keine Daten

A 3 Pneumologie – Arzneimittel

A 3.1 Inhalative Beta-2-Sympathomimetika

A 3.1.1 SABA (short-acting beta-agonist)

Wm/Wi (alle): Stimulation der Beta-2-Rezeptoren ⇒ Erschlaffung der Bronchialmuskulatur, Anregung der mukoziliären Clearance;
Wi (Fenoterol): pos. ino-/chronotrop, Relaxation der Uterusmuskulatur;
UW (Fenoterol): Tremor, Schwindel, Husten, Übelkeit, Schwitzen;
UW (Salbutamol): Tremor, Übelkeit, Kopfschmerzen, Schwindel, Palpitationen, Tachykardie, Arrhythmie, Urtikaria, Myalgien, Schlafstrg., $K^+ \downarrow$;
KI (alle): bekannte Überempfindlichkeit;
KI (Fenoterol): HOCM, tachykarde Arrhythmien;
KI (Terbutalin): Hyperthyreose, Thyreotoxikose, Tachykardie, idiopathische hypertrophe subvalvuläre Aortenstenose, Phäochromozytom

Fenoterol Rp	HWZ 3.2h, Qo 0.85
Berotec N *DA 100µg/Hub*	**Asthma bronchiale** → 481, **COPD (akute Atemnot)** → 491: **Erw., Ki. ab 6J:** 100µg, evtl. Wdh. nach 5min; **Ki. 4-6J:** 100µg ED; **Dauerther.:** 3-4 x 100-200µg, max. 800µg/d; **4-6J:** 4 x 100µg; **Pro. Anstrengungsasthma:** 100-200µg 10min zuvor; **4-6J:** 100µg
Salbutamol Rp	HWZ 2.7-5h, Qo 0.7, PPB 10%
Apsomol N *DA 0.1mg/Hub* **Bronchospray** *DA u. Autohaler 0.1mg/Hub* **Pentamol** *Fert.Inh.Lsg. 1.25mg/2.5ml* **SalbuHEXAL** *DA 0.1mg/Hub; Fert.Inh.Lsg. 1.25mg/2.5ml; Inh.Lsg. (1ml = 5mg)* **Salbulair N** *Easi-Breathe 0.1mg/Hub* **Salbutamol-ratioph.** *DA 0.1mg/Hub; Fert. Inh.Lsg.1.25mg/2.5ml; Inh.Lsg. (1ml = 5mg)* **Sultanol** *DA 0.12mg/Hub; Fert.Inh.Lsg. 1.25mg/2.5ml; 2.5mg/2.5ml; Inh.Lsg. (1ml = 5mg)* **Ventilastin** *Novolizer 0.1mg/Hub*	**Asthma bronchiale** → 481, **COPD (akute Atemnot)** → 491: 0.1-0.2mg; **Ki. < 12J:** 0.1mg; **Dauerther.:** 3-4 x 0.1-0.2mg, max. 1.0mg/d; **Ki. < 12J:** 3-4 x 0.1mg, max. 0.4mg/d; **Akute Atemnot: Erw., Ki. 4-18J:** 1.25mg über Vernebler inhalieren lassen, ggf. nach 5-10min wiederholen, max. 7.5mg/d; **Pro. Anstrengungsasthma:** 0.1-0.2mg 10min zuvor; **4-11J:** 0.1mg
Terbutalin Rp	HWZ 3-4h, Qo 0.4, PPB 25%, PRC B, Lact +
Aerodur *Turbohaler 0.5mg/Hub* **Bricanyl** *Turbohaler 0.5mg/Hub*	**Asthma bronchiale** → 481, **COPD (akute Atemnot)** → 491: **Erw., Ki. ab 5J:** 0.5mg, evtl. Wdh. nach 5min; **Dauerther.:** 3 x 0.5mg, max. 6mg/d; **< 12J:** max. 4mg/d; **Pro. Anstrengungsasthma:** 0.5mg 10min zuvor

A 3.1.2 LABA (long-acting beta-agonist)

Wm/Wi (alle): Stimulation der Beta-2-Rezeptoren ⇒ Erschlaffung der Bronchialmuskulatur, Anregung der mukoziliären Clearance; **Wm/Wi** (Formoterol, Salmeterol): lang wirksame Beta-2-Sympathomimetika, nicht zur Therapie des akuten Asthma-Anfalls geeignet;
UW (Formoterol): Kopfschmerzen, Tremor, Palpitationen; **UW** (Indacaterol): Nasopharyngitis, Infektion der oberen Atemwege, Sinusitis, Diabetes mellitus, Hyperglykämie, Kopfschmerzen, Schwindel, ischämische Herzerkrankung, Palpitationen, Husten, pharyngolaryngealer Schmerz, Rhinorrhoe, Atemwegsobstruktion, Muskelspasmus, periphere Ödeme;
UW (Olodaterol): keine häufigen bzw. sehr häufigen UW;
UW (Salmeterol): Tremor, Kopfschmerzen, Palpitationen, Muskelkrämpfe;
KI (alle): bekannte Überempfindlichkeit

Formoterol Rp	HWZ 2-3h, Qo 0.9
Atimos *DA 12µg/Hub* **Foradil P** *Inh.Kps. 12µg/Hub; DA 12µg/Hub* **Forair** *DA 12µg/Hub* **Formoterol-ratioph.** *Inh.Kps. 12µg* **Formatris** *Novolizer 6, 12µg/Hub* **Formotop** *Inh.Kps. 6, 12µg* **Oxis** *Turbohaler 6, 12µg/Hub*	**Asthma bronchiale** → 481, **COPD** → 491: 1-2 x 6-12µg, max. 48µg/d; Pro. Anstrengungsasthma oder allergisches Asthma: 12-24µg 15min zuvor; **Ki. > 6J: Asthma:** 1-2 x 12µg/d, max. 24µg/d Pro. Anstrengungsasthma oder allerg. Asthma: 12µg 15min zuvor; **DANI, DALI** nicht erf.
Indacaterol Rp HWZ 40-52h, PPB 95%	
Onbrez *Breezhaler 150, 300µg*	**COPD** → 491: 1 x 150-300µg, max. 300µg/d; **DANI** nicht erf.; **DALI** leichte bis mittelschwere LI: nicht erf.; schwere LI: keine Daten
Olodaterol Rp HWZ 45h, PPB 60%	
Striverdi *Respimat 2.5µg/Hub*	**COPD** → 491: 1 x 5µg; **DANI** nicht erf.; **DALI** leichte bis mittelschwere LI: nicht erf.; schwere LI: keine Daten
Salmeterol Rp	HWZ 5.5h, PRC C, Lact ?
Salmeterol HEXAL *DA 0.025mg/Hub* **Serevent** *DA 0.025mg; Diskus 0.05mg/Hub* **Soltel** *DA 0.025mg*	**Asthma bronchiale** → 481, **COPD Dauerther.:** 2 x 0.025-0.1mg, max. 0.2mg/d; **Ki. ab 4J:** 2 x 0.05mg

A 3.2 Systemische Beta-2-Sympathomimetika

Wm: Stimulation der Beta-2-Rezeptoren; **Wi:** Erschlaffung der Bronchialmuskulatur, Anregung der mukoziliären Clearance, antiallergisch;
UW (Bambuterol): Urtikaria, Exanthem, Palpitationen, Überempfindlichkeitsreakt., Verhaltensstrg., Schlafstrg., Tremor, Kopfschmerzen, Muskelkrämpfe; **UW** (Clenbuterol): Tremor, Kopfschmerzen, Unruhegefühl, Übelkeit, Palpitationen; **UW** (Orciprenalin): Nervosität, Kopfschmerzen, Schwindel, Tachykardie, Arrhythmie, Palpitationen, Husten, lokale Irritationen, Hautreaktionen, Muskelkrämpfe, Myalgie; **UW** (Reproterol): Kopfschmerzen, Unruhe, Tremor Palpitationen, Muskelkrämpfe; **UW** (Terbutalin): Tremor, Palpitationen, Kopfschmerzen, Muskelkrämpfe, Tachykardie, Hypokaliämie, Urtikaria, Exantheme;

KI (Bambuterol): bek. Überempf., frischer MI, Tachykardie, subvalvuläre Aortenstenose; **KI** (Clenbuterol): bek. Überempf., schwere Hyperthyreose, tachykarde Arrhythmien, HOCM; **KI** (Orciprenalin): bek. Überempf., HOCM, Tachyarrhythmien, schwere Hyperthyreose, Phäochromozytom; **KI** (Reproterol): bek. Überempfindlichkeit, schwere Hyperthyreose, HOCM, Phäochromozytom; **KI** (Terbutalin): bekannte Überempfindlichkeit, Tachykardie, Hyperthyreose, Phäochromozytom, idiopathische subvalvuläre Aortenstenose

Bambuterol Rp	HWZ 13(22)h, Qo 0.45
Bambec *Tbl. 10mg*	**Asthma bronchiale** → 481, **COPD** → 491: ini 1x 10mg p.o. z.N., nach 1-2W evtl. 1 x 20mg; **Ki. 2-6J:** 1 x 10mg p.o.; **6-12J:** s. Erw.; **DANI** CrCl < 60: 50%
Clenbuterol Rp	HWZ 34h, Qo 0.4
Spiropent *Tbl. 0.02mg;*	**Asthma bronchiale** → 481, **COPD** → 491: 2 x 0.01-0.02mg p.o.; **Ki. 0-8M:** 2 x 2.5µg; **8-24M:** 2 x 5µg; **2-4J:** 2 x 7.5µg; **4-6J:** 2 x 10µg; **6-12J:** 2 x 15µg
Orciprenalin Rp	HWZ 2.6h, PRC C, Lact ?
Alupent *Inj.Lsg. 0.5mg/1ml; Inf.Lsg. 5mg/10ml*	**Akute Zustände bei Asthma bronchiale oder bronchopulmonale Erkr. mit asthmat. Komponente:** 0.5-1mg i.m./s.c.; 0.25mg unter Monitoring langsam i.v.; 5-10µg/min i.v.; **DANI, DALI** keine Daten
Reproterol Rp	HWZ 1.5h
Bronchospasmin *Amp. 0.09mg/1ml*	**Bronchospastischer Anfall, Status asthmaticus** → 488: 0.09mg langsam i.v.; Dauerinfusion: 18-90µg/h i.v.; **Ki.:** 1.2µg/kg langsam i.v.; Dauerinfusion: 0.2µg/kg über 36-48h
Salbutamol Rp	HWZ 2.7-5h, PPB 10%
Salbubronch Elixier *Gtt. (1ml enth. 1mg)* **Salbubronch Forte** *Gtt. (1ml enth. 5mg)* **Volmac** *Tbl. 8mg (ret.)*	Asthma **bronch., chron. Bronchitis, Emphysem: Ki. 2-23M:** ini 0.15mg/kg/d p.o. in 3ED, max. 0.6mg/kg/d; **2-13J:** 2-4 x 1-2mg p.o., max. 8mg/d; **ab 14J.**, Erw.: 3-4 x 2-4mg p.o., max. 16mg/d; **DANI, DALI** keine Daten
Terbutalin Rp	HWZ 11-26h, PPB 25% PRC B, Lact +
Bricanyl *Amp. 0.5mg/1ml* **Terbutalin AL** *Tbl. 2.5mg; Kps. 7.5(ret.)mg*	**Asthma bronchiale** → 481, **COPD** → 491: 2-3 x 2.5-5mg p.o.; 2 x 7.5mg (ret.) p.o., max. 15mg/d p.o.; bis 4 x 0.25mg s.c.; **Ki. < 3J:** 2-3 x 0.75mg p.o.; **3-6J:** 2-3 x 0.75-1.5mg p.o.; **7-14J:** 2-3 x 1.5-3mg p.o.

A 3.3 Inhalative Alpha- und Beta-Sympathomimetika

Wm: Stimulation von Alpha-/Beta-Rezeptoren;
Wi: Bronchodilatation, Abschwellung der Schleimhäute im Bereich der Luftwege;
UW (Epinephrin inhalativ): Herzklopfen, Rhythmusstörung, Blutzuckeranstieg;
KI (Epinephrin inhalativ): bekannte Überempfindlichkeit, paroxysmale Tachykardie, Engwinkelglaukom, hochfrequente absolute Arrhythmie

Epinephrin (Adrenalin) Rp — HWZ 1-3min

InfectoKrupp Inhal *Inh.Lsg. (4mg/ml = 0.56mg/Hub)*	**Akute stenosierende Laryngotracheitis:** 7-14 Hübe über Vernebler applizieren

A 3.4 Inhalative Anticholinergika

A 3.4.1 SAMA (short-acting muscarinergic-antagonist)

Wm/Wi: Hemmung der vagusinduzierten Reflexbronchokonstriktion, Freisetzung bronchospastisch wirksamer Mediatoren ↓; **UW** (Ipratropium): Kopfschmerzen, Schwindel, Husten, Rachenreizung, trockener Mund, Übelkeit, Geschmacksstörung, gastrointestinale Mobilitätsstörungen; **KI**: bek. Überempfindlichkeit, auch gegen Atropinderivate

Ipratropiumbromid Rp — HWZ 4h, PRC B, Lact ?

Atrovent *DA 20µg/Hub; Fert.Inh.Lsg. 0.25mg/2ml; 0.5mg/2ml* **Atrovent Ls** *Inh.Lsg. (1ml = 0.25mg)* **Iprabronch** *DA 20µg/Hub; Inh.Lsg. 0.25mg/1ml; 0.5mg/2ml* **Ipratropium Teva** *Inh.Lsg. 0.25mg/1ml; 0.5mg/2ml* **Ipratropiumbromid HEXAL** *DA 20mg/Hub*	**Asthma bronchiale** → 481, **COPD** → 491: DA: 3-6 x 20-40µg, max. 240µg/d; **Ki.:** s. Erw.; Inh.Lsg.: 3-4 x 0.5mg; **Ki. 6-12J:** 3-4 x 0.25mg; < **6J:** 3-4 x 0.1-0.25mg

A 3.4.2 LAMA (long-acting muscarinergic-antagonist)

Wm/Wi: Hemmung der vagusinduzierten Reflexbronchokonstriktion, Freisetzung bronchospastisch wirksamer Mediatoren ↓;
UW (Aclidinium): Sinusitis, Nasopharyngitis, Kopfschmerz, Husten, Diarrhoe;
UW (Glycopyrronium): trockener Mund, Insomnie, Kopfschmerzen, Gastroenteritis, Harnweginfekt; **UW** (Tiotropium): trockener Mund; **UW** (Umeclidinium): Nasopharyngitis, Infektion der oberen Atemwege, Infektion der Harnwege, Sinusitis, Kopfschmerzen, Tachykardie, Husten; **KI** (alle): bek. Überempfindlichkeit, auch geg. Atropinderivate

Aclidiniumbromid Rp — HWZ 2-3h

Eklira *Genuair 322µg/Hub* **Bretaris** *Genuair 322µg/Hub*	**COPD** → 491: 2 x 322µg/d; **DANI** nicht erforderlich; **DALI** nicht erforderlich

Glycopyrroniumbromid Rp — HWZ 33-57h

Seebri *Breezhaler 44µg/Hub* **Tovanor** *Breezhaler 44µg/Hub*	**COPD**→ 491: 1 x 44µg/d; **DANI** CrCl > 30: 100%; < 30: vorsichtige Anw.; **DALI** nicht erforderl.

Tiotropiumbromid Rp	HWZ 5-6d, PRC C, Lact ?
Braltus *Zonda 10µg/Hub* **Spiriva** *HandiHaler 18µg/Hub; Respimat 2.5µg/Hub* **Srivasso** *HandiHaler 18µg/Hub*	**COPD** → 491: Spiriva Handihaler: 1 x 18µg, max. 18µg/d; Spiriva Respimat: 1 x 5µg, max. 5µg/d; Braltus Zonda: 1 x 10µg, max. 10µg/d; **Asthma bronchiale** zusätzlich zu ICS + LABA; Spiriva Respimat: 1 x 5µg; **DANI** CrCl > 50: 100%; < 50: vorsicht. Anw.; **DALI** nicht erf.

Umeclidiniumbromid Rp	HWZ 19h
Incruse Ellipta *Inh.Pulver 55µg* **Rolufta Ellipta** *Inh.Pulver 55µg*	**COPD:** 1 x 55µg/d, max. 55µg/d **DANI** nicht erf.; **DALI** schwere LI: vors. Anw.

A 3.4.3 Kombinationen

Wm/Wi (Vilanterol): selektiver, langwirksamer beta-2-adrenerger Agonist ⇒ zyklisches AMP ↑ ⇒ Relaxation der glatten Bronchialmuskulatur, Hemmung der Freisetzung von Mediatoren der allergischen Sofortreaktion;
UW (Aclidinium + Formoterol): Nasopharyngitis, Sinusitis, Harnwegsinf., Zahnabszesse, Schlafstg., Angstzustände, Kopfschmerzen, Schwindel, Tremor, Husten, Diarrhoe, Übelkeit, Mundtrockenheit, Myalgie, Muskelkrämpfe, Ödeme, CK ↑;
UW (Glycopyrronium + Formoterol): Angstzustände, Kopfschmerzen, Schwindel, Mundtrockenheit, Übelkeit, Muskelspasmen, Brustschmerz;
UW (Glycopyrronium + Formoterol + Budesonid): oropharyngeale Candida-Infektion, Pneumonie, Hyperglykämie, Angstzustände, Schlafstörungen, Kopfschmerzen, Palpitationen, Dysphonie, Husten, Übelkeit, Muskelkrämpfe, Harnwegsinfektion;
UW (Umeclidinium + Vilanterol): Harnwegsinf., Sinusitis, Nasopharyngitis, Pharyngitis, Infektionen der oberen Atemwege, Kopfschmerzen, Husten, Schmerzen im Oropharynx, Obstipation, trockener Mund

Aclidiniumbromid + Formoterol Rp	
Brimica *Genuair 340+12µg/Hub* **Duaklir** *Genuair 340+12µg/Hub*	**COPD:** 2 x 340 + 12µg/d; **DANI, DALI:** nicht erforderl.

Glycopyrroniumbromid + Formoterol Rp	
Bevespi Aerosphere *DA 7.2+5µg/Hub*	**COPD** → 491: 2 x 14.4 + 10µg/d; **DANI, DALI:** vors. Anw. bei schwerer NI/LI

Formoterol + Glycopyrroniumbromid + Budesonid Rp	
Trixeo Aerosphere *DA 5+7.2+160µg/Hub*	**COPD** → 491: 2 x 10 + 14.2 + 320µg/d; **DANI, DALI:** vors. Anw. bei schwerer NI/LI

Glycopyrroniumbromid + Indacaterol Rp	
Ultibro, Ulunar, Xoterna *Breezhaler 85+43µg/Hub*	**COPD** → 491: 1 x 85 + 43µg/d; **DANI** CrCl > 30: 100%; < 30: vors. Anw.; **DALI** schw. LI: vors. Anw.

Ipratropiumbromid + Fenoterol Rp	
Berodual N *DA 20+50µg/Hub* **Berodual Ls** *Inh.Lsg., Pumpspender (1ml = 0.25+0.5mg; 1Hub = 0.1ml)* **Berodual** *Respimat 20+50µg/Hub* **Bronchodual** *DA 20+50µg/Hub* **Duovent** *DA 20+50µg/Hub*	**Asthma bronchiale, COPD** → 491: DA: **Erw., Ki. ab 6J:** 3-4 x 20-40+50-100µg; **Akut-Ther. plötzlicher Bronchialkrämpfe:** Berodual Ls: **Erw., Ki. ab 12J:** 1-2.5, max. 4ml inhalieren; **Ki. 6-12J.:** 0.5-2ml inhalieren **Pro. Anstrengungsasthma, allerg. Asthma:** Berodual LS: **Erw., Ki. ab 6J:** 0.1-0.2ml inha Berodual Respimat: Erw. > 18J: akuter Asthmaanfall: 20+50µg, ggf. Wdh. n. 5min; Asthma bronchiale, COPD, intermittierend und Dauerbehandlung bis zu 4 x 20+50µg

Ipratropiumbromid + Salbutamol Rp	
Combiprasal, Ipramol, SalbuHEXAL plus Ipratropiumbromid *Inh.Lsg. (2.5ml = 0.5+2.5mg)*	**COPD** → 491: Erw., **Ki. ab 12J:** 3-4 x 0.5 +2.5mg inhalieren; **DANI, DALI** keine Daten

Umeclidiniumbromid + Vilanterol Rp	PRC C, Lact ?
Anoro *Ellipta 55+22µg* **Laventair** *Ellipta55+22µg*	**COPD** → 491: 1 x 55+22µg p.i.; **DANI** nicht erf. **DALI** vorsichtige Anw. bei schwerer LI

Tiotropiumbromid + Olodaterol Rp	
Spiolto *Respimat 2.5+2.5µg/Hub*	**COPD:** 1 x 5+5µg p.i.; **DANI, DALI** nicht erf

A 3.5 Inhalative Glukokortikoide (ICS: inhaled corticosteroids)

Wi: Entzündungsreakt. ↓, Empfindlichkeit v. Beta-Rezeptoren ↑, antiallergisch, antiödematös antiexsudativ; **UW** (Beclometason): Laryngitis, Pharyngitis, Übelkeit, Dyspepsie, Husten;
UW (Budesonid): oropharnygeale Candida-Inf., Reizungen im Rachenraum, Husten, Heiserkeit
UW (Ciclesonid): keine sehr häufigen bzw. häufigen UW;
UW (Fluticasonpropionat): Heiserkeit, Blutergüsse, Pneumonie bei COPD-Patienten, Candidose der Mund- und Rachenschleimhaut;
UW (Mometason): Candidose, Pharyngitis, Dysphonie, Kopfschmerzen;
KI (alle): bek. Überempf.

Beclometason Rp	
BecloHEXAL *DA 0.1mg/Hub* **Beclomet** *Easyhaler 0.1, 0.2, 0.4mg/Hub* **Beclometason-ratioph.** *DA 0.05, 0.1, 0.2, 0.25mg/Hub* **Junik** *DA 0.05, 0.1mg/Hub; Autohaler 0.05, 0.1mg/Hub* **Sanasthmax** *DA 0.05, 0.25mg/Hub; Jetspacer 0.05, 0.25mg; Inh.Susp. 0.4mg/1ml* **Ventolair** *DA 0.05, 0.1, 0.25mg/Hub* **Ventolair Steri-Neb** *Inh.Susp. 0.4mg/1ml*	**Asthma bronchiale** → 481, **COPD** → 491: **Erw., Ki. ≥ 12J:** 2 x 0.2-0.5mg, max. 1.5-2mg/d max. 1.5-2mg/d; 2 x 0.8-1.6mg über Verneble **Ki. 6-12J:** 2 x 0.25mg, max. 0.5mg/d; 2 x 0.4-0.8mg über Vernebler; **Rauchgasinhalation:** unmittelbar nach Exposition 0.4mg, nach ambulanter Aufnahm erneut 0.4mg, nach weiteren 2h 0.4mg; bei persistierenden Symptomen alle 2h 0.4m bis zum Abklingen

Budesonid Rp	HWZ 2-3h, PRC C, Lact ?
Budes N *DA 0.2mg/Hub* **Budiair** *DA Jetspacer 0.2mg/Hub* **Cyclocaps Budesonid** *Inh.Kps. 0.1, 0.2, 0.4mg* **Larbex** *Inh.Lsg. 0.5mg/2ml* **Miflonide** *Breezhaler 0.2, 0.4mg/Hub* **Novopulmon** *Novolizer 0.2, 0.4mg/Hub* **Pulmicort** *Turbohaler 0.2, 0.4mg/Hub; Inh.Lsg. 0.5mg/2ml, 1mg/2ml*	**Asthma bronchiale** → 481, **COPD** → 491: **Erw., Ki. ab 12J:** 2 x 0.2-0.4mg, max. 1.6mg/d; **Ki. < 12J:** 1-2 x 0.1-0.2mg, max. 0.8mg/d; Inh.Lsg.: 2 x 0.5-1mg über Vernebler
Ciclesonid Rp	
Alvesco *DA 80, 160µg/Hub*	**Asthma bronchiale** → 481: **Erw., Ki. ≥ 12J:** ini 1 x 160µg, ggf. reduzieren auf 1 x 80µg; **DANI** nicht erforderl.
Fluticasonpropionat Rp	HWZ 7.8h, PRC C, Lact ?
Fluticason Cipla *DA 0.125, 0.25mg/Hub* **Flutide** *DA 0.05, 0.125, 0.25mg/Hub; Diskus 0.05, 0.1, 0.25, 0.5mg* **FlutiHEXAL** *DA 0.125, 0.25mg/Hub*	**Asthma bronchiale** → 481, **COPD** → 491: 2 x 0.25-0.5mg; **Ki. 2-4J:** 2 x 0.1mg, max. 0.2mg/d; **> 4J:** 2 x 0.05-0.1mg, max. 2 x 0.2mg/d
Mometason Rp	HWZ 4.5h
Asmanex *Twisthaler 200, 400µg/Hub*	**Asthma bronchiale** → 481: **Erw., Ki. ab 12J:** 1-2 x 200µg, 1 x 400µg, max. 2 x 400µg

A 3.5.1 Kombinationen

Wm/Wi: Stimulation der Beta-2-Rezeptoren ⇒ Erschlaffung der Bronchialmuskulatur ⇒ Bronchodilatation, Anregung der mukoziliären Clearance, Entzündungsreaktion ↓, Empfindlichkeit von Beta-Rez. ↑; **Wm/Wi** (Vilanterol): selektiver, langwirksamer beta-2-adrenerger Agonist ⇒ zyklisches AMP ↑ ⇒ Relaxation der glatten Bronchialmuskulatur, Hemmung der Freisetzung von Mediatoren der allergischen Sofortreaktion;
UW (Formoterol + Beclometason): Pharyngitis, Kopfschmerzen, Dysphonie;
UW (Formoterol + Budesonid): Candidiasis Mund/Rachenraum, Kopfschmerzen, Tremor, Palpitationen, leichte Rachenreizung, Husten, Heiserkeit; **UW** (Salmeterol + Fluticasonpropionat): Kopfschmerzen, Nasopharyngitis, Candidiasis Mund/Rachenraum, Pneumonie, Bronchitis, Hypokaliämie, Heiserkeit, Dysphonie, Sinusitis, Blutergüsse, traumat. Frakturen, Arthralgien, Myalgien; **UW** (Vilanterol + Fluticasonfuroat): Pneumonie, Inf. d. ob. Atemwege, Bronchitis, Influenza, Candidiasis in Mund/Rachen, Kopfschmerzen, Nasopharyngitis, Schmerzen im Oropharynx, Sinusitis, Pharyngitis, Rhinitis, Husten, Dysphonie, Bauchschmerzen, Arthralgie, Rückenschmerzen, Frakturen, Fieber; **UW** (Vilanterol + Fluticasonfuroat + Umeclidinium): Pneumonie, Infektion d. oberen Atemwege, Pharyngitis, Rhinitis, Influenza, Nasopharyngitis, Kopfschmerzen, Husten, Arthralgie, Rückenschmerzen; **UW** (Formoterol + Beclometason + Glycopyrronium): Pneumonie, Pharyngitis, orale Candidose, Harnwegsinfektion, Nasopharyngitis, Kopfschmerzen, Dysphonie; **UW** (Indacaterol + Mometason): Nasopharyngitis, Inf. der oberen Atemwege, Überempf., Kopfschmerz, Asthmaexazerb., Oropharynxschmerzen, Dysphonie, Muskel/Skelettschmerzen; **UW** (Indacaterol + Mometason + Glycopyrronium): Nasopharyngitis, Infektion d. oberen Atemwege, Candidiasis, Harnwegsinfektion, Überempf., Kopfschmerz, Tachkardie, Asthmaexazerbation, Oropharynxschmerzen, Husten, Dysphonie, Gastroenteritis, Muskel/Skelett-Schmerzen, Muskelkrämpfe, Fieber; **KI:** bek. Überempf.

Formoterol + Beclometason Rp

Inuvair *DA 6+100µg/Hub* **Formodual** *DA 6+100µg/Hub* **Foster** *DA 6+100, 6+200µg/Hub;* *Nexthaler 6+100, 6+200µg/Hub* **Kantos** *DA 6+100, 6+200µg/Hub;* *Nexthaler 6+100, 6+200µg/Hub*	**Asthma bronchiale** → 481**:** Erhaltungsther.: 2 x 6-12 + 100-400µg; Erhaltungs- und Bedarfstherapie: 2 x 6 + 100µg, ggf. 6 zusätzliche Gaben bis max. 48 + 800µg/d; **COPD** → 491**:** 2 x 12 + 200µg; Pat. < 18J: nicht empf.; **DANI, DALI** keine Daten

Formoterol + Budesonid Rp

Airbufo *Easyhaler 4.5+160/Hub* **Bufori** *Easyhaler 4.5+80, 4.5+160/Hub* **DuoResp** *Spiromax 4.5+160, 9+320µg/Hub* **Pulmelia** *Elpenhaler 5.5+97, 5.5+194, 11+380µg/Hub* **Symbicort** *Turbohaler 4.5+80, 4.5+160, 9+320µg/Hub*	**Asthma bronchiale** → 481**:** Erhaltungsther.: 2 x 4.5+80-160mg - 9+320µg; zusätzl. Bedarfsther. möglich mit 4.5+160µg, max. 12 Inh./d mit 4.5+160µg für begrenzten Zeitraum; DuoResp: nur Erw. ab18J; Symbicort: **Ki. 6-11J:** 2 x 2 Inh.; Erhaltungs- u. Bedarfsther.: 2 x 1 Inh., max. 12 Inh./d; 4.5+160µg: Erhaltungsther.: 2 x 1-2 Inh., max. 8 Inh./d; **12-17J:** 2 x 1-2 Inh.; Erhaltungs- u. Bedarfsther.: 2 x 1-2 Inh., max. 12 Inh./d; 9+320µg: 2 x 1 Inh., max. 4 Inh./d; **COPD:** 4.5+160µg: 2x2 Inh.; 9+320µg: 2x1 Inh.

Formoterol + Fluticasonpropionat Rp

Flutiform *DA 5+50, 5+125, 10+250µg/Hub, K-Haler 5+50, 5+125µg/Hub*	**Asthma bronchiale** → 481**:** Erw.: 2 x 5-10 + 50-250µg; **Ki ab 12J.:** 2 x 5-10 + 50-125µg; **DANI, DALI** keine Daten

Salmeterol + Fluticasonpropionat Rp

Aerivio *Spiromax 50+500µg/Hub* **Airflusal** *DA 25+125, 25+250µg/Hub; Forspiro 50+500µg/Hub* **Atmadisc** *DA 25+50, 25+125, 25+250µg/Hub; Diskus 50+100, 50+250, 50+500µg* **Flusarion** *Easyhaler 50+250, 50+500µg* **Rolenium** *Elpenhaler 50+250µg, 50+500µg/Hub* **Seretide** *DA 25+250µg/Hub; Diskus 50+250, 50+500µg/Hub* **Serroflo** *DA 25+125, 25+250µg/Hub* **Viani** *DA 25+50, 25+125, 25+250µg/Hub; Diskus 50+100, 50+250, 50+500µg/Hub*	**Asthma bronchiale** → 481**:** 2 x 50+100-500µg; **Ki. 4-12J:** 2 x 50+100µg; **COPD** → 491**:** 2 x 50+500µg; **DANI** nicht erforderlich; **DALI** keine Daten

Vilanterol + Fluticasonfuroat Rp

Relvar *Ellipta 22+92, 22+184µg* **Revinty** *Ellipta 22+92, 22+184µg*	**Asthma bronchiale** → 481**:** Erw., **Ki. ab 12J:** 1 x 22+92-184µg; **COPD** → 491**:** Erw. ab 18J: 1 x 22+92µg; **DANI** nicht erf.; **DALI** vors. Anw.; Child B, C: max. 22+92µg/d

Formoterol + Glycopyrroniumbromid + Beclometason Rp	
Trimbow *DA 87+5+9, 172+5+9µg/Hub*	**Moderate bis schwere COPD** → 491, **Asthma bronchiale** → 481**:** Erw. ab 18J: Erhaltungstherapie 2 x 174+10+18µg; **DANI, DALI:** schwere NI, LI: vorsichtige Anw.
Indicaterol + Mometason Rp	
Atectura *Breezhaler 125+62.5, 125+127.5, 125+260µg/Hub*	**Asthma bronchiale** → 481: Erw., **Ki. ab 12J:** Erhaltungstherapie 1 x 125+62.5-260µg; **DANI** nicht erf.; **DALI** schwere LI: vors. Anw.
Indicaterol + Glycopyrroniumbromid + Mometason Rp	
Enerzair *Breezhaler 114+46+136µg/Hub*	**Asthma bronchiale** → 481: Erw. ab 18J: Erhaltungstherapie 1 x 114+46+136µg; **DANI** schwere NI vorsichtige Anw.; **DALI** leichte bis mittelschwere LI: 100%; schwere LI: keine Daten
Fluticasonfuroat + Umeclidinium + Vilanterol Rp	
Elebrato *Ellipta 92+55+22µg* **Trelegy** *Ellipta 92+55+22µg*	**Moderate bis schwere COPD** → 491**:** Erw. ab 18J: Erhaltungsther. 1 x 92+55+22µg; **DANI:** nicht erf.; **DALI:** leichte LI: 100%; mittelschwere bis schwere LI: vors. Anw.

A 3.6 Methylxanthine

Wm: Hemmung der intrazell. Phosphodiesterase ⇒ cAMP ↑; **Wi:** Bronchospasmolyse, zentrale Atemstimulation, positiv ino-/chronotrop, Vasodilatation (Ausnahme Hirngefäße), Diurese ↑; **UW** (Theophyllin): Tachykardie, Arrhythmie, Palpitationen, RR ↓, Magen-Darm-Beschwerden, Übelkeit, Erbrechen, Diarrhoe, Hypokaliämie, Hyperkalziämie, Hyperglykämie, Hyperurikämie, Kopfschmerzen, Erregungszust., Tremor, Unruhe, Schlaflosigkeit, Schwindel, Krampfanfälle, Diurese ↑, Krea ↑; **KI** (Theophyllin): bek. Überempf., frischer MI, akute tachyk. Arrhythmien

Theophyllin Rp	HWZ (5-10) h, Q_0 0.8, ther. Serumspiegel: 8-20mg/l
Afpred forte Theo *Amp. 200mg/5ml* **Bronchoretard** *Kps. 100(ret.), 200(ret.), 350(ret.), 500(ret.)mg* **Contiphyllin** *Tbl. 300(ret.)mg* **Solosin** *Tbl. 135(ret.), 270(ret.)mg; Gtt. (24Gtt. = 104mg)* **Theophyllin-ratioph.** *Kps. 125(ret.), 250(ret.), 375(ret.), 500(ret.)mg* **Uniphyllin** *300(ret.), 400(ret.), 600(ret.)mg*	**Asthma bronchiale** → 481, **COPD** → 491**:** 11-13mg/kg/d p.o. in 2ED; **Ki. 1-8J:** 24mg/kg/d p.o.; **8-12J:** 20mg/kg/d p.o.; **12-16J:** 18mg/kg/d p.o.; Dosisanpassung an Theophyllinserumspiegel; **akute Bronchokonstr.:** ohne Theophyllin-vorbeh.: 4-5mg/kg über 20min i.v.; mit Theophyllinvorbeh.: 2-2.5mg/kg in 20min i.v.; Erh.Dos. 9.5mg/kg/d i.v.; Raucher: 15mg/kg/d i.v.; **> 60J:** 5.5mg/kg/d i.v.; **Ki. 6M-9J:** 19mg/kg/d i.v.; **9-16J:** 15mg/kg/d i.v.; Dosisanpassung an Theophyllinserumspiegel; **DANI** nicht erf.

A 3.7 Leukotrienrezeptorantagonisten

Wm: Blockade der Leukotrienrezeptoren;
Wi: Bronchodilatation, bronchiale Hyperreagibilität ↓;
UW: Infektion der oberen Atemwege, Fieber, Diarrhoe, Nausea, Erbrechen, Erhöhung von GOT/GPT, Ausschlag, Pyrexie;
KI: bekannte Überempfindlichkeit

Montelukast Rp	HWZ 2.7-5h, PRC B, Lact -
Monkasta *Tbl. 10mg* **Montelair HEXAL, Montelubronch** *Tbl. 10mg; Kautbl. 4, 5mg; Gran. 4mg* **Montelukast AL** *Tbl. 10mg; Kautbl. 4, 5mg* **Singulair** *Tbl. 10mg; Kautbl. 4, 5mg; Gran. 4mg*	**Asthma bronchiale** → 481**:** 1 x 10mg p.o. z.N.; **Ki. 6–14J:** 1 x 5mg p.o. z.N.; **6M–5J:** 1 x 4mg; **Pro. Anstrengungsasthma Ki. 2–5J:** 1 x 4mg p.o.; **DANI** nicht erforderlich; **DALI** Child-Pugh < 9: 100%; > 9: keine Daten

A 3.8 Phosphodiesterase-4-Inhibitor

Wm/Wi: Phosphodiesterase-4-Inhibitor, nicht-steroidale antiinflammatorische Substanz ⇒ cAMP-Spiegel intrazellulär ↑ ⇒ systemische u. pulmonale Entzündung ↓;
UW: Gewicht ↓, Appetit ↓, Schlafstrg., Kopf-/Bauchschmerzen, Diarrhoe, Übelkeit;
KI: Überempfindlichkeit, Child-Pugh B/C

Roflumilast Rp	HWZ 17 (30)h, PPB 99%, PRC C, Lact -
Daxas *Tbl. 500µg*	**Begleittherapie bei schwerer COPD** → 491**, häufiger Exazerbation:** 1 x 1 Tbl.; **DANI** nicht erforderl.; **DALI** Child A: vorsichtige Anw., Child B/C: KI

A 3.9 Sekreto- und Mukolytika

Wm/Wi (ACC): Spaltung von Disulfidbrücken der Schleimproteine ⇒ Sputumviskosität ↓;
Wm/Wi (Ambroxol, Bromhexin): Schleimproduktion ↑ ⇒ Sputumviskosität ↓;
Wm/Wi (Mannitol): verändert viskoelastische Eigenschaften des Schleims, steigert Hydration der periziliären Solschicht und hat mukoziliäre Aktivität ⇒ verstärkte Sputumclearance;
Wm (Tyloxapol): Oberflächenspannung u. Mucusviskosität ↓;
UW (ACC): keine sehr häufigen bzw. häufigen UW;
UW (Ambroxol): i.v.: Tachykardie, Palpitationen, Übelkeit, Erbrechen; p.o.: Übelkeit;
UW (Bromhexin): keine sehr häufigen bzw. häufigen UW;
UW (Mannitol): Kopfschmerzen, Husten, Hämoptysen, Rachen-/Kehlkopfschmerzen, Thoraxbeschwerden, Giemen, Rachenreizung, (posttussives) Erbrechen, Asthma;
UW (Tyloxapol): Überempfindlichkeitsreaktion, Übelkeit, initialer Hustenreiz;
KI (ACC, Bromhexin): bek. Überempf.;
KI (Mannitol): bek. Überempf., bronchiale Hyperreaktivität gegen inh. Mannitol;
KI (Tyloxapol): Lungenödem, Flüssigkeitsansammlung in der Lunge, Sekretstau durch Strg. de Abtransportes des Schleims aus der Lunge, Grav./Lakt.

Acetylcystein (ACC) OTC/Rp	HWZ 2h, Qo 0.7, PRC B, Lact ?
ACC HEXAL *Tbl. 100, 200, 600mg; Brausetbl. 100, 200, 600mg; Saft (5ml = 100mg); Amp. 300mg/3ml* **Bromuc Akut** *Brausetbl. 200, 600mg* **Fluimucil** *Brausetbl. 200, 600mg; Gran. 200mg; Saft (5ml = 100mg); Amp. 300mg/3ml, 5g/25ml* **NAC-ratioph.** *Trinktbl. 200, 600mg; Brausetbl. 200, 600mg; Gran. 200, 600mg; Amp. 300mg/3ml*	**Erkältungsbedingte Bronchitis:** 600mg/d in 1-3ED; **Ki. 6-14J:** 3-4 x 100mg p.o.; **Akute/chron. bronchopulm. Erkrankung:** 2-3 x 200-300mg p.o.; 1 x 600mg p.o.; 1-2 x 300mg i.v.; **Ki. < 2J:** 2-3 x 50mg p.o.; **2-5J:** 2-3 x 100mg p.o.; **6-14J:** 3-4 x 100mg p.o.; **Mukoviszidose: Ki. < 2J:** 3 x 50mg p.o.; **2-6J:** 4 x 100mg p.o.; **> 6J:** 3 x 200mg p.o.; **Paracetamol-Intoxikation** → 850; → 792 **DANI** nicht erforderlich

Ambroxol OTC/Rp	HWZ 9h, Qo 0.9, PPB 85%
AmbroHEXAL *Tbl. 30mg; Brausetbl. 60mg; Gtt. (1ml= 7.5mg); Saft (5ml = 15, 30mg);* **Mucosolvan** *Tbl. 60mg; Brausetbl. 60mg; Lutschtbl. 15mg; Kps. 75(ret.)mg; Gtt. (20Gtt. = 15mg); Saft (5ml = 30mg); Inh.Lsg. (1ml = 7.5mg); Amp. 15mg/2ml; Inf.Lsg. 1g/50ml* **Paediamuc** *Saft (5ml = 30mg)*	**Akute/chron. bronchopulm. Erkrankung:** ini 2-3 x 30mg p.o., nach 3d 2 x 30mg od. 3 x 15mg; 1 x 75mg (ret.) p.o.; 2-3 x 15-30mg i.v.; 1-2 x 2-3ml inhalieren; **Ki. < 2J:** 2 x 7.5mg p.o./i.v.; **2-5J:** 3 x 7.5mg p.o./i.v.; **6-12J:** 3 x 15mg p.o./i.v.; **Atelektasenpro. Intensivpat.:** 1 x 1g über 3-4h i.v.; **Atemnotsyndrom FG- u. NG:** 30mg/kg/d in 4ED i.v.

Bromhexin OTC	HWZ 1h
Bisolvon *Tbl. 8mg; Saft (5ml = 8mg)* **Bromhexin Berlin Chemie** *Tbl. 8mg, Gtt. (1ml = 12mg)* **Bromhexin KM** *Tbl. 12mg; Gtt. (1ml = 8, 12mg)*	**Akute/chronische bronchopulmonale Erkrankung:** 3 x 8-16mg p.o.; **Ki. 3-6J:** 3 x 4mg p.o.; **6-14J:** 3 x 8mg p.o.

Mannitol Rp	HWZ 4-5h, PRC B, Lact ?
Bronchitol *Inh.Kps. 40mg*	**Mukoviszidose** → 516**:** 2 x 400mg p.i.; nach Initialdosis-Test, s. FI; **DANI, DALI** nicht erf.

Tyloxapol OTC	
Tacholiquin *Inh.Lsg. 1%*	**Entzündungen/akute/chron. Reizzustände d. Atemwege:** 3–5 x 5ml d. 1%-Lsg. inhalieren; bei Dauerinh. 0.1%- od. 1%-Lsg. verwenden

A 3.10 Antitussiva

Wm/Wi: (Codein): Bindung an supraspinale Opiatrezeptoren (μ) ⇒ zentral analgetisch und antitussiv (dosisabhängig); **Wm/Wi** (Dextromethorphan, Pentoxyverin): Derivat des Levorphanols ⇒ antitussiv, nur schwaches Abhängigkeitspotenzial;
Wm/Wi (Dihydrocodein): opioid-agonistische Wirkung ⇒ antitussiv, zentral analgetisch;
Wm/Wi (Dropropizin): vagale Afferenzen in der Lunge ↓ ⇒ Hustenreflex wird unterbrochen;
Wm/Wi (Noscapin): Hemmung des Hustenzentrums im Gehirn ⇒ Häufigkeit, Intensität von Hustenstößen ↓;

UW (Codein): Kopfschmerzen, Schläfrigkeit, Übelkeit, Erbrechen, Obstipation; **UW** (Dextromethorphan, Pentoxyverin): Müdigkeit, Schwindel, Übelkeit/Erbrechen, Magen-Darm-Beschwerden; **UW** (Dihydrocodein): Sedierung, Kopfschmerzen, Schwindel, Obstipation, Übelkeit, Erbrechen, Abdominalschmerz, Mundtrockenheit; **UW** (Dropropizin): keine sehr häufigen bzw. häufigen UW; **UW** (Noscapin): Kopfschmerzen, Benommenheit; **KI** (Codein): bek. Überempf., Ateminsuffizienz, Atemdepression, Pneumonie, akuter Asthmaanfall, Koma, Ki. < 12J., nahende Geburt, drohende Frühgeburt, tiefe Bewusstlosigkeit; **KI** (Dextromethorphan, Pentoxyverin): bek. Überempf., Ateminsuff./-depression, Pneumonie, Asthma bronchiale, COPD, Lakt.; **KI** (Dihydrocodein): bek. Überempf., Ateminsuffizienz, Asthmaanfall, akute/chron. Pankreatitis; **KI** (Dropropizin): bek. Überempf., eingeschränkte Leber-/Nierenfkt., Ki. < 12J, schwere Herz-/Kreislaufbeschwerden, Grav./Lakt., Asthma bronch.; **KI** (Noscapin): bek. Überempf., produktiver Husten; **KI** (Pentoxyverin): bek. Überempf. gegen P., Methyl(4-hydroxybenzoat), Propyl(4-hydroxybenzoat); Grav./Lakt., Ki. < 2J.

Codein Rp	HWZ 3-5h, PRC C, Lact -
Bronchicum Mono Codein *Gtt. (30Gtt= 24mg)* **Codeintropfen-CT** *Gtt. (20Gtt. = 20mg)* **Codicaps Mono** *Kps. 30mg* **Codicompren** *Tbl. 50(ret.)mg* **Tryasol Codein** *Gtt. (30Gtt. = 30mg); Lsg. (10ml = 25mg)*	**Reizhusten:** 2-4 x 30-50mg p.o.; 2 x 30-50mg (ret.), max. 200mg/d;
Dextromethorphan OTC	HWZ 1.2-2.2
Dextro Bolder *Pastillen 7.7mg* **Hustenstiller-ratioph. Dmp.** *Kps. 30mg* **Wick Husten** *Pastillen 7.3mg; Saft (15ml = 15mg)*	**Reizhusten:** Kps.: 30mg alle 6h p.o., max. 120mg/d; **Ki. 1-6J:** Saft: 3 x 5ml; **7-12J:** 3 x 7.5ml; **>13J:** 3 x 15ml
Dihydrocodein Rp	HWZ 3.3-5.8
DHC *Tbl. 60(ret.), 90(ret.), 120(ret.)mg* **Paracodin** *Tbl. 6.7mg; Saft (1ml = 2.43mg); Gtt. (20Gtt. = 10mg)*	**Reizhusten:** 1-3 x 10-30mg p.o.; 1-2 x 40-80mg (ret.); **mäßig starke bis starke Schmerzen:** 2 x 60-120mg (ret.) p.o.
Dropropizin OTC	HWZ 2
Larylin Hustenstiller *Pastillen 20mg; Saft (10ml = 30mg)*	**Reizhusten:** 1-3 x 20-60mg p.o., max. 180mg/d; **DANI, DALI** KI
Noscapin Rp	HWZ 4.5
Capval *Tbl. 25mg; Gtt. (30Gtt. = 25mg); Saft (5ml = 25mg)*	**Reizhusten: Tbl.:** 1-3 x 50mg p.o.; **Ki. > 6M:** 2 x 12.5mg p.o.; **3-12J:** 3 x 25mg **Saft:** 3 x 10ml; **Ki. > 6M:** 2 x 2.5ml; **3-12J:** 3 x 5ml; **Gtt.:** 6 x 30Gtt.; **Ki. > 6M:** 6 x 8Gtt.; **3-12J:** 6 x 15Gtt.
Pentoxyverin OTC	HWZ 2-6
Sedotussin *Saft (5ml = 6.76mg); Gtt. (1ml = 19mg)* **Silomat Pentoxyverin** *Saft (10ml = 13.5mg); Gtt. (30Gtt. = 30mg)*	**Reizhusten:** 4-6 x 20-30mg, max. 120mg/d p.o.; 2 x 50mg p.o.; **Ki. 2-5J:** 0.5-1mg/kg/d p.o. in 3ED; **6-14J:** 1-2mg/kg/d p.o. in 3ED

A 3.11 Antihistaminika

Wm/Wi (alle): kompetit. Blockade von H1-Rez. ⇒ antiallergisch; **UW** (Cetirizin): Müdigkeit, Schläfrigkeit, Bauchschmerzen, Kopfschmerzen, Schwindel, Agitiertheit, Mundtrockenheit, Übelkeit, Pharyngitis, Rhinitis; **UW** (Clemastin): Sedierung, Erregungszust. des ZNS, Somnolenz; **UW** (Desloratadin): Diarrhoe, Fieber, Schlaflosigkeit, Kopfschmerzen, Müdigkeit; **UW** (Dimetinden): Erschöpfung, Schläfrigkeit, Nervosität; **UW** (Ebastin, Hydoxyzin): Somnolenz, Kopfschmerzen, Mundtrockenheit; **UW** (Fexofenadin): Kopfschmerzen, Schläfrigkeit, Schwindel, Übelkeit; **UW** (Levocetirizin): Somnolenz, Kopfschmerzen, Schwindel, Pharyngitis, Rhinitis, Bauchschmerzen, Mundtrockenheit, Übelkeit, Müdigkeit; **UW** (Loratadin): Kopfschmerzen, Nervosität, Müdigkeit; **UW** (Mizolastin): Diarrhoe, Übelkeit, Abdominalschmerzen, Mundtrockenheit; **UW** (Rupatadin): Somnolenz, Kopfschmerz, Schwindel, Müdigkeit, Schwäche, Mundtrockenheit; **KI** (Cetirizin): bek. Überempf., schwere NI; **KI** (Clemastin): bek. Überempf., Porphyrie, LI, NI; **KI** (Dimetinden): bek. Überempf., Ki. < 3J.; **KI** (Ebastin): bek. Überempf., schwere LI; **KI** (Hydroxyzin): bek. Überempf., Porphyrie, QT-Zeit-Verlängerung, Engwinkelglaukom, Prostataadenom mit Restharnbildung, Ther. mit MAO-Hemmern, Intox. mit Alkohol/zentral dämpfenden Med., Ki. < 6 J., Grav./Lakt.; **KI** (Levocetirizin): bek. Überempf., schwere NI; **KI** (Mizolastin): bek. Überempf. gleichzeitige Ther. mit Makroliden/Imidazol-Antimykotika/QT-Zeit-verlängernden Medikamenten, schwere Leberfkt.strg., manifeste Herzerkrankungen/Arrythmien, QT-Zeit-Verlängerung, Strg. d. Elektrolythaushaltes, relevante Bradykardie

Cetirizin OTC	HWZ 7.4 h, Q0 0.3, PRC B, Lact ?
Cetidex, Cetirizin 1A *Tbl. 10mg* **Cetirizin HEXAL** *Tbl. 10mg;* *Gtt. (20Gtt. = 10mg); Saft (10ml = 10mg)* **Reactine** *Tbl. 10mg* **Zyrtec** *Tbl. 10mg; Gtt. (20Gtt. = 10mg)*	**Allergische Rhinokonjunktivitis** → 749, **Urtikaria** → 728**:** 1 x 10mg p.o.; **Ki. 2-6J:** 2 x 2.5mg p.o.; **6-12J:** 2 x 5mg p.o.; **DANI** CrCl >50: 100%; 30-49: 1 x 5mg; 10-29: 5mg alle 2d; < 10: KI; **DALI** nicht erf.

Clemastin OTC	HWZ 8h, Q0 1.0, PRC B, Lact -
Tavegil *Tbl. 1mg; Amp. 2mg/5ml*	**Chron. idiopathische Urticaria, allergische Rhinitis:** 2 x 1mg, max. 6mg/d p.o.; **Ki. 6-12J:** 2 x 0.5mg p.o., max. 2 x 1mg; **akute allergische Zustände, anaphylaktischer Schock:** 2mg langsam i.v.; **Prophylaxe von Kontrastmittel-Allergien:** 2mg i.v./i.m.; **Ki. ≥ 1J:** 0.03mg/kg langs. i.v.; **DANI** KI; **DALI** KI

Desloratadin Rp	HWZ 27h, PRC C, Lact -
Aerius *Tbl. 5mg; Schmelztbl. 2.5mg, 5mg;* *Gtt. (1ml = 0.5mg)* **Dasselta, Desloratadine-ratioph.** *Tbl. 5mg* **Desloraderm** *Tbl. 5mg*	**Allergische Rhinitis** → 749, **chronische Urtikaria** → 728**:** 1 x 5mg p.o.; **Ki. 1-5J:** 1 x 1.25mg; **6-11J:** 1 x 2.5mg; **> 12J:** s. Erw.

Dimetinden OTC	HWZ 5-7h, Q0 0.9, PRC B
Fenistil *Tbl. 1mg; Gtt. (20Gtt. = 1mg);* *Amp. 4mg/4ml*	**Allergische Haut-, Schleimhautprozesse** → 727**:** 3 x 1-2mg p.o.; 1-2 x 4mg i.v.; **Ki. > 3J:** Tbl. 3 x 1mg p.o.; **Ki. 1-8J:** Gtt. 3 x 0.5-0.75mg p.o.; **> 9J:** Gtt. 3 x 1mg p.o.

Ebastin Rp	HWZ (15-19h)
Ebastel *Tbl. 10, 20mg* **Ebastin Aristo** *Schmelztbl. 10mg; Tbl. 10, 20mg*	**Allergische Rhinitis** → 749, **Urtikaria** → 728: 1 x 10-20mg p.o.; **Ki. ab 12J:** s. Erw.; **DANI** bei Therapie < 6d nicht erforderlich; **DALI** bei Therapie < 8d nicht erforderlich

Fexofenadin Rp	HWZ 11-15h, PRC C, Lact -
Fexofenaderm *Tbl. 120, 180mg* **Fexofenadin Winthrop** *Tbl. 120, 180mg* **Telfast** *Tbl. 30, 120, 180mg*	**Allerg. Rhinitis** → 749: 1 x 120-180mg p.o.; **Ki. 6-11J:** 2 x 30mg; **Ki. ab 12J:** s. Erw.; **DANI, DALI** nicht erforderlich

Hydroxyzin Rp	HWZ 5-24h, PRC C, Lact -
AH 3 N *Tbl. 25mg* **Atarax** *Tbl. 25mg* **Hydroxyzin Bluefish** *Tbl. 25mg*	**Allergische Haut-, Schleimhautprozesse** → 727, **Angst-, Spannungszustände** → 699: 2-3 x 12.5-25mg p.o.; **Ki. 6-10J:** 25-50mg/d; **Schlafstrg.:** 37.5-75mg z.N.

Levocetirizin Rp/OTC	HWZ 6-10h, Q0 0.15
Levocetirizin HEXAL/ Stada *Tbl. 5mg* **Xusal** *Tbl. 5mg, Gtt. (20Gtt. = 1mg), Saft (10ml=5mg)* **Xyzall** *Tbl. 5mg; Gtt. (20Gtt. = 1mg)*	**Allergische Haut-, Schleimhautprozesse** → 727: 1 x 5mg p.o.; **Ki. 2-6J:** 2 x 1.25mg; **6-12J:** 1 x 5mg; **DANI** CrCl 30-49: 5mg alle 2d; < 30: 5mg alle 3d; < 10, Dialyse: KI

Loratadin OTC	HWZ 12-15h, Q_0 1.0 (0.5), PRC B, Lact
Lorano Akut *Tbl. 10mg* **Loratadin AL** *Tbl. 10mg* **Loratadin Stada** *Tbl. 10mg*	**Allerg. Haut-, Schleimhautprozesse** → 727: 1 x 10mg p.o.; **Ki. 2-12J:** < 30kg: 1 x 5mg p.o.; > 30kg: 1 x 10mg; **DALI** Erw., **Ki. > 30kg:** ini 10mg alle 2d; **Ki. < 30kg:** ini 5mg alle 2d

Mizolastin Rp	HWZ 13h, Q_0 1.0
Mizollen *Tbl. 10mg* **Zolim** *Tbl. 10mg*	**Allergische Haut-, Schleimhautprozesse** → 727: 1 x 10mg p.o.; **Ki. ab 12J:** s. Erw.

Rupatadin Rp	HWZ 6-9h
Rupafin *Tbl. 10mg* **Rupatadin AL** *Tbl. 10mg* **Urtimed** *Tbl. 10mg; Saft (10ml = 10mg)*	**Allerg. Rhinitis** → 749, **chron. idiop. Urtikaria** → 728: **Erw. u. Ki. > 12J:** 1 x 10mg p.o.; **Ki. < 12J:** nicht empf.; **DANI, DALI** nicht empf.

S. auch Rhinologika, Antiallergika → 398

A 3.12 Mastzellstabilisatoren und Kombinationen

Wm/Wi (Cromoglicinsäure): Stabilisierung der Mastzellmembran ⇒ Mediatorfreisetzung ↓; Permeabilität d. Darmmukosa ↓ ⇒ Durchtritt v. Allergenen, Mediatoren ↓; **Wm/Wi** (Ketotifen): Stabilisierung d. Mastzellmembran, H1-Rez.-Antagonist; **UW** (Cromoglicinsäure): oral/inhalativ: Überempf.-Reakt., Irritat. Rachenraum, Husten, Heiserkeit, unangen. Geschmack, Übelkeit, Myalgien, Arthralgien, Dermatitis, Myositis, Gastroenteritis; **UW** (Ketotifen): Müdigk., ini Verschlechterg. d. Asthma br., Kopfschmerzen, Schwindel, Mundtrockenheit, Übelkeit; **KI** (Cromoglicinsäure): oral: bek. Überempf., Sgl. im 1./2. M; inhalativ: bek.Überempf.; **KI** (Cromoglicinsäure + Reproterol): bek. Überempf., eosinophile Pneumonie, Ki. < 2J.; **KI** (Ketotifen): bek. Überempf.

Cromoglicinsäure OTC	HWZ 1.4h, Qo 0.6
Allergoval *Kps. 100mg* **Colimune** *Gran. 200mg* **Intal** *DA 1mg/Hub* **Pentatop** *Kps. 100mg; Gran. 200mg*	**Asthma bronchiale** → 481: **Erw., Ki. ab 5J:** DA: 4 x 2mg; **Nahrungsmittelallergien:** 4 x 200mg p.o. vor den Mahlzeiten, max. 2g/d; **Ki. 2-14J:** 4 x 100mg p.o., max. 40mg/kg/d; **Sgl., Ki. bis 2J:** 20-40mg/kg/d in 4 ED

Cromoglicinsäure + Reproterol Rp	
Aarane N *DA 1mg+0.5mg/Hub* **Allergospasmin N** *DA 1mg+0.5mg/Hub*	**Asthma bronchiale** → 481: 4 x 2 Hub, max. 16 Hub/d

Ketotifen Rp	HWZ 21h, Qo 1.0
Ketof *Kps. 1mg* **Ketotifen Stada** *Kps. 1mg*	**Allergische Haut-, Schleimhautprozesse** → 727; **Asthma-Pro.** → 481: **Erw., Ki. ab 3J:** d1-4: 1mg p.o. z.N., dann 2 x 1mg; **Ki. 6M-3J:** 2 x 0.5mg p.o.

A 3.13 Monoklonale Antikörper

Wm/Wi (Benralizumab): humanisierter monoklonaler AK, der an den Interleukin-5-Rez. auf Eosinophilen bindet ⇒ Apoptose von Eosinophilen ⇒ Hemmung der eosinophilen Entzündung; **Wm/Wi** (Dupilumab): Humaner monoklonaler IgG4-AK ⇒ Hemmung proinflammatorischer Zytokine durch Blockade des IL-4- und IL-13-Signalwegs; **Wm/Wi** (Mepolizumab, Reslizumab): humanisierter monoklonaler Antikörper, der an Interleukin-5 bindet ⇒ Hemmung von Produktion bzw. Überleben der Eosinophilen; **Wm/Wi** (Omalizumab): rekombin. monoklon. AK, der an IgE bindet ⇒ freies IgE ↓, Hemmung der allergischen Kaskade; **UW** (Benralizumab): Pharyngitis, Überempfindlichkeitsreaktionen, Kopfschmerzen, Pyrexie, Reaktion an Inj.-Stelle; **UW** (Dupilumab): Konjunktivitis, Augenjucken, Blepharitis, oraler Herpes, Eosinophilie, Kopfschmerzen, Reaktionen an Inj.-Stelle; **UW** (Mepolizumab): Kopfschmerzen, Infektion d. unt. Atemwege, Pharyngitis, Harnweginfektion, Überempfindlichkeitsreaktionen, nasale Kongestion, Oberbauchschmerzen, Rückenschmerzen, Ekzem, Fieber, Reaktionen an Injektionsstelle; **UW** (Omalizumab): Kopfschmerzen, Reakt. an der Injektionsstelle, Fieber, Oberbauchschmerzen; **UW** (Reslizumab): CK-Anstieg; **KI** (Benralizumab): bek. Überempf.; **KI** (Dupilumab): bek. Überempf.; **KI** (Mepolizumab): bek. Überempf.; **KI** (Omalizumab): bek. Überempf.

Benralizumab Rp	HWZ 16-22d
Fasenra *Fertigspr. 30mg*	**Schweres refrakt. eosinophiles Asthma** → 488: 30mg W0, 4, 8, dann alle 8W s.c.; **DANI, DALI** nicht erf.

Dupilumab Rp	
Dupixent *Fertigspr., Pen 200mg; Fertigspr. 300mg*	**Schweres refrakt. eosinophiles Asthma: Erw., Ki. ab 12J:** ini 400mg s.c., dann 200mg alle 2W; **schweres Asthma mit oral. Steroiden od. komorbide mittelschwere–schwere atop. Dermatitis:** ini 600mg, dann 300mg alle 2W; **chron. Rhinosinusitis mit Nasenpolypen:** 300mg alle 2 W; **DANI** leichte bis mäßige NI: nicht erf.; schwere NI: k. Daten; **DALI** k. Daten

Mepolizumab Rp	HWZ 16-22d
Nucala *Inj.Lsg. 100mg*	**Schweres refrakt. eosinoph. Asthma:** 100mg alle 4W s.c.; **DANI, DALI** nicht erf.
Omalizumab Rp	HWZ 26
Xolair *Fertigspr. 75, 150mg; Inj.Lsg. 75, 150mg*	**Schweres persistierendes allergisches Asthma bronchiale** → 481: je nach Gewich und IgE-Serumspiegel 75-600mg s.c., s. FachInfo; **Ki. > 6J:** s. Erw.
Reslizumab Rp	HWZ 24d
Cinqaero *Inf.Lsg. 25mg/2.5ml, 100mg/10ml*	**Schweres refrakt. eosinoph. Asthma:** 3mg/kg alle 4W i.v.; **DANI, DALI** nicht erf.

A 3.14 Immunsuppressiva

Wm/Wi (Pirfenidon): reduziert Akkumulation von Entzündungszellen, dämpft die Fibroblastenproliferation ⇒ antifibrotisch, antiinflammatorisch; **UW** (Pirfenidon): Infektion de oberen Atemwege, Harnwegsinfektion, Gewicht ↓, Appetit ↓, Anorexie, Insomnie, Kopfschmerzen, Schwindel, Somnolenz, Dysgeusie, Hitzewallung, Dyspnoe, Husten, Auswurf, Dyspepsie, Übelkeit, Durchfall, Reflux, Erbrechen, abdominelle Beschwerden, Gastritis, Obstipation, Flatulenz, AST/ALT/GGT ↑, Photosensibilitätsreaktion, Hautausschlag, Juckrei, Erythem, Myalgie, Arthralgie, Müdigkeit, Asthenie, nichtkard. Thoraxschmerz, Sonnenbrand; **KI** (Pirfenidon): Überempf., gleichzeitige Anw. von Fluvoxamin, schwere NI/LI

Pirfenidon Rp	HWZ 2.4h, PPB 50-58%, PRC C, Lact
Esbriet *Kps. 267mg, Tbl. 267, 801mg*	**Idiopathische Lungenfibrose** → 498: d1-7: 3 x 267mg p.o., d8-14: 3 x 534mg, ab d15: 3 x 801mg; **DANI** CrCl > 30: nicht erf., < 30: K **DALI** Child A, B: nicht erf., Child C: KI

A 3.15 Allergen-Extrakte

Wm/Wi (Erdnussprotein): Zufuhr eines standardisierten Allergens in steigender Dosierunc ⇒ Gewöhnung an das allergieauslösende Antigen; UW (Erdnussprotein): anaphylaktische Reaktion, Engegefühl des Halses, Husten, Niesen, Rachenreizung, Atemnot, Giemen, Urtikari Pruritus, Erbrechen, Abdominalschmerz, Übelkeit, abdominale Beschwerden, Parästhesie ora oraler Pruritus, Pruritus der Lippe; KI (Erdnussprotein): schweres oder nicht kontrolliertes Asthma, eosinophile Ösophagitis (EoE), bestehend oder anamnestisch, andere eosinophile Magen-Darm-Erkrankung, chronische, rezidivierende oder schwere gastroösophageale Refluxkrankheit, Dysphagie, schwere Mastzellenerkrankung (bestehend oder anamnestisch) schwere oder lebensbedrohliche Anaphylaxie innerhalb der letzten 60d vor Beginn der Behandlung, Überempfindlichkeit gegen einen der sonstigen Bestandteile

Erdnussprotein Rp	
Palforzia *Kps. (zur Entnahme) 0.5, 1, 10, 20, 100mg; Btl. 300mg*	Erdnussallergie**: Ki. ab 4J, Erw.:** Durchführung in 3 Phasen (initiale Aufdosierung Dosissteigerung, Erhaltung) s. FachInfo

A 3.16 Proteinkinaseinhibitoren

Wm/Wi (Nintedanib): Tyrosinkinaseinhibitor ⇒ Hemmung des von Blutplättchen abgeleiteten Wachstumsfaktor-Rezeptors α und β, des Fibroblasten-Wachstumsfaktor-Rezeptors 1-3 und VEGFR 1-3 ⇒ Hemmung der Proliferation, Migration und Differenzierung von Lungenfibroblasten/Myofibroblasten ⇒ antifibrotisch, antiinflammatorisch;
UW (Nintedanib): Gewicht ↓, Appetit ↓, Diarrhoe, Übelkeit, Bauchschmerzen, Erbrechen, GPT/GOT/γGT ↑; **KI** (Nintedanib): bekannte Überempfindlichkeit, Erdnuss-, Sojallergie

Nintedanib Rp	HWZ 10-15h, PPB 98%, PRC C, Lact ?
Ofev *Kps. 100, 150mg*	**Idiopathische Lungenfibrose:** → 498: 2 x 150mg p.o., bei schlechter Verträglichkeit ggf. 2 x 100mg p.o.; **DANI** CrCl > 30: nicht erf., CrCl < 30: k. D.; **DALI** Child A: nicht erf.; Child B, C: Anw. nicht empfohlen

A 3.17 Mittel zur Therapie der pulmonalen Hypertonie

Wm/Wi (Ambrisentan): selektiver Antagonist am Endothelinrezeptor Typ ET_A ⇒ Hemmung der Vasokonstriktion und Proliferation glatter Muskelzellen;
Wm/Wi (Bosentan, Macitentan): spezifischer und kompetitiver Antagonist am Endothelinrezeptor Typ ET_A und ET_B ⇒ Inh. von Endothelin-1-Wi ⇒ pulmonal arterieller Druck ↓;
Wm/Wi (Iloprost): Prostaglandin ⇒ Vasodilatation; **Wm/Wi** (Riociguat): Stimulator der löslichen Guanylatcyclase, nach Bindung an NO wird die cGMP-Synthese gesteigert ⇒ Verminderung von Tonus, Proliferation, Fibrose und Entzündung in pulmonalarteriellen Gefäßen;
Wm/Wi (Selexipag): Stimulation des IP-Rezeptors ⇒ Vasodilatation, Hemmung von Zellproliferation und Fibrose; **Wm/Wi** (Sildenafil, Tadalafil): Hemmung der Phosphodiesterase Typ 5 ⇒ cGMP-Abbau ↓ ⇒ pulmonal arterieller Druck ↓ (Phosphodiesterase-5-Inhibitor);
UW (Ambrisentan): Kopfschmerzen, periphere Ödeme, Flüssigkeitsretention, Palpitationen, Anämie, Schleimhautschwellungen in oberen Atemwegen, Sinusitis, Rhinitis, abdominelle Schmerzen, Obstipation, Hautrötungen; **UW** (Bosentan): Kopfschmerzen, Nasopharyngitis, Hypotension, Flush, Ödeme, Anämie, Transaminasen ↑, Leberschaden;
UW (Macitentan): Nasopharyngitis, Bronchitis, Influenza, Harnwegsinfekt, Anämie, Kopfschmerzen, Hypotonie; **UW** (Riociguat): Schwindel, Kopfschmerz, Diarrhoe, Übelkeit, Erbrechen, Dyspepsie, Ödeme, Gastroenteritis, Anämie, Palpitationen, Hypotonie, Hämoptoe, Epistaxis, vertsopfte Nase, Gastritis, Reflux, Bauchschmerzen, Dysphagie, Obstipation, Meteorismus; **UW** (Selexipag): Kopfschmerzen, Flush, Nasopharyngitis, Diarrhoe, Übelkeit, Erbrechen, Kieferschmerzen, Myalgie, Arthralgie, Extremitätenschmerz, Anämie, Hyperthyreose, reduzierter Appetit, Gewichtsverlust, Hypotonie, Bauchschmerzen, Exanthem, Urtikaria, Erythem, Schmerzen; **UW** (Sildenafil): Kopfschmerzen, Flush, Gliederschmerzen, Myalgie, Dyspepsie, Diarrhoe, Husten, Epistaxis, Schlaflosigkeit, Fieber, Grippe, Sehstörung;
UW (Tadalafil): Kopfschmerzen, Verschwommensehen, Hautrötung, Hypotonie, Epipharyngitis, Epistaxis, Übelkeit, Erbrechen, Muskelschmerzen, vermehrte uterine Blutung;
UW (Treprostinil): Kopfschmerzen, Vasodilatation, Diarrhoe, Übelkeit, Hautausschlag, Kieferschmerzen, Schmerzen an der Infusionsstelle, Reaktionen an der Infusionsstelle, Blutung oder Hämatom, Benommenheit, Hypotonie, Pruritus, Ödem, Blutungen;

KI (Ambrisentan): bek. Überempf., stark eingeschränkte Leberfunktion, keine Kontrazeption, Grav./Lakt.; **KI** (Bosentan): Grav.; **KI** (Macitentan): bek. Überempf., Grav./Lakt., Frauen im gebärfähigen Alter, die keine zuverlässigen Verhütungsmethoden anwenden; schwere Leberfunktionsstörung, vor Behandlungsbeginn bestehende Transaminasenerhöhung (>3 ONW); **KI** (Riociguat): bek. Überempf., gleichzeitige Anwendung von PDE-5-Hemmern (wie z.B. Avanafil, Sildenafil, Tadalafil, Vardenafil); schwere Leberfunktionsstörung (Child C); gleichz. Anw. von Nitraten oder Stickstoffmonoxid-Donatoren (wie z.B. Amylnitrit) in jeglicher Form; RR syst. < 95 mmHg bei Behandlungsbeginn; Grav.; **KI** (Selexipag): bek. Überempf., schwere KHK oder instabile Angina pectoris, Myokardinfarkt innerhalb der letzten 6M, dekomp. Herzinsuffizienz, sofern nicht engmaschig überwacht, schwere Arrhythmien, zerebrovaskuläre Ereignisse innerhalb der letzten 3M, angeborene oder erworbene Klappendefekte mit klinisch relevanten myokardialen Funktionsstörungen, die nicht mit einer pulmonalen Hypertonie in Verbindung stehen; **KI** (Tadalafil): bek. Überempf., schw. Hypotonie, Herzinfarkt < 90d, gleichzeitige Anw. von Nitraten, nichtarteriitische anteriore ischämische Optikusatrophie (NAION); **KI** (Treprostinil): bek. Überempf., pulmonale arterielle Hypertonie in Verbindung mit einer Venenverschlusserkr.; kongestive Herzinsuffizienz infolge einer schweren LV-Dysfunktion; schwere Leberinsuffizienz (Child C); aktives Magen-Darm-Geschwür, intrakranielle Blutung, Verletzung oder andere Blutungen; kongenitale oder erworbene Herzklappenfehler mit klinisch relevanter myokardialer Funktionsstörung, die nicht mit pulmonaler Hypertonie zusammenhängt; schwere koronare Herzkrankheit oder instabile Angina; Herzinfarkt innerhalb der letzten sechs Monate; dekompensierte Herzinsuffizienz, wenn diese nicht unter genauer ärztlicher Aufsicht steht; schwere Arrhythmien; zerebrovask. Ereignisse (z.B transitorischer ischämischer Schlaganfall, Schlaganfall) innerhalb der letzen drei Monate

Ambrisentan Rp	HWZ 14-17h, PPB 99%, PRC X Lact ?
Volibris *Tbl. 5, 10mg*	**Pulmonale Hypertonie** (WHO II-III) → 512: 1 x 5mg p.o.; **PAH + Bindegewebserkrankung** ini 1 x 5mg, evtl. auf 10mg/d steigern; **Ki. < 18J:** Anwendung nicht empfohlen; **DANI** CrCl > 30: 100%; < 30: vors. Anw.; **DALI** Transaminasenerhöhung > 3 x ULN: KI
Bosentan Rp	HWZ 5h, PPB 98%, PRC X, Lact
Bosentan AL *Tbl. 62.5, 125mg* **Bosentan Heumann** *Tbl. 62.5, 125mg* **Bosentan Puren** *Tbl. 62.5, 125mg* **Tracleer** *Tbl. 32, 62.5, 125mg*	**Pulmonale Hypertonie** (WHO III-IV) → 512: ini 2 x 62.5mg p.o., nach 4W 2 x 125mg; max. 2 x 250mg; **Ki. > 3J: 10-20kg:** ini 1 x 31.25mg, Erh.Dos. 2 x 31.25mg; **20-40kg:** ini 2 x 31.25mg, Erh.Dos. 2 x 62.5mg **> 40kg:** ini 2 x 62.5mg, Erh.Dos. 2 x 125mg **DANI** nicht erf.; **DALI** Child B-C: KI
Iloprost Rp	HWZ 0.5h, Q0 1.0, PPB 60%
Ventavis *Amp. 10µg/1ml, 20µg/2ml*	**Primäre pulmonale Hypertonie NYHA III** → 512: 6-9 x 2.5-5µg inhalieren; **DANI** CrCl > 30: 100%; HD: sorgf. Dosiseinst Dosisintervall mind. 3h; **DALI** Dosisreduktion

Macitentan Rp	HWZ 16 (48)h, PPB 99%
Opsumit *Tbl. 10mg*	**Pulmonale Hypertonie NYHA II-III** → 512: 1 x 10mg p.o.; **DANI** nicht erf.; HD: Anw. nicht empf.; **DALI** schwere LI: KI
Riociguat Rp	HWZ 7-12h, PPB 95%
Adempas *Tbl. 0.5, 1, 1.5, 2, 2.5mg*	**Pulmonale Hypertonie, chronisch thromboembolische pulm. Hypertonie NYHA II-III** → 512: ini 3 x 1mg p.o. f. 3W, dann alle 2W um 3 x 0.5mg steigern sofern syst. RR ≥ 95mmHg, bis max. 3 x 2.5mg; **DANI** CrCl 30-50: vors. Dosistitration; < 30: Anw. nicht empfohlen; **DALI** Child B: vorsichtige Dosistitration; C: KI
Selexipag Rp	HWZ 0.8-2.5 (6.2-13.5)h, PPB 99%
Uptravi *Tbl. 200, 400, 600, 800, 1000, 1200, 1400, 1600mg*	**Pulmonale Hypertonie WHO II-III:** ini 2 x 200mg p.o., wöchentl. um 2 x 200mg steigern bis zur höchsten individuell verträglichen Dosis, max. 2 x 1600mg; **DANI** CrCl < 30: vorsichtige Dosistitration; **DALI** Child A: 100%; B: ini 1 x 200mg, um 1 x 200mg steigern; C: Anw. nicht empf.
Sildenafil Rp	HWZ 3-5h, PPB 96%, PRC B, Lact ?
Granpidam *Tbl. 20mg* **Mysildecard** *Tbl. 20mg* **SildeHEXAL PAH** *Tbl. 20mg* **Revatio** *Tbl. 20mg; Trockensaft (1ml = 10mg); Inj.Lsg. 10mg/12.5ml*	**Pulmonale Hypertonie** (WHO III) → 512: 3 x 20mg p.o.; 3 x 10mg i.v.; **Ki. 1-17J:** < 20kg: 3 x 10mg p.o; > 20kg: 3 x 20mg; **DANI** CrCl < 30: bei schlechter Verträglichkeit 2 x 20mg; **DALI** Child-Pugh A, B: evtl. 2 x 20mg; C: KI
Tadalafil Rp	HWZ 16h, PPB 94%, PRC B, Lact ?
Adcirca *Tbl. 20mg* **TadaHexal PAH** *Tbl. 20mg* **Tadal 1A PAH** *Tbl. 20mg* **Tadalafil Puren PAH** *Tbl. 20mg*	**Pulmonale Hypertonie** (WHO II-III) → 512: 1 x 40mg p.o.; **DANI** leichte bis mäßige NI: ini 20mg, ggf. steigern auf 40mg/d; schwere NI: Anw. nicht empfohlen; **DALI** Child-Pugh A, B: evtl. ini 20mg; C: Anwendung nicht empfohlen
Treprostinil Rp	
Remodulin *Inf.Lsg. 20mg/20ml, 50mg/20ml, 100mg/20ml, 200mg/20ml* **Treprostinil beta** *Inf.Lsg. 20mg/20ml, 50mg/20ml, 100mg/20ml, 200mg/20ml*	**Idiopathische oder familiäre pulmonal-arterielle Hypertonie (NYHA III):** ini 1.25ng/kg/min i.v.; in den ersten 4W um 1.25ng/kg/min/W steigern, dann 2.5ng/kg/min; s.a. FachInfo; **DANI, DALI** vors. Anw.

A 4 Gastroenterologie – Arzneimittel

A 4.1 Ulkustherapeutika

A 4.1.1 H_2-Blocker

Wm: kompetetiver Antagonismus am H_2-Rezeptor der Belegzellen; **Wi:** basale und Histamin-stimulierte Säuresekretion ↓; **UW** (Cimetidin): keine sehr häufigen bzw. häufigen UW; **UW** (Famotidin): Kopfschmerzen, Schwindel, Verstopfung, Durchfall; **KI** (Cimetidin): bek. Überempf., Ki. u. Jug. im Wachstumsalter, Grav., Lakt.; **KI** (Famotidin): bek. Überempf., Kinder;

Cimetidin Rp	HWZ 2h, Qo 0.3, PPB 20%, PRC B, Lact -
Cimetidin Acis *Tbl. 200, 400, 800mg* **H_2-Blocker-ratioph.** *Amp. 200mg/2ml*	**Gastroduodenale Ulzera** → 521: 800–1000mg/d p.o. in 1–2ED; **Stressulkus-Pro.** → 520: 1–2g/d i.v. in 3–5ED oder Dauerinfusion, max. 80mg/h; **Prämed. zur Vermeidg. anaphylaktoider Reaktionen** 5mg/kgKG i.v.; **Refluxösophagitis** → 519: 2 x 400–800mg p.o.; **Zollinger-Ellison-Syndrom** → 586: 1–2g/d p.o. in 2–3ED; **Ki.:** 15–30mg/kg/d p.o., max. 1600mg/d in 4ED **DANI** CrCl 0–15: 400mg/d; 15–30: 600mg/d 30–50: 800mg/d
Famotidin Rp	HWZ 2.6–4h, Qo 0.2, PPB 20% PRC B, Lact
Famotidin-ratioph. *Tbl. 20, 40mg* **Famotidin STADA** *Tbl. 20mg* **Pepdul** *Tbl. 20, 40mg*	**Gastroduod. Ulzera** → 521: 1 x 40mg p.o. z.N. Rezidiv-Pro.: 1 x 20mg; **Zollinger-Ellison-Syndrom** → 586: 4 x 20mg p.o., je nach Wi steigern bis 800mg/d; **DANI** CrCl < 30, HD:50%

A 4.1.2 Protonenpumpenblocker

Wm/Wi: Blockade der H^+/K^+-ATPase ⇒ stärkste Suppression der Säurebildung; **UW** (Dexlansoprazol): Kopfschmerzen, Diarrhoe, Bauchschmerzen, Übelkeit, Flatulenz, Obstipation; **UW** (Esomeprazol): Bauchschmerzen, Verstopfung, Diarrhoe, Blähungen, Übelkeit/Erbrechen, Kopfschmerzen; **UW** (Lansoprazol): Kopfschmerzen, Schwindel, Übelkeit, Diarrhoe, Magenschmerzen, Obstipation, Erbrechen, Flatulenz, trockener Mund/Hals, Anstieg der Leberenzyme ↑, Urtikaria, Juckreiz, Hautausschlag, Müdigkeit; **UW** (Omeprazol): Diarrhoe Verstopfung, Flatulenz, Bauchschmerzen, Übelkeit, Erbrechen, Müdigkeit, Schläfrigkeit, Schlafstörungen, Schwindel, Kopfschmerzen; **UW** (Pantoprazol): Diarrhoe, Kopfschmerzen **UW** (Rabeprazol): Infekte, Kopfschmerzen, Schwindel, Schlaflosigkeit, Pharyngitis, Rhinitis Husten, Diarrhoe, Erbrechen, Übelkeit, Bauchschmerzen, Obstipation, Flatulenz, unspezifische Schmerzen, Rückenschmerzen, Asthenie, Influenza-ähnliche Symptome; **KI** (Dexlansoprazol): bek. Überempf., Kombination mit Atazanavir; **KI** (Esomeprazol): bek. Überempf., Kombination mit Atazanavir, Nelfinavir; **KI** (Lansoparzol): bek. Überempf., Kombination mit Atazanavir; **KI** (Omeprazol): bek. Überempf., Kombination mit Atazanavir **KI** (Pantoprazol): bek. Überempf., gegen P., Soja, Erdnuss; Kombination mit Atazanavir; **KI** (Rabeprazol): bek. Überempf., Kombination mit Atazanavir, Grav./Lakt.

)exlansoprazol Rp	HWZ 1-2h, PPB 98%
Dexilant *Kps 30, 60mg*	**Erosive Refluxösophagitis:** 1 x 60mg p.o. für 4W, ggf. f. 8W, dann 1 x 30mg f. bis zu 6M; **nichterosive Refluxkrankheit:** 1 x 30mg für bis zu 4W.; **DANI** nicht erforderlich; **DALI** schwere LI Anw. nicht empfohlen
:someprazol Rp/OTC*	HWZ 1.5h, Q0 > 0.9, PPB 97%, PRC B, Lact ?
Esomep *Tbl. 20, 40mg* **Esomeprazol-CT** *Tbl. 20, 40mg* **Esomeprazol Normon** *Inf.Lsg. 40mg* **Esomeprazol-ratioph.** *Kps. 20, 40mg* **Nexium Mups** *Tbl. 20, 40mg* **Nexium** *Tbl. 20, 40mg; Gran. 10mg; Inf.Lsg. 40mg* * *20mg Tbl. teils als OTC in kleinen Packungsgrößen verfügbar*	**Refluxösophagitis** → 519: Erw. u. **Ki. ab 12J:** ini 1 x 40mg p.o. für 4-8W, dann 1 x 20mg; 1 x 20-40mg i.v.; **Ki 1-11J:** 10-20kg: 1 x 10mg p.o.; ≥ 20kg: 1 x 10-20mg bis zu 8W; **H.P.-Erad.** → 521: 2 x 20mg p.o. + Antibiose; **Pro. gastroduodenale Ulzera bei NSAR-Ther.** → 521: 1 x 20mg; **Zollinger-Ellison-Syndrom** → 586: 2 x 40mg p.o., ggf. bis 2 x 80mg; **DANI** nicht erforderlich; **DALI** bei schwerer LI max. 20mg/d
ansoprazol Rp	HWZ 0.9-1.5h, Q0 1.0 (0.7), PPB 97%, PRC B, Lact ?
Agopton *Kps. 15, 30mg* **Lansoprazol AL** *Kps. 15, 30mg* **Lansoprazol HEXAL** *Kps. 15, 30mg* **Lansoprazol-ratioph.** *Kps. 15, 30mg*	**Gastroduod. Ulzera** → 521, **Refluxösophagitis** → 519: 1 x 30mg p.o.; Rezidiv-Pro.: 1 x 15mg; **H.P.-Erad.** → 521: 2 x 30mg + Antibiose; **Pro. gastroduodenale Ulzera bei NSAR-Ther.** → 521: 1 x 15mg; **Zollinger-Ellison-Syndrom** → 586: ini 1 x 60mg, je nach Wi bis 180mg/d; **DANI** max. 30mg/d; **DALI** leichte bis mäßige LI: 30 bzw. 15mg/d; schwere LI: Anwendung nicht empfohlen
meprazol Rp/OTC*	HWZ 0.5-1.5h, Q0 1.0, PPB > 90%, PRC C, Lact ?
Antra Mups *Tbl. 10, 20mg* **Omebeta** *Kps. 20mg* **Omep** *Kps. 10, 20, 40mg; Inf.lsg. 40mg* **Omeprazol-ratioph. NT** *Kps. 10, 20, 40mg* **Omeprazol Dexcel** *Kps. 10, 20, 40mg* **Ome Tad** *Kps. 20mg* * *20mg Tbl. teils als OTC in kleinen Packungsgrößen verfügbar*	**Gastroduodenale Ulzera** → 521: 1 x 20-40mg p.o.; 1 x 10-20mg i.v.; **Refluxösophagitis** → 519: 1 x 20-40mg p.o.; **Ki. > 2J:** < 20kg: 1 x 10mg; > 20kg: 1 x 20mg; **H.P.-Eradikation** → 521: 2 x 20mg; **Pro. gastroduoden. Ulzera bei NSAR-Ther.** → 521: 1 x 20mg; **Zollinger-Ellison-Syndrom** → 586: ini 1 x 60mg p.o., je nach Wi steigern bis 2 x 40-60mg, max. 200mg/d i.v.; **DANI** nicht erforderlich; **DALI** max. 20mg/d

Pantoprazol Rp/OTC*	HWZ 1h, Qo 0.7, PPB 98%, PRC B, Lact
Pantoprazol HEXAL *Tbl. 20, 40mg; Inj.Lsg. 40mg* **Pantoprazol NYC** *Tbl. 20, 40 mg* **Pantoprazol Stada** *Tbl. 20, 40mg* **Pantorc** *Tbl. 40mg* **Pantozol** *Tbl. 20, 40mg; Inj.Lsg. 40mg* **Pantozol control** *Tbl. 20mg* **Rifun** *Tbl. 20, 40mg* ** 20mg Tbl. teils als OTC in kleinen Packungsgrößen verfügbar*	**Gastroduodenale Ulzera** → 521, **Refluxösophagitis** → 519: 1 x 40mg p.o.; 1 x 40mg i.v.; **Langzeittherapie u. Rezidiv-Pro. Refluxösophagitis** → 519, **Pro. gastroduod. Ulzer bei NSAR-Therapie** → 521**:** 1 x 20mg; **Zollinger-Ellison-Syndrom** → 586: 1 x 80mg p.o./i.v., ggf. zeitweilig 2 x 80mg; **H.P.-Eradik.** → 521: 2 x 40mg p.o. + Antib. **DANI** nicht erforderlich; **DALI** schwere LI max. 40mg alle 2d

Rabeprazol Rp	HWZ 1-2h, Qo 0.8, PPB 97%, PRC B, Lact
Pariet *Tbl. 10, 20mg* **Rabeprazol Puren** *Tbl. 10, 20mg* **Rabeprazol-ratioph.** *Tbl. 10, 20mg*	**Gastroduod. Ulzera** → 521, **Refluxösophagit** → 521: 1 x 20mg p.o.; Rezidiv-Pro. 1 x 10mg; **H.P.-Eradikation** → 521: 2 x 20mg p.o. + Antibiose; **Zollinger-Ellison-Syndrom** → 58 1 x 60mg, ggf. bis 2 x 60mg; **DANI, DALI** nicht erforderlich

A 4.1.3 Kombinationen zur Helicobacter-pylori-Therapie

Wm/Wi (Bismut): genauer Wm nicht bekannt, scheint mit direkter Toxizität für die Membranfunktion, Hemmung der Protein- und Zellwandsynthese, Hemmung der Urease-Enzymaktivität, Verhinderung von Zytoadhärenz, der ATP-Synthese und einer unspez. kompetitiven Beeinträchtigung des Eisentransportes zusammenzuhängen;
UW (Pylera): metallischer Geschmack, Übelkeit, Diarrhoe, Schwarzfärbung des Stuhls, Vaginalinfektion, Anorexie, Appetit ↓, Kopfschmerzen, Schwindel, Somnolenz, Erbrechen Bauchschmerzen, Dyspepsie, Obstipation, Mundtrockenheit, Flatulenz, Transaminasenerhöhung, Exanthem, Chromurie, Schwächezustände;
KI (Pylera): bek. Überempf.., Ki. bis 12J., Nieren- oder Leberfunktionsstrg., Grav./Lakt.

Pantoprazol + Amoxicillin + Clarithromycin Rp	
ZacPac *Packung enth. 14 Tbl. Pantozol 40mg, 14 Tbl. Amoxicillin 1g, 14 Tbl. Clarithromycin 500mg*	**H.P.-Eradikation** → 521: 2 x 1Tbl. p.o. für 7-14d; **DANI** CrCl < 30: KI; **DALI** KI bei mittelschwerer bis schwerer LI

Omeprazol + Amoxicillin + Clarithromycin Rp	
Omep plus *Packung enth. 14 Tbl. Omeprazol 20mg, 14 Tbl. Amoxicillin 1g, 14 Tbl. Clarithromycin 500mg*	**H.P.-Eradikation** → 521: Erw. u. **Ki. ab 12** 2 x 1Tbl. p.o. für 7-14d; **DANI, DALI** Anw. nicht empf.

Bismut-III-Oxid-Citrat + Metronidazol + Tetracyclin Rp	
Pylera *Kps. 140+125+125mg*	**H.P.-Eradikation, PRO rezidivierender peptischer H.P.-induzierter Ulzera:** 4 x 3 Kps. nach dem Essen p.o. + 2 x 20mg Omeprazol für 10d; **DANI, DALI** KI

A 4.1.4 Antazida

Wm/Wi: Neutralisierung der Magensäure; **UW** (Hydrotalcit): weiche Stühle, Diarrhoe; bei NI: Hypermagnesiämie, Aluminiumeinlagerung v.a. in Knochen und Nervengewebe, Phosphatverarmung; **KI** (Hydrotalcit): Niereninsuffizienz (CrCl < 30) nur unter Kontrolle des Magnesium- u. Aluminiumspiegels, Hypophosphatämie, Ki. < 12J

Almasilat OTC	
Megalac Almasilat *Btl. 1g* **Simagel** *Tbl. 430mg*	**Säurebedingte Magenbeschwerden:** bis zu 6 x 430–860mg p.o.; **DANI** CrCl < 30: Al- und Mg-Spiegel-Kontrolle erforderlich
Hydrotalcit OTC	
Ancid *Kautbl. 500, 1000mg* **Hydrotalcit-ratioph., Talidat** *Kautbl. 500mg* **Talcid** *Kautbl. 500mg; Btl. 1000mg; Saft 1g/Messl.*	**Säurebedingte Magenbeschwerden:** 3–4 x 500–1000mg p.o., max. 6g/d; **DANI** CrCl < 30: Al- und Mg-Spiegel kontrollieren
Magaldrat OTC	PRC B, Lact ?
Magaldrat-ratioph. *Tbl. 800mg* **Riopan** *Tbl. 800mg; Btl. 1600mg*	**Säurebedingte Magenbeschwerden:** 3–4 x 400–1600mg p.o.; max. 6400mg/d; **DANI** CrCl < 30: Al- u. Mg-Spiegel kontroll.
Al-Na-Carbonat-Dihydroxid OTC	
Kompensan *Tbl. 300mg; Btl. 300mg*	**Säurebedingte Magenbeschwerden:** 3–4 x 300–600mg p.o.; **DANI** CrCl < 30: KI
Al-Mg-Silicat OTC	
Gelusil Lac *Kautbl. 500mg*	**Säurebedingte Magenbeschwerden:** bis 3 Kautbl. mehrmals/d p.o.; **DANI** Kontrolle von Al- und Mg-Spiegel erf.; CrCl < 30: KI
Mg-Hydroxid + Al-oxid OTC	PRC B, Lact ?
Maalox *Kautbl. 400+200mg* **Maaloxan** *Kautbl. 400+200mg; Btl. 400+230mg; Susp. (10ml = 400+230mg)*	**Säurebedingte Magenbeschwerden:** 3–4 x 400–800 + 200–900mg p.o.; **DANI** CrCl < 30: Al-/Mg-Spiegel kontrollieren

A 4.1.5 Alginat

Wm/Wi (Alginat): bildet mit Kalium/Na/Ca-Carbonat Schaum, der sich auf Mageninhalt legt u. als Säurebarriere wirkt; **UW** (Alginat): keine (sehr) häufigen UW; **KI** (Alginat): bek. Überempf.

Natriumalginat + Kaliumhydrogencarbonat OTC	
Gaviscon Advance *Lsg. (1ml enth. 100+20mg)* **Gaviscon Advance Pfefferminz** *Btl. 1000 + 200mg*	**Refluxsymptome:** Erw., **Ki. ab12J:** 10-20ml oder 1-2 Btl. p.o.; **DANI** Anw. bei NI nicht empf.
Natriumalignat + Na-Hydrogencarbonat + Ca-Carbonat OTC	
Gaviscon Dual *Btl. 500+213+325mg Kautbl. 250+106.5+187.5mg;* **Gaviscon Liquid** *Btl. 500+267+160mg*	**Refluxsymptome:** Erw., **Ki. ab12J:** 10-20ml oder 1-2 Btl. p.o. oder 2-4 Kautbl. p.o.; **DANI** Anw. bei NI nicht empf.

A 4.1.6 Anticholinergika, Schleimhautprotektiva

Wm/Wi (Misoprostol): prostaglandinvermittelte Hemmung der Säuresekretion, Aktivierung der Bikarbonat- und Schleimsekretion; **Wm/Wi** (Pirenzepin): Parasympathikolyse durch kompetitive Blockade der Muscarinrezeptoren ⇒ Säure- und Pepsinogensekretion ↓; **UW** (Misoprostol): Diarrhoe, Schwindel, Kopfschmerzen, Metrorrhagien, Übelkeit, Erbrechen; **UW** (Pirenzepin): Kopfschmerzen, Akkommodationsstrg., Mundtrockenheit, Diarrhoe, Obstipation, Exanthem; **UW** (Sucralfat): Obstipation, Aluminiumspiegel ↑ bei NI; **KI** (Misoprostol): entz. Darmerkr., Grav./Lakt.; **KI** (Pirenzepin): bek. Überempf., in Grav./Lakt. vermeid.; **KI** (Sucralfat): bek. Überempf.; rel. KI bei schw. Einschränkg. der Nierenfunktion, Ki. < 14 J, Grav./Lakt.

Misoprostol Rp	HWZ 0.5 h, Qo 1.0, PPB 85%, PRC X, Lact -
Cytotec *Tbl. 200µg*	**Ulkus-Pro. bei NSAR-Ther.** → 521: 2-4 x 200µg p.o.; **Gastroduod. Ulzera** → 521: 4 x 200µg/d
Pirenzepin Rp	HWZ 10–14h, Qo 0.6, PPB 12%
Gastrozepin *Tbl. 50mg*	**Ulcus ventrikuli/duodeni** → 521: 2 x 50mg p.o.; max. 3 x 50mg; **DANI** nicht erforderlich
Sucralfat Rp	PRC B, Lact +
Sucrabest *Tbl. 1g; Gran. 1g*	**Gastroduodenale Ulzera** → 521, **Refluxösophagitis** → 519: 4 x 1g p.o.; Rezidiv-Pro.: 2 x 1g; **DANI** KI bei dialysepflichtiger NI

A 4.2 Motilitätssteigernde Mittel

Wm/Wi (Domperidon, MCP): Antagonismus an zentr. u. periph. Dopaminrezeptoren ⇒ Acetylcholinfreisetzung ↑; **Wm/Wi** (Linaclotid): Agonist am Guanylatzyklase-C-Rezeptor des Darmepithels ⇒ prokinetische Wi, Verringerung viszeraler Schmerzen, Sekretion von Chlorid und Bikarbonat ins Darmlumen; **Wm/Wi** (Methylnaltrexon): selektiver Opioid-Antagonist am µ-Rez.; **Wm/Wi** (Naldemedin, Naloxegol): peripher wirkender µ-Opioidrez.-Antagonist im GI-Trakt, wobei es die obstipierenden Wirkungen der Opioide reduziert; **Wm/Wi** (Prucaloprid): selektiver Serotonin-(5HT4)-Agonist ⇒ enterokinet. Aktivität ↑; **UW** (Domperidon): Mundtrockenheit; **UW** (Linaclotid): Diarrhoe, Bauchschmerzen, Flatulenz, abdominelle Distension, Schwindel, virale Gastroenteritis; **UW** (MCP): Durchfall, Müdigkeit, akute Dyskinesien, Dystonien, Parkinsonismus, Kopfschmerzen, Schwindel, Angst, Ruhelosigkeit, Exanthem, HRST, Prolaktin ↑; **UW** (Methylnaltrexon): abdom. Schmerzen, Übelkeit, Diarrhoe, Flatulenz, Schwindel, allg. Injektionsbeschwerden; **UW** (Naldemedin): Diarrhoe, Bauchschmerzen, Übelkeit, Erbrechen; **UW** (Naloxegol): Bauchschmerzen, Diarrhoe, Nasopharyngitis, Kopfschmerzen, Flatulenz, Übelkeit, Erbrechen, Hyperhidrose; **UW** (Prucaloprid): Kopfschmerzen, Schwindel, Übelkeit, Bauchschmerzen, Diarrhoe, Erbrechen, Dyspepsie, Rektalblutung, Flatulenz, anormale Darmgeräusche, Pollakisurie, Müdigkeit; **KI** (Domperidon): bek. Überempf., Prolaktinom, mäßige oder schwere Leberfunktionsstrg., best. Verlängerung des kard. Reizleitungsintervalls, insbes. der QTc-Zeit, signif. Elyt.Strg., kongestive HI; gleichzeitige Anw. von Disopyramid, Chinidin, Amiodaron, Dofetilid, Dronedaron, Ibutilid, Sotalol, Haloperidol, Pimozid, Sertindol, Citalopram, Escitalopram, Erythromycin, Clarithromycin, Telithromycin Levofloxacin, Moxifloxacin, Spiramycin, Pentamidin, Halofantrin, Lumefantrin, Cisaprid, Dolasetron, Prucaloprid, Mequitazin, Mizolastin, Toremifen, Vandetanib, Vincamin, Bepridil, Diphemanil, Methadon, Proteasehemmer, systemische Azol-Antimykotika;

KI (Linaclotid): bek. Überempf., bek. oder vermutete mechanische gastrointestinale Obstruktion; KI (MCP): bek. Überempf., Phäochromozytom, prolaktinabhängige Tumoren, mechan. Darmverschluss, Darmdurchbruch, Epilepsie, M. Parkinson, extrapyramidalmot. Störung, anamnest. neurolept. oder durch Metoclopramid verurs. Spätdyskinesie, Komb. mit Levodopa oder dopaminergen Agonisten, anamnest. Methämoglobinämie mit Metoclopramid oder NADH-Cytochrom-b5-Reduktase-Mangel, Ki. < 1J; **KI** (Methylnaltrexon): bek. Überempf., Darmverschluss, akutes chirurg. Abdomen; **KI** (Naldemedin): bek. Überempf., Pat. mit bek./vermuteter gastrointest. Obstruktion/Perforation oder Pat. mit erhöhtem Risiko für wiederkehr. Obstruktion wegen Gefahr einer gastrointest. Perforation; **KI** (Naloxegol): bek. Überempf., bek. oder vermut. gastrointest. Verschluss, Krebserkr. mit ↑ Risiko f. GI-Perforation (Malignome in GI-Trakt bzw. Peritoneum, rezidiv./fortgeschr. Ovarial-Ca, Ther. mit VGEF-Inhib.), gleichz. Anw. von starken CYP3A4-Inhibitoren (z. B. Clarithromycin, Ketoconazol, Itraconazol, Telithromycin, Ritonavir, Indinavir, Saquinavir; Grapefruitsaft in großen Mengen); **KI** (Prucaloprid): bek. Überempf., Dialysepflicht, Darmperf. od. Verstopfung infolge struktureller/funkt. Darmwanderkr., obstruktiver Ileus, schwere chron. entzündl. Darmerkrankungen, toxisches Megakolon

Domperidon Rp	HWZ 7h, Qo 1.0, PPB 80–90%
Domperidon HEXAL *Tbl. 10mg* **Domperidon Stada** *Tbl. 10mg* **Motilium** *Tbl. 10mg; Gtt. (1ml = 10mg)*	**Übelkeit, Erbrechen: Erw., Ki. ab 12J u. > 35kg:** 1–3 x 10mg p.o.; max. 30mg/d für max. 1W; **DANI** schwere NI: 1–2 x 10mg; **DALI** mäßige bis schwere LI: KI

Linaclotid Rp	(keine Resorption)
Constella *Kps. 290mg*	**Mittelschweres/schweres Reizdarmsyndr. mit Obstip:** 1 x 290mg p.o.; **DANI, DALI** nicht erf.

Metoclopramid Rp	HWZ 2.5–5h, Qo 0.7, PPB 40%, PRC B, Lact ?
Gastronerton *Tbl. 10 mg* **Gastrosil** *Tbl. 10mg* **MCP HEXAL** *Tbl. 10mg; Amp. 10mg/2ml* **MCP-ratioph.** *Tbl. 10mg; Kps. 30(ret.)mg; Lsg. (10ml = 10mg); Supp. 10mg; Amp. 10mg/2ml* **MCP Stada** *Tbl. 10mg; Lsg. (10ml = 10mg)* **Paspertin** *Tbl. 10mg; Amp. 10mg/2ml*	**Prävent. von verzögerter chemo-/strahlentherapieinduzierter/postop. Übelkeit u. Erbrechen, symptomat. Beh. von Übelkeit und Erbrechen:** 1–3 x 10mg p.o.; max. 2 x 15mg (ret.) p.o.; 3 x 10mg rekt.; 1–3 x 10mg i.v.; Behandlungsdauer max. 5d; **Ki./Jug. 1–18J:** 0.1–0.15mg/kg/ED, max. 0.5mg/kg/d; **Übelkeit, Erbrechen bei Chemotherapie:** 30min vor Chemother. 2mg/kg über 15min i.v., Wdh. nach 2, 4, 6 und 9h, max. 10mg/kg/d; 2h vor Chemother. 1mg/kg/h i.v., während Chemother. 0.5mg/kg/h über 24h i.v.; **DANI** CrCl < 15: 25%, CrCl 15–60: 50%; **DALI** schwere LI mit Aszites: 50%

Methylnaltrexon Rp	HWZ 8h, Q0 0.5, PPB 13%, PRC B, Lact ?
Relistor *Inj.Lsg. 12mg/0.6ml*	**Opioid-induzierte Obstipation:** Erw. 38–61kg: 1 x 8mg (0.4ml) alle 2d s.c.; 62–114kg: 1 x 12mg (0.6ml) alle 2d s.c., < 38kg, > 114kg: 0.15mg/kg alle 2d s.c.; **DANI** CrCl < 30: 62–114kg: 1 x 8mg s.c., < 62kg:1 x 0.075mg/kg s.c.; terminale NI: Anw. nicht empf.; **DALI** Child C: Anw. nicht empf.

Naldemedin Rp	HWZ 11h, PPB 93%
Rizmoic *Tbl. 200µg*	**Opiod-induzierte Obstipation:** 1 x 200µg p.o. **DANI** nicht erf., sorgf. Anw. b. schwerer NI; **DALI** schwere LI: Anw. nicht empf.

Naloxegol Rp	HWZ 6-11h, PPB 0-20%
Moventig *Tbl. 12.5, 25mg*	**Opiod-induzierte Obstipation:** 1 x 25mg p.o. **DANI** mittelschwere bis schwere NI: ini 1 x 12.5mg, bei guter Verträglichkeit 1 x 25mg **DALI** schwere LI: Anw. nicht empfohlen

Prucaloprid Rp	HWZ 24h, Q0 0.4, PPB 30%
Prucaloprid Dexcel *Tbl. 1, 2mg* **Prucaloprid Zentiva** *Tbl. 1, 2mg* **Resolor** *Tbl. 1, 2mg*	**Chron. Obstipation:** 1 x 2mg p.o.; > 65J: ini 1 x 1mg, ggf. steigern auf 2mg/d; **DANI** CrCl < 30: 1mg/d; **DALI** Child C: 1mg/d

A 4.3 Spasmolytika

Wm/Wi: Antagonismus am Muscarinrez. (Parasympatholyse); **Wm/Wi** (Mebeverin): zusätzlich papaverinartige Wi (direkte Wi auf glatte Muskulatur); **UW** (Butylscopolamin): keine sehr häufigen bzw. häufigen UW; **UW** (Mebeverin): keine sehr häufigen bzw. häufigen UW; **KI** (Butylscopolamin): bek. Überempf., mechanische Stenosen des MD-Trakts, Megakolon, Harnverhaltung bei subvesikaler Obstruktion, Engwinkelglaukom, Tachykardie, Tachyarrhythmie, Myasthenia gravis; **KI** (Mebeverin): bek. Überempf., paralytischer Ileus

Atropin Rp	HWZ 2-3h, Qo 0.45, PPB 2-40%, PRC C, Lact
Dysurgal *Tbl. 0.5mg*	**Magen-Darm-/Harnwegspas.:** 1-3 x 0.5-1mg p.o.; **Ki. 2-5J:** 1-3 x 0.25mg; **6-14J:** 1-3 x 0.5m

Butylscopolamin OTC/Rp	HWZ 5h, Qo 0.55, PPB 3-11%, PRC
Buscopan *Tbl. 10mg; Amp. 20mg/1ml* **Butylscopolamin Rotexmed** *Amp. 20mg/1ml*	**Magen-Darm-Spasmen:** 3-5 x 10-20mg p.o. 20-40mg i.v./i.m./s.c., max. 100mg/d; **Ki. ab 6** **Jug.:** 0.3-0.6mg/kg i.v./i.m./s.c., max. 1.5mg/kg

Mebeverin Rp	HWZ 2h, PPB 76%
Duspatal *Tbl. 135mg; Kps. 200(ret.)mg* **Duspatalin, Mebeverin Puren** *Tbl. 135mg*	**Reizdarmsyndrom:** 2 x 200mg (ret.) p.o.; 3 x 135mg, evtl. Dosisred. nach einigen W

A 4.4 Laxantien

Wm/Wi (Bisacodyl, Natriumpicosulfat): nach Resorption und Metabolisierung in der Leber biliäre Exkretion, im Darm als freies Diphenol wirksam ⇒ antiresorptiv, hydragog; **Wm/Wi** (Lactulose): osmotische Wirkung, Vergärung durch Bakterien zu Säuren ⇒ Anregung der Peristaltik; **Wm/Wi** (Macrogol) = Polyethylenglycol: nicht resobierbar, keine Metabolisierung, Wasserbindung ⇒ Auslösung von Diarrhoe; **Wm/Wi** (Plantago ovata): Stuhlvolumen ↑ ⇒ Darmpassage ↑ (Gleit- u. Füllmittel); **Wm/Wi** (Senna): Spaltung der enthaltenen Anthraglykoside durch Colibakt. zu Anthronen bzw. Anthranolen ⇒ antiresorptive und hydragoge Wi; **UW** (Laxantien): Elektrolytverlust (v.a. K^+), Melanosis coli, Albuminurie, Hämaturie; **UW** (Plantago ovata): Blähungen, Völlegefühl, allerg. Reakt.; **KI** (Laxantien): Ileus, Grav./Lakt.

Bisacodyl OTC	PRC B, Lact ?
Dulcolax *Tbl. 5mg; Supp. 10mg* **Hemolax, Tirgon** *Tbl. 5mg* **Laxans-ratioph.** *Tbl. 5mg; Supp. 10mg* **Pyrilax** *Supp. 10mg*	**Obstipation:** 5-10mg p.o.; 10mg rekt.; **Ki. > 2J:** 5mg p.o./rekt.
Lactulose OTC	PRC B, Lact ?
Bifiteral *Saft (10ml = 6.67g); Btl. 10g* **Lactuflor** *Saft (10ml = 6.5g)* **Lactulose-ratioph.** *Saft (10ml = 6.67g)*	**Obstipation:** 1-2 x 5-10g p.o.; **Ki.:** 1-2 x 3-6g p.o.; **hepatische Enzephalopathie:** ini 3-4 x 5-10g p.o., langsam steigern bis 3-4 x 20-30g bis 2-3 weiche Stühle/d entleert werden
Macrogol OTC	
Forlax, Laxbene, Laxofalk *Btl. 10g* **Kinderlax** *Btl. 6g* **Laxbene Junior** *Btl. 4g, Lsg. (1ml enth. 500mg)*	**Obstipation:** 1-2 x 10-14g p.o.; **Ki. 6M-1J:** 4g/d; **1-4J:** 4-8g/d; **4-8J:** 8-16g/d; **> 8J:** 10-20g/d
Macrogol + NaCl + $NaHCO_3$ + KCl Rp/OTC	
Macrogol ratio Balance *Btl. 13,1g+351mg+179mg+47mg* **Macrogol Stada** *Btl. 13.1g+350mg+179mg +46mg* **Movicol** *Btl. 13,1g+351mg+179mg+47mg* **Movicol Junior** *Btl. 6.56g+175mg+89mg+23mg*	**Obstipation**: 1-3 x 1Btl. p.o.; **Koprostase**: 8Btl./d p.o.; **Ki. 5-11J:** Movicol Junior: 4-12Btl./d
Natriumpicosulfat OTC	
Agiolax Pico *Tbl. 5mg* **Guttalax** *Gtt. (1ml = 7.5mg)* **Laxoberal** *Tbl. 5mg; Gtt. (14Gtt. = 7.5mg)* **Regulax picosulfat** *Würfel 10mg; Gtt. (14Gtt. = 5mg)*	**Obstipation:** 1 x 5-10mg p.o.; **Ki. > 4J:** 1 x 2.5-5mg p.o.
Paraffin OTC	
Obstinol M *Emulsion (1ml = 332mg)*	**Obstipation:** 10-45ml/d; **Ki. 2-6J:** 10-20ml/d; **6-12J:** 10-30ml
Plantago ovata (Flohsamenschalen) OTC	
Agiocur *Gran. (5g enth. 3.25g)* **Mucofalk** *Gran. (5g enth. 3.25g)* **Flosine Balance** *Gran. (5g enth. 3g)* **Metamucil** *Pulver (10g enth. 5.3g)*	**Obstipation:** Granulat: 1-3 x 5-10g; Pulver: 1-3 x 7.5g (1TL)
Plantago ovata (Flohsamen) + Sennoside OTC	
Agiolax *Gran. (5g enth. 2.6g+15mg)*	**Obstipation:** 1-2 x 1TL Granulat

A 4.5 Darmlavage-Lösungen

Wm/Wi (Macrogol): Polyethylenglycol, nicht resorbierbar, keine Metabolisierung, Wasserbindung ⇒ Diarrhoe; **Wm/Wi** (Na_2SO_4 = Natriumsulfat): verhindert Resorption von Na-Ionen ⇒ osmotische Diarrhoe; **UW:** Übelkeit, Völlegfühl, Erbrechen, Magenkrämpfe, Reizung des Darmausgangs; **KI:** Ileus, V.a. Ileus, GI-Obstruktion oder Perforation, hochfloride Kolitis, tox. Megacolon, Entleerungsstrg. des Magens, Bewusstseinsstrg. mit Aspirationsneigung

Citronensäure + Magnesiumoxid + Natriumpicosulfat OTC

Citrafleet *Btl. 12g+3.5g+10mg* **Picoprep** *Btl. 12g+3.5g+10mg*	**Koloskopie-Vorbereitung** → 533: 1Btl. in 150ml Wasser lösen; am Vortag um 8 Uhr und 6–8h später je 1 Btl. trinken; Picoprep: **Ki. 1–2J:** 2 x 1/4 Btl.; **2–4J:** 2 x 1/2 Btl.; **4–9J:** 1Btl. morgens, 1/2Btl. nachmittags; > **9J:** s. Erw.

Kaliumsulfat + Magnesiumsulfat + Natriumsulfat OTC

Eziclen *2 x Konzentrat 3.13+3.28+17.51g/176ml*	**Koloskopie-Vorbereitg.** → 533: Konzentrat mit Wasser auf 0.5l auffüllen; am Vortag um 18 u. 20Uhr 0.5l Lösung + je 1l klare Flüssigkeit trinken; auch 2-d-Schema möglich, s. F

Macrogol + Na_2SO_4 + $NaHCO_3$ + NaCl + KCl OTC

Delcoprep *Lsg. (1l=59+12.88+1.68+1.46+0.75g)* **Klean Prep** *Btl. 59+5.68+1.68+1.46+0.74g*	**Koloskopie-Vorbereitung** → 533: 1Btl. in 1 Wasser lösen; 3–4l über 4–6h trinken

Macrogol + Na_2SO_4 + NaCl + KCl + Ascorbinsäure + Natriumascorbat OTC

Moviprep *Lsg. (1l = 100+7.5+2.69+1.01+4.7+5.9g)* **Plenvu** *(Dosis 1: 100g Macrogol + 9g Na_2SO_4 + 2gNaCl + 1g KCl; Dosis 2: Btl. A: 40g Macrogol + 3.2g NaCl + 1.2g KCl; Btl. B: 7.54g Ascorbins. + 4.11g Na-Ascorbat)*	**Koloskopie-Vorbereitung** → 533: Moviprep Btl. A u. B in 1l Wasser lösen; 2l über 2–4h trinken, zusätzlich 1l klare Flüssigkeit trinken; Plenvu: Dosis 1 + 2 je in 500ml Wasser lösen und innerhalb 30min trinken, dann jeweils 500ml klare Flüssigkeit innerhalb 30min trinken

Macrogol + $NaHCO_3$ + NaCl + KCl OTC

Endofalk Classic *Btl. 52.5+0.71+1.4+0.18g*	**Koloskopie-Vorbereitung** → 533: 2Btl. in 1 Wasser lösen; 3–4l über 4–6h trinken

A 4.6 Karminativa

Wm/Wi: Oberflächenspannung ↓ ⇒ entschäumend, antimeteoristisch; **UW/KI:** keine

Simeticon OTC

Endo-Paractol *Susp. (1ml = 5mg)* **Espumisan** *Kautbl. 40mg; Kps. 40mg; Emulsion (1ml = 40mg)* **Lefax** *Kautbl. 41, 100mg; Kps. 250mg; Granul. 250mg; Gtt. (1ml = 40mg); Susp. (5ml = 40mg)* **sab simplex** *Kautbl. 80mg; Gtt. (25Gtt. = 69mg)* **Simethicon-ratioph.** *Kautbl. 85mg*	**Meteorismus:** 3–4 x 40–240mg p.o.; **Sgl.:** 15Gtt. zu jeder Flaschennahrung; **Kleinki.:** 3–4 x 15 Gtt. p.o.; **Schulki.:** 4–6 x 20–30 Gtt; **Spülmittel-Intoxik.:** 5–20ml Suspension p.o.; **Ki.:** 2.5–10ml Suspension; **Vorbereitung vor Gastroskopie:** Endo-Paractol: 10ml p.o.; **DANI** nicht erf.

A 4.7 Antidiarrhoika

Wm/Wi (Loperamid, Morphin): Stimulation peripherer Opiatrezeptoren ⇒ Hemmung der Peristaltik; **Wm/Wi** (Carbo medicinalis): Adsorption von Bakterientoxinen; **Wm/Wi** (Racecadotril): Hemmung der Enkephalinase ⇒ Enkephalinabbau ↓ ⇒ antisekretorisch; **UW** (Loperamid): Kopfschmerzen, Müdigkeit, Schwindel, Mundtrockenheit, Nausea; **UW** (Morphin): Schläfrigkeit, Schwindel, Miosis, Bronchospasmus, abgeschwächter Husten, Obstipation, Mundtrockenheit, Übelkeit, Erbrechen, Harnretention, Asthenie; **UW** (Racecadotril): Kopfschmerzen, Übelkeit, Erbrechen, Fieber, K^+ ↓, Ileus, Bronchospasmus; **KI** (Loperamid): Ileus, Ki. < 2J, Grav./Lakt.; **KI** (Morphin): bek. Überempf., Opiatabhängigkeit, Glaukom, schwere LI/NI, Delirium tremens, schwere Kopfverletzung, Risiko eines paralyt. Ileus; **KI** (Racecadotril): Sgl. < 3M, Nieren-/Leberfkt. ↓, Laktoseintoleranz, Glukose-Galaktose-Malabsorption, Saccharase-Isomaltase-Mangel; **KI** (Saccharomyces boulardii): Überempf. gegen Hefe, lebensbedrohl. Erkr., Pat. mit geschwächter Immunabwehr, Pat. mit liegend. ZVK, Säugl./Ki. < 2J

Carbo medicinalis OTC	
Kohle-Compretten *Tbl. 250mg* **Kohle Hevert** *Tbl. 250mg* **Kohle Pulvis** *Pulver 10g* **Ultracarbon** *Granulat 50g*	**Diarrhoe:** 3–4 x 500–1000mg p.o.; **Ki.:** 3–4 x 250–500mg p.o.; **Vergiftungen** → 835: 50g in 400ml H_2O suspendieren ⇒ p.o. oder über Magensonde
Loperamid Rp/OTC	HWZ 7–15h, Qo 1.0, PRC B, Lact +
Imodium *Lingualtbl. 2mg; Kps. 2mg; Lsg. (1ml = 0.2mg)* **Lopedium** *Tbl. 2mg; Brausetbl. 2mg; Kps. 2mg* **Loperamid-ratioph., Loperhoe** *Tbl. 2mg* **Loperamid Stada** *Kps. 2mg; Lsg. (1ml = 2mg)*	**Akute Diarrhoe:** ini 4mg p.o., nach jedem Durchfall 2mg, max. 16mg/d; **Ki. 2–8J:** 0.04mg/kg/d p.o.; > **8J:** ini 2mg p.o.; max. 8mg/d; **chronische Diarrhoe:** 4mg/d p.o.; **DANI** nicht erf.; **DALI** vorsichtige Anw.
Morphin Rp (Btm)	HWZ 2.5h, Q0 0.9(0.3) PPB 20-35%
Dropizol *Gtt. (20 Gtt. = 10mg)*	**Schwere Diarrhoe:** 2-3 x 5-10 Gtt. p.o., max. 10mg ED bzw. 60mg/d; **DANI, DALI** KI bei schwerer NI/LI
Racecadotril Rp/OTC	HWZ 3h, PPB 90%
Diaverde, Vaprino *Kps. 100mg* **Tiorfan** *Kps. 100mg; Granulat 10, 30mg*	**Akute Diarrhoe:** 3 x 100mg p.o. für max. 7d; **Ki. > 3M:** 3 x 1.5mg/kg p.o. (5–7d)
Saccharomyces boulardii OTC	
Eubiol *Kps. 375mg* **Perenterol** *Kps. 50, 250mg; Btl. 250mg* **Perocur forte, Yomogi** *Kps. 250mg*	**Akute Diarrhoe, Reisediarrhoe-Pro.:** 3 x 100–200mg p.o.; 1–2 x 250mg p.o.; 1 x 375mg p.o.; **Ki. > 2J:** s. Erw.; **chronische Akne:** 2 x 375mg p.o.
Smektit OTC	
Colina *Btl. 3g*	**Diarrhoe, funktionelle Magen-Darm-Störung:** 3 x 3–6g p.o.; **Ki. < 2J:** 1–2 x 3g; **Ki. > 2J:** 2–3 x 3–6g

A 4.8 Lebertherapeutika

Wm/Wi: (Ornithinaspartat): Ammoniakentgiftung ↑ über günstige Beeinflussung der Harnstoff- und Glutaminsynthese; **UW:** (Ornithinaspartat): keine sehr häufigen bzw. häufigen UW; **KI:** (Ornithinaspartat): bek. Überempf., schwere Nierenfunktionsstörung

Ornithinaspartat OTC — HWZ 0.3-0.4h

Hepa Merz *Granulat 3000, 6000mg; Inf.Lsg. 5g/10ml* **Hepa-Vibolex** *Btl. 5000mg*	**Latente/manifeste hep. Enzephalopathie:** 3 x 3000-6000mg p.o.; 20g/d i.v., max.5g/h; bei beginn. **Bewusstseinsstrg./Koma:** 40g/d **DANI:** Krea > 3mg/dl KI; **DALI** nicht erforderlich

A 4.9 Gallensäuren, Gallensäureregulatoren

Wm/Wi (Obeticholsäure): Agonist am Farnesoid-X-Rezeptor ⇒ ↓ der de-novo-Gallensäuresynthese, Förderung der Cholerese ⇒ Verminderung des zirkulierenden Gallensäurepools; **Wm/Wi** (Ursodeoxycholsäure/UDC): Hemmung der biliären Cholesterinsekretion und intestinalen Cholesterinresorption, Hemmung der HMG-CoA-Reduktase ⇒ Cholesterinsynthese ↓, Auflösung von Cholesterinsteinen; relativer Austausch lipophiler, detergentienartig wirkender toxischer Gallensäuren gegen die hydrophile, zytoprotektive, untoxische Ursodesoxycholsäure ⇒ Verbesserung der sekretor. Leistung der Leberzelle, Einfluss auf immunregulat. Prozesse; **UW** (Obeticholsäure): Pruritus, Bauchschmerzen, Müdigkeit, Schilddrüsenfktsstrg. Schwindel Herzklopfen, Schmerzen im Mund- und Rachenraum, Obstipation, Ekzem, Hautausschlag, Gelenkschmerz, periph. Ödem, Fieber; **UW** (UDC): Durchfall, schw. rechtsseitige Oberbauchschmerzen, Verkalkung von Gallensteinen, Dekompensation einer Leberzirrhose, Urtikaria; **KI** (Obeticholsäure): bek. Überempf., totaler Gallengangsverschluss;
KI (UDC): Entzünd. der Gallenblase/-wege, Choledochus- oder Zystikusverschluss, gestörte Kontraktionsfähigkeit der Gallenblase, kalzifizierte Gallensteine, bek. Überempf., Grav./Lakt.

Obeticholsäure Rp — Q0 1.0, PPB 99%

Ocaliva *Tbl. 5, 10mg*	**Primär biliäre Cholangitis: Monotherapie oder Kombination mit UDC:** ini 1 x 5mg p.o., nach 6M 1 x 10mg; **DANI** nicht erf.; **DALI** Child A: 100%; B, C: ini 1x/W 5mg für 3M, dann je nach Ansprechen 2 x 5mg/W, ggf. 2 x 10mg/W

Ursodeoxycholsäure (UDC) Rp — HWZ 3.5-5.8

UDC AL *Tbl. 250mg* **Urso** *Tbl. 250, 400mg* **Ursochol** *Tbl. 150, 300mg* **Ursofalk** *Tbl. 500mg; Kps. 250mg; Susp. (5ml = 250mg)*	**Auflösung von Cholesteringallensteinen** (bis 15mm) → 532: 10mg/kg p.o.; **Gallenrefluxgastritis:** 1 x 250mg p.o.; **primär biliäre Cholangitis** → 530: 10–15mg/kg p.o.; **hepatobiliäre Erkr. bei zystischer Fibrose; Ki. 6–18J:** 20mg/kg/d p.o. in 2-3 ED, ggf. 30mg/kg/d

A 4.10 Verdauungsenzyme

Pankreatin OTC — PRC C, Lact ?

Cotazym *Kps. 20000, 30000, 40000E** **Kreon** *Kps. 10000, 25000, 40000E** **Kreon f. Kinder** *Granulat (1 Messl. = 5000E*)* **Ozym** *Kps. 10000, 20000, 40000E** **Pangrol** *Kps. 10000, 25000, 40000E*; Tbl. 20000E** **Pankreatin Mikro-ratioph.** *Kps. 20000E** **Panzytrat** *Kps. 10000, 25000, 40000E*; Pellets (1 Messl. = 20000E*)*	**Bei exokriner Pankreasinsuffizienz:** mind. 25000–40000E zu den Hauptmahlzeiten, mind. 10000–25000E zu den Nebenmahlzeiten; Faustregel: pro Gramm Nahrungsfett ca. 2000E Lipase; **Störung der Pankreasfunktion bei Mukoviszidose: Sgl.:** 5000E zu jeder Mahlzeit, nach Bedarf steigern, max. 20.000E/kg

Pankreatin + Simeticon (Dimeticon) OTC

Enzym Lefax *Kautbl. 2100E*+41.2mg; Kps. 10500E*+40mg*	**Verdauungsstörung, Meteorismus bei exokriner Pankreasinsuffizienz:** 3 x 1–2 Kautbl. p.o.; 2–4 Kps. zu jeder Mahlzeit
Meteozym *Tbl. 15000E* + 100mg*	Ind. s. oben: 1–2 Tbl. zu jeder Mahlzeit p.o.

** Gehalt an Triacylglycerollipase*

A 4.11 Aminosalicylate

Wm/Wi (Mesalazin): Beeinflussung der Prostaglandinbiosynthese, Hemmung der Leukotrien-Bildung ⇒ lokal antiphlogistisch; **Wi** (Sulfasalazin): antiinflammatorisch, immunsuppressiv, bakteriostatisch; **UW** (Mesalazin): Flatulenz, Kopfschmerzen, Nausea; **UW** (Sulfasalazin): Folsäuremangelanämie, Leukopenie, Kopfschmerzen, Schwindel, Geschmacksstrg., Husten, Nausea, Bauchschmerzen, Appetitlosigkeit, Dyspepsie, Magenbeschwerden, Proteinurie, Arthralgie, Exantheme, Pruritus, Müdigkeit, Fieber, Schlaflosigkeit, Konzentrationsstrg., Leberenzyme ↑, reversible Oligospermie; **KI** (Mesalazin): bek. Überempf., schwere Leber-/Nierenfunktionsstörung, bestehendes Ulcus ventriculi/duodeni, hämorrhagische Diathese, Cave in Grav./Lakt. (absolute KI in letzten 2W!); **KI** (Sulfasalazin): bek. Überempf., Erkr. der blutbildenden Organe, akute intermitt. Porphyrie, schwere NI/LI, Glucose-6-Phosphat-Dehydrogenase-Mangel, Leuko-/Thrombozytopenie, Ileus, Erythema exsudativum multiforme (auch anamnest.)

Mesalazin (= 5-ASA) Rp — HWZ 0.5–2.4(6–9)h, Qo 0.75, PPB 43%

Asacol *Tbl. 400, 800, 1600mg* **Claversal** *Tbl. 500mg; Pellets 1.5g; Supp. 250, 500mg; Klysma 4g; Rektalschaum (5g enth. 1g)* **Mesalazin Kohlpharma** *Tbl. 500mg; Supp. 500mg; Rektalschaum (5g enth. 1g)* **Mesavancol** *Tbl. 1.2g* **Mezavant** *Tbl. (ret.) 1.2g* **Pentasa** *Tbl. 500(ret.), 1000(ret)mg; Granulat 1(ret.), 2(ret.), 4(ret.)g; Supp. 1g; Klysma 1g* **Salofalk** *Tbl. 250, 500mg, 1g; Gran. 500(ret.), 1000(ret.), 1500(ret.), 3000(ret.)mg; Supp. 250, 500, 1000mg; Klysma 2, 4g; Rekt.sch. (5g enth. 1g)*	**Chron. entzündl. Darmerkr.** → 524: akuter Schub: 3 x 400–1000mg p.o.; 1–2 x 2g p.o.; 1 x 1.5–4.8g(ret.) p.o.; 3 x 250–500mg rekt.; 1 x 1g rekt.; Klysma: 1 x 1–4g rekt. z.N.; Rektalschaum: 1 x 2g rekt.; Rezidivpro. 1500mg/d p.o.; 0.75–1g rekt.; **Ki.:** akuter Schub 30–50mg/kg/d p.o., max. 75mg/kg/d; > 6J.: 1–1,5g/d rekt.; Rezidivpro. 15–30mg/kg/d p.o.; > 6J. 0.75–1g rekt.; **DANI/DALI** KI bei schwerer NI/LI

Olsalazin Rp	HWZ 0.9h, PRC C, Lact
Dipentum *Kps. 250mg; Tbl. 500mg*	**Colitis ulcerosa** → 525: Akuttherapie: 3 x 500–1000mg p.o.; Rezidiv-Pro.: 2 x 500mg **DANI/DALI** KI bei schwerer NI/LI
Sulfasalazin Rp	HWZ 7.6h, PPB > 95%, PRC B, Lact
Azulfidine *Tbl. 500mg* **Colo-Pleon** *Tbl. 500mg* **Salazopyrine** *Tbl. 500mg*	**Colitis ulcerosa** → 525, **M. Crohn** → 524: Akut: 3–4 x 1g p.o.; Rezidiv-Pro.: 2 x 1–1.5g p.o. 2 x 500–1000mg rekt.; **Ki.**: ini 40–60mg/kg, Erh.Dos. 30–40mg/kgKG p.o. in 3–4ED; **DANI/DALI** KI bei schwerer NI/LI

A 4.12 Glukokortikoide

Wm/Wi (Budesonid): Induktion spezifischer Proteine ⇒ Hemmung der Phospholipase A2 ⇒ verhindert Bildung entzündungsauslösender Mediatoren ⇒ antientzündlich, antiallergisch, antiexsudativ, antiödematös; **UW** (Budesonid): cushingoid, Dyspepsie, Mukelkrämpfe, Palpitationen, Nervosität, Schlaflosigkeit, Verschwommensehen, Exantheme Urtikaria, Menstruationsstrg., $K^+ \downarrow$; **UW** (rektal): Brennen im Enddarm, Schmerzen; **KI** (Budesonid): bek. Überempf., lokale Infekt. des Darms, Leberzirrhose, portale Hypertensior

Betamethason Rp	Qo 0.95
Betnesol *Lsg. (100ml = 5mg)*	**Colitis ulcerosa** → 525: 1 x 5mg rekt. für 2–4V
Budesonid Rp	HWZ 2–3h, Qo 1.0, PPB 90%, PRC C, Lact ?
Budenofalk *Kps. 3mg; Granulat 9mg; Rektalschaum 2mg/Hub* **Cortiment MMX** *Tbl. 9(ret.)mg* **Entocort Kapseln** *Kps. 3(ret.)mg* **Entocort rektal** *Klysma 2.3mg* **Intestifalk** *Kps. 3mg; Granulat 9mg; Rektalschaum 2mg/Hub* **Jorveza** *Schmelztbl. 0.5, 1mg*	**M. Crohn** → 524, **mikroskop. Kolitis** → 526: 1 x 9mg od. 3 x 3mg p.o.; **Autoimmunhepatitis** 3 x 3mg p.o., nach erreichter Remission 2 x 3mg **Col. ulcerosa** → 525: Cortiment zur Remissionsinduktion, wenn Mesalazin nicht ausreicht 1 x 9mg p.o. für max. 8W; Entokort rektal: 1 x 2.3mg rekt. f. 4-8W; **eosinoph. Ösophagitis** Jorveza 2 x 1mg p.o. für6 (ggf. 12)W; Erh.Dos. 2 x 0.5-1mg; **DANI** schwere NI: Anw. nicht empf.; **DALI** vors. Anw.; KI bei Leberzirrhose
Hydrocortison Rp	HWZ 1–2h, Qo 1.0, PRC C, Lact –
Colifoam *Schaum (1g enth. 90mg)*	**Proktosigmoiditis bei M. Crohn, Colitis ulc** → 525: 1–2 x 90mg rekt., nach 2W 1 x 90m

A 4.13 Stammzellen

Wm/Wi: humane, allogene mesenchymale Stammzellen ⇒ Proliferationshemmung aktivierter Lymhpozyten, Redukt. proinflammatorischer Zytokine in Fisteln; **UW**: Analabszess, Proktalgie, Analfistel, eingriffsbed. Schmerzen; **KI**: Überempf. gegen DD. bzw. Rinderserum

Darvadstrocel Rp	
Alofisel *Lsg. 30 Mio Zellen/6ml*	**Komplexe perianale Fisteln bei M. Crohn**: lokale Anw. von 120 Mio Zellen in bis zu 3 Fistelöffnungen, s.a. FI; **DANI, DALI** nicht er

A 4.14 Antikörper bei CED

Adalimumab → 210	
Golimumab → 212	
Infliximab → 212	
Ustekinumab → 376	
Vedolizumab → 213	

A 4.15 Antiemetika, Antivertiginosa

A 4.15.1 H_1-Antihistaminika

Wm/Wi: kompetitive Hemmung zentraler Histaminrezeptoren ⇒ antiemetisch;
UW: Somnolenz, Benommenheit, Schwindel, Muskelschwäche, Mundtrockenheit, Tachykardie, Sehstrg., Miktionsstörungen, Glaukom, Magen-Darm-Beschwerden, Stimmungsschwankungen;
KI: bekannte Überempfindlichkeit, akuter Asthma-Anfall, Engwinkelglaukom, Phäochromozytom, Porphyrie, Prostatahyperplasie mit Restharn, Epilepsie, Eklampsie

Dimenhydrinat Rp/OTC — HWZ 5–10h, Q0 > 0.7, PPB 99%, PRC B, Lact +

Dimenhydrinat AL *Tbl. 50mg* **Reisegold, Reisetabletten-ratioph.,** **Rodavan S** *Tbl. 50mg* **Superpep** *Tbl. 50mg; Kautbl. 20mg* **Vertigo-Vomex** *Kps. 120(ret.)mg* **Vomacur** *Tbl. 50mg; Supp. 40, 70mg* **Vomex A** *Lingualtbl. 50mg, Tbl. 50, 200(ret.)mg; Kps. 150(ret.)mg; Supp. 40, 70, 150mg; Saft (10ml = 33mg); Amp. (i.v.) 62mg/10ml, (i.m.) 100mg/2ml*	**Reisekrankheit:** Pro.: 3 x 20–50mg p.o.; 2 x 200mg (ret.) p.o.; Ther.: 50–100mg p.o. alle 4h, max. 300mg/d; **Ki. 6–12J:** 5mg/kg p.o. in 4ED, max. 150mg/d; **Übelkeit, Erbrechen, zentrales vestibuläres Reizsyndrom:** 3–4 x 50–100mg p.o.; 2 x 120–200mg (ret.) p.o.; 3–4 x 80–150mg rekt.; 100–200mg i.m.; 62–124mg i.v.; **Ki.:** 1–2mg/kg i.v./i.m.; 6–15kg: 1–2 x 40mg rekt.; 15–25kg: 2–3 x 40mg rekt.; > 25kg: 2–4 x 40mg rekt.; 6–14J: 3 x 50mg p.o.

A 4.15.2 Partielle Histaminagonisten

UW: Magen-Darm-Unverträglichkeit, Übelkeit, Augenbrennen, Herzklopfen, Brustbeklemmungen, Kopfdruck, Hitzegefühl, Benommenheit, Nervosität, flüchtiger Hautausschlag;
KI: Asthma bronchiale, Phäochromozytom, Grav.

Betahistin Rp — PPB 1–5%

Betahistin AL *Tbl. 6, 12mg* **Betahistin-ratioph.** *Tbl. 6, 12mg* **Betavert** *Tbl. 6, 8, 12, 16, 24mg* **Vasomotal** *Tbl. 16, 24mg; Gtt. (1ml = 8mg)*	**Schwindelanfälle, M. Menière:** 3 x 6–16mg p.o.; 1–2 x 24mg

A 4.15.3 Prokinetika

Wm/Wi: Antagonismus an zentralen + peripheren Dopaminrezeptoren ⇒ stark antiemetisch und gastroprokinetisch;
UW/KI: s. motilitätssteigernde Mittel → 98

Alizaprid Rp	HWZ 3h, PPB 75%
Vergentan *Tbl. 50mg; Amp. 50mg/2ml*	**Übelkeit, Erbrechen bei Chemotherapie, Bestrahlung:** 30min vor + nach Chemotherapie jeweils 150mg p.o., dann 3 x 50mg; jeweils 100mg vor + 4h nach Chemotherapie i.v./i.m.; **DANI** CrCl < 10: 25%; < 50: 50%
Domperidon → 99	
Metoclopramid → 99	

A 4.15.4 Serotoninantagonisten

Wm/Wi (Granisetron, Ondansetron, Palonosetron): selektive Blockade zentraler 5-HT3-Rezeptoren ⇒ antiemetisch;
Wm/Wi (Netupitant): selektiver Antagonist an hum. Substanz P/Neurokinin 1-Rezeptoren ⇒ antiemetisch, insbes. bei verzögert einsetzender Nausea;
UW (Ondansetron): Kopfschmerzen, Wärmegefühl, Flush, Obstipation, lokale Irritation an Applikationsstelle; **UW** (Palonosetron + Netupitant): Kopfschmerzen, Obstipation, Ermüdung;
KI (Ondansetron): bek. Überempfindlichkeit, gleichzeitige Anw. v. Apomorphin;
KI (Palonosetron + Netupitant): bek. Überempfindlichkeit, Grav.

Granisetron Rp	HWZ 10–11h, Qo 0.85, PPB 65%, PRC B, Lact ?
Axigran *Amp. 1mg/1ml; Tbl. 2mg* **Granisetron HEXAL** *Tbl. 1, 2mg; Amp. 1mg/1ml, 3mg/3ml* **Granisetron-ratioph.** *Tbl. 1, 2mg; Amp. 1mg/1ml, 3mg/3ml* **Granisetron Stada** *Tbl. 2mg* **Kevatril** *Tbl. 2mg; Amp. 1mg/1ml, 3mg/3ml* **Kytril** *Amp. 3mg/3ml* **Sancuso** *TTS 3.1mg/24h*	**Übelkeit, Erbrechen bei Chemother.** → 607: 1h vor Chemother. 2mg p.o.; vor Chemother. 1–3mg i.v., max. 3 x 3mg/d i.v.; **TTS:** 24–48h vor bis 24h nach Chemother. applizieren, max. 7d; **Ki. > 1J:** 20µg/kg p.o. 1h vor Chemother., bis 2 x 20µg/kg p.o. für 5d; **> 2J:** 40µg/kg i.v. vor Chemother., ggf. zus. 2 x 20µg/kg i.v.; **DANI/DALI** nicht erforderlich
Ondansetron Rp	HWZ 3h, Qo > 0.8, PPB 70–76%, PRC B, Lact ?
Axisetron *Tbl. 4, 8mg; Lingualtbl. 4, 8mg; Amp. 4, 8mg* **Cellondan** *Tbl. 8mg; Amp. 4, 8mg* **Ondansetron Accord** *Amp. 4, 8mg* **Ondansetron HEXAL** *Tbl. 4, 8mg; Lingualtbl. 4, 8mg; Amp. 4, 8mg* **Ondansetron-ratioph.** *Tbl. 4, 8mg; Lingualtbl. 4, 8mg; Amp. 4, 8mg* **Zofran** *Tbl. 4, 8mg; Lingualtbl. 4, 8mg; Saft (5ml = 4mg); Amp. 4mg/2ml, 8mg/4ml*	**Übelkeit, Erbrechen bei Chemother.** → 607: 1–2h vor Chemother. 8mg p.o., dann 2 x 8mg bis max. 5d; bei hochemetogener Chemother. ggf. bis 24mg p.o. + 12mg Dexamethason p.o.; 8mg vor Chemother. i.v., ggf. + 2 x 8mg i.v.; bei hochemetogener Chemother. ggf. 16mg in 50-100ml NaCl 0.9% über 15min i.v + 20mg Dexamethason i.v.; **Ki. 6M–17J:** ≤10kg: d1 bis zu 3 x 0.15mg/kg i.v., d2-6 2 x 2mg i.v.; >10kg: d1 bis 3 x 0.15mg/kg i.v., d2-6 2 x 4mg i.v./p.o. **postop. Übelkeit, Erbrechen:** 16mg p.o. 1h präop. oder 4mg i.v. bei Narkosebeginn; **Ki. 1M–17J:** 0.1mg/kgKG, max. 4mg i.v.; **DANI** nicht erf.; **DALI** max. 8mg/d p.o.

Palonosetron Rp	HWZ 40h, Qo 0.7, PPB 62%
Aloxi *Kps. 500µg; Inj.Lsg. 250µg/5ml* **Palonosetron HEXAL** *Inj.Lsg. 250µg/5ml* **Palonosetron Riboseph.** *Inj.Lsg. 250µg/5ml*	**Übelkeit, Erbrechen bei Chemother.** → 607: 1 x 1h vor Chemother. 500µg p.o. od. 30min vor Chemother. 250µg i.v.; **DANI/DALI** nicht erf.
Netupitant + Palonosetron Rp	
Akynzeo *Kps. 300mg + 0.5mg*	**Pro. akut u. verzögert auftretender Übelkeit, Erbrechen bei mäßig/stark emetogener Chemother.:** einmalig 1h vor Chemother. 300mg+500µg p.o.; **DANI** HD: Anw. nicht empf.; **DALI** Child-Pugh ≥ 9: vorsichtige Anw.
Tropisetron Rp	HWZ 8h, Qo 0.9, PPB 71%
Navoban *Kps. 5mg; Amp. 2mg/2ml, 5mg/5ml*	**Übelkeit, Erbrechen bei Chemother.** → 607: vor Chemother. 5mg i.v., dann 1 x 5mg p.o.; **Ki.:** 0.2mg/kg i.v.; **DANI/DALI** nicht erf.

A 4.15.5 Anticholinergika

Wm/Wi: Antagonist am Muscarinrezeptor ⇒ Parasympathikolyse, zentrale antiemetische Wi durch Hemmung der cholinergen Reizübertragung; **UW:** Mundtrockenheit, Mydriasis, Verschwommensehen, Glaukom; **KI:** Ki. bis 10J, Engwinkelglaukom

Scopolamin Rp	HWZ 1(4,5)h, Qo 0.9
Scopoderm TTS *TTS 1mg/72h*	**Reisekrankheit:** 1 Pflaster 5–6h oder am Abend vor Reiseantritt auf unbehaarte Haut hinter dem Ohr aufkleben; Wi-Dauer: bis 72h

A 4.15.6 Neuroleptika

Wm/Wi: wirkt hemmend auf dopaminerge Rez. in Area postrema, weder antihistaminerg noch anticholinerg ⇒ antiemetisch; **UW:** Benommenh., Hypotonie, Halluzinat., Epilepsie, Parkinson-S., Koma, QT ↑, Broncho-/Laryngospasmus; **KI:** Überempf. gg. Droperidol bzw. Butyrophenone, bek./vermutetes verläng. QT-Intervall, Hypokaliämie od. Hypomagnesiämie, Bradykardie (<55/min), zu Bradykardie führ. Begleitmed., Phäochromozytom, komatöse Zust., M. Parkinson, schw. Depress.

Droperidol Rp	HWZ 2h, Qo 0.99, PPB 85-90%
Droperidol Rotexmedica *Inj.Lsg. 2.5mg/1ml* **Ponveridol** *Inj.Lsg. 1.25mg/1ml* **Xomolix** *Inj.Lsg. 2.5mg/1ml*	**Postoperative Übelkeit/Erbrechen:** Pro. u. Ther.: 0.625–1.25mg i.v.; **Ki. > 2J:** 20–50µg/kg, max. 1.25mg; **DANI, DALI** max. 0.625mg; **morphininduzierte Übelkeit/Erbrechen:** Pro.: 15–50µg/mg Morphin, max. 5 mg/d

A 4.15.7 Neurokinin-1-Antagonisten

Wm/Wi: selektiver Antagonismus am Human-Substanz-P-Neurokinin-Rez. ⇒ antiemetisch; **UW** (Aprepitant), Fosaprepitant): Kopfschmerzen, Schluckauf, Appetitlosigkeit, Obstipation, Diarrhoe, Müdigkeit, Abgeschlagenheit Transaminasen ↑; **UW** (Rolapitant): Kopfschmerzen, Obstipation, Ermüdung: **KI** (Aprepitant), Fosaprepitant): bek. Überempf., Komb. mit Pimozid, Terfenadin, Astemizol, Cisaprid; **KI** (Rolapitant): bek. Überempf., Komb. mit Johanniskraut

Aprepitant Rp	HWZ 9-13h, Q0 1.0, PPB 97%
Aprepitant AL *Kps. 80, 125mg* **Aprepitant HEXAL** *Kps. 80, 125mg* **Aprepitant-ratioph.** *Kps. 80, 125mg* **Emend** *Kps. 80, 125mg; Btl. 125mg*	**Übelkeit, Erbrechen bei Chemotherapie:** 1h vor Chemother. 125mg p.o., d2+3 jeweils 1 x 80mg p.o.; Kombin. mit Dexamethason und 5-HT3-Antagonisten; **DANI** nicht erf.
Fosaprepitant Rp	HWZ 9-13h, Q0 1.0, PPB 97%
Fosaprepitant Hikma *Inj.Lsg. 150mg* **Fosaprepitant Stada** *nj.Lsg. 150mg* **Ivemend** *Inj.Lsg. 150mg*	**Übelkeit, Erbrechen bei Chemotherapie:** 150mg über 15min i.v. 30min vor Chemother. an d1; Kombin. mit Dexamethason u. 5-HT3-Antagonist; **DANI** nicht erf.; **DALI** vors. Anw.
Rolapitant Rp	HWZ 7d; PPB 99%
Varuby *Tbl. 90mg*	**Übelkeit, Erbrechen bei mäßig bis hoch emetogener Chemotherapie:** 180mg p.o. 2h vor Chemother. an d1; Kombination mit Dexamethason und 5-HT3-Antagonist; **DANI, DALI** vors. Anw. bei schwerer NI, LI

A 4.15.8 Cannabinoide

Wm/Wi: synthet. Variante von Tetrahydrocannabinol ⇒ antiemetisch; **UW:** Somnolenz, Vertigo, Euphorie, Ataxie, Sehstrg., Konzentrationsschwierigkeiten, Schlafstrg., Dysphorie, Kopfschmerzen, Hypotonie, Mundtrockenheit, Nausea; **KI** (Nabilon): bek. Überempf.

Nabilon Rp (Btm)	HWZ 2(5-10)h
Canemes *Kps. 1mg*	**Übelkeit, Erbrechen bei Chemotherapie:** 2 x 1-2mg p.o., max 6mg/d in 3 ED; **DANI** k.D., vors. Anw.; **DALI** schwere LI: Anw. nicht empf.

A 4.15.9 Kombination

Dimenhydrinat + Cinnarizin Rp	PPB (Cinnarizin) 80%
Arlevert *Tbl. 40+20mg* **Cinna/Dimen-neuraxpharm** *Tbl. 40+20mg*	**Schwindel verschiedener Genese:** 3 x 1Tbl. p.o., max. 5Tbl./d

A 4.16 Regulatorische Peptide

Wm/Wi (Lanreotid): Octapeptidanalogon des natürlichen Somatostatins, Hemmung der Wachstumshormonsekretion durch Bindung an Somatostatinrezeptoren, v.a. SSTR 2 und 5; **Wm/Wi** (Octreotid, Somatostatin): Hemmung d. Freisetzung von Wachstumshormon, Gastrin, Insulin u. Glucagon, Vasokonstr. im Splanchnikusbereich; **Wm/Wi** (Teduglutid): GLP-2-Analogon, Hemmung der Magensäuresekretion u. Darmaktivität, Darmzottenhöhe/Darmkryptentiefe ↑; **UW** (Lanreotid): Diarrhoe, Bauchschmerz, Nausea, Erbrechen, Dyspepsie, Flatulenz, Cholelithiasis, Kopfschmerzen, Müdigkeit, Sinusbradykardie, Hypo- und Hyperglykämie; **UW** (Octreotid): Übelkeit, Erbrechen, Diarrhoe, Bauchschmerzen, Hepatitis; **UW** (Somatostatin): ini Blutzucker ↓, Brechreiz, Hitzegefühl; **UW** (Teduglutid): Atemweginf., Kopf-/Bauchschmerzen, Blähungen, Übelkeit, Erbrechen, gastroint. Stomakomplik., periph. Ödem, Reakt. an Injektionsstelle, Grippe, Appetit ↓, Angstzustände, Schlafstrg., Parästhesie, kongestive Herzinsuff., Hitzegefühl, Dyspnoe, Husten, Pankreatitis, Darmverschluss, Cholestase, Cholezystitis, allerg. Dermatitis, Gelenkschmerzen, Nierenkolik, empfindl. Nierenlager, Brustschmerzen, nächtl. Schwitzen, CRP ↑;

KI (Lanreotid): bekannte Überempfindlichkeit, Anwendung in Grav./Lakt. nicht empfohlen; **KI** (Octreotid): Cave in Grav./Lakt.; **KI** (Somatostatin): peri- u. postnatal, Grav./Lakt.; **KI** (Teduglutid): bek. Überempfindlichkeit gegen T. bzw. Tetracyclin, aktives oder vermutetes Malignom, Vorgeschichte eines Malignoms im GI-Trakt in den vergangenen 5J

Lanreotid Rp	HWZ 23–33d (s.c.)
Somatuline Autogel *Fertigspr. 60, 90, 120mg*	**Akromegalie** → 583, **karzinoide Tumoren:** ini 60mg s.c., Wdh. alle 4W; nach 3M Dosisanp. je nach Wi bzw. GH- und IGF-1-Spiegel; **gastropankreatische neuroendokrine Tumore:** 120mg s.c., Wdh. alle 4W; **DANI, DALI** nicht erf.
Octreotid Rp	HWZ 1.5h, Q0 0.8, PPB 65%, PRC B, Lact ?
Sandostatin *Inj.Lsg. 0.05mg/1ml, 0.1mg/1ml, 0.5mg/1ml, 1mg/5ml; Pen 1500µg/3ml* **Sandostatin LAR Monatsdepot** *Inj.Lsg. 10(ret.)mg/2ml, 20(ret.)mg/2ml, 30(ret.)mg/2ml* **Octreotid HEXAL** *Inj.Lsg 0.05mg/1ml, 0.1mg/1ml, 0.5mg/1ml*	**Hormonaktive Tumoren des GI-Trakts:** ini 1–2 x 0.05mg s.c., dann ↑ bis 3 x 0.1–0.2mg, max. 3 x 0.5mg; 10–30mg (ret.) alle 4W i.m.; **Akromegalie** → 583: ini 2–3 x 0.05–0.1mg s.c., Erh.Dos. 0.3mg/d, max. 1.5mg/d; 20-40(ret.)mg alle 4W i.m.; **Pro. postop. pankreat. Komplik.:** 3 x 0.1mg s.c. für 7d; **Hypophysenadenome mit TSH-Sekretion:** 3 x 100µg s.c.; 20mg (ret.) alle 4W i.m.; **DANI, DALI** nicht erf.
Somatostatin Rp	HWZ 1.1–3min
Somatostatin HEXAL *Inj.Lsg. 3mg* **Somatostatin Inresa** *Inj.Lsg. 3mg*	**Schwere gastrointestinale Blutung, stark sezernierende postop. Pankreasfisteln:** ini 3.5µg/kg in 1min. i.v., dann 3.5µg/kg/h i.v.
Teduglutid Rp	HWZ 2h
Revestive *Inj.Lsg. 1.25/0.5ml; 5mg/0.5ml*	**Kurzdarmsyndrom:** 1 x 0.05mg/kg s.c.; **DANI** CrCl < 50: 50%; **DALI** Child A, B: 100%; C: keine Daten

A 4.17 Serotoninsyntheseinhibitoren

Wm/Wi (Telotristatethyl): Hemmung der Tryptophan-Hydroxylasen ⇒ Hemmung der Serotoninsynthese; **UW** (Telotristatethyl): Bauchschmerzen, gGT/aP/Transaminasen ↑, Müdigkeit, Appetit ↓, Kopfschmerzen, aufgeblähtes Abdomen, Obstipation, Flatulenz, periphere Ödeme, Pyrexie; **KI** (Telotristatethyl): bekannte Überempf.

Telotristatethyl Rp	HWZ 11h, PPB 99%
Xermelo *Tbl. 250mg*	**Karzinoid-Syndrom-bedingte Diarrhoe:** 3 x 250mg p.o.; **DANI** leichte-mäßige NI: vorsichtige Anw.; schwere NI, HD: Anw. nicht empfohlen; **DALI** Child A: evtl. 2 x 250mg; B: evtl. 1 x 250mg; C: Anw. nicht empfohlen

A 4.18 Hämorrhoidalmittel

Wm/Wi (Cinchocain, Lidocain): Lokalanästhetika ⇒ schmerzstillend; **Wm/Wi** (Bismut): Adstringentium ⇒ blutstillend, austrocknend, antiphlogistisch; **Wm/Wi** (Glukokortikoide): antiphlogistisch, antiinflammatorisch; **UW** (Glukokortikoide): Hautatrophie, Sekundärinfekt.; **KI** (Glukokortikoide): vorhandene lokale Infektionen

Cinchocain Rp	
Dolo Posterine N *Creme 25, 50, 100g (1g enth. 5mg); Supp. 6mg;* **Dolo Posterine Haemotamp** *Supp. mit Mulleinlage 6mg*	**Hämorrhoiden, Pruritus, Fissuren:** 2 x tgl. auftragen bzw. 2 x 1 Supp. rekt.
Hydrocortison Rp	
Postericort *Salbe (1g enth. 2.96mg); Supp. 2.96mg*	**Analekzem:** 2 x tgl. auftragen bzw. 2 x 1 Supp. rekt.; Ther.-Dauer max. 10d
Lidocain OTC	
Posterisan Akut *Salbe (1g enth. 50mg); Supp. 60mg*	**Hämorrhoiden, Fissuren, Proktitis:** 2–3 x tgl. auftragen bzw. 2 x 1 Supp. rekt.; max. 4g Salbe/Einzelanwendung
Fluocinonid + Lidocain Rp	
Jelliproct *Salbe (1g enth. 0.25+50mg); Supp. 0.25+60mg; Kombipackung (Supp. + Salbe)*	**Hämorrhoiden, Analekzem:** 2 x/d auftragen bzw. 2 x 1 Supp. rekt.; Ther.-Dauer max. 14d
Fluocortolon + Lidocain Rp	
Doloproct *Creme (1g enth. 1+20mg); Supp. 1+40mg*	**Hämorrhoiden, Proktitis:** ini bis 3 x/d auftragen bzw. 2–3 x 1 Supp. rekt., dann 1–2 x/d; Ther.-Dauer max. 14d
Bismutgallat + Titandioxid OTC	
Bismolan *Salbe*	**Hämorrhoiden mit Brennen, Juckreiz:** Salbe ein- oder mehrmals tgl. auftragen;

A 4.19 Glyceroltrinitrat zur topischen Anwendung

Wm/Wi (Glyceroltrinitrat): Gefäßerweiterung ⇒ Durchblutung ↑ ⇒ bessere Abheilung; **UW** (Glyceroltrinitrat): Kopfschmerzen, Schwindelgefühl, Übelkeit, anales Brennen/Jucken; **KI** (Glyceroltrinitrat): bek. Überempf.; gleichzeitige Anw. anderer Nitraten, Sildenafil, Vardenafil, Tadalafil, orthostatischer Hypotonus, unbeh. Hypovolämie, erhöhter Schädelinnendruck, zerebrale Durchblutungsstrg., Migräne, Aorten- oder Mitralstenose, HOCM, konstriktive Perikarditis, Perikardtamponade, ausgeprägte Anämie, Engwinkelglaukom

Glyceroltrinitrat Rp	
Rectogesic *Salbe (1g enth. 4mg)*	**Chronische Analfissuren:** 2 x tgl. 2.5cm langen Salbenstrang auftragen

A 5 Nephrologie – Arzneimittel

A 5.1 Phosphatbinder

Wm (Sevelamer): Ca- u. Al-freies Polymer; **Wi** (alle): Hemmung d. enteralen Phosphatresorption; **UW** (Aluminiumchlorid-OH-Komplex): Obstipation, Ileus, Al-Einlagerung in Nerven/Knochen; **UW** (Lanthancarbonat): Bauchschmerzen, Obstipation, Diarrhoe, Dyspepsie, Blähungen, Übelkeit, Erbrechen, Hypokalzämie; **UW** (Calciumacetat): Hyperkalziämie, Aufstoßen, Blähungen, Übelkeit, Erbrechen, Obstipation, Diarrhoe; **UW** (Sevelamer): Schmerz, Übelkeit, Erbrechen, Diarrhoe, Obstipation, Dyspnoe; **UW** (Sucroferric-Oxyhydroxid): Diarrhoe, Stuhlverfärbung, Obstipation, Übelkeit, Erbrechen, Dyspepsie, Bauchschmerzen, Flautulenz, Zahnverfärbung; **KI** (Aluminiumchlorid-OH-Komplex): manifeste Al-Intox.; **KI** (Calciumacetat): bek. Überempf., Hyperkalziämie; **KI** (Lanthancarbonat): Hypophosphatämie, bek. Überempf.; **KI** (Sevelamer): Hypophosphatämie, Ileus, Cave in Grav./Lakt.; **KI** (Sucroferric-Oxyhydroxid): bek. Überempfindlichkeit, Hämochromatose

Aluminiumchloridhydroxid-Komplex OTC	
Phosphonorm *Kps. 300mg*	**Hyperphosphatämie bei NI:** 3–6 x 300mg p.o.
Calciumdiacetat OTC	
Calcet *Tbl. 475, 900mg* **Calciumacetat** *Tbl. 475, 900mg* **Calciumacetat-Nefro** *Tbl. 500, 700, 950mg* **Calciumacetat Prorenal** *Tbl. 500mg* **Renacet** *Tbl. 475, 900mg*	**Hyperphosphatämie bei NI:** 2500-7000mg/d p.o. in mehreren ED zu den Mahlzeiten
Calciumdiacetat + Mg^{2+} OTC	
OsvaRen *Tbl. 435 + 60mg* **RenaMag** *Tbl. 435 + 55mg*	**Hyperphosphatämie bei NI:** 3-10 Tbl./d p.o. in mehreren ED zu den Mahlzeiten; max. 12 Tbl./d
Lanthancarbonat Rp	PRC C, Lact ?
Fosrenol *Kautbl. 500, 750, 1000mg, Btl. 750, 1000mg*	**Hyperphosphatämie bei NI:** nach Serum-phosphat (mmol/l): 1.8-2.4: 750mg/d p.o., > 2.4–2.9: 1500mg/d, > 2.9: 2250mg/d
Sevelamer Rp	PRC C, Lact ?
Renagel *Tbl. 800mg* **Renvela** *Tbl. 800mg; Btl. 2.4g* **Sevelamer HEXAL** *Tbl. 800mg*	**Hyperphosphatämie bei NI:** nach Serum-phosphat (mmol/l): 1.76-2.42: 3 x 800mg p.o., > 2.42: 3 x 1600mg
Sucroferric Oxyhydroxide Rp	
Velphoro *Tbl. 500mg*	**Hyperphosphatämie bei NI:** ini 3 x 1 Tbl. p.o. zu den Mahlz., je n. P-Sp. ↑, max. 6 Tbl./d

A 5.2 Kationenaustauscher → 409
A 5.3 Eisen → 148
A 5.4 Erythropoetin → 149
A 5.5 Vitamin D → 152
A 5.6 Vitamin-D-Analoga → 152
A 5.7 Azidosetherapeutika → 304

A 6 Endokrinologie – Arzneimittel

A 6.1 Antidiabetika

A 6.1.1 Sulfonylharnstoffe

Wm: Blockade ATP-abhängiger K^+-Kanäle; **Wi:** Insulinfreisetzung aus Pankreas-Beta-Zellen ↑; **UW** (Glibenclamid): Hypoglykämie, Gewicht ↑; **UW** (Gliclazid): ohne Häu.figkeitsangabe: Hypoglykämie, GI-Störungen, Leberenzyme ↑, Rash, Pruritus, Urtikaria, Erythem, makulopapulöses Exanthem, bullöse Reaktionen, BB-Veränd.; **UW** (Glimepirid): keine sehr häuf. oder häufigen UW; **UW** (Gliquidon): Hypoglykämie, Gewicht ↑; **KI** (Glibenclamid): bek. Überempf. gegen Glibenclamid oder andere Sulfonylharnstoffe/Sulfonamide, Typ-1-D.m., diabetisches Koma, Ketoazidose, schwere Nieren- u. Leberfktsstrg.; gleichzeitige Anw. von Bosentan; Grav./Lakt.; **KI** (Gliclazid): bek. Überempf. gegen Gliclazid oder andere Sulfonylharnstoffe/Sulfonamide, Typ-1-D.m., diabetisches Koma, Ketoazidose, schwere Nieren- u. Leberfktsstrg.; gleichzeit. Anw. von Miconazol, Lakt.; **KI** (Glimepirid): bek. Überempf. gegen Glimepirid oder andere Sulfonylharnstoffe/Sulfonamide, insulinpflichtiger D.m., diabetisches Koma u. Präkoma, Ketoazidose, schwere Nieren- u. Leberfktsstrg; **KI** (Gliquidon): bek. Überempf. gegen Gliquidon oder andere Sulfonylharnstoffe/Sulfonamide, komplettes Sekundärversagen einer Sulfonylharnstofftherapie bei D.m. Typ 2; Typ-1-D.m., diabet. Koma, Ketoazidose, schwere Nieren- u. Leberfunktionsstrg.

Glibenclamid Rp	HWZ 2-5h, Q0 1.0, PPB 99%
Amglidia *Susp. (1ml = 0.6mg, 1ml = 6mg)* **Glib-ratioph.** *Tbl. 1.75, 3.5mg* **Gliben-CT** *Tbl. 3.5mg* **GlibenHEXAL** *Tbl. 3.5mg* **Maninil** *Tbl. 1, 1.75, 3.5, 5mg*	**D.m. Typ 2** → 559**:** ini 1.75-5mg/d p.o., steigern bis max. 10.5mg/d; **neonataler DM:** Amglidia: NG, Sgl., Ki.: ini 0.2mg/kg/d in 2 ED, steigern um 0.2mg/kg/d, max. 1mg/kg/d; **DANI** CrCl < 30: KI; **DALI** KI bei schwerer LI

Gliclazid Rp	HWZ 12h, Q0 0.8, PPB 95%
Diamicron Uno *Tbl. 60mg* **Gliclazid Axcount** *Tbl. 30mg*	**D.m. Typ 2** → 559**:** ini 1 x 30mg p.o., ggf. steigern auf 1 x 60-120mg; **DANI** CrCl < 30: KI; **DALI** KI bei schwerer LI

Glimepirid Rp	HWZ 5-8h, Q0 1.0, PPB 99%, PRC C, Lact -
Amaryl, GlimepiridHEXAL, Glimepirid Stada *Tbl. 1, 2, 3, 4, 6mg* **Glimepirid-CT** *Tbl. 1, 2, 3mg*	**D.m. Typ 2** → 559**:** ini 1 x 1mg p.o. morgens, ggf. schrittweise steigern bis max. 6mg/d; **DANI** CrCl < 30: KI; **DALI** KI bei schwerer LI

Gliquidon Rp	HWZ 1.5h
Glurenor *Tbl. 30mg* **Glurenorm** *Tbl. 30mg*	**D.m. Typ 2:** ini 1x15, ggf. schrittweise steigern bis max. 120mg/d p.o.; **DANI** CrCl <30: KI; **DALI** KI

A 6.1.2 Glinide

Wm: Blockade ATP-abhängiger K^+-Kanäle; **Wi:** Insulinfreisetzung aus Pankreas-Beta-Zellen ↑ **UW** (Nateglinid): Hypoglykämie, Nausea, Dyspepsie, abdom. Schmerzen; **UW** (Repaglinid): Hypoglykämie, grippeähnliche Symptome, Rücken-/Kopfschmerzen, Rhinitis, Bronchitis, abdominelle Schmerzen, Diarrhoe, Arthralgien; **KI** (Nateglinid): bek. Überempf., Typ-1-D.m. Ketoazidose, Grav./Lakt., schwere Lebererkr.; **KI** (Repaglinid): bek. Überempf., Typ-1-D.m., Ketoazidose, Grav./Lakt., schwere Lebererkr., gleichzeitige Einnahme von Gemfibrozil

Nateglinid Rp	HWZ 1,5h, Q0 > 0.8, PPB 98%
Starlix *Tbl. 60, 120mg*	**D.m. Typ 2** → 559, **Komb. m. Metformin:** 3x60-120mg vor Hauptmahlzeiten p.o., max. 3x180mg; **DANI** nicht erf.; **DALI** KI bei schw. LI
Repaglinid Rp	HWZ < 1h, PPB 98%, PRC C, Lact ?
Enyglid, Novonorm, Prandin *Tbl. 0.5, 1, 2mg* **Repaglinid HEXAL** *Tbl. 0.5, 1, 2, 4mg* **Repaglinid Stada** *Tbl. 0.5, 1, 2mg*	**D.m. Typ 2** → 559: ini 0.5mg vor den Hauptmahlzeiten p.o., je nach BZ-Verlauf steigern bis 4mg, max. 16mg/d; **DANI** sorgf. Dosiseinst.; **DALI** KI bei schwerer Leberinsuffizienz

A 6.1.3 Biguanide

Wm (Metformin): Glukoseaufnahme in die Zelle ↑, nichtoxidativer Glukosemetabolismus ↑; **UW** (Metformin): Nausea, Erbrechen, Diarrhoe, Bauchschmerzen, Appetit ↓, Geschmacksver-änd., Laktatazidose (sehr selten); **KI** (Metformin): bek. Überempf., diabet. Ketoazidose, diabet. Präkoma, NI (CrCl < 30); akute Zustände wie Dehydration, schwere Infektionen, Schock, die Nierenfkt. beeinträchtigen können; Erkr. wie dekomp. Herzinsuff., respirat. Insuff., frischer MI, Schock, die Gewebshypoxie bewirken können; LI, akute Alkoholintoxikation, Alkoholismus

Metformin Rp	HWZ 1.5-6.2h, Q0 < 0.1, PPB 0%, PRC B, Lact ?
Diabesin, Glucophage, Juformin, Metformin-ratioph., Metformin HEXAL, Siofor *Tbl. 500, 850, 1000mg* **Metfoliquid Geriasan** *Lsg. (5ml = 1000mg)*	**D.m. Typ 2** → 559: 2-3 x 500-850mg p.o., max. 3 x 1g; **Ki. ab 10J.:** ini 1 x 500-850mg p.o., max. 2g/d in 2-3ED; **DANI** CrCl 45-59: ini 2 x 500mg, max. 2g/d; 44-30: ini 1 x 500mg, max. 1g/d; < 30: KI; **DALI** KI

A 6.1.4 Alpha-Glukosidase-Inhibitoren

Wm/Wi: Glukosidasehemmung ⇒ intestinale Glukosefreisetzung ↓; **UW:** Meteorismus, Bauchschmerzen, Diarrhoe; **KI:** bek. Überempf., CED mit deutlichen Verdauungs- und Resorptionsstörungen, Kolon-Ulzerationen: bei teilweisem Darmverschluss oder bei Pat. mit prädisponiertem Darmverschluss: Zustände, die sich durch eine vermehrte Gasbildung im Darm verschlechtern können (z.B. Roemheldscher Symptomenkomplex, größere Hernien, Verengungen und Geschwüre des Darms); schwere NI (CrCl < 25); schwere Leberfktstrg.

Acarbose Rp	HWZ 2h, PRC B, Lact ?
Acarbose AL *Tbl. 50,100mg* **Acarbose Stada** *Tbl. 50, 100mg* **Glucobay** *Tbl. 50, 100mg*	**Zusatzther. bei D.m.** → 557: ini 3 x 50mg p.o. vor Hauptmahlzeiten, ggf. ↑ bis 3 x 100mg p.o., max. 3 x 200mg/d; **DANI** CrCl < 25: KI

A 6.1.5 GLP1-Agonisten

Wm/Wi (Exenatid, Liraglutid, Semaglutid): Inkretin-Mimetikum mit verschiedenen anti-hyperglykämischen Wirkungen des Glucagon-like-Peptide (GLP-1); **UW** (Dulaglutid): Hypo-lykämie, Übelkeit, Diarrhoe, Erbrechen, Bauchschmerzen, Appetit ↓, Obstipation, Meteoris-mus, Dyspepsie, abdominale Distension, gastroösophageale Refluxerkr., Aufstoßen, Fatigue, Sinustachykardie, AV-Block I°; **UW** (Exenatid): Übelkeit, Erbrechen, Diarrhoe, Hypoglykämie, Appetit ↓, Kopfschmerzen, Schwindel, Bauchschmerzen, Reflux, Schwitzen ↑, innere Unruhe; **UW** (Liraglutid): Übelkeit, Erbrechen, Diarrhoe, Obstipation, Bauchschmerzen, Dyspepsie, Kopfschmerzen, Nasopharyngitis, Hypoglykämie, Schwindel, Schlaflosigkeit, Geschmacks-störung, Cholelithiasis, Refluxkrankheit, Asthenie, Erschöpfung;

UW (Semaglutid): Hypoglykämie (bei gleichz. Anw. weiterer Antidiabetika) Übelkeit, Diarrhoe, Schwindel, Komplik. b. diabet. Retinopathie, Erbrechen, Bauchschmerzen, abdomin. Spannungs gefühl, Obstipation, Dyspepsie, Gastritis, Refluxkrankheit, Eruktation, Flatulenz, Cholelithiasis, Erschöpfung, Gewicht ↓ Lipase/Amylase ↑; **KI** (Exenatid, Liraglutid, Semaglutid): bek. Überemp

Dulaglutid	HWZ 4.6d PRC C Lact ?
Trulicity *Pen 0.75, 1.5, 3, 4.5mg*	**D.m. Typ 2 als Monother. oder in Komb. mit anderen Antidiabetika inkl. Insulin:** Monoth. 1 x/W 0.75mg s.c.; Komb. Ther. 1x/W 0.75-4.5mg; **DANI** CrCl ≥ 15: nicht erf.; CrCl < 15: Anw. nicht empf.; **DALI** nicht erf.
Exenatid Rp	HWZ 2.4h PRC C Lact
Bydureon *Inj.Lsg. 2mg, Pen 2mg* **Byetta** *Pen 5µg/Dosis, 10µg/Dosis*	**D.m. Typ 2** → 559 **in Komb. mit Metformin, Sulfonylharnstoff, Thiazolidindion od. Metformin u. Sulfonylharnstoff od. Metformin u. Thiazolidindion: Byetta:** 2 x 5µg s.c. für 1M, dann ggf. 2 x 10µg, jeweils < 1h vor Mahlzeit; **Bydureon:** 1 x 2mg/W. s.c.; **DANI** CrCl > 50: nicht erf.; CrCl 30-50: Byetta: konservative Dosiseskalation von 5 auf 10µg; Bydureon: Anw. nicht empfohlen; CrCl < 30: Anw. nicht empf.; **DALI** nicht erf.
Liraglutid Rp-L/Rp	HWZ 13h, PPB 98%
Saxenda *Pen 18mg/3ml* **Victoza** *Pen 18mg/3ml*	**D.m. Typ 2** → 559 **in Komb. mit Basalinsulin oder Metformin u./o. Sulfonylharnstoff oder Thiazolidindion:** ini 1 x 0.6mg s.c., nach 1W 1.2mg, ggf. nach 2W 1.8mg; **Gewichtsregulierung bei BMI ≥ 30 od. BMI 27-29 + mind. 1 Erkr. (Prädiabetes, D.m., Hypertonie, Dyslipidämie, obstr. Schlafapnoe):** Saxenda: W1: 1 x 0.6mg s.c., um 0.6mg/W steigern, ab W5 1 x 3mg; **DANI** CrCl ≥ 30: nicht erf.; < 30: Anw. nicht empf.; **DALI** schwere LI: Anw. nicht empf.
Semaglutid Rp	HWZ 7d, PPB 99%
Ozempic *Pen 0.25mg/Dosis, 0.5mg/Dosis, 1mg/Dosis*	**D.m. Typ 2** → 559: **Monoth. oder Komb. mit Metformin, Sulfonylharnstoff, Thiazolidindion od. Insulin od. Metformin u. Thiazolidindion:** 0.25mg/W s.c., nach 4W 1 x 0.5mg/W, ggf. n. 8W 1 x 1mg/W; **DANI** leichte bis mittelschw. NI: 100%; schwere NI: k.D., bei term. NI Anw. nicht empf.; **DALI** vors. Anw. bei schwerer L

A 6.1.6 DPP-4-Inhibitoren

Wm/Wi (Saxagliptin, Sitagliptin, Vildagliptin): Dipeptidylpeptidase-4-Inhibitor ⇒ Spiegel aktiver Inkretin-Hormone (GLP-1, GIP) ↑ ⇒ glukoseabhängige Insulinfreisetzung aus Pankreas-Beta-Zellen ↑, Glukagonfreisetzung aus Pankreas-Alpha-Zellen ↓;

UW (Saxagliptin): Inf. der ob. Atemwege/Harnwege, Gastroenteritis, Sinusitis, Nasopharyngitis, Hypoglykämie, Kopfschmerzen, Erbrechen, periph. Ödeme; **UW** (Sitagliptin): Kopfschmerzen, Obstipation, Schwindel, Hypoglykämie; **UW** (Vildagliptin): Hypoglykämie, Tremor, Kopfschmerzen, Schwindel, Übelkeit; **KI** (Saxagliptin): bek. Überempf. gegen S. bzw. andere DDP-4-Inhibitoren; KI (Sitagliptin): bek. Überempf. Grav./Lakt.; KI (Vildagliptin): bek. Überempf.

Saxagliptin Rp	HWZ 2.5-3.1h, , Q0 0.5, PRC B, Lact?
Onglyza *Tbl. 2.5, 5mg*	**D.m. Typ 2** als Monother. oder in Komb. mit Metformin, Sulfonylharnstoff, Thiazolidindion oder Insulin (mit/ohne Metformin): 1 x 5mg p.o.; **DANI** CrCl ≥ 45: 100%, < 45: 1 x 2.5mg; HD: Anw. nicht empf.; **DALI** leichte bis mäßige LI: vors. Anw.; schwere LI: Anw. nicht empf.
Sitagliptin Rp	HWZ 12.4h, Q0 0.15, PPB 38% PRC B Lact ?
Januvia *Tbl. 25, 50, 100mg* **Xelevia** *Tbl. 25, 50, 100mg*	**D.m. Typ 2** → 559**:** als Monotherapie (bei KI/ Unverträgl. von Metformin) oder kombiniert mit Metformin, Pioglitazone (mit oder ohne Metformin), Sulfonylharnstoffen (mit/ohne Metformin) oder Insulin (mit/ohne Metform.): 1 x 100mg p.o.; **DANI** CrCl ≥ 45: 100%, 30-44: 50mg, < 30, HD: 25mg; **DALI** leichte bis mäßige LI: 100%; schwere LI: k. D.
Vildagliptin Rp	HWZ 3h, Q0 0.7, PPB 9%
Galvus *Tbl. 50mg* **Jalra** *Tbl. 50mg*	**D.m. Typ 2** → 559**:** als Monother. (bei KI oder Unverträgl. von Metformin) oder in Komb. mit Metformin, Pioglitazon (mit/ohne Metf.), Sulfonylharnstoffen (mit/ohne Metf.) oder Insulin (mit/ohne Metf.): 2 x 50mg p.o.; **DANI** CrCl ≥ 50: 100%, < 50: 1 x 50mg; **DALI** Anw. nicht empf.

A 6.1.7 DPP-4-Inhibitor-Kombinationen

Saxagliptin + Metformin Rp	
Komboglyze *Tbl. 2.5 + 850mg, 2.5 + 1000mg*	**D.m. Typ 2** → 559**:** 2 x 2.5+850-1000mg p.o., Kombin mit Insulin oder Sulfonylharnstoff mögl.; **DANI** CrCl ≥ 60: 100%; 45-59: MTD 5+2000mg; 30-44: max. 2.5+1000mg/d; <30: KI; **DALI** KI
Sitagliptin + Metformin Rp	
Janumet *Tbl. 50+850mg, 50+1000mg* **Velmetia** *Tbl. 50+850mg, 50+1000mg*	**D.m. Typ 2** → 559**:** 2 x 50+850-1000mg p.o., Komb. mit Sulfonylharnstoff, Thiazolidindion oder Insulin möglich; **DANI** CrCl ≥ 60: 100%; 45-59: max. 5+2000mg/d; 30-44: max. 2.5+1000mg/d; < 30: KI; **DALI** KI

Vildagliptin + Metformin Rp	
Eureas *Tbl. 50+850mg, 50+1000mg* **Icandra** *Tbl. 50+850mg, 50+1000mg*	**D.m. Typ 2** → 559: 2 x 50+850-1000mg p.o. Komb. mit Sulfonylharnstoff, Thiazolidindior oder Insulin mögl.; **DANI** CrCl ≥ 60: 100%; 45-59: max. 50+2000mg/d; 30-44: max. 50+1000mg/d; < 30: KI; **DALI** KI

A 6.1.8 Glitazone und Kombinationen

Wm/Wi (Glitazone) = Thiazolidindione = Insulinsensitizer: spezif. Bindung an Peroxisome Proliferator Activated(PPA)-Rezeptor in Insulinzielgeweben ⇒ verbesserte Insulinwirkung ⇒ zelluläre Glukoseaufnahme ↑, hepatische Glukoneogenese ↓;
UW: Kombination mit Metformin: Anämie, Hypo-/Hyperglykämie, Kopf-/Bauchschmerzen Durchfall, Übelkeit, Müdigkeit, Ödeme, Kombination mit Sulfonylharnstoff, Anämie, Thrombopenie, Hypo-/Hyperglykämie, Gewicht ↑, Ödeme;
KI (Pioglitazon): bek. Überempf., Herzinsuff. (auch i.d. Anamnese), eingeschränkte Leberfkt. diabetische Ketoazidose

Pioglitazon Rp	HWZ 3-7h, Q0 > 0.8, PPB 99%, PRC C, Lact
Actos *Tbl. 15, 30, 45mg* **Pioglitazon Aurobindo** *Tbl. 15, 30, 45mg*	**D.m. Typ 2** → 559: 1 x 15-30mg p.o., max. 45mg/d; Monother. od. Kombin. mit Metformir und/oder Sulfonylharnstoff oder Insulin; **DANI** CrCl > 4: 100%; HD: KI; **DALI** KI

Pioglitazon + Metformin Rp	
Competact *Tbl. 15+850mg*	**D.m. Typ 2** → 559: 2 x 15+850mg p.o.; **DANI** CrCl ≥ 45: 100%; 30-44: max. 15+850mg/d; < 30: KI; **DALI** KI

A 6.1.9 SGLT-2-Inhibitoren

Wm/Wi (Dapagliflozin, Empaglifozin, Ertugliflozin): selektiv reversibler Inhibitor des renalen Natrium-Glukose-Cotransporters 2 ⇒ renale Glukose-Reabsorption ↓ ⇒ Glukose-Ausscheidung mit Harn ↑ ⇒ Nüchtern- u. postprand. Plasma-Glukosespiegel ↓, zusätzl. osmotisch diuret. Effekt; **UW** (Dapagliflozin): Inf. Genitalbereich, Harnwegsinfekte, Hypoglykämie, Rückenschmerzen, Dysurie, Polyurie, Dyslipidämie, Hämatokrit ↑;
UW (Empagliflozin): Hypoglykämie (bei Komb.-Ther.), vagin. Moniliasis, Vulvovaginitis, Balanitis, genitale Infektionen, Harnwegsinfekt, Pruritus, Harnausscheidung ↑;
UW (Ertugliflozin): vulvovaginale Pilzinfektionen, Candida-Balanitis, Hypoglykämie, Hypovolämie, Harndrang ↑, vulvovaginaler Pruritus, Durst Veränderungen von Serumlipiden, Hb und BUN ↑; **KI** (Dapagliflozin, Empagliflozin, Ertugliflozin): bek. Überempf.

Dapagliflozin Rp	HWZ 13 h, PPB 91
Forxiga *Tbl. 5, 10mg*	**D.m. Typ 2** → 559: 1 x 10mg p.o. Monother. oder kombiniert mit anderen Antidiabetika; **DANI** CrCl ≥ 45: 100%, < 45: Anw. nicht empf **DALI** Child-Pugh A, B: 100%; C: ini 1 x 5mg/d **Herzinsuff., chron. NI:** 1 x 10mg p.o.; **DANI** nicht erf.; **DALI** s.o.

EmpagliflozinRp	HWZ 12 h, PPB 86%
Jardiance Tbl. 10, 25mg	**D.m. Typ 2** → 559: 1 x 10mg p.o. Monother. oder kombin. mit anderen Antidiabetika; ggf. steigern auf 1 x 25mg p.o.; **DANI** CrCl ≥ 60: 100%, 30-59: 1 . 10mg; < 30: Anw. nicht empf.; **DALI** Ch.-Pugh A, B: 100%; C: Anw. nicht empf.; Herzinsuff.: 1 x 10mg p.o.; **DANI** CrCl ≥ 20: 100%; < 20: Anw. nicht empf.; **DALI** s.o.
Ertugliflozin Rp	HWZ 17 h, PPB 94%
Steglatro *Tbl. 5, 15mg*	**D.m. Typ 2** → 559: 1 x 5mg p.o., ggf. 1 x 15mg, Monother. od. Komb. mit and. Antidiabetika; **DANI** CrCl > 60: 100%, < 45: Anw. nicht empf.; **DALI** Ch.-Pugh A, B: 100%; C: Anw. nicht empf.

A 6.1.10 SGLT-2-Inhibitor-Kombinationen

UW (Dapagliflozin + Metformin): Vulvovaginitis, Balanitis, Inf. in Genitalbereich, Harnwegsinf., Hypoglykämie, Geschmackstrg., gastrointest. Symptome, Rückenschmerzen, Dysurie, Polyurie, Dyslipidämie, Hämatokrit ↑; **UW** (Empagliflozin + Linagliptin): Harnweginf, vag. Candidiasis, Vulvovaginitis, Balanitis, genit. Infektionen, Nasopharyngitis, Hypoglykämie, Durst, Husten, Exanthem, Pruritus, Polyurie, Lipase/Amylase ↑; **UW** (Ertugliflozin + Sitagliptin): vulvovag./genit. Pilzinf. bei Frauen, vulvovag. Pruritus; Balanitis, and. genit. Pilzinf. beim Mann; Hypoglykämie, Kopfschmerzen, Hypovolämie, Harndrang ↑, Durst, veränderte Serumlipide, Hb/BUN ↑; **KI** (Dapagliflozin+Metformin): bek. Überempf., diab. Ketoazidose, diab. Präkoma, moderate/schwere Nierenfktsstrg.; akute Erkr., die potenziell die Nierenfkt. beeinflusst (Dehydratation, schwere Inf., Schock); akute/chron. Erkr., die zur Gewebehypoxie führen kann (Herz-/Lungeninsuff., Myokardinfarkt, Schock), Leberfktsstrg., akute Alkohol vergiftung, Alkoholismus; **KI** (Empagliflozin + Linagliptin): bek. Überempf.; **KI** (Ertugliflozin + Sitagliptin): bek. Überempf.

Dapagliflozin + Metformin Rp	PRC C, Lact ?
Xigduo *Tbl. 5+850, 5+1000mg*	**D.m. Typ 2** → 559: 2 x 5 + 850-1000mg p.o. **DANI** CrCl > 60: 100%; < 60: KI; **DALI** KI
Empagliflozin + Linagliptin Rp	
Glyxambi *Tbl. 10+5, 25+5mg*	**D.m. Typ 2** → 559: 1 x 10-25 + 5mg p.o., Komb. mit Insulin oder Sulfonylharnstoff mögl.; **DANI** CrCl > 60: 100%; 45-60: max. 10+5mg; < 45, HD: Anw. nicht empf.; **DALI** leichte bis mäßige LI: 100%; schwere LI: Anw. nicht empf.
Ertugliflozin + Sitagliptin Rp	
Steglujan *Tbl. 5+100, 15+100mg*	**D.m. Typ 2** → 559: 1 x 5 + 100mg p.o., ggf. ↑ auf 1 x 15 + 100mg; **DANI** CrCl ≥ 60: 100%; < 60: Anw. nicht empf.; **DALI** leichte-mäßige LI: 100%; schwere LI: Anw. nicht empf.

A 6.1.11 Insuline – Übersicht

Wm/Wi (Insuline): Glukoseaufnahme in Muskel- und Fettzellen ↑, anaboler Stoffwechsel ↑ (Glykogen-/Lipid-/Proteinsynthese ↑), katabol. Stoffwechsel ↓ (Glykogeno-, Lipo-, Proteolyse ↓)

Insuline/Insulin-Analoga (IA)	Wirkstoff (Handelsname)	Wirk-beginn	Wirk-max.	Wirk-dauer
Sehr kurz wirksame IA	**Insulin glulisin** (Apidra®); **Insulin lispro** (Humalog®, Liprolog®, Insulin lispro Sanofi®); **Insulin aspart** (NovoRapid®, Fiasp®)	0.25h	0.5-3h	2–5h
Kurz wirksame Insuline (humane Insuline)	**Normalinsulin = Altinsulin** (Berlinsulin H Normal®, Huminsulin Normal®, Insuman Rapid®, Actrapid HM® , Humulin Normal®)	0.25–0.5h	1–4h	6–9h
Mittellang wirksame Insuline (Verzögerungs-insuline)	**NPH-Insulin**, verzögert mit Neutral Protamin Hagedorn (Berlinsulin H Basal®, Huminsulin Basal®, Insuman Basal®, Protaphane HM®, Humulin Basal®, Insulatard®)	0.75–1.5h	3–12h	11–20h
Lang wirksame IA	**Insulin detemir** (Levemir®)	3–4h	10–14h	16–20h
Sehr lang wirksame IA	**Insulin glargin U100** (Abasaglar®, Lantus®)	3–4h	10–16h	20–30h
	Insulin glargin U300 (Toujeo®)	3–4h	keines	30–40h
	Insulin degludec U100/U200 (Tresiba®)	3–5h	keines	36–48h

A 6.1.12 Sehr kurz wirksame Insulin-Analoga

Wm/Wi (Insulinaspart, Insulinglulisin, Insulin lispro): schnellere Resorption durch Veränderung der Aminosäuresequenz ⇒ Verkürzung des Spritz-Ess-Abstands

Insulin aspart Rp	HWZ 81min, PRC ?, Lact
NovoRapid, Fiasp	**D.m. Typ 1/2** → 557: nach Bedarf
Insulin glulisin Rp	HWZ 42min, PRC C, Lact
Apidra	**D.m. Typ 1/2** → 557: nach Bedarf
Insulin lispro Rp	HWZ 26-52min, PRC B, Lact
Humalog, Insulin Lispro Sanofi, Liprolog	**D.m. Typ 1/2** → 557: nach Bedarf

A 6.1.13 Kurz wirksame Insuline (Normalinsulin)

Insulin normal (Altinsulin) human Rp	HWZ wenige min (i.v.), 2-5h (s.c.), PPB gering, PRC B
Actrapid, Berlinsulin H Normal, Huminsulin Normal, Humulin Normal, Insuman Infusat, Insuman Rapid	**D.m. Typ 1/2** → 557: nach Bedarf

A 6.1.14 Mittellang wirksame Insuline (Verzögerungsinsuline)

Wm/Wi: plus Protamin als Depotstoff ⇒ Wi-Dauer ↑; NPH = *N*eutrales *P*rotamin *H*agedorn

Verzögerungsinsulin (NPH-Insulin), human Rp	
Berlinsulin H Basal, Huminsulin Basal, Humulin Basal, Protaphane, Insuman Basal, Insulatard	**D.m. Typ 1/2** → 557: nach Bedarf

A 6.1.15 Insulin-Kombinationen

Insulin normal (Altinsulin) + Verzögerungsinsulin Rp

Actraphane 30, 50 *30/70, 50/50%* **Berlinsulin H 30/70, Mixtard 30** *30/70%* **Huminsulin Profil III** *30/70%* **Insuman Comb 15, 25, 50** *15/85, 25/75, 50/50%*	**D.m. Typ 1/2** → 557: nach Bedarf

Insulin lispro + Verzögerungsinsulin (NPL-Insulin) Rp

Huma-/Liprolog Mix 25, 50 *25/75, 50/50%*	**D.m. Typ 1/2** → 557: nach Bedarf

Insulinaspart + Verzögerungsinsulin (NPA-Insulin) Rp

Novomix 30 *30/70%*	**D.m. Typ 1/2** → 557: nach Bedarf

A 6.1.16 Lang und sehr lang wirksame Insulin-Analoga

Wm/Wi (Insulin degludec): gentechnisch veränd. Insulinmolekül, Bildg subkutaner Multihexameren mit Depotwirkung; **Wm/Wi** (Insulindetemir): gentechnisch veränd. Insulinmolekül, starke Selbstassoziation an der Injektionsstelle, Bindung an Albumin ⇒ langsamere Abgabe in peripheres Zielgewebe; **Wm/Wi** (Insulin glargin): gentechnisch veränd. Insulinmolekül, im physiolog. pH-Bereich schwer löslich ⇒ langsame Resorption ⇒ Wirkdauer ↑

Insulin degludec Rp — HWZ 25h, PPB 99%

Tresiba	**D.m. Typ 1/2** → 557: nach Bedarf

Insulin detemir Rp — HWZ 5-7h, PRC C, Lact ?

Levemir	**D.m. Typ 1/2** → 557: nach Bedarf

Insulin glargin Rp — PRC C, Lact ?

Abasaglar, Lantus, Semglee, Toujeo	**D.m. Typ 1/2** → 557: nach Bedarf

A 6.1.17 Insulin-GLP1-Agonist-Kombination

Wm/Wi (Insulin glargin + Lixisenatid): Basalinsulinanalogon (wirkt bes. auf Nüchternglukosewerte) kombiniert mit GLP-1-Rezeptoragonist (wirkt insbes. auf postprandiale Glukosewerte); **UW** (Insulin glargin + Lixisenatid): Hypoglykämie, Schwindel, Übelkeit, Erbrechen, Diarrhoe, Reakt. a.d. Injektionsstelle; **KI** (Insulin glargin + Lixisenatid): bek. Überempf.

Insulin glargin + Lixisenatid Rp — HWZ 25h, PPB 99%

Suliqua *Pen 100 IE +33µg/ml, 100 IE + 50µg/ml*	**D.m. Typ 2** → 557: n. Bed. max. 60 IE + 20µg/d; **DALI** schw. NI: Anw. nicht empf.; **DALI** nicht erf.

A 6.2 Antihypoglykämika

Wm/Wi (Diazoxid): reversible Hemmung der Insulinausschüttung an Pankreas-Beta-Zellen; **Wm/Wi** (Glucagon Inj.Lsg.): cAMP-vermitt. Glykogenolyse in Leber ⇒ Glukoneogenese ↑ ⇒ Blutglukose ↑; **UW** (Diazoxid): Übelkeit, Erbrechen, Ödeme, Kaliumverlust, Tachykardie, Hypotonie, Hautausschlag, Hypertrichose, BB-Veränd., IgG ↓; **UW** (Glucagon Inj.Lsg.): Übelkeit, Erbrechen, Bauchschmerzen, Hypotonie, Tachykardie, sek. Hypoglykämie; **UW** (Glucagon Nasenpulver): Kopfschmerz, Tränenfluss ↑, Reizung d. ob. Atemwege, Übelkeit, Erbrechen, Dysgeusie, Pruritus/Hyperämie d. Augen, Pruritus, Hypertonie; **KI** (Diazoxid): bek. Überempf., MI, Herzinsuff., idiopath. postpr. Hypoglykämie, Lakt.; **KI** (Glucagon): bek. Überempf., Phäochromozytom; **KI** (Glucose 40%): Hyperglykämie, Hypokaliämie, Azidose

Diazoxid Rp	HWZ 24-36h, Q0 0.8, PPB 90%, PRC C, Lact
Proglicem *Kps. 25, 100mg*	**Hypoglykämie verschiedener Genese**: ini 5mg/kg p.o. in 2-3ED, ggf. steigern; **Ki.:** u.Ü. 15-20mg/kg; **DANI** Dosisreduktion
Glucagon Rp	HWZ 8-18min, PRC B, Lact
Baqsimi *Nasenpulver 3mg* **GlucaGen** *Inj.Lsg. 1mg/1ml*	**Hypoglykämie: Baqsimi:** Erw., Ki. ab 4J: 3 mg in ein Nasenloch; **GlucaGen: Erw., Ki. > 25kg** oder **> 6-8J:** 1mg s.c./i.m./i.v.; **Ki. < 25kg** oder **< 6-8J:** 0.5mg; **Relaxation Magen-Darm-Trakt:** 0.2-0.5mg i.v.; 1-2mg i.m.
Glucose 40% Rp/OTC	
Glucose 40 Braun Mini Plasco connect, Glucosteril 40% *Amp. 4g/10ml*	**Hypoglykämie:** 20-100ml i.v.

A 6.3 Lipidsenker

6.3.1 Therapieziele abhängig von Begleiterkrankung[1]

Diabetes mellitus	**D.m. plus makro- u./od. mikrovaskuläre Komplikationen oder weitere RF wie arterielle Hypertonie oder Albuminurie**
• Hypercholesterinämie LDL-Zielwert < 100 mg/dl • Kombinierte Hyperlipidämie LDL-Zielwert < 100 mg/dl TG-Zielwert < 150 mg/dl	• Hypercholesterinämie LDL-Zielwert < 70 mg/dl • Kombinierte Hyperlipidämie LDL-Zielwert < 70 mg/dl, TG-Zielwert < 150 mg/dl

[1] DDG/DEGIM-und DGK-Empfehlungen 2012; ESC/EAS Guidelines for the management of dyslipidaemias, European Society of Cardiology. European Heart Journal (2011) 32, 1769–1818.

A 6.3.2 Fibrate

Wm: Lipoproteinlipase-Aktivität ↑ ⇒ Triglyz. ↓, LDL ↓, HDL ↑; **UW** (Bezafibrat): Krea/CPK/AP ↑ Appetitlosigkeit; **UW** (Fenofibrat): Bauchschmerzen, Übelkeit, Diarrhoe, Erbrechen, Flatulenz, Transamin. ↑; **UW** (Gemfibrozil): Dyspepsie, Diarrhoe, Übelk., Bauchschmerz., Erbrechen, Meteorismus, Obstip., Ekzem, Exanthem, Müdigk.; **KI** (Bezafibrat): bek. Überempf., Gallenblasen-/Lebererkr. (bis auf Fettleber), bek. photoallerg./-tox. Reakt. auf Fibrate, schw. NI (Krea > 6mg/dl od. CrCl < 15), Dialyse, Grav./Lakt., Ki.; **KI** (Fenofibrat): bek. Überempf., LI, primär bil. Zirrhose, unerklärbar pers. Leberfktsabnormität, Gallenblasenerkr., schwere chron. Nierenerkr., chron. od. akute Pankreatitis (ausgen. akute Pankreatitis aufgr. schwerer Hypertriglyzeridämie), bek. photoallerg. od. phototox. Reakt. unter Beh. mit Fibraten od. Ketoprofen; **KI** (Gemfibrozil): bek. Überempf., Leberfkt. ↓; schwere NI, bek. Gallenblasen-/Gallenwegserkr. mit Cholelithiasis – auch anamnest., gleichz. Anw. v. Repaglinid od. Simvastatin; photoallerg./phototox. Reakt. unter Beh. m. Fibraten in Anamnese

Bezafibrat Rp	HWZ 2.5h, Q0 0.15, PPB 95%
Befibrat *Tbl. 400(ret.)mg* **Bezafibrat AL** *Tbl. 200, 400(ret.)mg* **Bezafibrat-ratioph.** *Tbl. 400(ret.)mg* **Cedur** *Tbl. 200, 400(ret.)mg*	**Schwere Hypertriglyzeridämie, gemischte Hyperlipidämie** (bei Statin-KI/-Unverträgl.): 3 x 200mg p.o.; 1 x 400mg (ret.); **DANI** CrCl > 60: 100%; 40-60: 2 x 200mg; 15-40: 200mg alle 1-2d; < 15: KI; HD: KI; **DALI** KI

Fenofibrat Rp	HWZ 21h, Q0 0.2, PPB 99%, PRC C, Lact -
CiL *Kps. 160, 200mg* **Fenofibrat AL** *Kps. 250(ret.)mg* **Lipidil** *Kps. 200mg* **Lipidil 145 ONE** *Tbl. 145mg (Nanopartikel)* **Lipidil-Ter** *Tbl. 160mg*	**Schwere Hypertriglyzeridämie, gemischte Hyperlipidämie** (bei Statin-KI/-Unverträgl.), **gemischte Hyperlipidämie** (bei hohem kardiovask. Risiko zusätzl. zu Statin, wenn Triglyzerid- u. HDL-Cholest. nicht ausreich. kontrolliert werden können): 3 x 100mg p.o.; 1 x 160-200mg; 1 x 145mg; 1 x 250mg (ret.); **DANI** Krea (mg/dl) > 2: 1 x 100mg/d; HD: 100mg alle 2d; Krea (mg/dl) > 6: KI; **DALI** KI

Gemfibrozil Rp	HWZ 1.5h, Q0 1.0, PPB > 97%, PRC C, Lact -
Gevilon *Tbl. 600, 900mg*	**Schwere Hypertriglyzeridämie; gemischte Hyperlipidämie od. prim. Hypercholesterinämie** (bei Statin-KI/-Unverträglichkeit); **Pro. kardiovask. Morbidität** (Männer mit nicht-HDL-Hypercholesterinämie und Statin-KI/-Unverträglk.): 1 x 900 bis 2 x 600mg p.o.; **DANI** CrCl 50-80: ini 900mg/d; KI bei schwerer NI; **DALI** KI

A 6.3.3 Statine (CSE-Hemmer)

Wm: kompetitive Hemmung der HMG-CoA-Reduktase (= Cholesterol-Synthese-Enzym = CSE); **Wi:** intrazelluläre Cholesterinsynthese ↓, LDL ↓, HDL ↑; **UW** (Atorvastatin): Nasopharyngitis, allerg. Reakt., Hyperglykämie, Kopfschmerzen, Epistaxis, pharyngolaryngeale Schmerzen, Obstipation, Diarrhoe, Dyspesie, Übelkeit, Meteorismus, Myalgie, Arthralgie, Extremitätenschmerzen, Muskelspasmen, Gelenkschwellungen, Rückenschmerzen, veränderte Leberfunktionstests, CK ↑; **UW** (Rosuvastatin): D.m., Kopfschmerzen, Schwindel, Verstopfung Übelkeit, Bauchschmerzen, Myalgie, Asthenie; **UW** (Simvastatin): Transaminasen ↑, Myopathie, Myalgie, CK ↑, Rhabdomyolyse, Exanthem, Anämie, periph. Neuropathie, Kopfschmerzen, Hypersensitivitätssyndrom; **KI** (Atorvastatin): bek. Überempf., aktive Lebererkr., Transaminasen ↑ > 3 x oberer Normwert, Grav./Lakt., Frauen im gebärfähigen Alter ohne geeignete Empfängnisverhütung; **KI** (Rosuvastatin): bek. Überempf., aktive Lebererkr., unklare Transaminasen ↑, schwere Niereninsuff., Myopathie, gleichzeitige Anw. von Ciclosporin, Grav./Lakt.; 40mg-Dosis bei Pat. mit prädisponierenden Faktoren für eine Myopathie/Rhabdomyolyse wie mittelschwere Niereninsuff., Hypothyreose, erbliche Muskelerkr. in der pers. oder fam. Anamnese, Alkoholmissbrauch, asiatische Abstammung, gleichzeitige Anw. von Fibraten, muskelschädigende Wi. durch frühere Einnahme eines Fibrats oder and. Statins; **KI** (Simvastatin): bek. Überempf., aktive Lebererkr., unklare Transaminasen ↑, Grav./Lakt., gleichz. Anw. potenter CYP3A4-Inhibit. (z.B. Itraconazol, Ketoconazol, Proteaseinhibitoren, Erythromycin, Clarithromycin, Telithromycin, Nefazodon)

Atorvastatin Rp	HWZ 14h, Q0 > 0.7, PPB 98%, PRC X, Lact -
Atoris, Atorvastatin HEXAL *Tbl. 10, 20, 30, 40, 60, 80mg* **Atorvastatin 1A** *Tbl. 10, 20, 30, 40, 80mg* **Lipitor** *Tbl. 20mg* **Sortis** *Tbl. 10, 20, 40, 80mg*	**Hypercholesterin-, komb. Hyperlipidämie** → 564, **Primärpräv. kardiovask. Erkr.:** ini 1 x 10mg p.o., nach Wi steigern auf 1 x 20-40mg, max. 80mg/d; **DANI** nicht erf.; **DALI** regelm. Transaminasenkontr., KI bei aktiver Lebererkr.

Fluvastatin Rp	HWZ 1-3h, Q0 1.0, PPB 98%, PRC X, Lact -
Fluvastatin PUREN *Tbl. 80(ret.)mg* **Fluvastatin HEXAL** *Kps. 20, 40mg; Tbl. 80(ret.)mg* **Fluvastatin-ratioph.** *Kps. 20, 40mg; Tbl. 80(ret.)mg* **Locol** *Tbl. 80(ret.)mg*	**Hypercholesterin-, kombin. Hyperlipidämie** → 564, **KHK nach Herzkatheter:** 1 x 20-40mg p.o., max. 2 x 40mg oder 1 x 80mg (ret.); **heterozyg. familiäre Hypercholesterinämie bei Ki. ≥ 9J:** 1 x 20mg p.o., max. 2 x 40mg oder 1 x 80mg (ret.); **DANI** nicht erford.; **DALI** KI bei aktiver Lebererkrankung/unklarer Transaminasenerhöhung
Lovastatin Rp	HWZ 1.4h, Q0 1.0, PPB 95%, PRC X, Lact
Lovabeta *Tbl. 10, 20, 40mg* **Lovastatin AL** *Tbl. 20, 40mg* **Lovastatin-ratioph.** *Tbl. 20, 40mg*	**Hypercholesterin-, komb. Hyperlipidämie** → 564**:** 1 x 20-40mg p.o., max. 80mg/d; **DANI** CrCl: > 30: 100%; < 30: 20mg/d; **DALI** KI
Pravastatin Rp	HWZ 1.5-2h, Q0 0.55, PPB 45%, PRC X, Lact
Prava Basics *Tbl. 10, 20, 40mg* **Pravalich** *Tbl. 10, 20, 40mg* **Pravastatin-CT** *Tbl. 20, 40mg* **Pravastatin HEXAL** *Tbl. 10, 20, 30, 40mg*	**Hypercholesterin-, kombin. Hyperlipidämie** → 564**:** 1 x 10-40mg p.o.; **Primär-/Sekundärpräv. kardiovask. Erkr.:** 1 x 40mg/d; **Post-Transplantations-Hyperlipidämie:** ini 1 x 20mg, ggf. steigern auf 1 x 40mg; **heterozyg. fam. Hypercholesterinämie bei Ki. 8-13J:** 1 x 10-20mg; **14-18J:** 10-40mg; **DANI, DALI** ini 1 x 10mg/d, Anpassung unter med. Kontrolle; KI bei aktiver Lebererkrankung/unklarer Transaminasenerhöhung
Rosuvastatin Rp	HWZ 19h, PPB 90%, PRC X , Lact -
Crestor *Tbl. 5, 10, 20mg* **RosuHEXAL** *Tbl. 5, 10, 20, 40mg* **Rosustar** *Tbl. 5, 10, 20, 40mg* **Rosuvador** *Tbl. 5, 10, 20mg* **Rosuvastatin Accord** *Tbl. 5, 10, 20mg* **Rosuvastatin Heumann** *Tbl. 5, 10, 20mg*	**Hypercholesterin-, kombinierte Hyperlipidämie** → 564, **homozygote, familiäre Hypercholesterinämie:** ini 1 x 5-10mg/d, max. 40mg/d; > 70J: ini 1 x 5mg; **Ki. 6-9J:** 1 x 5-10mg; **10-17J:** 1 x 5-20mg; **Pro. kardiovaskulärer Ereignisse:** 1 x 20mg; **DANI** CrCl > 60: 100%, 30-60: ini 1 x 5mg, max. 20mg/d, < 30: KI; **DALI** Child-Pugh < 7 100%, 8-9: Bestimmung der Nierenfunktion, > 9: keine Daten, KI bei aktiver Lebererkr.
Simvastatin Rp	HWZ 1.9h, Q0 1.0, PPB 95%, PRC X, Lact
Simva Aristo *Tbl. 10, 20, 30, 40, 60, 80mg* **Simvabeta** *Tbl. 5, 10, 20, 30, 40, 80mg* **SimvaHEXAL** *Tbl. 5, 10, 20, 30, 40, 60, 80mg* **Simvastatin-ratioph.** *Tbl. 5, 10, 20, 30, 40, 60, 80mg* **Zocor** *Tbl. 10, 20, 40mg*	**Hypercholesterin-, komb. Hyperlipidämie** → 564, **KHK:** ini 1 x 10-20mg, je nach Wi alle 4W steigern bis max. 80mg/d; **homozygote, fam. Hypercholesterinämie:** 1 x 40mg/d oder 80mg/d in 3ED (20-20-40mg); **DANI** CrCl > 30: 100% < 30: 10mg/d; **DALI** KI bei aktiver Lebererkr./unklarer Transaminasenerhöhung

A 6.3.4 Statin-Kombinationen

UW (Fenofibrat + Pravastatin): abdom. Spannungsgefühl, Bauchschmerzen, Obstipation, Diarrhoe, Mundtrockenheit, Dyspepsie, Aufstoßen, Flatulenz, Übelkeit, abdom. Beschwerden, Erbrechen, Transaminasen ↑; **UW** (ASS + Atorvastatin + Ramipril): Sodbrennen, Übelkeit, Erbrechen, Magenschmerzen, Diarrhoe, Obstipation, Dyspepsie, geringfügige Blutverluste aus GI-Trakt, parox. Bronchospasmus, schwerwiegende Dyspnoe, Rhinitis, Nasophyryngitis, allerg. Reaktionen, Hyperglykämie, Kopfschmerzen, Schwindel, pharyngolaryng. Schmerzen, Epistaxis, Myalgie, Arthralgie, Schmerzen in Extremitäten, Muskelkrämpfe, Gelenkschwellungen, Rückenschmerzen, Leberenzyme ↑, CK ↑, Reizhusten, Bronchitis, Sinusitis, Exanthem, Muskelkrämpfe, Myalgie, Hyperkaliämie, Hypotonie, orthostat. RR-Abfall, Synkope, Thoraxschmerz, Erschöpfung; **UW** (Atorvastatin + Perindopril + Amlodipin): Nasopharyngitis, allerg. Reakt., Hyperglykämie, Schläfrigkeit, Schwindel, Kopfschmerzen, Geschmackstörungen, Parästhesie, Sehstörungen, Tinnitus, Palpitationen, Hypotonie, Flush, pharyngolaryngeale Schmerzen, Nasenbluten, Husten, Dyspnoe, Übelkeit, Erbrechen, Bauchschmerzen, Diarrhoe, Obstipation, Blähungen, Exanthem, Pruritus, Gelenkschwellungen, Knöchelschwellungen, Extremitätenschmerzen, Arthralgie, Myalgie, Muskelkrämpfe, Rückenschmerzen, Asthenie, Ödeme, CK ↑, veränderte Leberfunktionstests; **KI** (Fenofibrat + Pravastatin): Überempf. gegen Pravastatin oder Fenofibrat; schwere Leberfunktionsstörung inkl. biliärer Zirrhose oder aktive Lebererkr. einschließl. nicht abgeklärter, persist. erhöhter Werte bei Leberenzymen (> 3 x ULN); Ki. (< 18J), mittelschwere bis schwere NI, bek. Lichtallergie oder phototoxische Reaktion unter Ther. mit Fibraten oder Ketoprofen, Gallenblasenerkr., chron. oder akute Pankreatitis mit Ausnahme einer akuten Pankreatitis infolge schw. Hypertriglyzeridämie, Myopathie u./od. Rhabdomyolyse unter Statinen und/oder Fibraten in der Anamnese oder gesicherte Erhöhung der Creatinphosphokinase (CK) > 5 x ULN unter einer früheren Ther. mit Statinen, Grav./Lakt.; **KI** (ASS + Atorvastatin + Ramipril): Überempf. gegen Wirkstoffe, Soja, Erdnuss, and. Salicylate, NSAR, andere ACE-Hemmer, bei anamnest. bek. Asthmaanfällen oder and. allerg. Reaktionen auf Salicylsäure oder and. NSAR, akute Magen-Darm-Ulzera, Hämophilie und andere Blutungsstörungen, stark eingeschränkte Nieren- und Leberfunktion, Hämodialyse-Patienten, schwere Herzinsuffizienz, gleichz. Beh. mit Methotrexat (≥ 15mg pro Woche); Pat. mit Nasenpolypen im Zusammenhang mit Asthma, das durch ASS ausgelöst oder verschlimmert wird; aktive Lebererkrankung oder unerklärte anhaltende Transaminasenerhöhung (> 3 x ULN), Grav./Lakt.; Frauen im gebärfähigen Alter, die keine geeigneten Empfängnisverhütungsmethoden anwenden; gleichz. Beh. mit Tipranavir, Ritonavir, Ciclosporin; Angioödem in der Vorgeschichte (hereditär, idiopathisch oder früheres Angioödem bei Einnahme von ACE-Hemmern od. AT-II-Rezeptorantagonisten); extrakorporale Beh., bei denen es zu einem Kontakt zwischen Blut und negativ geladenen Oberflächen kommt; signif. beidseitige Nierenarterienstenose oder Nierenarterienstenose bei nur einer funktionsfähigen Niere, hypotensive oder hämodynamisch instabile Zustände, Ki. < 18J., gleichz. Anw. von Aliskiren bei Pat. mit Diabetes mellitus oder eingeschränkter Nierenfkt. mit CrCl < 60; **KI** (Atorvastatin + Perindopril + Amlodipin): bek. Überempf. gegen die Wirkstoffe; aktive Lebererkr. oder unklare dauerhafte ↑ der Serumtransaminasen (> 3 x ULN); Grav./Lakt.; Frauen im gebärfähigen Alter, die keine geeigneten Empfängnisverhütungsmethoden anwenden; schwere Hypotonie, Schock, Obstruktion des linksventrikulären Ausflusstrakts, hämodynamisch instabile Herzinsuff. nach einem akuten MI, Angioödem (Quincke-Ödem) in Anamnese im Zusammenhang mit vorausgegangener ACE-Hemmer-Ther., hereditäres oder idiopathisches Angioödem; gleichzeit. Anw. mit Aliskiren-haltigen Arzneimitteln bei Patienten mit D.m. oder Nierenfunktionstrg. (CrCl < 60)

ASS + Atorvastatin + Ramipril Rp	
Iltria *Kps. 100+20+2.5mg, 100+20+5mg, 100+20+10mg, 100+40+2.5mg, 100+40+5mg, 100+40+10mg*	**Sekundär-Pro. kardiovask. Ereignisse:** 1 x 100+20(–40)+2.5(–10)mg p.o.; **DANI** CrCl ≥ 60: max. 10mg Ramipril; 30–60: max. 5mg Ramipril; < 30, HD: KI; **DALI** vors. Anw. unter Transaminasenkontrolle, max. 2.5mg Ramipril; schwere LI: KI
Atorvastatin + Perindopril + Amlodipin Rp	
Triveram *Tbl. 10+5+5, 20+5+5, 20+10+5, 20+10+10, 40+10+10mg* **Stapressial** *Tbl. 10+5+5, 20+5+5, 20+10+5, 20+10+10, 40+10+10mg*	**Hypertonie und/oder stabile KHK + prim. Hypercholesterinämie od. gemischte Hyperlipidämie:** 1 x 10–40 + 5–10 + 5–10mg p.o.; **DANI** CrCl ≥60: 100%; <60: Anw. nicht empf.; **DALI** KI bei aktiver Lebererkrankung
Fenofibrat + Pravastatin Rp	
Pravafenix *Tbl. 160+40mg*	**Komb. Hyperlipidämie und hohes KHK-Risiko:** 1 x 160 + 40 mg p.o.; **DANI** CrCl < 60: KI; **DALI** mittelschwere LI: Anw. nicht empfohlen; schwere LI: KI

A 6.3.5 Gallensäurenkomplexbildner

Wm/Wi: Bindung von Gallensäuren im Darm ⇒ Unterbrechung des enterohepat. Kreislaufs der Gallensäuren ⇒ Gallensäureprod. aus Cholesterin ↑ ⇒ Cholesterin i.S. ↓; LDL-Rezeptoraktivität ↑ ⇒ LDL-Aufnahme der Leber ↑ ⇒ Cholesterin i.S. ↓; **UW** (Cholestyramin): Obstipation, Völlegefühl, Nausea, Diarrhoe, Resorptionsstörung (Medikamente, lipophile Vit.); **UW** (Colesevelam): Dyspepsie, Obstipation, Myalgie; **KI** (Cholestyramin): Gallengangverschluss; **KI** (Colesevelam): bek. Überempf., Darmverschluss, Gallengangsobstruktion

Colestyramin Rp	
Colestyramin-ratioph., Quantalan, Questran *Btl. 4g* **Lipocol** *Kautbl. 2g* **Vasosan** *Btl. 4g; Gran. (2 Messl. enth. 4g)*	**Hypercholesterinämie** → 564: 3 x 4–8g p.o.; **Pruritus/Ikterus bei partiellem Gallengangverschluss:** 1–2 x 4g p.o.; **cholog. Diarrhoe:** 3 x 4g p.o.; **Ki.:** kg x Erw.-Dosis/70kg
Colesevelam Rp	
Cholestagel *Tbl. 625mg*	**Hypercholesterinämie** → 564: 4–6 Tbl./d; max. 3 x 2Tbl.

A 6.3.6 Cholesterinresorptionshemmstoffe, Omega-3-Fettsäuren

Wm/Wi (Ezetimib): selektive Hemmung der intestinalen Cholesterinresorption; **Wm/Wi** (Icosapent-Ethyl): Ethylester einer Omega-3-Fettsäure ⇒ Reduktion triglyzeridreicher Lipoproteine, entzündungshemmend, antioxidativ, thrombozytenaggregationshemmend; **UW** (Ezetimib): Kopfschmerzen, Bauchschmerzen, Diarrhoe, bei Komb. mit CSE-Hemmer auch Transamin. ↑, Myalgie; **UW** (Icosapent-Ethyl): Gicht, Vorhofflimmern/-flattern, Blutung, Obstip., Aufstoßen, Exanthem, Muskel-/Skelettschmerzen, periph. Ödem; **UW** (Omega-3-S.): Oberbauchschmerzen, Meteorismus, Obstip., Diarrhoe, Dyspepsie, Flatulenz, Aufstoßen, Refluxösophagitis Übelkeit, Erbrechen; **KI** (Ezetimib): Grav./Lakt.; **KI** (Icosapent-Ethyl, Omega-3-S.): bek. Überempf.

zetimib Rp	HWZ 22h, PPB 99%
Ezetad *Tbl. 10mg* **Ezetimib 1A** *Tbl. 10mg* **Ezetimib Basics** *Tbl. 10mg* **Ezetrol** *Tbl. 10mg* **Zetia** *Tbl. 10mg*	**Primäre Hypercholesterinämie, homozygote familiäre Hypercholesterinämie** → 564**, homozygote Sitosterinämie:** 1 x 10mg p.o. allein oder in Kombination mit CSE-Hemmer; **Ki. < 10J:** KI; **DANI** nicht erforderlich; **DALI** Child-Pugh 5-6: nicht erf.; > 7: KI
zetimib + Atorvastatin Rp	
Atozet *Tbl. 10+10mg, 10+20mg, 10+40mg, 10+80mg* **ioblis** *Tbl. 10+10mg, 10+20mg, 10+40mg, 10+80mg* **iptruzet** *Tbl. 10+10mg, 10+20mg, 0+40mg, 10+80mg*	**Prim. Hypercholesterinämie, Pro. kardiovask. Ereignisse:** 1 x 10+10 bis 10+80mg p.o.; **homozygote fam. Hypercholesterinämie:** 1 x 10+40 bis 10+80mg; **DANI** nicht erforderl.; **DALI** KI bei aktiver Lebererkr./unklarer Transaminasenerhöhung
zetimib + Bempedoinsäure Rp	
Nustendi *Tbl. 10+180mg*	**Primäre Hypercholesterinämie** → 564**, gemischte Dyslipidämie, ggf. Komb. mit anderen Lipidsenkern:** 1 x 10 +180mg p.o.; **DANI** CrCl < 30: vorsichtige Anw.; **DALI** Child A: 100%, B, C: Anw. nicht empf.
zetimib + Rosuvastatin Rp	
Antilia *Tbl. 10+5mg, 10+10mg, 10+20mg* **zehron Duo** *Tbl. 10+5mg, 10+10mg, 0+20mg* **Rosuzet** *Tbl. 10+10, 10+20mg*	**Primäre Hypercholesterinämie** → 564**, Pro. kardiovask. Ereignisse:** 1 x 10+5 bis 10+20mg p.o.; **DANI** CrCl < 60: Komb. nicht geeignet; < 30: KI; **DALI** KI bei aktiver Lebererkr./ unklarer Transaminasenerhöhung; Child B, C
zetimib + Simvastatin Rp	
zetimib/Simva 1A *Tbl. 10+10mg, 0+20mg, 10+40mg, 10+80mg* **Goltor, Inegy, Simvazet** *Tbl. 10+10mg, 10+20mg, 10+40mg* **ytorin** *Tbl. 10+40mg*	**Primäre Hypercholesterinämie** → 564**:** 1 x 10+10 bis 10+80mg p.o.; **homozyg. fam. Hypercholesterinämie:** 1 x 10+40 bis 10+80mg; **DANI** CrCl < 30: sorgf. Dosisanp.; **DALI** Child-Pugh 5-6: nicht erf.; > 7: KI ; KI bei aktiver Lebererkr./unklarer Transaminasenerhöhung
osapent-Ethyl Rp	HWZ 89h, PPB 99%
azkepa *Kps. 998mg*	**Pro. kardiovask. Ereignisse bei KHK oder Diabetes mit weiterem Risikofaktor:** 2 x 1996mg p.o.; **DANI, DALI** nicht erf.
mega-3-Säurenethylester Rp	
Omacor, Omega 3 Biomo, Omega-3-ratioph., Zodin *Kps. 1g*	**Pro. nach Herzinfarkt:** 1g/d; **Hypertriglyzeridämie** → 565: 2g/d p.o., ggf. steigern bis 4g/d; **DANI, DALI** k. D.

A 6.3.7 Sonstige Mittel, den Lipidstoffwechsel beeinflussend

Wm/Wi (Bempedoinsäure): Hemmung der Adenosintriphosphat-Citrat-Lyase, Hemmung der Cholesterol-Biosynthese ⇒ LDL-Rez. ↑ ⇒ LDL-Chol. im Blut ↓; **Wm/Wi** (Evolocumab) Proproteinkonvertase Subtilisin/Kexin Typ 9 (PCSK9) bindet an und zerstört LDL-Rez. an de Leberzelle ⇒ LDL-Chol.-Aufnahme u. Abbau in Leberzelle ↓ ⇒ LDL-Cholesterin im Blut ↑; PCSK9-Inhib. binden PCSK9 ⇒ LDL-Cholesterin-Aufnahme und -Abbau in Leberzelle ↑ ⇒ LDL-Chol. im Blut ↓; **Wm/Wi** (Inclisiran): small-interfering RNA, die an N-Acetylgalactosamin konjugiert ist und dadurch gezielt in Hepatozyten aufgenommen wird ⇒ Hemmun der PCSK9-Synthese ⇒ Recycling und Expression von LDL-Rez. ↑ ⇒ LDL-Chol. im Blut ↓; **Wm/Wi** (Volanesorsen): Antisense-Oligonukleotid, hemmt Bildung von Apolipoprotein C-I ⇒ beseitigt einen Inhibitor der Triglyzerid-Clearance ⇒ LPL-unabhängiger Triglyzeridabbau **UW** (Bempedoinsäure): Anämie, Gicht, Hyperurikämie, Transaminasenerhöhung, Schmerze in einer Extremität; **UW** (Inclisiran): Reaktionen a.d. Injektionsstelle; **UW** (Evolocumab): Influenza, Nasopharyngitis, Inf. d. oberen Atemwege, Hautausschlag, Urtikaria, Übelkeit, Rückenschmerzen, Arthralgie, Reakt. an Injektionsstelle; **UW** (Volanesorsen): s. FachInfo; **KI** (Bempedoinsäure): bek. Überempf., Grav., Lact., gleichzeit. Anw. v. Simvastatin > 40mg/c **KI** (Evolucumab): bek. Überempf.; **KI** (Inclisiran): bek. Überempf.; **KI** (Volanesorsen): bek. Überempf., chronische oder ätiologisch unklare Thrombopenie (Thr < 140/nl)

Alirocumab Rp	HWZ 17-2C
Praluent *Pen 75, 150, 300mg*	**Primäre Hypercholesterinämie, gemischt Dyslipidämie, atheroskler. kardiovask. Erkr** ini 75mg s.c. alle 2W; ggf. 150mg alle 2W je nach Ansprechen/Ther.-Ziel od. 300mg alle 4V **DANI** leichte-mittelschw. NI: 100%; schw. N vorsichtige Anw.; **DALI** leichte-mittelschw. LI: 100%; schw. LI: vorsichtige Anw.
Bempedoinsäure Rp	HWZ 19h, PPB 99
Nilemdo *Tbl. 180mg*	**Prim. Hypercholesterinämie, gemischte Dy lipidämie als Monoth. od. Komb. mit and. Lipidsenkern:** 1 x 180mg p.o.; **DANI** CrCl < 3 vors. Anw.; **DALI** Child A, B: 100%; C: k.D.
Evolocumab Rp	HWZ 11-1
Repatha *Pen 140mg/1ml, 420mg/3.5ml*	**Prim. Hypercholesterinämie, gemischte Dys lipidämie:** 140mg alle 2W od. 420mg 1 x/M s.c **homozygote fam. Hypercholesterinämie:** i 420mg 1x/M s.c., nach 12W ggf.420mg s.c. alle 2W; **DANI** CrCl < 30: vorsichtige Anw.; **DALI** geringe LI: 100%; mäßige LI: engmaschig Überwachung; schw. LI.: vorsichtige Anw.
Inclisiran Rp	HWZ 9h, PPB87
Leqvio *Fertigspr. 284mg/1.5ml*	**Prim. Hypercholesterinämie, gem. Dyslipi als Monoth. od. Komb. mit and. Lipidsenker** 248mg s.c., Wdh. nach 3M, dann alle 6M; **DAN** CrCl < 30: vors. Anw.; HD frühestens 72h nac Inclisiran; **DALI** Child A, B: 100%; C: vors. Anw

Volanesorsen Rp	HWZ 2-5W, PPB 98%
Waylivra *Fertigspr. 285mg*	**Familiäres Hyperchylomikronämie-Syndrom:** 1 x/W 285mg s.c., nach 3M 285mg alle 2W; s. FI bzgl. Dosisanpassung; **DANI** vors. Anw. bei schwerer NI; **DALI** nicht erf.

A 6.4 Schilddrüse, Nebenschilddrüse

A 6.4.1 Schilddrüsenhormone

Wm/Wi: Stimulierung von Wachstum, körperlicher/geistiger Entwicklung, Proteinsynthese ↑, oxidat. Abbau von Fetten/KH ↑ (Grundumsatz ↑); **UW:** Herzrhythmusstrg. (z. B. VHF, ES), Tachykardie, Herzklopfen, pektang. Zustände, Kopfschmerzen, Muskelschwäche und Krämpfe, Flush, Fieber, Erbrechen, Menstruationsstrg., Pseudotumor cerebri, Tremor, innere Unruhe, Schlaflosigkeit, Hyperhidrosis, Gewicht ↓, Diarrhoe; **KI:** bek. Überempf., unbehand. NNR-Insuff., unbehand. Hypophyseninsuff., unbehand. Hyperthyreose; Ther.-Beginn bei akutem MI, akuter Myokarditis u. akuter Pankarditis; Kombinationsther. mit T4 u. Thyreostatika bei Hyperthyreose während Grav.

Levothyroxin (T4) Rp	HWZ 7d (22h), Q0 1.0 (1.0), PPB 99%, PRC A, Lact ?
Berlthyrox *Tbl. 50, 75, 100, 125, 150µg* **Eferox** *Tbl. 25, 50, 75, 100, 125, 150, 175, 200µg* **Euthyrox** *Tbl. 25, 50, 75, 88, 100, 112, 125, 137, 150, 175, 200µg* **L-Thyrox HEXAL** *Tbl. 25, 50, 75, 88, 100, 112, 125, 150, 175, 200µg* **L-Thyroxin inject Henning** *Inj.Lsg. 500µg/5ml* **L-Thyroxin-Na ratioph.** *Tbl. 25, 50, 75, 100, 125, 150, 175, 200µg* **Thevier** *Tbl. 50, 100µg*	**Hormonsubstitution bei Hypothyreose** → 574: ini 1 x 25-50µg p.o., alle 2-4W um 25-50µg steigern bis 100-200µg/d; **Ki.:** ini 12.5-50µg/m² KOF, dann 100-150µg/m² KOF; **euthyreote Struma, Pro. Rezidivstruma** → 572: 75-200µg/d; **hypothyreotes Koma:** ini 0.3-0.5mg i.v.; ab d2: 100µg/d; **Suppressionstherapie bei SD-Malignom:** 150-300µg/d

Liothyronin (T3) Rp	HWZ 22h, Q0 1.0, PPB 99%, PRC A, Lact ?
Thybon *Tbl. 20, 100µg* **Thyrotardin-inject** *Inf.Lsg. 100µg*	**Hormonsubstitution bei Hypothyreose** → 574: ini 20µg/d p.o., Erh.Dos. 50-75µg/d in 3 ED; **hypothyreotes Koma:** 0.1mg i.v.; **SD-Suppressionstest**: 60-100µg/d für 6-10d

T4 + T3 Rp	PRC A, Lact ?
Novothyral *Tbl. 75+15, 100+20µg* **Prothyrid** *Tbl. 100+10µg*	**Hormonsubst. bei Hypothyreose** → 574, **euthyr. Struma, Pro. Rezidivstruma** → 572: ini 50µg T4/d, nach 2W evtl. 75µg T4/d, Erh.Dos. 50-100µg T4/d; **SD-Malignom postop.:** 100-200µg T4/d

T4 + Kaliumiodid Rp	PRC A
Eferox-Jod, L-Thyrox Jod HEXAL *Tbl. 50+150, 75+150, 88+150, 100+100, 100+150, 112+150, 125+150, 150+150µg* **Jodthyrox** *Tbl. 100+131µg* **Thyronajod** *Tbl. 50+196, 75+196, 100+196, 125+196, 150+196µg*	**Euthyreote Struma, Pro. Rezidivstruma** → 572: 1 x 50-150µg T4 p.o.

A 6.4.2 Thyreostatika

Wm/Wi (Carbimazol, Propylthiouracil, Thiamazol): Hemmung thyreoidaler Peroxidase ($J^- \rightarrow J$) und Hormonsynthese, Inkretion bereits fertiger Hormone wird nicht gehemmt, Propylthiouracil zusätzl. part. Hemmung d. Konversion T4 → T3; **Wm/Wi** (Natriumperchlorat): kompet. Hemmg. thyreoidaler Iodidaufnahme; **UW:** (Carbimazol, Thiamazol): Agranulozytose, Leukos ↓, allerg. Hautreaktion, Strumaentwicklung, GI-Beschwerden, Hepatitis, transiente Cholestase; **UW:** (Natriumperchlorat): flüchtiges Exanthem, Übelkeit, Brechreiz, Mundtrockenheit, pharyngitische Reizungen, Lymphadenopathie, Leukopenie, Purpura, fieberhafte Arthralgie; **KI** (Carbimazol, Thiamazol): bek. Überempf., Granulozytopenie, frühere Knochenmarkschädigung durch Thyreostatika, Cholestase, bei zusätzl. Therapie mit SD-Hormonen in der Grav.; **KI** (Natriumperchlorat): retrosternale Struma, bek. Überempf.; zuvor unter Perchlorat-Gabe aufgetretene BB-Veränd., v.a. Agranulozytose; während Plummerung zur OP-Vorbereitung

Carbimazol Rp	HWZ 0.5(4)h, Q0 1.0 (0.9), PPB 0%, PRC
Carbimazol Aristo *Tbl. 5, 10mg* **Carbimazol Henning** *Tbl. 5, 10mg* **Carbimazol 1A** *Tbl. 5, 10mg*	**Hyperthyreose** → 572**:** ini 40-60mg p.o., Erh.Dos. 1 x 5-20mg; **Ki.:** ini 0.5-0.7 mg/kg/d, Erh.Dos. 0.3-0.5 mg/kg/d; **DALI** möglichst niedrige Dosis
Propylthiouracil Rp	HWZ 0.9-4.3h, Q0 0.9, PPB 80%, PRC D, Lact
Propycil *Tbl. 50mg*	**Hyperthyreose:** ini 3 x 75-100mg/d p.o., in schweren Fällen: 300-600mg/d in 4-6ED, Erh.Dos. 25-150mg/d; **Ki. 6-10J:** ini 50-150mg/d, Erh.Dos. 25-50mg/d; **neonatal:** ini 5-10mg/d in 3ED, Erh.Dos. 3-4 mg/kg/d; **DANI** milde bis mäßige NI: 75%, schwere NI: 50%; **DALI** ggf. Dosisreduktion
Thiamazol Rp	HWZ 3h, Q0 0.9, PPB 0%, PRC
Methizol *Tbl. 5, 20mg* **Thiamazol Henning** *Tbl. 5, 20mg; Amp. 40mg/1ml* **Thiamazol HEXAL** *Tbl. 5, 10, 20mg* **Thyrozol** *Tbl. 5, 10, 20mg*	**Hyperthyreose** → 572**:** ini 20-40mg/d p.o. in 2-4ED, Erh.Dos. 1 x 5-20mg; **Ki.:** ini 0.3-0.5mg/kg/d, Erh.Dos. 0.2-0.3mg/kg/d; **thyreotox. Krise:** ini 80mg i.v., dann Dauerinf. 120-240mg/d; **DALI** möglichst niedrige Dosis
Natriumperchlorat Rp	
Irenat *Gtt. (15Gtt. = 300mg)*	**Hyperthyreose** → 572**:** ini 4-5 x 10Gtt., nach 1-2W 4 x 5Gtt.; **Ki. 6-14J:** 3-6 x 1Gtt. oder 4-6 x 2Gtt.; **Schilddrüsenblockade vor szintigraphischer Untersuchung:** 10-20Gtt; **Perchlorat-Discharge-Test:** 30-50 Gtt. nach Radiojod-tracerdosis; **Ki.:** 300-600mg/m² KOF

6.4.3 Nebenschilddrüsenhormone und Analoga

Wm/Wi (Parathyroidhormon, Teriparatid): rekombinantes Parathormon ⇒ Knochenbildung ↑ durch Osteoblastenstimulation, intest. Kalziumresorption ↑, tubuläre Kalziumreabsorption ↑ renale Phosphatausscheidung ↑;

UW (Parathyroidhormon): Hyperkalzämie, Hypokalzämie, Kopfschmerzen, Hypoästhesie, Parästhesie, Diarrhoe, Übelkeit, Erbrechen, Arthralgie, Muskelspasmen, Hypomagnesiämie, Tetanie, Angst, Schlaflosigkeit, Somnolenz, Palpitationen, Hypertonie, Husten, Oberbauchschmerzen, Muskelzucken, Muskel- u. Skelettschmerzen, Myalgie, Nackenschmerzen, Extremitätenschmerzen, Hyperkalzurie, Pollakisurie, Asthenie, Thoraxschmerz, Ermüdung, Durst, Reakt. an Inj.Stelle, pos. PTH-AK, Vit. D ↓; **UW** (Teriparatid): Glieder-/Kopfschmerzen, Schwindel, Nausea, Emesis, Depression, Anämie, Hypercholesterinämie, Müdigkeit, Thoraxschmerzen, Schwitzen; **KI** (Parathyroidhormon): bek. Überempf., maligne Skeletterkr./Knochenmetast., Risiko f. Osteosarkome ↑ (M. Paget, Erbkrankh.), laufende/Z.n. Strahlentherapie des Skeletts, knochenspez. aP unklar ↑, Pseudohypoparathyreoidismus; **KI** (Teriparatid): bek. Überempf., Ca^{2+} ↑, schwere NI, M. Paget, Hyperparathyreoidismus, ungeklärte aP ↑, Z.n. Strahlentherapie des Skeletts

Parathyroidhormon Rp	HWZ 3h
Natpar *Inj.Lsg 25, 50, 75, 100μg*	**Chron. Hypoparathyreoidismus:** ini 1 x 50μg s.c., Dosisanp. nach Serumkalzium s. FachInfo; **DANI** CrCl 30-80: 100%; < 30: keine Daten; **DALI** Child A, B: 100%; C: keine Daten
Teriparatid Rp	HWZ 1h, PRC C, Lact -
Forsteo *Injector 750μg/3ml (20μg/Dosis), 600μg/2.4ml (20μgDosis)*	**Manif. Osteoporose:** 1 x 20μg s.c. für max. 18M; **DANI** KI bei schw. NI; **DALI** keine Daten

A 6.4.4 Kalzimimetikum

Wm/Wi: erhöht Empfindlichkeit des kalziumsensitiven Rez. der Nebenschilddrüse auf extrazell. Kalzium ⇒ Parathormonspiegel ↓ ⇒ Serumkalziumspiegel ↓; **UW** (Cinacalcet): Übelkeit, Erbrechen, Anorexie, Schwindel, Parästhesien, Rash, Myalgien, Asthenie, Hypokalzämie, Testosteronspiegel ↓, allerg. Reakt., Krampfanfälle, Hypotonie, Verschlechterung einer Herzinsuff., Dyspepsie, Diarrhoe; **UW** (Etelcalcetid): Hypokalzämie, Hyperkaliämie, Hypophosphatämie, Kopfschmerzen, Parästhesien, Verschlecht. d. Herzinsuff., QT-Verlängerg., Hypotonie, Übelkeit, Erbrechen, Diarrhoe, Muskelkrämpfe, Myalgie; **KI** (Cinacalcet): bek. Überempf., Galaktoseintol., Laktasemangel, Glu-Galaktose-Malabsorpt., Ki./Jug.; **KI** (Etelcalcetid): bek. Überempf., korrig. Serumkalzium > Normber.

Cinacalcet Rp	HWZ 30-40h, Q0 0.2, PPB 97%, PRC B, Lact ?
Mimpara *Tbl. 30, 60, 90mg; Kps 1, 2.5, 5mg*	**Sek. HPT bei dialysepflichtiger, terminaler NI** → 580: ini 1 x 30mg p.o., Dosistitration alle 2-4W nach PTH-Spiegel, max. 180mg/d; regelmäßige Ca- u. PTH-Kontr.; **Ki. ab 3J:** < 0.2mg/kg, max. 2.5mg/kg/d bzw. 180mg/d; **Hyperkalzämie bei Nebenschilddrüsen-Ca** → 555, **prim. HPT** → 579: ini 2 x 30mg p.o., alle 2-4W ED um 30mg steigern bis 2 x 90mg, max. 3-4 x 90mg; regelmäßige Ca-Kontrollen; **DALI** sorgfältige Dosiseinstellung
Etelcalcetid Rp	HWZ 3-5d
Parsabiv *Inj.Lsg. 2.5, 5, 10mg*	**Sek. HPT bei dialysepflichtiger, terminaler NI** → 580: ini 5mg 3x/W i.v., dann Dosistitration nach PTH-Spiegel 2.5-15mg 3x/W i.v., max. 3 x 15mg/W; **DALI** keine Daten

A 6.5 Gichtmittel

A 6.5.1 Urikosurika

Wm/Wi (Benzbromaron, Probenecid): Hemmung der tubulären Harnsäurerückresorption; **UW** (Benzbromaron): Nausea, Brechreiz, Völlegefühl, Diarrhoe, Gichtanfall, Uratsteine; **UW** (Probenecid): Anorexie, Nausea, Brechreiz, Völlegefühl, Hautreakt., Zahnfleischentzündung, Haarausfall, Hautjucken, Kopfschmerzen, Benommenheit, Gichtanfall, Uratsteine; **KI** (Benzbromaron): bek. Überempf., Nierensteindiathese, NI, akuter Gichtanfall, Lebererkr., Grav.; **KI** (Probenecid): bek. Überempf., akuter Gichtanfall, Ki. < 2J, Nierensteindiathese, NI, Grav./Lakt

Benzbromaron Rp	HWZ 3(17-20)h, Q0 1.0 (1.0), PPB 99%
Benzbromaron AL *Tbl. 100mg* **Narcaricin mite** *Tbl. 50mg*	**Hyperurikämie** → 566**:** ini 1 x 20-25mg p.o., Erh.Dos. 1 x 100mg; **DANI, DALI** KI

Probenecid Rp	HWZ 3-17h, Q0 0.9, PPB 90%, PRC B, Lact ?
Probenecid *Tbl. 500mg*	**Hyperurikämie** → 566**:** W1: 2 x 250mg p.o., dann 2 x 500mg; **Ki. > 2J:** ini 25mg/kg, dann 40mg/kg; **DANI** KI

A 6.5.2 Xanthin-Oxidase-Inhibitoren

Wm/Wi: Hemmung der Xanthinoxidase ⇒ Harnsäureproduktion ↓ (Urikostatikum); **UW** (Allopurinol): Nausea, Erbrechen, Hautreakt., Diarrhoe, Leukopenie, reakt. Gichtanfall; **UW** (Febuxostat): Leberfkt. Strg., Durchfall, Übelkeit, Hautausschlag, Kopfschmerzen; **KI** (Allopurinol): bek. Überempf., Cave in Grav./Lakt.; **KI** (Febuxostat): bek. Überempf.

Allopurinol Rp	HWZ 1.5(19)h, Q0 0.8 (0.1), PPB < 1%, PRC C, Lact
Allo-CT *Tbl. 100, 300mg* **Allopurinol-ratioph.** *Tbl. 100, 300mg* **Allopurinol AL** *Tbl. 100, 300mg* **Epidropal** *Tbl. 300mg* **Zyloric** *Tbl. 100, 300mg*	**Hyperurikämie** → 566, **Uratnephropathie, Pro. von Ca-Oxalatsteinen** → 770, **Lesch-Nyhan-Syndrom:** 1 x 100-300mg p.o., max. 800mg/d; **Ki. < 15J:** 10mg/kg/d in 3ED; max. 400mg/d **DANI** CrCl 10-20: 100-200mg/d; < 10: 100mg/d HD: 2-3 x/W 300-400mg; **DALI** s. DANI

Febuxostat Rp	HWZ 5-8h, PPB 99%, PRC C, Lact
Adenuric *Tbl. 80, 120mg* **Febuxostat Glenmark** *Tbl. 80, 120mg* **Febuxostat HEXAL** *Tbl. 80, 120mg* **Febuxostat Zentiva** *Tbl. 80, 120mg*	**Chron. Hyperurikämie mit Uratablagerungen:** 1 x 80mg p.o.; ggf. 1 x 120mg, wenn Harnsäurespiegel nach 2-4W > 6mg/dl; **DANI** leichte-mittelschw. NI: 100%; schwere NI: keine Daten; **DALI** leichte LI: 80mg/d; mittelschwere bis schwere LI: keine Daten

A 6.5.3 Allopurinol-Kombinationen

Allopurinol + Benzbromaron Rp	
Allopurinol-ratioph. comp. *Tbl. 100+20mg*	**Hyperurikämie** → 566**:** 1 x 100+20mg p.o., evtl. vorübergehend 300+60mg/d; **DANI** KI; **DALI** KI

A 6.5.4 Weitere Gichtmittel

Wm/Wi (Colchicin): verhindert Phagozytose abgelagerter Uratkristalle durch Leukozyten, die Entzündungsmediatoren freisetzen = Mitosehemmstoff; **Wm/Wi** (Rasburicase): Katalyse der enzymat. Oxidation von Harnsäure in Allantoin, das leichter über die Niere ausgeschieden wird; **UW** (Colchicin): Durchfälle, Nausea, Erbrechen, Leukopenie, Alopezie;
UW (Rasburicase): Fieber, Erbrechen, Übelkeit, Diarrhoe, Kopfschmerzen, allerg. Reaktionen; **KI** (Colchicin): Grav./Lakt.; **KI** (Rasburicase): G-6-PDH-Mangel, Grav./Lakt.

Colchicin Rp	HWZ 4.4h, Q0 1.0, PRC D, Lact +
Colchicin Tiopharma *Tbl. 0.5mg* **Colchicum-Dispert** *Tbl. 0.5mg* **Colchysat** *Gtt. (25Gtt. = 0.5mg)*	**Akuter Gichtanfall** → 566**:** ini 1mg p.o., dann alle 1-2h 0.5-1.5mg bis Besserung, max. 8mg/d bzw. 12mg/Anfall; **DANI, DALI** KI
Rasburicase Rp	HWZ 19h, keine PPB
Fasturtec *Inj.Lsg. 1.5mg/1ml, 7.5mg/5ml*	**Akute Hyperurikämie** → 566**, Tumorlyse bei Therapie hämatologischer Malignome:** 1 x 0.2mg/kg über 30min i.v. über 5-7d; **DANI, DALI** nicht erforderlich

A 6.6 Kalziumstoffwechselregulatoren

A 6.6.1 Bisphosphonate

Wm/Wi: Osteoklastentätigkeit ↓ ⇒ ossäre Kalziumfreisetzung ↓, Knochenabbau ↓;
UW (Alendronsäure): Kopfschmerzen, Bauchschmerzen, Dyspepsie, Obstipation, Diarrhoe, Flatulenz, Ösophagusulzera, Dysphagie, aufgetrieb. Abdomen, saures Aufstoßen, muskuloskelett. Schmerz; **UW** (Zolendronsäure): Anämie, Kopfschmerzen, Konjunktivitis, Übelkeit, Erbrechen, Appetit ↓, Knochenschmerzen, Myalgie, Arthralgie, generalis. Schmerzen, Nieren-fktsstrg., Fieber, grippeähnl. Sympt., Hypophosphatämie, Hypokalzämie, Serum-Krea/-Harnst. ↑; **KI** (Alendronsäure): bek. Überempf.; Ösophagusanomalien und and. Faktoren, die die Ösophagusentleerung verzögern wie Striktur oder Achalasie; Unfähigkeit, für mind. 30 Min zu stehen oder aufrecht zu sitzen; Hypokalzämie; **KI** (Zoledronsäure): bek. Überempf., Lakt.

Alendronsäure Rp	HWZ bis zu 10a (im Knochen), Q0 0, PPB 78%, PRC C, Lact ?
Alendron Beta *Tbl. 70mg* **Alendron HEXAL** *Tbl. 10, 70mg* **Alendronsäure Basics** *Tbl. 10, 70mg* **Alendronsäure-ratioph.** *Tbl. 70mg* **Binosto** *Brausetbl. 70mg* **Fosamax** *Tbl. 10, 70mg* **Tevanate** *Tbl. 10, 70mg*	**Postmenopausale Osteoporose, Osteoporose bei Männern, Ther./Pro. der glukokortikoid-induzierten Osteoporose:** 1 x 10mg p.o.; **postmenopausale Osteoporose:** 1 x 70mg/W; **DANI** CrCl 35-60: 100%; < 35: Anw. nicht empfohlen; **DALI** nicht erforderlich
Alendronsäure + Colecalciferol Rp	
Alendronsäure/Colecalciferol AbZ *Tbl. 70mg+5600IE* **Alendronsäure-ratioph. + Colecalciferol** *Tbl. 70mg+2800IE, 70mg+5600IE* **Fosavance** *Tbl. 70mg+2800IE, 70mg+5600IE*	**Postmenopausale Osteoporose bei Risiko für Vit.-D-Mangel:** 1 x/W 70mg + 2800IE p.o.; bei fehlender zusätzlicher Vitamin-D-Supplementierung 1 x/W 70mg+5600IE; **DANI** CrCl 35-60: 100%; < 35: Anw. nicht empf.

Alendronsäure + Colecalciferol + Calcium Rp	
Alendron HEXAL plus Calcium D *Kombipck. mit Tbl. Alendronsäure 70mg u. Brausetbl. Calcium 1000mg + Colecalciferol 880 IE* **Alendrokit Dura** *Kombipck. mit Tbl. Alendronsäure 70mg u. Tbl. Calcium 600mg + Colecalciferol 400 IE*	**Postmenopausale Osteoporose** → 568 **bei Risiko für Vit.-D- u. Kalzium-Mangel:** 1 x/W 70mg Alendrons. p.o.+1 x tgl. 600-1000mg Ca + 400-880IE Colecalciferol p.o.; **DANI** CrCl 35-60: 100%; < 35: Anw. nicht empfohlen
Alendronsäure + Alfacalcidol Rp	
Alendronsäure-ratioph. plus *Kombipack. mit Alendrons. Tbl. 70mg u. Alfacalcidol Kps.1µg* **Tevabone** *Kombipck. mit Alendronsäure Tbl. 70mg und Alfacalcidol Kps.1µg*	**Postmenopausale Osteoporose** → 568**:** 1 x/W 70mg Alendronsäure + 1 x tgl. 1µg Alfacalcidol p.o.; **DANI** CrCl 35-60: 100%; < 35: Anw. nicht empfohlen
Clodronsäure Rp	HWZ 2h, geringe PPB
Bonefos *Amp. 300mg/5ml, 1.5g/25ml* **Clodron 1A** *Tbl. 800mg* **Ostac** *Tbl. 520mg*	**Tumorinduz. Hyperkalzämie, Osteolyse:** ini 2400-3200mg/d p.o., langs. auf 1600mg/d ↓; 1500mg i.v. einmalig od. 300mg/d i.v. für 10d **DANI** CrCl 50-80: 75% i.v. bzw. 1600mg/d p.o.; 12-50: 50-75% i.v. bzw. 1200mg/d p.o.; < 12: 50% i.v. bzw. 800mg/d p.o.
Ibandronsäure Rp	HWZ 10-16h, PRC C, Lact
Ascendra *Fertigspr. 3mg/3ml* **Bondronat** *Tbl. 50mg; Amp. 2mg/2ml, 6mg/6ml* **Bonviva** *Tbl. 150mg; Fertigspr. 3mg/3ml* **Ibandronsäure HEXAL** Tbl. 150mg; Inf.Lsg. 2mg/2ml, 3mg/3ml, 4mg/4ml, 6mg/6ml **Ibandronsäure-ratioph.** *Tbl. 50, 150mg; Fertigspr. 3mg/3ml* **Ibandronsäure Stada** *Tbl. 150mg; Inf.Lsg. 2mg/2ml, 3mg/6ml, 6mg/6ml*	**Tumorinduzierte Hyperkalzämie**→ 555**:** 2-4mg, max. 6mg i.v. als ED; **Pro. skelettbezogener Komplikationen bei Knochenmetastasen** → 568**:** 1 x 50mg p.o.; 6mg i.v. alle 3-4W; **postmenopausale Osteoporose** → 568**:** 150mg p.o. 1 x/M; 3mg i.v. alle 3M; **DANI** CrCl > 30: 100%; < 30: 2mg i.v. alle 3-4W bzw. 50mg p.o. 1 x/W; **DALI** nicht erforderlich
Pamidronsäure Rp	HWZ 1.6-27h, Q0 0.5, PPB 54%, PRC C, Lact
Axidronat *Inj.Lsg. 15mg/5ml, 30mg/10ml, 60mg/10ml, 90mg/10ml* **Pamidron HEXAL** *Inj.Lsg. 15mg/1ml, 30mg/2ml, 60mg/4ml, 90mg/6ml* **Pamifos** *Inj.Lsg. 15mg/5ml, 30mg/10ml, 60mg/20ml, 90mg/30ml* **Ribodronat** *Inj.Lsg. 60mg/20ml, 90mg/30ml*	**Tumorinduzierte Hyperkalzämie** → 555**, osteolytische Metastasen, multiples Myelom** → 604**:** 90mg i.v. alle 4W; **M. Paget** → 570**:** 1 x 30mg/W über 6W i.v.; **DANI** CrCl > 30: 100%, max. 90mg/4h; < 30: KI **DALI** leichte bis mittlere LI: 100%, schwere LI: keine Daten
Risedronsäure Rp	HWZ 1.5(24)h, PPB 24%, PRC C, Lact
Acara *Tbl. 35mg* **Actonel** *Tbl. 5, 30, 35, 75mg* **Risedronat Heumann** *Tbl. 35mg* **Risedron HEXAL** *Tbl. 35, 75mg* **Risedronsäure Stada** *Tbl. 75mg*	**Osteoporose** → 568**:** 1 x 5mg p.o.; 1 x/W 35mg **postmenopausale Osteoporose mit erhöhtem Frakturrisiko:** 75mg p.o. d1+2, Wh d29; **M. Paget:** 1 x 30mg p.o. für 2M, evtl. Wdh. nach 2M; **DANI** CrCl < 30: KI

Zoledronsäure Rp	HWZ 167h, Q0 0.1, PPB 56%, PRC D, Lact ?
Aclasta *Inf.Lsg. 5mg/100ml* **Ribometa** *Inf.Lsg. 4mg/5ml* **Zoledron HEXAL** *Inf.Lsg. 4mg/5ml, 4mg/100ml* **Zoledronsäure 1A** *Inf.Lsg. 4mg/5ml* **Zoledron Medac** *Inf.Lsg. 4mg/5ml, 4mg/100ml* **Zometa** *Inf.Lsg. 4mg/5ml, 4mg/100ml*	**Tumorinduzierte Hyperkalzämie** → 555, **Pro. skelettbezogener Komplikat. bei Knochenmetastasen:** Zometa: 4mg in 100ml NaCl 0.9% über 15min i.v., alle 3-4W; **DANI** CrCl 50-60: 3.5mg; 40-49: 3.3mg; 30-39: 3mg; < 30: Anw. nicht empf.; **M. Paget** → 570: Aclasta: einmalig 5mg i.v.; **erhöhtes Frakturrisiko b. postmenop./ kortisoninduz. Osteoporose, Osteoporose bei Männern** → 568: Aclasta: 1 x/J 5mg i.v.; **DANI** CrCl > 35: 100%; < 35: KI; **DALI** nicht erf.

A 6.6.2 Calcitonin

Wm/Wi: ossärer Kalzium- und Phosphateinbau ↑, renale Kalzium- und Phosphatausscheidung ↑; **UW:** Flush, Übelkeit, Erbrechen, Malignombildg.; **KI:** bek. Überempf., Hypokalzämie, Pat. < 18J

Calcitonin (vom Lachs) Rp	HWZ 5h, PPB 30-40%, Q0 0.95, PRC C, Lact ?
Calcitonin Rotexmedica *Amp. 50IE/1ml, 100IE/1ml*	**Pro. von akutem Knochenverlust nach plötzl. Immobilisation:** 100IE s.c./i.m. in 1-2ED für 2-4W; **Hyperkalzämie durch Malignome:** ini 100IE i.m./s.c. alle 6-8h, steigern bis max. 400IE alle 6-8h; in schweren Fällen 5-10IE/kg über 6h i.v.; **M. Paget:** ini 1 x 100IE s.c./i.m., Erh.Dos. 100IE alle 2d; **DANI, DALI** nicht erf.

A 6.6.3 Antikörper

Wm/Wi (Denosumab): humaner monoklon. AK, inhibiert RANKL, hemmt Bildung, Funktion und Überleben der Osteoklasten u. Vorläuferzellen ⇒ Knochenresorption im kortikalen u. trabekulären Knochen ↓; **Wm/Wi** (Romosozumab): IgG2-Ak, bindet an Sklerostin, Aktivierung v. Saumzellen ⇒ Knochenmatrixproduktion ↑, Rekrutierung von Osteoprogenitorzellen; **UW** (Denosumab): Hypokalzämie (v.a. bei renaler Funktionsstrg.), Hypophosphatämie, Dyspnoe, Diarrhoe, Hyperhidrose, Kieferosteonekrose, Zahnextraktion, Katarakt, Harnwegsinfektion, Infekte der oberen Atemwege, Ischiassyndrom, Obstipation, Exanthem, Gliederschmerzen; **UW** (Romosozumab): Nasopharyngitis, Sinusitis, Überempf., Exanthem, Dermatitis, Kopfschmerzen, Arthralgie, Nackenschmerzen, Muskelkrämpfe, Reaktion a.d. Inj.stelle; **KI** (Denosumab): Hypokalzämie, bek. Überempf., Anw. in Grav./Lakt. nicht empf. ; **KI** (Romosozumab): bek. Überempf., Hypokalzämie, Myokardinfarkt oder Schlaganfall in Anamnese

Denosumab Rp	HWZ 26d, PRC C Lact-
Prolia *Fertigspr. 60mg/1ml*	**Postmenop. Osteoporose, O. bei Männern u. bei Z.n. Androgenentzug bei Prostata-Ca:** 60mg s.c. alle 6M; **DANI** nicht erf.; **DALI** k. Dat.
Xgeva *Inj.Lsg. 120mg*	**Pro. skelettbez. Komplik. bei Knochenmetast. solider Tumore:** 120mg alle 4W. s.c., Komb. mit mind. 500mg Kalzium und 400IE Vit. D, außer bei Hyperkalzämie; **Riesenzelltumore des Knochens:** 120mg s.c. d1, 8, 15, Wdh. d29; **DANI** nicht erf.; **DALI** k. D.

Romosozumab Rp	HWZ 13d
Evenity *Fertigspr., Pen 105mg*	**Postmenop. Osteoporose:** 210mg s.c. 1x/M; **DANI** nicht erf., bei schwerer NI: HD Ca^{2+}-Spiegel überwachen; **DALI** keine Daten

A 6.6.4 Knochenmorphogene Proteine

Wm/Wi: osteoindukt. Protein, bindet an Oberflächenrez. von Mesenchymzellen ⇒ Bildung von trabekul. Knochen; **UW:** Amylase ↑, Kopfschmerzen, Tachykardie, Hypomagnesiämie; **KI:** bek. Überempf. gg. Dibotermin alfa bzw. Rinderkollag. Typ I, noch nicht ausgewachs. Knochenbau, akute Infekt, an Frakturstelle, Kompartmentsynd., pathol. Frakturen, M. Paget, Malignome, Grav

Dibotermin alfa Rp	
InductOs *Implantationskit 12mg/8ml*	**Zur anterioren Lendenwirbelfusion, Tibiafraktur:** Lsg. auf Matrix auftragen und Frakturoberfläche damit bedecken

A 6.7 Abmagerungsmittel

A 6.7.1 Zentral wirksame Mittel

Wm/Wi (Amfepramon): indirektes Sympathomimetikum durch präsynaptische Freisetzung adrenerger Amine ⇒ Appetithemmung durch Erregung der Neuronen im lat. Hypothalamus; **UW** (Amfepramon): Psychosen, Depression, Nervosität, Schwindel, Tachykardie, Herzklopfen, präkardiale Schmerzen, Mundtrockenheit, Abhängigkeit, pulmonale Hypertonie; **KI** (Amfepranon): tachyk. Arrhythmien, Phäochromozytom, Hyperthyreose, schwere AP, Engwinkelglaukom, pulm. Hypertonie, schwere art. Hypertonie, Psychosen, Anorexia nerv., Grav./Lakt

Amfepramon Rp-L!	HWZ 4-6h, PRC B, Lact ?
Regenon *Kps. 25, 60(ret.)mg* **Tenuate** *Tbl. 75(ret.)mg*	**Adipositas** (BMI > 30kg/m²): bis 3 x 25mg p.o.; 1 x 60-75mg (ret.); Therapiedauer max. 12W

A 6.7.2 Lipasehemmer

Wm: hemmt gastrische und der pankreatische Lipase; **Wi:** Triglyzeride können nicht mehr in freie Fettsäuren und Monoglyzeride hydrolysiert und somit nicht resorbiert werden; **UW:** Bauchschmerzen, Fettstuhl, Flatulenz mit Stuhlabgang, Stuhldrang, Kopfschmerzen, Abgeschlagenheit, Resorption fettl. Vit. ↓; **KI:** chron. Malabsorptionssyndrom, Cholestase, Grav./Lakt

Orlistat Rp-L!/OTC	HWZ 1-2h, PPB 99%, PRC B, Lact
Orlistat HEXAL *Kps. 60, 120mg* **Orlistat-ratioph.** *Kps. 60, 120mg* **Xenical** *Kps. 120mg*	**Adipositas:** BMI > 30kg/m² oder > 28kg/m² + Risikofakt.: 3 x 120mg; BMI > 28kg/m²: 3 x 60mg; jeweils zur oder bis 1h nach der Hauptmahlzeit; **DANI, DALI** nicht erf.

A 6.8 Orphan Drugs

Orphan Drugs: Medikamente zur Therapie seltener Erkr.; **Wm** (Agalsidase, Cerliponase alfa Galsulfase, Imiglucerase, Laronidase, Sebelipase alfa, Velaglucerase alfa, Velmanase alfa, Vestronidase alfa): Enzymsubstitution der entspr. Mangelerkr.; **Wm/Wi** (Amifampridin): Blockade spannungsabhängiger Kaliumkanäle ⇒ Depolarisation verlängert ⇒ intrazelluläre Kalziumkonzentration ↑ ⇒ Exozytose acetylcholinhaltiger Vesikel ↑;

Wm/Wi (Asfotase alfa): hum. rekomb. Fusionsprotein ⇒ Sklettmineralisierung ↑; **Wm/Wi** (Ataluren): verhindert die durch ein Stopcodon bedingte vorzeitige Beendigung des Translationsprozess am Ribosom ⇒ Proteine können in voller Länge erzeugt werden; **Wm/Wi** (Betain): Methylgruppendonator ⇒ Remethylierung v. Homocystein zu Methionin; **Wm/Wi** (Burosumab): rekomb. hum. monoklon. AK, bindet an Fibroblastenwachstumsfaktor 23 ⇒ tubuläre Rückresorption von Phosphat aus Niere ↑, Serumkonz. von 1,25-OH-Vit. D ↑; **Wm/Wi** (Canakinumab): bindet an Interleukin-1-beta ⇒ Bildung von Entzündungsmediatoren; **Wm/Wi** (Carglumsäure): Aktivierung der Carbamoylphosphatsynthetase (erstes Enzym des Harnstoffzyklus) ⇒ Normalisierung des Ammoniakspiegels; **Wm/Wi** (Cholsäure): Substitution d. vorherrschenden primären Gallensäure; **Wm/Wi** (Eliglustat): Inhibitor der Glukocerebrosid-Synthase ⇒ Hemmung der patholog. Glucocerebrosid-Anreicherung; **Wm/Wi** (Elosulfase alfa): liefert exogenes Enzym N-Acetylgalactosamin-6-Sulfatase ⇒ wird in Lysosomen aufgenommen ⇒ steigert Katabolismus der Glukosaminglykane; **Wm/Wi** (Givosiran): kleine interferierende Ribonucleinsäure ⇒ Abbau von Aminolaevulinsäure-Synthase-1-Botenribonucleinsäure ⇒ Blutspiegel v. Aminolaevulinsäure u. Porphobilinogen ↓; **Wm/Wi** (Hemin): Ausgleich des bei Porphyrien auftretenden Häminmangels, verhindert erhöhte Delta-Amino-Laevulinsäure-Synthase-Aktivität, reduziert die Porphyriensynthese bzw. Bildung toxischer Zwischenprodukte; **Wm/Wi** (Inotersen): Antisense-Oligonukleotid ⇒ Hemmung der Transthyretinproduktion; **Wm/Wi** (Ivacaftor): selek. Potentiator des CFTR-Proteins, ↑ CFTR-Kanal-Gating-Aktivität u. Chloridtransport; **Wm/Wi** (Lumacaftor, Tezacaftor): CFTR-Korrektor, der die Menge an funktionellem CFTR an Zelloberfläche erhöht; **Wm/Wi** (Lumasiran): small interfering RNA, die mRNA der Hydroxysäure-Oxidase 1 (HAO1) abbaut ⇒ Synthese der Glykolat-Oxidase ↓ ⇒ Glyoxylatbildung ↓, Oxalatspiegel ↓; **Wm/Wi** (Metreleptin): bindet an Leptin-Rezeptor ⇒ Aktivierung des JAK/STAT-Signalwegs; **Wm/Wi** (Migalastat): bindet mutierte, fehlgefaltete alpha-Gal-A-Formen ⇒ fördert Abtransport in Lysosomen; **Wm** (Miglustat): hemmt Glucosylceramidsynthase; **Wm/Wi** (Natriumphenylbutyrat): Prodrug, Verstoffwechslung zu Phenylacetat u. Phenylacetatglutamin ⇒ alternat. Träger zur Stickstoffausscheidung; **Wm/Wi** (Odevixibat): reversibler selektiver Inhibitor des idealen Gallensäuretransporters ⇒ Hemmung der Gallensäurenrückresorption aus dem Darm; **Wm/Wi** (Patisiran) interferierende RNA, die katalytischen Abbau der TTR-mRNA bewirkt; **Wm/Wi** (Pegvaliase): pegylierte, rekombinante Form der Phenylalanin-Ammoniaklyase ⇒ Phenylalaninabbau; **Wm/Wi** (Tafamidis): Stabilisator von Transthyretin ⇒ Verlangsamung des Krankheitsverlaufs; **Wm/Wi** (Trientin): Chelatbildner ⇒ renale Ausscheidung überschüssigen Kupfers als stabiler Komplex; **Wm/Wi** (Sapropterin): synthetische Form des 6R-Tetrahydrobiopterins ⇒ Aktivität der Phenylalaninhydroxylase ↑; **Wm/Wi** (Vosoritid): rekombinantes Analogon des C-Typ natriuretischen Peptids ⇒ steigert Proliferation und Differenzierung von Chondrozyten;
UW, KI (alle): s. Packungsbeil.; **UW** (Asfotase alfa): Zellulitis an Inj.Stelle, Hämatomneigung ↑, Kopfschmerzen, Hitzewallung, orale Hypästhesie, Übelk., Erythem, Lipohypertrophie, Cutis laxa, Hautverfärbung mit Hypopigment. gespannte Haut, Extremitätenschmerzen, Myalgie, Fieber, Reizbarkeit, Schüttelfrost, Kontusion, Narbe; **UW** (Ataluren): Kopfschmerzen, Übelkeit, Erbrechen, Appetit ↓, Schwindel, Hypertonie, Epistaxis, Husten, Flatulenz, Diarrhoe, Magenbeschw., (Ober-) Bauchschmerzen, Obstipation, Regurgit., Erythem, Schmerzen in Extremit., Einnässen, Nierenzyste, Pollakisurie, anom. Urinfarbe, Pyrexie, Müdigkeit, Gewicht ↓; **UW** (Burosumab): Zahnabszess, Zahn-/Kopfschmerzen, Schwindel, Exanthem, Myalgie, Extremitätenschmerz, Reakt. an Inj.Stelle, Vit. D ↓; **UW** (Cerliponase alfa): Inf. der ob. Atemwege, Konjunktivitis, vorrichtungsbed. Infekt., Überempf., Reizbarkeit, Bradykardie, Krampfanfälle, Kopfschmerzen, CSF-Pleozytose, Dropped-head-Syndr., Erbrechen, Bauchschmerzen, Blasenbildg. der Mundschleimhaut/Zunge, Urtikaria, Beschw. am Verabreichungsort, Fieber, Nervosität, Schmerzen, CSF-Protein ↑/↓, EKG-Abweichungen; **UW** (Cholsäure): ohne Häufigkeitsangabe: Diarrhoe, Pruritus, Gallensteine, Transamin. ↑;

UW (Eliglustat): Kopfschmerzen, Übelkeit, Diarrhoe, Bauchschmerzen, Blähungen, Arthralgie, Ermüdung; **UW** (Elosulfase alfa): Überempf., Kopfschmerzen, Schwindel, Dyspnoe, Diarrhoe, Erbrechen, Schmerzen im Mundrachenraum, Oberbauchschmerzen, Übelkeit, Myalgie, Schüttelfrost, Pyrexie; **UW** (Givosiran): Übermpf., Übelkeit, Transaminasen ↑, Exanthem, Pruritus, glomeruläre Filtrationsrate ↓, Reaktion a.d. Inj.Stelle, Erschöpfung; **UW** (Inotersen): Thrombopenie, Anämie, Kopschmerzen, Übelkeit, Erbrechen, Fieber, Reakt. an Inj.Stelle, Ödem, Eosinophilie, Appetit ↓, Orthostase, Hypotonie, Hämatom, Transaminasen ↑, Pruritus, Exanthem, Glomerulonephritis, Proteinurie, Nierenversagen, grippeartige Erkr., periph. Schwellung, Kontusion; **UW** (Ivacaftor): Nasopharyngitis, Inf. ob. Atemwege, Rhinitis, Kopfschmerzen, Schwindel, Ohrbeschwerden, Tinnitus, Trommelfellhyperämie, verstopfte Nase/NNH, oropharyngeale Schmerzen Rachenrötung, Bauchschmerzen, Diarrhoe, Hautausschlag, Bakt. im Sputum; **UW** (Ivacaftor + Lumacaftor): Nasopharyngitis, Inf. ob. Atemwege, Rhinitis, Kopfschmerzen, Schwindel, Ohrbeschwerden, Tinnitus, Trommelfellhyperämie, vestibul. Störung, verstopfte Nase/NNH, Dyspnoe, oropharyng. Schmerzen, Rachenrötung, Bauchschmerzen, Diarrhoe, Übelkeit, Erbrechen, Flatulenz, Transamin. ↑, Hautausschlag, Dysmennorhoe, Metorrhagie, gutart. Knoten i.d. Brust, Bakt. in Sputum; **UW** (Lumasiran): Bauchschmerzen, Reaktion a.d. Inj.Stelle; **UW** (Metreleptin): Hypoglykämie, Gewicht ↓, Appetit ↓, Kopfschmerzen, Bauchschmerzen, Übelkeit, Alopezie, Menorrhagie Ermüdung, Rötung/Hämatom an Injektionsstelle, neutralisierende AK; **UW** (Migalastat): Kopfschmerzen, Depression, Parästhesie, Hypästhesie, Benommenh., Schwindel, Herzklopfen, Dyspnoe Epistaxis, Diarroe, Übelk., Bauchschmerzen, Obstipation, Mundtrockenheit, Stuhldrang, Dyspepsie Exanthem, Juckreiz, Muskelspasm., Myalgie, Schiefhals, Proteinurie, Müdigkeit, Gewicht ↑, CK ↑; **UW** (Natriumphenylbutyrat): Anämie, Thrombozyto-/Leukopenie, Leuko-/Thrombozytose, metab Azidose, Alkalose, Appetit ↓, Depression, Reizbarkeit, Synkope, Kopfschmerzen, Ödem, abdom. Schmerzen, Erbrechen, Übelkeit, Verstopfg., Dysgeusie, Hautausschlag, abnormaler Hautgeruch, renaltub. Azidose, Amenorrhoe, unregelmäßi. Menstr., Hypokaliämie, Hypalbumin-/Hypoprotein-/ Hypophosphatämie, aP/GOT/GPT/Bilirubin/Harnsäure/Chlorid/Phoshat/Natrium ↑; Gewicht ↑; **UW** (Odevixibat): Diarrhoe (auch hämorrhag.), weicher Stuhl, Bauchschm. Hepatomegalie; **UW** (Patisiran): Bronchitis, Sinusitis, Rhinitis, inf.bed. Rkt., Vertigo, Dyspnoe, Dyspepsie, Erythem Arthralgie, Muskelspasmen, periph. Ödeme; **UW** (Sebelipase alfa): Augenlidödem, Agitiertheit, Reizbarkeit Hypotonus, Herzerkr., Tachykardie, Gefäßerkr., Hypertonie, Blässe, Atemnot, Giemen Husten, Rhinitis, verstopfte Nase, Niesen, Diarrhoe, gastroösoph. Refluxkrankheit, Brechreiz, Erbrechen, Urtikaria, Ausschlag, Ekzem, Pruritus, makulopap. Ausschlag, Schüttelfrost, Hyperthermie, Pyrexie, Ödem, Körpertemp. ↑, Sauerstoffsättig. ↓, RR ↑, Herzfrequ. ↑, Atemfrequ. ↑, Harnwegsinf., anaphyl. Reakt., Hypercholesterinämie, Hypertriglyzeridämie, Angst, Schlaflosigkeit, Schwindelgefühl, Hyperämie, Kehlkopfödem, Abdominalschmerz, aufgetrieb. Bauch, Übelkeit, Menorrhagie, thorakale Beschwerden, Ödem, Ermüdung, Induration an Inf.Stelle, Pyrexie; **UW** (Tafamidis): Harnwegsinfekte, Scheideninfektionen, Diarrhoe, Oberbauchschmerzen; **UW** (Tezacaftor + Ivacaftor): Nasopharyngitis, Infekt. der ob. Atemwege, Rhinitis, Kopfschmerzen Schwindel, Ohrenschmerzen, Tinnitus, Trommelfellhyperämie, vestibul. Strg., oropharyngeale Schmerzen, verstopfte NNH, Rachenrötung, Bauchschmerzen, Diarrhoe, Transaminasen ↑, Exanthem, Raumforderungen in der Brust, Bakterien im Sputum; **UW** (Trientin): Übelkeit; **UW** (Velmanase alfa): Überempf., anaphylaktoide Reaktion, Appetit ↑, psychotisches Verhalten Einschlafstörg., Verwirrtheitszustand, Bewusstseinsverlust, Synkope, Tremor, Schwindel, Kopfschmerzen, Augenerkr., Augenreizung, okul. Hyperämie, Bradykardie, Epistaxis, Diarrhoe, Bauchschmerzen, Übelkeit, Erbrechen, Refluxgastritis, Urtikaria, Hyperhidrosis, Arthralgie, Rückenschm Gelenksteife, Myalgie, Schmerz in Extremitäten, akutes Nierenversagen, Pyrexie, Schmerzen an Katheterstelle, Schüttelfrost, Hitzegefühl, Ermüdung, Krankheitsgefühl, Gewicht ↑, Kopfschmerzen **UW** (Vestronidase alfa): anaphylaktoide Reakt., Fieberkrampf, Diarrhoe, Urtikaria, Exanthem, Pruritus, Schwellung/Paravasation a.d. Inj.Stelle; **UW** (Vosoritid): Hypotonie, Erbrechen, Reakt. a.d Inj.-Stelle, Schwindel, Synkope, Präsynkope, Schwindel, Übelkeit, Ermüdung, aP ↑;

KI (Asfotase alfa): bek. Überempf.; **KI** (Ataluren): bek. Überempf., gleichz. i.v.-Anw. von Aminoglykosiden; **KI** (Burosumab): bek. Überempf.; gleichz. Anw. oraler Phosphatpräp., Vit.-D-Derivate; Nüchtern-Serumphosphatwert oberhalb des altersbezogenen Normalbereichs, schwere NI; **KI** (Cerliponase alfa): bek. lebensbedrohl. anaphyl. Reaktion auf C., ventrikuloperitonealer Shunt, Anzeichen für Defekt/Undichtigkeit/Infektion an Zugangsvorrichtung; **KI** (Cholsäure): bek. Überempf., gleichz. Anw. v. Phenobarbital; **KI** (Eliglustat): bek. Überempf.; **KI** (Elosulfase alfa): bek. Überempf.; **KI** (Givosiran): schwere Überempf.; **KI** (Inotersen): bek. Überempf., Thrombos < 100/nl vor der Beh., Protein-Kreatinin-Quotient im Urin (UPCR) ≥ 113 mg/mmol (1 g/g) vor der Beh.; CrCl < 45ml/min; schwere Leberfktsstrg.; **KI** (Ivacaftor, Lumacaftor, Lumasiran): bek. Überempf.; **KI** (Metreleptin): bek. Überempf.; **KI** (Migalastat): bek. Überempf.; **KI** (Natriumphenylbutyrat): bek. Überempf., Grav., Lakt.; **KI** (Odevixibat): bek. Überempf.; **KI** (Patisiran): bek. Überempf.; **KI** (Sebelipase alfa): lebensbedrohl. Überempf.; **KI** (Tafamidis): bek. Überempf.; **KI** (Tezacaftor + Ivacaftor): bek. Überempf.; **KI** (Trientin): bek. Überempf.; **KI** (Velmanase alfa): bek. Überempf.; **KI** (Vestronidase alfa): bek. Überempf.; **KI** (Vosoritid): bek. Überempf.

Agalsidase alfa Rp	Keine PPB zu erwarten
Replagal *Inf.Lsg. 3.5mg/3.5ml*	**M. Fabry (Alpha-Galactosidase-A-Mangel):** alle 2W 0.2mg/kg über 40min i.v.; **DANI** nicht erf.; **DALI** keine Daten
Agalsidase beta Rp	HWZ 45-102min, PRC B, Lact ?
Fabrazyme *Inf.Lsg. 35mg*	**M. Fabry (Alpha-Galactosidase-A-Mangel):** alle 2W 1mg/kg über 2h i.v.; **DANI** nicht erf.
Alglucosidase alfa Rp	HWZ 2-3h, PRC B, Lact ?
Myozyme *Inf.Lsg. 50mg*	**M. Pompe (Alpha-Glukosidase-Mangel):** alle 2W 20mg/kg i.v.; **DANI, DALI** keine Daten
Amifampridin Rp	HWZ 2h
Firdapse *Tbl. 10mg*	**Lambert-Eaton-Myasthenisches-Syndrom:** ini 15mg/d p.o., alle 4-5d um 5mg steigern bis max. 60mg in 3-4ED, max. 20mg/ED; **DANI, DALI** leichte NI/LI ini 10mg; mäßige bis schwere NI/LI ini 5mg
Asfotase alfa Rp	
Strensiq *Inj.Lsg. 12, 18, 28, 40, 80mg*	**Hypophosphatasie bei Ki. und Jug.:** 3x/W 2mg/kg s.c. od. 6x/W 1mg/kg; **DANI, DALI** k.D.
Ataluren Rp	HWZ 2-6h, PPB 99%
Translarna *Granulat 125, 250, 1000mg*	**Duchenne-Muskeldystrophie mit Nonsense-Mutation im Dystrophin-Gen:** Erw., **Ki. ab 5J:** 3 x tgl. Einnahme mit 10-10-20mg/kg p.o.; **DANI, DALI** vorsichtige Anw.
Betain Rp	HWZ 14h
Cystadane *Pulver (1g enth. 1g)*	**Homocystinurie:** Erw., **Ki >10J:** 2 x 3g p.o.; Ki <10J: 100mg/kg/d in 2 ED; **DANI, DALI** nicht erforderlich

Burosumab Rp	HWZ 19d
Crysvita *Inj.Lsg. 10, 20, 30mg*	**X-chromos. Hypophosphatämie ab 1J:** ini 0.4mg/kg s.c., Erh. Dos. 0.8mg/kg alle 2W, max. 90mg; **DANI** KI bei schwerer NI; **DALI** keine Daten
Canakinumab Rp	HWZ 26d
Ilaris *Inj.Lsg. 150mg*	**Cryopyrin-assoziierte periodische Syndrome ab 4J:** ≥ **15-40kg:** 2mg/kg alle 8W s.c.; > **40kg:** 150mg alle 8W s.c.; **DANI** nicht erforderlich; **DALI** keine Daten
Carglumsäure Rp	HWZ 28h
Carbaglu *Tbl. 200mg* **Ucedane** *Tbl. 200mg*	**Hypermammonämie bei N-Acetylglutamat-synthasemangel:** ini 100-250mg/kg in 2-4 ED p.o., Erh.Dos. 10-100mg/kg; **DANI, DALI** k. D.
Cerliponase alfa Rp	
Brineura *Inf.Lsg. 150mg*	**Neuronale Ceroid-Lipofuszinose Typ 2 (Tripeptidyl-Peptidase-1-Mangel):** 300mg intrazerebroventrikulär alle 2W; **Ki. < 6M:** 100mg; **6M bis < 1J:** 150mg; **1J bis < 2J:** 200mg die ersten 4 Dosen, dann 300mg; **≥ 2J:** 300mg jeweils alle 2W.; ini 100-250mg/kg in 2-4 ED p.o., Erh.Dos. 10-100mg/kg; **DANI, DALI** keine Daten
Cholsäure Rp	
Orphacol *Kps. 50, 250mg*	**Angeb. Störung d. primären Gallensäure-synthese:** Erw., **Ki. ab 1M:** 5-15mg/kg p.o., Mindestdosis 50mg, Erw. max. 500mg, Dosiseinst. n. Gallensäurespiegel in Blut/Urin; **DANI** keine Daten, **DALI** vorsichtige Anw.
Eliglustat Rp	HWZ 4-9h PPB 76-83%
Cerdelga *Kps. 84mg*	**M. Gaucher Typ 1:** 2 x 84mg p.o. (intermed. und schnelle CYP2D6-Metabolisierer); 1 x 84mg (langsame CYP2D6-Metabolisierer); **DANI, DALI** keine Daten
Elosulfase alfa Rp	HWZ 7-36min, PRC B, Lact
Vimizim *Inf.Lsg. 5mg/5ml*	**Mucopolysaccharidose Typ IVa:** 1 x 2mg/kg KG/W über 4h i.v.; **DANI, DALI** keine Daten
Galsulfase Rp	PRC B, Lact
Naglazyme *Inj.Lsg. 5mg/5ml*	**Mukopolysacch. VI:** 1 x/W 1mg/kg über 4h i.v.

Givosiran Rp	HWZ 5h, PPB 90%
Givlaari *Inj.Lsg. 189mg/1ml*	**Akute hepatische Porphyrie:** Erw., Ki. ab 12J: 1 x/M 2.5mg/kg s.c.; **DANI** CrCl ≥15: 100%; < 15, HD: keine Daten; **DALI** leichte LI: 100%; mäßige bis schwere LI: keine Daten
Hemin Rp	HWZ 11h
Normosang *Amp. 250mg/10ml*	**Akute Schübe der akuten intermittierenden Porphyrie, Porphyria variegata, hereditäre Koproporphyrie:** 1 x 3mg/kg i.v. für 4-7d; **DANI, DALI** KI
dursulfase Rp	HWZ 45min
Elaprase *Inj.Lsg. 6mg/3ml*	**Hunter-Syndrom (Mukopolysacch. II):** 1 x/W 0.5mg/kg über 3h i.v.; **DANI, DALI** keine Daten
miglucerase Rp	
Cerezyme *Inf.Lsg. 400U*	**M. Gaucher Typ I/III:** alle 2W 60U/kg über 3h i.v.; **DANI** nicht erforderlich
notersen Rp	HWZ 30d PPB 94%
Tegsedi *Fertigspr. 284mg*	**Hered. Transthyretin-Amyloidose mit PNP-Stadien 1-2:** 284mg 1x/W s.c.; **DANI** CrCl < 45: Anw. nicht empfohlen; **DALI** leichte-mäßige LI: 100%; schwere LI: KI
vacaftor Rp	HWZ 12h, PPB 99%, PRC B, Lact ?
Kalydeco *Tbl. 150mg; Gran. 50, 75mg*	**Mukoviszidose mit G551D-Mut.:** 2 x 150mg/d p.o.; **DANI** CrCl > 30: 100%, < 30: vors. Anw.; **DALI** Child-Pugh A: 100%; B: 1 x 150mg/d; C: keine Dat., ini 1 x 150mg alle 24h
vacaftor + Tezacaftor + Elaxacaftor Rp	
Kaftrio *Tbl. 75+50+100mg*	**Mukoviszidose mit homo- od. heterozygoter F508del-Mutation u. Minimalfktsmutation:** 2 Tbl. morgens, 150mg Ivacaftor abends; 150mg/d p.o.; **DANI** CrCl >30: 100%, <30: k.D.; **DALI** Child-P. A: 100%; B, C: Anw. nicht empf.
aronidase Rp	HWZ 1.5-3.6h PRC B, Lact ?
Aldurazyme *Inf.Lsg. 500U/5ml*	**Mukopolysaccharidose I:** 1 x/W 100U/kg i.v.
umacaftor + Ivacaftor Rp	
Orkambi *Tbl. 200 + 125mg*	**Mukoviszidose mit homozyg. F508del-Mutation:** Erw., **Ki. ab 12J:** 2 x 250+400mg p.o.; **DANI** CrCl > 30: 100%, < 30: vors. Anw.; **DALI** Child-Pugh A: 100%; B: 375+600mg/d; C: keine Daten, 250+400mg/d

Lumasiran Rp	HWZ 5h, PPB 77-85%
Oxlumo *Inj.Lsg. 94.5mg/0.5ml*	**Primäre Hyperoxalurie Typ1:** Pat. <20kg s. FachInfo; ≥20kg: 3mg/kg 1x/M s.c. f. 3M, dann 3mg/kg alle 3 M; **DANI** leichte bis mittelschwere NI: 100%; schwere NI, HD: vorsichtige Anw., **DALI** vorsichtige Anw.
Metreleptin Rp	HWZ 4-5
Myalepta *Inj.Lsg. 3, 5.8, 11,3mg*	**Lipodystrophie:** Pat. ≤ 40kg: 0.06mg/kg s.c. max 0.13mg/kg; Männer > 40kg: 2.5mg, max. 10mg; Frauen > 40kg: 5mg, max. 10mg s.a. FachInfo; **DANI, DALI** keine Daten
Migalastat Rp	HWZ 3-5h, keine PP
Galafold *Kps. 123mg*	**M. Fabry:** Erw., **Ki. ab 16J:** 1x123mg alle 2d p.o. **DANI** CrCl<30: Anw. nicht empf.; **DALI** nicht erf
Miglustat Rp	HWZ 6-7h, keine PP
Miglustat Bluefish *Kps. 100mg* **Yargesa** *Kps. 100mg* **Zavesca** *Kps. 100mg*	**M. Gaucher Typ I:** 3 x 100mg p.o.; **DANI** CrCl 50-70: 2 x 100mg; 30-50: 1 x 100mg; < 30: KI; **DALI** k. D.
Natriumphenylbutyrat Rp	HWZ 1.3-2.4
Pheburane *Granulat 483mg/g* **Ammonaps** *Granulat 940mg/g; Tbl. 500mg*	**Zusatzther. bei Stoffwechselstörungen des Harnstoffzyklus:** < 20kg: 450-600mg/kg/d p.o. in mehr. ED zu den Mahlzeiten; > 20kg: 9.9-13g/m²/d, max. 20g/d; **DANI, DALI** vors. Anw
Nitisinon Rp	
Nitisinone Dipharma *Kps. 5, 10mg* **Nitisinone Mdk, Orfadin** *Kps. 2, 5, 10mg*	**Tyrosinämie Typ I:** ini 1mg/kg/d p.o. in 2 ED ggf. 1.5-2mg/kg/d
Odevixibat Rp	HWZ 2.5h, PPB 99
Bylvay *Kps. ps. 200, 400, 600, 1200µ*	**Progressive familiäre intrahepat. Cholestase** Erw., Ki. ab 6M: 1 x 40 µg/kg p.o., bei fehlend. Ansprechen 120µg/kg; **DANI** leichte bis bis mittelschwere NI: 100%; schwere NI, HD: k. D. **DALI** Child A, B,: 100%; C: vorsichtige Anw.
Patisiran Rp	
Onpattro *Inf.Lsg. 10mg*	**Heredit. Transthyretin-Amyloidose mit PNP Stadien 1-2:** 300µg/kg alle 3W i.v., Pat. > 100kg max. 30mg; **DANI** CrCl ≥ 30: 100%; < 30: Anw nicht empf.; **DALI** leichte LI: 100%; mittelschwere bis schwere LI: Anw. nicht empf.
Pegvaliase Rp	
Palynziq *Fertigspr. 2.5, 10, 20mg*	**Phenylketonurie:** ini 1 x 2.5/W, Dosis steigern n. Verträglichkeit u. Blut-Phenylalaninwert s. F

Sapropterin Rp	
Kuvan *Tbl. 100mg; Btl. 100mg*	**Hyperphenylalaninämie b. Phenylketonurie:** ini 1 x 10mg/kg/d p.o. morgens, ggf. 5-20mg/kg/d; **bei Tetrahydrobiopterin-Mangel:** ini 1 x 2-5mg/kg/d p.o., ggf. bis 20mg/kg/d steigern, evtl. in 2-3 ED; **DANI, DALI** k.D.
Sebelipase alfa Rp	HWZ 0.1h
Kanuma *Inf.Lsg 20mg/10ml*	**Lysosomale saure Lipase-Mangel:** **Ki. < 6M** ini 1 x/W 1mg/kg i.v., ggf. 1 x/W 3mg/kg; **Ki > 6M, Erw.** 1mg/kg alle 2W i.v.; **DANI, DALI** nicht erf.
Tafamidis Rp	HWZ 59h, PPB 99,9%
Vyndaqel *Kps. 20, 61mg*	**Transthyretin-Amyloidose mit symptomatischer PNP (Stadium I):** 1 x 20mg/d p.o.; mit Kardiomyopathie: 1 x 61mg/d; **DANI** nicht erf.; **DALI** schwere LI: vors. Anw.
Tezacaftor + Ivacaftor Rp	
Symkevi *Tbl. 100+150mg*	**Mukoviszidose:** morgens 1x100 + 150mg p.o., abends Ivacaftor 150mg; **DANI** vors. Anw. bei schwerer NI/HD; **DALI** Child A: 100%; B: 100+150mg ohne 150mg Ivacaftor abends; C: ini 100+150mg, Dosisintervalle an Verträglichk. anpassen, ohne 150mg Ivacaftor abends
Trientin Rp	
Cuprior *Tbl. 150mg*	**M. Wilson bei Penicillaminunverträglichkeit:** 450-975mg p.o. in 2-4 ED; **Ki. ab 5J:** 225-600mg in 2-4 ED; **DANI** nicht erf.
Velaglucerase alfa Rp	PRC B, Lact ?
Vpriv *Inf.Lsg. 400IE (100IE/1ml)*	**M. Gaucher Typ I:** 60 IE/kg i.v. alle 2 W.; **DANI, DALI** nicht erforderlich
Velmanase alfa Rp	HWZ 30h
Lamzede *Inf.Lsg. 10mg*	**Alpha-Mannosidose:** 1mg/kg 1x/W i.v.; **DANI, DALI** nicht erforderlich
Vestronidase alfa Rp	HWZ 2.6h
Mepsevii *Inf.Lsg. 10mg*	**Mukopolysaccharidose VII:** 4mg/kg alle 2W i.v.; **DANI, DALI** keine Daten
Vosoritid Rp	HWZ 0.5
Voxzogo *Inf.Lsg. 10mg*	**Achondroplasie:** Ki. ab 2J: 1 x 15µg/kg s.c.; **DANI, DALI** keine Daten

A 6.9 Steroidgenesehemmer

Wm/Wi (Ketoconazol): Hemmung der 17-alpha-Hydroxylase und der 11-Hydroxylierung ⇒ Hemmung der Cortison- u. Aldosteronsynthese, Hemmung kortikotroper Tumorzellen bei Cushing-Syndrom; **Wm/Wi** (Osilodrostrat): Hemmung der 11-beta-Hydroxylase ⇒ Hemmung der Cortisol-Synthese; **UW** (Ketoconazol): Nebennierenrindeninsuff., Übelkeit, Erbrechen, Bauchschmerzen, Diarrhoe, Leberenzyme ↓, Pruritus, Exanthem; **UW** (Osilodrostrat): Nebenniereninsuff., Hypokaliämie, Appetit ↓, Schwindel, Kopfschmerzen, Synkope, Tachykardie, Hypotonie, Erbrechen, Übelkeit, Diarrhö, Bauchschmerzen, Ausschlag, Hirsutismus, Akne, Fatigue, Ödem, Malaise, Testosteron im Blut ↑, Kortikotropin im Blut ↑, QT-Verlängerung; **KI** (Ketoconazol): bek. Überempf. gegen K. bzw. Imidazol enthaltende Antimykotika; Grav./Lakt., akute od. chron. Lebererkr. u./od. Leberenzym ↑ (> 2 x ULN), gleichz. Anw. von Simvastatin, Atorvastatin, Lovastatin, Eplerenon, Methadon, Disopyramid, Chinidin, Dronedaron, Pimozid, Sertindol, Saquinavir, Saquinavir/Ritonavir, Ranolazin, Mizolastin, Halofantrin, Dabigatran, Triazolam, orales Midazolam u. Alprazolam, Ergotalkaloide, Lurasidon, Quetiapin, Felodipin, Nisoldipin, Colchicin, Irinotecan, Everolimus, Sirolimus, Vardenafil bei Männern > 75J; bei Pat. mit eingeschr. Nierenfunktion: Telithromycin, Clarithromycin, Fesoterodin, Solifenacin; **KI** (Osilodrostrat): bek. Überempf.

Ketoconazol Rp	HWZ 2h, PPB 99%
Ketoconazole HRA *Tbl. 200mg*	**Endogenes Cushing-Syndrom:** Erw., **Ki ab12J:** ini 400-600mg/d in 2-3ED, rasche Steigerung auf 800-1200mg/d mögl. Dosisanpassung an Plasmacortisolspiegel; Erh. Dos. 400-1200mg/d; s. FachInfo; **DANI:** nicht erforderlich; **DALI:** KI
Osilodrostat Rp	HWZ 4h, PPB 40%
Isturisa *Tbl. 1, 5, 10mg*	**Endogenes Cushing-Syndrom:** ini 2 x 2mg p.o., Pat. mit asiatischer Abstammung 2 x 1mg; Dosisanpassung an Cortisolspiegel, Erh.Dos. 2 x 2-7mg, max. 2 x 30mg; **DANI** nicht erforderlich; **DALI** Child A: 100%; B: ini 2 x 1mg; C: ini 1 x 1mg

A 6.10 Hypothalamushormone

A 6.10.1 Somatostatin-Analagon

Wm/Wi (Pasireotid): Bindung an Somatostatin-Rezeptoren (Subtypen hsst 1-5) mit starke Affinität zu hsst5 der kortikotropen Zellen von ACTH-produzierenden Adenomen ⇒ Hemmung der ACTH-Sekretion; **UW** (Pasireotid): Anämie, Nebenniereninsuffizienz, Hyperglykämie, Diabetes mellitus, Appetit ↓, Kopfschmerzen, Sinusbradykardie, QT-Verlängerung, Hypotonie, Durchfall, Bauchschmerzen, Übelkeit, Erbrechen, Cholelithiasis, Haarausfall, Pruritus, Myalgie, Arthralgie, Reaktion an Injektionsstelle, Erschöpfung, glykosyliertes Hb/yGT ALAT/BZ/Lipase/Amylase, Prothrombinzeit ↑;
KI (Pasireotid): Überempfindlichkeit gegen Wirkstoff oder Bestandteile, Child-Pugh C

Pasireotid Rp	HWZ 12h , PPB 88% PRC C , Lact -
Signifor *Inj.Lsg. 0.3, 0.6, 0.9mg/ml; 10, 20, 30, 40, 60mg*	**M. Cushing** → 576**:** 2x0.6mg/d s.c., ggf. steigern auf 2 x 0.9mg/d s.c.; ini 10mg alle 4W i.m., ggf. alle 2-4M steigern, max. 40mg alle 4W; **DANI** nicht erf.; **DALI** Child-Pugh A: 100%; B: 2 x 0.3mg/d, max. 2 x 0.6mg/d; C: KI **Akromegalie :** 40mg i.v. alle 4W; ggf. n. 3M steigern auf max. 60mg; ggf. Dosisred. um 20mg bei UW bzw. Überreaktion; **DANI** nicht erf.; **DALI** Child-Pugh A: 100%; B: ini 20mg alle 4W, max. 40mg alle 4W; C: KI

A 6.11 Hypophysenhinterlappenhormone

A 6.11.1 Agonisten

Wm/Wi (Argipressin): = Vasopressin, renale H_2O-Rückresorption ↑; vasokonstriktiv; **Wm/Wi** (Desmopressin): renale H_2O-Rückresorption ↑; vasokonstriktiv; **Wm/Wi** (Oxytocin): Kontraktion der Uterusmuskulatur, Förderung der Milchejektion durch Kontraktion der glatten Muskulatur der Milchdrüse; **Wm/Wi** (Terlipressin): Durchblutung im Portalgefäßgebiet ↓ + Kontraktion der glatten Ösophagusmuskulatur ⇒ Kontraktion der Ösophagusvarizen ⇒ portale Hypertension ↓; **UW** (Argipressin): ohne Häufigkeitsangabe: Herzstillstand, Anaphylaxie, Bronchokonstriktion, Hautnekrose, digitale Ischämie, Arrhythmien, Myokardinfarkt, Übelkeit, Erbrechen, intestinale Ischämie; **UW** (Terlipressin): Bronchospasmus, RR-Schwankungen, Kopfschmerzen, Diarrhoe; **KI** (Argipressin): bek. Überempf.; **KI** (Terlipressin): schwere Hypertonie, Arteriosklerose, AP, Epilepsie, Grav.; Anw. Beschr. bei Asthma bronchiale, Herzinsuff.

Argipressin Rp	HWZ 10-20min
Empressin *Inj.Lsg. 40 IE/2ml*	**Katecholaminrefraktäre Hypotonie bei sept. Schockzuständen:** ini 0.01IE/min i.v., ggf. alle 15-20min steigern bis 0.03IE/min; Perfusor 40IE/50ml (0.8IE/ml) 0.75-2.25 ml/h; **DANI, DALI** keine Daten

Desmopressin Rp	HWZ 75min i.v./90-150min p.o., Q0 1.0, PRC B, Lact ?
Desmogalen *Spray (10µg/Hub)* **Desmopressin** Tbl. 0.1, 0.2mg **Minirin** *Schmelztbl. 60, 120, 240µg; Tbl. 0.1, 0.2mg; Spray (10µg/Hub); Rhinyle (0.1ml = 10µg); Amp. 4µg/1ml* **Nocdurna** *Schmelztbl. 25, 50µg* **Nocturin** *Tbl. 0.1mg* **Nocutil** *Tbl. 0.1, 0.2mg; Spray (10µg/Hub)* **Octostim** *Spray (150µg/Hub)*	**Zentr. Diabetes insipidus:** 3 x 60-200µg p.o.; 1 x 10-20µg nasal; 1-2 x 0.5-2µg i.v./i.m./s.c.; **Ki.:** 2-3 x 10-40µg p.o.; 1 x 10µg nasal; 1-2 x 0.2-0.5µg i.v./i.m./s.c.; **diagnostisch:** 1 x 40µg nasal; 4µg i.m./s.c.; **Ki. < 1J:** 1 x 10µg nasal; 0.4µg i.m./s.c.; **> 1J:** 1 x 20µg nasal; 1-2µg i.m./s.c.; **Nykturie bei nächtl. Polyurie:** ini 60µg p.o. z.N., ggf. steigern auf 120-240µg; **Enuresis noct. Ki. ab 5J:** ini 120-200µg p.o. z.N., evtl. 240-400µg; **Steigerung der F-VIII-Gerinnungsaktivität, Thrombozytendysfunktion:** 0.3-0.4µg/kg über 30min i.v. präop.; 300µg nasal 1-2h präop.

Oxytocin → 21, → 425	HWZ 15min, PRC X, Lact -, Nasenspray +

Terlipressin Rp	HWZ 24min
Glycylpressin *Inj.Lsg. 0.1mg/ml* **Haemopressin** *Inj.Lsg. 1mg/5ml* **Variquel** *Inj.Lsg. 0.2mg/ml*	**Ösophagusvarizenblutung:** ini 1-2mg i.v., Erh.Dos. 1mg alle 4-6h für 2-3d; max. 6 x 20µg/kg/d

A 6.11.2 Vasopressinantagonisten

Wm/Wi: selekt. Vasopressin-V2-Rezeptorantagonist ⇒ Harnausscheidung ↑ ⇒ Aquaresis ↑, Osmolarität d. Urins ↓, Serumnatriumkonz. ↑; **UW:** Polydipsie, Hyperkaliämie, Dehydration, Hyperglykämie, Appetit ↓, orthostat. Hypotonie, Obstipation, Mundtrockenheit, Ecchymosis, Pruritus, Polyurie, Pollakisurie, Durst, Asthenie, Pyrexie, Blutkrea ↑; **KI:** bek. Überempf., Anurie, Volumendepletion, hypovol. Hyponatriämie, Hypernatriämie, Pat. ohne Durstgefühl, Grav./Lakt.

Tolvaptan Rp	HWZ 12h, PPB 98%, Q0 1.0, PRC C, Lact ?
Jinarc *Tbl. 15, 30mg* **Samsca** *Tbl. 15, 30mg*	**Hyponatriämie bei SIADH:** ini 1 x 15mg/d p.o., max. 60mg/d; **Verlangsamung d. Progression von Zystenentwicklg. u. NI bei autosomal-domin. polyzystischer Nierenerkr.:** Jinarc: ini 60mg/d, n. 1W 90mg/d, n. 2W 120mg/d; **DANI** CrCl > 10: nicht erf.; < 10: k.D.; Anurie: KI; **DALI** Ch. A-B: nicht erf.; C: vors. Anw.

A 6.12 Hypophysenvorderlappenhormone

6.12.1 Agonisten

Wm/Wi (Somatropin): = Wachstumshormon stimuliert bei Ki. Längenwachstum, beschleunigt Wachstumsrate; steigert bei Ki. u. Erw. Stickstoffretention, stimuliert Skelettmuskulaturwachstum u. Fettmobilisation; **Wm/Wi** (Somatrogon): Glykoprotein aus einer Aminsäuresequenz des Wachstumshormons u. Kopien des C-terminalen Peptids des hCG ⇒ HWZ ↑;
UW (Somatrogon): Kopfschmerzen, Reaktion a.d. Inj.Stelle, Anämie, Eosionophilie, Hypothyreose, allerg. Konjunktivitis, Arthralgie, Extremitätenschmerz; **UW** (Somatropin): Reaktion an Inj.Stelle, Exanthem, Arthralgie, Ödeme, benigne intrakranielle Hypertension, Karpaltunnelsyndrom; **KI** (Somatrogon, Somatropin): bek. Überempf., Tumoraktivität, Ki. mit geschlossenen Epiphysenfugen z. Verbesserung d. Körperhöhe; Pat. mit Komplikationen bei akuter kritischer Erkrankung nach großen operativen Eingriffen am offenen Herzen, bzw. im Abdominalbereich, infolge von Polytrauma, akuter respiratorischer Insuff. oder ähnlichen Komplikationen

Somatrogon Rp	HWZ 28h
Ngenla *Pen 24mg/1.2ml, 60mg/1.2ml*	**Wachstumsstörungen:** Ki. ab 3J: 1 x/W 0.66mg/kg s.c.; **DANI, DALI** keine Daten

Somatropin Rp	HWZ 0.4h
Genotropin *Inj.Lsg., Pen 5mg/ml, 12mg/ml; Fertigspr. 0.2, 0.4, 0.6, 0.8, 1.0, 1.2, 1.4, 1.6, 1.8, 2.0mg* **Norditropin** *Pen 5mg/1.5ml, 10mg/1.5ml, 15mg/1.5ml* **Zomacton** *Inj.Lsg. 10mg/ml; Pen 4mg*	**Wachstumsstörungen:** Ki. 1 x 0.025-0.05mg/kg s.c.; Ind u. Dos. Erw. s. FachInfo; **DANI** nicht erforderl., **DALI** keine Daten

6.12.2 Wachstumshormonrezeptorantagonisten

Wm/Wi: selektive Bindung an Wachstumshormonrezeptoren ⇒ Hemmung d. Wachstumshormonwirkung ⇒ IGF-1 ↓, IGF-Bindungsproteine ↓; **UW:** Diarrhoe, Übelkeit, Erbrechen, grippeähnliche Symptome, Müdigkeit, Arthralgie, Myalgie, Kopfschmerzen, Schwindel, Somnolenz, Tremor, Schwitzen, Pruritus, Exanthem; **KI:** bekannte Überempfindlichkeit

Pegvisomant Rp — 6d, PRC B, Lact ?

Somavert *Inj.Lsg. 10mg/1ml, 15mg/1ml, 20mg/1ml*	**Akromegalie:** ini 80mg s.c., dann 10-20mg/d s.c., Dosisanp. alle 4-6W in 5-mg-Schritten nach IGF-1-Serumsp., max. 30mg/d; **DANI, DALI** keine Daten

A 6.13 Endokrinologische Diagnostik

Corticorelin (CRH) Rp

Cortirel *Inj.Lsg. 0.1mg/1ml* **CRH Ferring** *Inj.Lsg. 0.1mg/1ml*	**Test der kortikotropen Partialfunktion des HVL:** 0.1mg i.v., bei übergewichtigen Pat. 2µg/kg; ACTH- und Cortisolbestimmung zuvor und nach 15, 30, 60, 90min

Gonadorelin (LHRH) Rp — PPB < 15%

LhRh Ferring *Amp. 0.1mg/1ml* **Relefact LHRH** *Amp. 0.1mg/1ml*	**Diagnostik hypothalamischer, hypophys. u. gonadaler Funktionsstörung:** 0.1mg i.v.; **Ki.:** 60µg/m² KOF, mindestens 25µg i.v.; LH-/FSH-Bestimmung zuvor und nach 30min

Metyrapon Rp — HWZ 2h

Metopiron *Kps. 250mg*	**ACTH-Insuffizienz-Kurztest:** 30mg/kg, max. 3g um 0 Uhr p.o., nach 7.5-8h Bestimmung von 11-Desoxycortisol und/oder ACTH; **Mehrfachddosistest:** s. FachInfo; **Ther. Cushing-Syndrom:** ini 250-1000mg p.o., Erh.Dos. 500-6000mg/d in 3-4 ED

Protirelin (TRH) Rp

TRH Ferring *Amp. 0.2mg/1ml*	**Diagnostik v. Hypophysen- u. Schilddrüsenfunktionsstörung:** 0.2-0.4mg i.v.; **Ki.:** 1µg/kg oder 50-100µg i.v.; erneute Diagnostik nach 30min

Somatorelin (GHRH) Rp

GHRH Ferring *Inj.Lsg. 0.05mg/1ml*	**Test der somatotropen Partialfkt. des HVL:** 0.05mg i.v.; **Ki.:** 1µg/kg i.v.; Wachstumshormonbest. zuvor und nach 30, 60, 90, 120min

Tetracosactid (ACTH) Rp

Synacthen *Amp. 0.25mg/1ml (= 25IE)*	**Test d. Nebennierenrindenfkt.:** 0.25mg i.v./i.m.; Cortisolbestimmung zuvor und nach 30min

A 7 Hämatologie, Onkologie – Arzneimittel

A 7.1 Antianämika

A 7.1.1 Eisen

UW (Eisen-II-Ion): Übelkeit, Erbrechen, Diarrhoe, Obstipation, epigastrische Beschwerden, Dunkelfärbung des Stuhls; **UW** (Eisen-III-Ion): Geschmacksstörung; **UW** (Eisen-III-Maltol): Bauchschmerzen, Flatulenz, Obstipation, Diarrhoe, Übelkeit, aufgetriebener Bauch;
KI (Eisen-II-Ion): bek. Überempf., Hämochromatose, chron. Hämolysen mit Zeichen der Eisenüberladung, Bleianämie, Thalassämie, sideroachrestische Anämie;
KI (Eisen-III-Ion): bek. Überempf.; Anämien, die nicht durch Eisenmangel verursacht sind; Hämochromatose, Hämosiderose, Thalassämie, sideroachrestische Anämie, gleichzeitige Anw. oraler Eisenpräparate; **KI** (Eisen-III-Maltol): bek. Überempf., Hämochromatose und sonstige Eisenüberladungssyndrome; Pat., die wiederholt Bluttransfusionen erhalten

Eisen-II-Ion OTC	
Eisentabletten-ratioph. *Tbl. 50, 100mg* **Eryfer** *Kps. 100mg* **ferro sanol** *Tbl. 40mg; Gtt. (20Gtt. = 30mg)* **ferro sanol duodenal** *Kps. 50, 100mg* **Ferrum Hausmann** *Kps. (ret.) 100mg* **Lösferron, Vitaferro** *Brausetbl. 80.5mg* **Tardyferon** *Tbl. (ret.) 80mg*	**Eisenmangelanämie** → 589: 1-2 x 50-100mg p.o. für mind. 8 W; nach Normalisierung des Hb-Werts Weiterbehandlung für 6-8W
Eisen-III-Ion Rp	
Ferrlecit *Amp. 40mg/3.2ml, 62.5mg/5ml* **Venofer** *Amp. 100mg/5ml*	**Ausgeprägte Eisenmangelzustände** → 589: 1 x 40-62.5mg langsam i.v.; Venofer: 2-3x/W 100-200mg i.v.; **Ki.:** 2-3x/W 0.15ml/kg i.v.
Eisen-III-Hydroxid-Dextran-Komplex Rp	
CosmoFer *Amp. 625mg (= 100mg Fe^{3+})/2ml*	**Ausgeprägte Eisenmangelzustände** → 589: 2-3x/W 100-200mg Fe^{3+} i.v., max. 20mg Fe^{3+}/kg/Infusion
Eisen-III-Hydroxid-Oxidcitrat-Isomaltooligosaccharidalkohol-Hydrat-Komplexe Rp	
MonoFer *Amp. 100mg Fe^{3+}/1ml, 500mg Fe^{3+}/5ml, 1000mg Fe^{3+}/10ml*	**Eisenmangelanämie:** bis 3x/W 100-200mg Fe^{3+} i.v.; Ges. Dosis max. 20mg Fe^{3+}/kg/Inf. in 500ml NaCl über 60min i.v.; s.a. FachInfo
Eisen-III-Hydroxid-Polymaltose-Komplex Rp	
Ferinject *Amp. 370mg (=100mg Fe^{3+})/2ml, 1850mg (= 500mg Fe^{3+})/10ml* **Ferrum Hausmann** *Gtt. 186mg (= 50mg Fe^{3+})/1ml; Saft 186mg (= 50mg Fe^{3+})/5ml*	**Ausgeprägte Eisenmangelzustände** → 589: max. 2-3x/W 200mg Fe^{3+} i.v.-Inj. oder max. 15mg Fe^{3+}/kg bzw. max. 1x/W 1g Fe^{3+} als Inf.; Gesamtdosis indivuell. berechnen, s. FI; **Erw.:** 1 x 100-200mg Fe^{3+}/d p.o.; **Ki.:** 1 x 50-100mg Fe^{3+}/d p.o.; **< 2J:** 1 x 25-50mg Fe^{3+}/d p.o.; **FG:** 2.5-5mg Fe^{3+}/kg/d p.o.; **DANI, DALI** KI b. schwerer NI, LI

Eisen-III-Maltol Rp	
Feraccru *Kps. 30mg*	**Eisenmangel:** 2 x 30mg p.o.; **DANI, DALI** keine Daten

A 7.1.2 Erythropoetin

Wm/Wi (Erythropoetin): spez. Interaktion mit dem Erythropoetinrezeptor auf erythroiden Vorläuferzellen im Knochenmark ⇒ Erythropoese ↑; **Wm/Wi** (Darbepoetin): s. Erythropoetin, längere HWZ durch veränderte Molekülstruktur; **UW** (Darbepoetin): Kopfschmerz, Hypertonie, Shuntthrombose, Schmerz an der Einstichstelle; **UW** (Erythropoetin): Hypertonie, Hautreaktion, Schwindel, Kopfschmerz, grippeähnliche Symptome, epileptische Anfälle; **UW** (Epoetin theta): Kopfschmerzen, Hypertonie, hypertensive Krise, Hautreaktionen, Arthralgie, grippeähnliche Erkrankung, Shuntthrombose; **UW** (Epoetin zeta): Kopfschmerzen, Benommenheit, Thrombosen, Lungenembolie, Exanthem, Gelenkschmerzen, Blutdruckanstieg, Schwächegefühl, grippeähnliche Symptome, Müdigkeit, Blutgerinnsel in künstlichen Nieren; **KI** (alle): bek. Überempf. gegen Inhaltsstoffe; **KI** (Darbepoetin): schwer kontrollierbare Hypertonie, Lakt., keine Daten bezüglich Grav.; **KI** (Erythropoetin): schwer kontrollierbare Hypertonie, Ki. < 2J; **KI** (Epoetin theta): bek. Überempf., unkontrollierte Hypertonie; **KI** (Epoetin zeta): bek. Überempf., unkontrollierte Hypertonie, bek. Erythroblastopenie nach Epoetin-Therapie, Pat. ohne adäquat durchführbare Thromboseprophylaxe; bei Ind. autologe Blutspende: MI, Schlaganfall innerhalb 1M vor Ther., instabile AP, Risiko für Thromboembolien ↑; bei Ind. vor großen orthopädischen OPs: schwere Koronar-, periphere Gefäß-, Karotiden- oder Hirngefäßkrankheit, inkl. Pat. mit kürzlichem MI oder zerebrovaskulärem Ereignis

Darbepoetin alfa Rp	HWZ 49h (s.c.); 21h (i.v.), Q0 > 0.7
Aranesp *Fertigspr. 10, 15, 20, 30, 40, 50, 60, 80, 100, 130, 150, 300, 500µg*	**Anämie bei chron. Niereninsuff.** → 589, **Anämie nach Chemotherapie** → 589: ini 0.45µg/kg 1x/W i.v./s.c.; Dosisanpassung nach Hb (s. Packungsbeilage)

Epoetin alfa Rp	HWZ 16h
Abseamed/Binocrit/Epoetin Alfa HEXAL *Fertigspr. 1000IE/0.5ml, 2000IE/1ml, 3000IE/0.3ml, 4000IE/0.4ml, 5000IE/0.5ml, 6000IE/0.6ml, 8000IE/0.8ml, 10000IE/1ml* **Erypo** *Fertigspr. 1000IE/0.5ml, 2000IE/0.5ml, 3000IE/0.3ml, 4000IE/0.4ml, 5000IE/0.5ml, 6000IE/0.6ml, 8000IE/0.8ml, 10000IE/1ml, 20000IE/0.5ml, 30000IE/0.75ml, 40000 IE/1ml*	**Anämie bei chron. Niereninsuff.** → 589: ini 50IE/kg 3x/W s.c./i.v., Dosisanpassung +/- 25IE/kg je nach Hb (Ziel: 10-12g/dl); **Tumoranämie bei Chemotherapie** → 589: 150IE/kg 3x/W s.c., alternativ: 450IE/kg 1x/W s.c., bei Hb ↑ < 1g/dl: 300IE/kg; **autologe Blutspende:** 600IE/kg 2x/W s.c. für 3W prä-OP

Epoetin beta Rp	HWZ 4-12h, Q0 0.9
NeoRecormon *Inj.Lsg. 10000IE/1ml, 20000IE/1ml, 50000IE/10ml, 100000IE/5ml; Fertigspr. 500IE/0.3ml, 1000IE/0.3ml, 2000IE/0.3ml, 3000IE/0.3ml, 4000IE/0.3ml, 5000IE/0.3ml, 6000IE/0.3ml, 10000IE/0.6ml, 20000IE/0.6ml, 30000IE/0.6ml*	**Anämie bei chron. Niereninsuff.** → 589: ini 20IE/kg 3x/W s.c., evtl. Dosis ↑ um 20IE/kg; Erh.Dos. 50% der Initialdosis; **Anämie bei Chemotherapie** → 589: 150IE/kg 3x/W s.c., max. 900IE/kg/W; **Pro. der Frühgeborenenanämie:** 250IE/kg 3x/W s.c. für 6W

Epoetin theta Rp	HWZ 22-41h, Qo 0.9
Eporatio *Fertigspr. 1000IE/0,5ml, 2000IE/0,5ml, 3000IE/0,5ml, 4000IE/0,5ml, 5000IE/0,5ml, 10.000IE/1ml, 20.000IE/1ml, 30.000IE/1ml*	**Anämie bei chron. Niereninsuff.** → 589: ini 20IE/kg 3x/W s.c., evtl. nach 4W 40IE/kg falls Hb-Anstieg < 1g/dl; ini 40IE/kg 3x/W i.v., evtl. nach 4W 80IE/kg; max 700 IE/kg/W; Erh.Dos. je nach Hb; **Anämie bei Chemother.** → 589: ini 20.000IE 1x/W s.c., evtl. nach 4W 40.000IE falls Hb-Anstieg < 1g/dl; Ther. bis 4W nach Chemotherapie; s.a. FI
Epoetin zeta Rp	HWZ 4-12h, Qo 0.9
Retacrit *Fertigspr. 1000IE/0.3ml, 2000IE/0.6ml, 3000IE/0.9ml, 4000IE/0.4ml, 5000IE/0.5ml, 6000IE/0.6ml, 8000IE/0.8ml, 10.000IE/1.0ml, 20.000IE/0.5ml, 30.000IE/0.75ml, 40.000IE/1.0ml* **Silapo** *Fertigspr. 1000IE/0.3ml, 2000IE/0.6ml, 3000IE/0.9ml, 4000IE/0.4ml, 5000IE/0.5ml, 6000IE/0.6ml, 8000IE/0.8ml, 10.000IE/1.0ml, 20.000IE/0.5ml, 30.000IE/0.75ml, 40.000IE/1.0ml*	**Anämie bei chron. Niereninsuff.** → 589: ini 50IE/kg 2-3 x/W s.c./i.v., evtl. nach 4W steigern um 25IE/kg je nach Hb-Verlauf; Erh. Dos. 17-300IE/kg/W; **Ki. + HD:** ini 3 x 50 IE/kg i.v., evtl. nach 4W steigern um 25IE/kg je nach Hb-Verlauf, Erh.Dos. 30-150IE/kg; **Anämie bei Chemother.**→ 589: ini 150IE/kg 3 x/W oder 450IE 1 x/W s.c., ggf. nach 4W 300IE/g 3x/W. falls Hb-Anstieg < 1g/dl; **autologe Blutspende:** 600IE/kg 2 x/W s.c. für 3W; **vor großem orthopädischem Eingriff:** 600IE/kg 1x/W s.c. 3W vor OP und am OP-Tag; s.a. FI
PEG-Epoetin beta Rp	HWZ 140h
Mircera *Fertigspr. 30, 50, 75, 100, 120, 150, 200, 250, 360μg*	**Anämie bei chron. Niereninsuff.** → 589: ini 0.6μg/kg alle 2W s.c./i.v.; Dosisanp. nach Hb, z.B. 25% steigern, wenn Hb < 1g/dl in 1M ansteigt; bei EPO-Vorbehandlung: s. FachInfo

A 7.1.3 Erythropoese-stimulierende Mittel

Wm/Wi (Roxadustat): Hemmung der Hypoxie-induzierbaren Faktor-Prolylhydroxylase ⇒ Steigerung der Erythropoetinproduktion, Eisen-Bioverfügbarkeit erhöht urch Regulierung von Eisentransportproteinen, Verringerung der Hepcidin-Produktion ⇒ Erythropoese ↑; **UW** (Roxadustat): Sepsis, Hyperkaliämie, Schlaflosigkeit, Krampfanfälle, Kopfschmerzen, Hypertonie, Shunt-Thrombose, tiefe Venenthrombose, Übelkeit, Diarrhoe, Erbrechen, Obstipation, periph. Ödem; **KI** (Roxadustat): bek. Überempf., Grav. (3.Trimenon), Lact.

Roxadustat Rp	HWZ 15h, PPB 99%
Evrenzo *Tbl. 20, 50, 70, 100, 150mg*	**Symptomatische Anämie bei chron. Nierenerkrankung** → 589: <100kg: 70mg p.o. 3x/W; ≥ 100kg: 100mg 3 x/W.; Dosisanpassung bzw. Umstellung von Erythropoetin s. FachInfo; **DALI** Child A: 100%; B: ini 50%; C: Anw. nicht empf.

A 7.2 Eisenchelatbildner

Wm/Wi (Deferasirox, Deferipron, Deferoxamin): Komplexbildung mit 3-wertigen Eisenionen und Aluminiumionen ⇒ Ausscheidung des chelatgebundenen Eisens über Urin bzw. Stuhl; **UW** (Deferasirox): Diarrhoe, Obstipation, Erbrechen, Übelkeit, Bauchschmerzen, Blähungen, Dyspepsie, Transaminasenerhöhung, Exanthem, Juckreiz, Kreatininerhöhung, Proteinurie; **UW** (Deferipron): Übelkeit, Erbrechen, Bauchschmerzen, Chromaturie, Neutropenie, Agranulozytose, Appetitzunahme, Kopfschmerz, Diarrhoe, Arthralgie, Mattigkeit, erhöhte Leberwerte; **UW** (Deferoxamin): Kopfschmerzen, Übelkeit, Urtikaria, Arthralgie, Myalgie, Fieber; Schmerzen, Rötung, Schwellung a.d. Inj.Stelle; **KI** (Deferasirox): bek. Überempf., Komb. mit anderen Eisenchelattherapien, CrCl < 60ml/min; **KI** (Deferipron): bek. Überempf., anamnest. belegte rezidivierende; Neutropenie-Schübe bzw. Agranulozytose, Grav./Lakt., gleichzeitige Anw. von Arzneimitteln, die zu Neutropenie oder Agranulozytose führen können; **KI** (Deferoxamin): bek. Überempfindlichkeit

Deferasirox Rp	HWZ 8-16h, PPB 90%, PRC C, Lact ?
Exjade *Tbl. 90, 125, 180, 250, 500mg*	**Eisenüberladung durch Transfusionen bei Thalassaemia, Eisenüberladung bei anderen Anämien:** Erw., **Ki. ab 2J:** ini 10-30mg/kg p.o., Dosisanpassung an Ferritinspiegel, max 40mg/d; s.a. FachInfo; **DANI** CrCl < 60: KI; **DALI** Child B: Dosisreduktion; C: Anw. nicht empfohlen
Deferipron Rp	HWZ 2-3h, PRC D, Lact ?
Ferriprox *Tbl. 500, 1000mg; Lsg. (1ml enth. 100mg)*	**Eisenüberladung bei Thalassaemia major:** Erw., **Ki. ab 10J:** 3 x 25mg/kg p.o.; **DANI, DALI** vorsichtige Anw.
Deferoxamin Rp	HWZ 3-6h, PRC C, Lact ?
Desferal *Inj.Lsg. 0.5, 2g*	**Chron. Eisenüberladung:** 20-60mg/kg/d als s.c.-Infusion über 8-12h, 5-7 x/W; **DANI** vorsichtige Anw.; **DALI** keine Daten

A 7.3 Vitamine

A 7.3.1 Vitamin B

B_1 (Thiamin) OTC	PRC A, Lact +
B1 Asmedic *Tbl. 100mg* **Novirell B_1** *Amp. 50mg/1ml* **Vitamin B1 Hevert** *Amp. 200mg/2ml* **Vitamin-B_1-ratioph.** *Tbl. 200; Amp. 100mg/2ml*	**Thiaminmangelzustände:** 1-3 x 100mg p.o.; 1 x 100mg i.v.; i.m.
B_2 (Riboflavin) OTC	PRC A, Lact +
B_2-Asmedic *Tbl. 10mg* **Vitamin B_2 Jenapharm** *Tbl. 10mg*	**Riboflavinmangelzustände:** 1-2 x 10mg p.o.; **Ki.:** 1-2 x 5mg p.o.

B_6 (Pyridoxin) OTC	HWZ 15-20d, PRC A, Lact +
B6 Asmedic *Tbl. 40mg* **B_6-Vicotrat** *Tbl. 300mg* **Vitamin B6 Hevert** *Tbl. 100mg; Amp. 25mg/2ml* **Vitamin B_6-ratioph.** *Tbl. 40mg*	**Pro. Vit.-B_6-Mangel-Neuropathie:** 1 x 25-50mg p.o.; **Therapie von Vit.-B_6-Mangelzuständen:** 50-300mg/d p.o.; ini 100-250mg/d i.v./i.m.
B_{12} (Cyanocobalamin) OTC	HWZ 6d PRC A, Lact +
B_{12}-Ankermann *Tbl. 1000µg; Gtt. (1ml = 50µg); Amp. 100µg/1ml, 1000µg/1ml* **Lophakomp B_{12}** *Amp. 3mg/2ml* **Novirell B_{12}** *Amp. 1mg/1ml* **Vitamin B_{12}-ratioph.** *Tbl. 10µg; Amp. 100µg/1ml*	**Perniziöse Anämie, funikuläre Myelose:** ini 100µg tgl. oder 1000-2000µg/W i.m. für 14d, dann 1 x 100µg/M. i.m.; 1 x 300-1000µg p.o.
B_1 + B_6 OTC	
Neuro Medivitan *Tbl. 100+100mg* **Neuro-ratioph. 100/100 N** *Tbl. 100+100mg* **Neurotrat S forte** *Tbl. 100+100mg*	**Neurol. Systemerkrankung durch B1- und B6-Mangel:** 1 x 1Tbl. p.o., bei manifestem nachgewiesenem Mangel max. 3 x 1 Tbl. p.o.
B_6 + B_{12} + Folsäure (+ Lidocain) OTC	
Medivitan IM mit Lidocain *Amp. 5+1+1.1mg*	**B_6-, B_{12}-, Folsäure-Mangelzustände:** 2 x 1 Amp./W i.m. über 4 W

A 7.3.2 Vitamin C

UW: z.T. osmotische Diarrhoe;
KI: Anw. Beschr. bei Oxalaturolithiasis, Thalassämie, Hämochromatose

Ascorbinsäure OTC	HWZ 3h, Qo 0.3, PRC C, Lact
Ascorvit *Tbl. 200, 500mg* **Cetebe** *Kps. 500(ret.)mg* **Pascorbin** *Inj.Lsg. 7.5g/50ml; Amp. 750mg/5ml* **Vitamin C Loges** *Amp. 500mg/5ml*	**Vitamin-C-Mangel:** 200-1000mg/d p.o.; 100-500mg i.v.; **Ki.:** 5-7mg/kg/d i.v.; **Methämoglobinämie:** 500-1000mg i.v.

A 7.3.3 Vitamin D

UW: Hyperkalzämie, Nausea, Erbrechen, Kalzifizierung verschiedener Organe, Nierensteine;
KI: Hyperkalzämie, Cave in Grav./Lakt.

Alfacalcidol Rp	HWZ (35)
Alfacalcidol HEXAL *Kps. 0.25, 0.5, 1µg* **Bondiol** *Kps. 0.25, 0.5, 1µg* **Doss** *Kps. 0.25, 0.5, 1µg* **EinsAlpha** *Kps. 0.25, 0.5, 1µg; Gtt. (20Gtt. = 2µg); Amp. 1µg/0.5ml, 2µg/1ml* **One-Alpha** *Kps. 0.25, 0.5, 1µg; Gtt. (20Gtt. = 2µg); Amp. 1µg/0.5ml, 2µg/1ml*	**Renale Osteodystrophie, postmenopausale Osteoporose** → 568, **Osteomalazie** → 570: 1 x 1µg p.o.; **Ki. < 20kg:** 0.05µg/kg/d; 1µg/Dialyse i.v., max. 12µg/W i.v.; Doss: **zur Sturzprophylaxe bei Älteren:** 1 x 1µg p.o.

Calcifediol Rp	HWZ 11-25d, PPB 98%
Rayaldee *Kps. 30µg*	**Sek. Hyperparathyreoidismus bei chron. Nierensinsuff. und Vitamin D-Mangel:** 1 x 30µg p.o.; Dosisanpassung s. FachInfo; **DANI** HD: keine Daten; **DALI** keine Daten
Calcitriol Rp	HWZ 5-8h, PRC C, Lact ?
Calcitriol Kyramed *Tbl. 0.25, 0.5µg* **Decostriol** *Tbl. 0.25, 0.5µg; Amp. 1µg/1ml, 2µg/1ml* **Osteotriol, Renatriol, Rocaltrol** *Tbl. 0.25, 0.5µg*	**Renale Osteodystrophie:** 0.25µg alle 2d p.o.; ini 0.5µg i.v. 3 x/W nach Dialyse, Erh.Dos. 0.5-3µg 3 x/W nach Dialyse; **Hypoparathyr.** → 581, **hypophosphatämische Rachitis:** 0.25µg/d; Dosissteigerung nach Serum-Ca
Colecalciferol OTC/Rp	HWZ 12 h
D 3 Vicotrat *Amp. 100.000IE/1ml* **Dekristol** *Tbl. 400, 500, 1000IE; Kps. 20000IE* **Heliodrei** *Lsg. 25.000,100.000/1ml* **Vigantol** *Gtt. (30Gtt. = 20000IE)* **Vigantoletten** *Tbl. 500, 1000IE* **Vitamin D_3-Hevert** *Tbl. 1000IE*	**Osteoporose** → 568: 1000-3000IE/d p.o.; **Malabsorption:** 3000-5000IE/d p.o.; 50000-100000IE i.m. alle 3 M; **Vitamin-D-Mangelzustände:** ini 1x/W 100.000 IE p.o.; Erh.Dos. im Verlauf niedriger; **Rachitis, Osteomalazie** → 570: 1000-5000IE/d für 1J; **Rachitis-Pro. Sgl.:** 500IE/d
Colecalciferol + Calciumcarbonat OTC	
Calci Aps D_3 *Brausetbl. 880IE+2.5g* **Calcicare D_3** *Kautbl. 400IE+1.5g; Brausetbl. 880IE+2.5g* **Calcimagon D_3** *Kautbl. 400IE+1.25g* **Calcivit D** *Kautbl. 400IE+1.5g; Brausetbl. 400IE+1.5g; 880IE+2.5g* **IDEOS** *Kautbl. 400IE+1.25g* **Ossofortin D** *Brausetbl. 800IE+3g* **Ossofortin forte** *Brausetbl. 400IE+1.5g; Kautbl. 400IE+1.5g* **Sandocal-D** *Gran. 440/880IE+1.25/2.5g*	**Osteoporose** → 568, **Vitamin-D-, Kalziummangel bei älteren Patienten:** 800-880IE/d Colecalciferol p.o. in 1-2 ED; **DANI** KI bei schwerer NI; **DALI** nicht erforderlich
Colecalciferol + Fluorid OTC	
D-Fluoretten *Tbl. 500IE+0.25mg* **Fluor-Vigantoletten, Zymafluor D** *Tbl. 500IE+0.25mg, 1000IE+0.25mg*	**Rachitis- und Karies-Pro.:** **FG:** 1 x 1000IE p.o.; **Sgl., Ki. bis 2J:** 1 x 500IE p.o.
Dihydrotachysterol Rp	HWZ 16-18h PRC C, Lact ?
A.T. 10 *Kps. 0.5mg; Gtt. (26Gtt. = 1mg)* **Atiten** *Gtt. (26Gtt. = 1mg)*	**Hypoparathyreoidismus** → 581: 0.5-1.5mg/d p.o., je nach Serum-Ca-Spiegel
Paricalcitol Rp	HWZ 15h PPB 99%
Paricalcitol HEXAL *Amp. 4µg/2ml, 5µg/1ml, 10µg/2ml* **Pasonican** *Kps. 1, 2µg* **Zemplar** *Kps. 1, 2µg; Amp. 5µg/1ml, 10µg/2ml*	**Pro. Hyperparathyreoidismus bei chron. NI** → 579: nach PTH-Serumspiegel [pg/ml]: Dosis in µg = PTH/80, alle 2d i.v. während Dialyse; Dosisanp. nach PTH s. FI; **DALI** nicht erf.

A 7.3.4 Vitamin K

UW: bei i.v.-Anwendung anaphylaktische Reaktionen mit Atemstillstand

K1 (Phytomenadion) OTC — HWZ 1.5-3h, Q0 0.9

Ka Vit *Gtt. (20Gtt. = 20mg)* **Konakion** *Amp. 2mg/0.2ml, 10mg/1ml* **Neokay** *Kps. 1mg*	**Blutung bei Cumarin-Überdosierung:** 5-10mg p.o.; 1-10mg langsam i.v.; **Pro. M. haemorrhagicus bei NG:** 2mg p.o. oder 2mg i.m./s.c. bei U1, U2, U3

A 7.3.5 Carotinoide

Wm/Wi (Betacaroten): Antioxidans, Fänger von Singulett-Sauerstoff und freien Radikalen protektive Wi bei phototox. Prozessen; **UW** (Betacaroten): keine häufigen/sehr häufigen UW
KI (Betacaroten): bek. Überempfindlichkeit, Leberschäden, starke Raucher (≥ 20 Zigaretter

Betacaroten OTC

Carotaben *Kps. 25mg*	**Erythropoetische Protoporphyrie, polymorphe Lichtdermatosen:** ini 150-200mg p.o.; Dosisanp. nach Schweregrad bzw. Stärke der Sonneneinstrahlung; **Ki., Vorschulki.:** 50-75mg; **Schulki.:** 50-125mg; **Pigmentstörungen:** ini 75-125mg, nach 3-5W 25-50mg; **DANI** vors. Anw.

A 7.3.6 Folsäure

UW (Folsäure): selten ZNS-Strg., GI-Strg.;
KI (Folsäure): megaloblastäre Anämie infolge Vitamin-B_{12}-Mangels

Folsäure OTC — HWZ 1.5-2h PRC A, Lact

Folarell *Tbl. 5mg; Amp. 5mg/1ml* **Folsan** *Tbl. 0.4, 5mg* **Folsäure Hevert** *Tbl. 5mg; Amp. 5mg/2ml, 20mg/2ml* **Folverlan** *Tbl. 0.4, 5mg*	**Folsäuremangel: Pro.:** 0.4-0.8mg/d; 1-5mg i.v./i.m.; **Therapie:** ini 1-20mg i.v./i.m., dann 5-20mg 1-3x/W i.v./i.m.; ini 5-15mg/d p.o., dann 1-3x/W; **Ki.:** 2.5-7.5mg p.o.

Folsäure + Fe^{2+} OTC

Tardyferon-FOL *Tbl. 0.35+80mg*	**Eisen- u. Folsäuremangelzustände:** 1-3 x 1Tbl. p.o.

A 7.4 Wachstumsfaktoren

Wm/Wi (Avatrombopag): Thrombopoetin-Rezeptor-Agonist ⇒ stimuliert Differenzierung und Proliferation aus Knochenmarksvorläuferzellen ⇒ Thrombozytenbildung ↑; **Wm/Wi** (Filgrastim, Lenograstim): humaner Granulozytenkolonie-stimul. Faktor (G-CSF) reguliert Entstehung und Freisetzung funktionsfähiger neutrophiler Granulozyten aus dem Knochenmark; **Wm/Wi** (Lipegfilgrastim): kovalentes Konjugat von Filgrastim mit verlängerte Verweildauer; **Wm/Wi** (Plerixafor): selektiver, reaktiver Antagonist des CXCR4-Chemokin-Rezeptors ⇒ Leukozytose u. Spiegel zirkulierender, hämatopoetischer Progenitorzellen ↑; Mobilisierung von CD34+-Zellen (funktional und transplantionsfähig);

UW (Avathrombopag): Anämie, Splenomegalie, Hyperlipidämie, Appetit ↓, Kopfschmerzen, Migräne, Schwindel, Parästhesie, Hypertonie, Epistaxis, Dyspnoe, Übelkeit, Diarrhoe, Erbrechen, Obb.-Schmerzen, Flatulenz, Exanthem, Akne, Ptechien, Pruritus, Arthralgie, Rückenschmerzen, Extremität-Schmerz, Skelettschmerzen, Myalgie, Ermüdung, Asthenie; Erhöhung von LDH, Gastrin, Glucose, GPT, Triglzeriden, Thrombozyten; Erniedrigung von Glukose, Thrombozyten; **UW** (Filgrastim): Knochenschmerzen, Miktionsbeschwerden, LDH/aP/gGT/Harnsäure ↑, Übelkeit, Erbrechen, Kopfschmerzen; **UW** (Lipefilgrastim): Thrombozytopenie, Hypokaliämie, Kopfschmerzen, Hautreaktionen, Schmerzen des Muskel- und Skelettsystems/im Brustraum; **UW** (Plerixafor): Schlaflosigkeit, Benommenheit, Kopfschmerzen, Durchfall, Übelkeit, Erbrechen, Bauchschmerzen, Obstipation, Flatulenz, Mundtrockenheit, orale Hypästhesie, Hyperhidrose, Erytheme, Arthralgie, Reaktion am Injektionsort, Müdigkeit, Unwohlsein; **KI** (Avatrombopag): bek. Überempf.; **KI** (Filgrastim): Überempf. gegen Filgrastim, Kostmann-Syndr. (kongen. Neutropenie); **KI** (Lipegfilgrastim): bek. Überempf.; **KI** (Plerixafor): bek. Überempf.

Avatrombopag Rp	HWZ 19h, PPB 96%
Doptelet *Tbl. 20mg*	**Thrombopenie bei chron. Lebererkrankung:** Thr < 40/nl: 60mg/d für 5d; Thr ≥ 40/nl bis 49/nl: 40mg/d für 5d; **Chronische Immunthrombopenie:** ini 1 x 20mg, Dosisanpassg. nach Thr s. FachInfo; **DANI** leichte bis mäßige NI: 100%; schwere NI keine Daten; **DALI** Child A, B: 100%; C: vors. Anw.

Filgrastim (G-CSF) Rp	HWZ 2-7h, PRC C, Lact ?
Accofil *Fertigspr. 300, 480µg* **Filgrastim HEXAL** *Fertigspr. 300, 480µg* **Grastofil** *Fertigspr. 300, 480µg* **Neupogen 30, 48** *Inj.Lsg. 300, 480µg; Fertigspr. 300, 480µg* **Nivestim** *Inj.Lsg. 120, 300, 480µg* **Ratiograstim** *Fertigspr. 300, 480µg* **Zarzio** *Fertigspr. 300, 480µg*	**Neutropenie nach Chemother.:** 5µg/kg/d s.c.; **Mobilisierung periph. Blutstammzellen:** 10µg/kg/d als s.c.-Dauerinf. über 24h für 5-7d; **schwere kongenitale Neutropenie:** 12µg/kg/d, max. 24µ/kg/d; **Neutropenie bei HIV:** 1µg/kg/d, max. 4µg/kg/d; **Spender von allogener Stammzellspende:** 10µg/kg/d für 4-5d

Lenograstim (G-CSF) Rp	HWZ 3-4h
Granocyte 13 *Inj.Lsg. 105µg (13.4 Mio IE)* **Granocyte 34** *Inj.Lsg. 263µg (33.6 Mio IE)*	**Neutropenie nach Chemotherapie, Mobilisierung periph. Blutstammzellen:** 150µg/m² KOF/d s.c.

Lipegfilgrastim (G-CSF) Rp	HWZ 32-62h, PRC C, Lact -
Lonquex *Fertigspr. 6mg/0.6ml (13.4 Mio IE)*	**Neutropenie nach Chemotherapie:** 1 x 6mg s.c. je Zyklus, 24h nach CTX

Pegfilgrastim (G-CSF) Rp	
Neulasta, Pelgraz, Ziextenzo *Fertigspr. 6mg/0.6ml*	**Neutropenie nach Chemotherapie:** 6mg s.c. einmalig pro Chemo-Zyklus

Plerixafor Rp	HWZ 3-5h, PPB 58%, PRC D, Lact
Mozobil *Inj.Lsg 24mg/1.2ml*	**Mobilisierung peripherer Blutstammzellen zur autologen Tx bei Lymphom/Multiplem Myelom** → 604: 0.24mg/kg/d s.c. 6-11h vor Apherese nach 4-tägiger G-CSF-Vorbeh., Anw. für 2-7d; **DANI** CrCl > 50: 100%, 20-50: 0.16mg/kg/d, < 20: keine Daten

A 7.5 Benutzerhinweise für Chemotherapeutika

Die Angaben zu Indikation und Dosierung sind den aktuellen Fachinformationen der entsprechenden Handelspräparate entnommen. Hierbei ist zu beachten, dass Chemotherapeutika bei einigen angegebenen Indikationen heute kaum mehr eingesetzt werden. Andererseits erfolgt der Einsatz zahlreicher Substanzen bei hier nicht aufgeführten Indikationen nach aktuellen Therapiestandards.
Bei den Dosierungsangaben unterscheiden sich die hier abgebildeten Angaben aus den FachInfos teils erheblich von der in Klinik und Praxis etablierten Vorgehensweise. Auch kann nicht immer auf die in der Onkologie häufig durchgeführten Kombinationstherapien mit mehreren Substanzen eingegangen werden. Hier sei auf aktuelle Therapieleitlinien von Fachgesellschaften und Tumorzentren verwiesen.
Am Anfang dieses Kapitels sind die unerwünschten Wirkungen (UW) angegeben, die bei nahezu allen Zytostatika auftreten können. Die substanzspezifischen UW hatten insbesondere bei den neueren onkologischen Medikamanten wie z.B. Proteinkinasehemmer oder Antikörper soviel Platz eingenommen, dass zuletzt die Übersichtlichkeit der Tabellen verloren ging. In der vorliegenden 28. Auflage wurden daher die substanzspezifischen UW nicht mehr aufgeführt. Hier sei auf die Packungsbeilage bzw. die Fachinformation der jeweilgen Medikamente verwiesen.

A 7.6 Allgemeine UW von Zytostatika

Sofortreaktionen

Übelkeit, Erbrechen, Fieber, allergische Reaktionen, RR ↓, HRST, Venenentzündungen

Verzögert einsetzende, reversible Nebenwirkungen

Knochenmarkdepression (Leuko- u. Thrombopenie, weniger häufig Anämie), Mukositis, Stomatitis, aregenerative Enteropathie mit Appetitlosigkeit und Diarrhoe, Haarausfall, Hautveränderungen (Pigmentierungen, Hyperkeratosen), Hautausschläge, Lungen-, Nieren-, Leberfunktionsstörung, Gerinnungsstörung, Amenorrhoe, Azoospermie, Wachstumshemmung bei Kindern

Bleibende chronische Toxizität

Kardiotoxizität, Nieren- und Leberschädigung, Neurotoxizität (Lähmungen, Sensibilitätsstörung, Polyneuropathie), Mutagenität, Teratogenität, Karzinogenität (Zweittumor)

Indirekte Wirkungen, Paravasat

Immunsuppressive Wirkung als Folge der Leukopenie, Infektanfälligkeit, Hyperurikämie, akute Nephropathie und akutes Nierenversagen; **Zytostatika-Paravasat:** initial Ödem, Rötung, Schmerzen, Überwärmung, im weiteren Verlauf Gewebsnekrose, Superinfektion möglich

A 7.7 Alkylierende Mittel

A 7.7.1 Stickstofflost-Analoga

Wm/Wi (alkylierende Mittel): Quervernetzung von DNA-Einzel und -Doppelsträngen durch Alkylierung, Strg. von Matrixfunktion und Synthese der DNA;
UW (alle) s. allgemeine UW von Zytostatika → 156

Bendamustin Rp	HWZ 30min, PPB 95%
Bendamustin HEXAL *Inf.Lsg. 25, 100mg* **Bendamustin Ribosepharm** *Inf.Lsg. 25, 100mg* **Levact** *Inf.Lsg. 25, 100mg*	**Non-Hodgkin-Lymphome**→ 595: 120mg/m² d1-2, Wdh. d22; **Multiples Myelom** → 604: 120-150mg/m² d1-2, Wdh. d29 + Prednison; **CLL:** 70-100mg/m² d1-2, Wdh. d29; **DANI** CrCl ≥ 10: 100%; **DALI** Serumbili 1.2-3mg/dl: 70%; > 3mg/dl: keine Daten; s.a. FI

Cyclophosphamid Rp	HWZ (4-8h), Q_0 0.5, PPB 15%
Cyclophosphamid HEXAL *Inf. Lsg. 500, 2000mg* **Endoxan** *Tbl. 50mg; Inf.Lsg. 200, 500, 1000mg*	**ALL, AML, maligne Lymph., Hoden-** → 619, **Mamma-** → 627, **Ovarial-Ca** → 635, **Ewing-Sarkom, Neuroblastom, kleinzell. Bronchial-Ca** → 610, **Rhabdomyosarkom, Autoimmunerkr., immunsuppr. Therapie nach Organ-Tx:** Dauertherapie 120-240mg/m² i.v. tgl. oder 1 x 50-200mg p.o.; Intervallther. 400-600mg/m² i.v. in Abständen von 2-5d; 800-1600mg/m² i.v. alle 21-28d; **DANI** CrCl < 10: 50%; **DALI** Serumbili 3.1-5mg/dl: 75%

Chlorambucil Rp	HWZ 1-1.5(2.4)h, Q_0 1.0, PPB 98%
Leukeran *Tbl. 2mg*	**CLL, niedr. maligne NHL** → 595: 1 x 0.4mg/kg p.o. d1, Wdh. d15, ggf. um 0.1mg/Zyklus ↑; bei Komb. mit Prednison 5mg/m² d1-3, Wdh. d15, ggf. um 1.3mg/m² ↑; **M. Waldenström:** 0.1mg/kg tgl. od. 0.3mg/kg für 7d, Wdh. alle 6W; **DANI** nicht erf.; **DALI** Dosisreduktion empf.

Chlormethin Rp	HWZ 1-1.5(2.4)h, Q_0 1.0, PPB 98%
Ledaga *Tbl. 2mg*	**Kutanes T-Zell-Lymphom vom Typ Mycosis fungoides:** 1 x/d auftragen; s.a. FachInfo; **DANI, DALI** keine Angaben

Melphalan Rp	HWZ (1.5-2h), Q_0 0.9, PPB 90%
Alkeran *Tbl. 2mg; Inf.Lsg. 50mg* **Melphalan-ratioph.** *Inf. Lsg. 50mg*	**Multiples Myelom** → 604: 0.25mg/kg p.o. d1-4, Wdh. nach 4-6W, Kombination mit Prednison; 15mg/m² i.v. d1, Wdh. nach 4W; Hochdosistherapie: 100-200mg/m²; **fortgeschrittenes Ovarial-Ca:** 0.2mg/kg p.o. d1-5, Wdh. nach 4-8W; **DANI** CrCl 30-50: 50%

Ifosfamid Rp	HWZ 6-8(4-7)h, Qo 0.5, PPB gerin
Holoxan *Inf.Lsg. 1, 2, 3g* **IFO-cell** *Inf.Lsg. 1, 2, 5g*	**Hoden-** → 619, **Zervix-, Mamma-** → 627, **nichtkleinzelliges Bronchial-Ca** → 612, **kleinzell. Bronchial-Ca** → 610, **Weichteil-, Ewing-Sark., NHL** → 595, **M. Hodgkin** → 602: 1200-2400mg/m² i.v. d1-5 oder 5-8g/m² über 24h d1; **DANI** KI bei schwerer NI
Trofosfamid Rp	HWZ 1-1.5(4-8)
Ixoten *Tbl. 50mg*	**NHL:** 3 x 50mg p.o.; **DANI** k.A.

A 7.7.2 Alkylsulfonate

Wm/Wi (alkylierende Mittel): Quervernetzung von DNA-Einzel- und -Doppelsträngen durch Alkylierung, Strg. v. Matrixfkt. u. Synthese der DNA; **UW** (alle): s. allg. UW v. Zytostatika → 156

Busulfan Rp	HWZ 2.5h, Qo 1.0, PPB 32%
Busilvex *Inf.Lsg. 60mg/10ml* **Busulfan Accord** *Inf.Lsg. 60mg/10ml* **Myleran** *Tbl. 2mg*	**Konditionierung vor konventioneller Stammzell-Tx:** 0.8mg/kg i.v. alle 6h über 4d **CML** → 593: Remissionseinleitung 0.06mg/kg p.o., Erh.ther. 0.5-2mg/d; **Polycythaemia vera** → 592: 4-6mg/d; **DANI** nicht erford.
Treosulfan Rp	HWZ 1.5-1.8
Ovastat *Kps. 250mg; Inf.Lsg. 1, 5g*	**Ovarial-Ca** → 635: 4 x 100-150mg/m² p.o. für 28d, Wdh. d56; 5-8g/m² i.v. d1, Wdh. d21-28; **DANI** k.A.

A 7.7.3 Nitrosoharnstoffe

Wm/Wi (alkylierende Mittel): Quervernetzung von DNA-Einzel- u. -Doppelsträngen durch Alkylierung, Strg. von Matrixfunktion und DNA-Synthese; **UW:** s. allg.UW von Zytostatika → 156; **KI** (Lomustin): bek. Überempf., Grav., Lact., Pat. mit Zöliakie, schwere Thrombo- u./o. Leukopenie; stark eingeschr. Nierenfkt., gleichz. Anw. v. Gelbfieberimpfst. od. and. Lebendimpfstoffen **KI** (Streptozocin): bek. Überempf., CrCl < 30, Lebendimpfst., attenuierte Lebendimpfstoffe, Lac

Lomustin Rp	HWZ (72h), PPB 60%
Cecenu *Kps. 40mg*	**M. Hodgkin** → 602, **Hirntumore** → 639, **Hirnmetastasen, malignes Melanom** → 731 **kleinzelliges Bronchial-Ca** → 610: 70-100mg/m² p.o. d1, Wdh. nach 6W; **DANI** Dosisred., KI bei stark eingeschr. Nierenfkt.
Streptozocin Rp	HWZ 35min (> 24h
Zanosar *Inf.Lsg. 1g*	**Neuroendokrine Pankreastumore** → 623: Komb. mit 5-FU: 500mg/m² i.v. d1-5, Wdh. nach 6W; oder 1. Zyklus 500mg/m² d1-5, nach 3W 1000mg/m² d 1-5, Wdh. alle 3W; **DANI** CrCl > 60: 100%; 46-60: 50%; 45-31 nach Nutzen-Risiko-Verhältnis; ≤ 30: KI; **DALI** Dosisred. erwägen

A 7.7.4 Platinhaltige Verbindungen

Wm/Wi (alkylierende Mittel): Quervernetzung von DNA-Einzel- u. -Doppelsträngen durch Alkylierung, Strg. von Matrixfunktion u. Synthese der DNA; **UW:** s. allg. UW von Zytostatika → 156;

Carboplatin Rp	HWZ 2(24)h, Qo 0.25, PPB < 25%
Axicarb *Inf.Lsg. 10mg/ml* **Carboplatin-GRY** *Inf.Lsg. 10mg/ml* **CARBO-cell** *Inf.Lsg. 10mg/ml* **Carboplatin Kabi** *Inf.Lsg. 50, 150, 450, 600mg* **Ribocarbo-L** *Inf.Lsg. 50, 150, 450, 600mg*	**Ovarial-** → 635, **Zervix-Ca, kleinz. Bronchial-Ca** → 610, **Plattenep.-Ca Kopf-/Halsbereich:** 300-400mg/m² i.v., Wdh. nach 4W; alternativ Dosierung nach AUC; **DANI** CrCl 40-60: 250mg/m²; 20-40: 200mg/m²; < 20: KI
Cisplatin Rp	HWZ 58-90h, Qo 0.6, PPB > 90%
Cisplatin-Lsg.-Ribosepharm *Inj.Lsg. 10, 50mg* **Cisplatin Accord** *Inf.Lsg. 10, 50mg* **Cisplatin Neocorp** *Inf.Lsg. 10, 50, 100mg*	**Hoden-** → 619, **Prostata-** → 638, **Ovarial-** → 635, **kleinzell. Bronchial-Ca** → 610, **NSCLC** → 612, **Oesophagus-** → 635, **Zervix-, Blasen-, Endometrium-, Kopf-Hals-Ca, Osteosarkom:** 50-120mg/m² i.v. d1 oder 15-20mg/m² d1-5, Wdh. nach 3-4W; **DANI** KI bei NI
Oxaliplatin Rp	HWZ biphasisch 0.4h und 38h
Eloxatin *Inf.Lsg. 100, 200mg* **Medoxa** *Inf.Lsg. 50mg/10ml, 100mg/20ml, 150mg/30ml* **Oxaliplatin HEXAL** *Inf.Lsg. 50, 100, 200ml* **Riboxatin** *Inf. Lsg. 50mg/10ml, 100mg/20ml*	**Kolorektales Karzinom, adjuvant und metastasiert** → 620: 85mg/m² i.v. d1, Wdh. d15, Kombination mit 5-FU; **DANI** CrCl < 30: KI

A 7.7.5 Weitere alkylierende Mittel

Wm/Wi (alkylierende Mittel): Quervernetzung v. DNA-Einzel- u. -Doppelsträngen durch Alkylierung, Strg. von Matrixfkt. u. Synthese der DNA; **Wm/Wi** (Procarbazin): hemmt die Inkorporation kleiner DNA-Präkursoren sowie die RNA- u. Protein-Synthese, direkte Schädigung der DNA durch Alkylierungsreakt., schwacher Inhib. der MAO im ZNS; **UW:** allg. UW v. Zytostatika → 156; **KI** (Procarbazin): bek. Überempf., Myelosuppression mit Granulozyto- und Thrombozytopenie (nicht durch maligne Grunderkrankung bedingt), Lakt., schwere Nieren- und Leberschäden

Dacarbazin Rp	HWZ 0.5-3.5h, Qo 0.3, PPB 5%
Dacarbazin Lipomed *Inf.Lsg. 100, 200mg* **Detimedac** *Inf.Lsg. 100, 200, 500, 1000mg*	**Malignes Melanom:** 200-250mg/m² i.v. d1-5 oder 850mg/m² d1, Wdh. nach 3W; **Weichteilsarkom:** 250mg/m² d1-5, Wdh. n. 3W; **M. Hodgkin:** 375mg/m² d1, Wdh. d15; **DANI** leichte bis mittl. NI: 100%, schwere NI: KI; **DALI** leichte bis mittlere LI: 100%, schwere LI: KI
Procarbazin Rp	PRC D, Lact -
Natulan *Kps. 50mg*	**M. Hodgkin:** 100mg/m² KOF für 7-14 d p.o. in Kombination mit anderen Zytostatika
Temozolomid Rp	HWZ 1.8h, PPB 10-20%
Temodal, Temozo Cell, Temozolomid HEXAL *Kps. 5, 20, 100, 140, 180, 250mg*	**Rezidivierende/progred. maligne Gliome:** 200mg/m² d1-5, Wdh. nach 4W; vorbeh. Pat. beim 1. Zyklus 150mg/m²; **DANI** nicht erf.

A 7.8 Antimetabolite

A 7.8.1 Folsäure-Analoga

Wm/Wi (Antimetabolite): Einbau als falsches Substrat in die DNA oder RNA, Hemmung der DNA- oder RNA-Polymerase; **UW:** s. allgemeine UW von Zytostatika → 156

Methotrexat → 204 Rp	HWZ 12-24h, Qo 0.06, PPB 50%
Methotrexat-Gry *Inf.Lsg. 5, 50, 500, 1000, 5000mg* **Methotrexat medac** *Inj.Lsg. 5, 15, 50mg; Inf.Lsg. 250, 500, 1000, 5000mg* **MTX HEXAL** *Tbl. 2.5, 5, 7.5, 10, 15mg; Inj.Lsg. 5, 7.5, 10, 15, 25, 50, 500, 1000mg; Fertigspritze 2.5mg/0.33ml, 7.5mg/1ml, 10mg/1ml, 10mg/1.33ml, 15mg/2ml, 20mg/2.67ml, 25mg/3.33ml*	**Chorionepitheliom, Mamma-Ca** → 627, **Kopf-Hals-Ca, Non-Hodgkin-Lymphom** → 595, **ALL, kleinzelliges Bronchial-Ca** → 610, **Osteosarkom, Meningeosis leucaemica + carcinomatosa, maligne Lymphome im Kindesalter, ZNS-Tumoren**→ 639: ED i.v. je nach Therapie-Schema, niedrigdosierte Therapie: < 100mg/m²; mittelhochdosierte Therapie: 100-1000mg/m² hochdosierte Therapie: > 1000mg/m²; intrathekal: 8-12mg/m², max. 15mg absolut ini alle 2-3d, später alle 4W; **DANI** CrCl > 80: 100%; 80: 75%; 60: 63%; < 60: KI
Pemetrexed Rp	HWZ 3.5h, PPB 81%
Alimta *Inf.Lsg. 100, 500mg* **Pemetrexed Medac** *Inf. Lsg. 100, 500, 1000mg*	**Malignes Pleuramesotheliom:** 500mg/m² i.v. d1, Kombination mit Cisplatin 75mg/m² d1, Wdh. d22; **NSCLC:** 500mg/m² d1, Wdh. d22; **DANI** CrCl ≥ 45: 100%; < 45: Anw. nicht emp

A 7.8.2 Purin-Analoga

Wm/Wi (Antimetabolite): Einbau als falsches Substrat in die DNA oder RNA, Hemmung de DNA- oder RNA-Polymerase; **Wm/Wi** (Cladribin): DNA-Synthese und -Reparatur werden blockiert, Einfluss auf Kaskade immunologischer Ereignisse über B- und T-Lymphozyten; **Wm/Wi** (Nelarabin): wird zu ara-G metabolisiert; **UW:** s. allg. UW von Zytostatika → 156

Cladribin Rp	HWZ 3-22h (kontinuierl. Infusion an 7d), 11h (s.c.-Bolus an 5d), PPB 20%
Leustatin *Inf.Lsg. 10mg/10ml* **LITAK** *Inj.Lsg. 10mg/5ml* **Mavenclad** *Tbl. 10mg*	**Haarzell-Leukämie:** 0.14mg/kg s.c. d1-5 oder 0.09mg/kg i.v. über 24h d1-7; **DANI, DALI** vorsichtige Anwendung; Mavenclad: **Multiple Sklerose:** 2 Behandlungsphasen in 2J mit je 1.75mg/m² p.o. über 5d; s.a. FachInfo; Child-Pugh > 6: Anw. nicht empf.
Clofarabin Rp	HWZ 5.2
Evoltra *Inf.Lsg. 20mg/20ml*	**ALL: Ki > 21kg:** 52mg/m² über 2h i.v. d1-5 **DANI, DALI** KI bei schwerer NI, LI

Fludarabin Rp	HWZ 10-30h, PPB nicht ausgeprägt
Bendarabin *Inf.Lsg. 50mg* **Fludara** *Inf.Lsg. 50mg* **Fludarabinphosphat-GRY** *Inj.Lsg. 50mg*	**CLL vom B-Zell-Typ:** 25mg/m^2 i.v. d1-5, Wdh. d29; **DANI** CrCl 30-70: 50%; < 30: KI; **DALI** vorsichtige Anwendung

Mercaptopurin Rp	HWZ 1.5h, Q0 0.8, PPB 20%
Mercaptopurin Medice *Tbl. 10mg* **Puri-Nethol** *Tbl. 50mg* **Xaluprine** *Susp. (1ml = 20mg)*	**ALL:** 2.5mg/kg/d p.o., Therapiedauer je nach Schema; **DANI, DALI** Dosisreduktion erwägen

Nelarabin Rp	HWZ 0.5(3)h, PPB 25%
Atriance *Inf.Lsg. 250mg/50ml*	**T-ALL, T-LBL:** 1.5g/m^2 i.v. d 1, 3, 5, Wdh. d22; **Ki., Jug. < 21J:** 650mg/m^2 i.v. d1-5, Wdh. d22; **DANI, DALI** keine Daten

Tioguanin Rp	HWZ (0.5-6h)
Thioguanin Aspen *Tbl. 40mg*	**AML:** Induktion: 100mg/m^2 alle 12h p.o.; **ALL:** 60mg/m^2 p.o.; Therapiedauer je nach Schema; **DANI, DALI** Dosisreduktion erwägen

A 7.8.3 Pyrimidin-Analoga

Wm/Wi (Antimetabolite): Einbau als falsches Substrat in die DNA oder RNA, Hemmung der DNA- oder RNA-Polymerase; **Wm/Wi** (Gimeracil): Dihydropyrimidindehydrogenase (DPD)-Hemmer ⇒ verhindert Abbau von 5-FU ⇒ 5-FU-Plasmakonzentration ↑; **Wm/Wi** (Oteracil): Orotatphosphoribosyltransferase-(OPRT)-Hemmer ⇒ setzt Aktivität von 5-FU in der normalen Magen-Darm-Mukosa herab; **UW:** s. allgemeine UW von Zytostatika → 156; **KI** (Tegafur + Gimeracil + Oteracil): bek. Überempf., schwere UW bei Fluoropyrimidin-Therapie in der Vorgeschichte, bek. Mangel an DPD, Grav./Lakt., schwere Knochenmarkdepression, terminale/dialysepflichtige Niereninsuffizienz, gleichzeitige Gabe von anderen Fluoropyrimidinen, Beh. mit DPD-Hemmern innerhalb von 4W; **KI** (Trifluridin): bek. Überempf.

Azacitidin Rp	HWZ 41min
Azacitidin Oncovis *Inj.Lsg. 100, 150mg* **Azacitidin Mylan** *Inj.Lsg. 100mg* **Onureg** *Tbl. 200, 300mg* **Vidaza** *Inj.Lsg. 100mg*	**Myelodysplastische Syndrome, CMML, AML:** 75mg/m^2 s.c. d1-7, Wdh. d29; **AML-Erhaltungsther. nach Induktion ohne geplante Stammzell-Tx:** 1 x 300mg p.o. d1-14, Wdh. d29; **DANI** s. FachInfo; **DALI** sorgf. Überwachung

Capecitabin Rp	HWZ 0.25h, Q0 1.0, PPB 54%
Capecitabin Accord *Tbl. 150, 300, 500mg* **Capecitabin HEXAL** *Tbl. 150, 500mg* **Capecitabin Medac** *Tbl. 150, 500mg* **Ecansya** *Tbl. 150, 300, 500mg* **Xeloda** *Tbl. 150, 500mg*	**Kolorekt. Ca** → 620: 2x1250mg/m^2/d p.o. d1-14, Wdh. d22; **Mamma-Ca** → 627: 2x1250mg/m^2/d p.o. d1-14, Wdh. d22, Komb. m. Docetaxel; **Kombinationsther. bei Kolorektal- und Magen-Ca:** 2 x 800-1000mg/m^2 d1-14, Wdh. d22; bei fortlauf. Gabe 2 x 625mg/m^2; **DANI** CrCl 30-50: 75%; < 30: KI

Cytarabin Rp	HWZ (1-3h), Qo 0.9, PPB 15%
ARA-cell *Inj.Lsg. 40mg/2ml, 100mg/5ml; Inf.Lsg. 1g/20ml, 4g/80ml, 5g/50ml, 10g/100ml* **Cytarabin Accord** *Inf.Lsg. 100, 1000, 2000, 4000, 5000mg*	**Akute Leukämien:** Indukt. 100-200mg/m² i.v. für 5-10d; Remissionserhaltung: 70-200mg/m² i.v./s.c. d1-5, Wdh. d29; **NHL:** 300mg/m² i.v. je nach Schema, z.B. d8; **DANI** CrCl < 10: 50-75%
Fluorouracil (5-FU) Rp	HWZ 8-40min, Qo 1.0, PPB 0%
Fluorouracil-GRY *Inf.Lsg. 1000mg/20ml, 5000mg/100ml* **5-FU HEXAL** *Lsg. 5000mg;* **5-FU medac** *Inf.Lsg. 500, 1000, 5000, 10000mg* **Benda 5 Fu** *Inf.Lsg. 1g/20ml, 5g/200ml* **Ribofluor** *Inf.Lsg. 250mg/5ml, 500mg/10ml, 1000mg/20ml, 5000mg/100ml* **Efudix** *Salbe (1g enth. 50mg)*	**Kolorektales Ca.** → 620: 370-600mg/m² als i.v.-Bolus; 200-750mg/m² als Dauerinf.; **Pankreas-Ca** → 636: 400-500mg/m² als i.v.-Bolus; 1000mg/m² als Dauerinfusion; **Mamma-Ca** → 627, **Magen-Ca** → 625: 500-600mg/m²; **DANI** CrCl < 10: 50-75%; **solare und solide Keratosen, M. Bowen, Basaliome:** Effudix: 1-2 x tgl. auftragen
Gemcitabin Rp	HWZ 42-94min (0.7-12h), Qo > 0.9
Gemci Cell *Inf.Lsg. 200, 1000, 1500, 2000mg* **Gemcitabin HEXAL** *Inf.Lsg. 200, 1000, 2000mg* **Gemedac** *Inf.Lsg. 200, 1000, 1500mg* **Gemzar** *Inf.Lsg. 200, 1000mg* **Ribozar** *Inf.Lsg. 200, 1000mg*	**Blasen-Ca** → 608: 1g/m² i.v. d1, 8, 15, Wdh. d29, Komb. mit Cisplatin 70mg/m² d2; **NSCLC:** → 612: 1250mg/m² d1, 8, Wdh. d22 oder 1000mg/m² d1, 8, 15, Wdh. d29; **Mamma-Ca** → 627: 1250mg/m² d1, 8, Wdh. d22, Komb. mit Paclitaxel 175mg/m² d1; **Ovarial-Ca:** 1g/m² d1, 8, Wdh. d22, Komb. mit Carboplatin d1 (Ziel-AUC 4.0mg/ml × min); **Pankreas-Ca** → 636: 1g/m² 1 x/W für 7W, dann d1, 8, 15, Wdh. d29; **DANI** vors. Anw.
Tegafur + Gimeracil + Oteracil Rp	Lact
Teysuno *Kps. 15+4.35+11.8mg, 20+5.8+15.8mg*	**Fortgeschr. Magen-Ca in Komb. m. Cisplatin:** 2 x 25mg Tegafur/m²/d p.o. d1-21, Wh. d29; **DANI** CrCl > 50: 100%, 30-50: 2 x 20mg Tegafur/m²/d, < 30: Anw. nicht empf. **DALI** nicht erf.
Trifluridin + Tipiracil Rp	
Lonsurf *Tbl. 15+6.14, 20+8.19mg*	**Metastasierendes kolorektales Ca:** 2 x 35mg/m² p.o. d1-5 und d8-12, Wdh. d29; **DANI** CrCl 30-89: 100%, <30: k. D.; **DALI** leichte LI: 100%; mäßige bis schwere LI: k.D.

A 7.9 Alkaloide und andere natürliche Mittel

A 7.9.1 Vinca-Alkaloide und -Analoga

Wm/Wi (Vinca-Alkaloide und -Analoga): Bindung an mikrotubuläre Proteine mit Depolarisation, Verhinderung der mitotischen Spindel, Strg. der Protein-, DNA- und RNA-Synthese; **UW:** s. allgemeine UW von Zytostatika → 156

Vinblastin Rp	HWZ 25h, Q0 0.95, PPB 44-75%
Vinblastinsulfat Teva *Inf.Lsg. 10mg*	**Hoden-Ca** → 619, **Mamma-Ca** → 627, **M. Hodgkin** → 602, **NHL** → 595, **Histiocyt. X:** ini 3.7mg/m^2/W, dann steigern um 1.8-1.9mg/m^2/W bis 6mg/m^2 i.v. 1 x/W; **Ki.:** ini 1 x/W 2.5mg/m^2, bis max. 7.5mg/m^2/W; **DANI** nicht erf.; **DALI** Bilirubin i.S. (µmol/l) < 25: 100%; 20-50: 50%; > 50: KI

Vincristin Rp	HWZ 85h, Q0 0.95, PPB 44%
Cellcristin *Inj.Lsg. 1mg/1ml, 2mg/2ml* **Vincristinsulfat Teva** *Inj.Lsg. 1mg/1ml, 2mg/2ml, 5mg/5ml*	**ALL, M. Hodgkin** → 602, **NHL** → 595, **Mamma-Ca** → 627, **kleinzelliges Bronchial-Ca** → 610, **Sarkome, Wilms-Tu, Neuroblastom, M. Werlhof:** 1.4mg/m^2 i.v. 1 x/W, max. 2mg/W; **Ki.:** < 10kg: 0.05mg/kg/W; > 10kg: 2mg/m^2/W; **DANI** k.A.; **DALI** Bili > 3mg/dl: 50%

Vindesin Rp	HWZ 25h
Eldisine *Inj.Lsg. 5mg*	**Akute Leukämien, Blastenschub der CML** → 593, **maligne Lymphome, mal. Melanom** → 731, **NSCLC und SCLC, Mamma-** → 627, **Ösophagus-** → 635, **Kopf-Hals-, Hoden-Ca:** 3mg/m^2 i.v.; **Ki.:** 4mg/m^2; **DANI** k.A.; **DALI** Bili > 3mg/dl: 50%

Vinflunin Rp	HWZ 40h, PPB 67%
Javlor *Inf.Lsg. 25mg/ml*	**Fortgeschr./metast. Urothel-Übergangszell-Ca:** 320mg/m^2 über 20min. i.v. d1, Wdh. d22; **DANI** CrCl > 60: 100%; 40-60: 280mg/m^2; 20-39: 250mg/m^2 alle 3W; **DALI** s. FachInfo

Vinorelbin Rp	HWZ 38-40h, Q0 > 0.7, PPB 14%
Bendarelbin *Inf.Lsg. 10mg/1ml, 50mg/5ml* **Navelbine** *Inf.Lsg. 10mg/1ml, 50mg/5ml; Kps. 20, 30, 80mg* **Navirel** *Inf.Lsg. 10mg/1ml, 50mg/5ml* **Vinorelbin Accord** *Inf.Lsg. 10mg/1ml, 50mg/5ml* **Vinorelbin Nc** *Inf.Lsg. 10mg/1ml*	**Fortgeschrittenes nichtkleinzelliges Bronchial-Ca** → 612, **anthrazyklinresistentes Mamma-Ca**→ 627: 25-30mg/m^2 i.v. d1, Wdh. d29; 60mg/m^2 p.o. 1 x/W, nach 3 Gaben 80mg/m^2; **DANI** nicht erforderlich; **DALI** massive Lebermetasen/schwere LI: 66%

A 7.9.2 Podophyllotoxin-Derivate

Wm/Wi (Podophyllotoxin-Derivate): Interaktion mit Topoisomerase II, DNA-Einzel- und -Doppelstrangbrüche; **UW:** s. allgemeine UW von Zytostatika → 156

Etoposid Rp	HWZ 6-8h, Qo 0.65, PPB 98%
Eto Cell *Inf.Lsg. 100, 500mg* **Eto-GRY** *Inf.Lsg. 20mg/ml* **Etomedac** *Inf.Lsg. 100mg/5ml, 500mg/25ml* **Etopophos** *Inf.Lsg. 100, 1000mg* **Etoposid HEXAL** *Inf.Lsg. 50, 100, 200, 400, 1000mg* **Riboposid** *Inf.Lsg. 100mg/5ml, 200mg/10ml, 400mg/20ml* **Vepesid** *Kps. 50, 100mg*	**Kleinzelliges Bronchial-Ca** → 610, **nichtkleinzelliges Bronchial-Ca** → 612, **M. Hodgkin** → 602, **NHL** → 595, **AML, Hoden-** → 619, **Chorion-, Ovarial-Ca** → 635 50-100mg/m² i.v. d1-5 oder 120-150mg/m² d1, 3, 5; 100-200mg/m² p.o. d1-5, Wdh. nach 3-4W; **DANI, DALI** KI bei schwerer Nieren-/Leber-insuffizienz

A 7.9.3 Taxane

Wm/Wi (Taxane): pathol. Bildung und Stabilisierung von Mikrotubuli ⇒ Störung der Mitose; **UW**: s. allgemeine UW von Zytostatika → 156

Cabazitaxel Rp	HWZ 95h, Q0 > 0.95, PPB 89-92%
Jevtana *Inf.Lsg. 60mg*	**Hormonrefraktäres, metast. Prostata-Ca (nach Vorbehandlung mit Docetaxel):** 25mg/m² über 1h i.v. d1, Wdh. d22; **DANI** CrCl > 50: 100%, <50: vorsichtige Anwendung; **DALI** KI bei schw. LI
Docetaxel Rp	HWZ 11h, Qo > 0.9, PPB 95%
Bendadocel *Inf.Lsg. 20, 80, 140mg* **Docetaxel Nc** *Inf.Lsg. 20, 80, 160mg* **Ribodocel** *Inf.Lsg. 20, 80, 160mg* **Taxceus** *Inf.Lsg. 20, 80, 140mg* **Taxotere** *Inf.Lsg. 20, 80, 160mg*	**Mamma-Ca** → 627: 75-100mg/m² i.v. d1, Wdh. d22; **NSCLC** → 612, **Prostata-**→ 638, **Magen-Ca**→ 625, **Plattenepithel-Ca im Kopf-/Halsbereich:** 75mg/m² i.v. d1, Wdh. d22; **DANI** k.A.; **DALI** KI bei schwerer LI
Paclitaxel Rp	HWZ 6.4-12.7h, Qo > 0.8, PPB 89-98%
Abraxane *Inf.Lsg. 5mg/ml* **Celltaxel** *Inf.Lsg. 300mg* **Neotaxan** *Inf.Lsg. 30, 100, 300mg* **Paclitaxel Orca** *Inf.Lsg. 30, 100, 300mg* **Ribotax** *Inf.Lsg. 30, 100, 300mg* **Taxomedac** *Inf.Lsg. 30, 100, 300mg*	**Ovarial-Ca** → 635: 175mg/m² über 3h i.v. d1; 135mg/m² über 24h i.v. d1, Wdh. d22; **Mamma-Ca** → 627, **fortgeschr. NSCLC:** → 612: 175mg/m² über 3h i.v. d1, Wdh. d22 **Kaposi-Sarkom bei AIDS:** 100mg/m² über 3h i.v. d1, Wdh. d15; **DANI** k.A.; **DALI** auf verstärkte Myelo-suppression achten; KI bei schwerer LI

A 7.10 Zytotoxische Antibiotika

A 7.10.1 Anthracycline

Wm/Wi (Anthracycline): Interkalation in die Doppelhelix der DNA, Hemmung der Topoisomerase I und II; **Wm/Wi** (Pixantron): schwacher Inhibitor der Topoisomerase II, alkyliert direkt DNA ⇒ bildet stabile DNA-Addukte und Doppelstrangbrüche;
UW: s. allg. UW von Zytostatika → 156; **KI** (Pixantron): Überempf., Immunisierung mit Lebendvirusimpfstoff, starke Knochenmarkdepression, schwere Leberfunktionsstörung

Daunorubicin Rp	HWZ 11-27h, Q0 0.9
Daunoblastin *Inf.Lsg. 20mg*	**AML, ALL:** 24-60mg/m²/d i.v.; Kumulativdosis max. 550mg/m²; **Ki. > 2J** max. 300mg/m²; **DANI** Krea (mg/dl) > 3: 50%; **DALI** Bili 1.2-3: 50%; 3.1-5: 25%
Daunorubicin liposomal Rp	
Daunoxome *Inf. Lsg. 50mg/25ml*	**AIDS-assoziiertes Kaposi-Sarkom:** 40mg/m² d1, Wdh. d15; **DANI, DALI** Anw. nicht empf.; **AML, ALL:** 20-120mg/m² alle 7-14d i.v.; Kumulativdosis max. 550mg/m²
Doxorubicin Rp	HWZ 30-50h, Q0 0.95, PPB 75%
Adrimedac *Inf.Lsg. 10, 20, 50, 200mg* **DOXO-cell** *Inj.Lsg. 10, 50, 150mg, 50mg+BIS* **Doxorubicin HEXAL** *Inj.Lsg. 10, 50, 100, 200mg* **Doxorubicin NC** *Inf.Lsg. 10, 50, 100mg* **Ribodoxo** *Inf.Lsg. 10, 50mg* **UROKIT Doxo-cell** *Instillationsset 50 mg*	**SCLC** → 610, **Mamma-Ca** → 627, **Ovarial-Ca** → 635, **Harnblasen-Ca** → 608, **Osteosarkom, Weichteilsarkom, Ewing-Sarkom, Hodgkin-Lymphom** → 602, **NHL** → 595, **ALL, AML, Multiples Myelom** → 604, **Endometrium-Ca, Wilms-Tu., Schilddrüsen-Ca, Neuroblastom, Magen-Ca** → 625, **AIDS-ass. Kaposi-Sarkom:** Monotherapie: 50-80mg/m² i.v. d1, Wdh. d22; Polychemotherapie: 30-60mg/m² d1; Wdh. d22/29; Kumulativdosis max. 450-550mg/m²; **Rezidiv-Pro. Harnblasen-Ca nach TUR:** 50mg 1x/W intravesikale Instillation f. 1-2h; **DANI** CrCl < 10: 75%; **DALI** Bili 1.2-3: 50%; 3.1-5: 25%; > 5: KI
Doxorubicin liposomal Rp	
Myocet *Inf.Lsg. 50mg*	**Metast. Mamma-Ca:** 60-75mg/m² i.v. d1 mit Cyclophosphamid, Wdh. d22; **DANI** nicht erf.
Doxorubicin liposomal, polyethylenglykolisiert Rp	HWZ 74h
Caelyx *Inf.Lsg. 20mg/10ml, 50mg/25ml*	**Mamma-Ca, Ovarial-Ca:** 50mg/m² i.v. d1, Wdh. d29; **AIDS-ass. Kaposi-Sarkom:** 20mg/m² i.v. d1, Wdh. nach 2-3W; **Multiples Myelom:** 30mg/m² i.v. d4 in Komb. mit Bortezomib; **DANI** nicht erforderlich

Epirubicin Rp	HWZ 30-40h, Qo 1.(
Axirubicin *Inj.Lsg. 50, 200mg* **Bendaepi** *Inj.Lsg. 50, 100, 200mg* **EPI-cell** *Inj.Lsg. 10, 50, 200mg* **Epirubicin HEXAL** *Inj.Lsg. 10, 50, 200mg* **Farmorubicin** *Inf.Lsg. 50mg* **Riboepi** *Inf.Lsg. 10, 50, 100, 200mg*	**Mamma-** → 627, **Ovarial-Ca** → 635, **SCLC** → 610, **Magen-Ca** → 625, **Weichteilsarkom:** konventionelle Dos.: 75-90mg/m^2 i.v. d1, Wdh. d22; intensivierte Dos.: bis 135mg/m^2 d1, Wdh. d22/29; Kumulativ-dosis max. 1g/m^2; **Harnblasen-Ca, Rez.-Pro.** → 608: 50mg intravesikal 1 x/W, Wdh. s. Fl; **DANI** CrCl < 10: 75%; **DALI** Bili 2.1-3: 75%, > 3: 50%

Idarubicin Rp	HWZ 11-35(41-69)
Idarubicin Accord *Inf.Lsg. 5mg/5ml, 10mg/10ml* **Zavedos** *Inj.Lsg. 5mg/5ml, 10mg/10ml, 20mg/20ml* **Zavedos Oral** *Kps. 5, 10, 25mg*	**AML, ALL:** 15-30mg/m^2 p.o. d1-3; 12mg/m^2 i.v. d1-3 od. 8mg/m^2 d1-5; Kumulativdosis max. 120mg/m^2 i.v.; **DANI** Krea (mg/dl) > 2.5: KI; **DALI** Bili > 2: K

Mitoxantron Rp	HWZ 5-18d, Qo 0.95, PPB 90%
Mitoxantron HEXAL *Inj.Lsg. 10mg, 20mg* **Novantron** *Inf.Lsg. 10mg/5ml, 20mg/10ml* **Onkotrone** *Inf.Lsg. 10mg /5ml, 20mg/10ml, 25mg/12.5ml, 30mg/15ml* **Ralenova** *Inf.Lsg. 10mg/5ml; 20mg/10ml*	**Mamma-Ca** → 627, **Non-Hodgkin-Lymphom** → 595: 12-14mg/m^2 i.v. d1, Wdh. d22; intrapleural: 20-30mg; **AML:** 10-12mg/m^2 d1-5; **Prostata-Ca** → 638: 12mg/m^2 d1, Wdh. d22, **MS:** Ralenova: 12mg/m^2 i.v. alle 3M; **DANI** k.A.

Pixantron Rp	HWZ 14.5-44.8h , PPB 50%, PRC C, Lact
Pixuvri *Inj.Lsg. 29mg*	**Mehrfach rezidiv. oder therapierefrakt. Non-Hodgkin-B-Zell-Lymphom:** 50mg/m^2 i.v. d1, 8 und 15, Wh. d29, bis zu 6 Zyklen; **DANI** keine Daten/vors. Anw.; **DALI** leichte-mittelschwere LI: vors. Anw.; KI bei schwerer LI

A 7.10.2 Weitere zytotoxische Antibiotika

Wm/Wi (Bleomycin): DNA-Einzel-/Doppelstrangbrüche inf. Redoxreakt.; **Wm/Wi** (Mitomycin): Alkyl. der DNA ⇒ Hemmung d. DNA-Synthese, DNA-Brüche; **UW:** s. allg. UW v. Zytostat. → 15(

Bleomycin Rp	HWZ 3h, Qo 0.4
BLEO-cell *Inj.Lsg. 15mg* **Bleomedac** *Inj.Lsg. 15, 30mg*	**Hoden-Ca** → 619: 30mg i.v. d1, 8, 15; **M. Hodgk** → 602: 10mg/m^2 i.v.; **NHL** → 595: 5mg/m^2 i.v. **mal. Pleuraergüsse:** 60mg intrapl.; **DANI** k.A

Mitomycin Rp	HWZ 30-70mi
Mitem *Inj.Lsg. 20mg* **Mito-extra** *Inj.Lsg. 40mg (zur Blaseninstillation)* **Mito-medac** *Inj.Lsg. 20mg (zur Blaseninstillation)* **Mitomycin medac** *Inj.Lsg. 2, 10, 15mg* **Mitomycin HEXAL** *Inj.Lsg. 10, 20mg*	**Blasentumoren** → 608: 20-40mg intravesikal 1 x/W; **Magen-** → 625, **Bronchial-** → 610, **Pankreas-** → 636, **Kolon-** → 620, **Rektum-** → 620, **Mamma-** → 627, **Leberzell-, Zervix-, Ösophagus-Ca** → 635, **CML** → 593, **Osteosarkom, Karzinome im Kopf-Hals-Bereich:** 10-20mg/m^2 i.v. d1, Wdh. nach 6-8W oder 8-12mg/m^2, Wdh. nach 3-4W; **DANI** k.A.

A 7.11 Topoisomerase-I-Hemmer

Wm/Wi (Topoisomerase-I-Hemmer): Hemmung der Topoisomerase I; **UW:** s. allg. UW von Zytostatika → 156; **KI** (Irinotecan): bek. Überempf., CED und/oder Darmverschluss, Lact., Bilirubin > 3fach ULN, schwere Knochenmarkdepression, WHO Performance Status > 2, gleichz. Anw. von Johanniskrautpräparaten; **KI** (Irinotecan liposomal): bek. Überempf., Lact.; **KI** (Topotecan): bek. Überempfindlichkeit, Lact., schwere Knochenmarkdepression

Irinotecan Rp	HWZ 14.2h, Qo 0.8, PPB 65%
Irinotecan HEXAL *Inf.Lsg. 40mg/2ml, 100mg/5ml, 150mg/7.5ml, 300mg/15ml, 500mg/25ml* **Riboirino** *Inf.Lsg. 40mg/2ml, 100mg/5ml, 300mg/15ml, 500mg/25ml*	**Kolorekt. Ca** → 620**:** Monother: 350mg/m² i.v. d1, Wdh. d22; Kombin. mit 5-FU: 180mg/m² d1, Wdh. d15; weit. Kombinationen mgl. mit Cetuximab, Bevacizumab, Capecitabin s. FI; **DANI** Anw. nicht empf.; **DALI** s. FI

Irinotecan liposomal Rp	Qo 0.8, PPB < 1%
Onivyde *Inf.Lsg. 50mg/10ml*	**Vorbehandeltes (Gemcitabin) metast. Pankreas-Ca** → 636**:** 80mg/m² über 90min i.v. d1, Komb. mit 5-FU, Folins. Wdh. d15; **DANI** CrCl < 30: Anw. nicht empfohlen; **DALI** Bili > 2.0mg/dl oder GOT/GPT > 2,5-fach ULN bei Leberfiliae: Anw. nicht empfohlen

Topotecan Rp	HWZ 2-3h, Qo 0.6, PPB 35%
Hycamtin *Kps. 0.25, 1mg; Inf.Lsg. 1mg, 4mg* **Potactsol** *Inf. Lsg. 1, 4mg* **Topotecan Medac** *Inf.Lsg. 1, 2, 4mg*	**Ovarial-Ca** → 635**, kleinzelliges Bronchial-Ca** (sec. line)**:** 1.5mg/m² i.v. d1-5, Wdh. d22; **DANI** CrCl 20-40: 50%; < 20: Anw. nicht empf.

A 7.12 Proteinkinase-Inhibitoren

Wm/Wi (Abemaciclib): selektiver Inhibitor der Cyclin-abhängigen Kinasen CDK 4 und 6 ⇒ Blockade des Zellzyklus von der G1 in die S-Phase, Hemmung des Tumorwachstums; **Wm/Wi** (Acalabrutinib): selektiver Inhibitor der Bruton-Tyrosinkinase ⇒ Wachstumshemmung maligner B-Zellen; **Wm/Wi** (Afatinib): selekt. irreversibler Blocker der ErbB-Familie u.a. EGFR, HER2); **Wm/Wi** (Alectinib): ALK- und RET-Tyrosinkinaseinhibitor ⇒ Tumorzellapoptose; **Wm/Wi** Avapritinib): Supression des überaktiven Wachstumssignals bei D842V-Mutation im PDGFRA-Gen, auch Wi bei KIT-D816V-Mutation; **Wm/Wi** (Axitinib): selektiver Tyrosinkinase-Inhibitor der vaskulären, endothelialen Wachstumsfaktor-Rez. (VEGFR-1 bis 3) ⇒ Verzögerung des Tumorwachstums, Tumorregression, Hemmung von Metastasen; **Wm/Wi** (Binimetinib): Hemmung der BRAF-Aktivierung von MEK 1 und 2 ⇒ Wachstumshemmung von Melanomzellen; **Wm/Wi** (Bosutinib): hemmt die pathologisch veränderte BCR-ABL-Kinase und die Aktivität von Kinasen der Src-Familie, minimale Hemmung von PDGF-Rezeptoren und c-Kit; **Wm/Wi** (Brigatinib) Tyrosinkinase-Inhibitor, der gegen ALK, ROS1und IGF-1R gerichtet ist; **Wm/Wi** (Cabozantinib): Hemmung mehrerer Tyrosinkinasen, die an Tumorwachstum, Angiogenese und pathol. Knochenumbau beteiligt sind; **Wm/Wi** (Crizotinib): selekt. Inhibitor der ALK-Rezeptor-Tyrosinkinase (RTK) + Inhibitor der Hepatozyten-Wachstumsfaktor-Rezeptor-RTK; **Wm/Wi** (Cobimetinib): Inhibitor der Kinasen MEK1 und 2 ⇒ antiproliferativ; **Wm/Wi** (Dacomitinib): Hemmung der Wachstumsfaktoren EGFR, HER; **Wm/Wi** (Dabrafenib): Inhibitor der RAF-Kinasen;

Wm/Wi (Dasatinib): Hemmung der BCR-ABL-Kinase und anderer onkogener Kinasen; **Wm/Wi** (Encorafenib): Hemmung des RAF/MEK/ERK-Signalweges in Tumorzellen, die Mutationsformen der BRAF-Kinase exprimieren ⇒ Wachstumshemmung von Melanomzellen **Wm/Wi** (Erlotinib): Hemmung der Tyrosinkinase und dadurch Hemmung der Aktivierung des Wachstumsfaktors HER1/EGFR; **Wm/Wi** (Entrectinib): Inhibitor der Tropomyosin-Rez.-Tyrosinkinasen, ROS-1 und ALK ⇒ Hemmung der unkontrollierten Zellproliferation; **Wm/Wi** (Fedratinib): Hemmung der JAK2 u. FMS-ähnl. Tyrosinkinase 3 ⇒ Milzvolumen ↓, antiproliferativ; **WmWi** (Fostamatinib): Hemmung einer Tyrosinkinase der Milz ⇒ Hemmung der AK-vermitt. Zerstörung von Thrombozyten; **Wm/Wi** (Geftinib): Hemmung der Tyrosinkinase des epiderm. Wachstumusfaktors (EGF); **Wm/Wi** (Gilteritinib): FLT3- und AXL Inhibitor ⇒ Induktion einer Apoptose leukämischer Zellen; **Wm/Wi** (Ibrutinib): Bruton-Tyrosinkinase-Inhibitor ⇒ wichtiges Signalmolekül im Signalweg des B-Zell-Antigen-Rez. u. des Zytokin-Rezeptors ⇒ effektive Hemmung der Proliferation u. des Überlebens maligner B-Zellen; **Wm/Wi** (Imatinib): Protein-Tyrosinkinase-Inhibitor, starke Hemmung der Tyrosinkinase-Aktivität von BCR-ABL, Inhibition der Proliferation und Induktion von Apoptose; **Wm/Wi** (Lapatinib): Inhib. der intrazell. Tyrosinkinase-Domänen, des EGFR- u. ErbB2-Rez.; **Wm/Wi** (Larotrectinib): selekt. Tropomyosin-Rezeptor-Kinase-Inhibitor ⇒ Synthesehemmung onkogener Proteine; **Wm/Wi** (Lenvatinib): Hemmung von Kinasen, u.a. VEGFR (Vascular Endothelial Growth Factor Receptor) ⇒ antitumoral, antiangiogenet.; **Wm/Wi** (Lorlatinib): Hemmung der ALK und c-ros-Onkogen-1-Tyrosinkinasen; **Wm/Wi** (Midostaurin): Hemmung multipler Tyrosinkinasen, einschl. der Kinasen FLT3 u. KIT ⇒ Zellzyklusstillstand und Apoptose bei Leukämiezellen; **Wm/Wi** (Neratinib): Hemmung der Tyrosinkinase, bindet an HER2, HER4 und EGFR ⇒ Hemmung der Tumorzellprolif.; **Wm/Wi** (Nilotinib): Hemmung der BCR-ABL-Kinase; **Wm/Wi** (Nintedanib): Angiokinaseinhibitor ⇒ blockiert vaskulär endotheliale, von Blutplättchen abgeleitete Wachstumsfaktorrezep. und die Kinaseaktivität von Fibroblasten-Wachstumsfaktorrez.; **Wm/Wi** (Osimertinib): irreversible Hemmung des EGF-Rezeptors; **Wm/Wi** (Palbociclib): hochselekt. u. reversibl. Inhibitor der cyclinabhängigen Kinase 4 u. 6 ⇒ Hemmung der Zellproliferation; **Wm/Wi** (Pemigatinib): Inhibitor von FGFR 1-3 ⇒ antiproliferativ durch Hemmung der FGFR-abhäng. Signalwege; **Wm/Wi** (Pazopanib): Multi-Tyrosinkinase-Inhibitor ⇒ antiproliferativ, antiangiogen; **Wm/Wi** (Ponatinib): starker pan-BCR-ABL-Inhibitor ⇒ Hemmung von Tyrosinkinaseaktivitäten; **Wm/Wi** (Pralsetinib): antitumorale Aktivität durch Hemmung onkogener RET-Fusionen (KIF5B, CCDC6); **Wm/Wi** (Ribociclib): selekt. Hemmung der Cyclin-abhäng. Kinasen CDK 4 und 6; **Wm/Wi** (Ripretinib): Hemmung der KIT-Protoonkogen-Rez.-Tyrosinkinase und PDGFRA-Kinase sowie in vitro weiterer Kinasen (PDGFRB, TIE2, VEGFR2 und BRAF) **Wm/Wi** (Ruxolitinib): selekt. Hemmung der JAK1- und JAK2-Kinasen ⇒ Hemmung des Signalwegs u. der Zellproliferation von Zytokin-abh. Zellmodellen hämatol. Malignome; **Wm/Wi** (Selpercatinib): Inhibitor der RET-Rez.-Tyrosinkinase ⇒ Synthesehemmung chimärer RET-Fusionsproteine, die als onkogene Treiber wirken; **Wm/Wi** (Selumetinib): selekt. Inhibitor der Mitogen-aktivierten Proteinkinase 1 u. 2 antiprolif. durch Hemmung des RAF-MEK-ERK-Signalwegs; **Wm/Wi** (Sorafenib): Multi-Kinase-Inhibitor ⇒ antiprolif., antiangiogen; **Wm/Wi** (Tucatinib): Inhib. von HER2 ⇒ Hemmung des HER2-gesteuerten Tumorwachstums; **Wm/Wi** (Tepotinib): selekt. ATP-kompetitiver MET-Inhib. ⇒ antiprolif. durch Hemmung der MET-Phosphorylierung und nachgelagerter MET-abhängiger Signalwege; **Wm/Wi** (Tivozanib): Inhibitor von VEGFR 1, 2, 3 ⇒ antiangiogen, antiprolif.; **Wm/Wi** (Trametinib): Inhib. der Kinasen MEK1 u. 2 ⇒ antiproliferativ; **Wm/Wi** (Vandetanib): Inhibitor von VEGFR-2, EGFR, der RET-Tyrosinkinase und der vaskulären endothelialen Rezeptor-3-Tyrosinkinase ⇒ antiangiogen, antiproliferativ; **Wm/Wi** (Vemurafenib): Inhibitor der BRAF-Serin-Threonin-Kinase; **Wm/Wi** (Zanubrutinib): Hemmung der Bruton-Tyrosinkinase ⇒ Hemmung von Proliferation, Migration, Chemottaxis und Adhäsion von B-Zellen;

KI (Abemaciclib): bek. Überempf.; **KI** (Afatinib): bek. Überempf.; **KI** (Acalabrutinib): bek. Überempf.; **KI** (Alectinib): bek. Überempf.; **KI** (Avapritinib): bek. Überempf.; **KI** (Axitinib): bek. Überempf.; **KI** (Binimetinib): bek. Überempf.; **KI** (Bosutinib): bek. Überempf., LI; **KI** (Brigatinib): bek. Überempf.; **KI** (Cabozantinib): bek. Überempf.; **KI** (Cobimetinib): bek. Überempf.; **KI** (Crizotinib): bek. Überempf., schwere Leberfkt. Strg.; **KI** (Dabrafenib): bek. Überempf.; **KI** (Dacomitininib): bek. Überempf.; **KI** (Encorafenib): bek. Überempf.; **KI** (Entrectinib: bek. Überempf.; KI (Fedratinib): bek. Überempf., Grav.; **KI** (Fostamatinib): bek. Überempf., Grav.; **KI** (Gilteritinib): bek. Überempf.; **KI** (Ibrutinib): bek. Überempf., gleichz. Anw. mit Johanniskraut-Präparaten; **KI** (Larotrectinib): bek. Überempf.; **KI** (Levatinib): bek. Überempf.; **KI** (Lorlatanib): bek. Überempf., gleichz. Anw. starker CYP3A4/5-Induktoren; **KI** (Midostaurin): bek. Überempf.; gleichzeit. Einnahme v. Rifampicin, Johanniskraut, Carbamazepin, Enzalutamid, Phenytoin; **KI** (Neratinib): bek. Überempf., gleichz. Anw. v. Carbamazepin, Phenobarbital, Phenytoin, Johanniskraut, Rifampicin, Fluconazol, Diltiazem, Verapamil, Erythromycin; LI Child C; **KI** (Nintedanib): bek. Überempf., Soja-, Erdnussallergie; **KI** (Neratinib): bek. Überempf., gleichz. Anw. von Carbamazepin, Phenobarbital, Phenytoin, Johanniskraut, Rifampicin, Fluconazol, Diltiazem, Verapamil, Erythromycin; LI Child C; **KI** (Osimertinib): bek. Überempf., gleichz. Anw. von Johanniskraut-Präp.; **KI** (Palbociclib): bek. Überempf., gleichz. Anw. von Johanniskraut-Präparaten; **KI** (Pazopanib): bek. Überempf.; **KI** (Pemigatinib): bek. Überempf., gleichz. Anw. v. Johanniskraut; **KI** (Ponatinib): bek. Überempf.; **KI** (Pralsetinib): bek. Überempf.; **KI** (Ribociclib): bek. Überempf. gegen R., Erdnuss, Soja; **KI** (Ripretinib): bek. Überempf.; **KI** (Ruxolitinib): bek. Überempf., Grav./Lakt.; **KI** (Selpercatinib): bek. Überempf.; **KI** (Selumetinib): bek. Überempf.; schwere LI; **KI** (Tepotinib): bek. Überempf.; **KI** (Tivozanib): bek. Überempf., gleichz. Anw. v. Johanniskraut; **KI** (Trametinib): bek. Überempf.; **KI** (Tucatinib): bek. Überempf.; **KI** (Vandetanib): bek. Überempf., kongenitales Long-QT-Syndrom, QT-Intervall > 480ms, gleichz. Anw. von arsenhaltiger Arzneimittel, Cisaprid, Erythromycin (i.v.), Toremifen, Mizolastin, Moxifloxacin, Antiarrhythmika d. Klasse IA und III; **KI** (Vemurafenib): bek. Überempf.; **KI** (Zanubrutinib): bek. Überempf.

Abemaciclib Rp	HWZ 25h, PPB 97%
Verzenios *Tbl. 50, 100, 150mg*	**Lokal fortgeschrittenes u./od. metastasiertes HER2-neg. Mamma-Ca.** → 633**:** Komb. mit Aromatase-Hemmer od. Fulvestrant: 2 x 150mg p.o. ; ggf. Dosisanpass. nach Toxiz., s. FachInfo; **DANI** schwere NI: vors. Anw.; **DALI** Child A, B: 100%; C: 1 x 150mg

Acalabrutinib Rp	HWZ 2 (7)h, PPB 98%
Calquence *Kps. 100mg*	**CLL:** 2 x 100mg p.o., ggf. Kombination mit Obinutuzumab; Dosisanp. n. Toxizität s. FI; **DANI** CrCl > 30: 100%, < 30: vors. Anw.; **DALI** Ch.-Pugh A, B: 100%; C: Anw. nicht empf.

Afatinib Rp	HWZ 37h, PPB 95%, PRC B, Lact -
Giotrif *Tbl. 20, 30, 40, 50mg*	**Lokal fortgeschritt. und/oder metastas. NSCLC mit aktivierenden EGFR-Mutationen** → 615**:** 1 x 40mg/d p.o., ggf. steigern auf 1 x 50mg/d; **DANI** CrCl > 30: 100%, < 30: Anw. nicht empf.; **DALI** Child-Pugh A, B: 100%; C: Anw. nicht empfehlenswert

Alectinib Rp	HWZ 32h, PPB 99%
Alecensa *Kps. 150mg*	**Fortgeschritt., ALK-pos. NSCLC Crizotinib-vorbehandelt** → 615**:** 2 x 600mg p.o., Dosisanpassung n. Toxizität, s. FachInfo; **DANI** nicht erforderl.; **DALI** leichte LI: 100%; mittlere bis schwere LI: Anw. nicht empf.
Avapritinib Rp	HWZ 32-57h, PPB 99%
Ayvakyt *Tbl. 100, 200, 300mg*	**Inoperabler od. metast. GIST mit PDGFRA-D842V-Mutation:** 1 x 300mg p.o.; Dosisanpassung n. Toxizität, s. FachInfo; **DANI** CrCl ≥30: 100%; <30: Anw. nicht empf.; **DALI** leichte bis mittler LI: 100%; schwere LI: Anw. nicht empf.
Axitinib Rp	HWZ 2.5-6h, PPB 99%, PRC C, Lact -
Inlyta *Tbl. 1, 5mg*	**Fortgeschrittenes Nierenzell-Ca:** 2 x 5mg/d p.o., ggf. steigern auf max. 2 x 10mg/d; **DANI** CrCl > 15: 100%, < 15: keine Daten; **DALI** vorsichtige Dosiseinstellung
Binimetinib Rp	HWZ 9h, PPB 97%
Mektovi *Tbl. 15mg*	**Nicht-resezierbares od. metastas. Melanom (BRAF-V600-Mutation-positiv)** → 731**:** 2 x 45 mg p.o., Komb. mit Encorafenib; ggf. Dosisanpassung n. Toxizität, s. FachInfo; **DANI** nicht erforderlich; **DALI** Child B, C: Anw. nicht empfohlen
Bosutinib Rp	HWZ 34h, PPB 95%, PRC C, Lact -
Bosulif *Tbl. 100, 400, 500mg*	**Ph-positive CML in chron./akzelerierter Phase und Blastenkrise mit mind. einer Vorbehandlung** → 593**:** 1 x 500mg/d p.o., ggf. steigern auf max. 1 x 600mg/d; **DANI, DALI** keine Daten
Brigatinib Rp	HWZ 24h, PPB 91%
Alunbrig *Tbl. 30, 90, 180mg*	**ALK-positives, fortgeschrittenes NSCLC, Crizotinib-vorbeh.** → 616**:** d1-7 1 x 90mg p.o., dann 1 x 180mg; Dosisanp. n. Toxizität, s. FI; **DANI** CrCl ≥ 30: 100%; < 30: d1-7 1 x 60mg, dann 1 x 90mg; **DALI** Child A, B: 100%; C: d1-7 1 x 60mg, dann 1 x 120mg

Cabozantinib Rp	HWZ 120h, PPB 99%
Cabometyx *Tbl. 20, 40, 60mg* **Cometriq** *Kps. 20, 80mg*	**Nierenzell-Ca., hepatozelluläres Ca.** → 634**:** Cabometyx: 1 x 60mg p.o.; ggf. Dosisanp. n. Toxizität, s. FI; **Fortgeschrittenes medulläres Schilddrüsen-Ca.** → 633**:** Cometriq: 1 x 140mg p.o.; ggf. Dosisanp. bei Toxizität s. FI; **DANI** leichte bis mittelschwere NI: vors. Anw.; schwere NI: Anw. nicht empf.; **DALI** leichte bis mittelschwere LI: 1 x 60mg; schwere LI: Anw. nicht empfohlen
Ceritinib Rp	HWZ 31-41h, PPB 97%, PRC D, Lact ?
Zykadia *Kps. 150mg*	**ALK-posit. NSCLC, Crizotinib-vorbehandelt** → 615**:** 1 x 750mg p.o.; **DANI** leichte-mäßige NI: 100%; schwere NI: vorsichtige Anw.; **DALI** mäßig-starke LI: Anw. nicht empfohlen
Cobimetinib Rp	HWZ 44h, PPB 95%, Lact -
Cotellic *Tbl. 20mg*	**Nicht-resezierbares od. metastas. Melanom (BRAF-V600-Mutation-positiv)** → 731**:** 1 x 60mg p.o. d1-21, Wdh. d29; Komb. mit Vemurafenib; **DANI** schw. NI: vorsicht. Anw.; **DALI:** mäßige bis schwere LI: vorsicht. Anw.
Crizotinib Rp	HWZ 42h, PPB 91%, PRC C, Lact -
Xalkori *Kps. 200, 250mg*	**Vorbeh. ALK-pos. NSCLC** → 615**:** 2 x 250mg/d p.o.; **DANI** CrCl > 30: 100%, < 30: keine Daten; **DALI** leichte bis mäßige Funktionsstörung: vors. Anw., KI bei schwerer Funktionsstörung
Dacomitinib Rp	HWZ 54-80h, PPB 98%
Vizimpro *Tbl. 15, 30, 45mg*	**Fortgeschrittenes od. metas. NSCLC mit aktivierenden EGFR-Mutationen:** → 615**:** 1 x 45mg p.o., Dosisanp. bei Toxizität s. FI; **DANI** CrCl ≥ 30: 100%, < 30: keine Daten; **DALI** Child A, B: 100%; C: Anw. nicht empf.
Dabrafenib Rp	HWZ 10h, PPB 99%, PRC C, Lact ?
Tafinlar *Kps. 50, 75mg*	**Nicht-resezierbares oder metastasiertes Melanom (BRAF-V600-Mutation-positiv)** → 731**:** 2 x 150mg/d p.o.; Monother. oder Kombination mit Trametinib; **DANI** leichte bis mäßige Funktionsstrg.: 100%, schwere Funktionsstrg.: vors. Anw.; **DALI** mäßige bis schwere Fktsstrg.: vors. Anw.

Dasatinib Rp	HWZ 5-6h, Q0 0.99, PPB 96%
Dasatinib AL *Tbl. 20, 50, 70, 80, 100, 140mg* **Dasatinib HEXAL** *Tbl. 20, 50, 70, 80, 100, 140mg* **Sprycel** *Tbl. 20, 50, 70, 80, 100, 140mg; Lsg. (1 ml = 10mg)*	**Chron. Phase neu diagnost. Ph+CML, chron./ akzelerierte Phase der CML oder Blastenkrise mit Resistenz/Intoleranz gegen vorherige Behandlung (einschl. Imatinibmesilat), Ph+ALL oder lymphat. Blastenkrise der CML:** chronische Phase → 593: 1 x 100mg/d p.o; akzelerierte Phase, myeloische oder lymphatische Blastenkrise: 1 x 140mg/d p.o; **DANI** nicht erf.; **DALI** vors. Dosiseinstellung
Encorafinib Rp	HWZ 6h, PPB 86%
Braftovi *Kps. 50, 75mg*	**Nicht-resezierbares od. metastas. Melanom (BRAF-V600-Mutation-positiv)** → 731**:** 1 x 450 mg p.o., Komb. mit Binimetinib; ggf. Dosisanpassung n. Toxizität, s. FachInfo; **DANI** schwere NI: vorsichtige Anw.; **DALI** Child A: 300mg; B, C: keine Dosierungsempf.
Entrectinib Rp	HWZ 20 (40)h, PPB 99%
Rozlytrek *Kps. 100, 200mg*	**Solide Tumore mit NTRK-Genfusion, NSCLC ROS1-pos.:** 1 x 600mg p.o.; Ki.-Dosis, Dosisanpassg. n. Toxizität, s. FachInfo; **DANI** leichte-mäßige NI: 100%; schwere NI: keine Daten; **DALI** leichte LI: 100%; mäßige bis schwere LI: keine Daten
Erlotinib Rp	HWZ 36h, Q0 0.9?
Tarceva *Tbl. 25, 100, 150mg*	**NSCLC** → 612**:** 1 x 150mg p.o.; **Pankreas-Ca** → 636**:** 1 x 100mg p.o., Komb. mit Gemcitabin; **DANI, DALI:** bei schwerer NI/LI nicht empf.
Fedratinib Rp	HWZ 114h, PPB 95%
Inrebic *Kps. 100mg*	**Splenomegalie oder Symptome bei myeloproliferativen Erkrankungen:** 1 x 400mg p.o.; Dosisanpassung n. Toxicität s. FachInfo; **DANI** CrCl ≥ 30: 100%; 15-29: 200mg/d, **DALI** Child A, B: 100%; C: Anw. nicht empf.
Fostamatinib Rp	HWZ 15h, PPB 98%, Q0 0.?
Tavlesse *Tbl. 100, 150mg*	**Chron. ITP, therapieres.** → 592**:** ini 2 x 100mg p.o., je n. Thr.-Zahl/Verträglichkeit Dosis anpassen auf 100-300mg/d; **DANI** nicht erf.; **DALI** leichte bis mittelschwere LI: vorsichtige Anw.; schwere LI: Anw. nicht empfohlen

Gefitinib Rp	HWZ 41h, Q0 0.9, PPB 90%
Iressa *Tbl. 250mg*	**NSCLC** → 612: 1 x 250mg p.o.; **DANI** CrCl > 20: 100%; < 20: vors. Anw.; **DALI** Child B, C: engmaschige Überwachg. hinsichtl. UW
Gilteritinib Rp	HWZ 113h, PPB 90%
Xospata *Tbl. 40mg*	**Rezidivierte od. refraktäre AML mit FLT3-Mutation:** 1 x 120mg p.o.; Dosisanpassung nach Toxizität s. FI; **DANI** leichte bis mittelgradige NI: 100%; schwere NI: keine Daten; **DALI** Child A, B: 100%; C: Anw. nicht empf.;
Ibrutinib Rp	HWZ 4-13h, PPB 97% PRC D, Lact ?
Imbruvica *Kps. 140mg*	**Rezidiv. oder refrakt. Mantelzell-Lymphom:** 1 x 560mg/d p.o.; **CLL:** 1 x 420mg/d p.o.; **DANI** CrCl > 30: nicht erf.; < 30: vors. Anw.; **DALI** Child A: 1 x 280mg/d p.o.; B: 1 x 140mg/d p.o.; C: Anw. nicht empfohlen
Imatinib Rp	HWZ 18h, Q0 0.95, PPB 95%
Glivec *Tbl. 100, 400mg* **Imanivec** *Tbl. 100, 400mg* **Imatinib Accord** *Tbl. 100, 400mg* **Imatinib Heumann** *Tbl. 100, 400mg* **Imatinib Onkovis** *Kps. 100, 200, 400mg*	**Ph+CML:** chronische Phase: 1 x 400mg p.o.; akzelerierte Phase, Blastenkrise: 600mg p.o.; **Ki. > 2J:** 340mg/m^2, max. 570mg/m^2 bzw. 800mg/d; **Ph+ALL:** 1 x 600mg; **MDS:** 1 x 400mg; **hypereosinophiles Syndr., chron. eosinophile Leukämie:** 1 x 100mg, ggf. bis 400mg/d steigern; **CD117+GIST:** 1 x 400mg; **Dermatofibrosarcoma protub.:** 1 x 800mg; **DANI** vors. Anw. bei schwerer NI; **DALI** 400mg/d
Lapatinib Rp	HWZ 24h PPB 99%
Tyverb *Tbl. 250mg*	**Fortgeschritt./metastasiertes Mamma-Ca mit Her2-Überexpression** → 627**:** 1 x 1250mg/d p.o. in Komb. mit Capecitabin; **DANI** CrCl > 30: 100%; < 30: keine Daten; **DALI** Child A, B: keine Daten, Child C: KI
Larotrectinib Rp	HWZ 3h PPB 70%
VITRAKVI *Lsg. (1ml enth. 20mg)*	**Fortgeschritt./metastasierte Erkrankung solider Tumore mit NTRK-Genfusion:** 2 x 100mg p.o.; Ki.: 2 x 100mg/m^2; Dosisanpassung n. Toxicität s. FachInfo; **DANI** nicht erforderl.; **DALI** Child A 100%; B, C: Anfangsdosis um 50% reduzieren

Lenvatinib Rp	HWZ 17h, Q0 0.9, PPB 98%
Kisplix *Kps. 4, 10mg* **Lenvima** *Kps. 4, 10mg*	**Fortgeschritt. Nierenzell-Ca, VGEF-vorbeh.** → 634**:** Kisplyx: 1 x 18mg p.o., Dosisanp. n. Toxizit. s. FI; Komb. m. Everolimus; **DANI, DALI** schwere NI/LI: ini 10mg; **Progr., lokal fort-geschritt. od. metast. differenz. (papilläres/follikuläres/Hürthle-Zell-)Schilddrüsen-Ca** (DTC), das nicht auf Radiojodtherapie (RAI) angesprochen hat: Lenvima: 24mg p.o.; **DANI** nicht erford.; **DALI** nicht erford.
Lorlatinib Rp	HWZ 24h, PPB 66%
Lorviqua *Tbl. 25, 100mg*	**Fortgeschr. NSCLC, ALK-pos.:** 1 x 100mg p.o., Dosisanp. n. Toxizität s. FI; **DANI** leichte bis mäßige NI: 100%; schwere NI: Anw. nicht empf.; **DALI** Child A: 100%; B, C: Anw. nicht empf.
Midostaurin Rp	HWZ 20 (482)h, PPB 98%
Rydapt *Kps. 25mg*	**AML mit FLT3-Mutation** → 602**:** 2 x 50mg p.o. d8-21 der Induktions- u. Konsolidierungs-chemother., weitere Gaben s. FI; **aggressive system. Mastozytose, system. Mastozytose m. assoz. hämatol. Neoplasie, Mastzell-Leukämie:** 2 x 100mg p.o.; **DANI** leichte bis mäßige NI: 100%; schwere NI: keine Daten; **DALI** Child A, B: 100%; C: keine Daten
Neratinib Rp	HWZ 17h, PPB 98%
Nerlynx *Tbl. 40mg*	**Hormonrez.-pos., HER2-überexprimiertes Mamma-Ca, adjuvant n. Trastuzumab-Th.:** 1 x 240mg p.o. f. 1 Jahr; Dosisanpassung n. Toxizität s. FachInfo; **DANI** leichte bis mäßige NI: 100%; schwere NI: Anw. nicht empf.; **DALI** Child A, B: 100%; C: KI
Nilotinib Rp	HWZ 17h, Q0 0.9, PPB 98%
Tasigna *Kps. 150, 200mg*	**Ph+CML** → 593**:** 2 x 400mg p.o., ggf. Dosis-anpassg. nach Blutbild, s. FI; **DANI** nicht erf.
Nintedanib Rp	HWZ 10-15h, PPB 98%
Vargatef *Kps. 100, 150mg*	**Lokal fortgeschrittenes, metastasiertes oder lokal rezidiviertes NSCLC:** 2 x 200mg p.o. d2-21 in Komb. mit Docetaxel; **DANI** CrCl > 30: 100%, < 30: keine Daten; **DALI** Child A: 100%, Child B, C: Anw. nicht empf.

Osimertinib Rp	HWZ 48h
Tagrisso *Kps. 40, 80mg*	**Lokal fortgeschrittenes oder metastasiertes NSCLC mit T790M-Mutation:** 1 x 80mg p.o.; **DANI** schwere NI, HD: vorsichtige Anw.; **DALI** mittlere bis schw. LI: Anw. nicht empf.
Palbociclib Rp	HWZ 29h, PPB 85%
Ibrance *Kps. 75, 100, 125mg*	**Lokal fortgeschrittenes oder metastasiertes Mamma-Ca, HR-pos.** → 627, **HER-2-neg.** → 632**:** 1 x 125mg p.o. d1-21, dann 7d Pause; je nach UW Dosisreduktion auf 100-75mg.; **DANI** CrCl < 30, HD: keine Daten, vors. Anw.; **DALI** mittlere bis schw. LI: vors. Anw.
Pazopanib Rp	HWZ 31h, PPB 99%, PRC C, Lact ?
Votrient *Tbl. 200, 400mg*	**Fortgeschrittenes Nierenzell-Ca, Weichteilsarkom (WTS, STS):** 1 x 800mg/d p.o.; **DANI** CrCl > 30: 100%, < 30: keine Daten; **DALI** Child A: k. D., B: max. 20mg/d, C: KI
Pemigatinib Rp-2	HWZ 15h, PPB 91%
Pemazyre *Tbl. 4.5, 9, 13.5mg*	**Fortgeschr. oder metast. Cholangio-Ca FGFR2-Fusion-pos.:** 1 x 13.5mg d1-14, Wdh. d 22; Dosisanp. n. Toxizität bzw. Phosphatsp. s. FachInfo; **DANI** leichte-mittelschwere NI, HD: 100%; schwere NI: 4.5-9mg/d; **DALI** Child A, B: 100%; C: 4.5-9mg/d
Ponatinib Rp	HWZ 22h, PPB >99%, PRC C, Lact -
Iclusig *Tbl. 15, 30, 45mg*	**CML in chron. oder akzelerierter Phase od. Blastenkrise und Ph+ALL:** 1 x 45mg/d p.o.; **DANI** CrCl > 50: 100%, < 50: vorsichtige Anwendung; **DALI** vors. Anwendung
Pralsetinib Rp	HWZ14-22h, PPB 97%
Gavreto *Kps. 100mg*	**Fortgeschr., RET-Fuisons-pos. NSCLC:** 1 x 400mg p.o.; Dosisanp. n. Toxizität s. FI; **DANI** nicht erf.; **DALI** leichte LI: 100%; mittelschwere bis schwere LI: Anw. nicht empf.
Ribociclib Rp	HWZ 30-55h, PPB 70%
Kisqali *Tbl. 200mg*	**Fortgeschr. oder metast. Mamma-Ca, HR-pos, HER2-neg.:** 1 x 600mg p.o. d1-21, Wdh. d28, Komb. mit Aromatasehemmer; **DANI** leichte bis mittelschwere NI: 100%, schwere NI: auf Toxizität achten; **DALI** Child A: 100%; B, C: ini 400mg/d

Ripretinib Rp	HWZ 13-16h, PPB 99%
Qinlock *Tbl. 50mg*	**Fortgeschr., mit Kinase-Hemmern vorbehandelte GIST:** 1 x 150mg p.o.; Dosisanpassung n. Toxizität s. FachInfo **DANI** leichte bis mittelschwere NI: 100%, schwere NI: keine Daten; **DALI** Child A: 100%; B, C: vorsichtige Anw.
Ruxolitinib Rp	HWZ 3h, PPB 97%
Jakavi *Tbl. 5, 10, 15, 20mg*	**Myelofibrose** → 593**:** ini 2 x 15-20mg p.o., max. 2 x 25mg/d; **Polycythaemia vera** → 592**:** ini 2 x 10mg p.o., max. 2 x 25mg/d; **DANI** CrCl > 30: 100%, < 30: MF: 50%, PV: ini 2 x 5mg/d; HD: MF: 1 x 15-20mg oder 2 x 10mg am Dialysetag; PV: 1 x 10mg oder 2 x 5mg am Dialysetag; **DALI** 50%
Selpercatinib Rp	HWZ 22h, PPB 96%
Retsevmo *Kps. 40, 80mg*	**Fortgeschr. RET-Fusions-pos. NSCLC, fortgeschr. RET-Fusions-pos. Schilddrüsen-Ca, RET-mutiertes medulläres Schilddrüsen-Ca:** < 50kg: 2 x 120mg p.o.; ≥ 50kg: 2 x 160mg; Dosisanpassung n. Toxizität s. FachInfo; **DANI** nicht erf.; termin. NI, HD: keine Daten; **DALI** Child A, B: 100%, C: 2 x 80mg
Selumetinib Rp	PPB 98%
Kosulego *Kps. 10, 25mg*	**Inoperable plexiforme Neurofibrome bei Neurofibromatose Typ 1: Ki. ab 3J:** 2 x 25mg/m² p.o.; ggf. Dosisanpassung bei UW s. FachInfo; 400mg p.o.; **DANI** nicht erf.; **DALI** Child A: 100% B: inin 20mg/m²; C: KI
Sorafenib Rp	HWZ 25-48h, Q0 >0.9
Nexavar *Tbl. 200mg*	**Leberzell-Ca** → 623**, fortgeschr. Nierenzell-Ca** → 633**, Schilddrüsen-Ca:** 2 x 400mg p.o.; **DANI** CrCl > 30: 100%, < 30: k. D.; **DALI** Child A, B: 100%, C: keine Daten
Sunitinib Rp	HWZ 40-60(80-110)h, Q0 >0.7, PPB 95%
Sunitinib Accord *Kps. 12.5, 25, 50mg* **Sunitinib HEXAL** *Kps. 12.5, 25, 37.7, 50mg* **Sutent Kps. 12.5, 25, 50mg**	**GIST, fortgeschr. Nierenzell-Ca** → 633**:** 1 x 50mg p.o., ggf. Dos. in 12.5mg-Schritten anpassen; mind. 25mg/d, max. 75mg/d; über 4W, dann 2W Pause; **pankreat. neuroendokrine Tu:** 1 x 37.5mg ohne Pause; **DANI** nicht erf.; **DALI** Child A, B: 100%; C: k. D., Anw. n. empf.

Tepotinib Rp	HWZ 32h, PPB 98%
Tepmetko *Tbl. 225mg*	**Fortgeschrittenes NSCLC mit METex14-Skipping:** 1 x 450mg p.o. **DANI** CrCl ≥ 30: 100%; < 30: Anw. nicht empf.; **DALI** Child A, B: 100%; C: Anw. nicht empf.
Tivozanib Rp	HWZ 4.5-5d, PPB 99%
Fotivda *Kps. 890, 1340µg*	**Fortgeschr. Nierenzell-Ca** → 633**:** 1 x 1340µg p.o. d1-21, Wdh. d 29; je n. UW Dosisred. auf 890µg, s. FI; **DANI** schwere NI, HD: vors. Anw.; **DALI** leichte LI: 100%; mittelschwere LI: 1340µg alle 2d; schwere LI: Anw. nicht empf.
Trametinib Rp	HWZ 5d, PPB 97%, PRC D, Lact ?
Mekinist *Tbl. 0.5, 2mg*	**BRAF-V600-Mutation-positives, nicht resezierbares oder metastasiertes Melanom:** 1 x 2mg p.o. Monotherapie oder Kombin. mit Dabrafenib; **DANI** leichte bis mäßige NI: 100%; schwere NI: k. D.; **DALI** leichte LI: 100%; mäßige bis schwere LI: vors. Anw.
Tucatinib Rp	HWZ 8-9h, PPB 97%
Tukysa *Kps.50, 150mg*	**Fortgeschrittenes oder metastasiertes Mamma-Ca, HER2-pos.:** Kombination mit Trastuzumab und Capecitabin; 2 x 300mg p.o.; Dosisanp. n. Toxizität s. FI; **DANI** nicht erf.; **DALI** Child A, B: 100%; C: 2 x 200mg
Vandetanib Rp	HWZ 19d, PPB 93%, PRC C, Lact -
Caprelsa *Tbl. 100, 300mg*	**Medull. SD-Ca mit nicht resektabler, lokal fortgeschr. od. metast. Erkr.:** 1 x 300mg p.o.; **DANI**: CrCl 30-50: ggf. ini 200mg/d, < 30: Anw. nicht empf.; **DALI** keine Daten
Vemurafenib Rp	HWZ 51.6h, PPB > 99%, PRC B, Lact ?
Zelboraf *Tbl. 240mg*	**BRAF-V600-Mutation-positives, nicht resezierbares oder metastas. Melanom:** 2 x 960mg p.o.; **DANI, DALI** engmaschige Überwachung bei schwerer Nieren- bzw. mittlerer bis schwerer Leberfunktionsstörung
Zanubrutinib Rp	HWZ 2-4h, PPB 94%
Brukinsa *Kps. 80mg*	**M. Waldenström:** 320mg/d p.o. in 1 od. 2 ED; Dosisanp. nach Toxizität s. FI; **DANI** leichte bis mäßige NI: 100%; schwere NI: vors. Anw; **DALI** Child A, B: 100%; C: 2 x 80mg;

A 7.13 mTOR-Inhibitoren

Wm/Wi (Everolimus, Temsirolimus): Hemmung des mTOR (mammalian target of rapamycin) = Enzymkomplex, der u.a. das Zellwachstum reguliert ⇒ antitumorale und antiangiogene Wi
KI (Everolimus): bekannte Überempfindlichkeit

Everolimus Rp	HWZ 30h, PPB 74%, PRC D, Lact
Afinitor *Tbl. 2.5, 5, 10mg* **Everolimus AL** *Tbl. 2.5, 5, 10mg*	**Nierenzell-Ca** → 633, **hormonrezeptorpos. Mamma-Ca, neuroendokr. Tu pankr. Urspr.:** 1 x 10mg p.o., ggf. 5mg bei intoler. UW; **DANI** nicht erf.; **DALI** Child A: 1 x 7.5mg/d; Child B: 5mg/d; Child C: nach Nutzen-Risiko-Abwägung, max. 1 x 2.5mg/d
Temsirolimus Rp	HWZ 17(55)h, PRC D, Lact
Torisel *Inf.Lsg. 30mg*	**Nierenzell-Ca** → 633**:** 1 x/W 25mg über 30-60min i.v., zuvor Antihistaminikum; **DANI** vors. Anw. bei schwerer NI; **DALI** Anw. bei schwerer LI nicht empf.

A 7.14 Antikörper

Wm/Wi (Antikörper): Bindung an spezifisches Antigen, durch Komplementfixierung entsteht antikörperabhängige, zellvermittelte Zytotoxizität; **Wm/Wi** (Amivantanab): IgG1-AK, antiprolifertaiv durch Hemmung der EGFR- und MET-Signalfunktionen;**Wm/Wi** (Atezolizumab, Avelumab): monoklon. IgG1-AK, der an PD-L1 bindet, Wiederherst. der antitumorösen T-Zell-Antwort bzw. direkte Tumorzelllyse über natürliche Killerzellen; **Wm/Wi** (Belantamab-Mafodotin): Konjugat eines Antikörpers mit einem Zytotoxikum, bindet an B-Zell-Reifungsantigen ⇒ Aufnahme des Zytotoxikums ⇒ Apoptose; **Wm/Wi** (Bevacizumab): bindet an Gefäßwachstumsfakt. VEGF, Hemmung der Tumorvaskularisierung; **Wm/Wi** (Blinatumomab): bindet an CD19 und CD3 ⇒ Bildung zytolytischer Synapse zw. T-Zelle und Tumorzelle ⇒ Freisetzung proteolytischer Enzyme; **Wm/Wi** (Brentuximab Vedotin): AK-Wirkstoff-Konjugat ⇒ setzt Zytostatikum frei ⇒ bindet an CD30-tragende Tumorzellen ⇒ Zellzyklus unterbrochen, programmierter Zelltod; **Wm/Wi** (Cemiplimab): humaner IgG-4-AK, bindet an PD-1-Rezeptor ⇒ Verstärkung der T-Zell- u. d. Anti-Tumor-Antwort; **Wm/Wi** (Cetuximab): Blockierung von EGFR, dadurch Reduktion der Invasion von Tumorzellen ins Normalgewebe und Reduktion von Metastasenbildung; **Wm/Wi** (Crizanlizumab): bindet an P-Selektin und blockiert Interaktion mit dessen Liganden ⇒ verhindert Vasookklusion; **Wm/Wi** (Daratumumab): hum. monoklon. IgG-AK, der an CD38-Protein bindet, das in hoher Konz. auf Tumorzellen des multipl. Myeloms exprimiert wird ⇒ Apoptose; **Wm/Wi** (Dostarlimab): humanisierter monoklonaler IgG-AK, bindet an PD-1 ⇒ Verstärkung antitumoraler T-Zell-Reaktionen Apoptose;
Wm/Wi (Durvalumab): humaner monoklon. IgG-AK, der die Interaktion von PD-L1 mit PD-1 und CD80 blockiert ⇒ Verbesserung der antitumoralen Immunantwort, T-Zellaktivierung ↑;
Wm/Wi (Eculizumab, Ravulizumab): rekombinanter humanisierter IgG-AK, der an das Komplementprotein C5 bindet, Hemmung der komplementvermittelten intravaskulären Hämolyse;
Wm/Wi (Elotuzumab): monoklon. IgG1-Antikörper, der an SLAMF bindet, welches stark auf Myelomzellen exprimiert wird ⇒ erleichtert die Interaktion mit natürlichen Killerzellen;
Wm/Wi (Enfortumab Vedotin) AK-Wirkstoffkonjugat, bindet an Nectin-4-exprimierende Zellen ⇒ Freisetzung der Mikrotubuli-hemmenden Substanz Monomethyl-Auristatin ⇒ Apoptose;

Wm/Wi (Gemtuzumab): IgG4-AK, der an CD33 exprimierende Zellen bindet ⇒ Induktion von Apoptose; **Wm/Wi** (Inotuzumab): IgG4-AK, der an CD22 exprim. Zellen bindet ⇒ Induktion von Apoptose; **Wm/Wi** (Ipilimumab): monoklon. AK, der die vom CTLA-4-Signalweg induzierten inhib. Signale auf d. T-Zellen blockiert ⇒ Anzahl d. tumorreakt. T-Effektorzellen ↑; **Wm/Wi** (Isatuximab): bindet an CD38-Rez. ⇒ Induktion einer Fc-abhängigen Zelllyse und einer komplementunabhäng. Apoptose; **Wm/Wi** (Mogamulizumab): IgG1-Immunglobulin, bindet an CCR4 ⇒ Depletion maligner T-Zellen; **Wm/Wi** (Necitumumab): hum., monoklon. IgG1-AK, der an EGFR bindet ⇒ Hemmung der Angiogenese, Indukt. v. Apoptose bzw. Zelltod; **Wm/Wi** (Nivolumab, Pembrolizumab): PD-1-Inhibitor (Programmed-Cell-Death-Protein-1-Inhibitor) blockiert Bindung von PD-L1 u. PD-L2 an PD-1-Rez. auf T-Zellen ⇒ T-Zell-Prolif. ↑, Zytokinbildung ↑, Immunantwort gegen Krebszellen ↑; **Wm/Wi** (Obinutuzumab): monoklon., humanisierter AK ⇒ bindet an CD-20-Transmembranantigen auf Oberfläche nicht-maligner u. maligner prä-B- u. reifer B-Lymphozyten ⇒ direkter Zelltod, antikörperabhängige zelluläre Zytotoxizität und Phagozytose; **Wm/Wi** (Ofatumumab): humaner monoklon. AK ⇒ bindet an CD20-Epitope, Lyse von Tumorzellen, Zelltodinduktion durch antikörperabhängige, zellvermittelte Zytotoxizität; **Wm/Wi** (Panitumomab): humaner monoklon. IgG2-AK gegen EGF-Rez. ⇒ Hemmung d. Zellwachstums, Induktion d. Apoptose und ↓ Prod. von Interleukin 8 u. vaskul., endothelial. Wachstumsfakt.; **Wm/Wi** (Pertuzumab): humanisierter monoklon. AK ⇒ bindet an HER2, hemmt Heterodimerisierung von HER2 mit and. Rez. der HER-Rezeptorfamilie ⇒ zellulärer Wachstumsstopp bzw. Apoptose; **Wm/Wi** (Polatuzumab): gegen CD79b gerichtetes AK-Wirkstoff-Konjugat ⇒ Abgabe eines Mitosehemmstoffs ⇒ Abtötung maligner B-Zellen; **Wm/Wi** (Ramucirumab): humaner AK ⇒ bindet spezif. an VEGF Rez.-2 ⇒ verhindert Liganden-stimulierte Aktivierung des VEGF Rez.-2 und nachfolg. Signalkaskaden ⇒ Proliferation und Migration humaner Endothelzellen wird neutralisiert; **Wm/Wi** (Rituximab): bindet spezif. an Transmembran-Antigen CD20, das auf >95% aller Zellen von NHL B-Zell-Typs exprimiert wird; **Wm/Wi** (Sacituzumab): bindet an Trop-2-exprimierende Tumorzellen ⇒ SN-38-Freisetzung ⇒ Interaktion mit Topoisomerase I ⇒ DNA-Schädigung ⇒ Apoptose; **Wm/Wi** (Tafasitamab): humanisierter, Fc-modifizierter gg. CD 19 gerichteter AK ⇒ B-Zell-Lyse und durch Fc-Modifikation AK-unabhängige Zytotoxizität und Phagozytose; **Wm/Wi** (Trastuzumab): monoklon. AK gg. menschl. epiderm.Wachstumsfaktor 2 (HER2); **Wm/Wi** (Trastuzumab Deruxtecan/Emtansin): gegen HER2 gerichtetes AK-Zytostatikum-Konjugat; Trastuzumab verleiht Zytostatikum Selektivität für Tumorzellen mit Überexpression von HER2; Apoptose durch intrazelluläre Abspaltung des Zytostatikums; **UW:** s. allgemeine UW von Zytostatika → 156; **KI** (Amivantanab, Atezolizumab, Avelumab): bek. Überempf.; **KI** (Belantamab-Mafodotin): bek. Überempf.; **KI** (Bevacizumab): Überempf. gegen Wirkstoff, CHO-Zellprodukte o.a. rekombinante humane/humanisierte AK, Grav.; **KI** (Blinatomomab): bek. Überempf., Lakt.; **KI** (Brentuximab Vedotin): bek. Überempf., kombin. Anw. mit Bleomycin; **KI** (Cemiplimab, Daratumumab, Dostarlimab, Durvalumab, Elotuzumab, Enfortumab Vedotin, Gemtuzumab): bek. Überempf.; **KI** (Crizanlizumab): Überempf. gegen C. bzw. CHO-Bestandteile; **KI** (Inotuzumab): bek. Überempf., vorbest. venookklusive Lebererkrankung, schwere Lebererkr.; **KI** (Ipilimumab): bek. Überempf.; **KI** (Isatuximab): bek. Überempf.; **KI** (Necitumumab): bek. schwere oder lebensbedrohl. Überempf.; **KI** (Nivolumab): siehe FI; **KI** (Obinutuzumab): bek. Überempf.; **KI** (Pembrolizumab): s. FI; **KI** (Pertuzumab): bek. Überempf.; **KI** (Polatuzumab): bek. Überempf., aktive schwere Infekt.; **KI** (Ramucirumab): bek. Überempf.; **KI** (Ravulizumab): bek. Überempf., nicht ausgeheilte Inf. mit N. meningitidis, Pat. ohne ausreichenden Impfschutz gg. N. menigitidis; **KI** (Rituximab): bek. Überempf., aktive/schwere Infektionen, stark geschwächte Immunabwehr; **KI** (Sacituzumab, Tafasitamab): bek. Überempf.; **KI** (Trastuzumab Deruxtecan): bek. Überempf. **KI** (Trastuzumab Emtansin): bek. Überempf.

Amivantamab Rp	HWZ 16
Rybrevant *Inf.Lsg. 350mg/7ml*	**Fortgeschr. NSCLC mit EGFR-Exon-20-Insertionsmutationen nach Versagen platinbasierter Th:** < 80kg: 1050mg; ≥ 80kg 1400mg i.v. 1x/W W1-4, ab W5 alle 2W; Dosisanpassung n. Toxizität s. FachInfo; **DANI** leichte bis mäßige NI: 100%; schwere NI: vorsichtige Anw.; **DALI** leichte LI: 100%; mäßige bis schwere LI: vorsichtige Anw.
Atezolizumab Rp	HWZ 27
Tecentriq *Inf.Lsg. 1200mg/20ml*	**Fortgeschr. oder metas. Urothel-Ca, fortgeschr. oder metast. NSCLC:** 1200mg i.v. d1, Wdh. d22; **DANI** leichte bis mäßige NI: 100%; schwere NI: keine Daten; **DALI** leichte LI: 100%; mäßige bis schwere LI: keine Daten
Avelumab Rp	HWZ 6
Bavencio *Inf.Lsg. 200mg/10ml*	**Merkelzellkarz.:** 10mg/kg i.v. d1, Wdh. d15; **DANI** leichte bis mäßige NI: 100%; schwere NI: keine Daten; **DALI** leichte LI: 100%; mäßige bis schwere LI: keine Daten
Belantamab-Mafodotin Rp	HWZ 12
Blenrep Inf.Lsg. 100mg	**Therapierefrakt. multiples Myelom** → 604: 2.5mg/kg i.v. d1, Wdh. d22; Dosisanpassung nach Toxizität s. FachInfo; **DANI** leichte bis mäßige NI: 100%; schwere NI: keine Daten; **DALI** leichte LI: 100%; mäßige bis schwere LI: keine Daten
Bevacizumab Rp	HWZ 20d, Lact
Avastin *Inf.Lsg. 100mg/4ml, 400mg/16ml*	**Kolorektales Karzinom** → 620**:** 5-10mg/kg i.v d1, Wdh. d15 oder 7.5-15mg/kg d1, Wdh. d22 Kombination mit 5-FU/Folinsäure/Irinotecan; **Mamma-Ca** → 627**:** 10mg/kg i.v. d1, Wdh. d1 oder 15mg/kg d1, Wdh. d22; **nichtkleinzelliges Bronchial-Ca** → 612**:** 7.5 bzw. 15mg/kg d1, Wdh. d22, Komb. mit platinhaltiger Chemoth.; **Nierenzell-Ca** → 63 10mg/kg d1, Wdh. d15, Komb. mit Interferon; **epitheliales Ovarial-Ca, Eileiter-Ca, prim. Peritoneal-Ca:** Primärbeh.: 15mg/kg i.v. d1, Wdh. d22, in Komb. mit Carboplatin und Paclitaxel; Rezidiv: 15mg/kg d1, Wdh. d22, in Komb. mit Carboplatin und Gemcitabin; **DANI, DALI** keine Daten

Blinatumomab Rp	HWZ 2h, PRC C, Lact ?
Blincyto *Inf.Lsg. 38.5µg*	**Philadelphia-Chrom.-neg., rezidiv. oder refraktäre B-Vorläufer ALL** → 602**:** 9µg/d Dauerinf. i.v. d1-7, 28µg/d d8-28, dann 2W Pause, danach 28µg/d d1-28; **DANI** leichte-mäßige NI: 100%; schwere NI: keine Daten; **DALI** keine Daten
Brentuximab Vedotin Rp	HWZ 4-6d, PPB 68-82% PRC C, Lact ?
Adcetris *Inf.Lsg. 50mg/10ml*	**Rezidiviertes/refraktäres CD30+Hodgkin-Lymphom, rezidiv. refraktäres großzelliges anaplast. Lymphom:** 1.8mg/kg i.v. über 30min alle 21d, 8-16 Zyklen; **DANI, DALI** k.A.
Cemiplimab Rp	HWZ 19d
Libtayo *Inf.Lsg. 350mg/7ml*	**Metast. od. fortgeschr. kut. Plattenepithel-Ca:** 350mg i.v. d1, Wdh. d22; **DANI** CrCl 30: 100%; < 30: keine Daten; **DALI** leichte LI: 100%; mittelschwere bis schwere LI: k. D.
Cetuximab Rp	HWZ 70-100h
Erbitux *Inf.Lsg. 100mg/20ml, 500mg/100ml*	**Kolorektales Karzinom** → 620**, fortgeschr. Plattenepithel-Ca im Kopf-/Halsbereich** → 618**:** ini 400mg/m^2 i.v. d1, dann 1 x/W 250mg/m^2; **DANI, DALI** k.A.
Crizanlizumab Rp	HWZ 8d
Adakveo *Inf.Lsg. 100mg/10ml*	**PRO vasookklusiver Krisen bei Sichelzell-krankheit:** Erw., Ki ab 16J: 5mg/kg i.v. d1 u.15, dann alle 4W; **DANI** leichte- mäßige NI: 100%; schwere NI: k. D.; **DALI** nicht erf
Daratumumab Rp	HWZ 18d
Darzalex *Inf.Lsg. 100mg/5ml, 400mg/20ml*	**Rezidiviertes und refraktäres multiples Myelom** → 606**:** 16mg/kg i.v. W1-8: 1x/W; W9-24: alle 2W; W25 bis Progress: alle 4W; Begleit-Medikation beachten, s. FachInfo; **DANI** nicht erforderl.; **DALI** leichte LI: 100%; mäßige bis schwere LI: keine Daten
Dostarlimab Rp	HWZ 25d
Jemperli *Inf.Lsg. 500mg/10ml*	**Rezidiviertes oder fortgeschrittenes Endometrium-Ca:** ini 500mg alle 3W i.v. für 4 Zyklen, dann 1000mg alle 6W; **DANI** leichte-mittelschwere NI: 100%; schwere NI: keine Daten; **DALI** leichte LI: 100%; mittelschwere-schwere LI: k. D.

Durvalumab Rp	
Imfinzi *Inf.Lsg. 100mg/5ml*	**NSCLC, fortgeschr. mit PD-L1-Expression ≥ 1%** → 612**:** 10mg/kg i.v. alle 2W; W25 bis Progress: alle 4W; ggf. Dosisanpassung nach Toxizität, s. FachInfo; **DANI** leichte bis mäßige Ni: 100%; schwere NI: keine Daten; **DALI** nicht erforderlich
Eculizumab Rp	HWZ 11c
Soliris *Inf.Lsg. 300mg/30ml*	**Paroxysm. nächtl. Hämoglobinurie** → 590**:** ini 600mg i.v. 1x/W für 4W, dann 900mg alle 14d; **atyp. hämolytisch-urämisches Syndrom:** ini 900mg i.v. 1 x/W für 4W, dann 1200mg alle 14d; **DANI** nicht erforderlich; **DALI** keine Daten
Elotuzumab Rp	
Empliciti *Inf.Lsg. 300, 400mg*	**Multiples Myelom mit mind. einer Vorbeh.** → 604**:** 10mg/kg i.v. d1, 8, 15, 22 Wdh. d29, nach 2 Zyklen: d1,15, Wdh. d29; mit Lenalidomid kombinieren; **DANI** nicht erf.; **DALI** leichte LI: 100%; mäßige bis schwere Li: keine Daten
Enfortumab Vedotin Rp	
Padcev *Inf.Lsg. 20, 30mg*	**Fortgeschr. oder metas. Urothel-Ca, vorbehandelt: 1**.25mg/kg, max. 125mg i.v. d 1, 8, 15, Wdh. d29; Dosisanpassung n. Toxizität s. FachInfo; DANI nicht erforderl.; terminale NI: keine Daten; DALI leichte LI: 100%; mäßige bis schwere LI: keine Daten
Gemtuzumab Ozogamicin Rp	HWZ 160h
Mylotarg *Inf.Lsg. 5mg*	**AML, CD33-pos. ohne Vorbeh.; Erw., Ki. ab 15J.** → 601**:** Induktion mit 3mg/m^2 i.v. d1, 4, 7; mit Daunorubicin und AraC kombin.; **DANI** leichte bis mittelschwere NI: 100%; schwere NI: keine Daten; **DALI** s. FachInfo
Inotuzumab Ozogamicin Rp	HWZ 12
Besponsa *Inf.Lsg. 1mg*	**Rezidiv. od. refrakt. CD22-pos. Vorläufer-ALL:** Zykl. 1: 0.8mg/m^2 i.v. d1; 0.5 mg/m^2 d8, 15; weitere Zyklen je nach Ther.-Ansprechen s. FachInfo; **DANI** leichte bis mittelschwere NI: 100%; schwere NI: keine Daten; **DALI** schwere LI: K

Ipilimumab Rp		HWZ 15d
Yervoy *Inf.Lsg. 50, 200mg*	**Fortgeschrittenes oder metast. Melanom: Erw., Ki. ab 12J:** 3mg/kg über 90 min i.v. alle 3W, Induktion mit 4 Zyklen; s.a. FI; **DANI** leichte bis mittelschwere NI: 100%; schwere NI: k. Daten; **DALI** leichte LI: 100%; mittelschwere bis schwere LI: s. FachInfo	
Isatuximab Rp		HWZ 28d
Sarclisa *Inf.Lsg. 100mg/5ml, 500mg/25ml*	**Rezid. multiples Myelom** → 604**:** Komb. mit Pomalidomid o. Carfilzomib u. Dexamethason, 10mg/kg i.v. d 1, 8, 15, 22, ab Zyklus 2 d1, 15; s.a. FachInfo; **DANI, DALI** nicht erf.	
Mogamulizumab Rp		HWZ 17d
Poteligeo *Inf.Lsg. 20mg/5ml*	**Mycosis fungoides, Sézary-Syndrom:** 1mg/kg i.v. d1, 8, 15, 22, ab 2. Zyklus d1,15; **DANI** nicht erforderl.; **DALI** leichte bis mäßige LI: 100%; schwere LI: k. D.	
Necitumumab Rp		HWZ 14d
Portrazza *Inf.Lsg. 800mg/50ml*	**Fortgeschr. EGFR-exprim. NSCLC** → 612**:** 800mg i.v. d1, 8, Wdh. d22, mit Gemcitabin, Cisplatin kombiniert; **DANI** (leicht-mod.) nicht erf.; schwer: k. D.; **DALI** (mod.-schwer) k. D.	
Nivolumab Rp		HWZ 11d
Opdivo *Inf.Lsg. 40mg/4ml, 100mg/10ml*	**Melanom (fortgeschr. oder adjuvant nach Resektion Stad. III)** → 731, **NSCLC** → 612, **Pleuramesotheliom** → 618, **Nierenzell-Ca** → 633, **Hodgkin-Lymph.** → 603, **Kopf-Hals-PE-Ca** → 619, **Urothel-Ca** → 610, **kolorekt. Ca mit Mikrosatelliteninstabilität od. Mismatch-Reparatur-Defizienz, Ösophagus-Ca (PE u. Adeno-), Magen-Adeno-Ca:** Dos. unterschiedlich je nach Kombination, s. FI; **DANI** leichte- mäßige NI: nicht erf., schwere NI: k.D.; **DALI** leichte LI: nicht erf., mäßige-schwere LI: vorsichtige Anw.	
Obinutuzumab Rp		HWZ 30d, PRC C, Lact ?
Gazyvaro *Inf.Lsg. 1000mg/40ml*	**CLL Komb. mit Chlorambucil** → 597**: Zyklus 1:** 100mg i.v. d1, 900mg d2, 1000mg d8 und 15, Wh. d29, **Zyklus 2-6:** 1000mg an d1; **DANI** CrCl > 30: nicht erf., < 30: k.D; **DALI** k.D	

Ofatumumab Rp	HWZ 1.3d (1.), 11.5d (4.), 15.8d (8.Inf.), PRC C, Lact
Arzerra *Inf.Lsg. 100mg/5ml, 1000mg/50ml*	**CLL** → 597 (refraktär auf Fludarabin und Alemtuzumab): ini 300mg i.v. (12ml/h, steigern bis max. 200ml/h), dann 2000mg (25ml/h, steigern bis max. 400ml/h) 1 x/W für 8W, dann 2000mg 1 x alle 4W; **DANI** CrCl > 30: 100%, < 30: k.D.; **DALI** k.D.
Panitumumab Rp	HWZ 7.5
Vectibix *Inf.Lsg. 100mg/5ml, 400mg/20ml*	**Metast. EGFR-exprim. kolorekt. Ca:** → 620: 6mg/kg alle 14d über 60min. i.v., mit NaCl verdünnt auf < 10mg/ml; **DANI, DALI** k.A.
Pembrolizumab Rp	HWZ 26
Keytruda *Inf.Lsg. 100mg/4ml*	**Melanom (fortgeschr. od. adjuv. nach Resekt. Stad. III)** → 731, **NSCLC, M. Hodgkin, Urothel-Ca, Kopf-Hals-PE-Ca, Nierenzell-Ca kolorekt. Ca, Tu mit Mikrosatelliten-Instabilität oder Mismatch-Reparatur-Defizienz, Ösophagus-Ca, Mamma-Ca (triple neg.), Endometrium-Ca, Zervix-Ca:** 200mg i.v. alle 3W od. 400mg alle 6W; **M. Hodgkin:** Ki. ab 3J: 2mg/kg, max. 200mg alle 3W ü. 30min i.v.; **DANI** (leicht, moderat) nicht erf., (schwer) k. D. **DALI** (leicht) nicht erf., (moderat, schwer) k. D.
Pertuzumab Rp	HWZ 18d, PRC C, Lact
Perjeta *Inf.Lsg. 420mg/14ml (30mg/ml)*	**HER2-pos. metast. od. lokal rezid., inoperabl Mamma-Ca** → 632**:** ini 840mg über 60min. i.v. Erh.dos. 420mg alle 3W über 30-60min. i.v.; **DANI** CrCl > 30: 100%, < 30: k.A.; **DALI** k.A.
Pertuzumab + Trastuzumab Rp	
Phesgo *Inf.Lsg. 600+600, 1200+600mg*	**Mamma-Ca (HER2-pos.), Frühstadium od. metast., Komb. mit Chemother.** → 632 : ini 1200+600mg d1 s.c., d22 600+600mg, Wdh. alle 22d; s.a. FachInfo; **DANI** leichte bis mäßige NI: 100%; schwere NI: keine Daten; **DALI** keine Daten
Polatuzumab Vedotin Rp	HWZ 4d, PPB 77
Polivy *Inf.Lsg. 140mg*	**Rezidivierendes oder refraktäres diffus-großzell. B-Zell-Lymphom:** d1 1.8mg/kg, Wdh. d22, Komb. m. Bendamustin u. Rituximab Dosisanpassung n. Toxizität s. FI; **DANI** CrCl ≥30: 100%, <30: k.A.; **DALI** leichte LI: 100%; mäßige-schwere LI: Anw. nicht emp

Ramucirumab Rp	HWZ 15d, PRC C, Lact ?
Cyramza *Inf.Lsg. 100mg/10ml, 500mg/50ml*	**Fortgeschritt. Adeno-Ca des Magens/ gastroösoph. Übergangs mit Tumorprogress n. Platin- u. Fluoropyrimidin-haltiger Chemother.** → 627**:** Monotherapie: 8mg/kg über 60min i.v. alle 2W; Kombination mit Paclitaxel: 8mg/kg KG i.v. d1, 15, Wdh. d29; **DANI/DALI** keine Daten
Ravulizumab Rp	HWZ 50d
Ultomiris *Inf.Lsg. 300mg/30ml*	**Paroxysm. nächtl. Hämoglobinurie :** 40-59kg: ini 2.4g i.v., n 2W 3g, dann 3g alle 8W; 60-99kg: ini 2.7g i.v., nach 2W 3.3g, dann 3.3g alle 8W; ≥ 100kg: ini 3g i.v., nach 2W 3.6g, dann 3.6g alle 8W; **DANI/DALI** nicht erf.
Rituximab Rp	HWZ 76-206h
MabThera *Inf.Lsg. 100, 500mg* **MabThera SC** *Inj.Lsg. 1400mg/11.7ml* **Truxima** *Inf.Lsg. 500mg*	**Follikul. Lymphom:** Monother.: $375 mg/m^2$ i.v. d1, Wdh. d8, 15, 22; Komb. mit CVP-Schema: $375 mg/m^2$ d1; Induktionsther.: 1 x 1400mg s.c. pro Zyklus; Erhaltungsther.: 1 x 1400mg s.c. alle 2M bzw. alle 3M beim rezid./refrakt. follik. Lymphom; **CD20+ großz. diff. B-Zell-Lymphom:** $375 mg/m^2$ i.v. d1 bzw. 1 x 1400mg s.c. pro Zykl., Komb. mit CHOP-Schema; **CLL:** $375 mg/m^2$ d1 + Chemother., ab 2. Zyklus $500 mg/m^2$, insges. 6 Zyklen; **rheumatoide Arthritis:** 1g i.v. d1, Wdh. d15; **DANI, DALI** k.A.
Sacituzumab Rp	HWZ 15-19h
Trodelvy *Inf.Lsg. 200mg*	**Triple-neg. Mamma-Ca, nicht-resezierbar oder metastasiert, vorbehandelt** → 632**:** 10mg/kg i.v. d1, 8, Wdh. d22; Dosisanpassung n. Toxizität s. FachInfo; **DANI** leichte NI: 100%; mittelgradige bis schwere NI: keine Daten; **DALI** leichte LI 100%; mittelgradige bis schwere LI: Anw. nicht empf.
Siltuximab Rp	HWZ 12-18d
Sylvant *Inf.Lsg. 100, 400mg*	**Multizentrische Castlemann-Krankheit, HIV- u. HHV-8 neg.:** 11mg/kg über 1h i.v. d1, Wdh. d22 bis zu Therapieversagen; **DANI, DALI** k. D.

Tafasitamab Rp	HWZ 17d
Minjuvi *Inf.Lsg. 200mg*	**Rezid. od. refraktäres diffuses großzelliges B-Zell-Lymphom** → 600: 12mg/kg i.v. Z1: d 1, 4, 8, 22; Z2 u. 3: d1, 8, 15, 22; ab Z 4 bis Progression: d1, 15; Wdh. d29; max. 12Z; Komb. mit Lenalidomid; **DANI** leichte bis mittelschwere NI: 100%; schwere NI: k. D.; **DALI** Child A: 100%; B, C: k. D.
Trastuzumab Rp	HWZ 28.5d
Herceptin *Inf.Lsg. 150mg* **Herceptin s.c.** *Inj.Lsg. 600mg/5ml* **Herzuma** *Inf.Lsg. 150, 420mg* **Kajinti** *Inf.Lsg. 150, 420mg* **Ogivri** *Inf.Lsg. 150mg* **Ontruzant** *Inf.Lsg. 150mg* **Trazimera** *Inf.Lsg. 150mg*	**Mamma-Ca mit HER2-Überexpression** → 631: metastasiert: ini 4mg/kg i.v. d1, dann 2mg/kg 1 x/W; Frühstadium: ini 8mg/kg i.v., dann 6mg/kg alle 3W; 600mg s.c. alle 3W; **metastasiertes Magen-Ca mit HER2-Überexpression** → 627: ini 8mg/kg i.v. d1, dann 6mg/kg alle 3W; 600mg s.c. alle 3W, Komb. mit Capecitabin oder 5-FU u. Cisplatin; **DANI** k.A.
Trastuzumab Deruxtecan Rp	HWZ 7d
Enhertu *Inf.Lsg. 150mg*	**Inoperables oder metas. Mamma-Ca (HER2-pos.), mind. 2 x anti-HER2 vorbehandelt** → 632: 5.4mg/kg i.v. d1, Wdh. d22; Dosisanpassung nach Toxizität s. FachInfo: DANI CrCl <60: sorgfältige Anw.; DALI Bili > 1.5xULN: sorgfältige Anw.
Trastuzumab Emtansin Rp	HWZ 4d
Kadcyla *Inf.Lsg. 100, 160mg*	**Inoperables od. metastas. Mamma-Ca (HER2-pos.)** → 632: 3.6mg/kg i.v. d1, Wdh. d22; **DANI** leicht bis mäßig eingeschränkte Fkt.: nicht erf.; schwere Funktionseinschr.: engmaschige Überw.; **DALI** keine Daten

A 7.15 Weitere antineoplastische Mittel, Immunsuppressiva

Wm/Wi (Aflibercept): agiert als löslicher Rezeptor und bindet an VEGF-A, -B und PIGF ⇒ blockiert rezeptorvermittelte Signalübertragung ⇒ hemmt Wachstum von neuen Gefäßen; **Wm/Wi** (Aldesleukin): vergleichbar mit nativem humanen IL-2 ⇒ vielfältige immunologische Effekte ⇒ inhibiert Wachstum und Ausbreitung von Tumoren; **Wm/Wi** (Alitretinoin): Vitamin A verwandtes Hormon, steuert Prozess der Zelldifferenzierung und -proliferation; **Wm/Wi** (Alpesilib): Hemmung der Phosphatidyl-Inositol-3-Kinase alpha ⇒ antiproliferativ durch Hemmung des AKT-Signalwegs; **Wm/Wi** (Amsacrin): Interkalation in die DNA, dadurch Hemmg. der DNA-Synthese, DNA-Brüche, Chromosomenaberrationen u.falsche Chromosomenteilungen; **Wm/Wi** (Anagrelid): Hemmung der zyklischen AMP-Phosphodiesterase III, Verzögerung der Megakaryozytenreifung;

Wm/Wi (Asparaginase): Asparaginspiegel ↓ ⇒ Stillstand der Proteinsynthese; **Wm/Wi** (Axicabtagen-Ciloleucel, Brexucabtagen autoleucel): Entnahme v. T-Zellen ⇒ ex vivo genetische Modifikation durch retrovirale Transduktion ⇒ Expression eines chimären Antigenrez. ⇒ Reinfusion ⇒ Elimination CD19-exprim. Zielzellen; **Wm/Wi** (Beta-Globin-Stammzellen): Einfügen eines modifiz. Beta-Globin-Gens mittels lentiviralen Vektors ex vivo in autologe hämatopoetische $CD34^+$-Stammzellen ⇒ Reinfusion ⇒ Bildung v. Beta-Globinketten; **Wm/Wi** (Bexaroten): selekt. Bindung u. Aktivierung der drei RXR; **Wm/Wi** (Bortezomib, Carfilzomib): Proteasom-Inhibitor; **Wm/Wi** (Eribulin): hemmt die Wachstumsphase der Mikrotubuli und kapselt Tubulin in nicht produktive Aggregate ab ⇒ Mitoseblockade und apoptotischer Zelltod; **Wm/Wi** (Estramustin): antimitotische u. antimikrotubuläre Effekte durch Interaktion mit mikrotubuliassoziierten u. Tau-Proteinen; estragene Komponente ⇒ LH ↓, FSH ↓ ⇒ Androgenproduktion ↓; **Wm/Wi** (Folinsäure): Blockade der Thymidilatsynthase, Hemmung der DNA-Synthese; **Wm/Wi** (Glasdegib): Hemmung des Hedgehog-Signalwegs ⇒ antiproliferativ durch Hemmg. der Signalübertragung; **Wm/Wi** (Hydroxycarbamid): Blockade d. Ribonukleotidreduktase-Systems ⇒ Hemmg. der DNA-Synthese; **Wm/Wi** (Idecaptagen vicleucel): genetisch modifizierte, autologe T-Zell-Therapie, die gegen das B-Zell-Reifungsantigen gerichtet ist ⇒ Zytoloyse: **Wm/Wi** (Idelalisib): Hemmg. der Phosphatidylinositol-3-Kinase p110δ ⇒ induziert Apoptose u. hemmt Proliferation in Zelllinien aus malignen B-Lymphozyten u. Primärtumorzellen; **Wm/Wi** (Ixazomib): Proteasom-Inhibitor ⇒ bindet u. hemmt die Chymotrypsin-ähnl. Aktivität der Beta-5-Untereinheit des 20S-Proteasoms ⇒ Apoptose-Induktion; **Wm/Wi** (Lenalidomid): Proliferationshemmung bestehender hämatopoetischer Tumorzellen, Hemmung d. Angiogenese, Produktionshemmung von TNF-alpha u. IL-6; **Wm/Wi** (Luspatercept): Fusionsprotein, bindet an Liganden der TGF-beta-Familie ⇒ Hemmung des Smad2/3-Signalwegs ⇒ Aktivierung der Erythrozytenreifung; **Wm/Wi** (mesenchymale Stromazellen): immunmodulierend bei GvHD durch Hemmung der T-Zellen des Spenders, Freisetzung inflammatorischer Zytokine ↓; **Wm/Wi** (Mifamurtid): Analogon von Muramyldipeptid (Bestandteil der Zellwand von Mycobacterium sp.) ⇒ bindet an NOD2, ein starker Monozyten-/Makrophagenaktivator; **Wm/Wi** (Miltefosin): Hemmung membranständiger Enzymsysteme; **Wm/Wi** (Mitotan): bindet kovalent an Makromoleküle der Mitochondrien ⇒ Zerstörung der Mitochondrien, Zelltod u. Nekrose, wirkt selektiv zytotoxisch auf Zonae fasciculata u. retikularis, hemmt Produktion von Kortikosteroiden u. beeinflusst extraadrenalen Metabolismus endogener u. exogener Steroide; **Wm/Wi** (Niraparib, Olaparib, Rucaparib): Inhibitor der humanen Poly(ADP-ribose)-Polymerase-Enzyme (PARP), die zur effizienten Reparatur von DNA-Einzelstrangbrüchen benötigt werden ⇒ genomische Instabilität ⇒ Absterben d. Tumorzelle; **Wm/Wi** (Panobinostat): Hemmung der Histon-Deacetylase ⇒ Akkumulation acetylierter Histone ⇒ Stillstand des Zellzyklus u./od. Apoptose transformierter Zellen; **Wm/Wi** (Pegcetacoplan): bindet an Komplement C3, C3b ⇒ breite Regulation der Komplementkaskade u. des Membranangriffskomplexes ⇒ Hemmung der intra- und extravaskulären Hämolyse; **Wm/Wi** (Pentostatin): Hemmung der Adenosin-Deaminase, direkte Hemmung der RNA-Synthese und erhöhte Schädigung der DNA; **Wm/Wi** (Pomalidomid): direkt gegen das Myelom gerichtete, tumorizide Wi., immunmodulierende Wirkungen, hemmt Tumorzellwachstum beim multiplen Myelom, hemmt Proliferation u. induziert Apoptose hämatopoet. Tumorzellen, hemmt Proliferation Lenalidomid-resistenter Zelllinien, hemmt Angiogenese, verstärkt die durch T- und Killerzellen vermittelte Immunität, hemmt Bildung proinflammatorischer Zytokine; **Wm/Wi** (Sonidegib): Hemmung des Hedgehog-Signalwegs ⇒ antiproliferativ durch Hemmung d. Signalübertragung; **Wm/Wi** (Sotorasib): KRAS G12C-Inhibitore Tumorzellapoptose;

Wm/Wi (Tagraxofusp): rekombinantes Fusionsprotein aus IL3 und trunkiertem Diphterie-Toxin ⇒ zytotoxisch auf CD123 exprimierende Zellen; **Wm/Wi** (Talazoparib): Hemmung der PARP-Enzyme ⇒ zytotoxisch auf Tumorzellen durch Modulation zellulärer Signalwege; **Wm/Wi** (Talimogen laherparepvec): modifiz. HSV-Virus, das sich in Melanomzellen vermehrt ⇒ Produktion von GM-CSF ⇒ system. Anti-Tumor-Immunantwort; **Wm/Wi** (Thalidomid): Suppression der TNF-alpha-Produktion, Hemmung bestimmter Adhäsionsmoleküle und antiangiogenet. Aktivität ⇒ immunmodulatorisch, antiinflammatorisch, antineoplastisch; **Wm/Wi** (Tebentafusp): Fusionsprotein aus einem T-Zell-Rezeptor und einem AK-Fragment ⇒ Bildung einer immunologischen Synapse ⇒ T-Zell-Aktivierung ⇒ Tumorzell-Lyse; **Wm/Wi** (Tisagenlecleucel): genet. veränderte autologe T-Zellen, die für einen chimären Antigenrez. kodieren ⇒ Erkennung u. Eliminierung CD-19 exprimierender Zellen; **Wm/Wi** (T-Zellen, genet. modifiz.): genet. veränderte T-Lymphozyten zur Expression eines Suizid-Gens ⇒ Apoptose von T-Lymphozyten, die die GvHD-Reaktion initiieren; **Wm/Wi** (Venetoclax): selektiver Inhibitor des antiapoptotischen B-Zell-Lymphom(BCL)-2-Proteins ⇒ Einleitung des programmierten Zelltods; **Wm/Wi** (Voxelotor): bindet an HbS ⇒ Hemmung der HbS-Polymerisation ⇒ Verbesserung der Erythrozytendeformierbarkeit, Hemmung der Sichelbildung; **KI** (Aflibercept): bek. Überempf., Anw. am Auge/intravitreale Anw.; Autoimmunkrankheit; **KI** (Aldesleukin): bek. Überempf., ECOG ≥ 2, ECOG ≥ 1 plus meta statischer Befall in > 1 Organ plus Intervall < 24 M zw. Erstdiagnose und Indikationsstellung zur Aldesleukin-Therapie, bek. schwere Herzerkr., akute schwere Infektion mit Ind. zur Antibiose PaO_2 < 60mmHg in Ruhe, bestehende schwere organ. Erkr., ZNS-Metastasierung, Anfallsleiden, Leukos < 4.000/mm^3, Thrombos. < 100.000/mm^3, Hkt < 30%, Serumbilirubin-/Kreatininwerte außerhalb der Norm, Pat. mit allogener Organ-TX, potenz. Notwendigk. zur Kortikosteroidgabe best. Autoimmunkrankheit; **KI** (Alpelisib): bek. Überempf.; **KI** (Axicabtagen-Ciloleucel, Brexucabtagen autoleucel): bek. Überempf., KI d. Chemoth. zur Lymphozytendepletion beachten; **KI** (Betaglobin-Stammzellen): bek. Überempf., Grav., Lakt., vorherige Behandlg. mit Stammzell Gentherapie; KI für Mobilisierungswirkstoffe und für myeloablative Konditionierung beachten **KI** (Carfilzomib): bek. Überempf., Lakt.; **KI** (Eribulin): bek. Überempf., Lakt.; **KI** (Glasdegib): bek. Überempf.; **KI** (Idelalisib): bek. Überempf.; **KI** (Ixazomib): bek. Überempf.; **KI** (Luspatercept): bek. Überempf., Grav.; **KI** (mesenchymale Stromazellen): bek. Überempf.; **KI** (Niraparib, Olaparib): bek. Überempf., Lakt. (während u. 1M nach letzter Dosis); **KI** (Pegcetacoplan): bek. Überempf., nicht ausgeheilte Infektion mit bekapselten Bakterien wie N. menigitides, S. penumoniae, H. influenzae; ohne aktuellen Impfschutz gegen N. meningitidis, S. pneumoniae u. H. influenzae, es sei denn, sie erhalten eine geeignete Antibiotikaprophylaxe bis 2W n. der Impfung; **KI** (Pomalidomid): bek. Überempf., Grav., gebärfähige Frauen (ohne Grav.-Verhütungsprogr.), männl. Pat. ohne Einhaltg. der erford. Verhütungsmaßn.; **KI** (Rucaparib): bek. Überempf., Lakt.; **KI** (Sonidegib): bek. Überempf., Grav., Lakt.; gebärfäh. Frauen ohne Odomzo-Schwangerschaftsverhütungsprogr.; **KI** (Sotorasib, Tagraxofusp): bek. Überempf.; **KI** (Talazoparib) bek. Überempf., Lakt.; **KI** (Tebentafusp): bek. Überempf.; **KI** (Talimogen laherparepvec): bek. Überempf., schwere Immunschwäche; **KI** (Thalidomid): bek. Überempf., Grav., gebärfäh. Alter; **KI** (Tisagenlecleucel): bek. Überempf.; **KI** (T-Zellen, genet. modif.): bek. Überempf., Immunrekonstitution, def. als ≥ 100/µl zirkulierende T-Lymphozyten am Tag der geplanten Inf. nach haploidentischer HSCT, GvHD, die eine system. immunsuppr. Ther. erfordert; **KI** (Venetoclax): bek. Überempf., gleichz. Anw. von Johanniskraut, Ketoconazol, Ritonavir, Clarithromycin, Itraconazol, Voriconazol, Posaconazol; **KI** (Vismodegib): bek. Überempf., Grav./Lakt., gebährfähiges Alter, gleichzeitige Anwendung von Johanniskraut, **KI** (Voxelotor): bek. Überempf.

Aflibercept Rp	HWZ 6d, PRC D, Lact ?
Zaltrap *Inf.Lsg. 100mg/4ml, 200mg/8ml*	**Metastasiertes kolorektales Ca in Kombination mit FOLFIRI:** 4mg/kg i.v. über 1h, gefolgt von FOLFIRI, Wdh. nach 14d
Aldesleukin Rp	PRC C, Lact ?
Proleukin S *Inj./Inf.Lsg 1.1mg/ml (18 x 10^6 IE/ml)*	**Metast. Nierenzellkarzinom:** 18 x 106 IE/m^2 KÖ i.v. d1-5, nach 2-6d weit. 5d Therapie, Wdh. nach weit. 3W Pause; Erhaltg.: bis zu 4 Zyklen (18 x 106 IE/m^2 d1-5) alle 4W; 18 x 106 IE s.c. d1-5, Pause an d6+7, dann 18 x 106 IE s.c. an d1+2 und 9 x 106IE s.c. an d3-5 der folg. 3W, Zyklus an d8 wdh.; **DANI, DALI** k. D.
Alitretinoin Rp	
Panretin *Gel 0.1% (1g enth. 1mg)*	**Kaposi-Sarkom bei AIDS:** ini 2 x tgl. auf die Hautläsionen auftragen, nach 14d je nach Wi und Verträglichkeit ggf. auf 3-4 x tgl. steigern
Alpelisib Rp	HWZ 9h, PPB 90%
Piqray *Tbl. 50, 150, 200mg*	**Mamma-Ca, HR-pos., HER2-neg. mit PIK3CA-Mutation:** 1 x 300mg p.o., Komb. m. Fulvestrant; Dosisanp. n. Toxizität s. FachInfo; **DANI** leichte-mittelschwere NI: 100%; schwere NI: vors. Anw.; **DALI** nicht erf.
Amsacrin Rp	HWZ 6.3h, PPB 95%
Amsidyl *Inf.Lsg. 75mg*	**AML, ALL:** Induktion, Monotherapie: 90mg/m^2 i.v. d1-5; Erh.ther.: 50mg/m^2 d1-3, Wdh. n. 3-4W; **DANI, DALI** 60-75mg/m^2 i.v. d1-5; bei NI/LI Nieren-/Leberwerte kontr.
Anagrelid Rp	HWZ 1.3h
Anagrelid beta *Kps. 0.5mg* **Anagrelid Mylan** *Kps. 0.5mg* **Anagrelid HEXAL** *Kps. 0.5mg* **Xagrid** *Kps. 0.5mg*	**Essentielle Thrombozythämie** → 593**:** ini 2 x 0.5mg p.o., nach 1W je nach Thrombo-Zahl (Ziel: 150-400/nl) steigern um max. 0.5mg/W; Erh.Dos. 1-3mg/d; **DANI** CrCl < 30: KI; **DALI** C-P. C: KI
Asparaginase Rp	HWZ 14-22h
Oncaspar *Inf.Lsg. 3750IE*	**ALL:** 2500IE/m^2 alle 14d; **Ki. mit KOF < 0.6m²:** 82.5 IE/kg; **DANI** k.A.
Axicabtagen-Ciloleucel Rp	
Yescarta *Inf.Lsg. 0.4-2 x 10^8 Zellen*	**Rezid. oder refraktäres diffus-großzelliges B-Zell-Lymphom, großzell. mediastinales B-Zell-Lymphom:** ED mit 2 x 10^6 lebensfäh. T-Zellen/kg; Pat. ≥ 100kg: 2 x 10^8; Vorbehandlg., Notfallausrüstung s. FI; **DANI, DALI** k. D.

Betaglobinstammzellen Rp	
Zynteglo *Inf.Lsg. 1.-20 x 10^8 Zellen/ml*	**Beta-Thalassämie, transfusionsabhängig, nicht $beta^0$/$beta^0$-Genotyp,** Erw., **Ki. ab 12J:** Einzeldosis mit 5 x 10^6 Zellen/kg i.v.; s.a. FI; **DANI, DALI** nicht erforderl.
Bexaroten Rp	HWZ 1-3h, PPB 99%
Targretin *Kps. 75mg*	**Kutanes T-Zell-Lymphom:** 300mg/m²/d p.o.; **DANI** sorgfältige Überwachung; **DALI** KI
Bortezomib Rp	HWZ 5-15h PPB 83%
Velcade *Inf.Lsg. 3.5mg*	**Multiples Myelom** → 604**:** 1.3mg/m² i.v. d1, 4, 8, 11, Wdh. d22; **DANI, DALI** sorgfältige Überwachung, evtl. Dosisreduktion
Brexucaptagen autoleucel Rp	
Tecartus *Inf.Lsg. 0.4-2 x 10^8 Zellen*	**Rezid.od. refrakt. Mantelzell-Lymphom:** ED mit 2 x 10^6 lebensfähigen T-Zellen/kg; Pat. ≥100kg: 2 x 10^8; Vorbehandlung, Notfallausrüstung s. FachInfo; **DANI, DALI** keine Daten
Carfilzomib Rp	HWZ 1h PPB 97%
Kyprolis *Inf.Lsg. 10, 30, 60mg*	**Multiples Myelom:** 20mg/m², max. 44mg i.v. d1, 2, 8, 9, 15, 16, Wdh. d29; bei guter Verträglichk. im 1. Zyklus ab d8 27mg/m², max. 60mg; Komb. m. Lenalidomid u. Dexamethason; **DANI** nicht erf.; **DALI** sorgf. Überwachung
Eribulin Rp	HWZ 40h, PPB 49-65% , PRC C, Lact -
Halaven *Inj.Lsg. 0.44mg/ml*	**Lokal fortgeschr. oder metast. Mamma-Ca:** 1.23mg/m² über 2-5min i.v. d1, 8, Wdh. d22; **DANI** CrCl < 40: ggfs. Dosisreduktion; **DALI** Child A: 0.97mg/m² d1, 8, Wdh. d22; Child B: 0.62mg/m²; Child C: keine Daten;
Estramustin Rp	HWZ 20-24h, Q_0 1.0, PPB 99%
Estracyt *Kps. 140mg*	**Prostata-Ca** → 638**:** 300-450mg i.v. für 5-10d; ini 3 x 280mg p.o., nach 4W 2 x 280mg; **DANI** k.A.
Folinsäure Rp	HWZ 0.5-2(2.25-6)h
Calciumfolinat HEXAL *Kps. 15mg; Amp. 30mg; Inf.Lsg. 100, 200, 300, 400, 500, 800, 1000mg* **Foli Cell** *Inf.Lsg. 200, 500, 1000mg* **Leukovorin** *Tbl. 15mg; Amp. 10, 30, 50mg* **Oncofolic** *Inf.Lsg. 100, 200, 300, 400, 500, 900mg*	**Kolorektales Karzinom** → 620**:** 20-500mg/m² i.v. + 5-FU; **Pro. von Intoxikationserscheinungen bei Methotrexat-Therapie:** nach MTX-Serumspiegel, s. FachInfo; **DANI** k.A.

Glasdegib Rp	HWZ 17h, PPB 91%
Daurismo *Tbl. 25, 100mg*	**AML de novo od. sekundär:** 1 x 100mg p.o., Komb. m. Cytarabin; Dosisanpassung nach Toxizität/QT-Zeit s. FachInfo; **DANI** nicht erf.; HD: keine Daten; **DALI** nicht erforderl.

Hydroxycarbamid Rp	HWZ 2-4.5h, Q0 0.5
Hydrea *Kps. 500mg* **Hydroxycarbamid 1A** *Kps. 500mg* **Litalir** *Kps. 500mg* **Syrea** *Kps. 500mg* **Siklos** *Tbl. 100, 1000mg*	**CML** → 593**:** ini 40mg/kg p.o., wenn Leukos < 20/nl 20mg/kg, Leukozytenziel: 5-10/nl; **essentielle Thrombozythämie** → 593**:** ini 15mg/kg p.o., Dosisanp. nach Thrombozytenzahl (Ziel < 600/nl); **Polycythaemia vera** → 592**:** ini 15-20mg/kg p.o., Dosisanp. je nach Hkt, Leukozyten; **DANI** k.A.

decaptagen vicleucel Rp	
Abecma *Inf.Lsg. 260-500 x 10^6 Zellen*	**Muliples Myelom rezidiviert u. refraktär:** Einzeldosis von 420 x 10^6 Zellen, s. FachInfo **DANI**, **DALI** keine Daten

delalisib Rp	HWZ 8.2h, PPB 93-94%, Lact ?
Zydelig *Tbl. 100, 150mg* **Zydlig** *Tbl. 100, 150mg*	**CLL in Komb. mit Rituximab** (als Zweitlinienther. oder bei Vorliegen einer 17p-Deletion oder TP53-Mutation); **follikuläres Lymphom** (Drittlinientherapie): 2 x 150mg p.o.; **DANI** nicht erf.; **DALI** schwere LI: vors. Anw.

xazomib Rp	HWZ 9.5d, PPB 99%
Ninlaro *Kps. 2.3, 3, 4mg*	**Multiples Myelom** → 604**:** 4mg p.o. d1, 8, 15, Wdh. d29; mit Lenalidomid u. Dexamethason kombin.; Dosisanp. n. Toxizität; **DANI** CrCl < 30: 3mg; **DALI** mäßige bis schwere LI: 3mg

Lenalidomid Rp	HWZ 3h, PPB 22-29%, PRC X, Lact -
Revlimid *Kps. 2.5, 5, 7.5, 10, 15, 20, 25mg*	**Multiples Myelom** → 604**:** ini 1 x 25mg p.o. d1-2, Wdh. d29, Komb. mit Dexamethason, ggf. Dosisanp. nach BB, s. FI; **myelodysplast. Syndrome:** ini 1 x 10mg p.o. d1-21, Wdh. d29; Dosisanp. nach BB, s. FI; **DANI** CrCl 30-50: 1 x 10mg; < 30: 15mg alle 2d; HD: 15mg 3 x/W

Luspatercept Rp	HWZ 11-13d
Reblozyl *Inj.Lsg. 25, 75mg*	**Anämie bei myelodysplast. Syndromen, Beta-Thalassämie:** 1mg/kg s.c. d1, Wdh. d 21; Dosisanpasung s. FachInfo; **DANI** CrCl ≥ 30: 100%; <30: keine Daten; **DALI** s. FachInfo

Mesenchymale Stromazellen Rp	
Obtinix *Inf.Lsg. 30, 60, 90 Mio Zellen*	**Akute, steroidrefrakt. GvHD nach allogener Stammzell-TX:** 1-2 x 10^6 Zellen/kg d1, 8, 15, 22; s. a. FI; **DANI, DALI** keine Daten
Mifamurtid Rp	HWZ 18h
Mepact *Inf.Lsg. (4mg/50ml)*	**High-grade Osteosarkom:** 2-30J als postop Kombinationstherapie: W1-12: 2mg/m² i.v. 2 x/W, W13-24: 2mg/m² 1 x/W, jeweils als Inf. über 60min; **DANI, DALI** keine Daten
Miltefosin Rp	HWZ 150-200
Impavido *Kps. 10, 50mg*	**Viszerale Leishmaniasis:** 1.5-2.5mg/kg/d p.o. in 2-3ED für 28d; **kutane Leishmaniasis:** 30-45kg: 2 x 50mg; > 45kg: 3 x 50mg für 28d; **DANI, DALI** KI bei schwerer NI, LI
Mitotan Rp	HWZ 0.14
Lysodren *Tbl. 500mg*	**Nebennierenrinden-Ca:** ini 2-3g/d p.o., nach 8W 1-2g/d; **< 18J:** ini 1.5-3.5g/m²/d; **DANI, DALI** bei schwerer NI/LI nicht empf.
Niraparib Rp	HWZ 48-51h, PPB 83%
Zejula *Kps. 100mg*	**Platinsensit. Rezid. eines serösen Ovarial-Ca oder Eileiter-Ca, prim. Peritonealkarzinose** 1 x 300mg/d p.o.; **DANI, DALI** leichte-mäßige NI/LI: 100%; schwere NI/LI: vorsichtige Anw.
Olaparib Rp	HWZ 11.9h, PPB 82%, PRC D, Lact
Lynparza *Kps. 50, 100, 150mg*	**Platin-sensitives Rezidiv eines epithelialen Ovarial-Ca, Eileiter-Ca, prim. Peritoneal-Ca** 2 x 400mg/d p.o.; **DANI** CrCl ≥ 50: 100%; < 50 Anw. nicht empf.; **DALI** Anw. nicht empf.
Panobinostat Rp	HWZ 37h, PPB 90%
Farydak *Kps. 10, 15, 20mg*	**Multiples Myelom, rezidiviert u./od. refrakt.** 1 x 20mg p.o. d 1, 3, 5, 8, 10, 12 eines 21-täg Zyklus, mit Bortezomib, Dexamethason komb **DANI** leichte-schwere NI: 100%; HD: k. D.; **DALI** leichte LI: ini 15mg, bei guter Verträglichk 20mg; mittelschw. LI: ini 10mg, bei guter Verträglichk.15mg; schwere LI: Anw. nicht emp
Pegcetacoplan Rp	HWZ 8
Aspaveli *Inf.Lsg. 1080mg/20ml*	**Paroxysm. nächtl. Hämoglobinurie nach Th mit C5-Inhibitor:** 2x/W 1080mg s.c. über Infusionspumpe; s.a. FI; **DANI** leichte-schwere NI: 100%; HD: k. D.; **DALI** nicht erforderl.

'entostatin Rp	HWZ 5.7h, PPB 4%
Nipent *Inf.Lsg. 10mg*	**Haarzell-Leukämie:** 4mg/m² i.v. d1, Wdh. d15; **DANI** CrCl < 60: KI; **DALI** vorsichtige Anw.
'omalidomid Rp	HWZ 7.5h, PPB 12-44%, PRC X, Lact ?
Imnovid *Kps. 1, 2, 3, 4mg*	**Rezid. od. refrakt. multiples Myelom:** 1 x 4mg p.o. d1-21, Wdh. d29 in Kombin. mit Dexamethason; **DANI, DALI** vors. Dosiseinstellung
Rucaparib Rp	HWZ 17-19h, PPB 70%
Rubraca *Tbl. 200, 250, 300mg*	**Platin-sensitives Rezidiv eines epithelialen Ovarial-Ca, Eileiter-Ca, prim. Peritoneal-Ca:** 2 x 600mg/d p.o.; **DANI** CrCl ≥ 30: 100%; < 50: Anw. nicht empf.; **DALI** leichte LI: 100%; mittelschwere bis schwere LI: Anw. nicht empf.
;onidegib Rp	HWZ 28d, PPB 97%
Odomzo *Kps. 200mg*	**Lokal fortgeschr. Basalzell-Ca:** 1 x 200mg p.o.; **DANI** leichte – mittelschwere NI: 100%, schwere NI: keine Daten; **DALI** nicht erf.
;otorasib Rp	HWZ 5h, PPB 89%
Lumykras *Tbl. 200mg*	**Fortgeschr. NSCLC m. KRAS G12C-Mutation:** 1 x 920mg p.o.; Dosisanpassung n. Toxizität s. FachInfo; **DANI** CrCl ≥ 60: 100%; < 60: vorsichtige Anw.; **DALI** leichte LI: 100%; mäßige-schwere LI: Anw. nicht empf.
'agraxofusp Rp	HWZ 0.7h
Elzonris *Inf.Lsg. 1mg*	**Blastische plasmazytoide dendritische Zellneoplasie:** 12µg/kg i.v. d1-5, Wdh. d 22; Dosisanpassung n. Toxizität s. FachInfo; **DANI, DALI** keine Daten
alazoparib Rp	HWZ 32-148h, PPB 74%
Talzenna *Kps. 0.25, 1mg*	**Fortgeschritt. oder metastas. Mamma-Ca, HER2-neg. mit BRCA 1/2-Mutationen:** 1 x 1mg/d p.o.; Dosisanp. nach Toxizität s. FI; **DANI** CrCl 60-89: 100%; 30-59: 0.75mg/d.; <30, HD: Anw. nicht empf.; **DALI** leichte LI: 100%; mittelschwere bis schwere LI: k. D.

Talimogen laherparepvec Rp	
Imlygic *Inj.Lsg. 10^6, 10^8 Plaque-bildende Eineiten (PFU)/ml*	**Malignes Melanom, lokal oder entfernt metastas. (Stadien IIIB, IIIC, IVM1a)** → 731: je nach Läsionsgröße bis zu 4ml intraläsional, Wdh. n. 3 und 5W; s. FachInfo **DANI, DALI** nicht erf.
Tebentafusp Rp	HWZ 6-8
Kimmtrak *Inf.Lsg. 100μg/0.5ml*	**Inoperables od. metas. uveales Melanom** (A*02:01-pos): 20μg i.v. d1, 30μg d8, 68μg d15, dann 68μg 1x/W; s.a. FachInfo; **DANI** leichte-mäßige NI: 100%; schwere NI vors. Anw; **DALI** keine Daten
Thalidomid Rp	HWZ 5.5-7.3h, PPB 55-65%, PRC X, Lact
Thalidomide Celgene *Kps. 50mg*	**Mult. Myelom** → 604 **bei Pat. > 65J od. bei KI für hochdosierte Chemother.:** 1 x 200mg abends, max. 12 x 6W; in Kombin. mit Melphalan u. Prednison; **DANI, DALI** vors. Dosiseinst.
Tisagenlecleucel Rp	
Kymriah *Inj.Lsg. 1.2 x 10^6–6 x 10^8 Zellen*	**B-Zell-ALL:** < 50kg: 0.2–5 x 10^6 Zellen/kg i.v.; > 50kg: 0.1-2.5 x 10^8 Zellen/kg; **diffus großzell. B-Zell-Lymphom (DLBCL)** 0.6-6 x10^8 Zellen/kg; s.a. FI; **DANI, DALI** keine Angaben
Trabectedin Rp	HWZ 180h, PPB 96
Yondelis *Inf.Lsg. 0.25, 1mg*	**Fortgeschrittene Weichteilsarkome:** 1.5mg/m^2 i.v. (ZVK) d1, Wdh. d22; **DANI** CrCl < 30: KI; **DALI** KI bei ↑ Bilirubin
Tretinoin Rp	HWZ 0.7
Vesanoid *Kps. 10mg*	**Akute Promyelozytenleukämie:** 45mg/m^2 p.o. in 2ED bis Vollremission erreicht, max. 90d; **DANI, DALI** 25mg/m^2
T-Zellen, genetisch modifiziert Rp	
Zalmoxis *Infusionsdispersion 5–20 x 10^6 Zellen/ml*	**Begleitth. bei haploidentischer hämatopoet. Stammzell-Tx:** 1 ± 0.2 x 10^7 Zellen/kg i.v.; s.a. FachInfo; **DANI, DALI** keine Angaben

Venetoclax Rp	HWZ 26h PPB99%
Venclyxto *Tbl. 10, 50, 100mg*	**CLL nach Therapieversagen bzw. bei 17p-Deletion oder TP53-Mutation:** W1 20mg/d, W2 50mg/d, W3 100mg/d, W4 200mg/d; W5 u. danach 400mg/d p.o.; **DANI** CrCl 30-90: 100%; < 30, HD: k. D.; **DALI** leichte bis mittelschwere LI: vorsichtige Anw.; schwere LI: Anw. nicht empf.

Vismodegib Rp	HWZ 12d, PPB > 99%, PRC X, Lact -
Erivedge *Kps. 150mg*	**Symptomatisches metast. od. lokal fortgeschr. Basalzellkarzinom:** 1 x 150mg/d p.o.; **DANI, DALI** keine Daten

Voxelotor Rp	HWZ 39h, PPB > 99%
Oxbryta *Tbl. 500mg*	**Hämolyt. Anämie bei Sichelzellkrankheit:** Erw., Ki. ab 12J: Monoth. oder Komb. mit Hydroxycarbamid: 1 x 1500mg p.o.; **DANI** nicht erf., term. NI: keine Daten; **DALI** Child A, B: 100%; C: 1 x 1000mg

A 7.16 Entgiftungsmittel bei Zytostatikatherapie

Wm/Wi (Mesna): Stabilisierung urotoxischer Hydroxymetaboliten, Bildung atoxischer Additionsverbindungen mit Acrolein; **UW** (Mesna): Überempfindlichkeitsreaktionen, Übelkeit, Erbrechen, Juckreiz, Exantheme, Enantheme, Fieber; **KI** (Mesna): bek. Überempf., Ki. < 3J

Mesna Rp	
Mesna Cell *Inj.Lsg. 400, 1000, 5000mg* **Uromitexan** *Tbl. 400, 600mg; Inj.Lsg. 400, 1000, 5000mg*	**Verhütung der Harnwegstoxizität von Oxazaphosphorinen (Ifosfamid, Cyclophosphamid, Trofosfamid):** ini 20% der Oxazaphosphorindosis i.v., nach 2 und 6h 40% p.o.

A 8 Rheumatologie – Arzneimittel

A 8.1 Non-steroidale Antirheumatika (NSAR)

A 8.1.1 Salicylsäurederivate (Salizylate)

Wm: Hemmung der Cyclooxygenase ⇒ Prostaglandinsynthese ↓;
Wi: analgetisch, antiphlogistisch, antipyretisch, (ASS): thrombozytenaggregationshemmend;
UW (ASS): Sodbrennen, Übelkeit, Erbrechen, Bauchschmerzen, Diarrhoe, Kopfschmerzen, Schwindel, gestörtes Hörvermögen, Tinnitus, mentale Verwirrung, Sehstörungen, Somnolenz
KI (ASS): bek. Überempf gegen ASS od. andere Salizylate, früheres Auftreten von Asthma od. Überempfindlichkeitsreaktionen nach Verabreichung von Salicylaten od. NSAR; aktives peptisches Ulkus, hämorrhagische Diathese, schwere Niereninsuffizienz, schwere Leberinsuffizienz, schwere, nicht eingestellte Herzinsuffizienz, gleichzeitige Behandlung mit Methotrexat > 20mg/W; gleichzeitige Anw. von oralen Antikoagulanzien; Grav. ab 6. M

Acetylsalicylsäure (ASS) OTC/Rp — HWZ (2-4) h, Qo 1.0, PPB 70-90%, PRC D, Lact

Alka Seltzer Classic *Brausetbl. 324mg* **Aspirin** *Tbl. 100, 300, 500mg; Kautbl. 500mg; Brausetbl. 500mg; Gran. 500mg* **Aspirin i.v.** *Inj.Lsg. 500mg/5ml* **ASS 500 Elac** *Tbl. 500mg* **ASS-ratioph.** *Tbl. 100, 300, 500mg* **Delgesic** *Pulver 100, 500, 1000mg*	**Leichte, mäßig starke Schmerzen** → 667, **Fieber: Erw. Ki. ≥16J:** 1-3 x 324-1000mg p.o. max. 3g/d; 1-2 x 0.5-1g i.v., max. 5g/d; **Ki. 12-15J:** 1-6 x 500mg p.o. für max. 4d; **Ki. <12J:** 60mg/kg/d in 4-6 ED; **Thrombozytenaggregationshemmung** → 68: **DANI, DALI** vors. Anw., KI bei schwerer NI, L

A 8.1.2 Propionsäurederivate

Wm/Wi (Ibuprofen): Hemmung der Cyclooxygenase ⇒ Prostaglandinsynthese ↓⇒ analgetisch antiphlogistisch, antipyretisch, gering thrombozytenaggregationshemmend;
Wm/Wi (Naproxen): Hemmung der Cyclooxygenase ⇒ Prostaglandinsynthese ↓⇒ analgetisch antiphlogistisch, antipyretisch;
UW (Ibuprofen): Sodbrennen, Bauchschmerzen, Obstipation, Übelkeit, Erbrechen, GI-Blutg./ Ulzera, Diarrhoe, Stomatitis, Verschlechterg. v. Colitis ulcerosa bzw. M. Crohn, Kopfschmerzen Schwindel, Schlaflosigkeit, Erregung, Reizbarkeit, Müdigkeit; **UW** (Naproxen): Kopfschmerzen Schwindel, Schlaflosigkeit, Erregung, Reizbarkeit, Müdigkeit, Sehstrg., Hörststrg., Tinnitus, Übelkeit, Erbrechen, Sodbrennen, Magenschmerzen, Völlegefühl, Obstipation, Diarrhoe; geringfügige Blutverluste im MD-Trakt, die in Ausnahmefällen eine Anämie verursachen können; GI-Ulzera, GI-Blutung, periph. Ödeme, Exanthem, Pruritus, Purpura, Ekchymosen,
KI (Ibuprofen): bek. Überempf., bek. bronchospast. Reaktion, Asthma, Rhinitis oder Urtikaria nach ASS-/NSAR-Einnahme in der Anamnese, ungeklärte Blutbildungsstrg., akute oder anamnestisch wiederholt aufgetretene peptische Ulzera oder Blutungen, zerebrovask. oder andere aktive Blutungen, schwere Leber-/Nierenfktsstrg., schwere Herzinsuff., Grav. (3. Trimenon)
KI (Naproxen): bek. Überempf., bek. Reaktionen von Bronchospasmus, Asthma, Rhinitis, Urtikaria nach Einnahme von ASS oder anderen NSAR; ungeklärte Blutbildungsstrg., bestehende oder Z.n. peptischen Ulzera oder Hämorraghien (mind. 2 unterschiedliche Episoden nachgewiesener Ulzeration od. Blutung), NSAR-induzierte GI-Blutungen oder Perforation i.d. Vorgeschichte, zerebrovaskuläre oder andere aktive Blutungen, schwere Leber- oder Nierenfktsstrg.; schwere Herzinsuffizienz, Grav. (3. Trimenon), Ki. < 5J.

Dexibuprofen Rp	HWZ 1.8-3.5h, Q0 1.0, PPB 99%
Deltaran *Tbl. 200, 300, 400mg* **Dolomagon** *Tbl. 400mg*	**Schmerzen bei degen. Gelenkerkrankung, Dysmenorrhoe:** 2-3 x 200-300mg p.o., max. 1200mg/d; **DANI** CrCl < 30: KI; **DALI** KI bei schwerer Leberfktsstrg.

Dexketoprofen Rp	HWZ 0.35-1.65h, PPB 99%
Dexketoprofen Ethypharm *Inj.Lsg. 50mg/2ml* **Sympal** *Tbl. 12.5, 25mg; Granulat 25mg; Inj.Lsg. 50mg/2ml*	**Leichte, mäßig starke Schmerzen** → 667: 4-6 x 12.5mg p.o.; 3 x 25mg p.o., max. 75mg/d; **DANI** CrCl 50-80: max. 50mg/d; < 50: KI; **DALI** Child A-B: max. 50mg/d, C: KI

Ibuprofen OTC/Rp	HWZ 1.8-3.5h, Q0 1.0, PPB 99%, PRC D, Lact +
Aktren *Tbl. 200, 400mg; Kps. 400mg* **Dolgit** *Tbl. 200, 400, 600, 800mg; Gel (1g enth. 50mg)* **Dolormin** *Tbl. 200, 400mg; Saft (5ml = 100, 200mg); Gran. 200mg; Gel (1g enth. 50mg)* **IbuHEXAL** *Tbl. 200, 400, 600, 800mg; Gel (1g enth. 50mg)* **Ibu-ratioph.** *Tbl. 200, 400, 600, 800, 800(ret.)mg; Saft (5ml = 100, 200mg)* **ib-u-ron** *Supp. 75, 150mg* **Imbun IBU-Lysinat** *Tbl. 500, 1000mg; Supp. 500mg* **Nurofen** *Schmelztbl. 200mg; Supp. 60, 125mg; Saft (1ml = 100, 200mg)* **Pedea** *Inj.Lsg. 10mg/2ml*	**Leichte, mäßig starke Schmerzen** → 667, **Dysmenorrhoe, Fieber, rheumatische Erkrankungen** → 641**:** 2-3 x 200-600mg p.o.; 1-2 x 800mg (ret.) p.o.; 2-3 x 500mg rekt.; max. 2400mg/d; **Ki. ≥ 6M:** 7-10mg/kg p.o./rekt. Einzeldosis, max. 30mg/kg/d; **Schwellung, Entzündung gelenknaher Weichteile, Prellungen, Verstauchungen, Zerrungen:** Gel mit 4-10 cm langem Strang 3 x tgl. auftragen, max. 15g Gel (=750mg)/d; **Offener Ductus arteriosus Botalli, Frühgeborene vor 34. SSW:** Pedea: ini 10mg/kg i.v., n. 6 und 12h jeweils 5mg/kg; **DANI, DALI** leichte-mäßige NI, LI: 100%; schwere NI, LI: KI

Ketoprofen Rp	HWZ 1.5-2.5h, Q0 0.9, PPB 99%, PRC B, Lact ?
Alrheumun *Kps. 50, 100mg* **Gabrilen N** *Kps. 50, 100mg; Amp. 100mg/2ml* **Phardol Ketoprofen** *Gel (1g enth. 25mg)*	**Arthritiden** → 641, **rheumat. Erkr.** → 641, **schmerzhafte Schwellung, Dysmenorrhoe:** 1-2 x 50-150mg p.o.; 1 x100mg i.m.; **Zerrungen, Prellungen:** 3-4 x 2-4g Gel lokal, max. 16g Gel/d; **DANI** sorgfältige Dosiseinstellung

Naproxen OTC/Rp	HWZ 12-15h, Q0 0.9, PPB 100%
Aleve *Tbl. 220mg* **Naproxen AL** *Tbl. 250, 500mg* **Naproxen HEXAL** *250, 500mg* **Naproxen Infectoph.** *Susp. (1=50mg)* **Naproxen Stada** *Tbl. 250, 500, 750mg*	**Arthritiden** → 641, **rheumat. Erkr.** → 641, **schmerzhafte Schwellung, Dysmenorrhoe:** 500-1250mg/d p.o. in 2-3ED, max. 1000mg ED; **leichte bis mäßig starke Schmerzen, Fieber:** ini 200-500mg p.o., max. 750mg/d; **akuter Gichtanfall:** ini 750mg p.o., dann 250mg alle 8h bis Anfall vorüber ist; **Juvenile rheumatoide Arthritis, Ki. ab 2J:** 10mg/kg/d p.o. in 2ED; **DANI** CrCl < 30: KI; **DALI** KI bei schwerer LI

Tiaprofensäure Rp	HWZ 1.5-3h, Qo 0.55, PPB 98-99%
Surgam *Tbl. 300mg*	**Arthritiden** → 641, **rheumat. Erkr.** → 641, **schmerzhafte Schwellung:** 2 x 300mg p.o., max. 600mg/d; **DANI, DALI** KI bei schwerer NI, LI

A 8.1.3 Essigsäurederivate

Wm/Wi (Diclofenac, Indometacin): Hemmung der Cyclooxygenase ⇒ Prostaglandinsynthese ↓ ⇒ analgetisch, antiphlogistisch, antipyretisch, gering thrombozytenaggregationshemmend;
UW (Diclofenac): Erbrechen, Diarrhoe, Nausea, GI-Blutung, Überempfindlichkeit, anaphylaktische Reaktionen, Gesichtsödem, Zungenschwellung, Kehlkopfschwellung mit Einengung der Luftwege, Luftnot, Asthmaanfall, Herzjagen, RR ↓, Schock, Reizbarkeit, Schlaflosigkeit, Kopfschmerzen, Erregung, Müdigkeit, Schwindel, Benommenheit, Dyspepsie, Bauchschmerzen, Blähungen, Anorexie, GI-Ulzera, Transaminasen ↑, Exanthem, Juckreiz, Verschlechterung chronisch entzündlicher Darmerkrankungen;
UW (Indometacin): Exanthem, Juckreiz, Depression, Kopfschmerzen, Benommenheit, Schwindel, Schläfrigkeit, leichte Ermüdbarkeit, Erschöpfung, Tinnitus, Übelkeit, Erbrechen Diarrhoe, geringfügige Magen-Darm-Blutverluste (evtl. mit Anämie), Dyspepsie, Flatulenz, Bauchkrämpfe, Bauchschmerzen, Inappetenz, GI-Ulzera, Transaminasenerhöhung;
KI (Diclofenac): bek. Überempfindlichkeit, bek. Reaktionen von Bronchospasmus, Asthma, Rhinitis oder Urtikaria nach der Einnahme von ASS oder anderen NSAR in der Vergangenheit, ungeklärte Blutbildungsstrg., bestehende oder in der Vergangenheit wiederholt aufgetretene peptische Ulzera od. Hämorrhagien, GI-Blutungen od. Perforationen in der Anamnese im Zusammenhang mit einer vorherigen Therapie mit NSAR; zerebrovaskuläre oder andere aktive Blutungen, schwere Leber-/Nierenfunktionsstrg., Herzinsuff. (NYHA II-IV) ischämische Herzkrankheit, pAVK, zerebrovask. Erkrankung, Grav. (3. Trim.), Ki. <15J;
KI (Indometacin): bek. Überempfindlichkeit, bek. Reaktionen von Bronchospasmus, Asthma Rhinitis od. Urtikaria nach Einnahme von ASS oder anderen NSAR i. d. Vorgeschichte; bestehende oder Z.n. peptischen Ulzera oder Hämorraghien (mindestens 2 unterschiedliche Episoden nachgewiesener Ulzeration oder Blutung); NSAR-induzierte GI-Blutungen oder Perforation i.d. Vorgeschichte; ungeklärte Blutbildungs- und Blutgerinnungsstörungen, zerebrovaskuläre oder andere aktive Blutungen, schw. Herzinsuffizienz, Grav. (3. Trimenon) Ki. und Jug.

Aceclofenac Rp	HWZ 4-4.3h, Qo 1.0, PPB 99%
Beofenac *Tbl. 100mg*	**Aktivierte Arthrose** → 640, **rheumatoide Arthritis** → 641, **M. Bechterew** → 643: 1-2x100mg p.o.; **DANI** KI bei schwerer Nierenfktsstrg.; **DALI** ini 100mg/d, KI bei schw. Leberfktsstrg

Acemetacin Rp	HWZ 4.5(6)h, Qo 0.6 (0.85), hohe PP
Acemetacin Stada *Kps. 30, 60mg* **Rantudil** *Kps. 60, 90(ret.)mg* **Ziloxicum** *Kps. 60mg*	**Arthrose** → 640, **rheumatoide Arthritis** → 641, **M. Bechterew** → 643: 1-3 x 30-60mg p.o.; 1-2 x 90mg (ret.) p.o.; **DANI, DALI** vors. Anw

Diclofenac OTC/Rp	HWZ 1-2 (1-3)h, Q0 1.0, PPB 99%, PRC B, Lact ?
Arthrex Schmerzgel *Gel (1g enth. 9.3mg)* **Diclac Dolo** *Tbl. 25mg* **Diclac** *Tbl. 25, 50, 75(ret.), 100(ret.), 150(ret.)mg; Supp. 50, 100mg; Amp. 75mg/3ml* **Diclofenac-ratioph.** *Tbl. 25, 50mg; Supp. 50, 100mg; Pflaster 130mg; Amp. 75mg/2ml; Gel (1g enth. 10mg); Gtt. (20Gtt. = 50mg)* **Effekton** *Tbl. 50mg; Amp. 75mg/3ml* **Voltaren** *Tbl. 12.5, 25, 50, 100(ret.)mg; Kps. 75mg; Supp. 25, 50, 100mg; Pflaster 130mg; Gel (1g enth. 9.3mg)*	**Arthritiden** → 641, **rheumat. Erkr. , schmerzh. Schwellungen:** 1-3 x 25-50mg p.o./rekt.; 2 x 75mg p.o.; 1 x 100mg rekt.; 2 x 1 Pfl.; 1 x 100mg (ret.) p.o.; 1 x 75mg (ret.) i.m.; max. 150mg/d (ret.) p.o./rekt./i.m.; **Ki. >16J.:** 1-3 x 25mg p.o.; **DANI, DALI** leichte bis mäßige NI, LI: 100%; schwere NI, LI: KI; **äußerl. Therapie von Schmerzen, Entzündungen, Schwellungen bei rheumat.** → 641 **und degenerativen Erkr., Sportverletzungen:** 3-4 x tgl. auftragen

Indometacin Rp	HWZ 4-11 h, Q0 0.85, PPB > 90%, PRC D
Indometacin AL *Tbl. 50mg*	**Arthritiden** → 641, **rheumat. Erkr.** → 641, **M. Bechterew** → 643, **schmerzhafte Schwellungen:** 1-3 x 50mg; max. 200mg/d; **DANI, DALI** vors. Anw.

A 8.1.4 Oxicame

Wm/Wi (Meloxicam): Hemmung d. Cyclooxygenase ⇒ Prostaglandinsynthese ↓ ⇒ analgetisch, antiphlogistisch, antipyretisch; **Wm/Wi** (Piroxicam): Hemmung der Cyclooxygenase ⇒ Prostaglandinsynthese ↓ ⇒ analgetisch, antiphlogistisch, thrombozytenaggregationshemmend;
UW (Meloxicam): Dyspepsie, Übelkeit, Erbrechen, Bauchschmerzen, Diarrhoe, Obstipation, Blähungen, Kopfschmerzen; **UW** (Piroxicam): Kopfschmerzen, Schwindel, Übelkeit, Tinnitus, Sodbrennen, Bauchschmerzen, Übelkeit, Erbrechen, Blähungen, Diarrhoe, Obstipation, GI-Ulzera/-Blutung, GI-Perforation, ulzerative Stomatitis, Verstärkung Colitis/M. Crohn, Harnstoff ↑, Transaminasen ↑, aP ↑; Exanthem;
KI (Meloxicam): bek. Überempf. gegen Meloxicam/andere NSAR, Ki. und Jug. < 16J, NSAR-induzierte GI-Blutungen oder Perforation in der Anamnese, peptische Ulzera/Hämorrhagien (mind. 2 unterschiedliche Episoden), schwere LI, schweres nichtdialysiertes Nierenversagen, GI-Blutung, zerebrovaskuläre Blutung/andere erhöhte Blutungsneigung in der Anamnese, Grav. (letztes Trim.); **KI** (Piroxicam): bek. Überempf. gegen Piroxicam/andere NSAR, GI-Ulzera/-Blutungen oder -Perforationen aktuell oder anamnestisch, andere gastrointestinale Erkrankungen, die für Blutungen prädisponieren, z.B. Colitis ulcerosa, M. Crohn, gastroint. Malignome, Divertikulitis, entzündliche GI-Erkrankungen, Komb. mit anderen NSAR incl. COX-2-selektiven NSAR und ASS in analgetisch wirksamen Dosen, Komb. mit Antikoagulanzien, schwere (allergische) Arzneimittelreaktionen in der Anamnese, v.a. Hautreaktionen (z.B. Erythema multiforme, Stevens-Johnson-Syndrom, toxische epidermale Nekrolyse), ungeklärte Blutbildungs-/Blutgerinnungsstörung, zerebrovask./andere aktive Blutungen, schwere Leber-/Nierenfktsstrg., mäßige/schwere Herzinsuffizienz, Grav. (letztes Trim.)

Meloxicam Rp	HWZ 15-20h, Q0 1.0, PPB 99%, PRC N, Lact ?
Meloxicam AL *Tbl. 7.5, 15mg* **Meloxicam-ratioph.** *Tbl. 15mg* **Meloxicam Stada** *Tbl. 7.5, 15mg* **Mobec** *Tbl. 7.5, 15 mg*	**Arthrose** → 640, **rheumatoide Arthritis** → 641, **M. Bechterew** → 643**:** 1 x 7.5-15mg p.o., max. 15mg/d; **DANI** CrCl > 25: 100%; Dialyse max. 7.5mg/d

Piroxicam OTC/Rp	HWZ 50h, Qo 0.9, PPB 98%, PRC C, Lact +
Piroxicam AL *Tbl. 10, 20mg; Gel (1g enth. 5mg)* **Piroxicam HEXAL** *Tbl. 10, 20mg; Amp. 20mg/1ml* **Piroxicam-ratioph.** *Amp. 20mg/1ml* **Piroxicam Stada** *Amp. 20mg/1ml*	**Arthritiden** → 641, **rheumat. Erkr.** → 641, **schmerzhafte Schwellungen:** 10-20mg p.o./i.m., max. 20mg/d; **Entzündungen von Sehnen/Sehnenscheiden, schmerzhafte Schultersteife, Prellung, Zerrung, Verstauchung:** Creme, Gel: 3-4 x lokal; **DANI, DALI** leichte/mittlere Fktsstrg.: 100%, schwere Fktsstrg.: KI

A 8.1.5 Coxibe

Wm: selekt. Hemmung d. Cyclooxygenase-2 ⇒ Prostaglandinsynth. ↓; **Wi:** analget., antiphlogist
UW (Celecoxib): Sinusitis, Infektionen der oberen Atemwege, Harnwegsinfektionen, Verschlechterung einer Allergie, Schlaflosigkeit, Schwindel, Muskeltonus ↑, Herzinfarkt, Hypertonie, Pharyngitis, Rhinitis, Husten, Dyspnoe, Bauchschmerzen, Diarrhoe, Dyspepsie, Flatulenz, Erbrechen, Dysphagie, Exanthem, Pruritus, grippeähnliche Symptome, periphere Ödeme, Flüssigkeitsretention; **UW** (Etoricoxib): alveoläre Osteitis, Ödeme, Schwindel, Kopfschmerzen, Palpitationen, Hypertonie, Bauchschmerzen, Dyspepsie, Meteorismus, Sodbrennen, Übelkeit, Diarrhoe, Transaminasen ↑, Ekchymose, Asthenie, Müdigkeit, grippeartige Erkrankung;
KI (Celecoxib): bek. Überempf. gegen C. bzw. Sulfonamide; aktive peptische Ulzera oder GI-Blutungen, allergische Reaktionen auf ASS, NSAR, COX-2-Hemmer i. d. Vorgeschichte, Grav., Lakt., gebärfähige Frauen (Ausnahme: sichere Methode zur Schwangerschaftsverhütung); schwere Leberfunktionsstrg. (Serumalbumin <25 g/l oder Child-Pugh >10), Niereninsuff. CrCl < 30; entzündliche Darmerkrankungen, Herzinsuff. (NYHA II–IV), klinisch gesicherte KHK, pAVK, zerebrovaskuläre Erkrankungen;
KI (Etoricoxib): bek. Überempf., aktives peptisches Ulkus, aktive GI-Blutung; allergische Reaktion auf ASS, NSAR, COX-2-Hemmer in der Anamnese, Grav., Lakt.; schw. Leberfunktionsstörungen (Serum-Albumin < 25 g/l oder Child-Pugh-Score > 10), Niereninsuffizienz mit CrCl < 30 ml/min., Ki. < 16J.; entzündliche Darmerkrankungen, Herzinsuff. (NYHA II–IV), Hypertonie mit RR > 140/90 mmHg; gesicherte KHK, AVK, zerebrovaskuäre Erkrankungen

Celecoxib Rp	HWZ 8-12h, Qo > 0.7, PPB 97%, PRC C, Lact
Celebrex *Tbl. 100, 200mg* **Celecox HEXAL** *Tbl. 100, 200mg* **Celecoxib Actavis** *Tbl. 100, 200mg* **Celecoxib ratioph.** *Tbl. 100, 200mg* **Celecoxib Stada** *Tbl. 100, 200mg*	**Aktivierte Arthrose** → 640, **rheumatoide Arthritis** → 641, **M. Bechterew:** 1-2 x 100-200mg p.o., max. 400mg/d **DANI** vorsichtige Dosiseinstellung, CrCl < 30: KI **DALI** Child-Pugh A, B: 50%, C: KI

Etoricoxib Rp	HWZ 22h, PPB 92%
Algix *Tbl. 90mg* **Arcoxia** *Tbl. 30, 60, 90, 120mg* **Etoriax** *Tbl. 30, 60, 90, 120mg* **Etoricoxib Libra** *Tbl. 30, 60, 90, 120mg* **Etoricoxib Puren** *Tbl. 30, 60, 90, 120mg* **Tauxib** *Tbl. 90mg*	**Arthrose** → 640**:** 1 x 30mg p.o., ggf. steigern auf 1 x 60mg; **rheumatoide Arthritis** → 641 **M. Bechterew** → 643**:** 1 x 60mg p.o., ggf. steigern auf 1 x 90mg; **akute Gichtarthritis:** 1 x 120mg; **postop. Schmerzen n. Zahn-OP:** 1 x 90mg für 3d; **DANI** CrCl > 30: 100%; < 30: KI; **DALI** Child-Pugh A: max. 60mg/d; B: max. 30mg/d; C: KI

Parecoxib Rp	HWZ (8h) Qo 0.95 (> 0.7), PRC C, Lact ?
Dynastat *Inj.Lsg. 40mg/2ml*	**Postop. Schmerzen, Kurzzeittherapie:** 40mg i.v./i.m., nach 6-12h evtl. 20-40mg für 2d, max. 80mg/d, < 50kg: max. 40mg/d; **DANI** nicht erforderlich; **DALI** Child-Pugh A: 100%; B: 50%, max. 40mg/d; C: KI

A 8.2 Pyrazolonderivate

Wm/Wi: Hemmung der Cyclooxygenase ⇒ Prostaglandine ↓; analgetisch, antipyretisch; **Wi** (Phenylbutazon): zusätzl. antiphlogistisch; **UW** (Metamizol): allerg. Reaktionen, Bronchospasmus, RR ↓, Stevens-Johnson-/Lyell-Syndrom, Leukopenie, Agranulozytose, Nierenfkt. ↓, akute interstit. Nephritis; **KI** (Metamizol): bek. Allergie gg. Metamizol od. Pyrazolone/Pyrazolidine, bek. Analgetika-Asthma-Syndrom, bek. Analgetika-Intoleranz (Urtikaria-Angioödem-Typ), akute intermitt. hepat. Porphyrie, G-6-PDH-Mangel, Knochenmarkinsuff., Sgl. < 3M oder < 5kg; letztes Grav.-Trim., keine i.v.-Gabe bei Hypotonie und instabilem Kreislauf oder bei Sgl. (3–11M)

Metamizol Rp	HWZ 2.5(4)h, Qo > 0.8 (0.6), PRC D
Analgin *Tbl. 500mg; Amp. 1g/2ml* **Berlosin** *Tbl. 500mg; Supp. 1000mg; Amp. 1g/2ml* **Metamizol HEXAL** *Tbl. 500mg; Gtt. (20Gtt. = 500mg); Supp. 1000mg; Amp. 2.5g/5ml* **Novalgin** *Tbl. 500mg; Gtt. (20Gtt. = 500mg); Supp. 300, 1000mg; Amp. 1g/2ml, 2.5g/5ml* **Novaminsulfon-ratioph.** *Tbl. 500mg; Gtt. (20Gtt. = 500mg); Amp. 1g/2ml, 2.5g/2ml*	**Starke Schmerzen** → 667, **Tumorschmerz, Koliken, Fieber:** 1-4 x 8-16mg/kg p.o./rekt./i.v.; Erw., **Ki. ab 15J:** max. 4 x 1g/d p.o./rekt.; max 2.5g ED bzw. 5g/d i.v.; **Sgl. > 3M bzw. > 5kg:** 1-4 x 8-16mg/kg p.o./i.m.; **Ki.:** s. Erw.; **DANI, DALI** mehrfache höhere Dosen vermeiden

Phenazon OTC	HWZ 11-12h, Qo 0.95, geringe PPB
Eu-Med *Tbl. 500mg* **Migräne-Kranit** *Tbl. 500mg; Supp. 500mg*	**Leichte, mäßig starke Schmerzen** → 667, **Fieber, Migräneanfall** → 677: 1-4 x 0.5-1g p.o./rekt., max. 4g/d; **Ki. 7-15J:** 3-4 x 250mg p.o., max. 1250mg/d; **DANI** max. 500mg/ED, max. 2g/d

Propyphenazon OTC	HWZ 1.5h, Qo 0.9
Demex *Tbl. 500mg*	**Leichte bis mäßig starke Schmerzen** → 667, **Fieber:** 1-4 x 0.5-1g p.o., max. 4g/d; **Ki. 7-15J:** 1-4 x 250mg p.o.; max. 1200mg/d

A 8.3 Analgetika-Kombinationen

ASS + Codein Rp	
Dolviran N *Tbl. 500+30mg*	**Mäßig starke/starke Schmerzen** → 667: 1-3 x 500-1000+30-60mg p.o.; **DANI, DALI** Dosisreduktion

ASS + Paracetamol + Coffein OTC	
Dolopyrin AL, Neuralgin, Neuranidal N, Temagin Pac, Thomapyrin Classic Schmerz, Titralgan *Tbl. 250+200+50mg* **Thomapyrin Intensiv** *Tbl. 250+250+50mg*	**Leichte, mäßig starke Schmerzen** → 667: 1-3 x 250-500+200-400+50-100mg p.o.; **DANI** KI bei schwerer Nierenfunktionsstrg.
ASS + Paracetamol + Codein/Coffein Rp	
Dolomo TN *Kombipackung Tbl.-T: 250+250+50mg Coffein; Tbl.-N: 250+250+50mg Codein*	**Mäßig starke Schmerzen** → 667: tagsüber: 1-3 x 1-2Tbl.-T p.o.; nachts: 1 x 1-2Tbl.-N p.o.; **DANI** CrCl < 10: Dosisintervall mindestens 8h; **DALI** Dosisreduktion, Child-Pugh > 9: KI
Diclofenac + Codein Rp	
Voltaren plus *Tbl. 50+50mg*	**Starke/sehr starke Schmerzen** → 667: 1-3 x 50+50mg p.o.; **DANI** sorgf. Dosiseinstell.
Paracetamol + Codein Rp	PRC C, Lact ?
Gelonida Schmerztbl. *Tbl. 500+30mg* **Paracetamol comp. Stada** *Tbl. 500+30mg* **Talvosilen** *Tbl. 500+20, 500+30mg; Kps. 500+30mg; Supp. 1000+60mg* **Titretta** *Supp. 1g+60mg*	**Mäßig starke und starke Schmerzen** → 667: Erw., **Ki. ab 12j:** 1-4 x 500-1000+20-60mg p.o./rekt.; **DANI** Dosisreduktion; **DALI** Dosisreduktion, Child-Pugh > 9: KI
Paracetamol + Coffein + Codein Rp	
Azur compositum *Tbl. 350+50+30mg; Supp. 600+50+40mg*	**Starke Schmerzen** → 667: 1-4x350-700+50-100 +30-60mg p.o.; 1-4x600+50+40mg rekt.; **DANI** Dosisred.; **DALI** Dosisred., Child-P. > 9: KI
Paracetamol + Metoclopramid Rp	
Migraeflux Mcp *Tbl. 500+5mg* **Migränerton** *Kps. 500+5mg*	**Migräneanfall** → 677: ini 1000+10mg p.o., ggf. alle 4h 500+5mg, max. 3000+30mg/d; **DANI** Dosisred.; **DALI** LI mit Aszites: 50%
Paracetamol + N-Butylscopolamin OTC	
Buscopan plus *Tbl. 500+10mg; Supp. 800+10mg*	**Krampfartige Magen-Darm-Schmerzen, Dysmenorrhoe:** 3 x 500-1000+10-20mg p.o.; 3-4x800+10mg rekt.; **DALI** KI bei schwerer LI
Paracetamol + Tramadol Rp	
Zaldiar *Tbl. 325+37.5mg*	**Mäßig starke/starke Schmerzen** → 667: Erw. u. **Ki. > 12J:** ini 2Tbl., dann n. Bed. bis max. 4 x 2Tbl.; **DANI** CrCl 10-30: Dosisinterv. 12h; < 10: Anw. nicht empf.; **DALI** schw. LI Anw. nicht empf
S. auch Migränemittel → 321	

A 8.4 Analgetika + Schleimhautprotektiva

Diclofenac + Misoprostol Rp	
Arthotec forte *Tbl. 75+0.2mg*	**Aktivierte Arthrose** → 640: 2 x 75+0.2mg p.o.; **DANI, DALI** sorgfältige Dosiseinstellung

A 8.5 Analgetika + PPI

Naproxen + Esomeprazol Rp	
Vimovo *Tbl. 500+20mg*	**Arthrose, rheumatoide Arthritis, ankylosierende Spondylitis mit Risiko für NSAR-Ulzera** → 640: 2 x 500 + 20mg p.o.; **DANI** CrCl ≥ 30: vorsichtige Anw.; <30: KI, **DALI** leichte-mäßige LI: vors. Anw.; schwere LI: KI

A 8.6 Rheuma-Basistherapeutika DMARD (disease modifying antirheumatic drugs)

Wm (Chloroquin): Stabilisierung der Lysosomenmembran, Beeinflussung des Bindegewebsstoffwechsels; **Wm** (Cyclophosphamid): Alkylans ⇒ Strangbrüche und Vernetzungen der DNS; **Wm** (Leflunomid): Hemmung der Dihydroorotatdehydrogenase ⇒ ↓ Pyrimidinsynthese ⇒ Lymphozytenproliferation ↓; **Wm** (Methotrexat): immunsuppressiv, Zytokinsynthese ↓; **Wm** (Penicillamin): Spaltung von Rheumafaktoren, mesenchymsuppressiv; **Wm** (Sulfasalazin): beeinflusst Prostaglandinsynthese; **Wi:** beeinflusst rheumat. Grundprozess; **UW** (Chloroquin): Hornhauttrübg., Retinopathia pigmentosa, Exantheme; **UW** (Cyclophosphamid): Myelosuppression, Übelkeit, Erbrechen, hämorrhag. Zystitis, Haarausfall, Leberfktsstrg., Mukositis, venoocclusive disease; **UW** (Penicillamin): Nierenschäden, BB-Veränderungen, Geschmacksstrg., Muskellähmungen; **UW** (Leflunomid): Leukopenie, allerg. Reaktionen, CK ↑, Parästhesie, Kopfschmerzen, Schwindel, RR ↑, Durchfall, Übelkeit, Erbrechen, Erkr. der Mundschleimhaut, Bauchschmerzen, Leberenzyme ↑, Haarausfall, Ekzem, Exanthem, Pruritus, trockene Haut, Sehnenscheidenentz., Appetitlosigkeit, Gewicht ↓, Asthenie; **UW** (Methotrexat): Leukopenie, Anämie, Thrombopenie, Kopfschmerzen, Müdigkeit, Benommenheit, Pneumonie, interstit. Alveolitis/Pneumonitis (oft mit Eosinophilie), Stomatitis, Dyspepsie, Übelkeit, Appetitlosigkeit, Ulzerationen der Mundschleimhaut, Diarrhoe, Transaminasen ↑, Exanthem, Erythem, Pruritus; **KI** (Chloroquin): Retinopathie, G-6-PDH-Mangel, Grav./Lakt.; **KI** (Cyclophosphamid): floride Infektionen, schwere Knochenmarksuppression, Harnabflussstrg.; **KI** (Penicillamin): NI, Blutbildungsstrg., Leberschäden, Grav./Lakt.; **KI** (Leflunomid): bek. Überempf., schw. Immundefekte, eingeschränkte Knochenmarkfunktion, schw. Infektion, eingeschränkte Leberfunktion, mittlere bis schwere NI., schwere Hypoproteinämie, Grav./Lakt., Ki. und Jugendliche < 18J; **KI** (Methotrexat): bek. Überempf., stark eingeschr. Leberfkt., Alkoholabusus, stark eingeschr. Nierenfkt., vorbesteh. BB-Veränd. wie Knochenmarkhypoplasie, Leukopenie, Thrombozyto-penie od. signif. Anämie, schwere akute od. chron. Infekt. wie Tbc, HIV od. andere Immundefizienzsyndrome, Ulzera in Mundhöhle/GI-Trakt, Grav./Lakt., gleichz. Impfung mit Lebendimpfstoffen

Chloroquin Rp	HWZ 30-60d, Qo 0.3, PPB 50-60%, PRC C, Lact +
Resochin *Tbl. 155mg*	**Rheumatoide Arthritis** → 641, **Lupus erythematodes** → 645**: Erw. + Ki.:** 2.5mg/kg/d; max. Kumulativdos. 100g

Cyclophosphamid → 157 Rp	HWZ 7(9)h, Qo 0.5, PPB 13%
Cyclophosphamid HEXAL *Inf.Lsg. 500, 2000mg* **Endoxan** *Tbl. 50mg; Inf.Lsg. 200, 500, 1000, 2000mg*	**Schwere Formen von Lupus-Nephritis, Wegener-Granulomat.:** ini 500-1000mg/m^2 i.v./p.o., dann 1-2mg/kg p.o.; **DANI** CrCl < 10: 50%; **DALI** Bilirubin 3.1-5mg/dl: 75%

Hydroxychloroquinsulfat Rp	HWZ 30-60d, PRC C, Lact ?
Hydroxychloroquin Aristo *Tbl. 200mg* **Plaquenil** *Tbl. 200mg* **Quensyl** *Tbl. 200mg*	**Rheum. Arthritis** → 641, **juvenile idiop. Arthritis, Lupus erythematodes** → 645: ini 2-3 x 200mg p.o., Erh.Dos. 1-2 x 200mg; **Ki.:** 5-6.5mg/kg/d; **DANI, DALI** Dosis anpassen

Leflunomid Rp	HWZ 4-28d, PPB 99%, PRC X, Lact -
Arava *Tbl. 10, 20, 100mg* **Leflunomid HEXAL** *Tbl. 10, 20mg* **Leflunomid medac** *Tbl. 10, 15, 20mg* **Leflunomid Stada** *Tbl. 10, 20, 100mg* **Leflunomid Winthrop** *Tbl. 10, 20, 100mg*	**Rheumatoide Arthritis** → 641, **Psoriasisarthritis** → 644: d1-3: 1 x 100mg p.o., dann: 1 x 10-20mg p.o.; **DANI** KI bei mittlerer bis schwerer NI; **DALI** KI bei eingeschränkter Fkt.

Methotrexat → 160 Rp	HWZ 5.1-9.3h, Q0 0.06, PPB 60%, PRC X, Lact -
Lantarel *Tbl. 2.5, 7.5, 10mg; Fertigspr. 7.5mg/1ml, 10mg/1.34ml, 15mg/2ml, 20mg/2.67ml, 25mg/1ml* **Metex** *Tbl. 2.5, 7.5, 10mg; Inj.Lsg., Fertigspr. 7.5mg/0.15ml, 10mg/0.20ml, 12.5mg/0.25ml, 15mg/0.30ml, 17.5mg/0.35ml, 20mg/0.40ml, 22.5mg/0.45ml, 25mg/0.50ml, 27.5mg/0.55ml, 30mg/0.60ml* **MTX HEXAL** *Tbl. 2.5, 5, 7.5 10, 15mg; Inj.Lsg. 5mg/2ml, 7.5mg/1ml, 10mg/4ml, 15mg/2ml, 25mg/1ml, 50mg/2ml, 500mg/20ml, 1g/40ml* **Trexject** *Fertigspr. 7.5mg/0.75ml, 10mg/1ml, 15mg/1.5ml, 20mg/2ml, 25mg/2.5ml*	**Rheumatoide Arthritis** → 641, **Psoriasisarthritis** → 644: ini 1 x/W 7.5mg p.o./i.v., bei guter Verträglichkeit evtl. 1 x/W 10-15mg, max. 20mg/W p.o./i.v.; **juvenile idiopath. Arthritis: Ki. <16J:** 10-15mg/m²/W s.c./i.m.; bei therapierefraktären Fällen bis 20mg/m²/W; **M. Crohn** → 524: ini 25mg/W s.c./iv./i.m., Wi-Eintritt nach 8-12 W, Erh.Dos. 15mg/W s.c./iv./i.m.; **DANI** CrCl > 50: 100%; 20-50: 50%, < 20: KI; **DALI** Anw. nur mit großer Vorsicht; Bili > 5 mg/dl: KI

Penicillamin Rp	HWZ 1-7.5h, Q0 0.85, PPB 90%, PRC D, Lact -
Metalcaptase *Tbl. 150, 300mg*	**Rheumatoide Arthritis** → 641: W1-2 150mg/d p.o., dann alle 2W um 150mg steigern, max. 1200mg, nach Wi-Eintritt reduzieren auf Erh.Dos. 300-600mg/d; **Ki.:** ini 3-5mg/kg, max. 15-20mg/kg, nach Wi-Eintritt auf Erh.Dos. 5-10mg/kg/d reduzieren; **M. Wilson:** 1 x 10-20mg/kg p.o.; **DANI, DALI** KI

Sulfasalazin Rp	HWZ 7.6h, PPB > 95%, PRC B, Lact
Azulfidine RA *Tbl. 500mg* **Pleon RA** *Tbl. 500mg* **Salazopyrine RA** *Tbl. 500mg* **Sulfasalazin HEXAL** *Tbl. 500mg* **Sulfasalazin Medac** *Tbl. 500mg*	**Rheumatoide Arthritis** → 641: W1: 1 x 500mg/d p.o.; W2: 2 x 500mg/d; W3: 1500mg/d; W4: 2 x 1g/d; **DANI, DALI** KI bei schwerer NI, LI

A 8.7 Glukokortikoide

Wi: Gluconeogenese ↑, Proteinkatabolismus ↑, Lipolyse, Hemmung mesenchymaler Reaktionen (Entzündung, Exsudation, Proliferation), immunsuppressiv, antiallergisch (Lympho-/Eosinopenie, lymphatisches Gewebe ↓, B-/T-Zellaktivität ↓);
UW diabetogen: Glukose ↑, Glukosurie, Steroiddiabetes;
katabol: negative Stickstoffbilanz, Wachstum ↓, Osteoporose;
Fettstoffwechsel: Stammfettsucht, Vollmondgesicht, Fettsäurespiegel ↑;
BB: Thrombos ↑, Erys ↑, Neutrophile ↑, Eosinophile ↓, Basophile ↓, Lymphos ↓;
ulzerogen: Produktion von Magensäure ↑, Magenschleim ↓;
Augen: Hornhautulkus, Glaukom, Katarakt;
Haut: Atrophie, Striae rubrae, Akne;
Kapillarbrüchigkeit ↑: Petechien, Ekchymosen, Purpura;
mineralokortikoide Wi: H_2O-, Na-Retention, K^+ ↓, RR ↑, Alkalose;
Immunschwäche: Infektgefährdung, Tbc-Aktivierung;
endokrines Psychosyndrom: Euphorie, Depression, Verwirrung, Halluzination;
Muskeln: Schwäche, Atrophie;
NNR-Atrophie: Kortison-Entzugssyndrom (Schwäche, Schwindel, Schock);
KI (bei chronischer Anwendung): GI-Ulzera, schwere Osteoporose, akute virale/bakterielle Infektionen, Systemmykosen, Glaukom, psychiatrische Anamnese;
Glu: relative glukokortikoide Potenz; **Min:** relative mineralokortikoide Potenz

Die Dosierung richtet sich nach der Schwere der jeweiligen Erkrankung.

		Glu	Min
Betamethason Rp	HWZ 6h, Qo 0.95, PPB 58-70%, PRC C, Lact -	**Glu**	**Min**
Celestamine N *Tbl. 0.5mg; Gtt. (1ml = 0.5mg)* **Celestan Depot** *Amp. 5.7mg* **Celestan solubile** *Amp. 4mg/1ml* **Celestone** *Tbl. 0.5mg; Gtt. (1ml = 0.5mg); Amp. 4mg/1ml*	**Entzündliche/degenerative Gelenkerkr.:** 1.4-11.4mg (je nach Gelenkgröße) intraartikulär; **entzündl./degen. Bindegewebserkr.:** 1.4-5.7mg intraläsional; **Hauterkr.** (s. FachInfo): max. 1.1mg/cm², max. 5.7mg/Behandlung intradermal; **akuter Asthmaanfall** → 488**:** 11.4mg i.m.; 8-20mg p.o.; **Induktion der Lungenreife bei drohender Frühgeburt:** 2 x 5.7mg im Abstand von 24h, ggf. Wdh. nach 7d; **Panarteriitis nodosa** → 647**, aktive Phasen rheumat. Systemerkr.** → 641**, SLE** → 645**, aktive rheumat. Arthritis** → 641**:** 6-15mg/d p.o.; **juvenile idiopath. Arthritis (Still-Syndrom)** → 641**, rheum. Fieber mit Karditis** → 475**:** 12-15mg/d p.o.; **interstit. Aspirationspneumonie:** ini 2-4mg/d, dann 0.25-1mg/d p.o.	25	0
Cloprednol Rp	HWZ 2h, Qo 1.0, PPB 67-84%	**8**	**0**
Syntestan *Tbl. 2.5, 5mg*	**Asthma bronchiale** → 481**, rheumatoide Arthritis** → 641**:** 1 x 1.25-12.5mg/d p.o., langsame Dosisreduktion anstreben		

		Glu	Min
Deflazacort Rp	HWZ 1.5h, Qo 0.8	Glu	Min
Calcort *Tbl. 6mg*	**Rheumatoide Arthritis** → 641: 1 x 6-18mg p.o., Reduktion bis zur niedrigsten noch wirksamen Dosis	3	3
Dexamethason Rp	HWZ 2-5h, Qo 0.9, PPB gering, PRC C, Lact -	30	0
Dexa-Allvoran *Amp. 4mg/1ml* **Dexaflam Inject** *Amp. 4mg/1ml* **DexaHEXAL** *Amp. 4mg/1ml, 8mg/2ml* **Dexamethason-ratioph.** *Tbl. 4, 8mg* **Fortecortin** *Tbl. 0.5, 2, 4, 8mg; Amp. 4mg/1ml, 8mg/2ml, 40mg/5ml, 100mg/10ml* **InfectoDexaKrupp** *Saft (5ml = 2mg)* **Lipotalon** *Amp. 4mg/1ml*	**Hirnödem:** ini 8-80mg i.v., dann 16-48mg/d p.o. in 3-6 ED; **Hirnödem bei bakt. Meningitis:** 0.15mg/kg alle 6h für 4d p.o./i.v.; **Ki:** 0.4mg/kg alle 12h für 2d; **schwerer, akuter Asthmaanfall:** 8-20mg p.o./i.v., bei Bedarf 8mg alle 4h; **Ki:** 0.15-0.4mg/kg p.o.; **akute Laryngotracheitis:** Ki. ab 1M: 0.15mg/kg p.o. als ED; **akute Hauterkr.:** 8-40mg p.o./i.v.; **aktive Phasen rheumat. Systemerkr. rheumatische Arthritis:** 6-16mg/d p.o./i.v.; **schwere Infektionserkrankung:** 4-20mg/d p.o./i.v.; **Palliativtherapie maligner Tumore:** 8-16mg/d p.o./i.v.; **kongenitales AGS:** 1 x 0.25-0.75mg/d p.o.; **Pro./Therapie postop./Chemotherapie-induziertes Erbrechen:** 8-20mg vor Chemo/OP p.o./i.v., dann s. FachInfo; **posttraumatischer/anaphylakt. Schock:** 40-100mg i.v.; **lokale Infiltrations-/Injektionstherapie:** 2-8mg lokal		
Fludrocortison Rp	HWZ 3.5-4.8h, PRC C, Lact ?	10	125
Astonin H *Tbl. 0.1mg*	**Substitution bei M. Addison** → 578, **Salzverlustsyndrom:** 0.05-0.2mg/d p.o.; **hypoadrenerge orthostatische Hypotension:** ini 0.1-0.2mg/d p.o., ggf. steigern, Therapie für max. 2M		
Hydrocortison (=Cortisol) Rp	HWZ 1-2h, Qo 1.0, PPB 75-95%, PRC C, Lact -	1	[illegible]
Alkindi *Granulat 0.5, 1, 2, 5mg* **Hydrocortison Acis** *Tbl. 10mg* **Hydrocortison Hoechst** *Tbl. 10mg* **Hydrocortison** *Amp. 100mg/2ml, 250mg/2ml, 500mg/4ml, 1g/8ml*	**Substitution bei primärer/sekundärer NNR-Insuff.:** 10-20mg/d, max. 30mg/d; **Ki:** 10-15mg/m²/d in 2-3 ED p.o.; **Hemmtherapie bei AGS:** 15-20mg/m²/d in 3 ED p.o.; **Schwere akute Schockzustände** → 668, **akute NNR-Insuff.:** 10-50mg/h i.v., Wdh. nach Bedarf		

Methylprednisolon Rp	HWZ 2-3h, Q_0 0.9, PPB 77%, PRC C, Lact ?	**Glu**	**Min**
Methylprednisolon Acis *Tbl. 4, 8, 16, 32mg* **Metypred** *Tbl. 4, 8, 16, 40mg; Amp. 125mg/2ml, 250mg/4ml, 1g/16ml* **M PredniHEXAL** *Tbl. 4, 8, 16mg* **Urbason** *Tbl. 4, 8, 16, 40mg; Amp. 16mg/1ml, 32mg/1ml, 250mg/5ml, 1g/10ml*	Zahlreiche Ind (s. FachInfo); **Anfangsdosen:** 12-160mg/d p.o.; **Erhaltungsdosen:** 4-12mg/d p.o.; **Ki: Anfangsdosen:** 0.8-1.5mg/kg/d, max. 80mg/d; **Erhaltungsdosen:** 2-4mg/d; **Akut lebensbedrohliche Zustände** (s. FachInfo): 250-1000mg i.v.; **Ki:** 4-20mg/kg i.v.	5	0
Prednisolon Rp	HWZ 2.6-3h, Q_0 0.75, PPB 95%, PRC C, Lact -	4	1
Decortin H *Tbl. 1, 5, 10, 20, 50mg* **Infectocortikrupp** *Supp. 100mg* **Klismacort** *Rektalkps. 100mg* **PredniHEXAL** *Tbl. 5, 10, 20, 50mg* **Prednisolon Jenaph.** *Tbl. 1, 5, 10, 20, 50mg* **Prednisolon-ratioph.** *Tbl. 5, 50mg* **Prednisolut** *Amp. 10mg/2ml, 25mg/5ml, 50mg/2ml, 100mg/5ml, 250mg/5ml, 500mg/5ml, 1g/10ml* **Solu-Decortin H** *Amp. 10mg/1ml, 25mg/1ml, 50mg/1ml, 100mg/1ml, 250mg/5ml, 500mg/5ml, 1g/10ml*	Zahlreiche Ind (s. FachInfo); **hohe Dosis:** 80-100(250)mg/d; **mittl. Dosis:** 40-80mg/d; **niedrige Dosis:** 10-40mg/d; **sehr niedrige Dosis:** 1.5-7.5 (10) mg/d; **Ki: hohe Dosis:** 2-3mg/kg/d; **mittlere Dosis:** 1-2mg/kg/d; **Erhaltungsdosis:** 0.25mg/kg/d; **Anaphyl. Schock:** 1g i.v; **toxisches Lungenödem:** 1g i.v., **Ki. 10-15mg/kgKG**, evtl. nach 6, 12 u. 24h wiederholen; **Status asthmaticus:** 100-500mg i.v., **Ki. 2mg/kgKG**; Weiterbehandl. alle 6h mit gleicher oder niedrigerer Dosis, dann Dosisred.; **Pseudokrupp:** 100mg rekt., bei Bedarf nach 1h erneut 100mg; 3-5mg/kgKG i.v., evtl. nach 2-3h wdh.; **Addison-Krise:** 25-50mg i.v., dann orale Weiterbehandlung + Mineralokortikoid		
Prednison Rp	HWZ 1.7-3h, Q_0 1.0, PPB 75%, PRC C, Lact +	3.5	1
Decortin *Tbl. 5, 20, 50mg* **Lodotra** *Tbl. (ret.) 1, 2, 5mg* **Prednison HEXAL** *Tbl. 5, 20, 50mg* **Rectodelt** *Supp. 100mg*	Zahlreiche Ind. (s.FachInfo); **hohe Dosis:** 80-100 (250) mg/d; **mittlere Dosis:** 40-80mg/d; **niedrige Dosis:** 10-40mg/d; **sehr niedrige Dosis:** 1.5-7.5 (10) mg/d; **Ki: hohe Dosis:** 2-3mg/kg/d; **mittlere Dosis:** 1-2mg/kg/d; **Erhaltungsdosis:** 0.25mg/kg/d; **(Pseudo-)Krupp, spastische Bronchitis bei Ki.:** 1 x 100mg rekt., max. 200mg/d		
Triamcinolon Rp	HWZ 2-3h, Q_0 1.0, PPB 80%, PRC C, Lact ?	5	0
TriamHEXAL *10/40(KS)mg/1ml* **Volon** *Tbl. 4, 8, 16mg* **Volon A** *Amp. 10(KS)mg/1ml, 40(KS)mg/1ml; Inj.Lsg. 50mg/5ml, 200mg/5ml; Fertigspr. 40(KS)mg/1ml*	**Anw. in Rheumatologie, Dermatologie, Nephrologie, Pulmologie:** 1-100mg/d p.o.; **intraartikuläre, intrafokale, intramuskuläre, subläsionale Anwendung:** 10-80mg		

A 8.8 Selektive Immunsuppressiva

Wm/Wi (Abatacept): Inhibierung der Aktivierung von T-Lymphozyten; **Wm/Wi** (Adalimuab): spezifische Bindung an Tumornekrosefaktor-alpha (TNF-alpha); **Wm/Wi** (Anakinra): kompetitiver Antagonist an Interleukin-1-Typ-I-Rez. ⇒ Neutralisierung der proinflammatorischen Interleukin-1-Aktivität; **Wm/Wi** (Apremilast): Phosphodiesterase-4-Inhibitor ⇒ Modulation eines Netzwerks pro- und antiinflammatorischer Mediatoren ⇒ Downregulation der Entzündungsreaktion; **Wm/Wi** (Anifrolumab): humaner IgG-G1-kappa-AK, bindet an Typ-I-Interferorezeptor ⇒ Hemmung der Signaltransduktion ⇒ Wiederherstellung des Gleichgewichts zw. adaptiver u. angeborener Immunität; **Wm/Wi** (Avacopan): selektiver Komplement-5a-Rez.-Antagonist ⇒ Hemmung von Aktivierung, Migration und Adhärenz der Neutrophilen an Endothelzellen; **Wm/Wi** (Baricitinib): selektiver und reversibler Inhibitor der JAK 1 u. 2 ⇒ Modulation der immunologischen und inflammatorischen Antwort; **Wm/Wi** (Belimumab): humaner monoklonaler IgG1Kappa-AK ⇒ Bindung an B-Lymphozyten-Stimulator-Protein ⇒ hemmt Überleben von B-Zellen u. reduziert deren Ausdifferenzierung; **Wm/Wi** (Canakinumab): humaner monoklonaler IL-1-beta-Antikörper ⇒ hemmt Bildung von Entzündungsmediatoren; **Wm/Wi** (Certolizumab): Fab-Fragment eines humanisierten AK ⇒ neutralisierende Wi auf TNF-Alpha ⇒ Hemmg. der Entzündungsaktivität; **Wm/Wi** (Etanercept): rekombin., dimeres Protein: bindet TNF und hemmt kompetitiv; **Wm/Wi** (Filgotinib): JAK-Inhibitor bevorzugt der JAK 1 ⇒ Hemmung der IL-6-induzierten STAT1-Phosphorylierung ⇒ Modulation der immunolog. u. inflammat. Antwort; **Wm/Wi** (Golimumab): humaner, monoklonaler AK ⇒ Komplexbildung mit TNF-Alpha ⇒ Hemmung der Entzündungsaktivität; **Wm/Wi** (Infliximab): chimärer, monoklon., humanmuriner AK von TNF-alpha ⇒ hemmt Entzündungsaktivität bei M. Crohn und rheumatoider Arthritis; **Wm/Wi** (Sarilumab): humaner, monoklon. AK, der an IL-6 bindet ⇒ hemmt proinflamm. IL-6-Wi; **Wm/Wi** (Tocilizumab): bindet an IL-6-Rez. ⇒ hemmt proinflammat. IL-6-Wi; **Wm/Wi** (Tofacitinib, Upadacitinib): selekt. Inhibitor der JAK 1 u. 3 ⇒ ↓ Signalübertragung von Interleukinen ⇒ Modulation d. immunolog. u. inflammat. Antwort; **Wm/Wi** (Vedolizumab): humanisierter monoklon. AK, der an das α4-β7-Integrin von T-Helfer-Lymphozyten bindet ⇒ Hemmung der Migration in GI-Trakt; **UW** (Abatacept): Kopfschmerzen, Übelkeit, Leberwerte ↑, Benommenheit, Husten, Bauchschmerzen, Exanthem, Atemweginf., Hypertonie, Flush, Fatigue; **UW** (Adalimumab): BB-Veränd., Kopfschmerzen, Atem-, Harnwegsinf., Übelkeit, Diarrhoe, Hautausschlag, H. simplex, Grippesyndrom; **UW** (Anakinra): Kopfschmerzen, Reakt. an Einstichstelle, Infekte, Neutrophile ↓; **UW** (Anifrolumab): Infekt. d. Atemwege, Bronchitis, H. zoster, Überempf., infusionsbed. Reakt.; **UW** (Apremilast): Bronchitis, Infekt. d. ob. Atemwege, Nasopharyngitis, Appetit ↓, Schlaflosigkeit, Migräne, (Spannungs-) Kopfschmerz, Husten, Diarrhoe, Übelkeit, Erbrechen, Dyspepsie, häufiger Stuhlgang, Oberbauchschmerzen, gastroösoph. Refluxkrankheit, Rückenschmerzen, Fatigue; **UW** (Avacopan): Infektion der ob./unt. Atemwege, Nasopharyngitis, Kopfschmerz, Übelkeit, Erbrechen, Diarrhoe, Leberenzyme ↑, Leuko-/Neutropenie, Pneumonie, Rhinitis, Harnwegsinf., Sinusitis, Bronchitis, Gastroenteritis, Zellulitis, H. zoster, Influenza, orale Candidose, oraler Herpes, Otitis media, Bauchschmerzen, CK ↑; **UW** (Baricitinib): Inf. d. oberen Atemwege, Hypercholesterinämie, H. zoster, H. simplex, Gastroenteritis, Harnwegsinfektionen, Übelkeit, Thrombozytose, Übelkeit, ALT ↑; **UW** (Belimumab): Bronchitis, virale Gastroenteritis, (Naso-)Pharyngitis, Zystitis, Leukopenie, Überempfindlichkeitsreakt., Depression, Schlaflosigk., Migräne, Diarrhoe, Übelkeit, Schmerzen an den Extremitäten, Infusionsreaktionen, Fieber; **UW** (Canakinumab): Nasopharyngitis, Harnwegsinf., Inf. der oberen Atemwege, Virusinfektion, Influenza, Pneumonie, Gastroenteritis, Sinusitis, Tonsillitis, Otitis media, Nasopharyngitis, Schwindel, Vertigo, Reaktion a. d. Inj.Stelle, Oberbauchbeschwerden, Gelenkschmerzen, Schmerzen der Skelettmuskulatur, Rückenschmerzen, renale CrCl ↓, Proteinurie, Leukopenie, Neutropenie, Erschöpfung, Asthenie;

UW (Certolizumab): Infekt. d. Harnwege/oberen Atemwege, Kopfschmerzen, Schwindel, Erbrechen, Hautausschlag, Pruritus, Erschöpfung, Reaktion an der Einstichstelle; **UW** (Etanercept): Kopfschmerzen, Reaktion an der Einstichstelle, Infektionen, Rhinitis; **UW** (Filgotinib): Harnwegsinf., Infektion d. oberen Atemwege, Herpes zoster, Pneumonie, Neutropenie, Hypercholesterinämie, Schwindel, Übelkeit, CK ↑; **UW** (Golimumab): Infekt. d. ob. Atemwege, virale Inf., oberfl. Pilzinfekt., Anämie, allerg. Reaktionen, Depression, Schlaflosigkeit, Schwindel, Parästhesien, Kopfschmerzen, Hypertonie, GI-Strg., Alopezie, Dermatitis, Juckreiz, Hautausschlag, Transamninasen ↑, verzögerte Wundheilung, Fieber, Asthenie, Reakt. an der Einstichstelle; **UW** (Infliximab): virale Inf., Bronchitis, Pneumonie, Sinusitis, Kopfschmerz, Schwindel, Benommenheit, RR ↑, Nausea, Diarrhoe, Hautausschlag, Harnwegsinf., Brustschmerz, Ermüdung; **UW** (Sarilumab): Infekt. der ob. Atemwege, Harnwegsinf., Nasopharyngitis, oraler Herpes, Neutro-, Thrombopenie, Hypercholesterinämie, Hypertriglyzeridämie, Transamin. ↑, Rötung/Juckreiz an Inj.Stelle; **UW** (Tocilizumab): Infekt. der ob. Atemwege, Leukopenie, Hypertonie, Kopfschmerzen, Konjunktivitis, Hypercholesterinämie, Schwindel, Transaminasen ↑, Exanthem, Pruritus, Mundulzera, Gastritis, Pneumonie, H. zoster/simplex; **UW** (Tofacitinib): Nasopharyngitis, Pneumonie, Influenza, H. zoster, Harnweginf., Sinusitis, Bronchitis, Leukopenie, Anämie, Dyslipidämie, Hyperlipidämie, Insomnie, Kopfschmerzen, Hypertonie, Dyspnoe, Husten, Bauchschmerzen, Erbrechen, Diarrhoe, Übelkeit, Gastritis, Dyspepsie, Exanthem, Muskelschmerzen, Arthralgie, periph. Ödeme, Pyrexie, Fatigue, Leberenz. ↑, Gewicht ↑, Transamin./Cholesterin/CK ↑; **UW** (Upadacitinib): Infekt. d. ob. Atemwege, Neutropenie, Hypercholesterinämie, Husten Übelk., Fieber, Gewicht ↑, Transamin./CK ↑; **UW** (Vedolizumab): Nasopharyngitis, Bronchitis, Gastroenteritis, Infekt. d. ob. Atemwege, Grippe, Sinusitis, Pharyngitis, Kopfschmerzen, Parästhesie, Hypertonie, oropharyng. Schmerzen, verstopfte Nase, Husten, anale Abszesse, Analfissur, Übelk., Verdauungsstrg., Verstopfg., Meteorismus, Hämorrh., Exanthem, Juckreiz, Erythem, Ekzem, Nachtschweiß, Akne, Arthralgie, Muskelkrämpfe, Rückenschmerz, Muskelschwäche, Müdigk., Fieber; **KI** (Abatacept): bek. Überempf., schwere/opportun. Infekte; **KI** (Adalimumab): aktive Tbc, schwere/opportun. Infekte, Herzinsuff. NYHA III–IV; **KI** (Anakinra): bek. Überempf., schwere Nierenfktsstrg.; **KI** (Anifrolumab): bek. Überempf.; **KI** (Apremilast): bek. Überempf., Grav.; **KI** (Avacopan): bek. Überempf.; **KI** (Baricitinib): bek. Überempf., Grav.; **KI** (Belimumab): bek. Überempf.; **KI** (Canakinumab): bek. Überempf., aktive schwere Infekt.; **KI** (Certolizumab, Golimumab): bek. Überempf., aktive Tbc, schwere/opportunist. Infekte, Herzinsuff., NYHA III–IV; **KI** (Etanercept): bek. Überempf., akute Infektionen; **KI** (Filgotinib): bek. Überempf., aktive Tbc, aktive schw. Infekt., Grav.; **KI** (Infliximab): Sepsis, manifeste Infekt., Abszesse, Tbc, Grav./Lakt., Ki. < 17J, wiederh. Verabreichung n. arzneimittelfreiem Intervall von 15W bis 2J; **KI** (Sarilumab): bek. Überempf., aktive schw. Infektionen; **KI** (Tofacitinib): bek. Überempf., aktive Tbc, schwere/opport. Infekt., schwere Leberfktsstrg., Grav./Lakt.; **KI** (Upadacitinib): bek. Überempf., aktive Tbc aktive schwere Infektionen, schwere Leberinsuff, Grav.; **KI** (Vedolizumab): bek. Überempf., aktive schw. Inf. wie Tbc, Sepsis, CMV-Infektion, Listeriose, opport. Infektionen, wie z.B. PML

Siehe auch Immunsuppressiva → 273

Abatacept Rp — HWZ 13d, PRC C, Lact ?

Orencia *Inj.Lsg. 125; Inf.Lsg. 250mg*	**Rheumatoide Arthritis, Psoriasisarthritis** → 641: Komb. mit MTX, W 0, 2, 4, dann alle 4W: < 60kg: 500mg i.v.; 60-100kg: 750mg i.v; > 100kg: 1g i.v.; 1 x/W 125mg s.c., ggf. mit Aufsättigungsdosis i.v. an d0; **Juvenile idiopath. Arthritis** → 641: **Ki. 6-17J:** 10mg/kg i.v., max. 1g W 0, 2, 4, dann alle 4W; **DANI, DALI** keine Daten

Adalimumab Rp	HWZ 10-20d, PRC B, Lact ?
Amgevita *Fertigspr./Pen 20, 40mg* **Hulio** *Fertigspr./Pen 20, 40mg* **Humira** *Fertigspr./Pen/Inj.Lsg. 20, 40, 80mg* **Hyrimoz** *Fertigspr./Pen 40mg* **Idacio** *Fertigspr./Pen 40mg* **Imraldi** *Fertigspr./Pen 40mg*	**Rheumatoide Arthritis:** 40mg alle 2W s.c. komb. mit MTX; bei Monotherapie bis 40mg 1x/W; **Ankylosierende Spondylitis, axiale Spondylarthritis, Psoriasisarthritis:** 40mg s.c. alle 2W; **Hidradenitis suppurativa**: W0 160mg, W2 80mg, ab W4 40mg 1x/W; **juvenile idiopathische Arthritis: Ki. 2-12J:** 24mg/m^2 s.c. alle 2W; **13-17J:** 40mg s.c. alle 2W; **Enthesitis-assoziierte Arthritis:** 24mg/m^2 s.c. alle 2 W, max. ED 40mg; **M. Crohn** → 524**:** W0: 80 (ggf. 160)mg; 2: 40 (ggf. 80)mg; dann 40mg s.c. alle 2W (ggf. 1 x/W); **Ki. < 40kg:** W0: 40 (ggf. 80)mg; W2: 20 (ggf. 40)mg, dann 20mg s.c. alle 2W (ggf. 1x/W); **> 40kg:** W0 80 (ggf. 160)mg; W2: 40 (ggf. 80)mg, dann 40mg s.c. alle 2W (ggf. 1x/W); **Colitis ulcerosa** → 525**:** W0: 160mg s.c.; W2: 80mg, dann 40mg alle 2W; **Psoriasis:** ini 80mg s.c., dann 40mg alle 2W; **Plaque-Psoriasis: Ki. ≥ 4J:** 0.8mg/kg, max. 40mg W0 u. 1, dann 0.8mg/kg alle 2W; **Uveitis:** W0: 80mg s.c., W1: 40mg, dann 40mg alle 2W; **Ki. < 30kg:** 20mg alle 2W, Kombin. m. MTX; **≥ 30kg:** 40mg alle 2W, Komb. m. MTX; **DANI, DALI** keine Daten
Anakinra Rp	HWZ 4-6h, PRC B, Lact
Kineret *Fertigspr. 100mg/0.67ml*	**Rheumatoide Arthr.** → 641**:** 1 x 100mg s.c.; Kombin. mit Methotrexat → 204; **Cryopyrin-assoz. period. Syndrome: Ki. ab 8M, 10kg:** ini 1-2mg/kg tgl. s.c., bei schwerem Verlauf ggf. ↑ auf 3-4mg/kg, max. 8mg/kg; **Still-Syndrom** 1 x 100mg s.c.; < 50kg: 1-2mg/kg/d; **DANI** CrCl < 30: KI; **DALI** nicht erf.
Anifrolumab Rp	
Saphnelo *Inf.Lsg. 300mg*	**Moderater bis schwerer system. Lupus erythematodes, add-on-Th.:** 300mg i.v. alle 4W **DANI, DALI** nicht erf.
Apremilast Rp	HWZ 9h, PPB 68%, PRC C, Lact
Otezla *Tbl. 10, 20, 30mg*	**Aktive Psoriasisarthritis, chron. Plaque-Psoriasis:** d1: 1 x 10mg p.o.; d2: 2 x 10mg; d3: 10mg morgens, 20mg abends; d4: 2 x 20mg d5: 20mg morgens, 30mg abends; ab d6: 2 x 30mg p.o.; **DANI** CrCl ≥ 30: 100%; < 30: 1 x 30mg; **DALI** nicht erf.

Avacopan Rp	HWZ 21d, PPB 99%
Tavneos *Kps. 10mg*	**Schwere Granulomatose mit Polyangiitis, mikroskopische Polyangiitis:** 2 x 30mg p.o., Komb. mit Rituximab oder Cyclophosphamid; Dosisanpassung n. Toxizität s. FachInfo; **DANI** nicht erforderl.; **DALI** Child A, B: 100%; C: Anw. nicht empf.
Baricitinib Rp	HWZ 12.5h, PPB 50%
Olumiant *Tbl. 2, 4mg*	**Rheumatoide Arthritis** → 641**:** 1 x 4mg p.o.; Kombination mit Methotrexat → 204; **mittelschwere bis schwere atopische Dermatitis:** 1 x 4mg/d p.o. (>18 J); **DANI** CrCl 30-60: 1 x 2mg; < 30: Anw. nicht empfohlen; **DALI** leichte bis mittelschwere LI: 100%; schwere LI: Anw. nicht empfohlen
Belimumab Rp	HWZ 19.4d, PRC C, Lact ?
Benlysta *Inf.Lsg. 120, 400mg; Fertigspr., Pen 200mg*	**Zusatzther. bei aktivem systemischem Lupus erythematodes** → 645**:** 10mg/kg i.v. an d0, 14, 28, dann alle 4W; 200mg s.c. 1x/W; **DANI, DALI** nicht erf.
Canakinumab Rp	HWZ 26d
Ilaris *Inj.Lsg. 150mg*	**Cryopyrin-assoziierte period. Syndrome: Ki 2- < 4J, ≥ 7.5kg:** 4mg/kg alle 8W s.c.; **Erw., Ki ≥ 4J, 7.5- < 15kg:** 4mg/kg; **≥ 15- ≤ 40kg:** 2mg/kg; **> 40kg:** 150mg jeweils alle 8W s.c.; ggf. bis 8mg/kg od. 600mg alle 8W.; **Still-Syndrom, adultes Still-Syndrom, systemische juvenile idiopath. Arthritis: ≥ 7.5kg:** 4mg/kg, max. 300mg alle 4W s.c.; **Gichtarthritis:** 150mg s.c. als ED; **DANI** nicht erf.; **DALI** keine Daten
Certolizumab Pegol Rp	HWZ 14d, PRC B, Lact ?
Cimzia *Fertigspr. 200mg/ml*	**Alle Ind:** ini 400mg s.c. in W 0, 2 und 4; **Erh.Dos.: Rheumatoide Arthritis, Psoriasisarthritis:** Komb. mit MTX, 200mg s.c. alle 2W oder 400mg alle 4W; **axiale Spondylarthritis:** 200mg alle 2W oder 400mg alle 4W; **Plaque-Psoriasis:** 200mg alle 2W, ggf. 400mg alle 2W; **DANI, DALI** keine Daten

Etanercept Rp	HWZ 90-300h, PRC B, Lact ?
Benepali *Fertigspr., Pen 25, 50mg* **Enbrel** *Fertigspr. 25, 50mg;* *Inj.Lsg. 10mg/1ml, 25mg/1ml, 50mg/1ml* **Erelzi** *Fertigspr., Pen 25, 50mg*	**Rheumatoide Arthritis** → 641: 2 x 25mg/W od. 1 x 50mg/W s.c.; **Juv. idiop. Arthritis** → 641: **Ki. > 2J:** 2 x 0.4mg/kg/W s.c.; max. 25mg oder 1 x 0.8mg/kg/W, max. 50mg s.c.; **Psoriasis-arthritis** → 644, **M. Bechterew** → 643: 2 x 25mg/W oder 1 x 50mg/W s.c.; **Plaque-Psoriasis:** 2 x 25mg/W od. 1 x 50mg/W, ggf. 2 x 50mg/W bis zu 12W, dann 2 x 25mg/W, max. für 24W; **Ki. > 6J.:** 1 x 0.8mg/kg/W s.c., max. 50mg für max. 24W; **DANI, DALI** nicht erf.
Filgotinib Rp	HWZ 7 (19)h, PPB 57%
Jyseleca *Tbl. 100, 200mg*	**Rheumatoide Arthritis** → 641: **Monoth. oder Komb. m. MTX:** 1 x 200mg p.o.; Pat. > 75J ini 1 x 100mg; **Colitis ulcerosa** → 525: 1 x 200mg p.o., bei Pat. > 75J Anw. nicht empf.; **DANI** CrCl ≥ 60: 100%; 15-59: 1 x 100mg; <15: Anw. nicht empf.; **DALI** Child A, B: 100%; C: Anw. nicht empf.
Golimumab Rp	HWZ 9-15d, PRC B, Lact ?
Simponi *Fertigspr. 50mg/0.5ml, 100mg/1ml;* *Inj.Lsg. 50mg/0.5ml*	**Rheumatoide Arthritis** → 641, Psoriasis-arthritis → 644, **M. Bechterew** → 643: 1 x 50mg/M s.c.; > 100kg: bei fehlendem Ansprechen evtl. ↑ auf 1 x 100mg/M; **juv. idiop. Arthritis:** Ki. ≥ 40kg: 1 x 50mg/M; **Colitis ulcerosa** → 525: < 80kg: ini 200mg s.c., nach 2W 100mg, dann 50mg alle 4W; ≥ 80kg: ini 200mg s.c., n. 2W 100mg, dann 100mg alle 4W; **DANI, DALI** keine Dater
Infliximab Rp	HWZ 9.5d, PRC C, Lact ?
Flixabi *Inf. Lsg. 100mg* **Inflectra** *Inf. Lsg. 100mg* **Remicade** *Inf.Lsg. 100mg* **Remsima** *Inf.Lsg. 100mg;* *Fertigspr./Pen 120mg* **Zessly** *Inf. Lsg. 100mg*	**Rheumatoide Arthritis** → 641: 3mg/kg über 2h i.v., Wdh. nach 2 u. 6W, dann alle 8W; ggf. steigern bis max. 7.5mg/kg alle 8W oder 3mg/kg alle 4W; Kombination mit MTX → 204; M. Crohn → 524, Colitis ulcerosa → 525: **Erw., Ki 6-17J:** 5mg/kg über 2h i.v., Wdh. nach 2 und 6W, dann alle 8W; M. Bechterew → 643, Psoriasis → 724, Psoriasisarthritis → 644: 5mg/kg über 2h i.v., in W2 und 6 wdh., bei gutem Ansprechen alle 6-8W wdh. (s. FI); s.c.-Applikation (alle Ind.): ini 3 bzw. 5mg/kg (s.o.) i.v. W0 und 2, ab W6 120mg s.c. alle 2W; **DANI, DALI** k. D.

Rituximab Rp	HWZ 76-206h
MabThera *Inf.Lsg. 100, 500mg; Inj.Lsg. 1400mg/11.7ml (120mg/ml)* **Rixathon** *Inf.Lsg. 100mg/10ml; 500mg/50ml* **Ruxience** *Inf.Lsg. 100mg/10ml; 500mg/50ml* **Truxima** *Inf.Lsg. 500mg*	**Rheumatoide Arthritis** → 641**:** 1g i.v. d1, Wh. d15; **NHL, CLL** → 185; **Granulomatose m. Polyangiitis/mikroskop. Polyangiitis:** 1 x 375mg/m²/W i.v. für 4W; **DANI, DALI** keine Angaben

Sarilumab Rp	HWZ 21d
Kevzara *Fertigspr., Pen 150, 200mg*	**Rheumatoide Arthritis** → 641**:** 200mg alle 2W s.c., Komb. mit MTX od. Monother.; bei Neutropenie, Leukopenie, erhöhten Leberenzymen: 150mg alle 2W s.c.; **DANI** leichte bis mittelschwere NI: 100%, schwere NI: k.D.; **DALI** k.D.

Tocilizumab Rp	HWZ 8-14d
RoActemra *Inf.Lsg. 80mg/4ml, 200mg/10ml, 400mg/20ml; Inj.Lsg. 162mg/0.9ml*	**Rheumat. Arthr.** → 641: alle 4W 8mg/kg über 1h i.v., max. 800mg/Inf.; 1 x 162mg s.c. alle 7d; Monother. u./od. Komb. mit MTX → 204; **system. juv. idiop. Arthritis:** ≥ 30kg: 8mg/kg alle 2W i.v.; < 30kg: 12mg/kg alle 2W i.v.; **polyartikuläre juv. idiop. Arthritis:** ≥ 30kg: 8mg/kg alle 4W i.v.; <30kg: 10mg/kg alle 4W i.v.; **Cytokine-release-Syndrom:** ≥ 30kg: 8mg/kg i.v.; < 30kg: 12mg/kg; **Covid-19-Infektion** mit Steroidth. und O2-Gabe od. Beatmung: einmalig 8mg/kg i.v., max. 800mg, ggf. Wdh. n. 8h; Dosisanpassung n. Laborwerten s. FachInfo; **DANI** nicht erf.; **DALI** s. FachInfo

Tofacitinib Rp	HWZ 3h, Q0 0.7, PPB 40%
Xeljanz *Tbl. 5mg*	**Rheumat. Arthr.** → 641, **Psoriasisarthritis** → 644**:** 2 x 5mg p.o., Komb. mit MTX; Dosisanp. nach Tox. s. FI; **Colitis ulcerosa** → 525**:** 2 x 10mg p.o. für 8W (ggf. 16W), dann 2 x 5mg; **DANI** CrCl ≥ 30: 100%, < 30: 1-2 x 5mg; **DALI** Ch. A: 100%, B: 1-2 x 5mg, C: KI

Upadacitinib Rp	HWZ 9-14h, PPB 52%
Rinvoq *Tbl. 15 (ret.)mg*	**Rheumatoide Arthritis** → 641**:** 1 x 15mg p.o.; **DANI** leichte-mittelschwere NI: 100%; schwere NI: vors. Anw.; **DALI** Child A, B: 100%; C: KI

Vedolizumab Rp	HWZ 25d
Entyvio *Inf.Lsg. 300mg/5ml; Fertigspr., Pen 108mg*	**Colitis ulcerosa** → 525, **M. Crohn** → 524**:** 300mg über 30min i.v. W0, 2 und 6, dann alle 8W 300mg i.v. oder 300mg i.v. W0 und 2, dann ab W6 108mg s.c. alle 2W; **DANI** keine Daten; **DALI** keine Daten

A 9 Infektiologie – Arzneimittel

A 9.1 Keimempfindlichkeit: Keime – Antibiotika

(1 = Therapie 1. Wahl; A = Alternativtherapie; ++ = Gut wirksam; + = Mäßig wirksam; – = Nicht anzuraten)

	Penicillin G	Penicillin V	Flucloxacillin	Ampicillin	Ampic. + Sulbact.	Piperac.+Tazobact.	Cefadroxil	Cefotaxim	Imipenem	Doxycyclin	Clarithromycin	Gentamicin	Levofloxacin	Ciprofloxacin	Cotrimoxazol	Metronidazol	Vancomycin	Linezolid
Streptokokken A, B, C, G	1	1	+	++	++	++	A	++	++	+	A	–	A	+	+	–	++	A
Streptococcus viridans	1	++	+	++	++	++	A	++	++	+	A	–	A	+	+	–	++	A
Pneumokokken[1]	1	++	++	++	1	++	A	A	++	++	A	–	1	+	+	–	A	A
Enterococcus faecalis	–	–	–	1	++	++	–	–	+	+	–	–	++	+	+	–	1	1
VRE[2]	–	–	–	+	+	+	–	–	–	++	–	–	–	–	+	–	–	1
Staph. aureus (MSSA[3])	+	+	1	+	+	++	A	++	++	++	A	A	A	+	++	–	A	A
Staph. aureus (MRSA[4])	–	–	–	–	–	–	–	–	–	–	–	–	–	–	A	–	1	1
Corynebact. diphtheriae	1	++	+	++	++	++	+	–	+	+	1	+	++	–	+	–	++	A
Neisseria meningitidis	1	+	+	++	++	++	+	A	++	–	–	++	A	A	–	–	–	–
Haemophilus influenzae	–	–	–	1	++	++	++	A	A	+	++	++	1	A	A	–	–	–
Escherichia coli	–	–	–	++	++	A	++	1	A	++	–	++	A	A	++	–	–	–
Klebsiella spp.	–	–	–	–	+	+	++	1	1	++	–	++	A	A	A	–	–	–
Proteus mirabilis	–	–	–	1	A	A	++	1	1	–	–	++	A	A	++	–	–	–
Proteus vulgaris	–	–	–	–	++	++	–	1	1	–	–	++	1	1	A	–	–	–
Enterobacter spp.	–	–	–	–	–	++	+	A	1	++	–	++	A	A	+	–	–	–
Serratia spp.	–	–	–	–	+	++	–	A	1	++	–	++	A	1	+	–	–	–
Salmonella enterica	–	–	–	+	++	++	+	A	A	+	–	++	A	1	++	–	–	–
Pseudomonas aeruginosa	–	–	–	–	–	A	–	+	1	+	–	A	A	A	–	–	–	–
Stenotrophomonas	–	–	–	–	–	++	–	+	–	++	–	+	A	A	1	–	–	–
Borrelia (systemisch)	A	A	+	+	+	+	+	A	+	A	+	+	+	+	+	–	–	–
Treponema	1	++	+	++	++	++	–	A	–	++	+	–	–	–	–	–	–	–
Legionella pneumophila	–	–	–	–	–	–	–	+	+	++	1	–	1	1	++	–	–	–
Actinomyces spp.	A	A	+	A	A	A	–	+	++	A	++	–	++	++	+	A	++	++
Clostridien (ohne Cl. difficile)	1	++	+	++	++	++	–	+	1	++	++	–	++	–	–	1	A	A
Bacteroides fragilis	–	–	–	+	++	++	–	+	1	++	–	–	A	+	–	1	–	–
Chlamydien	–	–	–	–	–	–	–	–	–	1	A	–	A	A	–	–	–	–
Mykoplasmen	–	–	–	–	–	–	–	–	–	A	1	–	A	+	–	–	–	–
Rickettsien	–	–	–	–	–	–	–	–	–	1	+	–	A	A	–	–	–	–

		1. Spalte
■ (blau)	Therapie 1. Wahl	gramneg.
■ (schwarz)	Alternativtherapie	grampos.
(dunkelgrau)	Gut wirksam	ohne Zellwand
(hellgrau)	Mäßig wirksam	
(weiß)	Nicht anzuraten	

Quelle: Antibiotika pc Set 2022; Hof, Börm Bruckmeier Verlag; [1] Streptococcus pneumoniae; [2] Vancomycinresistente Enterokokken; [3] Methicillinsensitiver Staph. aureus; [4] Methicillinresistenter Staph. aureus

A 9.2 Penicilline

A 9.2.1 Beta-Lactamase-sensitive Penicilline

Empf.: Pneumo-, Strepto-, Meningo-, Staphylokokken (nur noch wenige Stämme), Aktinomyceten, Leptospiren, C. diphtheriae, Treponemen, Borrelien, Pasteurella multocida, Fusobakterien, Peptokokken, Clostridien;
resist.: Enterobakterien, Pseudomonas, B. fragilis, E. faecium, Nocardia, Mykoplasmen, Chlamydien, Beta-Lactamase-Bildner;
UW (Penicillin G, Benzylpenicillin-Benzathin): dosisabhängige Neutropenie, allergische Hautreaktionen, angioneurotisches Ödem, Larynxödem, allergische Vaskulitis, Erythema nodosum, allergische Purpura, arterielle Gefäßverschlüsse, eosinophile pulmonale Infiltrate, Arzneimittelfieber, Bronchospasmen, Serumkrankheit, anaphylaktische Reaktionen, Benommenheit, Halluzinationen, Hyperreflexie, Myoklonien (Übergang in fokale, später generalisierte Krampfanfälle und komatöse Zustände möglich);
UW (Phenoxymethylpenicillin): Übelkeit, Erbrechen, Appetitlosigkeit, Magendrücken, Bauchschmerzen, Flatulenz, weiche Stühle, Diarrhoe, Exanthem, Urtikaria, Juckreiz, Schleimhautentzündungen (besonders Glossitis, Stomatitis);
KI: bekannte Überempfindlichkeit gegen Penicilline und Betalactam-Antibiotika

Benzylpenicillin-Benzathin Rp — HWZ Tage bis Wochen

Gewebe-gängigkeit	ZNS	entzünd.	Lunge	ELF	Galle	Leber	Prostata	Niere	Knochen
	+	++	++	k.A.	++	++	++	++	+

Pendysin *Inj.Lsg. 1.2 Mio IE* **Tardocillin** *Inj.Lsg. 1.2 Mio IE*	**Rezidiv-Pro. rheumatisches Fieber:** 1-2 x/M 1.2 Mio IE i.m.; **Lues I/II:** 2.4 Mio IE i.m. (verteilt auf 2 Injektionsstellen); **Ki. > 1M:** 50000 IE/kg/W, max. 2.4 Mio. IE, für 3 W

Penicillin G (Benzylpenicillin) Rp — HWZ 20-50 min, Q_0 0.4, PPB 45-65%, PRC B, Lact +

Gewebe-gängigkeit	ZNS	entzünd.	Lunge	ELF	Galle	Leber	Prostata	Niere	Knochen
	+	++	++	++	++	++	++	++	+

Penicillin G infectoph. *Inf. Lsg. 1, 5, 10 Mio IE*	**Normal empfindliche Keime:** 1-5 Mio IE/d i.v./i.m. in 4-6ED; **Meningitis** → 679, **Endokarditis** → 475: 20-60 Mio IE/d i.v.; **NG:** 0.05-0.1 Mio IE/kg/d i.v. in 2ED; **Ki. 1-12M:** 0.05-1 Mio IE/kg/d i.v. in 3-4ED; **1-12J:** 0.05-0.5 Mio IE/kg/d i.v. in 4-6ED; **DANI** CrCl 46-120: 5 Mio IE in 3ED; 19-45: 4 Mio IE in 3ED; 9-18: 5 Mio IE in 2ED; 3-8: 3 Mio IE in 2ED; < 2: 2 Mio IE in 2ED

Penicillin V (Phenoxymethylpenicillin) Rp					HWZ 35 min Qo 0.6 PPB 71-89% PRC B Lact+				
Gewebe-gängigkeit	ZNS	entzünd.	Lunge	ELF	Galle	Leber	Prostata	Niere	Knochen
	-	-	++	++	++	++	++	++	k.A.

Infectocillin *Trockensaft (5ml = 0.25, 0.3, 0.4, 0.5 Mio IE)* **Isocillin** *Tbl. 1.2 Mio IE; Trockensaft (5ml = 0.3 Mio IE)* **Pen Mega** *Tbl. 0.4, 1, 1.5 Mio IE* **PenHEXAL** *Tbl. 1, 1.5 Mio IE; Trockensaft (4ml = 0.32 Mio IE)* **Penicillin V-ratioph.** *Tbl. 1, 1.5 Mio IE*	**HNO-, Atemweg-, Haut-, Mund-Kiefer-Zahn-Infektionen, Endokarditispro.** → 475, **Rezidiv-Pro. rheumatisches Fieber, Scharlach** → 653, **Erysipel** → 708, **Lymphadenitis:** 3 x 0.6-1.5 Mio IE p.o.; **Ki. < 1M:** 45000-60000IE/kg/d; **2.-3.M:** 40000-64000IE/kg/d; **4.M-1J:** 400000-600000IE/d p.o. in 3-4ED; **1-2J:** 600000-900000IE/d; **2-4J:** 900000-1.4 Mio IE/d; **4-8J:** 1.2-1.8 Mio IE/d; **8-12J:** 1.2-2.4 Mio IE/d; **DANI** CrCl > 15: 100%; < 15: 2 x 0.6-1.5 Mio IE

A 9.2.2 Beta-Lactamase-resistente Penicilline (Isoxazolylpenicilline)

Empf. und resist.: gute Aktivität gegen Beta-Lactamase-bildende Staphylokokken; bei den übrigen grampositiven Bakterien jedoch schwächere Aktivität als Penicillin G; **UW** (Flucloxacillin): Übelkeit, Erbrechen, Diarrhoe, Thrombophlebitis (bei i.v.-Gabe); **KI** (Flucloxacillin): bekannte Überempfindlichkeit gegen Penicilline und Betalactam-Antibiotika, Ikterus/Leberenzymanstieg unter Flucloxacillin-Therapie in der Vorgeschichte; intraarterielle, intrathekale oder subkonjunktivale Anwendung

Flucloxacillin Rp					HWZ 0.7-1 h, Qo 0.3, PPB 92-96%				
Gewebe-gängigkeit	ZNS	entzünd.	Lunge	ELF	Galle	Leber	Prostata	Niere	Knochen
	-	-	k.A.	++	k.A.	k.A.	k.A.	k.A.	++

Fluclox *Inf.Lsg. 1, 2g* **Flucloxacillin Altamedics** *Kps. 500mg* **Staphylex** *Kps. 250, 500mg; Inf.Lsg. 0.25, 0.5, 1, 2g*	**Staphylokokken-Infektion:** 3 x 1g p.o.; 3 x 1-2g i.v./i.m., max. 12g/d p.o./i.v., max. i.m.-ED: 2g; **Ki. < 6J:** 40-50mg/kg/d p.o./i.v. in 3ED; **6-10J:** 3 x 250-500mg p.o./i.v.; **10-14J:** 3-4 x 500mg p.o./i.v.; **DANI** CrCl 18: 1.5g in 4ED; 8: 1.5g in 3ED; 2: 1g in 3ED; 0.5: 2g 1x/d; **DALI** nicht erforderlich

Methicillin Wegen Toxizität nicht mehr im Handel

Verwendung nur noch zur Resistenzprüfung bei Staphylokokken; **MRSA** = Methicillin-resistant Staphylococcus-aureus; **MSSA** = Methicillin-sensitive Staphylococcus-aureus

A 9.2.3 Penicilline mit erweitertem Spektrum

Empf. (Amoxicillin, Ampicillin): im Vergleich zu Penicillin G zusätzlich Enterokokken, H. influenzae, E. coli, Listerien, Proteus mirabilis, Salmonellen, Shigellen;
resist. (Amoxicillin, Ampicillin): Bacteroides fragilis, Pseudomonas, E. faecium, Nocardia, Mykoplasmen, Chlamydien, Beta-Lactamase-Bildner, Klebsiellen, Yersinien;
empf. (Pivmecillinam): Enterobacter spp., E. coli, Klebsiellaspp., Proteus mirabilis;
resist. (Pivmecillinam): Ent. faecalis, E. faecium, Pseudomonas spp.;
empf. (Temocillin): die meisten aeroben gramneg. Bakt.;
resist. (Temocillin): P. aeruginosa, Acinetobacter spp., anaerobe Bakt., grampos. Bakt.
UW (Amoxicillin): dosisabhängig Magenschmerzen, Übelkeit, Erbrechen, Meteorismus, weiche Stühle, Diarrhoe, Exanthem, Juckreiz, Enanthem; **UW** (Ampicillin): Magenschmerzen, Übelkeit, Erbrechen, Meteorismus, weiche Stühle, Diarrhoe, Pruritus, Rash, Exanthem (masernartig); **UW** (Pivmecillinam): Diarrhoe, Übelkeit, vulvovaginale Pilzinfektion;
UW (Temocillin): allerg. Reaktionen, Thrombophlebitis;
KI (Amoxicillin): bek. Überempfindlichkeit gegen Penicilline und Betalactam-Antibiotika;
KI (Ampicillin): bek. Überempfindlichkeit gegen Ampicillin bzw. Penicilline;
KI (Pivmecillinam): bek. Überempf. gg. P., Penicilline und Cephalosporine; alle Bedingungen, die den Durchgang durch die Speiseröhre beeinträchtigen; genetische Stoffwechselstörungen, die zu schwerem Carnitinmangel führen, z.B. CarnitinTransporter-Defekte, Methylmalonazidurie und Propionazidämie; **KI** (Temocillin): bek. Überempf. gg. Penicilline und Betalactam-AB

Amoxicillin Rp — HWZ 1-2h, Qo 0.12, PPB 17-20%, PRC B, Lact +

Gewebegängigkeit	ZNS	entzünd.	Lunge	ELF	Galle	Leber	Prostata	Niere	Knochen
	-	+	-	++	++	++	k.A.	k.A.	k.A.

Amoxicillin-ratioph. *Tbl. 500, 750, 1000mg Trockensaft (1 Messl. = 250, 500mg)* **AmoxiHEXAL** *Tbl. 500, 750, 1000mg; Saft (1 Messl. = 250, 500mg)* **Amoxi-Saar** *Tbl. 500, 100mg* **Infectomox** *Trockensaft (1 Messl. = 250, 500, 750mg)*	**HNO-, Atemweg-, Harnweg-, MD-Trakt-, Haut-, Weichteilinfektionen, Listeriose:** 3 x 750-1000mg p.o.; **Ki.** < **6J:** 50mg/kg/d in 3-4ED; **6-12J:** 900-2000mg/d in 3-4ED; **Endokarditis-Pro.:** 3g p.o. 3h vor Eingriff; **Ki.:** 50mg/kg; **H.P.-Eradikation:** 2 x 1g p.o. + 2 x 500mg Clarithromycin + 2 x 20mg Omeprazol; **DANI** CrCl: 20-30: 66%; < 20: 33%

Ampicillin Rp — HWZ 0.9h, Qo 0.06, PPB 20%, PRC B, Lact +

Gewebegängigkeit	ZNS	entzünd.	Lunge	ELF	Galle	Leber	Prostata	Niere	Knochen
	-	+	k.A.	++	++	k.A.	k.A.	k.A.	k.A.

Ampicillin-ratioph. *Inf.Lsg. 0.5, 1, 2, 5g*	**HNO-, Atemweg-, Harnweg-, MD-Trakt-, Haut-, Weichteilinf., Listeriose, Osteomyelitis, Typhus, Meningitis** → 679, **Endokarditis** → 475: 2-6g/d p.o. in 3-4ED; 1.5-6g/d i.v. in 2-4ED, max. 15g/d; **Ki.** < **6J:** 100(-150-200) mg/kg/d p.o./i.v. in 3-4ED; > **6J:** s. Erw.; **Meningitis** < **6J:** 200-400mg/kg/d i.v.; **DANI** CrCl: 20-30: 66%; < 20: 33%

Pivmecillinam Rp									HWZ 1h
Gewebe-gängigkeit	ZNS	entzünd.	Lunge	ELF	Galle	Leber	Prostata	Niere	Knochen
	k.A.	k.A.	k.A.	k.A.	+	k.A	k.A.	++	k.A.

Pivmelam *Tbl. 400mg* **X-Systo** *Tbl. 400mg*	**Akute, unkomplizierte Zystitis:** 3 x 400mg p.o. für 3d; Ki. ≥ 6J, < 40kg: 20-40mg/kg/d in 3-4 ED, max. 1200mg/d; **DANI, DALI:** nicht erf.

Temocillin Rp									HWZ 1h, PPB 85%
Gewebe-gängigkeit	ZNS	entzünd.	Lunge	ELF	Galle	Leber	Prostata	Niere	Knochen
	-	+	++	k.A.	k.A.	k.A.	++	k.A.	k.A.

Temopen *Inf.Lsg. 1, 2g*	**Komplizierte Harnwegs-, Wund-, untere Atemwegsinf., Bakteriämie:** 2 x 2g i.v., ggf. 6g/d in 3 ED oder Dauerinf.; Ki.: 25-50mg/kg/d in 2 ED, max. 4g/d; **DANI** CrCl: > 60: 2 x 2g; 30-60: 2 x 1g; 10-29, HD: 1 x 1g; **DALI**: nicht erf.

A 9.2.4 Penicilline mit Pseudomonaswirkung (Acylaminopenicilline)

Empf. und resist.: weitgehend identisch mit Breitbandpenicillinen; Piperacillin: zusätzlich gute Aktivität bei Pseudomonas aeruginosa; **UW** (Piperacillin): allergische Hautreaktionen, Juckreiz, Exanthem, Kopfschmerzen, Purpura, zentralnervöse Erregungszustände, Muskelzuckungen (Myoklonien), tonisch/klonische Krämpfe, Tremor, Schwindel, Schleimhautentzüdungen, Schleimhautblutungen, Anstieg von Serumkreatinin und Harnstoff; **KI** (Piperacillin): bek. Überempfindlichkeit gegen Penicilline und Betalactam-Antibiotika

Piperacillin Rp									HWZ 1h, Q0 0.3, PPB 16-21%, PRC B, Lact +
Gewebe-gängigkeit	ZNS	entzünd.	Lunge	ELF	Galle	Leber	Prostata	Niere	Knochen
	0	+	++	++	++	k.A	k.A.	k.A.	+

Piperacillin Eberth *Inf.Lsg. 1, 2, 4g* **Piperacillin Fresenius** *Inf.Lsg. 1, 2, 4g* **Piperacillin Ibisqus** *Inf.Lsg. 1, 2, 3, 4g* **Piperacillin Hikma** *Inf.Lsg. 2, 4g*	**Sepsis, Endokarditis** → 475, **Meningitis** → 679, **Peritonitis, Pneumonie** → 499, **abdominelle, gynäkol., Knochen-, Weichteilinfektionen:** 6-12g/d i.v. in 2-4ED max. 24g/d; **Ki. < 2kg:** 150mg/kg/d i.v. in 3ED; **> 2kg:** 300mg/kg/d in 3-4ED; **1M-12J:** 100-200mg/kg/d in→ 225 2-4ED; **DANI** CrCl 40-80: max. 4 x 4g; 20-40: 3 x 4g < 20: 2 x 4g; HD: 3 x 2g

A 9.3 Beta-Lactamase-Inhibitoren

Empf.: Erweiterung des Spektrums von Penicillinen um Beta-Lactamase-bildende Stämme von Staphylokokken, Moraxella catarrhalis, E. coli, Haemophilus influenzae, Klebsiellen, Proteus, Gonokokken, Bacteroides fragilis; nur zusammen mit Beta-Lactam-Antibiotika wirksam

Avibactam Nur in Kombination

Clavulansäure Nur in Kombination → 219 HWZ 60-75min

Sulbactam Rp									HWZ 1-2h, Qo 0.13, PPB 38%
Gewebe-gängigkeit	ZNS	entzünd.	Lunge	ELF	Galle	Leber	Prostata	Niere	Knochen
	k.A.	k.A.	k.A.	k.A.	k.A.	k.A.	k.A.	k.A.	k.A.

Sulbactam Eberth *Inf.Lsg. 1g*	**Kombination mit Beta-Lactam-Antibiotika:** 3-4 x 0.5-1g i.v.; **Sgl., Ki.:** 50mg/kg/d in 3-4ED, max. 80mg/kg/d; **DANI** CrCl 15-30: max. 2g/d; < 15: max. 1g/d; HD: 1g alle 48h

Tazobactam Nur in Kombination → 220

A 9.3.1 Penicilline + Beta-Lactamase-Inhibitoren

Empf. (Amoxicillin + Clavulansäure): Enterococcus faecalis, Gardnerella vaginalis, Staph. aureus (Methicillin-empfindlich), Staph. agalactiae, Strept. pneumoniae, Strept. pyogenes und andere betahämolysierende Streptokokken, Strept.-viridans-Gruppe, Capnocytophaga spp., Eikenella corrodens, Haemophilus influenzae, Moraxella catarrhalis, Pasteurella multocida, Bacteroides fragilis, Fusobacterium nucleatum, Prevotella spp.;
resist. (Amoxicillin + Clavulansäure): Acinetobacter sp., Citrobacter freundii, Enterobacter sp., Legionella pneumophila, Morganella morganii, Providencia spp., Pseudomonas sp., Serratia sp., Stenotrophomonas maltophilia, Chlamydophila pneumoniae, Chlamydophila psittaci, Coxiella burnetti, Mycoplasma pneumoniae;
UW (Amoxicillin + Clavulansäure): Diarrhoe, mukocutane Candidose, Übelkeit, Erbrechen;
KI (Amoxicillin + Clavulansäure): bekannte Überempfindlichkeit gegen Amoxicillin + Clavulansäure, gegen Penicilline, schwere allergische Sofortreaktion gegen ein anderes Betalaktam-Antibiotikum in der Vorgeschichte, Gelbsucht/Leberfunktionsstrg. in der Vorgeschichte, die durch Amoxicillin/Clavulansäure hervorgerufen wurde; Trockensaft: Überempfindlichkeit gegen Schwefeldioxid

Amoxicillin + Clavulansäure Rp									PRC B, Lact +
Gewebe-gängigkeit	ZNS	entzünd.	Lunge	ELF	Galle	Leber	Prostata	Niere	Knochen
	-	+	k.A.	++	++	k.A.	k.A.	k.A.	++

Amoclav plus *Tbl. 500+125, 875+125mg; Trockensaft (5ml = 125+31.25, 250+62.5, 400+57mg)* **Amoxiclav Basics** *Tbl. 500+125, 875+125mg* **Amoxiclav Hikma** *Inf.Lsg. 1000+200, 2000+200mg* **Augmentan** *Tbl. 500+125, 875+125mg; Trockensaft (10ml = 500+125, 800+114mg)* **Infectosupramox** *Trockensaft (5ml = 400+57mg)*	**Atemweg-, Harnweg-, Haut-, Weichteil-, abdominelle Infektionen, amb. erworbene Pneumonie, Knochen- u. Gelenkinfektionen:** 3 x 500+125mg p.o.; 2 x 875+125mg p.o.; 3 x 1000-2000+200mg i.v.; **Ki. < 2J:** max. 40+10mg/kg/d p.o. in 3ED; **2-12J:** max. 60+15mg/kg/d p.o. in 3ED; **DANI** CrCl 10-30: 2 x 500+125mg p.o.; ini 1000+200mg, dann 2 x 500+100mg i.v.; < 10: 1 x 500+125mg p.o.; ini 1000+200mg, dann 1 x 500+100mg; **DALI** vorsichtige Anwendung

Ampicillin + Sulbactam Rp									PRC B, Lact +
Gewebe-gängigkeit	ZNS	entzünd.	Lunge	ELF	Galle	Leber	Prostata	Niere	Knochen
	k.A.	+	k.A.	++	++	k.A.	k.A.	k.A.	++

Ampicillin/Sul Kabi *Inf.Lsg. 1+0.5g, 2+1g*
Ampicillin + Sulbactam Eberth *Inf.Lsg. 1+0.5g, 2+1g*
Unacid *Inf.Lsg. 500+250mg, 1+0.5g, 2+1g*

Atemweg-, Harnweg-, Haut-, Weichteil-, abdominelle Infektionen, Gonorrhoe: 3-4 x 1.5-3g i.v.; **Ki.** < **1W:** 75mg/kg/d i.v. in 2ED; > **1W:** 150mg/kg/d in 3-4ED; **DANI** > 30: 100%; 15-30: Dosierungsintervall 12h; 5-14: 24h; < 5: 48h

Piperacillin + Tazobactam Rp									PRC B, Lact +
Gewebe-gängigkeit	ZNS	entzünd.	Lunge	ELF	Galle	Leber	Prostata	Niere	Knochen
	-	+	++	++	++	k.A.	k.A.	k.A.	++

Piperacillin/Tazobactam Fresenius *Inf.Lsg. 2+0.5g, 4+0.5g*
Piperacillin/Tazobactam HEXAL *Inf.Lsg. 4+0.5g*
Piperacillin/Tazobactam Puren *Inf.Lsg. 2 + 0.25g; 4+0.5g*

Schwere (inkl. nosokomiale) Pneumonien: 4 x 4+0.5g i.v.; **kompliz. Harnweg-, Haut-, Weichteilinfektionen inkl. diabet. Fuß:** 3 x 4+0.5g i.v.; **Ki. 2-12J:** 3 x 100+12.5mg/kg i.v.; **abdominelle Inf.:** 3 x 100+12.5mg/kg i.v.; **DANI** CrCl 40: 100%; 20-40: max 3 x 4+0.5g; < 20: max. 2 x 4+0.5g; nach HD Zusatzdosis mit 2+0.25g; **DALI** nicht erforderl.

Sultamicillin (Ampicillin + Sulbactam) Rp									
Gewebe-gängigkeit	ZNS	entzünd.	Lunge	ELF	Galle	Leber	Prostata	Niere	Knochen
	-	+	k.A.	++	++	k.A.	k.A.	k.A.	++

Sultamicillin-ratioph. *Tbl. 375mg*
Unacid PD *Tbl. 375mg; Trockensaft (1 Messl. = 375mg)*
Unasyn PD oral *Tbl. 375mg*

Atemweg-, Harnweg-, Haut-, Weichteilinfektionen: 2 x 375-750mg p.o.; **Ki.:** 50mg/kg/d p.o. in 2ED; **DANI** CrCl 5-14: 1 x 375-750mg; < 5: 375-750mg alle 2d

A 9.4 Cephalosporine

A 9.4.1 Parenterale Cephalosporine Gruppe 1 (Cefazolin-Gruppe)

Empf.: Staphylo-, Strepto-, Meningo-, Pneumokokken, Escherichia coli, Klebsiella, Proteus mirabilis, Haemophilus influenzae;
resist.: Enterokokken, Pseudomonas, Acinetobacter, Listerien, Chlamydien, Mykoplasmen, gramnegative Beta-Lactamase-Bildner;
UW (Cefazolin): Diarrhoe, Übelkeit, Erbrechen, Appetitmangel, Meteorismus, Bauchschmerzen, Exanthem, Urtikaria, Pruritus;
KI (Cefazolin): bek. Überempf. gegen Cephalosporine, Frühgeborene/Säuglinge im 1. Lebensmonat

Cefazolin Rp					HWZ 2h, Qo 0.06, PPB 65-92%, PRC B, Lact +				
Gewebe-gängigkeit	ZNS	entzünd.	Lunge	ELF	Galle	Leber	Prostata	Niere	Knochen
	-	-	++	++	++	++	k.A.	++	++

Cefazolin HEXAL *Inf.Lsg. 2g* **Cefazolin Hikma** *Inf.Lsg. 1, 2g* **Cefazolin Saar** *Inf.Lsg. 2g* **Cephazolin Fresenius** *Inf.Lsg. 1, 2g*	**Atem-, Harn-, Gallenweg-, Haut-, Knochen-, Weichteilinfektionen, Sepsis, Endokarditis:** grampos. Erreger: 1.5-2g/d; gramneg. Erreger: 3-4g/d i.v. in 2-3ED, max. 12g/d; **Ki. > 2M:** 25-50mg/kg in 3-4ED, max. 100mg/kg/d; **Ki. < 2M:** KI; **DANI** CrCl > 35: 100%; 10-34: 50% alle 12h; < 10: 50% alle 18-24h

A 9.4.2 Parenterale Cephalosporine Gruppe 2 (Cefuroxim-Gruppe)

Empf.: vgl. Cefazolin-Gruppe → 220; deutlich besser bei E. coli, Klebsiella, P. mirabilis, H. infl., Beta-Lactamase-Bildnern; **resist.:** Enterokokken, Pseudomonas, Acinetobacter, Listerien, Chlamydien, Mykoplasmen; **UW:** Krea- u. Harnstoffkonz. ↑, v.a. bei Pat. mit bestehender Nierenfktstrg.; Bilirubin/GOT/GPT/aP vorübergehend leicht ↑; Exanthem, Juckreiz, Urtikaria, Schwellungen, Thrombophlebitis; **KI:** bek. Überempf. gg. Cephalosporine, intraart. Anw.

Cefuroxim Rp					HWZ 80min, Qo 0.1, PPB 30%, PRC B, Lact +				
Gewebe-gängigkeit	ZNS	entzünd.	Lunge	ELF	Galle	Leber	Prostata	Niere	Knochen
	-	+	++	++	++	++	+	k.A.	++

Cefuroxim Fresenius *Inf.Lsg. 0.25, 0.75, 1.5g* **Cefuroxim-ratioph.** *Inf.Lsg. 0.25, 0.75, 1.5g*	**Atemweg-, Harnweg-, Haut-, HNO-, Knochen-, abdom. Infektionen, Sepsis:** unkompliziert: 1.5-2.25g/d i.v.; schwer: 3-4.5g/d i.v. in 2-3ED, max. 6g/d; **Ki. 1M-12J:** 30-100mg/kg/d in 3ED; **DANI** CrCl > 20: 100%; 10-20: 2 x 750mg; < 10: 1 x 750mg; nach HD Zusatzdosis von 750mg; **DALI** nicht erforderl.

Orales Cefuroxim s. Oralcephalosporine Gruppe 2 → 226

A 9.4.3 Parenterale Cephalosporine Gruppe 3a (Cefotaxim-Gruppe)

Empf.: Staphylokokken, H. influenzae, P. mirabilis, Streptokokken, E. coli, K. pneumoniae, Gonokokken, Meningokokken, Salmonellen, Shigellen, Anaerobier, Morganella, Serratia; gegenüber der Cefuroximgruppe bessere Aktivität im gramneg. Bereich; **resist.:** Enterokokken, Listerien, Pseudomonas, Clostridien, Legionellen, Mykoplasmen, Chlamydien, Treponema, MRSA, Bacteroides fragilis; **UW** (Ceftriaxon): Dermatitis, Exanthem, Urtikaria, Pruritus, Ödeme, Transamin./aP ↑, Arzneimittelfieber, Schüttelfrost, Herxheimer-art. Reakt., Thrombophlebitis; **KI** (Ceftriaxon): bek. Überempf. gegen Cephalosporine, schwere Überempfindlichkeits-reaktionen auf Penicilline oder and. Betalactam-Arzneimittel in d. Vorgeschichte, FG bis korrig. Alter von 41W (SSW + Lebenswoche), Hyperbilirubinämie, Ikterus, Hypoalbumin-ämie oder Azidose bei reifen NG (bis 28d) bzw. die eine intravenöse Kalziumbehandlung oder Kalzium-haltige Infusionen erhalten haben oder erhalten werden (wegen des Risikos von Ceftriaxon-Kalzium-Präzipitationen)

Cefotaxim Rp					HWZ 1h, Qo 0.35, PPB 25-40%, PRC B, Lact +				
Gewebe-gängigkeit	ZNS	entzünd.	Lunge	ELF	Galle	Leber	Prostata	Niere	Knochen
	+	++	++	++	++	++	k.A.	k.A.	++

Cefotaxim Eberth *Inf.Lsg. 0.5, 1, 2g*
Cefotaxim Fresenius *Inf.Lsg. 0.5, 1, 2g*
Cefotaxim Saar *Inf.Lsg. 1g*
Claforan *Inf.Lsg. 2g*

Atemweg-, Harnweg-, Haut-, Weichteil-, Knochen-, abdomin. Infektionen, Sepsis, Endokarditis→ 475, **Meningitis** → 679: 2 x 1-2g i.v.; schwere Infektion: 3-4 x 2-3g; **Gonorrhoe:** 1 x 0.5g i.v.; **Borreliose:** 6g/d i.v. in 2-3ED f. 14-21d; **Ki. bis 12J:** 50-100mg/kg/d i.v. in 2ED; **FG:** max. 50mg/kg/d; **DANI** CrCl < 10: 50%; < 5: 1g in 2ED; nach HD Zusatzdosis erforderl.

Ceftriaxon Rp					HWZ 8h, Qo 0.5, PPB 85-95%, PRC B, Lact +				
Gewebe-gängigkeit	ZNS	entzünd.	Lunge	ELF	Galle	Leber	Prostata	Niere	Knochen
	++	++	+	+	++	++	k.A.	k.A.	++

Cefotrix *Inf.Lsg. 1, 2g*
Ceftriaxon HEXAL *Inf.Lsg. 0.5, 1, 2g*
Ceftriaxon Kabi *Inf.Lsg. 0.5, 1, 2g*
Ceftriaxon-ratioph. *Inf.Lsg. 1, 2g*
Rocephin *Inf.Lsg. 2g*

Atemweg-, Harnweg-, Haut-, Weichteil-, Knochen-, abdominelle Infektionen, Meningitis → 679, **Borreliose II-III** → 649: 1 x 1-2g i.v.; schwere Infektion: 1 x 4g; **Gonorrhoe:** 1 x 250mg i.m.; **Ki. < 2W:** 1 x 20-50mg/kg; **2W-12J:** 1 x 20-80mg/kg; **Meningitis:** 1 x 100mg/kg i.v., max. 4g/d; **DANI** CrCl: < 10: max. 2g/d; **DALI** nicht erforderl. bei normaler Nierenfunktion

A 9.4.4 Parenterale Cephalosporine Gruppe 3b (Ceftazidim-Gruppe)

Empf. und resist.: weitgehend identisch mit Cefotaxim-Gruppe → 221, jedoch erheblich stärkere Pseudomonas-Aktivität; **UW**: Diarrhoe, Thrombophlebitis, vorübergehende Erhöhung v. GOT, GPT, LDH, GGT, aP; makulopapulöse oder urtikarielle Ausschläge, pos. Coombs-Test; **KI**: bekannte Überempfindlichkeit gegen Cephalosporine

Ceftazidim Rp					HWZ 1.7h, Qo 0.05, PPB 10%, PRC B, Lact -				
Gewebe-gängigkeit	ZNS	entzünd.	Lunge	ELF	Galle	Leber	Prostata	Niere	Knochen
	-	++	+	++	++	k.A.	k.A.	k.A.	++

Ceftazidim Eberth *Inf.Lsg. 0.5, 1, 2g*
Ceftazidim Hikma *Inf.Lsg. 0.5, 1, 2g*
Ceftazidim Kabi *Inf.Lsg. 0.5, 1, 2g*

Atemweg-, Harnweg-, Haut-, Weichteil-, Knochen-, abdominelle Infektionen, Sepsis, Meningitis → 679: 2-3 x 1-2g i.v.; **Ki. 0-8W:** 2 x 12.5-30mg/kg i.v.; **2M-1J:** 2 x 25-50mg/kg; **1-14J:** 2 x 15-50mg/kg od. 3 x 10-33mg/kg max. 3 x 50mg/kg bzw. 6g/d; **DANI** CrCl 31-50: 2 x 1g; 16-30: 1 x 1g; 6-15: 1 x 0.5g; < 5: 0.5g alle 48h

A 9.4.5 Parenterale Cephalosporine Gruppe 4 (Cefepim-Gruppe)

Empf. und resist.: weitgehend identisch mit Cefotaxim-Gruppe → 221, jedoch erheblich stärkere Pseudomonas-Aktivität; **UW:** Verlängerung von Prothrombin- u. partieller Thromboplastinzeit, pos. Coombs-Test, Anämie, Eosinophilie, Gefäßwandentzündung, Reaktionen/Schmerzen an d. Inf.Stelle, Exanthem, Diarrhoe, ↑ GOT, GPT, aP, Bilrubin

Cefepim Rp — HWZ 2h, Qo 0.07, PPB < 19%, PRC B, Lact ?

Gewebe-gängigkeit	ZNS	entzünd.	Lunge	ELF	Galle	Leber	Prostata	Niere	Knochen
	-	+	++	++	++	k.A.	k.A.	k.A.	++

Cefepim Rotexmedica *Inf.Lsg. 1, 2g*
Cefepim Stragen *Inf.Lsg. 1, 2g*

Sepsis, schwere Pneumonie → 499, **Harnweg-, Gallenweginfektionen:** 2-3 x 2g i.v.;
Ki. 1-2M: 2-3 x 30mg/kg/d;
2M bis 40kg: 2-3 x 50mg/kg/d;
DANI CrCl > 50: 100%; 30-50: 1-2 x 2g; 11-30: 1 x 1-2g; < 10: 1 x 0.5-1g; HD 1g an d1, dann 0.5g/d, bei febriler Neutropenie 1g/d;
DALI nicht erforderl.

A 9.4.6 Parenterale Cephalosporine Gruppe 5 (Ceftarolin-Gruppe)

Empf. (Ceftarolin): Staph. aureus (inkl. MRSA), Streptococcus pyogenes/agalactiae/anginosus-Gruppe/dysgalactiae/pneumoniae, E. coli, Klebsiella pneumoniae/oxytoca, Morganella morganii, Haemophilus influenzae/parainfluenzae;
empf. (Ceftobiprol): Staph. aureus (inkl. MRSA), Streptococcus pneumoniae (inkl. MDRSP), E. coli, Klebsiella pneumoniae, Acinetobacter spp., Citrobacter spp., Enterobacter spp., Haemophilus influenzae, Klebsiella oxytoc, Moraxella catarrhalis, Morganella morganii, Proteus mirabilis, Providencia spp., Pseudomonas spp., Serratia spp.;
resist. (Ceftobiprol): Chlamydia pneumoniae, Burkholderia cepacia complex, Mycoplasma pneumoniae, Mykobakterien, Nocardia spp., Stenotrophomonas maltophilia;
Wm/Wi (Ceftarolin): bakterizid und Hemmung der Bakterienzellwand-Synthese;
Wm/Wi Ceftobiprol): bakterizid durch Bindung an wichtige penicillinbindende Proteine;
UW (Ceftarolin): Ausschlag, Pruritus, Kopfschmerzen, Schwindel, Phlebitis, Diarrhoe, Übelkeit, Erbrechen, Abdominalschmerzen, ↑ Transaminasen, Pyrexie, Reaktion an Inj.-Stelle, positiver direkter Coombs-Test; **UW** (Ceftobiprol): Pilzinfektionen, Überempf., Hyponatriämie, Geschmacksstörung, Kopfschmerzen, Schwindel, Schläfrigkeit, Übelkeit, Erbrechen, Diarrhoe, Bauchschmerzen, Dyspepsie, Anstieg der Leberenzyme, Hautausschlag, Pruritus, Reaktionen am Infusionsort; **KI** (Ceftarolin): bekannte Überempf., schwere Überempf. gegen Betalactam-Antibiotika; **KI** (Ceftobiprol): bek. Überempf. gegen C. oder Antibiotika der Cephalosporin-Gruppe oder gegen Betalaktam-Antibiotika (z.B. Penicilline, Carbapeneme)

Ceftarolinfosamil Rp — HWZ 2.5h, PPB 20%, PRC B, Lact ?

Gewebe-gängigkeit	ZNS	entzünd.	Lunge	ELF	Galle	Leber	Prostata	Niere	Knochen
	k.A.	k.A.	k.A.	++	k.A.	k.A.	k.A.	k.A.	++

Zinforo *Inf.Lsg. 600mg*

Komplizierte Haut-/Weichteilinfektionen, ambulant erworbene Pneumonie → 499**:** 2 x 600mg über 60min i.v.;
DANI CrCl > 50: 100%, 31-50: 2 x 400mg, < 30: keine Daten; **DALI** nicht erforderlich

Ceftobiprol Rp									HWZ 3h, PPB 16%, PRC B, Lact ?
Gewebe-gängigkeit	ZNS	entzünd.	Lunge	ELF	Galle	Leber	Prostata	Niere	Knochen
	-	+	++	++	k.A.	k.A.	k.A.	++	++

Zevtera *Inf.Lsg. 500mg*	**Nosokomiale Pneumonie** (nicht beatmungs-assoziiert), **ambulant erw. Pneumonie** → 499: 3 x 500mg über 2h i.v.; **DANI** CrCl > 50: 100%; 30–50: 2 x 500mg; < 30: 2 x 250mg i.v.; HD: 1 x 250mg/d i.v.; **DALI** nicht erf.

A 9.4.7 Parenterale Cephalosporine, sonstige

Empf. (Cefiderocol): aerobe gramneg. Erreger: Achromobacter spp., Acinetobacter baumannii, Burkholderia cepacia, Citrobacter freundii, Citrobacter koseri, E. coli, Enterobacter cloacae, Klebsiella (Enterobacter) aerogenes, Klebsiella pneumoniae, Klebsiella oxytoca, Morganella morganii, Proteus mirabilis, Proteus vulgaris, Providencia rettgeri, Serratia spp., P. aeruginosa, Serratia marcescens, Stenotrophomonas maltophilia; **resist.** (Cefiderocol): Anaerobier, aerobe grampos. Erreger; **Wm/Wi** (Cefiderocol): Siderophor-Cephalosporin, bindet an Eisen und wird über das Siderophor-Aufnahmesystem aktiv in den periplasmatischen Raum von Bakterien aufgenommen Hemmung der Peptidoglycansynthese in der Zellwand; **UW** (Cefiderocol): Candidose, Cl. difficile-Colitis, Husten, Diarrhoe, Übelkeit, Erbrechen, Exanthem, Reaktion an der Infusionsstelle, Transaminasen-, γGT-Erhöhung; **KI** (Cefiderocol): bek. Überempf. gegen C. oder Antibiotika der Cephalosporin-Gruppe oder gegen Betalaktam-Antibiotika (z.B. Penicilline, Carbapeneme)

Cefiderocol Rp									HWZ 2-3h, Q0 0.1, PPB 40-60%
Gewebe-gängigkeit	ZNS	entzünd.	Lunge	ELF	Galle	Leber	Prostata	Niere	Knochen
	k.A.	k.A.	k.A.	++	k.A.	k.A.	k.A.	++	k.A.

Fetcroja *Inf.Lsg. 1g*	**Infekt. durch aerobe gramneg. Erreger:** CrCl ≥ 120: 2g alle 6h i.v.; 60-119: 2g alle 8h; 30-59: 1.5g alle 8h; 15-29: 1g alle 8h; <15, HD: 0.75g alle12h; **DALI** nicht erf.

A 9.4.8 Parenterale Cephalosporine + Beta-Lactamase-Inhibitoren

Empf. (Ceftazidim/Avib.): Citrobact. freundii, Ent. cloacae, E. coli, Klebsiella oxytoca, Klebsiella pneumoniae, P. aeruginosa, Proteus mirabilis; **resist.** (Ceftazidim/Avib.): S. aureus, Anaerobier, Enterococcus spp., Stenotrophomonas maltophilia, Acinetobacter spp.; **empf.** (Ceftolozan/Tazob.): Ent. cloacae, E. coli, Klebsiella oxytoca, Klebsiella pneumoniae, Proteus mirabilis, P. aeruginosa, Streptococcus anginosus, Streptococcus constellatus, Streptococcus salivarius; **resist.**: S. aureus, Ent. faecalis, Ent. faecium; **UW** (Ceftazidim/Avib.): pos. dir. Coombs Test, Candidose, Eosinophilie, Thrombozytose, Kopfschmerzen, Schwindel, Diarrhoe, Abdominalschmerz, Übelkeit, Erbrechen, Erhöhung v. GOT, GPT, gGT, aP, LDH, makulopapulöses Exanthem, Urtikaria, Phlebitis/Thrombose am Infusionsort, Pyrexie; **UW** (Ceftolozan/Tazob.): Thrombozytose, Hypokaliämie, Schlaflosigkeit, Angst, Kopfschmerzen, Schwindel, Hypotonie, Übelkeit, Erbrechen, Bauchschmerzen, Diarrhoe, Obstipation, Exanthem, ↑ Transaminasen; **KI** (Ceftazidim/Avib.; Ceftolozan/Tazob.): bek. Überempf. gegen Cephalosporine, schwerwiegende Überempfindlichkeitsreaktionen auf Penicilline oder anderes Betalactam-Arzneimittel in der Vorgeschichte

Ceftazidim + Avibactam Rp									
Gewebe-gängigkeit	ZNS	entzünd.	Lunge	ELF	Galle	Leber	Prostata	Niere	Knochen
	-	+	k.A.	++	k.A.	k.A.	k.A.	++	k.A.

Zavicefta *Inf.Lsg. 2+0.5g*	**Komplizierte intraabdominelle Infektionen, komplizierte Harnwegsinfektionen, nosokomiale Pneumonie, beatmungsassoziierte Pneumonie:** 3 x 2 + 0.5g über 2h i.v.; **DANI** CrCl ≥ 51: 100%; 31-50: 3 x 1+0.25g; 16-30: 2 x 0.75+0.1875g; 6-15: 1 x 0.75+ 0.1875g; terminale NI, HD: 1 x 0.75+0.1875g alle 48h; **DALI** nicht erforderl.

Ceftolozan + Tazobactam Rp									PRC B, Lact ?
Gewebe-gängigkeit	ZNS	entzünd.	Lunge	ELF	Galle	Leber	Prostata	Niere	Knochen
	k.A.	k.A.	k.A.	k.A.	k.A.	k.A.	k.A.	++	k.A.

Zerbaxa *Inf.Lsg. 1+0.5g*	**Komplizierte intraabdominelle Infektionen, akute Pyelonephritis, komplizierte Harnwegsinfektionen:** 3 x 1 + 0.5g über 1h i.v.; **DANI** CrCl 30-50: 3 x 500 + 250mg; 15-29: 3 x 250 + 125mg; HD: ini 500 + 250mg, dann 3 x 100 + 50mg; **DALI** nicht erforderl.

A 9.4.9 Oralcephalosporine Gruppe 1

Empf.: ähnliches Spektrum wie Cefazolin-Gruppe → 220; gute Aktivität gegen grampositive, geringe gegen gramnegative Keime;
resist.: Pseudomonas, Enterokokken, Proteus vulgaris, Morganella, Citrobacter, Serratia, Enterobacter, Acinetobacter, Bacteroides fragilis, Listerien, Mykoplasmen, Chlamydien;
UW (Cefaclor): Übelkeit, Erbrechen, Appetitlosigkeit, Bauchschmerzen, weiche Stühle, Diarrhoe, Juckreiz, urtikarielles Exanthem, makulopapulöse u. morbilliforme Exantheme;
KI (Cefaclor): bek. Überempf gegen Cephalosporine, schwerwiegende Überempfindlichkeitsreaktionen auf Penicilline oder anderes Betalactam-Arzneimittel in der Vorgeschichte

Cefaclor Rp					HWZ 30-60min, Q0 0.25, PPB 25%, PRC B, Lact +				
Gewebe-gängigkeit	ZNS	entzünd.	Lunge	ELF	Galle	Leber	Prostata	Niere	Knochen
	k.A.	k.A.	+	++	++	k.A.	+	k.A.	+

CEC *Tbl. 250, 500mg; Brausetbl. 250, 500, 1000mg; Trockensaft (5ml = 125, 250mg)* **Cefaclor Basics** *Saft/Trockensaft (5ml = 125, 250mg)* **Infectocef** *Trockens. (5ml = 125, 250, 500mg)* **Panoral** *Kps. 500mg; Trockensaft (5ml = 125, 250mg)*	**Atemweg-, HNO-, Harnweg-, Haut-, Weichteilinfektionen:** 3 x 500mg p.o., max. 4g/d; unkompliz. Infektion: 3 x 250mg; **Gonorrhoe:** 1 x 3g + 1g Probenecid p.o.; **Ki. < 6J:** 3 x 10mg/kg p.o., max. 1g/d; **6-10J:** 3 x 250mg p.o.; > **10J:** s. Erw.; **DANI** nicht erforderlich

Cefadroxil Rp				HWZ 1.2-1.7h, Q0 0.1, PPB 20%, PRC B, Lact +					
Gewebe-gängigkeit	ZNS	entzünd.	Lunge	ELF	Galle	Leber	Prostata	Niere	Knochen
	k.A.	k.A.	++	++	++	++	++	++	++

Cefadroxil 1A *Tbl. 1000mg* **Cefadroxil HEXAL** *Tbl. 1000mg* **Grüncef** *Tbl. 1g; Trockensaft (5ml = 500mg)*	**Atemweg-, HNO-, Harnweg-, Haut-, Weichteil-, Knochen-, gynäkologische Infektionen:** 2 x 1g p.o., max. 4g/d; **Ki. bis 40kg:** 25-100mg/kg/d p.o. in 2-4ED; **Streptokokken-Tonsillophyaryngitis:** Erw., **Ki. > 40kg:** 1 x 1g p.o. für 10d; **Ki. bis 40kg:** 1 x 30mg/kg; **DANI** CrCl 25-50: ini 1g, dann 2 x 500mg; 10-24: ini 1g, dann 1 x 500mg; < 10: ini 1g, dann 500mg alle 36h; nach HD Zusatzdosis 500-100mg erforderl.; **DALI** nicht erforderl.

Cefalexin Rp				HWZ 1h, Q0 0.04, PPB 6-15%, PRC B, Lact +					
Gewebe-gängigkeit	ZNS	entzünd.	Lunge	ELF	Galle	Leber	Prostata	Niere	Knochen
	-	-	+	++	+	+	k.A.	+	+

Cephalex-CT *Tbl. 500, 1000mg* **Cephalexin-ratioph.** *Tbl. 500, 1000mg*	**Atemweg-, HNO-, Harnweg-, Haut-, Weichteil-, Knocheninfektionen:** 3-4 x 0.5-1g p.o.; unkomplizierte Infektion: 2 x 500mg; **Ki. bis 12J:** 25-100mg/kg/d in 2-4ED; **DANI** CrCl 15-30: Dosisintervall 8-12h; 5-14: 24h; < 5: 48h; CrCl 20-50: max. 3g/d; 5-19: max. 1.5g/d; < 5: max. 0.5g/d

A 9.4.10 Oralcephalosporine Gruppe 2

Empf. u. resist.: weitgehend identisch mit Cefuroxim-Gruppe → 221;
UW: Candidose, Anstieg der Leberenzyme, Eosinophilie, Kopfschmerzen, Schwindel, Diarrhoe, Übelkeit, Bauchschmerzen; **KI:** bek. Überempf. gegen Cephalosporine, schwerwiegende Überempf.Reaktionen auf P. oder anderes Betalactam-Arzneimittel in der Vorgeschichte

Cefuroxim-Axetil Rp				HWZ 1.1-1.3h, Q0 0.1, PPB 20-50%, PRC B, Lact +					
Gewebe-gängigkeit	ZNS	entzünd.	Lunge	ELF	Galle	Leber	Prostata	Niere	Knochen
	-	+	++	++	++	++	k.A.	k.A.	++

Cefurax *Tbl. 250, 500mg; Trockensaft (5ml = 125mg)* **CefuHEXAL** *Tbl. 250, 500mg* **Cefuroxim-ratioph.** *Tbl. 250, 500mg* **Elobact** *Tbl. 125, 250, 500mg; Trockensaft (5ml = 125mg)*	**Atemweg-, HNO-, Haut-, Weichteilinfektionen:** 2 x 250-500mg p.o.; **Harnweginfektion:** 2 x 125-250mg; **Erythema migrans:** 2 x 500mg p.o. für 20d; **Ki. 3M-5J:** 2 x 10mg/kg p.o.; **> 5J:** 2 x 125-250mg; **DANI** CrCl ≥ 30: 100%; 10-29: Standard-ED 1 x tgl; < 10: Standard-ED alle 2d; nach HD zusätzl. Standard-ED erforderl.

A 9.4.11 Oralcephalosporine Gruppe 3

Empf. u. resist.: höhere Aktivität und breiteres Spektrum als Gruppe 2 gegen gramnegative Keime; etwas geringere Aktivität gegen grampositive Keime;
UW (Cefpodoxim): Magendrücken, Übelkeit, Erbrechen, Appetitlosigkeit, Blähungen, Diarrhoe, Erythem, Exanthem, Urtikaria, Purpura;
KI (Cefpodoxim): bek. Überempf. gegen Cephalosporine, schwerwiegende Überempfindlichkeitsreakionen auf Penicilline oder anderes Betalactam-Arzneimittel in der Vorgeschichte

Cefixim Rp — HWZ 3-4h, Qo 0.5, PPB 65%, PRC B, Lact ?

Gewebegängigkeit	ZNS	entzünd.	Lunge	ELF	Galle	Leber	Prostata	Niere	Knochen
	k.A.	k.A.	++	++	++	k.A.	k.A.	k.A.	k.A.

Cefixim AL *Tbl. 200, 400mg; Trockensaft (5ml = 100mg)* **Infectoopticef** *Trockensaft (5ml = 100mg)*	**Atemweg-, HNO-, Harnweg-, Gallenweg-infektionen:** 2 x 200mg p.o.; 1 x 400mg p.o.; **Ki. bis 12J:** 8mg/kg/d p.o.; **DANI** CrCl < 20: 50%

Cefpodoxim-Proxetil Rp — HWZ 2.4h, Qo 0.2, PPB 40%

Gewebegängigkeit	ZNS	entzünd.	Lunge	ELF	Galle	Leber	Prostata	Niere	Knochen
	k.A.	k.A.	++	++	k.A.	k.A.	++	++	k.A.

Cefpo Basics *Tbl. 100, 200mg* **Cefpodoxim-ratioph.** *Tbl. 100, 200mg; Trockensaft (5ml = 40mg)* **Orelox** *Tbl. 100, 200mg; Trockensaft (5ml = 40mg)* **Podomexef** *Tbl. 100, 200mg; Trockensaft (5ml = 40mg)*	**Atemweg-, HNO-, Harnweg-, Haut-, Weichteilinfektionen:** 2 x 200mg p.o.; **Gonorrhoe:** 1 x 200mg p.o.; **Ki. 4W-12J:** 5-12mg/kg/d in 2ED; **DANI** CrCl > 40: 100%; 10-40: Dosisintervall 24h; < 10: 48h; HD: 40-200mg nach Dialyse; **DALI** nicht erforderl.

A 9.5 Monobactame

Empf.: gramnegative aerobe Bakterien; **resist.:** grampositive und anaerobe Bakterien;
UW: Husten, verstopfte Nase, pfeifendes Atemgeräusch, pharyngolaryngeale Schmerzen, Dyspnoe, Bronchospasmus, Brustbeschwerden, Rhinorrhoe, Hämoptysen, Exanthem, Arthralgie, Fieber, verminderte Werte bei Lungenfunktionstests; **KI:** bekannte Überempf.

Aztreonam Rp — HWZ 1.6h, Qo 0.2, PPB 56%, PRC B, Lact +

Gewebegängigkeit	ZNS	entzünd.	Lunge	ELF	Galle	Leber	Prostata	Niere	Knochen
	-	-	++	-	-	-	-	-	-

Cayston *Inh.Lsg. 75mg*	**Chronische Pseudomonas-aeruginosa-Lungeninfektion bei Mukoviszidose:** 3 x 75mg über 28d inhalieren; **Ki. ab 6J:** s. Erw.; **DANI, DALI** nicht erforderlich

A 9.6 Cycline

A 9.6.1 Tetracycline

Empf.: zahlreiche grampositive u. gramnegative Bakterien, u.a. Chlamydien, Mykoplasmen, Rickettsien, Yersinien, Borrelien, Leptospiren, Treponemen, Aktinomyceten;
resist.: Pseudomonas aeruginosa, Providencia, Serratia, Proteus, Morganella;
UW: allergische Hautreaktionen, phototoxische Reaktionen, reversible Knochenwachstumsverzögerung (Ki. < 8J), irreversible Zahnverfärbung und Zahnschmelzschädigung (Ki. < 8J), intrakranieller Druck ↑, BB-Veränderungen, Superinfektion durch Bakterien bzw. Sprosspilze;
KI: bekannte Überempfindlichkeit, schwere Leberfktsstrg., Niereninsuff., Ki. < 8J, Grav./Lakt.

Doxycyclin Rp — HWZ 12-24h, Q_0 0.7, PPB 80-90%, PRC D, Lact

Gewebe-gängigkeit	ZNS	entzünd.	Lunge	ELF	Galle	Leber	Prostata	Niere	Knochen
	-	-	++	+	++	++	++	++	++

Doxycyclin Heumann *Tbl. 100, 200mg*
Doxycyclin-ratioph. *Kps. 100mg; Amp. 100mg/5ml*
Doxy-M-ratioph. *Tbl. 100, 200mg*
DoxyHEXAL *Tbl. 100, 200mg; Amp. 100mg/5ml*

HNO-, Atemweg-, Harnweginfektionen, diverse Infektionen mit o.g. Erregern: d1: 1 x 200mg p.o./i.v.; dann 1 x 100mg p.o./i.v.
Ki. > 8J: d1: 1 x 4mg/kg, dann 1 x 2mg/kg;
Borreliose → 649**:** 1 x 200mg für 14-21d;
Lues bei Penicillinallergie → 659**:** 1 x 300mg f. 15d; **Akne vulgaris** → 710, **Rosacea** → 712 ini 100mg/d für 7-21d, dann 50mg/d;
DANI nicht erforderlich;
DALI KI bei schwerer Leberfunktionsstörung

Minocyclin Rp — HWZ 11-22h, Q_0 0.85, PPB 70-75%, PRC D, Lact

Gewebe-gängigkeit	ZNS	entzünd.	Lunge	ELF	Galle	Leber	Prostata	Niere	Knochen
	-	+	++	+	++	++	++	++	++

Minocyclin-ratioph. *Kps. 50, 100mg*
Skid *Tbl. 50, 100mg*

HNO-, Atemweg-, Harnweginfektionen, diverse Infektionen mit o.g. Erregern: ini 200mg, dann 2 x 100mg p.o.;
Akne vulgaris → 710**:** 100mg/d in 2ED;
Ki. > 8J: ini 4mg/kg, dann 2 x 2mg/kg;
DANI nicht erforderlich;
DALI KI bei schwerer Leberfunktionsstörung

Tetracyclin Rp — HWZ 8-10h, Q_0 0.12, PPB 36-64%, PRC D, Lact

Gewebe-gängigkeit	ZNS	entzünd.	Lunge	ELF	Galle	Leber	Prostata	Niere	Knochen
	-	-	+	+	++	++	++	++	++

Tetracyclin Wolff *Kps. 250, 500mg*

HNO-, Atemweg-, Urogenitaltrakt-, gastrointestinale Infektionen, diverse Infektionen mit o.g. Erregern: 4 x 250-500mg p.o., max. 2g/d;
Ki. > 8J: 25-35mg/kg/d p.o. in 2-4ED;
DANI, DALI KI

A 9.6.2 Glycylcycline

Empf.: gegen zahlreiche grampositive und gramnegative Bakterien inkl. Anaerobier und speziell gegen problematische Keime wie MRSA, VRE (E. faecalis und E. faecium), ESBL, Chinolon-resistente Escherichia coli, multiresistente Enterobacter und Acinetobacter; **resist.:** Pseudomonas aeruginosa; **UW:** Übelkeit, Erbrechen, Diarrhoe, Abszess, Infektionen, verlängerte aPTT u. Prothrombinzeit, Schwindel, Phlebitis, Bauchschmerzen, Dyspepsie, Anorexie, Transaminasen ↑, Bilirubinämie, Pruritus, Exanthem, Kopfschmerzen, Amylase und Harnstoff ↑; **KI:** bek. Überempf. gegen Tigecyclin bzw. gegen Tetracycline, Grav.

Tigecyclin Rp — HWZ 42h, Q0 0.78, PPB 71-89%, PRC D, Lact ?

Gewebe-gängigkeit	ZNS	entzünd.	Lunge	ELF	Galle	Leber	Prostata	Niere	Knochen
	++	++	k.A.	+	++	++	k.A.	++	k.A.

Tygecyclin-ratioph. *Inf.Lsg. 50mg*
Tygacil *Inf.Lsg. 50mg*

Komplizierte Haut-, Weichteilinfektionen (außer diabetische Fußinfektion) und abdominelle Infektionen: ini 100mg i.v., dann 2 x 50mg i.v. für 5-14d; **DALI** Child-Pugh C: ini 100mg, dann 2 x 25mg; **DANI** nicht erforderlich

A 9.7 Makrolide, Ketolide

Empf.: Strepto-, Pneumokokken, Chlamydien, Legionellen, Mycoplasma pneumoniae, Listerien, Aktinomyceten, Campylobacter, Helicobacter, Mycobacterium avium intracellulare (MAC); **resist.:** Brucellen, Enterobakterien, Nocardia, Mycoplasma hominis, Bacteroides fragilis, Fusobakterien, Pseudomonas; **UW** (Azithromycin): Diarrhoe, Übelkeit, Blähungen, Erbrechen, Dyspepsie, Arthralgie, Pruritus, Exanthem, Taubheit, Sehstrg., Benommenheit, Kopfschmerzen, Parästhesien, Strg. d. Geruchs-/Geschmackssinnes, Lymphopenie, Eosinophilie, Bicarbonat ↓; **UW** (Clarithromycin): Übelkeit, Erbrechen, epigastrisches Druckgefühl, Bauchschmerzen, Diarrhoe, Beeinträchtigung des Geruchssinnes, Dyspepsie, Stomatitis, Glossitis, Zahn- und Zungenverfärbungen, orale Candidose, Kopfschmerzen, erhöhte Blut-Harnstickstoffwerte; **KI** (Azithromycin): bekannte Überempfindlichkeit gegen Makrolide bzw. Ketolide; **KI** (Clarithromycin): bek. Überempf. gegen Makrolide; gleichzeitige Anwendung von Cisaprid, Pimozid, Terfenadin, Astemizol, Dihydroergotamin, Ergotamin

Azithromycin Rp — HWZ 40h, Q0 0.8, PPB 12-52%, PRC B, Lact ?

Gewebe-gängigkeit	ZNS	entzünd.	Lunge	ELF	Galle	Leber	Prostata	Niere	Knochen
	-	-	++	+	++	++	++	k.A.	k.A.

Azi Teva *Tbl. 250, 500mg; Trockensaft (5ml = 200mg)*
Azithromycin HEXAL *Tbl. 250, 500mg; Trockensaft (5ml = 200mg)*
Azithromycin Stada *Tbl. 250, 500mg*
Ultreon *Tbl. 600mg*
Zithromax *Tbl. 250, 500mg; Trockensaft (5ml = 200mg)*

HNO-, Atemweg-, Haut-, Weichteilinfekt., atyp. Pneumonie → 499: 1 x 500mg für 3d p.o. oder 500mg an d1, dann 250mg d2-4; **Ki.:** 1 x 10mg/kg für 3d oder 10mg/kg an d1, dann 5mg/kg d2-4; **Gonorrhoe** → 655, **Genitalinf. m. Chlamydia trachom.** → 654: 1 x 1g p.o.; **MAC-Pro. bei HIV-Infekt.:** 1 x/W 1200mg p.o.; **DANI** CrCl > 40: 100%

Clarithromycin Rp					HWZ 3-7h, Q_0 0.6, PPB 72%, PRC C, Lact				
Gewebe-gängigkeit	ZNS	entzünd.	Lunge	ELF	Galle	Leber	Prostata	Niere	Knocher
	-	-	++	+	++	++	++	k.A.	k.A.

Clarilind *Tbl. 250, 500mg* **Clarithromycin 1A** *Tbl. 250, 500mg; Trockensaft (5ml = 125, 250mg)* **Clarithromycin Accord** *Tbl. 250, 500mg* **Clarithromycin Eberth** *Inf.Lsg. 500mg* **Clarithromycin-ratioph.** *Tbl. 250, 500mg* **Klacid** *Tbl. 250, 500(ret.)mg; Trockensaft (5ml = 125, 250mg); Inf.Lsg. 500mg*	**HNO-, Atemweg-, Haut-, Weichteil-infektionen, atypische Pneumonie** → 499**:** 2 x 250-500mg p.o.; 2 x 500mg i.v.; **Ki. 6M-12J:** 15mg/kg/d p.o. in 2ED; **H.P.-Eradikation** → 521**:** 2 x 500mg p.o. + 2 x 1g Amoxycillin + 2 x 20mg Omeprazol; **DANI** CrCl < 30: p.o.: 50%; i.v. d1: 100%, ab d2: 50%

Erythromycin Rp					HWZ 2-3h, Q_0 > 0.8, PPB 60-70%, PRC B, Lact -				
Gewebe-gängigkeit	ZNS	entzünd.	Lunge	ELF	Galle	Leber	Prostata	Niere	Knocher
	-	-	++	k.A.	++	++	++	++	k.A.

Erythrocin *Tbl. 500mg; Inf.Lsg. 500, 1000mg* **Erythromycin Stragen** *Inf.Lsg. 1000mg* **Infectomycin** *Trockensaft (5ml = 100, 200, 400, 600mg)*	**HNO-, Haut-, Atemweginf., atyp. Pneumonie** → 499**:** 3-4 x 500mg p.o., 4 x 0.5-1g i.v., max. 4g/d; **Ki. < 8J:** 30-50mg/kg/d p.o. in 3-4ED; **8-14J:** 1-2g/d p.o. in 3-4ED; **Gonorrhoe** → 655**:** 3 x 1g p.o. für 7d; **Lues Primärstadium:** 3 x 1g p.o. für 15d; **Urethritis durch Chlamydia trachomatis, Ureaplasma urealyticum:** 3 x 1g p.o. für 7d **DANI** Krea (mg/dl) > 2: max. 2g/d

Roxithromycin Rp					HWZ 12h, Q_0 0.7, PPB 95%				
Gewebe-gängigkeit	ZNS	entzünd.	Lunge	ELF	Galle	Leber	Prostata	Niere	Knoche
	-	-	++	k.A.	+	k.A.	++	k.A.	k.A.

Roxi Aristo *Tbl. 150, 300mg* **RoxiHEXAL** *Tbl. 50, 150, 300mg* **Roxithromycin Heumann** *Tbl. 150, 300mg* **Rulid** *Tbl.150, 300mg*	**HNO-, Atemweg-, Haut-, Urogenitaltrakt-infektionen:** 2 x 150mg, 1 x 300mg p.o.; **Ki. bis 40kg:** 5-7.5mg/kg/d p.o. in 2ED; **> 40kg:** s. Erw.; **DANI** nicht erf.; **DALI** 50%

A 9.8 Lincosamide

Empf.: Pneumo-, Staphylo-, Streptokokken, Corynebacterium diphtheriae, Anaerobier, Bacteroides fragilis, Clostridium perfringens;
resist.: Enterobakterien, Pseudom. aeruginosa, Entero-, Gono-, Meningokokken, Haemophilus influenzae, Mykoplasmen, Listerien;
UW: Übelkeit, Erbrechen, Diarrhoe, pseudomembranöse Kolitis, allergische Hautreaktioner Erythema exsudativum, Thrombophlebitis (i.v.-Anwendung);
KI: Grav./Lakt.; Anw.Beschr. bei Myasthenia gravis

Clindamycin Rp					HWZ 1.5-5h, Q0 > 0.8, PPB 90%, PRC B, Lact ?				
Gewebe-gängigkeit	ZNS	entzünd.	Lunge	ELF	Galle	Leber	Prostata	Niere	Knochen
	-	-	+	+	++	++	-	k.A.	++

ClindaHEXAL *Kps. 150, 300mg; Tbl. 450, 600mg* **Clindamycin-ratioph.** *Kps. 150, 300mg; Tbl. 600mg; Amp. 300mg/2ml, 600mg/4ml* **Clindasol** *Tbl. 150, 300, 600mg; Amp. 300mg/2ml, 600mg/4ml, 900mg/6ml* **Clindastad** *Kps. 300mg* **Sobelin** *Kps. 300mg; Gran. (5ml = 75mg); Amp. 300/2ml, 600mg/4ml; Vaginalcreme (5g enth. 100mg); Vaginalsupp. 100mg*	**HNO-, Zahn-, Kiefer-, Atemweg-, abdomin., Haut-, Knochen-, Weichteilinf.:** 4 x 150-450mg p.o.; 2-4 x 200-600mg i.v./i.m., max. 4.8g/d i.v.; **Ki. 4W-14J:** 8-25mg/kg/d p.o. in 3-4ED; 20-40mg/kg/d i.v./i.m. in 3-4ED; **bakt. Vaginose:** 1 x 5g Creme vaginal f. 3-7d; Vaginalsupp. 100mg 1 x f. 3d; **DANI** leichte bis mäßige NI: 100%; schwere NI: Plasmaspiegel-Kontrolle, ggf. Dosisanpassg.; **DALI** schwere LI: Plasmaspiegel-Kontrolle, ggf. Dosisanpassung

A 9.9 Aminoglykoside

Empf.: Enterobakterien, Pseudomonas, Staphylokokken, Serratia, Yersinien, Pasteurellen, Brucellen; **resist.:** Streptokokken, Pneumokokken, Enterokokken, Anaerobier; **UW:** Schädigung des N. vestibulocochlearis, neuromusk. Blockade, Parästhesien, Nierenschäden, BB-Veränd., allerg. Reakt.; **KI:** Vorschädigung des N. vestibulocochlearis, terminale NI, Grav./Lakt.

Amikacin Rp	HWZ 2.3h, Q0 0.02, PPB 10%, ther. Serumspiegel (mg/l): min. < 10, max. 25								
Gewebe-gängigkeit	ZNS	entzünd.	Lunge	ELF	Galle	Leber	Prostata	Niere	Knochen
	-	+	++	++	++	k.A.	-	++	+

Amikacin B. Braun *Inf.Lsg. 250mg/100ml, 500mg/100ml* **Amikacin Fresenius** *Inf.Lsg. 250mg/50ml, 500mg/100ml*	**Atemweg-, abdominelle, Urogenitalinf., Sepsis, Endokarditis** → 475, **Meningitis** → 679, **Verbrennungen:** 10-15mg/kg i.v./i.m.; max. 1.5g/d, max. Gesamtdosis: 15g; **Ki. < 6J:** ini 10mg/kg, dann 2 x 7.5mg/kg i.v./i.m.; **> 6J:** s. Erw.; **DANI** CrCl < 70: ini 7.5mg/kg, dann Krea (mg/dl) x 9 = Dosisintervall (h); Kontrolle Serumspiegel!

Gentamicin Rp	HWZ 2h, Q0 0.02, PPB < 10%, ther. Serumspiegel (mg/l): min. < 2, max. 10-12								
Gewebe-gängigkeit	ZNS	entzünd.	Lunge	ELF	Galle	Leber	Prostata	Niere	Knochen
	-	-	++	++	+	+	-	++	-

Gentamicin HEXAL *Amp. 40mg/1ml, 80mg/2ml, 160mg/2ml* **Gentamicin-ratioph.** *Amp. 40mg/1ml, 80mg/2ml, 160mg/2ml* **Refobacin** *Amp. 10mg/2ml, 40mg/1ml, 80mg/2ml, 120mg/2ml*	**Abdominelle, Urogenital-, Knocheninf., nosokomiale Pneumonie** → 503, **Sepsis, Endokarditis** → 475, **gramneg. Meningitis** → 679: ini 1.5-2mg/kg, Erh. Dos. 1 x 3-6mg/kg i.v./i.m. (als Kurzinfusion über 60min); **Ki. bis 3W:** 4-7mg/kg/d i.v./i.m. in 1-2 ED; **> 4W:** 3 x 1.5-2.5mg/kg; **DANI** s. FI

Tobramycin Rp HWZ 2h, Qo 0.02, keine PPB, ther. Serumspiegel (mg/l): min. < 2, max. 12

Gewebe-gängigkeit	ZNS	entzünd.	Lunge	ELF	Galle	Leber	Prostata	Niere	Knochen
	-	-	+	++	+	+	-	++	-

Bramitob *Inh.Amp. 300mg/4ml*
Gernebcin *Inj.Lsg. 40mg/1ml, 80mg/2ml, 160mg/2ml*
Tobi *Inh.Amp. 300mg/5ml*
Tobi Podhaler *Inh.Kps. 28mg*
Tobramycin B. Braun *Inj. Lsg. 80, 240, 360mg*
Tobrazid *Inj.Lsg. 40mg/1ml, 80mg/2ml*
Vantobra *Inh.Amp. 170mg/1.7ml*

Atemweg-, Harnweg-, abdom., Knochen-, Haut-, Weichteilinf., Sepsis, Endokarditis, gramneg. Meningitis → 679**:**
ini 1.5-2mg/kg/d über 30-60min i.v., dann 3 x 1-2mg/kg i.v./ i.m.;
NG: 2 x 2.5mg/kg i.v./i.m.;
Sgl.: 3 x 1.5-2.5mg/kg i.v./i.m.;
Ki.: 3 x 2-2.5mg/kg i.v./i.m.;
chron. Lungeninfektion mit Pseudomonas aeruginosa bei Mukoviszidose: Ki. > 6J: 2 x 300mg (Amp.) bzw. 2 x 112mg (Kps.) inhalieren für 28d, dann 28d Pause;
DANI s. FachInfo

A 9.10 Chinolone (Gyrasehemmer)

A 9.10.1 Fluorierte Chinolone Gruppe I

Empf.: Enterobakterien, Salmonellen, Shigellen, Gonokokken;
resist.: Anaerobier, Chlamydien, Mykoplasmen, E. faecium, Ureaplasmen;
UW: Leukopenie, Neutropenie, Eosinophilie, Erhöhung von GOT, GPT, aP; Kopfschmerzen, Benommenheit, Schwindel, Magenbeschwerden, Bauchschmerzen, Übelkeit, Exanthem;
KI: bekannte Überempfindlichkeit gegen Chinolone; Tendinitis oder Sehnenruptur durch Chinolone in der Vorgeschichte

Norfloxacin Rp HWZ 2-4h, Qo 0.7, PPB < 15%, PRC C, Lact

Gewebe-gängigkeit	ZNS	entzünd.	Lunge	ELF	Galle	Leber	Prostata	Niere	Knochen
	-	-	k.A.	++	++	++	++	++	k.A.

Barazan *Tbl. 400mg*
NorfloHEXAL *Tbl. 400mg*
Norflosal *Tbl. 400mg*
Norfloxacin Stada *Tbl. 400mg*

Harnweginf. → 761**, Prostatitis** → 767**, bakt. Enteritis:** 2 x 400mg p.o.;
Gonorrhoe → 655**:** 1 x 800mg p.o.;
Pro. gramnegative Infektion bei Neutropenie: 2-3 x 400mg;
DANI CrCl < 30: 1 x 400mg

A 9.10.2 Fluorierte Chinolone Gruppe II

Empf.: hohe Aktivität gegen Enterobakterien, Haemophilus influenzae, Legionella, unterschiedliche Aktivität gegen Pseudomonas aeruginosa, schwache Aktivität gegen Staphylo-, Pneumo-, Enterokokken, Mykoplasmen, Chlamydien;
UW (Ciprofloxacin): Übelkeit, Diarrhoe;
KI (Ciprofloxacin): bekannte Überempfindlichkeit gegen Chinolone; gleichzeitige Anwendung von Tizanidin

Ciprofloxacin Rp					HWZ 3-6h, Qo 0.5, PPB 20-30%, PRC C, Lact -				
Gewebe-gängigkeit	ZNS	entzünd.	Lunge	ELF	Galle	Leber	Prostata	Niere	Knochen
	+	+	++	++	++	++	++	++	++

Ciprobay *Tbl. 250, 500, 750mg; Trockensaft (5ml = 250, 500mg); Inf.Lsg. 200mg/100ml, 400mg/200ml*
Ciprobeta *Tbl. 250, 500mg*
Cipro HEXAL *Tbl. 100, 250, 500, 750mg; Inf.Lsg. 200mg/100ml, 400mg/200ml*
Ciprofloxacin-ratioph. *Tbl. 100, 250, 500, 750mg*

HNO-, Atemweg-, Urogenital-, abdom., Haut-, Weichteil-, Knocheninfektionen, Sepsis, Neutropenie: 2 x 250-750mg p.o.; 2 x 200-400mg i.v.; **unkomplizierte Harnwegsinfektion:** 2 x 100mg p.o./i.v.; **DANI** CrCl > 60: 100%; 30-60: 2 x 200-400mg i.v., 2 x 250-500mg p.o.; < 30, HD: 1 x 200-400mg i.v., 1 x 250-500mg p.o., nach HD geben; **DALI** nicht erforderl.

Ofloxacin Rp					HWZ 5-7.5h, Qo 0.1, PPB 25%, PRC C, Lact -				
Gewebe-gängigkeit	ZNS	entzünd.	Lunge	ELF	Galle	Leber	Prostata	Niere	Knochen
	k.A.	k.A.	++	++	k.A.	k.A.	++	++	k.A.

Oflox Basics *Tbl. 100, 200, 400mg*
Ofloxacin-ratioph. *Tbl. 100, 200, 400mg*
Ofloxacin Stada *Tbl. 200, 400mg*

HNO-, Atemweg-, Urogenital-, abdom., Weichteil-, Haut-, Knocheninfektionen, Enteritis, Neutropenie: 2 x 200mg p.o./i.v.; **unkomplizierte Harnweginfektionen:** 2 x 100mg p.o./i.v. für 3d; **Gonorrhoe:** 1 x 400mg p.o. als Einmalgabe; **DANI** CrCl 20-50: 100-200mg/d; < 20, HD: 100mg/d; **DALI** max. 400mg/d

A 9.10.3 Fluorierte Chinolone Gruppe III

Empf.: zusätzl. Aktivität gegen Staphylokokken, Pneumokokken, Streptokokken, Chlamydien, Mykoplasmen; **UW:** Schlaflosigkeit, Diarrhoe, Erbrechen, Übelkeit, Kopfschmerz, Benommenheit, Phlebitis (bei i.v.-Gabe); **KI:** bek. Überempf. gg. Chinolone, Epilepsie, anamn. bek. Sehnenbeschwerden nach früherer Anw. von Fluorchinolonen, Ki./Jug. im Wachstum, Grav./Lakt.

Levofloxacin Rp					HWZ 7h, Qo 0.23, PPB 30-40%, PRC C, Lact -				
Gewebe-gängigkeit	ZNS	entzünd.	Lunge	ELF	Galle	Leber	Prostata	Niere	Knochen
	+	k.A.	++	++	++	++	++	++	++

Levofloxacin AL *Tbl. 250, 500mg*
Levofloxacin HEXAL *Tbl. 250, 500mg*
Levofloxacin Kabi *Inf.Lsg. 250mg/50ml, 500mg/100ml*
Quinsair *Lsg. f. Vernebler 240mg*
Tavanic *Tbl. 250, 500mg; Inf.Lsg. 250mg/50ml, 500mg/100ml*

Exazerbierte chron. Bronchitis, Sinusitis, kompl. Harnweginf. → 761, **Prostatitis** → 767, **Lungenmilzbrand:** 1 x 500mg p.o./i.v.; **ambulant erworbene Pneumonie** → 499, **kompl. Haut- u. Weichteilinfektionen:** 1-2 x 500mg p.o./i.v.; **unkompl. Zystitis** → 761: 1 x 250mg p.o. für 3d; **chron. Lungeninfekt. mit P. aeruginosa bei Mukoviszidose, Erw.:** 2 x 240mg inhalieren f. 28d, dann 28d Pause; **DANI** CrCl 20-50: max. 2 x 250mg; 10-19: max. 2 x 125mg; < 10, HD: max. 1 x 125mg; **DALI** nicht erforderlich

A 9.10.4 Fluorierte Chinolone Gruppe IV

Empf.: zusätzlich verbesserte Aktivität gegen Anaerobier;
UW: Superinfektionen durch resistente Bakterien oder Pilze; Übelkeit, Benommenheit, QT-Verlängerung bei Hypokaliämie, Übelkeit, Erbrechen, Bauchschmerzen, Diarrhoe;
KI: bekannte Überempfindlichkeit gegen Chinolone; anamnestisch bekannte Sehnenbeschwerden nach früherer Anwendung von Fluorchinolonen, Pat. < 18J; angeborene oder dokumentierte erworbene QT-Verlängerungen, unkorrigierte Hypokaliämie, klinisch relevante Bradykardie, klinisch relevante Herzinsuffizienz mit reduzierter LV-Auswurffraktion, symptomatische Herzrhythmusstrg. in der Vorgeschichte; gleichzeitige Anwendung von Arzneimitteln, die das QT-Intervall verlängern; eingeschränkte Leberfunktion (Child C bzw. Transaminasen > 5 x oberer Normwert), Grav./Lakt.

Moxifloxacin Rp — HWZ 12h, Qo 0.8, PPB 41%, PRC C

Gewebe-gängigkeit	ZNS	entzünd.	Lunge	ELF	Galle	Leber	Prostata	Niere	Knochen
	+	k.A.	++	+	++	++	++	++	++

Avalox *Tbl. 400mg; Inf.Lsg. 400mg/250ml*
Avelox *Tbl. 400mg*
Moxifloxacin AL *Tbl. 400mg*
Moxifloxacin HEXAL *Tbl. 400mg*
Moxifloxacin Kabi *Inf.Lsg. 400mg*

Exazerbierte chronische Bronchitis, ambulant erworbene Pneumonie → 499, **Sinusitis, komplizierte Haut- und Weichteilinfektionen, Infektionen der weiblichen Beckenorgane** → 777**:**
1 x 400mg p.o./i.v.;
DANI nicht erforderlich;
DALI Child-Pugh C: KI

A 9.11 Folsäureantagonisten

A 9.11.1 Sulfonamide

Empf.: Toxoplasmen in Kombination mit Pyrimethamin;
UW: Übelkeit, Erbrechen, allergische Reaktionen, Erythema exsudativum multiforme, Photosensibilisierung, Nierenschädigung, Blutbildveränderungen;
KI: Sulfonamidüberempfindlichkeit, Erythema exsudativum in der Anamnese, schwere Leber- und Nierenfktsstrg., Grav. (1. + 3. Trim.), strenge Ind.Stell. in der Lakt.

Sulfadiazin Rp — HWZ 7-16h, Qo 0.45, PPB 55%, PRC C, Lact

Gewebe-gängigkeit	ZNS	entzünd.	Lunge	ELF	Galle	Leber	Prostata	Niere	Knochen
	++	k.A.	k.A.	++	k.A.	k.A.	k.A.	k.A.	k.A.

Sulfadiazin-Heyl *Tbl. 500mg*

Toxoplasmose: 2-4g/d p.o. in 3-6ED;
Ki. > 2M: 65-150mg/kg/d in 3-6ED; max. 1.5g/d;
Kombination mit Pyrimethamin → 242;
DANI CrCl < 25: KI;
DALI KI bei schwerer Funktionsstörung

A 9.11.2 Trimethoprim und Sulfonamid-Kombinationen

Empf. (Cotrimoxazol): fast alle aeroben Bakterien; Pneumocystis jirovecii (carinii); **resist.** (Cotrimoxazol): Pseudomonas aeruginosa, Treponema, Clostridien, Leptospiren, Rickettsien, Chlamydia psittaci, Mykoplasmen; **UW** (Cotrimoxazol): allerg. Reaktionen (z.B. Exantheme), Pruritus, Purpura, Photodermatose, Erythema nod., Glossitis, Gingivitis, Stomatitis, abnormer Geschmack, epigastr. Schmerzen, Appetit ↓, Übelkeit, Erbrechen, Diarrhoe; **KI** (Cotrimoxazol): bek. Überempf., Erythema exsudativum multiforme (auch in Anamnese), Thrombozytopenie, Granulozytopenie, megaloblastische Anämie, angeborener Glukose-6-Phosphat-Dehydrogenase-Mangel der Erys, Hämoglobinanomalien wie Hb Köln u. Hb Zürich, Nierenschäden oder hochgradige NI (CrCl < 15 ml/min), schwere Leberschäden oder Leberfktsstrg., akute Hepatitis, akute Porphyrie, FG, NG mit Hyperbilirubinämie, Osteomyelitis

Trimethoprim Rp — HWZ 5-17h, Qo 0.5, PRC C, Lact +

Gewebegängigkeit	ZNS	entzünd.	Lunge	ELF	Galle	Leber	Prostata	Niere	Knochen
	+	k.A.	k.A.	++	k.A.	k.A.	k.A.	k.A.	k.A.

Infectotrimet *Tbl. 50, 100, 150, 200mg; Saft (5ml = 50, 100mg)*

Unkomplizierte Harnweginfektion: 2 x 150-200mg p.o.; **Ki. < 12J:** 2 x 3mg/kg;
Pro. rezidivierende Harnweginfektion: 1 x 100mg; **Ki. < 12J:** 1 x 2mg/kg
DANI CrCl: 15-25: 2 x 200mg für 3d, dann 1 x 100mg; 10-15: 2 x 100mg; < 10: KI

Trimethoprim + Sulfamethoxazol Rp **(Cotrimoxazol)** — Qo (T/S) 0.5/0.8, PPB 65%/40%, PRC C, Lact ?

Gewebegängigkeit	ZNS	entzünd.	Lunge	ELF	Galle	Leber	Prostata	Niere	Knochen
	++	++	++	++	++	++	++	++	++

CotrimHEXAL *Tbl. 160+800mg*
Cotrim-ratioph. *Tbl. 80+400, 160+800mg; Saft (5ml = 40+200, 80+400mg); Amp. 80+400mg/5ml*
Cotrim 960 1A Pharma *Tbl. 160+800mg*
Eusaprim *Tbl. 160+800mg; Saft (5ml = 40+200, 80+400mg)*

Atemweg-, HNO-, Harnweg-, Genitaltraktinfektionen, bakterielle Enteritis, Salmonellose, Shigellose, Nocardiose: 2 x 160+800mg p.o./i.v.; **Ki. 6W-5M:** 2 x 20+100mg; **6M-5J:** 2 x 40+200mg; **6-12J:** 2 x 80+400mg;
Pneumocystis-jirovecii-Pneumonie:
Ther.: 20+100mg/kg/d p.o./i.v. in 4ED für 21d;
Pro.: 160+800mg p.o. 3x/W;
DANI CrCl > 30: 100%; 15-30: 50%; < 15: KI;
DALI KI bei schwerer Funktionsstörung

A 9.12 Nitroimidazole

Empf.: obligat anaerobe Bakterien (u.a. Bacteroides, Clostridium), Campylobacter, Helicobacter, Gardnerella vaginalis; Protozoen: Trichomonas vaginalis, Giardia lamblia, Entamoeba histolytica; **resist.:** alle aeroben u. fakultativ anaeroben Bakt., Aktinomyceten, Propionibakt.; **UW:** metallischer Geschmack, bitteres Aufstoßen, Zungenbelag, Glossitis, Stomatitis, Magendrücken, Übelkeit, Erbrechen, Appetitlos., Diarrhoe, Dunkelfärbung des Urins, allerg. Hautreaktionen, Photodermatose, Erythema nod.; **KI:** bek. Überempf. gg. M. bzw. and. 5-Nitroimidazole

Metronidazol Rp				HWZ 7 (10) h, Qo 0.85 (0.3), PPB < 20%, PRC B, Lact ?					
Gewebe-gängigkeit	ZNS	entzünd.	Lunge	ELF	Galle	Leber	Prostata	Niere	Knochen
	++	++	k.A.	++	++	++	k.A.	k.A.	k.A.

Arilin *Tbl. 250, 500mg; Vaginalsupp. 100, 1000mg* **Metronidazol Fresenius** *Inf.Lsg. 500mg* **Metronidazol Heumann** *Tbl. 400mg* **Metronidazol-ratioph.** *Tbl. 400mg* **Metronidazol Noridem** *Inf.Lsg. 500mg*	**Abdominelle, Genital-, Atemweg-, Knochen-, Zahn-Mund-Kieferinf., Sepsis, Endokarditis** → 475, **Hirnabszess, Amöbiasis** → 649, **Lambliasis** → 652: 0.8-1g/d p.o., max. 2g/d in 2-3ED; 2-3 x 500mg i.v., max. 10d; **Ki.:** 20-30mg/kg/d p.o./i.v.; **Trichomoniasis** → 660: 1 x 100mg vaginal für 6d, 1 x 1g für 1-2d; Partner mitbehandeln: 1 x 2g p.o.; **DANI** CrCl < 10: max. 1g/d

A 9.13 Nitrofurane/Harnwegantibiotika

Empf. (Nitrofurantoin): Enterococcus faecalis, Staph. saprophyticus, E. coli; **resist.** (Nitrofurantoin): Proteus mirabilis, Proteus vulgaris, Pseudomonas aeruginosa; **Empf.** (Nitroxolin): Staph. aureus, Staph. epidermidis, ß-hämol. Streptokokken, Citrobacter Enterobacter, E. coli, Klebsiella oxytoca, Morganella morganii, Proteus mirabilis/vulgaris, Providencia, Mycoplasma hominis, Ureaplasma urealyticum, Candida; **resist.** (Nitroxolin): Burkholderia cepacia, Pseudomonas, Stenotrophomonas maltophilia, evtl. Enterococcus, koagulaseneg. Staphylokokken, Acinetobacter, Klebs. pneumoniae, Serratia; **UW** (Nitrofurantoin): Schwindel, Ataxie, Nystagmus, Arzneimittelfieber, Pruritus, Urtikaria, angioneur. Ödem, Kopfschmerzen, allerg. Lungenödem, interstit. Pneumonie, Pleurirtis, Atemnot, Husten, Thoraxschmerz, Appetit ↓, Übelkeit, Erbrechen; **UW** (Nitroxolin): Übelkeit, Erbrechen, Diarrhoe; **KI** (Nitrofurantoin): bek. Überempf., NI jeden Grades, Oligurie, Anurie, pathol. Leberenzymwerte, Glukose-6-Phosphat-Dehydrogenase-Mangel, Polyneuropathien, Grav. im letzten Trimenon, FG u. Sgl. < 3M; **KI** (Nitroxolin): bek. Überempf., schwere NI u./od. LI

Nitrofurantoin Rp				HWZ 20min-1h, Qo 0.7, PPB 50-60%, PRC B, Lact.					
Gewebe-gängigkeit	ZNS	entzünd.	Lunge	ELF	Galle	Leber	Prostata	Niere	Knochen
	-	-	-	++	-	-	-	-	-

Furadantin *Kps. 50, 100(ret.)mg* **Nifurantin** *Tbl. 50, 100mg* **Nifuretten** *Tbl. 20mg* **Nitrofurantoin-ratioph.** *Kps. 100(ret.)mg* **Uro-Tablinen** *Tbl. 50mg*	**Harnweginfektion**: 3-4 x 100mg p.o.; 2-3 x 100mg ret.; **Ki.:** 5mg/kg/d; **Langzeittherapie:** 2-3 x 50mg; 1-2 x 100mg ret.; **Ki.:** 2-3mg/kg/d; **DANI** KI

Nitroxolin Rp						HWZ 2.6h, Qo 0.99, PPB 10%			
Gewebe-gängigkeit	ZNS	entzünd.	Lunge	ELF	Galle	Leber	Prostata	Niere	Knochen
	-	-	-	+	-	-	+	+	-

Nilox midi *Kps. 150mg* **Nitroxolin forte** *Kps. 250mg*	**Akute Harnweginf.:** 3 x 150-250mg p.o.; **Ki. ab 3J:** 5mg/kg/d; 10-20mg/kg/d in 3 ED; Chron. Harnweginfekte: 150-500mg/d; **DANI, DALI** KI bei schwerer NI/LI

A 9.14 Carbapeneme

Empf.: fast alle grampositiven u. gramnegativen Bakterien; **resist.** (Ertapenem, Imipenem, Meropenem): MRSA, Burkholderia cepacia, Xanthomonas maltophilia, E. faecium;
UW (Ertapenem, Imipenem, Meropenem): Erbrechen, Diarrhoe, Transaminasen ↑, allerg. Reakt., BB-Veränd., ZNS-Strg.; **KI** (Ertapenem, Imipenem, Meropenem): Grav./Lakt., Ki. < 3M

Ertapenem Rp — HWZ 4h, Q0 0.6, PPB 92-95%, PRC B, Lact ?

Gewebe-gängigkeit	ZNS	entzünd.	Lunge	ELF	Galle	Leber	Prostata	Niere	Knochen
	k.A.	k.A.	++	++	k.A.	k.A.	k.A.	++	k.A.

Invanz *Inf.Lsg. 1g*	**Abdominelle, akute gynäkol. Infektionen, ambulant erworbene Pneumonie** → 499, **Haut- und Weichteilinfektionen bei diabetischem Fuß; Pro. abdomineller Infektionen bei elektiven kolorektalen Eingriffen:** 1 x 1g i.v.; **Ki. 3M-12J:** 2 x 15mg/kg/d i.v.; **DANI** CrCl > 30: 100%; < 30, HD: KI; **DALI** nicht erforderlich

Imipenem + Cilastatin Rp — HWZ 0.9/1h, Q0 0.3/0.1, PPB 20/40%, PRC C, Lact ?

Gewebe-gängigkeit	ZNS	entzünd.	Lunge	ELF	Galle	Leber	Prostata	Niere	Knochen
	-	+	++	++	++	++	k.A.	k.A.	++

Imipenem/Cilastatin Kabi *Inf.Lsg. 500+500mg/100ml* **Imipenem/Cilastatin Basics** *Inf.Lsg. 500+500mg/100ml* **Imipenem/Cilastatin Rotexmedica** *Inf.Lsg. 500+500mg/100ml* **Zienam** *Inf.Lsg. 500+500mg/100ml*	**Atemweg-, Harnweg-, abdominelle, Genital-, Haut-, Knochen-, Weichteilinfektionen, Sepsis, neutropenisches Fieber:** 3-4 x 500+500-1000+1000mg i.v., max. 50+50mg/kg/d bzw. max. 4+4g/d; **Ki. < 3M:** 50+50mg/kg/d in 2-3ED; **> 3M:** 60+60mg/kg/d i.v. in 4ED, max. 2+2g/d; **DANI** CrCl 41-70: max. 3 x 750+750mg; 21-40: max. 4 x 500+500mg; 6-20: max. 2 x 500+500mg; **DALI** nicht erforderl.

Meropenem Rp — HWZ 1h, Q0 0.12, PPB 2%, PRC B, Lact ?

Gewebe-gängigkeit	ZNS	entzünd.	Lunge	ELF	Galle	Leber	Prostata	Niere	Knochen
	+	+	++	++	++	++	k.A.	k.A.	++

Meronem *Inf.Lsg. 500, 1000mg* **Meropenem HEXAL** *Inf.Lsg. 500, 1000mg* **Meropenem Kabi** *Inf.Lsg. 500, 1000mg* **Meropenem Puren** *Inf.Lsg. 500, 1000mg*	**Atemweg-, Harnweg-, abdominelle, intra- und postpartale Infektionen Haut-, Weichteilinf., Sepsis, neutropen. Fieber:** 3 x 0.5-1g i.v.; **Ki. > 3M:** 3 x 10-20mg/kg i.v.; **Meningitis:** 3 x 2g i.v.; **Ki.:** 3 x 40mg/kg i.v.; **DANI** CrCl > 50: 100%; 26-50: 2 x 0.5-1g; 10-25: 2 x 250-500mg; < 10: 1 x 250-500mg; **DALI** nicht erforderl.

Imipenem + Cilastatin + Relebactam Rp HWZ 0.9/1 .0/1.7h, Q0 0.3/0.1/0.1, PPB 20/40/22%

Gewebe-gängigkeit	ZNS	entzünd.	Lunge	ELF	Galle	Leber	Prostata	Niere	Knochen
	-	+	++	++	++	++	k.A.	k.A.	++

Recarbrio *Inf.Lsg. 500+500+250mg*	**Nosokomiale und/oder beatmungsassoz. Pneumonie, Infektionen mit aeroben gramneg. Erregern bei Pat. mit begrenzten Ther.-Optionen:** 4 x 500+500+250mg i.v.; **DANI** CrCl 60-89: 4 x 400+400+200mg; 30-59: 4 x 300+300+150mg; < 15-29, HD: 4 x 200+200+100mg; **DALI** nicht erf.

A 9.15 Glykopeptide

Empf.: an-/aerobe grampositive Bakterien, MRSA; Telavancin: MRSA, MSSA; Dalbavancin: Staph. aureus, Strept. pyogenes, Strept. agalactiae, Strept. dysgalactiae, Strept. anginosus, Strept. intermedius und Strept. constellatus;
resist.: alle gramnegativen Bakterien, Mykoplasmen, Chlamydien, Enterobakterien;
UW (Dalbavancin): Kopfschmerzen, Übelkeit, Diarrhoe;
UW (Teicoplanin): Exanthem, Erythem, Juckreiz, Schmerzen, Fieber;
UW (Telavancin): Pilzinfektion, Schlaflosigkeit, Geschmacksstörung, Kopfschmerzen, Schwindel, Übelkeit, Obstipation, Diarrhoe, Erbrechen, Transaminasen ↑, Juckreiz, Exanthem, akutes Nierenversagen, Kreatininerhöhung, schaumiger Urin, Müdigkeit, Schüttelfrost;
UW (Vancomycin i.v.): Venenentzündung, Rötung von Körper/Gesicht, Blutdruck ↓, Dyspnoe, Stridor, Exanthem, Schleimhautentzündung, Juckreiz, Nesselfieber, Nierenschädigung;
UW (Vancomycin oral): keine;
KI (Dalbavancin, Teicoplanin): bek. Überempf.; **KI** (Telavancin): bek. Überempf., schwere NI, akutes Nierenversagen, Grav.; **KI** (Vancomycin i.v./oral): bek. Überempf.

Dalbavancin Rp HWZ 333-405h, PPB 93%

Gewebe-gängigkeit	ZNS	entzünd.	Lunge	ELF	Galle	Leber	Prostata	Niere	Knochen
	-	-	+	+	k.A.	k.A.	k.A.	k.A.	+

Xydalba *Inf.Lsg. 500mg*	**Haut- u. Weichteilinfektionen:** einmalig 1500mg i.v. oder 1000mg d1 und 500mg d8; **DANI** CrCl 30-79, HD: 100%; < 30 ohne HD: einmalig 1g oder 750mg d1 und 375mg d8; **DALI** Child A: 100%; B, C: vorsichtige Anw.

Teicoplanin Rp								HWZ 70-100h, Q0 0.3, PPB 90%
Gewebe-gängigkeit	ZNS	entzünd.	Lunge	ELF	Galle	Leber	Prostata	Niere	Knochen
	-	+	++	++	++	++	k.A.	k.A.	++

Targocid *Amp. 100/1.8ml, 200mg/3.2ml, 400mg/3.2ml* **Teicoplanin HEXAL** *Inf.Lsg. 100, 200, 400mg*	**Kompliz. Haut- u. Weichteilinf., Knochen- u. Gelenkinf., nosokomiale Pneumonien, amb. erw. Pneumonien** → 499**, kompliz. Harnweginf., infektiöse Endokarditis** → 475**, Peritonitis, assoziiert mit kontin. amb. Peritonealdialyse (CAPD):** d1: 1 x 400mg, max. 800mg, dann 1 x 200-400mg i.v./i.m.; **Ki.<2M:** d1: 16mg/kg i.v./i.m., dann 1x8mg/kg; **2M-12J:** d1: 10mg/kg alle 12h, dann 1 x 6-10mg/kg i.v./i.m.; **Cl. difficile Enterokolitis:** 2 x 100-200mg p.o. f. 7-14d; **DANI** CrCl 40-60: ab d4 50%; < 40: CrCl/100 x norm. Dos.; HD: ini 800mg, dann 1 x 400mg/W

Telavancin Rp								HWZ 8h, PPB 90%
Gewebe-gängigkeit	ZNS	entzünd.	Lunge	ELF	Galle	Leber	Prostata	Niere	Knochen
	k.A.	k.A.	k.A.	k.A.	k.A.	k.A.	k.A.	k.A.	k.A.

Vibativ *Inf.Lsg. 250, 750mg*	**Nosokomiale inkl. beatmungsassoziierte Pneumonie mit gesicherter od. vermuteter MRSA-Genese:** 1 x 10mg/kg i.v. f. 7-10d; **DANI** CrCl > 50: 100%; 30-50: 7.5mg/kg; < 30, HD: KI; **DALI** Child A, B: 100%; C: keine Daten, vorsichtige Anw.

Vancomycin Rp	HWZ 4-6(15)h, Q0 0.05, PPB 55%, ther. Serumsp. (mg/l) min. 5-10, max. 30-40								
Gewebe-gängigkeit	ZNS	entzünd.	Lunge	ELF	Galle	Leber	Prostata	Niere	Knochen
	-	+	+	++	+	+	k.A.	k.A.	+

Vanco Saar *Inf.Lsg. 0.5, 1g* **Vancomycin Eberth** *Kps. 125, 250mg; Inf.Lsg. 0.5, 1g* **Vancomycin Enterocaps** *Kps. 250mg* **Vancomycin Hikma** *Inf.Lsg. 0.5, 1g* **Vancomycin-ratioph.** *Inf.Lsg. 0.5, 1g* **Vancosan** *Lsg. (oral) 500mg; Inf.Lsg. 0.5, 1g*	**Knochen-** → 499**, Weichteilinf., Pneumonie, Sepsis, Endokarditis** → 475**:** 4 x 500mg oder 2 x 1g i.v.; **NG/Sgl.:** ini 15mg/kg/d, Erh.Dos.: 2-3 x 10mg/kg/d; **Ki. < 12J:** 4 x 10mg/kg i.v.; Spiegelkontrollen bei längerer Anwendung, v.a. bei NI, gleichzeitiger Anwendung oto-/nephrotoxischer Substanzen; **DANI** CrCl: 100: 100%; 70: 70%; 30: 30%; 10: 10%; HD: ini 1g, dann 1g alle 7-10d; **DALI** nicht erforderl.; **C.-difficile- oder Staph.-Enterokolitis:** 0.5-2g/d p.o. in 3-4ED; **Ki.:** 40mg/kg/d

A 9.16 Lipopeptide

Empf.: Staph. aureus, alle anderen grampositiven Keime inkl. multiresistente Keime; **resist.:** alle gramnegativen Keime; **UW:** Pilzinfektionen, Kopfschmerzen, Übelkeit, Erbrechen, Durchfall, Exanthem, Reaktion an Infusionsstelle, Leberenzyme ↑ (GOT, GPT, aP), CK ↑, Geschmacksstrg., supraventr. Tachykardie, Extrasystolie, Flush, RR ↑/RR ↓, Obstipation, Bauchschmerzen, Dyspepsie, Glossitis, Ikterus, Pruritis, Urtikaria, Myositis, Muskelschwäche, Muskelschmerzen, Arthralgie, Vaginitis, Pyrexie, Schwäche, Erschöpfung, Schmerzen, Elektrolytstrg., Kreatinin ↑, Myoglobin ↑, LDH ↑; **KI:** bek. Überempfindlichkeit, Grav./Lakt.

Daptomycin Rp — HWZ 8-9h, Q0 0.5, PPB 90% PRC B, Lact ?

Gewebegängigkeit	ZNS	entzünd.	Lunge	ELF	Galle	Leber	Prostata	Niere	Knochen
	k.A.	k.A.	k.A.	++	k.A.	k.A.	k.A.	k.A.	++

Cubicin *Inf.Lsg. 350, 500mg*
Daptomycin Accord *Inf.Lsg. 350, 500mg*
Daptomycin-ratioph. *Inf.Lsg. 350, 500mg*

Komplizierte Haut-/Weichteilinfektionen: 1 x 4mg/kg i.v. für 10-14d; **Staph.-aureus-Bakteriämie, rechtsseitige Endokarditis mit Staph. aureus:** 1 x 6mg/kg i.v.; **DANI** CrCl > 30: 100%; < 30, HD: 4mg/kg alle 48h; **DALI** Child-P. A, B: 100%; C: keine Daten

A 9.17 Oxazolidinone

Empf. (Linezolid): alle grampositiven Keime; **resist.** (Linezolid): alle gramnegativen Keime; **empf.** (Tedizolid): St. aureus, S. pyogenes, S. agalactiae, S. anginosus-Gruppe; **resist.** (Tedizolid): St. lugdunensis; gramneg. Keime; **UW** (Linezolid): Kopfschmerzen, Juckreiz, Übelkeit, Erbrechen, Diarrhoe, Candidiasis, Mykosen, metallischer Geschmack, Blutbildveränderungen, Transaminasen ↑, aP ↑, LDH ↑, Harnstoff ↑, Lipase ↑, Amylase ↑, CK ↑, Glukose ↑, Gesamteiweiß ↓, Albumin ↓, Na ↓, Ca ↓, Kalium ↑ ↓, Bicarbonat ↑ ↓; **UW** (Tedizolid): Kopfschmerzen, Schwindel, Übelkeit, Erbrechen, Diarrhoe, Pruritus, Ermüdung; **KI** (Linezolid): bek. Überempf., unkontrollierbare Hypertonie, Phäochromozytom, Karzinoid, Thyreotoxikose, bipolare Depression, schizoaffektive Psychose, akute Verwirrtheitszustände, gleichzeitige Anw. von Serotonin-Wiederaufnahmehemmer, trizyklische Antidepressiva, Serotonin-5HT1-Rezeptor-Agonisten (Triptane), direkt oder indirekt wirkende Sympathomimetika inkl. adrenerger Bronchodilatatoren, Pseudoephedrin, Phenylpropanolamin, Adrenalin, Noradrenalin, Dopamin, Dobutamin; **KI** (Tedizolid): bek. Überempf.

Linezolid Rp — HWZ 5h, Q0 0.65, PPB 31%, PRC C, Lact ?

Gewebegängigkeit	ZNS	entzünd.	Lunge	ELF	Galle	Leber	Prostata	Niere	Knochen
	++	++	++	+	k.A.	k.A.	k.A.	k.A.	++

Linezolid 1A *Tbl. 600mg*
Linezolid HEXAL *Tbl. 600mg; Inf.Lsg. 600mg/300ml*
Zyvoxid *Tbl. 600mg; Gran. (5ml = 100mg); Inf.Lsg. 600mg/300ml*

Nosokomiale, ambulant erw. Pneumonie → 499, **schw. Haut-, Weichteilinfektionen:** 2 x 600mg p.o./i.v. für 10-14d, max. 28d, nach 14d Blutbildkontrolle; **DANI, DALI** nicht erforderlich

Tedizolid Rp					HWZ 12h, Q0 0.9 PPB 70-90%, PRC C, Lact ?				
Gewebe-gängigkeit	ZNS	entzünd.	Lunge	ELF	Galle	Leber	Prostata	Niere	Knochen
	+	k.A.	++	++	k.A.	++	k.A.	++	+
Sivextro *Tbl. 200mg; Inf.Lsg. 200mg*					**Haut- und Weichteilinfektionen:** 1 x 200mg p.o./i.v. für 6d; **DANI, DALI** nicht erforderlich				

A 9.18 Polymyxine

Wm/Wi (Colistimethatnatrium): zyklischer antibakterieller Polypeptid-Wirkstoff ⇒ Schädigung der Zellmembran von gramnegativen Bakterien; **empf.** (Colistimethatnatrium): gramnegative Bakterien (außer Proteus spp.) inkl. Pseudomonas;
UW (Colistinsulfat): Übelkeit, Erbrechen, Magenschmerzen, Diarrhoe;
UW (Colistimethatnatrium inhalativ): Gleichgewichtsstrg., Kopfschmerzen, Tinnitus, Dyspnoe, Husten, Dysphonie, Rachenreizung, Hämoptysen, Bronchospasmus, Asthma, Keuchen, thorakale Beschwerden, Infektion der unteren Atemwege, produktiver Husten, Lungenknistern, Dysgeusie, Übelkeit, Erbrechen, Arthralgie, Pyrexie, Asthenie, Müdigkeit, FEV ↓;
UW (Colistimethatnatrium i.v.): Parästhesien in Gesicht, Mund und perioral; Kopfschmerzen, Muskelschwäche, Pruritus, Nierenfunktionsstörung;
KI (Colistinsulfat): bek. Überempf., geschädigte Darmmukosa, FG- und NG;
KI (Colistimethatnatrium, inhalativ/i.v.): bekannte Überempfindlichkeit

Colistinsulfat Rp									
Gewebe-gängigkeit	ZNS	entzünd.	Lunge	ELF	Galle	Leber	Prostata	Niere	Knochen
	-	-	-	-	-	-	-	-	-
Diaroent Mono *Tbl. 95mg; Trockensaft (1ml = 5.95mg)*					**Selektive Darmdekontamination:** 3-4 x 95mg p.o.; **Ki 6-11J:** 3-4 x 47.5mg; **>12J:** 3-4 x 47.5-95mg				

Colistimethatnatrium Rp					PRC C, Lact ?				
Gewebe-gängigkeit	ZNS	entzünd.	Lunge	ELF	Galle	Leber	Prostata	Niere	Knochen
	-	+	++	k.A.	k.A.	k.A.	k.A.	k.A.	k.A.
Colist *Inf.Lsg. 1Mio, 2Mio IE* **Colistiflex** *Inf.Lsg. 1Mio, 2Mio IE* **Colistin CF** *Inh.Lsg. 80mg = 1Mio IE* **Colobreathe** *Inh.Kps. 125mg* **Promixin** *Inh.Lsg. 80mg = 1Mio IE; Inf.Lsg. 1Mio IE*					**Mukoviszidose** → 516**, chron. pulmonale Infekte durch Pseudom. aeruginosa** → 505**:** **Erw., Ki ab 6J:** 2 x 1 Kps. bzw. 2 x 1 Mio IE p.i., bei Erregerpersistenz bis 3 x 2 Mio IE; **DANI, DALI** nicht erforderlich; **Schwere aerobe gramneg. Infektionen:** ini 9-12Mio IE i.v., dann 9-12Mio IE/d in 2-3 ED; **DANI** CrCl 49-30: 5.5-7.5Mio IE/d; 10-29: 4.5-5.5 Mio IE/d; <10: 3.5Mio IE/d; HD s. FachInfo; **DALI** keine Daten, vors. Anw.				

A 9.19 Antiprotozoenmittel

Empf. (Atovaquon): Pneumocystis jirovecii; **empf.** (Pentamidin): Pneumocystis jirovecii, Leishmania, Trypanosoma; **empf.** (Pyrimethamin): Malariaplasmodien, Toxoplasma gondii; **UW** (Atovaquon): Übelkeit, Exanthem, Juckreiz, Durchfall, Erbrechen, Kopfschmerzen, Schlaflosigkeit, erhöhte Leberenzyme, Anämie, Neutropenie, Hyponatriämie, Überempfindlichkeitsreaktionen inkl. Angioödem, Bronchospasmus, Enge im Rachen, Urtikaria, Fieber; **UW** (Pentamidin): i.v: Azotämie, akutes Nierenversagen, Hämaturie, lokale Reaktionen am Injektionsort wie Schwellung, Entzündung, Schmerz, Induration, Abszeß, Muskelnekrose, Anämie, Leukopenie, Thrombopenie, Hypoglykämie, Hyperglykämie, Diabetes mell., Hypermagnesiämie, Hyperkaliämie, Hypokalzämie, Hypertonie, Hypotonie, Kollaps, Hitzegefühl, Nausea, Erbrechen, Geschmacksstrg., Leberenzymem, Exanthem; inhalativ: Husten, Dyspnoe, Bronchospasmus, Giemen, Geschmacksstrg., Übelkeit; **UW** (Pyrimethamin): Übelkeit, Erbrechen, Diarrhoe, Exanthem, Kopfschmerzen, Schwindel, Anämie, Leukopenie, Thrombopenie; **KI** (Atovaquon, Pentamidin): bek. Überempf.; **KI** (Pyrimethamin): bek. Überempf., Lakt.

Atovaquon Rp — HWZ 50-84h, PPB 99%, PRC C, Lact ?

Gewebegängigkeit	ZNS	entzünd.	Lunge	ELF	Galle	Leber	Prostata	Niere	Knochen
	k.A.	k.A.	++	k.A.	k.A.	k.A.	k.A.	k.A.	k.A.

Wellvone *Susp. (5ml = 750mg)*	**P.-jirovecii-Pneumonie:** 2 x 750mg p.o.

Pentamidin Rp — HWZ 6-9h, Q_0 0.95, PPB 70%, PRC C, Lact -

Gewebegängigkeit	ZNS	entzünd.	Lunge	ELF	Galle	Leber	Prostata	Niere	Knochen
	k.A.	k.A.	++	k.A.	k.A.	k.A.	k.A.	k.A.	k.A.

Pentacarinat *Inf.Lsg. 300mg*	**Pneumocystis-jirovecii-Pneum.: Ther.:** für 14d 4mg/kg i.v. oder 300-600mg/d inhalieren; **Pro.:** 200mg für 4d, dann 300mg alle 4W inhalieren; **Leishmaniasis:** 3-4mg/kg alle 2d i.m., 10 x; **Trypanosomiasis:** 4mg/kg alle 2d i.v./i.m., 7-10 x; **DANI** s. FachInfo; **DALI** nicht erf.

Pyrimethamin Rp — HWZ 80-96h, Q_0 1.0, PPB 80%, PRC C, Lact +

Gewebegängigkeit	ZNS	entzünd.	Lunge	ELF	Galle	Leber	Prostata	Niere	Knochen
	+	+	k.A.	k.A.	k.A.	k.A.	k.A.	k.A.	k.A.

Daraprim *Tbl. 25mg*	**Toxoplasmose:** d1 100mg p.o., dann 1 x 25-50mg; **Ki. < 3M:** 6.25mg alle 2d; **3-9M:** 1 x 6.25mg; **10M-2J:** 1 x 1mg/kg/d, max. 25mg; **3-6J:** d1 2mg/kg, dann 1mg/kg; Kombination mit Sulfadiazin! → 234

A 9.20 Weitere Antibiotika

Wm/Wi (Fidaxomicin): lokal wirksames Antibiotikum aus der Klasse der Makrozykline, bakterizid und Hemmung der RNA-Polymerase; **Wm/Wi** (Paromomycin): Aminoglykosid ohne relevante Resorption aus dem GI-Trakt; **empf.** (Fidaxomicin): Clostridium difficile; **empf.** (Fosfomycin): Staphylokokken, Streptokokken, Escherichia coli, Enterobacter, Proteus, P. aeruginosa, Neisseria, H. influenzae, Citrobacter, Serratia; **resist.** (Fosfomycin): Morganella, Bacteroides; **empf.** (Rifaximin): E. coli (ETEC, EAEC), Salmo-nella spp., Shigella spp., Non-V Vibrio cholerae, Plesiomonas spp., Aeromonas spp., Campylobacter spp.;
UW (Fidaxomicin): Erbrechen, Übelkeit, Obstipation; **UW** (Fosfomycin i.v.): Brechreiz, Magendrücken, Phlebitis; **UW** (Fosfomycin, oral): Kopfschmerzen, Schwindel, Asthenie;
UW (Paromomycin): Diarrhoe, Appetitlosigkeit, Übelkeit, Erbrechen, Bauchschmerzen;
UW (Rifaximin): Benommenheit, Kopfschmerz, Blähungen, Bauchschmerzen, Stuhldrang, Übelkeit, Erbrechen, Tenesmus ani, Erschöpfung, Pyrexie;
KI (Fidaxomicin): bek. Überempf.;
KI (Fosfomycin i.v.): bek. Überempf. gegen F. bzw. gegen Bernsteinsäure;
KI (Fosfonycin oral): bek. Überempf. gegen F.; schwere NI;
KI (Paromomycin): bek. Überempf., Myasthenia gravis, Obstipation, Ileus, Vorschädigung des Vestibular- oder Cochleaorgans, Grav.;
KI (Rifaximin): Überempf. gegen R. bzw. andere Rifamycinderivate, intestinale Obstruktion

Fidaxomicin Rp — HWZ 8-10h, PRC B, Lact ?

Gewebe-gängigkeit	ZNS	entzünd.	Lunge	ELF	Galle	Leber	Prostata	Niere	Knochen
	-	-	-	-	-	-	-	-	-

Dificlir *Tbl. 200mg, Granulat 40mg/ml*	**Clost.-difficile-Inf.** → 523: 2 x 200mg p.o. für 10d; Ki. < 4kg: 2 x 40mg; 4–< 7kg: 2 x 80mg; 7–< 9kg: 2 x 120mg; 9–< 12.5kg: 2 x 160mg; ≥12.5kg: 2 x 200mg; **DANI, DALI** nicht erf.

Fosfomycin Rp — HWZ 2h, Q0 0.1, keine PPB, PRC B, Lact ?

Gewebe-gängigkeit	ZNS	entzünd.	Lunge	ELF	Galle	Leber	Prostata	Niere	Knochen
	++	++	+	++	++	++	k.A.	k.A.	++

Fosfouro *Granulat 3g* **Fosfomycin Aristo** *Granulat 3g* **Infectofos** *Inf.Lsg. 2, 3, 5, 8g* **Monuril** *Granulat 3g*	**Unkompl. Harnweginf. bei Frauen:** Erw., **Ki. ab 12J:** 1 x 3g p.o.; **DANI** CrCl < 20: KI; **Atemweg-, HNO-, Harn-/Gallenweg-, Haut-, Weichteil-, Knocheninf., Meningitis, Sepsis, Endokarditis** → 475: 2-3 x 3-5g i.v., max. 20g/d; **Ki < 4W:** 100mg/kg/d in 2ED i.v.; **5W-1J:** 200-250mg/kg/d in 3ED; **1-12J:** 100-200mg/kg/d in 3ED, max. 300mg/kg/d; **DANI** s. FachInfo

Paromomycin Rp

Gewebe-gängigkeit	ZNS	entzünd.	Lunge	ELF	Galle	Leber	Prostata	Niere	Knochen
	-	-	-	-	-	-	-	-	-

Humatin *Kps. 250mg; Pulver (1Fl. = 1g)*	**Präcoma/Coma hepaticum** → 564: 35-75mg/kg/d p.o.; **Pro. portosystem. Enzephalopathie** → 531: 1-2g/d; **Darmdekontam. präop.:** 4g/d p.o. für 2d; **nichtinvas. Amöbenenteritis** → 649: 15-100mg/kg/d p.o. für 5d; **DANI** vorsichtig dosieren

Rifaximin Rp

Gewebe-gängigkeit	ZNS	entzünd.	Lunge	ELF	Galle	Leber	Prostata	Niere	Knochen
	-	-	-	-	-	-	-	-	-

Tixteller *Tbl. 550mg* **Rifaxan** *Tbl. 200mg* **Xifaxan** *Tbl. 200, 550mg*	**Reisediarrhoe:** 3 x 200mg p.o. für 3d, max. 2 x 400mg/d; **hepatische Enzephalopathie** → 531: 2 x 550mg p.o.; **DANI** 550mg: vors. Anw.; **DALI** nicht erford.

A 9.21 Antimikrobielle Spüllösung

Wm/Wi (Taurolidin): Methylolgruppen-Übertragung, Denaturierung von Oligosaccharid-Peptid-Komplexen der Bakterien, Entgiftung von Lipopolysacchariden;
UW (Taurolidin): keine häufigen bzw. sehr häufigen UW;
KI (Taurolidin): bek. Überempf., terminale NI, Ki. < 6J

Taurolidin Rp — HWZ (3-6h), PPB 40%

Taurolodin Nova 2% *Instillationslsg. 2g/100ml, 5g/250ml*	**Lokale oder diffuse Peritonitis:** 300-500ml 0.5% oder 100-250ml 2%; **Ki. 6-15J.:** bis max. 300ml 0.5% oder 50-100ml 2%; **DANI** KI bei terminaler NI

A 9.22 Tuberkulostatika

A 9.22.1 Monopräparate

Empf. (Bedaquilin): M. tuberculosis; **empf.** (Delamanid): M. tuberculosis; **empf.** (EMB): M. tuberculosis, M. kansasii, M. avium-intracellulare; **empf.** (INH): M. tuberculosis, M. kansasii; **empf.** (PTH): M. tuberculosis, M. kansasii, M. leprae; **empf.** (PZA): M. tuberculosis; **empf.** (RMP): M. tuberculosis, grampositive Kokken, Legionellen, Chlamydien, M. leprae, Meningokokken, Gonokokken, Haemophilus influenzae, Bacteroides; **empf.** (SM): M. tuberculosis, Brucellen, Yersinia pestis, Francisella tularensis; **Wm/Wi** (Bedaquilin): spezif. Hemmung der mykobakteriellen ATP-Synthase ⇒ bakterizide Wi in sich teilenden und sich nicht teilenden Tuberkulosebakterien; **Wm/Wi** (Delamanid): Hemmung der Synthese der Zellwandkomponenten Methoxy- und Keto-Mykolsäure;**UW** (Bedaquilin): Kopfschmerzen, Schwindel, verlängerte QT-Zeit, Nausea, Erbrechen, Diarrhoe, Transaminasen ↑, Arthralgie, Myalgie; **UW** (Delamanid): Anämie, Eosinophilie, Retikulozytose, Hypertriglyceridämie, Hypokaliämie, Hyperurikämie, Appetitlosigkeit, Schlaflosigkeit, Psychose, Erregung, Angststörung, Unruhe, Depression, Schwindel, Kopfschmerzen, Parästhesie, Tremor, Tinnitus, Herzklopfen, periphere Neuropathie, Somnolenz, Hypästhesie, trockenes Auge, Photophobie, Ohrenschmerzen, Hypertonie, Hypotonie, Hämatome, Hitzewallungen, Dyspnoe, Husten, Oropharyngeale Schmerzen, Rachenreizung, trockener Rachen, Rhinorrhoe, Hämoptyse, Erbrechen, Diarrhoe, Dyspepsie, Gastritis, Obstipation, Bauchschmerzen, Dermatitis, Urtikaria, juckender Hautausschlag, Juckreiz, Exanthem, Akne, Hyperhidrose, Osteochondrose, Muskelschwäche, Muskel- und Skelettschmerzen, Flankenschmerz, Gliederschmerzen, Arthralgie, Myalgie, Hämaturie, Asthenie, Pyrexie, Brustschmerzen, Unwohlsein, thorakale Beschwerden, periph. Ödeme, Asthenie, QT-Verlängerung, Kortisolspiegel ↑; **UW** (EMB): N.-opticus-Schädigung, Transaminasen ↑, allerg. Reaktionen; **UW** (INH): periphere Neuropathie, Transaminasen ↑, Akne, Leukopenie, Mikrohämaturie; **UW** (PTH): gastrointestinale Störung, Transaminasen ↑, allergische Reaktionen; **UW** (PZA): Hyperurikämie, Transaminasen ↑, Erbrechen, Strg. der Hämatopoese; **UW** (RMP): Transamin. ↑, Cholestase, Rotfärbung des Urins, Neutro- und Thrombopenie, Nierenversagen; **UW** (SM): Schädigung des N. vestibularis, Nephrotoxizität; **KI** (Bedaquilin): bek. Überempf.; **KI** (EMB): Vorschädigung des N. opticus; **KI** (INH): akute Lebererkr., periphere Neuropathien; **KI** (PTH): schwere Leberfktsstrg., Grav.; **KI** (PZA): schwere Leberfunktionsstrg.; **KI** (RMP): schwere Leberfktsstrg., Lakt.; Cave in Grav.; **KI** (SM): schwere Niereninsuffizienz, Innenohrschädigung, Grav./Lakt.

Bedaquilin Rp — HWZ 5.5 Monate, PPB >99%, PRC B, Lact ?

Gewebe-	ZNS	entzünd.	Lunge	ELF	Galle	Leber	Prostata	Niere	Knochen
gängigkeit	k.A.	k.A.	k.A.	k.A.	k.A.	k.A.	k.A.	k.A.	k.A.

Sirturo *Tbl. 100mg*	**Multiresistente pulmonale TBC** → 661: W 1–2: 1 x 400mg/d p.o.; W 3–24: 200mg 3 x/W; Kombination mit anderen Tuberkulostatika; **DANI** CrCl > 30: nicht erf.; < 30, HD: vorsichtige Anw.; **DALI** Child A, B: nicht erf.; C: Anw. nicht empfohlen

Delamanid Rp — HWZ 30-38h PPB >99%

Gewebegängigkeit	ZNS	entzünd.	Lunge	ELF	Galle	Leber	Prostata	Niere	Knochen
	k.A.	k.A.	k.A.	k.A.	k.A.	k.A.	k.A.	k.A.	k.A.

Deltyba *Tbl. 50mg*

Multiresistente pulmonale TBC: 2 x 100mg p.o. für 24W, Kombination mit anderen Tuberkulostatika; **DANI** leichte-mäßige NI: 100%; schwere NI: Anw. nicht empf.; **DALI** mäßige bis schwere LI: Anw. nicht empfohlen

Ethambutol (EMB) Rp — HWZ 2.5-4h, Q0 0.8, PPB 10-20%, PRC B, Lact +

Gewebegängigkeit	ZNS	entzünd.	Lunge	ELF	Galle	Leber	Prostata	Niere	Knochen
	-	+	++	++	k.A.	k.A.	k.A.	k.A.	k.A.

EMB-Fatol *Tbl. 100, 400, 500mg; Inf.Lsg. 1000mg/10ml*

TBC → 661: 1 x 25mg/kg p.o./i.v./i.m., nach 2-3M 1 x 20mg/kg; **DANI** CrCl 40-75: 1 x 15mg/kg; 30-39: 15mg/kg alle 2d; < 30: nach Serumspiegel

Isoniazid (INH) Rp — HWZ 0.7-4h, Q0 0.6, PPB 30%, PRC C, Lact +

Gewebegängigkeit	ZNS	entzünd.	Lunge	ELF	Galle	Leber	Prostata	Niere	Knochen
	+	++	++	k.A.	k.A.	k.A.	k.A.	k.A.	k.A.

Isozid *Tbl. 50, 100, 200mg; Inf.Lsg. 0.5g*

TBC: Therapie → 661: 1 x 5mg/kg p.o./i.v.; 15mg 2-3 x/W; **Ki.:** 1 x 200mg/m² KOF; **Pro.:** 500mg p.o./i.v. für mindestens 6-9M; **Ki.:** 15mg/kg 3 x/W p.o., 5mg/kg/d i.v.; **DANI** nicht erf., evtl. 1-2d/W Pause; **DALI** max. 100-200mg/d

Protionamid (PTH) Rp — HWZ 1-2h, keine PPB

Gewebegängigkeit	ZNS	entzünd.	Lunge	ELF	Galle	Leber	Prostata	Niere	Knochen
	++	++	++	++	k.A.	k.A.	k.A.	k.A.	k.A.

Peteha *Tbl. 250mg*

TBC → 661: 10-15mg/kg p.o. in 1-3ED; **Ki.** < **4J:** 25mg/kg p.o.; **5-8J:** 20mg/kg; > **9J:** 15mg/kg; **DANI** 2-3 x/W 1g p.o.; **DALI** KI

Pyrazinamid (PZA) Rp — HWZ 9-23h, Q0 1.0, PPB 50%, PRC C, Lact

Gewebegängigkeit	ZNS	entzünd.	Lunge	ELF	Galle	Leber	Prostata	Niere	Knochen
	++	++	++	++	k.A.	++	k.A.	++	k.A.

Pyrafat *Tbl. 500mg*
Pyrazinamid *Tbl. 500mg*

TBC → 661: 1 x 20-30mg/kg p.o., max. 2.5g/d für 2-3M; **Ki.** 1 x 30mg/kg p.o., max. 1.5g/d; **DANI** 2 x/W 3g; **DALI** KI bei schwerer Fkt.Str

Rifampicin (RMP) Rp					HWZ 2-3h; Q0 0.85, PPB 90%, PRC C, Lact -				
Gewebe-gängigkeit	ZNS	entzünd.	Lunge	ELF	Galle	Leber	Prostata	Niere	Knochen
	++	++	++	-	k.A.	++	k.A.	++	+

Eremfat *Tbl. 150, 300, 450, 600mg; Saft (5ml = 100mg); Inf.Lsg. 300, 600mg*	**TBC** → 661: 1 x 10mg/kg p.o./i.v., max. 600mg/d; minimal 450mg/d; **Ki. < 2M:** 10mg/kg; **2M-6J:** 15mg/kg; **> 6J:** 10-20mg/kg, max. 450mg/d; **andere Infektionen:** 600-1200mg/d p.o./i.v. in 2-3ED; **Meningokokken-Pro.:** 2 x 600mg p.o. für 2d; **Ki. 3-11M:** 2 x 5mg/kg für 2d; **1-12J:** 2 x 10mg/kg für 2d; **DANI** nicht erf.; **DALI** KI bei schwerer Fktsstrg.

Streptomycin (SM) Rp					HWZ 2.5h, Q0 0.04, PPB 32-35%, PRC D, Lact +				
Gewebe-gängigkeit	ZNS	entzünd.	Lunge	ELF	Galle	Leber	Prostata	Niere	Knochen
	-	-	++	++	k.A.	k.A.	k.A.	k.A.	k.A.

Strepto-Fatol *Inj.Lsg. 1g*	**TBC** → 661, **Brucellose, Tularämie:** 1 x 15mg/kg i.m.; > **50J:** 1 x 0.5g/d; **Ki.** < **3M:** 1 x 10mg/kg, max. 50mg/d; **3-6 M:** 1 x 15-25mg/kg; **0.5-12J:** 1 x 20-30mg/kg, max. 1g/d; **Enterokokkenendokarditis:** 1 x 2g für 10-14d; **DANI** CrCl 50-60: 1g alle 40h; 40-50: 1g alle 60h; 30-40: 1g alle 72h; < 30: KI; HD: zusätzlich 3.5-5mg

A 9.22.2 Kombinationspräparate

Isoniazid + Pyridoxin Rp

Isozid compositum *Tbl. 100+20mg, 200+40mg, 300+60mg*	**TBC:** 1 x 5mg/kg INH p.o.

A 9.22.3 Tuberkulostatika – Reservemittel

Empf. (Capreomycin): M. tuberculosis, auch streptomycinresistente Stämme; **empf.** (Dapson): M. tuberculosis, M. leprae, Pneumocystis jirovecii (carinii); **empf.** (Rifabutin): M. tuberculosis, M. marinum, M. kansasii, M. leprae, M. avium intracell., gram. Kokken, Legionellen, Chlamydien; **UW** (Rifabutin): rotorange Urinfärbung, Übelkeit, Erbrechen, Leberenzyme ↑, Gelbsucht, Leukopenie, Eosinophilie, Thrombopenie, Anämie, Fieber, Hautrötung, Bronchospasmen, Schock, reversible Uveitis, Wirkung hormoneller Kontrazeptiva u.a. ↓; **KI** (Rifabutin): Überempf. gegen andere Rifamycine, Verschlussikterus, Leberzirrhose, akute Hepatitis, Cave in Grav./Lakt.

Capreomycin									
Gewebe-gängigkeit	ZNS	entzünd.	Lunge	ELF	Galle	Leber	Prostata	Niere	Knochen
	k.A.	k.A.	k.A.	k.A.	k.A.	k.A.	k.A.	k.A.	k.A.

Ogostal *(Int. Apotheke) Inj.Lsg. 1g*	**TBC** → 661: 1 x 1g i.m. f. 1-2M, dann 1g 2-3 x/W

Dapson Rp					HWZ 10-50h, PPB 70-90%, PRC C, Lact -				
Gewebegängigkeit	ZNS	entzünd.	Lunge	ELF	Galle	Leber	Prostata	Niere	Knochen
	k.A.	k.A.	++	+	k.A.	k.A.	k.A.	k.A.	k.A.

Dapson-Fatol *Tbl. 50mg*
Dapson Tillomed *Tbl. 50mg*

TBC → 661**:** 50-200mg p.o.;
Lepra: 1 x 50-100mg p.o.

4-Aminosalicylsäure Rp					HWZ 26min, PPB 50-70%				
Gewebegängigkeit	ZNS	entzünd.	Lunge	ELF	Galle	Leber	Prostata	Niere	Knochen
	-	+	+	+	k.A.	k.A.	k.A.	k.A.	k.A.

Granupas *Granulat 4g*
PAS-Fatol N *Inf.Lsg. 13.5g*

TBC → 661**:** 3 x 4g p.o.; **Ki. > 1M:** 150mg/kg/d in 2 ED p.o.; 1 x 10–15g i.v., max. 40g/d; **Ki. < 6J:** 200-300mg/kg/d; **> 6J:** 200mg/kg/d; **Jug. > 14J:** s. Erw.

Rifabutin Rp					HWZ 45h, Q_0 0.9, PPB 91-94%, PRC B, Lact ?				
Gewebegängigkeit	ZNS	entzünd.	Lunge	ELF	Galle	Leber	Prostata	Niere	Knochen
	+	+	++	++	k.A.	k.A.	k.A.	k.A.	k.A.

Mycobutin *Kps. 150mg*

TBC → 661**:** 1 x 150mg für 6-9M; vorbehand. u. immunsuppr. Patienten: 1 x 300-450mg p.o.;
Mycobacterium-avium-Infektion:
Ther.: 1 x 450-600mg p.o.; **Pro.:** 1 x 300mg;
DANI CrCl < 30: 50%; **DALI** Dosisreduktion, KI bei schwerer Leberfktsstrg.

A 9.23 Virustatika

A 9.23.1 Herpes-Präparate

Wm (Aciclovir): Hemmung der viralen DNA-Polymerase; **Wm** (Brivudin): Nukleosidanalogon, Replikationshemmung des Varizella-Zoster-Virus; **Wm** (Famciclovir): Hemmung der viralen DNA-Polymerase; **Wm** (Valaciclovir): bessere Resorption als Aciclovir; **UW** (Aciclovir): Nierenfktsstrg., Exanthem, Blutbildveränderungen; **UW** (Brivudin): Übelkeit, Kopfschmerzen, Erbrechen, Diarrhoe, Schwindel, Pruritus; **KI** (Aciclovir): Grav./Lakt.; **KI** (Brivudin): bereits voll ausgeprägte Hautmanifestation, Immundefizienz, Kinder, Grav./Lakt., Einnahme von 5-FU oder anderen 5-Fluoropyrimidinen (Abstand zur Brivudineinnahme muss > 4W sein)

Aciclovir Rp — HWZ 3h, Q_0 0.25, PPB 9-33%, PRC B, Lact ?

Acic *Tbl. 200, 400, 800mg; Inf.Lsg. 250, 500mg*
Aciclostad *Tbl. 200, 400, 800mg*
Aciclovir-ratioph. *Tbl. 200, 400, 800mg; Inf.Lsg. 250, 500mg*
Zovirax *Susp. (5ml = 200mg)*

Herpes zoster → 730**:** 5 x 800mg p.o.; 3 x 5mg/kg i.v. (5-7d); immunsuppr. Pat.: 3 x 10mg/kg i.v.; **Herpes genitalis** → 656**:** 5 x 200mg p.o.; 3 x 5mg/kg i.v. (5d); **Herpes-Enzephalitis** → 680**:** 3 x 10mg/kg i.v. für 10d; **Ki. < 3M > 12J:** s. Erw. (mg/kg); **3M-12J:** 3 x 250-500mg/m² KOF i.v.; **DANI** CrCl: > 50: 100%; 25-50: Dosisintervall 2 x i.v.; 10-25: Dosisintervall 1 x i.v.; < 10, HD: 50% 1 x i.v., nach Dialyse

Brivudin Rp	HWZ 16h, PPB > 95%
Brivudin Aristo, Zoster Galen, Zostex *Tbl. 125mg*	**Herpes zoster** (immunkompetente Pat.): 1 x 125mg p.o. für 7d; **DANI, DALI** nicht erf.

Famciclovir Rp	HWZ 2.2h, Qo 0.14, PPB < 20%, PRC B, Lact ?
Famvir *Tbl. 125, 250, 500mg*	**Herpes genitalis** → 656: Ersterkrankung: 3 x 250mg p.o. für 5d, immunsupprimierte Pat.: 2 x 500mg; Frührezidiv: 2 x 125mg; **Herpes zoster** → 730: 3 x 250mg für 7-10d; bei immunsupprimierten Patienten oder **Zoster ophthalmicus:** 3 x 500mg; **DANI** CrCl > 40: 100%; 30-39: 2 x 250mg; 10-29: 1 x 250mg; **DALI** nicht erforderlich

Valaciclovir Rp	HWZ 3h, Qo 0.25
Valaciclovir 1A Pharma *Tbl. 500, 1000mg* **Valaciclovir HEXAL** *Tbl. 500, 1000mg* **Valtrex** *Tbl. 500mg*	**Herpes zoster** → 730: 3 x 1g p.o. für 7d; **DANI** CrCl 15-30: max. 2 x 1g; < 15, HD: max. 1 x 1g nach Dialyse; **Herpes genitalis:** 2 x 500mg p.o. für 10d; **DANI** CrCl < 15: 1 x 500mg

A 9.23.2 CMV-Präparate

Wm (Foscarnet): Hemmung viraler Polymerasen; **Wm** (Ganciclovir): Nukleosidanalogon, Hemmung der DNA-Synthese; **Wm** (Letermovir): hemmt den CMV-DNA-Terminase-Komplex, der für die Spaltung und Verpackung viraler Nachkommen-DNA erforderlich ist; **Wm** (Valganciclovir): Prodrug von Ganciclovir;
UW (Ganciclovir): Neutropenie, Thrombopenie, Fieber, Kopfschmerzen, Nausea;
UW (Letermovir): Übelkeit, Diarrhoe, Erbrechen;
KI (Ganciclovir): schwere Leuko- bzw. Thrombopenie, Grav./Lakt., Kinder < 18J;
KI (Letermovir): bek. Überempf.; Kombination mit Pimozid, Mutterkornalkaloiden; bei Kombination von L. mit Ciclosporin: die Kombination mit Dabigatran, Atorvastatin, Simvastatin, Rosuvastatin oder Pitavastatin ist kontraindiziert

Foscarnet Rp	HWZ 3-6h, Qo 0.1, PPB < 20%, PRC C, Lact ?
Foscavir *Inf.Lsg. 6g*	**CMV-Infektion:** W1-3: 3 x 60mg/kg i.v., dann: 1 x 90-120mg/kg; **Herpesinfektion (Aciclovir-resistent):** 3 x 40mg/kg i.v.; **DANI** s. FachInfo

Ganciclovir Rp	HWZ 2.5-5h, Qo 0.05, PPB 2%, PRC C, Lact ?
Cymeven *Inf.Lsg. 500mg* **Ganciclovir Accord** *Inf.Lsg. 500mg* **Ganciclovir HEXAL** *Inf.Lsg. 500mg*	**CMV-Retinitis:** W1-2: 2 x 5mg/kg i.v., dann 1 x 5mg/kg i.v.; **DANI** CrCl 50-69: 2 x 2.5mg/kg i.v.; 25-49: 1 x 2.5mg/kg; 10-24: 1 x 1.25mg/kg; < 10: 1.25mg 3 x/W

Letermovir Rp HWZ 12h, Q0 1.0, PPB 98%	
Prevymis *Inf.Lsg. 240, 480mg; Tbl. 240, 480mg*	**PRO CMV-Reaktivierung bei hämatopoetischer Stammzell-Tx:** 1 x 480mg p.o./i.v. für 100d; Kombination mit Ciclosporin A: 1 x 240mg p.o./i.v.; **DANI** nicht erf.; **DALI** Child A, B: 100%; C: Anw. nicht empf.; bei gleichzeitiger mäßiger-schwerer NI und mäßiger LI: Anw. nicht empfohlen

Valganciclovir Rp	HWZ 3h
Valcyte *Tbl. 450mg, Trockensaft (1ml = 50mg)* **Valganciclovir HEXAL** *Tbl. 450mg* **Valganciclovir Mylan** *Tbl. 450mg*	**CMV-Retinitis:** 2 x 900mg p.o. für 21d, dann 1 x 900mg/d; **DANI** CrCl > 60: 100%; 40-59: ini 2 x 450mg, dann 1 x 450mg; 25-39: ini 1 x 450mg, dann 450mg alle 2d; 10-24: ini 450mg alle 2d, dann 450mg 2 x/W; < 10, HD: KI

A 9.23.3 Influenza-Präparate

Wm (Amantadin): verhindert Uncoating und Reifung von Influenza-Viren; **Wm** (Baloxavir): Hemmung der CAP-abhängigen Endonuclease e Hemmung der Virus-Replikation; **Wm** (Oseltamivir, Zanamivir): Hemmung der viralen Neuraminidase, Hemmung der Freisetzung neu gebildeter Influenza-A-/-B-Viren; **UW** (Amantadin): Schlafstrg., motorische u. psych. Unruhe, Ataxie, Angstzustände, Livedo reticularis, Gedächtnis-/Konzentrationsstrg.; **UW** (Baloxavir): keine häufigen bzw. sehr häufigen UW; **UW** (Oseltamivir): Kopfschmerzen, Übelkeit, Erbrechen, Bronchitis, Herpes simplex, Nasopharyngitis, Infektionen der oberen Atemwege, Sinusitis, Schlaflosigkeit, Husten, Halsentzündg., Rhinorrhoe, Schmerzen, Bauchschmerzen, Dyspepsie, Benommenheit, Abgeschlagenheit, Fieber, Gliederschmerzen, Otitis media, Konjunktivitis, Ohrenschmerzen; **KI** (Amantadin): HF ↓, Hypokaliämie, Hypomagnesiämie, Long-QT-Syndrom; **KI** (Baloxavir): bek. Überempf.; **KI** (Oseltamivir): bek. Überempf.

Amantadin Rp	HWZ 10-14h, Q0 0.1, keine PPB, PRC C, Lact -
Amantadin HEXAL *Tbl. 100, 200mg* **Amantadin-ratioph.** *Tbl. 100mg*	**Influenza-A-Virusgrippe:** 2 x 100mg p.o. für 10d, > 65J: 1 x 100mg; **Ki. 5-9J:** 1 x 100mg; **> 10J:** 2 x 100mg; **DANI** CrCl 50-60: 1 x 150mg; 30-49: 1 x 100mg; 20-29: 200mg 2 x/W; 10-19: 100mg 3 x/W; < 10, HD: 100mg 1 x/W

Baloxavir Rp	HWZ 79h, PPB 94%
Xofluza *Tbl. 20, 40mg*	**Unkomplizierte Influenza:** Therapie und Postexpositions-PRO, Erw., **Ki. ab12J:** < 80kg: einmalig 2 x 20mg p.o.; ≥ 80kg: einmalig 2 x 40mg; **DANI** nicht erf.; **DALI** Child A, B: 100%; C: keine Daten

Oseltamivir Rp	HWZ 6-10h, Q0 0.01, PPB 3%
Tamiflu *Trockensaft (1ml = 6mg); Kps. 30, 45, 75mg*	**Influenza: Ther.:** 2 x 75mg p.o. (5d); **Pro.:** 1 x 75mg (7d); **Ki. > 1J: Ther.:** < 15kg: 2 x 30mg; 15-23kg: 2 x 45mg; 23-40kg: 2 x 60mg; > 40kg: 2 x 75mg; **DANI** CrCl > 30: Ther./Pro.: 2 x 75mg/1 x 75mg; 10-30: 1 x 75mg/75mg alle 2d oder tgl. 30mg; < 10, HD: nicht empf.; **DALI** nicht erf.

Zanamivir Rp	HWZ 1.6-5.1h, PRC B, Lact ?
Dectova *Inf.Lsg. 200mg/10ml* **Relenza** *Diskhaler (ED = 5mg)*	**Influenza A, B: Erw. u. Ki ab 5J:** 2 x 10mg inhalieren für 5d; **Postexpositions-Pro.:** 1 x 10mg inhal. f. 10d; **saisonale Pro.:** 1 x 10mg inhal. f. bis zu 28d; **DANI, DALI** (inhal./i.v.) nicht erf.; **Komplizierte u. potentiell lebensbedrohl. Influenza A, B:** 2 x 600mg i.v. für 5-10d; **Ki. 6M-< 6J:** 2 x 14 mg/kg i.v.; **6J-< 18J:** 2 x 12mg/kg i.v., max. 2 x 600mg; **DANI** (inhal.) nicht erf.; **DANI** (i.v.) CrCl 50-< 80: ini 600mg, nach 12h 2 x 400mg; 30-< 50: ini 600mg, n. 12h 2 x 250mg; 15-< 30: ini 600mg, nach 24h 2 x 150mg; < 15: ini 600mg, nach 48h 2 x 60mg; **DANI** (i.v.) Ki.: s. FI;

A 9.23.4 Covid-19-Präparate

Wm/Wi (Molnupiuravir) wird nach Umwandlung in ein Ribonukleosid-Triphosphat in die Virus-RNA eingebaut ⇒ Replikationshemmung durch Fehleransammlung im viralen Genom
Wm/Wi (Nirmatrelvir): Hemmung der SARS-CoV-2spezifischen main-protease ⇒ Replikationshemmung; Ritonavir hemmt den CYP3A-vermittelten Abbau von N.
Wm/Wi (Remdesivir): wird nach Umwandlung in Remdesivir-Triphosphat anstatt ATP in die Virus-RNA eingebaut ⇒ Kettenabbruch, Hemmung der RNA-Synthese;
UW (Molnupiravir): Schwindel, Kopfschmerzen, Diarrhoe, Übelkeit;
UW (Nirmatrelvir/Ritonavir): Geschmackstörungen, Kopfschmerzen, Diarrhoe, Erbrechen;
UW (Remdesivir): Kopfschmerzen, Übelkeit, Transaminasenerhöhung, Exanthem, verlängerte Prothrombinzeit;
KI (Molnupiravir): bek. Überempf.;
KI (Nirmatrelvir/Ritonavir): bek. Überempf. gleichzeitige Anw. v. starken CYP3A-Induktoren (u.a. Alfuzosin, Piroxicam, Amiodaron, Rifampicin, Carbamazepin, Terfenadin, Quetiapin, Ergotamine, Johanniskraut, Simvastatin, Sildenafil, Diazepam; s.a. FachInfo);
KI (Remdesivir): bek. Überempf.

Molnupiravir Rp	
Lagevrio *Kps. 200mg*	**Covid-19-Infektion:** Erw., die keine O_2-Zufuhr benötigen: 2 x 800mg p.o. für 5d; **DANI, DALI:** nicht erforderl.
Nirmatrelvir + Ritonavir Rp	
Paxlovid *Tbl. 150mg Nirmatrelvir; Tbl. 100mg Ritonavir*	**Covid-19-Infektion:** Erw., die keine O_2-Zufuhr benötigen: 2 x 300mg Nirmatrelvir + 2 x 100mg Ritonavir p.o. für 5d; **DANI** CrCl ≥ 60: 100%; 30-59: 2 x 150+100mg; < 30, HD: Anw. nicht empf.; **DALI** Child A, B: 100%; C: Anw. nicht empf.
Remdesivir Rp	HWZ 1 (27)h, Q0 0.9, PPB 93%
Veklury *Inf.Lsg. 100mg*	**Covid-19-Infektion:** Erw., Ki. ab 12J, die O_2-Zufuhr oder nicht-invasive Beatmung benötigen: d1 200mg i.v., ab d2 100mg für 5-10d; Erw. ohne O_2-Zufuhr mit Risiko für schweren Verlauf: d1 200mg i.v., ab d2 100mg für 3d; **DANI** CrCl ≥ 30: 100%; < 30: Anw. nicht empf.; **DALI** keine Daten

A 9.23.5 Nukleosidische/nukleotidische Reverse-Transkriptase-Inhibitoren (NRTI)

Wm/Ind: Blockade der Umwandlung von RNA in DNA durch chem. verändertes Nukleosid;
UW (Abacavir): Übelkeit, Müdigkeit, Fieber, Kopfschmerzen, Diarrhoe, Anorexie;
UW (Adefovir): Asthenie, Bauchschmerzen, Kopfschmerzen, Übelkeit, Diarrhoe, Krea ↑;
UW (Didanosin): Polyneuropathie, Pankreatitis, Diarrhoe, Exanthem;
UW (Emtricitabin): Kopfschmerzen, Übelkeit, Diarrhoe, CK ↑, Exanthem;
UW (Lamivudin): Kopfschmerzen, Übelkeit, Pankreatitis;
UW (Tenofovir-Alafenamid): Diarrhoe, Übelkeit, Erbrechen, Bauchschmerzen, Völlegefühl, Flatulenz, Erschöpfung, Kopfschmerzen, Schwindel, Exanthem, Pruritus, ALT ↑, Arthralgie;
UW (Tenofovir-Disoproxil): Diarrhoe, Übelkeit, Erbrechen, Hypophosphatämie, Flatulenz;
UW (Zidovudin): Anämie, Leuko ↓, Myopathie, Übelkeit, Kopfschmerzen;
KI (Abacavir): schwere Leberfunktionsstrg., Grav./Lakt.; **KI** (Adefovir): bek. Überempf.;
KI (Didanosin): akute Pankreatitis, Grav./Lakt.; **KI** (Emtricitabin): bek. Überempf.;
KI (Lamivudin): Grav./Lakt.; **KI** (Tenofovir-Alafenamid/Disoproxil): bek. Überempf.;
KI (Zidovudin): Leukozytenabnahme < 750/µl, Hb < 7.5g/dl, Grav./Lakt.

Abacavir (ABC) Rp	HWZ 1-2h, Q0 0.95, PPB 50%, PRC C, Lact -
Abacavir HEXAL *Tbl. 300mg* **Ziagen** *Tbl. 300mg; Saft (1ml = 20mg)*	**HIV-Infektion:** 2 x 300mg p.o.; **Ki. 3M-12J:** 2 x 8mg/kg, max. 600mg/d; **DANI** nicht erforderl.; **DALI** Anw. nicht empf
Abacavir + Lamivudin Rp	PRC C, Lact -
Abacavir/Lamivudin beta *Tbl. 300+600mg* **Abacavir/Lamivudin HEXAL** *Tbl. 300+600mg* **Kivexa** *Tbl. 600+300mg*	**HIV-Inf: Erw., Ki. ab 25kg:** 1 x 600+300mg p.o.; **DANI** CrCl < 50: Anw. nicht empf.; **DALI** Anw. nicht empf.

Adefovir Rp	HWZ 1-2h, PPB < 4%, PRC C, Lact -
Hepsera *Tbl. 10mg*	**Chron. Hepatitis B** → 528: 1 x 10mg p.o.; **DANI** CrCl > 50: 100%; 20-49: 10mg alle 48h; 10-19: 10mg alle 72h; HD: 10mg alle 7d

Bictegravir + Emtricitabin + Tenofovir Rp	
Biktarvy *Tbl. 200+25+50mg*	**HIV-Infektion:** 1 x 200 + 25 + 50mg p.o.; **DANI** CrCl ≥ 30: 100%; < 30: Anw. nicht empf.; **DALI** Child A, B: 100%; C: Anw. nicht empf.

Didanosin (DDI) Rp	HWZ 1.3-1.5h, Q_0 0.5, PPB < 5%, PRC B, Lact ?
Videx *Kps. 250mg*	**HIV-Infektion:** < 60kg: 250mg/d p.o.; > 60kg: 400mg/d in 1-2ED; **Ki. > 3M:** 240mg/m^2 KOF p.o. in 1-2ED, 180mg/m^2 bei Kombination mit Zidovudin; **DANI** CrCl > 60: 100%; 30-59: ≥ 60kg: 200mg/d, < 60kg: 150mg/d; 10-29: ≥ 60kg: 150mg/d, < 60kg: 100mg/d; < 10: ≥ 60kg: 100mg/d, < 60kg: 75mg/d; **DALI** nicht erf.

Emtricitabin (FTC) Rp	HWZ 10h, PPB < 4%, PRC B, Lact -
Emtriva *Kps. 200mg; Saft (1ml = 10mg)*	**HIV-Infektion:** 1 x 200-240mg p.o.; **Ki. < 33kg:** 6mg/kg/d, max. 240mg/d; **Ki. > 33kg:** s. Erw.; **DANI** CrCl > 50: 100%; 30-49: 200mg alle 48h; 15-29: 200mg alle 72h; < 15, HD: 200mg alle 96h (gilt für Tbl., Saft s. FachInfo)

Emtricitabin + Tenofovir Rp	PRC B, Lact -
Descovy *Tbl. 200+10, 200+25mg* **Emtenovo** *Tbl. 200+245mg* **Emtricitabin/Tenofovirdisoproxil AL** *Tbl. 200+245mg* **Truvada** *Kps. 200+245mg*	**HIV-Infektion:** Descovy: Erw., **Ki. ab 12J, ≥ 35kg:** je n. Komb. mit anderen Virustatika (s. FachInfo) 1 x 200+10-25mg p.o.; **DANI** CrCl ≥30: 100%; < 30: Anw. nicht empf.; **DALI** Child A, B: 100%; C: Anw. nicht empf.; Truvada: Erw. ≥18J: 1 x 200+245mg p.o.; **DANI** CrCl > 50: 100%; 30-49: 1Kps. alle 48h; < 30, HD: Anw. nicht empf.; **DALI:** nicht erf.

Emtricitabin + Rilpivirin → 256 **+ Tenofovir** Rp	PRC B, Lact -
Eviplera *Tbl. 200+25+245mg* **Odefsey** *Tbl. 200+25+245mg*	**HIV-Infektion:** Eviplera: Erw.: 1 x 200+25+245mg p.o. mit einer Mahlzeit; Odefsey: Erw., **Ki. ab 12J.:** 1 200+25+25mg; **DANI** Eviplera: CrCl < 50, Odefsey: < 30: Anwendung nicht empf.; **DALI** Child A, B: 100%; C: Anw. nicht empf.

Entecavir Rp	HWZ 128-149h, PPB 13%, PRC C, Lact -
Baraclude *Tbl. 0.5, 1mg;* *Saft (1ml = 0.05mg)* **Entecavir Accord** *Tbl. 0.5, 1mg* **Entecavir Aristo** *Tbl. 0.5, 1mg* **Entecavir Heumann** *Tbl. 0.5, 1mg* **Entecavir HEXAL** *Tbl. 0.5, 1mg* **Entecavir Mylan** *Tbl. 0.5, 1mg*	**Chron. Hepatitis B** → 528**:** nukleosid-naive Pat., kompensierte Lebererkr.: 1 x 0.5mg p.o.; Lamivudin-refraktäre Pat. und/oder dekompensierte Lebererkrankung: 1 x 1mg p.o.; **Ki. 2-18J:** ab 10kg s. FachInfo; **DANI** CrCl 30-49: 0.25/0.5mg/d; 10-29: 0.15-0.3mg/d; < 10, HD: 0.05-0.1mg/d; **DALI** nicht erforderlich
Lamivudin (3TC) Rp	HWZ 3-7h, Q_0 0.03, PPB 16-36%, PRC C, Lact ?
Epivir *Tbl. 150, 300mg; Saft (1ml = 10mg)* **Zeffix** *Tbl. 100mg; Saft (1ml = 5mg)* **Lamivudin HEXAL** *Tbl. 100, 150, 300mg* **Lamivudin Teva** *Tbl. 100, 150, 300mg*	**HIV-Infektion:** 300mg/d p.o. in 1-2ED; **Ki. > 3M:** 2 x 4mg/kg; **DANI** CrCl > 50: 100%; 30-50: 1 x 150mg; 15-29: 1 x 100mg; 5-14: 1 x 50mg; < 5: 1 x 25mg; **chron. Hepatitis B** → 528**:** 1 x 100mg p.o.; **DANI** CrCl 30-49: ini 100mg, dann 50mg/d; 15-29: ini 100mg, dann 25mg/d; 5-14: ini 35mg, dann 15mg/d; < 5: ini 35mg, dann 10mg/d
Lamivudin + Dolutegravir Rp	
Dovato *Tbl. 300+50mg*	**HIV-Infektion:** **Erw., Ki. ≥ 12J, ≥ 40kg:** 1 x 1 Tbl. p.o.; **DANI** CrCl ≥50: 100%; < 50: Anw. nicht empf.; **DALI** Child A, B: 100%; C: vors. Anw.
Lamivudin + Tenofovir-Disoproxil + Doravirin Rp	
Delstrigo *Tbl. 300+245+100mg*	**HIV-Infektion:** 1 x 1 Tbl. p.o.; **DANI** CrCl < 50: Monopräp. empf.; **DALI** Child A, B: 100%; C: vorsichtige Anw.
Lamivudin + Zidovudin (CBV) Rp	PRC C, Lact ?
Combivir *Tbl. 150+300mg* **Lamivudin/Zidovudin HEXAL** *Tbl. 150+300mg* **Lamizido** *Tbl. 150+300mg*	**HIV-Infektion:** 2 x 1Tbl. p.o.; **Ki. 14-21kg:** 2 x 1/2Tbl.; **21-30kg:** 1 x 1/2Tbl. morgens + 1 x 1Tbl. abends; **DANI** CrCl < 50: Monopräparate empfohlen
Lamivudin + Zidovudin + Abacavir Rp	PRC C, Lact -
Trizivir *Tbl. 150+300+300mg*	**HIV-Infektion:** 2 x 1Tbl. p.o.; **DANI** CrCl < 50: Monopräp. empf.; **DALI** KI
Tenofovir-Alafenamid Rp	HWZ 0.5h, PPB 80%
Vemlidy *Tbl. 25mg*	**Chron. Hepatitis B** → 528**:** Erw., **Ki. ab 12J,** > 35kg: 1x25mg p.o.; **DANI** CrCl ≥ 15: 100%; HD: 100% (Gabe n. HD); < 15 ohne HD: keine Daten; **DALI** nicht erf.

enofovir-Disoproxil (TDF) Rp	HWZ 12-18h, PPB < 0,7%
enofovir Aristo *Tbl. 245mg* enofovir Cipla *Tbl. 245mg* enofovir HEXAL *Tbl. 245mg* iread *Tbl. 123, 163, 204, 245mg,* ranulat *(1g enth. 33mg)*	**HIV-Infektion:** 1 x 245mg p.o.; **Ki. 6-12J,** 17-21kg: 1 x 123mg; 22-27kg: 1 x 163mg; 28-34kg: 1 x 204mg; **chron. Hepatitis B** → 528**:** Erw., **Ki. ab 12J,** > 35kg: 1 x 245mg p.o.; **DANI** CrCl 30-49: 245mg alle 48h; 10-29: 245mg alle 72-96h; HD: 1 x 245mg/W; **DALI** nicht erf.

idovudin (AZT) Rp	HWZ 1 h, Q_0 0.85, PPB 35%, PRC C, Lact ?
etrovir *Kps. 100, 250mg;* *aft (5ml = 50mg); Inf.Lsg. 200mg* idovudin Aurobindo *Kps. 100, 250mg*	**HIV-Infektion:** 500-600mg/d p.o. in 2-3ED; 6 x 1-2mg/kg i.v.; **Ki. 3M-12J:** 360-480mg/m² KOF p.o. in 3-4ED; 4 x 80-160mg/m² KOF i.v.; **DANI** CrCl < 10: 300-400mg/d p.o.; 3-4 x 1mg/kg i.v.

9.23.6 Non-nukleosidische Reverse-Transkriptase-Inhibitoren (NNRTI)

Wm/Ind: Blockade der reversen Transkriptase von HIV-1;
UW (Doravirin): abnorme Träume, Alpträume, Schlaflosigkeit, Depression, Kopfschmerzen, chwindel, Schläfrigkeit, Übelkeit, Erbrechen, Diarrhoe, Bauchschmerzen, Exanthem, Fatigue;
UW (Efavirenz): Schwindel, Benommenheit, Konzentrationsstörung, Schlaflosigkeit, xanthem, Leberenzyme ↑; **UW** (Etravirin): Hautausschlag, Diarrhoe, Übelkeit;
UW (Nevirapin): Hautausschlag, Übelkeit, Fieber, Kopfschmerzen, Leberwerte ↑;
UW (Rilpivirin): Leukopenie, Anämie, Thrombopenie, erhöhtes Gesamt-/LDL-Cholesterin, rhöhte Triglyzeride, verminderter Appetit, Schlafstrg., abnorme Träume, Depression, opfschmerzen, Schwindel, Übelkeit, Somnolenz, Amylase ↑, Lipase ↑, Bauchschmerzen, rbrechen, Mundtrockenheit, Transaminasen ↑, Bilirubin ↑, Exanthem, Fatigue;
KI (Doravirin): bek. Überempf.; gleichz. Anw. von Carbamazepin, Oxcarbazepin, Phenobarbital, henytoin, Rifampicin, Rifapentin, Johanniskraut, Mitotan, Enzalutamid, Lumcaftor;
KI (Efavirenz): Grav./Lakt., Ki. < 3J, bek. Überempf., schw. Leberschädigung, gleichz. Anw. on Johanniskrautpräparaten und verschiedenen anderen Präparaten (s. FachInfo);
KI (Etravirin): bek. Überempf., Lakt., strenge Ind.Stell. in der Grav.;
KI (Nevirapin): bek. Überempf., schw. Leberfunktionsstrg., gleichzeitige Anw. von ohanniskrautpräparaten, Lakt., strenge Ind.Stell. in der Grav.;
KI (Rilpivirin): bek. Überempf., gleichzeitige Anw. von Carbamazepin, Oxcarbazin, henobarbital, Phenytoin, Rifabutin, Rifampicin, Rifapentin, Omeprazol, Esomeprazol, antoprazol, Rabeprazol, Lansoprazol, Dexamethason (außer Einzeldosis), Johanniskraut

oravirin Rp	HWZ 15h, PPB 76%
ifeltro *Tbl. 100mg*	**HIV-Inf.:** 1 x 100mg p.o.; Komb. mit anderen antiretrovir. Substanzen; **DANI** leichte bis schwere NI: 100%; ESRD, HD: keine Daten; **DALI** Child A, B: 100%; C: vorsichtige Anw.

Efavirenz (EFV) Rp	HWZ 40-55h, Q0 > 0.9, PPB 99%, PRC C, Lact
Efavirenz Accord *Tbl. 600mg* **Efavirenz Aurobindo** *Tbl. 600mg* **Efavirenz Teva** *Tbl. 600mg* **Stocrin** *Tbl. 600mg* **Sustiva** *Kps. 50, 100, 200mg; Tbl. 600mg*	**HIV-Infektion:** 1 x 600mg p.o.; 1 x 720mg p.o.; **Ki. 3-17J:** < 15kg: 200mg; 15-19kg: 250mg 20-24kg: 300mg; 25-32kg: 350mg; 32.5-39kg: 400mg; > 40kg: 600mg; **DANI** nicht erforderlich; **DALI** Child C: KI
Efavirenz + Emtricitabin → 253 **+ Tenofovir-Disoproxil** → 255	
Atripla *Tbl. 600+200+245mg* **Efavemten** *Tbl. 600+200+245mg* **Padviram** *Tbl. 600+200+245mg*	**HIV-1-Infektion:** 1 x 1 Tbl. p.o.; **DANI** CrCl <50: Anw. nicht empfohlen; **DALI** Child C: KI
Etravirin Rp	HWZ 30-40h, PPB 99.9%, PRC B, Lact
Intelence *Tbl. 25, 100, 200mg*	**HIV-Inf.:** 2 x 200mg p.o.; **Ki. 16 bis < 20kg:** 2 x 100mg; **20 bis < 25kg:** 2 x 125mg; **25–30kg:** 2 x 150mg; **≥ 30kg:** 2 x 200mg; nur kombiniert mit geboosterten PI/antiretrovir. Substanzen; **DANI** nicht erf.; **DALI** Child C: Anw. nicht empf.
Nevirapin (NVP) Rp	HWZ 22-84h, Q0 0.95, PPB 60%, PRC C, Lact
Nevirapin Accord *Tbl. 200, 400(ret.)mg* **Nevirapin Aurobindo** *Tbl. 200mg* **Nevirapin HEXAL** *Tbl. 200, 400(ret.)mg* **Nevirapin-ratioph.** *Tbl. 200, 400(ret.)mg* **Viramune** *Tbl. 100(ret.), 200, 400(ret.)mg;* *Saft (5ml = 50mg)*	**HIV-Infektion:** 1 x 200mg p.o., nach 14d 2 x 200mg oder 1 x 400mg (ret.); **Ki. 2M-8J:** 1 x 4mg/kg p.o., nach 14d 2 x 7mg/kg; **8-16J:** 1 x 4mg/kg, nach 14d 2 x 4mg/kg; **DANI** HD: weitere 200mg nach jeder Dialyse **DALI** Child C: KI
Rilpivirin Rp	HWZ 45h, PPB 99%, PRC B, Lact
Edurant *Tbl. 25mg* **Rekambys** *Inj.Lsg. 600(Dep.), 900(Dep.)mg*	**HIV-Infektion:** 1 x 25mg p.o. mit einer Mahlzeit; Rekambys: ini 900mg i.m., n. 4 W. 600mg alle 4W oder n. 4W 900mg und 900mg alle 8W, Komb. m. Cabotegravir; **DANI** leichte bis mäßige NI: 100%; schwere NI: vorsichtige Anw.; **DALI** Child A, B: 100%; Child C: Anw. nicht empf.

A 9.23.7 Protease-Inhibitoren (PI)

Wm/Ind: spezifische Hemmung der viralen Protease ⇒ Produktion wichtiger Virusproteine ↓ (z.B. rev. Transkriptase);
UW (Atazanavir): Ikterus, Lipodystrophie, Kopfschmerzen, Schlaflosigk., Sklerenikterus, Bauchschmerzen, Diarrhoe, Dyspepsie, Übelkeit, Erbrechen, Ausschlag, Asthenie;
UW (Fosamprenavir): Diarrhoe, Triglyzeride ↑, Kopfschmerzen, Schwindel, weiche Stühle, Übelkeit, Erbrechen, Unterleibschmerzen, Müdigkeit, erythematöse/makulopapuläre Hauteruptionen, Transaminasen ↑, Lipase ↑; **UW** (Ritonavir): Übelkeit, Diarrhoe, Kopfschmerzen, Müdigkeit, Exanthem; **UW** (Saquinavir): Diarrhoe, Übelkeit, Exanthem; **UW** (Tipranavir): Hautausschlag, Pruritus, Photosensibilität, Lebertox., Hypertriglyzeridämie, Anorexie, Kopfschmerzen, Diarrhoe, Übelkeit, Erbrechen, Flatulenz, Bauchschmerzen, Dyspepsie, Erschöpfung;
KI (Atazanavir): bek. Überempf., mäßige/schwere LI; **KI** (Fosamprenavir): bek. Überempf., schwere LI; **KI** (Ritonavir): schwere LI, Cave in Grav./Lakt.; **KI** (Saquinavir): Grav./Lakt.;
KI (Tipranavir): bek. Überempf., Leberinsuff. (Child B-C)

Atazanavir (AZV) Rp — HWZ 8.6 h, PPB 86%, RCB, Lact -

Atazam *Kps. 300mg* **Atazanavir AL, Beta, HEXAL** *Kps. 150, 200, 300mg* **Reyataz** *Kps. 150, 200, 300mg*	**HIV-Infektion:** 1 x 300mg p.o., Kombination mit 1 x 100mg Ritonavir; **DANI** nicht erforderlich; **DALI** Child B, C: KI

Darunavir Rp — HWZ 15h, PPB 95%, PRC B, Lact -

Darunasta *Tbl. 600, 800mg* **Darunavir AL** *Tbl. 400, 600, 800mg* **Darunavir Mylan** *Tbl. 600, 800mg* **Prezista** *Tbl. 75, 150, 400, 600, 800mg; Susp. (1ml = 100mg)*	**HIV-Infektion:** Behandlungsnaive 1 x 800mg p.o. mit 1 x 100mg Ritonavir, Vorbehandelte 2 x 600mg p.o. mit 2 x 100mg Ritonavir; **Ki. 3-17J, vorbehandelt: 15 bis < 30kg:** 2 x 375mg mit 2 x 50mg Ritonavir; **30 bis < 40kg:** 2 x 450mg mit 2 x 60mg Ritonavir; **≥ 40kg:** 2 x 600mg mit 2 x 100mg Ritonavir; **DANI** nicht erforderlich; **DALI** Child C: KI

Fosamprenavir (FPV) Rp — HWZ 15-23h, PPB 90%, PRC C, Lact -

Telzir *Tbl. 700mg; Susp. (5ml = 250mg)*	**HIV-Infektion:** 2 x 700mg p.o., Kombination mit 2 x 100mg Ritonavir; **Ki. 25-39kg:** 2 x 18mg/kg + 2 x 3mg/kg Ritonavir; **DANI** nicht erf.; **DALI** Child-Pugh < 7: 100%; 7-9: 2 x 450mg + 2 x 100mg Ritonavir; > 9: KI

Lopinavir + Ritonavir Rp

Kaletra *Tbl. 100+25, 200+50mg; Saft (5ml = 400+100mg)* **Lopinavir/Ritonavir Accord** *Tbl. 200+50mg*	**HIV-Inf.:** 2 x 400+100mg p.o.; 2 x 5ml p.o.; **Ki. > 2J:** 2 x 230 (max. 400) +57.5 (max. 100)mg/m^2; s. auch FachInfo; **DANI** nicht erford.; **DALI** KI bei schwerer LI

Paritaprevir Rp nur in Kombation mit anderen Virustatika → 260

Ritonavir (RTV) Rp	HWZ 3-3.5h, Qo 0.7, PPB 99%, PRC B, Lact
Norvir *Tbl. 100mg; Susp. (1Btl. = 100mg)* **Ritonavir HEXAL** *Tbl. 100mg* **Ritonavir Mylan** *Tbl. 100mg*	**Verbesserung der Pharmakokinetik von Proteaseinhibitoren:** 1-2 x 100-200mg p.o.; s. a. FachInfo d. jeweiligen Proteaseinhibitors; **HIV-Inf.:** ini 2 x 300mg p.o., steigern bis 2 x 600mg; **Ki. > 2J:** ini 2 x 250mg/m², alle 2-3d um 50mg/m² steigern bis 2 x 350mg/m²; **DANI** nicht erforderl.; **DALI** KI bei schw. LI
Saquinavir (SQV) Rp	HWZ 13h, Qo > 0.95, PPB 97%, PRC B Lact
Invirase *Tbl. 500mg*	**HIV-Infektion:** 2 x 1g p.o., Kombination mit 2 x 100mg Ritonavir; **DANI** nicht erf; **DALI** KI bei schw. LI
Tipranavir (TPV) Rp	HWZ 5-6h, PPB 99%, PRC C Lact
Aptivus *Kps. 250mg; Saft (1ml = 100mg)*	**HIV-Infektion:** 2 x 500mg p.o., Kombination mit Ritonavir 2 x 200mg; **Ki. 2-12J:** 2 x 375mg/m² mit Ritonavir 2 x 150mg/m²; **DANI** nicht erf.; **DALI** Child B, C: KI

Voxilaprevir Rp nur in Kombation mit anderen Virustatika → 261

A 9.23.8 Attachement-Inhibitoren

Wm/Wi (Fostemsavir): bindet direkt an die gp120-Untereinheit des glykosylierten HIV-1-Hüllproteins gp160 ⇒ Hemmung der Interaktion zwischen dem Virus und dem zellulären CD4+-Rezeptor ⇒ verhindert Eindringen des Virus in Wirtszellen; **UW** (Fostemsavir): inflammatorisches Immunrekonstitutionssyndrom, Schlaflosigkeit, Kopfschmerz, Schwindel, Somnolenz, Dysgeusie, QT-Verläng., Übelkeit, Erbrechen, Diarrhoe, Oberbauchschmerzen, Dyspepsie, Flatulenz, Transaminasen ↑, Exanthem, Pruritus, Myalgie, Fatigue, Krea, CK ↑; **KI** (Fostemsavir): bek. Überempf.; gleichzeitige Anwendung von starken CYP3A-Induktoren z.B. Carbamazepin, Phenytoin, Mitotan, Enzalutamid, Rifampicin, Johanniskraut

Fostemsavir Rp	HWZ 11 h, PPB 88%
Rukobia *Tbl. 600(ret.)mg*	**Multiresistente HIV-Infektion:** 2 x 600mg p.o., **DANI, DALI** nicht erf.

A 9.23.9 NS5A-Inhibitoren

Wm/Wi (Daclatasvir): Inhibitor des Nichtstrukturproteins 5A ⇒ Hemmung der RNA-Replikation und der Virus-Assembly;
UW (Daclatasvir, Komb. mit Sofosbuvir + Ribavirin): Anämie, Appetit ↓, Depression, Angst, Schlaflosigkeit, Kopfschmerz, Schwindel, Migräne, Hitzewallung, Husten, Dyspnoe, Belastungsdyspnoe, Nasenverstopfung, Übelkeit, Diarrhoe, Oberbauchschmerzen, Obstipation, Flatulenz, gastroösophag. Refluxerkr., trockener Mund, Erbrechen, Pruritus, trockene Haut, Alopezie, Ausschlag, Arthralgie, Myalgie, Ermüdung, Reizbarkeit;
KI (Daclatasvir): bek. Überempf.; Komb. mit Phenytoin, Carbamazepin, Oxcarbazepin, Phenobarbital, Rifampicin, Rifabutin, Rifapentin, system. angew. Dexamethason, Johanniskraut

Daclatasvir (DCV) Rp	HWZ 12-15h, PPB 99%
Daklinza *Tbl. 60mg*	**Chronische Hepatitis C, Genotyp 1-4:** 1 x 60mg p.o., Komb. m. anderen Virustatika; s. FachInfo bei gleichzeitiger Anw. von CYP3A4-Inhibitoren/Induktoren; **DANI, DALI** nicht erforderlich

Ledipasvir (LDV) Rp nur in Komb. mit anderen Virustatika → 260

Ombitasvir (OMV) Rp nur in Komb. mit anderen Virustatika → 260

Pibrentasvir Rp nur in Komb. mit anderen Virustatika → 260

A 9.23.10 NS5B-Inhibitoren, nukleos(t)idisch

Wm/Wi (Sofosbuvir): Hemmung der NS5B-RNA-Polymerase ⇒ Hemmung der Virusreplikation; **UW** (Sofosbuvir, Komb. mit Ribavirin und PEG-IFN): Anämie, Lymphopenie, Thrombopenie, Neuropenie, ↓ Appetit, Gewichtsabnahme, Schlaflosigkeit, Depresseion, Angst, Unruhe, Schwindel, Kopfschmerzen, Migräne, Gedächtnisstrg., Aufmerksamkeitsstrg., Sehstrg., Dyspnoe, Husten, Belastungsdyspnoe, Diarrhoe, Übelkeit, Erbrechen, Obstipation, Mundtrockenheit, Reflux, Bilirubinanstieg, Exanthem, Pruritus, Alopezie, trockene Haut, Arthralgie, Myalgie, Rückenschmerzen, Muskelkrämpfe, Schüttelfrost, Erschöpfung, grippeähnliche Symptome, Reizbarkeit, Schmerzen, Fieber, Brustschmerzen, Asthenie; **KI** (Sofosbuvir): bek. Überempf.

Sofosbuvir Rp	HWZ 0.4 (27)h, PPB 85%
Sovaldi *Tbl. 400mg*	**Chronische Hepatitis C:** 1 x 400mg p.o., Komb. mit Ribavirin bzw. PEG-IFN-alfa für 12-24W je nach Genotyp, s. FachInfo; **DANI** CrCl > 30: 100%; ≤ 30: keine Daten; **DALI** nicht erforderlich

A 9.23.11 Hepatitis-C-Virustatika-Kombinationen

UW (Elbasvir + Grazoprevir): Appetit ↓, Schlaflosigkeit, Kopfschmerzen, Angst, Depression, Schwindel, Übelkeit, Diarrhoe, Bauchschmerzen, Erbrechen, Mundtrockenheit, Pruritus, Alopezie, Arthralgie, Myalgie, Ermüdung, Asthenie, Reizbarkeit; **UW** (Glecaprevir + Pibrentasvir): Kopfschmerzen, Diarrhoe, Übelkeit, Fatigue, Asthenie; **UW** (Ledipasvir + Sofosbuvir): Kopfschmerzen, Erschöpfung; **UW** (Ombitasvir + Paritaprevir + Ritonavir + Dasabuvir + Riavirin): Anämie, Schlaflosigkeit, Übelkeit, Pruritus, Asthenie, Erschöpfgung; **UW** (Sofosbuvir + Velpatasvir): Kopfschmerzen, Erschöpfung, Übelkeit; **UW** (Sofosbuvir + Velpatasvir + Voxilaprevir): Kopfschmerzen, Diarrhoe, Übelkeit, Erbrechen, Bauchschmerzen, Appetit ↓, Myalgie, Bilirubinerhöhung; **KI** (Elbasvir + Grazoprevir): bek. Überempf., LI Child B, C; gleichz. Anw. von Rifampicin, Atazanavir, Darunavir, Lopinavir, Saquinavir, Tipranavir, Cobicistat, Ciclosporin, Efavirenz, Phenytoin, Carbamazepin, Bosentan, Etravirin, Modafinil, Johanniskraut; **KI** (Glecaprevir + Pibrentasvir): bek. Überempf., schwere Leberfunktionsstörung Child C, gleichzeitige Anw. von Atazanavir, Atorvastatin, Simvastatin, Dabigatranetexilat, ethinylestradiolhaltigen Arzneimitteln, Rifampicin, Carbamazepin, Johanniskraut, Phenobarbital, Phenytoin, Primidon; **KI** (Ledipasvir + Sofosbuvir): bek. Überempf.; gleichzeitige Anw. von Johanniskraut, Rosuvastatin;

KI (Ombitasvir + Paritaprevir + Ritonavir): bek. Überempf., schwere Leberfktsstrg. Child C, gleichz. Anw. von ethinylestradiolhaltigen Arzneimitteln, Alfuzosinhydrochlorid, Amiodaron, Astemizol, Terfenadin, Chinidin, Cisaprid, Colchicin bei Patienten mit Nieren- oder, Leberfunktionsstörung, Ergotamin, Dihydroergotamin, Ergometrin, Methylergometrin, Fusidinsäure, Lovastatin, Simvastatin, Atorvastatin, oral angew. Midazolam, Triazolam, Pimozid, Quetiapin, Salmeterol, Sildenafil (bei Behandlung einer pulmonalen arteriellen Hypertonie), Ticagrelor, Carbamazepin, Phenytoin, Phenobarbital, Efavirenz, Nevirapin, Etravirin, Enzalutamid, Johanniskraut, Mitotan, Rifampicin, Clarithromycin, Telithromycin, Cobicistat, Conivaptan, Indinavir, Lopinavir/Ritonavir, Saquinavir, Tipranavir, Itraconazol, Ketoconazol, Posaconazol, Voriconazol;
KI (Sofosbuvir + Velpatasvir): bek. Überempf., Komb. mit Rifampicin, Rifabutin, Johanniskraut, Carbamazepin, Phenobarbital, Phenytoin;
KI (Sofosbuvir + Velpatasvir + Voxilaprevir): bek. Überempf., gleichzeitige Anw. von Rosuvastatin, Dabigatranetexilat, ethinylestradiolhaltigen Arzneimitteln, Rifampicin, Carbamazepin, Johanniskraut, Phenobarbital, Phenytoin

Elbasvir + Grazoprevir	
Zepatier *Tbl. 50+100mg*	**Chronische Hepatitis C, Genotyp 1b:** 1 x 50 + 100mg p.o. f. 12W; **Genotyp 1a, 4:** 1 x 50 + 100mg p.o. f. 12W; bei initialer Viruslast > 800.000 IE/ml Ther.-Dauer 16W u. Komb. mit Ribavirin zu erwägen; **DANI** nicht erforderlich; **DALI** Child B, C: KI
Glecaprevir + Pibrentasvir	
Maviret *Tbl. 100+40mg*	**Chronische Hepatitis C, Genotyp 1–6:** therapienaiv, ohne Zirrhose: 1 x 300 + 120mg f. 8W; mit Zirrhose f. 12W; mit Vorbehandlung: s. FachInfo; **DANI** nicht erforderlich; **DALI** Child A: 100%; B: Anw. nicht empfohlen; C: KI
Ledipasvir + Sofosbuvir	
Harvoni *Tbl. 90+400mg*	**Chronische Hepatitis C, Genotyp 1, 3, 4:** 1 x 90 + 400mg, Ther.-Dauer, Kombination mit Ribavirin s. FachInfo; **DANI** CrCl ≥ 30: 100%; < 30: keine Daten; **DALI** nicht erforderlich
Ombitasvir + Paritaprevir + Ritonavir	
Viekirax *Tbl. 12.5+75+50mg*	**Chronische Hepatitis C, Genotyp 1, 4:** 1 x 25 + 150 +100mg, Ther.-Dauer, Komb. mit Ribavirin und/oder Dasabuvir s. FachInfo **DANI** nicht erforderlich; **DALI** Child A: 100%; B: keine Daten; C: KI

Sofosbuvir + Velpatasvir	
Epclusa *Tbl. 400+100mg*	**Chronische Hepatitis C, alle Genotypen:** ohne Zirrhose 1 x 400+400mg p.o. f. 12W, bei Genotyp 3 u. komp. Zirrhose Komb. mit Ribavirin zu erwägen; bei dekomp. Zirrhose Komb. mit Ribavirin; s.a. FachInfo; **DANI** CrCl ≥ 30: 100%; < 30: k.D.; **DALI** nicht erf.
Sofosbuvir + Velpatasvir + Voxilaprevir	
Vosevi *Tbl. 400+100+100mg*	**Chronische Hepatitis C, Genotyp 1-6: ther.-naiv, ohne Zirrhose:** 1 x 400 +100 + 100mg für 8W; mit Zirrhose f. 12W (evtl. 8W bei Genotyp 3); mit Vorbehandlung, ohne Zirrhose oder komp. Zirrhose: f. 12W; **DANI** leichte-mittelgradige NI: 100%; schwere NI: keine Daten; **DALI** Child A: 100%; B, C: Anw. nicht empf.

A 9.23.12 Weitere antivirale Mittel und Kombinationen

Wm/Wi (Bulevirtid): Entry-Inhibitor, bindet an den NTCP-Gallensalztransporter in Hepatozyten ⇒ Blockade der Bindestelle für HDV; **Wm/Wi** (Cobicistat): selektiver Inhibitor der CYP3A-Unterfamilie der Cytochrome P450 ⇒ Steigerung der systemischen Exposition von CYP3A-Substraten wie Elvitegravir; **Wm/Wi** (Cabotegravir, Dolutegravir): HIV-Integrase-Strangtransfer-Inhibitor (INSTI) ⇒ verhindert Einbau der HIV-1-DNA in genomische Wirts-DNA; **Wm/Wi** (Elvitegravir): HIV-Integrase-Strangtransfer-Inhibitor (INSTI) ⇒ verhindert Einbau der HIV-1-DNA in genomische Wirts-DNA; **Wm/Wi** (Enfuvirtid): hemmt virale u. zellul. Membranenfusion ⇒ Hemmung des Eintritts v. HIV-1 in menschl. Zellen; **Wm/Wi** (Maraviroc): bindet selektiv an den Chemokin-Rez. CCR5 beim Menschen ⇒ Hemmung des HIV-Eindringens in die Zielzellen; **Wm/Wi** (Raltegravir): hemmt virale Integrase ⇒ Hemmung d. Integration des HIV-Genoms in das Wirtszellgenom; **Wm** (Ribavirin): Guanosinanalogon, Hemmung der RNA-Polymerase; **UW** (Bulevirtid): Gesamtgallensalze ↑, Anämie, Eosinophilie, Leukopenie, Lymphopenie, Neutropenie, Retikulozytopenie, Thrombozytopenie, Schwindel, Kopfschmerzen, Somnolenz, Tachykardie, aufgetriebener Bauch, Übelkeit, Erythem, Hyperhidrosis, Pruritus, Ausschlag, Arthralgie, Muskelspasmen, Hämaturie, Ermüdung, grippeähnliche Erkrankung, Reaktion a.d. Injektionsstelle, Transaminasen ↑, gGT, Amylase, Bili, Krea, Hb, INR, Lipase; **UW** (Cabotegravir): Depression, Angst, abnorme Träume, Schlaflosigkeit, Kopfschmerzen, Schwindel, Übelkeit, Erbrechen, Bauchschmerzen, Flatulenz, Diarrhoe, Exanthem, Myalgie, Fieber, Müdigkeit, Asthenie, Unwohlsein, Gewichtszunahme, Reaktion a.d. Injektionsstelle; **UW** (Cobicistat + Elvitegravir + Emtricitabin + Tenofovir): Neutropenie, allerg. Reaktion, Hypophosphatämie, Hyperglykämie, Hypertriglyceridämie, Appetit ↓, Schlaflosigk., abnorme Träume, Kopfschmerzen, Schwindelgefühl, Diarrhoe, Erbrechen, Übelkeit, Amylase/Lipase/Transaminasen/Bilirubin/CK/Kreatinin ↑, Abdominalschmerzen, Dyspepsie, Obstipation, Völlegefühl, Flatulenz, Hautausschlag, Pruritus, Urtikaria, Verfärbung der Haut, Asthenie, Schmerzen, Müdigkeit; **UW** (Cobicistat + Darunavir + Emtricitabin + Tenofovir): Arzneimittelüberempf., Anorexie, Diabetes mell., Hypercholesterinämie, Hypertriglyceridämie, Hyperlipidämie, anormale Träume, Kopfschmerzen, Schwindel, Diarrhoe, Erbrechen, Übelkeit, Bauchschmerzen, Meteorismus, Dyspepsie, Flatulenz, Pankreatitis, Pankreasenzyme ↑, Hepatitis, Leberenzyme ↑, Exanthem, Angioödem, Pruritus, Urticaria, Arthralgie, Myalgie, Ermüdung, Asthenie, Kreatinin ↑;

UW (Dolutegravir): Kopfschmerzen, Übelkeit, Diarrhoe, Schlafstrg., anormale Träume, Schwindel, Erbrechen, Meteorismus, Bauchschmerzen, Exanthem, Pruritus, Abgeschlagenheit, Transam./CK ↑; **UW** (Dolutegravir + Abacavir + Lamivudin): Überempfindlichkeitsreaktion, Anorexie, Schlaflosigkeit, anormale Träume, Depression, Albträume, Schlafstrg., Kopfschmerzen, Schwindel, Schläfrigkeit, Lethargie, Husten, nasale Symptome, Übelkeit, Diarrhoe, Erbrechen, Blähungen, abdominale Schmerzen, gastroösophageale Refluxkrankheit, Dyspepsie, Hautausschlag, Pruritus, Haarausfall, Arthralgie, Muskelbeschwerden, Fatigue, Asthenie, Fieber, allgemeines Unwohlsein, ↑ CK/GOT/GPT; **UW** (Dolutegravir + Rilpivirin): s. FachInfo; **UW** (Enfuvirtid): Diarrhoe, Übelkeit, Müdigkeit, Pneumonie, Pankreatitis, Hautreaktion an der Einstichstelle; **UW** (Maraviroc): Leberenzyme ↑, Gewicht ↓, Schwindel, Parästhesien, Geschmacksstrg., Schläfrigkeit, Übelkeit, Husten, Erbrechen, Bauchschmerzen, Dyspepsie, Exanthem, Juckreiz, Muskelkrämpfe, Rückenschmerzen, Myokardischämie, Panzytopenie;
UW (Raltegravir): Schwindel, Bauchschmerzen, Obstipation, Flatulenz, Pruritus, Lipodystrophie, Hyperhidrose, Arthralgie, Müdigkeit, Schwächegefühl;
UW (Ribavirin oral; Komb. mit Peg-Interferon alfa-2a): Anämie, Anorexie, Depression, Schlaflosigkeit, Kopfschmerzen, Benommenheit, Konzentrationsschwäche, Dyspnoe, Husten, Diarrhoe, Übelkeit, Abdominalschmerzen, Haarausfall, Dermatitis, Pruritus, trockene Haut, Myalgie, Arthralgie, Fieber, Rigor, Schmerzen, Schwäche, Müdigkeit, Reakt. an Applikationsstelle, Reizbarkeit, Inf. der oberen Atemwege, Bronchitis, orale Candidamykose, Herpes simplex, Thrombopenie, Lymphadenopathie, Hypo-/Hyperthyreose, Stimmungsschwankungen, emotionale Verstimmung, Angstgefühl, Aggressivität, Nervosität, Libido ↑, Gedächtnisstrg., Synkopen, Schwäche, Migräne, Hypo-/Hyperästhesie, Parästhesie, Tremor, Geschmacksstrg., Albträume, Somnolenz, Verschwommensehen, Augenschmerzen, Augenentzündung, Xerophthalmie, Vertigo, Ohrenschmerzen, Tachykardie, Palpitationen, periphere Ödeme, Erröten, Belastungsdyspnoe, Epistaxis, Nasopharyngitis, Sinus-/Nasen-Sekretstauungen, Rhinitis, rauer Hals, Erbrechen, Dyspepsie, Dysphagie, Mundgeschwüre, Zahnfleischbluten, Glossitis, Stomatitis, Flatulenz, Verstopfung, Mundtrockenheit, Exanthem, Schwitzen ↑, Psoriasis, Urtikaria, Ekzem, Hauterkr., Lichtempfindlichkeitsreaktionen, Nachtschweiß, Rückenschmerzen, Arthritis, Muskelschwäche, Knochenschmerzen, Nackenschmerzen, Schmerzen der Skelettmuskulatur, Muskelkrämpfe, Impotenz, Schmerzen im Brustkorb, grippeähnliche Erkr., Unwohlsein, Lethargie, Hitzewallungen, Durst, Gewicht ↓;
KI (Bulevirtid): bek. Überempf.; **KI** (Cabotegravir): bek. Überempf., gleichzeitige Anw. von Rifampicin, Rifapentin, Carbamazepin, Oxcarbazepin, Phenytoin, Phenobarbital;
KI (Cobicistat + Elvitegravir + Emtricitabin + Tenofovir):
bek. Überempf., abgebrochene Vorbehandlung mit Tenofovir wegen Nierentoxizität, gleichz. Anw. mit zahlreichen anderen Med. (s. Fachinfo); **KI** (Cobicistat + Darunavir + Emtricitabin + Tenofovir): bek. Überempf., gleichz. Anw. mit zahlreichen anderen Med. (s. Fachinfo);
KI (Dolutegravir): bek. Überempf., gleichz. Anw. von Dofetilid;
KI (Dolutegravir + Abacavir + Lamivudin): bek. Überempf., gleichz. Anw. von Dofetilid;
KI (Dolutegravir + Rilpivirin): bek. Überempf., gleichzeitige Anw. von Dofetilid, Carbamazepin Oxcarbazepin, Phenobarbital, Phenytoin, Rifampicin, Rifapentin, Protonenpumpeninhibitoren, Dexamethason systemisch, Johanniskraut;
KI (Enfuvirtid, Maraviroc, Raltegravir): bek. Überempf.;
KI (Ribavirin oral): bek. Überempf., schwere Herzkrankheit, schwere Leberfktsstrg. oder dekomp. Leberzirrhose, Hämoglobinopathien (z.B. Thalassämie, Sichelzellanämie), Grav./Lakt.

Bulevirtid Rp	HWZ 4-7h, PPB 99%
Hepcludex *Inj.Lsg. 2mg*	**Chronische HDV-Inf.:** 1 x 2mg s.c.; **DANI** vorsichtige Anw.; **DALI** Child A: 100%; B, C: Anw. nicht empf.
Cabotegravir Rp	HWZ 41h, PPB 99%
Vocabria *Tbl. 30mg; Inj.Lsg. 400(Dep.), 600(Dep.)mg*	**HIV-1-Inf.:** orale Einleitung oder orales Bridging êiner Injection: 1 x 30mg p.o.; Komb. mit 1 x 25mg Rilpivirin p.o.; ini 600mg i.m., dann 400mg alle 4W oder 600mg alle 6W., Komb. mit Rilpivirin; s.a. FachInfo; **DANI** vorsichtige Anw. bei HD; **DALI** Child A, B: 100%; C: vors. Anw.
Cobicistat + Darunavir + Emtricitabin + Tenofovir-Disoproxil Rp	
Symtuza *Tbl. 150+800+200+10mg*	**HIV-1-Inf.:** Erw., Ki. ab12J und ≥ 40kg: 1 x 1Tbl. p.o.; **DANI** CrCl ≥ 30: 100%; < 30: Anw. nicht empf.; **DALI** Child A, B: 100%; C: Anw. nicht empf.
Cobicistat + Elvitegravir + Emtricitabin + Tenofovir-Disoproxil Rp	PRC C, Lact -
Genvoya *Tbl. 150+150+200+10mg* **Stribild** *Tbl. 150+150+200+136mg*	**HIV-1-Inf.:** Stribild: Erw. ab 18J: 1 x 1Tbl. p.o.; **DANI** vor Therapiebeginn: CrCl < 70: KI, 70-90: Anw. nicht empf., nur falls keine Alternat. verfügbar; während Ther.: CrCl < 70: Therapieabbruch empfohlen, < 50: KI; **DALI** Child-Pugh A, B: 100%; C: keine Daten; Genvoya: Erw., Ki. > 12J ≥ 35kg: 1 x 1Tbl. p.o.; **DANI** CrCl ≥ 30: 100%; < 30: Anwendung nicht empfohlen; **DALI** Child-P. A, B: 100%; C: Anwendung nicht empfohlen
Dolutegravir Rp	HWZ 14h, PPB 99%, PRC B, Lact -
Tivicay *Tbl. 10, 25, 50mg*	**HIV-1-Infektion:** 1 x 50mg p.o., 2 x 50mg b. Komb. mit Efavirenz, Nevirapin, Tipranavir, Ritonavir, Rifampicin bzw. bei Integrase-Inhibitor-Resistenz; **Ki. 12-17J:** 1 x 50mg; **DANI** nicht erf.; **DALI** Child C vorsicht. Anw.
Dolutegravir + Abacavir + Lamivudin Rp	PRC C, Lact -
Triumeq *Tbl. 50+600+300mg*	**HIV-1-Infektion:** 1 x 1 Tbl. p.o.; **DANI** CrCl < 50: Anw. nicht empf.; **DALI** Child A: ggf. Dosisred.; B, C: Anw. nicht empf.

Dolutegravir + Rilpivirin Rp	
Juluca *Tbl. 50+25mg*	**HIV-1-Infektion:** 1 x 1 Tbl. p.o.; **DANI** CrCl ≥ 30: 100%; < 30: Risiko-Nutzen-Abwäg. bei Komb. m. starkem CYP3A-Inhib.; **DALI** Child B: vors. Anw.; C: Anw. nicht empf.
Enfuvirtid (T20) Rp	HWZ 3.8h, PPB 92%, PRC B, Lact -
Fuzeon *Inj.Lsg. 90mg/1ml*	**HIV-1-Infektion:** 2 x 90mg s.c.; **Ki. 6-16J:** 2 x 2mg/kg s.c., max. 2 x 90mg; **DANI** nicht erforderlich
Maraviroc (MVC) Rp	HWZ 13h, PPB 76%, PRC B, Lact -
Celsentri *Tbl. 25, 75, 150, 300mg; Saft (5ml = 100mg)*	**HIV-1-Infektion:** 2 x 150-600mg p.o.; Dosis u. **DANI** abhängig von Komedikation (CYP3A4-Hemmer/-Induktor) s. FachInfo; **Ki. ≥ 2J** u. **≥ 10kg:** s. FachInfo; **DALI** vorsichtige Anwendung
Raltegravir Rp	HWZ 9h; PPB 83%; PRC C Lact -
Isentress *Kautbl. 25, 100mg; Tbl. 400, 600mg; Granulat 100 mg*	**HIV-1-Inf.:** 2 x 400mg p.o.; **Ki. 2-11J:** 12bis < 14kg: 2 x 75mg; 14 bis < 20kg: 2 x 100mg; 20 bis < 28kg: 2 x 150mg; 28 bis < 40kg: 2 x 200mg; ≥ 40kg: 2 x 300mg; **DANI** nicht erf.; **DALI** schwere LI: vors. Anw.
Ribavirin Rp	HWZ 9.5h (Inhal.), 79h (p.o.), Q0 0.6, PRC X, Lact ?
Copegus *Tbl. 200, 400mg* **Rebetol** *Kps. 200mg; Saft (5ml = 200mg)* **Ribavirin HEXAL** *Tbl. 200, 400mg* **Ribavirin-ratioph.** *Tbl. 200, 400mg*	**Chronische Hepatitis C** (in Kombination mit Interferon → 276): 800-1200mg/d je nach Gewicht bzw. Virus-Genotyp, s. FachInfo; **DANI** CrCl < 50: KI; **DALI** schwere LI bzw. dekompensierte Zirrhose: KI

A 9.24 Systemische Antimykotika

A 9.24.1 Azole

Empf. (Fluconazol): Candida-Arten (außer C. krusei, C. glabrata), Cryptococcus, Histoplasma, Blastomyces, Trichosporon, Dermatophyten, keine Aktivität gegen Schimmelpilze; **empf.** (Isavuconazol): Aspergillus, Mucorales; **empf.** (Itraconazol): Candida, Cryptococcus, Coccidioides, Histoplasma, Aspergillus, Dermatophyten; **empf.** (Posaconazol): Candida-Arten, Cryptococcus, Coccidioides, Histoplasma, alle Aspergillus-Spezies, Cladosporium, Zygomyceten, Fusarium-Spezies; **empf.** (Voriconazol): Candida-Arten, Trichosporon, Cryptococcus, Coccidioides, Histoplasma, einige Aspergillus-Spezies, eingeschränkt bei Scedosporium, Fusarium; **UW** (Fluconazol): Nausea, Kopf-/Bauchschmerzen, Diarrhoe, Exantheme, periphere Neuropathie, Veränderung von Leberfunktionswerten; **UW** (Isavuconazol): Hypokaliämie, Appetit ↓, Delirium, Kopfschmerzen, Somnolenz, Thrombophlebitis, Dyspnoe, akute resp. Insuffizienz, Übelkeit, Erbrechen, Diarrhoe, Bauchschmerzen, Leberwerte ↑, Exanthem, Pruritus, NI, thorakale Schmerzen, Müdigkeit; **UW** (Itraconazol): Bauchschmerzen, Übelkeit, Dyspepsie, schlechter Geschmack;

UW (Posaconazol): Neutropenie, Anorexie, Schlaflosigkeit, Schwindel, Kopfschmerzen, Parästhesien, Somnolenz, Hitzewallungen, Bauchschmerzen, Diarrhoe, Übelkeit, Erbrechen, Exanthem, Pruritus, Rückenschmerzen, Asthenie, Müdigkeit, Fieber, Störung des Elektrolythaushalts, Geschmackstörg., Hypertonie, Leberenzyme ↑, Müdigkeit, anorektale Beschwerden; **UW** (Voriconazol): Fieber, Kopf-/Bauchschmerzen, Übelkeit, Erbrechen, Durchfall, Panzytopenie, Ödeme, Exanthem, Sehstrg., akutes Nierenversagen, Halluzinationen, Depressionen, Ängstlichkeit, Benommenheit, Verwirrtheit, Tremor, Unruhe, Paraesthesie, Leberwerte ↑, Ikterus, Kreatinin ↑, Gastroenteritis, Grippesymptome, Sinusitis, Hypoglykämie, Hypokaliämie, Phlebitis, Hypotonie, Rückenschmerzen;
KI (Fluconazol): schwere Leberfktsstrg., Grav./Lakt.; Anw.Beschr. bei Ki.; **KI** (Isavuconalzol): bek. Überempf., gleichzeitige Anw. von Ketoconazol, gleichz. Anw. von hochdos. Ritonavir (> 400mg/d), gleichz. Anw. von CYP3A4/5-Induktoren (z.B. Rifampicin, Rifabutin, Carbamazepin, Phenobarbital, Phenytoin, Johanniskraut, Efavirenz, Nafcillin, Etravirin); familiäres Short-QT-Syndrom; **KI** (Itraconazol): NI CrCl < 30, Grav./Lakt.; **KI** (Posaconazol): bek. Überempf.; gleichzeitige Anw. von Mutterkorn-Alkaloiden, Terfenadin, Astemizol, Pimozid, Halofantrin, Chinidin, Simvastatin, Lovastatin, Atorvastatin; **KI** (Voriconazol): bek. Überempf., gleichz. Anw. von Terfenadin, Astemizol, Pimozid, Chinidin, Rifampicin, Carbamazepin, Phenobarbital, hochdosiertes Ritonavir, Mutterkorn-Alkaloide, Sirolimus, Johanniskraut

Fluconazol Rp	HWZ 30h, Qo 0.2, PPB 11%, PRC C, Lact -
Diflucan *Kps. 50, 100, 200mg; Susp. (1ml = 40mg); Trockensaft (5ml = 50mg)* **Fluconazol Accord** *Kps. 50, 100, 150, 200mg* **Fluconazol HEXAL** *Kps. 50, 100, 150, 200mg; Inf.Lsg. 100mg/50ml, 200mg/100ml, 400mg/200ml* **Fluconazol Kabi** *Inf.Lsg. 100mg/50ml, 200mg/100ml, 400mg/200ml* **Flucoderm** *Kps. 100, 150, 200mg* **Fluconazol-ratioph.** *Kps. 50, 150mg* **Flunazul** *Kps. 50, 100, 150, 200mg* **Fungata** *Kps. 150mg*	**Oropharyngeale, ösophageale Candidose** → 753**:** 200-400mg an d1, dann 1 x 100-200mg p.o.; **Candidurie:** 200-400mg/d; **akute Vaginalcandidose, Candida-Balanitis:** einmalig 150mg p.o.; **Systemcandidosen** → 650, **Kryptokokkenmeningitis:** d1: 1 x 400mg, dann 1 x 200-400mg p.o/i.v., max. 800mg/d; **Ki. > 1M:** 1 x 6-12mg/kg p.o./i.v.; weitere Ind s. FachInfo; **DANI** CrCl: > 50: 100%; 11-50: 50%; HD: 100% nach jeder Dialyse; **DALI** vorsichtige Anw.

Isavuconazol Rp	HWZ 110h, Q0 1.0, PPB > 99%, PRC C, Lact -
Cresemba *Kps. 100mg; Inf.Lsg. 200mg*	**Invasive Aspergillose, Mukormykose, bei der Ampho B nicht angemessen ist:** d1-2 3 x 200mg i.v., dann 1 x 200mg i.v./p.o.; **DANI** nicht erforderl.; **DALI** Child A, B: 100%; C: Anw. nicht empfohlen

Itraconazol Rp	HWZ 24-36h, Q0 1.0, PPB > 95%, PRC C, Lact ?
Itraconazol-ratioph. *Kps. 100mg* **Itraisdin** *Kps. 50mg* **Sempera** *Kps. 100mg; Saft (1ml = 10mg); Inf.Lsg. 250mg* **Siros** *Kps. 100mg*	**Hautmykosen** → 720: 1-2 x 50-100mg p.o.; **Systemmyk., Aspergillose:** 1-2 x 100-200mg p.o. (Saft wird deutlich besser resorbiert); **vulvovag. Candidose:** 2 x 200mg p.o. für 1d; **invasive Mykose:** 2 x 200mg p.o. (für 2-5M); **Histoplasmose, Systemmykosen:** d1 + 2: 2 x 200mg über 1h i.v., dann 1 x 200mg; max. 14d; **DANI** CrCl < 30: KI; **DALI** Dosisanpassung
Posaconazol Rp	HWZ 35h, PPB 98%
Noxafil *Inf.Lsg. 300mg; Tbl. 100mg; Susp. (5ml = 200mg)* **Posaconazol Accord** *Tbl. 100mg; Susp. (5ml = 200mg)* **Posaconazol Heumann** *Tbl. 100mg* **Posaconazol HEXAL** *Tbl. 100mg; Susp. (5ml = 200mg)* **Posaconazol Zentiva** *Tbl. 100mg*	**Systemcandidosen** → 650, **Aspergillose, Fusariose, Myzetom, Chromoblasto-, Kokzidioidomykose:** d1 2 x 300mg i.v. oder Tbl.: 2 x 300mg p.o.; Susp. 4 x 200mg p.o.; ab d2: 1 x 300mg i.v. oder Tbl.: 1 x 300mg p.o.; Susp. 4 x 200mg oder 2 x 400mg p.o. ; **Pro. invasiver Mykosen:** d1 2 x 300mg i.v. oder Tbl.: 2 x 300mg; ab d2: 1 x 300mg i.v. oder Tbl.: 1 x 300mg; Susp.: 3 x 200mg p.o.; **Oropharyngeale Candidose:** Susp.: d1: 1 x 200mg p.o., dann 1 x 200mg f. 13d; **DANI** CrCl < 50: orale Anw. empfohlen; **DALI** Child C: vorsichtige Anwendung
Voriconazol Rp	HWZ 6h, Q0 0.98, PPB ca. 58%, PRC D, Lact -
VFEND *Tbl. 50, 200mg; Trockensaft (1ml = 40mg); Inf.Lsg. 200mg* **Voriconazol Accord** *Tbl. 50, 200mg; Inf.Lsg. 200mg* **Voriconazol Aristo** *Tbl. 50, 100, 200mg* **Voriconazol HEXAL** *Tbl. 50, 200mg* **Voriconazol Mylan** *Tbl. 200mg; Inf.Lsg. 200mg* **Voriconazol Stada** *Tbl. 200mg; Inf.Lsg. 200mg*	**Invas. Aspergillose, Candidämie, schwere Candida-Infektion** (Fluconazol-resistent), **Pilzinfektion** (Scedosporium, Fusarium spp.): d1: 2 x 6mg/kg i.v.; 2 x 400mg p.o.; ab d2: 2 x 4mg/kg i.v.; 2 x 200mg p.o.; Pat. < 40kg: d1: 2 x 200mg p.o., ab d2: 2 x 100mg; **Ki. 2-12J:** 2 x 7mg/kg i.v., 2 x 200mg p.o.; **DANI** möglichst orale Anwendung; **DALI** Child A, B: d1: 100%, ab d2: 50%; Child C: nicht empfohlen

A 9.24.2 Polyene

Empf.: Candida-Arten, Aspergillus, Histoplasma, Sporothrix, Blastomyces, Cryptococcus, Coccidioides; **UW:** Fieber, Schüttelfrost, Nausea, Erbrechen, Diarrhoe, generalisierte Schmerzzustände, Anämie, Nierenfunktionsstörung, Hypokaliämie; **KI:** schwere Leber-, Nierenfunktionsstörung; Cave in Grav./Lakt.

Amphotericin B Rp	HWZ 24h (15d), Qo 0.95, PPB 90-95%, PRC B Lact ?
Amphotericin B *Inf.Lsg. 50mg* **Fungizone** *Inf.Lsg. 50mg*	**Generalisierte Mykosen:** ini 0.1mg/kg i.v., dann: 1 x 0.5-0.7mg/kg i.v., max. 1mg/kg; **Ki.** 1-2mg/d, max. 0.25mg/kg/d i.v.; **DANI, DALI** KI bei schwerer NI/LI

Amphotericin B liposomal Rp	HWZ 7-153h, Qo 0.95, PRC B, Lact ?
AmBisome *Inf.Lsg. 50mg*	**Schwere systemische Mykosen:** ini 1 x 1mg/kg i.v., steigern bis 3-5mg/kg; **Ki.:** s. Erw.; **DANI, DALI** KI bei schwerer NI/LI

A 9.24.3 Echinocandine

Empf.: Candida albicans und Candida spp.: fungizid, Schimmelpilze: fungistatisch; **UW** (Anidulafungin): Hautrötung, Hitzewallungen, Pruritus, Exanthem, Hypokaliämie, Übelkeit, Erbrechen, Diarrhoe, Transaminasen/aP/GGT/Bili/Kreatinin ↑, Koagulopathie, Konvulsionen, Kopfschmerzen; **UW** (Caspofungin): Fieber, Schüttelfrost, Kopfschmerzen, Hypokaliämie, lokale Phlebitis, Übelkeit, Erbrechen, Diarrhoe, Flush, Exanthem, Anämie, Thrombopenie, Leukopenie, Eosinophilie, Tachykardie, Leberenzyme ↑, Arthralgie; **UW** (Micafungin): Leukopenie, Thrombopenie, Hämolyse, Anämie, Hypokaliämie, Hypokalzämie, Hypomagnesiämie, Kopfschmerzen, Phlebitis, Übelkeit, Erbrechen, Diarrhoe, Bauchschmerzen, Bilirubin/Transaminasen ↑, Exanthem, Fieber, Rigor; **KI** (Anidulafungin): bek. Überempf. gegen Echinocandine; **KI** (Caspofungin): bek. Überempf. gegen Caspofungin; **KI** (Micafungin): bek. Überempf. gegen Echinocandine

Anidulafungin Rp	HWZ 40-50h, PPB 99%, PRC C, Lact ?
Anidulafungin-ratioph. *Inf.Lsg. 100mg* **Anidulafungin Stada** *Inf.Lsg. 100mg* **Ecalta** *Inf.Lsg. 100mg*	**Invas. Candidose bei nichtneutropen. Pat.:** d1: 1 x 200mg i.v., dann 1 x 100mg für 14d; **DANI, DALI** nicht erforderlich

Caspofungin Rp	HWZ 9-11h, PPB 93-96%, PRC C, Lact ?
Cancidas *Inf.Lsg. 50, 70mg* **Caspofungin-ratioph.** *Inf.Lsg. 50, 70mg* **Caspofungin Zentiva** *Inf.Lsg. 50, 70mg*	**Invasive Aspergillose/Candidose, neutropenisches Fieber mit V.a. Pilzinfektion:** d1: 1 x 70mg i.v., dann 1 x 50mg, > 80kg: 1 x 70mg; **Ki. 12M-17J:** d1: $70mg/m^2$, max. 70mg, dann $50mg/m^2$, ggf. $70mg/m^2$ bei inadäquatem Ansprechen; **DANI** nicht erforderlich; **DALI** Child 7-9: d1: 70mg, dann 1 x 35mg/d

Micafungin Rp	HWZ 13-17h, PPB 99%, PRC C, Lact ?
Micafungin Inresa *Inf.Lsg. 50, 100mg* **Micafungin Pharmore** *Inf.Lsg. 50, 100mg* **Micafungin Mylan** *Inf.Lsg. 50, 100mg* **Mycamine** *Inf.Lsg. 50, 100mg*	**Invasive Candidose:** 1 x 100mg i.v.; < 40kg: 2mg/kg/d; bei fehl. Ansprechen Dosis verdoppeln; **Ki.:** s. Erw.; **ösophageale Candidose:** 1 x 150mg i.v.; < 40kg: 3mg/kg/d; **Pro. Cand.:** 1 x 50mg/d; < 40kg: 1mg/kg/d; **Ki.:** s. Erw.; **DANI** nicht erforderlich; **DALI** leichte bis mittelschwere LI nicht erforderlich

A 9.24.4 Weitere Antimykotika

Empf. (Flucytosin): Candida, Cryptococcus, Aspergillus (nur fungistatisch);
UW (Flucytosin): Anämie, Leukopenie, Neutropenie, Granulozytopenie, Thrombozytopenie, Diarrhoe, Übelkeit, Erbrechen, Leberfunktionsstörungen, Transaminasenerhöhung;
UW (Terbinafin): Appetitlosigkeit, Depression, Kopfschmerzen, Geschmackstörung, gastrointestinale Beschwerden, allergische Hautreaktionen, Myalgien, Arthralgien, Müdigkeit;
KI (Flucytosin): bek. Überempfindlichkeit, gleichzeitige Anw. von Ganciclovir und Valganciclovir, Brivudin, Sorivudin und Analoga; Grav.;
KI (Terbinafin): bek. Überempfindlichkeit, chronische oder akute Lebererkrankungen; Nagelmykosen infolge einer primär bakteriellen Infektion

Flucytosin Rp	HWZ 3-8h, Q0 0.03, PPB 5%, PRC C, Lact ?
Ancotil *Inf.Lsg. 2.5g/250ml*	**Schwere Systemcandidose** → 650: 100-150mg/kg i.v. in 4ED in Kombination mit Amphotericin B (0.5mg/kg/d); **FG/NG:** 50-100mg/kg/d in 2ED; **Kryptokokkenmeningitis:** 100mg/kg/d + 0.7-1mg/kg/d Amphotericin B; **Chromoblastomykose:** 70-100mg/kg/d i.v. in 4ED + 50mg Amphotericin B; **DANI** CrCl 20-40: Dosisintervall 12h; 10-19: Dosisintervall 24h; HD: 50mg/kg n. jed. Dialyse

Terbinafin Rp	HWZ 17h, Q0 1.0, PPB 99%, PRC B, Lact -
Dermatin, Lamisil *Tbl. 250mg* **Terbinafin HEXAL** *Tbl. 125, 250mg* **Terbinafin AL** *Tbl. 125, 250mg*	**Schwere Dermatophyteninfektion der Haut:** 1 x 250mg p.o.; **DANI** CrCl < 50: 50%; **DALI** Anw. bei schwerer LI nicht empfohlen

A 9.25 Topische Antimykotika

Empf. (Amphotericin B): Candida, Aspergillus fumigatus; **empf.** (Natamycin): Candida; **empf.** (Nystatin): Candida, Blastomyces, Coccidioides, Histoplasma, Aspergillus; **UW** (Amphotericin B): allergische Hautreaktionen, Glossitis, Übelkeit, Erbrechen, Diarrhoe; **UW** (Nystatin): bei hoher Dosis Brechreiz; **KI** (Amphotericin B): bek. Überempf.

Amphotericin B Rp	
Ampho-Moronal *Tbl. 100mg; Lutschtbl. 10mg; Susp. (1ml = 100mg)*	**Mundsoor:** 4 x 1Tbl. bzw. 4 x 1ml p.o., bis 2-3d nach Verschwinden der sichtbaren Sympt.; **Pro.** einer gastrointest. Hefepilzüberwucherung: 4 x 1 ml p.o.; **DANI** nicht erf.

Nystatin OTC	PRC C, Lact ?
Adiclair, Biofanal *Tbl. 500000IE; Susp. (1ml = 100.000IE); Mundgel (1g = 100000IE)* **Moronal, Mykundex** *Tbl. 500000IE; Susp. (1ml = 100.000IE)* **Nystatin Stada** *Tbl. 500000IE*	**Candida-Infektion:** Mundhöhle: 4-6 x 100000IE p.o.; Magen-Darm-Trakt: 3 x 1-2Tbl.; **Ki.** s. Erw.; **DANI** nicht erforderlich

A 9.26 Anthelminthika

Wm/Wi (Ivermectin): bindet an glutamatgesteuerte Chloridkanäle in den Nerven- und Muskelzellen ⇒ Membranpermeabilität für Chloridionen ↑ ⇒ neuromuskuläre Paralyse der Parasiten durch Hyperpolarisation;
UW (Albendazol): Kopfschmerzen, Schwindel, Bauchschmerzen, Diarrhoe, Übelkeit, Erbrechen, reversibler Haarausfall, Fieber; **UW** (Ivermectin): je n. Ind unterschiedliche UW, s. FachInfo; **UW** (Praziquantel): Kopfschmerzen, Benommenheit, Schwindel, Somnolenz, Unwohlsein, Bauchschmerzen, Übelkeit, Erbrechen, Diarrhoe, Urtikaria, Fieber, Anorexie, Myalgie;
KI (Albendazol): bek. Überempf., Grav./Lakt.; **KI** (Ivermectin): bek. Überempfindlichkeit;
KI (Praziquantel): bek. Überempf., intraokuläre Zystizerkose, gleichz. Anw. von Rifampicin

Albendazol Rp	HWZ 8h, PRC C, Lact ?
Eskazole *Tbl. 400mg*	**Echinokokkose:** 2 x 400mg p.o. für 28d, dann 14d Pause, 2-3 Zyklen; **Trichinose:** 2 x 400mg für 6d; **Strongyloidiasis:** 400-800mg/d für 3d; Pat. < 60kg: 15mg/kg/d in 2ED; **DANI** nicht erf.; **DALI** vorsichtige Anw., Transaminasen-Kontr.

Ivermectin Rp	HWZ 12h, Q0 1.0
Driponin *Tbl. 3mg* **Iveraxiro** *Tbl. 3mg* **Ivermectin Pädia** *Tbl. 3mg*	**Strongyloidiasis:** einmalig 200µg/kg p.o.; **Mikrofilarämie durch Wuchereria bancrofti:** einmalig 150-200µg/kg p.o. alle 6M oder 300-400µg/kg alle 12M; **Skabies:** einmalig 200µg/kg p.o., ggf. 2. Dosis nach 8-15d bei schweren Formen; **DANI, DALI:** keine Daten

Mebendazol Rp	HWZ 2-8h, Q0 0.95, PRC C, Lact ?
Vermox *Tbl. 100, 500mg*	**Enterobiasis:** 1 x 100mg p.o. für 3d, Wdh. nach 2 und 4W; **Ascariasis, Ancylostomiasis:** 2 x 100mg f. 3d; **Trichuriasis:** 2 x 100mg f. 4d; **Taeniasis, Strongyloidiasis:** 2 x 300mg für 3d; **Ki.:** s. Erw., max. 2 x 100mg; **Trichinose:** d1: 3 x 250mg, d2: 4 x 250mg, d3-14: 3 x 500mg; **Echinokokkose:** d1-3: 2 x 500mg, d4-6: 3 x 500mg, dann 3 x 500-1500mg; **DANI** nicht erforderlich; **DALI** vorsichtige Anwendung; bei schwerer Hepatopathie und hoher Dosis Anwendung nicht empfohlen
Niclosamid OTC	
Yomesan *Tbl. 500mg*	**Taeniasis** → 660, **Fischbandwurm:** 1 x 2g p.o.; **Ki. 2-6J:** 1 x 1g; < **2J:** 1 x 0.5g; **Zwergbandwurm:** d1: 1 x 2g, d2-7: 1 x 1g; **Ki. 2-6J:** d1: 1 x 1g, d2-7: 1 x 0.5g; **< 2J:** d1: 1 x 0.5g, d2-7: 1 x 250mg; **DANI** nicht erforderlich
Praziquantel Rp	HWZ 1-2.5(4) h, Q0 0.8, PPB 85%, PRC B
Biltricide *Tbl. 600mg* **Cysticide** *Tbl. 500mg*	**Schistosomiasis:** 40-60mg/kg p.o. in 2-3ED für 1d; **Leber- u. Lungenegel:** 75mg/kg in 3ED für 2-3d; **Neurozystizerkose:** 50mg/kg in 3ED für 15d; **Taeniasis:** 1 x 5-10mg/kg; **Fischbandwurm:** 1 x 10mg/kg; **Zwergbandwurm:** 15-25mg/kg, evtl. Wdh. nach 10d; **DALI** vorsichtige Anw. bei schwerer LI
Pyrantelembonat Rp	HWZ 26h PRC C, Lact ?
Helmex *Kautbl. 250mg; Saft (5ml = 250mg)*	**Enterobiasis, Ascariasis, Ankylostomiasis:** 1 x 10mg/kg p.o., max. 1g; **Hakenwurm:** 20mg/kg für 2d; **DALI** KI bei vorbestehender Leberschädigung
Pyrviniumembonat OTC	PRC B
Molevac *Tbl. 50mg; Saft (5ml = 50mg)* **Pyrcon** *Saft (5ml = 50mg)*	**Enterobiasis:** 1 x 5mg/kg p.o., max. 400mg; **DANI, DALI** KI

A 9.27 Antimalariamittel

Wm/Wi (Piperaquintetraphosphat): Wm nicht genau bekannt, evtl. ähnlich wie Chloroquin;
Wm/Wi (Dihydroartemisinin): Schädigung in den parasitären Membransystemen durch freie Radikale;
UW (Artemether + Lumefantrin): Bauch-/Kopfschmerzen, Anorexie, Diarrhoe, Übelkeit, Schwindel, Pruritus, Exanthem, Husten, Palpitationen, Arthralgie, Myalgie, Asthenie, Müdigkeit;
UW (Chloroquin): Hornhauttrübung, Retinopathia pigmentosa, Exanthem;
UW (Mefloquin): GI-Strg., ZNS-Strg., Rhythmusstrg., Psychose, Leuko-/ Thrombopenie;
UW (Piperaquintetraphosphat + Dihydroartemisinin): Anämie, Kopfschmerzen, QT-Verlängerung, Tachykardie, Asthenie, Fieber, Grippe, Plasmodium-falciparum-Infektion, Atemweg-/ Ohrinfektion, Leukozytose, Leuko-, Thrombo-, Neutropenie, Anorexie, Konjunktivitis, unregelmäßige Herzfrequenz, Husten, Bauchschmerzen, Erbrechen, Durchfall, Dermatitis, Rash;
UW (Proguanil + Atovaquon): Kopfschmerzen, Übelkeit, Erbrechen, Diarrhoe, Bauchschmerzen, Anämie, Neutropenie, allergische Reakt., Hyponatriämie, Appetitlosigkeit, ungewöhnl. Träume, Depression, Schlaflosigkeit, Schwindel, Leberenzyme ↑, Pruritus, Exanthem, Fieber, Husten;
KI (Artemether + Lumefantrin): komplizierte Malaria, Herzerkrankung, QT ↑, Lakt.;
KI (Chloroquin): Retinopathie, G-6-PDH-Mangel, Grav./Lakt.;
KI (Mefloquin): bek. Überempf. gegen M., Chinin, Chinidin; aktive Depression, Depression in Anamnese, generalisierte Angsterkrankung, Psychose, Suizidversuche, suizidale Gedanken und selbstgefährdendes Verhalten, Schizophrenie, andere psychiatrische Störungen, Epilepsie, Komb. mit Halofantrin bzw. Ketoconazol gleichzeit bzw. bis 15 Wochen nach letzter Mefloquin-Einnhame, Schwarzwasserfieber i.d. Anamnese, schwere Leberfunktionsstrg.;
KI (Piperaquintetraphosphat + Dihydroartemisinin): bek. Überempf., schwere Malaria (nach WHO), plötzliche Todesfälle/angeborene QT-Verlängerung in Familienanamnese, bekannte QT-Verlängerung, symptomatische HRST, schwere Bradykardie, schwere Hypertonie, linksventrikuläre Hypertrophie, dekompensierte Herzinsuffizienz, Elektrolytstrg., Einnahme von Medikamenten, die QT-Intervall verlängern (unter Berücksichtigung der HWZ);
KI (Proguanil + Atovaquon): bekannte Überempfindlichkeit, schwere Nierenfunktionsstrg.

Artemether + Lumefantrin Rp	HWZ (A/L) 2h/2-6d
Riamet *Tbl. 20+120mg*	**Unkomplizierte Malaria-tropica-Therapie:** ini 4Tbl., Wdh. nach 8, 24, 36, 48, 60h; **Ki.:** 5-15kg: s. Erw. mit je 1Tbl.; 15-25kg: je 2Tbl.; 25-35kg: je 3Tbl.

Chloroquinphosphat Rp	HWZ 30-60d, Qo 0.3, PPB 50-60%, PRC C, Lact +
Resochin *Tbl. 250mg*	**Malaria-Pro.:** 1 x/W 8mg/kg p.o., 1W vor bis 4W nach Exposition; **Malaria-Ther.:** ini 16mg/kg p.o., nach 6h 8mg/kg, dann 1 x 8mg/kg für 2-3d; **Ki.:** s. Erw.

Mefloquin Rp	HWZ 13-30d, Qo 0.9, PPB 98%, PRC C, Lact ?
Lariam *Tbl. 250mg*	**Malaria-tropica-Pro.:** 1 x/W 250mg p.o., 1W vor bis 4W nach Exposition; **Ki. > 5kg:** 1 x/W 5mg/kg; **Malaria-Ther.:** ini 750mg p.o., nach 6h 500mg, nach 12h 250mg; **Ki. > 5kg:** 20-25mg/kg, Gesamtdosis in 2-3ED; **DANI** nicht erford.; **DALI** KI bei schwerer LI
Piperaquintetraphosphat + Dihydroartemisinin Rp	HWZ 22d bzw. 1h, PPB > 99% bzw. 44-93%, PRC C, Lact ?
Eurartesim *Tbl. 320+40mg*	**Unkomplizierte Plasmodium-falciparum-Malaria:** 5-6kg: 1 x 80+10mg p.o. für 3d, 7-12kg: 1 x 160+20mg, 13-23kg: 1 x 320+40mg, 24-35kg: 1 x 640+80mg, 36-74kg: 1 x 960+120mg, 75-100kg: 1 x 1280+160mg, > 100kg: keine Daten; **DANI, DALI** vorsichtige Anwendung bei mäßiger/schwerer Nieren-/Leberfunktionsstrg.
Primaquin Int. Apotheke	HWZ 4-7h, PRC C, Lact ?
Primaquine *Tbl. 15mg*	**Malaria-tertiana-Nachbehandlung:** 1 x 15mg p.o. für 14d
Proguanil + Atovaquon Rp	
Atovaquon Proguanil AL *Tbl. 100 + 250mg* **Atovaquon Proguanil Stada** *Tbl. 100 + 250mg* **Malarex** *Tbl. 100+250mg* **Malarone** *Tbl. 100+250mg* **Malarone junior** *Tbl. 25+62.5mg*	**Malaria-Pro.:** 1-2d vor bis 7d nach Exposition: 1 x 100+250mg p.o.; **Ki. 11-20kg:** 1 x 25+62.5mg p.o.; **21-30kg:** 1 x 50+125mg; **31-40kg:** 1 x 75+187.5mg; **unkomplizierte Malaria-tropica-Ther.:** 1 x 400+1000mg p.o. für 3d; **Ki. 11-20kg:** 1 x 100+250mg für 3d; **21-30kg:** 1 x 200+500mg für 3d; **31-40kg:** 1 x 300+750mg für 3d; **DANI** CrCl > 30: 100%; < 30: KI; **DALI** nicht erforderlich

A 10 Immunologie – Arzneimittel

A 10.1 Immunsuppressiva

Wm/Wi (Azathioprin): Umwandlung in 6-Mercaptopurin = Purinantimetabolit; **Wm/Wi** (Belatacept): selektiver Kostimulationsblocker ⇒ blockiert CD28-vermittelte Kostimulation von T-Zellen ⇒ Hemmung der Immunantwort gegen transplantierte Niere; **Wm/Wi** (Ciclosporin): Blockade ruhender Lymphozyten in der G0- oder G1-Phase, Hemmung der Produktion und Freisetzung von Lymphokinen und T-Zell-Wachstumsfaktor; Wm/Wi (Imlifidase): Cysteinprotease, spaltet schwere Ketten aller IgG-Unterklassen, aber keine anderen Immunglobuline; Eliminierung der Fc-abhängigen Effektorfunktionen wie der komplementabhängigen und zellvermittelten Zytotoxizität; pos. Kreuzprobe wird negativ durch Abbau donorspezifischer AK; **Wm/Wi** (Mycophenolat): Hemmung der Inosinmonophosphatdehydrogenase ⇒ Hemmg. der Synthese v. Guanosin-Nukleotiden ⇒ zytostatischer Effekt auf Lymphozyten; **Wm/Wi** (Tacrolimus): hemmt Bildung zytotoxischer T-Zellen; hemmt Lymphokin-Bildung u. Expression des Interleukin-2-Rezeptors; **UW** (Azathioprin): Nausea, Erbrechen, Diarrhoe, Panzytopenie, Fieber, Infektionsrisiko ↑, Cholestase, Pankreatitis, Alopezie; **UW** (Belatacept): Infektionen (Harnweg-, Atemweg-, CMV-, Herpes-, Pilzinfektionen, lokale und Wundinfektionen, BK-Virus-Infektion, Sepsis, Influenza, Gastroenteritis), Zellulitis, Plattenepithelkarzinom der Haut, Basaliom, Hautpapillome, Anämie, Leukopenie, Leukozytose, Thrombo-, Lymphopenie, Polyzythämie, IgG/M ↓, Cushingoid, Hypophosphatämie, -kaliämie, -kalzämie, -proteinämie, Dyslipidämie, Hyperglykämie, -kaliämie, Gewicht ↓ ↑, Diabetes mell., Dehydratation, Azidose, Flüssigkeitsretention, Schlaflosigkeit, Angst, Depression, Kopfschmerzen, Tremor, Schwindel, apoplektischer Insult, Parästhesie, Synkope, Lethargie, periph. Neuropathie, Katarakt, okuläre Hyperämie, Verschwommensehen, Vertigo, Tinnutus, Ohrschmerz, Herzfrequ. ↓ ↑, VHF, Herzinsuff., Angina pectoris, Linksherzhypertrophie, RR ↓ ↑, Schock, Infarkt, Hämatom, Angiopathie, Lymphozele, Arterienfibrosierung, Husten, Dyspnoe, Pulmonarödeme, Keuchen, Hypokapnie, Orthopnoe, Epistaxis, oropharyngeale Schmerzen, Diarrhoe, Konstipation, Übelkeit, Erbrechen, Bauchschmerzen, Dyspepsie, Stomatitis aphtosa, Abdominalhernie, zytolyt. Hepatitis, gestörte Leberfkt., Akne, Pruritus, Alopezie, Hautläsionen, Ausschlag, Nachtschweiß, Hyperhidrose, Arthralgie, Myalgie, Rücken-, Glieder-, Knochenschmerzen, Gelenkschwellg., Muskelschwäche, Muskelspasmus, Bandscheibenerkr., Osteoarthrose, Gelenksperre, Protein-, Dys-, Hämaturie, Krea ↑, Nierentubulusnekrose, -arterienstenose, -venenthrombose, Glykosurie, Hydronephrose, vesikoureteraler Reflux, Nykturie, Harninkontinenz, Harnretention, Hydrozele, periph. Ödeme, Pyrexie, Brustschmerz, Müdigkeit, Unwohlsein, verzög. Heilung, CRP ↑, Parathormon ↑, Dysfunktion des Transplantats, chron. Allotransplantatnephropathie, Narbenhernie; **UW** (Ciclosporin): Nierenschädigung, Störg. der Leberfkt., Kardiotoxizität, Tremor, Hirsutismus, Gingivahypertrophie, Ödeme; **UW** (Everolimus): Infektionen, Knochemarkdepression, Hyperlipidämie, Hypertonie, Thromboembolie, Bauchschmerzen, Diarrhoe, Erbrechen, Nausea, Akne, Ödeme, Schmerzen; **UW** (Imlifidase): s. FachInfo; **KI** (Azathioprin): Überempf. gegen 6-Mercaptopurin, schwere Leber-, Nieren- u. Knochenmarksschäden, schwere Infektionen; **KI** (Belatacept): EBV-Serostatus negativ/unbekannt, bek. Überempf.; **KI** (Ciclosporin): Nierenfunktionstörung, unkontr. arterielle Hypertonie, unkontroll. Infektionen, Tumoren, schwere Lebererkr., Lakt.; Cave in Grav.; **KI** (Everolimus): Überempf. gegenüber Everolimus oder Sirolimus; **KI** (Imlifidase): bek. Überempf., anhaltende schwere Infektion, thrombotisch-thrombozytopenische Purpura

Azathioprin Rp	HWZ 4.5h, Q0 1.0, PPB 30%, PRC D, Lact -
Azafalk *Tbl. 50, 75, 100mg* **Azamedac** *Tbl. 50mg* **Aza Q** *Tbl. 50mg* **Azaimun** *Tbl. 50mg* **Azathioprin HEXAL** *Tbl. 25, 50, 75, 100mg* **Azathioprin-ratioph.** *Tbl. 25, 50mg* **Imurek** *Tbl. 25, 50mg; Inj.Lsg. 50mg* **Imurel** *Tbl. 50mg* **Zytrim** *Tbl. 50mg*	**Nach Organtransplantation (Organ-Tx):** d1: 5mg/kg p.o./i.v., dann 1-4mg/kg/d; **Multiple Sklerose** → 680, **Myasthenia gravis** → 682: 2-3mg/kg/d; **Autoimmunhepatitis** → 529: ini 1-1.5mg/kg, Erh.Dos. bis 2mg/kg; **chron. Polyarthritis** → 641, **M. Crohn** → 524, **Colitis ulcerosa** → 525, **systemischer Lupus erythematodes** → 645, **Dermatomyositis, Panarteriitis nod.** → 647, **Pemphigus vulg.** → 723, **bullöses Pemphigoid, M. Behçet, refrakt. autoimmune hämolytische Anämie durch IgG-Wärmeantikörper** → 590, **chron. refraktäre idiopath. thrombozytopenische Purpura** → 592: 1-3mg/kg/d; **Ki.:** s. Erw.; **DANI, DALI** sorgfältige Dosiseinstellung
Basiliximab Rp	HWZ 173h, PRC B, Lact ?
Simulect *Amp. 10, 20mg*	**Pro. der akuten Transplantatabstoßung:** 20mg i.v. 2h vor Tx, 20mg 4d nach Tx; **Ki. < 35kg:** 10mg i.v. 2h vor Tx, 10mg 4d n. Tx; Kombination mit Ciclosporin u. Steroiden
Belatacept Rp	HWZ 8.2-9.8d, PRC C, Lact ?
Nulojix *Inf.Lsg. 250mg*	**Nach Nieren-Tx:** d1, 5, 14, 28 nach Tx: je 10mg/kg i.v.; Ende W8 und 12 nach Tx: je 10mg/kg i.v.; Erhaltungsphase ab Ende W16 nach Tx: 5mg/kg alle 4 W; **DANI** nicht erf.; **DALI** k. D.
Ciclosporin Rp	HWZ 7-8 (16-19)h, Q0 1.0, PPB 90%, ther. Serumspiegel (μg/l): 100-300
Cicloral *Kps. 25, 50, 100mg* **Ciclosporin 1A** *Kps. 25, 50, 100mg* **Deximune** *Kps. 25, 50, 100mg* **Immunosporin** *Kps. 25, 50, 100mg* **Sandimmun** *Kps. 10, 25, 50, 100mg; Susp. (1ml = 100mg); Amp. 50mg/1ml, 250mg/5ml*	**Nach Organ-Tx:** ini 10-14mg/kg p.o. (3-5mg/kg i.v.) 4-12h vor Tx, dann 1 x 10-14mg/kg/d für 1-2W, dann 2-6mg/kg/d p.o. in 1-2ED; **nach KM-Tx:** 12.5-15mg/kg p.o. 1d vor Tx, dann 12.5-15mg/kg für 5d, dann 12.5mg/kg f. 3-6M; **nephrot. Syndrom** → 538: 5mg/kg p.o.; **Ki.:** 6mg/kg p.o.; **schwere Psoriasis** → 724: 2.5mg/kg p.o. in 2ED, max. 5mg/kg; **DANI** KI außer nephrotisches Syndrom
Everolimus Rp	HWZ 21-35h, PPB ca. 74%, ther. Serumspiegel (ng/ml): 3-8
Certican *Tbl. 0.25, 0.5, 0.75, 1mg; Susp. 0.1, 0.25mg*	**Pro. Transplantatabstoßung bei Nieren- und Herz-Tx:** 2 x 0.75mg p.o., Dosisanpas. nach Serumspiegel; Komb. mit Ciclosporin; **Pro. Transplantatabstoßung bei Leber-Tx:** 2 x 1mg p.o., Komb. mit Tacrolimus; **DANI** nicht erf.; **DALI** Child A, B: ini 50%; C: k.Daten

Imlifidase Rp	HWZ 89h
Idefirix *Inf. Lsg. 11mg*	**Geplante Nieren-Tx mit pos. Kreuzprobe gegen verfügbaren Spender:** 0.25mg/kg ED i.v. 24h vor Tx; ggf. 2. Dosis innerhalb 24h; **DALI** Child B, C: keine Daten
Mycophenolatmofetil Rp	HWZ 6h, Q0 > 0.7, PPB 97%, PRC D, Lact -
CellCept *Kps. 250mg; Tbl. 500mg; Trockensaft (5ml = 1g); Susp. (5mg = 1ml); Inj.Lsg. 500mg* **Mowel** *Tbl. 250, 500mg* **Mycophenolatmofetil AL** *Kps. 250mg; Tbl. 500mg* **Myfenax** *Kps. 250mg; Tbl. 500mg*	**Nach Nieren-Tx:** 2 x 1g p.o./i.v.; **nach Herz-Tx:** 2 x 1.5g p.o.; **nach Leber-Tx:** d1-4: 2 x 1g i.v., dann 2 x 1.5g p.o.; Pat. > 65J: 2 x 1g p.o./i.v.; **Ki. 2-18J:** 2 x 600mg/m² p.o., max. 2g/d; **DANI** CrCl < 25: max. 2 x 1g
Mycophenolatnatrium Rp	HWZ 12h, Q0 > 0.7
Mycophenolsäure HEXAL *Tbl. 180, 360mg* **Myfortic** *Tbl. 180, 360mg*	**Nach Nieren-Tx:** 2 x 720mg p.o.; **DANI** CrCl < 25: sorgfältige Überwachung, max. 1440mg/d; **DALI** nicht erforderlich
Sirolimus Rp	HWZ 57-63h, Q0 1.0, ther. Serumspiegel (ng/ml): 4-12 (12-20 nach Absetzen v. Ciclosporin)
Rapamune *Tbl. 0.5, 1, 2mg; Lsg. (1mg/ml)*	**Nach Nieren-Tx:** ini 6mg, dann 1 x 2mg p.o., bzw. nach Serumspiegel; Kombination in den ersten 2-3M mit Ciclosporin und Steroiden; **sporadische Lymphangioleiomyomatose:** ini 2mg/d, n. 10-20d Dosisanpass. n. Serumsp.; **DANI** nicht erforderlich; **DALI** schwere LI: 50% Erh.Dos. bzw. nach Serumspiegel
Tacrolimus Rp	HWZ 11-15h, Q0 1.0, PPB 99%, PRC C, Lact -
Advagraf *Kps. (ret.) 0.5, 1, 3, 5mg* **Crilomus** *Kps. 0.5, 0.75, 1, 2, 5mg* **Envarsus** *Kps. (ret.) 0.75, 1, 4mg* **Modigraf** *Gran. 0.2, 1mg* **Prograf** *Kps. 0.5, 1, 5mg; Amp. 5mg/1ml* **Tacni** *Kps. 0.5, 1, 5mg* **Tacpan** *Kps. 0.5, 1, 5mg* **Tacrolimus HEXAL** *Kps. 0.5, 1, 5mg*	**Nach Nieren-Tx:** 0.2-0.3mg/kg/d p.o. in 2ED; 0.05-0.1mg/kg/d i.v. als 24h-Dauerinf.; **Ki.:** 0.3mg/kg/d p.o. in 2ED; 0.075-0.1mg/kg/d i.v. als 24h-Dauerinfusion; **nach Leber-Tx:** 0.1-0.2mg/kg/d p.o. in 2ED; 0.01-0.05mg/kg/d i.v. als 24h-Dauerinfusion; **Ki.:** 0.3mg/kg/d p.o. in 2ED; 0.05mg/kg/d i.v. als 24h-Dauerinfusion; **nach Herz-Tx:** 0.075mg/kg/d p.o. in 2ED; 0.01-0.02mg/kg/d i.v. als 24h-Dauerinf.; **Ki.:** 0.1-0.3mg/kg/d p.o. in 2ED; 0.03-0.05mg/kg/d i.v. als 24-h-Dauerinf.; Dosisreduktion bei allen Ind im Verlauf; ret. Kps. Gabe in 1 ED; **Th Tx-Abstoßung:** s. FI; **DANI** nicht erforderlich; **DALI** individuelle Dosisreduktion in 20- bis 25-%-Schritten

S. auch Selektive Immunsuppressiva → 208

A 10.2 Interferone

Wm/Wi (Interferone): antiviral, wachstumshemmend und immunregulatorisch; **UW:** Fieber, Schwitzen, Schüttelfrost, Müdigkeit, Gelenk- und Weichteilschmerzen, BB-Veränderungen, HRST, Depression, Tremor, Krampfanfälle, Parästhesien, GI-Strörung, Haarausfall, Exantheme, Pruritus; **KI:** Herz-, ZNS-Erkrankung, schwere Leberfktsstörung, Niereninsuffizienz, schwere KM-Schäden, Cave in Grav./Lakt.

Interferon alfa-2a Rp	HWZ 3.7-8.5 h, Q0 1.0
Roferon A *Fertigspr. 3, 4.5, 6, 9 Mio IE*	**Chronische Hepatitis B** → 528: 3 x/W 2.5-5 Mio IE/m² KOF s.c.; **Ki.:** bis 10 Mio IE/m² KOF 3 x/W s.c.; **chron. Hepatitis C** → 529: 3 x/W 3-4.5 Mio IE s.c.; Komb. mit Ribavirin → 264; andere Ind. s. Pck. Beilage; **DANI, DALI** KI bei schwerer NI, LI
Interferon alfa-2b Rp	HWZ 2-3 h, Q0 1.0
Intron A *Inj.Lsg. 18, 25 Mio IE; Pen 18, 25, 30 Mio IE*	**Chron. Hepatitis B** → 528: 3 x/W 5-10 Mio IE s.c.; **chron. Hepatitis C** → 529: 3 x/W 3 Mio IE s.c.; Komb. mit Ribavirin → 264; andere Ind. s. Pck. Beilage; **DANI, DALI** KI
Interferon beta-1a → 334	
Interferon beta-1b → 335	
Interferon gamma-1b Rp	HWZ 7 h, Q0 1.0
Imukin *Inj.Lsg. 2 Mio IE*	**Septische Granulomatose, maligne Osteopetrose:** Pat. < 0.5m² KOF: 3 x/W 1.5µg/kg s.c.; Pat. > 0.5m² KOF: 3 x/W 50µg/m² KOF s.c.
Peginterferon alfa-2a Rp	HWZ 50-130 h
Pegasys *Fertigspr. 90µg, 135µg, 180µg*	**Chron. Hepatitis B** → 528: 180µg s.c. 1 x/W für 48W; **chron. Hepatitis C** → 529: 180µg s.c. 1 x/W; **Ki. ≥ 5J:** s. FI; Komb. mit Ribavirin → 264; **DANI** ini 135µg 1 x/W; **DALI** s. FachInfo
Ropeginterferon alfa-2b Rp	HWZ 50-130 h
Besremi *Fertigspr. 90µg, 135µg, 180µg*	**Chron. Hepatitis B** → 528: 180µg s.c. 1 x/W für 48W; **chron. Hep. C** → 529: 180µg s.c. 1 x/W; **Ki. ≥ 5J:** s. FI; Komb. mit Ribavirin → 264; **DANI** ini 135µg 1 x/W; **DALI** s. FachInfo

A 10.3 Immunglobuline

Wm/Wi (Immunglobuline): antiviral, wachstumshemmend und immunregulatorisch; **UW:** Schüttelfrost, Kopfschmerzen, Fieber, Übelkeit, Erbrechen, allergische Reaktionen, Hypotonie, Anaphylaxie, Gelenkschmerzen, Rückenschmerzen; **KI:** bek. Überempfindlichkeit

Immunglobuline Rp	HWZ ca. 20-40d
Flebogamma 5% *Inf.Lsg. 0.5g/10ml, 2.5g/50ml, 5g/100ml, 10g/200ml (97% IgG; max. 0.05mg/l IgA)* **Gammagard S/D** *Inf.Lsg. 0.5g/10ml, 2.5g/50ml, 5g/100ml, 10g/200ml (92% IgG; max. 0.003mg/l IgA)* **Gamunex 10%** *Inf.Lsg. 1g/10ml, 5g/50ml, 10g/100ml, 20g/200ml (98% IgG; max. 0.084mg/l IgA)* **Kiovig** *Inf.Lsg. 1g/10ml, 2.5g/25ml, 5g/50ml, 10g/100ml, 20g/200ml, 30g/300ml (98% IgG; max. 140µg/ml IgA)* **Octagam** *Inf.Lsg. 1g/20ml, 2.5g/50ml, 5g/100ml, 10g/200ml (95% IgG; max. 0.2mg/l IgA)* **Privigen** *Inf.Lsg. 2.5g/25ml, 5g/50ml, 10g/100ml, 20g/200ml (98% IgG)*	**Primäre Immunmangelsyndrome:** ini 0.4-0.8g/kg i.v. alle 2-4W bis IgG-Spiegel 4-6g/l, dann 0.2-0.8g/kg; **sekundäre Immunmangelsyndrome (CLL, Myelom):** 0.2-0.4g/dl alle 3-4W; **Ki. mit AIDS:** 0.2-0.4g/kg alle 3-4W; **idiopathische thrombozytopenische Purpura (ITP):** 0.8-1g/kg an d1, ggf. Wdh. innerhalb von 3d oder 0.4g/kg über 2-5d; **Guillain-Barré-Syndrom:** 0.4g/kg d1-5; **Kawasaki-Syndrom:** 1.6-2g/kg über 2-5d; **allogene KM-Tx:** 0.5g/kg/W, s. auch FachInfo; **Chronisch inflammatorische demyelinisierende Polyneuropathie (CIDP):** Gamunex: ini 2g/kg, Erh.Dos. 1g/kg alle 3W alle Ind: s. FachInfo der einzelnen Präparate

A 10.4 Spezifische Immunglobuline

Wm/Wi (Bezlotuxumab): humaner, monoklonaler Antitoxin-Antikörper, bindet an Clostr. Toxin B und neutralisiert dessen Aktivität; **Wm/Wi** (Casivirimab/Imdevimab, Reganvimab, Sotrovimab): rekombinante humane AK ⇒ binden an die Spike-Protein-Rez.-Bindungsdomäne von SARS-CoV-2 ⇒ verhindern das Eindringen des Virus in die Zellen; **Wm/Wi** (Ibalizumab): humanis. IgG4-AK, bindet an CD4, verhindert Eindringen von HIV-1 in CD4-Zellen; **UW** (Bezlotuxumab): Kopfschmerzen, Fieber, Übelkeit, Diarrhoe, infusionsbed. Reaktionen; **UW** (Casivirimab, Imdevimab): Reaktion a.d. Inj.Stelle; **UW** (Ibalizumab): Schwindel, Kopfschmerz, Parästhesie, Diarrhoe, Übelkeit, Erbrechen, Exanthem, Dermatitis, trockene Haut, Ermüdung; **UW** (Regdanvimab): keine sehr häufigen oder häufigen UW; **UW** (Sotrovimab): Überempf.-Reaktionen, infusionsbed. Reaktionen; **KI** (Bezlotuxumab, Casivirimab, Imdevimab, Ibalizumab, Regdanvimab, Sotrovimab): bek. Überempf.

Bezlotoxumab Rp	HWZ 19d
Zinplava *Inf.Lsg. 1000mg/40ml*	**PRO Rekurrenz einer Cl.-difficile-Infektion bei hohem Risiko:** 10mg/kg über 60min einmalig i.v.; **DANI, DALI** nicht erf.

Casirivimab + Imdevimab Rp	HWZ 30/26d
Ronapreve *Inf.Lsg. 300+300mg/2.5ml; 1332+1332mg/11.1ml*	**PRO u. Th. Covid-19-Infektion m. Risiko f. schweren Verlauf: Erw. Ki. ab12J ≥ 40kg:** Ther. u. Postexpositions-PRO: 600 + 600mg einmalig i.v./s.c.; **Präexpositions-PRO:** ini 600 + 600mg, dann 300 + 300mg alle 4W; DANI, DALI nicht erf.

Ibalizumab Rp	HWZ 38-64h
Trogarzo *Inf.Lsg. 200mg*	**Multiresist. HIV-Infektion:** ini 2000mg i.v., dann 800mg alle 2W; **DANI, DALI** keine Daten

Regdanvimab Rp	HWZ 17d
Regkirona *Inf.Lsg. 960mg*	**Covid-19-Infektion mit Risiko f. schweren Verlauf:** 40mg/kg einmalig i.v., max. 8g; **DANI, DALI** nicht erf.

Sotrovimab Rp	HWZ 49d
Xevudy *Inf.Lsg. 500mg*	**Covid-19-Infektion m. Risiko f. schweren Verlauf: Erw. Ki. ab12J ≥ 40kg:** 500mg einmalig i.v.; **DANI, DALI** nicht erf.

A 10.5 Immunstimulanzien

Wm/Wi ($CD34^+$ Zellen): wandern ins Knochenmark ein, Wiederbesiedelung des hämatopoetischen Systems mit Zellen, die pharmakol. wirksame Spiegel des ADA-Enzyms exprimieren; **UW:** Anämie, Neutropenie, Hypothyreose, Hypertonie, Asthma, allergische Rhinitis, atopische Dermatitis, Ekzem, Fieber, pos. ANA, erhöhte Leberenzyme, autoimmun-hämolyt. Anämie, autoimmunbedingte aplastische Anämie, Autoimmunthrombozytopenie, Autoimmunthyreoiditis, Guillain-Barré-Syndrom, Autoimmunhepatitis, ANCA pos., SMA pos.; **KI:** bek. Überempf., bestehende oder frühere Anamnese von Leukämie oder Myelodysplasie; pos. Test auf das hum. Immundefizienz-Virus (HIV) oder jegliches andere Agens, das in der aktuellen Zell- und Geweberichtlinie der EU gelistet ist; Gentherapie in der Vorgeschichte

$CD34^+$ Zellsuspension Rp	
Strimvelis *Inf.Lsg. 1-10Mio Zellen/ml*	**Schwerer kombin. Immundefekt durch Adenosin-Desaminase-Mangel:** einmalig 2-20Mio Zellen/kg i.v.; **DANI, DALI** vermutl. nicht erf., keine Daten

A 10.6 Impfstoffe

A 10.6.1 Bakterielle Impfstoffe

Wm/Wi: Bildung von Antikörpern durch das Immunsystem nach Applikation von attenuierten, abgetöteten oder fragmentierten Krankheitserregern oder deren Toxinen; **UW** (TD-Impfstoff): Rötung, Schwellung, Schmerzen an der Injektionsstelle, Abszess, Granulombildung, Kopfschmerzen, Übelkeit, Fieber, Schweißausbruch, allergische Reaktionen **UW** (Typhusimpfstoff): Asthma-Anfall, Übelkeit, Erbrechen, Diarrhoe, Bauchschmerzen, Arthralgien, Myalgien, Serumkrankheit; **KI** (TD-Impfstoff): bek. Überempf./Allergie, Infektion, fieberhafte Erkrankung; **KI** (Typhusimpfstoff.): akute Erkrankung, Immundefekte, bek. Überempf.

Meningokokken-C-Oligosaccharid Rp	PRC C, Lact -
Meningitec *Fertigspr. 10µg/0.5ml* **Menjugate** *Amp. 10µg/0.5ml* **Neisvac C** *Amp. 10µg/0.5ml*	**Meningokokken-Immunisierung: Sgl. bis 12M:** 2 x 0.5ml im Abstand von 8W **Ki. > 1J, Erw.:** 1 x 0.5ml

Meningokokken-A-,-C-,-W135-,-Y-Oligosaccharid Rp	PRC C Lact +
Menveo *Inj.Lsg. 25µg/0.5ml*	**Meningokokken-Immunisierung:** **Erw., Ki. ab 11J:** 0.5ml als ED i.m.
Meningokokken-B-Adsorbat Rp	PRC C Lact +
Bexsero *Inj.Lsg. 175µg/0.5ml* **Trumenba** *Inj.Lsg. 120µg/0.5ml*	**Meningokokken-B-Immunisierung:** Bexsero: **Ki. 2-5M:** 3 x 0.5ml im 4-W-Abstand; **Ki. 6M-10J:** 2 x 0.5ml im Abstand von 8W; **Ki. 11J, Erw.:** 2 x 0.5ml im Abstand von 4W; Trumemba: **Ki. 10J, Erw.:** 2 x 0.5ml im Abstand von 6M oder 3 x 0.5ml M0, 1, 4
Pneumokokkenpolysaccharid Rp	PRC C, Lact +
Apexxnar *Fertigspr. 0.5ml* **Prevenar-13** *Fertigspr. 0.5ml* **Pneumovax 23** *Amp. 0.5ml* **Synflorix** *Fertigspr. 0.5ml*	**Pneumokokken-Immunisierung:** Apexxnar: Erw. 0.5ml i.m.; Prevenar, Synflorix: 0.5ml i.m. 2., 3. u. 4. Lebensmonat u. 1 x 0.5ml im 2.Lj.; **Impfung bei erhöhtem Risiko:** Pneumovax: ab 2.Lj.: 0.5ml i.m.
Salmonella-typhi-Polysaccharid Rp	
Typhim Vi *Fertigspr. 25µg/0.5ml*	**Typhus-Immun.:** ab 2.Lj.: 25µg i.m., Wdh. n. 3J
Tetanus- + Diphtherie-Toxoid Rp	PRC C, Lact +
Td-Impfstoff Mérieux *Amp. 20IE+2IE/0.5ml* **Td-pur** *Fertigspr. 20IE+2IE/0.5ml*	**Tetanus-/Diphtherie-Grundimmunisierung:** ab 6J: 0.5ml i.m., Wdh. n. 4-8W und n. 6-12M; **Auffrischimpfung:** routinemäßig 0.5ml ab Beginn 6.Lj.; 0.5ml 11.-15.Lj., dann alle 10J 0.5ml; **Immunisierung bei Verletzung:** 0.5ml, wenn letzte Impfung 5-10J zurückliegt
Tetanus- + Diphtherie- + Pertussis-Toxoid Rp	PRC C, Lact +
Boostrix *Fertigspr. 20IE + 2IE + 8µg/0.5ml* **Covaxis** *Amp. 20IE + 2IE + 8µg/0.5ml* **Infanrix** *Fertigspr. 40IE + 30IE + 25µg/0.5ml*	**Tetanus/Diphtherie/Pertussis-Grundimmun.:** Infanrix: je 0.5ml i.m. 2., 3. und 4. Lebensmon. u. 1 x 0.5ml im 2. Lj.; **Auffrischimpfung:** Boostrix, Covaxis: ab 4. Lj.: 0.5ml

A 10.6.2 Virale Impfstoffe

Wm/Wi: Bildung von Antikörpern durch das Immunsystem nach Applikation von attenuierten, abgetöteten oder fragmentierten Krankheitserregern oder deren Toxinen; **UW** (FSME-Impfstoff): Reakt. an Injektionsstelle, Kopfschmerzen, Übelkeit, Myalgie, Arthralgie, Müdigkeit, Krankheitsgefühl; **UW** (Gelbfieberimpfstoff): Kopfschmerzen, Übelkeit, Erbrechen, Diarrhoe, Myalgien, Lokalreaktionen an Injektionsstelle, Fieber, Abgeschlagenheit; **UW** (Hepatitis-A-Impfstoff): Kopfschmerzen, Unwohlsein, Fieber, Appetitverlust; **UW** (Hepatitis-B-Impfstoff): Rötung, Schwellung, Schmerzen an der Injektionsstelle, Kopfschmerzen, Übelkeit, Erbrechen, Bauchschmerzen, Fieber, Schweißausbruch, allerg. Reaktionen, Leberfunktionsstrg., Arthralgie, Myalgie; **UW** (MMR-Impfstoff): Fieber, Schweißausbruch, Schüttelfrost, Abgeschlagenheit, Kreislaufreaktionen, Kopfschmerzen, Katarrh, GI-Störung;

UW (Pandemrix): Lymphadenopathie, Kopfschmerzen, Hautblutungen/Verhärtung/Schwellung/ Schmerzen an Injektionsstelle, verstärktes Schwitzen, Arthralgie, Myalgie, Schüttelfrost, Fieber; **UW** (Rotavirusimpfstoff): Fieber, Durchfall, Erbrechen, Reizbarkeit, Bauchschmerzen; **UW** (Tollwutimpfstoff): Schmerzen/Rötung an Einstichstelle, Unwohlsein, Fieber, grippeähnl. Symptome, Lymphadenopathie, Kopfschmerzen, Myalgie, Exanthem; **UW** (Zoster-Impfstoff): Kopfschmerzen, Erythem/Schwellung/Schmerz/Hämatom/Pruritus/Überwärmg. an Inj.stelle; **KI** (FSME-Impfstoff): bek. Überempf., schwere Überempf. gegen Eiprotein, Hühnereiweiß, moderate oder schwere akute Erkr.; **KI** (Gelbfieberimpfstoff): bek. Überempf. gegen G. bzw. Eier, Hühnereiweiße; Immunsuppression, kongenital od. idiopathisch od. nach Behandlung mit syst. Steroiden, nach Bestrahlg. od. nach Th. mit Zytostatika, Dysfunktion des Thymus i. d. Anamnese (einschließlich Thymom u. Thymektomie); symptom. HIV-Inf., asymptom. HIV-Inf. bei nachgewiesener verminderter Immunfunktion, Ki. < 6M, akute, schwere, fieberhafte Erkrankung; **KI** (Hepatitis-B-Impfstoff): bek. Überempf./Allergie, Infektion, fieberhafte Erkrankung; **KI** (MMR-Impfstoff): bek. Überempf./Allergie, akute Erkrankung; angeborene, erworbene oder therapiebedürftige Immundefizienz, Schwangerschaft; **KI** (Pandemrix): bek. Überempf.; **KI** (Rotavirusimpfstoff): bek. Überempf., angeb. Fehlbildungen im GI-Trakt, HIV-Infektion; **KI** (Tollwutimpfstoff): bek. Überempf.; **KI** (Zosterimpfstoff): bek. Überempf., angeborene/ erworbene Immundefizienz, immunsuppressive Therapie, aktive/unbehandelte Tbc, Grav.

FSME-Impfstoff, Stamm K23 Rp

Encepur Kinder *Fertigspr. 0.75µg* **Encepur Erwachsene** *Fertigspr. 1.5µg*	**FSME-Immunisierung:** 3 x M 0, 1-3 u. 9-12; **Ki. 1-11J:** 0.75µg; **Ki. ab 12J**, Erw. jeweils 1.5µg i.m.; 1. Auffrischung nach 3J, danach alle 5J, Erw. > 49J. alle 3J

FSME-Impfstoff, Stamm Neudörfl Rp

FSME Immun Junior *Fertigspr. 1.2µg* **FSME Immun** *Fertigspr. 2.4µg*	**FSME-Immunisierung:** 3 x M 0, 1-3 u. 5-12; **Ki. 1-15J** 1.2µg; **Ki. ab 16J**, Erw. jeweils 2.4µg i.m.; 1. Auffrischung nach 3J, danach alle 5J, Erw. > 60J. alle 3J

Gelbfieber-Impfstoff Rp PRC C, Lact

Stamaril *Inj.Lsg. 1000 IE/0.5ml*	**Gelbfieber-Immunisierung:** **Erw., Ki. ab 9M:** 1 x 1000 IE s.c./i.m., ggf. Wdh n. 10J

Hepatitis-A-Impfstoff Rp PRC C, Lact

Havrix *Fertigspr. 720E/0.5ml, 1440E/1ml* **Vaqta** *Fertigspr. 25E/0.5ml, 50E/1ml*	**Hep.-A-Immunisierung: Erw.:** 50 bzw. 1440E i.m. M 0, Wdh. nach 6-12M; **Ki.:** 25 bzw. 720E i.m. M 0, Wdh. nach 6-12M; Auffrischung alle 10J

Hepatitis-B-Impfstoff Rp PRC C, Lact

Engerix B Erwachsene *Fertigspr. 20µg/1ml* **Engerix B Kinder** *Fertigspr. 10µg/1ml* **Hbvaxpro** *Amp. 5µg/0.5ml, 10µg/1ml, 40µg/1ml; Fertigspr. 5µg/0.5ml, 10µg/1ml*	**Hepatitis-B-Immunisierung:** **Erw.:** 20µg i.m. M 0, 1 und 6; **NG, Ki. bis 16J:** 10µg i.m. M 0, 1, 2 und 12, alternativ M 0, 1, 6

Hepatitis-A- + -B-Impfstoff Rp	PRC C, Lact ?
Twinrix Erwachsene *Fertigspr. 720E+20µg/1ml* **Twinrix Kinder** *Fertigspr. 720E+10µg/0.5ml*	**Hepatitis-A- +-B-Immunisierung:** **Erw.:** 720E + 20µg i.m. M 0, 1 und 6; **Ki. 1-16J:** 720E + 10µg i.m. M 0, 1 und 6
Influenza-Impfstoff (epidemische Influenza) Rp	PRC C Lact +
Afluria tetra, Fluad tetra, Influsplit tetra, Influvac tetra, Vaxigrip tetra, Xanaflu tetra, Flucelvax tetra *Fertigspr. 0.5ml* **Efluelda** *Fertigspr. 0.7ml*	**Pro. epidem. Influenza:** Erw.: 0.5ml i.m./s.c.; Ki. ab 6M: Impfung möglich, s. jew. FachInfo; Efluelda: Erw. ab 60J: 0.7 ml i.m./s.c.
Japanische-Enzephalitis-Virus-Impfstoff Rp	
Ixiaro *Fertigspr. 0.5ml*	**Jap.-B-Enzephalitis-Immun.:** 0.5ml i.m. M0 u. 1
Masern-Mumps-Röteln-Impfstoff Rp	PRC C, Lact +
MMR Triplovax *Fertigspr. 0.5ml* **MMR Vaxpro** *Fertigspr. 0.5ml* **Priorix MMR** *Fertigspr. 0.5ml*	**Masern-Mumps-Röteln-Immunisierung:** **Ki. ab 12. Lebensmonat:** 0.5ml i.m. M 0 u. 4 (möglichst bis Ende 2.Lj.)
Masern-Mumps-Röteln-Varizellen-Impfstoff Rp	PRC C, Lact +
Priorix Tetra *Fertigspr. 0.5ml* **ProQuad** *Fertigspr. 0.5ml*	**Masern-Mumps-Röteln-Varizellen-Immun.:** **Ki. ab 9. M-12. Lj.:** 0.5ml s.c. W0 und 6
Papillomvirusimpfstoff Rp	
Cervarix *Fertigspr. 0.5ml* **Gardasil** *Fertigspr. 0.5ml* **Silgard** *Fertigspr. 0.5ml*	**Pro. HPV-assoz. Zervix-Ca, Anal-Ca, Dysplasien an Zervix u. Vulva, Condylomata acuminata** → 655: **9-13J:** 0.5ml i.m. M 0 und 6; **ab 14J:** 0.5ml i.m. M 0, 2 und 6
Poliomyelitis-Impfstoff (Typ I, II, III) Rp	PRC C, Lact +
IPV Merieux *Fertigspr. 40+8+32E/0.5ml* **Imovax Polio** *Fertigspr. 40+8+32E/0.5ml*	**Poliomyelitis-Immunisierung: Erw. u. Ki.:** 40+8+32E i.m. M 0, 2 u.12; Auffrischung n. 10J
Rotavirusimpfstoff Rp	
Rotarix *Susp. 1ml* **RotaTeq** *Dosiertube 2ml*	**Rotaviren-Immunisierung:** 1 bzw. 2ml p.o., 1. Dosis Lebenswoche 6-12, Wdh. nach 4 u. 8W
Tollwutimpfstoff Rp	
Rabipur *Inj.Lsg. 2.5IE/1ml* **Tollwutimpfstoff (HDC) inaktiviert** *Inj.Lsg. 2.5IE/1ml*	**Tollwut-Immunisierung:** 2.5IE i.m. d 0, 7, 21 od. 28; Auffrischung nach Titer oder alle 2-5J; **Impfung n. Exposition:** 2.5IE d 0, 3, 7, 14, 28
Varizellen-Impfstoff Rp	PRC C, Lact ?
Varilrix *Fertigspr. 2000E/0.5ml* **Varivax** *Fertigspr. 1350E/0.5ml*	**Varizellen-Immunisierung:** **Erw., Ki. > 12M:** 0.5ml i.m./s.c. W 0 und 6
Varicella-Zoster-Impfstoff Rp	PRC C Lact ?
Shingrix *Inj.Lsg. 50µg/0.5ml* **Zostavax** *Fertigspr. 19.400PBE/0.65ml*	**Pro. Herpes zoster und postherpetische Neuralgie** → 729: Patienten > 50J: Shingrix: 50µg i.m. M0 und 2; Zostavax: 1 x 0.65ml s.c.

A 10.6.3 Covid-19-Impfstoffe

UW (Comirnaty): Reakt. a.d. Inj.stelle, Müdigkeit, Schüttelfrost, Fieber, Arthralgie, Myalgie, Diarrhoe, Kopfschmerzen, Übelkeit, Erbrechen; **UW** (Covid-19 Vaccine Moderna): Reakt. a.d. Inj.stelle, Müdigkeit, Schüttelfrost, Fieber, Arthralgie, Myalgie, Diarrhoe, Kopfschm., Übelkeit, Erbrechen, Exanthem, Lymphadenopathie; **UW** (Vaxzevria): Thrombopenie, Kopfschm., Übelkeit, Erbrechen, Diarrhoe, Reakt. a.d. Inj.stelle, Müdigkeit, Schüttelfrost, Fieber, Arthralgie, Myalgie, Unwohlsein; **UW** (Covid-19 Vaccine Janssen): Kopfschm., Übelkeit, Myalgie, Ermüdg., Reakt. a. d. Inj.stelle, Husten, Arthralgie, Fieber, Schüttelfrost; **UW** (Nuvaxovid): Kopfschmerzen, Übelkeit, Erbrechen, Myalgie, Arthralgie, Ermüdung, Unwohlsein, Fieber, Schüttelfrost, Extremitätenschmerz, Reakt. a.d. Inj.Stelle; **KI** (Covid-19-Impfstoffe): bek. Überempf.

Covid-19-mRNA-Impfstoff Rp

Comirnaty *Inj.Lsg. 10µg/Dosis = 0.2ml; 30µg/Dosis, = 0.3ml* **Spikevax** *Inj.Lsg. 100µg/0.5ml*	**Covid-19-Immunisierung:** Comirnaty: **Erw., Ki. ab 12J:** 30µg i.m. W0 und 3; Booster-Dosis nach 6M möglich; **Ki. 5-11J:** 10µg i.m. W0 u. 3; Spikevax: **Erw., Ki. ab 12J:** 100µg i.m. W0 u. 4; Booster-Dosis nach 3M mgl.; **Ki. 6-11J:** 50µg i.m. W0 und 4

Covid-19-Vektorimpfstoff Rp

Vaxzevria *Inj.Lsg. 0.5ml/Dosis* **Covid-19 Vaccine Janssen** *Inj.Lsg. 0.5ml/Dosis*	**Covid-19-Immunisierung:** Vaxzevria: **Erw. ab 18J:** 0.5ml i.m. W0 u. 4-12; Covid-19 Vaccine Janssen: **Erw. ab 18J:** 0.5ml einmalig i.m., Booster-Dosis nach 2M möglich

Covid-19-Impfstoff rekombinant Rp

Nuvaxovid *Inj.Lsg. 0.5ml/Dosis*	**Covid-19-Immunisierung: Erw. ab 18J:** 0.5ml i.m. W0 und 3

A 10.6.4 Bakterielle und virale Impfstoffe kombiniert

UW (Infanrix Hexa): Reaktionen an der Injektionsstelle, ungewöhnliches Schreien, Ruhelosigkeit, virale Infekte, Infekte der oberen Atemwege, Bronchitis, Konjunktivitis, Husten, Schnupfen, Diarrhoe, Erbrech., Dermatitis, Bauchschmerzen, Otitis media, Ekzem, Schläfrigkeit; **KI** (Infanrix Hexa): bek. Überempfindlichkeit gegen die enthaltenen Impfstoffe bzw. gegen Neomycin, Polymyxin; frühere Enzephalopathie innerhalb von 7d nach Pertussis-Impfung

Diphtherie-Tetanus-Pertussis-Poliomyelitis-Haemophilus-infl.-Hepatitis-B-Impfstoff Rp

Infanrix Hexa *Fertigspr. 0.5ml*	**Immunisierung o.g. Erreger:** 0.5ml i.m. z.B. 2. 3. 4. und 12. Lebensmonat

Diphtherie-Tetanus-Pertussis-Poliomyelitis-Impfstoff Rp

Repevax *Fertigspr. 0.5ml*	**Auffrischung nach Grundimmunisierung o.g. Erreger:** Erw., **Ki. ab 3J:** 0.5ml i.m.

A 10.7 Impfkalender

Impfung	W	Monate									Jahre							
	6	2	3	4	5–10	11*	12	13–14	15	16–23	2–4	5–6	7–8	9–14	15–16	17	> 18	≥ 60
				U4	U5	U6				U7	U7a/U8	U9		U11/J1		J2		
Rotaviren	G1[a]		G2															
Tetanus[b]		G1	N	G2	N	G3[c]						A1	N	A2		N	A[e]	
Diphtherie[b]		G1	N	G2	N	G3[c]			N			A1	N	A2		N	A[e]	
Pertussis[b]		G1	N	G2	N	G3[c]			N			A1	N	A2		N	A[e]	N
Hib[b]		G1	N	G2	N	G3[c]			N									
Poliomyelitis		G1	N	G2	N	G3[c]				N				A1			N	
Hepatitis B[b]		G1	N	G2	N	G3[c]					N							
Pneumokokken[b]		G1	N	G2	N	G3[c]		N										S[g]
Meningokokk. C							G1					N						
Masern						G1		N	G2				N				S[f]	
Mumps, Röteln						G1		N	G2				N					
Varizellen						G1		N	G2				N					
HPV														G1[d] G2[d]	N			
Herpes zoster																		G1[h]
Influenza																		S[jährl.]

G Grundimmunisierung zum empfohl. Zeitpunkt in bis zu 3 Teilimpfungen G1–G3; **A** Auffrischimpfung; **S** Standardimpfung; **N** Nachholimpfzeitraum für Grund- bzw. Erstimmunisierung aller noch nicht Geimpften bzw. für Komplettierung einer unvollständigen Impfserie; **a** Erste Impfstoffdosis bereits ab dem Alter von 6 W, je nach verwendetem Impfstoff 2 bzw. 3 Impfstoffdosen im Abstand von mind. 4 W; **b** FG: zusätzl. Impfstoffdosis im Alter von 3 M, d. h. insges. 4 Dosen; **c** 6 M Mindestabstand zur vorangeg. Dosis; **d** Zwei Impfstoffdosen im Abstand von mind. 5 M, bei Nachholimpfung beginnend im Alter > 14 J oder bei Impfabstand von < 5 M zw. 1. u. 2. Dosis ist eine 3. Dosis erf.; **e** Td-A alle 10 J, nächste fällige Td-Impfung 1 x als Tdap- bzw. als Tdap-IPV-Kombinationsimpfung; **f** Einmalige Impfung mit MMR-Impfstoff für alle nach 1970 Geborenen ≥ 18 J mit unklarem Impfstatus, mit nur einer oder ohne Impfung in der Kindheit; **g** Impfung mit 23-valenten Polysaccharid-Impfstoff; **h** Zweimalige Impfung mit adjuvantiertem Herpes-zoster-Totimpfstoff mit 2–6 M Abstand; * Impfungen evtl. auf mehrere Termine verteilen; MMR und V am selben Termin oder mit 4 W Abstand geben

Impftabelle nach STIKO (Ständige Impfkommission am Robert Koch-Institut, Berlin), Stand 2022

A 11 Anästhesie – Arzneimittel

A 11.1 Opioid-Analgetika

A 11.1.1 Äquianalgetische Dosierungen

Opioid	Parent. (mg)	Oral (mg)	Wirkdauer (h)	Btm
Alfentanil	0.5	-	0.2	X
Buprenorphin	0.3	-	6-8	X
Buprenorphin s.l.	0.4	-	6-8	X
Codein	-	120	3-5	-
Dihydrocodein	-	90	3-4	-
Fentanyl	0.1	-	0.4	X
Hydrocodon	7	-	4-8	-
Hydromorphon	2	4	4	X
Hydromorphon Oros	-	6	24	X
Levomethadon	4	7.5	6	X
Meptazinol	100	-	1-3	-
Methadon	8	15	6	X
Morphin	**10**	**30**	2-4	X
Nabulphin	10	-	3-6	-
Oxycodon	7.5	15	4	X
Pethidin	75	-	2-4	X
Piritramid	15	-	4-6	X
Remifentanil	0.05	-	0.2	X
Sufentanil	0.02	-	0.5	X
Tilidin/Naloxon	-	300	3-4	-
Tramadol	100	300	3-4	-

Opioidähnliche Analgetika (MOR-NRI)

A 11.1.2 Opioid-Umstellung auf Pflaster

Morphin → Fentanyl

Morphin mg/24h		Fentanyl µg/h
p.o.	**Parent.**	**TTS**
0-45	-	12
46-90	0-22	25
91-150	23-37	50
151-210	38-52	75
211-270	53-67	100
271-330	68-82	125
331-390	83-97	150
391-450	98-112	175

Dosisbereiche gelten als Orientierung, die Dosisstärke des Pflasters muss individuell auf den Patienten abgestimmt werden.

Morphin → Buprenorphin

Morphin mg/24h		Buprenorphin mg/24h		Buprenorphin µg/h
p.o.	**Parent.**	**s.l.**	**Parent.**	**TTS**
0-90	0-30	Bis 1.1	Bis 0.8	35
91-130	31-43	Bis 1.6	Bis 1.2	52.5
131-170	44-57	Bis 2.1	Bis 1.5	70
171-340	58-113	Bis 4.3	Bis 3.1	87.5-140

Maximale Pflastergröße:
Fentanyl 100µg/h, Buprenorphin 70µg/h; bei höherer Dosierung verschiedene Pflastergrößen für die korrekte Dosis kombinieren

A 11.1.3 Opioid-Umstellung, allgemein

1. Errechnung der Tagesdosis des bisherigen Opioids
2. Errechung der äquianalgetischen Tagesdosis des neuen Opioids (bezogen auf Applikationsart)
3. **50-%-Regel:** ini 30-50% d. rechnerisch ermittelten Äquivalenzdosis; Ausnahmen: bei L-Methadon individuelle Titration; bei Umstellung auf MOR-NRI i.d.R. keine Reduktion, da 2 Wirkmechanismen
4. Aufteilung der Tages- in Einzeldosen entsprechend der Wirkdauer der Substanz
5. Titration gegen den Schmerz mittels schnell freisetzender Bedarfsmedikation
6. Festlegen der neuen Basis- ggf. auch Bedarfsmedikation

A 11.1.4 Opioidagonisten

Wm: Stimulation zentraler Opioid-Rezeptoren; **Wi:** analgetisch, sedativ, atemdepressiv, antitussiv, emetisch und antiemetisch; vgl. auch UW;
UW (Fentanyl): Übelkeit, Erbrechen, Muskelrigidität, Dyskinesie, Sedierung, Schwindel, Sehstörung, Bradykardie, Tachykardie, Arrhythmie, Hypotonie, Hypertonie, Venenschmerz, Laryngospasmus, Bronchospasmus, Apnoe, allergische Dermatitis, postoperative Verwirrtheit, neurologische, anästhesiologische Komplikationen; **UW** (Fentanyl TTS): Somnolenz, Schwindel, Kopfschmerzen, Übelkeit, Erbrechen, Obstipation, immunologische Überempf., Appetitlosigkeit, Schlaflosigkeit, Depression, Angstgefühl, Verwirrtheitszustand, Halluzinationen, Tremor, Parästhesie, Konjunktivitis, Drehschwindel, Palpitationen, Tachykardie, Hypertonie, Dyspnoe, Diarrhoe, Mundtrockenheit, abdominale Schmerzen, Oberbauchschmerzen, Dyspepsie, Schwitzen, Pruritus, Hautausschlag, Erythem, Muskelkrämpfe, Harnverhalt, Fatigue, periphere Ödeme, Asthenie, Unpässlichkeit, Malaise, Kältegefühl; **UW** (Morphin): Stimmungsänderungen, Veränd. der Aktiviertheit, Schlaflosigkeit, Denkstrg., Wahrnehmungsstrg. wie Halluzinationen, Verwirrtheitszustände, Kopfschmerzen, Schwindel, Geschmacksstrg., Obstipation, Erbrechen, Dyspepsie, Schwitzen, Urtikaria, Pruritus, Harnretention; **UW** (Pethidin): Verwirrtheit, Stimmungsveränd., Veränderungen der kognitiven u. sensorischen Leistungsfähigkeit, Erregungszustände, Wahnvorstellungen, Halluzinationen, Sedierung, Schwindel, Atemdepression;
UW (Piritramid): Tachykardie, Hypotonie, Stupor, Schwindel, Somnolenz, Übelkeit, Erbrechen, Würgereiz, Blässe; **UW** (Oxycodon): Appetit ↓, Stimmungs- und Persönlichkeitsänderung, Aktivität ↓, Unruhe, psychomotorische Hyperaktivität, Agitiertheit, Nervosität, Schlaflosigkeit, Denkstörung, Verwirrtheitszustände, Sedierung, Schwindel, Kopfchmerz, Synkope, Parästhesien, Hypotonie, Dyspnoe, Obstipation, Erbrechen, Übelkeit, Abdominalschmerz, Diarrhoe, Mundtrockenheit, Schluckauf, Dyspepsie, Pruritus, Harnretention, Dysurie, Harndrang, Hyperhidrosis, Schüttelfrost, Asthenie; **UW** (Sufentanyl): Sedierung, Pruritus, Fieber, neonataler Tremor, Schwindel, Kopfschmerzen, Tachykardie, Hypertonie, Hypotonie, Blässe, neonatale Zyanose, Hautverfärbung, Muskelzuckungen, Harnverhalt, Harninkontinenz;
KI (Fentanyl): bek. Überempfindlichkeit.; Patienten mit Epilepsie, bei denen eine intraoperative Herdlokalisation vorgenommen werden soll; **KI** (Fentanyl TTS): akute oder postoperative Schmerzzustände, da bei einer kurzzeitigen Anwendung keine Dosistitration möglich ist; schwer beeinträchtigte ZNS-Funktion, schwere Atemdepression; **KI** (Morphin): bek. Überempf., Ileus, Atemdepression, schwere COPD, akutes Abdomen, Gerinnungsstörungen und Infektionen im Injektionsgebiet bei intrathekaler oder epiduraler Anw.; **KI** (Oxycodon): bek. Überempf., schwere Atemdepression mit Hypoxie und/oder Hyperkapnie, schwere chronisch obstruktive Lungenerkrankung, Cor pulmonale, schweres Bronchialasthma, paralytischer Ileus, Stillzeit;
KI (Jurnista): Ki./Jug. < 18J; **KI** (Pethidin): bek. Überempf., gleichz. Anw. von MAO-Hemmern oder binnen 14d nach der letzten Einnahme, schwere respiratorische Insuffizienz, Ki. < 1J;
KI (Piritramid): bek. Überempfindlichkeit, Atemdepression, komatöse Zustände;
KI (Sufentanyl): bekannte Überempfindlichkeit, während der Lakt. (24h nach der Anästhesie kann wieder mit dem Stillen begonnen werden); unter der Geburt oder während des Kaiserschnittes vor Abnabelung des Kindes; akute hepatische Porphyrien; Krankheitszustände, bei denen eine Dämpfung des Atemzentrums vermieden werden soll

Alfentanil Rp (Btm)	HWZ 1.5h, Q0 1.0, PPB 92%, PRC C, Lact?
Alfentanil-Hameln *Amp. 1mg/2ml, 5mg/10ml* **Rapifen** *Amp. 1mg/2ml, 5mg/10ml*	**Anästhesie:** Erw. und Ki. nach OP-Dauer als Bolus: bis 10min: 15-20µg/kg i.v.; 10-30min: 20-40µg/kg; 0.5-1h: 40-80µg/kg; > 1h: 80-150µg/kg; Dauerinfusion: 0.5-3µg/kg/min

Fentanyl Rp (Btm)	HWZ 3-12h, Q0 0.9, PPB 80-85%, PRC C, Lact ?
Fentanyl Hameln *Amp. 0.1mg/2ml, 0.5mg/10ml, 2.5mg/50ml* **Fentanyl HEXAL** *Amp. 0.1mg/2ml, 0.5mg/10ml* **Fentanyl-Janssen** *Amp. 0.1mg/2ml, 0.5mg/10ml*	**Prämed.:** 50-100μg i.m. 30-60min. präOP; **analget. Kompon. bei Allgemeinanästhesie:** mittlere Dosis 2-20μg/kg i.v.; hohe Dosis 20-50μg/kg i.v.; Ki. 12-17J. s. Erw.; 2-11J.: ini 1-3μg/kg, ergänzend 1-1.25μg/kg; **analgetische Komponente bei Regionalanästhesie:** 50-100μg i.m. oder langsam i.v.; **Monoanästhetikum bei Allgemeinanästhsie:** 50-100μg/kg i.v., in Einzelfällen bis 150μg/kg; **DANI, DALI** verlängerte postOP Überwachung

Fentanyl oral/nasal Rp (Btm)	HWZ 4-22h Q0 0.9, PPB 85%, PRC C, Lact ?
Abstral *Lingualtbl. 100, 200, 300, 400, 600, 800μg* **Actiq** *Lutschtbl. 200, 400, 600, 800, 1200, 1600μg* **Breakyl** *Buccalfilm 200, 400, 600, 800, 1200μg* **Effentora** *Buccaltbl. 100, 200, 400, 600, 800μg* **Fentanyl HEXAL** *Lingualtbl. 67, 133, 267, 400, 533, 800μg* **Instanyl** *Nasenspray 50, 100, 200 μg/Stoß* **PecFent** *Nasenspray 100, 400μg/Stoß*	**Durchbruchschmerz bei chron. Tumorschm.:** **Actiq:** ini 200μg, ggf. Wdh nach 15min; weitere Dosistitration je nach Wi bis 1600μg; **Abstral, Effentora:** ini 100μg, ggf. Wdh nach 30min, weit.Dosistitr je nach Wi bis max. 800μg; **Breakyl:** ini 200μg, ggf. nach 30min höhere Dosis, weitere Dosistitr. je nach Wi bis max. 1200μg; **Instanyl:** ini 50μg, ggf. Wdh. nach 10min, weitere Dosistitration je nach Wi; **Pecfent:** ini 100μg, ggf. nächste Dosis nach 4h, weitere Dosistitration je nach Wi bis 800μg; s.a. FachInfo der einzelnen Präparate; **DANI, DALI** sorgfältige Dosiseinstellung

Fentanyl transdermal Rp (Btm)	HWZ 13-22h , Q0 0.9, PPB 85%, PRC C, Lact ?
Durogesic SMAT *TTS 12, 25, 50, 75, 100μg/h* **Fentamat** *TTS 12, 25, 37.5, 50, 75, 100μg/h* **Fentanyl HEXAL, Fentanyl Sandoz** *TTS 12, 25, 37.5, 50, 75, 100, 150μg/h* **Fentavera** *TTS 12, 25, 50, 75, 100μg/h* **Matrifen** *TTS 12, 25, 50, 75, 100μg/h*	**Chronische Schmerzen:** alle 3d 1 Pflaster, Dosis je nach Vortherapie: → 667; **DANI, DALI** sorgfältige Dosiseinstellung

Hydromorphon Rp (Btm)	HWZ 2.5h, Q0 1.0, PPB 8%, PRC C, Lact ?
Hydromorphon HEXAL *Tbl. 4(ret.), 8(ret.); 16(ret.), 24(ret.)mg; Kps. 2(ret.), 4(ret.), 8(ret.), 16(ret.), 24(ret.)mg; Amp. 2mg/1ml, 10mg/1ml, 100mg/10ml* **Hydromorphon Stada** *Tbl. 4(ret.), 8(ret.), 16(ret.), 24(ret.)mg* **Palladon** *Kps. 1.3, 2.6mg; Kps. 4(ret.), 8(ret.), 16(ret.), 24(ret.)mg; Amp. 2mg/1ml, 10mg/1ml, 100mg/10ml*	**(Sehr) starke Schmerzen** → 667: ini 1.3-2.6mg alle 4h p.o.; 2 x 4-24mg (ret.) p.o.; 1-2mg i.m./s.c.; 1-1.5mg i.v.; **Ki. < 6J:** 0.015mg/kg i.m./s.c.; **6-12J:** 0.5-1mg i.m/s.c.; **DANI, DALI** sorgfältige Dosiseinstellung

Hydromorphon Oros Rp (Btm)	HWZ 12.5-14.7h, Q0 1.0, PPB < 30%, PRC C, Lact ?
Jurnista *Tbl. 4(ret.), 8(ret.), 16(ret.), 32(ret.), 64(ret.)mg*	**Starke chron. Schmerzen** → 667: 1 x 4-64mg p.o.; **DANI, DALI** sorgf. Dosiseinst.

Levomethadon Rp (Btm)	HWZ 15-60h, Q_0 0.25, PPB 85%
L-Poladdict *Tbl. 5, 20, 30mg* **L-Polaflux** *Lsg. (1ml=5mg)* **L-Polamidon** *Tbl. 5, 20mg; Amp. 2.5mg/1ml, 5mg/2ml; Gtt. (1ml = 20Gtt. = 5mg)* **L-Polamidon Lsg. zur Substitution** *Lsg. (1ml = 5mg)* **Levomethadon Aristo** *Tbl. 2.5, 5, 20, 30mg; Gtt. (1ml =5mg)*	**(Sehr) starke Schmerzen** → 667: 2.5mg i.v.; bis 7.5mg i.m./s.c., evtl. Wdh. alle 4-6h; 4-6 x 2.5-7.5mg p.o., bei Tumorschmerz ggf. weitere Dosissteigerung; **Ki. 2-5J:** 0.25-0.5mg/d; > **5J:** 0.5-1.3mg; **Substitutionsther. bei Opiatabhängigkeit:** ini morgens 15-20mg p.o., abends 10-25mg, n. 1-6d Tagesdosis 1 x/d; **DANI, DALI** Dosisred.

Morphin Rp (Btm)	HWZ 2.5h, Q_0 0.9 (0.3), PPB 20-35%, PRC C, Lact ?
Capros *Kps. 5, 10, 10(ret.), 20, 20(ret.), 30, 30(ret.), 60(ret.), 100(ret.)mg* **Morphanton** *Brausetbl. 20mg; Tbl. (ret.) 10, 20, 30, 60, 100mg* **Morphin Merck** *Gtt. (1ml = 5, 20mg); Amp.10mg/1ml, 20mg/1ml, 100mg/10ml* **MSI** *Amp. 10mg/1ml, 20mg/1ml, 100mg/5ml, 200mg/10ml* **MSR** *Supp. 10, 20, 30mg* **MST** *Tbl. 10(ret.), 30(ret.), 60(ret.), 100(ret.), 200(ret.)mg; Gran. 20(ret.), 30(ret.), 60(ret.), 100(ret.), 200(ret.)mg* **Oramorph** *Lsg. 10mg/5ml, 20mg/5ml, 30mg/5ml, 100mg/5ml* **Sevredol** *Tbl. 10, 20mg* **Substitol** *Kps. 30(ret.), 60(ret.), 100(ret.), 200(ret.)mg*	**(Sehr) starke Schmerzen** → 667: 2-6 x 10-60mg p.o.; 1-2 x 30-200mg (ret.) p.o.; 4-6 x 5-10mg i.v./s.c./i.m.; **Ki. 0-1J:** 4-6 x 0.2mg/kg p.o.; **2-5J:** 4-6 x 2.5-5mg p.o.; **6-12J:** 4-6 x 5-10mg p.o.; **13-16J:** 4-6 x 10-20mg; **Ki. bis 6M:** 0.01mg/kg/h i.v. Dauerinfusion; > **6M:** 4-6 x 0.05-0.1mg i.v.; **DANI, DALI** sorgfältige Dosiseinstellung; **Substitutionsbehandlung bei Opiodabhängigkeit (Substitol):** ohne Vorbehandlung: ini 100-200mg p.o., ggf. n. 6h zusätzl. 200mg, Erh.Dos. individuell 500–800mg/d; Umstellung von Methadon im Verhältnis 1:6–1:8 (Metahdonhydrochlorid:Morphin)

Oxycodon Rp (Btm)	HWZ 3.2-8h, PPB 38-45%, PRC C, Lact ?
Oxycodon Beta *Tbl. 5(ret.), 10(ret.), 20(ret.), 30(ret.), 40(ret.), 60(ret.), 80(ret.)mg* **Oxycodon HEXAL** *Tbl. 5(ret.), 10(ret.), 20(ret.), 40(ret.), 60(ret.), 80(ret.)mg* **Oxycodon Stada** *Tbl. 5(ret.),10(ret.), 20(ret.), 40(ret.), 80(ret.)mg* **Oxycodon-ratioph.** *Tbl. 5 (ret.), 10(ret.), 20(ret.), 30(ret.), 40(ret.), 60(ret.), 80(ret.)mg* **Oxygesic** *Tbl. 5(ret.), 10(ret.), 20(ret.), 40(ret.), 80(ret.), 120(ret.)mg; Kps. 5, 10, 20mg; Lingualtbl. 5, 10, 20mg; Inj.Lsg. 10mg/1ml, 20mg/2ml, 50mg/1ml*	**(Sehr) starke Schmerzen** → 667: ini 2 x 10mg p.o. (nicht opioidgewöhnte Pat.), nach Bedarf steigern; 1-10mg über 1-2min i.v. bzw. 5mg s.c. als Bolus, max. 6x/d; Infusion 2mg/h i.v.; **Nichttumorschmerz:** bis 40mg/d; **Tumorschmerz:** 80-120mg/d, max. 400mg/d; **DANI, DALI** ini 50%

Oxycodon + Naloxon Rp (Btm)	
Oxycodon Comp 1A, Targin *Tbl. 5+2.5(ret.),10+5(ret.), 20+10(ret.), 40+20(ret.)mg*	**(Sehr) starke Schmerzen** → 667: ini 2 x 10+5mg p.o., max. 80+40mg/d; **DANI, DALI** vorsichtige Dosiseinstellung

Pethidin Rp (Btm)	HWZ 3.5-4h, Qo 0.9, PPB 60%
Dolantin *Gtt. (21 Gtt. = 50mg); Amp. 50mg/1ml, 100mg/2ml* **Dolcontral** *Supp. 100mg* **Pethidin Hameln** *Amp. 50mg/1ml, 100mg/2ml*	**Starke Schmerzen** → 667**:** 1-5 x 100mg rekt.; 25-150mg p.o./s.c./i.m.; 50mg i.v. Wdh. nach Bedarf, max. 500mg/d p.o./rekt./i.v.; **Ki.:** 0.6-1.2mg/kg/ED p.o.; **DANI** Dosisintervall verlängern; **DALI** sorgfältige Dosiseinstellung

Piritramid Rp (Btm)	HWZ 4-10h, Qo 1.0, PRC C
Dipidolor *Amp. 15mg/2ml* **Piritramid Hameln** *Amp. 7.5mg/1ml, 15mg/2ml, 45mg/6ml*	**(Sehr) starke Schmerzen** → 667**:** bis 4 x 7.5-22.5mg i.v.; bis 4 x 15-30mg i.m./s.c.; **Ki.:** bis 4 x 0.05-0.2mg/kg i.m./s.c.; bis 4 x 0.05-0.1mg/kg i.v.; **DANI** nicht erf.; **DALI** Dosisreduktion

Remifentanil Rp (Btm)	HWZ 3-10min, Q0 > 0.9, PPB 70%, PRC C, Lact ?
Remifentanil B. Braun *Inj.Lsg. 1, 2, 5mg* **Remifentanil Hameln** *Inj.Lsg. 1, 2, 5mg* **Remifentanil Kabi** *Inj.Lsg. 1, 2, 5mg* **Ultiva** *Inj.Lsg. 1mg/3ml, 2mg/5ml, 5mg/10ml*	**Anästhesie bei Spontanatmung:** ini 0.04µg/kg/min i.v., dann nach Bedarf 0.02-0.1µg/kg/min; **Anästhesie mit Beatmung:** ini 0.5-1µg/kg/min i.v., dann je nach Narkoseverfahren; **Ki. 1-12J:** ini 0.25µg/kg/min i.v., dann je nach Narkoseverfahren 0.05-1.3µg/kg/min; **DANI** nicht erforderlich

Sufentanil Rp (Btm)	HWZ 158-164min, Q0 1.0, PPB 92%, PRC C, Lact ?
Sufentanil Hameln *Amp. 0.01mg/2ml, 0.05mg/10ml, 0.25mg/5ml, 0.5mg/50ml, 1mg/20ml*	**Anästhesie bei Kombinationsnarkose:** ini 0.5-2µg/kg i.v., dann 0.15-0.7µg/kg; **Monoanästhesie:** ini 15-20µg/kg i.v., dann 25-50µg nach Bedarf; **epidural:** intraop. 10-15ml Bupivacain 0.25% + 1µg Sufentanil/ml; postoperativ kontinuierlich Bupivacain 0.175% + 1µg Sufentanil/ml; 4-14ml/h; **DANI, DALI** ggf. Dosisreduktion

A 11.1.5 Opioide mit gemischt-agonistischer-antagonistischer Aktivität

Wm/Wi (Buprenorphin): kappa-Antagonist und µ-Agonist ⇒ analgetisch;
Wm/Wi (Nalbuphin): kappa-Agonist und µ-Antagonist ⇒ analgetisch;
UW (Buprenorphin): Übelkeit, Erbrechen, Erythem, Juckreiz, Schwindel, Kopfschmerzen, Dyspnoe, Schwitzen, Exanthem, Obstipation, Ödeme, Müdigkeit; **UW** (Nalbuphin): Sedierung, Schweißausbrüche, Schläfrigkeit, Vertigo, Mundtrockenheit, Kopfschmerzen, Dysphorie, Übelkeit, Erbrechen; **KI** (Buprenorphin TTS): bek. Überempf., opioidabhängige Pat. bzw. zur Drogensubstitution, Strg. des Atemzentrums bzw. der Atemfunktion, Myasthenia gravis, Kombination mit MAO-Hemmern, Delirium tremens, Grav.; **KI** (Nalbuphin): bek. Überempf., schwere NI, Leberschäden, gleichzeitige Therapie mit µ-agonistischen Opioiden

Buprenorphin Rp (Btm)	HWZ 5h, TTS 30h, Qo 1.0, PPB 96%, PRC C, Lact ?
Bupensan *Lingualtbl. 2, 4, 8mg* **Buprenaddict** *Lingualtbl. 0.4, 2, 8mg* **Buprenorphin AWD** *TTS 35, 52.5, 70µg/h* **Buprenorphin-ratioph. Matrixpflaster** *TTS 35, 52.5, 70µg/h* **Buvidal** *Fertigspr. (Dep.) 8, 16, 24, 32, 64, 96, 128mg* **Norspan** *TTS 5, 10, 20, 30, 40µg/h* **Subutex** *Lingualtbl. 0.4, 2, 8mg* **Temgesic** *Lingualtbl. 0.2, 0.4mg; Amp. 0.3mg/1ml* **Transtec PRO** *TTS 35, 52.5, 70µg/h*	**(Sehr) starke Schmerzen** → 667**:** 3-4 x 0.2-0.4mg s.l., 3-4 x 0.15-0.3mg i.v./i.m.; max. 1.2mg/d; TTS: 35-70µg/h, Wechsel alle 4d (alle 3d bei Buprenorphin AWD und Buprenorphin-ratioph.); TTS (Norspan): 5-20µg/h, Wechsel alle 7d; **Ki.:** 3-4 x 3-6µg/kg i.v./i.m.; > 35kg: 3-4 x 0.2mg p.o.; > 45kg: 3-4 x 0.4mg p.o.; **Substitutionsther. bei Opiatabhängigkeit:** ini 1 x 2-4mg p.o., dann langsame Dosisred.; Buvidal: s. FachInfo; **DANI** nicht erforderlich; **DALI** Dosisreduktion, KI bei schwerer LI

Buprenorphin + Naloxon Rp (Btm)	
Bunalict *Lingualtbl. 2+0.5mg, 8+2mg* **Bupensanduo** *Lingualtbl. 2+0.5mg, 4+1mg, 8+2mg* **Suboxone** *Lingualtbl. 2+0.5mg, 8+2mg, 16+4mg*	**Substitutionsther. bei Opiatabhängigkeit:** ini 2-4+0.5-1mg p.o., an d1 ggf. erneut 1-2 x 2+0.5mg, Dosisanp. nach klinischer Wi, max. 24mg Buprenorphin/d, s. a. FachInfo; **DANI** nicht erforderl., CrCl < 30: vors. Anw.; **DALI** Dosisreduktion, KI bei schwerer LI

Meptazinol Rp	HWZ 3h, Qo 0.95
Meptid *Amp. 100mg/1ml*	**Mittelstarke bis starke Schmerzen** → 667**:** 50-100mg i.v., 75-100mg i.m., ggf. alle 2-4h wdh.

Nalbuphin Rp	HWZ 2-3h
Nalpain *Inj.Lsg. 10mg/1ml*	**Mittelstarke bis starke Schmerzen** → 667**:** 0.1-0.3mg/kg i.v./i.m./s.c., dann je nach Wi nach 3-6h wdh., max. 20mg/d; **Ki.:** 0.1-0.2mg/kg i.v./i.m./s.c.; **Ki. < 1.5J:** k. D.; **DANI** KI bei schweren Nierenschäden; **DALI** KI bei schweren Leberschäden

A 11.1.6 Opioidantagonisten

Wm: kompetitiver Antagonismus am Opioidrezeptor;
UW (Naloxon): Schwindel, Kopfschmerzen, Tachykardie, Hypotonie, Hypertonie, Übelkeit, Erbrechen, postoperative Schmerzen; **UW** (Naltrexon): Bauchschmerzen, Übelkeit, Erbrechen, Diarrhoe, Obstipation, Appetit ↓, Schlafstörungen, Angstzustände, Nervosität, Affektstörungen, Reizbarkeit, Kopfschmerzen, Unruhe, Schwindel, Tränenfluss ↑, Tachykardie, Palpitationen, EKG-Änd., Thoraxschmerzen, Exanthem, Gelenk- und Muskelschmerzen, verzög. Ejakulation, erektile Dysfunktion, Asthenie, Durst, Energie ↑, Schüttelfrost, Hyperhidrose; **KI** (Naloxon): bek. Überempf.; **KI** (Naltrexon): bek. Überempf., schwere LI, akute Hepatitis, schwere Nierenfktsstrg.; Pat., die Opioid-Analgetika erhalten; opioidabhängige Pat. ohne erfolgreichen Entzug oder Pat., die Opiat-Agonisten erhalten (z. B. Methadon); akute Opiat-Entzugssymptome, Pat. mit pos. Opioid-Nachweis im Urin oder neg. Ergebnis im Naloxon-Provokationstest

Naloxon Rp	HWZ 3-4h, Qo 1.0, PPB 32-45%, PRC B, Lact ?
Naloxon Hameln *Amp. 0.4mg/1ml* **Naloxon-ratioph.** *Amp. 0.4mg/1ml* **Naloxon Inresa** *Amp. 0.4mg/1ml* **Nyxoid** *Spray 1.8mg/Einzeldosisbehältnis*	**Opioid-Intox.** → 850: ini 0.4-2mg i.v./i.m./s.c., dann je nach Wi alle 2min 0.4-2mg; **Ki.:** 0.01mg/kg i.v., je n. Wi Wdh. nach 3-5min; Nyxoid: **Erw., Ki. ab 14J:** 1.8mg nasal, ggf. Wdh. nach 2-3min; **postop. Atemdepression:** 0.1-0.2mg i.v., Wdh. alle 2-3min, bis Spontanatmung einsetzt; **Ki.:** 0.005-0.01mg/kg; **NG, deren Mutter Opiode erhalten hat:** 0.01mg/kg i.v./i.m., je nach Wirkung Wdh. nach 2-3min
Naltrexon Rp	HWZ 2.7(9)h, Qo 1.0, PPB 21%, PRC C, Lact ?
Nalorex *Tbl. 50mg* **Naltrexon-HCL neuraxpharm** *Tbl. 50mg*	**Unterstützung einer Entwöhnungs-therapie nach erfolgter Opiatentgiftung:** nach neg. Naloxon-Test d1 25mg, dann 1 x 50mg p.o.; od. Montag, Mittwoch, Freitag 100, 100, 150mg; Adepend → 368 **DANI, DALI** KI bei schwerer NI, LI

A 11.1.7 Weitere Opioid-Analgetika

Wm/Wi (Tilidin+Naloxon): Kombination Opiodagonist und -Antagonist ⇒ analgetisch, gleichzeitig Verminderung des Missbrauchspotentials durch Opiatabhängige;
Wm/Wi (Tramadol) zentral wirksamer Opioidrezeptor-Agonist, Hemmung der neuronalen Wiederaufnahme von Noradrenalin ⇒ analgetisch, antitussiv, nur gering artemdepressiv;
UW (Tilidin+Naloxon): Übelkeit, Erbrechen, Diarrhoe, Bauchschmerzen, Schwindel, Benommenheit, Müdigkeit, Kopfschmerzen, Nervosität, Schwitzen ↑;
UW (Tramadol): Schwindel, Kopfschmerzen, Benommenheit, Übelkeit, Erbrechen, Obstipation, Mundtrockenheit, Schwitzen, Erschöpfung;
KI (Tilidin+Naloxon): bek. Überempf., Opiatabhängigkeit, andere Abhängigkeitserkrankungen, Porphyrie;
KI (Tramadol): bek. Überempf., akute Alkohol-, Schlafmittel-, Analgetika-, Opioid- oder Psychopharmakaintox.; Pat., die MAO-Hemmer erhalten oder innerhalb der letzten 14d angewendet haben; nicht ausreichend kontrollierte Epilepsie; Anwendung zur Drogen-substitution

Tilidin + Naloxon Rp (Btm unretardierte Formen)	HWZ 3h, Qo 0.95
Tilicomp Beta *Tbl. 50+4(ret.), 100+8(ret.), 150+12(ret.)mg;* **Tilidin HEXAL comp.** *Kps. 50+4mg; Tbl. 50+4(ret.), 100+8(ret.), 150+12(ret.), 200+16(ret.)mg;* **Valoron N** *Tbl. 50+4(ret.), 100+8(ret.), 150+12(ret.), 200+16(ret.)mg; Gtt. (20 Gtt. = 50+4mg)*	**(Sehr) starke Schmerzen** → 667: bis 4 x 50-100+4-8mg p.o., max. 600+48mg/d; 2 x 50-200+4-16mg (ret.) p.o.; **Ki. 2-13J:** bis 4 x 1Gtt./Lj., minimal 3Gtt./ED; **DANI** nicht erforderlich

Tramadol Rp	HWZ 6(5-10)h, Q0 0.6, PPB 20%, PRC C, Lact -
Tramadolor *Kps. 50, 50(ret.), 100(ret.), 150(ret.), 200(ret.)mg; Tbl. 50, 50(ret.), 100(ret.), 150(ret.), 200(ret.), 300(ret.)mg; Brausetbl. 100mg; Gtt. (20Gtt. = 50mg); Pumplsg. 100mg/1ml; Amp. 50mg/1ml, 100mg/2ml* **Tramadol-ratioph.** *Tbl. 50, 100(ret.)mg; Kps. 50, 50(ret.), 150(ret.), 200(ret.)mg; Brausetbl. 50mg; Gtt. (20Gtt. = 50mg); Pumplsg. 100mg/1ml; Amp. 50mg/1ml, 100mg/2ml* **Tramal** *Kps. 50mg; Supp. 100mg; Gtt. (20 Gtt. = 50mg); Amp. 50mg/1ml, 100mg/2ml* **Tramal long** *Tbl. 50(ret.), 100(ret.), 150(ret.), 200(ret.)mg* **Travex One** *Tbl. 150(ret.), 200(ret.), 300(ret.), 400(ret.)mg*	**Mäßige, starke Schmerzen** → 667: bis 4 x 50-100mg p.o./i.v./i.m./s.c./rekt.; 1-2 x 50-200mg ret. p.o.; max. 400mg/d; **Ki. 1-11J:** 1-2mg/kg p.o./i.v.; max. 400mg/d bzw. 8mg/kgKG/d; **DANI** bei kurzfristiger Gabe keine Dosisanpassung erforderlich; bei schwerer NI Dauertherapie nicht empfohlen; CrCl < 10: KI; **DALI** KI bei schwerer LI

A 11.2 Opioidrezeptor-Agonist mit Noradrenalin-Reuptake-Hemmung (MOR-NRI)

Wm/Wi: μ-Opioidrezeptor-Agonist mit Noradrenalin-Wiederaufnahmehemmung ⇒ starke analgetische Wi bei chronischen nozizeptiven, neuropathischen und gemischten Schmerzen; **UW:** Schwindel, Somnolenz, Kopfschmerz, Übelkeit, Obstipation, Appetit ↓, Angst, depressive Stimmg., Schlafstrg., Nervosität, Ruhelosigkeit, Aufmerksamkeitsstrg., Tremor, unwillk. Muskelkontraktionen, Erröten, Dyspnoe, Erbrechen, Diarrhoe, Dyspepsie, Pruritus, Hyperhidrose, Hautausschlag, Asthenie, Müdigkeit, Gefühl der Körpertemp.veränd., trockene Schleimhäute, Ödeme; **KI:** bek. Überempf., starke Atemdepression, akutes/starkes Bronchialasthma, Hyperkapnie, paralyt. Ileus, akute Intox. mit Alkohol, Hypnotika, zentr. Analgetika, psychotropen Subst.

Tapentadol Rp (Btm)	HWZ 4h, PPB 20%
Palexia *Tbl. 50, 50(ret.), 100(ret.), 150(ret.), 200(ret.), 250(ret.)mg; Lsg. (1ml = 20mg)* **Umdosierung:** < 80mg Morphin/d → 2 x 50mg/d Tapentadol ≥ 80- < 120mg Morph./d → 2 x 100mg/d Tapentadol ≥ 120- < 160mg Morph./d → 2 x 150mg/d Tapentadol ≥ 160- < 200mg Morph./d → 2 x 200mg/d Tapentadol	**Starke chronische Schmerzen** → 667: ohne Opioid-Vorbeh. ini 2 x 50mg/d p.o., mit Opioid-Vorbeh. ini ggf. höhere Dosis → 667; nach Bedarf steigern; max. 2 x 250mg/d; **DANI** leichte bis mäßige NI: 100%, schwere NI: Anwendung nicht empfohlen; **DALI** leichte LI: 100%; mäßige LI: ini 1 x 50mg/d, nach Verträglichkeit steigern; schwere LI: Anwendung nicht empfohlen

A 11.3 Weitere zentral wirksame Analgetika

Wm/Wi (Ziconotid): inhibiert spannungsabhängigen Kalziumeinstrom in die primären nozizeptiven afferenten Nerven, die im Rückenmarkshinterhorn enden; **UW** (Ziconotid): Schwindel, Übelkeit, Nystagmus, Verwirrung, Gangabnormalitäten, Gedächtnisstrg., Verschwommensehen, Kopfschmerz, Asthenie, Erbrechen, Somnolenz; **KI** (Ziconotid): bek. Überempfindlichkeit, Kombination mit intrathekaler Chemotherapie

Ziconotid Rp	HWZ 4.5h, (intrathekal)
Prialt *Inf.Lsg. 100µg/1ml, 500µg/5ml*	**Starke chron. Schmerzen** → 667: ini 2.4µg/d intrathekal, nach Bedarf um max. 2.4µg/d steigern, max. 21.6µg/d; **DANI, DALI** k. Daten

A 11.4 Anilinderivate

Wm: Hemmg. der zerebr. Prostaglandinsynthese, Hemmg. des Effekts endogener Pyrogene auf hypothal. Temperaturregul.; **Wi:** antipyretisch, analgetisch, nur sehr gering antiphlogistisch; **UW** (Paracetamol): keine sehr häuf./häufigen UW; **KI** (Paracetamol): bek. Überempf., schwere L

Paracetamol (Acetaminophen) OTC/Rp*	HWZ 1-4h, Q0 > 0.9, PPB 10%, PRC B, Lact +
Ben-u-ron *Tbl. 500, 1000mg; Kps. 500mg; Gran. 250, 500, 1000mg; Supp. 75, 125, 250, 500, 1000mg; Saft (5ml = 200mg)* **Enelfa** *Tbl. 500mg; Supp. 125, 250, 500mg;* **Paracetamol HEXAL** *Tbl. 500mg; Saft (5ml = 200mg)* **Paracetamol Kabi** *Inf.Lsg. 500/50, 1000mg/100ml* **Paracetamol-ratioph.** *Brausetbl. 500mg; Tbl. 500mg; Supp. 75, 125, 250, 500, 1000mg; Saft (5ml = 200mg)*	**Leichte bis mäßig starke Schmerzen** → 667, **Fieber:** 3-4 x10-15mg/kg, max. 60mg/kg/d p.o./rekt.; 1g i.v., ggf. Wdh. nach 4h, max. 4g/d i.v.; **Ki.:** p.o./rekt.: s. Erw.; i.v.: <10kg: 7.5mg/kg i.v., ggf. Wdh. nach 4h, max. 30mg/kg/d; 10-33kg: 15mg/kg i.v., max. 60mg/kg/d bzw. max. 2g/d; > 33kgKG: 15mg/kg i.v., ggf. Wdh. nach 4h, max. 60mg/kg/d bzw. max. 3g/d i.v. **DANI** CrCl < 30: (i.v.) Dosisintervall 6h; **DALI** Dosisinterv. verlängern, Child-Pugh > 9: KI * Verschreibungspflichtig, wenn eine Packung > 10g enthält!

A 11.5 Narkotika

A 11.5.1 Injektionsnarkotika – Barbiturate

Wm/Wi (Methohexital): kurz wirksames Barbiturat, Hypnotikum, keine Analgesie; **Wm/Wi** (Thiopental): Barbiturat, hypnotisch, antikonvulsiv, hirndrucksenkend; **UW** (Methohexital): RR ↓, Atemdepression, Bronchospasmus; **UW** (Thiopental): Atemdepression, euphorische Stimmung, Traumerlebnisse z.T. unangenehmer Art, Übelkeit, Erbrechen, Singultus, Husten, Niesen, allerg. und pseudoallerg. Reaktionen, Broncho- u. Laryngospasmus, Hautrötung; **KI** (Methohexital): Cave in Grav./Lakt.; **KI** (Thiopental): bek. Überempf. gegen Barbiturate; akute Vergiftungen mit Alkohol, Schlafmitteln, Schmerzmitteln und Psychopharmaka; akute hepat. Porphyrie, maligne Hypertonie, Schock, Status asthmaticus, Lakt.; Cave in Grav.

Methohexital Rp	HWZ 70-125min, Q0 1.0, PPB 73%, PRC B, Lact
Brevimytal *Inj.Lsg. 500mg*	**Narkoseeinleitg.:** 50-120mg od. 1-1.5mg/kg i.v. **DANI** nicht erf.; **DALI** vorsichtige Anw.

Thiopental Rp	HWZ 3-18h, Q0 1.0, PPB 50-80%
Thiopental Rotexmedica, Thiopental Inresa *Inj.Lsg. 0.5g/20ml, 1g/20ml*	**Narkoseeinleitung:** 5mg/kg i.v.; **DANI, DALI** Dosisreduktion

A 11.5.2 Injektionsnarkotika – Benzodiazepine

S. Psychiatrie → 358

A 11.5.3 Injektionsnarkotika - Nichtbarbiturate

Wm/Wi (Etomidat): Hypnotikum zur Narkoseeinleitung, keine Analgesie;
Wm/Wi (4-Hydroxybuttersäure): hypnotisch, keine Analgesie;
Wm/Wi (Ketamin): analgetisch, hypnotisch ohne wesentliche Atemdepression;
Wm/Wi (Propofol): Hypnotikum zur Narkoseeinleitung/-aufrechterhaltung, keine Analgesie;
UW (4-Hydroxybuttersäure): Myoklonien; **UW** (Ketamin): Aufwachreaktionen wie lebhafte Träume, Albträume, motor. Unruhe, Schwindel; verschwommenes Sehen, Anstieg von Blutdruck und Herzfrequenz, Tachykardie, pulmon. Hypertonie, pulmonale Mucussekretion ↑, Sauerstoffverbrauch ↑, Laryngospasmus, Atemdepression, Übelkeit, Erbrechen, Salivation ↑, Hyperreflexie, Muskeltonus ↑, Hirndruck und intraokulärer Druck ↑;
UW (Propofol): RR ↓, Apnoe, Exzitationssymptome, Husten, Übelkeit, Erbrechen, Kopfschmerzen, Euphorie, Hypertonie, Flush, Singultus, Brady-/Tachykardie, Arrhythmien, Kältegefühl, Hyperventilation, Überempfindlichkeitsreaktionen, Fieber, sexuelle Hemmschwelle ↓;
KI (Etomidat): Ki. < 6J; Lakt.; Cave in Grav.; **KI** (4-Hydroxybuttersäure): Nephropathie, Hypertonie, Epilepsie, Alkoholismus; **KI** (Ketamin): bek. Überempf., Pat., bei denen erhöhter RR oder gesteigerter Hirndruck ein ernsthaftes Risiko darstellt; Hypertonie (> 180/100 mmHg); Präeklampsie, Eklampsie, Hyperthyreose; Situationen, die einen muskelentspannten Uterus erfordern, z.B. drohende Uterusruptur, Nabelschnurvorfall; wenn es als einziges Anästhetikum bei Pat. mit manifesten ischämischen Herzerkrankungen angewendet wird;
KI (Propofol): bek. Überempf., Überempf. gegen Soja und Erdnuss, Kinder < 1M zur Narkose, Kinder < 16J zur Sedierung; Propofol 2%: Kinder < 3J

Esketamin Rp	HWZ 2-4h, PPB 47%
Esketamin Inresa *Inj.Lsg. 25mg/5ml, 50mg/2ml, 250mg/10ml;* **Esketiv** *Inj.Lsg. 25mg/5ml, 250mg/10ml; 100mg/20ml* **Ketanest S** *Amp. 25mg/5ml, 50mg/2ml, 250mg/10ml; Inj.Lsg. 100mg/20ml*	**Narkose:** ini 0.5-1mg/kg i.v.; 2-4mg/kg i.m., dann 50% der Initialdosis alle 10-15min oder 0.5-3mg/kg/h; **Analgesie Notfallmedizin:** 0.125-0.25mg/kg i.v.; 0.25-0.5mg/kg i.m.; **Analgesie bei Beatmung:** ini 0.25mg/kg i.v., dann 0.2-0.5mg/kg/h; **Status asthmaticus:** 0.5-1mg/kg i.v., max. 2.5mg/kg

Etomidat Rp	HWZ 3-5h, Q0 1.0, PPB 76%, PRC C, Lact ?
Etomidat lipuro *Amp. 20mg/10ml* **Hypnomidate** *Amp. 20mg/10ml*	**Narkoseeinleitg.:** 0.15-0.3mg/kg i.v, max. 60mg Gesamtdosis; **Ki. bis 15J:** 0.15-0.2mg/kg i.v.

4-Hydroxybuttersäure Rp	
Somsanit *Amp. 2g/10ml*	**Narkose:** 60-90mg/kg i.v.; **DANI** KI bei schwerer NI

Ketamin Rp	HWZ 2-3h, Q0 1.0, PPB 47%, PRC D, Lact -
Ketamin Hameln *Amp. 500mg/10ml* **Ketamin Inresa** *Amp. 100mg/2ml, 500mg/10ml* **Ketamin Rotexmedica** *Amp. 50mg/5ml, 100mg/2ml, 500mg/10ml*	**Narkose:** ini 1-2mg/kg i.v.; 4-8mg/kg i.m., dann 50% der Initialdosis alle 10-15min; **Analgesie Notfallmedizin:** 0.25-0.5mg/kg i.v.; 0.5-1mg/kg i.m.; **Analgesie bei Beatmung:** ini 0.5mg/kg i.v., dann 0.4-1mg/kg/h; **Status asthmaticus:** 1-2mg/kg i.v., bei Bedarf bis 5mg/kg/min

Propofol Rp	HWZ 40-200 min, Q0 1.0, PPB 98%, PRC B, Lact ?
Disoprivan *Amp. 200mg/20ml; Inj.Lsg. 500mg/50ml, 1g/50ml* **Propofol lipuro** *Amp. 200mg/20ml; Inj.Lsg. 500mg/50ml, 1g/50ml, 1g/100ml* **Propofol HEXAL** *Amp. 200mg/20ml, 500mg/50ml, 1g/50ml*	**Narkoseeinleitung** → 666: 1.5-2.5mg/kg langs. i.v.; Pat. > 55J oder Risikopat. 1mg/kg; **Narkoseaufrechterhaltung:** 4-12mg/kg/h i.v.; **Sedierung bei chirurgischen oder diagnostischen Eingriffen:** ini 0.5-1mg/kg über 1-5min i.v., dann 1.5-4.5mg/kg/h; **Sedierung bei Intensivbehandlung:** 0.3-4mg/kg/h i.v.

A 11.5.4 Injektionsnarkotika - Alpha-2-Agonisten

Wm/Wi: selektiver Alpha-2-Agonist ⇒ Noradrenalinfreisetzung ↓ sympatholytisch, sedierend, analgetisch, kardiovaskuläre Wi (HF↓, RR↓ bzw. bei höheren Dosen HF ↓, RR ↑); **UW:** Hyper-/Hypoglykämie, Unruhe, Bradykardie, myokard. Ischämie/Infarkt, Tachykardie, RR ↑, RR ↓, Übelkeit, Erbrechen, Mundtrockenheit, Entzugssyndrom, Hyperthermie; **KI:** bek. Überempf., AV-Block II-III°, unkontrollierte Hypotonie, akute zerebrovask. Ereignisse

Dexmedetomidin Rp	HWZ 1.9-2.5 h, PPB 94%, PRC C, Lact ?
Dexdor *Inf.Lsg. 200µg/2ml, 400µg/4ml, 1000µg/10ml* **Dexmedetomidin-ratioph.** *Inf.Lsg. 200µg/2ml, 400µg/4ml, 1000µg/10ml*	**Sedierung von intensivmed. Patienten:** ini 0,7µg/kg/h i.v., je n. Bed. 0,2-1,4µg/kg/h; **DANI** nicht erf., **DALI** vorsichtige Anw.

A 11.5.5 Inhalationsnarkotika

Wm: unbek., u.a. Hemmung spannungsabhängiger Ionenkanäle; **Wi:** narkotisch, analgetisch; **UW** (Desfluran): Hypotonie, Atemdepression, Herzrhythmusstrg., Myokardischämie, Speichelfluss ↑, Laryngo- und Bronchospasmus, Husten, Übelkeit, Erbrechen; **UW** (Isofluran): Hypotonie, neg. inotrope Effekte, Arrhythmien, Atemdepression, Husten, Laryngospasmus, Leberenzyme ↑, Frösteln, Übelkeit, Erbrechen, Ileus, passagere Leukozytose, maligne Hyperthermie; **UW** (Sevofluran): Hypotonie, Hypertonie, Übelkeit, Erbrechen, Husten, Fieber, Frösteln, Bradykardie, Tachykardie, Laryngospasmus, Bronchospasmus, Speichelfluss ↑, Agitiertheit, Schwindel; **KI:** bek. Überempf., maligne Hyperthermie (Vorgeschichte bzw. genetische Disposition), Pat. mit Leberfktsstrg., Leukozytose, unklares Fieber nach Inhalationsnarkose in Anamnese; **KI** (Isofluran): Kombination mit nichtselektiven MAO-Hemmer

Desfluran Rp	Blut-Gas-Verteilungskoeffizient 0.42
Suprane *Inh.Lsg.*	**Narkoseeinleitung** → 665: 4-11 Vol.% (nicht bei Kindern!); **Narkoseaufrechterhaltung:** 2-6 Vol.% bei Kombination mit Lachgas; 2.5-8.5% bei alleiniger Anwendung + O_2; **DANI, DALI** nicht erforderlich

Isofluran Rp	Blut-Gas-Verteilungskoeffizient 1.4
Isofluran Baxter *Inh.Lsg.* **Isofluran Piramal** *Inh.Lsg.*	**Narkoseeinleitung** → 665: 1.5-3.0 Vol.%; **Narkoseaufrechterhaltung:** 1.0-2.5 Vol.%, bei Kombination mit Opioiden 0.5-1.5 Vol.% **DANI, DALI** nicht erforderlich

Sevofluran Rp	Blut-Gas-Verteilungskoeffizient 0.65
Sevofluran Baxter *Inh.Lsg.* **Sevofluran Piramal** *Inh.Lsg.* **Sevorane** *Inh.Lsg.*	**Narkoseeinleitung** → 665: bis zu 8 Vol.%; **Narkoseaufrechterhaltung:** 0.5-3 Vol.%; **DANI, DALI** nicht erforderlich
Xenon Rp	Blut-Gas-Verteilungskoeffizient 0.14
LENOXe *teilverflüssigtes Gas*	**Narkoseeinleitung und Aufrechterhaltung** → 665: 55%-65%, Anwendung nur mit mind. 30% O_2, max. 6h; **DANI, DALI** nicht erf.

A 11.6 Muskelrelaxantien

A 11.6.1 Stabilisierende Muskelrelaxantien

Wm/Wi: kompetitive Verdrängung von Acetylcholin an Nikotinrezeptoren der motorischen Endplatte ⇒ Verhinderung der Depolarisation;
UW: Bronchospasmus, Tachykardie, Urtikaria, RR ↓; **KI:** Unmöglichkeit der künstlichen Beatmung; Anw.Beschr. bei Myasthenia gravis und Eaton-Lambert-Syndrom

Atracurium Rp	HWZ 20-30 min, Wi 25 min, Q0 1.0, PPB 82%
Atracurium Hikma, Atracurium Hameln *Amp. 25mg/2.5ml, 50mg/5ml*	**Muskelrelaxierung i.R. einer Narkose:** ini 0.3-0.6mg/kg i.v., dann 0.1-0.2mg/kg alle 15-20min oder 0.3-0.6mg/kg/h Dauerinf.; **DANI, DALI** nicht erforderlich
Cisatracurium Rp	HWZ 22-29 min, Wi 35 min, Q0 0.85, PRC B, Lact ?
Cisatracurium Accord, Cisatracurium Hameln, Nimbex *Amp. 5mg/2.5ml, 10mg/5ml*	**Muskelrelaxierung i.R. einer Narkose:** ini 0.15mg/kg i.v., dann 0.03mg/kg alle 20min; **DANI, DALI** nicht erforderlich
Mivacurium Rp	HWZ 1.8-2 min, Wi 15 min, PRC C, Lact ?
Mivacron *Amp. 10mg/5ml, 20mg/10ml*	**Muskelrelaxierung i.R. einer Narkose:** ini 0.2mg/kg i.v., dann 0.1mg/kg alle 15min oder 0.5-0.6mg/kg/h; **DANI, DALI** ini 0.15mg/kg i.v.
Pancuronium Rp	HWZ 110-160 min, Wi 50 min, Q0 0.33, PPB 30%, PRC C, Lact ?
Pancuronium Inresa *Amp. 4mg/2ml* **Pancuronium Rotexmedica** *Amp. 4mg/2ml*	**Muskelrelaxierung i.R. einer Narkose:** ini 0.08-0.1mg/kg i.v., dann 0.01-0.02mg/kg
Rocuronium Rp	HWZ 84-131 min, Wi 35 min, Q0 0.8, PRC B, Lact ?
Esmeron *Inj.Lsg. 50mg/5ml* **Rocuroniumbromid Inresa/Kabi** *Inj./Inf.Lsg. 50mg/5ml*	**Muskelrelaxierung i.R. einer Narkose:** ini 0.6mg/kg i.v., dann 0.15mg/kg; **DANI, DALI** vorsichtige Anwendung
Vecuronium Rp	HWZ 65-80 min, Wi 25 min, Q0 0.8, PPB 30%, PRC C, Lact ?
Vecuronium Inresa *Inj.Lsg. 10mg* **Vecuronium Bradex** *Inj.Lsg. 10mg*	**Muskelrelaxierung i.R. einer Narkose:** ini 0.08-0.1mg/kg i.v., dann 0.02-0.03mg/kg oder 0.8-1.4µg/kg/min

A 11.6.2 Depolarisierende Muskelrelaxantien

Wm/Wi: Dauerdepolarisation der mot. Endplatte, Verhinderung der sofortigen Repolarisation; **UW:** allerg.Hautreaktionen, Faszikulationen, Muskelschmerzen, HRST, maligne Hyperthermie; **KI:** bek. Überempf., Unmöglichkeit der künstlichen Beatmung, maligne Hyperthermie in der Anamnese, Pat. mit schwerwiegenden Verbrennungen/Verletzungen, schwerwiegende langandauernde Sepsis; subakute schwerwiegende Denervierung der Skelettmuskulatur oder nach Verletzungen der oberen Nervenbahnen; schwerwiegende Hyperkaliämie

Suxamethonium (Succinylcholin) Rp — HWZ 2-10min, Q0 1.0, PPB 30%

Lysthenon *100mg/2ml, 100mg/5ml* **Succinylcholin Inresa** *Inj.Lsg. 100mg/5ml*	**Muskelrelaxierung im Rahmen einer Narkose:** 1-1.5mg/kg i.v.; **Ki.:** 1-1.5mg i.v.; 2-3mg/kg i.m.

A 11.6.3 Relaxans-Antagonisten

Wm/Wi: Komplexbildung mit Rocuronium bzw. Vecuronium; **UW:** metallischer/bitterer Geschmack, Narkosekomplikationen; **KI:** bekannte Überempfindlichkeit

Sugammadex Rp — HWZ 1.8h, PPB 0%

Bridion *Inj.Lsg. 200mg/2ml, 500mg/5ml*	**Aufhebung einer durch Rocuronium bzw. Vecuronium induz. neuromusk. Blockade** → 667: 2-4mg/kg i.v.; 16mg/kg für sofortige Aufhebung d. Blockade; **DANI** CrCl < 30: Anw. nicht empf.; **DALI** vors. Anw. bei schwerer LI

A 11.7 Xanthinderivate

Wm/Wi (Coffeincitrat): ZNS-Stimulans durch Antagonisierung der Adenosinrezeptoren ⇒ Stimulation des Atemzentrums, Erhöhung der Minutenventilation, Absenkung der Hyperkapnieschwelle, vermehrtes Ansprechen auf eine Hyperkapnie, Erhöhung des Skelettmuskeltonus, Verminderung der Zwerchfellerschöpfung, Erhöhung der Stoffwechselrate; **UW** (Coffeincitrat): Phlebitis/Entzündung an Infusionsstelle; **KI** (Coffeincitrat): bek. Überempf.

Coffeincitrat Rp — HWZ 3-4d, PPB keine Daten

Peyona *Inj.Lsg. 20mg/1ml; Lösung (oral) 20mg/1ml*	**Primäre Apnoe bei FG:** ini 20mg/kg über 30min i.v., nach 24h Erh.Dos. von 1 x 5mg/kg über 10min i.v. oder 1 x 5mg/kg über nasogastrale Sonde; **DANI, DALI** vors. Anw.

A 11.8 Lokalanästhetika

A 11.8.1 Säureamide und Esther

Wm: Membranpermeabilität für Kationen ↓, v.a. Na^+; **Wi:** Erregbarkeit von Nervenfasern ↓ bis aufgehoben; **UW:** Schwindel, Erbrechen, Benommenheit, Krämpfe, HF ↓, HRST, Schock; **KI:** schwere Überleitungsstrg., akut dekomp. Herzinsuff., Schock, Infekt. im Injektionsbereich, bek. Allergie; **UW** (Chloroprocain): Hypotonie, Übelkeit, Erbrechen, Angst, Unruhe, Parästhesien Schwindel; **KI** (Chloroprocain): bek. Überempf., dekomp. Herzinsuff., hypovolämischer Schock, i.v. Regionalanästhesie, schwere kardiale Erregungsleitungsstrg., schwere Anämie

Bupivacain Rp	HWZ 3.5h, Q0 > 0.9, PPB 92-96%, PRC B
Bucain *0.25%, 0.5%, 0.5% (hyperbar), 0.75%; Amp. 2, 4, 5, 10, 20, 50ml* **Carbostesin** *0.25%, 0.5%, 0.5% (hyperbar), 0.75%; Amp. 4, 5, 20ml* **Dolanaest** *0.25%; Amp. 5ml*	**Leitungsanästhesie:** z.B. N.-ischiadicus-Blockade: 10-20ml 0.25-0.5%; max. 2mg/kg; **Spinalanästhesie:** 0.5-4ml 0.5% hyperbar subarachnoidal
Chloroprocain Rp	HWZ 19-26sec
Ampres *Amp. 50mg/5ml*	**Spinalanästhesie:** 40-50mg intrathekal, max. 50mg
Lidocain Rp	HWZ 1.5-2(3.5)h, Q0 0.9, PPB 60%, PRC B, Lact +
Heweneural *Amp. 1%: 2ml* **Licain** *Amp. 0.5%: 50, 100ml; Amp. 1%: 2, 5, 10, 50, 100ml* **Xylocain** *Amp. 1%: 50ml; Amp. 2%: 5, 50ml; Gel, Lösung (viskös) 2% (1g enth. 20mg); Spray (1 Sprühstoß = 10mg)* **Xylocitin Loc** *Amp. 0.5%: 10ml; Amp. 1%: 10ml; Amp. 2%: 2, 5, 10ml*	**Infiltrationsanästhesie:** max. 300mg 0.5-2%; **Periduralanästh.:** lumbal: 1-1.5ml/ Segment 0.5-1%; **Schleimhautanästhesie b. Intubation:** 100mg (5g Gel) auf unteres Tubusdrittel, max. 320mg (16g Gel); **Haut-, Schleimhautanästhesie:** 1-5 Sprühstöße, max. 20 Sprühst. bzw. 3mg/kg; bis 6 x 5-15ml visköse Lsg. im Mund verteilen; **DANI, DALI** Dosisreduktion
Mepivacain Rp	HWZ 1.9-3.2h, Q0 0.95, PPB 65-78%, PRC C, Lact ?
Meaverin *Amp. 0.5%, 1%, 2%, 3%, 4% (hyperbar): 1.8, 2, 5, 50ml* **MepiHEXAL** *Amp. 1%: 5, 50ml* **Scandicain** *1%, 2%, 4% (hyperbar); Amp. 2, 5, 50ml*	**Infiltrationsanästhesie:** bis max. 300mg (30ml 1%), max. 200mg im HNO-Bereich; **Spinalanästhesie:** 0.5-2ml 4% (hyperbar); **Leitungsänasth.:** z.B. Interkostalblockade: 2-4ml 1%; **DANI, DALI** Dosisreduktion empf.
Prilocain Rp	HWZ 1.5h, PPB 55%
Takipril *Amp. 2% (hyperbar) 5ml* **Xylonest** *Amp. 0.5%, 1%, 2%: 10, 50ml*	**Spinalanästhesie:** Takipril: 40-60mg (2-3ml 2%) intrathekal; **Infiltrationsan.:** bis max. 400mg (40ml 1%); **Oberst-Leitungsanästhesie:** 2ml 2%
Procain OTC/Rp	HWZ 0.5-1h
Pasconeural Injectopas *Amp. 1%, 2%: 2, 5ml* **Procain Actavis** *Amp. 0.5%, 1%, 2%: 2, 5, 50ml*	**Schmerzen:** 4mg/kg als 1promillige Lsg. über 20min i.v.; **Neuralgie, Neuritis:** 5-30ml 1-2% perineural
Ropivacain Rp	HWZ 1.8h, Q0 1.0, PPB 94%
Naropin *Amp. 20mg/10ml, 40mg/20ml, 75mg/10ml, 100mg/10ml, 150mg/20ml, 200mg/20ml; Inf.Lsg. 200mg/100ml, 400mg/200ml* **Ropivacain Kabi** *Amp. 20mg/10ml, 40mg/20ml, 75mg/10ml, 100mg/10ml, 200mg/20ml, 200mg/100ml, 400mg/200ml*	**Postop. Analgesie:** 12-28mg/h epidural = Lsg. 2mg/ml: 6-14ml/h; **Plexusblockade:** 225-300mg = Lsg. 7.5mg/ml: 30-40ml

A 11.8.2 TRPV1-Rezeptoragonisten

Wm/Wi: TRPV1-Agonist ⇒ Aktivierung kutaner Nozizeptoren ⇒ im Verlauf dann Schmerzlinderung durch Desensibilisierung; **UW:** Schmerzen, Erythem, Pruritus, Papeln, Bläschen, Schwellung an der Anwendungsstelle; **KI:** bek. Überempfindlichkeit

Capsaicin Rp

Qutenza *Pflaster 179mg/280cm²*	**Periphere neuropathische Schmerzen:** Pflaster auf schmerzhafteste Areale für 60min aufkleben, an Füßen nur 30min; Wdh. n. 90d möglich; s.a. FachInfo; **DANI, DALI** nicht erf.

A 11.9 Synthetische Anticholinergika

Wm/Wi: synthet. Anticholinergikum ⇒ Speichelfluss ↓, Bronchialsekretion ↓, Vagushemmung; **UW:** Mundtrockenheit, Transpiration ↓, verzögerte Miktion, Akkomodationsstrg., Augendruck ↑, Tachykardie, Übelkeit, Erbrechen, Obstipation, Kopfschmerzen, Schwindel, Verwirrtheit, allerg. Reaktionen; **KI:** bek. Überempf., Stenosen der Harnwege bzw. des GI-Trakts, paralyt. Ileus, schwere C. ulcerosa, tox. Megakolon, Myasthenia gravis, kardiovask. Labilität bei akuten Blut.

Glycopyrroniumbromid Rp

Robinul *Inj.Lsg. 0.2mg/1ml*	**Periop. Sekretionshemmung** (Speichel, Bronchialsekret): 0.2-0.4mg i.m. 30-60min präop.; **Ki.:** 0.004-0.008mg i.m., max. 0.2mg; **Bradykardie bei Narkoseeinleitg.:** 0.1mg i.v.; **Schutz vor cholinergen Nebenwirkungen:** 0.2mg pro 1.0mg Neostigmin oder pro 5.0mg Pyridostigmin i.v.; **DANI, DALI** keine Angaben

A 11.10 Mineralstoffe

A 11.10.1 Kaliumpräparate

UW (Kalium oral): Nausea, Erbrechen, Aufstoßen, Sodbrennen, Blähungen, Leibschmerzen, Durchfälle; (ret.): Schleimhautulzera, GI-Blutungen;
KI: Hyperkaliämie, Hyperchlorämie, Niereninsuffizienz, M. Addison

Kalium OTC

Kalinor *Brausetbl. 40mmol K⁺* **Kalinor ret. P** *Kps. 8mmol K⁺* **Kalitrans** *Brausetbl. 25mmol K⁺* **Kalium Verla** *Gran. 20mmol K⁺* **Rekawan** *Tbl. 13.4mmol K⁺; Kps. (ret.) 8.05mmol K⁺*	**Kaliumsubstitution** → 554: 40-100mmol/d p.o., max. 150mmol/d

Kaliumchlorid OTC PRC C, Lact ?

Kaliumchlorid 7.45% *Amp. 20mmol K⁺/20ml, 50mmol K⁺/50ml, 100mmol K⁺/100ml*	**Kaliumsubstitution** → 554: max. 20mmol K⁺/h bzw. max. 2-3mmol K⁺/kg/d i.v.; als Zusatz zu Inf.Lsg. max. 40mmol/l

A 11.10.2 Kalziumpräparate

UW (Kalzium i.v.): starkes Wärmegefühl, Schweißausbruch, RR ↓, Übelkeit, Erbrechen, HRST; **KI** (Kalzium i.v.): Hyperkalzämie, Nephrokalzinose, Digitalisintox., schwere Niereninsuffizienz; **KI** (Calciumglukonat): bek. Überempf., Hyperkalziämie, Hyperkalziurie, Therapie bzw. Vergiftung mit herzwirksamen Glykosiden; gleichzeitige Gabe von Ceftriaxon und intravenösen kalziumhaltigen Produkten bei unreifen Neugeborenen und Neugeborenen (< 28d alt)

Calcium-Ion OTC

Calcitrat *Tbl. 200mg* **Calcium HEXAL** *Brausetbl. 500, 1000mg* **Calcium-Sandoz** *Brausetbl. 500, 1000mg, Amp. (10ml = 2.25mml)* **Frubiase Calcium T** *Trinkamp. 109mg/10ml*	**Kalziumsubstitution** → 555**:** 1-3 x 500mg p.o.; **Ki.:** 500-1000mg/d; **Osteoporose** → 568**:** 500-1500mg/d; **Hyperphosphatämie:** 2-8g/d in 2-4 ED

Calciumgluconat Rp — PRC C, Lact ?

Calciumgluconat Braun 10% *Amp. 2.26mmol/10ml*	**Flusssäureverätzungen der peripheren Extremitäten:** 10–20ml i.a. bis Schmerz nachlässt; an anderen Stellen Unterspritzung mit 10ml oder mehr bei großen Flächen; **akute symptomat. Hypokalzämie** → 555**:** Erw. 10ml 10% Lsg. i.v.; **Ki.<4J:** 0.4–1ml/kg i.v.; **Ki. 4-12J:** 0.2–0.5ml/kg; **>12J:** s. Erw.

A 11.10.3 Magnesiumpräparate

UW: Müdigkeit, Diarrhoe, ZNS-Störungen, HRST, Muskelschwäche, Atemdepression; **KI:** Anw.Beschr. bei eingeschränkter Nierenfunktion; i.v.: AV-Block, Myasthenia gravis

Magnesium OTC

Magium *Brausetbl. 5, 10mmol* **Magnetrans** *Kps. 6.2, 10mmol* **Magnesium Diasporal** *Kps. 6.2mmol; Lutschtbl. 4mmol; Gran. 12mmol; Amp. 2mmol/5ml, 4mmol/2ml* **Magnesium-ratioph.** *Kautbl. 5mmol* **Magnesium Verla** *Tbl. 1.65mmol; Kautbl. 5mmol; Brause 5mmol; Gran. 5mmol; Amp. 3.15mmol; Inf.Lsg. 20.3mmol* **Magnesiocard** *Tbl. 2.5mmol; Brausetbl. 7.5mmol; Gran. 5, 10mmol; Amp. 2.5mmol/5ml, 3mmol/10ml* **Mg 5-Longoral** *Kautbl. 5mmol* **Mg 5 Sulfat** *10% Amp. 4.05mmol/10ml, 50% Amp. 20.25mmol/10ml*	**Magnesiummangel** → 556**:** ini 0.37mmol/kg/d p.o., Erh.Dos. 0.185mmol/kg/d; alle 1-2d 2.5-4mmol i.v./i.m.; **Torsade-de-pointes-Tachykardie** → 474**:** ini 8mmol über 15min i.v., dann 3mmol/h für 10h; **Muskelrelaxierung bei Abortneigung, vorzeitige Wehen:** ini 8-16mmol über 15-30min i.v., dann 4-8mmol/h

A 11.10.4 Magnesium-Kombinationen

Kalium + Magnesium OTC

Tromcardin duo *Tbl. 117.3 + 36.5mg*	**Nahrungserg. mit K** → 554, **Mg** → 556**:** 2-4 Tbl. p.o.

A 11.10.5 Spurenelemente

Selen (Natriumselenit) OTC/Rp

Cefasel *Tbl. 50, 100, 300µg; Amp. 300µg/1ml* **Selenase** *Tbl. 50, 300µg; Lsg. 50µg/1ml, 100µg/2ml; Amp. 100µg/2ml*	**Selenmangel:** 1 x 50-300µg p.o.; 1 x 100-300µg i.v.

Zink OTC

Cefazink *Tbl. 10, 20mg* **Curazink** *Kps. 15mg* **Unizink** *Tbl. 10mg; Amp. 5.95mg/10ml* **Zinkit** *Brausetbl. 10mg*	**Zinkmangel:** 1 x 10-20mg p.o.; 1 x 5-20mg i.v.; Kleinkinder: 1 x 1-2mg/kg i.v.

A 11.11 Parenterale Ernährung

A 11.11.1 Tagesbedarf bei parenteraler Ernährung

Substrat	Einheit	Bedarf	Substrat	Einheit	Bedarf
Wasser	[ml/kg]	30-50	K^+	[mmol/kg]	0.5-2
Energie	[kcal/kg]	25-35	Ca^{2+}	[mmol/kg]	0.1
Kohlenhydrate	[g/kg]	3-4	Cl^-	[mmol/kg]	2-4
Aminosäuren	[g/kg]	1	Mg^{2+}	[mmol/kg]	0.1
Fett	[g/kg]	1	PO_4^{3-}	[mmol/kg]	0.2
Na^+	[mmol/kg]	1-2			

A 11.11.2 Stufenschema zur parenteralen Ernährung

		Infusionslösungen	Beispiel
Stufe 1	**Tag 1** nach kleinen Eingriffen, guter EZ, Nahrungskarenz < 2d	30 ml/kg als Vollelektrolytlsg., evtl. mit 5%igem Glucosezusatz	2000 ml Sterofundin, 500 ml Glucose 5%, evtl. 500ml NaCl 0.9%
Stufe 2	**Tag 2–3** bei mittelfristiger Nahrungskarenz und geringgradiger Katabolie	2.5–3.5%ige Aminosäurelsg., 5–10%ige Kohlenhydratlsg., 2/3-Elektrolytlsg.	1000ml Periamin G, 1000ml Glucose 10%, 500–1000ml Thomaejonin OP
Stufe 3	Ab **Tag 4** bei längerfristiger, vollständiger parenteraler Ernährung, ZVK erforderlich	10–15%ige Aminosäurelsg., 20–50%ige Kohlenhydratlsg., 10–20%ige Fettlsg., Vitamine, Spurenelemente	1.0l Aminomel 10, 0.5l Glucose 50%, 1.25l Normofundin OP, 0.25l Lipofundin 20% + 1A Multibionta + 1A Vitintra + 1A Addel

A 11.11.3 Vollelektrolytlösungen (Na^+ 121–160 mmol/l)

Ind.: plasmaisotoner Flüssigkeitsersatz bei isotoner und hypotoner Dehydratation

	Na^+ mmol/l	Ca^{2+} mmol/l	Cl^- mmol/l	K^+ mmol/l	Mg^{2+} mmol/l	Acet. mmol/l	Lact. mmol/l	Gluc. g/l
Jonosteril	137	1.65	110	4.0	1.25	36.8	-	-
Ringer-Lactat	130	2.0	112	5.0	-	-	27	-
Ringer-Lösung	147	2.3	155	4.0	-	-	-	-
Sterofundin	140	2.5	106	4.0	1.0	-	45	-
Tutofusin	140	2.5	153	5.0	1.5	-	-	-
Tutofusin Viaflo	140	2.5	153	5.0	1.5	-	-	50

A 11.11.4 Zweidrittelelektrolytlösungen (Na^+ 91–120 mmol/l)

Ind.: Flüssigkeitsersatz bei hypertoner und isotoner Deydratation, partielle Deckung des Energiebedarfs durch Kohlenhydratzusatz

	Na^+ mmol/l	Ca^{2+} mmol/l	Cl^- mmol/l	K^+ mmol/l	Mg^{2+} mmol/l	Acet. mmol/l	Gluc. g/l	Xylit g/l	Kcal/l
Normofundin G5	100	2.0	90	18	3.0	38	50	-	200
Jonosteril Na 100	100	2.5	100	20	2.5	20	-	-	0
Tutofusin OPG	100	2.0	90	18	3.0	38	55		200

A 11.11.5 Halbelektrolytlösungen (Na^+ 61-90 mmol/l)

Ind.: Flüssigkeitsersatz bei hypertoner Dehydratation, partielle Deckung des Energiebedarfs durch Kohlenhydratzusatz

	Na^+ mmol/l	Ca^{2+} mmol/l	Cl^- mmol/l	K^+ mmol/l	Mg^{2+} mmol/l	Acet. mmol/l	Gluc. g/l	Xylit g/l	Kcal/l
Jonosteril HD 5	68.5	0.82	73.4	2.0	0.62	-	55	-	200
Normofundin OP	80	2	76	18	3	32	-	-	0
Tutofusin H G5	70	1.25	76.5	2.5	0.75	-	55	-	200

A 11.11.6 Kaliumfreie Lösungen

Ind.: kaliumfreier Flüssigkeitsersatz bei gestörter bzw. unbekannter Nierenfunktion

	Na^+ mmol/l	Ca^{2+} mmol/l	Cl^- mmol/l	K^+ mmol/l	Mg^{2+} mmol/l	Acet. mmol/l	Gluc. g/l	Xylit mmol/l	Kcal/l
NaCl 0.9%	154	-	154	-	-	-	-	-	-

A 11.11.7 Kohlenhydratlösungen

Ind.: Glucose 5%, 10%: Zufuhr freien Wassers bei hypertoner Dehydratation, partielle Deckung des Kohlenhydratbedarfs, Glucose 20-70%: partielle bis komplette Kohlenhydratzufuhr

	Na^+ mmol/l	Ca^{2+} mmol/l	Cl^- mmol/l	K^+ mmol/l	Mg^{2+} mmol/l	Gluc. g/l	Osmo mosm/l	Kcal/l
Glucose 5%	-	-	-	-	-	50	277	200
Glucose 10%	-	-	-	-	-	100	555	400
Glucose 20%	-	-	-	-	-	200	1110	800
Glucose 40%	-	-	-	-	-	400	2200	1600
Glucose 50%	-	-	-	-	-	500	2775	2000
Glucose 70%	-	-	-	-	-	700	3885	2870

A 11.11.8 Aminosäurelösungen

Ind.: Zufuhr von essentiellen und nichtessentiellen Aminosäuren zur parenteralen Ernährung; z.T. mit Kohlenhydraten und Elektrolyten kombiniert

	Na^+ mmol/l	Ca^{2+} mmol/l	Cl^- mmol/l	K^+ mmol/l	AS g/l	Gluc. g/l	Xylit g/l	Osmo mosm/l	Kcal/l
Aminomix 2 Novum	-	-	-	-	50	120	-	1164	680
Aminoplasmal 10% E	50	-5	52	25	100	-	-	1021	400

A 11.11.9 Aminosäurelösungen bei Niereninsuffizienz

Ind.: Zufuhr v.a. von essentiellen Aminosäuren ⇒ angestauter Harnstoff wird zur Synthese nicht essentieller Aminosäuren verwendet

	Na^+ mmol/l	Ca^{2+} mmol/l	Cl^- mmol/l	K^+ mmol/l	AS g/l	Osmo mosm/l	Kcal/l
Aminomel nephro	-	-	-	-	K.A.	510	222
Nephrotect	-	-	-	-	100	935	400

A 11.11.10 Aminosäurelösungen bei Leberinsuffizienz

Ind.: Zufuhr v.a. verzweigtkettiger AS ⇒ günstige Beeinflussung einer hep. Enzephalopathie

	Na^+ mmol/	Ca^{2+} mmol/l	Cl^- mmol/	K^+ mmol/l	AS g/l	Osmo mosm/l	Kcal/l
Aminoplasmal Hepa 10%	-	-	10	-	100	K.A.	400
Aminosteril N Hepa 8%	-	-	-	-	80	770	320

A 11.11.11 Fettlösungen

Ind.: Zufuhr von Lipiden in Form von langkettigen Triglyzeriden (LCT), mittelkettigen Triglyzeriden (MCT), Phospholipiden (Pholip) und Glyzerol (Glyc) zur parenteralen Ernährung

	LCT g/l	MCT g/l	Pholip g/l	Glyc. g/l	Osmo mosm/l	Kcal/l
Deltalipid 20%	200	-	12	25	350	2030
Lipofundin 20%	200	-	12	25		2000
Lipovenös MCT 20	100	100	12	25	273	1950

A 11.12 Plasmaersatzmittel

A 11.12.1 Stärkederivate

Wm/Wi: (Hydroxyethylstärke = HAES/HES) mit Wasserbindungsvermögen und i.v.-Verweildauer ⇒ intravasales Volumen ↑;
Ind: Hypovolämie aufgrund akuten Blutverlustes, wenn kristalloide Infusionslösungen allein nicht ausreichend sind;
UW: allergische Reaktionen, Hyperamylasämie;
KI: bek. Überempfindlichkeit, Sepsis, Verbrennungen, Nierenfunktionsstörung oder Nierenersatztherapie, intrakranielle oder cerebrale Blutung, kritisch kranke Pat. (in der Regel Pat., die auf die Intensivstation aufgenommen werden müssen), Hyperhydratation, Lungenödem, Dehydratation, schwere Hypernatriämie oder schwere Hyperchlorämie, schwere Leberfunktionsstörungen, dekompensierte Herzinsuffizienz, schwere Gerinnungsstörung, organtransplantierte Patienten

	HWZ	MW	HES g/l	Na^+ mmol/l	Ca^{2+} mmol/l	Cl^- mmol/l	K^+ mmol/l	Lact. mmol/l	Gluc. g/l
Voluven 6%	2-4 h	130000	60	154	-	154	-	-	-
Voluven 10%	2-4h	130000	100	154	-	154	-	-	-

A 11.12.2 Gelatinederivate

Wm/Wi: kolloidale Substanzen mit Wasserbindungsvermögen und intravenöser Verweildauer ⇒ intravasales Volumen ↑;
UW: selten allergische Reaktionen;
KI: bek. Überempfindlichkeit, Hypervolämie, Hyperhydratation, schwere Herzinsuffizienz, schwere Blutgerinnungsstörungen, Hypernatriämie, Hyperchlorämie

	HWZ	MW	Gela g/l	Na^+ mmol/l	Ca^{2+} mmol/l	Cl^- mmol/l	K^+ mmol/l	Azet. mmol/l	Gluc. g/l
Gelafusal	3-4h	30000	40	130	0.9	85	5.4	27	-
Gelafundin Iso		30000	40	154	-	120	-	-	-

A 11.13 Azidose, Alkalose

A 11.13.1 Azidosetherapeutika

Wm/Wi (Na-Hydrogencarbonat): $H^+ + HCO_3^- \Rightarrow H_2CO_3 \Rightarrow H_2O + CO_2$; H^+-Elimination v.a. aus dem Extrazellulärraum;
Wm/Wi (Trometamol): Ausscheidung von Tris-H über den Urin; H^+-Elimination im Intra- und Extrazellulärraum;
UW (Na-Hydrogencarbonat): Alkalose, Hypernatriämie, Nekrose bei Paravasat, hypokalzämische Tetanie, CO_2-Retention bei respiratorischer Insuffizienz;
UW (Trometamol): Alkalose, Nekrose bei Paravasat, Atemdepression;
KI (Na-Hydrogencarbonat): Alkalose, Hypernatriämie;
KI (Trometamol): Alkalose, Niereninsuffizienz

Natriumhydrogencarbonat OTC

bicaNorm Tbl. 1g *(11.9mmol HCO_3^-)* **Natriumhydrogencarbonat 4.2%** *Inf.Lsg. 250ml (100ml = 50mmol HCO_3^-)* **Natriumhydrogencarbonat 8.4%** *Inf.Lsg. 20, 100, 250ml* *(100ml = 100mmol HCO_3^-)*	**Metabolische Azidose** → 556: Base excess (-) x 0.3 x kg = mmol; max. 1.5mmol/kg/h i.v., 3-5g/d p.o.

Trometamol OTC HWZ 5-6h, Q0 0.1

Tham Koehler 3M *Amp. 20ml = 60mmol*	**Metabolische Azidose** → 556: Base excess (-) x 0.3 x kg = mmol; max. 1mmol/kg/h i.v., max. 5mmol/kg/d; Verdünnung auf 0.3mmol/ml; **DALI** KI

A 11.13.2 Alkalosetherapeutika

Wm/Wi (Argininhydrochlorid): Bikarbonat-Neutralisation durch HCl;
UW (Salzsäure): Nekrosen bei paravenöser oder intraarterieller Infusion;
KI (Argininhydrochlorid): Azidosen

Argininhydrochlorid OTC

L-Arginin-Hydrochlorid 21% *Amp. 20ml = 20mmol H^+*	**Metabolische Alkalose** → 557: Base excess x 0.3 x kg = mmol; max. 1mmol/kg/h i.v., max. 1mmol/kg/d; Verdünnung erforderlich!

Salzsäure OTC

Salzsäure 7.25% *Amp. 10ml = 20mmol H^+*	**Metabolische Alkalose** → 557: Base excess x 0.3 x kg = mmol; max. 0.25mmol/kg/h i.v.; Verdünnung erforderlich

A 12 Neurologie – Arzneimittel

A 12.1 Antiepileptika

A 12.1.1 Natrium-Blocker

Wm/Wi (Carbamazepin): hemmt die synaptische Übertragung ⇒ reduziert Fortleitung von konvulsiver Entladungen; **Wm/Wi** (Eslicarbazepinacetat): Hemmung wiederholter neuronaler Entladungen vermutl. durch Stabilisierung des inaktiven Zustands spannungsabhängiger Na^+-Kanäle; **Wm/Wi** (Lacosamid): Stabilisierung hypererregbarer Neuronalmembranen; **Wm/Wi** (Lamotrigin): exakter Wm unbekannt, Hemmung spannungsabh. Na^+-Kanäle, Glutamatfreisetzung ↓; **Wm/Wi** (Oxcarbazepin): Membranstabilisierung durch Blockade von Na^+-Kanälen, Durchlässigkeit der Zellmembran für K^+ ↑, Modulation spannungsaktivierter Kalziumkanäle; **Wm/Wi** (Phenytoin): Ionenpermeabilität ↓, Membranstabilisierung; **Wm/Wi** (Rufinamid): Modulation der Aktivität von Na^+-Kanälen; **Wm/Wi** (Zonisamid): Hemmung spanknungsabhängiger Na^+- und Ca^{2+}-Kanäle, Modulation der GABA-Inhibition; **UW** (Carbamazepin): Somnolenz, Sedierung, Schläfrigkeit, Schwindel, Ataxie, cholestatische Hepatitis, Hämatopoesestrg., allergische Hautreaktionen, Appetitlosigk., Mundtrockenheit, Übelkeit, Erbrechen, Hyponatriämie; **UW** (Eslicarbazepinacetat): Schwindel, Schläfrigkeit, Kopfschmerzen, Koordinations-/Aufmerksamkeitsstrg., Tremor, Doppeltsehen, verschwommenes Sehen, Übelkeit, Erbrechen, Durchfall, Hautausschlag, Müdigkeit, Gangstörungen; **UW** (Lacosamid): Schwindel, Kopfschmerzen, Diplopie, Nausea, Depression, Verwirrtheit, Schlaflosigkeit, Gedächtnis-, Gleichgewichts-, Konzentrations-, Aufmerksamkeits-, kognitive Störungen, Somnolenz, Tremor, Nystagmus, Hypästhesie, Dysarthrie, Verschwommensehen, Vertigo, Tinnitus, Erbrechen, Obstipation, Flatulenz, Dyspepsie, Mundtrockenheit, Pruritus, Rash, Muskelspasmen, Asthenie, Gehstörung, Müdigkeit, Reizbarkeit, Stürze, Hautwunden; **UW** (Lamotrigin): Aggressivität, Reizbarkeit, Agitiertheit, Kopfschmerzen, Schläfrigkeit, Insomnie, Tremor, Ataxie, Nystagmus, Diplopie, Verschwommensehen, Müdigkeit, Schwindel, Übelkeit, Erbrechen, Diarrhoe, Hautausschlag, Arthralgie, Rückenschmerzen; **UW** (Oxcarbazepin): Hyponatriämie, Verwirrtheitszustände, Depression, Apathie, Unruhe, Affektlab., Müdigkeit, Schwächegefühl, Schläfrigkeit, Schwindel, Kopfschmerz, Ataxie, Tremor, Nystagmus, Konzentrationsschwäche, Amnesie, Übelkeit, Erbrechen, Obstipation, abdom. Schmerzen, Diarrhoe, Doppelbilder, Verschwommensehen, Sehstrg., Akne, Alopezie, Exanthem; **UW** (Phenytoin): zahlreiche UW ohne Häufigkeitsangabe, s. FachInfo; **UW** (Rufinamid): Schläfrigkeit, Kopfschmerzen, Schwindel, Übelkeit, Erbrechen, Oberbauchschmerzen, Obstipation, Diarrhoe, Dyspepsie, Ausschlag, Akne, Rückenschmerzen, Oligomenorrhoe, Müdigkeit, Pneumonie, Influenza, Infekte der oberen Atemwege/des Ohrs, Anorexie, Appetitminderung, Essstörung, Gewicht ↓, Angst, Schlaflosigkeit, Status epilepticus, Koordinationsstörung, Nystagmus, psychomotorische Hyperaktivität, Tremor, Diplopie, Verschwommensehen, Epistaxis, Gangstrg., Kopfverletzung, Kontusion; **UW** (Zonisamid): kleinflächige Hautblutungen, Überempfindlichkeit, Schläfrigkeit, Schwindel, Anorexie, Diplopie, Verwirrtheit, Depression, Agitiertheit, Reizbarkeit, Affektlabilität, Angst, Schlaflosigkeit, psychotische Störung, Ataxie, Gedächtnisstörung, abdominelle Schmerzen, Fieber, Obstipation, Dyspepsie, Diarrhoe, Übelkeit, Bradyphrenie, Aufmerksamkeitsstörung, Nystagmus, Parästhesie, Sprachstörung, Tremor, Hautausschlag, Pruritus, Alopezie, Nephrolithiasis, Müdigkeit, grippeähnliche Erkrankung, periphere Ödeme, Gewichtsabnahme, erniedrigter Bikarbonatspiegel;

KI (Carbamazepin): bek. Überempf., KM-Schädigung, KM-Depression in der Vorgeschichte, AV-Block, akute intermittierende Porphyrie, gleichzeitige Anw. mit MAO-Hemmern oder Voriconazol, schwere Leberfunktionsstörungen, Grav. (1. Trim.);
KI (Eslicarbazepinacetat): bek. Überempfindlichkeit, AV-Block II°-III°;
KI (Lacosamid): Überempfindlichkeit gegen Lacosamid/Soja/Erdnuss, AV-Block II°-III°;
KI (Lamotrigin): bek. Überempfindlichkeit; **KI** (Oxcarbazepin): bek. Überempf., Lakt.;
KI (Phenytoin): bek. Überempf., schwere Schädigungen der Blutzellen/des Knochenmarks, AV-Block II°-III°, Sick Sinus, in ersten 3M nach MI, HI (EF < 35%), Cave in Grav./Lakt.;
KI (Rufinamid): bek. Überempfindlichkeit gegen Rufinamid und Triazolderivate, Lakt.;
KI (Zonisamid): bek. Überempfindlichkeit

Carbamazepin Rp — HWZ 15h (mult. Dosis), 36h (1 x Dosis), Q_0 1.0, PPB 70-80%, ther. Serumspiegel: 3-8mg/l

Carbadura *Tbl. 300(ret.), 400(ret.), 600(ret.)mg* **Carbamazepin-ratioph.** *Tbl. 200(ret.), 400(ret.)mg* **Carbamazepin HEXAL** *Tbl. 200, 400mg* **Tegretal** *Tbl. 200, 200(ret.), 400(ret.)mg; Saft (5ml = 100mg)* **Timonil** *Tbl. 150(ret.), 200, 200(ret.), 300(ret.), 400(ret.) 600(ret.)mg; Saft (5ml = 100mg)*	**Alle Ind:** ini 200-400mg/d p.o., in 2-4 (unret.) bzw. 1-2ED (ret.), langsam steigern bis Erh.Dos.; **Epilepsien** → 672: Erh.Dos. 600-1200mg p.o.; **Ki.:** Erh.Dos. 10-20mg/kg/d; **Trigeminusneuralgie** → 678: Erh.Dos. 400-800mg/d; **diabetische PNP:** Erh.Dos. 600mg/d, max. 1200mg/d; **Pro. manisch-depressive Phasen** → 695: Erh.Dos. 200-400mg/d, max. 800mg/d; **Anfalls-Pro. bei C2-Entzug** → 693: 600mg/d, in schweren Fällen 1200mg/d in den ersten d; **DANI** nicht erforderlich

Eslicarbazepinacetat Rp — HWZ 20-24h, PPB < 40%, PRC B, Lact ?

Eslibon *Tbl. 200, 400, 800mg* **Eslicarbazepin Aristo** *Tbl. 200, 400, 800mg* **Zebinix** *Tbl. 200, 800mg; Saft (1ml = 50mg)*	**Begleittherapie bei partiell epileptischen Anfällen** → 672: ini 1 x 400mg, nach 1-2W 1 x 800mg, max. 1 x 1200mg/d; nur in Kombination mit bestehender Therapie; **Ki. ab 6J:** ini 1 x 10mg/kg, Dosissteigerung um 10mg/kg alle 1-2W auf max. 30mg/kg/d, max. 1200mg/d; **DANI** CrCl > 60: 100%; 30-60: ini 400mg alle 2d, nach 2W 1 x 400mg/d; < 30: Anw. nicht empf.; **DALI** Anw. bei schwerer LI nicht empfohlen

Lacosamid Rp — HWZ 13h, PPB < 15%

Lacosamid UCB *Tbl. 50, 100, 150, 200mg; Saft (1ml = 10mg)* **Vimpat** *Tbl. 50, 100, 150, 200mg; Saft (1ml = 10mg); Inf.Lsg. 200mg/20ml*	**Fokale Anfälle** → 672: Monother.: ini 2 x 50mg p.o./i.v., nach 1W: 2 x 100mg p.o./i.v., Dosissteigerung um 2 x 50mg/d/W; max. 2 x 300mg/d p.o./i.v.; Zusatzther.: max. 400mg/d; **DANI** CrCl > 30: 100%; < 30: max. 250mg/d; **DALI** leichte bis mäßige LI: nicht erf.

Lamotrigin Rp (s.a. → 347)	HWZ 29h, Qo 0.9, PPB 55%, PRC C, Lact ?
Lamictal *Tbl. 2, 5, 25, 50, 100, 200mg* **Lamotrigin Acis** *Tbl. 25, 50, 100, 200mg* **Lamotrigin HEXAL** *Tbl. 25, 50, 100, 200mg* **Lamotrigin-ratioph.** *Tbl. 50, 100, 200mg*	**Epilepsien** → 672: **Erw., Ki. ≥ 13J:** d1-14: 1 x 25mg p.o., d15-29: 1 x 50mg, dann alle 1-2W um 50-100mg steigern, Erh.Dos. 100-200mg/d in 1-2ED; **Ki. 2-12J:** d1-14: 0.3mg/kg, d15-29: 0.6mg/kg, dann alle 1-2W um 0.6mg/kg steigern, Erh.Dos. 1-15mg/kg/d, bei Kombinationstherapie s. FachInfo; **DANI** vorsichtige Anwendung; **DALI** Child B: 50%, Child C: 25%
Oxcarbazepin Rp	HWZ 1-2.5(9)h, Qo 1.0(0.7), PPB 40%, PRC C, Lact ?
Apydan Extent *Tbl. 150, 300, 600mg* **Oxcarbazepin Dura** *Tbl. 150, 300, 600mg* **Timox extent, Trileptal** *Tbl. 150, 300, 600mg; Saft (5ml = 300mg)*	**Epilepsien** → 672: ini 2 x 300mg p.o., um 600mg/W steigern, Erh.Dos. 600-2400mg/d; **Ki. > 6J:** ini 8-10mg/kg/d, max. 10mg/kg/W steigern, Erh.Dos. 30mg/kg/d, max. 46mg/kg/d; **DANI** CrCl < 30: ini 1 x 300mg
Phenytoin Rp	HWZ 22h, Qo 1.0, PPB 83-94%, ther. Serumspiegel 10-20mg/l
Phenhydan *Tbl. 100mg; Amp. 250mg/5ml; Inf.Lsg. 750mg/50ml* **Phenytoin AWD** *Tbl. 100mg*	**Epilepsien** → 672: ini 3 x 100mg p.o., dann nach Wi bzw. Serumspiegel; **Ki. < 12J:** ini 2mg/kg/d, dann alle 3d um 1mg/kg steigern, dann nach Serumspiegel; **Status epilept.** → 675: 250mg über 10min i.v., ggf. Wdh. nach 20min, dann Wdh. alle 1.5-6h; 750mg über 20-30min i.v., max. 17mg/kg/d; **Ki. < 12J:** d1: 30mg/kg i.v.; d2: 20mg/kg; d3: 10mg/kg, max. 1mg/kg/min i.v.; **DANI** nicht erforderlich
Rufinamid Rp	HWZ 6-10h, Qo 0.95, PPB 34%
Inovelon *Tbl. 200, 400mg, Saft (10ml = 400mg)*	**Lennox-Gastaut-Syndrom: Erw., Ki. ab 4J:** ini 400mg/d, ggf. alle 2d um 400mg/d steigern, 30-50kg: max. 1800mg/d; 51-70kg: max. 2400mg/d; > 70kg: max. 3200mg/d; **Ki. 1-4J:** ini 10mg/kg/d in 2 ED, ggf. alle 3d um 10mg/kg/d steigern bis 45mg/kg/d; **Ki. ab 4J:** < 30kg: ini 200mg p.o., ggf. alle 2d um 200mg/d bis 1g steigern, bei Komb. mit Valproat max. 400mg; **DANI** nicht erf.; **DALI** Anw. bei schwerer LI nicht empfohlen
Zonisamid Rp	HWZ 60h, PPB 40-50%
Zonegran *Kps. 25, 50, 100mg* **Zonisamid 1A** *Kps. 25, 50, 100mg* **Zonisamid-ratioph.** *Kps. 25, 50, 100mg* **Zonisol** *Saft (5ml = 100mg)*	**Epilepsie** → 672: ini 2 x 25mg p.o., nach 1W 2 x 50mg, dann wöchentlich um 100mg steigern, Erh.Dos. 300-500mg/d; **DANI** sorgfältige Dosiseinstellung; **DALI** KI bei schwerer Leberfunktionsstrg.

A 12.1.2 Kalzium-Blocker

Wm/Wi: Verringerung der Ströme spannungsabhängiger Kalzium-Kanäle vom T-Typ; **UW:** Übelkeit, Erbrechen, Singultus, Leibschmerzen, Lethargie, Kopfschmerzen, Zurückgezogenheit, Ängstlichkeit, Schlaf-/Appetitstörung, Gewicht ↓, Diarrhoe, Obstipation, Ataxie; **KI:** bekannte Überempfindlichkeit, Lakt.

Ethosuximid Rp	HWZ 33-55h, Qo 0.8, keine PPB, Serumspiegel: 40-100mg/l
Ethosuximid-neuraxpharm *Kps. 250mg; Gtt. (1ml = 500mg); Saft (5ml=250mg)* **Petnidan** *Kps. 250mg; Saft (5ml = 250mg)* **Suxilep** *Kps. 250mg*	**Absencen, myoklonische Anfälle** → 672: ini 5-10mg/kg p.o., alle 4-7d um 5mg/kg steigern; Erh.Dos. 15mg/kg, max. 30mg/kg; **Ki.:** Erh.Dos. 20mg/kg, max. 40mg/kg in 1-3ED; **DANI** nicht erforderlich

A 12.1.3 GABA-erge Substanzen

Wm/Wi (Phenobarbital): Verstärkung der GABA-ergen Hemmwirkung im ZNS ⇒ sedierend, schlafinduzierend, anxiolytisch, antiaggressiv, antikonvulsiv, muskelrelaxierend; **Wm/Wi** (Vigabatrin): irrev. Hemmung des enzymat. Abbaus von GABA (GABA-Transaminase); **UW** (Phenobarbital): starke Beruhigung, Müdigkeit, Schwindel, Kopfschmerzen, Benommenheit, Ataxie, kognitive Störung, Verwirrtheit, Störung der Sexualfunktion, Überhangeffekte, paradoxe Erregungszustände; **UW** (Vigabatrin): Gewicht ↑, Somnolenz, Sprachstörungen, Kopfschmerzen, Schwindel, Parästhesien, Aufmerksamkeits- und Gedächtnisstörungen, psychische Beeinträchtigungen, Tremor, Gesichtsfelddefekte, Verschwommensehen, Diplopie, Nystagmus, Übelkeit, abdominale Schmerzen, Erregbarkeit, Ödeme, Müdigkeit, Agitation, Aggression, Nervosität, Depression, paranoide Reaktionen, Kinder: Erregung, Agitiertheit; **KI** (Phenobarbital): bek. Überempf., akute Alkohol-, Schlafmittel-, Schmerzmittelvergiftg., Vergiftg. durch Anregungsmittel od. dämpfende Psychopharmaka; **KI** (Vigabatrin): bek. Überempf.

Phenobarbital Rp	HWZ 60-150h, Qo 0.7, PPB 40-60%, PRC D, Lact -
Luminal *Tbl. 100mg; Amp. 200mg/1ml* **Luminaletten** *Tbl. 15mg* **Phenobarbital-neuraxpharm** *Tbl. 15, 100mg*	**Epilepsien** → 672: 1-3mg/kg/d p.o. in 2ED; 200-400mg i.v., max. 800mg/d i.v.; **Ki.:** 3-4mg/kg p.o. in 2ED; 2-3 x 20-75mg i.v.; **DANI** CrCl < 10: Dosisreduktion
Vigabatrin Rp	HWZ 5-8h, Qo 0.01, keine PPB
Sabril *Tbl. 500mg; Granulat 500mg*	**Fokale Anfälle** → 672: ini 1g p.o., steigern um 0.5g/W, Erh.Dos. 2-3g/d; **Ki.:** ini 40mg/kg/d, Erh.Dos. 50-100mg/kg/d; **infantile Spasmen:** ini 50mg/kg/d p.o., Erh.Dos. bis 150mg/kg/d; **DANI** CrCl < 60: sorgfältige Dosiseinstellung

A 12.1.4 Benzodiazepine

Wm/Wi: Verstärkung natürlicher GABA-beteiligter Hemm-Mechanismen im ZNS ⇒ vorwiegend antikonvulsive aber auch beruhigende, schlafanstoßende, anxiolytische, muskelrelaxierende Eigenschaften; **UW**: Somnolenz, verlängerte Reaktionszeit, verminderter Muskeltonus, Muskelschwäche, Schwindel, Ataxie, Müdigkeit, Mattigkeit; **KI**: bek. Überempf. gegen C. oder andere Benzodiazepine; Medikamenten-, Drogen-, Alkoholabhängigkeit; Myasthenia gravis, schwere Ateminsuff., schwere Leberinsuffizienz

Clonazepam Rp	HWZ 30-40h, Qo 1.0, PPB 83-87%
Antelepsin *Tbl. 0.5, 2mg* **Clonazepam-neuraxpharm** *Gtt. (1ml = 2.5mg)* **Rivotril** *Tbl. 0.5, 2mg; Gtt. (25Gtt. = 2.5mg); Amp. 1mg/2ml*	**Epilepsien** → 672: ini 2 x 0.5mg p.o., über 2-4W steigern bis Erh.Dos. 4-8mg/d in 3-4ED; **Sgl.:** ini 2 x 0.1mg/d, Erh.Dos. 0.5-1mg/d; **Kleinki.:** ini 3 x 0.2mg/d, Erh.Dos. 1.5-3mg/d; **Schulki.:** ini 2 x 0.25mg/d, Erh.Dos. 3-6mg/d; **Status epilepticus** → 675: 1mg langsam i.v., Wdh. n. Bed., max. 13mg/d; **Sgl., Ki.:** 0.5mg i.v.; **DANI** nicht erforderlich; **DALI** leichte bis mäßige LI: vors. Anw.; schwere LI: KI

Diazepam → 360, **Dikaliumclorazepat** → 360, **Lorazepam** → 361

A 12.1.5 Natrium-Blocker und GABA-erge Substanzen

Wm/Wi (Topiramat): Membranstabilisierung durch Blockade von Na^+-Kanälen, Antagonisierung der exzitatorischen Glutamatwirkung, GABA-erge Hemmwirkung ↑; **Wm/Wi** (Valproinsäure): exakter Wm unklar, Blockade von Na^+-Kanälen, enzymatischer Abbau von GABA ↓; **UW** (Topiramat): Nasopharyngitis, Anämie, Hypersensitivität, Anorexie, Appetit ↓, Depression, Sprachstrg., Bradyphrenie, Insomnie, Angst, Verwirrtheit, Desorientierung, Aggression, Stimmungsschwank., Parästhesie, Schwindel, Somnolenz; Gedächtnis-, kognitive, Aufmerksamkeits-, Koordinations-, Gleichgewichts-, Gangstörung; Tremor, Nystagmus, Dysarthrie, Dysgeusie, Sedierung, Sehstörung, Verschwommensehen, Diplopie, Tinnitus, Ohrschmerzen, Dyspnoe, Epistaxis, verstopfte Nase, Rhinorrhoe, Übelkeit, Erbrechen, Obstipation, Diarrhoe, abdom. Schmerzen, Mundtrockenheit, Parästhesien, Alopezie, Hautausschlag, Pruritus, Arthralgie, Myalgie, Nephrolithiasis, Pollakisurie, Dysurie, Fieber, Fatigue, Gewicht ↑/↓; **UW** (Valproinsäure): Anämie, Thrombopenie, Leukopenie, Hyperammonämie, Gewicht ↑/↓, Appetitlosigkeit, Appetit ↑, Hyponatriämie, Verwirrtheitszustände, Aggression, Agitiertheit, Aufmerksamkeitsstrg., Tremor, extrapyramidale Strg., Stupor, Schläfrigkeit, Parästhesien, Konvulsionen, eingeschränktes Erinnerungsvermögen, Kopfschmerzen, Nystagmus, Taubheit, Blutg., Übelkeit, Diarrhoe, Oberbauchschmerzen, Haarausfall, Leberschäden, Dysmenorrhoe; **KI** (Topiramat): bek. Überempf., Pro. von Migräne-Kopfschmerz in Grav. oder bei Frauen ohne Verhütung; **KI** (Valproinsäure): bek. Überempf., anamnestisch/fam. Lebererkr., schwerwiegende Leber- und Pankreasfunktionsstrg., Leberfunktionsstrg. mit tödl. Ausgang während Valproinsäurether. bei Geschwistern, hepatische Porphyrie, Blut-gerinnungsstrg., mitochondriale Erkr., die durch Mutationen durch das mitochondriale Enzym POLG kodierende Kerngen verursacht sind (z.B. Alpers-Huttenlocher-Syndrom); Ki. < 2J, bei denen der V. a. eine POLG-verwandte Erkr. besteht; bek. Strg. des Harnstoff-zyklus; s. FachInfo bei Anw. in Grav.

Topiramat Rp	HWZ 18-24h, Qo < 0.5, PPB 13-17%, PRC C, Lact ?
Topamax *Tbl. 25, 50, 100, 200mg; Kps. 25, 50mg* **Topiramat Heumann** *Tbl. 25, 50, 100, 200mg* **Topiramat-neuraxpharm** *Tbl. 25, 50, 100, 200mg*	**Epilepsie** → 672: Monother.: ini 1 x 25mg abends p.o., alle 1-2W um 25-50mg steigern, Erh.Dos. 100mg/d, max. 500mg/d; **Ki. > 6J:** ini 0.5-1mg/kg/d abends p.o., alle 1-2W um 0.5-1mg/kg steigern, initiale Zieldosis 2mg/kg/d; Komb.Therapie s. FachInfo; **Migräne:** → 677; **DANI** CrCl < 60: sorgfältige Dosiseinstellung, HD Erh.Dos. 50%

Valproinsäure Rp	HWZ 6-16h, Qo 0.95, PPB 90-95%, ther. Serumspiegel: 50-100mg/l
Convulex *Kps. 300, 500mg* **Depakine** *Gtt. (1ml = 300mg)* **Ergenyl** *Tbl. 150, 300, 300(ret.), 500, 500(ret.)mg; Gtt. (1ml = 300mg); Amp. 400mg/4ml* **Orfiril** *Tbl. 150, 300, 500(ret.), 600, 1000(ret.)mg; Kps. 150(ret.), 300(ret.)mg; Saft (5ml = 300mg); Amp. 300mg/3ml, 1g/10ml* **Valproat HEXAL** *Lsg. (1ml = 300mg)* **Valproat-neuraxph.** *Tbl. 150, 300, 600mg; Lsg. (1ml = 300mg)*	**Epilepsien** → 672: ini 5-10mg/kg/d p.o., alle 4-7d um 5mg/kg steigern, Erh.Dos. 20mg/kg/d; 5-10mg/kg i.v., dann 1mg/kg/h; max. 2.5g/d i.v.; **Jugendl.:** 25mg/kg/d; **Ki.:** 30mg/kg/d; **akute Manie** → 696: ini 20mg/kg/d; Erh.Dos.1-2g/d; **DANI** nicht erforderlich; **DALI** KI bei Lebererkrankung

A 12.1.6 Antiepileptika mit anderen Wirkmechanismen

Wm/Wi (Fenfluramin): Freisetzung von Serotonin ⇒ Stimulation versch. 5-HT-Rez.-Subtypen u. des Sigma-1-Rez. ⇒ antiepileptisch; **Wm/Wi** (Gabapentin): GABA-Analogon, bindet an Bindungsstellen, die mit alpha$_2$delta-Untereinheiten spannungsabhängiger Ca-Kanäle assoziiert sind ⇒ Freisetzung verschied. Monoamin-Neurotransmitter ↓; **Wm/Wi** (Pitolisant): Histamin-H3-Antagonist/inverser Agonist ⇒ Verstärkung der Aktivität histaminerger Neuronen; Modulation verschied. Neurotransmitter ⇒ erhöhte Ausschüttg. v. Acetylcholin, Noradreanlin, Dopamin; **Wm/Wi** (Pregabalin): GABA-Analogon, bindet an Bindungsstellen, die mit alpha$_2$-delta-Untereinheiten spannungsabhängiger Ca-Kanäle assoziiert sind ⇒ Veränderung der Calcium-Ströme, Modulation der Freisetzung verschiedener Monoamin-Neurotransmitter (u.a. Glutamat, Noradrenalin, Substanz P); **Wm/Wi** (Stiripentol): GABA-Konzentration ↑; **Wm** (Sultiam): Hemmung der Carboanhydrase; **UW** (Fenfluramin): Bronchitis, Infektion d. ob. Atemwege, Ohrinfektion, Appetit ↓, Lethargie, Somnolenz, Status epilepticus, Tremor, Obstipation, Diarrhoe, Erbrechen, Fieber, Ermüdung, Blutglukose ↓, anomales EKG, Gewicht ↓, Sturz, anomales Verhalten, Reizbarkeit; **UW** (Gabapentin): Virusinfektionen, Infektionen der Atem-/Harnwege, sonstige Infekte, Otitis media, Pneumonie, Leukopenie, Anorexie, Appetit ↑, Feindseligkeit, Verwirrtheitszustände, Affektlabilität, Depressionen, Angst, Nervosität, Denkstrg., Somnolenz, Schwindel, Ataxie, Krämpfe, Hyperkinesie, Dysarthrie, Amnesie, Tremor, Schlaflosigkeit, Kopfschmerzen, Missempfindg., Koordinationsstrg., Nystagmus, verstärkte/abgeschwächte/fehlende Reflexe, Sehstrg., Palpitationen, Hypertonie, Vasodilatation, Dyspnoe, Bronchitis, Pharyngitis, Husten, Rhinitis, Erbrechen, Übelkeit, Zahnanomalien, Gingivitis, Diarrhoe, Bauchschmerzen, Dyspepsie, Obstipation, Mundtrockenheit, Flatulenz, Gesichtsödem, Purpura, Akne, Pruritus, Hautausschlag, Arthralgie, Myalgie, Rückenschmerzen, Muskelzucken, Inkontinenz, Impotenz, Ermüdg., Fieber, periph./generalis. Ödeme, anormaler Gang, Asthenie, Schmerzen, Unwohlsein, Grippesymptome, Gewicht ↑, unfallbed. Verletzungen, Frakturen, Abschürfungen; **UW** (Pitolisant): Schlaflosigkeit, Angst, Reizbarkeit, Depression, Schlafstrg., Kopfschmerzen, Schwindel, Tremor, Übelkeit, Erbrechen, Dyspepsie, Ermüdung; **UW** (Pregabalin): Appetit ↑, Benommenheit, Schläfrigkeit, Euphorie, Verwirrung, Libido ↓, Reizbarkeit, Desorientierung, Schlaflosigkeit, Ataxie; Aufmerksamkeits-, Koordinations-, Gedächtnis-, Gleichgewichtsstrg.; Tremor, Dysarthrie, Parästhesie, Sedierung, Lethargie, Kopfschmerzen, Verschwommensehen, Diplopie, Schwindel, Mundtrockenheit, Obstipation, Erbrechen, Flatulenz, erekt. Dysfkt., periph. Ödeme, Trunkenheitsgefühl, Ödeme, Gangstrg., Abgeschlagenheit, Gewicht ↑; **UW** (Stiripentol): Neutropenie, Anorexie, Gewicht ↓, Appetit ↓, Schlaflosigkeit, Aggressivität, Reizbarkeit, Verhaltensstrg., ablehnendes Verhalten, Übererregbarkeit, Schlafstörungen, Benommenheit, Ataxie, Hypotonie, Dystonie, Übelkeit, Erbrechen, Hyperkinesie, γGT ↑; **UW** (Sultiam): Magenbeschwerden, Parästhesien in Extremitäten und Gesicht, Tachy-/Hyper-/Dyspnoe, Schwindel, Kopfschmerzen, Stenokardien, Tachykardien, Doppelbilder, Singultus, Gewicht ↓, Appetit ↓;

KI (Fenfluramin): bek. Überempf., Aorten- oder Mitralklappenvitium, pulmonalarterielle Hypertonie, Einnahme < 14d nach Anw. von MAO-Hemmern; **KI** (Gabapentin, Pregabalin, Retigabin): bek. Überempf.; **KI** (Pitolisant): bek. Überempf., schwere Leberfunktionsstrg., Lakt.; **KI** (Stiripentol): bek. Überempf., Vorgeschichte mit Psychosen in Form deliranter Anfälle; **KI** (Sultiam): bek. Überempf., akute Porphyrie, Hyperthyreose, arterielle Hypertonie, Grav./Lakt.

Fenfluramin Rp	HWZ 20(30)h, PPB 50%
Fintepla *Lsg. (1ml = 2.2mg)*	**Dravet-Syndrom: Ki. ab 2J, Erw.:** ini 2 x 0.1mg/kg p.o., Steigerung je n. Wi. bzw. Komedikation s. FachInfo; **DANI** keine Daten; **DALI** mäßige-schwere LI: Anw. nicht empf.

Gabapentin Rp	HWZ 5-7h, Q_0 0.08, PPB < 3%, PRC C, Lact ?
Gabaliquid Geriasan *Lsg. (1ml = 50mg)* **Gabapentin HEXAL** *Kps. 100, 300, 400mg; Tbl. 600, 800mg* **Gabapentin-ratioph.** *Kps. 100, 300, 400mg; Tbl. 600, 800mg* **Gabapentin Stada** *Kps. 100, 300, 400mg; Tbl. 600, 800mg* **Neurontin** *Kps. 100, 300, 400mg; Tbl. 600, 800mg*	**Epilepsien** → 672, **neuropath. Schmerzen:** d1: 300mg/d, d2: 600mg/d; d3: 900mg/d in 1-3ED p.o., dann 1800-3600mg/d in 3ED, max. 3600mg/d; **Ki. 6-12J:** d1: ini 10-15mg/kg/d, Erh.Dos. 25-35mg/kg/d, max 50mg/kg/d; **DANI** CrCl > 80: 900-3600mg/d; 50-79: 600-1800mg/d; 30-49: 300-900mg/d; 15-29: 150-600mg/d; < 15: 150-300mg/d; HD: ini 300-400mg, nach 4-stünd. HD jew. 200-300mg

Pitolisant Rp	HWZ 10-12h, PPB 90%
Ozawade *Tbl. 4.5, 18mg* **Wakix** *Tbl. 4.5, 18mg*	**Narkolepsie mit oder ohne Kataplexie:** W1 1 x 9mg p.o., W2 4.5-18mg, W3 bis max. 36mg/d; **DANI** max. 18mg/d; **DALI** Child A: 100%; B: max 18mg/d; C: KI

Pregabalin Rp	HWZ 6.3h, keine PPB, PRC C, Lact ?
Algecia *Kps. 25, 50, 75, 100, 150, 200, 225, 300mg* **Lyrica** *Kps. 25, 50, 75, 100, 150, 200, 225, 300mg; Lsg. (1ml = 20mg)* **Pregabador** *Kps. 25, 50, 75, 100, 150, 200, 225, 300mg* **Pregaba HEXAL** *Kps. 25, 50, 75, 100, 150, 200, 225, 300mg* **Pregabalin Glenmark** *Kps. 25, 50, 75, 100, 150, 200, 225, 300mg*	**Neuropath. Schmerzen** → 672, **Epilepsie:** ini 150mg p.o. in 2-3ED, nach Bedarf nach 3-7d steigern auf 300mg/d, max. 600mg/d; **generalisierte Angststrg.:** ini 150mg/d, nach Bedarf nach 1W steigern auf 300mg/d, nach 2W ggf. 450mg/d, max. 600mg/d; **DANI** CrCl 30-60: ini 75mg/d, max. 300mg/d; 15-29: ini 25-50mg/d, max. 150mg/d; < 15: ini 25mg/d, max. 75mg/d; **DALI** nicht erford.

Stiripentol Rp	HWZ 4.5-13h, PPB 99%
Diacomit *Kps. 250, 500mg; Pulver 250, 500mg/Beutel*	**Schwere myoklonische Epilepsie (Dravet-Syndr.):** Komb. mit Valproat und Clobazam; in 3d langsam steigern auf 50mg/kg/d p.o.; **DANI, DALI** Anwendung nicht empfohlen

Sultiam Rp	HWZ 3-30h, PPB 29%
Ospolot *Tbl. 50, 200mg* **Sultiam-neuraxph.** *Tbl. 50, 100, 200mg*	**Rolando-Epilepsie** → 672: Erh.Dos. 5-10mg/kg p.o.

A 12.1.7 Antiepileptika mit unbekannten Wirkmechanismen

Wm/Wi (Brivaracetam): antikonvulsive Wi durch Bindung an synapt. Vesikelprotein 2A (SV2A); **Wm/Wi** (Cenobamat): Modulator des GABAA-Ionenkanals, bindet nicht an Benzodiazepin-Bindungsstelle; Inaktivierung von Na-Kanälen ⇒ reduziert das neuronale Feuern; **Wm/Wi** (Felbamat, Levetiracetam): genauer Wm unbek.; **Wm/Wi** (Mesuximid): genauer Wm unklar, Krampfschwelle ↑; **Wm/Wi** (Primidon): Hyperpolarisation von Membranen, gen. Wm unklar ⇒ sedierend, schlafinduzierend, anxiolytisch, antiaggressiv, antikonvulsiv, muskelrelax.; **Wm/Wi** (4-Hydroxybuttersäure): exakter Wm unbek., dämpfend auf ZNS, antikataplektisch; **UW** (Brivaracetam): Schwindel, Somnolenz, Konvulsion, Vertigo, Infektionen d. oberen Atemwege, Husten, Influenza, Übelkeit, Erbrechen, Obstipation, Fatigue, Depression, Angst, Insomnie, Reizbarkeit, Appetit ↓; **UW** (Cenobamat): Verwirrtheitszustand, Reizbarkeit, Somnolenz, Gangstrg., Kopfschmerzen, häufig Dysarthrie, Nystagmus, Aphasie, eingeschränkt. Erinnerungsvermögen, Doppeltsehen, Verschwommensehen, Obstipation, Diarrhoe, Übelkeit, Erbrechen, Mundtrockenheit, Exanthem, Leberenzyme ↑; **UW** (Felbamat): Gewicht ↓, Anorexie, Schlaflosigkeit, Somnolenz, Ataxie, Schwindel, Kopfschmerzen, Sehstrg., Diplopie, Übelkeit, Erbrechen, Dyspepsie, Abdominalschmerzen, Müdigkeit; **UW** (Levetiracetam): Nasopharyngitis, Anorexie, Depression, Feindseligkeit/Aggression, Angst, Insomnie, Nervosität/Reizbarkeit, Somnolenz, Kopfschmerzen, Konvulsion, Gleichgewichtsstrg., Schwindel, Lethargie, Tremor, Drehschwindel, Husten, Bauchschmerzen, Diarrhoe, Dyspepsie, Erbrechen, Nausea, Rash, Asthenie, Müdigkeit; **UW** (Mesuximid): Kopfschmerzen, Schwindel, Sedierung, Schlaflosigkeit, Gangstrg., Sehstrg., Magenbeschwerden, Singultus, Übelkeit, Erbrechen, Diarrhoe, Appetit ↓, Gewicht ↓, Euphorie, Reizbarkeit, Bewegungsdrang; **UW** (Primidon): megaloblastäre Anämie, T4/fT4 ↓, Hypokalzämie, aP/γGT ↑, Teilnahmslosigkeit, Reizbarkeit, Verstimmung, Schwindel, Ataxie, Somnolenz, Akkommodationsstrg., Übelkeit, Erbrechen, makulopap. Exanthem, Müdigk., Gleichgewichtsstrg.; **UW** (4-Hydroxybuttersäure): Anorexie, Appetit ↓, Gewicht ↓, Depression, Kataplexie, Angst, abnorme Träume, Verwirrtheitszust., Desorientiertheit, Alpträume, Schlafwandeln, Schlafstrg., Nervosität, Schwindel, Kopfschmerzen, Schlaflähmung, Somnolenz, Tremor, Gleichgewichtsstörung, Aufmerksamkeitsstrg., Hypästhesie, Parästhesie, Sedierung, Dysgeusie, Schwindel, Palpitationen, Hypertonie, verschwomm. Sehen, Dyspnoe, Schnarchen, verstopfte Nase, Nausea, Erbrechen, Diarrhoe, Oberbauchschmerzen, Hyperhidrosis, Hautausschlag, Arthralgie, Muskelspasmen, Rückenschmerzen, Enuresis noct,, Harninkontinenz, Nasopharnygitis, Sinusitis, Asthenie, Müdigkeit, Gefühl des Betrunkenseins, periphere Ödeme, Stürze; **KI** (Brivaracetam): bek. Überempf. gg. B. oder andere Pyrrolidon-Derivate; **KI** (Cenobamat): bek. Überempf., fam. short-QT-Syndrom; **KI** (Felbamat): Bluterkr., Leberfktstrg. (auch anamnestisch), bek. Überempf., Grav./Lakt.; **KI** (Levetiracetam): bek. Überempf.; **KI** (Mesuximid): bek. Überempf., hepatische Porphyrie, hämatol. Erkr., Lakt.; **KI** (Primidon): akute hepatische Porphyrie, schwere Leber- u. Nierenfktstrg., schwere Myokardschäden, akute Vergiftung mit zentral dämpfenden Pharmaka oder Alkohol; **KI** (4-Hydroxybuttersäure): bek. Überempf., schwere Depression, Succinatsemialdehyd-dehydrogenase-Mangel, gleichzeitige Beh. mit Opioiden/Barbituraten

Brivaracetam Rp — HWZ 9h, PPB 20%, PRC C, Lact ?

Briviact *Tbl. 10, 25, 50, 75, 100mg; Lsg. (10mg/ml)*	**Zusatztherapie fokaler Anfälle mit/ohne sekundäre Generalisierung:** Erw., **Ki. ab 16J:** ini 2 x 25-50mg p.o./i.v., Erh.Dos. 50-200mg/d; **Ki. ab 4J:** < 50kg: ini 1-2mg/kg/d in 2 ED, Erh.Dos. 2mg/kg/d, max. 4mg/kg/d; ≥ 50kg: ini 50-100mg/d in 2 ED, Erh.Dos. 100mg/d, max. 200mg/d; **DANI** nicht erf.; HD: Anw. nicht empf.; **DALI** ini 50mg, max. 2 x 75mg

Cenobamat Rp	HWZ 50-60h, PPB 60%
Ontozry *Tbl. 12.5, 25, 50, 100, 150, 200mg*	**Zusatztherapie fokaler Anfälle mit/ohne sekundäre Generalisierung** → 672: ini 1 x 12.5mg p.o., langsam steigern (s. Fach-Info) bis Zieldosis1 x 200mg, max. 400mg/d; **DANI** CrCl 30-90: max. 300mg/d; <30, HD: Anw. nicht empf.; **DALI** Child A, B: max. 200mg/d; C: Anw. nicht empf.
Felbamat Rp	HWZ 15–23h, Q0 0.5, PPB 22–25%
Taloxa *Tbl. 600mg; Lsg. 600mg/5ml*	**Lennox-Gastaut-Syndr.:** ini 600–1200mg p.o. in 2–3ED, wöchentlich steigern bis 3600mg/d in 3–4ED; **Ki., Jug. 4–14J:** ini 7.5–15mg/kg/d p.o. in 2–3ED, wöchentlich ↑ bis 45mg/kg/d (nicht > 3600mg/d) in 3–4ED; Dosisanpassung antiepileptischer Begleitmedikation (s. Fachinfo); **DANI** CrCl: > 50: Anfangsdosis 50%, vorsichtige Dosistitration
Levetiracetam Rp	HWZ 6-8h, PPB < 10%, PRC C, Lact ?
Keppra *Tbl. 250, 500, 750, 1000mg; Lsg. (1ml = 100mg); Inf.Lsg. 500mg/5ml* **Levetiracetam UCB** *Tbl. 250, 500, 750, 1000mg; Lsg. (1ml = 100mg); Inf.Lsg. 500mg/5ml* **Levetiracetam Winthrop** *Tbl. 250, 500, 750, 1000mg*	**Epilepsien** → 672: Monoth.: ini 2 x 250mg p.o./i.v., nach 2W 2 x 500mg p.o., n. Bed. alle 2W um 2 x 250mg/d ↑ bis max. 2 x 1500mg; Zusatzth.: ini 2 x 500mg, ggf. steigern um 2 x 500mg alle 2-4W bis max. 2 x 1500mg; **Ki (< 50kg):** ini 2 x 10mg/kg, dann max. 2 x 30mg/kg; **DANI** CrCl: > 80: 100%; 50-79: max. 2 x 1g; 30-49: max. 2 x 750mg; < 30: max. 2 x 500mg; HD: 1 x 0.5-1g, nach HD zusätzl. 250-500mg
Mesuximid Rp	HWZ 2.5(40)h, Q0 1.0, PPB unerheblich
Petinutin *Kps. 150, 300mg*	**Epilepsien, Absencen** → 672: d1-7 1 x 150mg p.o., dann über 7W um 150mg/W steigern, Erh.Dos. 9.5-11mg/kg/d, max. 15mg/kg/d; **DALI** KI b. hepat. Porphyrie
Primidon Rp	HWZ 8(80)h, Q0 0.6(0.2), geringe PPB, ther. Serumspiegel 5-10mg/l
Liskantin *Tbl. 250mg; Saft (5ml =125mg)* **Mylepsinum** *Tbl. 250mg* **Primidon Holsten** *Tbl. 250mg*	**Epilepsien, Absencen:** ini 60-125mg/d p.o., alle 3d um 125mg ↑, Erh.Dos. 15mg/kg/d in 2-3 ED; **Ki.:** Erh.Dos. 20mg/kg/d in 2-3 ED; **DANI** Krea (mg/dl) > 8: max. 250mg/d; schwere NI: KI; **DALI** schwere LI: KI
4-Hydroxybuttersäure (Natriumoxybat) Rp (Btm)	HWZ 0.5-1h, PPB < 1%
Xyrem *Saft (1ml = 500mg)*	**Kataplexie mit Narkolepsie:** ini 2 x 2.25g p.o., ggf. um 1.5g/d steigern bzw. reduz., max. 9g/d; **DANI** nicht erf.; **DALI** ini 50% Reduktion

A 12.2 Antiparkinsonmittel

A 12.2.1 L-Dopa (Dopaminergikum)

Wm/Wi (Levodopa): Levodopa passiert Blut-Hirn-Schranke, gelangt in dopaminerge Zellen, Decarboxylierung zu Dopamin, beeinflusst alle Parkinsonsymptome, v.a. Akinesie u. psychische Störungen; **Wm/Wi** (Decarboxylase-Hemmstoffe: Benserazid, Carbidopa; DDI = Dopamin-Decarboxylase-Inhibitoren): passieren Blut-Hirn-Schranke nicht, verhindern Decarboxylierung von L-Dopa in der Peripherie; **Wm/Wi** (Entacapon): spezifischer und v.a. peripher wirksamer COMT-Hemmer ⇒ klinisches Ansprechen auf L-Dopa wird verstärkt und verlängert; **UW** (L-Dopa inhalativ): Husten, Dyskinesie, Übelkeit, Erbrechen, Infektion d. ob. Atemwege, verfärbtes Sputum/Nasensekret, Rachenreizung, Sturz; **UW** (L-Dopa + Benserazid): fieberhafte Infekte, Bronchitis, Schnupfen, Anorexie, Schlafstörungen, Depression, Halluzination, Ängstlichkeit, Dyskinesien, Fluktuationen im therapeutischen Ansprechen, Kopfschmerzen, Mundtrockenheit, Dysgeusie, Arrhythmie, Hypotonie, orthostatische Dysregulation, Übelkeit, Erbrechen, Diarrhoe, Erhöhung von aP/Harnstoff; **UW** (L-Dopa + Carbidopa): Anorexie, Verwirrtheit, depressive Verstimmung, Alpträume, Halluzinationen, On-Off-Phänomene, Schwindel, Parästhesien, Schläfrigkeit, orthostat. Regulationsstörungen, Atemnot, Durchfall, Erbrechen, Brustschmerzen; **UW** (L-Dopa + Carbidopa + Entacapon): Anämie, Gewicht ↓, Appetit ↓, Depression, Halluzinationen, Verwirrtheit, ungewöhnl. Träume, Angst, Schlaflosigkeit, Dyskinesie, Verstärkung der Parkinson-Symptome, On-Off-Phänomene, Tremor, Dystonie, mentale Beeinträchtigung, Somnolenz, Kopfschmerzen, Benommenheit, Verschwommensehen, Symptome der KHK, Arrhythmie, Hypertonie, orthostatische Hypotonie, Dyspnoe, Diarrhoe, Übelkeit, Erbrechen, Dyspepsie, Abdominalschmerzen, Mundtrockenheit, Hautausschlag, Hyperhidrosis, Myalgie, Arthralgie, Muskelkrämpfe, Urinverfärbung, Harnweginfektionen, Brustschmerzen, Ödeme, Stürze, Gangstörungen, Asthenie, Fatigue; **UW** (L-Dopa + Carbidopa + Pramipexol): Appetitverlust, Gewichtsabnahme, Unruhe, Angst, Schlafstörungen, Halluzinationen, Wahnvorstellungen, Aggressivität, depressive Dysphorie mit oder ohne Suizidtendenzen, hypomanische Episoden, Verwirrtheit, Albträume, Hyperkinesie choreiformer oder dystonischer Art, Myoklonie der Gesichtsmuskeln, plötzliches Off-Phänomen, Schwindel, Benommenheit, metallischer Geschmack, Parästhesie, übermäßige Tagesschläfrigkeit und Schlafattacken, Verschwommensehen, Herzrhythmusstrg., Palpitationen, Kreislaufstörungen, Hitzewallungen, Hypertonie, Übelkeit, Erbrechen, Diarrhoe, Müdigkeit, Thoraxschmerz, Schwindel, Dyskinesien, Somnolenz, Amnesie, Kopfschmerzen, Sehstrg., Obstipation, Erbrechen, Müdigkeit, periphere Ödeme, Gewichtsverlust; **KI** (L-Dopa + Benserazid): bek. Überempf., Pat. < 25J., schwere Schilddrüsenüberfunktion, Tachykardien, Phäochromozytom, schw. Stoffwechsel-, Herz-, Leber-, Nieren- und Knochenmarkserkr., endogene und exogene Psychosen, Behandlung mit Reserpin oder nicht selektiven MAO-Hemmern, Engwinkelglaukom, Grav.; **KI** (L-Dopa + Carbidopa): bek. Überempf., gleichzeitige Gabe von nichtselektiven MAO-Hemmern, verdächtige nicht diagnostizierte Hautveränderungen oder anamnestisch bek. Melanom, Engwinkelglaukom, Pat. < 18J.; **KI** (L-Dopa + Carbidopa + Entacapon): bek. Überempf., schwere Leberinsuff., Engwinkelglaukom, Phäochromozytom, gleichzeitige Anw. mit nicht-selektiven oder selektiven MAO-Hemmern, malignes neuroleptisches Syndrom u./od. atraumatische Rhabdomyolyse in der Anamnese; **KI** (L-Dopa + Carbidopa + Pramipexol): bek. Überempf., arzneimittel-induzierte Parkinson-Syndrome, Engwinkelglaukom, schw. Psychose, Ki. <18J, gleichzeitige Anw. von nichtselektiven MAO-Hemmern und selektiven MAO-A-Hemmern

L-Dopa Rp	HWZ 2.3 h, Q0 1.0
Inbrija *Inhal.Kps. 33mg*	**M. Parkinson, intermittierende Ther. von OFF-Episoden:** 66mg nach Bedarf bis 5x/d

L-Dopa + Benserazid Rp	HWZ (L-D) 1.5 h, Qo (L-D/B) 1.0/1.0
Levopar *Kps. 50+12.5, 100+25, 200+50mg* **Madopar** *Kps. 50+12.5, 100+25, 100(ret.)+25mg; Tbl. 100+25, 200+50mg* **Restex** *Tbl. 100+25mg; Kps.100(ret.)+25mg*	**M. Parkinson, Parkinson-Syndrome** → 683: ini 100-200+25-50mg/d p.o. in 3ED, je nach Wi alle 3-7d um 50-100+12.5-25mg steigern, max. 800+200mg/d; **Restless-Legs-Syndrom** → 686: 100+25mg p.o. z.N., evtl. zusätzlich 100(ret.)+25mg

L-Dopa + Carbidopa Rp	HWZ L/C 1.5/10h Qo L/C 1.0/> 0.7, PRC C, Lact ?
Duodopa *Gel (1ml enth. 20+5mg)* **Isicom** *Tbl. 100+25, 250+25mg; Tbl. 100(ret.)+25, 200(ret.)+50mg* **Levodopa/Carb-ratioph.** *Tbl. 100+25, 100(ret.)+25mg, 200+50mg, 200(ret.)+50mg* **Nacom** *Tbl. 100+25, 100(ret.)+25, 200(ret.)+50, 250+25mg* **Sinemet** *Tbl. 100(ret.)+25, 200(ret.)+50mg* **Suades** *Dosierspender Tbl. 5+1.25mg*	**M. Parkinson, Parkinson-Syndrome** → 683: ini 50-150+12.5-37.5mg/d p.o., je nach Wi alle 3-7d um 50-125+12.5-25mg steigern, max. 2000+500mg/d in 3-4ED; (Duodopa): Gabe über intest. Sonde u. Pumpe: Morgendosis als Bolus 5-10ml, max. 15ml, Erh.Dos. individuell 1-10ml/h über 16h; s.a. FachInfo; **DANI, DALI** nicht erforderlich

L-Dopa + Carbidopa + Entacapon Rp	
LCE 1A-Pharma *Tbl. 50+12.5+200mg, 75+18.75+200mg, 100+25+200mg, 125+31.25+200mg, 150+37.5+200mg, 200+50+200mg* **Stalevo** *Tbl. 50+12.5+200, 75+18.75+200mg, 100+25+200mg, 125+31.25+200mg, 150+37.5+200mg, 200+50+200mg*	**M. Parkinson** → 683: Einstellung entsprechend L-Dopa-Vormedikation; s. Pck.Beil.

A 12.2.2 Dopaminagonisten (Dopaminergika)

Wm/Wi: direkter dopaminerger Agonismus, Beeinflussung aller Parkinsonsymptome, v.a. Akinesie und psychische Störung; **UW** (Bromocriptin): Übelkeit, Erbrechen, Magen-Darm-Beschwerden, Appetitlosigkeit, Obstipation, Kopfschmerzen, Schwindel, Müdigkeit, depressive Verstimmung, psychomot. Unruhe, Schlafstrg., Sehstrg., visuelle Halluzinationen, Psychosen, Verwirrtheit, Benommenheit, Angst, Nervosität, Dyskinesie, Ataxien, Synkope, Miktionsbeschwerden, allergische Hautreaktionen, Ödeme, Erythromelalgie, Muskelkrämpfe, Mundtrockenheit, Haarausfall, Gefühl der verstopften Nase; **UW** (Cabergolin): Halluzinationen, Schlafstrg., Benommenheit, Schläfrigkeit, Dyskinesien, orthostatische Hypotonie, Übelkeit, Verstopfung, Dyspepsie, Gastritis, Erbrechen, periphere Ödeme, Verwirrtheit, Herzklappenveränderungen, Schwindel, Müdigkeit, Libido ↑, Kopfschmerzen, Ermüdung, Dyspnoe, Asthenie, abnormer Leberfunktionstest; bei Zusatztherapie zu Levodopa: Angina pectoris, Verringerung des Hämoglobinwerts, des Hämatokrits und/oder des roten Blutbilds; **UW** (Pergolid): Schmerzen, Herzklappenveränderungen u.a. kardiale Erkrankungen, Übelkeit, Erbrechen, Dyspepsie, Dyskinesie, Halluzinationen, Schläfrigkeit, Rhinitis, Dyspnoe, Diplopie;

UW (Piribedil): Übelkeit, Erbrechen, Blähungen, Halluzinationen, Erregung, Schwindel, Zerstreutheit, Schläfrigkeit;**UW** (Pramipexol): abnorme Träume, Impulskontrollstörungen, zwanghaftes Verhalten, Verwirrtheit, Halluzinationen, Schlaflosigkeit, Schwindel, Dyskinesie, Somnolenz, Kopfschmerzen, Sehstörungen, Hypotonie, Übelkeit, Obstipation, Erbrechen, Müdigkeit, periphere Ödeme, Gewichtsabnahme, Appetit ↓; **UW** (Ropinirol): Monotherapie: Halluzinationen, Somnolenz, Schwindel, Übelkeit, Erbrechen, Obstipation, peripheres Ödem, Synkope, Sodbrennen; Kombinationstherapie: Dyskinesie, (orthostatische) Hypotonie, Verwirrtheit, Übelkeit; **UW** (Rotigotin): Überempfindlichkeit, Schlafattacken, ungewöhnliche Träume, Störung des sexuellen Verlangens, Schlaflosigkeit, Kopfschmerzen, Somnolenz, Hypertonie, Übelkeit, Erbrechen, Dyspepsie, Juckreiz, Reaktionen an Applikationsstelle, Reizbarkeit, Schwächezustände, Gewichtsabnahme, Sturzneigung, Singultus, Obstipation, Schwindel, Mundtrockenheit, Dyskinesie, Lethargie, orthostatische Hypotonie, Palpitationen, peripheres Ödem, Halluzinationen, Bewusstseinsstörungen, Hyperhidrosis, Erythem;
KI (Bromocriptin): bek. Überempf., Schwangerschaftstoxikose, unkontrollierte Hypertonie, KHK, arterielle Verschlusskrankheiten, schwere psychische Störung, echokardiographischer Nachweis einer Herzklappenerkrankung; **KI** (Cabergolin): bek. Überempf.; fibrotische Veränderungen an Lunge, Herzbeutel oder im Retroperitonealraum; Präeklampsie, Eklampsie, unkontrollierte Hypertonie, echokardiographischer Nachweis einer Herzklappenerkrankung; **KI** (Pergolid): bek. Überempf., fibrotische Erkrankungen, echokardiographischer Nachweis von Herzklappenerkrankungen; **KI** (Piribedil): bek. Überempf., kardiovaskulärer Schock, akuter Herzinfarkt, Komb. mit Neuroleptika außer Clozapin; **KI** (Pramipexol): bek. Überempf.; **KI** (Ropinirol): bek. Überempf., schwere NI (CrCl < 30) ohne regelmäßige Hämodialyse, LI; **KI** (Rotigotin): bek. Überempf., MRT, elektrische Kardioversion

Bromocriptin Rp	HWZ 1(38)h, Q0 1.0, PPB 95%, PRC B, Lact -
Bromocriptin Abz *Tbl. 2.5mg* **Bromocriptin-ratioph.** *Tbl. 2.5mg; Kps. 5, 10mg* **Pravidel** *Tbl. 2.5mg; Kps. 5mg*	**M. Parkinson** → 683: ini 1 x 1.25mg p.o. z.N., um 1.25mg/W steigern bis 3 x 2.5mg, max. 30mg/d; **DANI** nicht erforderlich
Cabergolin Rp	HWZ 63-68h, PPB 41-42%, PRC B, Lact ?
Cabaseril *Tbl. 1, 2mg* **Cabergolin-ratioph.** *Tbl. 0.5, 1, 2mg* **Cabergolin Teva** *Tbl. 0.5, 1, 2mg*	**M. Parkinson** → 683: bei Komb. mit L-Dopa: ini 1 x 1mg p.o., alle 1-2W um 0.5-1mg steigern, Erh.Dos. 1 x 2-3mg; Monotherapie: ini 0.5mg, langsam steigern bis 2mg/d, max. 3mg/d; **DANI** nicht erforderlich; **DALI** Child C: vorsichtige Anwendung
Pergolid Rp	HWZ 7-16h, PPB 90%, PRC B, Lact ?
Pergolid-neuraxpharm *Tbl. 0.25, 1mg*	**M. Parkinson** → 683: d1-2: 1 x 0.05mg p.o., dann alle 3d um 0.1-0.15mg steigern, ab d17 alle 3d um 0.25mg steigern, Erh.Dos.: 3 x 1mg p.o.
Piribedil Rp	HWZ 12h, PPB 70-80%
Clarium *Tbl. 50(ret.)mg* **Pronoran** *Tbl. 50(ret.)mg* **Trivastal** *Tbl. 50(ret.)mg*	**M. Parkinson** → 683: Monotherapie: 150-250mg/d p.o. in 3ED; Kombination mit L-Dopa: 3 x 50mg

Pramipexol Rp	HWZ 8-12h, Q0 0.1, PPB < 20%, PRC C, Lact ?
Glepark *Tbl. 0.088, 0.18, 0.35, 0.7mg* **Mirapexin** *Tbl. 0.088, 0.18, 0.7mg; Tbl. ret. 0.26, 0.52, 1.05, 2.1, 3.15mg* **Oprymea, Sifrol** *Tbl. 0.088, 0.18, 0.35, 0.7mg; Tbl. ret. 0.26, 0.52, 1.05, 1.57, 2.1, 2.62, 3.15mg* **Pramipexol-Neurax** *Tbl. 0.088, 0.18, 0.35, 0.7, 1.1 mg; Tbl. ret. 0.26, 0.52, 1.05, 1.57, 2.1, 2.62, 3.15mg*	**M. Parkinson** → 683: W1: 3 x 0.088mg p.o., W2: 3 x 0.18mg, W3: 3 x 0.36mg, n. Bedarf weiter um 0.54mg/W steigern, max. 3.3mg/d; **Restless-Legs-Syndr.** → 686: ini 1x 0.088mg, ggf. alle 4-7d steigern: 0.18, 0.35, 0.54mg, max. 0.54mg; **DANI** CrCl > 50: 100%; 20-49: 100% in 2ED; < 20: 100% in 1ED; **DALI:** k.D., vermutlich nicht erforderlich

Ropinirol Rp	HWZ 6h, Qo 0.9, PPB 10-40%, PRC C, Lact ?
Adartrel *Tbl. 0.25, 0.5, 2mg* **Ralnea** *Tbl. 2(ret.), 4(ret.), 8(ret.)mg* **ReQuip** *Tbl. 0.25, 0.5, 1, 2, 2(ret.), 4(ret.), 5, 8(ret.) mg* **Ropinirol dura** *Tbl. 0.25, 0.5, 1, 2, 5mg* **Ropinirol HEXAL** *Tbl. 0.25, 1, 2, 2(ret.), 3, 4, 4(ret.), 8(ret.)mg*	**M. Parkinson** → 683: W1: 3 x 0.25mg p.o., W2: 3x0.5mg, W3: 3x0.75mg, W4: 3x1mg, dann um 0.5-1mg/W steig., Erh.Dos. 3-9mg/d, max. 24mg/d; W1: 1x2mg(ret.), W2: 1x4mg (ret.), ggf. um 2mg/W weiter steigern, max. 24mg/d; **Restless-Legs-Syndrom** → 686: d1+2: 1 x 0.25mg p.o., d3-7: 1 x 0.5mg p.o., d8-14: bis 1mg/d, dann nach Bedarf um 0.5mg/W bis 1 x 2mg steigern, max. 4mg/d; **DANI** CrCl > 30: 100%; < 30: KI

Rotigotin Rp	HWZ 5-7h, PPB 92%
Leganto, Neupro *TTS 1mg/24h, 2mg/24h, 3mg/24h, 4mg/24h, 6mg/24h, 8mg/24h*	**M. Parkinson** → 683: ini 1 x 2mg/24h, dann wöchentlich um 2mg/24h erhöhen auf 4-8mg/24h, max. 8mg/24h; **DANI** nicht erf.

A 12.2.3 MAO-B-Hemmer (Dopaminergika)

Wm: irreversible (Rasagilin, Selegilin) bzw. reversible (Safinamid) Hemmung der dopaminabbauenden Monoaminoxidase B (MAO-B) ⇒ Dopamingehalt im Striatum ↑, Verstärkung der Wi und UW von L-Dopa; **Wm:** irreversible Hemmung der dopaminabbauenden Monoaminoxidase B (MAO-B) ⇒ Dopamingehalt im Striatum ↑, Verstärkung der Wi/UW von L-Dopa;
Wi: Beeinflussung aller Parkinsonsymptome, v.a. Akinesie und psychische Störungen;
UW (Rasagilin): Grippe, Leukopenie, Melanom, allerg. Reaktion, Depression, Halluzinationen, Kopfschmerzen, Konjunktivitis, Schwindel, Angina pectoris, Rhinitis, Flatulenz, Dermatitis, Myalgien, Arthritis, Harndrang, Unwohlsein, Nackenschmerzen, Fieber, Appetit ↓, Dyskinesie, Dystonie, Karpaltunnelsyndrom, Gleichgewichtsstörung, Dyspepsie, Bauchschmerzen, Obstipation, Übelkeit, Erbrechen, Mundtrockenheit, Hautausschlag, Gewichtsverlust, Stürze, Hypotonie; **UW** (Safinamid): Schlaflosigkeit, Dyskinesie, Somnolenz, Schwindel, Kopfschmerzen, Parkinson-Krankheit, Katarakt, orthostat. Hypotonie, Übelkeit, Stürze; **UW** (Selegilin): Schwindel, Bewegungsstrg., Kopfschmerzen, Bradykardie, Übelkeit, Erbrechen, Leberenzyme ↑, Blutdruckabfall, Psychosen, Schlaflosigkeit, Mundtrockenheit; **KI** (Rasagilin): bek. Überempf., gleichzeit. Anw. von anderen MAO-Hemmern oder Pethidin, stark eingeschränkte Leberfunktion; **KI** (Safinamid): bek. Überempf., gleichzeitige Behandlung mit and. MAO-Hemmern, gleichzeitige Behandlung mit Pethidin, schw. Leberinsuff., Albinismus, Netzhautdegeneration, Uveitis, erblich bedingte Retinopathie oder schwere progressive diabetische Retinopathie;
KI (Selegilin): bek. Überempf., aktive Magen-Darm-Geschwüre, Komb. mit SSRI, SNRI, trizykl. Antidepressiva, Sympathomimetika, MAO-Hemmer, Opioiden, Serotonin-Agonisten, Grav./Lakt.

Rasagilin Rp	HWZ 0.6-2h, PPB 60-70%
Azilect *Tbl. 1mg* **Rasagilin-ratioph.** *Tbl. 1mg*	**M. Parkinson** → 683: 1 x 1mg p.o.; **DANI** nicht erforderl.; **DALI** KI bei schwerer LI

Safinamid Rp	HWZ 20-30h, PPB 88-90%
Xadago *Tbl. 50, 100mg*	**M. Parkinson** → 683: ini 1 x 50mg p.o., ggf. steigern auf 1 x 100mg; **DANI** nicht erf.; **DALI** mittelschw. LI: max 50mg/d; schw. LI: KI

Selegilin Rp	HWZ 1.5h, Q0 1.0, PPB 94%
Selegilin-neuraxpharm *Tbl. 5, 10mg* **Selegilin Stada** *Tbl. 5mg*	**M. Parkinson** → 683: 5-10mg/d p.o. in 1-2ED (morgens und mittags); max. 10mg/d; Lingualtbl.: 1 x 1.25mg; **DANI** KI; **DALI** KI

A 12.2.4 COMT-Hemmer (Dopaminergika)

Wm: Hemmung der Katechol-O-Methyltransferase ⇒ L-Dopa-Plasmaspiegel ↑ (Anw. nur komb. mit L-Dopa); **Wi:** beeinflusst alle Parkinsonsymptome, v.a Akinesie, psychische Strg.; **UW:** (Entacapon): Schlaflosigk., Halluzin., Verwirrtheit, unangenehme Träume, Dyskinesien, Parkinsonsympt. ↑, Benommenheit, Dystonie, Hyperkinesie, KHK-Sympt., Übelkeit, Diarrhoe, Bauchschmerzen, Mundtrockenheit, Urinverfärbung, Müdigkeit, Hyperhidrosis, Stürze, Obstipat. Erbrechen; **UW** (Opicapon): Dyskinesie, Halluzin., abnorme Träume, Schlaflosigk., Schwindel, Somnolenz, Kopfschmerzen, orthostat. Hypotonie, Obstipation, Mundtrockenheit, Erbrechen, Muskelspasmen, CK ↑; **UW** (Tolcapon): Infekte d. oberen Atemwege, Schlafstrg., exzessives Träumen, Schläfrigkeit, Verwirrtheit, Halluzin., Dyskinesie, Dystonie, Kopfschmerzen, Schwindel, Hypokinesie, orthostat. Strg., Synkopen, Influenza, Übelkeit, Anorexie, Diarrhoe, Erbrechen, Verstopfung, Xerostomie, Bauchschmerzen, Dyspepsie, Schwitzen ↑, Urinverfärbg., Brustschmerzen; **KI** (Entacapon): bek. Überempf., LI, Phäochromozytom, malignes neurolept. Syndrom bzw. atraumatische Rhabdomyolyse in Anamnese, Beh. mit nicht-selektiven MAO-Hemmern, Beh. zus. mit selekt. MAO-A und MAO-B-Hemmern, Grav./Lakt.; **KI** (Opicapon): bek. Überempf., Phäochromozytom, Paragangliom oder anderen Katecholamin-sezernierende Neubildungen, malignes neuroleptisches Syndrom u./od. atraumatische Rhabdomyolyse i.d. Anamnese; gleichz. Anw. v. MAO-Hemmern (z.B. Phenelzin, Tranylcypromin, Moclobemid) außer der bei M. Parkinson angewendeten; **KI** (Tolcapon): bek. Überempf., Lebererkr., Leberenzyme ↑, schwere Dyskinesie, Phäochromozytom, malignes neurolept. Syndrom bzw. atraumatische Rhabdomyolyse oder Hyperthermie in Anamnese, Beh. mit nichtselektiven MAO-Hemmern

Entacapon Rp	HWZ 2.4h, Q0 1.0, PPB 98%, PRC C, Lact ?
Comtess *Tbl. 200mg* **Entacapon-neuraxpharm** *Tbl. 200mg*	**M. Parkinson** → 683: 200mg p.o. zu jeder L-Dopa-Dosis, max. 2g/d; **DANI** nicht erf.; **DALI** KI

Opicapon Rp	HWZ 0.7-3.2h, Q0 1.0, PPB 99%
Ongentys *Kps. 50mg*	**M. Parkinson** → 683: 1 x 50mg p.o. beim Zubettgehen; mind. 1 h vor oder nach L-Dopa-Einnahme; **DANI** nicht erf.; **DALI** Child A: 100%; B: vorsicht. Anw.; C: Anw. nicht empf.

Tolcapon Rp	HWZ 2h, Q0 1.0, PPB 99%, PRC C, Lact ?
Tasmar *Tbl. 100mg* **Tolcapon-neuraxpharm** *Tbl. 100mg*	**M. Parkinson:** 100mg p.o. zu jeder L-Dopa-Dosis, in Ausnahmefällen 3 x 200mg; **DANI** CrCl < 30: vorsichtige Anw.; **DALI** KI

A 12.2.5 Zentral wirksame Anticholinergika

Wm: Hemmung zentraler cholinerger Neuronen; **Wi:** Reduktion v.a. der Plus-Symptome Rigor und Tremor; **UW** (Biperiden): Müdigkeit, Schwindelgefühl, Benommenheit; in höheren Dosen Unruhe, Angst, Erregung, Euphorie, Verwirrtheit; bei Hirnleistungsstrg. zentrale Erregung, Mundtrockenheit, Akkomodationsstrg., Mydriasis mit Photophobie, Schweißminderg., Obstipation, Tachykardie, Magenbeschwerden, Übelkeit, Miktionsstrg; **UW** (Bornaprin): zahlreiche UW ohne Häufigkeitsangabe (s. Fachinfo); **UW** (Procyclidin): Mundtrockenheit, Obstipation, Harnverhalt, verschwomm. Sehen; **UW** (Trihexyphenidyl): Akkommodationsstrg., Benommenheit, Nervosität, Übelkeit, Erbrechen, Mundtrockenheit; **KI** (Biperiden): bek. Überempf., unbeh. Engwinkelglaukom, mechan. Stenosen im Magen-Darm-Trakt, Megakolon, Ileus; **KI** (Bornaprin): bek. Überempf., Engwinkelglaukom, mechan. Stenosen im Magen-Darm-Trakt, Megakolon, Ileus, Gedächtnisstrg.; **KI** (Procyclidin): bek. Überempf., Demenz, unbehandeltes Engwinkelglaukom, Darmatonie, mechanische Stenosen im Magen-Darm-Trakt, Megakolon; Intox. mit Alkohol, Schlafmitteln, trizyklischen Antidepressiva, Antikonvulsiva, Antihistaminika u. Tranquilizern; **KI** (Trihexyphenidyl): bek. Überempf., akute Intoxik. mit zentral dämpfenden Pharmaka oder Alkohol, Prostatahypertrophie mit Restharnbildung, akute Delirien und Manien, unbehandeltes Engwinkelglaukom, Pylorusstenose, paralytischer Ileus, akutes Harnverhalten, Megakolon, Tachyarrhythmie, Ki., Jug., Grav., Lakt.

Biperiden Rp	HWZ 24h, Q_0 1.0, PPB 94%, PRC C, Lact ?
Akineton *Tbl. 2, 4 (ret.)mg; Amp. 5mg/1ml* **Biperiden-neuraxpharm** *Tbl. 2, 4mg; Amp. 5mg/1ml*	**Parkinson-Syndrom** → 683: ini 2 x 1mg p.o., um 2mg/d steigern, Erh.Dos. 3-4 x 1-2mg, max. 16mg/d; 10-20mg i.m./langsam i.v.; **medik. bed. extrapyramidale Symptomatik:** 1-4 x 1-2mg p.o.; 2.5-5mg i.m./langsam i.v., ggf. Wdh. nach 30min, max. 10-20mg/d; **Ki. 3-15J:** 1-3 x 1-2mg p.o.; < **1J:** 1mg i.v.; **1-6J:** 2mg i.v.; < **10J:** 3mg i.v.; **Nikotinvergiftung:** 5-10mg i.m.

Bornaprin Rp	HWZ 5.2h, PPB 72%
Sormodren *Tbl. 4mg*	**Parkinson-Syndrom** → 683, **medikamentös bedingte extrapyramidale Symptomatik:** ini 1 x 2mg p.o., Erh.Dos. 6-12mg/d in 2-3ED; **Hyperhidrosis:** ini 2mg/d, Erh.Dos. 4-8mg/d

Procyclidin Rp	HWZ 12h
Osnervan *Tbl. 5mg*	**Parkinson-Syndrom** → 683, **medikamentös bedingte extrapyramidale Symptomatik:** ini 3 x 2.5mg p.o., alle 2-3d um 2.5-5mg steigern, Erh.Dos. 3 x 5-10mg

Trihexyphenidyl Rp	HWZ 8.6h
Artane *Tbl. 2, 5mg* **Parkopan** *Tbl. 2, 5mg*	**Parkinson-Syndrom** → 683: ini 1mg/d p.o., dann tgl. um 1mg ↑, Erh.Dos. 6-16mg/d p.o. in 3-4ED, max. 16mg/d; **medik. bed. extrapyramidale Symptomatik:** 2-16mg/d p.o. in 1-4ED; Pat. > 60J: 50%

A 12.2.6 Glutamatrezeptorantagonisten

Wm: indirekt agonist. Wi am striatalen Dopamin-Rez.; Hemmung der NMDA-Rez. vermittelten Freisetzg. v. Acetylcholin; **Wi:** Beeinflussung v.a. von Akinesie u. Rigor (s.a. Virustatika → 250); **UW:** Schwindel, Schlafstörungen, motorische und psychische Unruhe, Harnretention bei BPH, Livedo reticularis, Übelkeit, Mundtrockenheit, orthostatische Dysregulation; **KI:** bek. Überempf., schwere Herzinsuff. (NYHA IV), Kardiomyop., Myokarditis, AV-Block II-III°, Bradykardie (< 55/min), Long-QT-Syndrom od. erkennbare U-Welle od. QT-Syndrom in Familienanamn., anamn. schwerwiegende ventrik. Arrhythmien (inkl. Torsade de pointes), Hypokaliämie, Hypomagnesiämie, gleichz. Therapie mit Budipin od. anderen QT-verlängernden Medikamenten

Amantadin Rp	HWZ 10-30h, Qo 0.1, PPB 67%, PRC C, Lact -
Amantadin HEXAL *Tbl. 100, 200mg* **Amantadin-neuraxpharm** *Tbl. 100, 200mg* **PK-Merz** *Tbl. 100, 150mg;* *Inf.Lsg. 200mg/500ml* **Tregor** *Tbl. 100, 200mg*	**M. Parkinson** → 683, **medikamentös bedingte extrapyramidale Symptomatik:** ini 1 x 100mg p.o., wöchentlich um 100mg steigern, Erh.Dos. 200-600mg/d in 2-3ED; 1-3 x 200mg über 3h i.v.; **DANI** CrCl 60-80: 2 x 100mg p.o.; 50-59: 100/200mg im Wechsel; 30-49: 1 x 100mg; 20-29: 200mg 2 x/W; 10-19: 100mg 3 x/W; < 10, HD: 100mg 1 x/W

A 12.2.7 Weitere Antiparkinsonmittel

Wm/Wi (Apomorphin): direkte Stimulation von Dopaminrezeptoren;
Wm/Wi (Dihydroergocriptin): stimuliert D2-Rez. und partiell D1-Rezeptoren;
UW (Apomorphin): Verwirrtheit, optische Halluzinationen, Sedierung, Somnolenz, Schwindel, Benommenheit, Gähnen, Übelkeit, Erbrechen, Reakt. an Inj.Stelle; **UW** (Dihydroergocriptin): Übelkeit, Magenschmerzen, Schwächegefühl, Kopfschmerzen, Schwindel, Erbrechen, Sodbrennen, Magenkrämpfe, Blutdruck ↓, orthostat. Kreislaufbeschwerden, Tachykardie, Unruhe, Ödeme, depressive Verstimmg., Schlaflosigkeit, Exantheme, Gewichtsveränd., trockener Mund;
KI (Apomorphin): bek. Überempf., Atemdepression, Demenz, Psychosen, LI, Ki. <18J;
KI (Dihydroergocriptin): bek. Überempf. gegen D. bzw. andere Mutterkornalkaloide, Ki., Grav., Lact.; gleichz. Einnahme and.Mutterkornalkaloide; Herzklappenerkr. (bei Langzeit-Anw.)

Apomorphin Rp	HWZ 33min
Apomorphinhydrochlorid *Inf.Lsg. 100mg/20ml* **Apomorphin-Archimedes** *Amp. 50mg/5ml* **APO-go** *Amp. 50mg/5ml;* *Fertigspr. 50mg/10ml, Pen 30mg/3ml* **Dacepton** *Inf.Lsg. 30mg/3ml, 100mg/20ml*	**M. Parkinson mit on-off-Phänomen:** ini 1mg s.c., ggf. alle 40min steigern bis Wi einsetzt, weiter n. Bedarf mit ermittelter Schwellendosis; Komb. mit Domperidon: 3 x 20mg, i.v.-Gabe s. FachInfo; **Abstinenzsyndrome bei Opiatabhängigen:** 3-4 x 10mg s.c., Komb. m. Etilefrin; **akute Alkoholintoxikation:** 10mg s.c./i.m., Komb. mit Etilefrin; **Auslösen von Erbrechen:** 10mg i.m., Komb. mit Etilefrin; **Schulkinder:** 0.1mg/kg s.c. + 7-10mg Etilefrin **DANI** nicht erforderl.; **DALI:** KI

Dihydroergocriptin Rp	HWZ 10-15h, PPB 45-64%
Almirid Cripar *Tbl. 20mg*	M. **Parkinson** → 683: Monother.: ini 2 x 5mg p.o., nach 2W 2 x 10mg, nach 4W 2 x 20mg, ggf. weiter erhöhen um 20mg alle 2W, Erh.Dos. 30-120mg/d; Komb. mit L-Dopa: ini 2 x 5mg p.o., nach 2W 2 x 10mg, nach 4W 2 x 15mg oder 3 x 10mg, ggf. weiter erhöhen um 10mg alle 2W, Erh. Dos. 60mg/d, max. 120mg/d; **DANI** k. A.; **DALI** KI

A 12.3 Migränemittel

A 12.3.1 Secale-Alkaloide (Ergotamine)

Wm/Wi (Ergotamin): Vasokonstrikt. v.a. durch alpha-adrenergen Agonismus, serotoninerge Wi; **UW** (Ergotamin): Übelkeit, Erbrechen, Diarrhoe; **KI** (Ergotamin): bek. Überempf., Sepsis, zentrale Durchblutungsstrg., periph. art. Gefäßerkrankungen, Erkr. an Herzkranzgefäßen, art. Hypertonie, schwere Leber- und Nierenfunktionsstrg., Basilaris-Migräne, familiäre hemipleg. Migräne, Phäochromozytom, Thyreotoxikose, anamn. medikamenteninduzierte Fibrose, Komb. mit Betablockern/Makroliden/Tetracyclinen/Vasokonstriktoren, Grav./Lakt., < 16J., > 65J.

Ergotamin Rp	HWZ 20-34h, Q0 0.5, PPB > 90%
Ergo-Kranit Migräne *Tbl. 2mg*	**Migräneanfall** → 677, **vask. Kopfschmerzen:** 1 x 2mg p.o., ggf. erneut 2mg nach 4-6h; max. 4mg/d bzw. 6mg/W; **DANI, DALI** KI bei schwerer NI/LI

A 12.3.2 Triptane

Wm/Wi: selektive 5-HT1-Rez.-Agonisten ⇒ Vasokonstriktion; **UW** (Almotriptan): Schwindel, Somnolenz, Übelkeit, Erbrechen, Müdigkeit; **UW** (Eletriptan): Pharyngitis, Rhinitis, Schläfrigkeit, Kopfschmerz, Benommenheit, abnorme Empfindungen, Muskeltonus ↑, Hypästhesie, Myasthenie, Schwindel, Palpitationen, Tachykardie, Flush, Engegefühl im Hals, abdominelle Schmerzen, Übelkeit, Mundtrockenheit, Dyspepsie, Schwitzen, Rückenschmerzen, Myalgie, Schwächegefühl, Brustschmerzen, Frösteln; **UW** (Frovatriptan): Schwindel, Parästhesien, Kopfschmerzen, Somnolenz, Dysästhesie, Hypoästhesie, Sehstörungen, Flush, Engegefühl des Halses, Übelkeit, Mundtrockenheit, Dyspepsie, Abdominalschmerzen, Hyperhidrosis, Ermüdung, Thoraxbeschwerden; **UW** (Naratriptan): Kribbeln, Schwindel, Schläfrigkeit, Übelkeit, Erbrechen, Hitzegefühl, Unwohlsein; **UW** (Rizatriptan): Schwindel, Schläfrigkeit, Parästhesien, Kopfschmerzen, Hypästhesie, Aufmerksamkeitsstrg., Tremor, Palpitationen, Tachykardie, Hitzewallungen, Rachenbeschwerden, Atemnot, Übelkeit, Mundtrockenheit, Erbrechen, Diarrhoe, Flush, Schwitzen, Hautausschlag, Schweregefühl, Schwäche, Müdigkeit, Bauch-/Brustschmerzen; **UW** (Sumatriptan): Schwindel, Schläfrigkeit, Sensibilitätsstrg., RR ↑, Flush, Dyspnoe, Übelkeit, Erbrechen, Schweregefühl, Myalgie, Schmerzen, Hitze-/Kälte-/Druck-/Engegefühl, Schwäche, Müdigkeit; **UW** (Zolmitriptan): Sensibilitätsstrg., Schwindel, Kopfschmerzen, Schläfrigkeit, Palpitationen, abdominale Schmerzen, Übelkeit, Erbrechen, Mundtrockenheit, Muskelschwäche, Myalgien, Asthenie, Schwere-/Enge-/Druckgefühl;

KI (Almotriptan): bek. Überempfindlichkeit, ischämische Herzerkrankung, arterielle Hypertonie, anamnestisch Apoplex/TIA, periphere Gefäßkrankheit, Kombination mit Ergotamin(-derivaten)/5-HT1B1D-Agonisten, schwere Leberfunktionsstörung;
KI (Eletriptan): bek. Überempfindlichkeit, schwere Leber-/Nierenfunktionseinschränkung, arterielle Hypertonie, KHK, ischämische Herzerkrankungen (od. entsprechende Symptome), Prinzmetal-Angina, signifikante Arrhythmien oder Herzinsuffizienz, periphere Gefäßerkr., anamnestisch zerebrovaskuläre Ereignisse/TIA, Kombination mit Ergotamin(-derivaten)/ anderen 5-HT1-Rezeptor-Agonisten; **KI** (Frovatriptan): bek. Überempf., anamnestisch Myokardinfarkt, ischäm. Herzerkrankung, koronarer Vasospasmus, periphere Gefäßerkr., arterielle Hypertonie, anamnestisch zerebrovask. Ereignisse/TIA, schwere Leberinsuffizienz, Kombination mit Ergotamin(-derivaten)/anderen 5-HT1-Rezeptor-Agonisten;
KI (Naratriptan): bek. Überempf., zur Migräne-Prophylaxe, art. Hypertonie, anamnestisch MI, ischäm. Herzerkr., koronarer Vasospasmus, periphere Gefäßerkrankung, anamn. zerebrovask. Ereignisse/TIA, Leber-/Nierenfunktionsstrg., Kombination mit Ergotamin(-derivaten)/anderen 5-HT1-Rezeptor-Agonisten, hemiplegische/ophthalmoplegische/Basilaris-Migräne;
KI (Rizatriptan): bek. Überempf., Kombination mit MAO-Hemmern/Ergotamin(-derivaten)/ anderen 5-HT1-Rezeptor-Agonisten, schwere Leber-/Nierenfunktionseinschränkung, anamnestisch zerebrovaskuläre Ereignisse/TIA, arterielle Hypertonie, anamnestisch Myokardinfarkt, ischäm. Herzerkrankung, koronarer Vasospasmus, periphere Gefäßerkrankung;
KI (Sumatriptan): bek. Überempf., Kombination mit MAO-Hemmern/Ergotamin(-derivaten)/ anderen 5-HT1-Rezeptor-Agonisten, anamnestisch Myokardinfarkt, ischäm. Herzerkrankung, koronarer Vasospasmus, periphere Gefäßerkrankung, anamnestisch zerebrovaskuläre Ereignisse/TIA, schwere Leberfunktionsstrg., arterielle Hypertonie;
KI (Zolmitriptan): bek. Überempf., art. Hypertonie, anamnestisch Myokardinfarkt, ischäm. Herzerkr., koronarer Vasospasmus, periph. Gefäßerkrankung, anamnestisch zerebrovaskuläre Ereignisse/TIA, schwere Nierenfunktionseinschränkung (CrCl < 15), Kombination mit Ergotamin(-derivaten)/anderen 5-HT1-Rezeptor-Agonisten

Almotriptan Rp/OTC	HWZ 3.5h
Almogran *Tbl. 12.5mg* **Almotriptan Heumann b. Migräne** *Tbl. 12.5mg* **Dolortriptan** *Tbl. 12.5mg*	**Migräneanfall** → 677: 12.5mg p.o., ggf. Wdh. nach 2h; **DANI** bei schwerer NI max. 12.5mg/d

Eletriptan Rp	HWZ 4h, PPB 85%
Eletriptan Bluefish *Tbl. 20, 40mg* **Relpax** *Tbl. 20, 40mg*	**Migräneanfall** → 677: 1 x 40mg p.o., ggf. Wdh. nach 2h, max. 80mg/d; **DANI** 20mg, max. 40mg/d; KI bei schwerer NI; **DALI** KI bei schwerer LI

Frovatriptan Rp	HWZ 26h, PPB ca. 15%
Allegro *Tbl. 2.5mg* **Tigreat** *Tbl. 2.5mg*	**Migräneanfall** → 677: 2.5mg p.o., ggf. Wdh. nach 2h, max. 5mg/d; **DANI** nicht erf.; **DALI** Child C KI

Naratriptan Rp/OTC	HWZ 6h, Q_0 0.5, PPB 30%, PRC C, Lact ?
Formigran *Tbl. 2.5mg* **Naratriptan A1** *Tbl. 2.5mg* **Naramig** *Tbl. 2.5mg* **Naratriptan-neuraxpharm** *Tbl. 2.5mg*	**Migräneanfall** → 677: 1 x 2.5mg p.o., ggf. Wdh. nach 4h, max. 5mg/d; **DANI** CrCl < 15: KI; **DALI** Child C KI

Rizatriptan Rp	HWZ 2-3h, Qo > 0.8, PPB 14%, PRC C, Lact ?
Maxalt *Tbl. 5, 10mg; Lingualtbl. 5, 10mg* **Rizatriptan-neuraxpharm** *Tbl. 5, 10mg; Lingualtbl. 5,10mg* **Rizatriptan HEXAL** *Lingualtbl. 5, 10mg*	**Migräneanfall** → 677: 1 x 10mg p.o., ggf. Wdh. n. 2h, max. 20mg/d; Komb. mit Propranolol; **DANI** 5mg, KI bei schwerer NI; **DALI** 5mg, KI bei schwerer LI
Sumatriptan Rp	HWZ 2h, Qo 0.8, PPB 14-21%, PRC C, Lact -
Imigran *Tbl. 50, 100mg; Pen 6mg/0.5ml; Nasenspray (1 Hub = 10, 20mg)* **Sumatriptan 1A** *Tbl. 50, 100mg* **Sumatriptan beta** *Tbl. 50, 100mg* **Sumatriptan HEXAL** *Tbl. 50, 100mg* **Sumatriptan Hormosan** *Tbl. 50, 100mg; Pen 6mg/0.5ml* **Sumatriptan-ratioph.** *Tbl. 50, 100mg*	**Migräneanfall** → 677, **Horton-Syndrom:** 1 x 50–100mg p.o., ggf. Wdh. nach 2h, max. 300mg/d; 6mg s.c., ggf. Wdh. nach 2h, max. 12mg/d; 20mg nasal, ggf. Wdh. nach 2h, max. 40mg/d; **12–17J:** 10mg nasal, max. 20mg/d; s.c. Anw. nicht empf.; **DANI** nicht erf.; **DALI** 25-50mg/d, KI bei schwerer LI
Zolmitriptan Rp	HWZ 2.5-3h, Qo 0.7, PPB 25%, PRC C, Lact ?
AscoTop *Tbl. 2.5, 5mg; Lingualtbl. 2.5, 5mg; Nasenspray (5mg/ED)* **Zolmitriptan HEXAL, Zolmitriptan Stada** *Tbl. 2.5, 5mg; Lingualtbl. 2.5, 5mg* **Zomig** *Tbl. 2.5mg; Lingualtbl. 2.5mg; Nasenspray (5mg/0.1ml)*	**Migräneanfall** → 677: 1 x 2.5mg p.o., 1 x 2.5mg nasal, bei erneutem Anfall 2.5-5mg p.o./nasal, max. 10mg/d; **DANI** CrCl < 15: KI; **DALI** max. 5mg/d

S. auch Analgetika → 196-201

A 12.3.3 Weitere Migränemittel

Wm/Wi (Galcanezumab, Erenumab, Fremanezumab): humaner monoklonaler Antikörper, bindet an den Rez. des Calcitonin-Gene-Related-Peptide ⇒ Hemmung der Vasodilatation;
Wm/Wi (Topiramat): genauer Wm unbekannt; antiepileptisch, Migräne-prophylaktisch;
UW (Erenumab): Obstipation, Pruritus, Muskelspasmen, Reaktionen a.d. Injektionsstelle;
UW (Fremanezumab): Schmerzen, Erythem, Juckreiz, Verhärtung, Exanthem a.d. Inj.-Stelle;
UW (Galcanezumab): Obstipation, Pruritus, Schwindel, Reaktionen a.d. Injektionsstelle;
UW (Topiramat): Gewicht ↓/↑, Anämie, Parästhesie, Somnolenz, Schwindel, Aufmerksamkeits-/Gedächtnis-/Koordinations-/Gleichgewichts-/Gangstörung, Amnesie, kognitive Störung, Konvulsion, Tremor, Lethargie, Hypästhesie, Nystagmus, Dysgeusie, Dysarthrie, Sedierung, Sehstörungen, Schwindel, Tinnitus, Ohrenschmerzen, Dyspnoe, Epistaxis, Rhinorrhoe, verstopfte Nase, Übelkeit, Erbrechen, Diarrhoe, Obstipation, Reflux, abdom. Schmerzen, Mundtrockenheit, orale Parästhesie, Nephrolithiasis, Pollakisurie, Dysurie, Alopezie, Hautausschlag, Pruritus, Arthralgie, Myalgie, Muskelspasmen, Brustschmerz, Anorexie, Appetit ↓, Nasopharyngitis, Fatigue, Fieber, Asthenie, Hypersensitivität, Depression, Angst, psychische Störungen;
KI (Erenumab, Fremanezumab, Galcanezumab): bek. Überempf.;
KI (Topiramat): bek. Überempf., Grav., Frauen ohne wirksame Verhütung

Galcanezumab Rp	HWZ 27d
Emgality *Pen 120mg*	**Migräne-Pro. bei mind. 4 Migräne-d/M** → 678: ini 240mg s.c., dann 120mg alle 4W s.c.; **DANI, DALI:** leichte bis mittelschw. NI/LI 100%

Erenumab Rp	HWZ 28d
Aimovig *Pen 70, 140mg*	**Migräne-Pro. bei mind. 4 Migräne-d/M** → 678: 70mg alle 4W s.c.; ggf. 140mg alle 4W; **DANI, DALI:** leichte bis mittelschw. NI/LI 100%
Fremanezumab Rp	HWZ 30d
Ajovy *Fertigspr. 225mg*	**Migräne-Pro. bei mind. 4 Migränetagen/M** → 678: 225mg alle 4W od. 675mg alle 3M s.c.; **DANI, DALI:** leichte-mittelschw. NI/LI 100%
Topiramat Rp	HWZ 18-24h, Q0 < 0.5, PPB 13-17%, PRC C, Lact ?
Topamax *Tbl. 25, 50, 100, 200mg; Kps. 25, 50mg* **Topiramat Migräne Stada** *Tbl. 25, 50, 100mg*	**Migräne-Pro.** → 678: ini 1 x 25mg p.o., alle 1-2W um 25mg steigern, Erh.Dos. 50-100mg/d
S. auch Antiepileptika → 305	

A 12.4 Muskelrelaxantien

A 12.4.1 Peripher wirksame Muskelrelaxantien

Wm/Wi (Chininsulfat): Refraktärzeit ↑, Erregbarkeit an mot. Endplatte ↓, Beeinflussung der Verteilung von Kalzium in Muskelfaser ⇒ Häufigkeit und Intensität von Muskelkrämpfen ↓; **Wm/Wi** (Clostridium-Toxine): spezif. Bindung an präsynapt. Akzeptor cholinerger Nervenenden, Blockierung der Acetylcholinfreisetzung; **Wm/Wi** (Dantrolen): Interferenz mit Kalziumfreisetzung aus sarkoplasmatischem Retikulum ⇒ entkoppelt Nervenreiz und Kontraktion des Skelettmuskels; **Wm/Wi** (Mexiletin): Blockade von Natriumkanälen, wirkt relaxierend auf Muskelfasern, die wiederholten Entladungen ausgesetzt sind;
UW (Chininsulfat): keine häufigen/sehr häufigen UW; **UW** (Clostridium-Toxin A): Oberlidptosis, Keratitis punctata, Lagopthalmus, trockenes Auge, Photophobie, Augenreizung, Lakrimation ↑, Ekchymose, Irritationen, Gesichtsödem, Rhinitis, Infektion der ob. Atemwege, Schwindel, Muskelhypertrophie, Hypoästhesie, Somnolenz, Kopfschmerzen, Dysphagie, Mundtrockenheit, Übelkeit, Rigor, Schmerz, Asthenie, grippeähnl. Sympt., Virusinfektion, Ohrinfektion, Somnolenz, Gangstrg., Parästhesie, Myalgie, Harninkontinenz, Stürze, Hitzewallungen, Hyperhidrosis, Pruritus, Alopezie, Harnweginfekt, Dysurie, Harnverhalt, Pollakisurie, Insomnie, Obstip.; **UW** (Clostridium-Toxin B): Mundtrockenheit, Kopfschmerzen, Dysphagie, Torticollis, Geschmacksveränderungen, Veschwommensehen, Dysphonie, Dysphagie, Verdauungsstrg, Myasthenie, Schmerzen an Injektionsstelle, Nackenschmerzen, grippeähnl. Symptome; **UW** (Dantrolen): Kopfschmerz, Sprachstörungen, Krampfanfälle, Appetitlosigkeit, Bauchkrämpfe, Übelkeit, Erbrechen, Leberwerte ↑, Hautausschlag, Akne, Muskelschwäche, Schüttelfrost, Fieber; **UW** (Mexiletin): Schlaflosigkeit, Somnolenz, Müdigkeit, Kopfschmerz, Parästhesie, verschwommenes Sehen, Schwindel, Tachykardie, Hautrötung, Hypotonie, Bauchschmerzen, Akne, Gliederschmerzen, Asthenie, Brustbeschwerden, Unwohlsein;
KI (Chininsulfat): bek. Überempf., Grav., Glucose-6-Phosphat-Dehydrogenase-Mangel, Myasthenia gravis, bek. Ohrgeräusche, Sehnervschädigungen, Hypokaliämie, Bradykardie, klinisch relevante HRST, Herzinsuff. NYHA IV, Long-QT-Syndrom (oder familienanamnest.), erworbene QT-Zeit-Verlängerung; Kombin. mit Medikamenten, die Torsades de pointes hervorrufen oder QT-Intervall verlängern;

KI (Clostridium-Toxin A): bek. Überempf., Inf. an Injektionsstelle; bei Behandlung v. Blasenfunktionsstrg.: Harnweginfekt, akuter Harnverhalt; **KI** (Clostridium-Toxin B): bek. Überempf., neuromuskuläre Erkr.; **KI** (Dantrolen): bek. Überempf., Lebererkr., Lungenfkt. ↓, schwere Herzmuskelschäden, Grav./Lakt.;**KI** (Mexiletin): bek. Überempf., Überempf. gegen Lokalanästhetika, ventrik. Tachyarrhythmie, AV-Block, Schenkelblock, bi- u. trifaszikulärer Block, Myokardinfarkt (akut oder in der Vorgeschichte) oder anormale Q-Zacken, symptomatische KHK, Herzinsuff. mit EF < 50%; atriale Tachyarrhythmie, Vorhofflimmern od. -flattern, Sinusknoten-Dysfunktion (inkl. Sinusfrequenz < 50/min); gleichz. Anw. von Arzneimitteln, die Torsades de Pointes induzieren; gleichz. Anw. von Arzneimitteln mit geringer therapeutischer Breite	
Chininsulfat Rp	
Limptar N *Tbl. 200mg*	**Nächtliche Wadenkrämpfe:** 1-2 x 200mg p.o.; **DANI** nicht erforderlich
Clostridium-botulinum-Toxin Typ A Rp/Rp-L	
Azzalure *Inj.Lsg. 10 E* **Bocouture** *Inj.Lsg. 50 E* **Botox** *Inj.Lsg. 50, 100, 200E* **Dysport** *Inj.Lsg. 500E* **Vistabel** *Inj.Lsg. 50E* **Xeomin** *Inj.Lsg. 100E*	**Blepharospasmus:** ini 1.25-2.5E i.m., max. 5E/Inj.Stelle bzw. max. 25E/Auge, Wdh. nach 12W, max. Gesamtdosis 100E/12W; **zervikale Dystonie:** max. 50E/Inj.Stelle bzw. max. 100E in den M. sternocleidomastoideus bzw. max. 300E/Behandlung, Wdh. nach 12W; s. auch FachInfo; **Faltenbehandlung der Glabella:** Erw. < 65J: 50E Gesamtdosis; **fokale Spastizität bei infantiler Zerebralparese bzw. n. Schlaganfall, prim. Hyperhidrosis axillaris, idiopath. überaktive Blase, Harninkontinenz bei neurogener Detrusorhyperaktivität, chron. Migräne:** s. FachInfo
Clostridium-botulinum-Toxin Typ B Rp	Wirkdauer: 4-16W
NeuroBloc *Inj.Lsg. 2500E/0.5ml, 5000E/1ml, 10000E/2ml*	**Zervikale Dystonie:** 10000E i.m.
Dantrolen Rp	HWZ 8.7h, Q_0 0.95, PPB 90%, PRC C, Lact ?
Dantamacrin *Kps. 25, 50mg* **Dantrolen IV** *Inj.Lsg. 20mg/60ml*	**Spastik der Skelettmuskulatur:** W1: 2x25mg p.o., W2: 4x25mg, W3: 3x50mg, W4: 4x50mg; **Ki. > 5J:** ini 1mg/kg/d, W1: 1 x 25mg p.o., W2: 2 x 25mg, W3: 3 x 25mg; **maligne Hyperthermie:** 2.5mg/kg i.v., Infusion fortsetzen, so lange Hyperthermie anhält; Gesamtdosis ca. 10mg/kg/d
Mexiletin Rp	HWZ 10h, PPB 50%
Namuscla *Kps. 167mg*	**Nicht-dystrophe myotonische Erkrankung:** ini 1 x 167mg p.o., ggf. nach 1W 2 x 167mg, nach 2W 3 x 167mg; **DANI** leichte bis mittelschwere NI: 100%; schwere NI: Anw. nicht empf.; **DALI** leichte bis mittelschwere LI: vorsicht. Anw.; schwere LI: Anw. nicht empf.

A 12.4.2 Zentral wirksame Muskelrelaxantien (Myotonolytika)

Wm/Wi (Baclofen): Verstärkung der präsynaptischen Hemmung ⇒ Dämpfung der Erregungsübertragung ⇒ spastischer Muskeltonus und pathologische Massenreflexe ↓;
Wm (Methocarbamol): Hemmung der polysynaptischen Reflexleitung im Rückenmark und subkortikalen Zentren; **Wm/Wi** (Orphenadrin): spezifische Blockade des Förderzentrums in Formatio reticularis ⇒ Entspannung des pathologisch erhöhten Muskeltonus;
Wm/Wi (Pridinol): Hemmung der Rezeptor-vermittelten Reizleitung in spinalen Motoneuronen ⇒ Muskeltonus im Ruhezustand ↓; **Wm/Wi** (Tizanidin): Stimulation präsynaptischer Alpha-2-Rezeptoren ⇒ Hemmung der polysynaptischen Signalübertragung ⇒ Reduktion des Muskeltonus; **Wm/Wi** (Tolperison): genauer Wm unbekannt; membranstabilisierend, Reduktion des Einstroms von Natrium durch isolierte Nervenmembranen, inhibitorisch auf spannungsabhängige Kalziumkanäle;
UW (Baclofen): Depression, Euphorie, Halluzinationen, Verwirrtheit, Alpträume, Schläfrigkeit, Sedation, Müdigkeit, Benommenheit, Tremor, Ataxie, Kopfschmerzen, Schwindel, Schlafstörungen, Atemdepression, Nystagmus, Akkommodationsstrg., Sehstrg., Palpitationen, abnehmende Herzleistung, Hypotonie, Übelkeit, Erbrechen, Mundtrockenheit, Diarrhoe, Obstipation, Magen-Darm-Störungen, Blasenentleerungsstörungen, Exantheme, Hyperhidrosis, Muskelschmerzen;
UW (Methocarbamol): keine häufigen/sehr häufigen UWs; **UW** (Orphenadrin): Müdigkeit, Schwindel, Übelkeit, Brechreiz, Sehstörungen; **UW** (Pridinol): keine häufigen/sehr häufigen UWs; **UW** (Tizanidin): Benommenheit, Müdigkeit, Schwindel, Brady-/Tachykardie, Blutdruckabfall, Rebound-Hypertonie, Mundtrockenheit, Übelkeit, gastrointestinale Störungen;
UW (Tolperison): keine häufigen/sehr häufigen UWs;
KI (Baclofen): bekannte Überempf. gegen Wirkstoff oder Weizenstärke, zerebrale Anfallsleiden, terminale Niereninsuff., Behandlung von Spastizität bei Erkrankungen des rheumatischen Formenkreises, Parkinsonismus oder aufgrund peripherer Verletzungen;
KI (Methocarbamol): bek. Überempf., Grav./Lakt., (prä-)komatöse Zustände, ZNS-Erkrankungen, Myasthenia gravis, Ki. < 12J.; **KI** (Orphenadrin): bek. Überempf., Myasthenia gravis, < 16J.;
KI (Pridinol): bek. Überempf., Glaukom, Prostatahypertrophie, Harnverhalt, Obstruktionen im Magen-Darm-Trakt, Herzrhythmusstrg., Grav. (1.Trim.);
KI (Tizanidin): bek. Überempf., stark eingeschränkte Leberfkt., Komb. mit starken CYP1A2-Hemmern (z.B. Fluvoxamin, Ciprofloxacin);
KI (Tolperison): bek. Überempf., Myasthenia gravis, Lakt.

Baclofen Rp	HWZ 3.5h, Qo 0.3, PPB 20-41%, PRC C, Lact +
Baclofen-neuraxpharm *Tbl. 10, 25mg* **Baclofen-ratioph.** *Tbl. 10, 25mg* **Lioresal** *Tbl. 5, 10, 25mg; Amp. 10mg/5ml, 10mg/20ml*	**Spastische Syndrome:** ini 3 x 5mg p.o., um 5mg/ED steigern je nach Wi, Erh.Dos. 30-75mg/d, max. 120mg/d; **Ki.:** ini 4 x 2.5mg p.o., langsam steigern, < **10J:** max. 0.75-2mg/kg/p.o.; > **10J:** 2.5mg/kg/d; intrathekal: Erh.Dos. 300-800µg/d; **DANI** KI bei terminaler NI

Methocarbamol Rp	HWZ 0.9-2h, PRC C, Lact +
Dolovisano Methocarbamol *Tbl. 750mg* **Methocarbamol-neuraxph.** *Tbl.750mg* **Ortoton** *Tbl. 750, 1500mg; Amp. 1g/10ml*	**Verspannung und Spasmen der Skelettmuskulatur:** ini 4 x 1.5g p.o., dann 3 x 1.5g; 1-3g langsam i.v.

Orphenadrin Rp	HWZ 14h, Q0 0.9, PPB 90%
Norflex *Tbl. 100(ret.)mg; Amp. 60mg/2ml*	**Skelettmuskelspasmen untersch. Genese:** 2 x100mg (ret.) p.o., max. 400mg/d p.o.; 60mg langsam i.v./i.m, ggf. Wdh. nach 8-12h

Pridinol Rp	HWZ 4h
Myditin *Tbl. 3mg* **Myopridin** *Inj.Lsg. 1.5mg/1ml; Tbl. 3mg*	**Zentrale und periphere Muskelspasmen, Lumbalgie, Torticollis, allgemeine Muskelschmerzen:** 1-3 x 1.5mg i.m.; 3 x 1.5-3mg p.o.; **DANI, DALI** vorsichtige Anw. bei schw. NI, LI

Tizanidin Rp	HWZ 2.5h, Q0 1.0, PPB 30%, PRC C, Lact ?
Sirdalud *Tbl. 2, 4, 6mg* **Tizanidin Teva** *Tbl. 2, 4, 6mg*	**Spasmen, schmerzhafte Muskelverspannungen:** ini 3 x 2mg p.o., alle 4-7d um 2-4mg/d steigern, Erh.Dos. 12-24mg/d in 3-4ED, max. 36mg/d; **DANI** CrCl < 25: ini 2mg/d, dann langsame Dosissteigerung; **DALI** KI bei schwerer LI

Tolperison Rp	HWZ 2.5h, Q0 1.0
Mydocalm *Tbl. 50mg* **Tolperison HEXAL** *Tbl. 50mg* **Tolperison Stada** *Tbl. 50, 150mg*	**Spastizität n. Schlaganfall:** 3 x 50-150mg p.o.; **Ki <15J:** nur in Ausnahmefällen, strenge Indikationsstellung; **DANI/DALI** schwere NI/LI Anw. nicht empf.

A 12.5 Cholinergika

Wm/Wi: Hemmung der Cholinesterase ⇒ Acetylcholinkonzentration ↑ im synaptischen Spalt ⇒ Parasympathikotonus ↑, Tonus der quergestreiften Muskulatur ↑;
UW (Bethanecholchlorid): verstärkte Speichel- u. Schweißbildung, Hypothermie, Bradykardie, Blutdruckabfall, Diarrhoe, verstärkter Harndrang, Hautrötung, Miliaria cristallina;
UW (Distigmin): Diarrhoe, Nausea, Erbrechen, verstärkte Salivation, Bradykardie, Schweißausbrüche, Miosis, Tränenfluss; **UW** (Neostigmin): Bradykardie;
UW (Pyridostigmin): zahlreiche UW ohne Häufigkeitsangabe;
KI (Bethanecholchlorid): bek. Überempf., Asthma bronchiale, Hypotonie, Hypertonie, Bradykardie, KHK, AV-Überleitungsstörungen, Epilepsie, Parkinsonismus; externe Detrusor-Sphinkter-Dyssynergie, wenn nicht zugleich eine effektive Relaxation des Sphinkter externus vorhanden ist; kürzlich erfolgte gastrointestinale Operationen, mechanischer Ileus oder andere Obstruktionen im Harn- bzw. Gastrointestinaltrakt, Hyperthyreose, ausgeprägter Vagotonus, Peritonitis, Ulkuskrankheit; **KI** (Distigmin): bek. Überempf., Obstruktionsileus, Stenosen/Spasmen des Darmtrakts, der Gallen- oder Harnwege, Myotonie, Asthma bronchiale, Iritis, Parkinsonismus, Thyreotoxikose, postoperative Schock- und Kreislaufkrisen, Lakt.; **KI** (Neostigmin): bek. Überempf., Obstruktionsileus, Stenosen oder Spasmen des Darmtraktes, der Gallen- oder Harnwege, Myotonie, Parkinsonismus, Kombination mit depolarisierenden Muskelrelaxantien, Iritis, Asthma bronchiale, Hyperthyreose, postoperative Schock- und Kreislaufkrisen; **KI** (Pyridostigmin): bek. Überempf., mechanische Verschlüsse der Verdauungs-/Harnwege, Asthma bronchiale, Iritis, Lakt.

Bethanechol Rp	
Myocholine-Glenwood *Tbl. 10, 25mg*	**Postop. Blasenatonie:** bis 4 x 25-50mg p.o.
Distigmin Rp	HWZ 65-69h
Ubretid *Tbl. 5mg; Amp. 0.5mg/1ml*	**Postoperative Darm-/Blasenatonie:** 0.5mg i.m., ggf. steigern auf 0.01mg/kg; **neurogene Blasenstrg.:** 1 x 5mg p.o., 0.5mg i.m. alle 3-4d; Erh.Dos. 5mg p.o. alle 2-3d; **Myasthenia gravis** → 682**:** W1: 1 x 5mg p.o., W2: 1 x 7.5mg, ab W3: 1 x 10mg; 0.5-0.75mg i.m. alle 2d
Neostigmin Rp	HWZ 24-80min, Q0 0.45, PRC C, Lact +
Neostig Carino *Amp. 0.5mg* **Neostigmin Rotexmedica** *Amp. 0.5mg/1ml*	**Antagonisierung nichtdepolarisierender Muskelrelaxantien:** 0.5-2mg i.v., ggf. bis 5mg; **Ki. < 20kg:** 50µg/kg i.v.; **Myasthenia gravis** → 682**:** mehrmals tgl. 0.5mg s.c./i.m.
Pyridostigmin Rp	HWZ 1.7h, Q0 0.2, PRC C, Lact +
Kalymin *Tbl. 10, 60, 180(ret.)mg; Amp. 5mg/1ml* **Mestinon** *Tbl. 10, 60, 180(ret.)mg; Amp. 25mg/5ml*	**Darm-/Blasenatonie:** 60mg p.o. alle 4h; 1-2mg alle 4-6h i.m. für 2d; **paralyt. Ileus: Sgl.:** 10mg p.o. alle 4h für 2d; 0.5mg/4h i.m. für 2d; **Klein-/Schulki.:** 20-30mg p.o. alle 4h für 2d; 1mg/4h i.m. für 2d; **Myasthenia gravis** → 682**:** 2-4 x 60-180mg p.o.; 2 x 180-540mg (ret.) p.o.; 1-5mg/d i.m./s.c.; **Antagonisierung nichtdepolarisierender Muskelrelaxantien:** 5mg i.v., bei Überdosierung des Relaxans bis zu 10-20mg langs. i.v.

A 12.6 Antidementiva

Wm/Wi (Donepezil, Galantamin, Rivastigmin): spezifische und reversible Hemmung der zerebralen Cholinesterase ⇒ Verbesserung der kognitiven Fähigkeiten; **Wm/Wi** (Memantin): spannungsabhängiger NMDA-Rezeptorantagonist ⇒ Regulierung toxisch erhöhter Glutamatkonzentrationen; **Wm/Wi** (Nicergolin): Alpha-Rezeptor-Blockade ⇒ antagonistisch auf endogene und exogene Katecholamine; **Wm/Wi** (Nimodipin): Kalziumantagonist mit guter Passage der Blut-Hirn-Schranke ⇒ Stabilität und Funktionsfähigkeit von Nervenzellen ↑; **Wm/Wi** (Piracetam): zerebrale Durchblutung ↑, der Sauerstoffumsatzrate und der Glukoseumsatzrate in primär ischämisch geschädigten Hirnarealen; **UW** (Donepezil): Übelkeit, Diarrhoe, Appetitlosigkeit, Muskelkrämpfe, Müdigkeit, Erbrechen, Schlaflosigkeit, Kopfschmerzen, Schmerzen, Unfälle, Erkältungen, Magen-Darm-Beschwerden, Schwindel, Halluzinationen, Erregungszustände, aggressives Verhalten, abnormale Träume, Synkope, Juckreiz, Exanthem, Harninkontinenz; **UW** (Galantamin): Appetit ↓, Anorexie, Halluzination, Depression, Schwindel, Somnolenz, Synkope, Tremor, Kopfschmerz, Lethargie, Bradykardie, Hypertonie, Erbrechen, Übelkeit, Abdominalschmerz, Diarrhoe, Dyspepsie, Hyperhidrosis, Muskelkrämpfe, Müdigkeit, Asthenie, Malaise, Gewicht ↓, Stürze;

UW (Memantin): Schwindel, Gleichgewichtsstrg., Kopfschmerzen, Verstopfung, Dyspnoe, Schläfrigkeit, Hypertonus, Arzneimittelüberempfindlichkeitsreaktionen, Leberwerte ↑; **UW** (Nicergolin): Schlaflosigkeit, Müdigkeit, Kopfdruck, Rötungen, Hitzgefühl; **UW** (Nimodipin): Blutdrucksenkung, Übelkeit; **UW** (Piracetam): Nervosität, Aggressivität, Schlafstrg., Hyperkinesie, Gewicht ↑, psychomotor. Aktivität ↑, depressive Verstimmung, Angst, GI-Beschwerden; **UW** (Rivastigmin): Appetitlosigkeit, Agitiertheit, Verwirrtheit, Angst, Schwindel, Kopfschmerzen, Somnolenz, Tremor, Übelkeit, Erbrechen, Diarrhoe, abdominale Schmerzen, Dyspepsie, Hyperhidrosis, Müdigkeit, Asthenie, Unwohlsein, Gewicht ↓, Appetit ↓, Dehydratation, Schlaflosigkeit, visuelle Halluzinationen, Depression, Aggression, Dyskinesie, Hypokinesie, Verschlechterung einer Parkinson-Erkrankung, Bradykardie, Hypertonie, Hypersalivation, Stürze, Gangstrg.;
KI (Donepezil, Memantin, Nimodipin): bek. Überempf.; **KI** (Galantamin): bek. Überempf., schwere Leber-/Nierenfktsstrg.; **KI** (Nicergolin): bek. Überempf. gegen Mutterkornalkaloide, frischer MI, akute Blutungen, Bradykardie (< 50/min), Kollapsneigung, orthostat. Dysregulation, Kombin. mit Alpha-/Beta-Rezeptor-stimul. Sympathomimetika, Grav./Lakt.; **KI** (Piracetam): bek. Überempf., zerebrale Blutungen, Chorea Huntington, terminale NI; **KI** (Rivastigmin): bek. Überempf., allerg. Kontaktdermatitis mit Rivastigmin-Pflastern

Donepezil Rp	HWZ 70h, Q0 0.95, PPB 95%, PRC C, Lact ?
Aricept *Tbl. 5, 10mg* **Donepezil HEXAL** *Tbl. 5, 10mg; Lingualtbl. 5, 10mg* **Yasnal** *Lingualtbl. 5, 10mg*	**Alzheimer-Demenz** → 692**:** 1 x 5mg p.o. z.N., nach 4W evtl. 1 x 10mg; **DANI** nicht erforderlich
Galantamin Rp	HWZ 7-8h, PPB 18%
Galantamin HEXAL *Kps. 8(ret.), 16(ret.), 24(ret.)mg; Lsg. (1ml = 4mg)* **Galnora** *Kps. 8(ret.), 16(ret.), 24(ret.)mg* **Reminyl** *Kps. 8(ret.), 16(ret.), 24(ret.)mg; Lsg. (1ml = 4mg)*	**Alzheimer-Demenz** → 692**:** Kps. (ret.): ini morgens 1 x 8mg, nach 4W 1 x 16mg, evtl. nach 8W 1 x 24mg; Lsg.: 2 x 4mg p.o., nach 4W 2 x 8mg, evtl. nach 8W 2 x 12mg; **DANI** CrCl > 9: 100%; < 9: KI; **DALI** KI bei Child-Pugh > 9
Memantin Rp	HWZ (60-100)h, PPB 45%
Axura *Tbl. 10, 20mg; Lsg. (5mg/Pumpenhub)* **Ebixa** *Tbl. 10, 20mg; Lsg. (5mg/Pumpenhub)* **Memando** *Tbl. 10, 20mg* **Memantin-neuraxpharm** *Tbl. 5, 10, 15, 20mg; Lingualtbl. 10, 20mg; Gtt. (20Gtt. = 10mg)* **Memantin Hennig** *Tbl. 10, 20mg*	**Alzheimer-Demenz** → 692**:** W1: 1 x 5mg p.o., W2: 1 x 10mg p.o., W3: 1 x 15mg p.o., ab W4: 1 x 20mg p.o.; **DANI** CrCl 40-60: 10mg/d; **DALI:** Child A, B: 100%; C: Anw. nicht empf.
Nicergolin Rp	HWZ 7.3h, PPB 82-87%
Ergobel *Tbl. 30mg* **Nicergolin-neuraxpharm** *Tbl. 10, 30mg*	**Hirnleistungsstrg. im Alter:** 20-30mg/d, max. 60mg/d
Nimodipin Rp	HWZ 8-9h, Q0 1.0, PPB 98%, PRC C, Lact ?
Nimodipin Carino *Inf.Lsg. 10mg/50ml* **Nimodipin HEXAL** *Tbl. 30mg* **Nimotop** *Tbl. 30mg; Inf.Lsg. 10mg/50ml*	**Hirnleistungsstrg. im Alter:** 3 x 30mg p.o.; **Vasospasmen nach Subarachnoidalblutung:** ini 15µg/kg/h i.v., nach 2h 30µg/kg/h

Piracetam Rp	HWZ 4.5-5.5h, Qo 0.02, PPB 15%
Cebrotonin *Tbl. 800mg* **Nootrop** *Tbl. 800mg; 1200 mg; Amp. 3g/15ml; Inf.Lsg. 12g/60ml* **Piracetam-neuraxpharm** *Tbl. 800mg; 1200 mg; Lsg. (800mg/2.4ml); Btl. 2.4g; Inf.Lsg. 12g/60ml* **Piracetam-ratioph.** *Tbl. 800, 1200mg* **Piracetam Stada** *Tbl. 800, 1200mg*	**Dementielles Syndrom** → 672: 2-3 x 2.4g/d, max. 3 x 4.8g/d; 3-12g i.v.; **postkommotion. Syndrom:** 2-3 x 2.4g/d, bei Bedarf 3 x 4.8g/d; **postanoxisches Myoklonus-Syndr.:** ini 2x3.2g, dann alle 3d um 4.8g steigern, max. 24g/d p.o.; ini bis 12g/d i.v., nach 1-2W Dosisred. u. auf orale Ther. umstellen; **DANI** Krea (mg/dl) bis 3: 50%; 3-8: 12.5-25%; HD: 100%

Rivastigmin Rp	HWZ 1h, Qo 1.0, PPB 40%, PRC B, Lact ?
Exelon *Kps. 1.5, 3, 4.5, 6mg; TTS 4.6, 9.5, 13.3mg/24h; Lsg. (1ml = 2mg)* **Nimvastid** *Kps. 1.5, 3, 4.5, 6mg* **Rivastigmin HEXAL** *Kps. 1.5, 3, 4.5, 6mg; TTS 4.6, 9.5, 13.3mg/24h; Lsg. (1ml = 2mg)* **Rivastigmin-neuraxph.** *Kps. 1.5, 3, 4.5, 6mg; TTS 4.6, 9.5,13.3mg/24h* **Rivendo** *TTS 4.6, 9.5mg/24h*	**Alzheimer-Demenz** → 692: ini 2 x 1.5mg/d p.o., nach 2W 2 x 3mg, je nach Verträglichkeit alle 2W um 2 x 1.5mg steigern bis 2 x 6mg; TTS: ini 4.6mg/24h, Pflaster tgl. wechseln, bei guter Verträglichkeit nach 4W steigern auf 9.5mg/24h; ggf. nach weiteren 6W steigern auf 13.3mg/24h; **DANI** nicht erf.

A 12.7 Kaliumkanalblocker

Wm/Wi: blockiert Kaliumkanäle ⇒ verlängerte Repolarisation u. verstärkte AP-Bildg. in demyelinisierten Axonen; **UW:** Harnweginf., Schlaflosigk., Angst, Schwindel, Kopfschmerzen, Gleichgewichtsstrg., Parästhesie, Tremor, Dyspnoe, pharyngolaryng. Schmerzen, Übelkeit, Erbrechen, Obstip., Dyspepsie, Rückenschmerzen, Asthenie; **KI:** bek. Überempf., gleichz. Beh. mit Fampridin-haltigen Präp., Krampfanfälle (auch anamnestisch), NI (CrCl < 80), gleichz. Anw. von Cimetidin

Fampridin Rp	HWZ 6h, PPB 7%
Fampyra *Tbl. 10(ret.)mg*	**MS mit Gehbehinderung** → 680: 2 x 10mg (ret.) p.o.; **DANI** CrCl < 80: KI; **DALI** nicht erf.

A 12.8 Cannabinoide

Wm/Wi: Agonismus an Cannabinoidrezeptoren ⇒ Verbesserung der Motorik durch Linderung der Steifigkeit in Extremitäten; **UW:** Schwindel, Müdigkeit, Anorexie, Appetit ↓/↑, Depression, Desorientierung, Dissoziation, euphorische Stimmung, Amnesie, Gleichgewichtsstrg., Aufmerksamkeitsstrg., Dysarthrie, Dysgeusie, Lethargie, Gedächtnisstrg., Schläfrigkeit, verschwommenes Sehen, Obstipation, Diarrhoe, Mundtrockenheit, Glossodynie, Mundschleimhautaphten, Nausea, Erbrechen, Unbehagen/Schmerzen in der Mundhöhle, Trunkenheitsgefühl, Indisposition, Sturz; **KI:** bek. Überempf., Lakt., bek./vermutete (Familien-)Anamnese von Schizophrenie od. anderer psychot. Krankheit, Anamnese einer schweren Persönlichkeitsstrg. od. anderer erheblicher psychiatrischer Störung mit Ausnahme einer Depression, bedingt durch die zugrunde liegende Erkr

Tetrahydrocannabinol + Cannabidiol Rp	HWZ 2-9h, PPB 97%
Sativex *Spray 2.7+2.5mg/Hub*	**MS mit mittelschwerer bis schwerer Spastik** → 680: ini 1 Hub in die Mundhöhle, bei Bedarf um 1 Hub/d steigern bis max. 12 Hub/d, aufgeteilt in 2ED; **DANI, DALI** keine Daten

A 12.9 Selektive Immunsuppressiva

Wm/Wi (Alemtuzumab): monoklonaler AK ⇒ bindet an CD52 von T- und B-Lymphozyten ⇒ antikörperabhängige, zellvermittelte Zytolyse und komplementvermittelte Lyse; **Wm/Wi** (Dimethylfumarat, Diroximelfumarat): genauer Wm nicht vollständig bekannt; Aktivierung des Nuclear factor (erythroid-derived 2)-like 2-Transkriptionswegs ⇒ Hochregulierung antioxidativer Gene ⇒ immunmodulatorisch, entzündungshemmend; **Wm/Wi** (Fingolimod): funktioneller Antagonist an Sphingosin-1-Phosphat-Rezeptoren ⇒ blockiert Migration von Lymphozyten ⇒ Infiltration pathogener Lymphozyten im ZNS ↓ ⇒ neuronale Entzündung ↓, Zerstörung von Nervengewebe ↓; **Wm/Wi** (Glatirameracetat): Polymer aus 4 AS mit spezif. immunmodulat. Eigenschaften ⇒ Erhöhung der Zahl spezifischer Supressorzellen, die antiinflammatorische Zytokine sezernieren; **Wm/Wi** (Natalizumab): bindet spezifisch an Integrin auf Leukozytenoberfläche ⇒ Hemmung der transendothelialen Leukozytenmigration in entzündl. Gewebe; **Wm/Wi** (Ocrelizumab, Ofatumumab): monoklon. AK, der an CD-20-B-Zellen bindet; Immunmodulation durch Depletion CD-20-exprimierender Zellen; **Wm/Wi** (Ozanimod, Ponesimod, Siponimod): funktioneller Antag. am Sphingosin-1-Phosphat-Rez. d. Lymphozyten ⇒ blockiert Migration von Lymphozyten in ZNS bzw. Darm ⇒ Entzündungshemmung; **Wm/Wi** (Satralizumab): humaner monoklonaler IgG2-AK, bindet an IL-6-Rez. ⇒ Hemmung der nachgeschalteten Signalgebung, u.a. verminderte Bildung von AQP4-Autoantikörpern; **Wm/Wi** (Teriflunomid): selekt. und reversible Hemmung der Dihydroorotat-Dehydrogenase ⇒ blockiert die Prolif. sich teilender Zellen ⇒ immunmodulatorisch, entzündungshemmend; **UW** (Alemtuzumab): Infektion der oberen/unteren Atemwege, Harnweginfektion, H. zoster, Gastroenteritis, oraler Herpes, orale Candidose, vulvovaginale Candidose, Grippe, Ohreninfektion, Lymphopenie, Leukopenie, Lymphadenopathie, Zytokin-Freisetzungs-Syndrom, Basedow-Krankheit, Hyperthyreose, Immunthyreoiditis, Hypothyreose, Struma, pos. Schilddrüsen-AK-Test, Schlaflosigkeit, Ängstlichkeit, Kopfschmerz, MS-Schub, Schwindel, Hypoästhesie, Parästhesie, Tremor, Geschmacksstörung, verschwommenes Sehen, Vertigo, Tachykardie, Bradykardie, Palpitationen, Hitzegefühl, Hypotonie, Hypertonie, Dyspnoe, Husten, Epistaxis, Schmerzen im Oropharynx, Übelkeit, Abdominalschmerz, Erbrechen, Diarrhoe, Dyspepsie, Stomatitis, Urtikaria, Ausschlag, Pruritus, Erythem, Ekchymose, Alopezie, Hyperhidrose, Akne, Myalgie, Muskelschwäche, Arthralgie, Rückenschmerzen, Schmerz in der unteren Extremität, Muskelspasmen, Nackenschmerzen, Proteinurie, Hämaturie, Pyrexie, Ermüdung, Beklemmungsgefühl in der Brust, Schüttelfrost, periphere Ödeme, Asthenie, Unwohlsein, Schmerzen an der Infusionsstelle, Prellung; **UW** (Dimethylfumarat, Diroximelfumarat): Gastroenteritis, Lymphopenie, Leukopenie, brennende Schmerzen, Hitzegefühl, Hitzewallung, Diarrhoe, Übelkeit, Abdominalschmerz, Erbrechen, Dyspepsie, Gastritis, gastrointest. Erkr., Pruritus, Ausschlag, Erythem, Proteinurie, Ketonurie, Albuminurie, GOT/GPT ↑; **UW** (Fingolimod): Influenza, Herpesinfektion, Bronchitis, Sinusitis, Gastroenteritis, Tineainfektion, Lympho-/Leukopenie, Depression, Kopfschmerzen, Schwindel, Migräne, Parästhesie, Verschwommensehen, Augenschmerzen, Bradykardie, AV-Block, Hypertonie, Dyspnoe, Husten, Diarrhoe, Ekzem, Pruritus, Alopezie, Rückenschmerzen, Asthenie, Leberwerte ↑, Gewicht ↓; **UW** (Glatirameracetat): Infektionen, grippeähnl. Symptome, Neoplasma, Lymphadenopathie, Überempfindlichkeitsreaktionen, Anorexie, Gewicht ↑, Angst, Depression, Nervosität, Kopfschmerzen, Dysgeusie, Rigor, Sprachstrg., Synkope, Tremor, Diplopie, Funktionsstrg. der Augen/Ohren, Palpitationen, Tachykardie, Vasodilat., Dyspnoe, Husten, Übelkeit, Obstipation, Karies, Dyspepsie, Dysphagie, Erbrechen, Darminkontinenz, Leberwerte ↑, Rash, Pruritus, Urtikaria, Arthralgie, Rückenschmerzen, Harndrang, Pollakisurie, Harnretention, Reakt. an Inj.Stelle, Schmerzen, Ödeme, Fieber; **UW** (Natalizumab): Harnwegsinf., Nasopharyngitis, Urtikaria, Kopfschmerzen, Schwindel, Übelkeit, Erbrechen, Arthralgien, Rigor, Fieber, Abgeschlagenheit, Überempfindlichkeitsreaktionen;

UW (Ocrelizumab): Infektion d. oberen Atemwege, Nasopharyngitis, Sinusitis, Bronchitis, oraler Herpes, Gastroenteritis, Konjunktivitis, Zellulitis, virale Infektion, Husten, Katarrh, IgG/IgM ↓, Neutropenie, infusionsbed. Reaktion; **UW** (Ofatumumab): Infektion d. oberen Atemwege, Harnwegsinfektion, Lippenherpes, Reaktion a.d. Injektionsstelle, system. injektionsbed. Reakt., IgM ↓; **UW** (Ozanimod): Nasopharyngitis, Virusinfekt. d. Atemwege, Harnwegsinf., H. zoster, H. simplex, periph. Ödem, Kopfschmerzen, Lymphopenie, Bradykardie, Hypertonie, Orthostasesyndr., Transamin./Bili/γGT ↑, anormale Lufu; **UW** (Ponesimod): Nasophyryngitis, Bronchitis, Laryngitis, Sinusitis, Pneumonie, Harnwegsinf., H. zoster, Lymphopenie, Depression, Schlaflosigkeit, Angst, Schwindel, Hypästhesie, Somnolenz, Mogräne, Makulaödem, Vertigo, Hypertonie, Dyspnoe, Husten, Dyspepsie, Rückenschmerzen, Arthralgie, Extremitätenschmerz, Bänderzerrung, Fatigue, Fieber, periph. Ödeme, Thoraxschmerz, Leberenzyme ↑, CRP, Cholesterin; **UW** (Satralizumab): Hyperlipdämie, Kopfschmerzen, Arthralgie, injektionsbed. Reaktionen, Leukopenie, Hyperfibrinogenämie, Schlaflosigkeit, Migräne, Bradykardie, Hypertonie, allerg. Rhinitis, Gastritis, Exanthem, Pruritus, muskuloskel. Steifigkeit, periph. Ödem, Gewicht ↑, Thrombopenie, Transamin./Bili ↑; **UW** (Ponesimod): bek. Überempf., immunsupprim. Zustand; Pat., die i.d. letzten 6 M MI, instabile AP, Schlaganfall, TIA, dekompensierte Herzinsuff. mit stat. Behandl. hatten oder NYHA III/IV; Pat. mit anamnest. bek. AV-Block II Mobitz Typ II, AV-Block III, SA-Block, Sick-Sinus-Syndrom ohne Herzschrittmacher, Grav.; schwere aktive Infekt., aktive chron. Infekt., aktive maligne Erkr., Frauen im gebärfähigen Alter ohne zuverl. Verhütung; LI Child B, C; **UW** (Satralizumab): Hyperlipidämie, Kopfschmerzen, Arthralgie, injektionsbed. Reaktionen, Leukopenie, Hyperfibrinogenämie, Schlaflosigkeit, Migräne, Bradykardie, Hypertonie, allerg. Rhinitis, Gastritis, Exanthem, Pruritus, muskuloskel. Steifigkeit, periph. Ödem, Gewicht ↑, Thrombopenie, Transam./Bili ↑; **UW** (Siponimod): H. zoster, melanozytärer Naevus, Lymphopenie, Kopfschmerzen, Schwindel, Krampfanfälle, Tremor, Makulaödem, Bradykardie, AV-Block I u. II; Hypertonie, Übelkeit, Diarrhoe, Extremitätenschmerzen, periph. Ödem, Asthenie, Leberenzyme ↑, Lungenfunktion ↓; **UW** (Teriflunomid): Grippe, Inf. der oberen Atemwege, Harnweginf., Bronchitis, Sinusitis, Pharyngitis, Zystitis, vir. Gastroenteritis, Herpes simplex lab., Zahninfekt., Laryngitis, Tinea pedis, Neutropenie, Leukopenie, allerg. Reakt., Angst, Parästhesie, Ischialgie, Karpaltunnelsyndrom, Hyperästhesie, Neuralgie, periph. Neuropathie, Hypertonie, Diarrhoe, Übelk., Erbrechen, Zahnschmerzen, Alopezie, Exanthem, Akne, Schmerzen in Muskel-/Skelettsystem, Pollakisurie, Menorrhagie, GOT/GPT/γGT ↑, posttraumat. Schmerzen; **KI** (Alemtuzumab): bek. Überempf. HIV-Inf., schwere aktive Infektion; **KI** (Dimethylfumarat, Diroximelfumarat): bek. Überempf., vermutete oder bestätigte PML; **KI** (Fingolimod): Immundefizienzsyndr., geschwächtes Immunsyst., schwere aktive Inf., aktive chron. Inf., aktive maligne Erkr., Überempf., Child C; **KI** (Glatirameracetat): bek. Überempf., Grav.; **KI** (Natalizumab): bek. Überempf., progressive multifokale Leukenzephalopathie, Immunschwäche, laufende immunsuppressive Ther., Komb. mit Interferon beta oder Glatirameracetat, aktive Malignome (Ausnahme: Basaliom), Ki./Jug. < 18J.; **KI** (Ocrelizumab): bek. Überempf., aktive Infektion, schwer immunsupprimierter Zustand, aktive Malignome; **KI** (Ofatumumab): bek. Überempf., stark immungeschwächte Pat., schwere aktive Infektion, aktive maligne Erkrankung; **KI** (Ozanimod): bek. Überempf., Immundefizienzsyndrom; Pat., die i.d. letzten 6M MI, instabile AP, Schlaganfall, TIA, dekompensierte Herzinsuff. mit stat. Behandl. hatten oder NYHA III/IV; Pat. mit anamnest. bek. AV-Block II Mobitz Typ II, AV-Block III, SA-Block, Sick-Sinus-Syndrom ohne Herzschrittmacher, Grav.; schwere aktive Infektionen, aktive chron. Infektionen, aktive maligne Erkr., Frauen im gebärfähigen Alter ohne zuverlässige Verhütung, Leberinsuff. Child C; **KI** (Ponesimod): bek. Überempf., immunsupprim. Zustand; Pat., die i.d. letzten 6M MI, instabile AP, Schlaganfall, TIA, dekompensierte Herzinsuff. mit stat. Behandl. hatten oder NYHA III/IV; Pat. mit anamnest. bek. AV-Block II Mobitz Typ II, AV-Block III, SA-Block, Sick-Sinus-Syndrom ohne Herzschrittmacher, Grav.; schwere aktive Infektionen, aktive chron. Infektionen, aktive maligne Erkr., Frauen im gebärfähigen Alter ohne zuverlässige Verhütung; LI. Child B, C;

KI (Satralizumab): bek. Überempf.; **KI** (Siponimod): bek. Überempf., Immundefizienzsyndrom, anamnestisch bek. progressive multifokale Leukenzephalopathie oder Kryptokokkenmeningitis; aktive maligne Erkr., schwere Leberfunktionsstörung (Child C); Pat., die i.d. letzten 6 M MI, instabile AP, Schlaganfall, TIA, dekompensierte Herzinsuff. mit stat. Behandl. hatten oder NYHA III/IV; Pat. mit anamnest. bek. AV-Block II Mobitz Typ II, AV-Block III, SA-Block, Sick-Sinus-Syndrom ohne Herzschrittmacher; Pat., die homozygot für CYP2C9*3-Allel sind (CYP2C9*3*3-Genotyp; langsame Metabolisierer); Grav.; Frauen im gebärfähigen Alter ohne zuverlässige Verhütung; **KI** (Teriflunomid): bek. Überempf., Child-C-Leberzirrhose, Grav., Frauen ohne zuverlässige Verhütung, Lakt., Immunschwäche, signif. beeinträchtigte KM-Funktion, signif. Anämie/Neutropenie/Thrombopenie, schw. aktive Infektion, Dialyse, schwere Hypoproteinämie

Alemtuzumab Rp	PRC C, Lact ?
Lemtrada *Inf.Lsg. 12mg/1.2ml*	**Schubförmig-remittierende MS mit aktiver Erkr.** → 680: 1. Behandlungsjahr: 12mg/d i.v. über 4h an 5 aufeinanderfolg. Tagen; 2. Beh.-Jahr: 12mg/d an 3 aufeinanderfolg. Tagen: weitere Gaben s. FI; **DANI, DALI** k. D.
Dimethylfumarat Rp	HWZ 1h, PPB 27-40%, PRC C, Lact ?
Tecfidera *Kps. 120, 240mg*	**Schubförmig-remittierend verlaufende Multiple Sklerose** → 680: ini 2 x 120mg/d p.o., nach 7d 2 x 240mg; **DANI, DALI** vorsichtige Anwendung bei schwerer NI, LI
Diroximelfumarat Rp	HWZ 1h, PPB 25%
Vumerity *Kps. 231mg*	**Schubförmig-remittierend verlaufende Multiple Sklerose** → 680: ini 2 x 231mg p.o., nach 7d 2 x 462mg; **DANI, DALI** nicht erf.
Fingolimod Rp	HWZ 6-9d, PPB >99%, PRC D, Lact -
Gilenya *Kps. 0.25, 0.5mg*	**Hochaktive, schubförmig remitt. MS** → 680: 1 x 0.5mg/d p.o.; **Ki. ab 10J:** ≥ 40kg: 1 x 0.25mg; > 40kg: 1 x 0.5mg; **DANI** nicht erforderl.; **DALI** Child C: KI
Glatirameracetat Rp	
Clift *Fertigspr. 20mg/1ml* **Copaxone** *Fertigspr. 20mg/1ml, 40mg/1ml*	**Schubförmig remitt. Multiple Sklerose** → 680: 1 x 20mg s.c.; 3x/W 40mg s.c.; **DANI** vorsicht. Anw.; **DALI** keine Daten
Natalizumab Rp	HWZ 16d, PRC C, Lact ?
Tysabri *Inf.Lsg. 300mg/15ml*	**Hochaktive, remitt. Multiple Sklerose** → 680: 300mg über 1h i.v. alle 4W; **DANI, DALI** keine Daten, vermutl. nicht erf.
Ocrelizumab Rp	HWZ 26d
Ocrevus *Inf.Lsg. 300mg/10ml*	**Schubf. remitt. Multiple Sklerose** → 680: 300mg i.v. W0 und W2, dann 600mg alle 6M; **DANI, DALI** keine Daten, vermutl. nicht erf.

Ofatumumab Rp	HWZ 16d
Kesimpta *Fertigspr., Pen 20mg*	**Schubf. remitt. Multiple Sklerose** → 680: W0, 1, 2, 4: 20 mg s.c., dann alle 4W 20mg; **DANI, DALI** nicht erforderlich
Ozanimod Rp	HWZ 21h, PPB 98%
Zeposia *Kps. 0.23, 0.46, 0.92mg*	**Schubf. remitt. MS** → 680, **Colitis ulcerosa:** d1-4: 1 x 0.23mg p.o.; d5-7: 1 x 0.46mg; ab d8 1 x 0.92mg; **DANI** nicht erf. **DALI** Child A, B: 100%; C: KI
Ponesimod Rp	HWZ 33h, PPB 99%
Ponvory *Tbl. 2, 3, 4, 5, 6, 7, 8, 9, 10, 20mg*	**Schubf. remitt. MS** → 680: d1-11: langsam Dosis steigern (s. FI) 1 x 2-9mg p.o.; d12-14: 1 x 10mg, ab d15: 1 x 20mg p.o.; **DANI** nicht erf.; **DALI** Child A: 100%; B, C: KI
Satralizumab Rp	HWZ 30d
Enspryng *Fertigspr.. 120mg/1ml*	Neuromyelitis-optica-Spektrum-Erkrank.**:** Erw., Ki. ab 12J, ≥ 40kg: 120mg s.c. W0, 2 u. 4, dann 120mg alle 4W; Dosisanpassung bei UW s. FachInfo; **DANI, DALI** keine Daten
Siponimod Rp	HWZ 30h, PPB 99%
Mayzent *Tbl. 0.25, 2mg*	**Sekundär progrediente Multiple Sklerose** → 680**:** CYP2C9-Status bestimmen; Titration u. Erh.Dos. s. FI; **DANI** nicht erf.; **DALI** Child A, B: vors. Anw.; C: KI
Teriflunomid Rp	HWZ 19d, PPB > 99%, PRC X, Lact -
Aubagio *Tbl. 14mg*	**Schubf. remitt. Multiple Sklerose** → 680: 1x14mg/d p.o.; **DANI** nicht erf., KI bei Dialyse; **DALI** Child A/B: nicht erf., Child C: KI

A 12.10 Interferone

Wm/Wi: antiviral, wachstumshemmend und immunregulatorisch; **UW:** Fieber, Schwitzen, Schüttelfrost, Müdigkeit, Gelenk- und Weichteilschmerzen, BB-Veränd., HRST, Depression, Tremor, Krampfanfälle, Parästhesien, GI-Störung, Haarausfall, Exantheme, Pruritus; **KI:** Herz-, ZNS-Erkr., schwere Leberfunktionsstrg., NI, schwere KM-Schäden, Cave in Grav./Lakt.

Interferon beta-1a Rp	HWZ 10h, Q0 1.0
Avonex *Inj.Lsg. 30µg; Fertigspr. 30µg* **Rebif** *Fertigspr. 8.8, 22, 44µg* **Plegridy** *Fertigspr. 63, 94, 125µg; Pen 63, 94,125µg*	**Multiple Sklerose** → 680**:** Avonex: W1 7.5µg i.m.; W2 15µg, W3 22.5µg, ab W4 1x/W30µg; Rebif: W1-2: 3 x/W 8.8µg s.c.; W3-4: 3x/W 22µg; ab W5 3x/W 44µg; Plegridy: d1 63µg s.c., W2 94µg, W4 125µg, dann 125mg alle 2W

Interferon beta-1b Rp	HWZ 5h, Q0 1.0
Betaferon *Inj.Lsg. 250µg/ml* **Extavia** *Inj.Lsg. 250µg/ml*	**Multiple Sklerose** → 680: ini 62.5µg s.c. alle 2d, Dosis wöchentl. um 62.5µg steigern, Erh.Dosis alle 2d 250µg; **DALI** KI bei dekompensierter LI

A 12.11 Kalziumantagonisten

Wm: Kalziumantagonist ⇒ Vasodilatation, genauer Wm unklar; **UW:** Gewicht ↑, Benommenheit, Müdigkeit; **KI:** bek. Überempf., M. Parkinson, extrapyramidale Störungen, Depression

Flunarizin Rp	HWZ 18d, Qo 1.0, PPB > 90%
Flunarizin CT *Kps. 5, 10mg* **Flunavert** *Kps. 5, 10mg*	**Vestibulärer Schwindel** → 686, **Migräne-Intervall-Therapie** → 677: ini 10mg z.N.; Pat. > 65J: 5mg; Erh.Dos. 5-10mg alle 2d

A 12.12 Neuropathiepräparate

Wm: Koenzymfkt. bei der oxidat. Decarboxylierung von alpha-Ketosäuren ⇒ es werden weniger sog. „advanced glycosylation end products" gebildet, Verbesserung des endoneuralen Blutflusses, physiologische Antioxidantienspiegel ↑; **UW:** Übelkeit, Schwindel; bei i.v.-Gabe Kopfdruck, Atembeklemmung; **KI:** bekannte Überempfindlichkeit

Alpha-Liponsäure OTC	HWZ 1h
Alpha-Lipogamma *Tbl. 600mg; Inf.Lsg. 600mg/50ml, 600mg/24ml* **Thioctacid** *Tbl. 200, 600mg; Amp. 600mg/24ml; Inf.Lsg. 600mg/50ml*	**Diabetische Polyneuropathie:** 600mg/d p.o. in 1-3ED; 300-600mg/d i.v.

A 12.13 VMAT2-Inhibitoren

Wm: reversible Hemmung des vesikulären Monoamintransporters 2 (VMAT2) ⇒ Entleerung der Speicher von Dopamin und and. Monoaminen im ZNS;
UW: Depression, Erregung, Verwirrung, Angstgefühl, Schlaflosigkeit, Benommenheit, Parkinson-Symptome (Gleichgewichtsstrg., Tremor, Speichelfluss ↑);
KI: bek. Überempf., prolaktinabh. Tumore, Phäochromozytom, Depression,gleichz. Gabe v. Reserpin/MAO-Hemmern, Parkinson-Syndrom, hyperkinetisch-rigides Syndrom, Lakt.

Tetrabenazin Rp	HWZ 5h, PPB 0%
Dystardis *Tbl. 25mg* **Nitoman** *Tbl. 25mg* **Tetmodis** *Tbl. 25mg* **Tetrabenazin neuraxph.** *Tbl. 12.5, 25mg* **Xenazine** *Tbl. 25mg*	**Hyperkin. Bewegungsstörungen bei Chorea Huntington:** ini 3 x 25mg p.o., nach Bedarf alle 3-4d um 25mg/d steigern, max. 200mg/d; **Spätdyskinesien:** ini 12.5mg, ggf. steigern; **DANI, DALI** sorgfältige Dosiseinstellung

A 12.14 Dopaminantagonisten

Wm: Blockade von Dop.-2-Rezeptoren in Nucleus caudatus, Putamen und Corpus striatum; **UW:** Agitation, Apathie, Schlaflosigkeit, Benommenheit, Schwindel, Kopfschmerzen, extrapyramidale Symptome, orthostatische Hypotonie, Schwäche, Müdigkeit, Gleichgültigkeit, erhöhter Prolaktinspiegel; **KI:** bek. Überempfindlichkeit, Prolaktinom, Mammakarzinom, Phäochromozytom, Kombination mit Levodopa, malignes neuroleptisches Syndrom

Tiaprid Rp	HWZ 3h, Qo 0.25, PPB 0%
Tiaprid AL *Tbl. 100, 200mg* **Tiaprid HEXAL** *Tbl. 100, 200mg* **Tiapridal** *Tbl. 100mg; Gtt. (1ml = 137.9mg)*	**Dyskinesien:** 3 x 100-200mg p.o./i.m./i.v.; **Chorea** → 672: 300-1000mg/d in 3-5ED; **DANI** CrCl 50-80: 75%; 10-49: 50%; < 10: 25%

A 12.15 Gentherapeutika

Wm (Atidarsagen autotemcel): Transfer des fehlenden ARSA-Gens über modifizierte CD 34-pos. autologe Stammzellen; **Wm** (Nusinersen): Antisense-Oligonukleotid, Modulation der SMN-Gen-Expression; **Wm** (Onasemnogen-Abeparvovec): nicht replizierender rekombinanter AAV-Vektor, der ein menschl. SMNTransgen bereitstellt und ersetzt; **Wm** (Risdiplam): Spleißmodifikator der SMN2-Prä-mRNA ⇒ korrigiert das Spleißen von SMN2, erhöht die Bildung von stabilem, funktionellen SMN-Protein;
UW (Atidarsagen autotemcel): s. Fachinfo; **UW** (Nusinersen): Kopfschmerzen, Erbrechen, Rückenschmerzen; **UW** (Onasemnogen-Abeparvovec): Thrombopenie, Erbrechen, Fieber, Transaminasen ↑, Troponin-I ↑; **UW** (Risdiplam): Diarrhoe, Übelkeit, aphthöse Mundgeschwüre, Exanthem, Kopfschmerzen, Pyrexie, Harnwegsinfektionen, Arthralgie;
KI (Atidarsagen autotemcel): bek. Überempf., vorhergehende Behandlung mit einer Gentherapie mit hämatopoetischen Stammzellen; **KI** (Nusinersen): bek. Überempf.; **KI** (Onasemnogen-Abep.): bek. Überempf.; **KI** (Risdiplam): bek. Überempf.

Atidarsagen autotemcel Rp	
Libmeldy *Inf.Lsg 2-10 x 10^6 Zellen/ml*	**Metachromatische Leukodystrophie:** s. FachInfo; **DANI, DALI** nicht erforderl.
Nusinersen Rp	HWZ 135-177d
Spinraza *Inj.Lsg 12mg/5ml*	**5q-assoziierte spinale Muskelatrophie:** 12mg intrathekal d0, 14, 28, 63, dann alle 4M; **DANI** keine Daten, vorsichtige Anw.; **DALI** vermutlich nicht erforderl., keine Daten
Onasemnogen-Abeparvovec Rp	
Zolgensma *Inf.Lsg 2 x 10^{13} Vektorgenome/ml*	**5q-assoziierte spinale Muskelatrophie:** 1.1 x 10^{14} Vektorgenome/kg i.v.; s.,a. FI; **DANI, DALI** keine Daten, vors. Anw.
Risdiplam Rp	
Evrysdi *Trockensaft (0.75mg/ml)*	**5q-assoziierte spinale Muskelatrophie:** 2M bis < 2J: 1 x 0.2mg/kg p.o.; ≥ 2J < 20kg: 1 x 0.25mg/kg; ≥ 2J, ≥ 20kg: 1 x 5mg; **DANI** nicht erf.; **DALI** Child A, B: 100%; C: k.D.

A 13 Psychiatrie – Arzneimittel

A 13.1 Antidepressiva

A 13.1.1 Nichtselektive Monoamin-Reuptake-Inhibitoren (NSMRI), trizyklische Antidepressiva

Wm: Wiederaufnahmehemmung der Monoamine Noradrenalin u. Serotonin in die präsynaptischen Vesikel ⇒ Stimmungsaufhellung durch Verstärkung der noradrenergen und serotoninergen Übertragung im ZNS; antagonistische Eigenschaften an M-Cholinozeptoren, Histaminrezeptoren, Alpha-Adrenozeptoren und Serotoninrezeptoren;
Wi (Amitriptylin): ausgeprägte sedierende Komponente, antinozizeptiv;
Wi (Clomipramin): gering sedierend, antinozizeptiv, leicht antriebsfördernd;
Wi (Nortriptylin): gering sedierend;
Wi (Trimipramin): stark sedierend, anxiolytisch;
UW (Amitryptilin): Gewichtszunahme, Aggression, innere Unruhe, Libidoverlust, Impotenz, delirante Syndrome, Benommenheit, Schwindel, Sprachstrg., Tremor, Akkommodationsstrg., Tachykardie, Herzrhythmusstrg., Hypotonie, orthostatische Dysregulation, verstopfte Nase, Mundtrockenheit, Obstipation, Anstieg der Leberenzyme (passager), Schwitzen, Hautausschläge, Miktionsstörung, Müdigkeit, Durstgefühl, Hyponatriämie;
UW (Amitryptilinoxid): s. Amitryptilin + Übelkeit, Erbrechen;
UW (Clomipramin): Benommenheit, Müdigkeit, Schläfrigkeit, innere Unruhe, Appetit ↑, Verwirrtheitszustände, Angstzustände, Erregung, Schlafstörung, Persönlichkeitsstörung, Depressionsverstärkung, Alpträume, Tremor, Schwindel, Kopfschmerzen, Myoklonien, Parästhesien, Sprachstörung, Delir, Muskelschwäche/-hypertrophie, Mundtrockenheit, verstopfte Nase, Akkommodationsstrg., verschwommenes Sehen, Schwitzen, Obstipation, Miktionssörung, Hitzewallungen, Mydriasis, Hypotonie, orthostatische Dysregulation, Tachykardie, EKG-Veränderungen, Übelkeit, Erbrechen, abdominale Schmerzen, Diarrhoe, Anorexie, Geschmacksstörung, Durstgefühl, Anstieg der Leberenzyme (passager), allergische Hautreaktionen, Pruritus, Photosensibilität, Gewichtszunahme, sexuelle Funktionsstörung, Galaktorrhoe, Gynäkomastie, Tinnitus;
UW (Doxepin): Mundtrockenheit, verstopfte Nase, Müdigkeit, Benommenheit, Schwitzen, Schwindel, Hypotonie, orthostatische Dysregulation, Tachykardie, Herzrhythmusstörung, Tremor, Akkommodationsstörung, Obstipation, Gewicht ↑, Leberenzyme ↑ (passager), Miktionsstörung, innere Unruhe, Durstgefühl, allergische Hautreaktionen, Pruritus, Libidoverlust, Ejakulationsstörung, Impotenz, Verwirrtheitszustände, delirante Syndrome;
UW (Imipramin): Benommenheit, Tremor, Schwindel, Mundtrockenheit, verstopfte Nase, Schwitzen, Akkommodationsstrg., verschwommenes Sehen, Hitzewallungen, Obstipation, Hypotonie, orthostatische Dysregulation, Tachykardie, EKG-Veränderungen, Obstipation, Anstieg der Leberenzyme (passager), Gewicht ↑;
UW (Nortryptilin): Gewicht ↑, EKG-Veränderungen, Verlängerung von QT-Zeit/QRS-Komplex, Palpitationen, Tachykardie, kardiale Erregungsleitungsstrg. (AV-Block, RSB, LSB), Tremor, Schwindel, Aufmerksamkeitsstörung, innere Unruhe, Dysgeusie, Parästhesie, Ataxie, Akkommodationsstrg., Mydriasis, verstopfte Nase, Mundtrockenheit, Obstipation, Übelkeit, Miktionsstrg., Schwitzen, Hautausschläge, Hypotonie, orthostatische Dysregulation, Müdigkeit, Durstgefühl, sexuelle Funktionsstörung, Verwirrtheitszustände, Libidoverlust;

UW (Trimipramin): Tachykardie, Müdigkeit, Benommenheit, Kopfschmerzen, Schwindel, Tremor, Mundtrockenheit, Akkommodationsstrg., Obstipation, Verdauungsstörung, Übelkeit, Miktionsstrg., Schwitzen, Hautausschläge, Hypotonie, orthostatische Dysregulation, Gewichtszunahme, Durstgefühl, Anstieg der Leberenzyme (passager), sexuelle Funktionsstörung, innere Unruhe, Schlafstörungen;
KI (Amitryptilin, -oxid): bek. Überempfindlichkeit, akute Alkohol-/Schlafmittel-/Schmerzmittel-/Psychopharmakavergiftungen, Harnretention, Delirien, unbehandeltes Engwinkelglaukom, Prostatahyperplasie mit Restharn, Pylorusstenose, paralytischer Ileus, Hypokaliämie, Bradykardie, Long-QT-Syndrom, klinisch relevante kardiale Störung, gleichzeitige Therapie mit MAO-Hemmern/QT-verlängernder Medikation;
KI (Clomipramin): bek. Überempfindlichkeit, akute Alkohol-/Schlafmittel-/Schmerzmittel-/Psychopharmakavergiftungen, akuter Harnverhalt, akute Delirien, unbehandeltes Engwinkelglaukom, Prostatahyperplasie mit Restharn, Pylorusstenose, paralytischer Ileus, gleichzeitige Therapie mit MAO-Hemmern, akuter Myokardinfarkt;
KI (Doxepin): bek. Überempfindlichkeit, akute Alkohol-/Schlafmittel-/Schmerzmittel-/Psychopharmakavergiftungen, akuter Harnverhalt, Prostatahyperplasie mit Restharn, paralytischer Ileus, Lakt., Ki. < 12J.;
KI (Imipramin): bek. Überempfindlichkeit, akute Alkohol-/Schlafmittel-/Schmerzmittel-/Psychopharmakavergiftungen, akuter Harnverhalt, akute Delirien, unbehandeltes Engwinkelglaukom, Prostatahyperplasie mit Restharn, Pylorusstenose, paralytischer Ileus, gleichzeitige Therapie mit MAO-Hemmern, Remissionsphase nach Myokardinfarkt;
KI (Nortryptilin): bek. Überempfindlichkeit, akute Alkohol-/Schlafmittel-/Schmerzmittel-/Psychopharmakavergiftung, akuter Harnverhalt, akutes Delir, unbehandeltes Engwinkelglaukom, Prostatahypertrophie mit Restharn, Pylorusstenose, paralytischer Ileus, gleichzeitige Therapie mit MAO-Hemmern;
KI (Trimipramin): bek. Überempfindlichkeit, akute Alkohol-/Schlafmittel-/Schmerzmittel-/Psychopharmakavergiftung, akuter Harnverhalt, akutes Delir, unbehandeltes Engwinkelglaukom, Prostatahypertrophie mit Restharn, Pylorusstenose, paralytischer Ileus, Grav./Lakt.;

Amitriptylin Rp	HWZ 15h, Qo 1.0, PPB 95%, PRC D/C, Lact ?
Amineurin *Tbl. 10, 25, 50, 100 (ret.)mg* **Amitriptylin-neuraxpharm** *Tbl. 10, 25, 50, 75, 100mg; Lsg. (1ml = 40mg)* **Syneudon** *Tbl. 50mg*	**Depression** → 694: ini 3 x 20-25mg p.o., je nach Wi steig. bis 3 x 50 oder 2 x 75mg, ältere Pat. 50%; bis 300mg/d bei stationärer Behandlung; ini 25mg i.v./i.m. über 3-7d auf 150mg/d steigern; **Ki./Jugendl. < 18J:** 25-150mg/d, max. 4-5mg/kg/d; **chronische Schmerzen** → 667: 50-150mg/d; **DANI** nicht erf., **DALI** vorsichtige Anw.

Amitriptylinoxid Rp	HWZ 10-20(31)h, PPB 95%
Amioxid-neuraxpharm *Tbl. 30, 60, 90, 120mg*	**Depression** → 694: ini 60mg/d p.o., nach Bed. steigern auf 90-120mg, max. 150mg/d p.o. bzw. 300mg/d bei stationärer Behandlung

Clomipramin Rp	HWZ 21 (36)h, Q0 1.0, PPB 98%, PRC C, Lact +
Anafranil *Tbl. 10, 25, 75(ret.)mg;* **Clomipramin-neuraxpharm** *Tbl. 25, 75(ret.)mg* **Clomipramin 1A** *Tbl. 75(ret.)mg*	**Depression** → 694, **Zwangsstörung** → 700, **Phobien** → 699: ini 50-75mg/d p.o., über 7d steigern auf 100-150mg/d, bis 300mg/d bei stationärer Behandlung; **Ki. 5-7J:** ini 10mg/d, über 10d steigern auf 20mg/d; **8-14J:** steigern auf 20-50mg/d; **> 14J:** steigern auf 50mg/d; **Narkolepsie:** 25-75mg/d; **chronische Schmerzen** → 667: 25-150mg/d; **funktionelle Enuresis nocturna:** **Ki. ab 5J:** 10-25mg/d, s. FachInfo; **DANI** nicht erforderlich
Doxepin Rp	HWZ 17(51)h, Q0 1.0, PPB 80%, PRC C, Lact -
Aponal *Tbl. 5, 10, 25, 50, 100mg; Gtt. (20Gtt. = 10mg); Amp. 25mg/2ml* **Doneurin** *Tbl. 10, 25, 50, 75, 100mg; Kps. 25, 50mg* **Doxepin-ratioph.** *Tbl. 25, 50, 100mg* **Mareen** *Tbl. 50, 100mg*	**Depression** → 694, **Angstsyndrome** → 699: ini 1 x 50mg p.o. z.N., nach 3-4d 75mg, nach 7-8d 100-150mg/d; bis 300mg/d bei stationärer Behandlung; 25-75mg i.m./i.v.; **Entzugssyndrome** → 693: ini 3 x 50mg p.o., nach 4d langsame Dosisreduktion; **DANI** nicht erf.; **DALI** schwere LI: vors. Anw.
Imipramin Rp	HWZ 12(15)h, Q0 1.0 (1.0), PPB 90%, PRC D, Lact ?
Imipramin-neuraxpharm *Tbl. 10, 25, 100mg*	**Depression**→ 694, **Panik- und Angststörung** → 699, **chron. Schmerzen** → 667: ini 2-3 x 25mg p.o., nach 3d 3 x 50-75mg, max. 300mg/d; **Enuresis:** **Ki. 5-7J:** ini 10mg p.o., dann 20mg; **8-14J:** ini 10mg, dann 50mg; **DANI, DALI** schwere NI, LI: vorsichtige Anw.
Nortriptylin Rp	HWZ 18-56h, Q0 1.0, PPB 94%, PRC D, Lact ?
Nortriptilen Glenmark *Tbl. 10, 25mg*	**Depression** → 694: 2-3 x 10-50mg p.o.; max. 3 x 75mg bei stat. Therapie; **DANI/DALI** Dosisreduktion
Trimipramin Rp	HWZ 24h, Q0 0.9, PPB 95%, PRC C, Lact ?
Stangyl *Tbl. 25, 100mg; Gtt. (40Gtt. = 40mg)* **Trimineurin** *Tbl. 25, 50, 100mg; Gtt. (40Gtt. = 40mg)* **Trimipramin-neuraxpharm** *Tbl. 25, 50, 75, 100mg; Gtt. (40Gtt. = 40mg)*	**Depression** → 694, **chron. Schmerzen** → 667: ini 25-50mg p.o., langsam steigern, Erh.Dos. 100-150mg/d, max. 400mg/d bei stationärer Behandlung; **DANI, DALI** sorgfältige Dosiseinstellung

A 13.1.2 Alpha-2-Rezeptor-Antagonisten, tetrazyklische Antidepressiva

Wm (Maprotilin): v.a. Hemmung des Noradrenalin-Reuptakes, daneben antihistaminerge, Alpha-1-antagonistische und geringe anticholinerge Wirkung;
Wi (Maprotilin): stimmungsaufhellend, sedierend;
Wm (Mianserin): starke antiserotonerge und antihistaminerge Wirkung;
Wi (Mianserin): stimmungsaufhellend, sedierend, anxiolytisch;
Wm/Wi (Mirtazapin): Blockade von zentralen Alpha-2-Rezeptoren ⇒ zentrale noradrenerge/serotonerge Transmission ↑ ⇒ antidepressiv; Histamin-antagonistische Wirkung ⇒ sedierend;
UW (Maprotilin): Müdigkeit, Schläfrigkeit, Benommenheit, Mundtrockenheit, Verstopfung, Akkommodationsstrg., Miktionsstrg., Schwindel, Myoklonien, Unruhe, Erregungszustände, Kopfschmerzen, Übelkeit, Erbrechen, Schlafstörungen, Angst, Delir, Halluzinationen, Hypomanie, Manie;
UW (Mianserin): keine sehr häufigen bzw. häufigen UW;
UW (Mirtazapin): Appetit ↑, Gewicht ↑, anormale Träume, Schlaflosigkeit, Verwirrtheit, Angst, Schläfrigkeit, Sedierung, Kopfschmerzen, Lethargie, Tremor, Schwindel, orthostatische Hypotonie, Mundtrockenheit, Übelkeit, Erbrechen, Diarrhoe, Exanthem, Arthralgie, Myalgie, Rückenschmerzen, Ödeme, Erschöpfung, Agranulozytose, Neutropenie, Müdigkeit, Benommenheit, Ikterus, Hypotonie, Tremor, HRST, epileptische Anfälle, Gewichtszunahme, erhöhte Transaminasen, Parästhesien, Verschlechterung psychotischer Symptome;
KI (Maprotilin): bek. Überempfindlichkeit, akute Alkohol-/Schlafmittel-/Opioid-/Psychopharmakavergiftung, akuter Harnverhalt, akute Delirien und Manien, unbehandeltes Engwinkelglaukom, Prostatahypertrophie mit Restharn, Pylorusstenose, paralytischer Ileus, relevante Störung der Blutdruckregulation, akuter Herzinfarkt, Erregungsleitungsstörung des Herzens, Ther. mit MAO-Hemmern in letzten 14d, Lakt.;
KI (Mianserin): bek. Überempfindlichkeit, akute Alkohol-/Schlafmittel-/Schmerzmittel-/Psychopharmakavergiftung, gleichz. Therapie mit MAO-Hemmern;
KI (Mirtazapin): bek. Überempfindlichkeit, gleichzeitige Anwendung von MAO-Hemmern

Maprotilin Rp	HWZ 27-58(43)h, Qo 1.0, PPB 88%, PRC B, Lact ?
Maprotilin-neuraxpharm *Tbl. 25, 50, 75mg* **Maprotilin-ratioph.** *Tbl. 50mg* **Maprotilin-CT** *Tbl. 75mg*	**Depression** → 694: ini 25-75mg p.o./i.v., nach 2W um 25mg/d steigern bis 150mg/d, max. 225mg/d bei stationärer Behandlung; **DANI** nicht erforderlich

Mianserin Rp	HWZ 21-61 h, Qo 0.95, PPB 90%
Mianserin-neuraxpharm *Tbl. 10, 30, 60mg* **Mianserin Holsten** *Tbl. 10, 30mg*	**Depression** → 694: ini 30mg p.o., Erh.Dos. 30-90mg/d; **DANI/DALI** ggf. Dosisanpassung

Mirtazapin Rp	HWZ 20-40h, PPB 85%, PRC C, Lact ?
Mirtazapin Stada *Tbl. 15, 30, 45mg; Lingualtbl. 15, 30, 45mg* **Mirtazelon** *Tbl. 30, 45mg* **Remergil** *Lingualtbl. 15, 30, 45mg* **Remeron** *Lingualtbl. 15, 30, 45mg*	**Depression** → 694: 15-30mg p.o. abends, Erh.Dos. 1 x 15-45mg; **DANI** CrCl < 40: vorsichtige Dosiseinstellung; **DALI** vorsichtige Dosiseinstellung

A 13.1.3 MOI (MAO-Hemmer)

Wm/Wi (Moclobemid): selektive reversible Hemmung der MAO-A ⇒ Abbau von Noradrenalin, Dopamin, Serotonin ↓ ⇒ stimmungsaufhellend und antriebssteigernd; **Wm/Wi** (Tranylcypromin): irreversible Hemmung der MAO-A und der MAO-B ⇒ Hemmung des oxidativen Abbaus, dadurch Konzentration ↑ von Adrenalin, Noradrenalin, Serotonin an der Synapse; zunächst stark antriebssteigernd und psychomotorisch aktivierend, nach ca. 3-5W stimmungsaufhellend und antidepressiv; **UW** (Moclobemid): Schlafstörungen, Schwindel, Kopfschmerzen, Mundtrockenheit, Übelkeit; **UW** (Tranylcypromin): Schlafstörungen, Hypotonie, Orthostase-Reaktionen, Hypertonie, Angstzustände, Agitiertheit, Unruhe, Schwindelgefühl, Mundtrockenheit, Müdigkeit, Herzklopfen, Gewicht ↑/↓, Schwäche; **KI** (Moclobemid): bek. Überempf., akute Verwirrtheitszust., Phäochromozytom, Alter < 18J., Komb. m. Selegilin/SSRI/ and. Antidepressiva/Dextromethorphan/Pethidin/Tramadol/Triptanen; **KI** (Tranylcypromin): bek. Überempf., Phäochromozytom, Karzinoid, vaskuläre Erkr. des Gehirns, Gefäßfehlbildungen, schwere Formen von Hypertonie bzw. von Herz-Kreislauf-Erkr., Leberfunktionsstörungen bzw. Lebererkr., schwere Nierenfktstrg. bzw. Nierenerkr., Porphyrie, Diabetes insipidus, maligne Hyperthermie (auch anamnest.), akutes Delir, akute Vergiftung mit zentral dämpf. Pharmaka, Ki. u. Jug., Kombination mit SSRI, Clomipramin, Venlafaxin, Duloxetin, Sibutramin, Milnacipran, L-Tryptophan, Serotonin-Agonisten wie Triptane, Buspiron, Imipramin, indirekte Sympathomimetika; Amphetamine, Pethidin, Tramadol, Dextrometorphan, Disulfiram, Levodopa ohne Decarboxylase-Hemmstoffe

Moclobemid Rp	HWZ 2-4h, Qo 1.0, PPB 50%
Aurorix *Tbl. 150, 300mg* **Moclobemid HEXAL** *Tbl. 150, 300mg* **Moclobemid Stada** *Tbl. 150, 300mg*	**Depression** → 694: ini 300mg p.o., Erh.Dos. 300-600mg/d; **soziale Phobie** → 700: ini 2 x 150mg, nach 4d 2 x 300mg; **DANI** nicht erf.; **DALI** schwere LI: 50-33%

Tranylcypromin Rp	HWZ 2h, Qo 0.95, PRC C, Lact ?
Jatrosom *Tbl. 10, 20, 40mg* **Tranylcypromin Aristo** *Tbl. 10, 20mg* **Tranylcypromin-neuraxpharm** *Tbl. 10, 20mg*	**Depression** → 694: ini 1 x 10mg morgens p.o., je nach Wi um 10mg/W steigern, Erh.Dos. 20-40mg/d in 1-3 ED, max. 60mg/d; **DANI** b. schw. NI Anw. nicht empf.; **DALI** KI

A 13.1.4 Selektive Serotonin-Reuptake-Inhibitoren (SSRI)

Wm: selektive Hemmung der Serotoninwiederaufnahme ⇒ Serotoninanreicherung im synaptischen Spalt; **Wi:** antidepressiv, psychomotorisch aktivierend; **UW** (Citalopram): Asthenie, Apathie, Appetit ↓, Gewicht ↓, Agitiertheit, Libido ↓, Ängstlichkeit, Nervosität, Verwirrtheit, anormale Träume, Konzentrationsstrg., Amnesie, Anorexie, Orgasmusstrg. (Frauen), Schläfrigkeit, Schlaflosigkeit, Kopfschmerzen, Schlafstrg., Tremor, Geschmacksstrg., Parästhesie, Migräne, Schwindel, Aufmerksamkeitsstrg., Akkommodationsstrg., Tinnitus, Herzklopfen, Hypotonie, Hypertonie, Gähnen, Rhinitis, Sinusitis, Mundtrockenheit, Übelkeit, Obstipation, Diarrhoe, Erbrechen, Flatulenz, Speichelfluss ↑, Abdominalschmerzen, Dyspepsie, Schwitzen ↑, Juckreiz, Myalgie, Arthralgie, Polyurie, Impotenz, Ejakulationsstrg., Erschöpfungszustände; **UW** (Escitalopram): Appetit ↓/↑, Gewicht ↑, Ängstlichkeit, Ruhelosigkeit, anormale Träume, Libido ↓, Anorgasmie (Frauen), Schlaflosigk., Schläfrigkeit, Schwindel, Parästhesie, Tremor, Sinusitis, Gähnen, Übelkeit, Diarrhö, Obstipation, Erbrechen, Mundtrockenheit, Schwitzen ↑, Arthralgie, Myalgie, Ejakulationsstörungen, Impotenz, Müdigkeit, Fieber;

UW (Fluoxetin): Appetit ↓, Angst, Nervosität, Ruhelosigkeit, Angespanntheit, Libido ↓, Schlafstörung, anormale Träume, Kopfschmerzen, Aufmerksamkeitsstörung, Schwindel, Geschmacksstörung, Lethargie, Somnolenz, Tremor, verschwommenes Sehen, Palpitation, Flush, Gähnen, Diarrhoe, Übelkeit, Erbrechen, Dyspepsie, Mundtrockenheit, Ausschlag, Nesselsucht, Hyperhidrose, Pruritus, Arthralgie, häufiges Wasserlassen, gynäkol. Blutung, erektile Dysfunktion, Ejakulationsstörung, Müdigkeit, Nervosität, Schüttelfrost, Gewicht ↓; **UW** (Fluvoxamin): Palpitationen, Tachykardie, Kopfschmerzen, Schwindel, Somnolenz, Tremor, Bauchschmerzen, Obstipation, Diarrhö, Mundtrockenheit, Dyspepsie, Schwitzen, Anorexie, Asthenie, Malaise, Agitiertheit, Angst, Schlafstörungen, Nervosität; **UW** (Paroxetin): Cholesterinwerte ↑, Appetit ↓, Schläfrigkeit, Schlaflosigkeit, Agitiertheit, ungewöhnliche Träume, Schwindelgefühl, Tremor, Kopfschmerzen, Konzentrationsschwierigkeiten, verschwommenes Sehen, Gähnen, Übelkeit, Obstipation, Diarrhö, Erbrechen, Mundtrockenheit, Schwitzen, sexuelle Dysfunktion, Schwächezustände, Gewicht ↑, Schwindel, sensor. Störungen, Schlafstörungen, Angst, Kopfschmerzen; **UW** (Sertralin): Schlaflosigkeit, Schläfrigk., Appetitlosigkeit, Gähnen, Agitiertheit, Angst, Tremor, Schwindel, Mundtrockenheit, Kopfschmerzen, Bewegungsstrg., Parästhesie, Hypästhesie, Schwitzen ↑, Sehstörung, Tinnitus, Palpitaion, Brustschmerz, Übelkeit, Diarrhoe, Dyspepsie, Verstopfung, Abdominalschmerz, Erbrechen, Hautausschlag, Menstruationsstrg., Sexualstrg., Asthenie, Müdigkeit, Hitzewallungen; **KI** (Citalopram, Escitalopram): bek. Überempf., veräng. QT-Intervall, angeb. Long-QT-Syndrom, gleichz. Anw. von MAO-Hemmern, Linezolid, Pimozid, Arzneimittel mit bek. QT-Intervall-Veräng.; **KI** (Fluoxetin, Fluvoxamin): bek. Überempf., gleichz. Anw. von MAO-Hemmern; **KI** (Paroxetin): bek. Überempf., gleichz. Anw. von MAO-Hemmern, Thioridazin, Pimozid; **KI** (Sertralin): bek. Überempf., gleichzeitige Anwendung von MAO-Hemmern, Pimozid

Citalopram Rp	HWZ 33-37h, Qo > 0.7, PPB 80%, PRC C, Lact ?
Cipramil *Tbl. 20, 40mg; Inf.Lsg. 20mg/0.5ml* **Citalon** *Tbl. 20, 40mg* **Citalopram HEXAL** *Tbl. 10, 20, 30, 40mg* **Citalopram-ratioph.** *Tbl. 10, 20, 30, 40mg* **Citalopram Stada** *Tbl. 10, 20, 30, 40mg*	**Depression** → 694: 1 x 20mg p.o., max. 40mg/d; > 65J.: max. 20mg/d; 20mg/d i.v., max. 40mg/d i.v.; **Panikstörung** → 699: ini 1 x 10mg p.o., nach 1W 1 x 20mg, je nach Ansprechen bis max. 40mg/d steigern; **DALI** leichte-mittelschwere LI: ini 10mg/d für 14d, dann max. 20mg/d; **DANI** CrCl > 30: 100%; < 30: Anw. nicht empf.

Escitalopram Rp	HWZ 30h, PPB 80%
Cipralex *Tbl. 10, 20mg; Gtt. (20Gtt. = 20mg)* **Escitalex** *Tbl. 5, 10, 15, 20mg* **Escitalopram HEXAL** *Tbl. 5, 10, 15, 20mg; Lingualtbl. 10, 20mg; Gtt. (1ml = 20mg)* **Escitalopram-neuraxpharm** *Tbl. 5, 10, 15, 20mg; Lingualtbl. 10, 20mg* **Seroplex** *Tbl. 20mg*	**Depression** → 694, **Zwangsstörung** → 700, **general. Angststörung** → 699: 1 x 10mg p.o., ggf. 1 x 20mg; **Panikstörung** → 699: ini 1 x 5mg, nach 7d 1 x 10mg, ggf. 1 x 20mg; **soziale Angststörung:** ini 1 x 10mg, n. 2-4W Dosisanp. 5-20mg; Pat. > 65J.: ini 1 x 5mg, ggf. 1 x 10mg; **DANI** CrCl < 30: sorgf. Dosisanp.; **DALI** W1+2: 5mg/d, dann max.10mg/d

Fluoxetin Rp	HWZ 4 (7)d, Qo 0.85, PPB 95%, PRC C, Lact -
Fluoxetin 1A *Tbl. 10, 20, 40mg* **Fluoxetin HEXAL** *Tbl. 10, 20, 40mg; Kps. 10, 20mg;* **Fluoxetin-ratioph.** *Tbl. 20mg; Kps. 20mg*	**Depression** → 694: 1 x 20mg p.o.; **Zwangsstörung** → 700: 1 x 20mg, ggf. 60mg/d; **Bulimie:** 60mg/d; **Ki. > 8J:** ini 10mg/d, n. 1-2W max. 20mg/d; **DANI** n. erf.; **DALI** 20mg alle 2d

Fluvoxamin Rp	HWZ 17-22h, Q0 1.0, PPB 80%, PRC C, Lact ?
Fevarin *Tbl. 50, 100mg* **Fluvoxamin-neuraxpharm** *Tbl. 50, 100mg*	**Depression** → 694: ini 50mg p.o., Erh.Dos. 1 x 100-200mg, max. 300mg/d; **Zwangsstörung** → 700: ini 50mg/d, Erh.Dos. 200-300mg/d; **Ki.** > **8J:** ini 25-50mg p.o., um 25-50mg/W steigern, max. 200mg/d; **DANI/DALI** Dosisreduktion
Paroxetin Rp	HWZ 17-24h, Q0 0.95, PPB 95%, PRC C, Lact ?
Paroxat *Tbl. 10, 20, 30, 40mg* **Paroxetin-ratioph.** *Tbl. 20mg* **Paroxetin Stada** *Tbl. 20mg* **Seroxat** *Tbl. 20mg; Saft (1ml = 2mg)*	**Depression** → 694, **Angststrg.** → 699, **soziale Phobie** → 700, **posttraumat. Belastungsstrg.:** 1 x 20mg p.o., ggf. steigern, max. 50mg/d; **Panik-** → 699, **Zwangsstrg.** → 700: ini 10mg, um 10mg/W steig., Erh.Dos. 40mg, max. 60mg/d; **DANI** CrCl < 30: red. Dosis; **DALI** red. Dosis
Sertralin Rp	HWZ 24h, Q0 1.0, PPB 98%, PRC C, Lact ?
Sertralin Aristo *Tbl. 50, 100mg* **Sertralin HEXAL** *Tbl. 50, 100mg* **Sertralin-neuraxpharm** *Tbl. 50, 100mg* **Zoloft** *Tbl. 50, 100mg; Lsg. (1ml = 20mg)*	**Depression** → 694; **Zwangsstrg.** → 699: 1 x 50mg p.o., je nach Wi steig. auf 1 x 100mg, max. 200mg/d; **Panikstrg.** → 699, **post-traumat. Belastungsstrg., soziale Angststrg.** → 699: ini 1 x 25mg, nach 1W 1x 50mg, ggf. um 50mg/W steigern bis 200mg/d; **Zwangsstrg.** → 700: **Ki. 6-12J.:** ini 1 x 25mg, nach 1W 1 x 50mg; **13-17J.:** ini 1 x 50mg; ggf. um 50mg/W steigern bis 200mg/d; **DANI** nicht erf.; **DALI** reduzierte Dosis

A 13.1.5 Serotonin-Noradrenalin-Reuptake-Inhibitoren (SNRI)

Wm/Wi (Duloxetin, Milnacipran, Venlafaxin): Hemmung der Serotonin- u. Noradrenalin-Wiederaufnahme ⇒ extrazell. Konzentration von Serotonin u. Noradrenalin in verschiedenen Gehirnarealen ↑ ⇒ schmerzhemmend und antidepressiv; **UW** (Duloxetin): Appetit ↓, Schlaflosigkeit, Agitiertheit, trockener Mund, Übelkeit, Erbrechen, Obstipation, Diarrhoe, Dyspepsie, Abdominalschmerz, Flatulenz, Müdigkeit, Angst, Libido ↓, Anorgasmie, anomale Träume, Kopfschmerzen, Schläfrigkeit, Schwindel, Tremor, Verschwommensehen, Herzklopfen, Tinnitus, Blutdruck ↑, Gähnen, Erröten, Schwitzen ↑, Lethargie, Parästhesie, Hautausschlag, muskuloskelettale Schmerzen, Muskelkrämpfe, Dysurie, erektile Dysfunktion, Ejakulationsstörungen, Gewicht ↓; **UW** (Milnacipran): Kopfschmerzen, Übelkeit, Agitiertheit, Ängstlichkeit, Depression, Essstörg., Schlafstrg., suizid. Verhalten, Migräne, Tremor, Schwindel, Empfindungsstrg., Schläfrigkeit, Tachykardie, Palpitationen, Hitzewallungen, Hypertonie, Verstopfung, Diarrhoe, Bauchschmerzen, Dyspepsie, Erbrechen, Mundtrockenheit, Pruritus, Hautausschlag, Hyperhidrose, Muskelschmerzen, Dysurie, Pollakisurie, Ejakulationsstrg., Erektionsstrg., Hodenschmerzen, Müdigkeit; **UW** (Venlafaxin): Cholesterinwerte ↑, Gewicht ↓, Mundtrockenheit, Obstipation, Übelkeit, Erbrechen, Nervosität, Schlaflosigkeit, Parästhesien, Sedierung, Tremor, Verwirrtheit, Depersonalisation, Schwitzen ↑, sexuelle Strg., Miktionsstrg, Menstruationsstrg., Libido ↓, Muskeltonus ↑, Kopfschmerzen, Asthenie, anomale Träume, Schwindel, Akkommodationsstörung, Mydriasis, Sehstörungen, Blutdruck ↑, Vasodilatation, Palpitation, Gähnen, Appetit ↓, Schüttelfrost;

KI (Duloxetin): bek. Überempf., Leberfunktionsstörung, schwere NI, unkontrollierte Hypertonie, Kombination mit MAO-Hemmern, Fluvoxamin, Ciprofloxacin, Enoxacin;
KI (Milnacipran): bek. Überempfindlichkeit, Komb. mit MAO-Hemmern, unkontrollierte Hypertonie, schwere oder instabile KHK, Lakt.;
KI (Venlafaxin): bekannte Überempfindlichkeit, Kombination mit MAO-Hemmern

Duloxetin Rp	HWZ 8-17h, PPB 96%
Cymbalta *Kps. 30, 60mg* **Duloxetin-neuraxpharm** *Kps. 30, 60mg* **Duloxetin Puren** *Kps. 20, 30, 40, 60mg* **Xeristar** *Kps. 30, 60mg*	**Depression** → 694, **Schmerzen bei diabetischer PNP:** 1 x 60mg p.o.; max. 2 x 60mg; **generalisierte Angststörung** → 699: ini 1 x 30mg p.o., ggf. steigern auf 1 x 60mg; **DANI:** CrCl 30-80: 100%; < 30: KI; **DALI:** KI

Milnacipran Rp	HWZ 8h, PPB 13%
Milnaneurax *Kps. 25, 50mg*	**Depression** → 694: 2 x 50mg p.o.; **DANI:** CrCl ≥ 60: 100%; 30-59: 2 x 25mg; < 30: 1 x 25mg; **DALI:** keine Daten

Venlafaxin Rp	HWZ 5(12)h, Q0 0.45 (0.5), PPB 27%, PRC C, Lact ?
Trevilor *Kps. 37.5(ret.), 75(ret.), 150(ret.)mg* **Venlafaxin-CT** *Tbl. 75(ret.), 150(ret.)mg; Kps. 37.5(ret.), 75(ret.), 150(ret.)mg* **Venlafaxin-ratioph.** *Tbl. 75(ret.), 150(ret.), 225(ret.)mg; Kps. 37.5(ret.), 75(ret.), 150(ret.)mg*	**Depression** → 694: ini 1 x 75mg p.o., ggf. alle 2W steigern bis max. 375mg/d; **generalisierte Angsstörung** → 699, **soziale Angsststörung** → 699: ini 1 x 75mg, ggf. steigern bis 225mg/d; **Panikstörung** → 699: d1-7: 37.5mg/d, dann 75mg/d; ggf. steigern bis max. 225mg/d; **DANI** CrCl 30-70: vorsichtige Anwendung; < 30, HD: 50%; **DALI** 50%

A 13.1.6 Noradrenalin-Reuptake-Inhibitoren (NARI)

Wm/Wi (Reboxetin): Hemmung der Noradrenalin-Wiederaufnahme ⇒ Erhöhung der extrazellulären Konzentration von Noradrenalin in verschiedenen Gehirnarealen und Modifikation der noradren.n Transmission; **UW** (Reboxetin): Appetit ↓, Schlaflosigkeit, Agitiertheit, Angst, Kopfschmerzen, Parästhesie, Akathisie, Geschmacksstörung, Mundtrockenheit, Übelkeit, Erbrechen, Verstopfung, Hyperhidrosis, Schwindel, Tachykardie, Palpitationen, Vasodilatation, Hypotonie, Hypertonie, Akkommodationsstrg., Exanthem, Miktionsbeschwerden, Harnwegsinfektionen, Dysurie, Harnverhalt, Erektions-/Ejakulationsstörungen, Schüttelfrost;
KI (Reboxetin): bekannte Überempfindlichkeit

Reboxetin Rp	HWZ 13h, Q0 > 0.8, PPB 92-97%, PRC B, Lact ?
Edronax *Tbl. 4mg*	**Depression** → 694: 2 x 4mg p.o., max. 12mg/d; **DANI/DALI** ini 2 x 2mg, dann nach Wirkung steigern

A 13.1.7 Melatonin-Rezeptoragonisten

Wm/Wi (Agomelatin): Agonist an melatonergen MT_1- u. MT_2-Rezeptoren, Antagonist an postsynaptischen 5-HT2C-Rezeptoren ⇒ antidepressiv, Resynchronisierung der zirkadianen Rhythmik, Wiederherstellung des Schlaf-Wach-Rhythmus; speziell im frontalen Kortex Freisetzung von Dopamin u. Noradrenalin ↑, kein Einfluss auf den extrazell. Serotoninspiegel; **Wm/Wi** (Melatonin): Hormon der Epiphyse, Agonist an melatonergen MT1-, MT2- u. MT3-Rez. ⇒ schlaffördernd, Beeinflussung des zirkadianen Rhythmus; **Wm/Wi** (Tasimelteon): Agonist an melatonergen MT1- u. MT2-Rez.n ⇒ Regulierung des zirkadianen Rhythmus; **UW** (Agomelatin): Kopfschmerzen, Schwindel, Schläfrigkeit, Schlaflosigk., Müdigkeit, Migräne, Übelkeit, Erbrechen, Diarrhoe, Obstipation, Bauch-, Rückenschmerzen, Schwitzen, Transaminasen (GOT und/oder GPT) ↑, Angst; **UW** (Melatonin): keine sehr häufigen bzw. häufigen UW; **UW** (Tasimelteon): Kopfschmerzen, Schlafstörungen, Schlaflosigkeit, ungewöhnliche Träume, Schläfrigkeit, Schwindel, Dyspepsie, Übelkeit, Mundtrockenheit, GPT-Erhöhung; **KI** (Agomelatin): bek. Überempf., eingeschränkte Leberfunktion, Transaminasen ↑ > 3 ULN, gleichzeitige Anw. von starken CYP1A2-Inhibitoren (z.B. Fluvoxamin, Ciprofloxacin); **KI** (Melatonin): bek. Überempf.; **KI** (Tasimelteon): bek. Überempf.

Agomelatin Rp	HWZ 1-2h, PPB 95%
Agomelatin AL *Tbl. 25mg* **Agomelatin Mylan** *Tbl. 25mg* **Valdoxan** *Tbl. 25mg*	**Depression** → 694: 1 x 25mg p.o. z.N., ggf. steigern auf 1 x 50mg; **DANI** vorsichtige Anwendung; **DALI** KI
Melatonin Rp	HWZ 3.5-4h, PPB 60%
Circadin *Tbl. 2(ret.)mg* **Slentyo** *Tbl. 2(ret.), 5(ret.)mg*	**Insomnie ab 55J:** 1 x 2mg p.o. z.N.; **Schlafstörung bei Autismus-Spektrum-Störung oder Smith-Magenis-Syndrom:** Ki. 2-18J: Slentyo: ini 2mg p.o. z.N., ggf. steigern auf 5mg, max. 10mg; **DANI** vors. Anw.; **DALI** Anw. nicht empfohlen
Tasimelteon Rp	HWZ 1.3h, PPB 90%
Hetlioz *Tbl. 20mg*	**Nicht-24h-Schlaf-Wach-Syndrom bei Blinden:** 1 x 20mg p.o. 1h vor Schlafengehen; **DANI** nicht erf.; **DALI** Child C: vorsichtige Anw.

A 13.1.8 Weitere Antidepressiva

Wm/Wi (Bupropion): neuronale Hemmung der Dopamin- und Noradrenalin-Wiederaufnahme ⇒ antidepressiv; **Wm/Wi** (Esketamin): Antagonist am NMDA-Rez. ⇒ erhöhte Glutamatfreisetzung ⇒ Stimulation von AMPA-Rezeptoren ⇒ erhöhte Neurotrophin-induzierte Signalweiterleitung ⇒ Wiederherstellung synaptischer Funktionen; **Wm/Wi** (Tianeptin): erhöhte elektrische Aktivität der Pyramidenzellen im Hippocampus, erhöhte Wiederaufnahme von Serotonin im Kortex und hippocampalen Neuronen, steigert den Dopamin-Stoffwechsel des Gehirns und verringert die Freisetzung von Acetylcholin ⇒ stimulierend und anxiolytisch, Auswirkungen auf somatische Störungen; **Wm/Wi** (Trazodon): präsynaptische Hemmung des Serotonin-Reuptakes, postsynaptische Blockade von 5-HT1-Rezeptoren, Blockade von Alpha-1-Rezeptoren ⇒ sedierend, antidepressiv, anxiolytisch, prosexuell;

UW (Bupropion): Urtikaria, Appetitlosigkeit, Schlaflosigk., Agitiertheit, Angst, Kopfschmerzen, Tremor, Schwindel, Geschmacks-/Sehstörungen, Tinnitus, Gesichtsröte, Mundtrockenheit, Übelkeit, Erbrechen, Bauch-/Brustschmerzen, Obstipation, Exanthem, Pruritus, Schwitzen, Hypertonie, Fieber, Asthenie; **UW** (Esketamin): Dissoziation, Schwindel, Kopfschmerzen, Somnolenz, Dysgeusie, Hypästhesie, Vertigo, Übelkeit, Erbrechen, RR ↑, Angst, Euphorie, Verwirrtheitszustand, Derealisation, Reizbarkeit, Halluzinationen, Agitiertheit, Illusionen, Panikattacke, veränd. Zeitwahrnehmung, Parästhesie, Sedierung, Tremor, geistige Beeinträchtigung, Lethargie, Dysarthrie, Aufmerksamkeitstrg., verschwommenes Sehen, Tinnitus, Hyperakusis, Hypertonie, Nasenbeschwerden, Rachenreizg., Oropharynxschmerzen, trockene Nasenschleimhaut, nasaler Pruritus, orale Hypoästhesie, Mundtrockenheit, Hyperhidrose, Pollakisurie, Dysurie, Harndrang, anormales Gefühl, Trunkenheitsgefühl, Asthenie, Weinen, Gefühl d. Körpertemperaturänderung; **UW** (Tianeptin): Anorexie, Alpträume, Schlaflosigkeit, Schläfrigkeit, Schwindel, Kopfschmerz, Zusammenbruch, Tremor, beeinträchtigtes Sehvermögen, Herzrasen, Herzklopfen, Extrasystolen, präkordiale Schmerzen, Hitzewallungen, Dyspnoe, trockener Mund, Darmträgheit, Bauchschmerzen, Übelkeit, Erbrechen, Dyspepsie, Diarrhö, Blähungen, Sodbrennen, Rückenschmerzen, Myalgie, Globusgefühl, Asthenie; **UW** (Trazodon): Hypotonie, HRST, Schwindel, Kopfschmerz, Unruhe, GI-Beschwerden, Mundtrockenheit, Schlafstrg., Müdigkeit; **KI** (Bupropion): bek. Überempf., Epilepsie, ZNS-Tumor, Alkoholentzug, schwere Leberzirrhose, Anorexia nervosa, Bulimie, gleichz. Anw. mit MAO-Hemmern; **KI** (Esketamin): bek. Überempf.; Pat., für die ein Anstieg des Blutdrucks oder des intrakran. Drucks ein schwerwiegendes Risiko darstellt; Gefäßaneurysma (einschl. intrakranieller Gefäße, Brust- oder Bauchaorta oder periphere Arterien); Pat. mit intrazerebraler Blutung in der Anamnese; kürzlich (innerhalb der letzten 6 W) erfolgtes kardiovaskuläres Ereignis einschl. Myokardinfarkt; **KI** (Tianeptin): bek. Überempf., Komb. mit nichtselektiven MAO-Hemmern; **KI** (Trazodon): bek. Überempf., akute Intox. mit zentral dämpfenden Pharmaka bzw. Alkohol, Karzinoid-Syndrom

Bupropion Rp	HWZ 20h, Q0 > 0.8, PPB 84%, PRC B, Lact
Bupropion-neuraxpharm *Tbl. 150, 300mg* **Elontril** *Tbl. 150, 300mg*	**Depression** → 694: ini 1 x 150mg p.o., ggf. n. 4W auf 1 x 300mg steig.; **DANI** max. 150mg/d **DALI** max. 150mg/d; KI bei schw. Leberzirrhose
Esketamin	HWZ 7-12h, PPB 45%
Spravato *Nasenspray 28mg/Applikator*	**Therapieresist. Major Depression** → 694: Komb. mit SSRI oder SNRI, < 65J: ini 56mg nasal, dann W1-4: 56 oder 84mg 2x/W; W5-8: 56 oder 84mg 1x/W; ab W9: 56 oder 84mg 1x/W oder alle 2W; **akute Kurzzeitbehandlung psychiatr. Notfall im Rahmen einer Major Depression:** < 65J: 84mg 2x/W für 4W, ggf. Reduktion auf 56mg; Pat. ≥ 65J oder japan. Abstammung s. FachInfo; **DANI** leichte-mittelschwere NI: 100%; schwere NI, HD: keine Daten; **DALI** Child A, B: vors. Anw.; C: Anw. nicht empfohlen
Tianeptin	HWZ 2.5-3(7-8)h, PPB 95%
Tianeurax *Tbl. 12.5mg*	**Depression** → 694: 3 x 12.5mg p.o., **DANI** 2 x 12.5mg; **DALI** nicht erforderlich

Trazodon Rp	HWZ 7(10-12)h, Q0 1.0 (0.7), PPB 89-95%, PRC C, Lact ?
Trazodon HEXAL *Tbl. 100mg* **Trazodon-neuraxpharm** *Tbl. 100mg*	**Depression** → 694: W1: 100mg/d, W2: 200mg/d, ab W3: 200-400mg/d; **DANI** nicht erforderlich

A 13.2 Stimmungsstabilisierer/Antimanika

Wm/Wi (Lamotrigin): blockiert spannungsgesteuerte Na^+-Kanälen ⇒ repetitive Entladungen der Neurone und Glutamat-Freisetzung ↓ ⇒ antikonvulsiv, Prävention von Stimmungsepisoden; **Wm/Wi** (Lithiumcarbonat, -sulfat): beeinflusst viele neurochem. Systeme (Ionenkanäle, Neurotransmitter, Second-messenger-Systeme) ⇒ Phasenverschiebung biologischer Rhythmen; **UW** (Lamotrigin): Aggressivität, Reizbarkeit, Kopfschmerzen, Somnolenz, Schwindel, Tremor, Insomnie, Ataxie, Nystagmus, Diplopie, Verschwommensehen, Übelkeit, Erbrechen, Diarrhoe, Hautausschlag, Müdigkeit, Agitiertheit, Mundtrockenheit, Arthralgie, Rückenschmerzen, Schmerzen; **UW** (Lithiumcarbonat): Durst, Polyurie, GI-Strg., Tremor, Struma, Hypothyreose, Nierenschäden; **KI** (Lamotrigin): bek. Überempf.; **KI** (Lithiumcarbonat): bek. Überempf., akutes Nierenversagen/schwere NI, akuter MI/HI, schwere Hyponatriämie, Brugada-Syndr., Grav.

Lamotrigin Rp	HWZ 29h, Q0 0.9, PPB 55%, PRC C, Lact ?
Lamictal *Tbl, 2, 5, 25, 50, 100, 200mg* **Lamotrigin-neuraxpharm** *Tbl. 25, 50, 100, 200mg* **Lamotrigin-ratioph.** *Tbl. 5, 25, 50, 100, 200mg*	**Pro. depressiver Episoden bei bipolarer Störung** → 695: W1-2: 1 x 25mg p.o.; W3-4: 50mg in 1-2ED, ab W5: 100mg/d in 1-2ED, Zieldosis 200mg/d, max. 400mg/d; bei Kombinationstherapie s. FachInfo; **DANI** vors. Anw.; **DALI** Child B: 50%; C: 25%

Lithiumcarbonat Rp	HWZ 14-24h, Q0 0.02, keine PPB, ther. Serumspiegel 0.6-1.2mmol/l
Hypnorex ret. *Tbl. 400(ret.)mg (= 10.8mmol Li^+)* **Quilonum ret.** *Tbl. 450(ret.)mg (= 12.2mmol Li^+)*	**Ther./Pro. manisch-depressiver Erkr.** → 694: d1-3: 12mmol/d p.o., d4-7: 24mmol/d, weitere Dosisanpassung nach Serumspiegel; **DANI** KI bei schwerer NI

A 13.3 Anxiolytika

Wm/Wi (Opipramol): Antagonismus an H1-, D2-, 5-HT2A-, Alpha-1-Rezeptoren, hohe Affinität für Sigmarezeptoren ⇒ Beeinflussung von NMDA-Rezeptoren sowie Transmission/Stoffwechsel von Dopamin im ZNS ⇒ sedierend, anxiolytisch, stimmungsaufhellend; **UW** (Opipramol): Hypotonie, orthostatische Dysregulation, Müdigkeit, Mundtrockenheit, verstopfte Nase; **KI** (Opipramol): bek. Überempf., gleichzeitige Anw. mit MAO-Hemmern, akute Alkohol-, Schlafmittel-, Analgetika- und Psychopharmaka-Intox., akuter Harnverhalt, akute Delirien, unbehandeltes Engwinkelglaukom, Prostatahypertrophie mit Restharn, paralytischer Ileus, höhergrad. AV-Block, diffuse (supra-)ventrikuläre Reizleitungsstörungen

Opipramol Rp	HWZ 6-9h, PPB 91%
Insidon *Tbl. 50, 100mg; Gtt. (24Gtt. = 100mg)* **Opipram** *Tbl. 50, 100mg* **Opipramol-neuraxpharm** *Tbl. 50, 100, 150mg* **Opipramol Stada** *Tbl. 50, 100mg*	**Generalis. Angststörung** → 699, **somatoforme Störg.**: 50-50-100mg p.o., ggf. Dosisanp. auf 150mg/d, max. 300mg/d; **Ki. > 6J**: 3mg/kg/d; **DANI** sorgf. Dosiseinst., evtl. Dosisred. erf.

A 13.4 Antipsychotika

A 13.4.1 Niederpotente Antipsychotika

Wm/Wi (Chlorprothixen): Antagonismus an D1- weniger an D2- und D3-Rezeptoren, stark antagonistisch an 5HT2-, H1-, alpha1- u. mACh-Rezeptoren; schwach antipsychotisch, stark sedierend; **Wm/Wi** (Levomepromazin): schwacher Antagonismus an D2- und D3-Rez., stark antagonistisch an 5HT2-, H1-, alpha1- u. mACh-Rezeptoren; ausgeprägt psychomotorisch dämpfend und sedierend, analgetisch, antiemetisch, antiallergisch, depressionslösend, lokalanästhetisch, schwach antipsychotisch; **Wm/Wi** (Melperon): schwacher Antagonismus an D2- und D3- alpha1/2 u. 5HT2-Rezeptoren, fast fehlender Antagonismus an H1- und mACh-Rezeptoren; affektive Entspannung, sedierend, muskelrelaxierend, antiarrhythmisch, in höherer Dosis antipsychotisch; **Wm/Wi** (Pipamperon): Antagonismus an 5HT2-Rezeptoren, schwächer an D4- u. alpha1-Rezeptoren, keine H1- und mACh-Rezeptorblockade; sedativ-hypnotisch, erregungsdämpfend; **Wm/Wi** (Promethazin): starker Antagonismus am H1-Rez., gering antagonistisch an 5HT2-, alpha1-, mACh-Rezeptoren, nahezu fehlende Dopaminrezeptorblockade; stark sedierend, antiemetisch, hypnotisch, keine antipsychotische Wi.; **Wm/Wi** (Sulpirid): starker Antagonismus am D2-Rezeptor; antidepressiv, Beeinflussung der schizophrenen Symptomatik, antivertiginös; **Wm/Wi** (Thioridazin): Antagonismus vorwiegend am D2-Rez., auch an 5HT2-, H1-, alpha1- und mACh-Rezeptoren; ausgeprägt antipsychotisch, günstige Beeinflussung katatoner Erregung, affektiv entspannend, stark sedierend;
UW (Chlorprothixen): Frühdyskinesien, Dystonien, malignes neurolept. Syndrom, Müdigkeit, Reaktionszeit ↑, Benommenheit, Schwindel, Verwirrtheit, Asthenie, Abgeschlagenheit, Nervosität, Agitiertheit, Kopfschmerzen, Libido ↓, Hypotonie, orthostat. Dysregulation, Tachykardie, Palpitationen, Strg. der Erregungsausbreitung/-rückbildung am Herzen, Obstipation, Verdauungsstrg., Übelkeit, Miktionsstörungen, Leberenzyme ↑, Strg. d. Speichelsekretion, Speichelfluss ↑, Schwitzen ↑ oder ↓, Sprech-, Seh-, Akkommodationsstrg., Mundtrockenheit, Dermatitis, Myalgie, Gewicht ↑, Appetit ↑; **UW** (Levomepromazin): Müdigkeit, extrapyramidalmot. Strg. (wie Frühdyskinesien, Parkinson-Syndrom, Akathisie), Blickkrämpfe, Akkommodationsstrg., Augeninnendruck ↑, orthostat. Dysregulation, Hypotonie, Tachykardie, EKG-Veränd., verstopfte Nase, Obstipation, Übelkeit, Erbrechen, Diarrhoe, Appetit ↓, Mundtrockenheit, Miktionsstrg.; **UW** (Melperon): Müdigkeit, orthostat. Dysregulation, Hypotonie, Tachykardie, extrapyramidale Strg., Parkinson-Syndrom, Akathisie; **UW** (Pipamperon): Depression, Somnolenz, Zahnradphänomen, Hypertonie, Akathisie, okulogyrische Krise, Opisthotonus, Dyskinesie, Tachykardie, orthostat. Hypotonie, Erbrechen, Urtikaria, muskuläre Spastik, Amenorrhoe, Gangstrg., Asthenie; **UW** (Promethazin): Sedierung, Mundtrockenheit, Strg. d. Speichelsekret.; **UW** (Prothipendyl): orthostat. Kreislaufstrg.; **UW** (Sulpirid): Übelkeit, Mundtrockenheit, Speichelsekretion ↑, Transpiration, Kopfschmerzen, Schwindel, Müdigkeit, Hypokinesie, Tachykardie, Hypotonie, Hypertonie, Strg. des Hormonhaushalts, Obstipation, gastroint. Strg. mit Übelkeit und Erbrechen; **UW** (Thioridazin): Sedierung, Schläfrigkeit, Schwindel, Mundtrockenheit, Sehstörung, Akkommodationsstörung, Nasenverstopfung, orthostatische Hypotonie, Galaktorrhö;
KI (Chlorprothixen): bek. Überempf. Kreislaufkollaps, Bewusstseinstrübungen verschiedener Ursache, komatöse Zustände, klinisch signif. Herz-Kreislauf-Störungen, ventrik. Arrhythmien, Torsades de Pointes (anamn.), Hypokaliämie, Hypomagnesiämie, angeb. Long-QT-Syndrom, sek. QT-Intervall-Verlängerung, gleichz. Anw. von QT-Zeit-verlängernden Med., Ki. < 3J;
KI (Levomepromazin): bek. Überempf., akute Alkohol-, Schlafmittel-, Analgetika- und Psychopharmaka-Intox., Kreislaufschock, Koma, BB-Strg., Ki. < 16J.;

KI (Promethazin): bek. Überempf., schwere Blutzell- und Knochenmarkschädigung, akute Intox. mit zentral dämpfenden Medik. oder Alkohol, Kreislaufschock, Koma, anamnestisch malignes neuroleptisches Syndrom, Ki. < 2J.; **KI** (Prothipendyl): bek. Überempf., akute Intoxikation mit zentraldämpfenden Medikamenten oder Alkohol, komatöse Zustände; **KI** (Sulpirid): bek. Überempf., akute Intox. mit zentraldämpfenden Medikamenten od. Alkohol, maniforme Psychosen, organ. Psychosyndrom, M. Parkinson, Hyperprolaktinämie, Krampfanfälle, prolaktinabhängige Tumore, Mammatumore, Tumore der Nebennieren, Grav./Lakt.; **KI** (Thioridazin): bek. Überempf., schw. Herzkrankheiten, Kombination mit QT-Zeit-verlängernden Med., Cytochrom P450 2D6-Isoenzym hemmenden Med. (SSRI, trizyklische Antidepressiva, Betablocker), den Metabolismus von Thioridazon verlangsamenden (Fluvoxamin, Pindolol, Propranolol) Medikamenten, angeb. oder erw. Cytochrom-P450-2D6-Isoenzym-Mangel, komatöse Zustände, schwere ZNS-Dämpfung, hämatol. Störungen in der Anamnese, Lakt.

Chlorprothixen Rp	HWZ 8-12h, Qo 1.0, PPB 99%
Chlorprothixen-neuraxpharm *Tbl. 15, 50, 100mg* **Chlorprotixen Holsten** *Tbl. 15, 50mg*	**Unruhe-, Erregungszustände** → 690, **Schizophrenie** → 697, **Psychose** → 690: 2-4 x 15-100mg p.o.; **Ki. > 3J:** 0.5-1mg/kg/d p.o. in 2ED; **DANI** sorgfältige Dosiseinst.

Levomepromazin Rp	HWZ 17h, Qo 1.0, PPB 98%
Levomepromazin-neuraxpharm *Tbl. 10, 25, 50, 100mg; Gtt. (20Gtt. = 40mg); Amp. 25mg/1ml* **Neurocil** *Tbl. 25, 100mg; Gtt. (20Gtt. = 20mg); Amp. 25mg/1ml*	**Unruhe-, Erregungszustände, Psychose** → 690: ini 15-30mg p.o., Erh.Dos. 75-150mg p.o.; bei stat. Behandl. ini 75-100mg/d p.o., auf 150-300mg/d steigern, max. 600mg/d; 25-50mg i.m., ggf. Wdh., bis 150mg/d i.m.; **Ki.:** 1mg/kg/d; **chron. Schmerzen** → 667: ini 25-75mg/d p.o., langsam steigern bis 300mg/d; **DANI/DALI** sorgfältige Dosiseinstellung

Melperon Rp	HWZ 4-8h, Q0 0.9, PPB 50%
Melneurin *Tbl. 10, 25, 50mg; Saft (1ml = 5mg)* **Melperon-ratioph.** *Tbl. 25, 50, 100mg; Saft (1ml = 5mg)*	**Schlafstrg., Unruhe-, Erregungs-, Verwirrtheitszustände, Psychosen** → 690: 3 x 25-100mg p.o., höhere Dosis abends, max. 400mg/d; **DANI/DALI** sorgf. Dosiseinst.

Pipamperon Rp	HWZ 4h
Dipiperon *Tbl. 40mg; Saft (5ml = 20mg)* **Pipamperon-neuraxpharm** *Tbl. 40, 120mg; Saft (5ml = 20mg)* **Pipamperon HEXAL** *Tbl. 40mg; Saft (5ml = 20mg)*	**Schlafstörung:** 40mg/d; **Dysphorie, Verwirrtheit, psychomotorische Erregung:** ini 3 x 40mg p.o., ggf. steigern bis 3 x 120mg; **Ki. < 14J:** ini 1mg/kg/d p.o., je nach Wi um 1mg/kg/d steigern, Erh.Dos. 2-6mg/kg/d in 3ED

Promethazin Rp	HWZ 7-15h, Qo 1.0, PPB > 90%, PRC C, Lact ?
Atosil *Tbl. 25mg; Gtt. (20Gtt. = 20mg); Amp. 50mg/2ml* **Promethazin-neuraxpharm** *Tbl. 10, 25, 50, 75, 100mg; Gtt. (20Gtt. = 20, 100mg); Amp. 50mg/2ml* **Proneurin, Prothazin** *Tbl. 25mg*	**Unruhe-, Erregungszustände** → 690, **allergische Reaktion, Schlafstörung:** ini 1 x 25mg p.o. z.N., ggf. steigern auf 1 x 50mg, bis 4 x 25mg, max. 200mg/d; 25-50mg i.v./i.m.; **Ki. 2-18J:** 12.5-25mg i.v., max. 0.5mg/kgKG/d; **DANI/DALI** 50%

Prothipendyl Rp	HWZ 2.5h
Dominal *Tbl. 40, 80mg; Gtt. (10Gtt. = 25mg)*	**Unruhe-, Erregungszustände** → 690, **Psychosen** → 690: 2-4 x 40-80mg p.o.; **Ki. > 6J:** 2-3 x 40mg p.o.; **DANI/DALI** nicht erf.
Sulpirid Rp	HWZ 8h, Qo 0.3, kaum PPB
Dogmatil *Kps. 50; Tbl. 200mg; Saft (1ml = 5mg); Amp. 100mg/2ml* **Meresasul** *Kps. 50mg* **Sulpirid 1A** *Tbl. 100, 200mg; Kps. 50mg* **Sulpirid Stada** *Tbl. 50, 200mg* **Sulpivert** *Kps. 50; Tbl. 100, 200mg* **Vertigo Meresa** *Kps. 50mg* **Vertigo Neogama** *Tbl. 200mg*	**Akute/chron. Psychose** → 690: ini 3 x 100mg p.o., Erh.Dos. 400-800mg/d in 2-4ED, max. 1600mg/d; 200-1000mg/d i.m. in 2-4ED; **Ki. > 6J:** ini 1-2mg/kg/d p.o., Erh.Dos. 5mg/kg/d in 2-3ED; **Depression** → 694, **Schwindel** → 686: ini 1-3 x 50mg p.o., Erh.Dos. 150-300mg/d; **DANI** CrCl 30-60: 50%; 10-29: 30%; < 10: 20%; **DALI** Dosisreduktion
Thioridazin Rp	HWZ 10h, Qo 1.0, PPB > 95%, PRC C, Lact ?
Melleril *Tbl. 30(ret.), 200(ret.)mg* **Thioridazin-neuraxpharm** *Tbl. 25, 50, 100, 200mg*	**Chron. Psychose, Unruhe-/Erregungszustände** → 690: ini 25-50mg/d, Erh.Dos. 200-300mg/d, bei stationärer Behandlung bis 600mg/d; **Ki.:** 1-2mg/kg/d p.o.; **DANI/DALI** Dosisred.

A 13.4.2 Mittelpotente Neuroleptika

Wm/Wi (Perazin): Antagonismus an D1-, D2, H1-Rezeptoren sowie an alpha1-, 5HT2- u. mACh-Rezeptoren; antipsychotisch, anxiolytisch, affektiv entspannend, psychomotorisch dämpfend, schlafanstoßend, sedierend; **Wm/Wi** (Zuclopenthixol): starker Antagonismus an D1-, D2-, 5HT2-, H1- u. alpha1-Rezeptoren, etwas schwächer an mACh- u. alpha2-Rez.; ausgeprägte antipsychotische Wi, stark wirksam bei manischer Symptomatik;
UW (Perazin): Hypotonie bzw. orthostat. Dysregulation, Tachykardie, EKG-Veränd., Sedierung, Leberenzyme ↑, Hyperglykämie; **UW** (Zuclopenthixol): extrapyramidalmot. Strg. (z.B. Frühdyskinesien, Parkinson-Syndrom), Tremor, Akathisie, Müdigkeit, Unruhe, Hypokinese, Schwindel, Erregung, Depression, Kopfschmerzen, Dystonie, Parästhesie, Aufmerksamkeitsstrg., Amnesie, Gangstrg., Insomnie, Angst, anormale Träume, Akkommodationsstrg., Augeninnendruck ↑, Sehstrg., orthostatische Dysregulation, Tachykardie, EKG-Veränd., Palpitationen, Dyspnoe, verstopfte Nase, Obstipation, Übelkeit, Erbrechen, Diarrhoe, Dyspepsie, Miktionsstrg., Harnretention, Polyurie, Hautreaktionen, Photosensibilität, Myalgie, Hyperhidrosis, Hypotonie, Asthenie, Schmerzen, Gewicht/Appetit ↑, Anorexie, Unwohlsein, Menstruationsstrg., sexuelle Fktsstrg.;
KI (Perazin): bek. Überempf., schwere Blutzell-/Knochenmarkschäd.; **KI** (Zuclopenthixol): bek Überempf., akute Alkohol-, Schlaf-/Schmerzmittel- und Psychopharmakaintox., Kreislaufschock, Koma, Phäochromozytom, BB-Veränd., Leistung des hämatopoetischen Systems ↓

Perazin Rp	HWZ 8-16h, Q0 > 0.7, PPB 94-97%
Perazin-neuraxpharm *Tbl. 25, 100, 200mg*	**Akute psychotische Syndrome, psychomot. Erregungszustände** → 690: ini 50-150mg p.o. Erh.Dos. 300mg/d, bei stat. Beh. 200-600mg/d max. 1g/d; **chron. Psychose:** 75-600mg/d p.o. **DANI** nicht erforderl.; **DALI** Dosisreduktion

Zuclopenthixol Rp	HWZ 15-25h, PPB 98%
Ciatyl-Z *Tbl. 2, 10, 25mg; Gtt. (20Gtt. = 20mg)* **Ciatyl-Z Acuphase** *Amp. 50mg/1ml* **Ciatyl-Z-Depot** *Amp. 200mg(Dep.)/1ml* **Clopixol** *Tbl. 2, 25mg;* *Amp. 200mg(Dep.)/1ml*	**Unruhe-** → 690, **Verwirrtheitszustände bei Demenz** → 692: 2-6mg/d p.o. in 2-3ED; **akute, chron. Psychosen:** ini 25-50mg/d p.o. in 2-3ED, ggf. nach 2-3d steigern auf 75mg/d, bis 150mg/d bei stationärer Behandlung; ini 50-150mg i.m., evtl. Wdh. nach 2-3d; 200-400mg Depot i.m. alle 2-4W

A 13.4.3 Hochpotente Antipsychotika

Wm/Wi (Benperidol): starker Antagonismus am D2-Rezeptor, schwächer am D3-, 5HT2- u. alpha1-Rez.; antipsychotisch, sedierend; **Wm/Wi** (Bromperidol): starker Antagonismus am D2-Rez., schwächer am D3-, 5HT2- u. alpha1-Rez.; antipsychotisch, sedierend, antiemetisch; **Wm/Wi** (Flupentixol): Bindung an D1- und D2-Rez. ⇒ antipsychotisch, antidepressiv; **Wm/Wi** (Fluphenazin): starker Antagonismus am D2-Rezeptor, schwächer am 5HT2-, alpha1- u. H1-Rezeptor; antipsychotisch, Dämpfung psychomot. Erregung und affektiver Gespanntheit; **Wm/Wi** (Fluspirilen): starker Antagonismus am D2- u. D3-Rez., schwächer am 5HT2-Rezeptor; antipsychotisch, schwach sedierend; **Wm/Wi** (Haloperidol): starker Antagonismus am D2-Rez., schwächer am alpha1-Rez., keine Wi. am H1- u. mACh-Rez.; antipsychotisch, psychomotorisch dämpfend; **Wm/Wi** (Perphenazin): starker Antagonismus am D2-Rez., schwächer am 5HT2-, alpha1- u. H1-Rezeptor; antipsychotisch, antiemetisch; **Wm/Wi** (Pimozid): starker Antagonismus am D2- u. D3-Rez.; antipsychotisch, aktivierend;
UW (Benperidol): Frühdyskinesien, Parkinson-Syndrom, Akathisie, malignes Neuroleptika-Syndrom, Hypotonie, orthostatische Dysregulation, Tachykardie, Müdigkeit;
UW (Bromperidol): Agitiertheit, Insomnie, Depression, Schlafstrg., Somnolenz, Schwindel, Akathisie, extrapyram. Strg., Tremor, Dystonie, Parkinsonismus, Akinesie, Hypokinesie, Dyskinesie, Sedierung, Ataxie, verschwommenes Sehen, okulogyre Krise, Tachy-/Bradykardie, Mundtrockenheit, Obstipation, Hypersalivation, Übelkeit, Erbrechen, Muskelsteifheit, Sekretion aus Brustdrüse, Asthenie, Erschöpfung, EKG-Veränd., Gewicht ↑; **UW** (Flupentixol): Frühdyskinesien, Parkinson-Syndrom, Akathisie, Hyper-/Hypokinesie, Dystonie, Schwindel, Kopfschmerzen, orthostat. Dysregulation, Hypotonie, Tachykardie, Dyspnoe, verstopfte Nase, Mundtrockenheit, Dyspepsie, Übelkeit, Erbrechen, Diarrhoe, Obstipation, Miktionsstrg., Harnverhalt, Pruritus, Hyperhidrose, Myalgie, Appetit ↑/↓, Gewicht ↑, Libidoverlust, abnormales Sehen, Akkommodationsstrg., Tränenfluss ↑, Augeninnendruck ↑, Müdigkeit, Asthenie;
UW (Fluphenazin): Frühdyskinesien, Parkinson-Syndr., Akathisie, malignes Neuroleptika-Syndrom, Müdigkeit, Sedierung, Unruhe, Erregung, Benommenheit, Depression, Lethargie, Schwindelgefühl, Kopfschmerzen, verworrene Träume, delirante Symptome, zerebrale Krampfanfälle, Hypo-/Hyperthermie, Hypotonie, orthostat. Dysregulation, Tachykardie, ventrikuläre Arrhythmien; **UW** (Fluspirilen): Depression, Insomnie, Schlafstrg., Hypokinesie, extrapyramidale Strg., Akathisie, Parkinson-Syndrom, Tremor, Somnolenz, Dyskinesie, Schwindel, Sedierung, psychomot. Hyperaktivität, Frühdyskinesie, Dystonie, Bradykinesie, Übelkeit, muskuloskelettale Steifheit, Müdigkeit, Reaktion an Inj.Stelle;
UW (Haloperidol): Agitation, Insomnie, psychotische Strg., Depression, extrapyramidale Strg., Hyperkinesie, Kopfschmerz, Tremor, Maskengesicht, Hypertonie, Dystonie, Somnolenz, Bradykinesie, Schwindel, Akathisie, Dyskinesie, Hypokinesie, tardive Dyskinesie, Sehstrg., okulogyrische Krise, orthostat. Hypotonie, Hypotonie, Obstipation, Mundtrockenheit, Hypersalivation, Erbrechen, Übelkeit, anomaler Leberfunktionstest, Exanthem, Harnretention, erektile Dysfunktion, Gewicht ↑/↓; **UW** (Perphenazin): zahlreiche UW ohne Häufigkeitsangabe, s. FI;

UW (Pimozid): Anorexie, Schlaflosigkeit, Depression, Agitation, Ruhelosigkeit, Schwindel, Somnolenz, Kopfschmerzen, Tremor, Lethargie, extrapyramidalmotorische Strg., Akathisie, verschwommenes Sehen, Obstipation, Mundtrockenheit, Erbrechen, Speichelfluss ↑, Hyperhidrose, Überfunktion der Talgdrüsen, Muskelsteifigkeit, Nykturie, Pollakisurie, erektile Dysfunktion, Erschöpfung, Gewicht ↑;
KI (Benperidol): bek. Überempf., Parkinson-Syndrom, malignes neurolept. Syndrom nach Benperidol in der Anamnese; **KI** (Bromperidol): bek. Überempf., zentralnervöse Dämpfung, komatöse Zustände, depressive Erkr.; **KI** (Flupentixol): bek. Überempf. (auch gg. Neuroleptika vom Phenothiazin- u. Thioxanthentyp), akute Alkohol-, Opiat-, Hypnotika- oder Psychopharmakaintoxikation, Kreislaufschock, Koma; **KI** (Fluphenazin): bek. Überempf., akute Intox. mit zentral dämpfenden Medikamenten oder Alkohol, schwere Blutzell- oder Knochenmarkschädigung, prolaktinabhängige Tumore, Leukopenie u.a. Erkr. des hämatopoet. Systems, Parkinson-Syndrom, malignes neuroleptisches Syndrom nach Fluphenazin, schwere Lebererkr., schwere Depression, Koma, Ki. < 12J; **KI** (Fluspirilen): bek. Überempf., akute Intoxikation mit zentral dämpfenden Medikamenten oder Alkohol, Parkinson-Syndrom, Ki < 18J., in Geweben mit vermind. Durchblutung; **KI** (Haloperidol): bek. Überempf., komatöser Zustand, Depression des ZNS infolge von Alkohol oder and. sedierenden Arzneimitteln, Läsion der Basalganglien, Parkinson-Krankh., anamn. bek. malignes neurolept. Syndrom nach Haloperidol, Ki. < 3J; Ki. und Jug. (parenterale Applikationsformen);
KI (Perphenazin): bek. Überempf., akute Intox. mit zentral dämpfenden Medikamenten oder Alkohol, schwere Blutzell- oder Knochenmarkschädigung, schwere Depression, schwere Lebererkrankung, komatöse Zustände; **KI** (Pimozid): bek. Überempf., akute Intox. mit zentral dämpf. Medikamenten od. Alkohol, M. Parkinson, Depression, angeb./erw. Long-QT-Syndrom (auch familienanamn.), anamn. HRST/Torsades de pointes, Hypokaliämie, -magnesiämie, klin. relevante Bradykardie, gleichzeitige Anwendung von Cytochrom-P450-3A4/-2D6-inhibierenden Arzneimitteln oder Serotonin-Reuptake-Hemmern anamn. HRST/Torsades de pointes, Hypokaliämie, Hypomagnesiämie, klinisch relevante Bradykardie, gleichz. Anw. von Cytochrom-P450-3A4/-2D6-inhibierenden Arzneimitteln od. Serotonin-Reuptake-Hemmern

Benperidol Rp	HWZ 7-8h
Benperidol-neuraxpharm *Tbl. 2, 4, 10mg; Gtt. (20Gtt. = 2mg)* **Glianimon** *Gtt. (20Gtt. = 2mg); Amp. 2mg/2ml*	**Akute, chron. Psychose** → 690: ini 2-6mg/d p.o./i.m./i.v. in 1-3ED, max. 40mg/d, Erh.Dos. 1-6mg/d; **psychomot. Erregungszustände** → 690: ini 1-3mg/d p.o./i.m./i.v.

Bromperidol Rp	HWZ 36h, PPB > 90%
Impromen *Tbl. 5mg; Gtt. (20Gtt. = 2mg)*	**Akute Psychosen** → 690: 1 x 10-50mg p.o.; **subakute, chronische Psychosen:** 1 x 5mg

Flupentixol Rp	HWZ 22-36h, 70-190h (Dep.), PPB 99%
Fluanxol *Tbl. 0.5, 5mg; Gtt. (1ml = 50mg); Amp. (Dep.) 20mg/1ml, 100mg/1ml* **Flupentixol-neuraxpharm** *Amp. (Dep.) 20mg/1ml, 100mg/1ml, 40mg/1ml, 200mg/10ml*	**Akute, chronische Schizophrenie** → 697: 5-60mg/d p.o. in 2-3ED; 20-100mg i.m. alle 2-4W

Fluphenazin Rp	HWZ 20h, Qo 1.0, PPB > 95%, PRC C, Lact ?
Fluphenazin-neuraxpharm *Amp. (Dep.) 12.5mg/0.5ml, 25mg/1ml, 50mg/0.5ml, 100mg/1ml, 250mg/10ml*	**Schizophrene Psychosen, LZ-Th. u. Rezidiv-PRO** → 697: 12.5-100mg alle 2-4W i.m.; **DANI, DALI** Anw. nicht empf., schwere LI: KI

Fluspirilen Rp	HWZ 7-14d, PPB 81-95%
Imap *Amp. 1.5mg/0.75ml, 12mg/6ml*	**Akute, chronische Psychose** → 690: ini 2-10mg i.m. alle 7d, Erh.Dos. 4-8mg alle 7d; **DANI, DALI** vorsichtige Anwendung

Haloperidol Rp	HWZ 24h, i.m.: ~3W; Q_0 1.0, PPB 92%, PRC C, Lact ?
Haldol Janssen *Tbl. 1, 5, 10mg; Gtt. (20Gtt. = 2mg); Amp. 5mg/1ml; Amp. (Dep.) 50mg/1ml, 150mg/3ml* **Haloperidol-neuraxpharm** *Tbl. 1, 4, 5, 12, 20mg; Gtt. (20Gtt. = 2, 10mg); Amp. 5mg/1ml; Amp. (Dep.) 50mg/1ml, 100mg/1ml* **Haloperidol-ratioph.** *Tbl. 5, 10mg; Gtt. (20Gtt. = 2mg); Amp. 5mg/1ml*	**Schizophrenie, schizoaffekt. Störung** → 697: 2-10mg/d p.o. in 1-2 ED, max. 20mg/d; nach Stabilisierung Umstellg. mgl. auf H.-Decanoat: 25-200mg, max. 300mg alle 4W i.m.; Ki. 13-17J: 0.5-3mg/d p.o. in 2-3 ED, max. 5mg/d; **Delirium:** 1-10mg/d p.o. in 2-3 ED; 1-10mg i.m.; **manische Episoden mit bipol. Störung I:** 2-10mg/d p.o. in 2 ED, max. 15mg/d; **akute psychomot. Erregungszust.** → 690: 5-10mg p.o., ggf. Wdh. n. 12h, max. 20mg/d; 5mg i.m., ggf. stdl. Wdh., max. 20mg/d; **Chorea Huntington** → 672: 2-10mg/d p.o. in 1-2 ED; 2-5mg i.m., ggf. stdl. wdh., max. 10mg/d; **Aggression und psychotische Symptome bei Demenz:** 0.5-5mg/d p.o. in 1-2 ED; **Tics, Tourette-Syndrom:** 0.5-5mg/d p.o. in 1-2 ED; Ki. 10-17J: 0.5-3mg/d p.o. in 2-3 ED; **schwere Aggression bei Autismus oder Entwicklungsstörungen:** Ki. 6-11J: 0.5-3mg/d p.o.; 12-17J: 0.5-5mg/d in 2-3 ED; **organisch bedingte Psychosen:** ini 1-5mg p.o., max. 20mg/d, Erh.Dos. 3-15mg/d; **Pro. u. Ther. von postoperativer Übelkeit/ Erbrechen:** 1-2mg i.m. **DANI** sorgfältige Dosiseinstellung; **DALI** ini 50%, dann sorgf. Dosiseinstellung

Perphenazin Rp	HWZ 8-12h, Q_0 1.0, PPB 90%, PRC C, Lact -
Perphenazin-neuraxpharm *Tbl. 8mg*	**Psychosen, katatone, delirante Syndrome, psychomot. Erregungszustände:** 3 x 4-8mg p.o.; **DANI/DALI** sorgfältige Dosiseinstellung

Pimozid Rp	HWZ 5h, Q_0 1.0, PPB 99%, PRC C, Lact ?
Orap *Tbl. 1, 4mg*	**Chronische Psychosen** → 690: ini 1 x 2-4mg p.o., je nach Wi um 2-4mg/W steigern, Erh.Dos. 2-12mg/d, max. 16mg/d

A 13.4.4 Atypische Antipsychotika

Wm/Wi (Amisulprid): hohe Affinität zu D2- und D3-Rez. ⇒ klin. Wirksamkeit auf Positiv- und Negativsymptomatik schizophrener psychotischer Strg.; **Wm/Wi** (Aripiprazol): partiell agonistisch auf D2- und Serotonin-5HT1a-Rez. und antagonistische Wi auf 5HT2a-Rez.; **Wm** (Asenapin): u.a. Antagonismus an D2- und 5-HT2a-Rez.; **Wm** (Cariprazin): partial-agonistisch am D3-, D2- und 5HT1a-Rez., antagonistisch am 5HT2b-, 5HT2a und H1-Rez. ⇒ antipsychotisch; **Wm** (Clozapin): hohe Affinität zu D4-Rez., starke anti-Alpha-adrenerge, anticholinerge und antihistaminerge Aktivität ⇒ stark sedierend, antipsychotisch; **Wm/Wi** (Loxapin) Antagonismus an D2- und 5HT2a-Rez. ⇒ Beruhigung, Unterdrückung aggressiven Verhaltens; **Wm/Wi** (Olanzapin): Antagonismus an D2- und 5HT2a-Rez. ⇒ antimanisch, stimmungsstabilisierend; **Wm/Wi** (Paliperidon): Hemmung von 5-HT2-, D2- und gering Alpha-2-Rez.; **Wm/Wi** (Quetiapin): Blockade von D1-/D2-Rez., antiserotoninerg, antihistaminerg und anti-alpha-1-adrenergen ⇒ antipsychotisch; **Wm/Wi** (Risperidon): selekt. Hemmung serotonerger 5-HT2-Rez., D2-Rez. u. Alpha-1-Rez.; **Wm/Wi** (Sertindol): selekt. Hemmung mesolimbischer und dopaminerger Neuronen; inhib. Effekte auf zentr. Dopamin-D2-, Serotonin-5HT2- und Alpha-1-Rez.; **Wm** (Ziprasidon): hohe Affinität zu D2- u. 5HT2a/5HT2C/5HT1D u. 5HT1A-Rez.; **UW** (Amisulprid): extrapyramidale Störungen, akute Dystonien, Schläfrigkeit, Schwindel, Prolaktinkonzentration ↑ (mit z.B. Gynäkomastie, Galaktorrhö, Zyklusstörungen, erektiler Dysfunktion), Hypotension, Gewicht ↑; **UW** (Aripiprazol): Schläfrigkeit, Schwindel, Kopfschmerzen, Akathisie, Übelkeit, Erbrechen, Ruhelosigkeit, Schlaflosigkeit, Angstgefühl, extrapyramidale Störungen, Tremor, Sedierung, verschwommenes Sehen, Dyspepsie, Übelkeit, Erbrechen, Obstipation, Hypersalivation, Abgeschlagenheit; **UW** (Asenapin): Angst, Appetit ↑, Gewicht ↑, Somnolenz, Dystonie, Schwindel, Parkinsonismus, Sedierung, Schwindel, Akathisie, Geschmacksstörung, orale Hypästhesie, Muskelrigidität, GPT ↑, Ermüdung; **UW** (Cariprazin): Akathisie, Parkinsonismus, Appetit ↓/↑, Gewicht ↑, Dylipidämie, Schlafstörungen, Angst, Sedierung, Schwindel, Dystonie, Bewegungsstörungen, extrapyramidale Erkrankungen, verschwommenes Sehen, Tachyarryhthmie, Hypertonie, Übelkeit, Obstipation, Erbrechen; Leberenzyme, CK ↑; Ermüdung; **UW** (Clozapin): Leukopenie, Neutropenie, Leukozytose, Eosinophilie, Gewicht ↑, Schläfrigkeit, Sedierung, verschwommenes Sehen, Kopfschmerzen, Tremor, Rigor, Akathisie, extrapyramidale Symptome, Krampfanfälle/Konvulsionen, myoklonische Zuckungen, Tachykardie, EKG-Veränderungen, Hypertonie, orthostatische Hypotonie, Synkope, Obstipation, Hypersalivation, Übelkeit, Erbrechen, Appetitlosigkeit, trockener Mund, Leberwerte ↑, Harninkontinenz, -verhalt, Müdigkeit, Fieber, benigne Hyperthermie, Strg. der Schweiß- und Temperaturregulation; **UW** (Loxapin): Sedierung, Somnolenz, Schwindel, Rachenreizung, Geschmacksstrg., Mundtrockenheit, Müdigkeit; **UW** (Olanzapin): Eosinophilie, Cholesterin/Glukose/Triglyzeride/Transaminasen ↑, Gewicht ↑, Glukosurie, Appetit ↑, Schläfrigkeit, Schwindel, Akathisie, Parkinsonismus, Dyskinesie, orthostatische Hypotonie, Obstipation, Mundtrockenheit, Ausschlag, erektile Dysfunktion, Libido ↓, Asthenie, Müdigkeit, Ödeme; **UW** (Paliperidon): Kopf-, Bauchschmerzen, Akathisie, Schwindel, Dystonie, extrapyramidale Störung, Hypertonie, Parkinsonismus, Sedierung, Somnolenz, Tremor, AV-Block I°, Bradykardie, Schenkelblock, Sinustachykardie, orthostat. Hypotonie, Mundtrockenheit, Speichelfluss ↑, Erbrechen, Asthenie, Erschöpfung, Gewicht ↑; **UW** (Paliperidon): Kopf-, Bauchschmerzen, Akathisie, Schwindel, Dystonie, extrapyramidale Störung, Hypertonie, Parkinsonismus, Sedierung, Somnolenz, Tremor, AV-Block I°, Bradykardie, Schenkelblock, Sinustachykardie, orthostatische Hypotonie, Mundtrockenheit, Speichelfluss ↑, Erbrechen, Asthenie, Erschöpfung, Gewicht ↑;

UW (Quetiapin): Blutbildveränd. (z.B. Hb ↓, Leukopenie), Hyperprolaktinämie, T3/T4 ↓, TSH/Triglyzeride/Glucose/Gesamtcholesterin/Transaminasen/γGT ↑, Gewicht ↑, Appetit ↑, abnormale Träume, suizidale Gedanken/Verhalten, Schwindel, Somnolenz, Kopfschmerzen, Synkope, extrapyramidale Stör., Dysarthrie, Tachykardie, Palpitationen, verschwommenes Sehen, orthostatische Hypotonie, Rhinitis, Dyspnoe, Mundtrockenheit, Dyspepsie, Obstipation, Erbrechen, Asthenie, periph. Ödeme, Gereiztheit, Pyrexie; **UW** (Risperidon): Kopfschmerzen, Angstzust., Schlaflosigkeit, Agitation, Sedierung; **UW** (Sertindol): Rhinitis, Ejakulationsstrg., Schwindel, Mundtrockenheit, orthostatischer Hypotonus, Gewicht ↑, Ödeme, Dyspnoe, Parästhesien, QT-Verlängerung; **UW** (Ziprasidon): Unruhe, Dystonie, Akathisie, extrapyramidale Störungen, Parkinsonismus, Tremor, Schwindel, Sedierung, Somnolenz, Kopfschmerzen, verschwommenes Sehen, Übelkeit, Erbrechen, Verstopfung, Dyspepsie, Mundtrockenheit, Speichelfluss, muskulo-skelettale Rigidität, Asthenie, Müdigkeit; **KI** (Amisulprid): bek. Überempf., prolaktinabhängige Tumore, Phäochromozytom, stark eingeschränkte Nierenfkt.; Komb. mit Levodopa o. Med., die schwerwiegende HRST auslösen können; Ki < 3J., Lakt.; **KI** (Aripiprazol): bek. Überempf.; **KI** (Asenapin): bek. Überempf.; **KI** (Cariprazin): bek. Überempf.; gleichz. Anw. starker oder moderater CYP3A4-Induktoren u. -Inhibitoren (s. FachInfo); **KI** (Clozapin): bek. Überempf., anamnestisch toxische oder allerg. Granulozytopenie/Agranulozytose, wenn keine regelmäßigen Blutuntersuchungen durchgeführt werden können, Schädigung der Knochenmarkfkt., ungenügend kontrollierte Epilepsie, alkoholische o.a. vergiftungsbedingte Psychosen, Arzneimittelintox. und Bewusstseinstrübungen, Kreislaufkollaps u./od. ZNS-Depression jeglicher Genese, schw. Erkr. der Niere/des Herzens, aktive Lebererkr., paralytischer Ileus; **KI** (Loxapin): bek. Überempf. gg. L. bzw. Amoxapin; akute respirat. Symptome, COPD, Asthma; **KI** (Olanzapin): bek. Überempf., unbehand. Engwinkelglaukom; **KI** (Paliperidon): bek. Überempf.; **KI** (Quetiapin): bek. Überempf., gleichzeitige Anw. von Cytochrom-P 450-3A4-Hemmern (z.B. Erythromycin, Antimykotika vom Azoltyp, HIV-Protease-Hemmer); **KI** (Risperidon): bek. Überempf., nichtmedikam. bed. Hyperprolaktinämie; **KI** (Sertindol): bek. Überempf. angeb. oder erworb. Long-QT-Syndrom, unbeh. Hypokaliämie bzw. Hypomagnesiämie, dekomp. HF, Arrhythmien, Bradykardie, schwere Leberinsuff.; **KI** (Ziprasidon): bek. Überempf., bek. QT-Intervall-Verlängerung, angeborenes QT-Syndrom, akuter MI, nichtkompensierte Herzinsuff., HRST (mit Antiarrhythmika der Klassen IA und III behandelt), gleichzeitige Anwendung QT-Zeit-verlängernder Medikamente

Amisulprid Rp	HWZ 12h, Qo 0.5, PPB 16%
Amisulprid HEXAL *Tbl. 50, 100, 200, 400mg* **AmisulpridLich** *Tbl. 50, 100, 200, 400mg* **Solian** *Tbl.100, 200, 400mg;* *Lsg. (1ml = 100mg)*	**Schizophrene Psychosen** → 697: prod. Zust.: 400-800mg/d p.o., max. 1200mg/d; prim. neg. Zust.: 50-300mg/d; ED bis 300mg; **DANI** CrCl 30-60: 50%; 10-29: 33%; < 10: KI; **DALI** nicht erf.

Aripiprazol Rp	HWZ 75h, PPB > 99%, PRC C, Lact -
Abilify *Tbl. 5, 10, 15, 30mg;* *Lingualtbl. 10mg, 15mg; Saft (1ml=1mg);* *Inj.Lsg. 7.5mg/1ml* **Abilify Maintena** *Inj.Lsg. 300, 400mg* **Aripipan** *Tbl. 5, 10, 15, 30mg* **Aripiprazol-ratioph.** *Tbl, 5, 10, 15, 20, 30mg* **Arpoya** *Tbl. 5, 10, 15, 30mg*	**Schizophrenie** → 697: 1 x 15mg p.o.; ini 1 x 9.75mg i.m., dann 1 x 5.25-15mg i.m.; max. 30mg/d p.o./i.m.; **Erhaltungsther.:** 1 x 400mg/M i.m., ini für 14d gleichz. 10-20mg p.o.; bei Auftreten von UW 300mg/M; **Ki ab 15J.:** d1+2: 1 x 2mg p.o., d3+4 1 x 5mg, dann 1 x 10mg, ggf. steigern bis max. 30mg/d; **Man. Episoden** → 696: 1 x 15mg p.o., max. 30mg/d; **Präv. man. Episoden bei Bipolar-I-Störung** → 695: Weiterbeh. gleicher Dosis; **DANI** nicht erf.; **DALI** schwere LI: vors. Dosiseinst.

Asenapin Rp	HWZ 24h , PPB 95% , PRC C, Lact ?
Sycrest *Lingualtbl. 5, 10mg*	**Manische Episode einer bipolaren Störung** → 696**:** 2 x 5-10mg p.o.; **DANI** CrCl > 15: 100%, < 15: keine Daten; **DALI** Child A: 100%, B: vorsichtige Anw., C: Anw. nicht empfohlen
Cariprazin Rp	HWZ 2(8)d , Q0 0.8, PPB 97%
Reagila *Kps. 1.5, 3, 4.5, 6mg*	**Schizophrenie** → 697**:** ini 1 x 1.5mg p.o., ggf. langs. in 1.5mg-Schritten ↑ bis max. 6mg/d; **DANI** CrCl ≥ 30: 100%, < 30: Anw. nicht empf.; **DALI** Child A, B: 100%; C: Anw. nicht empf.
Clozapin Rp	HWZ 8-12h, Q0 1.0, PPB 95%, PRC B, Lact -
Clozapin-neuraxpharm *Tbl. 25, 50, 100, 200mg* **Clozapin-ratioph.** *Tbl. 25, 50, 100, 200mg* **Leponex** *Tbl. 25, 50, 100mg*	**Akute, chron. schizophr. Psychose** → 699**:** d1: 1-2 x 12.5mg p.o., dann um 25-50mg/d p.o. steigern, Erh.Dos. 200-450mg/d p.o., max. 900mg/d p.o.; Pck.Beil. beachten!
Loxapin Rp	HWZ 6-8h, PPB 97%, PRC C, Lact ?
Adasuve *Einzeldosisinhalator 9.1mg*	**Leichte-mittelschwere Agitiertheit bei Schizophrenie oder bipolarer Störung:** 9.1mg inhalieren, ggf. Wdh. nach 2h; ggf. 4.5mg bei schlechter Verträglichkeit; **DANI, DALI** keine Daten
Olanzapin Rp	HWZ 34-52h, Q0 > 0.7, PPB 93%, PRC C, Lact ?
Olanzapin HEXAL *Tbl. 2.5, 5, 7.5, 10, 15, 20mg; Lingualtbl. 5, 10, 15, 20mg;* **Zalasta** *Tbl. 2.5, 5, 7.5, 10, 15, 20mg; Lingualtbl. 5, 7.5, 10, 15, 20mg* **Zypadhera** *Inj. Lsg. 210, 300, 405mg* **Zyprexa** *Tbl. 2.5, 5, 7.5, 10, 15, 20mg; Lingualtbl. 5, 10, 15mg*	**Schizophrenie** → 697, **Phasenpro. bei bipolaren Störungen** → 697**:** ini 1 x 10mg p.o.; **manische Episoden** → 696**:** ini 15mg/d bei Monotherapie, 10mg bei Kombinationsther.; Erh.Dos. 5-20mg; **DANI** ggf. ini 5mg/d; **DALI** ini 5mg/d, dann vorsichtig steigern; Zypadhera: zur Erh.ther. n. Stabilis. mit Olanzapin p.o.: z.B. bei 15mg/d ini 300mg i.m./2W, nach 2M 210mg/2W oder 405mg/4W; s.a. FI
Paliperidon Rp	HWZ 7h, PPB 83%, PRC C, Lact
Invega *Tbl. (ret.) 3, 6, 9mg* **Trevicta** *Inj. Susp. (Dep.) 175, 263, 350, 525mg* **Xeplion** *Inj. Susp. (Dep.) 25, 50, 75, 100, 150mg*	**Schizophrenie** → 697, **Erw., Ki. ab15J:** 1 x 6mg p.o., ggf. Dosisanpass. auf 3-12mg; Depot: 150 mg d1 i.m. deltoidal, 100mg d8 i.m deltoidal, 75mg alle 4W i.m. deltoidal/gluteal, ggf. 25-150mg alle 4W; je n. Vor-Ther. (s. FachInfo) 175-525mg alle 3M i.m.; **DANI:** CrCl 50-80: 1 x 3mg, Dosissteig. mögl. 30-50: 1 x 3mg; 10-30: 3mg alle 2d, ggf. auf 1 x 3mg/d steigern ; < 10: Anw. nicht empf.; Trevicta, Xeplion: < 50: Anw. nicht empf.; **DALI:** vorsichtige Anwendung bei schwerer L

Quetiapin Rp	HWZ 7 h, PPB 83%, PRC C, Lact ?
Quetiapin HEXAL *Tbl. 25, 50, 100, 200, 300, 400mg; Tbl. 50(ret.), 200(ret.), 300(ret.), 400(ret.)mg* **Quetiapin-neuraxpharm** *Tbl. 25, 50, 100, 150, 200, 300, 400mg; Tbl. 50(ret.), 200(ret.), 300(ret.), 400(ret.)mg* **Seroquel** *Tbl. 25, 100, 200, 300mg; Tbl. 50(ret.), 150(ret.), 200(ret.), 300(ret.), 400(ret.)mg*	**Schizophrenie** → 697**:** d1: 2 x 25mg, d2: 2 x 50mg, d3: 2 x 100mg, d4: 2 x 150mg; Erh.Dos. 150-750mg; **manische Episoden bei bipol. Strg.** → 696**:** d1: 2 x 50mg, d2: 2 x 100mg, d3: 2 x 150mg, d4: 2 x 200mg, ggf. steigern um max. 200mg/d, Erh.Dos. 400-800mg/d; **depressive Episoden bei bipol. Strg.** → 694**:** d1: 1 x 50mg, d2: 1 x 100mg, d3: 1 x 200mg, d4: 1 x 300mg; Erh.Dos. 300mg; Erh.Dos. 150-750mg; **DANI** nicht erforderlich; **DALI** ini 25mg, um 25-50mg/d steigern

Risperidon Rp	HWZ 3 (24) h, Q_0 0.95 (0.1), PPB 88%, PRC C, Lact ?
Risperdal *Tbl. 0.5, 1, 2, 3, 4mg; Gtt. (1ml = 1mg)* **Risperdal Consta** *Inj.Susp. (ret.) 25mg/2ml, 37.5mg/2ml, 50mg/2ml* **Risperidon AL** *Tbl. 0.5, 1, 2, 3, 4, 6mg; Lsg. 1mg/1ml* **Rispolept Consta** *Inj.Susp. (ret.) 25mg/2ml, 37.5mg/2ml, 50mg/2ml* **Risperidon-ratioph.** *Tbl. 0.25, 0.5, 1, 2, 3, 4mg; Lingualtbl. 0.5mg; Gtt. (1ml = 1mg)*	**Chronische Schizophrenie** → 697**:** d1: 2mg, d2: 4mg, dann 4-6mg p.o. in 1-2ED; 25mg alle 2W i.m., ggf. 37.5-50mg alle 2W; **Kurzzeitther. (≤ 6W) anhaltender Aggression bei mäßiger–schwerer Alzheimer-Demenz mit Risiko für Eigen- u. Fremdgefährdung:** ini 2 x 0.25mg p.o., je nach Wi alle 2d um 2 x 0.25mg steigern, Erh.Dos. 2 x 0.5-1mg; **Verhaltensstörung: Ki. 5-18J., < 50kg:** ini 1 x 0.25mg p.o., nach Bedarf steigern auf 0.5-0.75mg; ≥ **50kg:** ini 1 x 0.5mg p.o., nach Bedarf steigern auf 1-1.5mg; **DANI, DALI** 50%

Sertindol Rp	HWZ 3d, PPB > 99%
Serdolect *Tbl. 4, 12, 16, 20mg*	**Schizophrenie** → 697**:** ini 1 x 4mg p.o., alle 4-5d um 4mg steigern, Erh.Dos. 12-20mg, max. 24mg/d; **DANI** nicht erforderlich; **DALI** langsame Dosistitration, niedrigere Erhaltungsdosis; KI bei schwerer LI

Ziprasidon Rp	HWZ 6.6h, PPB > 99%
Zeldox *Kps. 20, 40, 60, 80mg; Susp. (2ml = 20mg); Inj.Lsg. 20mg/1ml* **Ziprasidon AL** *Kps. 20, 40, 60, 80mg* **Ziprasidon HEXAL** *Kps. 20, 40, 60, 80mg*	**Schizophrenie** → 697, **bipol. Störung** → 695**:** **Erw.** ini 2 x 40mg p.o., max. 2 x 80mg, Erh.Dos. 2 x 20mg; 10-20mg i.m., ggf. nach 2-4h erneut 10mg, max. 40mg/d; **bipol. Störungen: Ki. 10-17J.:** d1 1 x 20mg p.o., dann über 1-2W steigern, **> 45kg:** 120-160mg/d; **< 45kg:** 60-80mg/d; **DANI** nicht erf.; **DALI** sorgfältige Dosiseinst.

A 13.5 Sedativa, Hypnotika

A 13.5.1 Benzodiazepine

Wm: Öffnung von Chloridkanälen ⇒ Verstärkung der hemmenden Funktion GABA-erger Neuronen v.a. am limbischen System;
Wi: sedierend, schlafinduzierend, anxiolytisch, antiaggressiv, antikonvulsiv, muskelrelaxierend;
UW (Alprazolam): Verwirrtheit, Depression, Appetit ↓, Sedierung, Verschlafenheit, Ataxie, Koordinationsstrg., Erinnerungsvermögen ↓, schleppende Sprache, Konzentrationsstrg., Schwindel, Kopfschmerz, verschwommenes Sehen, Obstipation, Übelkeit, Asthenie, Reizbarkeit; **UW** (Bromazepam): Müdigkeit, Schläfrigkeit, Mattigkeit, Benommenheit, Reaktionszeit ↑, Konzentrationsstrg., Kopfschmerzen, Niedergeschlagenheit, anterograde Amnesie, Überhangeffekte, Tagessedierung; **UW** (Brotizolam): Benommenheit, Kopfschmerzen, Magen-Darm-Strg.; **UW** (Chlordiazepoxid): Müdigkeit, Schläfrigkeit, Mattigkeit, Schwindel, Benommenheit, Ataxie, Tagessedierung, Kopfschmerzen, Reaktionszeit ↑, Verwirrtheit, anterograde Amnesie; **UW** (Clobazam): zahlreiche UW ohne Häufigkeitsangabe, s. FachInfo; **UW** (Diazepam): Tagessedierung, Müdigkeit, Schwindel, Kopfschmerzen, Ataxie, Verwirrtheit, anterograde Amnesie, Reaktionsfähigkeit ↓, Sturzgefahr (bei älteren Pat.);
UW (Dikaliumclorazepat): zahlreiche UW ohne Häufigk., s. FI **UW** (Flunitrazepam): zahlreiche UW ohne Häufigkeiten, s. FI; **UW** (Flurazepam): Somnolenz, Aufmerksamkeit ↓, Müdigkeit, Emotionen ↓, Verwirrtheit, Muskelschwäche, Ataxie, Bewegungsunsicherheit, Kopfschmerzen, Schwindel, Sehstrg., Überhangeffekte; **UW** (Lorazepam): Muskelschwäche, Mattigkeit, Sedierung, Müdigkeit, Benommenheit, Ataxie, Verwirrtheit, Depression, Demaskierung einer Depression, Schwindel; **UW** (Lormetazepam): Angioödem, Angstzustände, Libido ↓, Kopfschmerzen, Schwindel, Benommenheit, Sedierung, Schläfrigkeit, Aufmerksamkeitsstrg., Amnesie, Sehvermögen ↓, Sprachstrg., Dysgeusie, Bradyphrenie, Tachykardie, Erbrechen, Übelkeit, Oberbauchschmerzen, Konstipation, Mundtrockenheit, Pruritus, Miktionsstrg., Asthenie, Hyperhidrosis;
UW (Medazepam): Schwindel, Kopfschmerzen, Ataxie, Tagessedierung, Müdigkeit, Verwirrtheit, anterograde Amnesie, Überhangeffekte; **UW** (Midazolam): i.v.: dosisabhängige Fluktuationen lebenswichtige Funktionen, v.a.: Atemzugvolumen und Atemfrequenz ↓; Apnoe, Blutdruckschwankungen, Änderungen der Herzfrequenz; **UW** (Nitrazepam): zahlreiche UW ohne Häufigkeiten, s. FachInfo; **UW** (Oxazepam): Kopfschmerzen, Schwindel, Somnolenz, Sedierung, Übelkeit, Mundtrockenheit; **UW** (Prazepam): Verwirrtheit, lebhafte Träume, Tagesmüdigkeit, Reaktionszeit ↑, Benommenheit, Schläfrigkeit, Ausgelassenheit, Ataxie, Kopfschmerzen, Tremor, verlangsamtes oder undeutliches Sprechen, Stimulation, Schwindel, Hyperaktivität, Sehstrg., Palpitationen, Mundtrockenheit, Magen-Darm-Beschwerden, Diaphorese, transienter Hautausschlag, muskuläre Hypotonie, Gelenkschmerzen, Erschöpfung, Schwächegefühl;
UW (Temazepam): zahlreiche UW ohne Häufigkeitsangabe, s. FachInfo;
UW (Triazolam): Schläfrigkeit, Schwindel, Ataxie, Kopfschmerzen;
KI (Alprazolam): bek. Überempf., Myasthenia gravis, schwere Ateminsuff., schwere Leberfktstrg., Schlafapnoe-Syndrom, akute Intoxikation durch Alkohol oder andere ZNS-aktive Substanzen;
KI (Bromazepam): bek. Überempf., Drogen-, Alkohol- und Medikamentenabhängigkeit, akute Intox. mit Alkohol, Schlaf-/Schmerzmitteln oder Psychopharmaka, Myasthenia gravis;
KI (Brotizolam): bek./angeb. Überempf., Abhängigkeitsanamnese; akute Vergiftung mit Alkohol, Schlaf- oder Schmerzmitteln sowie Psychopharmaka, Myasthenia gravis, schwere respirat. Insuff., Schlafapnoe-Syndrom, schwere Leberinsuff., Grav./Lakt., Ki. < 18J.;
KI (Chlordiazepoxid): bek. Überempf., Abhängigkeitsanamnese, Ki/Jug.;
KI (Clobazam): bek. Überempf., Abhängigkeitsanamnese, akute Intox mit Alkohol, Schlaf-/Schmerzmitteln oder Psychopharmaka, Myasthenia gravis, schw. respirat. Insuff., Schlafapnoe-Syndrom, schw. LI, Grav. im 1. Trim., Lakt.;

KI (Diazepam): bek. Überempf., Abhängigkeitsanamnese, Myasthenia gravis, akute Alkohol-, Schlafmittel-, Schmerzmittel- oder Psychopharmakaintoxikation (Neuroleptika, Antidepressiva, Lithium); schwere Ateminsuff., schw. LI, Schlafapnoes; **KI** (Dikaliumclorazepat, Flurazepam): bek. Überempf., Abhängigkeitsanamnese, akute Vergiftung mit Alkohol, Schlaf-/Schmerzmitteln oder Psychopharmaka, Myasthenia gravis, schwere respiratorische Insuff., Schlafapnoe-Syndrom, schwere Leberschädigung, spinale/zerebelläre Ataxie; **KI** (Flunitrazepam): bek. Überempf., Abhängigkeitsanamnese, Myasthenia gravis, schwere Ateminsuff., Schlafapnoe-Syndrom, schwere Leberinsuffizienz; **KI** (Lorazepam): bek. Überempfindlichkeit; p.o.: Abhängigkeitsanamnese, Ki < 6J.; i.v.: Kollapszustände, Schock, gleichzeitige Anw. mit Scopolamin, Früh-/Neugeborene; **KI** (Lormetazepam): bek. Überempf., Abhängigkeitsanamnese, Myasthenia gravis, akute Intox. mit Alkohol, Schlaf- oder Schmerzmitteln sowie Psychopharmaka, i.v.-Gabe: zusätzl. FG und NG; **KI** (Medazepam): bek. Überempf., Abhängigkeitsanamnese, Myasthenia gravis; **KI** (Midazolam): bek. Überempf., schwere Ateminsuff.; p.o.: Myasthenia gravis, schwere LI, Schlafapnoe-Syndrom, Abhängigkeitsanamnese, akute Intox. mit Alkohol, Schlaf-/Schmerzmitteln sowie Psychopharmaka, Kinder, gleichz. Behandlung mit Ketoconazol, Itraconazol, Voriconazol und HIV-Proteaseinhibitoren; i.v.: akute Atemdepression; **KI** (Nitrazepam): bek. Überempf., Myasthenia gravis, Abhängigkeitsanamnese, schwere Ateminsuffizienz, Schlafapnoe-Syndrom, schwere LI, spinale/zerebrale Ataxien; akute Vergiftung mit Alkohol, Sedativa, Hypnotika, Analgetika oder Psychopharmaka; **KI** (Oxazepam): bek./angeb. Überempf., Abhängigkeitsanamnese, akute Alkohol-, Schlafmittel-, Schmerzmittel- (Opiattyp) sowie Psychopharmakavergiftung; **KI** (Prazepam): bek. Überempf., Abhängigkeitsanamnese, akute Intox. mit Alkohol, Schlaf-/Schmerzmitteln oder Psycho-pharmka, Myasthenia gravis, schw. Ateminsuff., Schlafapnoe-Syndrom, schwere LI, Engwinkelglaukom, Ki./Jug. < 18J.; **KI** (Temazepam): bek. Überempf., Myasthenia gravis, schw. Ateminsuff., Schlafapnoe-Syndrom, schwere LI, Ki < 14J., spinale/zerebellare Ataxien, akute Intox. mit Alkohol, Sedativa, Hypnotika, Analgetika oder Psychopharmaka; **KI** (Triazolam): bek. Überempf., Myasthenia gravis, schw. Ateminsuff., Schlafapnoe-Syndrom, schw. LI, Ki./Jug. < 18J., gleichz. Anw. von Ketoconazol, Itraconazol, Nefazodon oder Efavirenz, Grav., Lakt., spinale/zerebelläre Ataxien, akute Vergiftung mit zentraldämpfenden Mitteln, Abhängigkeitsanamnese

Alprazolam Rp	HWZ 13h, Qo > 0.7, PPB 80%, PRC D, Lact ?
Alprazolam 1A *Tbl. 0.5, 1mg* **Alprazolam-ratioph.** *Tbl. 0.25, 0.5, 1mg* **Tafil** *Tbl. 0.5, 1mg*	**Spannungs-/Erregungs-** → 690, **Angstzust.** → 699: 3 x 0.25-0.5mg p.o., max. 4mg/d, für max. 8-12W; **Panikstrg.:** ini 0.5-1mg z.N., bei Bedarf alle 3-4d um max. 1mg steigern, max. 10mg/d; **DANI, DALI** Dosisreduktion

Bromazepam Rp	HWZ 16h, Qo 1.0, PPB 70%
Bromazanil *Tbl. 3, 6mg* **Bromazepam-ratioph.** *Tbl. 6mg* **Lexostad** *Tbl. 6mg* **Normoc** *Tbl. 6mg*	**Spannungs-, Erregungs-** → 690, **Angstzustände** → 699: ini 1 x 1.5-3mg p.o. z.N., ggf. ↑ bis 1 x 6mg; bis 3 x 6mg bei stat. Beh.; **DANI, DALI** 50%, ini 1.5mg z.N., max. 6mg/d

Brotizolam Rp	HWZ 5h, Qo 1.0, PPB 89-95%
Lendormin *Tbl. 0.25mg* **Lendorm** *Tbl. 0.25mg*	**Ein-, Durchschlafstörung:** 0.125-0.25mg p.o. z.N., max. 0.25mg/d, für max. 2W; **DALI** Dosisreduktion, KI bei schwerer LI

Chlordiazepoxid Rp	HWZ 15(10-80)h, Q_0 1.0 (1.0), PPB 94-97%, PRC D, Lact ?
Librium *Tbl. 25mg*	**Spannungs-, Erregungs-** → 690, **Angstzustände** → 699: 2-3 x 5-10mg p.o., max. 60mg/d, max. 30mg ED; **DANI, DALI** 50%
Clobazam Rp	HWZ 18(50)h, Q_0 1.0, PPB 85-91%
Epaclob *Lsg. (1ml = 2mg)* **Frisium** *Tbl. 10, 20mg*	**Spannungs-, Erregungs-** → 690, **Angstzustände** → 699: 20-30mg/d p.o. in 1-2ED; **Ki. 3-15J:** 5-10mg/d; **Epilepsie** → 672: ini 5-15mg/d, langs. Dosis steig., max. 80mg/d; **Ki. 3-15J:** ini 5mg, Erh.Dos. 0.3-1mg/kg; **DANI, DALI** Dosisreduktion
Diazepam Rp	HWZ 24-48(100)h, Q_0 1.0 (1.0), PPB 95-99%, PRC D, Lact ?
Diazepam Desitin rectal tube *Rektallsg. 5, 10mg* **Diazepam-ratioph.** *Tbl. 2, 5, 10mg; Supp. 10mg; Gtt. (20Gtt. = 10mg); Amp. 10mg/2ml* **Stesolid** *Rect. Tube 5, 10mg; Amp. 10mg/2ml* **Valocordin Diazepam** *Gtt. (28Gtt. = 10mg)*	**Spannungs-, Erregungs-** → 690, **Angstzustände** → 699: 5-20mg/d p.o./rekt. in 1-2ED, 30-60mg/d bei stat. Behandlung; 0.1-0.2mg/kg i.v., ggf. wdh. n. 3-8h; **Ki.:** 1-2mg i.v/i.m., ggf. wdh. nach 3-4h; **erhöhter Muskeltonus:** ini 10-20mg/d p.o./rekt. in 2-4ED, Erh.Dos. 1-2 x 5mg; ini 1-2 x 5-10mg i.m., max. 1-2 x 10-20mg/d; **Ki.:** 2-10mg i.m.; **Prämed. vor OP:** 10-20mg p.o./rekt./i.m. am Vorabend; **Status epilepticus** → 675: 5-10mg i.v./i.m., Wdh. bei Bed. alle 10min bis 30mg; **Ki. bis 3J:** 2-5mg i.v., 5-10mg i.m.; > **3J:** 5-10mg i.v.; **DANI, DALI** 50%
Dikaliumclorazepat Rp	HWZ 2-2.5(25-82)h, Q_0 1.0 (1.0), PPB 95%
Tranxilium *Kps. 5, 10, 20mg; Tbl. 20, 50mg*	**Spannungs-, Erregungs-** → 690, **Angstzustände** → 699: 10-20mg p.o. in 1-3ED; max. 150mg/d, bei stat. Beh. max. 300mg/d; **Prämed. vor OP:** 20-50mg p.o.; **Ki.:** 0.3-1.25mg/kg; **DANI, DALI** 50%
Flunitrazepam Rp (Btm)	HWZ 16-35(28)h, Q_0 1.0, PPB 78%)
Rohypnol *Tbl. 1mg*	**Schlafstörung:** 0.5-1mg, max. 2mg p.o. z.N.; **Ki.** > **6J:** 0.015-0.03mg/kg i.m./i.v.; **DANI, DALI** sorgfältige Dosiseinstellung, KI bei schwerer LI
Flurazepam Rp	HWZ 2(10-100)h, Q_0 1.0 (0.7), PPB 95%, PRC X, Lact ?
Dalmadorm *Tbl. 30mg* **Flurazepam Real** *Tbl. 30mg* **Staurodorm Neu** *Tbl. 30mg*	**Schlafstörung:** 15-30mg p.o. z.N.; **DANI, DALI** Dosisreduktion, KI bei schwerer Leberinsuffizienz

Lorazepam Rp	HWZ 12-16h, Q0 1.0, PPB 80-93%, PRC D, Lact ?
Lorazepam-neuraxpharm *Tbl. 1, 2.5mg* **Tavor** *Tbl. 0.5, 1, 2, 2.5mg; Lingualtbl. 1, 2.5mg; Amp. 2mg/1ml* **Tolid** *Tbl. 1, 2.5mg*	**Spannungs-, Erregungs-** → 690, **Angstzustände** → 699: 0.5-2.5mg/d p.o. in 2-3ED, bis 7.5mg/d bei stationärer Behandlung; **akute Angstzustände** → 699: 0.05mg/kg i.v., evtl. Wdh. nach 2h; **Schlafstörung:** 0.5-2.5mg p.o. z.N.; **Prämed. vor OP:** 1-2.5mg p.o. am Vorabend und/oder 2-4mg p.o. 1-2h präop.; **Status epilepticus** → 675: 4mg langsam i.v., ggf. Wdh. nach 10-15min, max. 8mg in 12h; **Ki.:** 0.05mg/kg i.v., ggf. Wdh. nach 10-15min; **DALI** Dosisreduktion
Lormetazepam Rp	HWZ 10(15)h, Q0 0.85 (1.0), PPB 88%
Ergocalm *Tbl. 1, 2mg* **Loretam** *Kps. 1, 2mg* **Lormetazepam-ratioph.** *Tbl. 0.5, 1, 2mg* **Noctamid** *Tbl. 1, 2mg* **Sedalam** *Amp. 2mg/10ml*	**Ein- und Durchschlafstörung:** 1-2mg p.o. z.N.; **Prämed. vor OP:** 2mg p.o. am Vorabend und/oder 2mg bis 1h präoperativ; 0.4-1mg i.v.; **Sedierung bei chir. Eingriffen in Allgemeinnarkose:** 0.4-2mg i.v.; **Sedierung bei diagn. Eingriffen:** 1-2mg i.v.; **akute Spannungs-, Erregungs- u. Angstzustände:** 0.4-1mg, max. 2mg i.v.
Medazepam Rp	HWZ 2(100)h, Q0 1.0
Rudotel *Tbl. 10mg*	**Spannungs-, Erregungs-** → 690, **Angstzust.** → 699: 10-30mg/d p.o. in 2-3ED, max. 60mg/d
Midazolam Rp (Btm: Amp > 50mg)	HWZ 1.5-2.2h, Q0 1.0, PPB 95%, PRC D, Lact ?
Buccolam *Lsg. zur Anw. i.d. Mundhöhle 2.5mg/0.5ml, 5mg/1ml, 7.5mg/1.5ml, 10mg/2ml* **Dormicum** *Tbl. 7.5mg; Amp. 5mg/1ml, 5mg/5ml, 15mg/3ml* **Midazolam HEXAL** *Amp. 5mg/1ml, 5mg/5ml, 15mg/3ml* **Midazolam-ratioph.** *Saft (1ml = 2mg); Amp. 5mg/1ml, 5mg/5ml, 15mg/3ml, 50mg/50ml, 100mg/50ml*	**Prämed. vor OP** → 663: 7.5-15mg p.o. 30-60min präop., 3.5-7mg i.m. 20-30min präop.; **Sedierung** → 663: ini 2-2.5mg i.v., je n. Wi in 1-mg-Schritten, max. 7.5mg; Pat. > 60J: 50%; **Ki. 6M-5J:** 0.05-0.1mg/kg i.v., max. 6mg; **6-12J:** 0.025-0.05mg/kg i.v., max. 10mg; **Narkoseeinleitung:** 0.1-0.2mg/kg i.v.; **Sedierung Intensivther.:** ini 0.03-0.3mg/kg i.v., dann 0.03-0.2mg/kg/h; **länger anhaltende akute Krampfanfälle: Ki. 3M – < 1J:** 2.5mg buccal; **1– < 5J:** 5mg; **5 – < 10J:** 7.5mg; **10 – < 18J:** 10mg **DALI** Dosisreduktion, KI bei schwerer LI.
Nitrazepam Rp	HWZ 25-30h, Q0 1.0, PPB 87%
Eatan N *Tbl. 10mg* **Mogadan** *Tbl. 5mg* **Nitrazepam AL** *Tbl. 5, 10mg* **Nitrazepam-neuraxpharm** *Tbl. 5, 10mg*	**Schlafstörung:** 2.5-5mg, max. 10mg p.o. z.N.; **BNS-Krämpfe: Sgl., Kleinki.:** 2.5-5mg p.o.; **DANI, DALI** Dosisreduktion; KI bei schwerer Leberinsuffizienz

Oxazepam Rp	HWZ 6-25h, Qo 1.0, PPB 97%, PRC D, Lact ?
Adumbran *Tbl. 10mg* **Durazepam** *Tbl. 50mg* **Oxazepam-ratioph.** *Tbl. 10, 50mg* **Praxiten** *Tbl. 10, 15, 50mg*	**Spannungs-, Erregungs-** → 690, **Angstzustände** → 699: 1-2 x 10-20mg p.o., max. 3 x 20mg; bei stat. Beh. 50-150mg/d in 2-4ED; **Ki.:** 0.5-1mg/kg/d in 3-4ED; **Durchschlafstrg.:** 10-20mg, max. 30mg p.o. z.N.
Prazepam Rp	HWZ 1-3h, Qo 1.0, PPB 88%
Demetrin *Tbl. 10mg* **Mono Demetrin** *Tbl. 20mg*	**Spannungs-, Erregungs-** → 690, **Angstzustände** → 699: 20mg p.o. z.N.; max. 60mg/d; **DANI, DALI** ini 10-15mg/d, vorsichtig steigern
Temazepam Rp	HWZ 3.5-18.4h, Qo 1.0, PPB 96%, PRC X, Lact ?
Planum *Kps. 20mg* **Remestan** *Kps. 10, 20mg* **Temazep-CT** *Kps. 10, 20mg*	**Schlafstörung:** 10-20mg p.o. z.N., max. 40mg/d; **Jugendl. 14-18J:** 10mg/d; **DANI, DALI** 10mg/d, max. 20mg/d
Triazolam Rp	HWZ 1.4-4.6h, Qo 1.0, PPB 75-90%, PRC X, Lact ?
Halcion *Tbl. 0.25mg*	**Schlafstörung:** 0.125-0.25mg p.o. z.N.; **DALI** Dosisreduktion, KI bei schwerer LI

A 13.5.2 Weitere Sedativa und Hypnotika

Wm/Wi (Buspiron): Agonist an 5-HT1A-Rez., alpha-2-antagon.; anxiolytisch, antidepressiv; **Wm/Wi** (Chloralhydrat): verstärkt die elektrophysiol. Reaktion auf die inhibit. Neurotransmitter GABA und Glycin ⇒ sedativ, hypnotisch und antikonvulsiv; **Wm/Wi** (Clomethiazol): hypnotisch, sedativ, antikonvulsiv; **Wm/Wi** (Diphenhydramin, Doxylamin): kompet. Blockade von H1-Rez. ⇒ sed., antiemet., lokalanästh.; **Wm/Wi** (Eszopiclon, Zolpidem, Zopiclon): benzodiazepinähnl. Wi; **Wm/Wi** (L-Tryptophan): Synthese v. Serotonin ↑ durch Subst. der physiol. Vorstufe; **UW** (Buspiron): nichtspez. Brustschmerzen, Alpträume, Zorn, Feindseligkeit, Verwirrtheit, Schläfrigkeit, Tinnitus, Halsentzündg, verstopfte Nase, Verschwommensehen, Muskelschmerzen, Taubheitsgefühl, Missempfind., Koordinationsstrg., Tremor, Ekzeme, Schwitzen, feuchte Hände; **UW** (Chloralhydrat): zahlreiche UW ohne Häufigkeitsangabe, s. FachInfo; **UW** (Clomethiazol): starke Speichelsekr., Bronchialsekretion ↑; **UW** (Diphenhydramin): Somnolenz, Benommenheit, Konzentrationsstrg., Schwindel, Kopfschmerzen, Sehstrg., Magen-Darm-Beschwerden, Mundtrockenheit, Obstipation, Reflux, Miktionsstrg., Muskelschwäche; **UW** (Doxylamin): zahlreiche UW ohne Häufigkeitsangabe, s. FachInfo; **UW** (Eszopiclon): s. FachInfo; **UW** (L-Tryptophan): keine (sehr) häufigen NW; **UW** (Zolpidem): Halluzinationen, Agitiertheit, Alpträume, gedämpfte Emotionen, Verwirrtheit, Somnolenz, Kopfschmerzen, Schwindelgefühl, Schlafstrg. ↑, anterogr. Amnesie, Schläfrigk. am Folgetag, Aufmerksamkeit ↓, Doppelbilder, Schwindel, Muskelschwäche, Ataxie; **UW** (Zopiclon): Geschmacksstörung, Benommenheit am Folgetag, Mundtrockenheit; **KI** (Buspiron): bek. Überempf., akutes Engwinkelglaukom, Myasthenia gravis, schwere Leber-/Nierenfktsstörung; **KI** (Chloralhydrat): bek. Überempf., schwere Leber-/Nierenschäden, schwere Herz-Kreislauf-Schwäche, Grav./Lakt., Beh. mit Antikoagulantien vom Cumarin-Typ, Ki/Jug. < 18 J.; **KI** (Clomethiazol): bek. Überempf., Schlafapnoe-Syndrom, zentr. Atemstrg., akute Intox. durch Alkohol o.a. zentraldämpfende Mittel, Abhängigkeitsanamnese (Ausnahme: akute Beh. des Prädelirs, Delirium tremens u. akuter Entzugssymptomatik), Asthma bronchiale;

KI (Diphenhydramin): bek. Überempf., akutes Asthma bronchiale, Engwinkelglaukom, Phäochromozytom, Prostatahypertrophie mit Restharn, Epilepsie, Hypokaliämie, Hypomagnesiämie, Bradykardie, angeb. Long-QT-Syndrom oder andere klinisch signif. kard. Strg.; gleichz. Anw. von Arzneimitteln, die das QT-Intervall verlängern/zu Hypokaliämie führen/Alkohol/MAO-Hemmern, Grav./Lakt., Ki < 8kg.; **KI** (Doxylamin): bek. Überempf., Engwinkelglaukom, Prostatahypertrophie mit Restharn, akuter Asthmaanfall, Phäochromozytom, gleichz. Anw. mit MAO-Hemmern, Epilepsie; akute Vergiftung durch Alkohol, Schlaf- oder Schmerzmittel sowie Psychopharmaka; **KI** (Eszopiclon): bek. Überempf., Myasthenia gravis, schwere respirator. Insuffizienz, schweres Schlafapnoe-Syndrom, schwere Leberinsuffizienz; ältere Pat. die gleichzeitig potente CYP3A4-Hemmstoffe erhalten; Ki. und Jug. <18J; **KI** (L-Tryptophan): bek. Überempf., schwere LI, hepatische Enzephalopathie, schwere Nieren-erkr. und Niereninsuff., Karzinoide, gleichzeitige Anwendung mit MAO-Hemmern/SSRI; **KI** (Zolpidem): bek. Überempf., schw. LI, Schlafapnoe-Syndrom, Myasthenia gravis, akute und/oder schw. Ateminsuff., Ki. u. Jug. < 18J; **KI** (Zopiclon): bek. Überempf., schw. LI, schw. Schlafapnoe-Syndrom, Myasthenia gravis, schwere Ateminsuff., Ki. und Jug. < 18J, Lakt.

Buspiron Rp	HWZ 4h, Qo 1.0, PPB > 95%, PRC B, Lact ?
Anxut *Tbl. 5, 10mg* **Busp** *Tbl. 5, 10mg*	**Angstzustände:** ini 3 x 5-10mg p.o., max. 60mg/d; **DANI/DALI** KI bei schwerer NI/LI
Chloralhydrat Rp	HWZ 4min (7h), Qo 1.0, PPB 40%, PRC C, Lact ?
Chloraldurat *Kps. 250, 500mg*	**Schlafstörung, Erregungszustände** → 690: 250-1000mg p.o. z.N., max. 1.5g/d
Clomethiazol Rp	HWZ 2.3-5h, Qo 0.95, PPB 60-70%
Distraneurin *Kps. 192mg; Lsg. (1ml = 31.5mg)*	**Akute Entzugssymptom.** → 693**, Delirium tremens (stat. Beh.)** → 691: ini 384-768mg p.o., max. 1152-1536mg in den ersten 2h, dann max. 384mg alle 2h; **Verwirrtheit, Unruhe älterer Pat.:** 3 x 192-384mg p.o.; **Schlafstörung älterer Patienten** → 692: 384mg z.N., evtl. Wdh. nach 30-60min
Diphenhydramin OTC	HWZ 4-8h, Qo 0.9, PPB 85-99%, PRC B, Lact -
Betadorm D, Dormutil N *Tbl. 50mg* **Dolestan** *Tbl. 25, 50mg* **Emesan** *Tbl. 50mg; RektalKps. 20, 50mg* **Halbmond** *Tbl. 50mg* **Nervo Opt N** *Tbl. 50mg* **Schlaftabletten Elac** *Tbl. 50mg* **Sodormwell** *Kps. 50mg* **Vivinox Sleep** *Tbl. 25, 50mg*	**Schlafstörung:** 25-50mg p.o. z.N.; **vestibulärer Schwindel, Übelkeit, Erbrechen, Kinetose:** 1-3 x 50mg p.o./rekt.; **Ki. 6-12J.:** 1-2 x 25mg p.o.; **> 12J:** 1-2 x 50mg p.o.; **Ki. 8-10kg:** 1 x 20mg rekt.; **10-20kg:** 1-2 x 20mg rekt.; **20-39kg:** 1-3 x 20mg rekt.; **>12J:** 1-2 x 50mg rekt.; **DANI, DALI** Dosisanpassung
Doxylamin OTC	HWZ 10h
Gittalun *Brausetbl. 25mg* **Hoggar Night** *Tbl. 25mg* **Schlafsterne** *Tbl. 30mg* **SchlafTabs-ratioph.** *Tbl. 25mg* **Sedaplus** *Saft/Lsg. 12.5ml/5mg*	**Schlafstörung:** 25-50mg p.o. z.N.; **> 6M:** 6.25mg; **> 1J:** 6.25-12.5mg; **5-12J:** 12.5-25mg

Eszopiclon Rp	HWZ 6h, PPB 60%
Lunivia *Tbl. 1, 2, 3mg*	**Schlafstörung:** 1mg p.o. z.N., ggf. steigern auf 2-3mg, max. 3mg; **DANI** leichte-mäßige NI: 100%; schwere NI: max. 2mg; **DALI** leichte-mäßige LI: 100%; schwere LI: KI
L-Tryptophan OTC	HWZ 2.5h, Q0 1.0, PPB 85%
Ardeydorm, Ardeytropin, Kalma, L-Tryptophan-ratioph. *Tbl. 500mg*	**Schlafstörung:** 1-2g p.o. z.N.; **DANI/DALI** KI
Zolpidem Rp	HWZ 2-2.6h, Q0 1.0, PPB 92%, PRC B, Lact ?
Bikalm, Stilnox *Tbl. 10mg* **Zolpidem-ratioph.** *Tbl. 5, 10mg* **Zolpidem Stada** *Tbl. 5, 10mg*	**Schlafstörung:** 10mg p.o. z.N.; **Pat. > 65J, geschwächte Pat.:** 5mg; **DANI** nicht erf.; **DALI** max. 5mg/d, KI bei schwerer LI
Zopiclon Rp	HWZ 5h, Q0 0.95, PPB 45%
Optidorm, Somnosan, Ximovan, Zopiclon HEXAL *Tbl. 7.5mg* **Zopiclon-ratioph.** *Tbl. 3,75, 7.5mg*	**Schlafstörung:** 7.5mg p.o. z.N., ältere Pat. 3.75mg; **DANI, DALI** max. 3.75mg/d, KI bei schw. LI

A 13.6 Psychoanaleptika

Wm/Wi (Atomoxetin): selektive Hemmung des präsynaptischen Noradrenalintransporters; **Wm/Wi** (Dexamfetamin): zentral stimul. Sympathomim.; **Wm/Wi** (Lisdexamfetamin): Prodrug von Dexamfetamin, zentral wirk. Sympathomimetikum; **Wm/Wi** (Methylphenidat): Amphetaminderivat, zentral erregend durch Katecholaminfreisetzung; **Wm/Wi** (Modafinil): Potenzierung d. zerebr. Alpha-1-adrenergen Aktivität ⇒ Vigilanz ↑, Zahl plötzl. Schlafepisoden ↓; **Wm/Wi** (Solriamfetol): Dopamin- u. Noradrenalinwiederaufnahmehemmg.; **UW** (Atomoxetin): Appetit ↓, Gewicht ↓, Anorexie, Reizbarkeit, Stimmungsschwankungen, Schlaflosigkeit, Kopfschmerzen, Schläfrigkeit, Schwindel, abdom. Schmerzen, Erbrechen, Übelkeit, Obstipat., Dyspepsie, Dermatitis, Hautausschlag, Müdigkeit, Lethargie, Tachykardie, Hypertonie; **UW** (Dexamfetamin): Arrhythmien, Tachykardie, Palpitat., Abdominalschmerz, Übelkeit, Erbrechen, Mundtrockenheit, veränd. Blutdruck/Herzfrequ., Appetit ↓, verringerte Gewichts- und Größenzunahme bei längerer Anw. bei Ki., Arthralgie, Schwindel, Dyskinesie, Kopfschmerzen, Hyperaktivität, Schlaflosigk., Nervosität, abnormes Verhalten, Aggressivität, Erregungs- u. Angstzustände, Depression, Reizbarkeit; **UW** (Lisdexamfetamin): Appetit ↓, Anorexie, Schlafstrg., Agitiertheit, Angst, Libido ↓, Tic, Affektlabilität, psychomotor. Hyperaktivität, Aggression, Kopfschmerzen, Schwindel, Unruhe, Tremor, Somnolenz, Mydriasis, Tachykardie, Palpitationen, Dyspnoe, Mundtrockenheit, Diarrhoe, Oberbauchschm., Übelkeit, Erbrechen, Hyperhidrose, Hautausschlag, erekt. Dysfunktion, Reizbarkeit, Müdigkeit, Zerfahrenheit, Fieber, RR ↑, Gewicht ↓; **UW** (Methylphenidat): Anorexie, Appetit ↓, bei Ki. mäßige Vermind. der Gewichtszunahme u. des Längenwachstums bei längerer Anw., Schlaflosigkeit, Nervosität, abnormes Verhalten, Aggression, Affektlabilität, Erregung, Anorexia, Ängstlichk., Depression, Reizbarkeit, Konzentrationsmangel u. Geräuschempfindlk. (bei Erw. mit Narkolepsie), Kopfschmerzen, Somnolenz, Schwindelgefühl, Dyskinesie, psychomotor. Hyperaktivität, Tachykardie, Palpitat., Arrhythmien, Hypertonie, Bauchschmerzen, Magenbeschwerden, Übelk., Erbrechen, Mundtrockenh., Diarrhoe, Schwitzen, Alopezie, Pruritus, Rash, Urtikaria, Arthralgien, Husten, Rachen-/Kehlkopfschmerzen, Nasopharyng., Fieber, Änd. v. RR/HF, Gewicht ↓;

UW (Modafinil): Appetit ↓, Nervosität, Insomnie, Angst, Depression, Denkstrg., Verwirrtheit, Kopfschmerzen, Schwindelgefühl, Somnolenz, Parästhesien, verschwomm. Sehen, Tachykardie, Palpitationen, Vasodilat., Bauchschmerzen, Übelkeit, Mundtrockenheit, Diarrhoe, Dyspepsie, Verstopfg., Asthenie, Brustschmerzen, dosisabhängig yGT/aP ↑, path. Leberfktstests; **UW** (Solriamfetol): Kopfschmerzen, Übelkeit, Appetit ↓, Angstzustände, Schlaflosigkeit, Reizbarkeit, Zähneknirschen, Schwindel, Palpitationen, Husten, Diarrhoe, Mundtrockenheit, Obstipation, Erbrechen, Hyperhidrosis, Gefühl der Fahrigkeit, Thoraxbeschwerden, Hypertonie; **KI** (Atomoxetin): bek. Überempf., Engwinkelglaukom, gleichz. Anw. von MAO-Hemmern, schwere kardio-/zerebrovaskuläre Erkr., Phäochromozytom; **KI** (Dexamfetamin): bek. Überempf. oder Idiosynkrasie ggü. sympathomimetischen Aminen, Glaukom, Phäochromozytom, Hyperthyreose oder Thyreotoxikose, Diagnose oder Anamnese schwerer Depression, Anorexia nervosa/anorekt. Störungen, Suizidneigung, psychot. Symptome, schwere affektive Störungen, Manie, Schizophrenie, psychopathischen/Borderline-Persönlichkeitsstörungen, Gilles-de-la-Tourette-Syndrom oder ähnliche Dystonien, Diagnose/Anamnese schwerer und episodischer (Typ I) bipolarer affektiver Störungen, vorbestehende Herz-Kreislauf-Erkr. einschließlich mittelschwerer und schwerer Hypertonie, HI, arterieller Verschlusskrankheit, Angina pectoris, hämodynamisch signifikanter angeborener Herzfehler, Kardiomyopathien, Myokardinfarkt, potenziell lebensbedrohender Arrhythmien und Kanalopathien, zerebrale Aneurysmen; Gefäßabnormalitäten inkl. Vaskulitis oder Schlaganfall, Porphyrie, anamnest. Drogenabhängigkeit oder Alkoholismus, gleichzeitige Anwendung von MAO-Hemmern, Grav./Lakt.; **KI** (Lisdexamfetamin): bek. Überempf., gleichzeitige Anw. von MAO-Hemmern, Hyperthyreose/Thyreotoxikose, Erregungszustände, symptomatische Herz-Kreislauf-Erkr., fortgeschrittene Arteriosklerose, mittelschw. bis schw. Hypertonie, Glaukom; **KI** (Methylphenidat): bek. Überempf., Hyperthyreose oder Thyreotoxikose, Glaukom, Phäochromozytom, vorbestehende Herz-Kreislauf-/zerebrovaskuläre Erkr., gleichzeitige Anw. von MAO-Hemmern; Diagnose oder Anamnese von: schwerer Depression, Anorexia nervosa/anorektischen Störungen, Suizidneigung, psychotischen Symptomen, schweren affektiven Strg., Manie, Schizophrenie, psychopathischen/Borderline-Persönlichkeitsstrg., Gilles-de-la-Tourette-Syndrom oder ähnlichen Dystonien, schweren und episodischen (Typ I) bipolaren affektiven Störungen; **KI** (Modafinil): bek. Überempf., nicht kontrollierte mittelschwere-schwere Hypertonie, HRST, Grav.; **KI** (Solriamfetol): bek. Überempf., Myokardinfarkt in vergangenen Jahr, instabile AP, unkontroll. Hypertonie, schwere Arrhythmien, schwere Herzprobleme, gleichzeitige oder bis 14d zurückliegende Anw. von MAO-Hemmern

Atomoxetin Rp	HWZ 3.6h, PPB 98%
Strattera *Kps. 10, 18, 25, 40, 60, 80, 100mg; Lsg. 4mg/ml*	**ADHS** → 701: **Ki.** > **6J:** ini 0.5mg/kg/d p.o., n. 7d je n. Wi steigern auf 1.2mg/kg/d; > 70kg: ini 1 x 40mg, dann 80mg, max. 100mg/d; **DANI** nicht erf.; **DALI** Child B: 50%, Child C: 25%

Dexamfetamin Rp (Btm)	HWZ 10h
Attentin *Tbl. 5, 10, 20mg*	**Aufmerksamkeitsdefizit-Hyperaktivitätsstörung mit fehlendem Ansprechen auf Atomoxetin bzw. Methylphenidat: Ki.** > **6J:** ini 5-10mg p.o., ggf. um 5mg/W steigern, max. 20-40mg/d; **DANI, DALI** keine Daten

Lisdexamfetamin Rp (Btm)	HWZ 1(11)h, PRC B, Lact -
Elvanse *Kps. 20, 30, 40, 50, 60, 70mg*	**ADHS ohne Ansprechen auf Methylphenidat** → 701: **Ki. > 6J:** ini 1 x 20-30mg p.o., ggf. um 20mg/W ↑, max. 70mg/d; **DANI, DALI** k. D.
Methylphenidat Rp (Btm)	HWZ 2-4h, Q0 0.95, PPB 10-33%, PRC C, Lact ?
Concerta *Tbl. 18(ret.), 27 (ret.), 36(ret.), 54(ret.)mg* **Equasym** *Kps. 10(ret.), 20(ret.), 30(ret.)mg* **Medikinet** *Tbl. 5, 10, 20mg; Kps. 5(ret.), 10(ret.), 20(ret.), 30(ret.), 40(ret.), 50(ret.), 60(ret.)mg* **Methylphenidat HEXAL** *Tbl. 10mg* **Ritalin** *Tbl. 10mg; Kps. (ret.) 20, 30, 40mg* **Ritalin Adult** *Kps. (ret.) 10, 20, 30, 40mg*	**ADHS** → 701: **Ki. ab 6J:** ini 5mg p.o., um 5-10mg/W steigern, max. 60mg/d in 2-3ED; 1 x 18-36mg (ret.), max. 54mg/d (ret.); **Erw.:** ini 1 x 10-20mg (ret.), ggf. steigern um 10-20mg/W., max. 80mg/d; **Narkolepsie:** 10-60mg/d in 2-3ED; **> 6J:** ini 1-2 x 5mg/d, um 5-10mg/W ↑, max. 60mg/d; **DANI, DALI** k. D., vorsichtige Anw.
Modafinil Rp)	HWZ 10-12h, PPB 62%, PRC C, Lact ?
Modafinil-neuraxpharm *Tbl. 100, 200mg* **Modafinil Heumann** *Tbl. 100mg* **Vigil** *Tbl. 100, 200mg*	**Narkolepsie:** 200-400mg/d p.o. in 2ED (morgens, mittags); **DANI** keine Daten; **DALI** schwere LI: 50%
Solriamfetol Rp	HWZ 7h, PPB 19%
Sunosi *Tbl. 75, 150mg*	**Narkolepsie mit oder ohne Kataplexie:** ini 1 x 75mg morgens, ggf. 1 x 150mg; **obstruktive Schlafapnoe:** ini 1 x 37.5mg, ggf. Dosis alle 3d verdoppeln, max. 150mg/d; **DANI** CrCL ≥60: 100%; 30-59: ini 37.5mg, max. 1 x 75mg; 15-29: 1 x 37.5mg; <15: Anw. nicht empf.; **DALI** keine Daten

A 13.7 Zentral wirksame Alpha-Sympathomimetika

Wm/Wi (Clonidin): zentr. Stimul. Alpha-2-adrenerger Rez. ⇒ Sympathikusaktivität ↓ ⇒ dämpft Überaktivität noradren. Neurone (die Alkoholentzug bewirken); **Wm/Wi** (Guanfacin): zentr. Stimul. Alpha-2-adrenerger Rez. ⇒ veränderte Signalübertragung in präfrontalem Kortex u. Basalganglien; **UW** (Clonidin): Depression, Schlafstrg., Schwindel, Sedierung, Kopfschmerzen, orthostat. Hypotonie, Mundtrockenheit, Obstipation, Übelkeit, Erbrechen, Schmerzen in Speicheldrüsen, erektile Dysfkt., Müdigkeit; **UW** (Guanfacin): Depression, Angst, Affektlabilität, Insomnie, Durchschlafstrg., Alpträume, Somnolenz, Kopfschmerz, Sedierung, Schwindel, Lethargie, Bradykardie, Hypotonie, orthostat. Hypotonie, Bauchschmerzen, Erbrechen, Übelkeit, Diarrhoe, Obstipation, Mundtrockenheit, Exanthem, Enuresis, Ermüdung, Reizbarkeit, Gewicht ↑; **KI** (Clonidin): bek. Überempf., ausgeprägte Hypotonie, Major Depression, Erregungsbildungs- und -leitungsstrg. des Herzens, Bradykardie, Grav./Lakt.; **KI** (Guanfacin): bek. Überempf.

Clonidin Rp	HWZ 12-16h, Q0 0.4, PPB 30-40%, PRC C, Lact ?
Paracefan *Amp. 0.15mg/1ml, 0.75mg/5ml*	**Alkoholentzugssyndrom:** ini 0.15-0.6mg, max 0.9mg i.v. dann 0.3-4mg/d, max. 10mg/d; Perf. (0.75mg) = 15µg/ml ⇒ 2-8ml/h

Guanfacin Rp	HWZ 18h, PPB 70%, PRC B, Lact ?
Intuniv *Tbl. 1(ret.), 2(ret.), 3(ret.), 4(ret.)mg*	**Aufmerksamkeitsdefizit-Hyperaktivitätsstörung: Ki. 6–17J:** ini 1 x 1mg p.o., je nach Wi/Verträglichkeit steigern um max. 1mg/W, Erh.Dos. 0.05-0.12mg/kg/d; **DANI** CrCl < 30: Dosisred.; **DALI:** vors. Anw.

A 13.8 Alkoholentwöhnungsmittel

Wm/Wi (Acamprosat): Stimulierung der inhibitorischen GABAergen Neurotransmission sowie antagonistischer Effekt auf die erregenden Aminosäuren, insbesondere Glutamat; **Wm/Wi** (Nalmefen): Agonist am Kappa-Rezeptor, Antagonist am µ- und Δ-Rezeptor ⇒ Modulierung kortiko-mesolimbischer Funktionen ⇒ Verringerung des Alkoholkonsums; **Wm/Wi** (Naltrexon): kompetitiver Antagonismus am Opioidrezeptor;
UW (Acamprosat): Libido ↓, Durchfall, Übelkeit, Erbrechen, Bauchschmerzen, Blähungen, Pruritus, makulopap. Ausschlag, Frigidität, Impotenz;
UW (Nalmefen): Appetit ↓, Schlaflosigkeit/-störungen, Verwirrtheit, Ruhelosigkeit, Libido ↓, Halluzinationen, Dissoziation, Schwindel, Kopfschmerz, Somnolenz, Tremor, Aufmerksamkeitsstör., Parästhesie, Hypästhesie, Tachykardie, Palpitationen, Übelkeit, Erbrechen, trockener Mund, Hyperhidrose, Muskelspasmen, Ermüdung, Asthenie, Unwohlsein, Gefühl anomal; Gewicht ↓; **UW** (Naltrexon): Bauchschmerzen, Übelkeit, Erbrechen, Diarrhoe, Obstipation, Appetit ↓, Schlafstrg., Angstzustände, Nervosität, Affektstrg., Reizbarkeit, Kopfschmerzen, Unruhe, Schwindel, Tränenfluss ↑, Tachykardie, Palpitationen, EKG-Änd., Thoraxschmerzen, Exanthem, Gelenk-/Muskelschmerzen, verzög. Ejakulation, erektile Dysfunktion, Asthenie, Durst, Energie ↑, Schüttelfrost, Hyperhidrose;
KI (Acamprosat): bek. Überempf., Lakt., NI; **KI** (Nalmefen): bek. Überempf., gleichz. Anw. von Opioid-/Partialagonisten, Pat. mit besteh./kurz zurücklieg. Opioidabhängigkeit, mit akuten Opioidentzugssymp.,, Pat. mit vermuteter kürzlicher Opioidanw.; schwere LI, NI; Pat. mit jüngst aufgetret. akuten Alkoholentzugsersch. (inkl. Halluzin., Krampfanfälle, Delirium tremens); **KI** (Naltrexon): bek. Überempf. schwere LI, akute Hepatitis, schwere Nierenfktsstrg., Pat. unter Opioid-Analgetika, opioidabhängige Pat. ohne erfolgreichen Entzug oder Pat., die Opiat-Agonisten erhalten (z.B. Methadon); akute Opiat-Entzugssymptome, Pat. mit positiven Opioid-Nachweis im Urin oder negativen Ergebnis im Naloxon-Provokationstest

Acamprosat Rp	HWZ 20.7h, keine PPB
Campral *Tbl. 333mg*	**Aufrechterhaltung der Abstinenz bei Alkoholabhängigkeit** → 693**:** 3 x 666mg p.o.; Pat. < 60kg: 2-1-1Tbl.; **DANI** Krea > 120µmol/l: KI; **DALI** Child C: KI

Nalmefen Rp	HWZ 12.5h, PPB 30%
Selincro *Tbl. 18mg*	**Zur Reduktion des Alkoholkonsums bei Alkoholabhängigkeit mit hohem Risikoniveau:** n. Bed. 18mg p.o., max. 18mg/d; **DANI, DALI** leichte bis mittelschwere NI/LI: 100%; KI bei schwerer NI/LI

Naltrexon → 290 Rp	HWZ 2.7(9)h, Qo 1.0, PPB 21%, PRC C, Lact ?
Adepend *Tbl. 50mg*	**Minderung des Rückfallrisikos nach Alkoholabhängigkeit:** 1 x 50mg p.o.; **DANI, DALI** vorsichtige Anw. bei leichter bis mäßiger NI/LI; KI bei schwerer NI/LI

A 13.9 Raucherentwöhnungsmittel

Wm/Wi (Bupropion): Hemmung des Katecholamin-Reuptakes im Gehirn ⇒ Noradrenalin ↑, Dopamin ↑ in bestimmten Hirnregionen ⇒ Milderung von Nikotinentzugssymptomen, Rauchdrang ↓; **Wm/Wi (Cytisin):** partieller Agonist amalpha4-beta2 Subtyp des nikotinergen Acetylcholinrezeptors e Verdrängung von Nikotin von den Rezeptoren; **Wm/Wi** (Vareniclin): bindet an neuronale nikotinerge Acetylcholinrezeptoren ⇒ lindert Symptome des Rauchverlangens und des Rauchentzugs; **UW** (Bupropion): Urtikaria, Fieber, Mundtrockenheit, Übelkeit, Erbrechen, Bauchschmerzen, Obstipation, Schlaflosigkeit, Agitiertheit, Zittern, Konzentrationsstörung, Kopfschmerzen, Schwindel, Geschmacksstörungen, Depression, Angst, Hautausschlag, Pruritus, Schwitzen; **UW** (Cytisin): Veränderungen des Appetits und Gewichtszunahme, Benommenheit, Reizbarkeit, Stimmungsschwankungen, Angstzustände, Schlafstörungen, Kopfschmerzen, Tachykardie, Hypertonie, Mundtrockenheit, Diarrhö, Übelkeit, Veränd. des Geschmacksempfindens, Sodbrennen, Obstipation, Erbrechen, Bauchschmerzen, Hautausschlag, Myalgien u. Fatigue; **UW** (Vareniclin): Übelkeit, Erbrechen, Obstipation, Diarrhoe, Magenbeschwerden, Dyspepsie, Flatulenz, Mundtrockenheit, gesteigerter Appetit, abnorme Träume, Schlaflosigkeit, Kopfschmerzen, Somnolenz, Schwindel, Dysgeusie, Müdigkeit; **KI** (Bupropion): bek. Überempf., Epilepsie, ZNS-Tumore; abrupter Entzug von Alkohol/Medikamenten kann zu Entzugskrämpfen führen, Bulimie, Anorexie, bipolare Erkr., gleichzeitige Anw. von MAO-Hemmern, schwere Leberzirrhose, Grav.; **KI** (Cytisin): bek. Überempf., instabile AP, kürzlich aufgetretenem Herzinfarkt oder Schlaganfall, klinisch relevante Arrhythmien, Grav., Lakt. **KI** (Vareniclin): bek. Überempf.

Bupropion (Amfebutamon) Rp-L!	HWZ 20h, Qo > 0.8, PPB 84%, PRC C Lact-
Zyban *Tbl. 150(ret.)mg*	**Raucherentwöhnung:** d1-6: 1 x 150mg p.o., dann 2 x 150mg; **DANI** 150mg/d; **DALI** 150mg/d, KI bei schwerer LI

Cytisin Rp-L!	HWZ 5h
Asmoken *Tbl. 1.5mg*	**Raucherentwöhnung:** d1-3: 1.5mg p.o., alle 2h, max. 6Tbl./d; d4-12: 1.5mg alle 2h, max. 5Tbl./d; d13-15: 4Tbl./d alle 3h; d17-20: 3 Tbl./d alle 5h; d21-25: max. 2Tbl./d; **DANI, DALI** Anw. nicht empfohlen

Vareniclin Rp-L!	HWZ 24h, PPB < 20%
Champix *Tbl. 0.5, 1mg*	**Raucherentwöhnung:** d1-3: 1 x 0.5mg p.o.; d4-7: 2 x 0.5mg; ab d8: 2 x 1mg, Dauer 12W; **DANI** CrCl > 30: 100%; < 30: max. 1mg/d; bei term. NI Anw. nicht empf.; **DALI** nicht erf.

A 14 Dermatologie – Arzneimittel

A 14.1 Antipruriginosa, Antiphlogistika

Ammoniumbituminosulfonat OTC

Ichtholan 10, 20, 50% *Salbe (100g enth. 10, 20, 50g)* **Ichtholan spezial** *Salbe (100g enth. 85g)* **Schwarze Salbe Lichtenstein** *Salbe (100g enth. 20, 50g)* **Thiobitum 20%** *Salbe (100 g enth. 20g)* **Zugsalbe Effect 20, 50%** *Salbe (100g enth. 20, 50g)*	**Unspezifisch entzündliche Hauterkrankungen (Furunkel** → 705, **Schweißdrüsenabszess** → 706): Salbe dick auftragen und mit Verband abdecken, Verbandswechsel alle 2d

Phenolsulfonsäure (Gerbstoff) OTC

Tannolact *Creme (100g enth. 400, 1000mg); Pulver (100g enth. 40g); Lotio (100g enth. 1g)* **Tannosynt** *Creme, Lotio (100g enth. 1g); Konzentrat (100g enth. 40g)*	**Hauterkrankungen mit Entzündung, Juckreiz oder Nässen:** Creme: 3 x tgl. dünn **auftragen**; Lotio: 1-2 x tgl. dünn **auftagen**; Pulver: in warmem Wasser auflösen für Bäder und Umschläge

A 14.2 Glukokortikoide

A 14.2.1 Schwach wirksame topische Glukokortikoide

Hydrocortison OTC/Rp

Ebenol *Creme (100g enth. 250, 500, 1000mg); Lsg. (100g enth. 500mg)* **Hydrocortison 1A** *Salbe (100g enth. 250, 500, 1000mg)* **Hydrocutan** *Creme (100g enth. 250mg); Salbe (100g enth. 100, 1000mg)* **Linolacort Hydro** *Creme (100g enth. 500, 1000mg)*	**Entzündliche, allergische** → 727, **pruriginöse Hauterkrankungen, chemisch und physikalisch induzierte Dermatitiden:** 1-3 x tgl. auftragen

Prednisolon Rp

Linola-H N, Linola-H-Fett N *Creme (100g enth. 400mg)* **Prednisolon LAW** *Creme (100g enth. 250mg)*	**Akute Ekzeme** → 715, **Dermatitiden:** 1-3 x tgl. auftragen

A 14.2.2 Mittelstark wirksame topische Glukokortikoide

Clobetason Rp

Emovate *Creme (100g enth. 50mg)*	**Leichtere Ekzemformen** → 715, **seborrhoische Dermatitis** → 716 **und steroidempfindliche Dermatosen:** 2 x tgl. auftragen

Dexamethason Rp	
Dexamethason LAW *Creme (100g enth. 50mg)* **Solutio Cordes Dexa N** *Lsg. (100g enth. 20mg)*	**Ekzeme** → 715, **Psoriasis capitis** → 724, **auf Kortikoide ansprechende akute Dermatitiden:** 1-3 x tgl. auftragen
Flumetason Rp	
Cerson *Creme, Fettcreme, Lsg. (100g enth. 20mg)* **Locacorten** *Creme (100g enth. 20mg)*	**Ekzeme** → 715, **Neurodermitis** → 715, **Psoriasis** → 724, **Intertrigo, Lichen ruber** → 720, **Lichen scler., kut. Lupus eryth.:** 1 x tgl. auftragen
Flupredniden Rp	
Decoderm *Creme (100g enth. 100mg); Salbe (100g enth. 50mg)*	**Ekzeme** → 715, **auf Kortikoide ansprechende Dermatitiden:** 1-3 x tgl. auftragen
Hydrocortisonbutyrat Rp	PRC C, Lact ?
Alfason *Creme, Salbe, Emulsion, Lsg. (Crinale) (100g enth. 100mg)* **Laticort** *Creme (100g enth. 10mg)*	**Ekzeme** → 715, **auf Kortikoide ansprechende Dermatitiden:** 2 x tgl. auftragen
Prednicarbat Rp	PRC C, Lact ?
Dermatop *Creme, Salbe, Fettsalbe* **Prednicarbat Acis** *Creme, Salbe, Fettsalbe, Lsg. (100g enth. 250mg)* **Prednitop** *Creme, Salbe, Fettsalbe, Lsg. (Crinale) (100g enth. 250mg)*	**Ekzeme** → 715, **auf Kortikoide ansprechende Dermatitiden:** 1-2 x tgl. auftragen
Triamcinolonacetonid Rp	PRC C, PPB 80% (bei syst. Anwendung), Lact ?
Kortikoid-ratioph. *Creme, (100g enth. 100mg)* **Triamgalen** *Creme, Salbe, Lotion (100g enth. 100mg); Lsg. (100g enth. 200mg)* **Volon A** *Creme, Salbe, Haftsalbe, Lotio (100g enth. 100mg)* **Volonimat** *Creme, Salbe (100g enth. 25mg)*	**Ekzeme** → 715, **auf Kortikoide ansprechende Dermatitiden:** 1-2 x tgl. auftragen

A 14.2.3 Stark wirksame topische Glukokortikoide

Amcinonid Rp	PRC C, Lact ?
Amciderm *Creme (100g enth. 100mg)*	**Ekzeme** → 715, **Lichen ruber** → 720, **steroid-empfindl. Dermatosen:** 1-2 x tgl. auftragen
Betamethason Rp	PRC C, Lact -
Bemon *Creme (100g enth. 122mg)* **Betnesol V** *Creme, Salbe, Lotio, Lsg. (Crinale) (100g enth. 100mg)* **Diprosis** *Salbe (100g enth. 50mg)* **Diprosone** *Creme, Salbe, Lsg. (100g enth. 50mg)*	**Ekzeme** → 715, **steroidempfindliche Dermatosen:** 1-2 x tgl. auftragen

Desoximetason Rp	PRC C, Lact ?
Topisolon *Salbe (100g enth. 250mg)*	**Ekzeme** → 715, **steroidempfindliche Dermatosen:** 1-2 x tgl. auftragen
Diflucortolon Rp	
Nerisona *Creme, Salbe, Fettsalbe (100g enth. 100mg)*	**Ekzeme** → 715, **steroidempfindliche Dermatosen:** 1-2 x tgl. auftragen
Fluocinolonacetonid Rp	
Flucinar *Creme, Salbe (100g enth. 25mg)* **Jellin** *Creme, Salbe (100g enth. 25mg)*	**Entzündliche, entzündlich-juckende u. allerg. Dermatosen** → 727: 1-2 x tgl. auftragen
Fluocinonid Rp	PRC C, Lact ?
Topsym *Creme, Salbe, Lsg. (100g enth. 50mg)*	**Entzündliche, entzündlich-juckende u. allerg. Dermatosen** → 727: 1-2 x tgl. auftragen
Methylprednisolon Rp	HWZ 2-3h, PRC C, Lact ?
Advantan *Creme, Salbe, Fettsalbe, Lsg., Milch (100g enth. 100mg)*	**Endogene und exogene Ekzeme** → 715, **Neurodermitis** → 715: 1 x tgl. auftragen
Mometason Rp	PRC C, Lact ?
Ecural *Fettcreme, Salbe, Lsg. (100g enth. 100mg)* **Elocon** *Fettcreme (100g enth. 100mg)* **Momegalen** *Creme, Fettcreme, Salbe, Lsg. (Crinale) (100g enth. 100mg)*	**Entzündliche und juckende steroidempfindliche Dermatosen:** 1 x tgl. auftragen

A 14.2.4 Sehr stark wirksame topische Glukokortikoide

Clobetasol Rp	
Butavate *Creme, Salbe, Lsg. (100g enth. 50mg)* **Clobegalen** *Creme, Salbe, Lsg., Lotion (100g enth. 50mg)* **Clobetasol Acis** *Creme, Salbe, Fettsalbe, Lsg. (Crinale) (100g enth. 50mg)* **Dermoxin** *Creme, Salbe (100g enth. 50mg)* **Dermoxinale** *Lsg. (Crinale) (100g enth. 50mg)* **Karison** *Creme, Salbe, Fettsalbe, Lsg. (Crinale) (100g enth. 50mg)*	**Psoriasis** → 724, **akutes und chronisches Ekzem** → 715, **Lichen ruber planus** → 720, **Lichen sclerosus et atrophicans, Pustulosis palmaris et plantaris:** 1 x tgl. auftragen, max. 20% der KOF, max. 50g Salbe/Creme pro W

A 14.2.5 Glukokortikoid + Triclosan

Flumetason + Triclosan Rp	
Duogalen *Creme (100g enth. 17mg+3g)*	**Infiz. Ekzeme, Dermatomykosen mit Begleitentzündg., Impetigo, ekzematisierte Follikulitis:** 2 x tgl. dünn auftragen, Dauer ca. 7d
Halometason + Triclosan Rp	
Infectocortisept *Creme (100g enth. 50mg+1g)*	**Infiz. Ekzeme, Dermatomykosen mit Begleitentzündg., Impetigo, bakterielle Intertrigo:** 1-2 x tgl. dünn auftragen, Ther.-Dauer ca. 7d

A 14.3 Dermatitistherapeutika

Wm/Wi (Abrocitinib): JAK-1-Inhibitor, Aktivierungshemmung von STATs ⇒ entzündungshemmend durch u.a. IL-31 und IL-22 ↓; **Wm/Wi** (Alitretinoin): immunmodulatorisch, antiinflamm.; **Wm/Wi** (Pimecrolimus, Tacrolimus): Calciumneurininhibitoren; immunsuppressiv, Hemmg. v. Produkt. u. Freisetzung proinflammat. Zytokine; **Wm/Wi** (Tralokinumab): humaner monoklon. IgG4-AK, bindet an IL-13, hemmt Entzündungsmediatoren der Typ-2-Entzündung; **UW** (Abrocitinib): Übelkeit, Erbrechen, Bauchschmerzen, H. simplex, H. zoster, Kopfschmerzen, Schwindel, Akne, CK ↑; **UW** (Alitretinoin): Kopfschmerzen, Hypertriglyzeridämie, Hypercholesterinämie, Anämie, Fe-Bindungskapazität ↑, Thrombozyten ↓, TSH/FT4 ↓, Konjunktivitis, trockene Haut/Augen, Gesichtsröte, Transam. ↑, Myalgie, Arthralgie; **UW** (Tacrolimus): Brennen, Pruritus, Schmerzen, Exanthem, Wärmegefühl; Reizung, Parästhesie an Applik.Stelle; Alkoholunverträglichk. mit Hautrötung, Eczema herpeticum, Follikulitis, H. simplex, Herpes-Infekt., Kaposis varicelliforme Eruption; **UW** (Tralokinumab): Inf. d. oberen Atemwege, Konjunktivitis, Eosinophilie, allerg. Konjunktivitis, Reaktion a.d. Inj.Stelle; **KI** (Abrocitinib): bek. Überempf., aktive schwerwieg. systemische Infektionen, schwere Leberfunktionsstörungen, Grav., Lact.; **KI** (Alitretinoin): bek. Überempf. gegen Retinoide, Frauen im gebärf. Alter (es sei denn, es wird ein Grav.-Verhütungsprogr. eingehalten), LI, schwere NI, nicht ausreich. eingest. Hypercholesterinämie/Hypertriglyzeridämie, nicht ausreich. eingest. Hypothyroidismus, Hypervitaminose A, Allergie gegen Erdnüsse/Soja, gleichzeitige Anw. von Tetrazyklinen, Vitamin A oder anderen Retinoiden, Grav./Lakt.; **KI** (Tacrolimus): bek. Überempf.; **KI** (Tralokinumab): bek. Überempf.

Abrocitinib Rp	HWZ 5h, PPB 64%
Cibinqo *Tbl. 50, 100, 200mg*	**Mittelschwere bis schwere atopische Dermatitis:** 1 x 200mg p.o., Pat. ≥ 65J ini 100mg; ggf. Dosisanpassung, max 200mg/d; **DANI** CrCl 60-90: 100%; 30-59: 50%; < 30: 1 x 50mg, max. 100mg/d; HD: keine Daten, KI bei schwerer NI; **DALI** Child A, B: 100; C: KI
Alitretinoin Rp	HWZ 2-10h
Alitrederm *Kps. 10, 30mg* **Toctino** *Kps. 10, 30mg*	**Schweres chron. Handekzem:** ini 1 x 30mg p.o., dann 10-30mg/d; Behandlungszyklus 12-24W; **DANI** schwerer NI: KI; **DALI** LI: KI
Baricitinib → 211	
Dupilumab → 89	
Pimecrolimus Rp	
Elidel 1% *Creme (1g enth. 10mg)*	**Leichtes-mittelschweres atopisches Ekzem:** 2 x tgl. auftragen bis Abheilung; **Ki.:** s. Erw.
Tacrolimus Rp	
Protopic 0.03%, 0.1% *Salbe (1g enth. 0.3, 1mg)* **Takrozem** *Salbe (1g enth. 1mg)*	**Mittelschweres bis schweres atopisches Ekzem:** ini 0.1% 2 x/d auftragen, nach 2-3W 0.03% bis zur Abheilung; **Ki. > 2J:** 0.03% 2 x/d auftragen, nach 2-3W 1 x/d bis zur Abheilung

Tralokinumab Rp	
Adtralza *Fertigspr. 150mg*	**Mittelschwere bis schwere atop. Dermatitis:** ini 600mg s.c., dann 300mg alle 2W; **DANI, DALI** nicht erforderlich

A 14.4 Antipsoriatika

A 14.4.1 Externa

Calcipotriol Rp	
Calcipotriol HEXAL *Salbe, Lsg. (100g enth. 5mg)* **Daivonex** *Creme, Salbe, Lsg. (100g enth. 5mg)*	**Leichte bis mittelschwere Psoriasis** → 724: 2 x tgl. auftragen
Calcipotriol + Betamethason Rp	
Daivobet *Salbe, Gel (100g enth. 5+50mg)* **Enstilar** *Schaum (100g enth. 5+50mg)* **Wynzora** *Creme (100g enth. 5+50mg)* **Xamiol** *Gel (100g enth. 5+50mg)*	**Leichte bis mittelschwere Psoriasis** → 724: 1 x tgl. auftragen: Kopfhaut (nur Gel) 1-4g, max. 15g/d für 4W; übrige Hautpartien (Gel, Salbe, Schaum) max. 15g/d für 4-8W, max. 30% der Körperoberfläche
Steinkohlenteer Rp	
Tarmed *Shampoo (100g enth. 4g)*	**Psoriasis der Kopfhaut** → 724, **Ekzem, seborrhoische Dermatitis, juckende und fettende Kopfhaut, Schuppen:** 1-2 x/W auftragen/anwenden

A 14.4.2 Interna

Wm/Wi (Acitretin): Vitamin-A-Derivat, normalisiert Wachstum/Differenzierung von Haut- und Schleimhautzellen; **Wm/Wi** (Bimekizumab): humaner monoklon. IgG1-AK, der an IL 17A, IL 17F u. IL 17AF bindet ⇒ Hemmung proinflammatorischer Zytokine; **Wm/Wi** (Brodalumab): humaner monoklon. IgG2-AK, der an IL 17RA bindet ⇒ Hemmung proinflammat. Zytokine; **Wm/Wi** (Ciclosporin, Methotrexat): Hemmung aktivierter T-Zellen, deren Zytokine zur Hyperproliferation der Keratinozyten beitragen; **Wm/Wi** (Dimethylfumarat): vorübergehender Anstieg der intrazell. $Ca2^+$-Konz. ⇒ Proliferationshemmung der Keratinozyten, intraepidermale Infiltration mit Granulozyten und T-Helferzellen ↓; **Wm/Wi** (Guselkumab): monoklon. IgG1-AK, der an IL-23 bindet ⇒ Hemmung proinflammat. Zytokine; **Wm/Wi** (Ixekizumab): monoklon. IgG4-AK, der an IL-17A bindet ⇒ Hemmung von Proliferation u. Aktivierung der Keratinozyten; **Wm/Wi** (Risankizumab, Tildrakizumab): humaner monoklonaler AK, bindet an IL-23 ⇒ Hemmung proinflammatorischer Zytokine, Chemokine; **Wm/Wi** (Secukinumab): hum. monoklon. AK, bindet an IL 17A ⇒ Hemmung proinflammat. Zytokine, Chemokine u. Mediatoren der Gewebsschädigung; **Wm/Wi** (Ustekinumab): monoklon. AK, bindet an IL-12 u. IL-23 ⇒ unterdrückt gesteigerte Immunzellaktivierung; **UW** (Acitretin): trockene Haut/Schleimhäute, Lippenentzündg., Haarausfall, Transaminasen ↑, BB-Veränd., Lipide ↑; **UW** (Bimekizumab): orale/pharyng. Candidose, Tinea, Infekt. des Ohrs, H. simplex, Gastroenteritis, Follikulitis, Kopfschmerzen, Dermatitis, Ekzem, Akne, Fatigue, Reakt. a. Inj.Stelle; **UW** (Brodalumab): Grippe, Tinea-Infekt., Neutropenie, Kopfschmerz, Schmerzen im Oropharynx, Diarrhoe, Übelkeit, Arthralgie, Myalgie, Ermüdung, Schmerzen an Inj.Stelle;

UW (Ciclosporin): Nierenschädigung, Leberfktsstrg., Kardiotoxizität, Tremor, Hirsutismus, Gingivahypertrophie, Ödeme; **UW** (Dimethylfumarat): Gesichtsrötg., Hitzegefühl, Diarrhoe, Völlegefühl, Oberbauchkrämpfe, Blähungen, Leukopenie, Lymphopenie, Eosinophilie; **UW** (Guselkumab): Infektion der oberen Atemwege, Gastroenteritis, Herpes-simplex-Infektionen, Tinea, Kopfschmerzen, Diarrhoe, Urtikaria, Arthralgie, Erythem an Injektionsstelle; **UW** (Ixekizumab): Infektion der oberen Atemwege, Tinea-Infektion, oropharyngeale Schmerzen, Übelkeit, Reaktion a.d. Injektionsstelle; **UW** (Methotrexat): Exanthem, Haarausfall, GI-Ulzera, Übelkeit, Hämatopoesestörung; **UW** (Risankizumab): Infektion der ob. Atemwege, Tinea-Infektion, Follikulitis, Kopfschmerz, Pruritus, Fatigue, Reaktion a.d. Injektionsstelle; **UW** (Secukinumab): Infekt. der ob. Atemwege, oraler Herpes, Rhinorrhoe, Diarrhoe, Urtikaria; **UW** (Tildrakizumab): Infekt. der ob. Atemwege, Kopfschmerzen, Gastroenteritis, Diarrhoe, Übelkeit, Schmerzen a. d. Inj.Stelle, Rückenschmerzen; **UW** (Ustekinumab): Infektion. Hals/Atemwege, Kopfschmerzen, Schwindel, verstopfte Nase, oropharyng. Schmerzen, Diarrhoe, Übelkeit, Erbrechen, Juckreiz, Rücken-, Muskelschmerzen, Müdigk., Erythem/Schmerzen a.d. Inj.Stelle; **KI** (Acitretin): bek. Überempf. gegen Retinoide, LI, NI, D. m., schwere Hyperlipidämie; gleichzeitige Einnahme von Vit. A oder anderen Retinoiden, Methotrexat, Tetrazykline; Grav./Lakt., Frauen im gebärfähigen Alter ohne sichere Kontrazeption; **KI** (Bimekizumab): bek. Überempfindlichkeit, relevante aktive Infektionen; **KI** (Brodalumab): bek. Überempf., aktiver M. Crohn, relevante aktive Infektionen; **KI** (Ciclosporin): Nierenfktsstrg., unkontrollierte art. Hypertonie, unkontrollierte Infektionen, Tumoren, schwere Lebererkr., Lakt., Cave in Grav.; **KI** (Dimethylfumarat): bek. Überempf., gastroduodenale Ulzera, schwere Leber- und Nierenerkrankungen, leichte Formen der Psoriasis (zu hohes Behandlungsrisiko), Psoriasis pustulosa (fehlende Erfahrung), Pat. < 18J, Grav., Lakt.; **KI** (Guselkumab, Ixekizumab, Risankizumab): bek. Überempf., klin. relev. aktive Infektionen; **KI** (Methotrexat): akute Infektionen, schwere Knochenmarksdepression, Leberfunktionsstrg., GI-Ulzera, Niereninsuff., Grav./Lakt.; **KI** (Secukinumab): bek. Überempf., klinisch relevante Infektionen; **KI** (Tildrakizumab): bek. Überempf., klinisch relevante aktive Infektionen; **KI** (Ustekinumab): bek. Überempf., klinisch relevante aktive Infektionen

Acitretin Rp	HWZ 50(60)h, Q0 1.0, PPB 99%, PRC X, Lact ?
Acicutan *Kps. 10, 25mg* **Neotigason** *Kps. 10, 25mg*	**Psoriasis** → 724, **Hyperkeratosis palmoplant., M. Darier, Pustulosis palmoplant., Ichthyosis** → 719, **Pityriasis rubra pil., Lichen ruber plan.** → 720**:** ini 30mg/d p.o. für 2-4 W, dann ggf. bis max. 75mg/d; **Ki.:** ini 0.5mg/kg/d, ggf. bis 1mg/kg/d, MTD 35mg, Erh.Dos. 0.1mg/kg/d, MTD 0.2mg/kg; **DANI, DALI** KI
Apremilast → 210	
Bimekizumab Rp	HWZ 23d
Bimzelx *Fertigspr., Pen 160mg*	**Mittelschwere bis schwere Psoriasis** → 724: W0, 4, 8, 12, 16: 320mg s.c., dann 320mg alle 8W; **DANI, DALI** keine Daten
Brodalumab Rp	HWZ 11d
Kyntheum *Fertigspr. 210mg*	**Mittelschwere bis schwere Psoriasis** → 724: W0, 1, 2: 210mg s.c., dann 210mg alle 2W; **DANI, DALI** keine Daten

Ciclosporin Rp	HWZ 7-8(16-19)h, Q0 1.0, PPB 90%, ther. Serumspiegel (µg/l): 100-300
Cicloral, Ciclosporin Pro *Kps. 25, 50, 100mg* **Immunosporin** *Kps. 25, 50, 100mg* **Sandimmun** *Kps. 10, 25, 50, 100mg; Susp. (1ml = 100mg); Amp. 50mg/1ml, 250mg/5ml*	**Schwerste Formen der Psoriasis** → 724: 2.5mg/kg/d p.o., max. 5mg/kg/d; Kreatininkontrolle! **DANI** KI → 274; **DALI** 50-75%
Dimethylfumarat Rp	HWZ 2h
Skilarence *Tbl. 30, 120mg*	**Mittelschwere bis schwere Psoriasis** → 724: W1 1 x 30mg; W2 2 x 30mg; W3 3 x 30mg; W4 1 x 120mg, dann nach Wi um 120mg/W bis max. 3 x 240mg steigern; **DANI, DALI** KI bei schwerer NI, LI
Dimethylfumarat + Ethylhydrogenfumarat Rp	HWZ 80min
Fumaderm initial *Tbl. 30 +75mg* **Fumaderm** *Tbl. 120 +95mg*	**Mittelschwere bis schwere Psoriasis** → 724: W1 1 x 30+75mg; W2 2 x 30+75mg; W3 3 x 30+75mg; W4 1 x 120+95mg, dann nach Wi um 120+95mg/W bis max. 3 x 240+190mg steig.; **DANI, DALI** schwere NI, LI: KI
Guselkumab Rp	HWZ 17d
Tremfya *Fertigspr. 100mg/1ml*	**Mittelschwere bis schwere Psoriasis** → 724: W0, 4 jeweils 100mg s.c.; dann 100mg alle 8W; **DANI, DALI** keine Daten
Ixekizumab Rp	HWZ 13d
Taltz *Fertigspr. 80mg; Pen 80mg*	**Mittelschwere bis schwere Psoriasis** → 724: W0 160mg s.c.; W 2, 4, 6, 8, 10, 12 jeweils 80mg, dann 80mg alle 4W; **DANI, DALI** k. D.
Methotrexat → 204 Rp	HWZ 5-9h, Q0 0.06, PPB 50%, PRC X, Lact -
Lantarel *Tbl. 2.5, 7.5, 10mg; Fertigspr. 7.5mg/1ml, 10mg/1.34ml, 15mg/2ml, 20mg/2.67ml, 25mg/1ml* **Metex** *Tbl. 2.5, 7.5, 10mg; Inj.Lsg. 7.5, 10, 15, 20, 25mg; Fertigspr. 7.5mg/0.15ml, 10mg/0.20ml, 15mg/0.30ml, 20mg/0.40ml, 25mg/0.50ml, 30mg/0.60ml* **MTX HEXAL** *Tbl. 2.5, 5, 7.5, 10mg; Inj.Lsg. 5mg/2ml, 10mg/4ml, 25mg/1ml, 50mg/2ml, 500mg/20ml, 1g/40ml, 5g/200ml; Fertigspr. 2.5mg/0.33ml, 7.5mg/1ml, 10mg/1.33ml, 15mg/2ml, 20mg/2.67ml, 25mg/3.33ml*	**Schwerste Formen der Psoriasis** → 724: ini 1 x 2.5-5mg zur Toxizitätsabschätzung; dann 7.5-25mg 1 x/W p.o./s.c./i.m./i.v., max. 30mg/W; **DANI** CrCl > 80: 100%, 80: 75%, 60: 63%, < 60: KI
Risankizumab Rp	HWZ 28d
Skyrizi *Fertigspr. 75mg*	**Mittelschwere bis schwere Psoriasis** → 724: W0, 4 jeweils 150mg s.c.; dann 150mg alle 12W; **DANI, DALI** keine Daten

Secukinumab Rp	HWZ 18-46d PRC B, Lact ?
Cosentyx *Fertigspr., Pen 150, 300mg*	**Mittelschwere bis schwere Plaque-Psoriasis, Psoriasisarthritis** → 724: ini 300mg s.c. 1 x/W, n. 4W 300mg alle 4W; **M. Bechterew** → 643: ini150mg s.c. 1 x/W, nach 4W 150mg alle 4W; **DANI, DALI** k. D.
Tildrakizumab Rp	HWZ 23d
Ilumetri *Fertigspr. 100mg*	**Mittelschwere bis schwere Plaque-Psoriasis** → 724: 100mg s.c. W0 u. 4, dann 100mg alle 12W; ggf. 200mg bei hoher Krankheitslast, ≥ 90kg; **DANI, DALI** keine Daten
Ustekinumab Rp	HWZ 15-32d
Stelara *Inj.Lsg. 45, 90mg; Fertigspr. 45, 90mg; Inf.lsg. 130mg*	**Mittelschw. bis schw. Plaque-Psoriasis** → 724: W0 u. 4, dann alle 12W: 45mg s.c.; >100kg: jeweils 90mg s.c.; **Ki. ab12J:** W0 und 4, dann alle 12W: < 60kg: 0.75mg/kg s.c.; 60-100kg: 45mg s.c.; > 100kg: 90mg s.c.; **Psoriasisarthr.** → 726: W0 u. 4, dann all 12W: 45mg s.c.; > 100kg: jeweils 90mg s.c. mögl.; **Colitis ulcerosa, M. Crohn** → 524: ini i.v.-Gabe ≤ 55kg: 260mg; 55-85kg: 390mg; > 85kg: 520mg; n. 8W 90mg s.c., dann 90mg alle 12W; **DANI, DALI** keine Daten
Adalimumab, Etanercept, Infliximab → 208	

A 14.5 Mittel gegen Akne und Rosazea

A 14.5.1 Antibiotikahaltige Externa

Chlortetracyclin Rp	
Aureomycin *Salbe (100g enth. 3g)*	**Acne vulgaris** → 710: 1-2 x tgl. auftragen
Clindamycin Rp	
Zindaclin *Gel (100g enth. 1g)*	**Acne vulgaris** → 710: 1-2 x tgl. auftragen
Erythromycin Rp	
Aknemycin *Salbe, Lsg. (100g enth. 2g)* **Inderm** *Lsg. (100g enth. 1g)*	**Acne vulgaris** → 710: 2 x tgl. auftragen
Metronidazol Rp	
Metrocreme, Metrolotion, Metrogel *Creme, Lotion, Gel (1g enth. 10mg)*	**Acne vulgaris:** 2 x/d auftragen
Nadifloxacin Rp	
Nadixa *Creme (1g enth. 10mg)*	**Acne vulgaris** → 710: 2 x tgl. auftragen für 8W, max. für 12W

A 14.5.2 Peroxide

Benzoylperoxid OTC	PRC C, Lact ?
Aknefug Oxid *Gel (100g enth. 3, 5, 10g); Susp. (100g enth. 4g)* **Akneroxid** *Gel (100g enth. 5, 10g); Susp. (100g enth. 4g)* **Benzaknen** *Gel (100g enth. 5, 10g); Susp. (100ml = 5g)* *Gel (100g enth. 3, 5, 10g)* **Cordes BPO** *Gel (100g enth. 3, 5, 10g); Susp. (100g enth. 4g)*	**Acne vulgaris** → 710: 1-2 x tgl. auftragen

A 14.5.3 Retinoide zur topischen Anwendung, Kombinationen

Adapalen Rp	PRC C, Lact ?
Differin *Creme, Gel (100g enth. 100mg)* **Dipalen** *Creme, Gel (100g enth. 100mg)*	**Acne vulgaris** → 710: 1 x tgl. auftragen
Adapalen + Benzoylperoxid Rp	
Epiduo *Gel (100g enth. 100+2500mg, 300+2500mg)*	**Acne vulgaris:** 1 x tgl. auftragen
Tretinoin Rp	PRC C (top)/D (syst.), Lact ? (top)/-(syst.)
Airol *Creme (100g enth. 50mg)* **Cordes VAS** *Creme (100g enth. 50mg)*	**Acne vulgaris** → 710, **Halogenakne, Acne medicamentosa:** 1-2 x tgl. auftragen
Tretinoin + Clindamycin Rp	PRC C (top)/D (syst.), Lact ? (top)/-(syst.)
Acnatac *Gel (100g enth. 25mg + 1g)*	**Acne vulgaris mit Komedonen, Papeln und Pusteln:** 1 x tgl. auftragen für max. 12W
Trifaroten Rp	
Selgamis *Creme (100g enth. 5mg)*	**Acne vulgaris** → 710: 1 x/d abends auftragen

A 14.5.4 Weitere Externa

Wm/Wi (Ivermectin): antientzündlich durch Hemmung der Lipopolysaccharid-induzierten Produktion entzündlicher Zytokine; antiparasitär Abtötung von Demodex-Milben

Azelainsäure Rp	PPB 43%
Skinoren *Creme (100g enth. 20g); Gel (100g enth. 15g)*	**Acne vulgaris, papulopustulöse Rosazea** → 712: 2 x tgl. auftragen
Ivermectin Rp	
Soolantra *Creme (1g enth. 10mg)*	**Papulopustulöse Rosazea:** 1 x tgl. auftragen, Ther.-Dauer bis 4M; **DANI** nicht erforderlich; **DALI** schwere LI: vorsichtige Anw.

A 14.5.5 Interna

Wm/Wi (Isotretinoin): Mitoserate von Epidermiszellen ↑, Auflockerung der Hornschicht, Talgproduktion ↓; **Wm/Wi** (Minocyclin): Tetracyclin-Antibiotikum, hemmt Lipase der Propionibakterien; **UW** (Isotretinoin): trockene Haut und Schleimhäute, Lippenentzündung, Haarausfall, Transaminasen ↑, BB-Veränderung, Lipide ↑; **UW** (Minocyclin): Schwindel, Kopfschmerz, Übelkeit, allergische Hautreakt., phototoxische Reaktionen, reversible Knochenwachstumsverzögerung (Ki. < 8J), irreversible Zahnverfärbung u. Zahnschmelzschädigung (Ki. < 8J), ICP ↑, BB-Veränderungen, Superinfektion durch Bakterien/Sprosspilze; **KI** (Isotretinoin): bek. Überempf., Frauen im gebärfähigen Alter (es sei denn, es werden alle Bedingungen des Grav.-Verhütungsprogramms eingehalten), präpubertäre Akne, LI, übermäßig erhöhte Blutfette, Hypervitaminose A, gleichzeitige Behandlung mit Tetrazyklinen, Grav./Lakt.; **KI** (Minocyclin): Tetracyclinüberempf., schw. Leberfktsstrg., Niereninsuff., Ki. < 8J, Grav./Lakt.

Doxycyclin → 228 Rp	HWZ 12-24h, Qo 0.7, PPB 80-90%, PRC D, Lact ?
Doxakne *Tbl. 50mg* **Doxyderma** *Tbl. 50mg* **Oraycea** *Tbl. 40mg (veränderte Wirkstofffreisetzung)*	**Acne vulgaris** → 710, **Rosazea** → 712: 1 x 100mg p.o. für 7-21d, dann 1 x 50mg für 2-12W; Oraycea: **Rosazea:** 1 x 40mg p.o. **DANI** nicht erforderlich; **DALI** KI
Isotretinoin Rp	HWZ 10-20h, Qo 1.0, PPB 99%, PRC X, Lact -
Aknenormin *Kps. 10, 20mg* **IsoGalen** *Kps. 10, 20mg* **Isotret HEXAL** *Kps. 10, 20mg* **Isotretinoin-ratioph.** *Kps. 10, 20mg*	**Schwere therapieresist. Akne** → 710: ini 0.5mg/kg/d p.o., Erh.Dos. 0.5-1mg/kg/d, in schweren Fällen bis 2mg/kg/d; Gesamtdosis pro Behandlung 120mg/kg; **DANI** ini 10mg/d, dann langsam steigern auf 1mg/kg/d; **DALI** KI
Minocyclin → 228 Rp	HWZ 11-22h, Qo 0.85, PPB 70-75%, PRC D, Lact +
Minocyclin 1A, Skid *Kps. 50, 100mg* **Minocyclin-ratioph.** *Kps. 50, 100mg*	**Acne vulgaris** → 710: 2 x 50mg p.o.; **DALI** KI

A 14.6 Antiinfektiva

A 14.6.1 Antibiotika

Framycetin Rp	
Leukase N *Salbe (100g enth. 2g); Puder (100g enth. 2g); Wundkegel 10mg (+ Lidocain 2mg)*	**Pyodermien, Ulcus cruris, Dekubitus, infiz. Wunden, Impetigo, Verbrennungen, bakt. bedingte Ekzeme:** 1 x tgl. auftragen; 1-2 Wundkegel einmalig einlegen; **DANI** KI
Fusidinsäure Rp	
Fucidine *Creme, Salbe (100g enth. 2g); Wundgaze* **Fusicutan** *Creme, Salbe (100g enth. 2g)*	**Infizierte Hauterkrankungen:** 2-3 x tgl. auftragen; Gaze: 2-3d belassen
Gentamicin Rp	PRC C, Lact ?
Infectogenta *Creme, Salbe (100g enth. 100mg)* **Refobacin** *Creme (100g enth. 100mg)*	**Ulcus cruris, Dekubitus:** 2-3 x tgl. auftragen

Mupirocin → 399	
Tyrothricin Rp	
Micasal *Gel (100g enth. 100mg)* **Tyrosur** *Gel, Puder (100g enth. 100mg)*	**Bakteriell superinfizierte Wunden:** Gel: 2-3 x tgl. auftragen; Puder 1-2 x tgl.

A 14.6.2 Virustatika

Aciclovir OTC/Rp	PRC B, Lact ?
Acic, Aciclovir-ratioph., Aciclostad, Zovirax *Creme (100g enth. 5g)*	**Herpes labialis** → 729, **Herpes genitalis** → 656: 5 x tgl. auftragen
Docosanol OTC	
Docosanol Engelhard *Creme (1g enth. 100mg)* **Muxan** *Creme (1g enth. 100mg)*	**Herpes labialis** → 729: 5 x tgl. auftragen
Foscarnet Rp	
Triapten *Creme (100g enth. 2g)*	**Herpes labialis** → 729, **H. genitalis** → 656, **Herpes integumentalis:** 6 x tgl. auftragen
Penciclovir OTC	PRC B, Lact -
Pencivir *Creme (100g enth. 1g)*	**Rezid. Herpes lab.** → 729: 6-8 x tgl. auftragen

A 14.6.3 Antimykotika

Amorolfin OTC	
Amofin 5%, Amorolfin-ratioph. 5% *Nagellack (1ml = 50mg)* **Loceryl** *Creme (100g enth. 250mg); Nagellack (1ml = 50mg)*	**Hautmykosen durch Dermatophyten, kutane Candidose** → 722: 1 x tgl. auftragen; **Nagelmykose** → 721: Nagellack 1-2 x/W auftragen
Bifonazol OTC	
Bifon *Creme, Gel (100g enth. 1g); Lsg. (1ml = 10mg); Spray (1 Hub = 1.4mg)* **Canesten Extra** *Creme, Spray (100g enth. 1g)*	**Hautmykosen durch Dermatophyten, Hefen, Schimmelpilze, Mallassezia furfur, Infektion durch Corynebacterium minutissimum:** 1 x/d auftragen bzw. 1 x 3 Gtt. bzw. 1 x 2 Hübe
Ciclopirox OTC/Rp	
Batrafen *Creme, Vaginalcreme, Lsg., Shampoo (100g enth. 1g)* **Ciclopirox-ratioph.** *Creme, Lsg. (100g enth. 1g)* **Ciclopirox Winthrop** *Nagellsg. (100g enth. 8g)* **Inimur Myko** *Vaginalcreme (100g enth. 1g); Vaginalsupp. 100mg* **Nagel Batrafen** *Nagellsg. (100g enth. 8g)* **Sebiprox** *Lsg. (100g enth. 1.5g)* **Selergo** *Creme, Lsg. (100g enth. 1g)* **Stieprox** *Shampoo (100ml enth. 1.5g)*	**Alle Dermatomykosen** → 720: 2 x tgl. auftragen; **Nagelmykosen** → 721: Nagellösung W1-4: alle 2d auftragen, W5-8: 2 x/W, ab W9: 1 x/W; **vaginale Candidose** → 776: 1 x tgl. 100mg vaginal; **seborrhoische Dermatitis der Kopfhaut:** 1-3 x/W auf die Kopfhaut auftragen, einmassieren und ausspülen

Clotrimazol OTC/Rp	HWZ 3.5-5h, PRC B, Lact ?
Antifungol *Creme, Lsg., Spray, Vaginalcreme (100g enth. 1, 2g); Vaginaltbl. 200, 500mg* **Canifug** *Creme, Lsg. (100g enth. 1g); Vaginalcreme (100g enth. 1, 2g); Vaginalsupp. 100, 200mg* **Canesten** *Creme, Lsg., Spray (100g enth. 1g)* **Canesten Gyn** *Vaginalcreme (100g enth. 1, 2, 10g); Vaginaltbl. 100, 200, 500mg* **Fungizid-ratioph.** *Creme, Vaginalcreme, Spray (100g enth. 1g); Vaginaltbl. 200mg*	**Hautmykosen durch Dermatophyten, Hefen, Schimmelpilze, Mallassezia furfur, Infektion durch Corynebacterium minutissimum:** 2-3 x tgl. auftragen; **vaginale Mykosen:** einmalig 1 Applikatorfüllung Creme 10% oder 1Tbl. 500mg vaginal; 1 x 1 Applikatorfüllung Creme 2% oder 1Tbl./Supp. 200mg vaginal für 3d; 1 x 1 Applikatorfüllung Creme 1% oder 1Tbl./Supp. 100mg vaginal für 6d
Econazol OTC/Rp	PRC C, Lact ?
Epi-Pevaryl *Creme, Lsg., Lotio (100g enth. 1g)*	**Alle Dermatomyk.** → 720: 2-3 x tgl. auftragen
Ketoconazol OTC	PRC C, Lact ?
Fungoral *Creme, Lsg. (100g enth. 2g)* **Nizoral** *Creme (100g enth. 2g)* **Terzolin** *Creme, Lsg. (100g enth. 2g)* **Ketozolin** *Shampoo (100g enth. 2g)*	**Seborrhoische Dermatitis** → 716: 2 x tgl. auftragen; Shampoo: 2x/W f. 2-4W; **Pityriasis versicolor:** 1 x tgl. auftragen; Shampoo: 1x/d für 5d
Miconazol OTC/Rp	PRC C, Lact ?
Daktarin *Creme, Mundgel (100g enth. 2g)* **Gyno-Mykotral** *Vaginalcreme (100g enth. 2g)* **Micotar** *Creme, Lsg., Mundgel (100g enth. 2g)* **Mykotin** *Mundgel (100g enth. 2g)*	**Dermatomykosen** → 720, **Miconazol-empfindliche grampositive Hautinfekte:** 2 x tgl. auftragen; **Mundsoor** → 649: **Erw., Ki.:** 4 x 1/2 Messl. p.o.; **Sgl.:** 4 x 1/4 Messl.; **vaginale Candidose:** 1 x 1 Applikatorfüllung vaginal; 1 x 1 Ovulum 100mg vaginal
Naftifin OTC	PRC B, Lact ?
Exoderil *Creme, Gel (100g enth. 1g)*	**Dermatomykosen durch Dermatophyten, Hefen, Schimmelpilze:** 1 x tgl. auftragen
Nystatin OTC	PRC C, Lact ?
Adiclair *Creme, Salbe, Mundgel (100g enth. 10 Mio IE)* **Candio-Hermal** *Creme, Salbe (100g enth. 10 Mio IE); Mundgel (100g enth. 25 Mio IE)* **Lederlind** *Paste, Mundgel (100g enth. 10 Mio IE)* **Nystaderm** *Creme, Paste Mundgel (100g enth. 10 Mio IE)*	**Hautinfektionen durch Nystatin-empf. Hefepilze:** 2-3 x tgl. auftragen; **Mundsoor** → 649: **Erw. u. Ki.:** 4 x 1g Gel p.o.; **Sgl.:** 4 x 0.5-1g
Sertaconazol OTC	
Mykosert *Creme, Lsg., Spray (100g enth. 2g)* **Zalain** *Creme (100g enth. 2g)*	**Dermatomykosen durch Dermatophyten, Hefen:** 2 x tgl. auftragen;

Terbinafin OTC	
Fungizid-ratioph. Extra *Creme (100g enth. 1g)* **Lamisil** *Creme, Gel, Lsg., Spray (100g enth. 1g)* **Terbinafin-CT, Terbinafinhydrochlorid AL/Stada** *Creme (100g enth. 1g)*	**Dermatomykosen durch Dermatophyten und Hefepilze, Pityriasis versicolor** → 722: 1 x tgl. auftragen
Tolnaftat OTC	
Tinatox *Creme, Lösung (100g enth. 1g)*	**Dermatomykosen durch Dermatophyten, Pityriasis versicolor:** 1-2 x tgl. auftragen

A 14.6.4 Antimykotika-Glukokortikoid-Kombinationen

Clotrimazol + Betamethason Rp	
Flotiran, Lotricomb, Lotriderm *Creme, Salbe (100g enth. 1g+50mg)*	**Dermatomykosen mit Entzündung/Ekzem:** 1 x tgl. auftragen f. 3-5d
Clotrimazol + Hydrocortison Rp	
Baycuten HC *Creme (100g enth. 1+1g)*	**Dermatomykosen mit Entzündung/Ekzem:** 1-2 x tgl. auftragen, nach 7d Weiterbehandlung ohne Kortikoid
Econazol + Triamcinolonacetonid Rp	
Epipevisone *Creme (100g enth. 1+0.1g)*	**Dermatomykosen mit Entzündung, Ekzeme mit Pilzinfektion:** 2 x tgl. auftragen, nach 7d Weiterbehandlung ohne Kortikoid
Miconazol + Flupredniden Rp	
Decoderm Tri *Creme (100g enth. 2+0.1g)* **Vobaderm** *Creme (100g enth. 2+0.1g)*	**Dermatomykosen mit Entzündung, Ekzeme mit Pilzinfektion:** 2 x tgl. auftragen, nach 7d Weiterbehandlung ohne Kortikoid

A 14.6.5 Antiparasitäre Mittel

Wm/Wi (Malathion): Metabolit wird irreversibel an Acetylcholinesterase gebunden und inaktiviert sie ⇒ Kumulation von ACh ⇒ Überstimulation und Tod der Insekten (ovizide Wi); **UW** (Benzylbenzoat): Kontaktdermatitis, Urtikaria; **UW** (Dimeticon): keine sehr häufigen oder häufigen UW; **UW** (Permethrin): Hautirritation, Brennen, Pruritus; **KI** (Benzylbenzoat): Anw.-Beschr. bei Sgl./Kleinki.; **KI** (Dimeticon): bek. Überempf.; **KI** (Permethrin): bek. Überempf., Ki. < 2M

Benzylbenzoat OTC	PRC B
Antiscabiosum 10%, 25% *Emuls. (100g enth. 10, 25g)*	**Skabies** → 719**:** an 3d gesamten Körper (ohne Kopf) einreiben; **Ki.:** 10% Emulsion verwenden
Dimeticon OTC	
Nyda *Lsg. 50ml* **Nyda Express** *Lsg. 50ml* **Jacutin Pedicul Fluid** *Lsg. 100, 200ml*	**Befall mit Kopfläusen:** Nyda: Haare u. Kopfhaut benetzen, nach 45min auskämmen, nach 8h mit Shampoo waschen; Wdh. nach 8-10d; Nyda express, Jacutin Pedicul fluid: Haare und Kopfhaut benetzen, mind. 10min einwirken lassen, dann auskämmen, dann mit Shampoo 2 x waschen; Wdh. nach 8-10d

Ivermectin (systemisch) → 269	
Permethrin OTC	PRC B
Infectopedicul *Lsg. (100g enth. 430mg)* **Infectoscab 5%** *Creme (1g enth. 50mg)* **Permethrin Biomo** *Lsg. (1ml enth. 4.3mg), Creme (1g enth. 50mg)*	**Befall mit Kopfläusen:** 30-45min einwirken lassen, dann ausspülen; **Ki. 2M-3J:** max. 25ml; **Scabies:** dünn auftragen, bis 30g; **Ki. > 12J:** s. Erw.; **Ki. 6-12J:** bis 15g; **Ki. 2M-5J:** bis 7g
Pyrethrine OTC	PRC B
Goldgeist Forte *Lsg. (100g enth. 75mg)*	**Befall mit Kopf-, Filz-, Kleiderläusen:** 30-45min einwirken lassen, dann ausspülen

A 14.7 Keratolytika

Harnstoff OTC	
Basodexan *Creme, Fettcreme, Salbe (100g enth. 10g)* **Elacutan** *Creme, Fettcreme (100g enth. 10g)* **Linola Urea** *Creme (100g enth. 12g)* **Nubral** *Creme (100g enth. 10g)* **Ureotop** *Creme, Salbe (100g enth. 12g)*	**Trockene, rauhe Haut, Ichthyosis** → 719, **Intervall- und Nachbehandlung abgeklungener Dermatosen bei Kortikoid- und Phototherapie:** 1-2 x tgl. auftragen
Salicylsäure OTC	
Guttaplast *Pflaster enth. 1.39g* **Salicylvaseline** *Salbe (100g enth. 2, 5, 10g)* **Verrucid** *Lsg. (100g enth. 10g)*	**Hyperkeratosen:** Pflaster: 2d belassen, Lsg.: 2 x tgl. auftragen
Salicylsäure + Fluorouracil + Dimethylsulfoxid Rp	
Verrumal *Lsg. (100g enth. 10+0.5+8g)*	**Vulgäre Warzen** → 729, **plane juven. Warzen** → 729, **Dornwarzen:** 2-3 x tgl. auftragen
Salicylsäure + Milchsäure OTC	
Duofilm *Lsg. (100g enth. 16.7+16.7g)*	**Warzen** → 729: 3-4 x tgl. auftragen

A 14.8 Haarwuchsmittel

Wm/Wi (Alfatradiol): Estradiol-Isomer, Antagonisierung der hemmenden Testosteronwirkung am Haarfollikel; **Wm/Wi** (Finasterid): Hemmung der 5-Alpha-Reduktase ⇒ Umwandlungshemmung von Testosteron in Dihydrotestosteron ⇒ Haardichte ↑; **Wm/Wi** (Minoxidil): unbek.; **UW** (Alfatradiol): Brennen, Rötung, Juckreiz der Haut; **UW** (Finasterid): Libido-/Erektionsstrg., Gynäkomastie, Lippenschwellung, Hautausschlag, Cave: Schwangere dürfen Tablettenbruch nicht berühren; **UW** (Minoxidil): Pruritus, Hautabschuppung, Dermatitis, Salz-/ Wasserretention, Tachykardie, Schwindel, Angina pectoris, Otitis externa, Hypertrichose, Haarausfall; **KI** (Alfatradiol): bek. Überempf.; **KI** (Finasterid): Frauen; **KI** (Minoxidil): Frauen, Männer < 18J o. > 49J, Glatzenbildung im Schläfenbereich, Anw. anderer topischer Arzneimittel an der Kopfhaut, plötzlich auftretender/unregelmäßiger Haarausfall

Alfatradiol OTC-L!	
Ell Cranell, Pantostin *Lsg. (1ml = 0.25mg)*	**Androgenet. Alopezie** → 713: 1 x 3ml auftr.
Finasterid Rp-L!	HWZ 6h, Qo 1.0, PPB 93%, PRC X, Lact -
Finahair, Finasterid Stada, Propecia *Tbl. 1mg*	**Androgenet. Alopezie** → 713: 1 x 1mg p.o.
Minoxidil Rp-L!	PRC C, keine PPB, Lact ?
Alopexy *Lsg. (1ml = 50mg)* **Minoxicutan Frauen** *Lsg. (1ml = 20mg)* **Minoxicutan Männer** *Lsg. (1ml = 50mg)* **Regaine Frauen** *Lsg. (1ml = 20mg)* **Regaine Männer** *Lsg., Schaum (1ml = 50mg)*	**Androgenetische Alopezie** → 713: 2 x tgl. 1ml auf die Kopfhaut im Tonsurbereich auftragen

A 14.9 Photosensitizer

Wm/Wi: Metabolisation zu Protoporphyrin IX ⇒ intrazelluläre Kumulation in aktinischer Keratoseläsion ⇒ Aktivierung durch Rotlicht ⇒ Zerstörung der Zielzelle;
UW (5-Aminolävulinsäure): Kopfschmerzen, Reaktion an Applikationsstelle (Hautstraffung, Brennen, Erythem, Schmerzen, Pruritus, Ödem, Exfoliation, Induration, Schorfbildung, Vesikel, Parästhesie, Hyperalgesie, Wärmeempf., Erosion); **UW** (5-Amino-4-oxopentansäure): lokale Reakt. (Pruritus, Brennen, Erythem, Schmerzen, Krustenbildung, Hautabschälung, Irritationen, Blutung, Abschuppung, Sekretion, störendes Hautgefühl, Hypo-/Hyperpigmentierung, Erosion, Ödem, Schwellung, Blasen, Pusteln), Kopfschmerzen; **UW** (Methyl-5-amino-4-oxopentanoat): Schmerz, Brennen, Krustenbildung, Erytheme, Parästhesie, Kopfschmerz, Infektion, Geschwürbildung, Ödem, Schwellung, Blasen, Bluten der Haut, Pruritus, Hautabschälung, Hauterwärmung, Reakt. an der Behandlungsstelle, Wärmeempfindung;
KI (5-Aminolävulinsäure): bek. Überempf., Porphyrie, bek. Photo-dermatosen;
KI (5-Amino-4-oxopentansäure): bek. Überempf., kein Ansprechen, Porphyrie;
KI (Methyl-5-amino-4-oxopent.): bek. Überempf., Porphyrie, morphaeaformes Basaliom

5-Aminolävulinsäure Rp	PRC B, Lact ?
Ameluz *Gel (1g enth. 78mg)*	**Aktinische Keratose in Gesicht/Kopfhaut (Grad I-II nach Olsen):** 1mm auf betroffene Areale + 5mm Randsaum, in Komb. mit PDT
5-Amino-4-oxopentansäure Rp	Lact ?
Alacare *Pflaster 8mg*	**Leichte aktinische Keratose im Gesicht/auf Kopfhaut:** Pflaster (max. 6 Stück) für 4h auf betroffene Läsionen, dann PDT
Methyl-5-amino-4-oxopentanoat Rp	
Luxerm *Creme (1g enth. 160mg)* **Metvix** *Creme (1g enth. 160mg)*	**Aktinische Keratose:** Luxerm: erst Sonnenschutz auf alle lichtexponierten Körperteile, nach Eintrocknen Creme dünn auf Läsionen auftragen, für 2h ins Freie gehen, danach Creme abwaschen; s.a. FachInfo; **aktinische Keratose, oberflächl. Basaliom:** Metvix: 1mm dick auf Läsion u. 5-10mm auf umgebende Haut okklusiv auftragen, n. 3h PDT

A 14.10 Protektiva gegen UV-Strahlen

Wm/Wi (Afamelanotid): Analogon des alpha-Melanozyten-stimulierenden Hormons, bindet an Melanocortin-1-Rezeptor ⇒ Bildung des schwarz-braunen Pigments Eumelanin ⇒ Hautpigmentierung ↑, antioxidative Wi.; **UW** (Afamelanotid): Infekt. d. ob. Atemwege, Appetit ↓, Kopfschmerzen, Migräne, Lethargie, Schläfrigkeit, Schwindel, Hitzegefühl, Hitzewallung, Übelkeit, Bauchschmerzen, Diarrhoe, Erbrechen, Erythem, melanozytärer Nävus, Pigmentstrg., Verfärbung d. Haut, Hyperpigmentierung d. Haut, Sommersprossen, Pruritus, Rückenschmerzen, Reakt. an Implantatstelle, CK ↑; **KI** (Afamelanotid): bek. Überempf.; schwere Lebererkr., LI, NI

Afamelanotid Rp	
Scenesse *Implantat 16mg*	**Pro. von Phototoxizität bei erythropoetischer Protoporphyrie:** 1 Implantat s.c./2M von Frühjahr bis Frühherbst; 3 Implantate/Jahr, max. 4/Jahr; **DANI:** KI; **DALI:** KI

A 14.11 Topische Antihistaminika

Wm/Wi: lokal wirksame Antihistaminika

Bamipin OTC	
Soventol *Gel (1g enth. 20mg)*	**Juckreiz, Insektenstiche, Sonnenbrand, Quallenerytheme, Kälteschäden, leichte Verbrennungen:** mehrmals tgl. auftragen
Dimetinden OTC	
Fenistil *Gel (1g enth. 1mg)*	**Juckende/allerg. Hauterkr., Sonnenbrand, Insektenstiche:** mehrmals tgl. auftragen
Tripelennamin OTC	
Azaron *Stick (5.75g enth. 115mg)*	**Insektenstiche, nach Kontakt mit Quallen, Brennnesseln:** 1 x tgl. auftragen

A 14.12 Weitere Externa

Wm/Wi (Brimonidin): selektiver alpha-2-Rezeptoragonist ⇒ direkte kutane Vasokonstriktion; **Wm/Wi** (Diclofenac): Wm bei aktinischer Keratose nicht bekannt, evtl. assoziiert mit COX-Hemmung ⇒ Synthese von Prostaglandin E2 ↓; **Wm/Wi** (Eflornithin): Hemmung der Ornithin-Decarboxylase ⇒ Putrescinsynthese ↓ ⇒ Zellwachstum im Haarfollikel ↓; **Wm/Wi** (Grünteeblätterextrakt): Wachstumshemmung aktivierter Keratinozyten; antioxidative Effekte am Applikationsort; **Wm/Wi** (Imiquimod): Immunmodul. durch Induktion v. Zytokinen; **Wm/Wi** (Kaliumhydroxid): = Kalilauge ⇒ chem. Lyse von Zellmembran und Proteinen erkrankter Hautzellen, Regeneration durch frische Hautzellen; **Wm/Wi** (Podophyllotoxin): antimitotisch durch Wi am Tubulin ⇒ Blockade d. Zellteilg., Nekrose des Warzengewebes; **Wm/Wi** (Tirbanibulin): bindet an Tubulin ⇒ Schädigung der Mikrotubuli ⇒ Apoptose proliferierender Zellen, Unterbrechung des Src-Tyrosinkinase-Signalwegs; **UW** (Brimonidin): Hitzewallungen, Erythem, Juckreiz, Brennen der Haut; **UW** (Diclofenac): lokale Reaktion, systemische Wirkung, Hyper-/Parästhesie, Muskelhypertonie, Konjunktivitis; **UW** (Tirbanibulin): Erythem, Exfoliation, Schorf, Schwellung, Erosion, Schmerzen, Pruritus, Bläschen;

KI (Brimonidin): bek. Überempf. Ki. < 2J; gleichz. Anw. v. MAO-Hemmern (Selegilin, Moclobemid) bzw. tri- od. tetrazylkl. Antidepressiva (Maprotilin, Mianserin, Mirtazapin), die die noradregenerge Übertragung beeinflussen; **KI** (Ingenolmebutat, Tirbanibulin): bek. Überempf.	
Brimonidin Rp	
Mirvaso *Gel (1g enth. 3mg)*	**Gesichtserythem bei Rosazea:** 1 x/d auftragen, max. 1g Gel/d
Clostridium-histolyticum-Kollagenase + Proteasen Rp	
Iruxol N *Salbe (1g = 1.2E+0.24E)*	**Enzymatische Reinigung kutaner Ulzera von nekrotischem Gewebe:** 1-2 x tgl. auftragen
Diclofenac Rp	
Solaraze 3% *Gel (1g enth. 30mg)*	**Aktinische Keratose:** 2 x tgl. auf betroffene Hautstellen für 60-90d; max. 8g/d
Eflornithin Rp	
Vaniqa *Creme (1g enth. 115mg)*	**Hirsutismus im Gesicht bei Frauen:** 2 x tgl. auftragen
Fluorouracil → 162	
Grünteeblätterextrakt (Catechine) Rp	
Veregen *Salbe (1g enth. 100mg)*	**Condylomata acuminata** → 655**:** 3 x/d auftragen bis zur kompletten Abheilung, max. f. 16W
Imiquimod Rp	PRC B, Lact ?
Aldara *Creme (100g enth. 5g)* **Zyclara** *Creme (1g enth. 37.5mg)*	**Cond. acuminata** → 655**:** Aldara: 3 x/W auftr.; **Aktinische Keratose:** Zyclara: 2 Zyklen: 1 x/d 250-500mg Creme für 14d abends auftragen, zwischenzeitlich 2W Pause
Kaliumhydroxid OTC	
Solcera *Lsg. (1ml enth. 50mg)*	**Aktinische Keratose:** 2x tgl. auftragen
Natrium-Pentosanpolysulfat (Na-PPS) OTC	HWZ 24h, Q_0 0.7, PRC B, Lact -
Thrombocid *Gel (100g enth. 1.5g); Salbe (100g enth. 0.1g)*	**Adjuv. topische Ther. der Thrombophlebitis superficial.** → 479**:** mehrmals tgl. auftragen
Podophyllotoxin Rp	
Condylox *Lsg. (1ml enth. 5mg)* **Wartec** *Creme (1g enth. 1.5mg)*	**Condylomata acuminata** → 655**:** 2 x/d an 3 aufeinanderfolg. d auf max. 10 Condylome einer Größe von 1-10mm und insges. etwa 1.5 cm^2 Fläche auftragen, max. ED 0.25ml; Anw. bis zur Abheilung 1 x/W wdh., max. f. 4W
Tirbanibulin Rp	
Klisyri *Salbe (100g enth. 1g)*	**Aktin. Keratosen in Gesicht u. Kopfhaut, Olsen Grad I:** 1 x/d an 5 aufeinanderfolg. Tagen auftragen

A 15 Ophthalmologie – Arzneimittel

A 15.1 Oberflächenanästhetika

UW: allergische Reaktionen, Hornhautschäden bei längerer Anwendung

Oxybuprocain Rp	
Conjuncain-EDO *AT (1ml = 4mg)* **Novesine 0.4%** *AT (1ml = 4mg)*	**Tonometrie:** 1-2Gtt. 30s vorher; **Anästhesie bei kleinen chirurg. Eingriffen:** 3-6 x 1Gtt. im Abstand von 30-60s
Proxymetacain Rp	
Proparakain-POS 0.5% *AT (1ml = 5mg)*	**Tonometrie:** 1-2Gtt. 30s vorher; **Anästhesie bei kleinen chirurg. Eingriffen:** 3-6 x 1Gtt. im Abstand von 30-60s

A 15.2 Antiinfektiva

A 15.2.1 Aminoglykoside

Gentamicin Rp	PRC C, Lact ?
Refobacin *AT (1ml = 3mg)* **Gentamicin-POS** *AT, AS (1ml = 3mg)* **Gent-Ophtal** *AS (1g enth. 3mg)* **Infectogenta** *AT (1ml=3mg); AS (1g enth. 3mg)*	**Bakterielle Infektion/Infektionspro. bei Verletzung des vorderen Augenabschnitts, intraokuläre Eingriffe:** 4-6 x 1Gtt. bzw. 2-3 x 0.5cm Salbenstrang
Kanamycin Rp	
Kanamycin-POS *AT (1ml = 5mg); AS (1g enth. 5mg)*	**Bakt. Infektion/Verletzung des äußeren Auges, nach op. Eingriffen:** 3-6 x/d 1Gtt. alle 2-3h bzw. 1cm Salbenstrang alle 3-4h
Tobramycin Rp	PRC B, Lact -
Tobramaxin *AS (1g enth. 3mg)*	**Bakt. Infektion des äußeren Auges/vorderen Augenabschnitts:** leichte bis mittelschwere Infektion: 2-3 x 1.5cm Salbenstrang; schwere Infekt.: 1.5cm Salbenstrang alle 3-4h

A 15.2.2 Breitspektrumantibiotika

Azithromycin Rp	PRC C, Lact -
Azyter *AT (1g enth. 15mg)* **Infectoazit** *AT (1g enth. 15mg)*	**Bakterielle Konjunktivitis** → 736, **trachomatöse Konjunktivitis:** 2 x 1Gtt. für 3d
Chloramphenicol Rp	PRC C, Lact -
Posifenicol C *AS (1g enth. 10mg)*	**Bakterielle Infektion des vorderen Augenabschnitts/der Konjunktiven/des Tränenkanals:** 0.5cm Salbenstrang alle 2h; Rezidivpro.: 3-4 x 0.5cm Salbenstrang für 2-3d

Ciprofloxacin Rp	PRC C, Lact -
Ciloxan *AT (1ml = 3mg)*	**Hornhautulzera:** d1: h0-6 1Gtt./15min, h7-24 1Gtt./30min, d2: 1Gtt./h, d3-14: 1Gtt./4h; **bakterielle Konjunktivitis** → 736, **Blepharitis:** 4 x 1Gtt. für 7d
Fusidinsäure Rp	
Fucithalmic *AT (1g enth. 10mg)*	**Bakterielle Konjunktivitis** → 736: 2 x 1Gtt.
Levofloxacin Rp	
Oftaquix *AT (1ml = 5mg)*	**Bakterielle Infektion des vorderen Augenabschnitts:** d1+2: bis 8 x 1-2Gtt., d3-5: 4 x 1-2Gtt.
Ofloxacin Rp	PRC C, Lact -
Floxal *AT (1ml = 3mg); AS (1g enth. 3mg)* **Ofloxacin-Ophtal** *AT (1ml = 3mg)* **Oflaxacin-ratioph.** *AT (1ml = 3mg)* **Ofloxacin Stulln** *AT (1ml = 3mg)*	**Bakterielle Infektion des vorderen Augenabschnitts:** 4 x 1Gtt. bzw. 3-5 x 1cm Salbenstrang
Oxytetracyclin Rp	
Oxytetracyclin *AS (1g = 10mg)*	**Bakterielle Infektion des vorderen Augenabschnitts:** 3-6 x 1cm Salbenstrang
Polymyxin B + Neomycinsulfat + Gramicidin Rp	PRC C, Lact ?
Polyspectran *AT (1ml = 7.500+3.500I.E.+0.02mg)*	**Bakterielle Infektion des äußeren Auges und seiner Adnexe, Infektionspro. vor und nach Augen-OP:** 3-5 x 1Gtt.; in akuten Fällen alle 2h

A 15.2.3 Virustatika

Aciclovir Rp	PRC B, Lact ?
Acic-Ophtal, Acivision, Virupos, Xoros, Zovirax *AS (1g enth. 30mg)*	**Keratitis durch Herpes-simplex-Virus** → 737: 5 x 1cm Salbenstrang
Ganciclovir Rp	
Virgan *Augengel (1g enth. 1.5mg)*	**Keratitis durch H.-simplex-Virus** → 737: 5 x 1Gtt. bis zur vollständigen Reepithelisierung der Cornea, dann 3 x 1Gtt. für 7d, Behandlungsdauer max 21d

A 15.2.4 Antiseptika

Bibrocathol OTC	
Posiformin *AS (1g enth. 20mg)*	**Reizzustände des äußeren Auges, Blepharitis** → 733, **Hordeolum** → 733, **nichtinfizierte frische Hornhautwunden: Ki. > 12J/Erw.:** 3-5 x 0.5cm Salbenstrang

A 15.3 Antiphlogistika

A 15.3.1 Kortikoide

UW: Glaukom, Katarakt, Hornhautulcus, Sekundärinfektion;
KI: bakterielle, virale und pilzbedingte Augenerkrankungen, Verletzungen, Hornhautulzera

Dexamethason Rp	PRC C, Lact -
Dexapos, Dexa-sine, Spersadex *AT (1ml = 1mg)* **Dexamethason Augensalbe, Isopto-Dex** *AS (1g enth. 1mg)* **Ozurdex** *Implantat 700µg*	**Nichtinfizierte akute u. chron. entzündl. Erkrankungen des vord. Augenabschnitts, Verätzungen** → 738, **Verbrennungen** → 738, **postop.:** 2-3 x 1-2Gtt., in akuten Fällen bis 6 x 1-2Gtt. an d1 bzw. 3-4 x 1cm Salbenstrang **Makulaödem als Folge eines retinalen Venenast-/Zentralvenenverschlusses:** 1 Impl. intravitreal; **DANI/DALI** nicht erf.
Fluocinolonacetonid Rp	
Iluvien *Implantat 190µg*	**Chron. diabetisches Makulaödem mit unzureichendem Ansprechen auf andere Therapien** → 748: Implantat im betroffenen Auge applizieren, ggf. weiteres Implantat nach 12M
Fluorometholon Rp	PRC C, Lact ?
Efflumidex *AT (1ml = 1mg)* **Fluoropos** *AT (1ml = 1mg)*	**Nichtbakt. od. allerg. Entzündg. des vord. Augenabschnitts** → 739, **postop.:** 2-4 x 1-2Gtt
Hydrocortison Rp	PRC C (top), Lact ?
Ficortril *AS (1g enth. 5mg)* **Hydrocortison POS** *AS (1g enth. 10, 25mg)* **Softacort** *AT (1ml = 1mg)*	**Allerg. Veränderungen an Lid/Konjunktiven, nichtinfektiöse Konjunktivitis** → 735, **Keratitis** → 737, **Skleritis** → 739, **nichtbakt. Uveitis (Iritis, Zyklitis, Chorioiditis), Retinitis:** 2-3 x 1cm Salbenstrang; **Leichte, nicht infektiöse allerg. oder entzündliche Konjunktivitis:** 2-4 x 2 Gtt.
Loteprednol Rp	
Lotemax *AT (1ml = 5mg)*	**Postop. Entzündung am Auge:** 4 x 1-2Gtt.
Prednisolon Rp	PRC C, Lact -
Inflanefran forte *AT (1ml = 10mg)* **Predni POS** *AT (1ml = 5, 10mg)* **Ultracortenol** *AT (1ml = 5mg); AS (1g enth. 5mg)*	**Nichtinfektiöse entzündliche Erkrankung des Auges, postoperative Entzündung:** 2-4 x 1Gtt. bzw. 2-4 x 0.5cm Salbenstrang

A 15.3.2 Antibiotika-Kortikoid-Kombinationen

Gentamicin + Dexamethason Rp	
Dexa-Gentamicin, Dexamytrex *AT (1ml = 3+1mg); AS (1g enth. 3+0.3mg)*	**Infektion des vorderen Augenabschnitts/ Lidrands → 733, allergische, superinfizierte Entzündg. der Konjunktiven/des Lidrands:** 4-6 x 1Gtt. bzw. 2-3 x 0.5cm Salbenstrang

Neomycinsulfat + Polymyxin B + Dexamethason Rp	PRC C, Lact ?
Isopto-Max *AT (1ml = 3500IE+6000IE+1mg), AS (1g = 3500IE+6000IE+1mg)* **Maxitrol** *AT (1ml = 3500IE+6000IE+1mg)*	**Entzündung des vorderen Augenabschnitts, Infektionspro., periphere Keratitis → 737, Blepharitis, Verätzungen:** 3-6 x 1-2Gtt. bzw. W1-2: 3-4 x 1cm Salbenstrang, dann Dosisreduktion

A 15.3.3 Nichtsteroidale Antiphlogistika

Wm/Wi (Nepafenac): antiphlogistisch und analgetisch wirkendes Prodrug ⇒ Umwandlung in Amfenac ⇒ Inhibition der Prostaglandin-H-Synthase;
UW (Nepafenac): Keratitis punctata;
KI (Nepafenac): bek. Überempfindlichkeit gegen bzw. NSAR, Reaktion auf ASS oder NSAR mit Asthma, Urtikaria oder akuter Rhinitis

Diclofenac Rp	PRC B, Lact ?
Diclo Vision *AT (1ml = 1mg)* **Voltaren ophtha** *AT (1ml = 1mg)* **Difen Stulln Ud** *AT (1ml = 1mg)*	**Postoperative Entzündung, chronische/ nichtinfektiöse Entzündung, Aufrechterhaltung der Mydriasis präop.:** 3-5 x 1Gtt.

Flurbiprofen Rp	PRC B, Lact ?
Ocuflur O.K. *AT (1ml = 0.3mg)*	**Postop. Entzündung des vorderen Augenabschnitts, Entz. nach Lasertrabekuloplastik:** 4 x 1Gtt.; **Vermeidung einer Miosis intraoperativ:** 2h vor OP alle 30min 1Gtt.

Ketorolac Rp	PRC C, Lact ?
Acular *AT (1ml = 5mg)* **Ketovision** *AT (1ml = 5mg)*	**Pro./Ther. postop. Entzündung nach Kataraktextraktion:** 3 x 1Gtt. für 3-4W, erstmalig 24h präop.

Nepafenac Rp	PRC C, Lact +
Nevanac *AT (1ml = 1, 3mg)*	**Pro./Ther. postop. Entzündg. nach Kataraktoperationen, Pro. postoperativer Makulaödeme nach Katarakt-OP bei Diabetikern:** 1 x 1Gtt. 30-120 min. präop., dann 3 x 1Gtt. für 21d bzw. 60d, erstmalig 24h präop.

A 15.3.4 Immunsuppressiva

Wm/Wi (Ciclosporin): Hemmung von Produktion bzw. Freisetzung proinflammatorischer Zytokine einschließlich IL-2 und T-Zell-Wachstumsfaktor;
UW (Ciclosporin): Erythem des Augenlids, verstärkte Produktion von Tränenflüssigkeit, okulare Hyperämie, verschwommenes Sehen, Augenlidödem, konjunktivale Hyperämie, Augenreizung, Augenschmerzen, Schmerzen an der Verabreichungsstelle;
KI (Ciclosporin): bek. Überempf.; akute oder vermutete okulare oder periokulare Infektion

Ciclosporin Rp

Ikervis *AT (1ml = 1mg)*	**Schwere Keratitis bei trockenem Auge ohne Erfolg einer Tränenersatzmittel-Ther:** 1 x 1Gtt.

A 15.4 Glaukommittel

A 15.4.1 Betablocker

UW: Auge: Bindehautreizung, trockenes Auge, Verschlechterung der Papillenperfusion; systemisch: Bronchospasmus, HF ↓, Hypotonie, Verstärkung einer Herzinsuffizienz;
KI: Herzinsuffizienz (NYHA III und IV), HF ↓, Asthma bronchiale

Betaxolol Rp — PRC C, Lact ?

Betoptima *AT (1ml = 5.6mg)*	**Chronisches Weitwinkelglaukom, okuläre Hypertension, Sekundärglaukom:** 2 x 1Gtt.

Levobunolol Rp — PRC C, Lact -

Vistagan Liquifilm *AT (1ml = 5mg)*	**Okuläre Hypertension, chronisches Weitwinkelglaukom:** 2 x 1Gtt.

Timolol Rp — PRC C, Lact -

Arutimol, Chibro-Timoptol, Dispatim, Timo-Comod, Timo-Stulln, TimoHEXAL, Timolol 1A Pharma, Tim-Ophtal, Timo Vision *AT (1ml = 1, 2.5, 5mg)*	**Okuläre Hypertension, chronisches Offenwinkelglaukom** → 745, **Aphakieglaukom, kindliches Glaukom:** 2 x 1Gtt.

A 15.4.2 Parasympathomimetika

UW (Pilocarpin): Linsenflattern, permanente vordere und hintere Synechien, Pupillarblock (bei engem Kammerwinkel und bestehender Linsentrübung), verminderte Sehschärfe bei Linsentrübung, gestörte Akkommodation mit vorübergehender Kurzsichtigkeit, Akkommodationsspasmen die bis zu 2–3h anhalten können, Pupillenverengung mit Störung des Sehens bei Dämmerung und Dunkelheit besonders bei Pat. < 40J, Muskelkrämpfe des Lides
KI (Pilocarpin): bek. Überempfindlichkeit, Iritis acuta und andere Erkrankungen, bei denen eine Pupillenverengung kontraindiziert ist

Pilocarpin Rp	PRC C, Lact ?
Pilomann *AT (1ml = 5, 10, 20mg)* **Spersacarpin** *AT (1ml = 5, 20mg)*	**Chron. Offenwinkelglaukom** → 745, **chron. Engwinkelglaukom, Miosis nach Mydriatikagabe:** 2-4 x 1Gtt.; ölige Substanzen bzw. Gel z.N.; **akuter Glaukomanfall:** in den ersten 30min alle 5min 1Gtt. (0.5-1%), dann alle 15min 1Gtt. bis zum Erreichen des erforderlichen Druckniveaus

A 15.4.3 Sympathomimetika

Apraclonidin Rp	PRC C, Lact ?
Iopidine *AT (1 ml = 5mg)*	**Zusatzther.bei chron. Glaukom:** 3 x 1Gtt.
Brimonidintartrat Rp	PRC B, Lact -
Alphagan, Brimogen, Brimo Ophtal, Brimonidin HEXAL *AT (1ml = 2mg)*	**Okuläre Hypertension, Offenwinkelglaukom:** 2 x 1Gtt.
Clonidin Rp	PRC C, Lact ?
Clonid-Ophtal *AT (1ml = 0.625, 1.25mg)*	**Alle Formen des Glaukoms:** 2-3 x 1Gtt.

A 15.4.4 Carboanhydrasehemmer

Brinzolamid Rp	PRC C, Lact -
Azopt *AT (1ml = 10mg)* **Brinzolamid AL** *AT (1ml = 10mg)* **Brinzolamid-ratioph.** *AT (1ml = 10mg)*	**Okuläre Hypertension, Offenwinkelglaukom** → 745: 2 x 1Gtt.
Dorzolamid Rp	PRC C, Lact -
Dorlazept *AT (1ml = 20mg)* **Dorzo Vision** *AT 1ml = 20mg* **Dorzolamid 1A** *AT (1ml = 20mg)* **Trusopt** *AT (1ml = 20mg)*	**Okuläre Hypertension, Offenwinkelglaukom** → 745, **Pseudoexfoliationsglaukom:** 2-3 x 1Gtt.

A 15.4.5 Prostaglandin-Derivate

Bimatoprost Rp	PRC C, Lact ?
Bimato Vision *AT (1ml = 0.3mg)* **Bimatoprost HEXAL** *AT (1ml = 0.3mg)* **Lumigan** *AT (1ml = 0.1, 0.3mg)*	**Okuläre Hypertension, chronisches Offenwinkelglaukom** → 745: 1 x 1Gtt.
Latanoprost Rp	PRC C, Lact ?
Arulatan, Latanelb, Latanoprost HEXAL, Monoprost, Xalatan *AT (1ml = 50μg)*	**Okuläre Hypertension, chronisches Offenwinkelglaukom** → 745: 1 x 1Gtt.
Tafluprost Rp	
Taflotan *AT (1ml = 15μg)*	**Okuläre Hypertension, chronisches Offenwinkelglaukom** → 745: 1 x 1Gtt.

Travoprost Rp	PRC C, Lact ?
Travatan *AT (1ml = 40µg)* **Travo Vision** *AT (1ml = 40µg)* **Travoprost 1A** *AT (1ml = 40µg)* **Travoprost AL** *AT (1ml = 40µg)*	**Okuläre Hypertension, chron. Offenwin-kel-glaukom** → 745**: Erw., Ki. ab 2M:** 1 x 1Gtt.

A 15.4.6 Kombinationen

Bimatoprost + Timolol Rp	
Ganfort *AT (1ml = 0.3+5mg)*	**Okuläre Hypertension, Offenwinkel-glaukom** → 745**:** 1 x 1Gtt.
Brimonidin + Timolol Rp	
Combigan *AT (1ml = 2+5mg)*	**Okuläre Hypertension, chronisches Weitwinkelglaukom:** 2 x 1Gtt.
Brinzolamid + Timolol Rp	
Azarga *AT (1ml = 10+5mg)*	**Okuläre Hypertension, Offenwinkel-glaukom** → 745**:** 2 x 1Gtt.
Brinzolamid + Brimonidin Rp	
Simbrinza *AT (1ml = 10+2mg)*	**Okuläre Hypertension, Offenwinkel-glaukom** → 745**:** 2 x 1Gtt.
Dorzolamid + Timolol Rp	
Arutidor *AT (1ml = 20+5mg)* **Cosopt** *AT (1ml = 20+5mg)* **Dorzocomp Vision** *AT (1ml = 20+5mg)* **Dorzolamid HEXAL comp.** *AT (1ml = 20+5mg)* **Duokopt** *AT (1ml = 20+5mg)*	**Offenwinkelglaukom** → 745**, Pseudoexfoliationsglaukom:** 2 x 1Gtt.
Latanoprost + Timolol Rp	
Arucom *AT (1ml = 0.05+5mg)* **Fixaprost** *AT (1ml = 0.05+5mg)* **Latanoprost ratio comp.** *AT (1ml = 0.05+5mg)* **Latanotim Vision** *AT (1ml = 0.05+5mg)* **Xalacom** *AT (1ml = 0.05+5mg)*	**Okuläre Hypertension, Offenwinkel-glaukom** → 745**:** 1 x 1Gtt.
Pilocarpin + Timolol Rp	
Fotil *AT (1ml = 20+5mg)* **TP-Ophtal** *AT (1ml = 10+5mg)*	**Okuläre Hypertension, Kapselhäutchen-, primäres Weitwinkelglaukom:** 2 x 1Gtt.
Travoprost + Timolol Rp	
Duotrav *AT (1ml = 0.04+5mg)* **Travotimvision** *AT (1ml = 0.04+5mg)* **Travo/Timol AL** *AT (1ml = 0.04+5mg)*	**Offenwinkelglaukom** → 745**, okuläre Hypertension:** 1 x 1Gtt.

A 15.4.7 Interna

Acetazolamid Rp	HWZ 4-8h, Qo 0.2, PPB 90%, PRC C, Lact -
Acemit *Tbl. 250mg* **Glaupax** *Tbl. 250mg*	**Primäres/sekundäres Glaukom, nach Katarakt-, Glaukom-OP:** 125-500mg p.o.; **akutes Winkelblockglaukom** → 746: ini 1 x 500mg p.o., dann 125-500mg p.o. alle 4h
Mannitol OTC	HWZ 71-100min, PRC C, Lact ?
Mannitol 10%, 15%, 20% *Inf.Lsg. 25g/250ml, 50g/500ml, 37.5g/250ml, 50g/250ml*	**Glaukom** → 746: 1.5-2g/kg über 30min i.v.

A 15.5 Mydriatika und Zykloplegika

Atropin Rp	PRC C, Lact ?
Atropin-POS *AT (1ml = 5mg)*	**Ausschaltung der Akkommodation, Refraktionsbestimmung:** 3 x 1Gtt.; **akute/chron. intraokuläre Entzündung:** 1-2 x 1Gtt.; **Penalisation:** 1 x 1Gtt.; **Sprengung von Synechien:** 3 x 1Gtt.
Cyclopentolat Rp	PRC C, Lact ?
Cyclopentolat *AT (1ml = 5, 10mg)* **Zyklolat** *AT (1ml = 5mg)*	**Mydriasis zur Fundoskopie, Zykloplegie zur Refraktionsbestimmung:** 1 x 1Gtt., nach 5-10min wdh.; **Iritis, Iridozyklitis:** 1 x 1Gtt. alle 5-6h
Phenylephrin Rp	PRC C, Lact +
Neosynephrin POS *AT (1ml = 50, 100mg)*	**Mydriasis zur Fundoskopie, Pro./Therapie hinterer Synechien:** 1-4 x 1Gtt.
Scopolamin Rp	PRC C, Lact +
Boro-Scopol® N *AT (1ml = 3mg)*	**Mydriasitikum, Zykloplegikum, zur Skiaskopie, akute und chronische Entzündungen:** 2 x/d 1Gtt.
Tropicamid Rp	PRC C, Lact ?
Mydrum *AT (1ml = 5mg)*	**Diagnostische Mydriasis:** 1 x 1Gtt.
Tropicamid + Phenylephrin Rp	PRC C, Lact -
Mydriasert *Insert 0.28/5.4mg*	**Präoperative/diagnostische Mydriasis:** 1 Insert pro Auge, max. 2h vor Eingriff

A 15.6 Antiallergika

Azelastin OTC	
Allergodil akut, Azela Vision, Vividrin akut Azela *AT (1ml = 0.5mg)*	**Saisonale/perenniale allergische Konjunktivitis** → 736: 2-4 x 1Gtt.
Cromoglicinsäure OTC	PRC B
Allergo Comod, Allergocrom, CromoHEXAL, Cromo-ratioph., Dispacromil, Vividrin *AT (1ml = 20mg)*	**Allergisch bedingte akute/chronische Konjunktivitis** → 736: 4-8 x 1Gtt.
Emedastin Rp	
Emadine *AT (1ml = 0.5mg)*	**Saisonale, allerg. Konjunktivitis** → 736: 2-4 x 1Gtt.
Epinastin Rp	
Relestat *AT (1ml = 0.5mg)*	**Saisonale, allerg. Konjunktivitis** → 736: 2 x 1Gtt.
Ketotifen Rp	
Allergo Vision, Ketotifen Stulln, Zaditen ophtha, Zalerg ophtha *AT (1ml = 0.25mg)*	**Saisonale, allerg. Konjunktivitis** → 736: 2 x 1Gtt.
Levocabastin OTC	PRC C, Lact ?
Livocab *AT (1ml = 0.5mg)*	**Allergische Konjunktivitis, Conjunctivitis vernalis** → 736: 2-4 x 1Gtt.
Olopatadin Rp	
Opatanol *AT (1ml = 1mg)*	**Saisonale, allerg. Konjunktivitis** → 736: 2 x 1Gtt.

A 15.7 Vasokonstriktiva

UW: Bindehautreizung, Bindehautverdickung, Glaukomanfall, Mydriasis, Akkommodationsstrg., Tachykardie, RR ↑, AP; **KI:** Engwinkelglaukom, Kinder < 2J

Naphazolin OTC	PRC C, Lact ?
Proculin *AT (1ml = 0.3mg)* **Televis Stulln** *AT (1ml = 0.1mg)*	**Nichtinfektiöse/allerg. Konjunkt.** → 736: **Erw., Ki. > 6J:** 3-4 x 1Gtt.; **2-6J:** 2 x 1Gtt.
Tetryzolin OTC	
Berberil N, Ophtalmin N, Visine Yxin *AT (1ml = 0.5mg)*	**Augenreizungen, allergische Entzündungen des Auges** → 735: 2-3 x 1Gtt.

A 15.8 Hornhautpflegemittel

Filmbildner (Povidon Polyvinylalkohol, Hyaluronsäure, Hypromellose, Carbomer) OTC	
Artelac, Celluvisc, Dispatenol, Lacrimal, Lac-Ophtalsystem, Liquifilm, Liquigel, Protagent, Siccaprotect, Systane, Thilo-Tears	**Keratokonjunktivitis sicca** → 735, **Nachbenetzung bei Tragen von Kontaktlinsen:** 4-6 x 1Gtt.
Dexpanthenol OTC	
Bepanthen *AS (1g enth. 50mg)* **Corneregel** *AT, AS (1ml = 50mg)* **Pan Ophtal** *AT (1ml = 50mg); AS (1g enth. 50mg)*	**Läsionen der Schleimhautoberfläche des Auges:** 2-4 x 1Gtt. bzw. 1cm Salbenstrang
Hyaluronsäure OTC	
Artelac Splash *AT (1ml = 2.4mg)* **Hylan** *AT (0.0975mg/0.65ml)* **Hylo Gel** *AT (1ml = 2mg)*	**Keratokonjunktivitis sicca** → 735, **Nachbenetzung bei Tragen von Kontaktlinsen:** 4-8 x 1Gtt.
Perfluorohexyloctan Rp	
Evotears *AT*	**Keratokonjunktivitis sicca** → 735, **Nachbenetzung bei Tragen von Kontaktlinsen:** nach Bedarf mehrmals tgl. 1-2Gtt.
Trehalose + Hyaluronsäure OTC	
Thealoz Duo *AT, Gel (1ml = 30 + 1.5mg)*	**Keratokonjunktivitis sicca** → 735, **Nachbenetzung bei Tragen von Kontaktlinsen:** nach Bedarf mehrmals tgl. 1-2Gtt.

A 15.9 Antineovaskuläre Mittel, Enzyme

Wm/Wi (Aflibercept): löslicher Köderrezeptor, der den vaskulären endothelialen Wachstumsfaktor A (VEGF-A) und den Plazenta-Wachstumsfaktor (PIGF) mit hoher Affinität bindet ⇒ hemmt die Bindung und Aktivierung der artverwandten VEGF-Rezeptoren;
Wm/Wi (Brolucizumab, Ranibizumab): Antikörper, der an den hum. endothelialen Wachstumsfaktor (VEGF) bindet;
Wm/Wi (Idebenon): Antioxidans ⇒ Wiederherstellung der zellulären ATP-Gewinnung ⇒ Reaktivierung retinaler Ganglienzellen;
Wm/Wi (Ocriplasmin): proteolytisch auf Protein-bestandteile des Glaskörpers und der vitreoretinalen Grenzschicht ⇒ Auflösung der Proteinmatrix, die für abnorme vitreomakulare Adhäsion verantwortlich ist;
Wm/Wi (Ranibizumab): Antikörper, der an den hum. endothelialen Wachstumsfaktor (VEGF) bindet;
Wm/Wi (Verteporfin): Photosensibilisator, nach Lichtapplikation entsteht Singulett-Sauerstoff, der zu Zellschäden und vaskulären Verschlüssen führt;
Wm/Wi (Voretigen Neparvovec): Gentransfervektor, Transduktion von retinalen Pigmentepithelzellen mit cDNA, die für das normale humane RPE65Protein kodiert ⇒ Wiederherstellung des Sehzyklus;

UW (Aflibercept): Bindehautentzündung, Augenschmerzen, Netzhautablösung, Einriss/Abhebung des retinalen Pigmentepithels, Netzhautdegeneration, Katarakt, Hornhautabrasion, Augeninnendruck ↑, verschwommenes Sehen, Glaskörperschlieren/-abhebung, Hornhautödem, Schmerzen/Blutungen an Inj.Stelle, Fremdkörpergefühl, Tränensekretion ↑, Augenlidödem, Bindehauthyperämie, okuläre Hyperämie; **UW** (Brolucizumab): Überempf., Sehschärfe ↓, Retinaeinblutung, Uveitis, Iritis, Glaskörperabhebung, Netzhauteinriss, Katarkt, Bindehautblutung, mouches volantes, Augenschmerzen, Augeninnendruck ↑, Konjunktivitis, Einriss des retinalen Pigmentepithels, Verschwommensehen, korneale Abrasion, Keratitis punctata; **UW** (Idebenon): Nasopharyngitis, Diarrhoe, Husten, Rückenschmerzen; **UW** (Ocriplasmin): Mouches volantes, Augenschmerzen, Bindehautblutung, Sehstörungen, Netzhaut-/Glaskörperblutung, Netzhautabriss/-ablösung/-degeneration, Augeninnendruck ↑, Makulaloch/-degeneration/-ödem, Ödem der Retina, Pigmentepithelerkr., Metamorphopsie, Glaskörperadhäsionen/-ablösung, Bindehautödem, Augenlidödem, Viritis, Iritis, Vorderkammerflackern, Photopsie, Bindehauthyperämie, okulare Hyperämie, Augenbeschwerden, Photophobie, Chromatopsie; **UW** (Ranibizumab): Übelkeit, Kopfschmerzen, Bindehautblutung, Augenschmerzen, Mouches volantes, retinale Einblutungen, Augeninnendruck ↑, Glaskörperabhebung, intraokulare Entzünd., Augenirritation, Katarakt, Fremdkörpergefühl, Blepharitis, subretinale Fibrose, okulare Hyperämie, Visusverschlechterung, trockenes Auge, Vitritis, Konjunktivitis, retinale Exsudation, lokale Reaktionen an der Injektionsstelle, Tränenfluss ↑, Pruritus des Auges, Konjunktivitis, Makulopathie, Abhebung des retinalen Pigmentepithels; **UW** (Verteporfin): Übelkeit, Photosensibilitätsreaktionen, Rückenschmerzen, Pruritus, Asthenie, Schmerzen an der Injektionsstelle, Sehstörung, Visusverschlechterung, subretinale Hämorrhagie, Störung der Tränenbildung; **UW** (Voretigen Neparvovec): retinale Ablagerungen, Angstzustände, Kopfschmerzen, Schwindel, Hyperämie der Konjunctiva, Katarakt, Netzhauteinriss, Hornhautdellen, Makulaforamen, Augenentzündung, Augenreizung, Augenschmerz, Makulopathie, chorioidale Blutungen, konjunktivale Zyste, Augenbeschwerden, Augenschwellung, Fremdkörpergefühl, Makuladegeneration, Endophthalmitis, Netzhautablösung, Netzhauterkr., retinale Blutung, Übelkeit, Erbrechen, Bauchschmerzen, Lippenschmerzen, Exanthem, Gesichtsschwellung, Anstieg des Augeninnendrucks, T-Inversion im EKG, Komplikationen infolge endotrachealer Intubation, Wunddehiszenz;
KI (Aflibercept): Überempf., bestehende oder vermutete (peri-)okulare Infektion, schwere intraokulare Entzündung; **KI** (Brolucizumab): bek. Überempf., bestehende oder Verdacht auf (peri-)okulare Infektionen, intraokuläre Entzündung; **KI** (Idebenon): bek. Überempf.; **KI** (Ocriplasmin): bek. Überempf., (peri-)okulare Infektion; **KI** (Ranibizumab): bek. Überempf., (peri-)okulare Infektionen, schwere intraokuläre Entzündung, Grav.; **KI** (Verteporfin): Porphyrie, bek. Überempf., schwere Leberfktsstörung, Grav.; **KI** (Voretigen Neparvovec): bek. Überempf., okulare und periokulare Infektion, aktive intraokulare Entzündung

Aflibercept Rp — PRC C, Lact ?

Eylea *Inj.Lsg. 4mg/100µl*	**Neovask. altersabh. Makuladegen.** → 747: 2mg intravitreal alle 4W für 12W, dann 2mg alle 8W; **Makulaödem infolge retinalen Venenverschlusses:** 2mg intravitreal alle 4W; **diabet. Makulaödem** → 748: 2mg intravitreal alle 4W für 20W, dann 2mg alle 8W; **myope choroidale Neovaskularisation:** einmalig 2mg intravitreal; **DANI, DALI** nicht erf.

Brolucizumab Rp	
Beovu *Inj.Lsg. 120mg/ml*	**Neovask. altersabh. Makuladegen.** → 747: 6mg intravitreal alle 4W für 12W, danach individuelle Intervalle; **DANI, DALI** nicht erf.
Idebenon Rp	PPB 96%
Raxone *Tbl. 150mg*	**Lebersche hereditäre Opitkusneuropathie:** 3 x 300mg p.o.; **DANI, DALI** vorsichtige Anw., keine Daten
Ocriplasmin Rp	
Jetrea *Inj.Lsg. 0.5mg/0.2ml*	**Vitreomakuläre Traktion:** 0.125mg intravitreal, einmalige Anw.; **DANI, DALI** nicht erforderlich
Ranibizumab Rp	
Lucentis *Inj.Lsg. 3mg/0.3ml*	**Neovaskuläre altersabhängige Makuladegen.** → 747: 0.5mg intravitreal alle 4W; **DANI, DALI** nicht erforderlich
Verteporfin Rp	PPB 90%
Visudyne *Inf.Lsg. 15mg*	**Neovaskuläre altersabhängige Makuladegeneration** → 747: 6mg/m² über 10min i.v., dann Lichtaktivierung durch Laser auf die neovaskulären Läsionen; 1-4 x/J; **DALI** KI bei schwerer Leberfunktionsstrg.
Voretigen Neparvovec Rp	
Luxturna *Inj.Lsg. 5 x 1012 Vektorgenome/ml*	**Erbliche Netzhautdystrophie mit biallelischen RPE65-Mutationen:** 1.5 x 10^{11} Vektorgenome in den subretinalen Raum injizieren; Kombination mit Prednison, s. FachInfo; **DANI, DALI** nicht erforderlich

A 15.10 Neutralisierungslösungen bei Verätzungen

Natriumdihydrogenphosphat OTC	
Isogutt MP *Lsg. 250ml*	**Verätzungen am Auge** → 738: Bindehautsack sofort kräftig spülen, bis schädigender Stoff ausgespült ist

A 16 HNO – Arzneimittel

A 16.1 Rhinologika

A 16.1.1 Sympathomimetika

Wm/Wi: alpha-adrenerg wirkende Sympathomimetika ⇒ Vasokonstriktion ⇒ Schleimhautabschwellung; **UW** (Naphazolin): Herzklopfen, Pulsbeschleunigung, Blutdruckanstieg, Brennen und Trockenheit der Nasenschleimhaut, nach Abklingen der Wirkung stärkeres Gefühl einer „verstopften Nase" durch reaktive Hyperämie; **UW** (Xylometazolin): reaktive Hyperämie; **KI** (Naphazolin): bek. Überempf., Rhinitis sicca, Grav. (1. Trimenon), Engwinkelglaukom, Z. n. transsphenoidaler Hypophysektomie oder anderen operativen Eingriffen, die die Dura Mater beschädigen; **KI** (Xylometazolin): bek. Überempf., Rhintis sicca, Ki. < 6J

Naphazolin OTC	PRC C, Lact ?
Rhinex Nasenspray *Spray (1g enth. 0.5mg)*	**Entzündl. Schleimhautschwellung der Nase/NNH:** 1-3 x 1 Sprühstoß in jede Nasenöffnung
Oxymetazolin OTC	HWZ 5-8 h, PRC C, Lact ?
Nasivin *NT (1ml = 0.1, 0.25, 0.5mg); Spray (1ml = 0.25, 0.5mg)* **Wick Sinex** *Spray (1ml = 0.5mg)*	**Entzündliche Schleimhautschwellung der Nase/NNH:** 1-3 x 1-2Gtt. bzw. Sprühstöße
Tramazolin OTC	
Rhinospray *Spray (1ml = 1mg)*	**Entzündliche Schleimhautschwellung der Nase/NNH:** 1-3 x 1-2Gtt. bzw. Sprühstöße
Xylometazolin OTC	
Nasengel/-spray-ratioph. *Gel (1g enth. 1mg); Spray (1Hub = 0.045, 0.09mg)* **Nasentropfen-ratioph.** *NT (1ml = 0.5, 1mg)* **Olynth** *NT (1ml = 0.25, 0.5, 1mg); Gel (1g enth. 0.5mg)* **Otriven** *NT (1ml = 0.25, 0.5mg); Spray (1ml = 0.5, 1mg); Gel (1g enth. 1mg)* **Snup** *Spray (1ml = 0.5, 1mg)*	**Entzündliche Schleimhautschwellung der Nase/NNH:** 1-3 x 1-2Gtt. bzw. Sprühstöße

A 16.1.2 Antihistaminika

Siehe auch Pneumologie - Antihistaminika → 87

Azelastin Rp	
Allergodil, Azedil, Pollival *Spray (1ml = 1mg)*	**Allergische Rhinitis** → 749: 2 x 1 Sprühstoß
Cromoglicinsäure OTC	
Cromo Nasenspray, Cromo-ratioph. *Spray (1ml = 20mg)*	**Allergische Rhinitis** → 749: 4 x 1 Sprühstoß
Levocabastin OTC	
Levocamed *Spray (1ml = 0.5mg)* **Livocab** *Spray (1ml = 0.5mg)*	**Allergische Rhinitis** → 749: 2-4 x 2 Sprühstöße

A 16.1.3 Kortikoide

Beclometason Rp	PPB 87%
Beclomet Nasal *Spray (1 Hub = 0.1mg)* **Beclometason-ratioph., Rhinivict** *Spray (1 Hub = 0.05, 0.1mg)* **Beclorhinol** *Spray (1 Hub = 0.05mg)*	**Allergische Rhinitis** → 749, **Nasenpolypen:** 2-4 x 0.1mg
Budesonid Rp	HWZ 2-3h, PPB 86-90%, PRC C, Lact ?
Aquacort, Budapp, Budes *Spr. (1 Hub = 0.05mg)* **Pulmicort Nasalaqua** *Spray (1 Hub=64µg)*	**Allergische Rhinitis** → 749, **Nasenpolypen:** 2 x 1 Sprühstoß
Dexamethason Rp	
Dexa Rhinospray N sine, Solupen sine *Spray (1 Hub = 10.26µg)*	**Allergische Rhinitis** → 749: **Erw., Ki. ab 6J:** 3 x 1-2 Sprühstöße
Flunisolid Rp	HWZ 1-2h, PRC C, Lact ?
Syntaris *Spray (1ml = 0.25mg)*	**Allerg. Rhinitis** → 749: 2-3 x 2 Sprühstöße
Fluticasonfuroat Rp	PPB > 99%, PRC C, Lact ?
Avamys *Spray (1 Hub = 22.7µg)*	**Allergische Rhinitis:** 1-2 x 2 Sprühstöße
Fluticasonpropionat Rp	HWZ 3h, PPB 81-95%, PRC C, Lact ?
Flutide Nasal, Otri Allergie Fluticason *Spray (1 Hub = 0.05mg)*	**Allergische Rhinitis:** 1-2 x 2 Sprühstöße; **Nasenpolypen:** 1-2 x 0.2ml in jedes Nasenloch
Mometason Rp	HWZ 6h, PRC C, Lact ?
Momeallerg, Mometa HEXAL, Mometason Abz, Mometason-ratioph., Nasonex *Spray (1 Hub = 0.05mg)*	**All. Rhinitis** → 749: **Erw., Ki.≥12J:** 1x2 Sprühstöße pro Nasenloch; **Ki. 3-11J:** 1 x 1 Sprühstoß; **Nasenpolypen: Erw.:** 1 x 2 Sprühstöße
Triamcinolon Rp	HWZ 3h, PRC C, Lact ?
Nasacort *Spray (1 Hub = 0.05mg)* **Rhinisan** *Spray (1 Hub = 0.05mg)*	**All. Rhinitis** → 749: **Erw., Ki. ≥ 12J:** 1 x 2 Sprühstöße pro Nasenloch; **Ki. 6-11J:** 1 x 1

A 16.1.4 Antihistaminika + Kortikoide

Wm/Wi: synergistischer Effekt durch H_1-Rezeptorblockade und entzündungshemmende Wi; **UW:** Kopfschmerzen, unangenehmer Geschmack/Geruch; **KI:** bek. Überempf.

Azelastin + Fluticasonpropionat Rp	
Dymista *Spray (1 Hub = 130 + 50µg)*	**All. Rhin.: Erw., Ki.≥12J:** 2x1 Sprühst./Nasenl.

A 16.1.5 Topische Antibiotika

Wm/Wi: Kompetitive Hemmung der bakteriellen Isoleucyl-Transfer-RNA-Synthetase; **UW:** Reaktionen an der Nasenschleimhaut; **KI:** bek. Überempf., Anw. bei Sgl.

Mupirocin Rp	
Bactroban *Salbe (1g enth. 20mg)* **Infectopyoderm** *Salbe (1g enth. 20mg)* **Turixin** *Salbe (1g enth. 20mg)*	**Elimination von Staphylok. inkl. Methicillin-resist. Stämme aus d. Nasenschleimhaut: Erw. u. Ki.:** ca. 2mm Salbenstrang 2-3 x/d in die Nase; **Hauterkr.:** 2-3x/d auftr., max. 10d

A 16.2 Nasale Dekongestiva + Antihistaminikum

Wm/Wi (Pseudoephedrin): Alpha-sympathomimetisch ⇒ Vasokonstriktion ⇒ Abschwellen der Nasenschleimhaut; **UW** (Pseudoephedrin + Cetirizin): Nervosität, Schlaflosigkeit, Schwindel, Kopfschmerz, Somnolenz, Gleichgewichtsstrg., Tachykardie, Mundtrockenheit, Übelkeit, Asthenie; **UW** (Pseudoephedrin + Triprolidin): Müdigkeit, Hypertonie; **KI** (Pseudoephedrin + Cetirizin/Triprolidin): bek. Überempf., Glaukom, Komb. mit MAO-Hemmern, schw. Nierenerkr., Harnverhalt, schw. Hypertonie, Tachyarrhythm., ischäm. Herzerkr., Hyperthyreose, hämorrhag. Schlaganfall, Grav.

Pseudoephedrin + Cetirizin OTC	
Reactine Duo *Tbl. 120 + 5(ret.)mg*	**Allerg. Rhinitis mit nasaler Kongestion** → 749: **Erw. bis 60J, Ki. > 12J:** 2 x 120 + 5mg p.o., für max. 14d; **DANI, DALI** KI
Pseudoephedrin + Triprolidin OTC	
Rhinopront Kombi *Tbl. 60 + 2.5mg*	**Allerg./vasomot. Rhinitis mit nasaler Kongest.** → 749: **Erw. bis 60J, Ki. > 12J:** 3 x 60 + 2.5mg p.o. max. 10d; **DANI, DALI** schwere NI, LI: KI

A 16.3 Otologika

Phenazon + Procain OTC	
Otalgan *OT (1g enth. 50+10mg)*	**Otitis externa** → 755, **Ot. media** → 757: **Erw., Ki. > 15J:** 3-4 x 5Gtt.; **Ki. ≤ 14J:** 3-4 x 2-3Gtt.
Docusat + Ethanol OTC	
Otitex *OT (1ml enth. 50+150mg)* **Otowaxol** *OT (1ml enth. 50+150mg)*	**Entferng. überschüssigen Cerumens:** 10Gtt. in äußeren Gehörgang, nach 5-10min ausspülen
Dexamethason + Cinchocain Rp	
Otobacid N *OT (1ml = 0.22+5.6mg)*	**Entzündl. Erkr. von Ohrmuschel/Gehörgang, Gehörgangsekzem:** 3-4 x 2-4Gtt.
Ciprofloxacin Rp	
Ciloxan *OT (1ml = 3mg)* **Infectocipro** *OT (1ml = 2mg)* **Panotile Cipro** *OT (0.5ml = 1mg)*	**Otitis ext.** → 755, **chron. eitrige Otitis med.** → 757: Ciloxan: 2 x 4Gtt.; **Ki. ab 1J:** 2 x 3Gtt.; Infectocipro: **Erw. u. Ki. ab 1J:** 2 x 0.5mg; Panotile: **Erw. u. Ki. ab 2J:** 2 x 1 Pipette
Ciprofloxacin + Dexamethason Rp	
Cilodex *OT (1ml = 3+1mg)*	**Otitis media mit Paukenröhrchen, Otitis ext.: Erw., Ki. ≥ 6M:** 2 x 4Gtt. für 7d
Ciprofloxacin + Fluocinolonacetonid Rp	
Infectociprocort *OT (1ml = 3+0.25mg)*	**Otitis ext.: Erw., Ki. ≥ 7J:** alle12h 6-8Gtt. f. 7d
Polymyxin-B-Sulfat + Neomycin + Gramicidin Rp	
Polyspectran *OT (1ml =7500IE+3500IE+0.02mg)*	**Otitis externa** → 755: 3-5 x 2-3 Gtt.
Polymyxin-B-Sulfat + Bacitracin + Hydrocortison Rp	
Infectospetran *OT (1ml = 7500IE+3500IE+0.02mg)*	**Otitis externa** → 755: 2 x tgl. in den äußeren Gehörgang einbringen

A 16.4 Weitere Hals-Rachen-Therapeutika

A 16.4.1 Antiseptika

Wm/Wi (Chlorhexidin, Hexamidin): lokal antisept.; **UW** (Chlorhexidin): keine sehr häufigen bzw. häufigen UW; **UW** (Hexamidin): allerg. Schleimhautreakt.;
KI (Chlorhexidin): bek. Überempf., Asthma bronch., Wunden, Ulzerationen, erosiv-desquamative Veränderungen der Mundschleimhaut; Grav., Lakt.; **KI** (Hexamidin): bek. Überempf.

Chlorhexidindiglukonat OTC	
Chlorhexamed *Lsg. (1ml enth. 1, 2mg)*	**Zur vorübergeh. Keimzahlmind. der Mundhöhle, Gingivitis, eingeschr. Mundhygienefähigkeit:** 2 x tgl. Mundspülung mit je 15ml
Hexamidin OTC	
Laryngomedin N *Spray (1g enth. 1mg)*	**Bakt. Entz. Mund/Rachen:** mehrf./d 1-2 Hübe

A 16.4.2 Lokalanästhetika

Benzocain OTC	
Anästhesin *Lutschtbl. 8mg* **Benzocain Lutschdragees** *Lutschtbl. 8mg*	**Schmerzh. Beschw. in Mund-/Rachenraum:** Erw., **Ki. >16J:** n. Bed. 1 Lutschtbl./2h, max. 6/d
Lidocain OTC	
Dynexan Mundgel *Gel (1g enth. 20mg)*	**Schmerzen an Mundschleimhaut, Zahnfleisch und Lippen:** 4-8 x/d erbsengroßes Stück Gel auftragen und leicht einmassieren

A 16.4.3 Antiseptika-Kombinationen

Wm/Wi (Benzalkonium, Cetrimonium): quartäre Ammoniumverb. mit hoher Oberflächenakt., die grampos. und gramneg. Keime erfassen; **Wm/Wi** (Tyrothricin): Polypeptidantibiotikum mit bakterizider Wi gegen grampos. Keime; **UW:** Überempfindlichkeitsreakt.; **KI:** bek. Überempf.

Benzalkonium + Benzocain + Tyrothricin OTC	
Dorithricin *Lutschtbl. 1+1.5+0.5mg*	**Halsentz. + Schluckbeschw.:** alle 2-3h 1Tbl.
Cetrimonium + Lidocain + Tyrothricin OTC	
Lemocin *Lutschtbl. 2+1+4mg*	**Halsentzündung mit Schluckbeschwerden:** alle 1-3h 1Tbl. lutschen, max. 8Tbl./d

A 16.4.4 Antiphlogistika

Wm/Wi (Benzydamin): Indazolderivat, antiphlogistisch, lokalanästhetisch, bakterizid, fungizid, **UW** (Benzydamin): keine sehr häufigen bzw. häufigen UW; **KI** (Benzydamin): bek. Überempf.

Benzydamin OTC	
Tantum Verde *Lutschtbl. 3mg; Spray, Lsg. (1ml enth. 1.5mg)*	**Schmerzen u. Reizung in Mund/Rachenraum:** Erw., **Ki. > 6J:** 1 Tbl. 3 x/d; 2-5 x/d mit 15ml Lsg. spülen/gurgeln; bis 5 x 6 Sprühst. in den Rachen

A 17 Urologie – Arzneimittel

A 17.1 Urospasmolytika

Wm: Parasympatholytisch durch Blockade des Muscarinrezeptors, v.a. direkte Einwirkung auf die glatte Muskulatur (papaverinartig);
Wi: Tonussenkung der glatten Muskulatur von Magen-Darm- und Urogenitaltrakt;
UW: Schweißdrüsensekretion ↓, Mundtrockenheit, Tachykardie, Akkommodationsstrg., Glaukomanfall, abdominelle Schmerzen, Diarrhoe, Obstipation, Dysurie, Schlaflosigkeit;
KI: Glaukom, Blasenentleerungsstrg. mit Restharn, Tachyarrhythmie, Stenosen im GI-Trakt, toxisches Megacolon, Myasthenia gravis, Grav./Lakt., gleichz. Anw. von CYP3A4 -Hemmern bei mäßiger/schwerer LI/NI, schwere Colitis ulcerosa, Child-C;

Darifenacin Rp	PPB 98%
Darifencin Aristo *Tbl. 7.5(ret.), 15(ret.)mg* **Emselex** *Tbl. 7.5(ret.), 15(ret.)mg*	**Dranginkontinenz, Pollakisurie, imperativer Harndrang** → 773: 1 x 7.5mg p.o., ggf. nach 2W steigern auf 1 x 15mg; **DANI** nicht erf.; **DALI** Child B-C: max. 7.5mg/d
Desfesoterodin Rp	HWZ 7 h, PPB 50%
Tovedeso *Tbl. 3.5(ret.), 7(ret.)mg*	**Dranginkontinenz, Pollakisurie, imperativer Harndrang** → 773: 1 x 3.5mg p.o., max. 1 x 7mg/d; **DANI** CrCl < 30: max. 3.5mg/d; **DALI** Child B: max. 3.5mg/d, Child C: KI; s. FachInfo b. Komb. mit CYP3A4-Hemmern
Fesoterodin Rp	HWZ 7h, PPB 50%
Toviaz *Tbl. 4(ret.), 8(ret.)mg*	**Dranginkontin., Pollakisurie, imp. Harndrang** → 773: 1 x 4mg p.o., max. 1 x 8mg/d p.o.; **DANI** CrCl > 30: 100%, < 30: max. 4mg/d p.o.; **DALI** Child B: max. 4mg/d, Child C: KI
Flavoxat OTC	HWZ 3h PRC B, Lact ?
Spasuret *Tbl. 200mg*	**Dranginkontinenz, Pollakisurie, imperativer Harndrang** → 773: 3-4 x 200mg p.o.
Oxybutynin Rp	HWZ 1.1-2.3h, Q0 1.0, PRC B, Lact ?
Dridase *Tbl. 5mg* **Kentera** *TTS 3.9mg/24h* **Oxybugamma** *Tbl. 2.5, 5mg* **Oxybutynin-ratioph.** *Tbl. 2.5, 5mg* **Spasyt** *Tbl. 5mg* **Vesoxx** *Fertigspr. 10mg/10ml*	**Dranginkontinenz, Pollakisurie, imperativer Harndrang** → 773: 3 x 2.5-5mg p.o.; ini 1 x 5mg (ret.), ggf. steigern um 5mg/W, max. 20mg/d; **Ki. > 5J:** ini 2 x 2.5mg p.o., max. 0.3-0.4mg/kg/d; TTS: alle 3-4d wechseln; **DANI** nicht erforderlich; **Detrusorüberaktivität bei Rückenmarksverletzung oder Meningomyelozele: Ki. 6-12J:** 2-30mg/d intravesikal; **Ki. ab 12J,** Erw.: 10-40mg/d; s.a. FachInfo

Propiverin Rp	HWZ 20h, Q0 0.9, PPB 90%
Mictonetten *Tbl. 5, 10mg* **Mictonorm** *Tbl. 15mg; Kps. 30(ret.), 45(ret.)mg* **Propiges** *Tbl. 5, 15mg* **Propiverin AL** *Tbl. 5, 15mg* **Propiverin HEXAL** *Tbl. 15mg*	**Dranginkontinenz, Pollakisurie, imperativer Harndrang:** 2-3 x 15mg p.o.; 1 x 30-45mg (ret.); **Ki. ab 5J:** 0.8mg/kg/d in 2-3- Einzelgaben; **DANI** CrCl >30: 100%, vors. Anw.; < 30: max. 30mg/d; **DALI** mittelschwere bis schwere LI: Anw. nicht empfohlen

Solifenacin Rp	HWZ 45-68h
Belmacina, Solifemin, Solifenacin 1A, Solifenacin Accord, Vesikur *Tbl. 5, 10mg*	**Dranginkontinenz, Pollakisurie, imperativer Harndrang** → 773**:** 1 x 5mg p.o., ggf. 1 x 10mg; **DANI** CrCl > 30: 100%; < 30: max. 5mg/d; **DALI** Child-Pugh 7-9: max. 5mg/d

Tolterodin Rp	HWZ 1.9-3.7h, PPB 96%, PRC C, Lact -
Detrusitol *Tbl. 1, 2mg; Kps. 4(ret.)mg* **Tolterodin Puren** *Tbl. 1, 2mg; Kps. 4(ret.)mg* **Tolterodin HEXAL** *Tbl. 1, 2mg; Kps. 4(ret.)mg*	**Dranginkontinenz, Pollakisurie, imperativer Harndrang:** 2 x 2mg p.o.; 1 x 4mg (ret.) p.o.; **DANI** CrCl < 30: max. 2mg/d; **DALI** max. 2mg/d

Trospiumchlorid Rp	HWZ 5-21h
Spasmex *Tbl. 5, 15, 30, 45mg* **Spasmolyt** *Tbl. 5, 10, 20, 30, 45mg* **Spasmo-Urgenin TC** *Tbl. 5mg* **Trospi** *Tbl. 30mg* **Urivesc** *Kps. 60(ret.)mg*	**Dranginkontinenz, Pollakisurie, imperativer Harndrang** → 773**, Spasmen der glatten Muskulatur** → 769**:** 3 x 15mg, 2 x 20mg p.o. oder 30-0-15mg; 1 x 60mg (ret.) p.o; **DANI:** CrCl 10-30: max. 20mg/d

A 17.2 Prostatamittel

Wm/Wi (Alfuzosin, Silodosin, Tamsulosin, Terazosin): selektive Blockade von Alpha-1-Rezeptoren in der glatten Muskulatur von Prostata und Blasenhals ⇒ Urinflussrate ↑; **Wm/Wi** (Dutasterid, Finasterid): Hemmung der 5-Alpha-Reduktase ⇒ Umwandlungshemmung von Testosteron in Dihydrotestosteron ⇒ Rückbildung der Hyperplasie; **Wm/Wi** (Silodosin): Antagonismus am Alpha-1A-Rezeptor ⇒ Entspannung der glatten Muskulatur ⇒ Verminderung des Blasenauslasswiderstandes;
UW (Alfuzosin, Tamsulosin, Terazosin): Schwindel, orthostatische Hypotension, Kopfschmerzen, Herzklopfen, retrograde Ejakulation; **UW** (Dutasterid): Potenzstörung, Libidoverlust, Gynäkomastie, Ejakulationsstörung; **UW** (Finasterid): Potenzstörung, Libidoverlust, Gynäkomastie, Ejakulationsstörung, Cave: Tablettenbruch darf von schwangeren Frauen nicht berührt werden! **UW** (Silodosin): retrograde Ejakulation, Anejakulation, Schwindel, orthostatische Hypotonie, Nasenverstopfung, Diarrhoe;
KI (Alfuzosin, Tamsulosin, Terazosin): orthostatische Dysregulation, schwere Leberinsuffizienz; **KI** (Dutasterid, Finasterid): schwere Leberinsuff., Anw. bei Frauen; **KI** (Silodosin): bek. Überempf.

Alfuzosin Rp	HWZ 4-6h, Q0 0.9, PPB 90%
Alfuzosin HEXAL *Tbl. 10(ret.)mg* **Alfuzosin Stada** *Tbl. 5(ret.), 10(ret.)mg* **Alfuzosin Winthrop** *Tbl. 2.5, 5(ret.), 10(ret.)mg* **Uroxatral** *Tbl. 2.5, 10(ret.)mg*	**Benigne Prostatahyperplasie** → 772**:** 2-3 x 2.5mg p.o.; 1-2 x 5mg (ret.); 1 x 10mg (ret.)

Finasterid Rp	HWZ 6-8h, Q0 1.0, PPB 93%
Finamed, Finasterid HEXAL, Finasterid-ratioph., Finasterid Sandoz, Finural, Proscar, Prosmin *Tbl. 5mg*	**Benigne Prostatahyperplasie** → 772: 1 x 5mg p.o.; **DANI** nicht erforderlich; **DALI** keine Daten
Dutasterid Rp	HWZ 3-5W, PPB > 99,5%
Avodart *Kps. 0.5mg* **Dutascar** *Kps. 0.5mg* **Dutasterid Axiromed** *Kps. 0.5mg*	**Benigne Prostatahyperpl.** → 772: 1x0.5mg p.o.; **DANI** nicht erf.; **DALI** leichte bis mittelschwere LI: vorsichtige Anw.; schwere LI: KI
Dutasterid + Tamsulosin Rp	
Duodart *Kps. 0.5 + 0.4mg* **Dutasterid/Tamsulosin Accord** *Kps. 0.5 + 0.4mg* **Tamsublock Duo** *Kps. 0.5 + 0.4mg*	**Benigne Prostatahyperplasie** → 772: 1 x 0.5+0.4mg p.o.; **DANI** nicht erf.; **DALI** leichte b. mittelschwere LI: vorsichtige Anw.; schwere LI: KI
Silodosin Rp	HWZ 40-52h, PPB 95%
Silbesan *Kps. 4, 8mg* **Silodosin AL** *Kps. 4, 8mg* **Urorec** *Kps. 4, 8mg*	**Benigne Prostatahyperpl.** → 772: 1 x 8mg p.o.; **DANI** CrCl 30-50: ini 4mg, ggf. n. 1W 1 x 8mg; < 30: Anw. nicht empf.; **DALI** leichte-mittelschwere LI: 100%; schwere LI: Anw. nicht empf.
Sitosterin (Phytosterol) OTC	
Azuprostat Sandoz *Kps. 65mg* **Harzol** *Kps. 10mg*	**Benigne Prostatahyperplasie** → 772: 3 x 20mg p.o.; 2 x 65mg
Tamsulosin Rp	HWZ 9-13h, Q0 0.9, PPB 99%, PRC B, Lact -
Alna Ocas, Omnic Ocas, Omsula, Prostadil, Tadin, Tamsu-Astellas, Tamsulosin Beta, Tamsulosin HEXAL, Tamsunar *Kps. 0.4(ret.)mg*	**Benigne Prostatahyperplasie** → 772: 1 x 0.4mg (ret.) p.o.; **DANI** nicht erf.; **DALI** KI bei schwerer LI
Terazosin Rp	HWZ 9-12h, Q0 0.95, PPB 92%, PRC C, Lact ?
Flotrin *Tbl. 2, 5, 10mg* **Terablock** *Tbl. 2, 5mg* **Tera Tad** *Tbl. 2, 5, 10mg* **Terazosin HEXAL** *Tbl. 2, 5mg*	**Benigne Prostatahyperplasie** → 772: ini 1 x 1mg p.o., n. 7d 1 x 2mg, Erh.Dos. 2-5mg/d; max. 10mg/d; **DANI** nicht erf.; **DALI** vors. Anw.; schwere LI: Anw. nicht empfohlen

A 17.3 Erektile Dysfunktion

Wm (Alprostadil): Prostaglandinvermittelte Vasodilatation des Corpus cavernosum; **Wm/Wi** (Avanafil, Sildenafil, Tadalafil, Vardenafil): selektive Hemmung der cGMP-spezifischen Phosphodiesterase (PDE5) ⇒ cGMP im Corpus cavernosum bei sex. Erregung ⇒ Relaxierung der glatten Muskulatur ⇒ Bluteinstrom ↑ ⇒ Erektion; **Wm/Wi** (Phentolamin): Alphablocker ⇒ Blutfluss in Schwellkörper ↑; Aviptadil: vasoaktives intestinales Polypeptid ⇒ verhindert venösen Blutabfluss; **Wm/Wi** (Yohimbin): Blockade zentraler Alpha-2-Rez. ⇒ erektionsförd. Efferenzen ↑; **UW** (Avanafil, Sildenafil, Tadalafil, Vardenafil): Kopfschmerz, Flush, Schwindel, Hitzegefühl, verstopfte Nase, Dyspepsie, Muskelschmerzen, Rückenschmerzen; **UW** (Aviptadil + Phentolamin): Hitzegefühl, Kopfschmerzen, Schwindel, Tachykardie, Palpitationen, Bluterguss/ Blutung an Inj.Stelle, Priapismus, Penisfibrose; **UW** (Yohimbin): Tremor, Erregungszustände;

KI (Avanafil): Herzinfarkt, Schlaganfall oder lebensbedrohl. Arrhythmie in den vergang. 6M; anhaltender Hypotonie < 90/50 mmHg od. Hypertonie > 170/100mmHg; instabile AP, AP während des Geschlechtsverkehrs, Herzinsuff. (≥ NYHA II); schwere Leberfktsstrg. (Child C), schwere Nierenfktsstrg. (Krea-Clearance < 30 ml/min); nicht arteriitische anteriore ischämische Optikusneuropathie (NAION); bek. erbliche degen. Netzhauterkr., gleichz. Einnahme starker CYP3A4-Inhibitoren (u.a. Ketoconazol, Ritonavir, Atazanavir, Clarithromycin, Indinavir, Itraconazol, Nefazodon, Nelfinavir, Saquinavir u. Telithromycin); **KI** (Aviptadil + Phentolamin): bek. Überempf., gleichz. Anw. von Antikoagulantien; Penisdeformation, Penisprothese, Leukämie, multipl. Myelom, Sichelzellanämie, Sichelzellanlage; **KI** (Sildenafil, Tadalafil, Vardenafil): bek. Überempf., instabile AP, schwere Herz- oder Leberinsuffizienz, Z.n. Schlaganfall/Herzinfarkt, Retinitis pigmentosa; gleichzeitige Anw. v. Nitraten; **KI** (Yohimbin): Hypotonie

Alprostadil Rp-L!	HWZ 5-10(0.5) min, PRC X, Lact -
Caverject *Inj.Lsg. 10, 20µg* **Muse** *Stäbch. 250, 500, 1000µg* **Viridal** *Inj.Lsg. 10, 20, 40µg* **Vitaros** *Creme 300µg/100mg*	**Erektile Dysfunktion:** ini 1.25-2.5µg intrakavernös, je nach Wi steigern: 2.5-5-7.5-10µg, max. 40µg; Muse: ini 250µg intraurethral, je nach Wi steigern auf 500-1000µg; Vitaros: 300µg intraurethral

Avanafil Rp-L!	HWZ 6-17h PPB 99%, PRC X, Lact -
Spedra *Tbl. 50, 100, 200mg*	**Erektile Dysfunktion:** ini 100mg p.o. 0.5h vor Koitus, je nach Wi Dosisanpassung auf 50 bzw. 200mg, max. 200mg; max. 1 x/d; **DANI** CrCl ≥ 30: 100%; < 30: KI; **DALI** Child A, B: mit niedrigst wirks. Dosis beginnen; C: KI

Aviptadil + Phentolamin Rp-L!	
Invicorp *Inj.Lsg. 25µg+ 2mg*	**Erekt. Dysfunktion:** 25µg+2mg intrakavernös, max. 1x/d bzw. 3x/W; **DANI, DALI** k. A.

Sildenafil Rp-L!	HWZ 4h, Q0 > 0.85, PPB 96%, PRC B, Lact -
Arifil *Tbl. 100mg* **Duraviril, Viagra** *Tbl. 25, 50, 100mg* **Ereq** *Tbl. 50, 100mg* **Sildegra** *Tbl. 25, 50, 100mg; Lingualtbl. 25, 50, 100mg* **SildeHEXAL** *Tbl. 25, 50, 100mg* **Sildenafil-ratioph.** *Tbl. 25, 50, 75, 100mg*	**Erektile Dysfunktion:** ini 50mg p.o. 1h vor Koitus, je nach Wi Dosisanpassung auf 25 bzw. 100mg, max. 100mg; max. 1 x/d; **DALI, DANI** CrCl < 30: ini 25mg

Tadalafil Rp-L!	HWZ 17.5h, PPB 94%
Cialis, Tadalafil Mylan, Tadalafil Stada *Tbl. 5, 10, 20mg* **Tadagis, Tarektin** *Tbl. 10, 20mg*	**Erektile Dysfunktion:** ini 10mg p.o. 0.5-12h vor Koitus, je n. Wi Dosisanpassg. auf 20mg; bei tgl. Anwendung 1 x 2.5-5mg; **DANI** bei schwerer NI max. 10mg; **DALI** max. 10mg

Vardenafil Rp-L!	HWZ 4h, PPB 95%
Levitra *Tbl. 5, 10, 20mg; Lingualtbl. 10mg* **Vardegin** *Tbl. 5, 10, 20mg* **Vardenafil Stada** *Tbl. 5, 10, 20mg* **Vardenaristo** *Tbl. 5, 10, 20mg*	**Erektile Dysfunktion:** ini 10mg p.o. 25-60min vor Koitus, je nach Wi Dosisanpassung auf 5 bzw. 20mg, max. 20mg; max. 1 x/d; **DANI** CrCl < 30: ini 5mg; **DALI** Child A-B max. 10mg

Yohimbin Rp-L!	HWZ 0.6(6) h, PRC N, Lact -
Yocon-Glenwood *Tbl. 5mg*	**Erektile Dysfunktion:** 3 x 5-10mg p.o.

A 17.4 Sexualhormone

A 17.4.1 Androgene

Wm/Wi: Entwicklungsförderung der sekundären männl. Geschlechtsmerkmale, Regulation der Spermienproduktion, Libido ↑, Potentia coeundi ↑, Muskelaufbau ↑, Knochendichte ↑, Talgproduktion ↑; **UW:** Cholestase, Spermatogenesehemmung, Priapismus, beschleunigte Knochenreifung, Virilisierung bei Frauen, Ödeme, Gewicht ↑, Gynäkomastie, Alopezie, Libido ↑, Prostataschmerzen, Kopfschmerzen, Nausea, Polyzythämie; **KI:** Prostata-Ca,Mamma-Ca, Grav.

Testosteron Rp	HWZ 10-100 min (i.m.), PRC X, Lact ?
Andriol *Kps. 40mg* **Androtop** *Gel-Btl. 25, 50mg* **Testim** *Gel 10mg/1g* **Testogel** *Gel-Btl. 25, 50mg* **Testopatch** *TTS 1.2, 1.8, 2.4mg/24h* **Testosteron-Depot** *Amp. 250mg/1ml* **Testoviron-Depot** *Amp. 250mg/1ml* **Tostran 2%** *Gel 20mg/1g*	**Hodenunterfunktion, Hypogonadismus:** ini 120-160mg/d p.o., nach 2-3W 40-120mg/d; 50-100mg alle 1-3W i.m.; 250mg alle 2-4W i.m.; Testopatch: ini 2 Pflaster mit 2.4mg alle 48h; Dosisanpassung nach Testosteronspiegel; Gel: 1 x 40.5-50mg auftragen, max. 100mg/d; **Pubertas tarda:** 1 x/M 250mg i.m. für 3M, evtl. Wdh. nach 3-6M; **Unterdrückung übermäßigen Längenwachstums bei Knaben:** 500mg i.m. alle 2W für 1-2J; **Aplastische, renale Anämie beim Mann:** 250mg 2-3 x/W i.m., max. 1000mg/W

Testosteronundecanoat Rp	HWZ 10-100 min (i.m.), PRC X, Lact ?
Nebido *Inj.Lsg. 1g/4ml*	**Hodenunterfunktion, Hypogonadismus:** 1g alle 10-14W i.m.

A 17.4.2 Antiandrogene

Wm/Wi (Abirateronacetat): Inhibition der 17-Alpha-Hydroxylase (CYP17) → Hemmung der Androgenbiosynthese in Hoden, Nebennieren und im Prostatatumorgewebe; Mineralkortikoidsynthese in Nebennieren ↑; **Wm/Wi** (Bicalutamid, Flutamid): reines Antiandrogen ohne gestagene Wi; **Wm/Wi** (Cyproteronacetat): kompetitiver Antagonismus am Androgenrez., starke gestagene Wi ⇒ LHo ⇒ Testosteron ↓; **Wm/Wi** (Apalutamid, Enzalutamid, Darolutamid): starker Inhibitor des Androgenrez.-Signalwegs; keine agonistische Wi am Androgenrez. ⇒ Wachstum + Zelltod der Krebszellen ↓, Tumorregression; **UW** (Abirateronacetat): periph. Ödeme, Hypokaliämie, Hypertonie, Harnweginfekt, Herzinsuff., HRST, AP, Hypertriglyzeridämie, Hepatotox., Nebenniereninsuff.; **UW** (Apalutamid): Hypothyreose, Hypercholesterinämie, Hypertriglyzeridämie, Krampfanfall, QT-Verlängerung, Exanthem, Pruritus, Fraktur, Arthralgie, Ermüdung, Gewicht ↓, Sturz; **UW** (Cyproteronacetat): Übelkeit, Erbrechen, Gynäkomastie, Libido- und Potenz ↓, Leberfunktionsstrg.; **UW** (Darolutamid): ischämische Herzerkr., Herzinsuffizienz, Exanthem, Extremitäten-/Muskel- und Skelettschmerzen, Frakturen, Fatigue, Neutropenie, Bilirubin/GOT ↑; **UW** (Enzalutamid): Neutropenie, visuelle Halluzinationen, Angst, Kopfschmerzen, kognitive Störung, Gedächtnisstörung, Hitzewallungen, Hypertonie, trockene Haut, Pruritus, Frakturen, Stürze;

KI (Abirateronacetat): bek. Überempf., Grav.; **KI** (Apalutamid): bek. Überempf., Grav.; Frauen, die schwanger werden könnten; **KI** (Cyproteronacetat): Lebererkr., anamnestisch idiopathischer Schwangerschaftsikterus/-pruritus/Herpes gestat., konsumierende Erkrankungen (außer Prostata-Ca), schwere Depressionen, Thromboembolien, Sichelzellenanämie, DM mit Gefäßveränderungen, Jug. vor Ende der Pubertät, Ki., Grav./Lakt.; **KI** (Darolutamid): bek. Überempf., poteziell schwangere Frauen; **KI** (Enzalutamid): bek. Überempf., Grav./Lakt.

Abirateronacetat Rp	HWZ 15h, Q0 0.95, PPB 99%, PRC C, Lact ?
Zytiga *Tbl. 250, 500mg*	**Metastasiertes, kastrationsresistentes, trotz docetaxelhaltiger Chemother. progredientes Prostata-Ca** → 638**:** Männer > 18J: 1 x 1g in Komb. mit 10mg/d Prednison oder Prednisolon (> 2h nach od. 1h vor Mahlzeiten)*; **DANI:** nicht erf.; **DALI:** Child B-C: Anw. nicht empf.
* In klinischen Studien Anwendung nur bei Gabe eines LHRH-Agonisten oder nach Orchiektomie	
Apalutamid Rp	HWZ 3d, PPB 96%
Erleada *Tbl. 60mg*	**Nicht-metastas., kastrationsresist. Prostata-Ca** → 639: 1 x 240mg p.o., mit medikam. od. chir. Kastration komb.; **DANI** leichte bis mäßige NI: 100%; schwere NI: vors. Anw.; **DALI** Child A, B: 100%; C: Anw. nicht empf.
Bicalutamid Rp	HWZ 5.8d, PPB 96%, PRC X, Lact ?
Androcal *Tbl. 50, 150mg* **Bicalutamid beta, Bicalutamid Axcount, Bicalutamid Medac** *Tbl. 50, 150mg* **Bicalutin** *Tbl. 50mg, 150mg* **Casodex** *Tbl. 50, 150mg*	**Fortgeschrittenes Prostata-Ca** → 638**:** 1 x 50mg p.o., Komb. mit medikam. od. chir. Kastration; 1 x 150mg als Monother. oder adjuvant nach Prostatektomie/Bestrahlung; **DANI** nicht erf.; **DALI** leichte LI: 100%, mittlere bis schwere LI: vorsichtige Anw.
Cyproteronacetat Rp	HWZ 38-58h, Q0 1.0, PRC X, Lact -
Androcur *Tbl. 10, 50mg; Amp. 300mg/3ml* **Cyproteronacetat beta** *Tbl. 50, 100mg* **Cyproteronacetat-GRY** *Tbl. 50mg*	**Prostata-Ca** → 638**:** nach Orchiektomie 1-2 x 100mg p.o.; 300mg i.m. alle 14d; ohne Orchiekt. 2-3 x 100mg p.o.; 300mg i.m. alle 7d; **Triebdämpfung bei Sexualdeviation:** ini 2 x 50mg p.o., evtl. nach 4W 2-3 x 100mg, bei Therapieerfolg langsame Dosisreduktion je nach Wi bis 2 x 25mg; 300mg i.m. alle 10-14d; **Androgenisierungserscheinungen bei Frauen:** Zyklustag 1-10: 100mg p.o., Komb. mit Östrogen, s. FachInfo; **DALI** KI bei LI
Darolutamid Rp	HWZ 20h , PPB 92%,
Nubeqa *Kps. 300mg*	**Nicht-metastasierendes, kastrationsresist. Prostata-Ca** → 639**:** 2 x 600mg p.o.; **DANI** CrCl > 30: 100%, < 30: ini 2 x 300mg; **DALI** Child-Pugh A: 100%; B, C: ini 2 x 300mg

Enzalutamid Rp	HWZ 5.8d, PPB 97%,
Xtandi Kps. 40mg	**Metast. Prostata-Ca n. Versagen einer Androgenentzugsther. od. während/nach CTX mit Docetaxel** → 639: 1 x 160mg p.o.; **DANI** CrCl > 30: 100%, < 30: vors. Anw.; **DALI** Child-P. A: 100%; B: vors. Anw.; C: Anw. nicht empf.

Flutamid Rp	HWZ 9.6(5-6)h, Q0 1.0, PRC D, Lact ?
Fluta Cell *Tbl. 250mg* **Flutamid AL** *Tbl. 250mg* **Flutamid biosyn** *Tbl. 250mg*	**Prostata-Ca** → 638: 3 x 250mg p.o.; **DANI, DALI** vorsichtige Anwendung

A 17.4.3 Gn-RH-Antagonisten

Wm/Wi: Antagonismus am Gonadotropin-Releasing-Hormon-Rezeptor ⇒ LH↓, FSH↓ ⇒ hormonelle Kastration ohne initialen Testosteronanstieg;
UW: Hitzewallungen, Reaktionen an der Injektionsstelle, Schlaflosigkeit, Schwindel, Kopfschmerzen, Übelkeit, Hyperhidrosis, Transaminasen↑, Schüttelfrost, Pyrexie, Asthenie, Müdigkeit, grippeähnliche Symptome, Gewicht↑; **KI**: bek.Überempf., Frauen, Kinder

Degarelix Rp	HWZ 28d, PPB 90%, PRC X, Lact -
Firmagon *Inj.Lsg. 80, 120mg*	**Fortgeschrittenes Prostata-Ca** → 638: ini 2 x 120mg s.c., dann 1 x 80mg alle 4W; **DANI, DALI** leichte bis mittelschwere NI/LI: nicht erforderlich; schwere NI/LI: keine Daten

A 17.4.4 Gn-RH-Agonisten

Wm/Wi (Gonadorelin): natürliches Releasing-Hormon für LH + FSH, diese unterhalten Entwicklung u. Fkt. der Gonaden; **Wm/Wi** (Triptorelin): LHRH-Analogon ⇒ Inhibition der LH-Sekretion ⇒ Testosteron ↓, initial Testosteronanstieg mögl.; **UW** (Gonadorelin): Schlafstörungen, Unruhe, Agitiertheit, Hodentorsion; **UW** (Triptorelin): Hitzewallungen, Größe der Genitalien ↓, Skelettschmerzen, Schmerzen an Inj.stelle, Rücken-/Beinschmerzen, Müdigkeit, Brustkorbschmerzen, Asthenie, periphere Ödeme, Hypertonie, Gynäkomastie, Obstipation, Diarrhoe, Übelkeit, Bauchschmerzen, Dyspepsie, abnorme Leberfkt., aP ↑, Gicht, Arthralgie, Aufflammen des Tumors, Kopfschmerzen, Schwindel, Beinkrämpfe, Schlaflosigkeit, Impotenz, Anorexie, Libido ↓, Husten, Dyspnoe, Pharyngitis, Exanthem, Augenschmerzen, Konjunktivitis, Dysurie, Harnverhalt; **KI** (Gonadorelin): bek. Überempf.; Anw. b. Früh- u. Neugeborene; **KI** (Triptorelin): bek. Überempf.

Buserelin Rp	HWZ 50-80min, PRC X, Lact -
Profact Depot 2 *Implantat 6.3mg* **Profact Depot 3** *Implantat 9.45mg* **Profact nasal** *Spray (1Hub = 0.1mg)* **Profact pro injectione** *Inj.Lsg. 5.5mg/5.5ml* **Suprefact Depot** *Implantat 6.3mg, 9.45mg*	**Fortgeschrittenes Prostata-Ca** → 638: 6.3mg alle 2M s.c.; 9.45mg alle 3M s.c.; 6 x 0.2mg/d nasal; 3 x 0.5mg s.c.; 5d vor Ther. Gabe von Antiandrogen, dann für 3-4W Komb. mit Antiandrogen

Gonadorelin Rp	HWZ 5 min, PPB <15%
Kryptocur *Spray 0.2mg/Sprühstoß*	**Ein-/beiseitiger Hodenhochstand:** 3 x/d 1 Sprühstoß in jedes Nasenloch für 28d; **DANI, DALI** k. A.

Goserelin Rp	HWZ 2.3-4.2h, Qo 0.4, PRC X, Lact -
Zoladex *Implantat 3.6, 10.8mg*	**Fortgeschr. Prostata-Ca** → 638: 3.6mg 1 x/M s.c.; 10.8mg alle 3M s.c.; **DANI** nicht erf.
Leuprorelin Rp	HWZ 2.9h
Eligard *Inj.Lsg. 7.5, 22.5, 45mg* **Enantone-Monatsdepot** *Fertigspr. 3.75mg/1ml* **Leuprone HEXAL** *Implantat 3.78mg/1ml, 5.25mg/1ml* **Trenantone** *Fertigspr. 11.25mg/1ml* **Sixantone** *Fertigspr. 28.58mg/1ml*	**Fortgeschrittenes Prostata-Ca** → 638: 3.75mg s.c. alle 4W; 11.25mg s.c. alle 3M; 28.58mg s.c. alle 6M; Eligard: 7.5mg s.c alle 4W; 22.5mg s.c. alle 3M; **DANI** nicht erforderlich
Triptorelin Rp	HWZ 2.8h, PPB 0%, PRC X, Lact ?
Pamorelin LA *Inj.Lsg. 3.75, 11.25, 22.5mg* **Salvacyl** *Inj.Lsg 11.25mg*	**Fortgeschr. Prostata-Ca** → 638: 3.75mg alle 4W, 11.25mg alle 3M, 22.5mg alle 6M i.m.; **schwere sexuelle Abnormität bei Männern:** Salvacyl: 11.25mg alle 12W i.m.; **DANI, DALI** nicht erf.

A 17.5 Urolithiasismittel

Wm/Wi (Citrat): Urinalkalisierung; **Wm/Wi** (Methionin): Urinansäuerung

Citronensäure + Natriumcitrat OTC	
Blemaren N *Brausetbl. 1197+835.5mg*	**Harnalkalisierung, Harnsäure-/-oxalatsteine** → 770, **Zystinsteine** → 771: 3 x 1-2Tbl. p.o.
Kalium-Natrium-Hydrogencitrat OTC	
Uralyt-U *Gran. (1 Messl. = 2.5g)*	**Harnalkalisierung bei Zytostatikather., Harnsäure-, Harnsäureoxalat-/Kalziumsteine** → 770, **Zystinsteine** → 771: 1-1-2 Messl. p.o.
Methionin OTC	HWZ 1-2h
Acimethin, Acimol, Methionin HEXAL *Tbl. 500mg*	**Harnansäuerung zusätzl. bei Harnwegsinf., Infekt-,** → 770, **Phosphatsteinen** → 771: 3 x 500-1000mg p.o.

A 17.6 Kationenaustauscher

Wm/Wi (Natriumzirkoniumh.,Partiromer): nicht resorbierbares Kationenaustauschpolymer ⇒ bindet Kalium im GI-Trakt ⇒ fäkale Kaliumausscheidung ↑; **Wm/Wi** (Polysulfonsäure): enterale Zufuhr eines unlöslichen Kunststoffs mit Sulfonsäure als Grundgerüst, Austausch von Kationen zur Neutralisierung der Säure entspr. dem Konzentrationsverhältnis im Darmlumen ⇒ Bindung von Kalium; **UW** (Partiromer): Hypomagnesiämie, Obstipation, Diarrhoe, Bauchschmerzen, Flatulenz; **UW** (Natriumzirkoniumh.): Hypokaliämie, Ereignisse in Zusammenhang mit Ödemen; **UW** (Polysulfonsäure): Übelkeit, Erbrechen, Obstipation, Hyperkalzämie; **KI** (Natriumzirkoniumh.,Partiromer): bek. Überempf.
KI (Polysulfonsäure): Hypokaliämie, Hyperkalzämie, stenosierende Darmerkr.

Natriumzirkoniumhydrogencyclohexasilicat-Hydrogen Rp	
Lokelma *Btl. 5, 10g*	**Hyperkaliämie** → 554: ini 3 x 10g p.o., Erh.Dos. 5g alle 2d bis 1 x 5-10g
Patiromer Rp	
Veltassa *Btl. 8.4, 16.8,g*	**Hyperkaliämie** → 554: 1 x 8.4g p.o., ggf. steigern, max. 25.2g/d
Polysulfonsäure Rp	
Anti-Kalium Na *Btl. 15g* **CPS Pulver** *Btl. 15g* **Resonium A** *Dose 500g*	**Hyperkaliämie** → 554: 2-4 x 15g p.o.; 1-2 x 30g in 150-200 ml Wasser rekt. als Einlauf; **NG, Ki.:** 0.5-1g/kg in mehreren ED

A 17.7 Phosphatbinder → 113

A 17.8 Weitere Urologika

Wm/Wi (Dapoxetin): Serotonin-Reuptake-Hemmung ⇒ Neurotransmitter-Wi auf prä-/postsynaptische Rez. ↑; **Wm/Wi** (Duloxetin): kombinierte Serotonin- und Noradrenalin-Reuptake-Hemmung ⇒ Neurotransmitter-Konz. im sakralen Rückenmark ↑ ⇒ N.-pudendus-Stimulat. ↑ ⇒ Tonus des Harnröhrenschließmuskels ↑; **Wm/Wi** (Pentosanpolysulfat): Ausscheidung als Glykosaminoglykane in Urin ⇒ Bindung an die geschädigte Blasenschleimhaut;
UW (Dapoxetin): Schwindel, Kopfschmerzen, Übelkeit, Insomnie, Angstzust., Agitation, Libido ↓, Ruhelosigkeit, Somnolenz, Aufmerksamkeitsstrg., Tremor, Parästhesien, Tinnitus, Erröten, NNH-Verstopfung, Verschwommensehen, Durchfall, Erbrechen, Obstipation, Abdominalschmerz, Hyperhidrose, erektile Dysfunktion, Müdigkeit, Hypotonie; **UW** (Duloxetin): Schlaflosigkeit, trockener Mund, Durst, Übelkeit, Erbrechen, Obstipation, Diarrhoe, Müdigkeit, Angst, Libido ↓, Anorgasmie, Kopfschmerzen, Schwindel, Tremor, Verschwommensehen, Nervosität, Schwitzen ↑, Lethargie, Pruritus, Schwäche; **UW** (Pentosanpolysulfat): Infekte, Influenza, Kopfschmerzen, Schwindel, Übelkeit, Diarrhoe, Dyspepsie, Unterleibschmerzen, Abdomen ↑, rektale Blutungen, periph. Ödem, Haarausfall, Rückenschmerzen, häufiger Harndrang, Asthenie, Beckenschmerzen,
KI (Dapoxetin): bek. Überempf., bek. kardiale Vorerkr.; gleichz. Beh. mit MAO-Hemmern, Thioridazin, SSRI, CYP3A4-Hemmern, Leberfunktionsstrg. (Child B, C), < 18J; **KI** (Duloxetin): Leberfunktionsstrg., Grav./Lakt.; **KI** (Pentosanpolysulfat): bek. Überempf., aktive Blutungen

Dapoxetin Rp-L!	HWZ 19h
Priligy *Tbl. 30, 60mg*	**Ejaculatio praecox:** 18-64J: 1 x 30-60mg p.o. 1-3h vor sexueller Aktivität; **DANI** leichte bis mittelschwere NI: vorsicht. Anw., schwere NI: nicht empf.; **DALI** Child B, C: KI
Duloxetin Rp	HWZ 8-17h
Dulovesic *Kps. 20, 40mg* **Duloxetin-ratioph. Uro** *Kps. 20, 40mg* **Yentreve** *Kps. 20, 40mg*	**Belastungsinkont. b. Frauen** → 773: 2 x 40mg p.o., ggf. Dosisred. n. 4W auf 2 x 20mg, je n. UW; **DANI** CrCl 30-80: 100%; < 30: KI; **DALI** KI
Pentosanpolysulfat-Natrium Rp	HWZ 24-34h
Elmiron *Kps. 100mg*	**Chron. Blasenschmerzen durch Glomerulationen od. Hunner-Läsionen:** 3 x 100mg p.o. **DANI, DALI** keine Daten, vorsichtige Anw.

A 18 Gynäkologie – Arzneimittel

A 18.1 Hormonpräparate

A 18.1.1 Östrogene

Wi (Estradiol/Estradiolvalerat): synthetisches 17b-Estradiol, das mit dem körpereigenen humanen Estradiol chemisch und biologisch identisch ist, substituiert den Verlust der Östrogenproduktion bei menopausalen Frauen und mindert die damit verbundenen Beschwerden; beugt dem Verlust an Knochenmasse nach der Menopause/Ovarektomie vor;
Wi (konjugierte Östrogene): substituieren den Verlust der Östrogenproduktion bei menopausalen Frauen und mindern die damit verbundenen Beschwerden; sie beugen dem Verlust an Knochenmasse nach der Menopause/Ovarektomie vor;
Hinweis: Die alleinige Anwendung von Östrogenen (ohne regelmäßigen Zusatz von Gestagenen) darf nur bei hysterektomierten Frauen erfolgen;
UW: Mammakarzinom, Endometriumhyperplasie, Endometriumkarzinom, Ovarialkarzinom, venöse Thromboembolien, KHK, Schlaganfall, Erkrankung der Gallenblase, Chloasma, Erythema multiforme, Erythema nodosum, vaskuläre Purpura, wahrscheinliche Demenz bei Frauen $\geq$ 65 J.;
KI: bek. Überempf., bestehender oder früherer Brustkrebs bzw. ein entsprechender Verdacht, östrogenabhängiger maligner Tumor bzw. ein entspr. Verdacht (v.a. Endometriumkarzinom), nicht abgeklärte Blutung im Genitalbereich, unbehandelte Endometriumhyperplasie, frühere/bestehende venöse thromboembolische Erkr. (v.a. tiefe Venenthrombose, Lungenembolie), bekannte thrombophile Erkrankungen (z. B. Protein-C-, Protein-S- oder Antithrombin-Mangel), bestehende oder erst kurze Zeit zurückliegende arterielle thromboembolische Erkrankungen (v.a. Angina pectoris, Myokardinfarkt), akute Lebererkrankung oder zurückliegende Lebererkrankungen (solange sich die relevanten Leberenzymwerte nicht normalisiert haben), Porphyrie

Estradiol (oral) Rp	HWZ 1h, PRC X, Lact -
Femoston mono *Tbl. 2mg*	**Postmenopausale Hormonsubstitution bei Östrogenmangelsymptomen, Osteoporose-Pro. bei postmenopausalen Frauen mit hohem Frakturrisiko und Unverträglichkeit oder KI gg. andere zur Osteoporose-prävention zugelassene Arzneimittel:** 1 x 2mg p.o.; **DANI:** auf Flüssigkeitsretention achten; **DALI:** KI bei akuter Lebererkr. oder erhöhten Leberenzymen
Estradiol Jenapharm *Tbl. 2mg* **Estrifam** *Tbl. 1, 2mg* **Gynokadin** *Tbl. 2mg* **Progynova 21 (mite)** *Tbl. 1, 2mg*	**Postmenopausale Hormonsubstitution bei Östrogenmangelsymptomen:** 1 x 1-2 Tbl. p.o.; **DANI:** auf Flüssigkeitsretention achten; **DALI:** KI bei akuter Lebererkr. oder erhöhten Leberenzymen

Estradiol (transdermal) Rp	HWZ 1 h, PRC X, Lact -
Estradot *TTS 25, 37.5, 50, 75, 100µg/24h* **Fem7** *TTS 50µg/24h*	**Postmenopausale Hormonsubstitution bei Östrogenmangelsympt., Osteoporose-Pro. bei postmenopausalen Frauen mit hohem Frakturrisiko und Unverträgl./KI gg. and. zur Osteoporosepräv. zugel. Arzneimittel** → 568: Estradot: 2 x/W 25-100µg/24h; Fem7: 1x/W 50µg/24h; **DANI:** auf Flüssigkeitsretention achten; **DALI:** KI bei akuter Lebererkr. oder erhöhten Leberenzymen
Dermestril *TTS 25, 50µg/24h* **Dermestril-Septem** *TTS 25, 50, 75µg/24h* **Estreva** *Gel 0.1%* **Gynokadin** *Gel 0.06%* **Lenzetto** *Dosierspray (1.53mg/Sprühstoß)*	**Postmenopausale Hormonsubstitution bei Östrogenmangelsymptomen:** TTS: 1-2 x/W 25-100µg/24h; Gel: 1 x tgl. 0.5-3mg auf die Haut auftragen; Dosierspray: ini 1 x 1.53mg auf Unterarmhaut, je n. Ansprechen steigern, max. 4.59mg/d; **DANI:** auf Flüssigkeitsretention achten; **DALI:** KI bei akuter Lebererkr. oder erhöhten Leberenzymen
Estriol Rp	HWZ 0.5-1 h
Estriol Jenapharm *Tbl. 2mg* **OeKolp** *Tbl. 2mg* **Ovestin** *Tbl. 1mg*	**Postmenopausale Hormonsubstitution bei Östrogenmangelsymptomen:** ini 1 x 2-4mg p.o., nach einigen W 1 x 1-2mg; **DANI:** auf Flüssigkeitsretention achten; **DALI:** KI bei akuter Lebererkr. oder ↑ Leberenzymen
Konj. Östrogene Rp	HWZ 4-18.5 h, PRC X, Lact -
Presomen 28 *Tbl. 0.3, 0.6*	**Postmenop. Hormonsubst. bei Östrogenmangelsympt., Osteoporose-Pro. bei postmenopausalen Frauen mit hohem Frakturrisiko und Unverträgl./KI gg. andere zur Osteoporoseprävention zugel. Arzneimittel** → 568: 1 x 0.3-1.25mg p.o.; **DANI:** auf Flüssigkeitsretention achten; **DALI:** KI bei akuter Lebererkr. oder ↑ Leberenzymen

A 18.1.2 Gestagene

Wi (Chlormadinon): ausgeprägte antiöstrogene Wirkung, hemmt Uteruswachstum und Proliferation des Endometriums, sekretorische Transformation des Endometriums, hemmt Hyperplasie des Endometriums, Tubenmotilität ↓, Zervikalsekret: Menge ↓ u. Viskosität ↑, in hoher Dosierung Gonadotropinsekretion ↓, antiandrogene Partialwirkung durch Verdrängung der Antiandrogene von Androgenrezeptoren an den Erfolgsorganen (Haarfollikel, Talgdrüsen), geringe glukokortikoide Wirkung in hoher Dosierung, keine androgene Partialwirkung, dosisabhängige Verschlechterung der Insulinsensibilität;
Wi (Dienogest): antiandrogene und starke gestagene Wirkung, keine signif. androgenen/mineralokortikoiden/glukokortikoiden Eigenschaften, verringert bei Endometriose die endogene Estradiolproduktion, führt bei kontinuierlicher Gabe zu einem hypoöstrogenen und hypergestagenen endokrinen Zustand mit folgernder Atrophie endometrischer Läsionen;

Wi (Dydrogesteron): bewirkt volle sekretorische Transformation des unter Östrogeneinfluss aufgebauten Endometriums; in additiver Gabe Verringerung des östrogenbedingten Risikos einer Endometriumhyperplasie und/oder -karzinoms; keine östrogene, androgene, thermogene, anabole oder kortikoide Aktivität;
Wi (Medroxyprogesteronacetat): blockiert die Proteinsynthese im Zellkern, dadurch Bildung von Östrogenrezeptoren ↓ u. Verringerung des wachstumsfördernden Östrogeneffekts, in hoher Dosierung direkte zytotoxische Wi auf den Tumor durch Störung der DNA- u. RNA-Synthese und Blockade des E2-Rezeptors, FSH- u. LH-Sekretion der Hypophyse ↓; ACTH-Sekretion ↓ ⇒ Kortisol- u. Androgenspiegel ↓; Hemmung der Hormonsynthese in der Nebennierenrinde; Östrogenaktivität ↓ durch Erhöhung der Aktivität von 17-ß-Steroid-Dehydrogenase (Umbau Estradiol in Estron), Förderung der Bildung von 5-Alpha-Reduktase in Leber (Abbau zirkulierenden Androgens u. Vermind. der Umwandlung von Androgen in Estrogen);
Wi (Megestrolacetat): hemmt RNA-Synthese u. Proteinsynthese ⇒ Abnahme zytoplasmat. Östrogenrez.; direkter östrogenunabh. wachstumshemmender Effekt; hohe Affinität zu Progesteronrez., deutliche Affinität zu Androgen- u. Glukokortikoidrez.; FSH-Ausschüttung ↓ ⇒ Östrogen- und Androgensynthese ↓; Aufhebung des wachstumsstimulierenden Effekts von Östrogenen; Reduktion des hypophysären LH-Gehalts u. der LH-Sekretion;
Wi (Progesteron): entspricht in seiner Struktur der physiol. Form des im Verlauf des weibl. Ovarialzyklus sezernierten Gelbkörperhormons, bewirkt sekret. Transformation des Endometriums, reduziert östrogeninduziertes Risiko einer Endometriumhyperplasie;
UW: s. jeweilige Fach-Info;
KI (Chlormadinon): Brustkrebs, nicht abgeklärte Vaginalblutungen, vorausgegangene/besteh. Lungenembolie/venöse Thrombose, kürzlich vorangegangene/bestehende arterielle Thrombose, schwere Lebererkrankungen (noch pathol. Leberwerte), cholestatischer Ikterus, vorausgegangene/bestehende Lebertumoren, Porphyrie, bek. Überempf., Grav./Lakt.;
KI (Dienogest): bestehende venöse thromboembolische Erkrankungen, vorausgegangene/ best. arterielle u. kardiovaskuläre Erkrankungen, Diabetes mellitus mit Gefäßbeteiligung, bestehende/vorausgegangene schwere Lebererkr. (noch pathol. Leberwerte), bestehende/ vorausgegangene benigne/maligne Lebertumoren, bek. od. vermutete sexualhormonabhängige maligne Tumoren, nicht abgeklärte Vaginalblutungen, bek. Überempf., Grav./Lakt.;
KI (Dydrogesteron): schwere akute/chron. Lebererkr., Strg. im Stoffwechsel d. Gallenfarbstoffe (z.B. Dubin-Johnson-, Rotor-Syndr.), idiopathischer Grav.-Ikterus in der Vorgeschichte, Lebertumoren, Hypertonie, nicht abgegeklärte Vaginalblutungen, Thrombophlebitis, thromboembolische Erkrankungen, Hypercholesterinämie, bekannter oder V.a. gestagenabhängigen Tumor, bek. Überempf. Grav./Lakt.;
KI (Medroxyprogesteronacetat): Thromboembolien, Thrombophlebitis, apoplektischer Insult (auch Z.n.), Hyperkalzämie bei Pat. mit Knochen-metastasen, schwere Leberfktstrg., schwerer Diabetes mellitus, schwere arterielle Hypertonie, verhaltener Abort, bekannte Überempfindlichkeit, Grav., erste 6W d. Lakt.;
KI (Megestrolacetat): schwere Leberfktstrg., Thrombophlebitis, thromboembolische Erkrankungen, bek. Überempf., Grav./Lakt.;
KI (Progesteron): schwere akute/chron. Lebererkrankung, Strg. im Stoffwechsel der Gallenfarbstoffe (z.B. Dubin-Johnson-, Rotor-Syndr.), Leberzell-tumoren, maligne Tumoren der Brust/Genitalorgane, nicht abgeklärte Vaginalblutungen, Thrombophlebitis, thromboembolische Erkrankungen, Z.n. Herpes gestationis, Hirnblutung, Porphyrie, bek. Überempf. (auch gegen Soja, Erdnuss), Grav./Lakt.

Chlormadinon Rp	HWZ 39h
Chlormadinon Jenapharm *Tbl. 2mg*	**Oligo-, Poly- u. Hypermenorrhoe:** 1 x 2-4mg p.o. vom 16.-25. Zyklustag; **funktionelle Dysmenorrhoe:** 1 x 2mg für 10-14d bis zum 25. Zyklustag; **Endometriose:** 1 x 4mg, max. 10mg für 4-6M; **sek. Amenorrhoe:** 1 x 2mg vom 16.-25. Zyklustag + Östrogen; **DALI** KI bei akuten/chronischen Lebererkr.
Dienogest Rp	HWZ 9h
Visanne *Tbl. 2mg*	**Endometriose** → 775**:** 1 x 2mg p.o. möglichst zur selben Zeit einnehmen; **DANI** nicht erf.; **DALI** KI bei schw. Lebererkr.
Dydrogesteron Rp	HWZ 7h
Duphaston *Tbl. 10mg*	**Zyklusstrg. bei Corpus-luteum-Insuffizienz:** 1 x 10-20mg p.o. v. 12.-26. Zyklustag; **klimakterische Beschwerden:** 1 x 10-20mg vom 15.-28. Zyklustag + Östrogen; **DALI** KI bei schwerer Leberfunktionsstörung
Medroxyprogesteronacetat Rp	HWZ 24-50h; HWZ i.m.: 30-40d, Qo 0.55
MPA HEXAL *Tbl. 250, 500mg*	**Metastasiertes Mamma-Ca** → 627**:** 300-1000mg/d p.o. in 1-3ED; **Endometriumkarzinom:** 300-600mg/d; **DALI** KI bei schwerer Leberfunktionsstörung
Megestrolacetat Rp	HWZ 15-20h
Megestat *Tbl. 160mg*	**Mamma-Ca** → 627**:** 1 x 160mg p.o.; **Endometriumkarzinom:** 1 x 80-320mg; **DALI** KI bei schwerer Leberfunktionsstörung
Progesteron Rp	
Famenita *Kps. 100, 200mg* **Progestan** *Kps. 100mg* **Utrogest** *Kps. 100, 200mg* **Utrogestan** *Kps. 100mg*	**Endometriumprotektion bei Östrogenbeh. wg. peri-/postmenopausaler Östrogenmangelbeschwerden oder nach chirurgisch induzierter Menopause:** 200-300mg/d: 2 Kps. abends vor dem Schlafengehen, ggf. zusätzl. 1 Kps. morgens vor dem Frühstück; **zur sequenziellen Progesteronsubst. und komb. Ther. mit Östrogenen peri-/postmenopausal:** Einnahme über gewöhnlich 12d pro 28-tägigem Anwendungszyklus, beginnend mit 10. Tag der Östrogenbehandlung; **DALI** KI bei schwerer Leberfunktionsstörung
Diverse andere Gestagene in Kombination mit Östrogenen, s. hormonelle Kontrazeptiva → 420	

A 18.1.3 Kombinationspräparate (Östrogene + Gestagene), synthetische Steroide

Wi, UW, KI: s. Östrogene → 411 und Gestagene → 412;
Östrogene fördern das Endometriumwachstum und erhöhen bei ungehinderter Gabe das Risiko von Endometriumhyperplasie und -karzinom. Die Kombination mit einem Gestagen reduziert das östrogenbedingte Riskio einer Endometriumhyperplasie deutlich.

Estradiol + Cyproteronacetat Rp	
Climen *Tbl. 2+1mg*	**Postmenopausale Hormonsubstitution bei Östrogenmangelsympt., Osteoporose-Pro. bei postmenopausalen Frauen mit hohem Frakturrisiko und Unverträgl./KI gg. and. zur Osteoporosepräv. zugel. Arzneimittel** → 568**:** 1 x 1 Tbl. (zyklisch); **DANI:** auf Flüssigkeitsretention achten; **DALI:** KI bei akuter Lebererkr. oder ↑ Leberenzymen
Estradiol + Dienogest	
Lafamme *Tbl. 1+2mg, 2+2mg*	**Postmenopausale Hormonsubstitution bei Östrogenmangelsymptomen:** 1 x 1 Tbl. (kontinuierlich kombiniert); **DANI:** auf Flüssigkeitsretention achten; **DALI:** KI bei akuter Lebererkr. oder ↑ Leberenzymen
Estradiol + Drospirenon	
Angeliq *Tbl. 1+2mg*	**Postmenopausale Hormonsubstitution bei Östrogenmangelsympt., Osteoporose-Pro. bei postmenopausalen Frauen mit hohem Frakturrisiko und Unverträgl./KI gg. and. zur Osteoporosepräv. zugel. Arzneimittel** → 568**:** 1 x 1 Tbl. (kontinuierlich kombiniert); **DANI:** auf Flüssigkeitsretention achten; **DALI:** KI bei akuter Lebererkr. oder ↑ Leberenzymen
Estradiol + Dydrogesteron Rp	
Femoston *Tbl. 1+5mg, 1+10mg, 2+10mg* **Femoston conti** *Tbl. 1+5mg* **Femoston mini** *Tbl. 0.5+2.5mg*	**Postmenopausale Hormonsubstitution bei Östrogenmangelsympt., Osteoporose-Pro. bei postmenopausalen Frauen mit hohem Frakturrisiko und Unverträgl./KI gg. and. zur Osteoporoseprävetion zugelassene Arzneimittel** → 568**:** 1 x 1 Tbl. (Femoston: kontinuierlich sequenziell, Femoston conti, mini: kontinuierlich kombiniert); **DANI:** auf Flüssigkeitsretention achten; **DALI:** KI bei akuter Lebererkr. oder ↑ Leberenzymen

Estradiol + Levonorgestrel Rp	
Östronara *Drg. 2+0,075mg*	**Postmenopausale Hormonsubstitution bei Östrogenmangelsympt., Osteoporose-Pro. bei postmenopausalen Frauen mit hohem Frakturrisiko und Unverträgl./KI gg. and. zur Osteoporosepräv. zugel. Arzneimittel** → 568: 1 x 1 Tbl. (kontinuierlich sequenziell); **DANI:** auf Flüssigkeitsretention achten; **DALI:** KI bei akuter Lebererkr. oder ↑ Leberenzymen
Cyclo-Progynova *Tbl. 2+0.15mg* **Fem 7 Combi** *TTS 50µg+10µg/24h* **Fem 7 Conti** *TTS 50µg+7µg/24h* **Wellnara** *Tbl. 1+0,04mg*	**Postmenopausale Hormonsubstitution bei Östrogenmangelsymptomen:** 1 x 1 Tbl. (Cyclo-Progynova, Klimonorm: zyklisch, Wellnara: kontinuierlich sequenziell); TTS: 1 x/W (Fem7 Combi kontin. sequenziell, Fem7 Conti kontinuierlich kombiniert); **DANI:** auf Flüssigkeitsretention achten; **DALI:** KI bei akuter Lebererkr. oder ↑ Leberenzymen
Estradiol + Medroxyprogesteron Rp	
Indivina *1+2.5, 1+5, 2+5mg*	**Postmenopausale Hormonsubstitution bei Östrogenmangelsympt., Osteoporose-Pro. bei postmenopausalen Frauen mit hohem Frakturrisiko und Unverträgl./KI gg. and. zur Osteoporosepräv. zugel. Arzneimittel** → 568: 1 x 1 Tbl. (zyklisch); **DANI:** auf Flüssigkeitsretention achten; **DALI:** KI bei akuter Lebererkr. oder ↑ Leberenzymen
Estradiol + Norethisteronacetat Rp	
Activelle *Tbl. 1+0.5mg* **Clionara** *Tbl. 2+1mg* **Cliovelle** *Tbl. 1+0.5mg* **Kliogest N** *Tbl. 2+1mg* **Novofem** *Tbl. 1+1* **Sequidot** *TTS 0.51+4.8mg* **Trisequens** *Tbl. 2+0/2+1/1+0mg*	**Postmenopausale Hormonsubstitution bei Östrogenmangelsympt., Osteoporose-Pro. bei postmenopausalen Frauen mit hohem Frakturrisiko und Unverträgl./KI gg. and. zur Osteoporosepräv. zugel. Arzneimittel** → 568: 1 x 1 Tbl. (kontinuierlich kombiniert, nur Trisequens: kontinuierlich sequenziell); TTS: 2 x/W 1 Pflaster (kontin. sequenziell); **DANI:** auf Flüssigkeitsretention achten; **DALI** KI bei akuter Lebererkr. oder ↑ Leberenzymen
Ethinylestradiol + Cyproteronacetat Rp	
Attempta-ratioph. *Tbl. 2+0.035mg* **Cyproderm** *Tbl. 2+0.035mg* **Diane 35** *Tbl. 2+0.035mg* **Morea sanol** *Tbl. 2+0.035mg*	**Androgenisierungserschein. der Frau (Akne Hirsutismus, androgen. Alopezie):** 1 x 1Tbl f. 21d, dann 7d Pause (wirkt auch kontrazeptiv **DANI:** auf Flüssigkeitsretention achten; **DALI** KI bei akuter Lebererkr. oder ↑ Leberenzymen

Konj. Östrogene + Medrogeston Rp	
Presomen 28 compositum *Tbl. 0.3+5mg, 0.6+5mg* **Presomen conti** *Tbl. 0.6+2mg*	**Postmenopausale Hormonsubstitution bei Östrogenmangelsympt., Osteoporose-Pro. bei postmenopausalen Frauen mit hohem Frakturrisiko und Unverträgl./KI gg. and. zur Osteoporosepräv. zugel. Arzneimittel** → 568: 1 x 1 Tbl. (Presomen conti: kontinuierl. kombiniert, Presomen 28 compositum: kontinuierlich sequenziell); **DANI:** auf Flüssigkeitsretention achten; **DALI:** KI bei akuter Lebererkr. oder ↑ Leberenzymen

Tibolon Rp	HWZ (6h)
Livial *Tbl. 2.5mg* **Liviella** *Tbl. 2.5mg* **Shyla** *Tbl. 2.5mg* **Tibolon Aristo** *Tbl. 2.5mg*	**Klimakterische Beschwerden:** 1 x 1 Tbl. abends; **DANI:** auf Flüssigkeitsretention achten; **DALI:** KI bei akuter Lebererkr. oder ↑ Leberenzymen

A 18.1.4 Selektive Östrogenrezeptor-Modulatoren

Wm/Wi (Raloxifen): Bindung an Östrogenrezeptoren ⇒ selektive Expression östrogenregulierter Gene ⇒ Knochendichte ↑, Gesamt- + LDL-Cholesterin ↓;
UW (Raloxifen): Wadenkrämpfe, erhöhtes Risiko thromboembolischer Erkrankungen, Ödeme, Hitzewallungen, Schläfrigkeit, Urtikaria, Mundtrockenheit;
KI (Raloxifen): thromboemb.Erkrankung in der Anamnese, Frauen im gebärfähigen Alter, schw. Leber- und Niereninsuff., Endometrium-/Mammakarzinom, nicht abgeklärte Uterusblutung

Raloxifen Rp	HWZ 27.7h, Qo 0.9, PRC X, Lact ?
Evista *Tbl. 60mg* **Optruma** *Tbl. 60mg* **Raloxifen HEXAL** *Tbl. 60mg* **Raloxifen Stada** *Tbl. 60mg*	**Therapie der Osteoporose bei postmenopausalen Frauen** → 568: 1 x 60mg p.o; **DANI** KI bei schwerer NI; **DALI** KI

A 18.1.5 Antiöstrogene

Wm (Anastrozol, Exemestan, Letrozol): Hemmung der Aromatase ⇒ Östrogensynthese ↓;
Wm (Fulvestrant): vollst. kompet. Blockade von Östrogenrez. ohne partiellen Agonismus;
Wm (Tamoxifen): Blockade peripherer Östrogenrez. mit partiellem Agonismus;
UW (Exemestan): Appetitlosigkeit, Schlaflosigkeit, Depression, Kopfschmerzen, Benommenheit, Karpaltunnelsyndrom, Hitzewallungen, Übelkeit, Bauchschmerzen, Obstipation, Diarrhoe, Dyspepsie, Erbrechen, vermehrtes Schwitzen, Exanthem, Haarausfall, Gelenkschmerzen, Muskelschmerzen, Osteoporose, Frakturen;
UW (Fulvestrant): Hitzewallungen, Übelkeit, Erbrechen, Durchfall, Anorexie, Hautausschlag, venöse Thromboembolien, Kopfschmerzen, Asthenie, Rückenschmerzen;
UW (Tamoxifen): Alopezie, Knochenschmerzen, Hitzewallungen, Vaginalblutungen, Zyklusstrg., Endometriumhyperplasie, Nausea, Erbrechen, Hyperkalzämie;
KI (Exemestan): bekannte Überempfindlichkeit, prämenopausale Frauen, Grav./Lakt.;
KI (Fulvestrant): bek. Überempf., schwere Leberfunktionsstörung, Grav./Lakt.;
KI (Tamoxifen): schwere Leuko-/Thrombopenie, schwere Hyperkalzämie, Grav./Lakt.

Anastrozol Rp	HWZ 40-50h
Anablock *Tbl. 1mg* **Anastrozol Heumann** *Tbl. 1mg* **Anastrozol HEXAL** *Tbl. 1mg* **Arimidex** *Tbl. 1mg*	**Adjuv. Ther. des Hormonrez.-pos. frühen Mamma-Ca postmenopausal** (mit und ohne 2-3-jähriger Tamoxifen-Vorther.) → 627; **metastasiertes Hormonrez.-pos. Mamma-Ca postmenopausal** → 627: 1 x 1mg p.o.; **DANI** CrCl < 30: vorsichtige Anwendung; **DALI** mäßige-schwere LI: vorsichtige Anw.
Exemestan Rp	HWZ 24h, Q0 0.5
Aromasin *Tbl. 25mg* **Exemestan Accord** *Tbl. 25mg* **Exemestan HEXAL** *Tbl. 25mg* **Exemestan-ratioph.** *Tbl. 25mg* **Exestan** *Tbl. 25mg*	**Adjuvante Therapie des Östrogenrez.-pos. frühen Mamma-Ca postmenopausal** (nach 2-3J initialer Tamoxifen-Therapie) → 627; **metast. Mamma-Ca postmenopausal nach Progress unter Antiöstrogen-Ther.** → 627: 1 x 25mg p.o.; **DANI, DALI** nicht erforderl.
Fulvestrant Rp	
Faslodex *Fertigspr. 250mg/5ml* **Fulvestrant HEXAL** *Inj.Lsg. 250mg/5ml*	**Mamma-Ca postmenopausal, Östrogenrez.-pos.** (lokal fortgeschr. od. metast.) → 627; **bei Rezidiv währ./nach adjuv. Antiöstrogenther. od. bei Progression der Erkr. unter Ther. mit Antiöstrogen** → 627: 1 x/M 250mg i.m.; **DANI** CrCl > 30: 100%, < 30: vorsichtig dosieren; **DALI** KI bei schwerer LI
Letrozol Rp	HWZ 48h, Q0 0.95
Femara *Tbl. 2.5mg* **Letroblock** *Tbl. 2.5mg* **LetroHEXAL** *Tbl. 2.5mg* **Letrozol Winthrop** *Tbl. 2.5mg*	**Mamma-Ca postmenopausal adjuvant und fortgeschritten** → 627: 1 x 2.5mg p.o.; **DANI** CrCl > 30: 100%; < 30: keine Daten; **DALI** Child C: sorgfältige Dosiseinstellung
Tamoxifen Rp	HWZ 7 d, Q0 1.0, PRC D, Lact ?
Nolvadex *Tbl. 20mg* **Tamox 1A** *Tbl. 10, 20, 30mg* **Tamoxifen HEXAL** *Tbl. 10, 20, 30, 40mg* **Tamoxifen-ratioph.** *Tbl. 20mg*	**Mamma-Ca adjuvant** → 627: 1 x 20-40mg p.o. für 5J; **metastasiertes Mamma-Ca:** 1 x 20-40mg

A 18.1.6 LH-RH-Agonisten

Wi/Wm: hochdosierte Gabe von Gonadotropin-Releasing-Hormonen ⇒ vollständige Down-Reg. der hypophysären Rez. ⇒ Bildung von Sexualhormonen sinkt auf Kastrationsniveau

Buserelin Rp	HWZ 50-80min, PRC X, Lact -
Metrelef *Spray (1Hub = 0.15mg)*	**Endometriose** → 775: 3 x 0.3mg nasal, max. 1.8mg/d; **Vorbereitung der Ovulationsinduktion:** 4 x 0.15mg nasal, ggf. 4 x 0.3mg

Goserelin Rp	HWZ 2.3-4.2h, Q0 0.4, PRC X, Lact -
Zoladex *Implantat 3.6, 10.8mg*	**Mamma-Ca prä- u. perimenopausal** → 627, **Endometriose** → 775, **Uterus myomatosus:** 3.6mg s.c. alle 28d; **DANI** nicht erforderlich

Leuprorelin Rp	HWZ 2.9h
Enantone-Monatsdepot *Fertigspr. 3.75mg/1ml* **Trenantone** *Fertigspr. 11.25mg/1ml*	**Mamma-Ca prä- und perimenopausal, Endometriose** → 775, **Uterus myomatosus:** 3.75mg s.c. alle 4W; 11.25mg alle 3M; **DANI** nicht erforderlich

A 18.1.7 FSH-Agonisten

Wi/Wm (Corifollitropin): Follikelstimulans mit deutlich längerer Wirkung als FSH;
Wi/Wm (Follitropin): rekombinantes FSH ⇒ Entwicklung reifer Graafscher Follikel;
UW (Corifollitropin, Follitropin): Kopfschmerzen, Übelkeit, Schmerzen im Becken, Brustbeschwerden, Erschöpfung, ovarielles Hyperstimulationssyndrom;
KI (Corifollitropin, Follitropin): bek. Überempf., Tumoren der Ovarien, der Brust, des Uterus, der Hypophyse oder des Hypothalamus, abnormale vaginale Blutungen ohne bek. Ursache, primäre Ovarialinsuff., Ovarialzysten oder vergrößerte Ovarien, ovarielles Überstimulationssyndrom in der Anamnese, vorangegangener COS-Behandlungszyklus, der laut Ultraschalluntersuchung zu mehr als 30 Follikel > 11mm führte, Ausgangszahl antraler Follikel > 20, Uterusmyome, die eine Grav. nicht zulassen, Missbildungen von Geschlechtsorganen

Corifollitropin alfa Rp	HWZ 69h
Elonva *Fertigspr. 100µg/0.5ml, 150µg/0.5ml*	**Kontrollierte ovarielle Stimulation:** < 60kg: 100µg als ED, > 60kg 150µg s.c.; Komb. mit GnRH-Antag. d5 oder d6, s.a. FI; **DANI** Anw. nicht empf.; **DALI** keine Daten

Follitropin alfa Rp	HWZ 24h
Bemfola *Pen 75, 150, 225, 300, 450 IE* **Gonal F** *Inj.Lsg. 75, 450, 1050 IE; Fertigspr. 300, 450, 900 IE* **Ovaleap** *Inj.Lsg. 300, 450, 900 IE*	**Anovulation, kontrollierte ovarielle Stimulation, Follikelstimulation bei LH/FSH-Mangel, Stimulation der Spermatogenese bei Männern mit hypogonadotropem Hypogonadismus:** s. FachInfo

Follitropin beta Rp	HWZ 40h
Puregon *Inj.Lsg.; Pen 50, 300, 600, 900IE*	**Anovulation, kontrollierte ovarielle Überstim., Stim. der Spermatogenese bei Männern mit hypogonadotropem Hypogonadismus:** s. FachInfo

Follitropin delta Rp	HWZ 28-40h
Rekovelle *Inj.Lsg. 12µg/0.36ml, 36µg/1.08ml, 72µg/2.16ml*	**Kontrollierte ovarielle Stim.:** Dosierung nach AMH-Spiegel, s. FachInfo

A 18.1.8 GnRH-Antagonisten

Wi/Wm (Relugolix): nicht-peptidischer Antagonist an GnRH-Rezeptoren, Abnahme der LH- und FSH-Freisetzung ⇒ verhindert Follikelentwicklung, Estrogenbildung, Corpus luteum-Entwicklung und Progesteronbildung, somit auch Empfängnisverhütung;
UW (Relugolix): Reizbarkeit, Hitzewallung, Dyspepsie, Alopezie, Hyperhidrosis, nächtliche Schweißausbrüche, Uterusblutung, Mamma-Zyste, Libidoverminderung;
KI (Relugolix): bek. Überempf., bestehende oder frühere venöse thromboembolische Erkr., bestehende oder frühere arterielle thromboembolische kardiovaskuläre Erkrankung, bekannte thrombophile Erkrankungen, bekannte Osteoporose, Kopfschmerzen mit fokalen neurologischen Symptomen oder Migräne mit Aura, bekannte oder vermutete sexualhormonabhängige Malignome, bestehende oder vorausgegangene (benigne oder maligne) Lebertumoren, bestehende oder vorausgegangene schwere Lebererkrankung mit nicht normalisierten Leberwerten, Grav., vermutete Grav., Lakt., Blutungen unbek. Ursache im Genitalbereich, begleitende Anwendung hormoneller Kontrazeptiva

Relugolix + Estradiol + Norethisteron Rp	
Ryeqo *Tbl. 40+1+0.5mg*	**Uterusmyome mit mäßigen bis starken Symptomen:** 1 x 40 + 1 + 0.5mg p.o.; **DANI** nicht erford.; **DALI** Child A, B: 100%; C: KI

A 18.2 Hormonelle Kontrazeptiva

A 18.2.1 Depotpräparate

Wm/Wi: Ovulationshemmung durch reine Gestagengabe als Depotapplikation;
UW (Depotpräparate), s. UW Gestagene → 412

Etonogestrel Rp	HWZ 25h
Implanon *Implantat 68mg* **Nexplanon** *Implantat 68mg*	**Kontrazeption** → 780**:** s.c.-Implantation für 3J
Medroxyprogesteronacetat Rp	HWZ 30-40d (i.m.), Q0 0.55
Depo-Clinovir *Fertigspr. 150mg/1ml* **Depo-Provera** *Fertigspr. 150mg/1ml*	**Kontrazeption** → 780**:** 150mg alle 3M i.m.; **DALI** KI bei schwerer Leberfunktionsstörung
Norethisteronenantat Rp	HWZ 7-9h
Noristerat *Amp. 200mg/1ml*	**Kontrazeption** → 780**:** 200mg i.m.; die nächsten 3 Injektionen alle 8W, danach alle 12W; **DALI** KI bei PBC

A 18.2.2 Einphasenpräparate

Wi/Wm: Verabreichung einer fixen Östrogen-Gestagen-Kombination über 21d ⇒ Unterdrückung der Ovulation durch antigonadotropen Effekt;
UW/KI (Einphasenpräparate), s. UW Dreiphasenpräparate → 422;
UW (Estradiol + Nomgestrol): Akne, abnormale Abbruchblutung, Libido ↓, Depression, Stimmungsschwankungen, Kopfschmerzen, Migräne Übelkeit, Metrorrhagie, Menorrhagie, Brustschmerz, Unterbauchschmerz, Gewicht ↑;

KI (Estradiol + Nomgestrol): bek. Überempf., bestehende od. vorausgeg. venöse Thrombosen, Lungenembolie, arterielle Thrombosen (z. B. Myokardinfarkt) oder Prodrome einer Thrombose (z. B. TIA, AP), bestehender od. vorausgegangener Schlaganfall, Migräne mit fokalen neurologischen Symptomen in der Anamnese, Vorliegen eines schwerwiegenden Risikofaktors oder mehrerer Risikofaktoren für eine venöse oder eine arterielle Thrombose wie D.m. mit Gefäßveränderungen, schwere Hypertonie, schwere Dyslipoproteinämie; erbliche oder erworbene Prädisposition für venöse oder arterielle Thrombosen, wie aktivierte Protein-C-(APC)-Resistenz, Antithrombin-III-Mangel, Protein-C-Mangel, Protein-S-Mangel, Hyperhomozysteinämie, Antiphospholipid-Antikörper; bestehende oder vorausgegangene Pankreatitis in Verbindung mit schwerer Hypertriglyzeridämie; bestehende oder vorausgegangene schwere Lebererkr., solange sich die Leberfunktionswerte nicht normalisiert haben; bestehende oder vorausgegangene Lebertumoren (benigne od. maligne); bek. oder vermutete sexualhormonabhängige maligne Tumoren (z. B. d. Genitalorgane oder d. Brust); nicht abgeklärte vaginale Blutungen

Estetrol + Drospirenon Rp	
Drovelis *Tbl. 14.2+3mg (Schema 24/4)*	**Kontrazeption:** 1 x 1Tbl. p.o.,
Estradiol + Nomegestrolacetat Rp	
Zoely *Tbl. 1.5+2.5mg*	**Kontrazeption:** 1 x 1Tbl. p.o.
Ethinylestradiol + Chlormadinon Rp	
Angiletta, Belara, Bellissima, Chariva, Chloee, Enriqa, Lisette, Minette, Mona, Pink Luna *Tbl. 0.03+2mg*	**Kontrazeption:** 1 x 1Tbl. p.o.
Ethinylestradiol + Desogestrel Rp	
Belinda *Tbl. 0.02+0.15mg; 0.03+0.15mg* **Desmin** *Tbl. 0.02+0.15mg; 0.03+0.15mg* **Gracial** *Tbl. 0.03+0.125mg* **Lamuna** *Tbl. 0.02+0.15mg; 0.03+0.15mg* **Marvelon** *Tbl. 0.03+0.15mg* **Mercilon** *Tbl. 0.02+0.15mg*	**Kontrazeption** → 780: 1 x 1Tbl. p.o.
Ethinylestradiol + Dienogest Rp	
Aristelle, Bonadea, Finic, Maxim Mayra, Sibilla, Starletta, Stella, Valette, Velafee, Violette *Tbl. 0.03+2mg*	**Kontrazeption** → 780: 1 x 1Tbl. p.o.
Ethinylestradiol + Drospirenon Rp	
Aida, Eliza, Yaz, Yasminelle *Tbl. 0.02+3mg* **Petibelle, Yasmin** *Tbl. 0.03+3mg*	**Kontrazeption** → 780: 1 x 1Tbl. p.o.
Ethinylestradiol + Gestoden Rp	
Aidulan *Tbl. 0.03+0.075mg* **Alessia** *Tbl. 0.06+0.015mg* **Femodene** *Tbl. 0.03+0.075mg* **Femovan** *Tbl. 0.03+0.075mg* **Minulet** *Tbl. 0.03+0.075mg* **Yaluvea** *Tbl. 0.06+0.015mg*	**Kontrazeption** → 780: 1 x 1Tbl. p.o.;

Ethinylestradiol + Levonorgestrel Rp	PRC X, Lact -
Estelle, Illina, Leios, Leona HEXAL, Miranova *Tbl. 0.02+0.1mg* **Femigoa, Femigyne-ratioph., Femranette, Luisa HEXAL, Microgynon 21, Stediril 30** *Tbl. 0.03+0.15mg* **Gravistat 125, MonoStep** *Tbl. 0.05+0.125mg* **Lotta HEXAL** *Tbl. 0.03+0.125mg* **Minisiston** *Tbl. 0.02+0.1mg, 0.03+0.125mg*	**Kontrazeption** → 780: 1 x 1Tbl. p.o.
Ethinylestradiol + Norethisteron Rp	
Conceplan M *Tbl. 0.03+0.5mg* **Eve 20** *Tbl. 0.02+0.5mg*	**Kontrazeption** → 780: 1 x 1Tbl. p.o.
Ethinylestradiol + Norgestimat Rp	PRC X, Lact -
Amicette *Tbl. 0.035+0.25mg* **Lysandra** *Tbl. 0.035+0.25mg*	**Kontrazeption** → 780: 1 x 1Tbl. p.o.

A 18.2.3 Zweiphasenpräparate

Wi/Wm: erste Zyklusphase: nur Östrogene oder kombiniert mit niedrig dosierten Gestagenen, zweite Zyklusphase: übliche Östrogen-Gestagen-Kombination ⇒ Ovulationshemmung; **UW/KI** (Zweiphasenpräparate), s. UW Dreiphasenpräparate → 422

Ethinylestradiol + Chlormadinon Rp	
Neo-Eunomin *Tbl. 0.05+1mg, 0.05+2mg*	**Kontrazeption** → 780: 1 x 1Tbl. p.o.
Ethinylestradiol + Desogestrel Rp	PRC X, Lact -
Biviol *Tbl. 0.04+0.025mg, 0.03+0.125mg*	**Kontrazeption** → 780: 1 x 1Tbl. p.o.

A 18.2.4 Dreiphasenpräparate

Wi/Wm: d1-6: niedrige Östrogen- u. Gestagendosis; d7-11: erhöhte Östrogen- und Gestagendosis; d12-21: niedrige Östrogen- und deutlich höhere Gestagendosis ⇒ Ovulationshemmung; **UW** (Östrogen-Gestagen-Kombinationen): Seborrhoe, Akne, Schwindel, Kopfschmerzen, Übelkeit, Erbrechen, Brustspannungen, Depression, Vaginalcandidose, Thrombosen; **KI** (Östrogen-Gestagen-Kombinationen): Leberfunktionsstrg., Cholestase, Lebertumoren, hormonabhängige maligne Tumoren, Thrombosen, Grav./Lakt.

Estradiol + Dienogest Rp	PRC X, Lact -
Qlaira *Tbl. 3+0mg, 2+2mg, 2+3mg, 1+0mg*	**Kontrazeption:** 1 x 1Tbl. p.o.
Ethinylestradiol + Desogestrel Rp	PRC X, Lact -
Novial *Tbl. 0.035+0.05mg, 0.03+0.1mg, 0.03+0.15mg*	**Kontrazeption** → 780: 1 x 1Tbl. p.o.
Ethinylestradiol + Levonorgestrel Rp	PRC X, Lact -
Novastep, Trigoa, Trinordiol, Triquilar *Tbl. 0.03+0.05mg, 0.04+0.075mg, 0.03+0.125mg*	**Kontrazeption** → 780: 1 x 1Tbl. p.o.

A 18.2.5 Minipille

Wi/Wm: niedrig dosierte reine Gestagengabe über 28d ⇒ Viskosität des Zervixschleims ↑, keine Ovulationshemmung; Desogestrel: zusätzlich Ovulationshemmung;
UW (Desogestrel): veränd. Stimmungslage, depressive Verstimmung, Libido ↑, Kopfschmerzen, Übelkeit, Akne, Brustschmerzen, unregelmäßige Blutungen, Amenorrhoe, Gewicht ↑;
KI (Desogestrel): bekannte Überempf., aktive venöse thromboembol. Erkr., vorausgeg. oder bestehende schwere Lebererkr. bis zur Normalisierung der Leberfktswerte, bestehende/vermutete geschlechtshormonabhängige bösartige Tu., nicht abgeklärte vaginale Blutungen

Desogestrel Rp	HWZ 30h
Cerazette, Chalant, Damara, Desirett, Desofemono, Desogestrel Aristo, Diamilla, Evakadin, Feanolla, Jubrele, Melinagyn, Midesia, Simonette, Yvette-ratioph. *Tbl. 0.075mg*	**Kontrazeption** → 781: 1 x 1Tbl. p.o.
Drospirenon Rp	HWZ 32h, PPB 96%
Slinda *Tbl. 4mg*	**Kontrazeption**: 1 x 1Tbl. p.o.
Levonorgestrel Rp	HWZ 11-45h, PRC X, Lact ?
28-mini, Microlut *Tbl. 0.03mg*	**Kontrazeption** → 781: 1 x 1Tbl. p.o.

A 18.2.6 Postkoitalpille

Wm/Wi (Levonorgestrel): Hemmung der Ovulation; nach bereits erfolgter Ovulation Hemmung der Implantation; **Wm/Wi** (Ulipristalacetat): Progesteronrezeptormodulator ⇒ Hemmung/Verzögerung d. Ovulation, Beeinflussung des Endometriums; **UW** (Levonorgestrel): Spannungsgefühl in den Brüsten, Übelkeit, Erbrechen, Durchfall, Kopf-, Unterbauchschmerzen; **UW** (Ulipristalacetat): Kopf-, Bauchschmerzen, Menstruationsunregelmäßigkeiten, Schwindel, Infektionen, affektive Störungen, Übelkeit, Erbrechen, Muskelkrämpfe; **KI** (Levonorgestrel): bek. Überempf.; **KI** (Ulipristalacetat): bek. Überempf., Grav.

Levonorgestrel OTC	
Levonoraristo, Pidana, Postinor, Unofem *Tbl. 1.5mg*	**Notfallkontrazeption** → 781: bis max. 72h postkoital 1.5mg p.o.
Ulipristalacetat OTC	HWZ 32h, PPB 98%
Ellaone, Femke, Lencya, Ulipristal Aristo *Tbl. 30mg*	**Notfallkontrazeption** → 781: bis max. 120h (5d) postkoital 30mg p.o.

A 18.2.7 Intrauterine und sonstige Kontrazeptiva

Wm/Wi (Vaginalring/TTS): Resorption der enthaltenen Hormone über die Vaginalschleimhaut/Haut ⇒ Ovulationshemmung; **Wm/Wi** (IUP + Cu): kontinuierl. Kupferfreisetzung ⇒ morphol. u. biochem. Veränderung d. Endometriums ⇒ verhindert Nidation; **Wm/Wi** (IUP + Gestagen): kontinuierliche Gestagenfreisetzung ⇒ Verhinderung der Endometriumproliferation, Viskosität des Zervixschleims ↑; **UW** (IUP): Unterleibs-/Kreuzschmerzen, stärkere/länger anhaltende Menstruationen, Schmierblut., Unterleibsinfekt., Hautreakt.; **UW** (Vaginalring): Kopfschmerzen, Vaginitis, Leukorrhoe, Bauchschmerzen, Übelkeit, Akne, Thromboembolie; **KI** (Vaginalring): Thromboembolie in Vorgeschichte, diabetische Angiopathie, schwere Lebererkr., benigne/maligne Lebertumoren, sexualhormonabhängige Tumoren, nicht abgeklärte Vaginalblutungen;

KI (IUP): Grav., Malignome im Genitalbereich, chronische Unterleibsinfektionen, Endometriose, Extrauterin-Grav., Gerinnungsstörungen; **KI** (IUP + Cu): M. Wilson; **KI** (IUP + Gestagen): akute Lebererkrankungen, Lebertumoren	
Ethinylestradiol + Etonogestrel Rp	
Circlet, Ginoring, Nuvaring, Setlona, Veri-Aristo *Vaginalring 0.015+0.12mg/d*	**Kontrazeption** → 780: vag. Einlage für 3W
Ethinylestradiol + Norelgestromin Rp	
EVRA *TTS 33.9+203µg/24h*	**Kontrazeption** → 780: 1. Pfl. an d1 des Zyklus, 2./3.Pfl. an d8/15; d22-28 pflasterfrei
Intrauterinpessar mit Kupfer Rp	
Ancora mini, Cu-Safe T 300, Gynefix 10a, 200, 330, Multisafe Cu 375, Novaplus T, Primedifem-T Cu 380 *IUP*	**Kontrazeption** → 780: intrauterine Einlage für 3-5 J
Intrauterinpessar mit Levonorgestrel Rp	
Jaydess *IUP 13.5mg (14µg/24h)* **Kyleena** *IUP 19.5mg (17.5µg/24h)* **Mirena** *IUP 52mg (11-20µg/24h)*	**Kontrazeption** → 781, **Hypermenorrhoe:** Mirena: intrauterine Einlage für 5J; **Kontrazept.:** Jaydess: intrauterine Einlage f. 3J

A 18.3 Weheninduktion, Geburtseinleitung

Wm/Wi (Oxytocin): Stimulation von Kontraktionsfrequenz und kontraktiler Kraft der Uterusmuskulatur, Förderung der Milchejektion durch Kontraktion der glatten Muskulatur der Milchdrüse; **Wm/Wi** (Dinoproston): synthetisches Prostaglandin E2 ⇒ bewirkt Erweichung und Dilatation der Cervix uteri, löst Kontraktionen im schwangeren Uterus aus, erhöht die Durchblutung der Zervix, bewirkt Aufsplittung der Kollagenfasern und Vermehrung der Grundsubstanz der Zervix; **Wm/Wi** (Misoprostol): synthetisches Prostaglandin E1 ⇒ bewirkt Erweichung und Dilatation der Cervix uteri, löst Kontraktionen im schwangeren Uterus aus, erhöht die Durchblutung der Zervix, bewirkt Aufsplittung der Kollagenfasern und Vermehrung der Grundsubstanz der Zervix; **Wm/Wi** (Sulproston): synthetisches Prostaglandin E2, Kontraktion der Uterusmuskulatur, Konstriktion uteriner Gefäße, Plazentaablösung; **UW** (Dinoproston): Kopfschmerzen, Übelkeit, Erbrechen, Krämpfe, Diarrhoe, Rückenschmerzen, Fieber, uterine Überstimulation, Wärmegefühl in Vagina, abnormale den Fetus beeinflussende Wehen; beim Kind: Alteration der kindl. Herzfrequenz und deren Oszillationsmuster, Fetal-distress-Syndrom; **UW** (Misoprostol): Nausea, Erbrechen, Verfärbung des Fruchtwassers durch Mekonium, Postpartum-Hämorrhagien, Diarrhoe, Uterus-Hyperstimulation, Schüttelfrost, Pyrexie, foetaler Apgar ↓, anormale foetale Herzfrequenz; **UW** (Oxytocin): zu starke Wehentätigkeit, Tetanus uteri, Übelkeit, Erbrechen, HRST, allerg. Reaktionen, Hypertonie, ausgeprägte Hypotonie mit Reflextachykardie, Wasserretention, Hyponatriämie; **UW** (Sulproston): Übelkeit, Erbrechen, Hypotonie, Bauchkrämpfe, Diarrhoe, Fieber, erhöhte Körpertemperatur; **KI** (Dinoproston): bek. Überempf. vorausgegangene Uterus-OP; bei Myomenukleation, Mehrlings-Grav., Multiparität, fehlender Kopfeintritt in das Becken, fetopelvine Disproportion; fetale Herzfrequenzmuster, die Gefährdung des KIndes vermuten lassen; bei geburtshilflichen Situationen, die für operative Geburtsbeendigung sprechen; ungeklärter vaginaler Ausfluss anormale Uterusblutungen, vorliegende Infektionen (z.B. Kolpitis, Zervizitis), regelwidrige Kindslage oder Poleinstellung, Zervixläsion, vorzeitige Plazentalösung, Placenta praevia, bei Einsetzen der Wehen, Komb. mit wehenfördernden Arzneimitteln;

KI (Misoprostol): bek. Überempf., bereits begonnene Geburt, Verdacht oder Nachweis foetaler Beeinträchtigungen vor der Geburt, Gabe anderer Wehen-induzierenöder Substanzen, V. a. oder Nachweis einer Utersusnarbe, Placenta praevia nach 24. SSW, ungeklärte Vaginalblutung; foetale Lageanomalie, die vag. Entbindung kontraind., NI mit CrCl <15; **KI** (Oxytocin): bek. Überempf., EPH-Gestose, Neigung zu Tetanus uteri, drohende Uterusruptur, vorz. Plazentalösung, Placenta praevia, unreife Cervix, drohende Asphyxia fetalis, Lageanomalien des Kindes, z.B. Beckenendlage, mechan.Geburtshindernis; **KI** (Sulproston): bek. Überempf., Bronchialasthma, spast. Bronchitis, vorgeschäd. Herz, Gefäßerkr., KHK, schwere Hypertonie, schwere Leber- oder Nierenfktsstrg., dekomp. D.m., zerebr. Krampfleiden, Glaukom, Thyreotoxikose, akute gynäkol. Infektionen, Col. ulcerosa, akutes Ulcus ventriculi, Sichelzellenanämie, Thalassämie, rheumat Erkr., allgem. schw. Krankheiten, vorausgegangene Uterusoperationen, Geburtseinleitung bei lebensfähigem Kind

Dinoproston Rp	HWZ 1-3min, PPB 73%
Minprostin E2 *Vaginaltbl. 3mg; Vaginalgel 1, 2mg* **Prepidil** *Gel 0.5mg/2.5ml* **Propess** *Vaginalinsert 10mg*	**Geburtseinleitung bei unreifer Zervix:** Minprostin: Gel: ini 1mg intravaginal, ggf. nach 6h 2. Gabe mit 1-2mg, max. 3mg/d; Tbl.: 3mg intravag., ggf. nach 6-8h 2. Gabe, max. 6mg/d; Prepidil: 0.5mg intrazervikal, ggf. nach 8-12h wdh., max. 1.5mg in 24h; Propess: intravag. einführen, Freisetzg. des Ws über 24h
Misoprostol Rp	HWZ 45 min, PPB 90%
Angusta *Tbl. 25µg*	**Geburtseinleitung:** 25µg alle 2h od. 50µg alle 4h p.o., max. 200µg/24h; **DANI** CrCl <15: KI
Oxytocin Rp	HWZ 1–12 min, PRC X, Lact -, Nasenspray +
Oxytocin HEXAL *Amp. 3IE/1ml, 5IE/1ml, 10IE/1ml* **Oxytocin Rotexmedica** *Amp. 3IE/1ml, 10IE/1ml*	**Geburtseinleitung:** ini 1-2milli-IE/min Dauerinf. i.v., je nach Wehentätigkeit alle 15min steigern um 1-2milli-IE/min, max. 20-30 milli-IE/min i.v.; **postpart. Blutg:** 5-6IE langsam i.v.; 5-10IE i.m; **Laktationsstörung, Mastitis-Pro.** → 780: 4IE nasal 2-3min vor Stillen
Sulproston Rp	HWZ 2h, PPB 20-30%
Nalador *Amp. 500µg*	**Abortinduktion und Geburtseinleitung bei intrauterinem Fruchttod:** ini 1.7µg/min als Infusion i.v., ggf. steigern bis max. 8.3µg/min., für max. 10h bzw. max. 1500µg/24h; **Postpartale atonische Blutung:** ini 1.7µg/min als Infusion i.v., ggf. steigern bis max. 8.3µg/min., nach therapeutischer Wirkung Erh.Dos. 1.7µg/min; max. 1500µg/24h; **DANI, DALI** KI bei schwerer NI, LI

A 18.4 Prolaktinhemmer

Wm/Wi: Stimulation hypophysärer Dopaminrezeptoren ⇒ Hemmung der Prolaktinfreisetzung; **UW:** Übelkeit, Erbrechen, GI-Störungen, psychomot. und extrapyramidalmot. Störungen, RR↓, Bradykardie, periphere Durchblutungsstrg.; **KI:** Anwendungsbeschr. bei psychischen Störungen, gastroduodenalen Ulzera, schweren Herz-Kreislauf-Erkrankungen

Bromocriptin Rp	HWZ 50h, Q0 1.0, PRC B, Lact -
Bromocriptin-CT *Tbl. 2.5mg* **Bromocriptin-ratioph.** *Tbl. 2.5mg* **Pravidel** *Tbl. 2.5mg*	**Primäres, sekundäres Abstillen:** d1: 2 x 1.25mg p.o., dann 2 x 2.5mg für 14d; **postpartaler Milchstau:** 2.5mg p.o., evtl. Wdh. nach 6-12h; **puerperale Mastitis** → 780: d1-3: 3 x 2.5mg p.o.; d4-14: 2 x 2.5mg; **Galaktorrhoe, Amenorrhoe:** d1: 1.25mg p.o., ab d2: 3 x 1.25mg p.o., evtl. ↑ bis 2-3 x 2.5mg; **Akromegalie:** ini 2.5mg p.o., über 1-2W steigern bis 10-20mg/d in 4ED; **M. Parkinson** → 316, → 683
Cabergolin Rp	HWZ 63-69h, PRC B, Lact ?
Cabergolin Dura *Tbl. 0.5mg* **Cabergolin Teva** *Tbl. 0.5mg* **Dostinex** *Tbl. 0.5mg*	**Primäres Abstillen:** 1 x 1mg in den ersten 24h nach Geburt; **hyperprolaktinämische Störung:** ini 2 x/W 0.25mg p.o., monatlich steigern um 0.5mg/W bis 1-2mg/W, max. 4.5mg/W; **M. Parkinson** → 316, → 683; **DALI** KI b. schwerer LI
Quinagolid Rp	HWZ 11.5h
Norprolac *Tbl. 75, 150µg*	**Hyperprolaktinämie:** d1-3: 1 x 25µg p.o.; d4-6: 1 x 50µg, dann 1 x 75-150µg; **DANI, DALI** KI

A 18.5 Wehenhemmer

Wm/Wi (Atosiban): kompetitiver Antagonist am Oxytocinrezeptor ⇒ Senkung von Tonus und Kontraktionsfrequenz der Uterusmuskulatur ⇒ Wehenhemmung;
Wm/Wi (Fenoterol): Stimulation von Beta-2-Rezeptoren ⇒ Erschlaffung d. Myometriums;
UW (Atosiban): Übelkeit, Kopfschmerzen, Schwindel, Hitzewallungen, Tachykardie, Hyperglykämie, Schlaflosigkeit, Juckreiz, Fieber; **UW** (Fenoterol): Hypokaliämie, Tachykardie, Tremor, Schwindel, Unruhe- und Angstzustände, Hypotonie, Übelkeit, Erbrechen, Hyperhidrosis;
KI (Atosiban): Dauer der Grav. < 24 bzw. > 33 W, vorzeit. Blasensprung, intrauterine Wachstumsretardierung u. gestörte HF des Fetus, Eklampsie, intrauter. Fruchttod/Infektion, Placenta praevia; **KI** (Fenoterol): Erkr. in Gestationsalter < 22W, vorbest. ischämische Herzerkr. oder Patientinnen mit signif. RF für eine ischäm. Herzerkr., drohender Abort während des 1. u. 2. Trimesters; Erkr. der Mutter/des Fötus, bei der die Verlängerung der Schwangerschaft ein Risiko darstellt (z. B. schwere Toxämie, Intrauterininfektion, Vaginalblutung infolge einer Placenta praevia, Eklampsie oder schwere Präeklampsie, Ablösung der Placenta od. Nabelschnurkompression); intrauteriner Fruchttod; bek. letale erbliche od.letale chromos. Fehlbildung; bek. Überempf. gegen Beta-Sympathomimetika, Vena-cava-Kompressionssyndr., schwere Hyperthyreose, Phäochromozytom, Amnioninfektionssyndrom, Psychosen, Hypokaliämie, schwere Leber- und Nierenerkr., kardiale Erkrankung (bes. Tachyarrhythmie, Myokarditis, Mitralklappenvitium); bei vorbestehenden Erkrankungen, bei denen ein Beta-Mimetikum eine UW hätte (z. B. bei pulmonaler Hypertonie und Herzerkrankungen, wie hypertropher obstruktiver Kardiomyopathie oder jeglicher Art einer Obstruktion des linksventrikulären Ausflusstrakts, z. B. Aortenstenose); Blutgerinnung ↓, unkontroll. D. mellitus

Atosiban Rp	HWZ 2h
Atosiban Ibisqus, Atosiban Sun *Inf.Lsg. 6.75mg/0.9ml;* *Inf.Konz. 37.5mg/5ml*	**Tokolyse:** ini 6.75mg i.v., dann 18mg/h für 3h, dann 6mg/h für insgesamt max. 48h
Fenoterol Rp	HWZ 3.2h, Q0 > 0.85, PPB 40-55%
Partusisten intrapartal *Amp. Konzentrat 25μg/1ml*	**Dystokien in Eröffnungs-/Austreibungsperiode, intrauterine Asphyxie, geburtshilfliche Notfälle, zur Uterusrelaxation z.B. bei Sectio:** ini 20-30μg über 2-3min i.v., ggf. Wdh., dann Dauerininf. mit bis zu 4μg/min (1ml Konzentrat + 4ml NaCl ⇒ 1ml enth. 5μg)
Partusisten *Amp. Konzentrat 0.5mg/10ml*	**Tokolyse 22.-37. Grav. W:** 0.5-3μg/min i.v.; Perf. 0.5mg/50ml ⇒ 3-18ml/h; Anw. max. 48h

A 18.6 Schwangerschaft, Stillzeit

A 18.6.1 Beratungsstelle für Arzneimittel

Pharmakovigilanz- und Beratungszentrum für Embryonaltoxikologie, Charité-Universitätsmedizin Berlin, Campus Virchow-Klinikum, Augustenburger Platz 1, 13353 Berlin, Tel. 030/450-525700, Fax 030/450-525902, http://www.embryotox.de

A 18.6.2 Schwangerschaftsrisikoklassen (nach Food and Drug Administration)[a] Pregnancy Risk Categories (PRC)

PRC A	Geeignete Studien bei schwangeren Frauen zeigten kein Risiko für den Fetus.
PRC B	Tierversuche zeigten kein Risiko für den Fetus, aber Studien an schwangeren Frauen fehlen **oder** Tierversuche zeigten Risiko, aber geeignete Studien an schwangeren Frauen zeigten kein Risiko für den Fetus.
PRC C	Tierversuche zeigten Risiko für den Fetus, Studien an schwangeren Frauen fehlen. Die therapeutischen Vorteile sind u.U. dennoch höher zu bewerten.
PRC D	Risiko für den Fetus ist nachgewiesen, aber therapeutische Vorteile sind u.U. im Grenzfall (z.B. keine med. Alternative) dennoch höher zu bewerten.
PRC X	Risiko für den Fetus ist eindeutig nachgewiesen. Das Risiko übersteigt den erwarteten therapeutischen Nutzen.
PRC ED	Einzeldosis (wahrscheinlich) unbedenklich.

A 18.6.3 Laktation (Stillperiode)[a]

Lact +	Zur Anwendung auch während der Stillperiode geeignet
Lact ?	Risiko für Säugling während Stillperiode nicht bekannt oder kontrovers diskutiert
Lact –	Anwendung während Schwangerschaft wird nicht empfohlen (Risiko für Säugling)

[a] Spezifische Angaben zu den Arzneimitteln in den Tabellen rechts neben dem Wirkstoff!

A 18.6.4 Arzneimittel in Schwangerschaft und Stillzeit

Allergien
- Loratadin
- Bewährte ältere H_1-Blocker wie Dimetinden

Asthma
- Beta-2-Sympathomimetika zur Inhalation
  - Kurz wirksame: z.B. Reproterol, Salbutamol
  - Lang wirksame: z.B. Formoterol, Salmeterol
- Glukokortikoide
- Theophyllin

Bakterielle Infektionen
- Penicilline
- Cephalosporine (Reserve: Makrolide)

Chronisch-entzündliche Darmerkrankungen
- Mesalazin, Olsalazin
- Sulfasalazin
- Glukokortikoide (Reserve: Azathioprin)

Depression
- Trizyklische Antidepressiva, z.B. Amitriptylin
- Selektive SSRI, z.B. Sertralin

Diabetes mellitus
- Humaninsulin

Gastritis
- Antazida, z.B. Magaldrat
- Bewährte H_2-Blocker, z.B. Ranitidin
- Protonenpumpenblocker, z.B. Omeprazol

Glaukom
- Beta-Rezeptorenblocker
- Carboanhydrasehemmstoffe
- Cholinergika

Hustendämpfung
- Dextromethorphan
- Codein

Hypertonus
- Alpha-Methyldopa
- Metoprolol
- Dihydralazin
- Nach dem 1. Trimenon auch Urapidil u.a.

Krätze (Skabies)
- Benzylbenzoat
- Crotamiton

Läuse
- Dimeticon

Migräne
- Siehe Schmerzen; ggf. auch Sumatriptan

Mukolytika
- Acetylcystein

Refluxösophagitis
- Omeprazol

Schlafstörungen
- Diphenhydramin
- Diazepam, Lorazepam

Schmerzen
- Paracetamol, ggf. mit Codein
- Ibuprofen, Diclofenac (nur bis SSW 28)
- Ggf. Tramadol

Übelkeit/Hyperemesis
- Dimenhydrinat
- Metoclopramid

Wurmerkrankung
- Pyrviniumembonat
- Mebendazol
- Niclosamid

A 19 Pädiatrie – Arzneimittel

Alle Informationen zum Thema Pädiatrie finden Sie im Therapieteil, Kapitel T 19 Pädiatrie → 783, das auf die relevanten Wirkstoffe im Arzneimittelteil verweist.

A 20 Toxikologie – Arzneimittel

A 20.1 Allgemeines

1. Erstanamnese

Welches Gift? Stoff? Produktname? Bestandteile? Hersteller? Verpackung? **Giftaufnahme?** Oral? Inhalation? Haut? **Wann?** Einnahme? Erste Symptome? **Warum?** Suizid? Sucht? Irrtümlich? **Wieviel?** Menge? Konzentration? **Klinik?** Ansprechbar? Bewusstlos? Alter? Geschlecht? Gewicht? AZ?

2. Vergiftungszentrale verständigen

3. Soforthilfe durch den Laien

- **Lagerung:** bewusstloser Patient → stabile Seitenlage/Bauchlage mit seitlicher Kopflagerung; bei mechanischer Atemwegsverlegung: Kopf in Seitenlage und Mundhöhle säubern
- **Ersthilfe bei oraler Giftaufnahme** → Auslösen von Erbrechen durch Laien unbedingt vermeiden
  Hautkontamination: Reinigung mit Wasser und Seife
  Augenkontamination: Augenspülung unter laufendem Wasser

A 20.2 Ärztliche Behandlung (5-Finger-Regel)

1. Elementarhilfe (Stabilisierung der Vitalparameter)

Entsprechend dem Schweregrad der Vergiftung (= Ausmaß der Vigilanzminderung): Grad 0 = keine Vigilanzminderung; G1 = Somnolenz; G2 = Sopor; G3 = motorisch reaktives Koma; G4 = areaktives Koma mit respiratorischer Insuffizienz; G5 = Grad 4 mit instabilem Kreislauf

	Überwachung	Lagerung	Ven. Zugang	Atemweg sichern	Beatmung	Katecholamine
Bei Grad	Immer	≥ 1	≥ 2	≥ 3	≥ 4	5

2. Giftelimination

Primär (Giftentfernung vor Resorption)

- **Orale Giftaufnahme:**
  - **Aktivkohle** (Carbo medicinalis): **Cave:** Aspirationsrisiko ↑ bei bewusstlosen, nicht intubierten Pat. bei Applikation über Magensonde; **Dos.:** ca. 10-facher Überschuss an Kohle gegenüber Gift, bei unbekannter Menge im Allgemeinen 1g/kg; **Komb. von Kohle u. Laxans** beschleunigt Giftelimination; **KI:** fehlende Stabilisierung der Vitalparameter, Perforationsgefahr
  - **Induziertes Erbrechen** (meist erst in Klinik, möglichst innerhalb 1h): Ipecacuanha-Sirup: 1.Lj. (10ml), 2.Lj. (20ml), ab 3.Lj/Erw. (30ml); **KI:** Vigilanzminderung, Verätzung, Vergiftung mit organischen Lsg.-Mitteln, Tenside, Antiemetika
  - **Magenspülung** (Anm.: bei Medikamentenintoxikation besteht meist keine Indikation):
    1. Pro. eines reflektorischen Laryngospasmus: 1mg Atropin i.m.
    2. Lagerung: bei wachen/vigilanzgeminderten Pat. mit erhaltenem Schluckreflex: keine Intubation → stabile Seiten-, Bauchlage; bei bewusstlosen Pat.: Intubation → Rückenlage
    3. Spülung: weicher Magenschlauch (Erw. ø 18mm; Kleinkind ø 11mm) → Lagekontrolle → Spülung: 10-20l lauwarmes H_2O (mit je 10ml x kg) → dann 50g Carbo med. + 15-20g Na-Sulfat in Wasser auflösen und in Magenspülschlauch instillieren → Schlauch abklemmen, entfernen
- **Inhalative Giftaufnahme:** Pat. aus Gefahrenbereich (Eigenschutz beachten!), O_2, Frischluft
- **Kutane Giftaufnahme:** Kleidung entfernen, Haut abwaschen → Giftentfernung
- **Augenkontamination:** Augenspülung (10min unter fließendem Wasser) → Augenarzt

Sekundär (Giftentfernung nach Resorption)

Zuerst Giftnotrufzentrale konsultieren; dann ggf. alkalische Diurese, Hämodialyse, Hämoperfusion, Plasmapherese, Albumindialyse

A 20.3 Antidota

Wm/Wi (ACC): Verstoffwechslung in Hepatozyten zu Glutathion, das zur Entgiftung toxischer Paracetamolmetabolite benötigt wird; **Wm/Wi** (Atropin): parasympatholytisch durch kompetitiven Antagonismus an muscarinartigen Cholinozeptoren; **Wm/Wi** (Digitalisantitoxin): von Schafen gewonnene Immunglobulinfragmente, die freies und zellmembrangebundenes Digitalisglykosid binden; **Wm/Wi** (4-DMAP): Bildung von Methämoglobin ⇒ Komplexbildung mit Cyanid ⇒ Entblockung der Cytochromoxidase; **Wm/Wi** (DMPS): Chelatbildner, bildet mit Schwermetallen stabile Komplexe, die renal ausgeschieden werden; **Wm/Wi** (Ethanol): hat höhere Bindungskonstante an die Alkoholdehydrogenase (ADH) als Methanol, durch Sättigung der ADH mit Ethanol wird die Methanoloxidation gehemmt, es entstehen weniger toxische Metabolite wie Formaldehyd und Ameisensäure; **UW** (ACC): Abfall des Prothrombinwerts, anaphylakt. Reaktionen; **UW** (Atropin): Schweißdrüsensekretion ↓, Tachykardie, Miktionsstrg., Mundtrockenheit, Glaukomanfall, Akkommodationsstrg., Unruhe, Halluzinationen, Krämpfe, Delirien; **UW** (Digitalisantitoxin): allerg. Reaktionen, Anaphylaxie, Hypokaliämie; **UW** (4-DMAP): Methämoglobinämie, Brechreiz, Durchfall, Asthmaanfall, Vigilanzminderung, Schock; **UW** (DMPS): Fieber, Schüttelfrost, Übelkeit, allergische Hautreaktionen, Erythema exsudativum multiforme, Stevens-Johnson-Syndrom, Transaminasenanstieg, Leukopenie, Angina pectoris, Geschmacksveränderungen, abdominelle Beschwerden, Appetitverlust, Zink- und Kupfermangel; **KI** (ACC): keine; **KI** (Atropin): Engwinkelglaukom, Tachykardie bei Herzinsuffizienz und Thyreotoxikose, tachykarde Herzrhythmusstrg., Koronarstenose, mechanische Verschlüsse des Magen-Darm-Trakts, paralytischer Ileus, Megacolon, obstruktive Harnwegserkrankungen, Prostatahypertrophie mit Restharnbildung, Myasthenia gravis, akutes Lungenödem, Schwangerschaftstoxikose, bekannte Überempfindlichkeit gegenüber Atropin und anderen Anticholinergika; **KI** (Digitalisantitoxin): bekannte Überempf., Schafeiweißallergie; **KI** (4-DMAP): Glukose-6-Phosphat-Dehydrogenasemangel; **KI** (DMPS): bek. Überempf.

Acetylcystein (ACC) Rp	HWZ 30-40min, Qo 0.7, PRC B, Lact ?
Fluimucil Antidot 20% *Amp. 5g/25ml*	**Paracetamol-Intoxikation:** ini 150mg/kg in 200ml Glucose 5% über 15min i.v., dann 50mg/kg in 500ml Glucose 5% über 4h i.v., dann 100mg/kg in 1l Glucose 5% über 16h i.v.; **DANI** nicht erforderlich

Atropin Rp	HWZ 2-3h, Qo 0.45, PPB 2-40%, PRC C, Lact ?
Atropinsulfat *Amp. 0.5mg/1ml; Inj.Lsg. 100mg/10ml* **Atropinum sulfuricum** *Amp. 0.25mg/1ml, 0.5mg/1ml, 1mg/1ml*	**Alkylphosphatvergiftung:** 2-5mg alle 10-15min i.v. bis zum Rückgang der Bronchialsekretion, bis zu 50mg in Einzelfällen, Erh.Dos. 0.5-1mg alle 1-4h; **Ki.:** 0.5-2mg i.v., Erh.Dos. nach Klinik; **Neostigmin- und Pyridostigmin-überdosierung:** 1-2mg i.v.

Digitalisantitoxin Rp	
DigiFab *Inj.Lsg. 40mg (Int. Apotheke)*	**Digitalis-Intoxikation:** Allergietestung durch Intrakutan- bzw. Konjunktivaltest: 160mg als Infusion über 20min i.v., dann Dauerinfusion mit 30mg/h über 7-8h; nach Bolusgabe kann auf die Digitalisbestimmung gewartet werden, um dann die notwendige Menge für die kontinuierliche Infusion zu errechnen; **bei bekanntem Serumspiegel: Errechnung des Körperbestands:** Digoxin: Serumkonzentration in ng/ml x 5.6 x kg: 1000; Digitoxin: Serumkonzentration in ng/ml x 0.56 x kg: 1000; Antikörperdosis (mg) = Körperbestand (mg) x 80; Cave: falsch hoher Digitalisspiegel nach Antidotgabe!
Dimethylaminophenol (4-DMAP) Rp	
4-DMAP *Amp. 250mg/5ml*	**Cyanid-Intoxikation:** 3-4 mg/kg langsam i.v., **Ki.:** 3 mg/kg langsam i.v.; nach 4-DMAP Natriumthiosulfat geben!
Dimercaptopropansulfonat (DMPS) Rp	PPB 90%
Dimaval *Amp. 250mg/5ml; Kps.100mg*	**Akute Quecksilbervergiftung:** an d1 250mg i.v. alle 3-4h, d2 250mg alle 4-6h, d3 250mg alle 6-8h, d4 250mg alle 8-12h, dann 250mg 1-3 x/d; 12 x 100-200mg p.o.; **chronische Quecksilber-, Bleivergiftung:** 300-400mg/d p.o.; **DANI** Anwendung nur bei gleichzeitiger Dialyse möglich
Ethanol OTC	
Alkohol 95% *Amp. 15g/20ml*	**Methanol-Intoxikation:** 0.5-0.75g/kg über 30min i.v. in Glucose 5%, dann 0.1-0.2g/kg; Serumalkoholspiegel von 0.5-1‰ anstreben

Wm/Wi (Flumazenil): Antagonismus an Benzodiazepinrezeptoren; **Wm/Wi** (Fomepizol): Hemmung der Alkoholdehydrogenase ⇒ verhindert Bildung toxischer Metaboliten in der Leber; **Wm/Wi** (Glucarpidase): Carboxypeptidase, spaltet MTX in DAMPA und Glutamat, beide können hepatisch eliminiert werden; **Wm/Wi** (Hydroxycobalamin): bindet Cyanid im Plasma, indem der Hydroxoligand durch einen Cyanoliganden ersetzt wird, das entstand. Cyanocobalamin wird rasch mit dem Urin ausgeschieden; **Wm/Wi** (Kohle): durch die große Absorptionsfläche bindet Kohle (1000-2000m^2/g) Giftstoffe; da Kohle vom Magen-Darm-Trakt nicht resorbiert wird, werden die geb. Giftstoffe mit dem Stuhl ausgeschieden; **Wm/Wi** (Flumazenil): Antagonismus an Benzodiazepinrez.; **Wm/Wi** (Fomepizol): Hemmung der Alkoholdehydrogenase ⇒ verhindert Bildung toxischer Metaboliten in der Leber;

Wm/Wi (Hydroxycobalamin): bindet Cyanid im Plasma, indem der Hydroxoligand durch einen Cyanoliganden ersetzt wird, das dabei entstandene Cyanocobalamin wird rasch mit dem Urin ausgeschieden; **Wm/Wi** (Kohle): durch die große Absorptionsfläche der Kohle (1000-2000m^2/g) können Giftstoffe gebunden werden, da Kohle vom Magen-Darm-Trakt nicht resorbiert wird, werden die gebundenen Giftstoffe mit dem Stuhl ausgeschieden; **Wm/Wi** (Natriumthiosulfat): Schwefeldonator ⇒ Sulfatierung der Cyanide, dadurch schnellere Bildung des weniger giftigen Rhodanids; **Wm/Wi** (Obidoxim): Reaktivierung der blockierten Acetylcholinesterase, Verhinderung der Phosphorylierung und Inaktivierung des Enzyms; **Wm/Wi** (Physostigmin): reversible Hemmung der Cholinesterase ⇒ Anstieg von Acetylcholin im synaptischen Spalt ⇒ indirekte parasympathomimetische Wirkung; **Wm/Wi** (Simeticon): = Silikon, setzt Oberflächenspannung herab, Verhinderung der Schaumbildung, keine Resorption; **Wm/Wi** (Tiopronin): Chelatbildner, Schwermetallbindung; **Wm/Wi** (Toloniumchlorid): Reduktion von Methämoglobin zu Hämoglobin;
UW (Flumazenil): Übelkeit, Erbrechen, Blutdruckschwankungen, Herzklopfen, Gefühl von Bedrohung, Auslösung v. Benzodiazepinentzugssymptomen; **UW** (Fomepizol): Bradykardie, Tachykardie, RR-Anstieg, Vertigo, Anfälle, Sehstörungen, Nystagmus, Sprachstörungen, Angst- und Unruhezustände, Transaminasen ↑, Übelkeit, Erbrechen, Diarrhoe, Dyspepsie, Schluckauf, Schmerzen an der Injektionsstelle, Phlebitis, Juckreiz, Hautausschlag, Hypereonsinophilie, Anaemie, CK ↑; **UW** (Hydroxycobalamin): allergische Reaktionen, dunkelrote Verfärbung des Urins; **UW** (Kohle): Obstipation, mechanischer Ileus bei sehr hohen Dosen; **UW** (Natriumthiosulfat): Überempfindlichkeitsreaktionen wie z.B. Brechreiz, Durchfall, Asthmaanfall, Bewusstseinsstrg., Schock; **UW** (Obidoxim): Hitzegefühl, Kälteempfinden, Mentholgeschmack, Taubheitsgefühl, Muskelschwäche, Mundtrockenheit, Tachykardie, Hypertonie, EKG-Veränderungen, Herzrhythmusstrg., Leberfunktionsstrg.; nach Gabe von 3-10g innerhalb von 1-3d cholestatischer Ikterus möglich;
UW (Physostigmin): Erbrechen, Übelkeit, Speichelfluss, Harn- und Stuhlinkontinenz, Krampfanfälle, Bradykardie, Durchfall, Asthmaanfall, Bewusstseinsstrg.;
UW (Simeticon): keine; **UW** (Tiopronin): Diarrhoe, Geschmacksstrg., Pruritus, Hautreaktionen, Stomatitis, Blutbildveränderungen, Hepatitis, Temperaturerhöhung;
UW (Toloniumchlorid): Blaufärbung von Haut und Urin;
KI (Fomepizol): bek. Überempf. gegen F. oder andere Pyrazole; **KI** (Hydroxycobalamin): nach Anw. von Natriumthiosulfat; **KI** (Kohle): Vergiftung mit ätzenden Stoffen, diagnostisch-endoskopische Maßnahmen erschwert; **KI** (Natriumthiosulfat): Sulfitüberempfindlichkeit; **KI** (Obidoxim): Carbamatintoxikation (z.B. Aldicarb = Temik 5G); **KI** (Physostigmin): bek. Überempf., Asthma bronchiale, Gangrän, koronare Herzerkrankungen, mechanische Obstipation, mechanische Harnsperre, Dystrophia myotonica, Depolarisationsblock nach depolarisierenden Muskelrelaxantien, Intoxikationen durch "irreversibel wirkende" Cholinesterasehemmer, geschlossene Schädel-Hirn-Traumen, Obstruktionen im Magen-Darm-Trakt oder in den ableitenden Harnwegen, Vergiftung mit depolarisierenden Muskelrelaxantien vom Suxamethonium-Typ; **KI** (Flumazenil): bek. Überempf.; bei Pat. mit Epilepsie, die Benzodiazepine als Zusatzmed. erhielten; mit Angstzuständen und Selbstmordneigung, die deshalb vorher mit Benzodiazepinen behandelt wurden; die eine niedrige Dosis eines kurz wirkenden Benzodiazepin-Derivates erhielten; denen Benzodiazepine zur Beherrschung eines potenziell lebensbedrohlichen Zustands verabreicht wurden (z. B. intrakranielle Druckregulierung oder Status epilepticus); in der postoperativen Periode bei anhaltendem, atemdepressivem Effekt der Opiate und bereits bestehender Bewusstseinsklarheit;

KI (Simeticon): bekannte Überempf.; **KI** (Tiopronin): Albuminurie, Glomerulonephritis, Myasthenie, Polymyositis, Pemphigus, arzneimittelbedingte Zytopenien, Grav.;
KI (Toloniumchlorid): keine bei korrekter Indikation

Fomepizol Rp

Fomepizole Serb *Inf.Lsg. 100mg/20ml*	**Ethylenglykol-Intoxikation:** ini 15mg/kg über 30-45min i.v., n. 12h 10mg/kg, weiter je n. Ethylenglykol-Serumspiegel, s. FachInfo **DANI** Krea > 3mg/dl: HD erforderl., ini 15mg/kg ber 3-45min i.v., dann 1mg/kg/h während der gesamten HD

Flumazenil Rp — HWZ 1h, Q_0 1.0, PPB 50%

Anexate *Amp. 0.5mg/5ml, 1mg/10ml* **Flumazenil Hameln/Kabi** *Amp. 0.5mg/5ml, 1mg/10ml*	**Aufhebung der Benzodiazepinwirkung:** ini 0.2mg i.v., ggf. minütliche Nachinjektion von 0.1mg bis max. 1mg Gesamtdosis; **Ki. > 1J:** 0.01mg/kg über 15s i.v., ggf. minütliche Nachinjektionen bis max. 0.05mg/kg bzw. 1mg Gesamtdosis

Glucarpidase Rp

Voraxaze *Inj.Lsg. 1000 E*	**Toxische Methotrexat-Plasmakonzentration (>1µMol/L) durch Niereninsuffizienz:** Erw., Ki. ab 28d: 50 E/kg über 5 Min i.v.;

Hydroxocobalamin

Cyanokit *Inj.Lsg. 5g*	**Cyanid-Intoxikation:** ini 5g in 200ml NaCl 0.9% über 30min i.v., je nach Klinik weitere 5g über 0.5-2h; **Ki.:** 70mg/kg über 20-30min i.v.

Kohle, medizinische (Carbo medicinalis) OTC

Kohle Hevert *Tbl. 250mg* **Kohle Pulvis** *Pulver 10g* **Ultracarbon** *Granulat 50g*	**Intoxikationen durch Nahrungsmittel, Schwermetalle, Arzneimittel:** 1g/kg p.o. oder über Magenschlauch applizieren; 10g Kohle werden in 70-80ml Wasser aufgeschüttelt; **Ki.:** 0.5g/kg; **wirkt nicht bei:** Lithium, Thallium, Eisensalzen, Blausäure, Borsäure, DDT, Tolbutamid, Methanol, Ethanol, Ethylenglykol

Natriumthiosulfat OTC — HWZ 2h

Natriumthiosulfat 10%, 25% *Amp. 1g/10ml; Inf.Lsg. 10g/100ml, 25g/100ml, 50g/500ml*	**Cyanid-Intoxikation:** 50-100mg/kg i.v.; **Sgl.:** bis zu 1g i.v., **Kleinki.:** bis zu 2g, **Schulki.:** bis zu 5g; **Intoxik. mit Alkylantien:** bis zu 500mg/kg i.v.; **Intoxik. mit Bromat und Jod:** 100mg/kg i.v.; Magenspülung mit 1% Lsg.

Obidoximchlorid OTC	HWZ 2h Q_0 0.85
Toxogonin *Amp. 250mg/1ml*	**Intox. mit Organophosphaten:** 250mg i.v., dann Dauerinf. mit 750mg/d; **Ki.:** 4-8mg/kg i.v., dann Dauerinf. mit 10mg/kg/d; zuerst Atropin!
Physostigmin Rp	
Anticholium *Amp. 2mg/5ml*	**Anticholinerges Syndrom bei Vergiftungen** (Atropin, trizyklische Antidepressiva, Antihistaminika): ini 2mg oder 0.04mg/kg langsam i.v. oder i.m., 1-4mg alle 20min i.v. bzw. Wdh. der Vollwirkdosis, wenn Vergiftungssymptome wieder auftreten; **Ki.:** 0.5mg i.v. oder i.m., Wdh. alle 5min bis Gesamtdosis von 2mg, so lange die anticholinergen Symptome weiterbestehen und keine cholinergen Symptome auftreten
Simeticon OTC	
Espumisan *Emulsion (1ml = 40mg)* **sab simplex** *Emulsion (1ml = 69mg)*	**Spülmittel-Intoxikation:** 10ml p.o.; **Ki.:** 5ml p.o.
Tiopronin Rp	
Captimer *Tbl. 100, 250mg* **Thiola** *Tbl. 100, 250mg*	**Quecksilber-, Eisen-, Kupfer-, Zink-, Polonium-, Cadmium-Intox.:** 500-1500mg/d; **M. Wilson, Hämosiderose:** 500-1000mg/d; **Cystinurie, Cystinurolithiasis: Ki. 10-12kg:** 100-200mg/d; **13-19kg:** 100-300mg/d; **20-29kg:** 200-400mg/d; **30-43kg:** 300-600mg/d; **44-52kg:** 500-800mg/d; **Ki., Erw. > 52kg:** 500-1500mg/d;
Toloniumchlorid Rp	
Toluidinblau *Amp. 30mg/1ml, 300mg/10ml*	**Intoxikationen mit Methämoglobinbildnern** (z.B. Anilin, Nitrobenzol, Nitrit, aromatische Amine, oxidierende, organische Lösungsmittel, Dapsone, manche Lokalanästhetika), **DMAP-Überdosierung:** 2-4mg/kg langsam i.v.; **Ki.:** s. Erw.

A 20.4 Transport

Durch Notarzt/Rettungsmittel mit Rettungsassistenz in nächstes Krankenhaus; dort ggf. Sekundärverlegung, bei schweren/unklaren Vergiftungen Kontakt mit Giftnotrufzentrale durch Arzt

A 20.5 Asservierung

Immer: Urin, Blut in EDTA-Röhrchen, Blut nativ, u.U. bei Lebensmittel- oder Pilzvergiftungen Stuhl, bei Gasvergiftung Ausatemluft in Atemballon; Beschriftung der Probe (Entnahmezeit, Material, Patientendaten); **sachgemäße Lagerung** (bei 4°C im Kühlschrank), vor jeder Antidotgabe Asservierung von Blut und Urin

A 21 Geriatrie – Arzneimittel (Michael Drey)

A 21.1 Potenziell inadäquate Medikation (PIM)[1]

PIM (Wirkstoffe)	Bedenken	Alternative
Analgetika		
NSAR → 196	Hohes Risiko für GI-Blutung	**Metamizol** → 201, **Paracetamol** → 292
Pethidin → 288	Hohes Risiko für Delir und Stürze	**Tilidin + Naloxon** → 290, **Oxycodon** → 287
Antiarrhythmika		
Digoxin → 53	Geringe therapeutische Breite bei häufig gleichzeitig bestehender Niereninsuffizienz	Vorhofflimmern: zunächst **Betablocker** → 28; Herzinsuffizienz: zunächst **ACE-Hemmer** → 22 + **Betablocker** → 28 alternativ: **Digitoxin** → 53
Flecainid → 50 **Sotalol** → 30	Proarrhythmierisiko bei häufig gleichzeitig bestehender KHK	**Betablocker** → 28 **Amiodaron** → 51
Antibiotika		
Nitrofurantoin → 236	Ungünstiges Nutzen-Risiko-Verhältnis	**Cephalosporine** → 220, **Cotrimoxazol** → 235, **Trimethoprim** → 235
Antidementiva		
Naftidrofuryl → 71, **Nicergolin** → 329, **Pentoxifyllin** → 71, **Piracetam** → 330	Kein sicherer Wirksamkeitsnachweis, ungünstiges Nutzen-Risiko-Verhältnis	**Donepezil** → 329 **Galantamin** → 329 **Rivastigmin** → 330 **Memantin** → 329
Antidepressiva		
Antidepressiva, trizyklische: Amitriptylin → 338, **Imipramin** → 339, **Trimipramin** → 339	Anticholinerge Wirkung (Obstipation, Mundtrockenheit, Verwirrtheit, kognitive Defizite)	**Citalopram** (max. 20mg) → 342 **Mirtazapin** → 340
MAO-Hemmer: Tranylcypromin → 341	Blutdruckkrisen, maligne Hyperthermie	**Citalopram** (max. 20mg) → 342, **Mirtazapin** → 340
SSRI: Fluoxetin → 342	Zentralnervöse UW (Übelkeit, Schlafstörung, Schwindel, Verwirrtheit)	**Citalopram** (max. 20mg) → 342, **Mirtazapin** → 340

PIM (Wirkstoffe)	Bedenken	Alternative
Antiemetika		
Dimenhydrinat → 107	Anticholinerge Wirkung	**Metoclopramid** (nicht bei Parkinsonpatienten) → 99, **Domperidon** → 99
Antiepileptika		
Phenobarbital → 308	Sedierung, paradoxe Erregungszustände	**Levetiracetam** → 313, **Lamotrigin** → 307, **Valproinsäure** → 310, **Gabapentin** → 311
Antihistaminika		
Dimetinden → 87, **Hydroxyzin** → 88, **Triprolidin** → 400	Anticholinerge Wirkung	**Cetirizin** → 87, **Loratadin** → 88
Antihypertensiva		
Alphablocker → 34: **Clonidin** → 33, **Doxazosin** → 34, **Terazosin** → 34, **Alpha-Methyldopa** → 33	Hypotension, Benommenheit, Mundtrockenheit	**ACE-Hemmer** → 22, **Alphablocker** → 34, **lang wirksame Ca-Antagonisten (Dihydropyridintyp)** → 32, **(Thiazid-)Diuretika** → 42, **Betablocker** → 28
Nifedipin (nicht retardiert) → 32	Erhöhtes Myokardinfarktrisiko, erhöhte Sterblichkeit	**ACE-Hemmer** → 22, **Alphablocker** → 34, **lang wirksame Ca-Antagonisten (Dihydropyridintyp)** → 32, **(Thiazid-)Diuretika** → 42, **Betablocker** → 28
Reserpin	Hypotension, Sedierung, Depression	**ACE-Hemmer** → 22, **Alphablocker** → 34, **lang wirksame Ca-Antagonisten (Dihydropyridintyp)** → 32, **(Thiazid-)Diuretika** → 42, **Betablocker** → 28
Verapamil → 31	Negativ inotrop bei häufig gleichzeitig bestehender Herzinsuffizienz	**ACE-Hemmer** → 22, **Alphablocker** → 34, **lang wirksame Ca-Antagonisten (Dihydropyridintyp)** → 32, **(Thiazid-)Diuretika** → 42, **Betablocker** → 28

PIM (Wirkstoffe)	Bedenken	Alternative
Antikoagulantien		
Prasugrel → 69	Erhöhtes Blutungsrisiko für Patienten über 75 Jahre	**ASS** → 196, **Clopidogrel** → 69
Ticlopidin → 70	Blutbildveränderungen	**ASS** → 196, **Clopidogrel** → 69
Ergotamin und -Derivate		
Ergotamin → 321	Ungünstiges Nutzen-Risiko-Verhältnis	**Andere Parkinson-medikamente** → 314 Ergotamin bei Migräne: **Sumatriptan** → 323;
Muskelrelaxantien		
Baclofen → 326	Amnesie, Verwirrtheit, Sturz	**Physiotherapie, Tolperison** → 327
Neuroleptika		
Fluphenazin → 352, **Levomepromazin** → 349, **Perphenazin** → 353, **Thioridazin** → 350	Anticholinerge und extra-pyramidale Wirkung, Parkinsonismus, Hypotonie, Sedierung, erhöhte Sterblichkeit bei Demenzpatienten	**Risperidon** → 357, **Quetiapin** → 357, **Melperon** → 349, **Pipamperon** → 349
Sedativa		
Benzodiazepine, lang wirksame: Bromazepam → 359, **Chlordiazepoxid** → 360, **Clobazam** → 360, **Diazepam** → 360, **Dikaliumclorazepat** → 360, **Flunitrazepam** → 360, **Flurazepam** → 360, **Medazepam** → 361, **Nitrazepam** → 361	Muskelrelaxierende Wirkung mit Sturzgefahr, verzögertes Reaktionsvermögen, kognitive Funktionseinschränkungen, paradoxe Reaktion (Unruhe, Reizbarkeit, Halluzinationen)	**kurz wirksame Benzodiazepine in geringer Dosis (Zolpidem** → 364, **Zopiclon** → 364**), Mirtazapin** → 340, **Melperon** → 349, **Pipamperon** → 349

PIM (Wirkstoffe)	Bedenken	Alternative
Sedativa (Fortsetzung)		
Benzodiazepine, mittellang wirksame: **Alprazolam** → 359, **Brotizolam** (> 0.125mg/d) → 359, **Lorazepam** (> 2mg/d) → 361, **Lormetazepam** (> 0.5mg/d) → 361, **Oxazepam** (> 60mg/d) → 362, **Temazepam** → 362, **Triazolam** → 362	Muskelrelaxierende Wirkung mit Sturzgefahr, verzögertes Reaktionsvermögen, kognitive Funktionseinschränkungen, paradoxe Reaktion (Unruhe, Reizbarkeit, Halluzinationen)	**Schlafhygiene, Baldrian, Melperon** → 349, **Pipamperon** → 349, **Mirtazapin** → 340, **Zolpidem** (< 5mg/d) → 364
Benzodiazepine, kurz wirksame: **Zopiclon (> 3.75mg/d)** → 364, **Zolpidem (> 5mg/d)** → 364	Muskelrelaxierende Wirkung mit Sturzgefahr, verzögertes Reaktionsvermögen, kognitive Funktionseinschränkungen, paradoxe Reaktion (Unruhe, Reizbarkeit, Halluzinationen)	**Schlafhygiene, Baldrian, Melperon** → 349, **Pipamperon** → 349, **Mirtazapin** → 340,
Weitere Sedativa: **Chloralhydrat** → 363, **Diphenhydramin** → 363, **Doxylamin** → 363	Anticholinerge Wirkung, Schwindel, EKG-Veränderungen	**Schlafhygiene, Baldrian, Melperon** → 349, **Pipamperon** → 349, **Mirtazapin** → 340, **Zolpidem** (< 5mg/d) → 364
Urospasmolytika		
Oxybutynin → 402, **Tolterodin** → 403	Anticholinerge Wirkung (Obstipation, Mundtrockenheit, Verwirrtheit, kognitive Defizite), QT-Verlängerung	**Trospiumchlorid** → 403, **Darifenacin** → 402

[1] Holt S., Schmiedl S, Türmann PA: Priscus-Liste potenziell inadäquater Medikamente für ältere Menschen, Lehrstuhl für Klinische Pharmakologie, Private Universität Witten/Herdecke gGmbH, Witten; Philipp Klee-Institut für Klinische Pharmakologie, HELIOS Klinikum Wuppertal, Wuppertal, Stand 01.02.2011

T 1 Notfall – Therapie

T 1.1 Notfälle – Therapiemaßnahmen		
Herz, Kreislauf	Herzkreislaufstillstand (ALS)	→ 440
	ST-Streckenhebungsinfarkt (STEMI) (Akutes Koronarsyndrom, akuter Myokardinfarkt)	→ 451
	Hypertensive Krise	→ 446
	Herzrhythmusstörung	→ 468
	Kardiogener Schock	→ 455
	Hypovolämischer Schock	→ 669
	Anaphylaktischer Schock	→ 668
Atmung	Status asthmaticus/Asthma-Exazerbation	→ 488
	Akute COPD-Exazerbation	→ 495
	Lungen(arterien)embolie	→ 509
	Akutes Lungenödem	→ 670
Stoffwechsel	Diabetisches (hyperosmolares) Koma	→ 564
	Hypoglykämisches Koma	→ 559
	Hyperosmolares Koma	→ 564
	Thyreotoxische Krise	→ 573
	Myxödem-Koma	→ 575
	Addison-Krise	→ 578
	Hyperkalzämische Krise	→ 555
Neurologie	Status epilepticus	→ 672
	Ischämischer Hirninfarkt	→ 688
Vergiftungen	Vergiftungen	→ 835

T 1.2 Adult Advanced Life Support[1] (ALS)

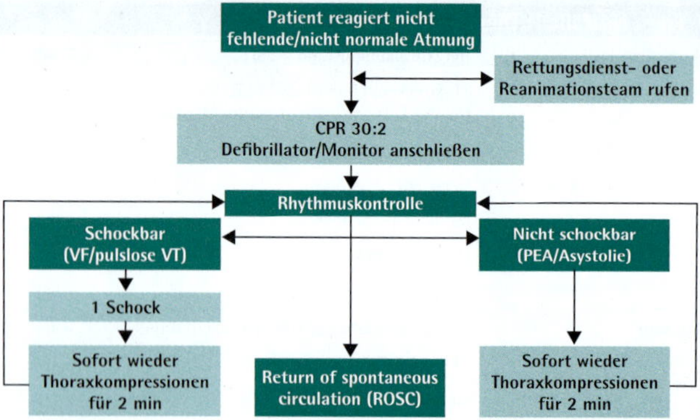

Qualitativ hochwertige Thoraxkompressionen und
- Sauerstoffgabe
- Kapnografie
- Kontinuierl. Thoraxkompressionen bei gesichertem Atemweg
- Minimale Unterbrechungen der Thoraxkompressionen
- IV- oder IO-Zugang
- Adrenalin alle 3–5 min
- Amiodaron nach 3 Defibrillationsversuchen
- Reversible Ursachen erkennen und behandeln

Reversible Ursachen erkennen und behandeln
- Hypoxie
- Hypovolämie
- Hypo-/Hyperkaliämie
- Hypo-/Hyperthermie metabolisch
- Thrombose, koronar oder pulmonal
- Spannungspneumothorax
- Herzbeuteltamponade
- Intoxikation

Evtl. Sonografie/Bildgebung einsetzen

Eventuell
- Koronarangiografie und PCI
- Mechanische Reanimation für Patiententransport/Therapie
- Extrakorporale CPR

Nach ROSC
- Nach ABCDE vorgehen
- Zielwert SpO_2: 94–98% und normaler $PACO_2$
- 12-Kanal-EKG
- Ursache erkennen, behandeln
- Targeted temperature management

[1] Soar J, Böttiger BW et al. Erweiterte lebensrettende Maßnahmen für Erwachsene. Leitlinien des European Resuscitation Council 2021. Notfall Rettungsmed 2021, 24:406-446. © European Resuscitation Council (ERC), German Resuscitation Council (GRC), Austrian Resuscitation Council (ARC). Mit Genehmigung von Springer im Namen der GRC.

T 2 Kardiologie – Therapie (V. Klauss)

T 2.1 Hypertonie

T 2.1.1 Klassifikation und Risikofakoren[1, 2]

Kategorie	**RR syst.** [mmHg]		**RR diast.** [mmHg]
Optimal	< 120	und	< 80
Normal	120–129	und/oder	80–84
Hochnormal	130–139	und/oder	85–89
Hypertonie Grad 1	140–159	und/oder	90–99
Hypertonie Grad 2	160–179	und/oder	100–109
Hypertonie Grad 3	≥ 180	und/oder	≥ 110
Isolierte systolische Hypertonie	≥ 140	und	< 90

In den aktuellen ESC Guidelines (2018) wird die Bedeutung von ambulanten 24-RR-Messungen sowie RR-Messungen zuhause betont.

Klinische Risikofaktoren, Organschädigungen und andere, v.a. kardiovask. Erkrankungen, die die Prognose von Patienten zusätzlich zur arteriellen Hypertonie beeinflussen

Klinische Risikofaktoren

- Geschlecht (m > w)
- Alter (m > 55 J., w > 65 J.)
- Rauchen
- Hyperlipidämie
- Diabetes mellitus
- Positive Familienanamnese bzgl. kardiovaskulärer Erkrankungen (m < 55 J., w < 65 J.)
- Pathologischer Bauchumfang (> 102cm [m], > 88cm [w]), Übergewicht
- Frühe Menopause
- Psychosoziale und sozioökonomische Faktoren
- Hyperurikämie

Asymptomatische Hypertonie-bedingte Organschädigung (HMOD= hypertension-mediated organ damage)

- Hypertrophiezeichen im EKG (z. B. Sokolow-Lyon-Index > 3,5 mV)
- Zeichen der linksventrikulären Hypertrophie im Herzultraschall
- Knöchel-Arm-Index < 0,9
- Mikroalbuminurie (30–300mg/24h)
- Chronische Nierenerkrankung
- Fortgeschrittene Retinopathie

Vorbekannte kardiovaskuläre Erkrankung

- Zerebrovaskuläre Erkrankungen: TIA, ischämischer oder hämorrhagischer Schlaganfall
- KHK: Myokardinfarkt, Z. n. Revaskularisation (PCI oder ACVB), Angina pectoris
- Zeichen der Herzinsuffizienz, auch bei erhaltener systolischer Funktion
- pAVK

T 2.1.2 Therapiemaßnahmen in Abhängigkeit von Blutdruck (BP) und kardiovaskulärem Risiko[1] (siehe T 2.1.3, → 443)

Einleitung der Hypertonie-Behandlung nach dem Praxis-Blutdruckwert		
Empfehlungen	**Empf.-Gr.**	**Evid.-Gr.**
Bei Patienten mit Hypertonie Grad 2 oder 3 wird auf jeder Stufe des kardiovaskulären Risikos empfohlen, sofort mit der Blutdruck-senkenden Therapie zu beginnen, gleichzeitig mit der Einleitung von Lebensstil-Interventionen.	I	A
Bei Patienten mit Hypertonie Grad 1:		
• Lebensstil-Interventionen werden empfohlen, um festzustellen, ob sie den Blutdruck (BP) normalisieren.	IIa	B
• Bei Patienten mit Hypertonie Grad 1 mit niedrigem bis moderatem Risiko und ohne Anzeichen von HMOD wird eine BP-senkende Medikation empfohlen, wenn der Patient nach einer Phase von Lebensstil-Intervention hyperton bleibt.	I	A
• Bei Patienten mit Hypertonie Grad 1 und hohem Risiko oder mit Nachweis von HMOD wird die sofortige Einleitung der Pharmakotherapie empfohlen, gleichzeitig mit Lebensstil-Interventionen.	I	A
Bei leistungsfähigen älteren Patienten mit Hypertonie (auch wenn > 80 Jahre) wird eine BP-senkende Medikation und Lebensstil-Intervention empfohlen, wenn der SBP ≥ 160 mmHg ist.	I	A
BP-senkende Pharmakotherapie und Lebensstil-Intervention werden für leistungsfähige ältere Patienten (> 65 aber nicht > 80 Jahre) empfohlen, wenn der SBP im Grad 1-Bereich (140–159mmHg) liegt, vorausgesetzt die Therapie wird gut vertragen.	I	A
Eine antihypertensive Therapie kann auch bei gebrechlichen älteren Patienten erwogen werden, sofern sie vertragen wird.	IIb	B
Absetzen der BP-senkenden Medikation aufgrund des Alters, selbst bei Patienten ≥ 80 Jahre, wird nicht empfohlen, sofern die Therapie gut vertragen wird.	III	A
Bei Patienten mit hochnormalem BP (130–139/85–89mmHg):		
• werden Lebensstiländerungen empfohlen.	I	A
• kann eine medikamentöse Behandlung erwogen werden, wenn ihr CV-Risiko infolge manifester CVD, insbesondere KHK, sehr hoch ist.	IIb	A
Aus ESC-/DGK-Pocket guidelines „Management der arteriellen Hypertonie", Version 2018.		
Bei Patienten mit Hypertonie Grad 1 und einem niedrigen bis moderaten Risiko kann der Pharmakotherapie eine längere Phase von Lebensstil-Interventionen vorausgehen, um zu prüfen, ob dieser Ansatz den Blutdruck normalisiert. Die Dauer der alleinigen Lebensstil-Intervention hängt ab von der BP-Höhe innerhalb des Grad-1-Bereichs, d. h. die Wahrscheinlichkeit eine BP-Kontrolle mit alleiniger Lebensstil-Intervention zu erreichen, und den individuellen Möglichkeiten für eine wesentliche Änderung des Lebensstils beim Patienten.		

T 2.1.3	Graduierung des kardiovaskulären Risikos über 10 Jahre[2]
Sehr hohes Risiko (kardiovaskuläre Mortalität > 10 %)	Personen mit einem der folgenden Faktoren: **Klinisch oder eindeutig in der Bildgebung dokumentierte CVD:** • **Klinische CVD** umfasst: akuter Myokardinfarkt, akutes Koronarsyndrom, koronare oder andere arterielle Revaskularisierung, Schlaganfall, TIA, Aortenaneurysma und PAE • **Zweifelsfrei in der Bildgebung dokumentierte CVD** umfasst: signifikante (> 50%) Wanddickungenzunahme oder Plaque > 1,5 mm • **Diabetes mellitus mit Endorganschäden,** z. B. Proteinurie oder mit einem Hauptrisikofaktor wie Hypertonie Grad 3 oder Hypercholesterinämie • **Schwere CKD (eGFR < 30 ml/min/1,73 m^2)** • **Berechneter 10-Jahres-SCORE ≥ 10%**
Hohes Risiko (kardiovaskuläre Mortalität 5–10 %)	Personen mit einem der folgenden Faktoren: • **Deutliche Erhöhung eines einzelnen Risikofaktors,** insbesondere Cholesterin > 8 mmol/l (> 310 mg/dl) z. B. familiare Hypercholesterinämie, Hypertonie Grad 3 (BP ≥ 180/110 mmHg) • **Patienten mit Diabetes mellitus** (außer manchen jungen Patienten mit Diabetes mellitus Typ 1 und ohne Hauptrisikofaktoren, die ein moderates Risiko haben) • **Hypertensive Herzerkrankung** • **Mittelschwere CKD (eGFR 30.59 ml/min/1,73 m^2)** • **Berechneter 10-Jahres-SCORE von 5 bis 10%**
Moderates Risiko (kardiovas. Mortalität > 1–5%)	Personen mit: • **Berechnetem 10-Jahres-SCORE ≥ 1% bis < 5%** • **Hypertonie Grad 2** **Viele Personen mittleren Alters fallen in diese Kategorie**
Niedriges Risiko (kardiovas. Mortalität < 1 %)	Personen mit: **Berechnetem 10-Jahres-SCORE < 1%**

SCORE Systematic Coronary Risk Evaluation system: Das SCORE-System schätzt das 10-Jahres-Risiko eines tödlichen atherosklerotischen Ereignisses anhand von Alter, Geschlecht, Raucherstatus, Gesamtcholesterin und systolischem Blutdruck.

Nicht-pharmakologische Maßnahmen

Folgende nicht-pharmakologische Maßnahmen zur Änderung des Lebensstils mit dokumentierter Wirkung auf eine Blutdrucksenkung gelten für alle Patienten mit arterieller Hypertonie: Optimierung der BZ-Einstellung, Kochsalzrestriktion, Gewichtsreduktion (u. a. Diät mit hohem Anteil an Gemüse und Obst), Einschränkung des Alkoholkonsums, Nikotinverzicht, regelmäßige körperliche Aktivitäten.

Effekte der medikamentösen antihypertensiven Therapie

- Der Haupteffekt einer antihypertensiven Therapie liegt in der Blutdrucksenkung per se.
- Fünf große Klassen an blutdrucksenkenden Med. (Diuretika, Betablocker, Ca-Antagonisten, ACE-Hemmer u. Angiotensin-Rezeptor-Antagonisten) stehen allein od. in Kombination für Einleitung und Aufrechterhaltung einer antihypertensiven Therapie zur Verfügung.
- Alpha-1-Rezeptorblocker sind weitere Alternativen in der Hypertoniebehandlung.
- Je nach Patientencharakteristika und Begleiterkrankungen können die verschiedenen Klassen von Antihypertensiva eingesetzt und kombiniert werden.
- **In den aktuellen Richtlinien wird der frühe Einsatz von Kombinationstherapien empfohlen, möglichst in einer Tablette zusammengefasst („single pill combination").**

T 2.1.4 Medikamentöse Therapie

Diuretikum			
	Renale NaCl-Ausschwemmung, **Cave:** bei Kreatinin ≥ 2mg/dl kontraindiziert		
	Benzothiadiazin (renaler H_2O- und NaCl-Verlust, endogene vasokonstriktorische Reize ↓)	**Hydrochlorothiazid** → 44	*1 x 12.5–50mg/d p.o.*
oder	**Pteridinderivat, K^+-sparendes Diuretikum + Benzothiadiazin** (ren. H_2O- und NaCl-Verlust, Hemmung der K^+-Sekretion)	**Triamteren + Hydrochlorothiazid** → 46	*0.5–1 x 50/25mg/d p.o*
oder	**Benzothiazidin**	**Chlortalidon** → 44	*1 x 12.5–50mg/d p.o.*
		Indapamid → 44	*1 x 1.25–2.5mg/d p.o.*
		Xipamid → 44	*1 x 10–40mg p.o.;* **Cave:** bei Krea > 2.5mg/dl unwirksam
Betablocker			
	Cave: AV-Block, Asthma bronchiale, pAVK		
	Beta-1-selektiver Blocker (HZV ↓, neg. chronotrop, neg. inotrop, Reninsekret. ↓, zentrale Sympathikusakt. ↓)	**Metoprololtartrat** → 29	*2 x 50–100mg/d p.o.*
oder		**Metoprololsuccinat** → 29	*1–2 x 47.5mg/d p.o. oder 1 x 190mg/d p.o.*
oder		**Bisoprolol** → 28	*1 x 2.5–10mg p.o.*
oder		**Nebivolol** → 30	*1 x 2.5–5mg/d p.o.*
oder	**Alpha-/Betablocker** (HZV ↓, Alpha- u. Beta-Blockade)	**Carvedilol** → 29	*1 x 12.5 bis 1 x 50 mg oder 2 x 25mg/d p.o.*
Kalziumantagonist			
oder	**Benzothiazepinderivat, Kalziumantagonist** (Chronotropie ↓, Dromotropie ↓, Inotrop. ↓, Afterload ↓)	**Diltiazem** → 31	*3 x 60–90mg/d p.o., 2 x 90–180mg/d (ret.) p.o., 1 x 240mg/d (ret.) p.o.*

oder	**Benzothiazepinderivat, Kalziumantagonist** (Chronotropie ↓, Dromotropie ↓, Inotrop. ↓, Afterload ↓)	**Verapamil** → 31	*3 x 80–120mg/d p.o., 2 x 120–240mg (ret.) p.o.*
oder	**Dihydropyridinderivat, Kalziumantagonist** (Inotropie ↓, Afterload ↓)	**Nifedipin** → 32	*2 x 20mg/d (ret.) p.o., 3 x 10mg/d p.o.*
oder		**Amlodipin** → 32	*1 x 5–10mg/d p.o.*
oder		**Lercanidipin** → 32	*1 x 10–20mg/d p.o.*
oder		**Nitrendipin** → 33	*2 x 10mg/d oder 1 x 20mg/d p.o.*
oder		**Felodipin** → 32	*1 x 2.5–10mg/d p.o.*
oder		**Isradipin** → 32	*1 x 5–10mg/d p.o.*
ACE-Hemmer			
1.Wahl	**Angiotensin-Converting-Enzym-Hemmer** (Vasodilatation ↑, Nierendurchblutung ↑, Aldosteronfreisetzung ↓, Katecholaminfreisetzung ↓)	**Enalapril** → 24	*1 x 5–40mg/d p.o.*
oder 2. Wahl		**Captopril** → 23	*2–3 x 12.5–25mg/d p.o.*
		Lisinopril → 24	*1 x 5 bis max. 40mg/d p.o.*
		Benazepril → 23	*1 x 10 bis max. 40mg/d p.o.*
		Perindopril → 24	*1 x 5–10mg/d p.o.*
		Cilazapril → 24	*1 x 1–5mg/d p.o.*
		Quinapril → 25	*1 x 5 bis max. 2 x 20mg/d p.o.*
		Fosinopril → 24	*1 x 10 bis max. 40mg/d p.o.*
		Ramipril → 25	*1 x 2.5–10mg/d p.o.*
AT-II-Blocker			
1. Wahl bei Diabetes	**AT-II-Blocker** (Angiotensinwirkung ↓, spezifische Blockade des Angiotensin-II-Typ-1-Rez.)	**Losartan** → 27	*1 x 50–100mg/d p.o.*
		Valsartan → 27	*1 x 80–320mg/d p.o.*
		Candesartan → 26	*1 x 8–32mg/d p.o.*
		Irbesartan → 27	*1 x 150–300mg/d p.o.*
		Eprosartan → 26	*1 x 600mg p.o.*
		Olmesartan → 27	*1 x 10 bis max. 40mg/d p.o.*
		Telmisartan → 27	*1 x 20–80mg/d p.o.*
Peripher oder zentral antiadrenerge Substanzen			
	Alpha-1-Blocker (Vasodilatation ↑, Afterload ↓, Preload ↓)	**Urapidil** → 34	*2 x 30–90mg/d p.o.*
oder		**Doxazosin** → 34	*1 x 4–8mg/d p.o., MTD 16mg*
	Imidazolinrez.-Agonisten	**Clonidin** → 33	*2 x 75 bis 2 x 300µg/d p.o*

[1] 2018 ESC/ESH Guidelines for the management of arterial hypertension. Williams B, Mancia G, Spiering W, et al. Eur Heart J 2018 doi:10.1093/eurheartj/ehy339.
[2] ESC-/DGK-Pocket guidelines „Management der arteriellen Hypertonie, Version 2018".

T 2.1.5 Hypertonie in der Schwangerschaft → 778

T 2.2 Hypertensive Krise

T 2.2.1 Initial

	Kalziumantagonist (Inotropie ↓, Afterload ↓)	**Nitrendipin** → 33	*5mg Lsg. oral*
		Nifedipin → 32	*10mg Weichkapsel (nicht bei ACS!!!)*
oder	**ACE-Hemmer** (Vasodilatation ↑, Nierendurchblutung ↑, Aldosteronfreisetzung ↓, Katecholaminfreisetzung ↓)	**Captopril** → 23	*12.5mg s.l., evtl. Wdh.;* **Cave** *bei NI oder bek. Nierenarterienstenose*
		Enalapril → 24	*1.25–2.5mg i.v.;* **Cave** *bei NI oder bek. Nierenarterienstenose*
oder	**Nitrat** (Pre-/Afterload ↓, venöses Pooling)	**Glyceroltrinitrat** → 47	*2–3 Hub (à 0.4mg), 0.8mg s.l.*
oder	**Betablocker** (HZV ↓, neg. chronotrop, neg. inotrop, Reninsekr. ↓, zentrale Sympathikusaktivität ↓)	**Metoprololtartrat** → 29	*2.5–5mg i.v.;* **Cave:** *AV-Blockierung, Bradykardie, eingeschränkte LV-Fkt.*

T 2.2.2 Bei Persistenz

	Postsyn. Alpha-1-Blocker, 5-HT1A-Agonismus (Vasodilatation ↑, Afterload ↓, Preload ↓)	**Urapidil** → 34	*12.5mg i.v., stat. Perf. (150mg) = 3mg/ml ⇒ 3–10ml/h;* **Cave:** *langs. RR ↓ auf 160–180/110mmHg*
oder	**Zentr. Alpha-2-Agonist** (Noradrenalinfreisetzung ↓, peripherer Sympathikotonus ↓, Renin ↓)	**Clonidin** → 33	*1–4 x 0.15mg s.c. oder i.v.*
oder	**Peripherer Vasodilatator** (Afterload ↓)	**Dihydralazin** → 35	*6.25mg langsam i.v., evtl. nach 30min doppelte Dosis i.v., stat. Perf. (75mg) = 1.5mg/ml ⇒ 1–5ml/h, max. 100mg/24 h*

T 2.2.3 Bei drohendem Lungenödem zusätzlich

	Schleifendiuretikum (Volumenentlastung)	**Furosemid** → 42	*20–40mg i.v., evtl. Wdh. nach 30min*
oder		**Torasemid** → 43	*5–20mg p.o.; 10 bis max. 100mg i.v.*
plus	**Opiat** (Analgesie)	**Morphin** → 287	*3–5mg i.v. (1:10 verdünnt), ggf. wdh. bis Schmerzfreiheit*
plus	**Gas** (Blutoxygenation)	**Sauerstoff**	*2–4 l/min Nasensonde*

T 2.2.4 Bei Therapierefraktärität			
	Direkter Vasodilatator (Pre-/Afterload ↓)	**Nitroprussidnatrium**	*0.3–8µg/kg/min i.v., Perf. (60 mg) = 1.2mg/ml ⇒ 1–28 ml/h*
T 2.2.5 Bei Phäochromozytom			
	Imidazolderivat, Alpha-blocker (Vasodilatation ↑, After-/Preload ↓)	**Phentolamin** (nur über internationale Apotheke)	*2–5mg i.v.*
oder	**Postsyn. Alpha-1-Blocker, 5-HT1A-Agonismus** (Vasodil. ↑, After-/Preload ↓)	**Urapidil** → 34	*25mg i.v.*

T 2.3 Hypotonie

T 2.3.1 Bei hypo-/asympathikotoner Form			
evtl.	**Alpha-/Beta-Sympathomimetikum** (Gefäßwiderstand ↑, HZV ↑)	**Etilefrin** → 55	*3 x 5–10mg/d p.o.*
T 2.3.2 Bei Hypokortisolismus, passager bei schwer therapierbarer Hypotonie, diabetischer autonomer Neuropathie			
evtl.	**Mineralkortikosteroid** (H_2O- und Na^+-Retention ⇒ zirkul. Volumen ↑)	**Fludrokortison** → 206	*0.1mg/d p.o., evtl. ↑*
oder	**Alpha-Sympathomimet.** (Vasokonstriktion)	**Midodrin** → 55	*2–3 x 2.50mg p.o., max. 30mg/d*

T 2.4 Koronare Herzkrankheit

T 2.4.1 Nicht-ST-Streckenhebungsinfarkt (NSTEMI)[3]			
Linderung von Schmerz, Angst und Atemnot			
evtl.	**Gas** (Blutoxygenation)	**Sauerstoff**	*2–6l/min Nasensonde (bei O_2-Konzentration < 90%)*
evtl. plus	**Opiat** (Analgesie)	**Morphin** → 287	*3–5mg i.v. (1 : 10 verdünnt), ggf. wh. bis Schmerzfreiheit*
evtl. pl.	**Benzodiazepin** (Sedation)	**Diazepam** → 360	*5–10mg i.v.*

Empfehlungen für antiischämische Medikamente in der akuten Phase des NSTEMI			
	Beta-1-selektiver Blocker (HZV ↓ [neg. chronotrop + inotrop], O_2-Verbrauch ↓, zentrale Sympathikusakt. ↓)	**Metoprololtartrat** → 29	*5mg i.v.;* **Cave:** *Hypotonie, Bradykardie; 50-100mg/d p.o./i.v. Beta-Blocker-Ther. bei primärer PCI bei kreislaufstabilen Pat. (IIa)*
oder		**Metoprololsuccinat** → 29	*47.5–190mg/d p.o.*
oder		**Bisoprolol** → 28	*2.5–10mg/d p.o.*
oder	**Alpha/Beta-Blocker** (HZV ↓, Alpha-/Beta-Blockade)	**Carvedilol** → 29	*2 x 12.5–25mg/d p.o.*
evtl. plus	**Nitrat** (Pre-/Afterload ↓, venöses Pooling)	**Glyzeroltrinitrat** → 47	*ini 2–3 Hub (à 0.4mg), 0.8mg s.l., 0.3–1.8µg/kg/min i.v., dann Perf. (50mg) = 1mg/ml ⇒ 1–6ml/h*
Empfehlungen für die langfristige Therapie nach NSTEMI → 449			
Antithrombotische Therapie			
1. Thrombozytenaggregationshemmung			
	Salizylat, Cyclooxygenase-hemmer (Thrombozyten-aggregationshemmung)	**Acetylsalizylsäure** → 68	*150–300mg p.o., oder 150mg i.v.*
plus	**P2Y12-Rez.-Hemmer** (Blockade des ADP-Rezeptors an Thrombozyten)	**Ticagrelor** → 70	*Ladedosis 180mg, dann 2 x 90mg/d als Erh. Dosis; auch möglich bei konservativ behandelten Pat. und mit P2Y12-Antag. vorbehand. Pat. (12M kombin. mit ASS); KI: vorherige intrakranielle Blutung*
oder		**Prasugrel** → 69	*Ladedosis 60mg, dann 10mg/d bei Fehlen von KI (Alter > 75 J., Vorbeh. mit P2Y12-Antagonist, zurückliegender Apoplex/TIA); bei KG < 60kg Erh. Dos. 5mg/d (für 12M komb. mit ASS); Prasugrel nur bei (gepl.) PCI*

oder	**P2Y12-Rez.-Hemmer** (Blockade des ADP-Rezeptors an Thrombozyten)	**Clopidogrel** → 69	*75mg/d p.o. (Ladedosis einmalig 300mg p.o. oder 600mg bei geplanter PCI) für 12M in Komb. mit ASS; Clopidogrel nur, wenn Prasugrel oder Ticagrelor nicht möglich sind und bei Pat. mit OAK-Indikation*
oder		**Cangrelor** → 69	*Bolus 30µg/kg i.v., gefolgt von 4µg/kg/min Infusion für bis zu 4h (erwägen bei Pat. vor PCI, die keine oralen P2Y12-Hem. erhielten)*
evtl. plus	**GP-IIb-/IIIa-Hemmer** (Thrombozytenaggregationshemmung) nur bei Risikopatienten, z.B. sichtbarer Thrombus in der Koronarangiografie	**Tirofiban** → 70	*Bolus 10µg/kg/min, dann Inf. 0.15µg/kg/min für 48h*
		Eptifibatid → 69	*180µg/kg Bolus i.v., dann Inf. 2µg/kg/min bis max. 72h*
2. Antikoagulation			
	Niedermolekul. Heparin (Beschleunigung der Gerinnungsfaktorinhibition)	**Enoxaparin** → 60	*2 x 1mg/kg KG s.c.*
oder	**Indirekter Faktor-Xa-Inhibitor**	**Fondaparinux** → 61	*1 x 2.5mg/d s.c.;* **Cave:** *mit UFH-Einmaldosis kombinieren (70–85IE/kgKG)*
oder	**Direkter Thrombin-Inhibitor**	**Bivalirudin** → 64	*0.75mg/kg Bolus, bei geplantem invasivem Vorgehen, danach 1.75mg/kg/h (bis zu 4h nach PCI)*
oder	**Unfraktion. Heparin** (Beschleunig. der Gerinnungsfaktorinhibition)	**Heparin** → 58	*70–100U/kg i.v., max. 5000U, dann Inf. 12–15U/kg/h, max. 1000U/h*
Empfehlungen für die langfristige, nicht antithrombotische Therapie nach NSTEMI			
	Beta-1-selektiver Blocker (chronotropie ↓, zentrale Sympathikusaktivität ↓) nur bei Pat. mit eingeschr. LV-Fkt. (LV-EF < 40%) oder Herzinsuffizienz **(I A)**	**Metoprololsuccinat** → 29	*1 x 47.5-190mg/d p.o.;* **Cave:** *Hypotonie, Bradykardie*
		Metoprololtartrat → 29	*1–2 x 50–100mg/d p.o.*
		Metoprololsuccinat → 29	*1 x 47.5–190mg/d p.o.*
		Bisoprolol → 28	*1 x 2.5–10mg/d p.o.*
oder	**Alpha/Beta-Blocker** (HZV ↓, Alpha- u. Beta-Block.)	**Carvedilol** → 29	*2 x 12.5 bis 2 x 25mg/d p.o. (max. 100 mg/d)*

und	**Angiotensin-Converting-Enzym-Hemmer** (Vasodil. ↑, Nierendurchblut. ↑, Aldosteronfreis. ↓, Katecholaminfreisetzung ↓) innerh. v. 24h bei allen Pat. mit ↓ LV-Fkt. (LV-EF < 40%), HI, DM od. art. Hypert. **(I A)**	**Enalapril** → 24	*1 x 2.5–20mg/d p.o., max. 40mg/d*
		Ramipril → 25	*1 x 1.25–5mg/d p.o., max. 10mg/d*
oder	**AT-II-Blocker** (AT-Wirkung ↓, spezifische Block. des AT-II-Typ-1-Rez.) für Patienten mit ACE-Hemmer-Unverträglichkeit	**z.B. Valsartan** → 27	*1 x 80–320mg/d p.o.*
plus	**Aldosteronantagonist** (ren. H_2O- u. NaCl-Verlust, Hemmg. der K^+-Sekr.) bei Pat. mit ↓ LV-Fkt. (LV-EF < 40%) u. HI od. DM; Voraussetzung: keine NI, keine Hyperkaliämie	**Spironolacton** → 45	*1 x 25–50mg/d p.o.*
		Eplerenon → 45	*25mg/d p.o., wenn K^+ < 5mmol/l, nach 4W auf 50mg/d steigern,* **Cave:** *K^+-Spiegel*
plus	**CSE-Hemmer** (intrazell. Chol.-synth. ↓, LDL ↓, HDL ↑) Ziel-LDL < 1.4mmol/l (<55mg/dl) und mind. 50% des LDL-C-Ausgangswerts (ohne Statin)	**Atorvastatin** → 123	*10–80mg/d p.o.*
		Rosuvastatin → 124 oder andere Statine	*5–40mg/d p.o.*
pl./od.	**Cholesterol-Synthesehemm.**	**Bempedoinsäure** → 128	*180mg/d p.o.*
evtl. pl.	**Cholesterin-Aufnahme-hemmer**	**Ezetimib** → 127	*10mg/d p.o*
evtl. plus	**PCSK-9-Hemmer** (LDL-Chol.-Aufnahme u. -Abbau in Leberzelle ↑)	**Evolocumab** → 128	*140mg s.c. alle 2W oder 420mg s.c. 1/M, max. 420mg s.c. alle 2W bei homozygoter Hypercholl.*
oder		**Alirocumab** → 128	*75 oder 150mg s.c. alle 2W oder 300 mg s.c. alle 4W*
oder	**Small interfering RNA (siRNA)** Intrazellulär hemmt die siRNA über den Mechanismus der RNA-Interferenz die Translation des Proteins PCSK9 ⇒ Zunahme der LDL-Rez. auf der Oberfläche der Hepatozyten ⇒ LDL-Cholest. wird vermehrt abgebaut.	**Inclisiran** → 128	*284 mg s.c. alle 6 Monate (nach 0 und 3 Monaten)*
evtl. pl.	**Omega-3-Fettsäuren**	**Eicosapentaensäure** → 127	*998mg 2 x 2/d p.o.*

Antithrombotische Erhaltungstherapie nach ACS s. Kap. T 2.4.6 (→ 458)

[3] 2020 ESC Guidelines for the management of acute coronary syndromes in patients presenting without persistent ST-segment elevation. Eur Heart J, 2020; 00: 1-79.

T 2.4.2 ST-Streckenhebungsinfarkt (STEMI)[4]			
Linderung von Schmerz, Angst und Atemnot bei STEMI			
evtl.	**Gas** (Blutoxygenation)	**Sauerstoff**	*2–6l/min Nasensonde (bei O_2-Konzentration < 90%)*
evtl. plus	**Opiat** (Analgesie)	**Morphin** → 287	*3–5mg i.v. (1 : 10 verdünnt), ggf. wh. bis Schmerzfreiheit*
evtl. plus	**Benzodiazepin** (Sedation) bei besonders ängstl. Pat.	**Diazepam** → 360	*5–10mg i.v.*
Empfehlungen für die akute, subakute und langfristige nicht antithrombotische Therapie			
i.v.	**Beta-1-selektiver Blocker** (HZV ↓ [neg. chrono- und inotrop], O_2-Verbrauch ↓, zentr. Sympathikusakt. ↓)	**Metoprololtartrat** → 29	*2.5–5mg i.v.;* **Cave:** *Hypotonie, Bradykardie; i.v. Beta-Blocker-Ther. bei primärer PCI bei kreislaufstabilen Patienten (IIa)*
p.o.	**Beta-1-selektiver Blocker** (Chronotropie ↓, zentrale Sympathikusaktivität ↓) bei Pat. mit eingeschr. LV-Fkt. (LV-EF < 40%) oder Herzinsuff. (I), sonst (IIa)	**Metoprololsuccinat** → 29	*1 x 47.5-190mg/p.o.;* **Cave:** *Hypotonie, Bradykardie*
		Metoprololtartrat → 29	*1–2 x 50–100mg/d p.o.*
		Bisoprolol → 28	*1 x 2.5–10mg/d p.o.*
oder	**Alpha/Beta-Blocker** (HZV ↓, Alpha- u. Beta-Block.	**Carvedilol** → 29	*2 x 12.5 bis 2 x 25mg/d p.o. (max. 100 mg/d)*
und	**Angiotensin-Converting-Enzym-Hemmer** (Vasodilatation ↑, Nierendurchblutung ↑, Aldosteronfreisetzung ↓, Katecholaminfreisetz. ↓) innerhalb v. 24h bei allen Pat. mit eingeschr. LV-Fkt., HI, DM oder Vorderwandinfarkt (I), sonst (IIa)	**Enalapril** → 24	*1 x 2.5–20mg p.o., max. 40mg/d, ini 1.25mg i.v., dann 4 x 1.25–2.5mg*
		Ramipril → 25	*1 x 1.25–5mg p.o., max.10mg/d*
oder	**AT-II-Blocker** (AT-Wi. ↓, spez. Block. des AT-II-Typ-1-Rez.) für Pat. mit ACE-Hemmer-Unverträglichkeit	**z.B. Valsartan** → 27	*1 x 80–320mg/d p.o.*
plus	**Aldosteronantagonist** (ren. H_2O- u. NaCl-Verlust, Hemmg. der K^+-Sekretion) bei Pat. m. ↓ LV-Fkt. (LV-EF < 40%) u. HI od. DM; Voraussetzg.: keine NI, keine Hyperkaliämie	**Spironolacton** → 45	*1 x 25–50mg/d p.o.*
		Eplerenon → 45	*25mg/d p.o., wenn K^+ < 5mmol/l, nach 4W auf 50mg/d steigern,* **Cave:** *K^+-Spiegel*
plus	**CSE-Hemmer** (intrazell. Chol.-synth. ↓, LDL ↓, HDL ↑) Ziel-LDL<1.4mmol/l (<55mg/dl) und mind. 50% des LDL-C-Ausgangswerts (ohne Statin)	**Atorvastatin** → 123	*10–80mg/d p.o.*
		Rosuvastatin → 124 oder andere Statine	*5–40mg/d p.o.*

pl./od.	**Cholesterol-Synthesehemm.**	**Bempedoinsäure** → 128	*180mg/d p.o.*
evtl. plus	**Cholesterin-Aufnahmehemmer**	**Ezetimib** → 127	*10mg/d p.o*
evtl. plus	**PCSK-9-Hemmer** (LDL-Chol.-Aufnahme u. -Abbau in Leberzelle ↑)	**Evolocumab** → 128	*140mg s.c. alle 2W oder 420mg s.c. 1/M, max. 420mg s.c. alle 2W bei homozygoter Hyperchol.*
oder		**Alirocumab** → 128	*75 oder 150mg s.c. alle 2W oder 300 mg s.c. alle 4W*
oder	**Small interfering RNA (siRNA)** (s. → 450)	**Inclisiran** → 128	*284 mg s.c. alle 6 Monate (nach 0 und 3 Monaten)*
evtl. pl.	**Omega-3-Fettsäuren**	**Eicosapentaensäure** → 127	*998 mg 2 x 2/d p.o.*
Primäre PCI			
Prä- und periprozedurale antithrombotische Therapie			
1. Thrombozytenaggregationshemmung			
	Cyclooxygenasehemmer (Thromboz.aggr.hemmung) schnellstmöglich, bei allen Patienten ohne KI	**Acetylsalizylsäure** → 68	*1 x 75–250mg i.v. oder 150–300mg p.o.*
plus	**P2Y12-Rez.-Hemmer** (Blockade des ADP-Rezeptors an Thrombozyten) vor (oder spätestens zum Zeitpunkt) der PCI, über 12M, wenn keine KI wie übermäßiges Blutungsrisiko bestehen	**Prasugrel** → 69	*Ladedosis 60mg, Erh.Dos. 10mg/d; Erh. Dos. 5mg bei Pat. < 60 kg KG u./od. > 75J; KI bei Z.n. Schlaganfall/TIA; nicht bei bereits mit Clopidogrel vorbeh. Pat.*
oder		**Ticagrelor** → 70	*Ladedosis 180mg, dann 2 x 90mg/d als Erh.Dosis; KI: Z.n. intrakran. Blutung*
oder		**Clopidogrel** → 69	*Ladedosis 600mg, dann 75mg/d (wenn Prasugrel od. Ticagrelor nicht verfügbar od. KI u.bei Pat. mit OAK-Ind.)*
oder		**Cangrelor** → 69	*Bolus 30µg/kg i.v., dann 4µg/kg/min Inf. für bis zu 4h (bei Pat. vor PCI, die keine P2Y12-Hemmer p.o. erhielten u. bei denen keine orale Ther. mit P2Y12-Hemmern mögl. od. wünschenswert ist)*

evtl. plus	**GP-IIb-/IIIa-Hemmer** (Thrombozytenaggregations-hemmung) nur bei Hinweisen auf No-Reflow oder eine thrombotische Komplikation	**Tirofiban** → 70	*25µg/kg für 3min, dann 0.15µg/kg/min für 18h*
		Eptifibatid → 69	*180µg/kg Doppelbolus i.v. in 10-min-Abstand, dann für 18h Dauerinf. 2µg/kg/min*
2. Antikoagulation			
Plus	**Unfraktioniertes Heparin** (Beschleunigung d. Gerinnungs-faktorinhibit.) routinemäßige Verwendung empfohlen	**Heparin** → 58	*70–100IE/kgKG i.v. Bolus (50–70IE/kgKG i.v. Bolus bei gleichzeitiger Gabe von GP-IIb-IIIa-Hemmern)*
evtl. oder	**Niedermolekul. Heparin** (Beschleunigung der Gerinnungsfaktorinhibition)	**Enoxaparin** → 60	*0.5mg/kg KG i.v. Bolus*
evtl. oder	**Unfraktioniertes Heparin** (Beschleunigung der Gerinnungsfaktorinhibition)	**Heparin** → 58	*70–100IE/kgKG i.v. Bolus (50–70IE/kgKG i.v. Bolus bei gleichzeitiger Gabe von GP-IIb-IIIa-Hemmern)*
evtl. oder	**Direkter Thrombin-Inhibitor** bei Pat. mit HIT empfohlen (dann I C-Empfehlung)	**Bivalirudin** → 64	*0.75mg/kg i.v. Bolus, dann Inf. von 1.75mg/kg/h für bis zu 4h nach der Prozedur, falls klin. ind.; danach bei klin. Ind. dosisred. Inf. mit 0.25mg/kg/h für 4–12h*
Fibrinolyse bei STEMI (wenn primäre PCI nicht < 120 min möglich)			
1. Wahl	**Plasminogenaktivator** (Rekanalisation, Begrenzung der Myokardnekrose, Senkung der Mortalität)	**rt-PA** → 66	*5000 IE Heparin als Bolus, dann 15mg i.v. als Bolus, dann 0.75mg/kg (max. 50mg) über 30min, dann 0.5mg/kg (max. 35mg) üb. 1h, Gesamtdosis max. 100mg;* **Cave:** *sehr differente Therapieschemata*
oder		**Tenecteplase** → 66	*30–50mg Bolus i.v. nach KG*
Antithrombotische Begleittherapie			
1. Thrombozytenaggregationshemmung			
• Eine DAPT (in Form von ASS plus P2Y12-Inhibitor) ist bis zu 1 Jahr indiziert bei Pat. mit Fibrinolyse und anschließender PCI. • Clopidogrel ist der P2Y12-Inh. der Wahl zur adjuvanten Therapie und nach Fibrinolyse; 48h nach Fibrinolyse bei PCI-Pat. Wechsel zu Prasugrel/Ticagrelor erwägen.			
	Cyclooxygenasehemmer (Thrombozytenaggregations-hemmung)	**Acetylsalizylsäure** → 68	*1 x 75–250mg i.v. oder 150–300mg p.o.; Erh.dos. 75–100mg/d*
plus	**P2Y12-Rez.-Hemmer** (Blockade des ADP-Rezeptors an Thrombozyten)	**Clopidogrel** → 69	*Ladedosis 300mg, dann 75mg/d; bei Pat. ≥ 75J: ini 75mg, Erh.dos. 75mg/d*

2. Antikoagulation			
	Niedermolekulares Heparin (Beschleunigung der Gerinnungsfaktorinhibition) bevorzugt vor UFH	**Enoxaparin** → 60	*Pat. < 75J: 30mg i.v. Bolus, nach 15min 1mg/kg s.c. alle 12h bis Entlassung (max. 8d, erste 2 Gab. s.c. max. 100mg); Pat. ≥ 75J: statt Bolus i.v. ini 0.75mg/kgKG s.c., erste 2 Gaben max. 75mg; Pat. mit CrCl <30ml/min: altersunabhäng. eine Gabe s.c. alle 24h*
oder	**Unfraktioniertes Heparin** (Beschleunigung der Gerinnungsfaktorinhibition)	**Heparin** → 58	*70–100U/kg i.v. Bolus ohne geplanten GP IIb/IIIa-Inhib.; 50–60U/kg i.v. Bolus mit geplantem GP IIb/IIIa-Inhib.*
Antithrombotische Erhaltungstherapie nach ACS s. Kap. T 2.4.6			

T 2.4.3 Therapie der Komplikationen bei Myokardinfarkt

Tachykarde ventrikuläre Rhythmusstörungen			
evtl.	**Antiarrhythmikum Kl. III** (K^+-Ausstromhemmung, Refraktärzeit ↑)	**Amiodaron** → 51	*p.o.: d 1–10 3–5 x 200mg/d, dann 1 x 200mg/d; i.v.: 5mg/kgKG über mind. 3min; 2. Inj. frühestens ab 15min nach 1. Inj.; Dauerinfusion 10–20mg/kg/KG während 24h*
plus	**Kaliumpräparat**	**Kaliumchlorid** → 298	*max. 20mmol K^+/h i.v., Zielwert 5mmol/l*
Vorhofflimmern → 469			
Rhythmisierung oder Frequenzkontrolle bei klinischen Zeichen einer Herzinsuffizienz			
	Antiarrhythmikum Kl. III	**Amiodaron** → 51	*d 1–10 3–5 x 200mg/d, dann 1 x 200mg/d*
Frequenzkontrolle			
	Beta-1-selektiver Blocker (Chronotropie ↓, zentrale Sympathikusaktivität ↓)	**Metoprololtartrat** → 29	*1–2 x 50–100mg/d p.o., 2.5–5mg i.v.*
		Metoprololsuccinat → 29	*1 x 47.5–190mg/p.o.*
oder		**Bisoprolol** → 28	*1 x 2.5–10mg/d p.o.*
oder	**Kalziumantagonist** (Chrono-/Ino-/Dromotropie ↓, Afterload ↓)	**Verapamil** → 31	*5mg langs. i.v., dann 5–10mg/h, max. 100mg/d, Perf. (100mg) = 2mg/ml ⇒ 2-5ml/h*
evtl. +	**Magnesiumpräparat**	**Mg-Sulfat 10%**	*2–8mmol/g/d i.v.*
Eventuell Kardioversion!			

Bradykardie			
	Parasympatholytikum	**Atropin** → 56	*0.5–1mg i.v.*
evtl.	**Katecholamin** (Ino-/Chrono-/Bathmotropie ↑, Bronchodilatation)	**Adrenalin** → 55	*0.5–1mg i.v. (1 : 10 verdünnt), Wdh. nach Wi., Perf. (5mg) = 0.1mg/ml ⇒ 0.4–17ml/h*
ggf.	**Herzschrittmacher**		
Akute Herzinsuffizienz bei Myokardinfarkt			
	Schleifendiuretikum (Volumenentlastung)	**Furosemid** → 42	*20–40mg i.v.*
oder		**Torasemid** → 43	*10–20mg i.v*
plus	**Nitrat** (Pre-/Afterload ↓, venöses Pooling)	**Glyzeroltrinitrat** → 47	*0.3–1.8µg/kg/min i.v., stat. Perf. (50mg) = 1mg/ml ⇒ 1–6ml/h*
	Gas (bei O_2 ≤ 90%, Ziel > 95%)	**Sauerstoff**	*2–4l/min Nasensonde*
plus 1. Wahl	**ACE-Hemmer** (Vasodil. ↑, Nierendurchblutung ↑, Aldosteronfreisetzg. ↓, Katecholaminfreisetzung ↓)	**Captopril** → 23	*6.25–12.5mg p.o.*
oder		**Enalapril** → 24	*1 x 5–20mg/dl p.o. einschl.*
oder		**Ramipril** → 25	*1 x 1.25–5mg p.o., MTD 10mg*
Zur antithrombotischen Therapie s. Kap. 2.4.6 → 458			
Kardiogener Schock			
Primäres Therapieziel: meist Intubation, Beatmung, ggf. intraaortale Gegenstrompulsation, Senkung der hohen Mortalität nur durch Herzkatheter/PTCA möglich			
	Katecholamin (Ino-/Chrono-/Bathmotropie ↑, Bronchodilatation)	**Adrenalin** → 54	*auf 1 : 10 verd., 0.5–1mg i.v., Wdh. nach Wi, Perf. (5mg) = 0.1mg/ml ⇒ 0.4–17ml/h*
plus	**Gas** (Blutoxygenation)	**Sauerstoff**	*2–4l/min Nasensonde*
plus	**Benzodiazepin** (Sedation)	**Diazepam** → 360	*5–10mg i.v.*
plus	**Opioid** (Analgesie)	**Morphin** → 287	*3–5mg i.v. (1 : 10 verdünnt), ggf. wdh. bis Schmerzfreiheit*
plus	**Schleifendiuretikum**	**Furosemid** → 42	*20–80mg i.v.*
evtl.	**Alpha- u. Beta-Sympathomimetik., D1-Rez.-Agonist** (Inotropie ↑, Vasokonstriktion, renale Vasodilat., Natriurese)	**Dopamin** → 55	*Nierendos.: 0.5-5µg/kg/min i.v., Perf. (250mg) = 5mg/ml ⇒ 1–3.5ml/h; RR-Dos.: 6–10µg/kg/min i.v., Perf. (250mg) ⇒ 4.5–9ml/h, max. 18ml/h*
evtl.	**Betasympathomimetikum** (Inotropie ↑)	**Dobutamin** → 55	*2.5–12µg/kg/min i.v., Perf. (250mg) = 2–10ml/h*

[4] Ibanez B et al.: 2017 ESC Guidelines for the management of acute myocardial infarction in patients presenting with ST-segment elevation: The Task Force for the management of acute myocardial infarction in patients presenting with ST-segment elevation of the European Society of Cardiology (ESC). Eur Heart J 2018; 392,7: 119–177.

T 2.4.4 Angina-pectoris-Anfall

	Relative Kontraindikation: kurz wirksame Kalziumantagonisten, Digitalisglykoside		
	Nitrat (Pre-/Afterload ↓, venöses Pooling)	**Glyzeroltrinitrat** → 47	*2–3 Hub (à 0.4mg), 0.8mg s.l., 0.3–1.8µg/kg/min i.v., stat. Perf. (50mg) = 1mg/ml ⇒ 1–6ml/h*
evtl. plus	**Gas** (Blutoxygenation nur bei $O_2 \leq 90\%$)	**Sauerstoff**	*2–4 l/min Nasensonde*
plus	**Cyclooxygenasehemmer**	**Acetylsalizylsäure** → 68	*150mg/d i.v. oder 150–300mg p.o.*
schwere AP	**Opiat** (Analgesie)	**Morphin** → 287	*3–5mg i.v. (1 : 10 verdünnt), ggf. wdh. bis schmerzfrei*
evtl.	**Benzodiazepin** (Sedation)	**Diazepam** → 360	*5–10mg i.v.*
plus	**Beta-1-selektiver Blocker** (HZV ↓ [neg. chrono-/inotrop], O_2-Verbrauch ↓, zentrale Sympathikusaktivtät ↓)	**Metoprololtartrat** → 29	*ini 5mg langsam i.v. (1–2mg/min), max. 15mg i.v.*
		Metoprololsuccinat → 29	*1 x 47.5–190mg p.o.*
		Bisoprolol → 28	*1 x 2.5–10mg p.o.*

T 2.4.5 Chronisches Koronarsyndrom (CCS)[7,8]

Allgemein			
	Cyclooxygenasehemmer	**Acetylsalicylsäure** → 68	*1 x 75–100mg/d p.o.*
evtl. plus	**Faktor Xa-Inhibitor**	**Rivaroxaban** → 63	*2 x 2.5mg/d p.o. (bei Pat. mit chronischer KHK, ohne Vorhofflimmern und begleitender pAVK)*
oder	**P2Y12-Rez.-Hemmer** (Block. d. thromboz. ADP-Rez.)	**Clopidogrel** → 69	*75mg/d p.o. (bei ASS-Unverträglichkeit)*
plus	**Nitrat** (Pre-/Afterload ↓, venöses Pooling, Koronarspasmolyse, O_2-Verbrauch ↓)	**Isosorbidmononitrat** → 47	*2 x 20–40mg/d p.o. (1–1–0), 1 x 40–100mg/d (ret.) p.o.*
evtl. plus	**NO-Freisetzung ohne Toleranzentwicklung** (Pre-/Afterload ↓, venöses Pooling, Koronarspasmolyse, O_2-Verbrauch ↓)	**Molsidomin** → 47	*2–3 x 2mg/d p.o., 1–2 x 8mg/d (ret.) p.o., (nur bei Angina pectoris)*
oder		**Pentaerithrityltetranitrat** → 48	*2–3 x 50–80mg/d p.o.*
plus	**Beta-1-selektiver Blocker** (HZV ↓ [neg. chrono-/inotrop], O_2-Verbrauch ↓, zentrale Sympathikusaktivtät ↓) (Pat. mit ↓ LV-Fkt./Z.n. STEMI)	**Metoprololtartrat** → 29	*1–2 x 50–100mg/d p.o.*
		Metoprololsuccinat → 29	*1 x 47.5–190mg/d p.o.*
		Bisoprolol → 28	*1 x 2.5–10mg/d p.o.*
		Atenolol → 28	*1 x 50–100mg/d p.o.*

oder	**Alpha-/Betablocker** (s.o.)	**Carvedilol** → 29	*2 x 12.5–25mg/d p.o. (MTD 100mg)*
evtl. plus	**I_f-Kanal-Hemmer** (neg. chronotrop, myokard. O_2-Verbr. ↓, O_2-Versorg.)	**Ivabradin** → 48	*2 x 2.5–7.5mg/d p.o.*
evtl. plus	**$I_{Na, late}$-Inhibitor** (Hemmung d. späten Na^+-Einstroms in kardiale Myozyten ⇒ intrazell. Kalziumüberladung ↓ ⇒ O_2- Bedarf ↓, O_2-Angebot ↑	**Ranolazin** → 48	*2 x 375–750mg/d p.o.*
plus	**CSE-Hemmer** (intrazell. Cholesterinsynthese ↓, LDL ↓, HDL ↑) Ziel-LDL < 70 mg/dl oder niedriger, abhängig vom kardiovaskulären Risiko)	**Atorvastatin** → 123	*10–80mg/d p.o.*
		Rosuvastatin → 124	*5–40mg/d p.o.*
		Fluvastatin → 124	*20–80mg/d p.o.*
		Lovastatin → 124	*20–80mg/d p.o.*
		Pravastatin → 124	*10–40mg/d p.o.*
		Simvastatin → 124	*10–80mg/d p.o.*
plus/ oder	**Cholesterol-Synthesehemmer**	**Bempedoinsäure** → 128	*180mg/d p.o.*
evtl. plus	**Cholesterin-Aufnahmehemmer**	**Ezetimib** → 127	*10mg/d p.o*
evtl. plus	**PCSK-9-Hemmer** (LDL-Cholesterin-Aufnahme und -Abbau in Leberzelle ↑)	**Evolocumab** → 128	*140mg s.c. alle 2W oder 420mg s.c. 1/M, max. 420mg s.c. alle 2W bei homozygoter Hyperchol.*
oder		**Alirocumab** → 128	*75 oder 150mg s.c. alle 2W oder 300 mg s.c. alle 4W*
oder	**Small interfering RNA (siRNA)** Intrazellulär hemmt die siRNA über den Mechanismus der RNA-Interferenz die Translation des Proteins PCSK9. Es kommt zur Erhöhung der LDL-Rez. auf der Oberfläche der Hepatozyten ⇒ LDL-Cholesterin wird vermehrt abgebaut.	**Inclisiran** → 128	*284 mg s.c. alle 6 Monate (nach 0 und 3 Monaten)*
evtl. plus	**Omega-3-Fettsäuren**	**Eicosapentaensäure** → 127	*998 mg 2 x 2/d p.o.*
und/ oder	**ACE-Hemmer** (Vasodil. ↑ ⇒ Afterload ↓, Nierendurchbl. ↑, Aldosteron- + Katecholaminfreisetzg. ↓)	**Enalapril** → 24	*1x2.5–20mg p.o. (MTD 40mg)*
		Ramipril → 25	*1 x 1.25–5mg p.o. (MTD 10mg)*

oder	**AT-II-Blocker** (Angiotensinwirkung ↓, spezifische Blockade des Angiotensin-II-Typ-1-Rez.) (bei zusätzlicher Hypertonie, Herzinsuffizienz u. Diabetes)	**Losartan** → 27	*1 x 50mg/d p.o. (MTD 100mg)*
		Valsartan → 27	*80–320mg/d*
		Candesartan → 26	*8–32mg/d*
		Irbesartan → 27	*75–300mg/d*
		Eprosartan → 26	*1 x 600mg p.o.*
und/ oder	**Kalziumantagonist** (O_2-Verbrauch ↓, Inotropie ↓, Afterload ↓)	**Amlodipin** → 32	*1 x 5–10mg/d p.o.*
		Lercanidipin → 32	*1 x 10–20mg/d p.o..*
ggf. plus	**SGLT-2-Inhibitoren** (bei zusätzlichem Diabetes)	**Empagliflozin** → 119	*10 oder 25mg/d p.o.*
		Dapagliflozin → 118	*10mg/d p.o.*
und/ oder	**GLP-1-Analoga** (bei zusätzlichem Diabetes)	**Liraglutid** → 116	*0.6–1.8mg/d s.c.*
		Semaglutid → 116	*0.25–1.0mg/W s.c.*

T 2.4.6 Antithrombotische Erhaltungstherapie bei Patienten mit KHK[5, 6, 7]

Allgemeine Empfehlungen

- PPI immer in Kombination mit DAPT bei Pat. mit erhöhtem Blutungsrisiko (IA), sonst IB.
- Im Falle einer OP Clopidogrel 5d und Prasugrel und Ticagrelor 7d pausieren (IIa). ASS soll dabei nicht unterbrochen werden (I).
- Eine elektive OP mit der Notwendigkeit einer Pausierung der P2Y12-Hemmern sollte frühestens 1M nach PCI erfolgen (IIa), bei Pat. nach ACS frühestens nach 6M (IIb).

Verlängerung der dualen antithrombotischen Therapie über 1 Jahr hinaus: Optionen für erweiterte duale antithrombotische oder thrombozytenaggregationshemmende Therapien

Medikamente	Dosis	Indikation	NNT (ischämische Ereignisse)	NNH (Blutungsereignisse)
DAT-Schemata für die erweiterte Behandlung (einschließlich ASS 75–100 mg 1x/d)				
Rivaroxaban (COMPASS-Studie)	2.5mg, 2 x/d	Patienten mit KHK oder symptomatischer PAE mit hohem Risiko für ischämische Ereignisse	77	84
DAPT-Schemata für die erweiterte Behandlung (einschließlich ASS 75–100 mg 1x/d)				
Clopidogrel (DAPT-Studie)	75mg/d	Post-MI bei Pat., die DAPT seit 1 Jahr toleriert haben	63	105
Prasugrel (DAPT-Studie)	10mg/d (5mg/d, wenn KG < 60 kg oder Alter > 75J	Post-PCI für MI bei Pat., die DAPT seit 1 Jahr toleriert haben	63	105
Ticagrelor (Pegasus-TIMI 54)	60mg, 2 x/d	Post-MI bei Pat., die DAPT seit 1 Jahr toleriert haben	84	81

Aus ESC-/DGK-Pocket-Leitlinien „Akutes Koronarsyndrom ohne ST-Streckenhebung", 2020. Die Medikamente (zusätzlich zu ASS 75–100 mg/d) für erweiterte DAPT-Behandlungsoptionen sind in alphabetischer Reihenfolge aufgeführt. Zu Indikationen und Definitionen für hohes/mittelmäßig erhöhtes Risiko und Blutungsrisiko siehe Volltext der Leitlinie. NNT bezieht sich auf die primären ischämischen Endpunkte der jeweiligen Studien und NNH auf die wichtigsten Sicherheitsendpunkte (Blutungen). NNT- und NNH-Zahlen aus der DAPT-Studie sind gepoolte Zahlen für Clopidogrel und Prasugrel.
COMPASS = Cardiovascular OutcoMes for People using Anticoagulation StrategieS; NNH = Anzahl von Patienten, die behandelt werden müssen, bis bei einem Pat. der unerwünschte Effekt auftritt (number needed to harm); NNT = Anzahl von Patienten, die behandelt werden müssen, um bei einem Pat. das Behandlungsziel zu erreichen (number needed to treat); PEGASUS-TIMI 54 = Prevention of Cardiovascular Events in Patients With Prior Heart Attack Using Ticagrelor Compared to Placebo on a Background of Aspirin-Thrombolysis In Myocardial Infarction 54.

Strategien bei post-PCI-Pat. mit OAK-Indikation

- Ischämie- und Blutungsrisiko mittels validierter Risikoscores (z. B. CHA_2DS_2-VASc, ABC, HAS-BLED) bewerten, mit Fokus auf den veränderbaren Risikofaktoren.
- Die antithrombozytäre Therapie sollte bei Pat. mit OAK nach 6–12M abgesetzt werden (IIa B).
- Triplether. 1W; bei Pat. mit hohem ischämischen und niedrigem Blutungsrisiko bis 6M (IIa C).
- NOAK anstelle von VKA erwägen, falls NOAK nicht kontraindiziert sind (I A).
- Einen INR-Zielwert im unteren Bereich des empfohlenen Zielbereichs (2.0–2.5) anstreben und die Zeit im therapeutischen Bereich maximieren, d. h. > 65–70% (IIa B).
- Bei post-PCI-Pat., die für eine NOAK-Therapie in Frage kommen, soll die normale (nicht die reduzierte) therapeutische NOAK-Dosis mit ASS und/oder Clopidogrel kombiniert werden (I A).
- Bei post-PCI-Patienten, deren Blutungsrisiko höher als das ischämische Risiko eingeschätzt wird und die Rivaroxaban 20mg/d od. Dabigatran 150mg 2 x/d einnehmen, Dosisreduktion auf Rivaroxaban 15mg/d bzw. Dabigatran 110mg 2x/d für Zeit der Kombinationstherapie erwägen (IIa B).
- Clopidogrel ist der P2Y12-Hemmer der Wahl; Prasugrel und Ticagrelor werden nicht in Zusammenhang mit einer OAK empfohlen (III C).
- Niedrig dosiertes ASS (≤100 mg/d) einsetzen.
- Bei erhöhtem gastrointestinalem Blutungsrisiko routinemäßig PPIs bei antithrombotischen Kombinationstherapien verwenden.

[5] 2020 ESC Guidelines for the management of acute coronary syndromes in patients presenting without persistent ST-segment elevation. Eur Heart J, 2020; 00: 1-79
[6] Deutsche Gesellschaft fÃ¼r Kardiologie - Herz-und Kreislaufforschung e.V. (2020). ESC Pocket Guidelines. Akutes Koronarsyndrom ohne ST-Strecken-Hebung (NSTE-ACS). Börm Bruckmeier Verlag GmbH, Grünwald
[7] 2019 ESC Guidelines for the diagnosis and management of chronic coronary syndromes. Eur Heart J 2019; 00, 1-71 doi:10.1093/eurheartj/ehz425
[8] 2019 ESC/EAS Guidelines for the management of dyslipidaemias: lipid modification to reduce cardiovascular risk. Eur Heart J 2019; 00, 1-78 doi:10.1093/eurheartj/ehz455.

Antithrombotische Therapie mit akutem Koronarsyndrom ohne ST-Hebung, die VHF haben und sich einer PCI oder einer medikamentösen Behandlung unterziehen[6]

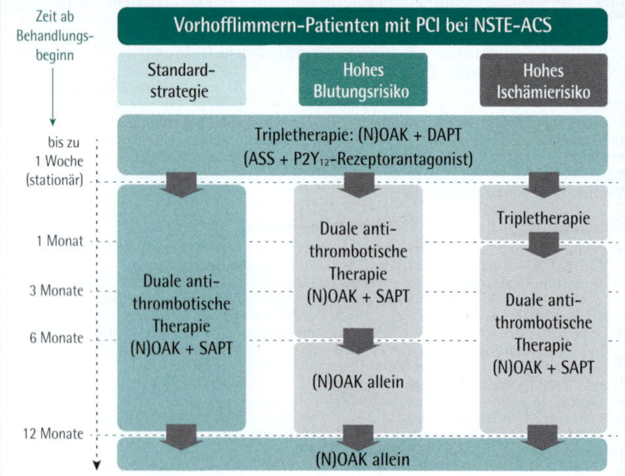

OAK: Bevorzugung eines NOAK gegenüber VKA bei der Standardstrategie und in allen anderen Szenarien, wenn keine Kontraindikation vorliegt. Sowohl für das TAT- als auch für das DAT-Schema gelten folgende Dosisempfehlungen für die NOAK: 1) Apixaban 5 mg 2x/d; 2) Dabigatran 110 mg od. 150 mg 2x/d; 3) Edoxaban 60 mg/d; 4) Rivaroxaban 15 mg/d oder 20 mg/d. NOAK-Dosisreduktionen werden bei Pat. mit Niereninsuffizienz empfohlen und können bei Pat. mit ARC-HBR in Betracht gezogen werden. SAPT: Bevorzugung eines $P2Y_{12}$-Rezeptorantagonisten gegenüber ASS. Ticagrelor kann bei Pat. mit hohem ischämischen Risiko und geringem Blutungsrisiko in Betracht gezogen werden. Behandlung > 1 Monat: OAK + DAPT (TAT) sollte bei ausgewählten Pat. mit hohem ischämischen Risiko (IIa C) für bis zu 6 Monate in Betracht gezogen werden. Behandlung > 12 Monate: OAK + SAPT kann bei ausgewählten Pat. mit hohem ischämischen Risiko in Betracht gezogen werden.

Empfehlungsgrad I: (dunkel) Empfehlungsgrad II: (hell)

ARC-HBR = Definition siehe Vollversion der Leitlinie u. zusätz. mit einer PRECISE-DAPT-Punktzahl ≥ 25.

Hohes thrombotisches oder ischämisches Risiko: Definition siehe Vollversion der Leitlinie

ASS = Acetylsalicylsäure; DAPT = Duale antithrombozytäre Therapie; NOAK = nicht-VKA orale Antikoagulanzien; NSTE-ACS = akutes Koronarsyndrom ohne ST-Strecken-Hebung; OAK = orales Antikoagulanz; SAPT = singuläre antithrombozytäre Therapie.

T 2.5 Herzinsuffizienz (HF)

T 2.5.1 Bestimmung des Stadiums der Herzinsuffizienz (nach NYHA)

I	Beschwerdefreiheit, keine Symptomatik
II	Leichte Einschränkung der körperlichen Belastbarkeit
III	Höhergradige Einschränkung der körperlichen Belastbarkeit bei gewohnten Tätigkeiten des Alltags
IV	Beschwerden bei allen körperlichen Tätigkeiten und in Ruhe

Die Sicherung der Diagnose einer chron. Herzinsuffizienz beruht auf der typischen Symptomatik, dem Untersuchungsbefund und dem Nachweis einer zugrunde liegenden Herzerkr.

T 2.5.2 Diagnostik der HF + Begleiterkrankungen

Definition wichtiger Formen der Herzinsuffizienz	
Akute Herzinsuffizienz	• Rasches Einsetzen (evtl. innerhalb von Stunden) oder rasche Veränderung von Symptomen/Zeichen der HF (lebensbedrohliche Situation) • Unterscheidung von „de novo akuter HF" und „akuter HF bei bereits diagnostizierter bestehender chronischer HF (systolisch oder diastolisch)" ⇒ bei dieser Form oft klar definierte Auslöser, z.B. Arrhythmie oder Stopp von Diuretikatherapie
Chronische Herzinsuffizienz	
HF-rEF = HF mit reduzierter Ejektionsfraktion	• Wird auch als systolische Form der HF bezeichnet • Typische Symptome und Zeichen der Herzinsuffizienz • Reduzierte linksventrikuläre Ejektionsfraktion (< 40%), reduzierte Pumpleistung und reduzierter Auswurf
HF-pEF = HF mit erhaltener Ejektionsfraktion	• Wird auch als diastolische Form der HF bezeichnet • Typische Symptome u. Zeichen der HF, aber normale (EF > 50%) • Relevante strukturelle Herzerkrankung (LV-Hypertrophie/linksatriale Vergrößerung) und/oder diastolische Dysfunktion • Erhöhte BNP- oder NT-proBNP-Werte
HF-mrEF = HF with midly reduced ejection fraction	• EF 40–49 % • Relevante strukturelle Herzerkrankung (LV-Hypertrophie/linksatriale Vergrößerung) und/oder diastolische Dysfunktion • Erhöhte BNP- oder NT-proBNP-Werte

Diagnostik	
Klinische Symptomatik	• **Akute HF:** akutes Lungenödem (schwerste Atemnot, schaumiges Sputum, Todesangst, radiol. massive Lungenstauung), evtl. kardiogener Schock, Orthopnoe, Tachypnoe, Kaltschweißigkeit, Zyanose • **Chronische HF:** Belastungsdyspnoe, im Spätstadium Ruhedyspnoe, Ödeme, Gewicht ↑, Müdigkeit, Schwindel, Verwirrtheit, Schlafstörung, Inappetenz
Labor	Blutbild, NT-proBNP/BNP, Elektrolyte i.S. (Natrium, Kalium, Kalzium), Leberwerte, Kreatinin i.S., Harnstoff, eGFR, Blutzucker, Ferritin, Transferrin-Sättigung, TSH, FT3, FT4, Lipidprofil, INR
EKG	Zustand nach Infarkt, Hypertrophie, Rhythmusstörungen
Belastungstests (Belastungs-EKG, Stress-Echokardiografie, Myokard-Szintigrafie)	Bei V. a. koronare Herzerkrankung
Echokardiografie	Linksventrikuläre Funktion, regionale/globale Kontraktionsstörungen, linksventrikulärer Diameter, Wanddicken, Vorhofgröße, Klappenmorphologie, Klappenvitien, Rechtsherzbelastung, Perikarderguss
Röntgen-Thorax	Herzgröße (linker und rechter Ventrikel, linker Vorhof), Stauungszeichen, Erguss, pulmonale Hypertonie
Lungenfunktion, Ergospirometrie	Abklärung primär pulmonaler Ursachen bei Atemnot, Objektivierung der kardiopulmonalen Leistungsfähigkeit
Herzkatheter-untersuchung	Abgrenzung koronare Herzerkrankung vs. hypertensive Herzerkrankung/Kardiomyopathie, linksventrikuläre Funktion, globale/regionale Kontraktionsstörungen, semiquantitative Bestimmung von Regurgitationen, Hämodynamik (linksventrikuläre Drücke, system- und pulmonalarterielle Druckwerte, Widerstandsberechnung)
Myokardbiopsie	Bei V. a. akute Myokarditis
Lungenventilations-/ -perfusionsszintigramm	Verdacht auf Lungenembolien
Computertomografie	Abklärung von Lungengerüsterkrankungen, Lungenembolie
Kernspintomografie	Vitiendiagnostik, Shunt- u. Regurgitationsquantifizierung, Nachweis von ischämischem oder vitalem Myokard, Nachweis Myokarditis/Speicherkrankung (u.a. ATTR-Kardiomyopathie)
PET	Vitalitätsdiagnostik

T 2.5.3 Nicht medikamentöse Therapie der chronischen HF	
Multidisziplinäres Management/Schulung	• Programme zur Senkung des Risikos für eine Hospitalisierung • Schulung der Patienten (zur Erkrankung, zu sozialen Veränderungen etc.)
Ernährung und Gewicht	• Evtl. Flüssigkeitsrestriktion auf 1,5-2l/d bei Patienten mit schwerer HF • Limitierte Kochsalzzufuhr (unter 3g/d), kein Nachsalzen • Tägliche Gewichtskontrolle! (Cave: bei Zunahme > 1kg/Nacht sowie > 2kg/3d sowie > 2,5kg/W ⇒ Arzt kontaktieren • Kontrollierter Alkoholkonsum (M: 20ml/d äquiv. reinen Alkohol, F: 10ml/d)
Rauchen	Unbedingter Rauchstopp
Körperliche Aktivität	Moderates Ausdauertraining für Patenten im Stadium NYHA I bis III
Impfungen und Reisen	• Impfung gegen Pneumokokken und Influenza bei fehlenden KI • Flugreisen kontraindiziert bei Ruhedyspnoe

T 2.5.4 Medikamentöse Therapie der chronischen HF[9,10]

Hinweise zur Therapie der Herzinsuffizienz im NYHA-Stadium I (= asymptomatisch)

- ACE-Hemmer/Sartane bei allen Pat. mit EF ≤ 40%
- Betablocker nach MI bei Hypertonie
- Ggf. zusätzlich Diuretika bei Hypertonie
- AT-II-Antagonisten bei allen Pat. mit EF ≤ 40%, die keine ACE-Hemmer vertragen
- Weitere Wirkstoffe (Digitalis, Antikoagulantien) bei bestimmten Voraussetzungen

Therapie der chronischen HF bei erhaltener Ejektionsfraktion (HF-pEF)

- Nur für Empagliflozin konnte bisher eine Verbesserung der Prognose bei Patienten mit HF-pEF gezeigt werden (zugelassen für diese Indikation seit März 2022).
- Bei Pat. mit HF-pEF konnte mit **Sacubitril + Valsartan** → 39 die Häufigkeit von erneuten Hospitalisierungen tendenziell verringert werden.
- Diuretika werden eingesetzt wie bei HF-rEF, um Luftnot und Stauung zu lindern.
- Strikte Risikofaktorbehandlung (z.B. Hypertonie, Diabetes mellitus, KHK)
- Für die ATTR-Kardiomyopathie ist seit Ende März 2020 Tafamidis (→ 143) zugelassen.

T 2.5.5 Therapiealgorithmus bei chronischer symptomatischer HF (HF-rEF)[10]

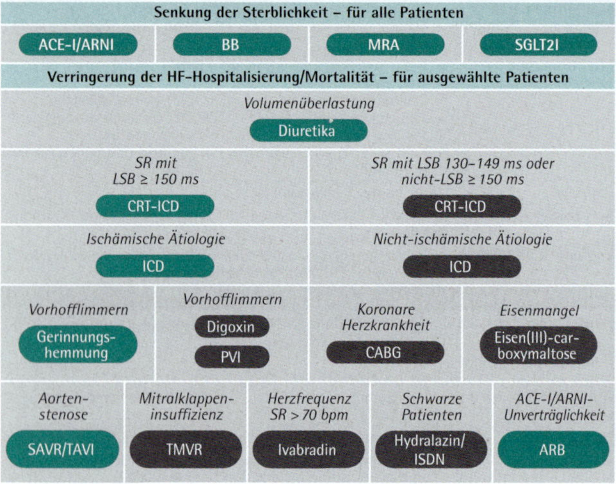

ACE-I = Angiotensin-Converting-Enzym-Inhibitor
ARB = Angiotensin-Rezeptorblocker
ARNI = Angiotensin-Rezeptor-Neprilysin-Inhibitor
BB = Betablocker
CABG = koronare Bypass-Operation
CRT-ICD = kardiale Resynchronisationstherapie mit Defibrillator/Schrittmacher
ICD = implantierbarer Kardioverter/Defibrillator
ISDN = Isosorbiddinitrat
LSB = Linksschenkelblock
MRA = Mineralokortikoid-Rezeptor-Antagonist
SAVR = chirurgische Aortenklappenrekonstruktion
SGLT2I = SGLT2 Hemmer
SR = Sinusrhythmus
TAVI = Transkatheter-Aortenklappenimplantation
TMVR = Katheter-gestützte Mitralklappenrekonstruktion

Klasse 1 Klasse 2

Modifiziert nach Quelle 10: 2021 ESC Guidelines for the diagnosis and treatment of acute and chronic heart failure. European Heart Journal (2021) 00, 1–128 doi:10.1093/eurheartj/ehab368.

T 2.5.6 Medikamentöse Behandlung der HFrEF[9,10]

(1 A)	**Angiotensin-Converting-Enzym-Hemmer** (Vasodilatation ↑, Nierendurchblutung ↑, Aldosteronfreisetzung ↓, Katecholaminfreisetzung ↓) Therapie einschleichen, Nierenfunktion und Blutdruck kontrollieren	**Captopril** → 23	*ini 3 x 6.25mg/d p.o., MTD 3 x 50mg (wird heute kaum noch eingesetzt)*
		Enalapril → 24	*ini 2 x 2.5mg/d p.o., MTD 2 x 20mg*
		Ramipril → 25	*1–2 x 1.25-2.5mg/d p.o., MTD 2 x 5mg od.1 x 10mg*
		Perindopril → 24	*1 x 2.5mg/d p.o., MTD 1 x 5mg*
		Quinapril → 25	*2 x 2.5mg/d p.o., MTD 2 x 20mg*
		Cilazapril → 24	*1 x 0.5mg/d p.o., MTD 1 x 5mg*
		Lisinopril → 24	*1 x 2.5mg/d p.o., MTD 1 x 35mg*
		Benazepril → 23	*1 x 2.5mg/d p.o., MTD 1 x 20mg*
plus **(1 A)**	**Betablocker** (HZV ↓ [neg. chronotrop, neg. inotrop], O_2-Verbrauch ↓)	**Carvedilol** → 29	*2 x 3.125mg/d p.o., je nach Verträglichkeit alle 2W um 3.125–12.5mg steigern, MTD 2 x 25–50mg*
		Metoprolol-succinat → 29	*½–1 x 23.75mg/d p.o., je nach Verträglichkeit Dosis alle 2W verdoppeln, MTD 1 x 190mg p.o.*
		Bisoprolol → 28	*1 x 1.25mg/d p.o., MTD 1 x 10mg*
	nur bei Patienten > 70 J	**Nebivolol** → 30	*1 x 1.25mg/d p.o., MTD 1 x 10mg*
Pat. mit SR + EF < 35% + NYHA II–IV mit HF > 70/min unter Betablocker bzw. -Unverträglichkeit			
(IIa B/ IIb C)	**I_f-Kanal-Hemmer** (neg. chronotrop, myokard. O_2-Verbr. ↓, O_2-Versorg. ↑)	**Ivabradin** → 48	*2 x 5–7.5mg p.o.*
evtl. zusätzl.	**Thiaziddiuretika** (renaler H_2O- und NaCl-Verlust, endogene vasokonstrikt. Reize ↓)	**Hydrochlorothiazid** → 44	*1 x 12.5–50mg p.o.;* **Cave:** KI bei GFR < 30ml/min
		Xipamid → 44	*1 x 10–40mg p.o.;* **Cave:** bei Krea > 2.5mg/dl unwirksam
		Chlortalidon → 44	*1 x 12.5–50mg/d p.o.*
		Indapamid → 44	*1 x 1.25–2.5mg/d p.o.*
	Schleifendiuretikum (Volumen-Entlastung)	**Furosemid** → 42	*1–3 x 10–20mg/d p.o., MTD 80mg*
		Torasemid → 43	*1–2 x 2.5–10mg/d p.o., MTD 20mg*
(1 A)	**Diuretikum** (Aldosteron-Rezeptor-Antagonist)	**Spironolacton** → 45	*25(–50)mg/d p.o.; Voraussetzung: K^+ < 5mmol/l u. Krea < 2.5mg/dl (m), < 2mg/dl (w); bei älteren Pat. GFR > 30ml/min dokumentieren, mit 12.5mg beginnen*
		Eplerenon → 45	*25mg/d p.o. wenn K^+ < 5mmol/l, nach 4W auf 50mg/d steigern*

(IIb B)	**Digitalisglykosid** (Chronotropie ↓, Inotropie ↑, Dromotropie ↓, AV-Knoten-Refraktärzeit ↑)	**Digoxin** → 53	*Digitalisierung z.B. d1–3: 1 x 0.5mg/d p.o./2–3 x 0.5mg i.v., ab d4 1 x 0.25–0.375mg p.o./1 x 0.25mg i.v.*
bei NI		**Digitoxin** → 53	*d1–3: 3 x 0.07–0.1mg p.o., dann 1 x 0.07–0.1mg* **oder** *d1 0.5mg i.v., d2 u. d3 0.25mg i.v., dann 0.07–0.1mg/d p.o./i.v.*
(I A)	**AT-II-Blocker** (AT-Wirkung ↓, spezifische Blockade d. AT-II-Typ-1-Rez.) bei ACE-Hemmer-Unverträgl.	**Losartan** → 27	*1 x 25–50mg/d p.o., MTD 1 x 150mg*
		Candesartan → 26	*1 x 4–8 mg/d p.o., MTD 1 x 32mg*
		Valsartan → 27	*2 x 40mg/d p.o., MTD 2 x 160mg*
(I B)	**ARNI** (Angiotensin receptor neprilysin inhibitor) nicht mit ACE-Hemmern und AT-II-Blockern zusammen	**Sacubitril + Valsartan** → 39	*2 x 24/26mg/d p.o., MTD 2 x 97/103mg*
evtl. plus	bei symptomatischen Pat. mit HFrEF und Eisenmangel (Ferritin < 100 µg/L oder zwischen 100 u. 299µg/L und Transferrin-Sättigung < 20%)	**Eisencarboxymaltose** → 148	*max. 1000mg als Einzeldosis (abhängig von Hb und KG)*
plus **(IA)**	**SGLT-2 Inhibitoren**	**Empagliflozin** → 119	*10 mg/d p.o.*
		Dapagliflozin	*10mg/d p.o.*
evtl. plus **(IIb B)**	**Stimulator der löslichen Guanylatcyclase (sGC)**	**Vericiguat**	*2.5 mg/d titrieren bis 10mg/d p.o. (bei Pat. mit EF < 45% und vorausgeg. Verschlechterung).*

Modifiziert nach 9 und 10

T 2.5.7 Medikamentöse Behandlung der HFmrEF[9,10]

Empfehlungen	Empfehlung/Evidenzgrad
Diuretika werden bei Patienten mit Stauung und HFmrEF empfohlen, um die Symptome und klinischen Untersuchungsbefunde zu lindern	Klasse I C
Ein ACE-I kann für Patienten mit HFmrEF erwogen werden, um das Risiko für HF-Hospitalisierung und Tod zu verringern.	Klasse IIb C
Ein ARB kann für Patienten mit HFmrEF erwogen werden, um das Risiko für HF-Hospitalisierung und Tod zu verringern.	Klasse IIb C
Ein Betablocker kann für Patienten mit HFmrEF erwogen werden, um das Risiko für HF-Hospitalisierung u. Tod zu verringern.	Klasse IIb C
Ein MRA kann für Patienten mit HFmrEF erwogen werden, um das Risiko für HF-Hospitalisierung und Tod zu verringern.	Klasse IIb C
Sacubitril/Valsartan kann für Pat. mit HFmrEF erwogen werden, um das Risiko für HF-Hospitalisierung und Tod zu verringern.	Klasse IIb C

T 2.5.8 Medikamentöse Behandlung der HFpEF[9]

Symptomatische HF mit einer EF ≥ 50 %	Empfehlungsgrade/COR
Diuretika entsprechend Bedarf	Klasse I
SGLT2-Inhibitoren	Klasse IIa
ARNI*	Klasse IIb
MRA*	Klasse IIb
ARB*	Klasse IIb

COR = Class of Recommendation; *Größerer Nutzen in Patienten mit einer Ejektionsfraktion nahe 50 %.
Modifiziert nach Quelle 9: 2022 AHA/ACC/HFSA Guideline for the Management of Heart Failure: Executive Summary: A Report of the American College of Cardiology/American Heart Association Joint Committee on Clinical Practice Guidelines. Circulation. 2022;145:00-00. DOI: 10.1161/CIR.0000000000001062.

T 2.5.9 Therapie der Hyperkaliämie bei Herzinsuffizienz[9,10]

	Kaliumbinder	**Patiromer** → 410	*8.4-25.2g/d p.o.*
		Natrium-Zirconium-Cyclosilicat → 410	*5.0-10.0g/d p.o*

9 2022 AHA/ACC/HFSA Guideline for the Management of Heart Failure: Executive Summary: A Report of the American College of Cardiology/American Heart Association Joint Committee on Clinical Practice Guidelines. Circulation. 2022;145:00-00. DOI: 10.1161/CIR.0000000000001062.
10 2021 ESC Guidelines for the diagnosis and treatment of acute and chronic heart failure. European Heart Journal (2021) 00, 1–128 doi:10.1093/eurheartj/ehab368.

T 2.5.10 Aggregattherapie, chirurgische Therapie und Koronarrevaskularisation[11]

Implantation eines Kardioverter/Defibrillators (ICD), um Risiko für einen plötzlichen Herztod zu senken	
Vorbedingungen: Lebenserwartung > 1 Jahr mit gutem funktionellen Status	
Sekundärprävention	ICD empfohlen bei Patienten mit Zustand nach ventrikulärer Herzrhythmusstörung, die zur hämodynamischen Instabilität führte (IA)
Primärprävention	• Bei Patienten mit symptomatischer HF (NYHA-Klasse II bis III) und einer EF ≤ 35% trotz optimaler Pharmakotherapie > 3 M • Ischämische Ätiologie und > 40 Tage nach akutem MI (IA) • Nicht ischämische Kardiomyopathie (IB)

Empfehlungen zur CRT (CRT = Resynchronisationstherapie = biventrikuläres Pacing)	
Vorbedingungen	**Empfehlung/Evidenzgrad**
LSB, QRS ≥ 150 ms, SR, EF ≤ 35%, NYHA II-IV	Klasse I A
LSB, QRS 130–149 ms, SR, EF ≤ 35%, NYHA II-IV	Klasse I B
Kein LSB, QRS >150 ms, SR, EF ≤ 30%, NYHA II-IV	Klasse IIa B
Kein LSB, QRS 130–149 ms, SR, EF ≤ 30%, NYHA II-IV	Klasse IIb B
CRT bei Pat. mit VHF, SR, QRS > 130 ms, EF ≤ 35%, NYHA III-IV	Klasse IIa B
Vorbedingungen (Fortsetzung)	**Empfehlung/Evidenzgrad**
Patienten mit nicht kontrollierbarer Tachykardie, eingeschränkter LV-Funktion und geeignet für AV-Knoten-Ablation	Klasse IIa B
CRT soll alleiniger RV-Stimulation vorgezogen werden bei Pat. mit AV-Block III und Indikation zur Ventrikelstimulation	Klasse I A
Chirurgische Therapieverfahren und Koronarevaskularisation	
Je nach Indikationen (s. Leitlinien) Bypasschirurgie, perkutane Interventionsverfahren, Herztransplantation, klappenchirurgische Eingriffe und Unterstützungssysteme	

[11] ESC Guidelines for the diagnosis and treatment of acute and chronic heart failure 2016. European Heart Journal; doi:10.1093/eurheartj/ehw128.

T 2.6 Herzrhythmusstörungen

T 2.6.1 Supraventrikuläre Tachykardie

Inadäquate Sinustachykardie			
	I_f-Kanal-Hemmer (neg. chronotrop, myokardialer O_2-Verbr. ↓, O_2-Versorg. ↑)	**Ivabradin** → 48	*2 x 2.5–7.5mg p.o.*
ggf. plus **(IIaC)**	**Beta-1-selekt. Blocker** (Chronotropie ↓, zentr. Sympathikusaktivität ↓)	**Metoprololtartrat** → 29	*1–2 x 50–100mg/d p.o.*
		Metoprololsuccinat → 29	*1 x 47.5–190mg/d p.o.*
		Bisoprolol → 28	*1 x 5–10mg/d p.o.*
Vorhofflattern/Makro-Reentry-Tachykardie[14]			
1. Frequenzkontrolle/Rhythmuskontrolle Bei akut aufgetretenem Vorhofflattern mit hämodynamischer Instabilität kommt die i.v.-Therapie primär zur Anwendung, alternativ auch die Kardioversion. Im chronischen Stadium auch Katheterablation erwägen **(IIaB)**.			
(IIaB)	**Beta-1-selektiver Blocker**	**Metoprololtartrat** → 29	*ini 5mg langsam i.v. (1–2mg/min), max. 15mg i.v., dann 1–2 x 50–100mg/d p.o.*
		Metoprololsuccinat → 29	*1 x 47.5–190mg/d p.o.*
		Bisoprolol → 28	*1 x 5–10mg/d p.o.*

oder **(IIaB)**	**Kalziumantagonist** (Chronotropie ↓, Dromotropie ↓, Inotropie ↓)	**Verapamil** → 31	*5mg langsam i.v., dann 5-10mg/h, max.100mg/d, Perf. (100mg) = 2mg/ml ⇒ 2-5ml/h; 3–4 x 40–120mg/d p.o.*
		Diltiazem → 31	*3 x 60–90mg/d p.o., 2 x 90–180mg/d (ret.) p.o., 1 x 240mg/d (ret.) p.o..*
oder **(IIbC)**	**Antiarrhythmikum Kl. III** (K^+-Ausstromhemmung ⇒ Refraktärzeit ↑)	**Amiodaron** → 51	*d1–10: 3–5 x 200mg/d p.o., dann 1 x 200mg/d p.o. oder 5mg/kg über mind. 30min i.v., MTD 1200mg*
2. Embolieprophylaxe (IIaC) (NOAK sind offiziell nicht zugelassen als Antikoagulanzien bei Vorhofflattern, werden aber in der Praxis eingesetzt; Dosierung wie bei VHF)			
	Unfraktion. Heparin (Beschleunigung der Gerinnungsfaktorinhibition, Embolieprophylaxe)	**Heparin** → 58	*5000IE als Bolus i.v., dann Perf. (25.000IE): 2ml/h (Dosisanpassung an Ziel-PTT: das 1.5- bis 2.5-Fache des Normbereichs)*
	Vitamin-K-Antagonist (Langzeit-Antikoagulation)	**Phenprocoumon** → 65	*d 1-2-3 12-9-6mg, Erh.Dos. nach INR 1.5–6mg abends*
Vorhofflimmern[12, 13, 14]			
1. Embolieprophylaxe			
akut	**Unfraktion. Heparin** (Beschleunigung der Gerinnungsfaktorinhibition, Embolieprophylaxe)	**Heparin** → 58	*5000IE als Bolus i.v., dann Perf. (25000IE): 2ml/h (Dosisanpass. an Ziel-PTT: das 1.5–2.5-Fache des Normbereichs)*
dann	**Vitamin-K-Antagonist** (Langzeit-Antikoagulation)	**Phenprocoumon** → 65	*d 1–2–3 12–9–6mg, Erh.Dos. nach INR 1.5–6mg abends*
oder	**Direkter Thrombininhibitor**	**Dabigatran** → 63	*2 x 150mg/d p.o.; 2 x 110mg/d bei GFR 30–50ml/min, Alter > 75J, Z.n. GI-Blutung*
ggf.	**Spezifisches Antidot gegen Dabigatran** (humanisiertes monoklonales Antikörperfragment	**Idarucizumab** → 65	*2 x 2.5g i.v. über je 5–10min oder als Bolusinjektion (zur Behandlung von unter Dabigatran auftretenden schweren nicht kontrollierbaren Blutungen)*

oder	**Faktor Xa-Inhibitor**	**Rivaroxaban** → 63	*1 x 20mg/d p.o.; 1 x 15mg/d p.o. bei GFR 30–50ml/min*
		Apixaban → 62	*2 x 5mg/d p.o.; 2 x 2.5mg/d p.o. bei Vorliegen von 2 der folg. 3 Kriterien: Alter > 80J, Krea > 1.5mg/dl, KG < 60kg; vor früher Kardioversion: 10mg mind. 2h vor Kardioversion oder mind. 5d 2 x 5mg oder 2 x 2.5mg, wenn Dosisreduktion erforderlich ist (s. oben)*
		Edoxaban → 63	*1 x 60m/d p.o.; 1 x 30mg/d p.o. bei GFR 15–50ml/min u. KG < 60kg; vor früher Kardioversion: 60mg mind. 2h vor Kardioversion*
	Spezifisches Antidot gegen Rivaroxaban oder Apixaban	**Andexanet alfa** → 65	*s.u.*

Niedrige Dosis: *400mg i.v. Bolus verabreicht mit einer Menge von ~30mg/min, gefolgt innerhalb von 2min von einer i.v. Infusion mit 4mg/min für bis zu 120min;*
Hohe Dosis: *800 mg i.v. Bolus verabreicht mit einer Menge von ~30mg/min, gefolgt innerh. von 2min von einer i.v. Infusion mit 8mg/min für bis zu 120min;*

Apixaban:
- *Letzte Dosis ≤ 5mg und zeitlicher Abstand der Einnahme zur Andexanet-alfa-Gabe < 8h oder unbekannt ⇒ niedrige Dosis*
- *Letzte Dosis > 5mg oder unbekannt und zeitlicher Abstand der Einnahme zur Andexanet-alfa-Gabe < 8h oder unbekannt ⇒ hohe Dosis*
- *Zeitl. Abstand der Einnahme zur Andexanet-alfa-Gabe ≥ 8h ⇒ niedrige Dosis*

Rivaroxaban:
- *Letzte Dosis ≤ 10mg und zeitlicher Abstand der Einnahme zur Andexanet-alfa-Gabe < 8 h oder unbekannt ⇒ niedrige Dosis*
- *Letzte Dosis > 10 mg oder unbekannt und zeitl. Abstand der Einnahme zur Andexanet-alfa Gabe < 8 h oder unbekannt ⇒ hohe Dosis*
- *Zeitl. Abstand der Einnahme zur Andexanet-alfa Gabe ≥ 8h ⇒ niedrige Dosis*

2. Frequenzkontrolle			
	Digitalisglykosid (Chronotropie ↓, Dromotropie ↓, Inotropie ↑, AV-Knoten-Refraktärzeit ↑)	**Digoxin** → 53	*ini 3 x 0.4mg/24h i.v., dann 1 x 0.25–0.375mg/d p.o., 1 x 0.2mg/d i.v.*
oder		**Digitoxin** → 53	*ini 3 x 0.1mg/24 h i.v., dann 1 x 0.07–0.1mg/d p.o.*
und/ oder	**Beta-1-selekt. Blocker** (Chronotropie ↓, zentrale Sympathikusaktivität ↓)	**Metoprololtartrat** → 29	*1–2 x 50–100mg/d p.o.*
		Metoprololsuccinat → 29	*1 x 47.5–190mg/d p.o.*
		Bisoprolol → 28	*1 x 5–10mg/d*
und/ oder	**Kalziumantagonist** (neg. chrono-, dromo- und inotrop, Afterload ↓)	**Verapamil** → 31	*5mg langsam i.v., dann 5–10mg/h, max. 100mg/d, Perf. (100mg) = 2mg/ml ⇒ 2–5ml/h; 3–4 x 40–120mg/d p.o.*
und/ oder	**Kalziumantagonist** (neg. chrono-, dromo- und inotrop, Afterload ↓)	**Diltiazem** → 31	*3 x 60–90mg/d p.o., 2 x 90–180mg/d (ret.) p.o., 1 x 240mg/d (ret.) p.o.*
3. Medikamentöse Kardioversion, um Sinusrhythmus zu erreichen; primäres Verfahren: elektrische Kardioversion			
	Antiarrhythmikum Kl. IC (Na^+-Einstromblock ⇒ Erregungsleitung ↑, Refraktärzeit ↑)	**Propafenon** → 51	*2mg/kg in 10–20min i.v., **Cave:** Klasse I ist kontraind. bei struktureller Herzerkr.; „Pill-in-the-pocket": 600mg > 70kg KG, 450mg < 70kg KG*
oder		**Flecainid** → 50	*2 x 50–100mg p.o., (in Ausnahmefällen bis 2 x 250mg) 2mg/kg i.v. über 10–20min.; Packungsbeilage beachten, **Cave:** immer mit Betabl. kombin.; KI: Kl. I bei strukt. Herzerkr.; „Pill-in-the-pocket": 300mg > 70kg KG, 200mg < 70kg KG*
oder	**Antiarrhythmikum Kl. III** (K^+-Ausstromhemmung ⇒ Refraktärzeit ↑)	**Amiodaron** → 51	*5mg/kg über mind. 30min i.v., MTD 1200mg*
oder	**Mehrkanalblocker** (Block. elektr. Ströme in allen Phasen d. atrialen AP ⇒ antiarrhythm. Wi v.a. im Vorhof, atr. Refraktärzeit ↑, Überleit.-geschw. ↓ ⇒ Konvers. in SR)	**Vernakalant** → 52	*3mg/kg KG i.v. für 10min.; wenn 15 min. nach Beenden dieser Infusion kein SR vorliegt, dann erneute Infusion mit 2mg/kg KG*
	Cave: Rhythmisierung nur unter kontinuierlicher Überwachung der Vitalparameter; bei Herzinsuffizienz nur stationär		

4. Rhythmuskontrolle			
	Indikation zur Pulmonalvenenisolation prüfen!		
	Beta-1-selekt. Blocker (Chronotropie ↓, zentrale Sympathikusaktivität ↓)	**Metoprololtartrat** → 29	*1–2 x 50–100mg/d p.o.*
		Metoprololsuccinat → 29	*1 x 47.5–190mg/d p.o.*
		Bisoprolol → 29	*1 x 5–10mg/d p.o.*
oder	**Antiarrhythmikum Kl. III** (K^+-Ausstromhemmung ⇒ Refraktärzeit ↑)	**Amiodaron** → 51	*d1–10: 3–5 x 200mg/d, dann 1 x 200mg/d p.o.*
oder	**Mehrkanalblocker** (Verläng. von AP + Refraktärzeit, Verhindern von Vorhofflimmern/Wiederherstellung SR, HF↓)	**Dronedaron** → 52	*2 x 400mg/d p.o. (nicht jodhaltig); (nicht bei Pat. mit Herzinsuffizienz und Einschränkung der LV-Funktion)*
oder	**Antiarrhythmikum Kl. III** (K^+-Ausstromhemmung + Betarezeptorblocker ⇒ Refraktärzeit ↑)	**Sotalol** → 51	*1–2 x 80–160mg/d p.o.*
oder	**Antiarrhythmikum Kl. IC** (Na^+-Einstromblockade ⇒ Erregungsleitung ↑, Refraktärzeit ↑)	**Propafenon** → 51	*3 x 150 oder 2 x 300mg/d p.o. (max. 900mg/d p.o.) Klasse I ist kontraindiziert bei struktureller Herzerkr.*
		Flecainid → 50	*2 x 50–100mg p.o. (max. 2 x 150mg/d p.o.) Klasse I ist kontraindiziert bei struktureller Herzerkr.*
5. Antithrombotische Therapie bei Pat. mit Indikation zur oralen Antikoagulation			
s. Kap. T 2.4.6 → 458			

AV-Knoten-Reentrytachykardie (AVNRT)[14]

Je nach Häufigkeit des Auftretens und Ausprägung der Symptome definitive Therapie mittels Radiofrequenzablation erwägen. Zunächst vagale Manöver vor Einleitung einer medikamentösen Therapie.

(I B)	**Adenosinrezeptorblockade** (kurzfristige Blockade der A1-Adenosinrezeptoren im AV-Knoten)	**Adenosin** → 52	*6–9–12–18mg je als Bolus i.v. nach Wirkung*
ggf. plus **(IIa B)**	**Kalziumantagonist** (neg. chrono-, dromo- und inotrop, Afterload ↓)	**Verapamil** → 31	*5mg langsam i.v., dann 5–10mg/h, max. 100mg/d, Perf. (100mg) = 2mg/ml ⇒ 2–5ml/h*

oder **(IIa C)**	**Beta-1-selekt. Blocker** (Chronotropie ↓, zentrale Sympathikusaktivität ↓)	**Metoprololtartrat** → 29	*ini 5mg langsam i.v. (1–2mg/min), max. 15mg i.v.*
		Esmolol → 29	*500µg/kg KG/min. i.v. über 1min, dann Erh. Dos. 50µg/kg KG/min. i.v. über 4min, ggf. nach Fachinfo steigern*
Atrioventrikuläre Tachykardien (AVRT)[14]			
Zunächst Terminierung immer mit vagalen Manövern versuchen, bei hämodynamischer Instabilität elektrische Kardioversion.			
Orthodrome AVRT[14]			
(I B)	**Adenosinrezeptorblockade** (kurzfristige Blockade der A1-Adenosinrez. im AV-Knoten)	**Adenosin** → 52	*6–9–12–18mg je als Bolus i.v. nach Wirkung*
ggf. plus **(IIa B)**	**Kalziumantagonist** (neg. chrono-, dromo- und inotrop, Afterload ↓)	**Verapamil** → 31	*5mg langsam i.v., dann 5–10mg/h, max. 100mg/d, Perf. (100mg) = 2mg/ml ⇒ 2–5ml/h*
Antidrome AVRT[14]			
(IIa B)	**Antiarrhythmikum Kl. IC** (Na^+-Einstromblock ⇒ Erregungsleitung ↑, Refraktärzeit ↑)	**Flecainid** → 50	*1mg/kgKG i.v. über mind. 5 min., ggf. nach 15–20min erneut 0.5mg/kgKG Klasse I ist kontraindiziert bei struktureller Herzerkr.*
		Propafenon → 51	*0.5–2mg/kgKG i.v.*
ggf. plus **(IIb B)**	**Antiarrhythmikum Kl. III** (K^+-Ausstromhemmung ⇒ Refraktärzeit ↑)	**Amiodaron** → 51	*5mg/kg über mind. 3min i.v., max. 1200mg i.v. in 24h Klasse I ist kontraindiziert bei struktureller Herzerkr.*
Akuttherapie von Vorhoflimmern bei Präexzitation[14]			
Bei Instabilität elektrische Kardioversion (I B)			
(IIa B)	**Antiarrhythmikum Kl. IC** (Na^+-Einstromblock ⇒ Erregungsleitung ↑, Refraktärzeit ↑)	**Flecainid** → 50	*1mg/kgKG i.v. über mind. 5 min., ggf. nach 15–20min erneut 0.5mg/kgKG; Klasse I ist kontraindiziert bei struktureller Herzerkr.*
		Propafenon → 51	*0.5–2mg/kgKG i.v.; Klasse I ist kontraindiziert bei struktureller Herzerkr.*

[12] 2020 ESC Guidelines for the diagnosis and management of atrial fibrillation developed in collaboration with the European Association of Cardio-Thoracic Surgery (EACTS) Eur Heart J 2020; 00:1–125. doi:10.1093/eurheartj/ehaa612.

[13] The 2018 European Heart Rhythm Association Practical Guide on the use of non-vitamin K antagonist oral anticoagulants in patient with atrial fibrillation. Eur Heart J 2018; 39, 1330-1393; doi:10.1093/eurheartj/ehy13.

[14] 2019 ESC Guidelines for the management of patients with supraventricular tachycardia, Eur Heart J 2019; 00, 1-65; doi:10.1093/eurheartj/ehz467.

T 2.6.2 Ventrikuläre Tachykardie

Akuttherapie (Breitkomplex-Tachykardie)			
	Bei hämodynamischer Instabilität: Kardioversion (I B)		
(IIa B)		**Procainamid** (in D noch nicht erhältlich)	*10mg/kg KG i.v.*
oder **(IIa C)**	**Adenosinrezeptorblockade** (kurzfristige Blockade der A1-Adenosinrez. im AV-Knoten)	**Adenosin** → 52	*6–9–12–18mg je als Bolus i.v. nach Wirkung*
oder **(IIb B)**	**Antiarrhythmikum Kl. III** (K^+-Ausstromhemmung ⇒ Refraktärzeit ↑)	**Amiodaron** → 51	*5mg/kg über mind. 3min i.v., max. 1200mg i.v. in 24h*
Prophylaxe			
	Antiarrhythmikum Kl. III (s.o.)	**Amiodaron** → 51	*d1–10: 5 x 200mg/d p.o., dann 1 x 200mg/d p.o.*
oder	**Antiarrhythm. Kl. III** (s.o.)	**Sotalol** → 51	*1–2 x 80–160mg p.o.*
oder	**Beta-1-selekt. Blocker** (Chronotropie ↓, zentrale Sympathikusaktivität ↓)	**Metoprololtartrat** → 29	*1–2 x 50–100mg/d p.o.*
		Metoprololsuccinat → 29	*1 x 47.5–190mg/d p.o.*
		Bisoprolol → 28	*1 x 5–10mg/d*
ggf.	**Implantierbaren Defibrillator (ICD) erwägen**		

T 2.6.3 Torsades de pointes

Meist Ausdruck proarrhythmischer Wirkung von Antiarrhythmika (Kl. I und III) oder anderer QT-Zeit verlängernder Medikmaente (z.B. trizyklische Antidepressiva) ⇒ absetzen

Akuter Anfall			
	Magnesiumpräparat (Substitution)	**Mg-Sulfat 200mg** (= 8mmol) → 299	*8mmol über 15min, dann 2g/d*
plus	**Beta-Sympathomimetika** (Chrono- und Inotropie ↑)	**Orciprenalin** → 77	*0.25–0.5mg i.v., 10–30µg/min i.v., Perf. (5 mg) = 0.1mg/ml ⇒ 6–18ml/h*
Prophylaxe			
1. Wahl	**Absetzen von Antiarrhythmika oder QT-Zeit verlängernder Medikamente**		
	ggf. temporäre Ventrikelstimulation mit F = 90/min		

T 2.6.4 Extrasystolen

Supraventrikuläre Extrasystolen			
	Beta-1-selektiver Blocker (HZV ↓ [neg. chrono-/neg. inotrop], O_2-Verbrauch ↓, zentr. Sympathikusaktivität ↓)	**Metoprololtartrat** → 29	*1–2 x 25–100mg/d p.o., 1 x 100–200mg/d (ret.) p.o., 5–10(–20)mg langs. i.v.*
		Metoprololsuccinat → 29	*1 x 47.5–190mg/ p.o.*
		Bisoprolol → 28	*1 x 2.5–10mg/d p.o.*
	Zusätzlich Ursache beheben, z.B. Hyperthyreose		
Ventrikuläre Extrasystolen			
	Beta-1-selekt. Blocker (HZV ↓ [neg. chrono-/neg. inotrop], O_2-Verbrauch ↓, zentr. Sympathikusakt. ↓)	**Metoprololtartrat** → 29	*1–2 x 25–100mg/d p.o., 1 x 100–200mg/d (ret.)p.o., 5–10(max. 20) mg langs. i.v.*
		Metoprololsuccinat → 29	*1 x 47.5–190mg p.o.*
oder evtl.	**Antiarrhythmikum Kl. III** (K^+-Ausstromhemmung ⇒ Refraktärzeit ↑)	**Amiodaron** → 51	*d 1–10 5 x 200mg/d, dann 1 x 200mg/d,* **Cave:** *Proarrhythmie*
oder evtl.	**Antiarrhythmikum Kl. III** (K^+-Ausstromhemmung + Betablocker ⇒ Refraktärzeit ↑)	**Sotalol** → 51	*1 x 20mg i.v., evtl. n. 5min weit. 20mg, 1–2x80–160mg p.o.,* **Cave:** *Proarrhythmie*
evtl.	**Elektrolyte**(symptomat.)	**Mg-K-Präparat**	*3 x 1 Tbl.*
	Cave: proarrhythmischer Effekt der Antiarrhythmika		

T 2.6.5 Bradykarde Rhythmusstörungen

evtl.	**Parasympatholytikum**(s.o.)	**Atropin** → 56	*0.5–1mg i.v.*
evtl. plus	**Betasympathomimetikum** (Chrono- , Inotropie ↑)	**Orciprenalin** → 77	*0.25-0.5mg i.v.,10-30µg/min i.v., Perf. (5mg) = 0.1mg/ml ⇒ 6–18ml/h*
meist	**Herzschrittmacher**		

T 2.7 Infektiöse Endokarditis (IE)[15]

T 2.7.1 Initiale und empirische Therapie (vor Keimnachweis)

	Antibiotikum	Dosierung	Evidenz	Kommentar
Native Herzklappen				
	Ampicillin-Sulbactam → 220	*12g/d i.v. in 4–6 ED/d*	IIa C	Bei Patienten mit inf. Endokarditis und neg. Blutkulturen Mikrobiologen hinzuziehen
plus	**Flucloxacillin** → 216 **oder Oxacillin**	*12g/d i.v. in4–6 ED/d*	IIb C	
plus	**Gentamicin** → 231	*1 x 3mg/kgKG/d i.v. oder i.m.*		
	Vancomycin → 239	*30–60mg/kgKG/d (2–3 ED)*	IIb C	Bei Penicillinallergie
plus	**Gentamicin** → 231	*1 x 3mg/kgKG/d i.v. oder i.m.*		

Antibiotikum		Dosierung	Evidenz	Kommentar
Kunstklappen (früh, < 12 Monate postoperativ, oder nosokomial)				
	Vancomycin → 239	*30mg/kgKG/d i.v. (in 2 ED)*	IIb C	Rifampicin nur bei Kunstklappen-endokarditis
plus	**Gentamicin** → 231	*1 x 3mg/kgKG/d i.v. oder i.m.*		
plus	**Rifampicin** → 247	*900–1200mg/d p.o./i.v. (2–3 ED)*		
Kunstklappen (spätestens ≥ 12 Monate postoperativ)				
Therapie siehe Nativklappen, ab Keimnachweis erfolgt eine keimspezifische Therapie.				

T 2.7.2 Differenzierte medikamentöse Therapie der IE bei Keimnachweis

Therapie siehe: [15]Habib G et al., 2015 ESC Guidelines for the management of infective endocarditis. Eur Heart J 2015; 36:3075–3123; doi:10.1093/eurheartj/ehv319.

T 2.8 Endokarditisprophylaxe

T 2.8.1 Wichtigste Änderungen der Empfehlungen zur Prävention der IE

- Die prophylaktische Gabe von Antibiotika ist auf Höchstrisikopatienten mit zahnärztlichen Risikoeingriffen beschränkt.
- Eine gute Mundhygiene und regelmäßige zahnärztliche Kontrollen erscheinen für die Prävention der IE bedeutsamer als eine Prophylaxe mit Antibiotika.
- Die Beachtung von Sterilität und Desinfektion ist bei der Manipulation an intravenösen Kathetern und bei medizinischen Eingriffen zwingend erforderlich.

Patienten mit dem höchsten Risiko für eine infektiöse Endokarditis

Nur für diese Pat. wird eine antibiotische Prophylaxe bei Hochrisikoprozeduren empfohl.:
- Pat. mit Klappenprothesen (chirurgisch oder interventionell) oder mit rekonstruierten Klappen unter Verwendung von Fremdmaterial
- Pat. mit überstandener Endokarditis
- Pat. mit angeborenen Vitien, das schließt ein: unkorrigierte zyanotische Vitien oder residuelle Defekte, palliative Shunts od. Conduits, binnen 6 M nach operativer oder interventioneller Vitienkorrektur unter Verwendung von prothetischem Material
- Lebenslang bei persistierenden residuellen Defekten bei Verwendung von chirurgisch oder interventionell eingebrachtem prothetischem Fremdmaterial

Kein erhöhtes Risiko

Mitralklappenprolaps ohne Insuff., Vorhof-Septum-Defekt, Z. n. Myokardinfarkt o. Bypass-OP

T 2.8.2 Empfehlungen zur Prophylaxe der infektiösen Endokarditis

Prophylaxe-Empfehlungen	Empfehlung/Evidenzgrad
A. Dentale Prozeduren	
Antibiotikaprophylaxe empfohlen nur bei: Manipulation an Gingiva und periapikal, Perforation der Mukosat	IIa C
Antibiotikaproph. nicht empfohlen: Lokalanästhesie bei nicht infiziertem Gewebe, Fädenziehen, Röntgen, Platzieren/Adjustieren von Zahnspangen, Trauma an Lippen oder Mundschleimhaut	III C

B. Resiprationstrakt	
Antibiotikaprophylaxe ist nicht empfohlen: bei Prozeduren im Bereich des Respirationstrakts , einschl. Bronchoskopie und Laryngoskopie, transnasale oder endotracheale Intubation	III C
C. GI-Trakt, Urogenitaltrakt	
Antibiotikaprophylaxe nicht empfohlen: bei Gastroskopie, Koloskopie, Zystoskopie, transösophagealer Echokardiographie	III C
D. Haut und Weichteile	
Antibiotikaprophylaxe bei keiner Maßnahme empfohlen	III C

T 2.8.3 Empfohlene Prophylaxe bei Zahnprozeduren bei Hochrisikopatienten[15]

Keine Allergie gegen Penicillin oder Ampicillin	**Amoxicillin** → 217 **oder Ampicillin** → 217	*2g p.o./i.v. (1 x 30–60min vor geplantem Eingriff)*
Bekannte Allergie gegen Penicillin oder Ampicillin	**Clindamycin** → 231	*600mg p.o./i.v. 1 x 30–60min vor geplantem Eingriff)*
Alternativen (**Cave:** nicht bei Patienten mit bekannter Penicillinallergie)	**Cefalexin** → 226	*2g i.v.*
	Cefazolin → 221	*1g i.v.*
	Ceftriaxon → 222	

T 2.9 Perikarditis[16]

T 2.9.1 Bakterielle Perikarditis

Antibiose nach Austestung, Tbc beachten!

T 2.9.2 Akute virale oder idiopathische Perikarditis

	NSAR	**Ibuprofen** → 197	*600mg alle 6–8h für 1–2W, dann wöchentl. Dosis um 200–400mg/d reduzieren + Magenschutz*
oder	**Salizylate, Cyclooxygenase-hemmer** (Thrombozytenaggregations-hemmung)	**Acetylsalizylsäure** → 196	*750–1000mg alle 8h für 1–2W, dann wöchentl. Dosisred. um 250–500mg/d + Magenschutz*
plus	**Gichtmittel** (Mitosehemmstoff)	**Colchicin** → 133	*0.5mg/d bei KG < 70kg und 2 x 0.5mg/d bei KG > 70kg für 3 Monate*
plus	**Kortikosteroid** (antiphlogistisch, antialler-gisch, immunsuppressiv)	**Prednison** → 207 (niedrig dosiert kombin. mit Colchizin, wenn ASS oder andere NSAR nicht vertragen werden oder Symptome nicht reduzieren; nicht bei infektiöser Genese	*0.2–0.5mg/kgKG/d; Dosisreduktion erst nach Symptomfreiheit*

T 2.9.3 PCIS (post-cardiac injury syndrome, inkl. Dressler-Syndrom)

Therapie siehe akute virale oder idiopathische Perikarditis (s. Kap. T 2.9.2)

16 Adler Y et al.: Guidelines on the Diagnosis and Management of Pericardial Diseases. The Task Force on the Diagnosis and Management of Pericardial Diseases of the European Society of Cardiology. Eur Heart J 2015; 36:2921-2964. doi:10.1093/eurheartj/ehv318.

T 2.10 Periphere arterielle Verschlusskrankheit[17]

T 2.10.1 Stadium II

	Salizylate	**Acetylsalizylsäure** → 68	*1 x 100mg/d p.o.*
evtl. plus	**Faktor Xa-Inhibitor**	**Rivaroxaban** → 63	*2 x 2,5mg/d p.o. bei Pat. mit symptomat. pAVK*
alternativ	**P2Y12-Rez.-Hemmer** (blockiert thromb. ADP-Rez.)	**Clopidogrel** → 69	*75mg/d p.o.*

T 2.10.2 Stadium III(/IV)

evtl. plus	**Durchblutungsfördernde Mittel**	**Naftidrofuryl** → 71	*3 x 200mg/d p.o., max. 6M*
oder	**Thrombozyten-aggregationshemmer**	**Cilostazol** → 69	*2 x 100mg/d p.o.*

T 2.10.3 Extremitätenischämie ohne Möglichkeit zur Revaskularisierung, Thrombangitis obliterans

	Prostaglandine (Thrombozytenfunktions-hemmung)	**Alprostadil** → 70	*2 x 40µg in 250ml NaCl i.v. über je 2h., max. 4W*
		Iloprost → 71	*0.5–2ng/kgKG/min über 6h/d während 2–4W*

17 AWMF 065-003 S3-Leitlinie zur Diagnostik, Therapie und Nachsorge der peripheren arteriellen Verschlusskrankheit. Stand 2015. http://www.awmf-online.de.

T 2.11 Akute Extremitätenischämie

Je nach Ausmaß/Lokalisation des Verschlusses auch primär gefäßchirurg./intervent. Ther.

	Unfraktioniertes Heparin (beschleun. Gerinnungsfaktorinhibitoren, Verhind. von Appositionsthromben)	**Heparin** → 58	*5000–10 000IE i.v., dann Perf. (25 000IE): 2ml/h (Dosisanpassung an Ziel-PTT: 1.5–2.5Fache des Normber.)*
oder	**Niedermolekulare Heparine**	**Enoxaparin** → 60	*2 x 100IE/kgKG s.c., max. 2 x 10000IE/d*
	Opioid (Analgesie)	**Pethidin** → 288	*75–100mg langsam i.v.*

T 2.12 Thrombophlebitis

	Propionsäurederivate	**Ibuprofen** → 197	*300 bis max. 2400mg/d p.o.*
oder	**Essigsäurederivate** (siehe Ibuprofen)	**Diclofenac** → 199	*50 bis max. 150mg/d p.o.*
evtl. plus	**Indirekter Faktor-Xa-Inhibitor**	**Fondaparinux** → 61	*2.5mg/d s.c. für 30–45d*

T 2.13 Tiefe Venenthrombose (TVT) und Lungenembolie (LE)

T 2.13.1 Akuttherapie, weitere Behandlung und Prophylaxe rez. TVT und LE

	Niedermolekulare Heparine	**Certoparin** → 59	*2 x/d 8000IE s.c.*
		Dalteparin → 59	*2 x/d 100IE/kgKG s.c* *1 x/d 200IE/kgKG s.c*
		Enoxaparin → 60	*2 x/d 1.0mg/kgKG s.c*
		Nadroparin → 60	*2 x/d 0.1ml/10kg KG s.c*
		Reviparin → 60	*2 x/d 0.5/0.6 od. 0.9ml nach KG s.c.*
		Tinzaparin → 61	*1 x/d 175IE/kgKG s.c*
oder	**Indirekter Faktor-Xa-Inhibitor**	**Fondaparinux** → 61	*1 x/d 7.5mg s.c* *1 x/d KG < 50kg 5mg s.c.* *1 x/d KG > 100kg 10mg s.c.*
oder	**Unfraktioniertes Heparin** (Beschleunigung der Gerinnungsfaktorinhibition)	**Heparin** → 58	*5000 IE Bolus i.v., dann 15–20 IE/kg/h i.v. oder gleiche Dosis 2 x/d s.c.*
oder	**Faktor Xa-Inhibitor**	**Rivaroxaban** → 63	*2 x 15mg/d p.o. für 21d, danach 1 x 20mg/d p.o., danach 1 x 10mg/d p.o. ab M 7 (verlängerte Erhaltungs-therapie)*
oder		**Apixaban** → 62	*2 x 10mg/d für 7d p.o., danach 2 x 5mg/d p.o.* *2 x 2.5mg/d p.o. (Rezidivproph. nach 6M)*
oder		**Edoxaban** → 63	*1 x 60mg/d p.o., nach mind. 5-tägiger initialer Gabe eines parent. Antikoagulans*

oder	**Direkter Thrombininhibitor**	**Dabigatran** → 63	*2 x 150mg/d p.o., bei Pat. > 80J oder erhöhtem Blutungsrisiko 2 x 110mg/d p.o., nach vorausgegangener mind. 5-tägiger initialer Gabe eines parenteralen Antikoagulans*
oder	**Vitamin-K-Antagonist** (Langzeit-Antikoagulation) ab d1 oder d2 überlappend nach UFH oder NMH	**Phenprocoumon** → 65	*d1-2-3: 12-9-6mg, Erh.Dos. nach INR (Ziel 2.0–3.0)*

Dauer der Antikoagulation nach TVT[18]

Indikation	Dauer	Empfehlung
Erstes Ereignis		
bei transientem RF (z.B. OP)	3 Monate	I A
bei idiopathischer Genese – distal	3 Monate	II B
bei idiopathischer Genese – prox. dann bei geringem Blutungsrisiko und gutem Monitoring	> 3 Monate zeitlich unbegrenzt	I A I A
bei aktiver Krebskrankheit NMH dann NMH oder VKA	3–6 Monate zeitlich unbegrenzt	I A I C
Rezidiv		
bei idiopathischer Genese	zeitlich unbegrenzt	I A

18 AWMF 065-002 Diagnostik und Therapie der Venenthrombose und der Lungenembolie.

T 2.13.2 Initiale Lysetherapie ausgedehnter Fälle

	Plasminogenaktivator (lokale Lyse)	**Urokinase** → 67	*ini 250000 oder 600000 IE i.v. über 10–20min, dann 2000IE/kg/h i.v., bis Lyseerfolg, ca.12d, max. 4W*
oder	**Plasminogenaktivator** (lokale Lyse)	**rt-PA** → 66	*0.25mg/kg/24h i.v. oder 20mg i.v. über 4h, bis Lyseerfolg, ca. 5–7d*

T 3 Pneumologie – Therapie (M. Jakob)

T 3.1 Asthma bronchiale[1, 2, 3, 4]

T 3.1.1 Asthmatherapiemanagement

- Symptome
- Exazerbationen – Nebenwirkungen
- Patienten-/Elternzufriedenheit
- Lungenfunktion

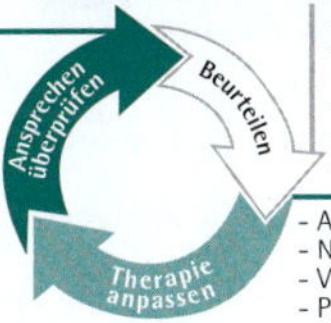

- Diagnose
- Symptomkontrolle und Risikofaktoren (inkl. Lungenfunktion)
- Inhalationstechnik und Therapieadhärenz
- Vorlieben des Patienten/der Eltern
- Komorbiditäten

- Asthma-Medikation
- Nicht-pharmakologische Maßnahmen
- Veränderbare Risikofaktoren behandeln
- Patientenschulung/Training

GINA 2021

NVL – Medikamentöses Stufenschema Erwachsene

	Stufe 1	Stufe 2	Stufe 3	Stufe 4	Stufe 5
	Bedarfstherapie Fixkombination ICS niedrig dosiert + Formoterol** oder SABA	**Langzeittherapie** ICS niedrig dosiert + SABA-Bedarfstherapie oder **ausschließlich Bedarfstherapie:** Fixkombination ICS niedrig dosiert + Formoterol**	**Langzeittherapie** ICS niedrig dosiert + LABA (bevorzugt) oder ICS mittel dosiert	**Langzeittherapie** ICS mittel bis hoch dosiert + LABA (bevorzugt) oder ICS mittel bis hoch dosiert + LABA + LAMA*	**Langzeittherapie** ICS-Höchstdosis + LABA + LAMA* Vorstellung bei einem in der Behandlung von schwerem Asthma erfahrenen Pneumologen + Anti-IgE- oder Anti-IL-5-(R)- oder Anti-IL-4-R-Antikörper
Alternativen zur Langzeittherapie in begründeten Fällen			ICS niedrig dosiert + LAMA* oder ICS niedrig dosiert + LTRA	ICS mittel bis hoch dosiert + LABA + LTRA oder ICS mittel bis hoch dosiert + LAMA*	OCS (zusätzlich oder alternativ)
	Zu begründende Alternative: ICS-Langzeittherapie niedrig dosiert + SABA-Bedarfstherapie	**Zu begründende Alternative:** LTRA-Langzeittherapie + SABA-Bedarfstherapie	**Zusätzliche Bedarfstherapie** SABA oder ICS + Formoterol-Fixkombination (wenn auch Langzeittherapie)		

- Asthmaschulung, Allergie-/Umweltkontrolle, Beachtung von Komorbiditäten
- Spezifische Immuntherapie (bei gegebener Indikation)

* Aus der Gruppe der LAMA Zulassung für Tiotropium (Stand: Januar 2021); ** Fixkomb. ICS niedr. dos.+ Formoterol bedarfsorientiert in Stufe 1 und 2 nicht zugelassen (Stand: Januar 2021)

NVL – Medikamentöses Stufenschema Kinder und Jugendliche

	Stufe 1	Stufe 2	Stufe 3	Stufe 4	Stufe 5	Stufe 6
Langzeittherapie		ICS niedrig dos. (bevorzugt) oder LTRA **Zu begründende Alternative:** ab 12 Jahren: Fixkombination ICS niedrig dos. + Formoterol** (Anwendung bedarfsorientiert)	ICS mittel dos.	ICS mittel dos. + LABA oder ICS mittel dos. + LTRA oder ICS mittel dos. + LABA + LTRA **Unzureichende Kontrolle:** ICS mittel dos. + LABA + LTRA + LAMA*	ICS hoch dos. + LABA oder ICS hoch dos. + LTRA oder ICS hoch dos. + LABA + LTRA oder ICS hoch dos. + LABA + LAMA* oder ICS hoch dos. + LABA + LTRA + LAMA*	**Zusätzlich zu Stufe 5:** Anti-IgE-AK* oder ggf. Anti-IL-4-R-* oder Anti-IL-5-AK* **Zu begründende Alternative:** OCS (zusätzlich oder alternativ)
Bedarfstherapie	SABA oder ab 12 Jahren: Fixkombination ICS niedrig dos. + Formoterol**	SABA (wenn Fixkombination ICS niedrig dos. + Formoterol bedarfsorientierte Langzeittherapie: keine weitere Bedarfstherapie mit SABA notwendig)	SABA	SABA oder ab 12 Jahren: Fixkombination aus ICS + Formoterol (wenn auch Langzeittherapie)		

Alternative in begründeten Fällen: Ipratropiumbromid zusätzlich oder alternativ

- Asthmaschulung, Allergie-/Umweltkontrolle, Beachtung von Komorbiditäten
- Spezifische Immuntherapie (bei gegebener Indikation)

Überweisungsindikationen mit Evidenzgraden

Stufe 4: Überweisung zum pädiatrischen Pneumologen (⇑)

Stufe 5: Überweisung zum pädiatrischen Pneumologen (⇑⇑), Vorstellung in kinderpneumologischem Zentrum (⇑)

Stufe 6: Vorstellung bei einem in der Versorgung von schwerem Asthma erfahrenen päd. Pneumologen (⇑⇑), Vorstellung in kinderpneumologischem Zentrum (⇑⇑)

* Zulassung aus der Gruppe der LAMA für Tiotropium und der Anti-IgE-AK für Omalizumab ab 6 J; aus der Gruppe der Anti-IL-4-R-AK für Dupilumab ab 12 J und der Anti-IL-5-AK für Mepolizumab ab 6 J (Stand Januar 2021); ** keine Zulassung für bedarfsorientierte Fixkombination ICS niedrig dosiert + Formoterol in Stufe 1 und 2 (Stand: Januar 2021)

(Stand Januar 2021 in D): ab Stufe 4 für Erwachsene zwei fixe ICS/ LABA/LAMA-Kombinationen verfügbar, wenn im letzten Jahr gleichzeitig eine Exazerbation und ICS in Hochdosis-Kombination: Indacaterol + Glycopyrroniumbromid + Mometasonfuroat oder Beclometasondipropionat + Formoterolfumarat + Glycopyrronium

Nach: Global Initiative for Asthma (GINA) 2021. https://ginasthma.org; BÄK, KBV, AWMF. NVL Asthma - Langf., 4. Aufl., v.1, 2020. www.asthma.versorgungsleitlinien.de.

T 3.1.2 Grad der Asthmakontrolle[1]

Symptomkontrolle (zutreffend in den letzten 4 Wochen, Erw., Jugendl., Kinder)	**Gut kontrolliert**	**Teilweise kontrolliert**	**Unkontrolliert**
Symptome tagsüber (Erw. > 2 x/Wo) Nächtliche Symptomatik Bedarfsmedikation (Erw. > 2 x Wo)* Aktivitätseinschränkung	**Kein Kriterium erfüllt**	**1–2 Kriterien erfüllt**	**3–4 Kriterien erfüllt**
Risikobeurteilung in Bezug auf zukünftige Verschlechterung	**Erhebung/Beurteilung von:** • Lungenfunktion (Vorliegen einer Atemwegsobstruktion • Anzahl von Exazerbationen (keine/in aktueller Woche/≥1 x im Jahr)		

* außer Reliever-Einnahme vor körperlicher Belastung; Kriterium nicht anwendbar bei ausschließl. bedarfsw. ICS/Formoterol-Fixkombination in Stufe 2 bei Pat. > 12J; bei gut kontrolliertem Asthma wird die Fixkombination oder die empf. Tageshöchstdosis Formoterol nicht mehr als 4 x/W (Erw.) bzw. die Fixkombination nicht mehr als 2 x/W (Ki u. Jgdl.) angewendet.

T 3.1.3 Antiobstruktive Therapie (Stufentherapie für Erwachsene)[1; 2, 3, 4]

Stufe 1: Patienten mit geringer Symptomatik in der Initialtherapie oder nach Step-Down bei kontrolliertem Asthma in Stufe 2, Symptome < 2 x/M, keine Risikofaktoren für Exazerbationen (z.B. unkontrolliertes Asthma, Exazerbationen im letzten Jahr, niedrige FEV_1)

GINA 2021 empfiehlt bereits ab Stufe 1 immer einen Controller, keine alleinige SABA-Ther. als Reliever; ICS/Formoterol favorisiert bei Bedarf für Erwachsene und Jugendliche ≥ 12J, hierdurch reduziertes Risiko schwerer Exazerbationen im Vergleich zu SABA-Reliever (obwohl in D noch off-label in Stufe 1 und 2). Alternatives Vorgehen mit SABA-Reliever nur bei fehlendem Exazerbationsrisiko und Adhärenz zu ICS.

b. Bed. Reliev. plus Contr.	**Kombinationstherapie ICS und Formoterol**	**Formoterol + Budesonid** → 82	*4.5+160µg, max. 8(-12) Inh., (max. 72µg Formoterol/d)*
		Formoterol + Beclometason → 82	*6+100µg, max. 8 Inh. (max. 48µg Formoterol/d)*
oder bei Bedarf	**Inhal. kurz wirksames Beta-2-Sympathomimetikum (SABA)** (bronchodilatatorisch)	**Salbutamol** → 75	*bei Bed. 1-2 Inh. max. 10-12 Inh./d*
		Terbutalin → 75	
		Fenoterol → 75	

In Kombination mit niedrigdosiertem ICS (s. Stufe 2) bei jeder bedarfsweisen SABA-Gabe (off-label)
Ki. 6-11J: Plus ICS, wenn SABA erforderlich oder niedrigdosierte tägliche ICS-Therapie (GINA 2021)

Stufe 2: Pat. mit leichtem Asthma (Sympt. ≥ 2 x/Mo aber nicht tgl.) in Initial- u. Langzeitther. mit regelm.äßiger Contr.-Ther. (bevorzugt niedr.-dos. ICS) zur Verhinderung schw. Exazerbationen			
b. Bed. Reliev. plus Contr.	**Kombinationstherapie ICS und Formoterol**	**Formoterol + Budesonid** → 82	*4.5+160µg, max. 8(-12) Inh., (max. 72µg Formoterol/d)*
		Formoterol + Beclometason → 82	*6+100µg, max. 8 Inh. (max. 48µg Formoterol/d)*
altern.: Dauer-medi-kation	**Inhalatives Gluko-kortikosteroid (ICS)** niedrigdosiert (antiinflammatorisch, Empfindlichkeit der Rezeptoren ↑)	**Beclometason** → 80	*2 x 1–2 Inh., 100–200µg/d; Ki. 6-11J: 50-100µg/d*
		Budesonid → 81	*2 x 1–2 Inh., 200–400µg/d; Ki. 6-11J: 100-200µg/d*
		Ciclesonid → 81	*1 x/d, 80-160µg/d; Ki. 6-11J: 80µg/d*
		Fluticasonpropionat → 81	*2 x 1–2 Inh., 100–250µg/d; Ki. 6-11J: 100-200µg/d; Fluticasonfuroat 100µg/d*
		Mometason → 81	*2 x 1–2 Inh., 110–220µg/d; Ki. 6-11J: 110µg/d*
wenn Contr., bei Bedarf	**Inhal. kurz wirksames Beta-2-Sympatho-mimetikum (SABA)** (bronchodilatatorisch)	**Salbutamol** → 75	*bei Bed. 1-2 Inh., max. 10-12 Inh./d*
		Terbutalin → 75	
		Fenoterol → 75	
Alternative: SABA immer in Kombination mit einem niedrigdosierten ICS (s.o.), wenn ausschließliche bedarfsweise SABA-Gabe (off-label)			
oder	**Leukotrien-Rezeptor-Antagonist (LTRA)**	**Montelukast** → 84	*10mg p.o. 1x/d (< 15J); Monother.; LTRA nur wenn ICS nicht möglich*
Ki. 6-11J mit teilweise kontrolliertem Asthma: bevorzugt tgl. niedrigdosierte ICS-Therapie, alternativ LTRA oder gleichzeitig niedrigdosiert ICS, wenn SABA erforderlich			
Stufe 3: Patienten mit unkontrolliertem Asthma, ohne vollständige Kontr. unter niedrig-dos. ICS-Ther.; Initialtherapie b. unkontroll. Asthma (nahezu tgl. Symptome oder nächtl. Erwachen wg. Symptomen ≥ 1x/W); bevorzugte Dauertherapie: niedrigdosiert ICS + LABA und b. Bed. SABA oder ICS + Formoterol MART-Therapie (maintenance and reliever therapy); ICS + LABA-Fixkombinationen n. NVL empfohlen; alternative Controller-Thera.ie: mittelhoch dosiertes ICS			
bei Bedarf	**Inhalatives kurz wirksames Beta-2-Sympathomimetikum** (bronchodilatatorisch)	**Salbutamol** → 75	*bei Bedarf 1–2 Inh., max. 10–12 Inh./d*
		Terbutalin → 75	
		Fenoterol → 75	
altern. Relie-ver + Contr.	**Kombinationstherapie ICS und Formoterol** Langzeit- u. Bedarfstherapie (MART-Konzept = maintenance and reliever therapy)	**Formoterol + Budesonid** → 82	*4.5+160µg, max. 8(-12) Inh., (max. 72µg Formoterol/d)*
		Formoterol + Beclometason → 82	*6+100µg, max. 8 Inh. (max. 48µg Formoterol/d)*

Dauer-medi-kation	**Kombinationstherapie ICS und LABA** niedrigdosiert Alternative zu Einzelsubstanzen	**Salmeterol + Fluticasonpropionat** → 82	*DPI: 4–11J: 2 x 1 Inh. 50+100µg; > 12J: 2 x 1 Inh. 50+100, 50+250µg; DA: 4–11J: 2 x 1–2 Inh. 25+50µg; > 12J: 2 x 1–2 Inh. 25+50, 25+125µg*
		Formoterol + Budesonid → 82	*2 x 1 Inh., 4.5 +160µg, max. 8–(12) Inh./d (max. 72µg Formoterol/d)*
		Formoterol + Beclometason → 82	*2 x 1 Inh. 6+100µg, max. 8 Inh./d (max. 48µg Formoterol/d)*
		Formoterol + Fluticasonpropionat → 82	*2 x 1 Inh. 5+50µg, 5+125µg*
		Vilanterol + Fluticasonfuroat → 82	*1 x 1 Inh. 22+92µg*
		Indacaterol + Mometasonfuroat → 83	*1 x 1 Inh. 125 + 62.5µg, 125 + 127.5µg*
altern. Einzel-subst.	**Inhalatives Glukokortiko-steroid (ICS)** niedrigdosiert (antiinflamm., Empf. d. Rez. ↑)	**Siehe Stufe 2**	
plus	**Inhal. lang wirksames Beta-2-Sympatho-mimetikum (LABA)** (bronchodilatatorisch) **Cave:** LABA nie als Monotherapie bei Asthma	**Formoterol** → 76	*DPI 6 od.12µg: 1–2 x 1–4 Inh., max. 2 x 12µg; DA 12µg: 2 x 1–2 Inh.; max. Erh.Dos. 48µg*
		Salmeterol → 76	*DA 25µg: 2 x 2–4 Inh., max. 8 Inh.; DPI 50µg: 2 x 1–2 Inh., max. 4 Inh.*
alter-nativ	**Inhalatives Glukokortikosteroid (ICS)** mittelhochdosiert	**Beclometason** → 80	*2 x/d Inh. 200–400µg/d; Ki. 6-11J: 100-200µg/d*
		Budesonid → 81	*2 x/d Inh. 400–800µg/d; Ki. 6-11J: 200-400µg/d*
		Ciclesonid → 81	*1 x 160–320µg/d; Ki. 6-11J: 80-160µg/d*
		Fluticasonpropionat → 81	*2 x/d Inh. 250–500µg/d; Ki. 6-11J: 200-500µg/d*
		Mometason → 81	*2 x/d Inh. 220–440µg/d; Ki. 6-11J: < 440µg/d*
altern.	**ICS** niedrigdosiert	**Siehe oben**	
plus	**Leukotrien-Rez.-Antag.**	**Montelukast** → 84	*1 x 10mg/d p.o.*
Ki. 6-11J: mittlere Dosis ICS (nach NVL) oder niedrigdosiert ICS + LABA bzw. sehr niedrig dosiert ICS+Formoterol (nach GINA 2021)			

Stufe 4: Patienten, die unter niedrigdosiertem ICS + LABA trotz guter Therapieadhärenz und Inhalationstechnik nicht ausreichend kontrolliert sind und deshalb höhere ICS-Dosis in Kombination mit einem LABA od. weitere Controller benötigen; Initialtherapie bei schwerem unkontrolliertem Asthma mit täglichen Symptomen oder nächtl.ichem Erwachen wegen Symptomen ≥ 1x/W oder reduzierter Lungenfunktion; gemäß dtsch. LL wird eine Fixkombination aus mittlerer bis hoher ICS-Dosis +LABA bevorzugt; LAMA als weiterer Controller möglich. Aktuell zugelassene Triple-Therapien (ICS + LABA + LAMA) als Erhaltungstherapie bei unkontrolliertem Asthma unter mittlerer ICS-Dosis + LABA (≥ 800µg/d Budesonid bzw. Äquivalent) und ≥ 1 Exazerbation im letzten Jahr.

bei Bedarf	**Inhalatives kurz wirksames Beta-2-Sympathomimetikum**	**Salbutamol** → 75	*bei Bed. 1–2 Inh., max. 10–12 Inh./d*
		Terbutalin → 75	
		Fenoterol → 75	
altern. Reliever + Contr.	**Kombinationstherapie ICS und Formoterol** (MART-Konzept s.o.)	**Formoterol + Budesonid** → 82	*4.5+160µg, max. 8(–12) Inh., (max. 72µg Formoterol/d)*
		Formoterol + Beclometason → 82	*6+100µg, max. 8 Inh. (max. 48µg Formoterol/d)*
Dauermedikation	**Kombinationstherapie ICS und LABA** mittlere bis hohe Dosis als Alternative zu Einzelsubstanzen	**Salmeterol + Fluticasonpropionat** → 82	*DPI 4–11J: 2 x 1 Inh. 50+200–400µg/d.; > 12J: 2 x 1 Inh. 50+100, 50+250, 50+500µg/d; DA 4–11J: 2 x 1–2 Inh. 25+50µg/d; > 12J: 2 x 2 Inh. 25+125, 25+250µg/d*
		Formoterol + Budesonid → 82	*2 x 1–2 Inh. 4.5 +160µg, max. 8–(12) Inh./d (max. 72µg Formoterol/d)*
		Formoterol + Beclometason → 82	*2 x 1–2 Inh. 6+100µg, max. 8 Inh./d (max. 48µg Formoterol/d)*
		Formoterol + Fluticasonpropionat → 82	*2 x 1–2 Inh. 5+50, 5+125, 10+250µg*
		Vilanterol + Fluticasonfuroat → 82	*DPI 22+92 od. 22+184µg: 1 x 1 Inh.*
		Indacaterol + Mometasonfuroat → 83	*1 x 1 Inh. 125 + 62,5µg, 125 + 127.5µg, 125 + 260µg*
Dauermedikation	**Inhalatives Glukokortikosteroid (ICS)** mittelhoch-hochdosiert	**Beclometason** → 80	*2 x 1-2 Inh., MTD 2000µg*
		Budesonid → 80	*2 x 1-2 Inh., MTD 1600µg*
		Ciclesonid → 80	*1 x 1 Inh., MTD 320µg*
		Fluticasonpropionat → 80	*2 x 1-2 Inh., MTD 1000µg*
		Mometason → 80	*2 x 1-2 Inh., MTD 800µg*

evtl. plus	**Inhalatives lang wirksames Beta-2-Sympathomimetikum (LABA)** Cave: LABA nie als Monotherapie bei Asthma	**Formoterol** → 76	*DPI 6 od. 12µg: 1–2 x 1–4 Inh., max. 2 x 12µg; DA 12µg: 2 x 1-2 Inh., max. Erh.Dos. 48µg/d*
		Salmeterol → 76	*DA 25µg: 2 x 2-4 Inh., max. 8 Inh.; DPI 50µg: 2 x 1-2 Inh., max. 4 Inh./d*
evtl. plus	**Lang wirksames Anticholinergikum (LAMA)**	**Tiotropiumbromid** (Softhaler) → 79	*1 x 5µg Inh. (1 x 2 Hübe 2.5µg); Pat. ≥ 6J u. Exazerbation in Vorgeschichte*
evtl. pl.	**Leukotrien-Rez.-Antagon.**	**Montelukast** → 84	*1 x 10mg/d p.o.*
altern. Dauer med.	**Komb.-Triple-Therapie ICS, LABA und LAMA**	**Indacaterol + Glycopyrron. + Mometasonfuroat** → 83	*1 x 1 Inh. 114 + 46 +136µg*
		Formoterol + Glycopyrronium + Beclometason → 83	*2 x 2 Inh. 87-172 + 5 + 9µg*

Ki. 6-11J: mittlere Dosis ICS + LABA und ggf. ein weiterer Controller; Kombinationstherapien (ICS mit LABA, LTRA und ggf. LAMA (Tiotropium ab 6J) werden bzgl. NW günstiger als eine hochdosierte ICS-Therapie angesehen; Asthma-Experten hinzuziehen. Addendum 2021 der S2k-LL unterscheidet daher Therapiestufe 4a mit ICS/LABA-Kombinationstherapie mit mitteldosiertem ICS von der Therapiestufe 4b (nach NVL Stufe 5 für Ki.) mit ICS/LABA-Kombinationstherapie mit hochdosiertem ICS um den Einsatz von hochdosiertem ICS restriktiv zu halten.

Stufe 5: Patienten mit unkontrolliertem Asthma und/oder Exazerbationen trotz Einsatz aller Optionen d. Stufe 4, inkl. Tiotropiumbromid od. Triple-Fixkomb. (ICS + LABA + LAMA); Beurteilung d. Asthma-Experten bzgl. additiver Therapie, inkl. Untersuchung bzgl. Asthma-Phänotyp (z.B. schweres allerg. Asthma, schweres eosinophiles Asthma)

bei Bedarf	**Inhalatives kurz wirksames Beta-2-Sympathomimetikum**	**Salbutamol** → 75	*bei Bed. 1–2 Inh., max. 10–12 Inh./d*
		Terbutalin → 75	
		Fenoterol → 75	
altern. Reliever + Contr.	**Kombinationstherapie ICS und Formoterol** (MART-Konzept s.o.)	**Formoterol + Budesonid** → 82	*4.5+160µg, max. 8(-12) Inh., (max. 72µg Formoterol/d)*
		Formoterol + Beclometason → 82	*6+100µg, max. 8 Inh. (max. 48µg Formoterol/d)*
Dauermedikation	**Kombinationstherapie ICS und LABA** hohe Dosis einer Kombination alternativ zu Einzelsubstanzen (s.o.)	**Salmeterol + Fluticasonpropionat** → 82	*DPI > 12J: 2 x 1-2 Inh. 50+100, 50+250, 50+500µg; DA > 12J: 2 x 2 Inh. 25+125, 25+250µg*
		Formoterol + Budesonid → 82	*2 x 2 Inh. 4.5+160µg, 9+320µg, max. 8-(12)Inh./d (max. 72µg Formoterol/d)*
		Formoterol + Beclometason → 82	*2 x 2 Inh. 6+100µg, 6+200µg, max. 8 Inh./d (max. 48µg Formoterol/d)*

Dauer-medi-kation	**Kombinationstherapie ICS und LABA** hohe Dosis einer Kombination alternativ zu Einzelsubstanzen	**Formoterol + Fluticasonpropionat** → 82	*2 x 2 Inh. 5+125mg, 10+250µg*
		Vilanterol + Fluticasonfuroat → 82	*1 x 1 Inh. 22+184µg*
ggf. plus	**Lang wirksames Anti-cholinergikum (LAMA)**	**Tiotropiumbromid** (Softhaler) → 79	*1 x 5µg Inh. (1 x 2 Hübe 2.5µg); Pat. ≥ 6 J*
alter-nativ	**Kombinations-Triple-Therapie ICS, LABA und LAMA**	**Indacaterol + Mometason-furoat + Glycopyrronium**	*1 x 1 Inh. 114 +136 + 46µg*
		Beclometason + Formo-terol + Glycopyrronium	*2 x 2 Inh. 87-172 + 5 +9µg*
plus	**Monoklon. AK gegen IgE** nur bei allergischem Asthma	**Omalizumab** → 90	*≥ 6J: Dos. nach IgE-Konz. i.S. vor Therapiebeginn und Körpergewicht; 1-2 x/M s.c., max. 600mg alle 2W*
oder	**Monoklon. IL-5-AK** bei schwerem eosinoph. Asthma	**Mepolizumab** → 90	*Ki. 6-11J: 40mg s.c. alle 4W; ≥ 12J: 100mg s.c. alle 4W*
		Reslizumab → 90	*≥18J: 3mg/kg KG i.v. alle 4W*
oder	**IL-5-Rezeptor-AK** bei schwerem eosinoph. Asthma	**Benralizumab** → 89	*≥ 18J: 30mg s.c. W 0, 4, 8, dann alle 8W*
oder	**IL-4-Rezeptor-AK**	**Dupilumab** → 89	*≥ 12J: ini 2 x 200mg s.c., dann 200mg s.c. alle 2W; Patienten mit bereits OCS ini 2 x 300mg s.c., dann 300mg s.c. alle 2W*
altern. oder adjuv.	**Glukokortikosteroid (OCS)** systemisch, niedrigste effektive Dosis	**Prednison** → 207	*mögl. ≤ 7.5mg Prednisolon-Äquivalent/d p.o.*
		Prednisolon → 207	
		Methylprednisolon → 207	

Ki. 6-11J: entspricht nach NVL Stufe 6: Asthma-Experten hinzuziehen, Einteilung in Asthma-Phänotyp, ggf. Anti-IgE-Ak oder Anti-IL5-Ak oder niedrigdosiert orales Kortikosteroid (OCS)

OCS = orales Kortikosteroid

T 3.1.4 Asthma-Exazerbation[2, 3]

Cave: Patienten anhand Notfallbehandlungsplan vorbehandeln.
Follow-up bei jedem Grad der Exazerbation: Pat. in folg. Woche kontrollieren, Inhalationstechnik überprüfen, Selbstmanagement-Therapieplan erneuern, Controller-Dosierung für die nächsten 2–4 Wochen erhöhen und Reliever auf Anwendung nach Bedarf reduzieren (s.o.).

Leichte bis mittelschwere Exazerbation

Sprechen ohne Atemnot, bevorzugt sitzende Position und kein Gebrauch der Atemhilfsmuskulatur, Atemfrequenz < 25–30/min, Herzfrequenz < 100–120/min, PEF > 50% des Sollwerts oder persönlichen Bestwerts, O_2-Sättigung unter Raumluft 90–95%

Be-ginn	**Beta-2-Sympathomimet.** (bronchodilatatorisch)	**Salbutamol** → 75	*ini 4–10 Inh., ggf. alle 10–20min wdh. (bis zu 1h)*

plus	**Glukokortikosteroid** (antiinflammatorisch, Empfindlichkeit der Rezeptoren ↑)	**Prednisolon** → 207	*20-50mg p.o., Ki.: 1-2mg/kgKG, max. 40mg p.o.; Dauer nach Exazerbation: Erw. 5-7d, Ki. 3-5d*
ggf. plus	**Oxygenierung**	**Sauerstoff**	*z. B. über Nasensonde; Ziel-SaO_2: 93-95% (Erw.), 94-98% (Ki.); Cave: resp. Azidose*
Schwere Exazerbation[2, 3]			
Abgehacktes Sprechen nur in Worten, agitiert, sitzend, nach vorne gebeugt, Gebrauch der Atemhilfsmuskulatur, Atemfrequenz > 30/min, Herzfrequenz > 120/min), PEF < 50% des Sollwerts oder persönlichen Bestwerts, O_2-Sättigung unter Raumluft < 90%			
Beginn	**Beta-2-Sympathomimetikum**	**Salbutamol** → 75	*ini 4-10 Inh., ggf. alle 20min wiederholen (bis zu 1h)*
ggf. plus	**Parasympatholytikum** (bronchodilatatorisch)	**Ipratropiumbromid** → 78	*4 Inh. bei Bedarf*
plus	**Glukokortikosteroid** (antiinflammatorisch, Empfindlichkeit der Rezeptoren ↑)	**Prednisolon** → 207	*1mg/kgKG, 25-50(-100)mg p.o./i.v., Ki.: 1-2mg/kgKG, max. 40mg p.o./i.v.; Dauer nach Exazerbation: Erw. 5-7d, Ki. 3-5d*
ggf. plus	**Oxygenierung**	**Sauerstoff**	*z.B. über Maske, Ziel-SaO_2: Erw: 93-95%, Ki.: 94-98%; Cave: resp. Azidose*
Lebensbedrohliche Exazerbation[2, 3]			
Frustrane Atemarbeit, sehr flache Atmung, „silent chest", Zyanose, verwirrt oder somnolent, PEF < 33% des Sollwerts oder persönlichen Bestwerts, O_2-Sättigung unter Raumluft < 90%, ggf. Anstieg $PaCO_2$ (> 45mmHg)			
	Beta-2-Sympathomimet. (bronchodilatatorisch)	**Salbutamol** → 75	*ini 4-10 Inh., ggf. alle 20min wiederholen (bis zu 1h)*
ggf. plus	**Parasympatholytikum** (bronchodilatatorisch)	**Ipratropiumbromid** → 78	*4 Inh. bei Bedarf*
plus	**Glukokortikosteroid** (antiinflammatorisch, Empfindlichkeit der Rez. ↑)	**Prednisolon** → 207	*Erw. 50(-100)mg i.v./p.o., Ki. (1-)2mg/kgKG, max. 40mg i.v./p.o.; Dauer nach Exazerbation: Erw. 5-7d, Ki. 3-5d*
ggf. plus	**Oxygenierung**	**Sauerstoff**	*z.B. über Maske, Ziel-SaO_2: Erw: 93-95%, Ki.: 94-98%; Cave: resp. Azidose*
Ggf. ventilatorische Unterstützung durch nichtinvasive oder invasive Beatmung, insbesondere bei respiratorischer Azidose			

Weitere Therapiemaßnahmen bei unzureichendem Ansprechen auf Initialtherapie[2, 3]			
	Oxygenierung	**Sauerstoff**	*nach BGA*
evtl.	**Kurzwirksames Beta-2-Sympathomimetikum** (bronchodilatatorisch)	**Terbutalin** → 75	*0.25–0.5mg s.c. (Wdh. nach 4h möglich) und als Akuttherapie*
oder	**Beta-2-Sympathomimetikum** (bronchodilatatorisch)	**Reproterol** → 77	*1 Amp 0.09mg langsam i.v., Wdh. nach 10min möglich; Perfusor: 0.018–0.09mg/h*
plus	**Glukokortikosteroid**	**Prednisolon** → 207	*50(-100)mg i.v. alle 4–6h*
und/ oder	**Magnesium**	**Magnesiumsulfat 10%** (1g) → 299	*(1–)2 Amp. (2g) langsam i.v.*

T 3.1.5 Therapie des anstrengungsinduzierten Asthmas[2, 3]

	Inhalatives kurz wirks. Beta-2-Sympathomim.	**Salbutamol** → 75	*bei Bedarf 1–2 Inh. unmittelbar vor Belastung; nur bei ansonsten gut kontrolliertem Asthma und seltenen anstrengungsinduzierten Symptomen*
oder b. Bed. Reliever + Contr.	**Kombinationstherapie ICS und Formoterol**	**Formoterol + Budesonid** → 82	*4.5+160µg, 1-2 Inh.*
		Formoterol + Beclometason → 82	*6+100µg, 1-2 Inh.*
oder Dauermed.	**Inhalatives Glukokortikosteroid (ICS)**	**Beclometason** → 80	*niedrige Dosis s. Stufe 2*
oder	**Leukotrien-Rez.-Antag.**	**Montelukast** → 84	*10mg p.o. 1x/d*
ggf.	**Beta-2-Sympathomimetikum + Mastzellstabilisator**	**Reproterol + Cromoglicinsäure** → 89	*0.5mg/1mg, 1–2 Inh. vor Belastung, max. 10–12 Inh., geringe Evidenz*
oder	**Mastzellstabilisator** (Mediatorliberationshemmg.)	**Cromoglicinsäure** → 89	*4 x 2 Inh., geringe Evidenz*

Bei vorbehandeltem Asthma zur Prophylaxe belastungsabh. Beschwerden: ICS-Dosis erhöhen, Leukotrien-Rez.-Antagonist, zusätzl. LABA od. ICS-LABA-Komb., falls nicht im Therapieplan.

1 BÄK, KBV, AWMF. Nationale VersorgungsLeitlinie Asthma – Langfassung, 4. Auflage. Vers. 1. 2020.
2 ©Global Initiative for Asthma (GINA) 2021. Alle Rechte vorbehalten. http://www.ginashma.org
3 Buhl R et al.: S2k-Leitl. Diagn. u. Ther. von Patienten mit Asthma. Pneumologie 2017; 7: 849-91
4 Buhl R et al.: S2k-Leitl. Diagn. u. Ther. von Patienten mit Asthma - Addendum 2020. Pneumologie 2021; 75:191-200

T 3.2 COPD und Lungenemphysem[5, 7]

T 3.2.1 COPD-Beurteilung

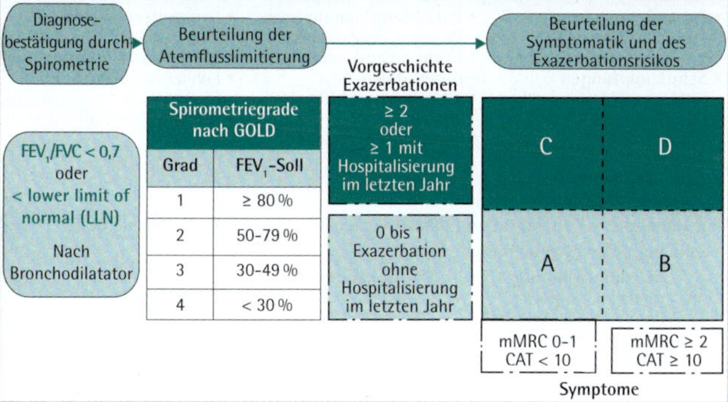

mMRC (Modified British Medical Research Council):

0: Atemnot nur bei starker Anstrengung
1: Atemnot bei schnellem Gehen in der Ebene und leichter Steigung
2: Langsameres Gehen als Gleichaltrige wegen Atemnot oder häufige Stopps bei Gehen in der Ebene
3: Wegen Atemnot bereits Stopp nach 100m Gehen in der Ebene oder nach ein paar Min.
4: Wegen Atemnot kein Verlassen der Wohnung möglich, Atemnot beim An- und Ausziehen

CAT (**C**OPD **A**ssessment **T**est):

8 Fragen bzgl. COPD-Symptomen mit einem Score von 0–40 Punkten; je höher die Punktzahl, desto stärker ist die COPD-Symptomatik

Exazerbationen in der Vergangenheit:

≤ 1/Jahr: geringes Risiko für Exazerbationen;
≥ 2/Jahr oder 1 Exazerbation mit Hospitalisation: hohes Risiko für Exazerbationen; hohes Risiko (Gruppe C u. D) gilt bereits für eine Exazerbation, die zu einer Hospitalisation führt

[5] ©Global Initiative for Chronic Obstructive Lung Disease GOLD 2021 Report. http://www.goldcopd.org
[6] Nat. Versorgungsleitlinie COPD. Langfassung/Teilpublikation, 2. Aufl., 1. Version 2021; AWMF-Register-Nr.: nvl-003
[7] Vogelmeier C et al.: Leitlinie zur Diagnostik und Therapie von Patienten mit chronisch obstruktiver Bronchitis und Lungenemphysem (COPD). Pneumologie 2018; 72: 253-308

T 3.2.2 Allgemeinmaßnahmen

Prävention	Nicht-medikamentös	Apparativ/interventionell/ operativ (nach Indikation)
• **Tabakentwöhnung** (Komb. psychologisch u. ggf. pharmakologisch) • **Schutzimpfungen** (Influenza/Pneumokokken und COVID-19, effektiven Impfstatus bzgl. Pertussis, Diphterie u. Tetanus erhalten) • **Arbeitsplatzhygiene** • **Therapie v. Komorbiditäten**	• **Patientenschulung** (inkl. Prüfen d. Inhalationstechnik) • **Körperliches Training** (unter Anleitung) • **Atemgymnastik/Physiotherapie** • **Ernährungstherapie**	• **Langzeitsauerstofftherapie (LTOT)** • **Nicht-invasive Beatmung** • **Lungenvolumenreduktion** (endoskop. oder chirurgisch) • **Lungentransplantation**

Pneumologische Rehabilitation (nach GOLD mindestens für COPD Gruppen B bis D)

Medikamentöse Allgemeinmaßnahmen

	Tabakentwöhnung pharmakologisch (immer kombiniert mit psychologischer Therapie; Rauchstopp nach ca. 1W)	**Nikotinkaugummi**	*2mg für Raucher < 20 Zig., 8–12 Stck./d; 4mg für Raucher > 20 Zig., 8–12 Stck./d; max. 6M*
		Nikotinpflaster	*Wirkdauer 16/24h; transdermal 7–30mg; 8–12W*
		Bupropion → 368	*W1 1 x 150mg/d; W2 2 x 150mg/d für max. 9W*
		Vareniclin → 368	*d1–3: 1 x 0.5mg/d d4–7: 2 x 0.5mg/d; ab d8: 2 x 1mg/d für 12W*
evtl. sympt.	**Expektorans** (Sputumviskosität ↓)	**Acetylcystein** → 85	*3 x 200–600mg/d p.o., i.v.*

T 3.2.3 Initiale medikamentöse Therapie[5, 7]

Initiale medikamentöse Therapie anhand der COPD-Gruppen ABCD (Gold 2022)

≥ 2 mäßige Exazerbationen *oder* ≥ 1 Exazerbation mit Hospitalisierung	**Gruppe C** LAMA	**Gruppe D** LAMA *oder* LAMA + LABA* *oder* ICS + LABA**
Keine *oder* 1 mäßige Exazerbation (ohne Hospitalisierung)	**Gruppe A** Bronchodilatator nach Wahl	**Gruppe B** Langwirksamer Bronchodilatator (LABA *oder* LAMA)
	mMRC 0–1 CAT < 10	mMRC ≥ 2 CAT ≥ 10

*Erwägen bei schwerer Symptomatik (z.B. CAT > 20)

**Erwägen bei Eosinophilie ≥ 300 Zellen/µl

T 3.2.4 Medikamentöse Langzeitbehandlung[6]

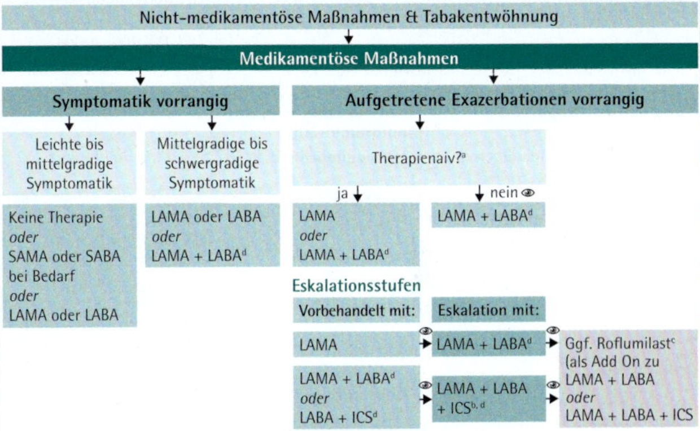

Vor jeder Eskalation die Adhärenz zur medikamentösen Therapie und die Inhalationstechnik prüfen.

[a] Bei bereits mit LABA + ICS vorbehandelten Patienten ist die Indikation für eine ICS-Gabe zu prüfen.
[b] Die Kombination LAMA + LABA + ICS kann bei höheren Eosinophilenwerten zum Einsatz kommen; vor Eskalation generell die Indikation für ein ICS prüfen.
[c] Die Gabe von Roflumilast bei Pat. mit COPD ist möglich bei wiederholten Exazerbationen trotz Therapie, beim Phänotyp „chronische Bronchitis" und FEV1 < 50%. Roflumilast kann als Add On sowohl zusätzlich zu LABA + LAMA als auch zu LAMA + LABA + ICS gegeben werden.
[d] Sind Pat. mit COPD längere Zeit beschwerdearm/-frei und profitieren nicht von einer Eskalation oder treten unerwünschte Nebenwirkungen auf, ist die Möglichkeit der Deeskalation medikamentöser Therapiemaßnahmen unter engmaschiger Kontrolle zu prüfen.

Nat. Versorgungsleitlinie COPD. Kurzfassung, 2. Aufl., 1. Version 2021; AWMF-Register-Nr.: nvl-003

T 3.2.5 Behandlung der stabilen COPD

Prinzipien:

- Immer Symptomatik u. Exazerbationsrate einbeziehen (s. Kap. T 3.2.1), Komorbiditäten beachten.
- Inhalierbare Bronchodilatatoren gegenüber der oralen Form bevorzugen.
- Monotherapie mit inhalativen oder systemischen Glukokortikoiden ist nicht empfohlen.
- Langfristige systemische Glukokortikosteroide vermeiden.
- Theophyllin nach NVL COPD nicht mehr vorgesehen, nach GOLD 2022 nur noch dann einsetzen, wenn andere langwirksame Bronchodilatatoren nicht verfügbar sind.
- Medikamente: intensive Schulung der jeweil. Inhalationstechnik bzw. des jeweil. Systems, individuelle Auswahl u. regelmäßige Kontrolle der korrekten Anwendung u. Therapieadhärenz

Kurz wirksames Beta-2-Sympathomimetikum (bronchodilatatorisch)	**Salbutamol** → 75	*3–4 x 2 Inh. bei Bedarf, DA: 100–200µg*
	Terbutalin → 75	*3–4 x 2 Inh. bei Bedarf, DPI; DA: 100–200µg*
	Fenoterol → 75	*3–4 x 2 Inh. bei Bedarf, DPI: 400–500µg*
Kombinationspräparat	**Fenoterol 50µg + Ipratropiumbromid 20µg** → 80	*3–4 x 1–2 Inh.*
Kurz wirksames Anticholinergikum (bronchodilatatorisch)	**Ipratropiumbromid** → 78	*3 x 2 Inh. bei Bedarf*
Lang wirksames Beta-2-Sympathomimetikum (LABA) (bronchodilatatorisch)	**Formoterol** → 76	*DPI 6 od. 12µg: 1–2 x 1–4 Inh., max. 12µg/d; DA 12µg: 2 x 1–2 Inh., max. Erh.Dos. 48µg*
	Salmeterol → 76	*DA 25µg: 2 x 2–4 Inh., max. 8 Inh.; DPI 50µg: 2 x 1–2 Inh., max. 4 Inh.*
	Indacaterol → 76	*DPI 150µg/d 1 x 1 Inh., max. 300µg*
	Olodaterol → 76	*Lsg.-Inh. 2.5µg; 1 x 2 Hübe/d = 5µg/d*
Lang wirksames Anticholinergikum (LAMA) (bronchodilatatorisch)	**Tiotropiumbromid** → 79	*1 x 1 Inh/d. 18µg; 1 x 5µg (1 x 2 Hübe à 2.5µg) Inh.*
	Aclidiniumbromid → 78	*DPI 322µg: 2 x 1 Inh./d*
	Glycopyrroniumbrom. → 78	*DPI 44µg: 1 x 1 Inh./d*
	Umeclidiniumbromid → 79	*DPI 55µg: 1 x1 Inh./d*
Kombinationspräparat LAMA und LABA	**Glycopyrroniumbromid + Indacaterol** → 79	*DPI 43+85µg: 1 x 1 Inh./d*
	Umeclidiniumbromid + Vilanterol → 80	*DPI 55+22µg: 1 x 1 Inh./d*
	Aclidiniumbromid + Formoterol → 79	*DPI 340+12µg: 2 x 1 Inh./d*
	Tiotropiumbromid + Olodaterol → 80	*1 x 2 Inh. 2.5µg+2.5µg*
Inhalative Glukokortikoide (ICS)	**Beclometason** → 80	*2 x 1-2 Inh. (insg. 400µg/d)*
	Budesonid → 81	*2 x 1-2 Inh. (insg. 400µg/d)*
	Fluticasonpropionat → 81	*2 x 1-2 Inh (insg. 500µg/d)*
Theophyllin, retardiert (bronchodilatatorisch, zentrale Atemstimulation)	**Theophyllin** → 83 für Dauerther. nur Retardpräparate verwenden!	*100–600mg/d p.o. (n. Serumspiegel = 5–15mg/l, Wi nur in 50%); nachrang. Alternative*

Kombinationspräparate LABA und ICS	**Salmeterol + Fluticason-propionat** → 82	*2 x 1-2 Inh. 50+100µg, 2 x 1 Inh. 50+250µg, (1-)2 x 1 Inh. 50+500µg*
	Formoterol + Budesonid → 82	*2 x 2 Inh. 4.5+80µg, 2 x 2 Inh. 4.5+160µg, 2 x 1 Inh. 9+320µg*
	Formoterol + Beclometason → 82	*2 x 1–2 Inh. 6+100µg*
	Vilanterol + Fluticasonfuroat → 82	*DPI 22+92µg: 1 x Inh./d*
Kombinationspräparate LAMA, LABA und ICS	**Fluticasonfuroat + Umeclidiniumbromid + Vilanterol** → 83	*DPI 55+22+92µg: 1 x 1 Inh./d*
	Formoterol + Glycopyrroniumbromid + Beclometason → 83	*DA 87+5+9µg: 1 x 1 Inh./d*
	Formoterol + Glycopyrronium + Budesonid → 79	*DA 7.2+5+160µg: 2 x 2 Inh/d*
Phosphodiesterase-4-Inhibitor (PDE4-Inh.)	**Roflumilast** → 84	*1 x/d 500µg, bei Phänotyp chronische Bronchitis und häufige Exazerbationen sowie FEV_1 < 50% des Solls*
Sekretolytikum (Sputumviskosität ↓)	**Acetylcystein** → 85	*3 x 200-600mg/d p.o.*
Ggf. Zusatzmaßnahmen neben einer medikamentösen Therapie		
Oxygenierung	**Sauerstoff-langzeittherapie**	*pO_2 < 55mmHg u./od. pO_2 < 60mmHg bei chron. Rechtsherzinsuffizienz u./od. sek. Eryhthozytose*
Operative/interventionelle Therapieverfahren: Bullaresektion, endoskop. Lungenvolumenreduktion, operative Lungenvolumenresektion, LTX nach entsprechenden Kriterien, nichtinvasive nächtl. Heimbeatmung bei chron. respiratorischer (hyperkapnischer) Insuffizienz		
Akute Exazerbation[5, 7]		
Leichte Exazerbation: Dosiserhöhung der kurzwirksamen Betamimetika u./od. Anticholinergika (Dosierung s.o.), bei leichtgradiger COPD trotz Sputumpurulenz eher keine Antibiotika		
Mittelschwere Exazerbation: Dosiserhöhung der kurzwirksamen Betamimetika und/oder Anticholinergika (Dosierung s.o.) und systemische Glukokortikosteroide, nur bei Sputumpurulenz Antibiotika für 5–7d (s. AECOPD)		
plus **Glukokortikosteroid (OCS)** (antiinflammatorisch, Empfindlichkeit der Rez. ↑)	**Prednison** → 207	*40(-50)mg Prednisolon-Äquivalent für 5(-7)d p.o.*
	Prednisolon → 207	
	Methylprednisolon → 207	

Schwere Exazerbation: notwendige Krankenhaus- oder Notfallambulanz-Behandlung; **Kriterien für nötige Hospitalisierung:** schwere Dyspnoe, schlechter Allgemeinzustand, progrediente Symptomatik, Bewusstseinstrübung, zunehmende Rechtsherzinsuffizienzzeichen (Ödeme), instabile Komorbiditäten, Versagen der ambul. Therapie, fehlende adäquate häusliche Versorgung; Dosiserhöhung der kurzwirksamen Betamimetika u./od. Anticholinergika (Dosierung s.o.) und systemische Glukokortikosteroide, bei Sputumpurulenz Antibiotika für 5–7d (s. AECOPD)

plus	**Glukokortikosteroid** (antiinflammatorisch, Empfindlichkeit der Rez. ↑)	**Prednison** → 207 **Prednisolon** → 207 **Methylprednisolon** → 207	*40(–50)mg Prednisolon-Äquival. für 5(–7)d p.o.; nur bei inadäquater enteraler Resorption ggf. i.v.; z.B. 4 x 25mg Prednisolon-Äquivalent i.v.*
evtl. pl.	**Sauerstoff**		*Ziel SaO_2: 91–92%*

Sehr schwere Exazerbation: notwendige Krankenhaus-Behandlung **mit zusätzlichen Kriterien für eine intensivierte Therapie auf einer Intensivstation oder IMC:** schwere Dyspnoe, die sich unter stationärer Initialtherapie nicht bessert, Hypoxämie mit PaO_2 < 55mmHg trotz Sauerstoffgabe, progrediente hyperkapnische respirat. Insuffizienz und respiratorische Azidose (pH < 7,35), hämodynamische Instabilität; Dosiserhöhung der kurzwirksamen Betamimetika u./od. Anticholinergika (Dosierung s.o.) und systemische Glukokortikosteroide **und** (intravenöse) Antibiotika auch ohne Sputumpurulenz (hierfür begrenzte Datenlage, s.a. AECOPD)

plus	**Glukokortikosteroid** (antiinflammatorisch, Empfindlichkeit der Rez. ↑)	**Prednison** → 207 **Prednisolon** → 207 **Methylprednisolon** → 207	*40(–50)mg Prednisolon-Äquival. für 5(–7)d p.o. zu bevorzugen; nur bei inadäquater enteraler Resorption ggf. i.v.; z.B. 4 x 25mg Prednisolon-Äquivalent i.v.*
evtl. +	**Sauerstoff**	*Ziel SaO_2: 91–92%*	
	High-Flow-Oxgen	*nur bei schwerer hypoxämischer Insuffizienz (nicht hyperkapnisch)*	
	Beatmung	*nichtinvasiv (favorisiert) oder invasiv, insbes. bei hyperkapnischem Lungenversagen mit resp. Azidose (pH < 7.35)*	

T 3.2.6 Akute Infektexazerbation der COPD (AECOPD)[8, 9]

(Milde bis) mittelschwere Exazerbation AECOPD mit Sputumpurulenz (ambulante Ther.)

Antiinfektivum	Dosierung p.o./d	Dosierung i.v./d	Therapiedauer
Mittel der Wahl			
Amoxicillin → 217	*≥ 70 kg: 3 x 1g;* *< 70 kg: 3 x 750mg*		*5–7d*
Amoxicillin + Clavulansäure (bei V.a. H. infl.) → 219	*2 x 875/125mg*		*5–7d*

Alternativen			
Azithromycin → 229	*1 x 500mg*		*3d*
Clarithromycin → 230	*2 x 500mg 3d, dann 2 x 250mg*		*5–7d*
Doxycyclin → 228	*1 x 200mg ini, dann ≥ 70kg: 1 x 200mg; < 70kg: 1 x 100mg*		*5–7d*
Schwere bis sehr schwere AECOPD mit Notwendigkeit einer stationären Behandlung, ohne Risikofaktoren (Bronchiektasen, bekannte Kolonisation, Beatmung)			
Antiinfektivum	**Dosierung p.o./d**	**Dosierung i.v./d**	**Therapiedauer**
Amoxicillin + Clavulansäure → 219	*2 x 875 + 125mg*		*5–7d*
Ampicillin + Sulbactam		*3 x 3g*	*5–7d*
Ceftriaxon → 222		*1 x 2g*	*5–7d*
Cefotaxim → 222		*3 x 2g*	*5–7d*
Alternativen			
Levofloxacin → 233	*1–2 x 500mg*	*1–2 x 500mg*	*5–7d*
Moxifloxacin → 234	*1 x 400mg*	*1 x 400mg*	*5–7d*
Schwere bis sehr schwere AECOPD mit RF für das Vorliegen einer P.-aerug.-Infektion (kalk. Pseudomonas-Ther. nicht zwingend → individuelle Entscheidung) oder -Nachweis			
Antiinfektivum	**Dosierung p.o./d**	**Dosierung i.v./d**	**Therapiedauer**
Piperacillin/Tazobactam		*3–4 x 4.5g*	*8d*
Cefepim → 223		*3 x 2g*	*8d*
Ceftazidim* → 222		*3 x 2g*	*8d*
Imipenem → 237		*3 x 1g*	*8d*
Meropenem → 237		*3 x 1g*	*8d*
Alternativen			
Levofloxacin → 233	*2 x 500mg*	*2 x 500mg*	*8d*
Ciprofloxacin* → 233	*2 x 750mg*	*3 x 400mg*	*8d*

*Ciprofloxacin und Ceftazidim in Kombination mit einer pneumokokkenwirksamen Substanz

[8] Höffken G et al.: Epidemiologie, Diagnostik, antimikrobielle Therapie und Management von erwachsenen Patienten mit ambulant erworbenen tiefen Atemwegsinfektionen sowie ambulant erworbener Pneumonie. Update 2009. Pneumologie 2009; 63:e1–68.

[9] AWMF 082-006: Bodmann, K.F. et al.: S2k Leitlinie kalkulierte parenterale Initialtherapie bakterieller Erkrankungen bei Erwachsenen - Update 2018. Stand 1.12.2017, gültig bis 31.12.2021

T 3.3 Alpha-1-Antitrypsinmangel[7, 10]

Ind. einer Substitutionsbehandlung: homozygote Form oder komplex heterozygote Form mit Alpha-1-AT-Spiegel < 0.5g/l, (bzw. < 11µmol/l), FEV_1 postbronchodilatatorisch 30–65% des Solls oder Abnahme der FEV_1 > 50ml/J, Nichtraucher

	Alpha-1-Antitrypsin. (Hemmg. d. Neutrophilenelast.)	**Alpha-1-Protease-Inhibitor** → 72	*60mg/kg i.v. 1 x /W; Zielspiegel > 80mg/dl*

[10] Greulich T et al.: Alpha-1-Antitrypsin-Mangel. Ein Expertenstatement. Pneum. 2020; 74:436-442.

T 3.4 Exogen allergische Alveolitis (chronisch)[11]

Allergenkarenz!

evtl.	**Glukokortikosteroid**[11] (antiinflammatorisch, Empfindlichkeit der Rezeptoren ↑)	**Prednisolon** → 207	*ini 0.5(–1)mg/kg/d p.o., z.B. 40mg/d; max. 60mg/d) bis Symptomred. bzw. Lufu o.B., dann niedrigstmögl. Erh.Dos. (komplettes Ausschleichen über 3M mögl.)*

[11] Koschel D, Exogen-allergische Alveolitis. Pneumologie 2007; 61:305-322

T 3.5 Kryptogen organisierende Pneumonie (COP)[12]

Allergenkarenz!

evtl.	**Glukokortikosteroid**[11] (antiinflammatorisch, Empfindlichkeit der Rezeptoren ↑)	**Prednisolon** → 207	*ini 0.5–1mg/kg/d p.o. (Idealgewicht) für 2–4W (max. 60mg/d), dann je nach klin. u. radiol. Ansprechen 0.25mg/kg/d f. 4–6M, dann langsam ausschleichen in 6–12M; Pneumocystis-jir.-Prophyl. bei Dosis > 20mg/d*

[12] King TE et al.: Review Article: Cryptogenic Organizing Pneumonia. N. Engl. J. Med. 2022;386:1058-69.

T 3.6 Idiopathische Lungenfibrose (IPF)[13, 14, 15]

Med. Therapie zugelassen für IPF mit UIP-Muster (usual interstitial pneumonia) im HR-CT oder wahrscheinl. od. mögliches UIP-Muster im HR-CT mit entspr. histopathologischem Bild nach multidisziplinärem Konsens u. Ausschluss alternativer Diagnosen der Lungengerüsterkrankung

bei Hypoxämie	**Sauerstofflangzeittherapie**	*pO_2 < 55mmHg u./od. pO_2 < 60 mmHg unter Belastung, im Schlaf oder bei chronischer Rechtsherzinsuffizienz und/oder sek. Erythozytose*
entw.	**Pirfenidon** → 90	*Filmtbl. 267, 534, 801mg; Hartkps. 267mg; d1–7: 3 x 267mg, d8–14: 3 x 534mg (2 x 267mg); ab d15: 3 x 801mg*
oder	**Nintedanib** → 174	*2 x 150mg p.o.; Zul. auch bei interstit. Lungenerkr., bei System. Sklerose (SSc-ILD) u. anderen chron. progredient verlaufenden fibrosierender interstit. Lungenerkr. (ILDs)*

Akute Exazerbation einer idiopathischen Lungenfibrose		
	Methylprednisolon → 207	*Pulstherapie 1g/d für 3d, dann 0.5–1mg/kg/d*

[13] AWMF-Leitlinie 020/016. Behr J et al.: S2k-Leitlinie zur Diagnostik der idiopathischen Lungenfibrose. Stand 17.12.2019, gültig bis 16.12.2024
[14] Behr J et al.: S2K-Leitlinie Idiopathische Lungenfibrose - Update zur medikamentösen Therapie 2017. Pneumologie 2017; 71: 460-474
[15] Raghu G et al.: ATS/ERS/JRS/ALAT Clinical Practice Guideline. Diagnosis of Idiopathic Pulmonary Fibrosis. Am. J. Respir. Crit. Care Med. 2018; 198(5): e44-e68

T 3.7 Pneumonie[16]

MERKE: Die angegebenen Dosierungen gelten für nieren- und lebergesunde Erwachsene. Bei Ki. und Pat. mit entspr. Organdysfunktion Dosierung nach jeweiliger Produktinfo anpassen.

T 3.7.1 Allgemeinmaßnahmen

evtl.	**Anilinderivat** (analgetisch, antipyretisch)	**Paracetamol** → 292	*3–4 x 500–1000mg/d p.o., rekt. (bei Bedarf)*
alternativ	**Propionsäurederivat**	**Ibuprofen** → 197	*3 x 400–600mg/d p.o. bei pleuritischem Schmerz*
evtl.	**Volumentherapie**	**Kristalloide Lsg.**	*Vollelektrolytlsg. i.v. nach Volumenstatus (klinisch, invasiv od. in EKG beurteilt)*
Hypot.	**Vasopressoren**	**Noradrenalin** → 55	*i.v., Ziel-MAP > 65mmHg*
Frühmobilisation			

T 3.7.2 Ambulant erworbene Pneumonie (CAP)[16, 17]

- **Schweregradbeurteilung und Antibiotikaauswahl bei CAP:** CRB-65-Score, funktioneller Status, potenziell instabile Komorbiditäten, Oxygenierungsstatus
- **CRB-65-Index (0–4 Kriterien):**
  Confusion: Bewusstseinstrübung; **R**espiratory rate: Atemfrequenz ≥ 30/min; **B**lood pressure: syst. Blutdruck < 90 mmHg oder diast. Blutdruck ≤ 60mmHg; **Alter** ≥ 65J
- **Krankenhaus-Letalität bzgl. CRB-65-Index:**
  0 Kriterien = 2%, 1–2 Krit. 13%, 3–4 Krit. 34%
- **Patienten-Gruppierung:**
  1a: Patienten mit guter bis ausreichender Funktionalität (Bettlägerigkeit < 50% des Tages)
  1b: Patienten mit schlechter Funktionalität (Bettlägerigkeit ≥ 50% des Tages) und/oder Patienten aus Pflegeeinrichtungen
  2: Pat. mit schwerer Komorbidität und infauster Prognose, daher Palliation als Therapieziel
- **Komorbiditäten mit erhöhtem Risiko definierter Erreger:**
  - Chronische Herzinsuffizienz: Enterobakterien (z.B. Klebsiella pneumoniae, E. coli)
  - ZNS-Erkr. (Schluckstörungen): Staph. aureus (MSSA), Enterobakterien (s.o.), Anaerobier
  - Schwere COPD (GOLD 4 u./od. häufige Exazerbationen), Bronchiektasen: P. aeruginosa
  - PEG-Sonden-Ernährung, Bettlägerigkeit: Staph. aureus (MSSA), Enterobakt., P. aeruginosa

Pädiatrische ambulant erworbene Pneumonie (pCAP) → 799

T 3.7.3 Pneumonie als akuter Notfall

- Patienten der **Gruppe 1a und 1b mit > 2 Minorkriterien** oder **einem Majorkriterium:** Monitoring (u.a. Laktatbestimmung) und Intensivbehandlung mit rascher Volumentherapie, ggf. Vasopressoren und Breitspektrum-Antibiotika i.v. (nach Entnahme von Blutkulturen) innerhalb einer Stunde sowie weitere Therapie nach Sepsisleitlinie
- Patienten der **Gruppe 1a und 1b mit instabilen Komorbiditäten** oder ≥ 1 **Minorkriterium** oder **Laktat > 2mmol/l:** Intensivierte Überwachung

Majorkriterien:

1. Notwendigkeit Intubation und maschinelle Beatmung
2. Notwendigkeit von i.v. Vasopressoren

Minorkriterien nach ATS/IDSA:

1. Schwere akute resp. Insuffizienz (PaO_2 ≤ 55mmHg)
2. Atemfrequenz ≥ 30/min
3. Multilobäre Infiltrate im Rö-Thorax
4. Neu aufgetretene Bewusstseinstörung
5. Systemische Hypotension mit Notwendigkeit hoher Volumengabe
6. Akutes Nierenversagen (Harnstoff-N ≥ 20mg/dl)
7. Leukopenie (Leukozyten < 4000 Zellen/mm^3)
8. Thrombozytopenie (Thrombozyten < 100000 Zellen/mm^3)
9. Hypothermie (Körpertemperatur < 36°C)

T 3.7.4 Medikamentöse Therapie der Pneumonie

Leichte Pneumonie ohne Komorbiditäten (Letalität ca. 1%)

CRB-65-Score = 0, ausreichende Oxygenierung (SaO_2 > 90%), keine dekompensierte Komorbidität; ambulante Behandlung mit oralen Antibiotika möglich

Häufigster Erreger: S. pneumoniae; **häufig:** H. influenzae, Influenzaviren, bei jüngeren Pat. (< 60J) Mycoplasma pneumoniae; **selten:** Legionella pneumophila, Chlamydia pneumoniae und im Sommer Coxiella burnetti, **sehr selten:** gramnegative Bakterien

Wichtig: Penicillin-resist. Pneumokokken: < 1%, Makrolid-resist. Pneumokokken: 13%

- Ciprofloxacin-Monotherapie wegen schlechter Pneumokokkenwirksamkeit und häufiger Resistenzentwicklung kontraindiziert
- Orale Cephalosporine wegen schlechter Bioverfügbarkeit bzw. Unterdosierung mit Therapieversagen, ESBL-Ausbreitung und Clostridienselektion nicht empfehlenswert
- Dauer der Therapie: 5d, vor Therapieende mind. 2d klinische Stabilisierung (s.u.)
- Azithromycin ist bei älteren Pat. und solchen mit Interaktions-relevanter Ko-Medikation das Makrolid der Wahl

1. W.	**Aminopenicillin**	**Amoxicillin** → 217	*3 x 1g p.o. (5d)*
alternativ	**Makrolid**	**Azithromycin** → 229	*1 x 500mg p.o. (3d)*
		Clarithromycin → 230	*2 x 500mg p.o. (5d)*
oder	**Tetracyclin**	**Doxycyclin** → 228	*ini 1 x 200mg p.o., dann ≥ 70kg: 1 x 200mg p.o., < 70kg: 1 x 100mg p.o. (5d)*
oder	**Fluorchinolon Gr. 3**	**Levofloxacin** → 233	*1 x 500mg p.o. (5d)*
oder	**Fluorchinolon Gr. 4**	**Moxifloxacin** → 234	*1 x 400mg p.o. (5d)*

Leichte Pneumonie mit Komorbiditäten			
Chron. Herzinsuffizienz, ZNS-Erkr. mit Schluckstörungen, schwere COPD u./od. Bronchiektasen (relev. Pseudom.-Risiko), Bettlägerigkeit, PEG-Sonden-Ernährung (relev. Pseudom.-Risiko); **Erreger:** Gleiches Spektrum wie leichte Pneumonie ohne Komorbiditäten (s.o.), zusätzlich Enterobacteriaceae, Staph. aureus, Pseudomonas, Anaerobier			
1. Wahl	**Aminopenicillin + Beta-Laktamase-Inhibitor**	**Amoxicillin + Clavulansäure** → 219	*2–3 x 875+125mg p.o. (5d)*
alternativ	**Fluorchinolon Gr. 3**	**Levofloxacin** → 233	*1 x 500mg p.o. (5d)*
oder	**Fluorchinolon Gr. 4**	**Moxifloxacin** → 234	*1 x 400mg p.o. (5d)*
Pseudom.-Risiko	**Aminopenicillin + Fluorchinolon Gr. 2**	**Amoxicillin** → 217	*3 x 1g p.o. (5d)*
		Ciprofloxacin → 233	*2 x 500–750mg p.o. (5d)*
oder	**Fluorchinolon Gr. 3**	**Levofloxacin** → 233	*1 x 500mg p.o. (5d)*
Bei V.a. Legionellen-Epidemie: Moxifloxacin oder Levofloxacin			
Mittelschwere Pneumonie			
CRB-65 ≥ 1, keine akute resp. Insuffizienz, keine schwere Sepsis oder septischer Schock, aber Minor-Kriterien ≥ 1 oder instabile Komorbidität → Krankenhausbehandlung nötig. **Erregerspektrum** wie leichte Pneumonie, Zunahme von Staph. aureus-, Enterobakterien- und Pseudomonas-Infektionen; zunehmende prognostische Relevanz von Legionellenpneumonien (Letalität 10%) → **Kombinationstherapie** mit Makroliden erwägen, um breiteres Erregerspektrum früh zu erfassen und antiinflammatorische Effekte zu nutzen; Azithromycin ist bei älteren Patienten und solchen mit Interaktions-relevanter Ko-Medikation das Makrolid der Wahl.			
Kalkulierte Initialtherapie (i.v. beginnen, ggf. auf p.o. umsetzen → Sequenztherapie)			
	Aminopenicillin + Beta-Laktamase-Inhibitor	**Ampicillin + Sulbactam** → 220	*3(–4) x 3g i.v. (5d)*
oder		**Amoxicillin + Clavulansäure** → 219	*3 x 2.2g i.v., Sequenztherapie p.o. s.o. (5d)*
oder	**Cephalosporin Gr. 2**	**Cefuroxim** → 221	*3(–4) x 1.5g i.v.*
oder	**Cephalosporin Gr. 3a**	**Ceftriaxon** → 222	*1 x 2g i.v.*
oder		**Cefotaxim** → 222	*3(–4) x 2g i.v*
plus/minus	**Makrolid**	**Azithromycin** → 229	*1 x 500mg p.o./i.v. (3d)*
		Clarithromycin → 230	*2 x 500mg p.o./i.v. (3d)*
oder	**Fluorchinolon Gr. 3**	**Levofloxacin** → 233	*1–2 x 500mg i.v./p.o. (5d)*
	Fluorchinolon Gr. 4	**Moxifloxacin** → 234	*1 x 400mg i.v. od. p.o. (5d)*
Schwere Pneumonie[18]			
CRB-65 ≥ 1, akute respiratorische Insuffizienz mit Beatmung und/oder schwere Sepsis bzw. septischer Schock u./od. > 2 Minorkriterien; immer Krankenhausbehandlung und ggf. intensivierte Überwachung bzw. Behandlung auf Intensivstation			

Häufigster Erreger: immer Streptococcus pneumoniae, dann Haemophilus influenzae; häufiger als bei leichteren Pneumonien Leg. pneumophila, Staph. aureus, Enterobakterien, saisonal Influenzaviren; **sehr selten:** Mycoplasma pneumoniae, Chlamydia pneumoniae, Pseudomonas aeruginosa, MRSA, ESBL-bildende Enterobakterien
Parenterale Antibiotikagabe immer für 3d, Sequenzther. je nach Stabilisierung möglich; gesamte Therapiedauer i.d.R. 7d, mind. 2d klinische Stabilität (s.u.); Makrolide für 3d, Azithromycin ist bei älteren Pat. und solchen mit Interaktions-relevanter Ko-Medikation das Makrolid der Wahl.

Kalkulierte Initialtherapie

1. Wahl	**Ureidopenicillin + Beta-Laktamase-Inhibitor**	**Piperacillin + Tazobactam** → 220	*3(–4) x 4.5g i.v. (7d)*
oder	**Cephalosporin Gr. 3a**	**Ceftriaxon** → 222	*1 x 2g i.v. (7d)*
oder		**Cefotaxim** → 222	*3(–4) x 2g i.v. (7d)*
plus	**Makrolid**	**Azithromycin** → 229	*1 x 500mg i.v./p.o. (3d)*
		Clarithromycin → 230	*2 x 500mg i.v./p.o. (3d)*
alter-nativ	**Fluorchinolon Gr. 3**	**Levofloxacin** → 233	*2 x 500mg i.v. (7d), Monother. nicht bei sept. Schock*
	Fluorchinolon Gr. 4	**Moxifloxacin** → 234	*1 x 400mg i.v. (7d), Monother. nicht bei sept. Schock*

- **Influenza-Epidemie** oder hohes saisonales Auftreten von Influenza: bei mindestens mittelschwerer Pneumonie kalkulierte frühzeitige Oseltamivirgabe (2 x 75mg p.o.) zusätzlich zu o.g. Antibiotika; absetzen, wenn Influenza PCR negativ
- Keine generelle kalkulierte Therapie multiresistenter Erreger (MRSA, ESBL-Bildner, Pseudomonas), sondern anhand des individuellen Risikos (z.B. bekannte MRSA- und/oder ESBL-Kolonisation, vorhergehende Antibiotika und Hospitalisationen, Pflegeheim, Dialyse, schwere COPD, Bronchiektasen, PEG-Sondenernährung)
- **Falls kalkulierte Therapie multiresistenter Erreger sinnvoll,** vergleiche unten: „T 3.9 Schwere respiratorische Infektionen" → 505
- **Deeskalation/Fokussierung:** kausaler Erregernachweis sollte bei Empfindlichkeit des Erregers zur Fokussierung des Antibiotikaregimes führen; z.B. bei bakteriämischem Pneumomokokkennachweis Penicillin G i.v.
- **Sequenztherapie:** nach initial intravenöser Antibiotika-Therapie und klinischer Stabilisierung (meist ab d3–5) Umsetzen auf orale Gabe bei mittelschwerer Pneumonie empfohlen, bei schwerer Pneumonie möglich
- **Klinische Stabilitätskriterien:** Herzfrequenz ≤ 100/min, Atemfrequenz ≤ 24/min, syst. Blutdruck ≥ 90mmHg, Temperatur ≤ 37,8°C, gesicherte Nahrungsaufnahme, normaler oder vorheriger Bewusstseinszustand, keine Hypoxämie sowie laborchemisch signifikanter Abfall von CRP (> 50% nach 72h) u./od. PCT 3–4d

[16] Ewig S et al.: Behandlung von erwachsenen Patienten mit ambulant erworbener Pneumonie und Prävention - Update 2016. Pneumologie 2016; 70: 151-200.
[17] AWMF-Leitlinie 020-020, Leitlinie: Behandlung von erwachsenen Patienten mit ambulant erworbener Pneumonie - Update 2021 vom 30.4.2021, gültig bis 01/2025.
[18] AWMF 082-006: Bodmann K F et al.: S2k Leitlinie kalkulierte parenterale Initialtherapie bakterieller Erkrankungen bei Erwachsenen – Update 2018. Stand 1.12.2017, gültig bis 31.12.2021.

T 3.7.5 Nosokomiale Pneumonie (NAP)[18, 19, 20]

Kalkulierte Initialtherapie einer nosokomialen Pneumonie bei Patienten ohne erhöhtes Risiko für multiresistente Erreger (MRE)

Häufigste Erreger: Staph. aureus, Enterobacteriaceae (E. coli, Klebsiella spp., Enterob. spp.), Hämophilus influenzae, Streptococcus pneumoniae

	Aminopenicillin + Beta-Laktamase-Inhibitor	**Ampicillin + Sulbactam** → 220	*3 x 3g i.v.*
oder	**Cephalosporin Gr. 3a**	**Ceftriaxon** → 222	*1–2 x 2g i.v.*
oder	**Cephalosporin Gr. 3a**	**Cefotaxim** → 222	*3 x 2g i.v.*
oder	**Fluorchinolon Gr. 3**	**Levofloxacin** → 233	*2 x 500mg/d i.v.*
oder	**Fluorchinolon Gr. 4**	**Moxifloxacin** → 234	*1 x 400mg i.v.*
oder	**Carbapenem**	**Ertapenem** → 237	*1 x 1g*

Kalkulierte Initialtherapie einer nosokomialen Pneumonie bei Patienten mit erhöhtem Risiko für MRE

Wichtig: Klinikinterne Surveillance sollte regelmäßig über Erregerspektrum und Resistenzsituation der Einheit Auskunft geben.
Häufigste Erreger: zusätzl. zu den o.g. vor allem P. aeruginosa, MRSA, ESBL-bildende Enterobacteriaceae (v.a. E. coli, Klebsiella), Acinetobacter baumannii, Stenotrophomonas maltophilia
Risikofaktoren für multiresistente Erreger (MRE):

- Antimikrobielle Therapie in den letzten 90d
- Late-onset Pneumonie (Hospitalisierung > 4d)
- Bekannte Kolonisation mit multiresistenten Keimen (insbesondere multiresistente gramnegative Keime [MRGN] und MRSA)
- Vorherige medizinische Versorgung in Süd- und Osteuropa, Afrika, Naher Osten, Asien
- Septischer Schock, septische Organdysfunktion
- Zusätzliche Risikofaktoren für Pseudomonas aeruginosa:
  - Strukturelle Lungenerkrankungen (Bronchiektasen, schwere COPD)
  - Bekannte chronische Kolonisation mit P. aeruginosa

	Ureidopenicillin + Beta-Laktamase-Inhibitor	**Piperacillin + Tazobactam** → 220	*4.5g alle 6h i.v.*
oder	**Cephalosporin Gr. 3b**	**Cefepim** → 223	*2g alle 8h i.v.*
		Ceftazidim → 222	*2g alle 8h i.v.*
		plus gegen Pneumokokken u. S. aureus wirksames Antibiot.	
oder	**Carbapenem**	**Imipenem** → 237	*1g alle 8h i.v.*
		Meropenem → 237	*1g alle 8h i.v.*
+/-*	**Fluorchinolon Gr. 3**	**Levofloxacin** → 233	*2 x 500mg i.v.*
	Fluorchinolon Gr. 2	**Ciprofloxacin** → 233	*3 x 400mg i.v.*
	* Kombinationstherapie mit Chinolon oder Aminoglykosid bei lebensgefährlicher Infektion (Sepsis-assoz. Organdysfunktion u. invasive Beatmung); als alternativer Kombinationspartner bei schwerer nosokomialer Pneumonie mit RF für MRE ist Fosfomycin 3 x 5-8g i.v. möglich		

oder*	**Aminoglykosid**	**Amikacin** → 231	*1 x 15-20mg/kg/d i.v., (Talspiegel < 4µg/ml)*
		Gentamicin → 231	*1 x 3-7mg/kg/d i.v, (Talspiegel < 1µg/ml)*
		Tobramycin → 232	*1 x 3-7mg/kg/d i.v., (Talspiegel < 1µg/ml)*
bei MRSA-Verdacht			
plus	**Oxazolidinone**	**Linezolid** → 240	*600mg alle 12h i.v.*
oder	**Glykopeptid**	**Vancomycin** → 239	*15mg/kg alle 12h i.v. oder 2x 1g i.v., (Talsp. 15–20µg/ml)*

Beachte: Nach 48–72h Ther. überprüfen und auf Monother. deeskalieren, falls Nachweis eines empf. Keims und/oder Patientenstabilisierung; Therapiedauer einer nosokom. Pneumonie i.d.R. 7–8d; längere Therapiedauer (15d) bei Nonfermenter (Pseudomonas, Acinetobacter u. Stenotrophomonas) bewirkt geringere Rückfallrate, aber vermehrten Nachweis resist. Erreger; bei gleichzeitiger komplizierter Staph.-aureus-Bakteriämie und Pneumonie 2–4W Therapie

[19] Dalhoff K et al.: Epidemiologie, Diagnostik und Therapie erwachsener Patienten mit nosokomialer Pneumonie. Pneumologie 2012; 66: 707-765

[20] Dalhoff, K et al.: Epidemiologie, Diagnostik und Therapie erwachsener Patienten mit nosokomialer Pneumonie - Update 2017. Pneumologie 2018; 72: 15-63

[21] Mandell, LA, Niederman, LS: Aspiration Pneumonia. N. Engl. J. Med. 2019; 380: 651-663

T 3.7.6 Aspirationspneumonie und Retentionspneumonie[20, 21]

- Aspirationspneumonie oft bei neurologischen Grunderkrankungen, Stenosen im oberen GI-Trakt, Bettlägerigkeit, Pflegeheimbewohnern, Intoxikationen
- Meist Mischinfektionen, vorwiegend Staph. aureus, Streptokokken, Klebsiellen, E. coli., Pseudomonas, Anaerobier
- Dauer der Therapie individuell je nach Verlauf
- Retentionspneumonie mit gleichem Keimspektrum; Therapiedauer im Falle einer Stenosebeseitigung 7d, sonst individuell bis zu mehreren Wochen

	Aminopenicillin + Beta-Laktamase-Inhibitor	**Ampicillin + Sulbactam** → 220	*3 x 3g i.v.*
oder	**Fluorchinolon Gr. 4**	**Moxifloxacin** → 234	*1 x 400mg i.v. oder p.o.*
altern.	**Cephalosporin Gr. 2**	**Cefuroxim** → 221	*3 x 1.5g i.v.*
oder	**Cephalosporin Gr. 3a**	**Ceftriaxon** → 222	*1–2 x 2g i.v.*
oder		**Cefotaxim** → 222	*3(–4) x 2g i.v.*
plus	**Lincosamide**	**Clindamycin** → 231	*3–4 x 600mg/d i.v.*

T 3.8 Lungenabszess[16]

Meist Mischinfektionen, vorwiegend Anaerobier, S. aureus, Streptokokken, Klebsiellen, E. coli.; Dauer der Therapie individuell je nach Verlauf, häufig 4–8 Wochen

	Aminopenicillin + Beta-Laktamase-Inhibitor	**Ampicillin + Sulbactam** → 220	*3 x 3g i.v.*
oder	**Fluorchinolon Gr. 4**	**Moxifloxacin** → 234	*1 x 400mg i.v.*

altern.	**Cephalosporin Gr. 2**	**Cefuroxim** → 221	*3 x 1.5g i.v.*
oder	**Cephalosporin Gr. 3a**	**Ceftriaxon** → 222	*1–2 x 2g i.v.*
oder		**Cefotaxim** → 222	*3(–4) x 2g i.v.*
plus	**Lincosamide**	**Clindamycin** → 231	*3–4 x 600mg/d i.v.*

T 3.9 Pleuraempyem[16]

Mögl. Erreger: Staph., Pneumokokken, H. influenzae, Streptok., E. coli, Anaerobier, Mykobakt. **Dauer der Therapie je nach Verlauf:** 7d (bei suffizienter Drainage) bis 2W und länger. Bei parapneumonischem Erguss frühzeitige Thorakozentese: wenn pH < 7.2, Hinweise auf Organisation, Aspiration von Eiter, Nachweis von Bakterien **frühzeitig großlumige Drainagetherapie** (mit oder ohne intrapleurale Fibrinolyse); bei ineffizienter Drainage u. Pleuraempyem im Falle einer funktionellen Operabilität frühzeitig videoassistierte Thorakoskopie (VATS).

	Cephalosporin Gr. 2/3a	**z.B. Cefuroxim** → 226	*3(–4) x 1.5g i.v.*
plus	**Lincosamide**	**Clindamycin** → 231	*3–4 x 600mg p.o./i.v.*
oder	**Aminopenicillin + Beta-Laktamase-Inhibitor**	**Ampicillin + Sulbactam** → 220	*3(–4) x 3g i.v.*
oder	**Fluorchinolon Gr. 4 (od. 3)**	**z.B. Moxifloxacin** → 234	*1 x 400mg p.o./i.v.*

Falls RF für MRE (s.o.) od. ein nosokomial erworb. Pleuraempyem vorliegen, s. „Kalkulierte Initialtherapie einer nosokomialen Pneumonie bei Patienten mit erhöhtem Risiko für MRE" → 503

T 3.10 Schwere respiratorische Infektionen[8, 16, 20]

Wenn möglich, gezielt nach Antibiogramm therapieren

Pneumokokken (Streptococcus pneumoniae) 1. Wahl			
	Benzylpenicillin	**Penicillin G** → 215	*4–6 x 1–5 Mio. IE/d i.v.*
oder	**Cephalosporin 2. Gen.**	**Cefuroxim** → 226	*3 x 1.5g i.v.*
	Cephalosporin 3. Gen.	**Ceftriaxon** → 222	*1 x 2g i.v.*
oder	**Aminopenicillin**	**Amoxicillin** → 217	*3 x 1g p.o.*
Bei Penizillin- oder Cephalosporinallergie			
	Makrolid	**Clarithromycin** → 230	*2 x 500mg p.o./i.v.*
Staphylokokken 1. Wahl			
	Isoxazylpenicillin	**Flucloxacillin** → 216	*4–6 x 2g i.v.*
oder	**Cephalosporin 1. Gen.**	**Cefazolin** → 221	*Erw.: 2–3 x 0.5–2g/d i.v.*
oder	**Lincosamide**	**Clindamycin** → 231	*3–4 x 600mg i.v./p.o.*
Bei Methicillinresistenz (MRSA)			
	Oxazolidone	**Linezolid** → 240	*2 x 600mg i.v. oder p.o.*
oder	**Glykopeptid**	**Vancomycin** → 239	*ini 2 x 1g/d i.v., dann nach Serumspiegel (Talspiegel 15–20µg/ml)*

Hämophilus influenza 1. Wahl			
	Aminopenicillin	**Amoxicillin** → 217	*3 x 1g p.o.*
oder		**Ampicillin** → 217	*3(–4) x 2g/d i.v.*
oder	**Cephalosporin 3. Gen.**	**Ceftriaxon** → 222	*1 x 2g/d i.v.*
oder	**Aminopenicillin + Beta-Laktamase-Inhibitor**	**Ampicillin + Sulbactam** → 220	*3 x 3g i.v.*
oder	**Aminopenicillin + Beta-Laktamase-Inhibitor**	**Ampicillin + Sulbactam** → 220	*3 x 3g i.v.*
oder	**Fluorchinolon Gr. 4**	**Moxifloxacin** → 234	*1 x 400mg p.o.*
Mycoplasma pneumoniae 1. Wahl			
	Tetracyclin	**Doxycyclin** → 228	*ini 1 x 200mg p.o., dann ≥ 70kg: 1 x 200mg p.o., < 70kg: 1 x 100mg p.o., 5–7d*
oder	**Makrolid**	**z.B. Clarithromycin** → 230	*2 x bis 500mg/d p.o.*
oder	**Fluorchinolon Gr. 4**	**Moxifloxacin** → 234	*1 x 400mg p.o.*
Chlamydia pneumoniae 1. Wahl			
	Tetracyclin	**Doxycyclin** → 228	*ini 1 x 200mg p.o., dann ≥ 70kg: 1 x 200mg p.o., < 70kg: 1 x 100mg p.o., 5–7d*
oder	**Makrolid**	**z.B. Azithromycin** → 230	*1 x 500mg/d p.o.*
oder	**Fluorchinolon Gr. 4**	**Moxifloxacin** → 234	*1 x 400mg p.o.*
Coxiella burnetti 1. Wahl			
	Tetracyclin	**Doxycyclin** → 228	*ini 1 x 200mg p.o., dann ≥ 70kg: 1 x 200mg p.o., < 70kg: 1 x 100mg p.o., 5–7d*
oder	**Fluorchinolon Gr. 4**	**Moxifloxacin** → 234	*1 x 400mg p.o.*
Pseudomonas			
	Ureidopenicillin + Beta-Laktamase-Inhibitor	**Piperacillin + Tazobactam** → 220	*3-(4) x 4.5g i.v.*
oder	**Cephalosporin 3. Gen.**	**Ceftazidim** → 222	*Erw.: 3 x 2g/d i.v.;*
		ini kalkulierte CAP-Kombinationsther. mit Betalactam-Antibiotikum, da Pneumokokken primär immer möglich	
oder	**Carbapenem**	**Meropenem** → 237	*1g alle 8h i.v*
oder	**Fluorchinolon**	**Ciprofloxacin** → 233	*3 x 400mg/d i.v.*
Bei schweren Infektionen initiale Pseudomonas-wirksame Kombination, z.B. Piperacillin + Tazobactam + Ciprofloxacin			

Klebsiella pneumoniae			
	Cephalosporin 3. Gen.	**Ceftriaxon** → 222	*2 x 2g/d i.v.*
oder		**Cefotaxim** → 222	*3(–4) x 2g i.v.*
oder	**Fluorchinolon, Gr. 3**	**Levofloxacin** → 233	*2 x 500mg/d i.v.,dann p.o.*
oder	**Fluorchinolon, Gr. 2**	**Ciprofloxacin** → 233	*3 x 400mg/d i.v., dann 2 x 500mg p.o.*
E. coli			
	Aminopenicillin + Beta-Laktamase-Inhibitor	**Ampicillin + Sulbactam** → 220	*3–4 x 3g i.v.*
oder		**Amoxicillin + Clavulansäure** → 219	*2 x 875+125mg p.o.*
oder	**Fluorchinolon, Gr. 3**	**Levofloxacin** → 233	*2 x 500mg/d i.v., dann p.o.*
oder	**Fluorchinolon, Gr. 2**	**Ciprofloxacin** → 233	*3 x 400mg/d i.v., dann 2 x 500mg p.o.*
oder	**Cephalosporin 3. Gen.**	**Ceftriaxon** → 222	*2 x 2g/d i.v.*
oder		**Cefotaxim** → 222	*3(–4) x 2g i.v.*
ESBL-Bildner (E. coli, Klebsiellen)			
	Carbapenem	**Meropenem** → 237	*1g alle 8h i.v.*
		Ertapenem → 237	*1 x 1g/d*
Falls Carbapenem-Resistenz: in Rücksprache mit Mikrobiologen/Infektiologen Colistin i.v. in Kombination mit Aminoglykosiden, Fosfomycin, Carbapenemen, Ceftazidim/Avibactam			
Legionellenpneumonie			
	Fluorchinolon Gr. 3	**Levofloxacin** → 233	*2 x 500mg/d i.v./p.o., 7-10d*
oder	**Fluorchinolon Gr. 4**	**Moxifloxacin** → 234	*400mg/d i.v./p.o., 7-10d*
oder	**Makrolid**	**Clarithromycin** → 230	*2 x bis 500mg/d p.o./i.v.; Dauer 7-10d*
oder		**Azithromycin** → 229	*1 x 500mg i.v./p.o. 7-10d*
Acinetobacter baumannii			
	Carbapenem	**Meropenem** → 237	*1g alle 8h i.v.*
Falls Carbapenem-Resistenz und klinische Relevanz: in Rücksprache mit Mikrobiologen oder Infektiologen Colistin i.v. in Kombination mit anderen in vitro sensibel getesteten Antibiotika			
	Polymyxin	**Colistinsulfat** → 241	*9 Mio IE/d i.v. in 2-3 ED*
Stenotrophomonas maltophilia			
	Folatantag. + p-Aminobenzoesäureantagonist	**Cotrimoxazol** → 235	*2 x 160 + 800mg/d i.v.*
ggf. pl.	**Cephalosporin 3b**	**Ceftazidim** → 222	*2g alle 8h i.v.*
oder	**Fluorchinolon 4**	**Moxifloxacin** → 234	*1 x 400mg i.v.*

COVID-19

COVID-19 Frühphase WHO 2-3 bzw. 4[a]	Hospitalisiert ohne O_2-Bedarf WHO Skala 4[a]	Niedrigfluss O_2 WHO Skala 5	Hochfluss O_2 NIV/CPAP WHO Skala 6	Invasive Beatmung WHO Skala 7-9
Sotrovimab[b] bei humoraler Immundefizienz[c]: „sollte" (schwach) so früh wie möglich				
Sotrovimab[b] Symptome ≤ 5d, kein Impfschutz[c] + RF „kann" (offen)	Keine Empfehlung (Datenlage unzureichend)			
Remdesivir Symptome ≤ 7d, kein Impfschutz[c] + RF „kann" (offen)	„Weder für noch gegen" (Datenlage widersprüchlich)			**Remdesivir** „soll nicht" (stark)
Nirmatrelvir/ Ritonavir Symptome ≤ 5d, kein Impfschutz[c] + RF „kann" (offen)	Keine Empfehlung (Datenlage unzureichend)			
Molnupiravir[d] Symptome ≤ 5d, kein Impfschutz[c] + RF „kann" (offen)	Keine Empfehlung (Datenlage unzureichend)			
Dexamethason „soll nicht" (stark)		**Dexamethason** „soll" (stark)		
Keine Empfehlung (Datenlage unzureichend)		**+ Baricitinib** „sollte" (schwach)		Keine Empfehlung (Datenlage unzureichend)
⇅ **Baricitinib und Tocilizumab nicht kombinieren** ⇅				
Tocilizumab „sollte nicht" (schwach)			oder **+ Tocilizumab** bei rasch progred. Verlauf „sollte" (schwach)	**Tocilizumab** „sollte nicht"

[a] Pat. können bereits in der COVID-19-Frühphase mit/wegen einer SARS-CoV-2-Infektion hospitalisiert sein. Die in Studien geprüfte WHO-4-Population hatte zumeist Symptome > 7d.
[b] MAK wirken variantenabhängig. Sotrovimab ist gegen die derzeit zirkulierende Omikron-Variante wirksam.
[c] Für Grunderkrankungen u./od. Therapien, die die Impfantwort/humorale Immunantwort relevant beeinträchtigen, siehe RKI Bulletin 03/2022. Bei immunkompetenten Personen kann aktuell spätestens nach erfolgter Grundimmunisierung und Boosterimpfung von einem ausreichenden Impfschutz ausgegangen werden.
[d] Wenn keine alternativen Behandlungsmöglichkeiten verfügbar und klinisch angemessen sind.

[22] Modifiziert nach: S3-Leitlinie - Empfehlungen zur stationären Therapie von Patienten mit COVID-19, Version Februar 2022; AWMF-Register-Nr. 113/001

T 3.11 Lungenarterienembolie (LAE)

T 3.11.1 Prognoseeinschätzung

Pulmonary embolism severity index (PESI)[23, 24]		
Parameter	**Originalversion**	**(sPESI, simplified PESI)**
Alter	Alter in Jahren	1 Punkt (bei Alter > 80 J)
Männliches Geschlecht	+ 10 Punkte	–
Krebserkrankung	+ 30 Punkte	1 Punkt
Chronische Herzinsuffizienz	+ 10 Punkte	1 Punkt
Chronische pulmonale Erkrankung	+ 10 Punkte	
Herzfrequenz ≥ 110/min	+ 20 Punkte	1 Punkt
Systolischer Blutdruck < 100 mmHg	+ 30 Punkte	1 Punkt
Atemfrequenz > 30/min	+ 20 Punkte	–
Temperatur < 36 °C	+ 20 Punkte	–
Veränderter Bewusstseinszustand	+ 60 Punkte	–
SaO_2	+ 20 Punkte	1 Punkt

Risikostratifizierung, basierend auf der Summe der o. g. Punkte	
Originalversion	**Vereinfachte Version**
Klasse I: ≤ 65 Punkte	**0 Punkte**
Sehr geringes 30-Tage-Mortalitätsrisiko (0–1,6 %)	30-Tages-Mortalitätsrisiko 1 % (95 % CI 0–2,1 %)
Klasse II: 66–85 Punkte	
Geringes Mortalitätsrisiko (1,7–3,5 %)	
Klasse III: 86–105 Punkte	**≥ 1 Punkt**
Moderates Mortalitätsrisiko (3,2–7,1 %)	30-Tages-Mortalitätsrisiko 10,9 % (95 % CI 8,5–13,2 %)
Klasse IV: 106–125 Punkte	
Hohes Mortalitätsrisiko (4–11,4 %)	
Klasse V: > 125 Punkte	
Sehr hohes Mortalitätsrisiko (10–24,5 %)	

Patientenklassifikation, basierend auf frühem Mortalitätsrisiko[25]					
Frühes Mortalitätsrisiko		**Hämodynamische Instabilität**	**Klin. Parameter LAE-Schwere u./od. Komorb. PESI-Kl. III–V od. sPESI ≥ 1**	**Bildgebung: rechtsventrik. Dysfunktion**	**Erhöhtes kardiales Troponin**
Hoch		+	(+)	+	(+)
Intermed.	bis hoch	–	+	beide positiv	
	bis niedrig	–	+	ein oder kein Punkt positiv	
Niedrig		–	–	–	Messung opt., falls gemessen, Bef. neg.

PESI = **P**ulmonary **e**mbolism **s**everity **i**ndex; **sPESI** = **s**implified **P**ulmonary **e**mbolism **s**everity **i**ndex

T 3.11.2 Allgemeinmaßnahmen			
b. Bed.	**Opioid** (Analgesie)	**Morphin** → 287	*5–10mg i.v., Cave: Atemdepr.*
	Oxygenierung bei Hypoxäm.	**Sauerstoff**	*4–6l/min Nasensonde*
b. Bed.	**Flüssigkeit**	**Kristalloide**	*Flüssigkeit bei Hypovolämie*
bei Bedarf	**Katecholamine**	**Noradrenalin** → 55, **evtl. Dobutamin, ggf. Adrenalin** → 55	*zur hämodyn. Stabilis. im Schock; wenige Daten zu Vasodil. (NO, Levosimendan)*
Bei Ther.-refrakt.	**Mechanische Kreislaufunterstützung**	**Venoarterielle extrakorporale Membran-Oxygenierung (ECMO)**	*Cave: Blutungs- und Infektkomplikationen bei längerem Gebrauch (> 5 -10d)*

T 3.11.3 Medikamentöse Therapie der Lungenembolie [25, 26]			
Niedrig-Risiko-LE			
Kein Schock/Hypotonie, keine rechtsventr. Dysfunktion, kard. Biomarker neg., PESI I-II, sPESI 0			
	Niedermolekulares Heparin (LMWH)	**Enoxaparin** → 60	*1mg/kg s.c. 2 x/d*
		Tinzaparin → 61	*175IE/kg s.c. 1 x/d*
		Fondaparinux → 61	*<50kg: 5mg; 50–100kg: 7.5mg; >100kg: 10mg; je 1 x/d s.c.*
oder	**Unfraktioniertes Heparin**	**Heparin** → 58	*80IE/kg (ca. 5000IE) Bolus i.v. + 18IE/kg/h (ca. 1000IE/h) (nach PTT auf 1.5-2.5 x)*
	Unfrakt. Heparin bei Hochrisikopatienten (Schock/Hypotonie, s. u.) und schwerer NI!		
ab d2: plus	**Cumarinderivat** (Hemmung der Carboxylierung von Gerinnungsfakt. in Leber)	**Phenprocoumon** → 65	*LMWH (od. unfrakt. Heparin) absetzen, mind. 5d geben, wenn 2d INR 2–3 beträgt*
oder	**Direkter Faktor-Xa-Inhibitor**	**Rivaroxaban** → 63	*2 x 15mg p.o. für 21d, dann 1 x 20mg; 1–2d nach parent. Antikoag. beginnen; Cave: NI (GFR < 15ml/min)*
oder		**Apixaban** → 62	*2 x 10mg p.o. für 7d, dann 2 x 5mg/d; Pro. rez. LE: 2 x 2.5mg/d (n. ≥ 6M Antikoag.); Cave: NI (GFR < 15ml/min*
oder		**Edoxaban** → 63	*1 x 60mg p.o., 5d n. parent. Antikoagulation beginnen; Cave: NI (GFR < 15ml/min)*
oder	**Direkter Thrombin-Hemmer**	**Dabigatran** → 63	*2 x 150mg p.o., 5d nach parent. Antikoag. beginnen; Cave: NI (GFR < 30ml/min), 2 x 110mg p.o. bei Alter ≥ 80J u. Verapamil-Komed., GI-Blutungsneig.; Antidot: Idarucizumab 5mg i.v.*

Falls keine Gegenanzeigen sind direkte orale Antikoagulanzien (DOAC: Rivaroxaban, Apixaban, Edoxaban, Dabigatran) gegenüber Cumarinderivaten zu bevorzugen; orale Antikoagulation (OAK) 3M bei reversiblem RF, mindestens 3M bei Erstereignis ohne reversible Risikofaktoren, unbegrenzt bei Rezidiv-Thrombose/Lungenembolie, chron. thromboembolischer pulmonaler Hypertonie (CTEPH), LE bei aktiver Krebserkrankung u. einz. Thrombophilieformen

Intermediär-Niedrig-Risiko-LE

Kein Schock/Hypotonie, PESI III-V/sPESI ≥ 1, entweder rechtsventrikuläre Dysfunktion oder Troponin-positiv (oder keines von beiden)

Stationäre Therapie, umgehende parenterale Antikoagulation (s.o.), engmaschiges Monitoring, insb. wenn Troponin als kardialer Biomarker positiv

Intermediär-Hoch-Risiko-LE

Kein Schock/Hypotonie, PESI III-V/sPESI ≥ 1, rechtsventrikuläre Dysfunktion u. Troponin-positiv

Keine grundsätzliche Lyseindikation, aber bei hoher Gefahr eines Rechtsherzversagens und geringem Blutungsrisiko zu überlegen; stat. Therapie und engmaschiges Monitoring für 48-72h (z.B. Chest-Pain-Unit), umgehende parenterale Antikoagulation (s.o.)

Hoch-Risiko-LE mit Schock/Hypotonie

Lyse, dabei lebensbedrohliche KI beachten; je nach Situation und Lyse unfraktioniertes Heparin i.v. vor, während bzw. nach Lyse; chirurgische Embolektomie oder perkutane Katheterverfahren erwägen, wenn Lysetherapie erfolglos oder kontraindiziert

Patient reanimationspflichtig wegen LE

Lyse, keine KI

T 3.11.4 Lyse-Schemata[23, 26]

a)	**Plasminogenaktivator**	**Urokinase** → 67	*4400IE/kg über 10min, dann 4400IE/kg über 24h (Heparin i.v. während Applikation pausieren)*
b)	**Plasminogenaktivator**	**rt-PA** → 66	*100mg über 2h (ggf. + Heparin i.v.); typ. Schema: 10mg über 1-2min als Bolus, dann 90mg über 2h mit Perfusor oder 0.6mg/kg über 15min i.v. (max. 50mg)*
c)	**Plasminogenaktivator**	**Urokinase-Kurzlyse** → 67	*3Mio. IE i.v. über 2h*

[23] Aujesky D et al.: Derivation and validation of a prognostic model for pulmonary embolism. Am J Respir Crit Care Med 2005; 172(8):1041–6.

[24] Jiménez D et al.: Simplification of the pulmonary embolism severity index for prognostication in patients with acute symptomatic pulmonary embolism. Arch Intern Med 2010; 170(15):1383–1389

[25] Konstantinides, St. et al.: 2019 ESC Guidelines for the diagnosis and management of acute pulmonary embolism developed in collaboration with the European Respiratory Society (ERS). European Heart Journal 2019; 00, 1-61

[26] AWMF-Leitlinie 065/002, S2k: Diagnostik und Therapie der Venenthrombose und der Lungenembolie. Stand 10.10.2015; Gültigkeit 9.10.2020

T 3.12 Pulmonale Hypertonie

WHO-Klassifikation, update 2018[27, 30] und ERC/ERS-Guideline 2015[29, 29, 31]

1 Pulmonalarterielle Hypertonie (PAH)

1.1 Idiopathisch (IPAH)
1.2 Hereditär
  1.2.1 BMPR2-Mutation
  1.2.2 Sonstige Mutationen
1.3 Arzneimittel- oder toxininduziert
1.4 Assoziiert mit:
  1.4.1 Bindegewebserkrankungen
  1.4.2 HIV-Infektion
  1.4.3 Portaler Hypertension
  1.4.4 Angeborenen Herzfehlern
  1.4.5 Schistosomiasis
1.5 Langzeit Responder auf Kalziumantagonisten
1.6 Pulmonale venookklusive Erkrankung u./od. pulmonale kapilläre Hämangiomatose
1.7 Persistierende pulmonale Hypertonie des Neugeborenen

2 PHT infolge Linksherzerkrankung

2.1 Linksventrikuläre systolische Dysfunktion
2.2 Linksventrikuläre diastolische Dysfunktion
2.3 Valvuläre Erkrankung
2.4 Angeborene/erworbene kardiovaskuläre Erkrankungen, die zu einer postkapillären pulmonalen Hypertonie führen

3 PHT infolge Lungenerkr. u./od. Hypoxie

3.1 Obstruktive Lungenerkrankung
3.2 Restriktive Lungenerkrankung
3.3 Andere Lungenerkrankungen mit gemischt restriktivem und obstruktivem Muster
3.4 Hypoxie ohne Lungenerkrankung
3.5 Entwicklungsstörungen der Lunge

4 Chronisch thromboembolische pulmonale Hypertonie und andere pulmonalarterielle Obstruktionen

4.1 Chron. thromboembol. pulm. Hypertonie
4.2 Andere pulmonalarterielle Obstruktionen
  4.2.1 Sarkom oder Angiosarkom
  4.2.2 Andere intravaskuläre Tumore
  4.2.3 Nicht-maligne Tumoren (z.B. Uterus-Leiomyom)
  4.2.4 Arteritis ohne Bindegewebserkrankung
  4.2.5 Angeb. Pulmonalarterienstenose
  4.2.5 Parasiten (Hydatidose)

5 Pulmonale Hypertonie mit unklarem u./od. multifaktoriellem Mechanismus

5.1 Hämatologische Erkrankungen: chronische hämolytische Anämien, myeloproliferative Erkrankungen, Splenektomie
5.2 Systemische und metabolische Erkrankungen/Störungen Sarkoidose, pulm. Langerhans-Zell-Histiozytose, Lymphangioleiomyomatose, Glykogenspeicherkrankheiten, M. Gaucher, Neurofibromatose
5.3 Weitere: chron. Nierenversagen (mit/ohne Dialyse), fibrosierende Mediastinitis
5.4 Komplexe kongenitale Herzerkrankungen

Def.: Präkapilläre pulmonale Hypertonie = PAPm in Ruhe > 20mmHg, PCWP ≤ 15mmHg, Pulmonaler vaskulärer Widerstand ≥ 3 WU, gemessen mit Rechtsherzkatheter.
Merke: Vor Therapie der idiopathischen, hereditären und Medikamenten-assoziierten PAH Rechtsherzkatheter mit Vasodilatatortestung; falls positiv: hochdosiert Kalziumantagonisten

Medikamentöse Therapie			
bei Hypoxämie	**Gas** (Blutoxygenation)	**Sauerstoff**	*über Nasensonde > 16h/d b. PAH, wenn pO_2 < 60 mmHg; Korrektur Anämie/Eisenmangel erwägen*
spez. Ind.	**Dihydropyridinderivat, Kalziumantagonist** (Inotropie ↓, Afterload ↓); nur bei Vasoreagibilität im Rechtsherzkatheter bei IPAH, familiärer und Medikamenten-assoziierter PAH; bei fehlendem klinischem Ansprechen oder im Verlauf WHO-FC ≥ III Wechsel auf spez. PH-Therapeutika	**Nifedipin** → 32	*ini 10mg p.o. 3 x/d; max. 240mg/d*
		Amlodipin → 32	*ini 2.5mg p.o., max.20mg/d*
		Diltiazem → 31	*240mg p.o., MTD 720mg (n. Testung m. inhal. NO oder Epoprostenol i.v. im Rechtskatheter: bei Ansprechen Versuch mit Kalziumantagonist p.o. → Ansprechen in ca. 10% der primären PAH-Fälle)*
spez. PH-Therapeutika	**Prostazyklin-Analoga** (Vasodilatation, Thrombozytenaggregationshemmung, Hemmung von Remodeling der Pulmonalarterien WHO-FC III–IV	**Epoprostenol**	*ini 2–4ng/kg/min i.v., dann alle 2–4W um 1–2ng/kg steigern (je n. Symptomen und Verträglichkeit bis 20–40ng/kg/min)*
		Iloprost → 71	*kontinuierlich i.v., daher nicht praktikabel (ini ca. 0.5–1ng/kg/min, Erhaltung 2–8ng/kg/min); HWZ 20–30min*
		Iloprost inhalativ → 92	*6–9 Inhal. 2.5–5µg/Inh. (insgesamt 15–45µg/d, im Median 30µg/d, über 30–90min) für gute Ergebnisse nötig*
		Treprostinil subcutan → 93	*W1: 1.25ng/kg/min s.c., W2–5: um 1.25ng/kg/min pro W steigern, ab W6 um 2.5ng/kg/min/W ↑ bis zur individuellen Erh.Dos.*
		Treprostinil i.v. → 93	*1.25ng/kg/min i.v.; W1–4: um 1.25ng/kg/min pro W steigern, dann um 2.5ng/kg/min; s.a. FachInfo*
oder	**Prostacyclin-Rez.-Agonist (WHO-FC II–III)**	**Selexipag** → 93	*ini 2 x 200µg/d; Dosis pro W um 2 x 200µg steigern bis zur individ. Erh.Dos., MTD 2 x 1600µg*

oder	**Endothelin-Rezeptor-Antagonist (ERA)** (rasche Vasodilatation); ab WHO-Funktionsklasse (WHO-FC) II	**Bosentan** → 92	*65.5mg p.o. 2x/d (4W.), dann 125mg 2x/d*
		Macitentan → 93	*1 x/d 10mg p.o.*
		Ambrisentan → 92	*1 x/d 5-10mg p.o., PAH*
oder	**Phosphodiesterasehemmer (PDE-5/6-Inhibitor)** (pulmonale Vasodilatation) ab WHO-FC II	**Sildenafil** → 93	*20mg 3 x/d p.o., MTD 240mg*
		Tadalafil → 93	*1 x/d 40mg p.o.*
oder	**Löslicher Guanylatcyclase-Stimulator (sGC-Stim.)** PAH und CTEPH	**Riociguat** → 93 (0.5, 1.0, 1.5, 2.0, 2.5mg)	*ini 3 x 1.0mg/d, Dosis alle 2W steigern bis max. 3 x 2.5mg/d; Cave: KI in Kombination mit PDE-5/6-Inhibitoren und Nitraten*
Diuretika: im Falle eines Rechtsherzversagens und Flüssigkeitsretention			
evtl.	**Schleifendiuretikum**	**z.B. Torasemid** → 43	*1 x 5–20mg/d p.o. (keine spezifische Routinether.)*
evtl. plus	**Aldosteronantagonist** (ren. H_2O-/NaCl-Verlust, Hemmung der K^+-Sekretion)	**Spironolacton** → 45	*d1–5: 2–4 x 50–100mg, dann 1–2 x 50–100mg p.o. (keine spezifische Routinetherapie)*
Orale Antikoagulation außer bei chron. thromboembolischer PH ohne generelle Empfehlung			

- Initiale Monotherapie vorwiegend noch bei „atypischer" PAH (ältere Patienten mit kardiopulmonalen Komorbiditäten)
- Patienten mit einer neu diagnostizierten typischen PAH der Gruppe 1 sollten bereits bei niedrigem bis intermediärem Risiko, basierend auf der 1-Jahres-Mortalität frühe sequentielle oder initiale 2-fach-Kombinationstherapie (ERA + PDE5/6-Inhibitor oder sGC-Stimulator) erhalten.
- Bei hohem Risiko (z.B. Rechtsherzinsuff.-Zeichen, häuf. Synkopen, WHO-FC IV, Gehstrecke < 165m, VO_2peak < 11ml/min/kg, BNP > 300ng/l, RA ↑, Perikarderguss, CI < 2,0l/min/m^2) initiale bzw. frühe sequentielle Triple-Therapie (ERA + PDE5/6-Inhibitor oder sGC-Stimulator + Prostazyklin i.v.) erwägen.

[27] Simonneau G et al.: Haemodynamic definitions and updated clinical classification of pulmonary hypertension. Eur Respir J 2019. doi:10.1183/13993003.01913-2018
[28] Galie N et al.: 2015 ESC/ERS Guidelines for the diagnosis and treatment of pulmonary hypertension: The Joint Task Force for the Diagnosis and Treatment of Pulmonary Hypertension of the European Society of Cardiology (ESC) and the European Respiratory Society (ERS): Endorsed by: AEPC, ISHLT. Eur Respir J 2015; 46: 903-975
[29] Hassoun, P.M.: Review Article: Pulmonary Arterial Hypertension. N. Engl. J. Med. 2021; 385:2361-76.
[30] Hoeper MM et al.: Pulmonale Hypertonie Dtsch Arztebl Int 2017; 114: 73-84
[31] Lange TJ et al.: Aktuelle Definition und Diagnostik der pulmonalen Hypertonie. Pneumologie 2020; 74: 847-86

T 3.13 Bronchiektasen + rezidivierende bakterielle Infekte ohne zystische Fibrose; allergische bronchopulmonale Aspergillose (ABPA)[8, 32, 33, 34]

Erstdiagnose einer Kolonisation und V.a. Exazerbation durch Infektion mit P. aeruginosa			
	Cephalosporin Gr. 3b	**Ceftazidim** → 222	*3 x 2g i.v.*
oder	**Acylaminopenicillin + Beta-Lactamase-Inhib.**	**Piperacillin + Tazobactam** → 220	*3–4 x 4.5g i.v.*
oder	**Carbapenem**	**Meropenem** → 237	*3 x 1–2g i.v.*
ggf. plus	**Aminoglykosid**	**z.B. Tobramycin** → 232	*1 x 3–7mg/kgKG/d i.v. (Talspiegel < 1µg/ml)*
oder			
	Fluorchinolon Gr. 2	**Ciprofloxacin** → 233	*2 x 400mg i.v.*
	Fluorchinolon Gr. 3	**Levofloxacin** → 233	*1–2 x 500mg i.v.*
oder bei leichter Exazerbation			
	Fluorchinolon Gr. 2	**Ciprofloxacin** → 233	*2 x 750mg p.o.*
Bei Pseudomonas-Nachweis und schwerer Infektion Kombinationsther. ini stets i.v. für 14d			
Alternative langfristige antibiotische und antiinflammatorische Therapie bei Bronchiektasen mit häufigen Exazerbationen			
	Makrolid-Antibiotikum	**Azithromycin** → 229	*3 x 250–500mg/W*
evtl.	Inhalative Antibiotika als Dauertherapie bei Pseudomonas-Kolonisation (in D noch off-label-use bei Non-CF-Bronchiektasen); Möglichkeit der Eradikation durch inhalative AB im Anschluss an i.v.-Antibiose für ≥ 3M, insbes. bei mehr als 3 Exazerbationen/Jahr		
ggf. plus	**Aminoglykosid**	**Tobramycin** → 232	*2 x 80–300mg p.i. für 28 d on/off*
oder	**Cyclopeptid**	**Colistinsulfat** → 241	*2 x 1–2Mio E p.i., max. 3 x 2Mio E*
oder	**Monobactam**	**Aztreonam** → 227	*3 x 75mg p.i. für 28d*
Allergische bronchopulmonale Aspergillose (ABPA)[35]			
Allerg. Reaktion der Bronchien v.a. bei Asthma und Zystischer Fibrose mit zylindrischen, zentral lokalisierten Bronchiektasen			
	Glukokortikosteroid (OCS) (antiinflammatorisch, Empfindlichkeit der Rez. ↑)	**Prednisolon** → 207	*ini 0.5(–1)mg/kg; meist 20–40mg p.o. für 2W, dann stufenweise Reduktion bis auf 10mg/d für ca. 3–6M*
ggf. plus	**Antimykotikum (Triazol)**	**Itraconazol** → 266	*2 x 100–200mg/d p.o*
Anm.: Beachte auch Obstruktionen, Hämoptysen, virale Infekte; neben Pharmakotherapie v.a. Verbesserung der mukoziliären Clearance durch Sekretdrainage (Atem-, Physiotherapie)			

[32] AWMF-Leitlinie 082-006: Bodmann, K.F. et al.: S2k Leitlinie kalkulierte parenterale Initialtherapie bakterieller Erkrankungen bei Erwachsenen - Update 2018. Stand 1.12.2017, gültig bis 31.12.2021
[33] Polverino, E. et al.: European Respiratory Society guidelines for the management of adult bronchiectasis. Eur Respir J 2017; 50: 1700629
[34] Rademacher J, Ringshausen FC: Non CF-Bronchiektasien mit Fokus auf die allergische bronchopulmonale Aspergillose. Pneumologie 2013; 67:40-49
[35] Menz G, Duchna HW: Allergische bronchopulmonale Aspergillose. Pneumologie 2017; 71:173-182

T 3.14 Mukoviszidose (Zystische Fibrose)[37, 38, 39, 40]

T 3.14.1 Pulmonale Verlaufsform, allgemein

Atem-/Physiotherapie			
	Oxygenierg. bei Hypoxämie	**Sauerstoff**	*Ziel $PaO_2 \geq$ 60mmHg*
bei Bedarf	**Mukolytikum** (Sputumviskosität ↓)	**DNase (Dornase alfa)**	*1–(2) x 2500E in 2.5ml/d p.i.*
		Mannitol → 85	*Inh. 2 x/d 400mg Pulver (10 Hartkapseln à 40mg)*
u./od.	**Sekretolytikum** (Sputumviskosität ↓)	**Acetylcystein** → 85	*3 x 200–600mg/d p.o.; Cave: evtl. neg. Effekt durch Auslösen entzündl. Reaktionen der Atemwege*
		NaCl-Lsg. 0.9–3% → 301	*intermittierende Inh.*
u./od.	**Hypertone Kochsalzlösung**	**NaCl 7%** → 301	*2–4 x 4ml Inhalation*
kaus. Ther.	**CFTR-Potentiator**	**Ivacaftor** → 141	*2 x 150mg Tbl.; u.a. b. G551 D-Mutation des CFTR-Gens*
oder	**CFTR-Potentiator bzw. Modulator der CFTR-Kanäle**	**Lumacaftor + Ivacaftor** → 141	*6-11J: 2x2 Tbl. 100+125mg; ≥ 12J: 2x2 Tbl. 200+125mg mit fetthaltiger Nahrung; bei homozygoter F508del-Mutation (häufigste CF-Mut. in D) für Pat. > 6J*
oder		**Tezacaftor + Ivacaftor** → 143	*1 x 1 Tbl. morg. 100+150mg komb. m. 1 x 1 Tbl. Ivacaftor 150mg abends; bei homo- od. heterozygoter F508del-Mutation mit weiterer Mutation für Pat. > 12J*
bei Bedarf	**Kurz wirksames Beta-2-Sympathomimetikum**	**Salbutamol** → 75	*bei Bedarf 1–2 Inh., max. 12 Inh./d*
evtl. pl.	**Makrolid-Antibiotikum**	**Azithromycin** → 229	*3 x 250–500mg/W*
evtl. plus	**NSAR**	**z.B. Ibuprofen** → 197	*erste kleine Studien mit positivem Effekt bei Ki.*

Plus hochkalorische Ernährung + Multivit.-Präp. + Insulin bei Diabetes mell. + Laxantien bei Obstipation + Gallensäuren (Ursofalk) zur Gallensteinpro.; Ther. meist in Spezialambulanzen

T 3.14.2 Suppressionstherapie Pseudomonas aeruginosa (übrige Infektionen antibiogrammgerecht)[9, 37, 38, 39, 40, 41]

- Bei Multiresistenz nach Antibiogramm
- Bei systemischer Gabe Kombinationstherapie empfohlen (typischerweise Beta-Lactam-AB + Aminoglykosid); ungenügende Evidenz für äquivalente Monotherapie

inhalative Therapie	**Aminoglykosid**	**Tobramycin** → 232	*2 x 80–300mg/d, Dauer: altern. 4W, dann 4W Pause*
	Cyclopeptid	**Colistinsulfat** → 241	*1 Mio. E 2 x/d; bei Persistenz bis 2 Mio. E 3 x/d; üb. 3–12W*
	Monobactam	**Aztreonam** → 227	*3 x 75mg Inh. für 28d, dann mind. 28d Inhal.-Pause*
	Fluorchinolon	**Levofloxacin** → 234	*2 x 240mg p.i. für 28d, dann 28d Pause, dann alternierend*
systemisch	**Cephalosporin 3. Gen.**	**Ceftazidim** → 222	*100–200mg/kgKG/d, 2–3 x 1–2g/d i.v. über 2W*
oder	**Fluorchinolon**	**Ciprofloxacin** → 233	*40mg/kgKG/d, 2 x 500–750mg p.o. über 3–12W*
oder	**Acylaminopenicillin +/– β-Lactamase-Inh.**	**Piperacillin +/– Tazobactam** → 220	*300–450mg/kgKG/d; 3 x 4.5g i.v. über 2W*
oder	**Carbapenem**	**Meropenem** → 237	*120mg/kgKG/d; 3 x 1g i.v. über 2W*
plus	**Aminoglykosid**	**Tobramycin** → 232	*1 x 10mg/kgKG/d i.v.; Talspiegel < 1mg/l*

Jährliche Grippeimpfung empfohlen

T 3.14.3 Intestinale Verlaufsform[39]

	Vit. ADEK	*je nach Alter (und Spiegel: Vit A: 1500–10000IE/d; Vit D: 400–1000IE/d; Vit E: 40–400IE/d: Vit K: 0.3–0.5mg/d*
und	**Pankreatin** → 105	*500–2500IE Lipase/kgKG pro Mahlzeit (+ Substitution Proteasen und Amylase in Kombinationspräparat) lebenslang zu den Mahlzeiten*

Plus hochkalorische Ernährung + Multivit.-Präp. + Insulin bei Diabetes mell. + Laxantien bei Obstipation + Gallensäuren (Ursofalk) zur Gallensteinpro.; Ther. meist in Spezialambulanzen

36 Stern M et al.: S1-Leitlinie Mukoviszidose (Cystische Fibrose): Ernährung und exokrine Pankreasinsuffizienz. AWMF 2011; 068/020

37 Mogayzel PJ et al.: Cystic fibrosis pulmonary guidelines. Am J Respir Crit Care med 2013; 187:680-689

38 Müller FM et al.: S3-LL „Lungenerkrankung bei Mukoviszidose", Modul 1. AWMF 2013; 026/022

39 AWMF 020-018: S3-Leitlinie: Lungenerkrankung bei Mukoviszidose, Modul 2: Diagnostik und Therapie bei der chronischen Infektion mit Pseudomonas aeruginosa. Stand 06/2017

40 Schwarz C: Arzneimitteltherapie der zystischen Fibrose. Arzneimitteltherapie 2013; 31: 80-88

41 Naehrig S, Chao CM, Naehrlich L: Mukoviszidose – Diagnose und Therapie. Dtsch Arztebl Int 2017; 114: 564-74

T 3.15 Sarkoidose[42, 43]

Cave: systemische immunsuppr. Therapie abhängig von Stadien/Aktivität v.a. im chron. Stadium bei respirat. Symptomatik (ab Röntgen-Stadium 2), Risiko einer progredienten Einschränkung der Lungenfunktion und extrapulmonaler Beteiligung, insbesondere kardialer Sarkoidose und Neurosarkoidose.

- Systemische Glukokortikoide (OCS) sind bei unbehandelter Sarkoidose die erste Wahl.
- Bei nicht ausreichendem Therapieansprechen bzw. UW durch Langzeittherapie als zusätzliches Zweitlinien-Immunsuppressivum Methotrexat
- Infliximab in der dritten Linie, wenn andere Immunsuppressiva ohne adäquates Ansprechen bleiben
- Als nächste Stufe evtl. Rituximab
- Bei Augenbeteiligung ggf. Hydroxychloroquin als alternatives Immunsuppressivum
- Wegen Hyperkalzämie-Gefahr keine Osteoporoseprophylaxe mit Kalzium und Vit. D unter OCS

T 3.15.1 Akute Form

evtl.	**Arylessigsäurederivat, Cyclooxygenase-Hemmer** (antiphlog., analg., antipyr.)	**z. B. Indometacin** → 199	*2–3 x 25–50mg/d p.o., 1–2 x 75mg/d (ret.) p.o., 1–2 x 50–100mg/d rekt.*

T 3.15.2 Chronische Form

1. Wahl	**Glukokortikosteroid** (antiinflammatorisch, Empfindlichkeit der Rezeptoren ↑)	**Prednison** → 207 **Prednisolon** → 207 **Methylprednisolon** → 207	*ini 0.5(–1mg)/kg; meist 20–40mg p.o., dann stufenweise Reduktion bis auf 10mg/d für ca. 12–24M; 0.5–1mg/kg Beginn bei kardialer Sarkoidose*
(evtl. plus)	**Antimetabolit** (Folatantagonist)	**Methotrexat** → 204	*10–15mg p.o.1 x/W + Folsäure 1mg/d p.o.*
(oder plus)	**Purinantagonist**	**Azathioprin** → 274	*50–250mg/d p.o.*
(oder plus)	**Isoxazolderivat**	**Leflunomid** → 204	*10–20mg/d p.o.*
(oder plus)	**Antimetabolit**	**Mycophenolatmofetil** → 275	*0.5–1.5g/d p.o.*
(oder plus)	**TNF-Antagonist**	**Infliximab** → 212	*3–5mg/kg i.v. in W 0, 2, 6, dann alle 8W*
oder		**Adalimumab** → 210	*40mg s.c. alle 1-2 Wo*

[42] Baughman RP, Valeyre D, Korsten P, et al. ERS clinical practice guidelines on treatment of sarcoidosis. Eur Respir J 2021.
[43] Prasse, A.: Diagnose, Differenzialdiagnose und Therapie der Sarkoidose. Dtsch Arztebl Int 2016; 113: 565-74

T 4 Gastroenterologie – Therapie (S. Endres)

T 4.1 Ösophagitis

T 4.1.1 Refluxösophagitis (erosive Refluxerkrankung, ERD)[44]

	Protonenpumpeninhibitor (Säuresekretion ↓)	**Omeprazol** → 95	*1 x 20mg/d p.o. (präprand.)*
		Esomeprazol → 95	*1 x 40mg/d p.o. (präprand.)*
		Lansoprazol → 95	*1 x 30mg/d p.o. (präprand.)*
		Pantoprazol → 96	*1 x 40mg/d p.o. (präprand.)*
		Rabeprazol → 96	*1 x 20mg/d p.o. (präprand.)*
		Dexlansoprazol → 95	*1 x 60mg/d p.o. (präprand.)*

Jeweils die Standarddosis über 4 oder 8 W, dann Reduktionsversuch auf die halbe Tagesdosis (Step-down-Prinzip); bei Nichtansprechen/Wiederauftreten doppelte Tagesdosis (Step-up-Prinzip)

[44] Koop H, et al. Gastroösophageale Refluxkrankheit. Ergebnisse einer evidenzbasierten Konsensuskonferenz der Deutschen Gesellschaft für Verdauungs- und Stoffwechselkrankheiten. Z Gastroenterol 2014; 52:1299-346. Übernommen als AWMF-Leitlinie 021-013, Stand: 31.5.2014, gültig bis 31.5.2019, S. 41, S. 50 (Stand Mai 2021: in Überarbeitung).

T 4.1.2 Sekundärprophylaxe bei Refluxkrankheit

	Protonenpumpeninhibitor (Säuresekretion ↓)	**Omeprazol** → 95	*1 x 20mg/d p.o. (präprand.)*
		Esomeprazol → 95	*1 x 40mg/d p.o. (präprand.)*
		Lansoprazol → 95	*1 x 30mg/d p.o. (präprand.)*
		Pantoprazol → 96	*1 x 40mg/d p.o. (präprand.)*
		Rabeprazol → 96	*1 x 20mg/d p.o. (präprand.)*
		Dexlansoprazol → 95	*1 x 60mg/d p.o. (präprand.)*

Reduktionsversuch nach 3 M, z.T. lebenslang

T 4.1.3 Infektiöse Ösophagitis

Candida (Soor)			
	Azolderivat (Antimykotikum)	**Fluconazol** → 265	*d1: 1 x 200–400mg/d p.o., dann 1–2 x 100mg/d p.o., 14d*
oder bei ausbleibender Besserung nach 2 Wochen			
	Imidazolderivate (antimykotisch)	**Voriconazol** → 266	*d1: 2 x 400mg/d p.o., dann 2 x 200 mg/d p.o.*
		Posaconazol → 266	*2 x 400mg/d p.o.*
Herpes simplex[45]			
	DNA-Polymerase-Hemmer, Purinantagonist (Virustatikum)	**Famciclovir** → 249	*3 x 250mg/d p.o. (14d)*

Zytomegalie			
	DNA-Polymerase-Hemmer, Purinantagonist (Virustatikum)	**Ganciclovir** → 249	*2 x 5mg/kg/d i.v. (14d)*

45 Arzneiverordnungen, 22. Aufl., Arzneimittelkommission der Deutschen Ärzteschaft. Deutscher Ärzteverlag, Köln 2009. S 830.

T 4.2 Achalasie

evtl.	**Kalziumantagonist** (Muskelrelaxation)	**Nifedipin** → 32 (off-label)	*20mg s.l. (bei Bedarf präprandial)*
evtl.	**Nitrat** (Muskelrelaxation)	**Isosorbiddinitrat** → 47 (off-label)	*5mg s.l. (bei Bedarf präprandial)*
evtl.	**Muskelrelaxans** (Acetylcholin-Freisetzung ↓)	**Botulinumtoxin** → 325 (off-label)	*lokale Injektion; experimentell; keine zugelassene Indikation*

T 4.3 Gastritis

Akute erosive Gastritis			
	Antazida (Säurebindung)	**Mg- plus Al-Hydroxid** → 97	*4–6 x 10ml/d p.o. (wenige d)*
oder	**Protonenpumpen-Inhibitor** (Säuresekretion ↓)	Wirkstoffe und Dosierung wie bei Refluxösophagitis, (erosive Refluxerkrankung, ERD) → 519	
evtl.	**H_2-Blocker** (Säuresekretion ↓)	**Ranitidin** (weniger effektiv als PPI, nur noch selten gegeben)	*300mg p.o. zur Nacht (wenige d)*
Prophylaxe einer stressinduzierten Gastritis			
	Protonenpumpen-Inhibitor (Säuresekretion ↓)	Wirkstoffe und Dosierung wie bei Refluxösophagitis (erosive Refluxerkrankung, ERD) → 519	
evtl. plus	**Bildung eines protektiven Films** (Mukosaprotektion)	**Sucralfat** → 98 (off-label, weniger effektiv als PPI, nur noch selten gegeben)	*4 x 1g p.o.*
Typ A bei perniziöser Anämie[46]			
evtl.	**Vitamin B_{12}** (Substitution)	**Cyanocobalamin** → 152	*1000µg i.m. 2 x/W über 2W, dann 1000µg i.m. alle 3M (lebenslang)*

46 Arzneiverordnungen, 22. Aufl., Arzneimittelkommission der Deutschen Ärzteschaft, Deutscher Ärzteverlag, Köln 2009. S. 697.

T 4.4 Ulkuskrankheit

T 4.4.1 Ohne Helicobacternachweis

Unkompliziert			
	Protonenpumpen-inhibitor (Säuresekretion ↓)	**Omeprazol** → 95	*1 x 20mg/d p.o. (präprandial, 3–6W)*
		Esomeprazol → 95	*1 x 40mg/d p.o. (präprandial, 3–6W)*
		Lansoprazol → 95	*1 x 30mg/d p.o. (präprandial, 3–6W)*
		Pantoprazol → 96	*1 x 40mg/d p.o. (präprandial, 3–6W)*
		Rabeprazol → 96	*1 x 20mg/d p.o. (präprandial)*
Kompliziert (mit Blutung)[47]			
	Protonenpumpen-inhibitor (Säuresekretion ↓)	**Omeprazol** → 95	*80mg als Kurzinfusion i.v. über 30min, dann 200mg/d i.v. über 3d, dann 20mg/d p.o. (3–6W)*
oder		**Pantoprazol** → 96	*40mg/d i.v. als Kurz-infusion; baldmöglichst auf oral 40mg/d umstellen (3–6W)*

47 Schaffalitzky de Muckadell OB et al., Effect of omeprazole on the outcome of endoscopically treated bleeding peptic ulcers. Randomized double-blind placebo-controlled multicentre study. Scand J Gastroenterol 1997; 32:320-7 (historische Zulassungsstudie).

T 4.4.2 Mit Helicobacternachweis (Eradikationstherapie)

„Französische" Tripeltherapie, Kombinationspackungen mit expliziter Zulassung oder frei zusammenstellbar[48]

Omep plus® als Kombinationspackung (Omeprazol + Amoxicillin + Clarithromycin → 96) ist für 7d ausgelegt. Inzwischen wird eine Therapiedauer von 14d empfohlen, das entspricht 2 Kombinationspackungen und trifft ebenso für ZacPac® zu.

	Makrolid (Antibiose)	**Clarithromycin** → 230	*2 x 500mg/d p.o. (14d)*
plus	**Aminopenicillin** (Antibiose)	**Amoxicillin** → 217	*2 x 1g/d p.o. (14d)*
plus	**Protonenpumpen-inhibitor** (Säuresekretion ↓)	**Omeprazol** → 95	*2 x 20mg/d p.o. (1h präprandial über 14d)*

ZacPac® (Merkhilfe: Pac = Pantoprazol + Amoxicillin + Clarithromycin) → 96			
	Makrolid (Antibiose)	**Clarithromycin** → 230	*2 x 500mg/d p.o. (14d)*
plus	**Aminopenicillin** (Antibiose)	**Amoxicillin** → 217	*2 x 1g/d p.o. (14d)*
plus	**Protonenpumpen-Inhib.** (Säuresekretion ↓)	**Pantoprazol** → 96	*2 x 40mg/d p.o. (1h präprandial, 14d)*
Bei Penicillin-Allergie alternativ „Italienische" Tripeltherapie[48]			
	Makrolid (Antibiose)	**Clarithromycin** → 230	*2 x 500mg/d p.o. (14d)*
plus	**Nitroimidazol** (Antibiose)	**Metronidazol** → 236	*2 x 400mg/d p.o. (14d)*
plus	**Protonenpumpen-Inhib.** (Säuresekretion ↓)	**Omeprazol** → 95	*2 x 20mg/d p.o. (1h präprandial über 14d)*
Quadrupeltherapie bei Nichtansprechen auf Tripeltherapie[49] **oder V.a. primäre Resistenz gegen Clarithromycin** (Herkunftsland in Süd- und Osteuropa, frühere Makrolidtherapie)			
Frei zusammenstellbar[48]			
	Protonenpumpen-Inhib. (Säuresekretion ↓)	**Pantoprazol** → 96	*2 x 40mg p.o. 1h präprandial über 10d*
plus	**Basisches Bismutnitrat**	**Bismut-Nitrat-Oxid**	*4 x 150mg p.o. 1h präprandial über 10d*
plus zu den Mahl-zeiten	**Tetracyclin** (Antibiose)	**Tetracyclin** → 228	*4 x 500mg p.o. über 10d*
	Nitroimidazol (Antibiose)	**Metronidazol** → 236	*4 x 500mg p.o. über 10d*
Kombinationspackung mit expliziter Zulassung: Pylera® plus Omeprazol			
	Bismut-Kalium-Salz plus Zweifach-Antibiose	**Bismut-Ka-Salz** 140mg+ **Tetracyclin** 125mg + **Metronidazol** 125mg → 96	*4 x 3 Hartkapseln p.o./d über 10d (postprandial)*
plus	**Protonenpumpen-Inhib.** (Säuresekretion ↓)	**Omeprazol** → 95	*2 x 20mg p.o./d über 10d (zusammen mit Pylera®)*
Eradikationstherapie bei Patienten, die nicht oral behandelt werden können			
	Nitroimidazol (Antibiose)	**Metronidazol** → 236	*3 x 500mg/d i.v. (auf p.o. umstellen, sobald möglich)*
plus	**Aminopenicillin** (Antibiose)	**Amoxicillin** → 217	*3 x 1g/d i.v. (auf p.o. umstellen, sobald möglich)*
plus	**Protonenpumpen-Inhib.** (Säuresekretion ↓)	**Omeprazol** → 95	*200mg/d i.v. Dauerinf. (auf p.o. umstellen, sobald mögl.)*

48 Pieramico O. Omeprazole-based dual and triple therapy for the treatment of Helicobacter pylori infection in peptic ulcer disease: a randomized trial. Helicobacter. 1997, 92-7 (historische Zulassungsstudie).

49 Fischbach W et al. S2k-Leitlinie Helicobacter pylori und gastroduodenale Ulkuskrankheit. Z Gastroenterol 2016; 54:327-363. Übernommen als Leitlinie 021/001 der AWMF, Stand 05.2.2016, gültig bis 03.7.2020, S. 343 (Stand Mai 2022: in Überarbeitung).

T 4.5 Gastroenteritis und Kolitis

T 4.5.1 Bei schwerer anhaltender Diarrhoe infektöser Ursache ohne Erregernachweis

Symptome: blutige Diarrhoe, > 3d Fieber			
	Makrolid (Antibiose)	**Azithromycin** → 229	*500mg/d p.o. (3d)*
oder	**Gyrasehemmer** (Antibiose)	**Ciprofloxacin** → 233	*2 x 500mg/d p.o. (3–5d)*
plus	**Nitroimidazol** (Antibiose)	**Metronidazol** → 236	*3 x 500mg/d p.o. (3–5d)*

T 4.5.2 S. typhi oder S. paratyphi

	Cephalosporin 3. Gen. (Antibiose)	**Ceftriaxon** → 222	*1 x 2–3g i.v., Ki. 50 mg/kgKG/d i.v. (2W)*
oder	**Gyrasehemmer** (Antibiose)	**Ciprofloxacin** → 233	*2 x 500mg/d p.o. (2W); 2 x 400mg i.v.*
Dauerausscheider [50]			
	Gyrasehemmer (Antibiose)	**Ciprofloxacin** → 233	*2 x 500mg/d p.o. (4W)*

[50] AWMF Leitlinie 021/24, Hagel S et al. S2k-Leitlinie Gastrointestinale Infektionen und Morbus Whipple. Stand 31.1.2015, gültig bis 30.1.2020, S. 47 (Stand Mai 2021: in Überarbeitung).

T 4.5.3 S. typhimurium oder S. enteritidis

Schwere Diarrhoen (> 10/d), hohes Fieber und/oder Hospitalisierung: kalkuliert, nach Resistenztestung adaptieren			
	Gyrasehemmer (Antibiose)	**Ciprofloxacin** → 233	*2 x 500mg/d p.o. (5–7d)*
oder	**Folatantag. + p-Amino-benzoesäureantagonist**	**Cotrimoxazol** → 235	*2 x 160 + 800mg/d p.o., i.v. (5–7d)*
Sepsis			
	Cephalosporin 3. Gen. (Antibiose)	**Ceftriaxon** → 222	*1 x 2–3g i.v., Ki. 50mg/kgKG/d i.v. (2W)*
Dauerausscheider			
	Gyrasehemmer (Antibiose)	**Ciprofloxacin** → 233	*2 x 500mg/d p.o. (4–6W)*

T 4.5.4 Pseudomembranöse Kolitis *(Clostridoides difficile)*

1.Wahl	**Glykopeptid**	**Vancomycin** → 239	*4 x 125 mg p.o.*
2. Wahl, leichter Verlauf			
oder	**Nitroimidazol**	**Metronidazol** → 236	*3 x 250mg/d p.o.*
2. Wahl, schwerer Verlauf			
oder	**Makrozyklin**	**Fidaxomicin** → 243	*2 x 200mg/d p.o.*

T 4.6 Divertikulitis (kompliziert, mit Risikofaktoren) [51]

	Aminopenicillin + Penicillaseinhibitor	**Amoxicillin + Clavulansäure** → 219	*3 x 875 + 125mg/d p.o. (7–10d)*

[51] AWMF Leitlinie 021/20, Leifeld L et al. Divertikelkrankheit und Divertikulitis, Stand 21.10.2021, gültig bis 15.10.2026, S. 659.

T 4.7 Morbus Crohn

T 4.7.1 Akuter Schub mit Ileozökalbefall [52, S. 358]

	Topisch wirksames Glukokortikosteroid (antiinflamm., immunsuppr.)	**Budesonid** → 106 (bei leichter bis mäßiger Entzündungsaktivität)	*9mg/d p.o., über 6W (über Wochen bis Monate ausschleichen)*
oder	**Glukokortikosteroide** (antiinflammatorisch, immunsuppressiv)	**Prednisolon** → 207 (bei hoher Entzündungs-aktivität)	*1mg/kgKG/d p.o., über 6W auf 10mg/d p.o. reduzieren (über Wochen bis Monate ausschleichen)*

T 4.7.2 Ausgedehnter Dünndarmbefall [52, S. 358 und 359; 53]

	Glukokortikosteroide (antiinflammatorisch, immunsuppressiv)	**Prednisolon** → 207 (bei hoher Entzündungsaktion)	*1mg/kgKG/d p.o., über 6W auf 10mg/d p.o. reduzieren*
ggf. plus	**Purinantangonist** (immunsuppressiv)	**Azathioprin** → 274	*2.5mg/kg/d (Effekt nach 2–4M)*
oder	**Anti-Tumor-Nekrose-Faktor-Antikörper** (Immunsuppression)	**Infliximab** → 212	*5mg/kg i.v. (einmalige Inf., evtl. Whd. nach 2 + 6W), evtl. in Komb. mit Azathioprin (s.o.)*[53]
oder		**Adalimumab** → 210	*80mg s.c. W0 und 40mg W2*
oder	**Anti-Integrin-Antikörper** (Immunsuppression)	**Vedolizumab** → 213	*300mg i.v. W0, 2, 6 dann alle 8W*
	Anti-IL-12-Antikörper (Immunsuppression)	**Ustekinumab** → 376	*(KG 55–85 kg): 390mg i.v. W0, s.c. W8, dann s.c. alle 12W*

T 4.7.3 Rezidivprophylaxe (Remissionserhaltung) [52, S. 370]

Nach Operation

Keine generelle Indikation, nur bei individuell schwerem Krankheitsverlauf

	Aminosalicylat	**Mesalazin** → 105	*3 x 2 x 500mg/d p.o. (1J)*

Patienten ohne Operation			
Nur bei Pat., bei denen eine Remission erst mit mit sytemischen Glukokortikoiden, Azathioprin, 6-Mercaptopurin, Methotrexat oder Anti-Tumor-Nekrose-Faktor-Antikörpern erreicht wurde			
	Purinantagonist (immunsuppressiv)	**Azathioprin** → 274	*2.5mg/kg/d, Absetzversuch nach 4J*

T 4.7.4 Chronisch aktiv oder therapierefraktär[52, S. 359]

	Anti-Tumor-Nekrose-Faktor-Antikörper (Immunmodulation)	**Infliximab** → 212	*5mg/kg i.v. (einmalige Inf., evtl. Whd. nach 2+6W), evtl. in Kombination mit Azathioprin (s.o.)*[53]
ggf. plus	**Purinantagonist** (immunsuppressiv)	**Azathioprin** → 274	*2.5mg/kg/d (Effekt nach 2–4M)*
oder	**Anti-Tumor-Nekrose-Faktor-Antikörper** (Immunmodulation)	**Adalimumab** → 210	*80mg s.c. W0 und 40mg W2*

T 4.7.5 Therapierefraktär auf konventionelle Therapie und TNF-alpha-Antagonisten

	Anti-Integrin-Antikörper (Immunsuppression)	**Vedolizumab** → 213	*300mg Inf., ini, nach 2 und 6W, dann alle 8W*
oder	**Anti-Interleukin-12-Antikörper** (Immunsuppression)	**Ustekinumab** → 376	*(KG 55–85 kg): 390mg i.v. W0, s.c. W8, dann s.c. alle 12W*

52 Sturm A et al. Diagnostik und Therapie des M. Crohn. Aktualisierte S3-Leitlinie der Deutschen Gesellschaft für Gastroenterologie, Verdauungs- und Stoffwechselkrankheiten. Leitlinie 021-004 der AWMF, Stand 1.8.2021, gültig bis 31.7.2026.

53 Colombel JF et al., Infliximab, azathioprine, or combination therapy for Crohn's disease. N Engl J Med. 2010; 362:1383.2021

T 4.8 Colitis ulcerosa

T 4.8.1 Akuter Schub, ganzes Kolon befallen[54, S. e262]

	Cyclooxigenaseinhibitor (antiphlogistisch)	**Mesalazin** → 105	*3 x 2 x 500mg/d p.o., bevorzugt 1 x/d in Kombination mit Schaum oder Klysma*
Bei fehlendem Ansprechen			
plus	**Glukokortikosteroide** (antiinflammatorisch, immunsuppressiv)	**Prednisolon** → 207	*40mg/d p.o. über 6W ↓ auf 10mg/d p.o. (über W bis M ausschleichen)*

T 4.8.2	**Rezidivprophylaxe (Remissionserhaltung)[54, S. e262]**		
	Cyclooxigenaseinhibitor (antiphlogistisch)	**Mesalazin** → 105	*2000mg/d p.o. (2J), bevorzugt 1 x/d, bei nur distaler Gabe auch nur rektale Ther. mit Supp. oder Klysmen*
oder	**E. coli Nissle** (Probiotikum)	**Mutaflor** (für diese Indikation nach Leitlinie 2021 "keine einheitliche Bewertung")	*2 Kps p.o./d, 1 Kps. = 2.5–25 × 10^9 vermehrungsfähige Zellen (2J)*
T 4.8.3	**Therapierefraktär[54]**		
oder	**Anti-Tumor-Nekrose-Faktor-Antikörper** (Immunsuppression)	**Infliximab** → 212	*5mg/kg i.v. (einmalige Inf., evtl. Whd. nach 2 + 6W), evtl. in Komb. mit Azathioprin (s.o.)*
ggf. plus	**Purinantagonist** (immunsuppressiv)	**Azathioprin** → 274	*2–2.5mg/kg/d (Effekt nach 2–4M)*
oder	**Anti-Tumor-Nekrose-Faktor-Antikörper** (Immunsuppression)	**Golimumab** → 212	*KG < 80 kg: ini 200mg, 100mg nach 2. W, Erh.Dos. 50mg alle 4W, Selbstinjekt. durch den Pat.*
T 4.8.4	**Therapierefraktär auf konventionelle Therapie und TNF-alpha-Antagonisten**		
	Anti-Integrin-Antikörper	**Vedolizumab** → 213	*60mg Inf., ini nach 2 und 6W, dann alle 8W*
T 4.8.5	**Nur distaler Befall (Proktitis und/oder Sigmoiditis): topische Therapie[54, S. e262]**		
	Cyclooxigenaseinhibitor (antiphlogistisch)	**Mesalazin** → 105	*1 x 2–4g als Klysma oder 1 x 2g als Rektalschaum (zur Nacht)*
oder	**Glukokortikosteroide** (antiinflamm., immunsuppr.)	**Hydrokortison** → 106	*1–2 x 90mg als Rektalschaum (zur Nacht)*
oder	**Glukokortikosteroide mit hohem First-Pass-Effekt**	**Budesonid** → 106	*1 x 2mg als Klysma oder 1 x 2g als Rektalschaum (zur Nacht)*

[54] Dignass A et al. Diagnostik und Therapie der Colitis ulcerosa. Leitlinie 021/009 der AWMF, Stand 26.4.2021, gültig bis 31.8.2022

T 4.9 Kollagene Kolitis

	Topisch wirksames Glukokortikosteroid (antiinflamm., immunsuppr.)	**Budesonid** → 106	*9mg/d p.o. über 6W (über Wochen bis Monate ausschleichen)*

T 4.10 Reizdarmsyndrom[55]

Therapie der Reizdarmsymptome Diarrhoe und Schmerz			
	Spasmolytikum	**Butylscopolamin** → 100	*10 mg Dragees; 3-5 x/d 1–2 Dragees (vgl. Leitlinie)*
oder	**Antidiarrhoikum** (Stimulation peripherer Opiatrezeptoren)	**Loperamid** → 103	*4 mg p.o., nach jedem Durchfall 2 mg p.o; max. 16 mg/d*
Therapie der Reizdarmsymptome Obstipation und Blähungen[55]			
	Wasserlösliche pflanzliche Ballaststoffe	**Flohsamenschalen** → 101	*2–6 × /d 1 Messlöffel bzw. 1 Beutel; jeweils mit 150ml Wasser (vgl. Leitlinie)*

55 Layer P et al. S3-Leitlinie Reizdarmsyndrom: Definition, Pathophysiologie, Diagnostik und Therapie. Z Gastroenterol 2021; 59:1323-1415; übernommen als Leitlinie 021/016 der AWMF, Stand 31.3.2021; gültig bis 30.3.2026, S. 1373, S. 1375.

T 4.11 Pankreatitis

T 4.11.1 Akute Pankreatitis

Basistherapie [57, S. 439, S. 440]			
	Elektrolyt-Laktat-Lösung	**Ringer-Laktat-Lsg.** → 301	*mind. 3l/d (nach ZVD)*
	Opioid (ohne spasmogene Wi. auf Sphincter Oddi; Analgesie)	**Buprenorphin** → 289	*0.15mg i.v. alle 6h (bei Bed.)*
oder		**Pethidin** → 288	*25mg i.v. alle 4h (bei Bed.)*
Bei nekrotisierender Pankreatitis [56, 57, S. 442]			
	Acylaminopenicillin	**Piperacillin** → 218	*3 x 4g/d i.v.*
plus	**Laktamaseinhibitor**	**Sulbactam** → 219	*3 x 1g/d i.v.*
oder	**Carbapenem + Hemmer der Dehydropeptidase**	**Imipenem + Cilastin** → 237	*3 x 1000mg + 1000mg i.v./d*

T 4.11.2 Chronische Pankreatitis[56, 57, S. 467, S. 471]

Substitution			
	Exokr. Pankreasenzyme (Enzymsubstitution)	**Pankreatin** → 105	*3-4 x 1-2Btl./d (100 000IE/d), evtl. lebenslang*
evtl.	**Fettlösliche Vitamine i.m.** (Substitution)	**Vitamine A i.m.**	*1ml (= 300.000IE Retinol) (bei Bedarf)*
		Vitamin D i.m. → 152	*1ml (= 2.5mg = 100 000IE Colecalciferol)*
		Vitamin E i.m.	*2ml (= 100mg α-Tocopherol)*
		Vitamin K i.m. → 154	*1ml (= 10mg Phytomenadion)*

Analgesie nach WHO-Schema[57, S. 464]			
evtl.	**Anilinderivat** (analgetisch)	**Paracetamol** → 292	*2-3 x 500-1000mg/d p.o.*
evtl.	**Opioid** (analgetisch)	**Tramadol** → 291	*4 x 50–100mg/d p.o.*

[56] Sanford Guide to Antimicrobial Therapy. 42nd edition, 2012.
[57] Beyer G et al. S3-Leitlinie Pankreatitis: Z Gastroenterol 2010;50:1176-224. Übernommen als Leitlinie 021-003 der AWMF, Stand 10.9.2021, gültig bis 30.4.2026.

T 4.12 Hepatitis

T 4.12.1 Akute Virushepatitis A

evtl.	**Anionenaustauscher** (Gallensäurebindung ⇒ Juckreizhemmung)	**Colestyramin** → 126	*1 x 4–16g/d p.o. (bei Bedarf)*
evtl.	**H_1-Antihistaminikum** (Juckreizhemmung)	**Loratadin** → 88	*1 x 10mg/d p.o. (bei Bedarf)*

T 4.12.2 Chronische Virushepatitis B

Nukleosid-Therapie (orale Langzeittherapie über Jahre)[58, S. 715]:
- Vorteile: kaum unerwünschte Wirkungen
- Nachteile: niedrige Serumkonversionsrate, lange Therapiedauer

1. Wahl	**Nukleosidanalogon** (antiviral)	**Tenofovir-Disoproxil** → 255	*245mg/d p.o.; über Jahre; bis 12M nach Serokonversion zu anti-HBe-Positivität; hohe Ansprechraten, niedrige Resistenzentwicklung; auch (nahtloses) Umstellen von z. B. laufender Adefovir-Therapie ist sinnvoll.*
oder		**Tenofovir-Alafenamid** → 255	*25mg/d p.o.; über Jahre; bis 12M n. Serokonversion zu anti-HBe-Positivität; hohe Ansprechraten, niedrige Resistenzentwicklung*
oder	**Nukleosidanalogon** (antiviral)	**Entecavir** → 254	*0.5mg/d p.o.; bis 12M nach Serokonversion zu Anti-HBe-Positivität*

Interferontherapie (Injektionstherapie über 6M)[58, S. 715]:
- Vorteile: begrenzte Therapiedauer, hohe Rate von Serumkonversion
- Nachteil: hohe Nebenwirkungsrate
- Grav. und Lakt. sind absolute Kontraindikationen für die Gabe von (PEG)-Interferon alpha
- Pat. mit fortgeschrittener oder dekompensierter Leberzirrhose (Child B oder C) nicht mit (PEG)-Interferon alpha behandeln (Risiko der Induktion einer schweren Exazerbation der Erkrankung)

	Interferon pegyliert (immunstimulierend, direkt antiviral; Polyethylenglykol: komplexiert ⇒ HWZ ↑)	**PEG-IFN-alfa-2a** → 276	*180µg 1 x/W.s.c. über 48W (gewichtsunabhängig)*

[58] Cornberg M et al. Aktualisierung der S3-Leitlinie zur Prophylaxe, Diagnostik und Therapie der HBV-Infektion. Z Gastroenterol 2021;59:691-776; übernommen als Leitlinie 021/011 der AWMF, aktualisierter Stand 28.6.2021, gültig bis 27.6.2026.

T 4.12.3 Chronische Virushepatitis C[60]

Interferon-freie Kombinationstherapien (seit 2014 zugelassen, p.o., hohe Wirksamkeit, gute Verträglichkeit, hohe Kosten): Direct acting antivirals (DAA); Erst- und Re-Therapie

Genotyp 1 bis 6

	Proteasehemmer + NS5A-Inhibitor	**Glecaprevir + Pibrentasvir** → 260	*3 Tbl. mit 100+40mg/d über 8W*
oder	**NS5B-Polymerase-Inhibitor + NS5A-Inhibitor**	**Sofosbuvir + Velpatasvir** (feste Kombination) → 261	*1 x 400 + 100mg/d p.o. für 12W (keine Therapieverkürzung)* [18, S.780]

[59] Prophylaxe, Diagnostik und Therapie der Hepatitis-C-Virus(HCV)-Infektion. Leitlinie 021/012 der AWMF, Stand 31.12.2017, gültig bis 30.12.2022.

T 4.12.4 Autoimmunhepatitis[60]

Remissionsinduktion

	Glukokortikosteroide (antiinflamm., immunsuppr.)	**Prednisolon** → 207	*0.5–1.0mg/kg KG/d p.o. über 6W ↓ auf 10mg/d p.o.*
plus	**Purinantagonist** (Immunsuppression)	**Azathioprin** → 274	*50mg/d p.o. (Beginn 2W nach Glukokortikoidbeginn; Effekt nach 2–4M)*

Erhaltungtherapie

	Glukokortikosteroide	**Prednisolon** → 207	*10mg/d p.o. (bis 2J)*
oder	**Topisch wirksames Glukokortikosteroid** (antiinflammatorisch, immunsuppressiv)	**Budesonid** → 106	*6mg/d p.o., über 6W (bis 2J; weniger steroidbedingte UAW)*
plus	**Purinantagonist** (Immunsuppression)	**Azathioprin** → 274	*0.5–1.0mg/kg KG/d p.o.*
plus	**Vitamin D** (Osteoporoseprophylaxe, ab 7.5mg Prednisolon/d)	**Colecalciferol** → 153	*800–1.000 E/d plus Kalzium (1000 mg/d über Nahrung)*

[60] Strassburg CP et al. Autoimmune Lebererkrankungen. Leitlinie 021/027 der AWMF, Stand 28.2.2017, gültig bis 27.2.2022; S. 1149

T 4.13 Autoimmune Cholangitiden

T 4.13.1 Chronische nichteitrige destruierende Cholangitis[61] (S. 1158)

	Cholsäurederivat (Cholesterinsekretion ↓, Cholesterinresorption ↓)	**Ursodeoxycholsäure** → 104	*15mg/kg/d p.o. (lebenslang)*
bei Nichtansprechen auf auf Ursodeoxycholsäure-Monotherapie			
plus	**Gallensäure**	**Obeticholsäure** → 104	*5mg/d p.o., falls Nichtansprechen n. 6M auf 10mg/d p.o. erhöhen (lebenslang)*
Juckreizhemmung[21] (S. 1162)			
	Gallensäurebindung	**Colestyramin** → 126	*1–4 x 4g/d p.o. (mind. 4h zeitversetzt zu Ursodeoxycholsäure und fettlöslichen Vitaminen)*
oder	**Enzyminduktion**	**Rifampicin** → 247	*150–160mg/d (cave Hepatotoxizität in bis zu 12%)*

T 4.13.2 Primär sklerosierende Cholangitis[61]

symptomat.	**Gallensäurebindung** (Juckreizhemmung)	**Colestyramin** → 126	*1–4 x 4g/d p.o. (mind. 4h zeitversetzt zu Ursodeoxycholsäure und fettlöslichen Vitaminen)*
	Seit 2010 Empfehlung gegen Einnahme von Ursodeoxycholsäure, da sich weder die Überlebenszeit noch die Zeit bis zur Lebertransplantation verlängert		

61 Strassburg CP et al. Autoimmune Lebererkrankungen. Leitlinie 021/027 der AWMF, Stand 28.2.2017, gültig bis 27.2.2022 (Stand Mai 2022: in Überarbeitung, geplante Fertigstellung 2025)

T 4.14 Leberzirrhose

T 4.14.1 Allgemeinmaßnahmen

Aszitestherapie[62]

	Aldosteronantagonist (Volumenentlastung)	**Spironolacton** → 45	*100mg/d p.o., bei Nichtansprechen auf 2 x 100mg/d p.o. steigern, max. 400mg/d p.o. (KG ↓ max. 500g/d); vgl. Leitlinie[20, S. 29]*
evtl.	**Schleifendiuretikum** (Volumenentlastung) falls unzureichendes Ansprechen auf Spironolacton nach 2–3W	**Furosemid** → 42	*1–2 x 20–40mg/d p.o. (KG ↓ um max. 500g/d)*
oder		**Torasemid** → 43	*1–3 x 10mg/d p.o.*

Spontan bakterielle Peritonitis, Primärprophylaxe[62]			
	Chinolon (Gyrasehemmer)	**Norfloxacin** → 232 (off-label)	*2 x 400mg/d p.o.* [20, S. 45]
Spontan bakterielle Peritonitis, Therapie[62]			
	Cephalosporin ambulant erworbene, erstmalige SBP	**Ceftriaxon** → 222	*1 x 2g/d i.v.* [20, S. 47]
oder	**Carbapenem** stationär erworbene SBP	**Imipenem** → 237	*1000mg i.v. alle 8h* [20, S. 46]
Vitaminsubstitution			
evtl.	**Fettlösliche Vitamine**	**Vitamine A, D, E, K** → 151	*s. chron. Pankreatitis* → 527
evtl.	**B-Vitamine**	**Vitamine B_1 + B_6 + B_{12} + Folsäure** → 151	*s. Packungsbeilage (bei nachgewiesenem Mangel)*

[62] Komplikationen der Leberzirrhose. Leitlinie 021/017 der AWMF, Stand 30.11.2018, gültig bis 29.11.2023

T 4.14.2 Pfortaderhochdruck

Prophylaxe einer Ösophagusvarizenblutung			
evtl.	**Betablocker** (Pfortaderdruck ↓)	**Propranolol** → 30	*ini 3 x 20mg/d p.o. (Ziel: HF ↓ um 25%)*
Ösophagusvarizenblutung			
evtl.	**Somatostatinanalogon** (Splanchnikusvasokonstriktion ⇒ Pfortaderdruck ↓)	**Octreotid** → 111	*50µg Bolus i.v., dann Dauerinfusion 25µg/h i.v.*

T 4.14.3 Hepatische Enzephalopathie

	Osmotisches Laxans (Laxation, NH_3-Elimination)	**Lactulose** → 101	*3 x 20–30ml/d p.o.*
und evtl.	**Breitbandantibiotikum der Rifamycingruppe** (kaum resorbierbar, Darmsterilisation)	**Rifaximin** → 244	*2 x 550mg/d p.o.*
oder	**Aminoglykosid** (Darmsterilisation)	**Paromomycin** → 244	*1000–2000mg/d in 3–4 ED (Kps. 250mg od. Pulver 1000mg zur Herstellung einer Lsg. zum Einnehmen)*

T 4.15 Leberabszess

	Ureidopenicillin (Antibiose)	**Mezlocillin**	*3 x 2g/d bis max. 4 x 5g/d i.v. über 10d (nach 2W wdh.)*
plus	**Nitroimidazol** (Antibiose)	**Metronidazol** → 236	*2–3 x 250–400mg/d p.o., 2–3 x 500mg/d i.v. (nach 2W wdh.)*

T 4.16 Cholelithiasis[63]

T 4.16.1 Orale Litholyse

Nur in Einzelfällen (sonst kurative Cholezystektomie): Gallensteine < 10mm, nicht verkalkt, nicht mehr als 2 Konkremente, kontraktible Gallenblase

	Cholsäurederivat (Cholesterinsekretion ↓, Cholesterinresorption ↓)	**Ursodeoxycholsäure** → 104	*10mg/kg/d p.o. (bis 3M nach sonografisch verifizierter Steinfreiheit)*

[63] Gutt C et al. Diagnostik und Therapie von Gallensteinen. Leitlinie 021/008 der AWMF, Stand 30.11.2017, gültig bis 29.11.2022, S. 926

T 4.16.2 Gallenkolik

	Parasympatholytikum (Spasmolyse)	**N-Butylscopolamin**	*akut 20mg langsam i.v., dann 60mg in 500ml Ringer/24h (bei Bedarf)*
plus	**Essigsäurederivat** (Analgesie)	**Indometacin** → 199	*2–3 x 25–50 mg/d p.o.*
oder	**Opioid** (Analgesie)	**Pethidin** → 288	*25mg i.v. alle 4h (bei Bedarf)*

T 4.17 Akute Cholezystitis oder akut eitrige Cholangitis

Medikamentöse Therapie nur supportiv, definitive Therapie ist die frühe OP (innerhalb von 24h) bei niedrigem OP-Risiko, da weniger Rezidive und niedrigere Mortalität[22, S. 930, 64]

	Acylaminopenicillin + Beta-Laktamase-Inhibitor	**Piperacillin + Tazobactam** (feste Kombination) → 220	*3 x (4g+0.5g)/d i.v.* [65, S. 3]
oder	**Acylaminopenicillin plus**	**Piperacillin** → 218	*3 x 4g/d i.v.* [63, S. 928; 65, S. 3]
	Beta-Laktamase-Inhibitor	**Sulbactam** → 219	*3 x 1g/d i.v.*
oder	**Cephalosporin 3. Gen. plus**	**Ceftriaxon** → 222	*Ceftriaxon 2g/d + Metronidazol 1g loading dose, dann 4 x 0.5mg/d i.v.* [65, S. 3]
	Nitroimidazol (Antibiose)	**Metronidazol** → 236	

[64] Riall TS et al.: Failure to perform cholecystectomy for acute cholecystitis in elderly patients is associated with increased morbidity, mortality and cost. J Am Coll Surg. 2010;210:668
[65] Vollmer et al. Treatment of acute calculous cholezystitis. UpToDate 2020

T 4.18 Darmlavage zur Vorbereitung einer Koloskopie

	Sekretionsstimulierendes Laxans	**Bisacodyl** → 101	*4 Dragees p.o. à 5mg; um ca. 14 Uhr des Vortags*
plus	**Lavagelösung**	**K^+-Chlorid + Na^+-Chlorid, Na^+-Hydrogencarbonat, Macrogol** → 101	*je 2l am Vortag um 18 und 19 Uhr; sowie am Untersuchungstag um 7 Uhr*

T 4.19 Sedierung in der gastrointestinalen Endoskopie[66, 67]

	Sedierung (lipophiles Sedativum)	**Propofol** → 294	*Gewichts-, alters- und komorbiditätsadaptierter Bolus i.v. (< 70kg KG 40mg bzw. > 70kg KG 60mg), dann bei Bedarf repetitive Boli von 10–20mg, um gewünschte Sedierungstiefe aufrechtzuerhalten*[67]
und/ oder	**Sedierung** (Benzodiazepin)	**Midazolam**→ 361	*Gewichts-, alters- und komorbiditätsadaptierter Bolus von 30–80µg/kg KG i.v. (z.B. 4mg bei 70kg KG)*
bei Bedarf	**Antagonisierung von Midazolam bei Überdosierung, z. B. Atemdepression** (Benzodiazepin-Antagonist)	**Flumazenil** → 433	*ini 0.01mg/kg (bis zu 0.2mg) über 15sec langsam i.v.; wenn sich der gewünschte Effekt nach weiteren 45sec nicht einstellt, weitere Dosis 0.01mg/kg (bis 0.2mg), bei Bedarf in 60-s-Interv. wdh.*

66 Riphaus A et al. Update S3-Leitlinie "Sedierung in der gastrointestinalen Endoskopie" 2014. Leitlinie 021/014 der AWMF, aktualisierter Stand 15.5.2015, gültig bis 14.5.2020; (Stand Mai 2022: in Überarbeitung); S. 84, Absatz 3.3.2 Überwachung der Sedierung: "Bei einer Endoskopie mit Sedierung soll eine Person ausschließlich für die Durchführung und Überwachung der Sedierung zuständig sein. Diese Person soll in der Überwachung von Patienten, die Sedativa, Hypnotika und/oder Analgetika erhalten, speziell und nachweislich geschult und erfahren sein". Wann immer der Patient ein erhöhtes Risiko aufweist oder ein langwieriger und aufwendiger Eingriff zu erwarten ist, soll ein zweiter, entsprechend qualifizierter Arzt zugegen sein, der ausschließlich die Durchführung und Überwachung der Sedierung sicherstellt.

67 Riphaus A et al. AWMF 021/014 (s.o.) S. 43, Absatz Intermittierende Propofol-Bolusapplikation

T 5 Nephrologie – Therapie (D. Brodmann)

T 5.1 Akutes Nierenversagen (Prinzipien)[1, 2]

Definition und Stadieneinteilung nach AKIN-Kriterien (Acute Kidney Injury Networks)

Stadium	Kreatinin	Urin
1	1.5–1.9 x Ausgangswert oder ≥ 0.3mg/dl (≥ 26µmol/l)	< 0.5ml/kg/h für 6–12h
2	2.0–2.9 x Ausgangswert	< 0.5ml/kg/h für > 12h
3	≥ 3 x Ausgangswert oder ≥ 4mg/dl (≥ 354µmol/l)	< 0.3ml/kg/h für ≥ 24h oder Anurie für ≥ 2h

Allgemein

- Behandlung der Grundkrankheit
- Medikamente (zeitweise) absetzen, die die Autoregulation der Niere stören (ACE-Hemmer, AT-I-Blocker, NSAID, Spironolacton), nephrotox. Medik. möglichst absetzen (z.B. Aminoglykoside)
- Medikamente absetzen, die bei Niereninsuffizienz kontraindiziert sind (z.B. Metformin)
- Dosisanpassung der Medikation an die Nierenfunktion
- Kalium- und phosphatarme Kost
- Bilanzieren, Euvolämie (ZVD 5–10) anstreben, Flüssigkeitszufuhr = 500ml + Diuresemenge/d
- Kontrolle der Elektrolyte (inkl. Ca/P und BGA)
- Ernährung: hochkalorisch (20–30kcal/kgKG/d), eiweißreduziert (0.6–0.8g/kgKG/d, Patient an Dialyse 1–1.5g/kgKG/d)

Hyperhydratation: Flüssigkeitszufuhr reduzieren

evtl.	**Schleifendiuretikum** (Diuresesteigerung)	**Furosemid** → 42	*ini 20-40mg 1 x/d, wenn unzureichend 10–50mg/h, max. 1500mg/d (je nach Diurese)*

Hyperkaliämie: Kaliumzufuhr reduzieren (Kalium in Infusionen, z. B. Jonosteril, Kaliumsupplemente? Kaliumreiche Nahrungsmittel?)

evtl.	**Kationenaustauscher** (Hyperkaliämie-Therapie)	**Resonium** → 410	*3-4 x 15g/d p.o., evtl. auch Einlauf (bei Bedarf)*
oder		**Patiromer** → 410	*1 x 8.4– max. 25.2mg/d p.o.*
od./u. evtl.	**Redistribution** (Hyperkaliämie-Therapie)	**Glukose 10% + Insulin**	*500ml + 10-20IE über 1h i.v. (bei Bedarf)*
oder/ und evtl.	**Membranstabilisierend** (Hyperkaliämie-Therapie)	**Kalziumglukonat 10%** → 299 (10ml = 2,3 mmol Ca^{+})	*2.3-4.5mmol i.m. od. langs. i.v. bei schwerer Hyperkaliämie u. Rhythmusstörungen; kein Einfluss auf Kalium*
oder evtl.	**Puffer, Redistribution**	**Natriumhydrogencarbonat 8.4%** → 304 (100ml = 100mmol HCO_3^-)	*BE x 0.3 x kg = mmol, max. 1.5mmol/kgKG/h i.v. (50% d. Bed. in ersten 2h, langs. geben); nur bei Azidose*

Metabolische Azidose			
evtl.	**Puffer** (Azidosetherapie)	**Natriumbicarbonat**	*ini mit 3 x 1-2g p.o., dann je nach BGA*
		Natriumhydrogen-carbonat 8.4% → 304 (100ml = 100mmol HCO_3^-)	*BE x 0.3 x kg = mmol, max. 1.5mmol/kg/h i.v. (50% d. Bed. in ersten 2h, langs. geben)*
Hyperphosphatämie: Phosphatarme Kost			
	Phosphatbinder	**z.B. Ca-Acetat** → 113	*3 x 1-2 Tbl. zu Mahlzeiten*
Versagen der konservativen Therapie			
evtl.	**Nierenersatzverfahren – Dialyseindikation: „Vokal"-Regel** • **A** Metabolische Azidose (pH < 7.1) • **E** Elektrolyte: Hyperkaliämie (> 6.5 und/oder Rhythmusstörungen), Hyperkalzämie • **I** Intoxikation, z.B. Ethylenglykol • **O** Ödeme: pulmonale Überwässerung „fluid lung" u./od. periph. Ödeme • **U** Urämie: Kreatinin, Harnstoff, urämische Serositis mit Pleura/-Perikarderguss		

[1] Schmidt C, Akutes Nierenversagen: Pathophysiologie und klin. Management. DMW 2008; 133:542.
[2] Alscher MD et al; Nosokomiales akutes Nierenversagen. Dtsch Arztebl Int 2019; 116: 149-58

T 5.2 Chronische Niereninsuffizienz [3, 4, 5, 6, 7]

Definition chronische Nierenerkrankung:
- pathologischer Nierenbefund (Histologie, Urinsediment, Bildgebung) und/oder
- glomeruläre Filtrationsrate (GFR) von < 60ml/min/1.73m^2 während mindestens 3M

Stadien der Niereninsuffizienz nach K/DOQI und KDIGO

K/DOQI-Stadium	GFR	KDIGO	Proteinurie			ICD 10
			A1	A2	A3	
			Mikraltest (-) Urinstix (-)	Mikraltest (+) Urinstix (-)	Mikraltest (+) Urinstix (+)	
			≤ 30mg/d	30–300mg/d	≥ 300mg/d	
I	≥ 90ml/min GFR normal oder ↑	G1	G1A1			N18.1
II	60–89ml/min GFR leicht ↓	G2				N18.2
III	45–59 ml/min GFR leicht bis mittelschwer ↓	G3a				N18.3
	30–44ml/min GFR mittelschwer bis schwer ↓	G3b				N18.3
IV	15–29 ml/min GFR schwer ↓	G4				N18.4
V	< 15 ml/min Nierenversagen	G5			G5A3	N18.5

Die KDIGO unterteilt das Stadium 3 nach K/DOQI in 2 Schweregrade (a und b) und bezieht das Ausmaß der Proteinurie ein. Diese Einteilung gilt auch für die diabetische Nephropathie.

(dunkelgrün)	Beobachten, ca. jährliche Blutentnahmen/Kontrollen
(hellgrau)	Beobachten, ca. jährliche Blutentnahmen/Kontrollen
(weiß)	Beob., jährl. Kontr.; Ü an Nephrol. bei Proteinurie > 300mg/d u./od. rascher Progr. (GFR ↓ > 5ml/min/J (> 10ml/min/5J), GFR-Baseline ↓ > 25%, Albuminuriekat. ↓), pathol. Urinsed.
(dunkelgrau)	Überw. an Nephrologen, Kontr. nach Grad und Progression der Niereninsuff. 3–12 x/J

T 5.2.1 Therapiemaßnahmen [3, 4, 5, 6, 8, 9]

1. Allgemeines Ziel: Grunderkrankung behandeln/Progression verzögern

a) Bei Erstdiagnose Abklärung der Grunderkrankung und – wenn möglich – Therapie

b) Verzögerung der Progression durch:

- Vermeidung nephrotoxischer Substanzen (Kontrastmittel, NSAID etc.) bzw. Prophylaxe des Nierenfunktionsverlusts bei Anwendung dieser Medikamente
- Bei diab. Nephropathie (ab Mikroalbuminurie) und bei Proteinurie (spätestens ab > 1 g/24h) ACE-Hemmer oder AT-I-Blocker (auch bei normalem RR, Kreatinin und Kalium kontrollieren)

c) Behandlung der kardiovaskulären Risikofaktoren:

Blutdruck[9]	• RR-Ziel chronische Niereninsuffizienz: systolisch < 120mmHg • Risikoabwägung/Abwägung der Nebenwirkungen insbesondere bei älteren Pat. • RR-Ziel nach Nierentransplantation: <130/80mmHg • ACE-Hemmer oder AT-I-Blocker bevorzugen, falls keine Kontraindikation • Salzarme Diät (2g Natrium/d)
Blutzucker[9] **Diabetiker**	• Ziel-HbA1c 6.5–8% je nach Alter und Risikoprofil • Hohes Risiko für Hypoglykämie, schwere Begleiterkrankungen oder verminderte Lebenserwartung ⇒ HbA1c nicht unter 7% • SGLT2-Hemmer bei GFR > 30ml/min bevorzugen • Metformin kann bei GFR > 3ml/min verwendet werden • ACE-Hemmer oder AT1-Blocker bei Proteinurie
Lipide	• Bei Erstdiagnose einer chronischen Nierenerkrankung Lipidstatus bestimmen • Bei LDL > 4.9mmol/l (> 190mg/dl) od. Triglyz. > 11.3mmol/l (> 1000mg/dl) weiter abklären • Folgende Patientengruppen mit NI mit Statin oder Statin/Ezetimib behandeln: – 18- bis 49-Jährige mit ≥ 1 RF (KHK, D.m.) > 10% Risiko für kardiovask. Ereignis – > 50-Jährige. – Transplantierte • Kontrollmessungen laut KDIGO nicht notwendig • Wenn ein LDL-Ziel angestrebt wird, gelten die Zielwerte für hohes und sehr hohes Risiko als Orientierung[9] (LDL-Ziel < 1.4mmol/l bzw. < 55mg/dl) [11] • Bei Dialysepatienten soll keine Therapie begonnen werden, eine vor Dialysebeginn bestehende Therapie sollte jedoch bei Dialysebeginn weitergeführt werden • Empf. Maximaldosis der Statine ab GFR < 60ml/min: Fluvastatin 80mg/d, Atorvastatin 20mg/d, Rosuvastatin 10mg/d, Simvastatin/Ezetmib 20/10mg/d, Pravastatin 40mg/d, Simvastatin 40mg/d, Pitavastatin 2mg/d, Lovastatin nicht untersucht • Bei Hypertriglyzeridämien Lebensstil ändern, keine Medikation empfohlen
Harnsäure	• Behandeln bei Z.n. > 1 Gichtanfall, Gichttophi oder Harnsäure > 8mg/dl (476 µmol/l) und erfolgloser nichtmedikamentöser Therapie • Harnsäuresenkung < 6mg/dl (357 µmol/l) verzögert evtl. Progression der NI [7]
Lifestyle	• Je n. Toleranz u. Herzgesundheit sportliche Betätig. (mind. 5 x/W für 30 min/150min/W) • Nikotinstopp • BMI von 20–25kg/m² anstreben

d) Anderes:		
Trinken	Trinkmenge nach Durst	
Protein-restrik-tion	• Patienten mit NI sollten eine Proteinaufnahme > 1,3g/kg KG/d vermeiden. • Bei GFR < 30 ml/min ohne Dialyse Proteinzufuhr auf 0,8g/kg KG/d reduzieren (Aufklärung und diätet. Begleitung, um Mangelernährung zu vermeiden).	
	SGLT-2-Inhibitor (auch ohne D.m.)	**Dapagliflocin** → 118: 10mg 1-0-0

3 KDIGO Clin. Pract. Guideline for the Evaluation and Management of Chronic Kidney Disease, 2013.
4 KDIGO Clinical Practice Guideline for Anemia in Chronic Kidney Disease, 2012.
5 KDIGO 2017 Clinical Practice Guideline for the Diagnosis, Evaluation, Prevention, and Treatment of Chronic Kidney Disease-Mineral and Bone Disorder (CKD-MBD).
6 KDIGO Clinical Practice Guideline for Lipid Management in Chronic Kidney Disease, 2013.
7 LEVY et al. Progression von hyperurikämen Patienten, Journal of Rheumatology, April 1, 2014.
8 Fleig S et al. Chron. präterm. Niereninsuff. – Was ist gesichert in der Therapie? Der Internist 12/2016.
9 KDIGO 2021 Clin. Pract. Guideline for the Management of Blood Pressure in Chronic Kidney Disease.

T 5.2.2 Folgeerkrankungen, Komplikationen[3, 4, 5, 6]

Nephrologen hinzuziehen			
Renale Anämie			
evtl.	**Eisensubstitution**	**Eisen-II-Ion** → 148	*100mg/d p.o.*
oder		**z.B. Eisen-III-Hydroxit-Polymaltose-Kompl.** → 148	*je nach Ferritin und Verlauf 200-1000mg ED i.v.*
evtl. pl.	**Hormon Erythropoeitin**	**z.B. rHu-Epo** → 149 ff.	*nach Hb s.c. oder i.v.*
Renale Osteopathie, sekundärer Hyperparathyreoidismus			
	Phosphatarme Ernährung		
	Phosphatbindung (Osteopathie-Therapie)	**z.B. Ca-Acetat** → 113	*3 x 1-2Tbl. p.o. zu den Mahlzeiten (je nach Phosphat)*
plus	**Vitamin D**	**Colecalciferol** → 153	*nach 25-OH-Vit.-D-Spiegel (> 75nmol/l; > 30ng/ml)*
oder	**Vitamin D** (25-OH-Vit. D)	**Calcifediol** → 153	*30µg morgens*
evtl. plus	**Vitamin D** (Osteopathie-Therapie)	**z.B. Calcitriol** → 153	*ini 0.25mg 3 x/W p.o. (dann nach PTH)*
oder	**Vit.-D-Rez.-Agonist (VDRA)** (Osteopathie-Therapie)	**Paracacitol** → 153	*nach PTH; ini 1µg/d p.o. oder 5µg i.v. nach jeder HD*
oder/ und	**Calcimimetikum** (Osteopathie-Therapie)	**Cinacalcet** → 131	*ini 30mg/d p.o., Anpassg. n. PTH bis max. 180mg/d, Ca^{2+} beachten/kontrollieren*
oder		**Etelcalcetid** → 131	*ini 3x5mg/W i.v. zur Dialyse, Anpassg. nach PTH bis max. 180mg/d, Ca^{2+} kontrollieren*
Metabolische Azidose			
	Puffer (Azidosetherapie)	**Natriumbicarbonat**	*ini 3 x 1-2g p.o., dann n. BGA*

Hyperhydratation			
	Trinkmenge reduzieren: 1–1.5l/d reichen aus, bei Dialysepatienten Urinmenge + 500ml		
	Schleifendiuretikum (Diuresesteigerung)	**Furosemid** → 42	*2 x 40–500mg/d p.o. (max. 2000mg/d)*
oder		**Torasemid** → 42	*1 x 10–200mg/d p.o.*
evtl. pl.	**Thiaziddiuretikum**	**Xipamid** → 43	*1 x 10–40mg/d p.o.*
Hyperkaliämie			
	Kaliumzufuhr reduzieren (Ernährungsberatung!)		
evtl.	**Kationenaustauscher** (Hyperkaliämie-Therapie)	**Resonium** → 410	*1–2 x 15g/d p.o.*
oder		**Patiromer** → 410	*1 x 8.4– max. 25.2mg/d p.o.*

T 5.2.3 Diabetische Nephropathie[10, 11, 14]

Wichtig: korrekte BZ-Einstellung und Therapie der kardiovaskulären RF
Zielwerte:
- HbA1c < 6.5-7.5% je nach Begleiterkrankungen
- Blutdruck < 140mmHg systolisch, um 80mmHg diastolisch, bei Mikroalbuminurie ggf. ≤ 130/80mmHg (ACE-Hemmer oder ARB bevorzugen)
- ACE-Hemmer oder ARB bei Hypertonie u./od. Albuminurie bis zur maximal tolerablen Dosis
- LDL-Cholest. < 55mg/dl (< 1.4mmol/l) od. Redukt. > 50% vom Ausgangswert, Statine bevorzugen
- Nikotinverzicht
- Meiden nephrotoxischer Substanzen (NSAID, Kontrastmittel)
- Eiweißdefinierte Ernährung (0.8g/kg KG/d für Nichtdialysepat., 1-1.2g/kg KG/d für Dialysepat.)
- Gewichtsreduktion bei adipösen Patienten
- Körperliche Aktivität kumulativ 150min/Woche anstreben
- Je nach Schwere der NI Anpassung der Medikation und Therapie der Folgeerkrankungen
- Cave: Zul. der Antidiabetika bei NI; ggf. Insulinbedarf ↓ bei schlechterer Nierenfunktion
- Siehe auch Therapie der chronischen Niereninsuffizienz (NI)

	ACE-Hemmer (Renoprotektivum)	**z.B. Ramipril** → 25	*1 x 2.5–10mg p.o.*
oder	**AT-II-Rez.-Antagonist**	**z.B. Losartan** → 27	*1 x 25–100mg/d p.o.*

T 5.2.4 Nephrotisches Syndrom[10, 12, 13]

Therapeutische Maßnahmen:
- Behandlung der Grundkrankheit
- Salzarme Kost (< 5g Salz/d ≤ 2g Natrium/d)
- Proteinarme Diät ist umstritten wegen des meist hohen Eiweißverlusts, aber eine größere Eiweißzufuhr aus tierischen Quellen ist zu vermeiden (0.8-1g/kg KG/d)
- Gewichtsreduktion bei adipösen Patienten (Mangelernährung vermeiden)
- Nikotinstopp wirkt antiproteinurisch
- Aggressive Blutdruckeinstellung (Ziel < 120/80mmHg)
- Statin, wenn keine Besserung des Lipidstatus unter Therapie der Grunderkrankung
- Blutzuckerkontrolle nach individuellem Risikoprofil HbA1c 6,5–7,5%
- Nephrotoxische Substanzen meiden (NSAID, Kontrastmittel)
- OAK nach thromboembol. Ereignis mind. 6–12M bzw. solange der Patient nephrotisch ist
- Thromboseprophylaxe in Risikosituationen

Therapeutische Maßnahmen (Fortsetzung):

- Prophylaktische Antikoagulation (oral oder niedermol. Heparine i.v.) bei membranöser GN und Albumin < 2g/dl (lt. UpToDate schon ab < 3g/dl und niedrigem Blutungsrisiko) erwägen
- Impfungen gg. Influenza und Pneumokokken (keine Lebendimpfung bei Immunsuppression)
- Therapie der Folgeerkrankungen bei Niereninsuffizienz (s. Kap. T 5.2.2)

	ACE-Hemmer (Renoprotektivum)	**z.B. Ramipril** → 25	*1 x 2.5-10mg p.o.*
oder	**AT-II-Re.-Antagonist**	**z.B. Losartan** → 27	*1 x 25-100mg/d p.o.*
	Schleifendiuretikum (Diuresesteigerung).	**Furosemid** → 42	*2 x 40-500mg/d p.o. (MTD 2000mg) od. 20-500mg/d i.v.*
oder		**Torasemid** → 42	*1 x 10-200mg/d p.o.*
evtl. pl.	**Benzothiadiazindiuretikum**	**Hydrochlorothiazid** → 44	*1 x 25-50mg/d p.o.*
oder plus	**Thiazidderivatdiuretikum** (Diuresesteigerung)	**Xipamid** → 44	*1 x 10-40mg/d p.o.*
evtl. plus	Bei schwerer Hypoalbuminämie zur passageren Besserung des onkotischen Drucks		
	Albumin	**Albumin 20%**	*20g Albumin/d i.v.*
	HMG-CoA-Reduktase-hemmer (intrazell. Cholesterinsynthese ↓, LDL ↓, HDL ↑)	**z.B. Simvastatin** → 124	*1 x 20mg/d p.o. zur Nacht (je nach Therapie der Grundkrankheit, Blutfette)*

[10] nvl – Nierenerkrankungen bei Diabetes im Erwachsenenalter; Stand: 09/2015, gültig bis 12/2017 (aktuell noch in Überarbeitung)
[11] 2019 ESC/EAS Guidelines for the management of dyslipidaemias: lipid modification to reduce cardiovascular risk: The Task Force for the management of dyslipidaemias of the ESC and EAS,, European Heart Journal, Volume 41, Issue 1, 1 January 2020, Pages 111-188
[12] www.uptodate.com; Recherche 5/2022
[13] A. Keil, T.B. Huber; Nephrotisches Syndrom bei Erwachsenen – Klinik, Diagnostik, symptomatische und supportive Therapie, Nephrologe 2013 · 8:156-164
[14] KDIGO 2020 Clinical Practice Guideline for Diabetes Management in Chronic Kidney Disease

T 5.3 Glomerulonephritis[12, 15]

T 5.3.1 Akute postinfektiöse GN

z.B. Immunkomplexnephritis nach Streptokokkeninfektion, v.a. bei Kindern

Therapeutische Maßnahmen:

- Sanierung des Infektionsherds, sofern noch vorhanden
- Zusätzlich supportive Therapie (wie Therapie des akuten Nierenversagens)
- Bei > 30% involvierten Glomeruli in der Nierenbiopsie Prednisolonstoßtherapie

	Benzylpenicillin (Antibiose)	**Penicillin G** → 215	*4-6 x 0.5-10 Mio.IE/d i.v. (7-10d)*
oder	**Makrolid** (Antibiose)	**Erythromycin** → 230	*3x500mg/d p.o., 4x0.5-1g/d i.v.; 7-10d, bei Penicillinallerg.*

Eventuell Antibiotikaprophylaxe während einer Epidemie mit nephritogenen Streptokokken zur Vermeidung weiterer Episoden

T 5.3.2 Staphylokokkenassoziierte GN[15, 16]

z.B. Immunkomplexnephritis während/kurz nach Infektion, v.a. bei Erw.

Therapeutische Maßnahmen:
- Sanierung des Infektionsherds (am häufigsten: Haut, Lunge, Herz, tiefe Abszesse, HWI)
- Supportive Therapie wie Niereninsuffizienz und nephrotisches Syndrom
- **Keine** Immunsuppression

[15] KDIGO 2021 Clinical Practice Guideline for the Management of Glomerular Diseases.
[16] Der Internist, Heft 5/2019, Springer-Verlag.

T 5.3.3 Minimal-Change-GN[12, 15, 16]

Alle Patienten: Therapie wie bei nephrotischem Syndrom und chron. Niereninsuffizienz
Assoziiert mit (auslösende Ursache suchen und, falls möglich, beseitigen):
- Medikamenten (NSAID, COX-2-Hemmer, Ampicillin, Rifampicin, Cephalosporine, Lithium-D-Penicillamine, Bisphosphonate, Sulfasalazine, Impfungen, Gamma-Interferon)
- Neubildungen (v.a. hämatologische: Lymphome, Leukämie; selten solide Tumore: Thymom, Nierenzell-Ca, Mesotheliom; Bronchial-, Kolon-, Blasen-, Mamma-, Pankreas-, Prostata-Ca)
- Infektionserkr. (Syphilis, Tbc, HIV, Mykoplasmen, Ehrlichiose, Hepatitis C, Echinokokkose)
- Allergien, Atopie
- Andere glomeruläre Erkrankungen (SLE, DM 1, HIV-Nephropathie, polyzystische Nierenerkr.)

ini (u. 1. Relaps n. Remission)	**Glukokortikosteroide**	**Prednisolon** → 207 **oder** **Prednison** → 207	*1mg/kg KG/d p.o. (max. 80mg) für 4–16W (bis Remission); n. Remiss. über 6M ausschl. (in 5-mg-Schritten alle 5d bis 20mg, dann 2.5-mg-Schr.)*
Relaps, Steroidresistenz (keine Remission n. 16W, Diagnose überprüfen), Steroid-Kontraind.			
	Alkylanz (immunsuppressiv)	**Ciclosporin** → 274	*3-5mg/kg KG/d p.o. in 2 ED für 12W/bis Remiss., dann über 6M ausschleichen (Zielspiegel 150-200ng/ml)*
oder		**Tacrolimus** → 275	*0.05mg/kg KG/d p.o. in 2 ED (Zielsp. 4-7µg/l) für 12W/bis Rem., dann üb. 6M ausschl.*
evtl. plus	**Glukokortikosteroide**	**Prednisolon** → 207 **oder** **Prednison** → 207	*0.15-0.2mg/kg KG/d*
oder	**Antimetabolit**	**Mycophenolatmofetil** → 275	*2 x 0.5g/d für 1W, dann 2 x 1g/d für 6M*
oder		**Mycophenolsäure** → 275	*2 x 360mg/d für 1W, dann 2 x 720mg/d für 6M*
evtl. plus	**Glukokortikosteroide**	**Prednisolon** → 207 **oder** **Prednison** → 207	*0.5mg/kg KG/d bis Remiss., dann üb. 6W ausschleichen*
Relaps nach/fehlendes Ansprechen			
	Anti-CD20-Antikörper	**Rituximab** → 185 (off label)	*ini 1g und 1g nach 14d*
plus	Supportivtherapie zur Immunsuppression		

T 5.3.4 Membranöse GN [12, 15, 16]			
Sekundäre Formen (PLA2R-AK negativ, Grunderkrankung behandeln!) assoziiert mit: • Systemkrankheiten (Systemischer Lupus erythematodes [WHO Klasse V], Sarkoidose) • Medikamente (Penicillamine, Bucillamine, Gold, Anti-TNF-Therapie, Tiopronin, NSAID, Diabetestherapie mit Schweineinsulin) • Infektionen (Hepatitis-B-Virus, Hepatitis-C-Virus) • Malignomen (Lunge, Niere, Mamma, GI, selten hämatologische oder Lymphome) • Zustand nach Stammzelltransplantation, Nierentransplantation **Bei akuter Verschlechterung der Nierenfunktion suchen nach:** • Bilateraler Nierenvenenthrombose • Interstitieller Nephritis/Medikamententoxizität • Zusätzlicher Glomerulonephritis **Alle Patienten:** Therapie wie bei nephrot. Syndrom und chronischer Niereninsuffizienz Nach Ausschluss sekundärer Ursachen (bzw. PLA2R-Antikörper positiv) rasche immunsuppressive Therapie der idiopathischen membranösen GN bei hohem Risiko, **ausgedrückt durch mindestens 2 der folgenden Punkte:** • Serum-Kreatinin > 1,5m/dl (> 133µmol/l) • Progressive Verschlechterung der Nierenfunktion > 25ml/min in den letzten 2 Jahren • Schweres nephrotisches Syndrom (Albumin < 2,5g/dl und refraktäre Ödeme) oder thromboembolische Ereignisse **oder wenn nach einem Beobachtungszeitraum von 3–6 M folgende Kriterien erfüllt sind:** • Proteinurie > 4 g/d • Anstieg der Proteinurie um 50% des Ausgangswerts • Keine Besserung unter antihypertensiver/antiproteinurischer Ther. **oder** schwere, lebensbedrohl. Symptome des nephrotischen Syndroms **oder** Verschlechterung der GFR um > 35% in 6–12M **Keine immunsuppressive Therapie wenn** • Kreatinin > 3.5 mg/dl (309µmol/l)/eGFR < 30ml/min • Kleine Nieren im Ultraschall (< 8cm) • Patienten an einer lebensbedrohlichen Infektion erkrankt sind • Oder das Risiko der Progression niedrig ist: GFR-Verlust < 25% in den letzten 6 M, Proteinurie < 4g/d, PLA2R-Antikörper < 50RU/ml oder Abfall um > 25% in 3-6 M)			
Initiale Therapie, stabile Nierenfunktion			
	Anti-CD20-Antikörper	**Rituximab** → 185 (off-label)	*1g i.v. W0 und 2, bei Persistenz zusätzlich M6*
oder	falls Rituximab nicht möglich ist		
	Glukokortikosteroide	**Prednisolon** → 207	*10mg alle 2d für 6M*
plus	**Transkriptionsfaktor-hemmung**	**Ciclosporin** → 274	*3–5mg/kgKG/d p.o. in 2 ED (Zielspieg. 120-200µg/l) 6M; über 2-4M ausschleichen, wenn Proteinurie < 300g/d; Dosis halbieren, wenn Proteinurie < 3.5g/d*

oder	**Transkriptionsfaktor-hemmung**	**Tacrolimus** → 275	*0.05mg/kgKG/d p.o. in 2 ED (Zielsp. 3–5µg/l); falls kein Ansprechen n. 2M, Zielsp. auf 5–8 erhöhen; Ther. 12M, dann üb. 6M ausschleichen*
Eingeschränkte Nierenfunktion, rasche Progression oder wenn Rituximab nicht möglich			
	Glukokortikosteroide	**Methylprednisolon** → 207	*1g/d i.v. an d1-3 zu Beginn von M1, 3, 5*
dann		**Prednisolon** → 207	*0.5mg/kgKG/d p.o. M1, 3, 5 an den d 4–30*
plus	**Alkylanz** (immunsuppressiv)	**Cyclophosphamid** → 157	*1.5–2mg/kgKG/d p.o. M2, 4, 6; DANI beachten*
oder		**Chlorambucil** → 157	*0.15-0.2mg/kgKG/d p.o. M 2, 4, 6*
Resistente Erkrankung, wenn vorher Cyclophosphamid oder Chlorambucil			
	siehe initiale Therapie		
Resistente Erkrankung, wenn vorher Rituximab oder Calcineurininhibitor			
	siehe initiale Therapie → 541		
plus	Supportivtherapie zur Immunsuppression		
Jeweils nach 6 Monaten (je nach Ansprechen) Entscheidung über weitere Therapie: • Komplette und partielle Remission ⇒ Therapiedauer wie beim Medikament beschrieben • Kein Ansprechen ⇒ Therapiestopp, ggf. alternative Therapie			

T 5.3.5 Fokal segmental sklerosierende GN (FSGS) [12, 15, 16]

Alle Patienten: Therapie wie bei nephrotischem Syndrom und chron. Niereninsuffizienz
Sekundäre FSGS: Behandlung der Grundkrankheit
Assoziiert mit: Toxinen (z.B. Heroin, Interferon, Ciclosporin, Pamidronat), genetischen Abnormalitäten, Infektionen (inkl. HIV), atheroembolischen Ereignissen, Erkrankungen (als physiologische Antwort) mit glomerulärer Hyperfiltration/Hypertrophie (verminderte Nierenmasse, renale Vasodilatation, unilaterale Nierenagenesie, vorangegangenes Nierentrauma)
Primäre FSGS ohne nephrotisches Syndrom und normale Nierenfunktion: supportive Ther. (ACE-Hemmer od. AT-I-Blocker) und beobachten; hohe Rate an Spontanremissionen

Primäre FSGS mit nephrotischen Syndrom			
	Glukokortikosteroide	**Prednisolon** → 207	*1mg/kgKG/d p.o. (max. 80mg) od. 2mg/kgKG (max. 120mg) alle 2d; wenn nach 2-3M komplette Remission, üb. 3M ausschleichen; wenn nach 3M partiell Remission ausschleichen über 3-9M*

Bei Steroidnebenwirkungen, Steroidresistenz oder KI für hohe Steroiddosen			
	Transkriptionsfaktor-hemmung v.a. bei T-Lymphozyten	**Ciclosporin** → 274	*3-5mg/kgKG/d p.o. in 2 ED (Zielspiegel 100-175ng/ml) für 6M bei kompletter Remission, für 1J bei partieller Remission*
oder		**Tacrolimus** → 275	*0.05-0.1mg/kg KG/d p.o. in 2 ED, (Zielspieg. 5-10ng/ml) für 6M bei kompl. Remiss., für 1J bei part. Remission*
evtl. plus	**Glukokortikosteroide**	**Prednisolon** → 207	*0.15mg/kgKG/d p.o. (max. 15mg) für 6M, dann auf 5-7.5mg/d reduzieren; Ther. solange wie Ciclosporin oder Tacrolimus*
plus	Supportivtherapie zur Immunsuppression		
Bei Steroidresistenz oder KI für Ciclosporin			
	Immunsuppression	**Mycophenolatmof.** → 275	*2x750-1000mg p.o. für 6M*
oder		**Mycophenolsäure** → 275	*2 x 540-720mg/d für 6M*
evtl. plus	**Glukokortikosteroide**	**Prednisolon** → 207	*0.15mg/kgKG/d p.o. (max. 15mg) für 6M, dann auf 5-7.5mg/d reduzieren; Ther. solange wie Ciclosporin oder Tacrolimus*
	Anti-CD20-Antikörper	**Rituximab** → 185	*1g i.v. W0 und 2*

T 5.3.6 Membranproliferative Glomerulonephritis [12, 15, 16]

Grunderkrankung suchen und behandeln

Assoziiert mit:

- immunologischen Erkrankungen (SLE, Sjögren-Syndrom, heredit. Komplement-Mangel, rheumatoide Arthritis, X-chromosomale Agammaglobulinämie, Kryoglobulinämie)
- chron. Inf. (Hep. B u. C, SBE, HIV, EBV, ventrikuloatriale Shuntinfektion, chronische Abszesse, Endokarditis, Schistosomiasis, Malaria, Lepra, TBC, Mycoplasmen, Brucellose)
- thrombotischen Mikroangiopathien (Transplantatglomerulopathie, Antiphospholipid-syndrom, Heilungsphase von TTP/HUS, Sklerodermie)
- Dysproteinämien
- anderen Erkr.: partielle Lipodystrophie, CLL, Factor-H-, -I-, MCP-, Komplementfaktor-3-/-4-Mangel, Plasmazelldyskrasie, M. Waldenström, Leicht-/Schwer-Ketten-Ablagerungen, Melanome, Alpha-1-Antitrypsin-Mangel, Chlorpropamid, NHL, Nierenzell-Ca, splenorenale Shunt-Operation für portale Hypertonie, Transplantatglomerulopathie, Niemann-Pick-Erkr.
- nach Ausschluss sekundärer Formen Therapie der drei möglichen Unterformen

Idiopathische Immunkomplex-vermittelte GN

Patienten ohne nephrotisches Syndrom, ohne Mikrohämaturie, mit normalem Kreatinin: nur supportive Therapie (ACE-Hemmer oder AT-I-Blocker)

Patienten mit nephrotischem Syndrom, (fast) normales Kreatinin			
	Glukokortikosteroide	**Prednisolon** → 207	*1mg/kg KG/d p.o. (max. 60–80mg) für 12–16W, ausschleichen über 6-8M*
Bei Steroidnebenwirkungen, Steroidresistenz oder KI für hohe Steroiddosen			
	Transkriptionsfaktor-hemmung v.a. bei T-Lymphozyten	**Ciclosporin** → 274	*2-4mg/kg KG/d p.o. in 2 ED (Zielspiegel 100-175ng/ml) für 6M bei kompl. Remiss., für 1J bei part. Remission*
oder		**Tacrolimus** → 275	*0.1mg/kgKG/d p.o. in 2 ED, (Zielspiegel 5-10ng/ml) für 6M bei kompletter Remiss., für 1J bei part. Remission*
evtl. pl.	**Glukokortikosteroide**	**Prednisolon** → 207	*10mg/d*
Pat. mit eingeschränkter Nierenfunktion mit signifikanten chronischen Veränderungen oder akuten interstitiellen Veränderungen in der Nierenbiopsie			
	Glukokortikosteroide	**Prednisolon** → 207	*1mg/kg KG/d p.o. (max. 60–80mg) für 12–16W, ausschleichen über 6–8M*
Hohe Prednisondosen werden nicht vertragen oder sind kontraindiziert			
	Purinsynthese-Hemmer	**Mycophenolatmof.** → 275	*2 x 1000mg p.o. für 6M*
evtl. pl.	**Glukokortikosteroide**	**Prednisolon** → 207	*10mg/d*
Falls weiterhin keine Response: Versuch mit Rituximab oder Cyclophosphamid			
Bei rapid progressivem Verlauf Therapie wie bei rapid progressive GN			
C3-Nephritis und Dense Deposit Disease			
Alle Patienten: • ACE-Hemmer oder AT-I-Blocker bei Proteinurie > 500mg/d • Blutdruck einstellen (der direkte Renininhibitor Aliskiren könnte ACE-Hemmer und ATI-Blockern zusätzlich immunologisch überlegen sein) • Hyperlipidämie mit Statinen behandeln **Bei Proteinurie <1.5g/d und normalem Kreatinin:** nur supportive Therapie **Bei Nachweis eines spezifischen Defekts/einer spezifischen Ursache:** • Faktor-H-Defekt: periodische Infusionen von FFP (10-15mlkg KG alle 2W) Monoklonale Gammopathie: zugrundeliegende Neoplasie (Multiples Myelom) suchen			
Keine nachweisbare zugrundeliegende Ursache			
	Purinsynthese-Hemmer	**Mycophenolatmof.** → 275	*2 x 1000mg p.o. für 6M*
plus	**Glukokortikosteroid**	**Prednisolon** → 207	*20mg/d od. 40mg alle 2d für 3M/bis Remission und ausschleichen über 3M*
Kein Ansprechen innerhalb von 6 Monaten			
	Antikörper	**Eculizumab** → 182	*900mg i.v./W für 4-5W, dann 1200mg i.v. alle 2W für bis zu 1J*

Es gibt noch keine evidenzbasierten Therapieempfehlungen. Die Therapie sollte zusammen mit einem spezialisierten Zentrum erfolgen. Immunmodulatorische Therapien mit Mycophenolat u. Steroiden oder Eculizumab zeigte in kleinen Studien Vorteile. Evtl. periodische Infusion von FFP, evtl. Plasmaaustausch. **Bei rapid progressivem Verlauf Ther. wie bei rapid progressiver GN.**

T 5.3.7 IgA-Nephritis[17, 18]

Alle Pat.: Therapie wie bei nephrotischem Syndrom u. chron. Niereninsuffizienz. **Zusätzlich:**

- Nikotinkarenz
- Gewichtsnormalisierung anstreben
- Eiweißaufnahme auf < 0,8g/kg KG/d reduzieren
- Kochsalzaufnahme < 6g/d
- Konsequent RR 120–125/80mmHg einstellen (ACE-Hemmer od. AT1-Antagonisten bevorzugen)
- Proteinurie > 0,5g/d → ACE-Hemmer oder AT1-Antagonisten
- Dapagliflozin 1 x 10mg/d
- Alle Komponenten des metabolischen Syndroms kontrollieren
- Natriumbicarbonat bei allen Patienten mit eingeschränkter Nierenfunktion unabhängig vom Vorliegen einer Azidose

evtl. plus	**Fischölpräparate**	**Mehrfach ungesättigte-3-Fettsäuren** → 126	*> 3.3g/d p.o.*
Bei progressiv aktiver Erkrankung			
Steigendes Kreatinin unter supportiver Therapie, aktive Erkrankung in Nierenbiopsie; Nutzen-Risiko-Verhältnis abwägen (Immunsuppression wird zunehmend zurückhaltend empfohlen)			
	Glukokortikosteroid	**Methylprednisolon** → 207	*1g/d i.v. an d1-3 zu Beginn von M1, 3, 5*
und		**Prednisolon** → 207	*dazw. 0.5mg/kgKG p.o. jed. 2. d f. 6M, dann ausschleichen*
ODER alternative Steroidtherapie			
	Glukokortikosteroid	**Prednison** → 207	*0.8-1mg/kg p.o. für 2M, dann um 0.2mg/kgKG/d pro M reduzieren*
plus	Supportivtherapie zur Immunsuppression		

17 Erley C et al; IgA-Nephropathie und Schönlein-Hennoch-Purpura; Der Nephrologe 2016 11:153-163
18 Seikrit C et al; IgA-Nephropathie; Der Nephrologe 6/2020

Bei sich rasch verschlechternder Nierenfunktion			
	Glukokortikosteroid (antiinflammatorisch, immunsuppressiv)	**Methylprednisolon** → 207	*0.5g/d i.v. für 3d, dann Prednisolon (s.u.)*
		Prednison → 207	*1mg/kgKG/d p.o. (MTD 60mg) f. 4W, üb. 3-4M ausschleich.*
plus	**Alkylanz** (immunsuppressiv)	**Cyclophosphamid** → 157	*0.5g/m² i.v. alle 4W für 6M*
dann	**Purinanalogon** (immunsuppressiv)	**Azathioprin** → 274	*1.5mg/kgKG/d p.o. für 1-2J; Beginn ca. 2W nach letzter Cyclophosphamidgabe (Lc >4.000, neutroph. >1.500)*

T 5.3.8	Rapid progressive GN		
Akuttherapie, bis Ergebnisse der erfolgten Diagnostik/Biopsie vorhanden sind			
	Glukokortikosteroid	**Methylprednisolon** → 207	*500-1000mg/d i.v. für 3d, dann Prednisolon (s.u.)*
evtl. pl.	**Plasmapherese** (bes. bei Pat. mit Hämoptysen u./od. schwerer Nierenfktsstrg./Dialyse)		
T 5.3.9	**Anti-Glomerulumbasalmembran-AK, Goodpasture-Syndrom**		
	Glukokortikosteroid (antiinflammatorisch, immunsuppressiv)	**Methylprednisolon** → 207	*15-30mg/kgKG/d (max. 1000mg/d) i.v. für 3d, dann Prednisolon (s.u.)*
		Prednisolon → 207	*1mg/kgKG/d p.o. (MTD 80mg) bis Remiss., dann 20mg über 6W, über 6M ausschleichen*
plus	**Alkylanz** (immunsuppressiv)	**Cyclophosphamid** → 157	*2mg/kgKG/d p.o. für 2-3M, dann nach Anti-GBM-Titer; bei weiter hohem Anti-GBM nach 6M evtl. umstellen auf Azathioprin; DANI beachten; Pat. > 60J: MTD 100mg/d*
evtl. plus	**Plasmapherese** (4l gegen Albumin 5%/d für 2-3W oder bis keine AK mehr nachweisbar); bei Hämorrhagien oder Blutungsrisiko 1-2l FFP am Ende der Plasmapherese		
Bei Infekt unter Plasmapherese zusätzl. zur antibiotischen Therapie i.v.-Immunglobuline			
plus	Supportivtherapie zur Immunsuppression		
T 5.3.10	**Pauci-Immun-GN, ANCA-assoziierte GN**		
	Glukokortikosteroide (antiinflammatorisch, immunsuppressiv)	**Methylprednisolon** → 207	*7-15mg/kg KG/d (max. 500-1000mg/d i.v. für 3d, dann Prednison (s.u.)*
		Prednison → 207	*1mg/kg KG/d (MTD 60mg) p.o. bis Remission, dann in 2M bis auf 20mg reduzieren, über 3-4M ausschleichen*
plus	**Antikörper**	**Rituximab** → 185	*375mg/m² i.v. 1x/W für 4W; nachfolgende Erhaltungstherapie nicht geklärt, ggf. 375mg/m² nach 6M*
oder	**Alkylanz** (immunsuppressiv)	**Cyclophosphamid** → 157	*Bolus 15mg/kgKG i.v. alle 2W für 3 Dosen, dann alle 3W für 3-6M, Dosisanpassung bei NI und Alter*
oder		**Cyclophosphamid** → 157	*1.5-2mg/kgKG/d p.o. für 6M bzw. 3M über Remission hinaus (cave DANI)*

evtl. plus	**Plasmapherese** (empfohlen bei Patienten mit zusätzl. Anti-GM-AK, evtl. auch bei schwerer pulmonaler Hämorrhagie, fortgeschrittener Niereninsuffizienz oder Dialysepflicht bei Erstdiagnose) 60ml/kgKG Austausch gegen Albumin 5% 7 x über 14d; bei Hämorrhagien oder Blutungsrisiko gegen FFP. Nach Rituximabgabe mit Plasmapheresen 48h pausieren, sonst wird Rituximab mit entfernt.		
plus	Supportivtherapie zur Immunsuppression		
Danach Erhaltungstherapie			
	Purinanalogon	**Azathioprin** → 274	*1.5–2mg/kgKG/d p.o. (max. 200mg/d) für 8–12M*
oder	**Immunsuppression**	**Methotrexat** → 160	*nur bei GFR > 50ml/min; ini max. 15mg/W p.o./s.c., um 2.5mg/W steigern bis auf 25mg/W für 8–12M*
plus		**Folsäure** → 154	*5mg p.o. am Tag nach Methotrexat-Einnahme*
oder	**Antikörper**	**Rituximab** → 185	*375mg/m² i.v. alle 6M f. 2J*
oder	**Purinsynthese-Hemmer** (immunsuppressiv)	**Mycophenolatmofetil** → 275	*1000–1500mg 2 x/d p.o.*

T 5.3.11 Lupusnephritis (LN)

Alle Patienten: Therapie wie bei nephrotischem Syndrom und chron. Niereninsuffizienz			
Immunsuppressive Therapie (für die Nieren) bei: • Diffus oder fokal proliferativer Lupusnephritis • Ausgewählten Patienten mit membranöser Lupusnephritis, besonders mit schwerem nephrot. Syndrom, erhöhtem Serumkreatinin u./od. assoziierter proliferativer Erkrankung • Minimal mesangialer u. mesangial proliferativer LN **nicht** indiziert (keine Immunsuppression)			
Aktive schwere Erkrankung			
ANV, schwere extrarenale Manifestationen, rapid progressive GN			
ini	**Glukokortikosteroid** (antiinflammatorisch, immunsuppressiv)	**Methylprednisolon** → 207	*250-1000mg/d i.v. für 3d, weiter bei diffuser oder fokal proliferativer LN*
Diffuse oder fokal proliferative Lupusnephritis			
	Glukokortikosteroid (antiinflammatorisch, immunsuppressiv)	**Prednison** → 207j	*60mg/d, dann alle 2W um 10 bis auf 40mg ↓, dann alle 2W um 5 auf 10mg ↓, wenn 4W stabil, in 2.5-mg-Schr. ausschl.*
und	**Alkylanz** (immunsuppressiv)	**Cyclophosphamid i.v.** → 157	*weiße Pat.: 500mg i.v. alle 2W für 6 Zyklen (EURO-LUPUS Study); bei Afro-Amerikanern, -Caribbeans, Hispanics evtl. höher dos.: 0.5-1g/m² i.v./M (6-7M)*
oder			*0.5–1mg/m²*

oder	**Alkylanz** (immunsuppressiv)	**Cyclophosphamid p.o.** → 157	*1–2mg/kg KG/d p.o. (max. 150mg/d) f. 2-4M, cave DANI*
oder	**Purinsynthese-Hemmer** (immunsuppressiv)	**Mycophenolatmofetil** → 275	*ini 2 x 500mg/d p.o. 1W, dann 2 x 1000mg p.o. 1W, dann 2 x 1500mg (nach Anspr./UW) f. 6M, dann Erh.Ther.; bevorzugt bei black and hispanic patients u. Frauen mit Kinderwunsch*
plus	**Antikörper**	**Belimumab** → 211	*10mg/kg KG i.v. an d0, 14 u. 28, dann alle 4W ODER 1x/W 400mg s.c. f. 4 Dosen, dann 200mg 1x/M über die Initialther. hinaus/zusätzl. zur Erhaltungsther. geben*
ODER	**Purinsynthese-Hemmer**	**Mycophenolatmof.** → 275	*2 x 500mg/d*
plus	**Calcineurininhibitor**	**Tacrolimus** → 275	*2 x 1-2mg/d, Zielspiegel 5-7ng/ml*
oder		**Voclosporin**	*2 x 13.7mg/d, nur bei GFR > 45ml/min*
oder		**Ciclosporin** → 274	*2 x 100-200mg/d,, Zielspiegel 100-150ng/ml*
Erhaltungstherapie (12–24 Monate oder länger, je nach Verlauf)			
	Glukokortikosteroid (antiinflamm., immunsuppr.)	**Prednison** → 207	*0.05–0.2mg/kgKG/d p.o., solange Erhaltungsther.*
plus	**Purinanalogon** (immunsuppressiv)	**Azathioprin** → 274	*2mg/kgKG/d p.o. (max. 150-200mg/d) für 1–2J, Beginn ca. 2–4W n. letzter Cyclophosphamid-i.v.-Gabe, bei p.o.-Gabe am Folgetag (Lc > 4000, neutroph. > 1500)*
oder	**Purinsynthese-Hemmer** (immunsuppressiv)	**Mycophenolatmofetil** → 275	*2 x 1000mg/d p.o., Beginn ca. 2-4W n. letzter Cyclophosphamidgabe, falls vorher Cyclophosphamid (Lc > 4000, neutrophile > 1500) für 12–24M oder länger*
plus	Osteoporoseprophylaxe (bei Steroidther.); s. Supportivtherapie zur Immunsuppression		

T 5.3.12 Panarteriitis nodosa/Polyarteriitis nodosa

Sekundäre PAN

Assoziiert mit (→ suchen und behandeln): Kollagenosen (SLE, rheumatoide Arthritis, Sjögren Syndrom), chronisch viralen Infekten (Hepatitis B oder C), Haarzell-Leukämie

Idiopathische PAN			
Milder Verlauf: normale Nierenfkt., keine neurol. oder GI-Symptome, isolierte Hautsymptome			
	Glukokortikosteroid (antiinflammatorisch, immunsuppressiv)	**Prednison** → 207	*1mg/kgKG/d p.o., max. 60–80mg/d für 4W, über 2–3M auf 20mg reduz., dann sehr langs. üb. 6–9M ausschleich.*
Idiopathische PAN, Glukokortikoidresistenz od. hohe Glukokortikoiddosen nicht erwünscht			
	Glukokortikosteroid (antiinflammatorisch, immunsuppressiv)	**Prednison** → 207	*1mg/kgKG/d p.o., max. 60–80mg/d für 4W, rasch ↓ auf < 10mg/d p.o. für 6-9M*
plus	**Purinanalogon**	**Azathioprin** → 274	*2mg/kgKG/d p.o. in 2 ED*
oder	**Immunsuppression**	**Methotrexat** → 160	*20–25mg/W p.o. oder s.c. plus Folsäure 5mg p.o. am Tag n. Methotrexatgabe*
oder	**Purinsynthese-Hemmer** (immunsuppressiv)	**Mycophenolatmofetil** → 275	*500–1000mg 2–3x/d p.o. für 1–2J*
Lebensbedrohlicher Verlauf (initiale Therapie plus Prednisolonbolustherapie)			
	Glukokortikosteroid (antiinflammatorisch, immunsuppressiv)	**Methylprednisolon** → 207	*7–15mg/kgKG/d i.v. (max. 1000mg/d) für 3d, dann Prednison (s.o.)*
Moderate und schwere PAN			
Niereninsuffizienz, Mesenterialarterienischämie, Mononeuropathia multiplex			
	Glukokortikosteroid (antiinflammatorisch, immunsuppressiv)	**Prednison** → 207	*1mg/kgKG/d p.o., max. 60–80mg/d für 4W, über 2–3M auf 20mg reduz., dann sehr langs. üb. 6–9M ausschleich.*
plus	**Alkylanz** (immunsuppressiv)	**Cyclophosphamid** → 157	*Bolus mit 600mg/m² KOF i.v. alle 2W für insges. 3 Gaben, dann alle 4W f. 4M, DANI!*
oder			*15mg/kg KG W0-2-4, dann alle 3W für 4M, DANI!*
oder			*2mg/kg KG/d p.o. für 6-9M, DANI beachten*
Danach Erhaltungstherapie			
	Purinanalogon	**Azathioprin** → 274	*2mg/kgKG/d p.o. für inges. 18M Immunsuppression*
oder	**Immunsuppression**	**Methotrexat** → 160	*20–25mg/W p.o./s.c. plus Folsäure 5mg p.o. am d nach Methotrexatgabe, für 18M*
oder	**Purinsynthese-Hemmer** (immunsuppressiv)	**Mycophenolatmofetil** → 275	*500-1000mg 2–3x/d p.o. für 1-2J*

T 5.3.13 Kryoglobulinämie

- Immer Hepatitis B/C, Endokarditis, Plasmozytom/Waldenström ausschließen bzw. behandeln
- Bei milden Formen ggf. Verlaufsbeobachtung
- Bei Endorganschäden (Vaskulitis und/oder Thrombose) aggressive Therapie

	Glukokortikosteroide (antiinflammatorisch, immunsuppressiv)	**Methylprednisolon** → 207	*7-15mg/kgKG i.v. für 3d (MTD 1000mg), dann Prednison (s.u.)*
		Prednison → 207	*1mg/kgKG (MTD 80mg) p.o. für 2-4W, dann 40mg/d für 2-4W, dann 20mg/d für 2-4W, dann langsam ausschleichen*
evtl. plus	Bei respiratorischer Insuffizienz, pulmonalen Hämorrhagien, intestinaler Vaskulitis und rapid progressive Glomerulonephritis: Plasmapherese (Austausch von 1 Plasmavolumen 3 x/W für 2-3W gegen GEWÄRMTES Albumin)		
plus	**Antikörper**	**Rituximab** → 185	*375mg/m² i.v. 1x/W für 4W*
oder			*1000mg W0 und W2*
oder	nur wenn Rituximab nicht möglich ist		
	Alkylanz (immunsuppressiv)	**Cyclophosphamid** → 157	*2mg/kg KG/d p.o. für 2-3M (bei GFR < 30ml/min Dosisreduktion um 30%)*
oder			*750mg/kg KG monatlich für 3 Dosen*
plus	Osteoporoseprophylaxe (bei Therapie mit Steroiden); s. Kap. T 5.3.14		

T 5.3.14 Supportive Therapie zur Immunsuppression

Cyclophosphamid (maximale Kumulativdosis 30-60g)			
Kontrazeption, evtl. Kryokonservierung der Spermien, evtl. Gonadenschutz/Ovarialprophylaxe			
Kortikosteroide > 20mg Prednisonäquivalent plus weiteres Immunsuppressivum oder wenn Erkrankung mit Immunsuppression einhergeht			
plus	**Antibiotikum** (Pneumozystis carinii/jirovecii-Pneumonie-Prophylaxe)	**Trimethoprim + Sulfamethoxazol** → 235	*160mg/800mg p.o. 3 x/W für die Behandlungsdauer*
Kortikosteroide (Osteoporoseprophylaxe nach DVO-Leitlinien[19])			
1000mg Ca über Nahrung aufnehmen; wenn dies nicht erreicht wird: medikamentös substitutieren			
evtl. plus	**Vitamin D**	**Colecalciferol** → 153	*800-1000E/d p.o.*

Bei Prednisonäquivalent > 7.5mg/d, > 3M, T-Score < −1.5, Vorhandensein von Wirbelkörperfrakturen			
evtl. plus	**Biphosphonat** (Osteoklastenhemmung)	**z.B. Alendronsäure** → 133	*10mg/d oder 70mg/W p.o.*
[19] AWMF 183-001, Prophylaxe, Diagnostik und Therapie der Osteoporose, Stand: 31.12.2017, gültig bis 30.12.2022			
Kortikosteroide (Magenschutz)			
evtl. pl.	**Protonenpumpenhemmer**	**z.B. Pantoprazol** → 96	*1 x 40mg/d p.o.*
Kortikosteroide (Soorprophylaxe, Soortherapie)			
evtl. plus	**Antimykotikum zur topischen Anwendung**	**Nystatin** → 380	*4-6 x 100 000IE p.o.*

T 5.4 Gefäßerkrankungen [12]

T 5.4.1 Nierenarterienstenose

Atherosklerotische Nierenarterienstenose

- Strikte Einstellung aller kardiovaskulären Risikofaktoren
- Interventionelle Therapie (PTA, Stent, Bypass-OP) erwägen bei kurzer Hypertoniedauer, nicht ausreichender ausgebauter medikamentöser Therapie, Intoleranz gegenüber antihypertensiver Therapie, wiederholtem Lungenödem oder refraktärer Herzinsuffizienz und bei nicht anders erklärbarer progredienter Niereninsuffizienz bei bilateraler Stenose

Fibromuskuläre Dysplasie (FMD)

- Blutdruckeinstellung, ACE-Hemmer/AT1-Blocker ggf. mit Thiazid bevorzugen
- Indikation zur Revaskularisation (erfolgversprechender als bei atherosklerotischer Stenose): Junge Patienten(innen) mit niedrigem Risiko für Atherosklerose, resistente Hypertonie unter antihypertensiver Dreierkombination, Intoleranz gegenüber antihypertensiver Therapie, bilaterale FMD, hypertensive Kinder

T 5.5 Hereditäre Nierenerkrankungen [12]

T 5.5.1 Familiäre Zystennieren (APDKD)

Alle Patienten

- RR einstellen (Ziel < 110/75mmHg bei Pat. < 50J u. GFR > 60ml/min, alle anderen < 130/80mmHg)
- Salzrestriktion (5g/d)
- Trinkmenge > 3l/d solange GFR > 30ml/min und keine Hyponatriämie

Pat. mit hohem Risiko der Progression (MAYO-Class 1c–d; Alter < 55J und GFR < 65ml/min; Nierenlänge >16,5cm und < 50Jahre; PROPKD-Score >6)			
	Vasopressinantagonist	**Tolvaptan** → 146	*ini 45mg morgens u. 15mg vor 16:00 Uhr, alle 4W steigern bis 90–0–30mg (CAVE: sehr viel trinken!)*

T 6 Endokrinologie – Therapie (N. Reisch, A. Vogt)

T 6.1 Dehydratation

T 6.1.1 Isotone Dehydratation

Leicht			
	NaCl-Lösung (Volumen- + Elektrolytsubstitution)	**„Maggisuppe"** → 301	*10g NaCl in 2–3l p.o.; WHO-Empfehlung bei Durchfallerkrankungen: 3.5g NaCl + 2.5g $NaHCO_3$ + 1.5g KCl + 20g Glukose in 1 000ml H_2O p.o.*
Schwer			
	Kristalloide isotonische, isoionische Infusionslösung (Volumen-/Elektrolytsubst.)	**Ringer-Lösung** → 301	*i.v. 2–4l bzw. nach ZVD und Urinausscheidung, bei hypovol. Schock z. Teil > 4l*
Bei Oligo-Anurie oder Niereninsuffizienz			
	Isotone NaCl-Lösung (kaliumfreie Volumen- + Elektrolytsubstition)	**NaCl 0.9%** → 301	*i.v. nach ZVD und Urinausscheidung, vorsichtige Substitution, da Gefahr der Hypervolämie*

T 6.1.2 Hypotone Dehydratation

Cave: zentr. pontine Myelinolyse bei zu rascher Infusion, Ausgleich der Elektrolyte über Tage			
Leicht			
	NaCl-Lösung (Volumen- + Elektrolytsubstition)	**„Maggisuppe"** → 301	*10g NaCl in 2–3l p.o.; WHO-Empfehl. bei Durchfallerkr.: 3.5g NaCl + 2.5g $NaHCO_3$ + 1.5g KCl + 20g Glukose in 1l H_2O p.o.*
Schwer (Na^+ < 125mmol/l, beginnende zerebrale Symptome)			
	Isotone NaCl-Lösung (Volumen- + Elektrolytsubst.)	**NaCl 0.9%** → 301	*i.v. nach ZVD (50% des geschätzten Bedarfs)*
(1 : 1) plus	**Kristalloide Infusionslsg.** (Volumen-/Elektrolytsubst.)		*i.v. nach ZVD (50% des geschätzten Bedarfs)*
Notfall (schwere zerebrale Symptome)			
	NaCl-Lösung (Volumen- + Elektrolytsubstitution)	**NaCl-Konzentrat** → 301 z.B. 5.85%: 1ml = 1mmol in NaCl 0.9%	*($135-Na^+$) x 0.3 x kg = mmol Bedarf langsam i.v. in h1 um 5–6mmol/l, dann um 1mmol/l/h (Myelinolyse-Gefahr)*

T 6.1.3 Hypertone Dehydratation

Leicht			
	Elektrolytarme Lösung (Volumensubstitution)	**Wasser, Tee**	*2–3l p.o.*
Schwer			
	Cave: Hirnödem		
	Hypoosmolare Infusionslsg. (Volumensubstitution)	**Glukose 5%** → 302	*langsam i.v. (über Tage)*
evtl.	**1/3 des Wasserbedarfs mit kristalloider isotonischer, isoionischer Elytlösung**	**Ringer** → 301	*langsam i.v.*
Wasserbedarf (l) = (Na$^+$/140–1) x 0.4 x kg bzw. ausführlich = (Na$^+$ [aktuell in mmol/l]/ Na$^+$ [normal in mmol/l]–1) x Anteil Körperwasser x kg KG; Anteil des Körperwassers bei Dehydratation nicht mit 0.6, sondern mit 0.4 ansetzen			

T 6.2 Hyperhydratation

T 6.2.1 Isotone Hyperhydratation

evtl.	**Schleifendiuretikum** (Volumenentlastung)	**Furosemid** → 42	*20mg i.v., ggf. Dosis ↑*
		Torasemid → 43	*10–20mg i.v.*
evtl. +	**Flüssigkeits-/Na$^+$-Restriktion**		

T 6.2.2 Hypotone Hyperhydratation

Geschätzter Wasserüberschuss [l] = (1 – Na_{ist}/Na_{soll}) x 0.6 x kg			
	Flüssigkeitsrestriktion		
	Benzothiadiazindiuretikum (ren. Flüssigk.-/NaCl-Verl.)	**Hydrochlorothiazid** → 44	*1 x 12.5–50mg/d p.o.*
oder	**Schleifendiuretikum** (Volumenentlastung)	**Furosemid** → 42	*20mg i.v., ggf. Dosis ↑*
		Torasemid → 43	*10–20mg i.v.*
evtl.	**Vasopressin-Antagonist**	**Tolvaptan** → 146	*bei Pat. mit Hyponatriämie bei SIADH 15mg/d p.o.; bis max. 60mg/d p.o. steigern*
evtl. plus	**Isotone NaCl-Lösung** (vorsichtiger Natrium-defizitausgleich)	**NaCl 0.9%** → 301	*i.v. unter Bilanzierung*

T 6.2.3 Hypertone Hyperhydratation

	Benzothiadiazindiuretika (ren. Flüssigk.-/NaCl-Verl.)	**Hydrochlorothiazid** → 44	*1 x 12.5–50mg/d p.o.*
evtl.	**Ultimo Ratio: Hämodialyse/-filtration**		

T 6.3 Ödeme

	Low-Dose-Heparinisierung (niedermolekular; Thromboseprophylaxe)	**Nadroparin** → 60	*1 x 2850IE/d s.c. oder 0.3ml*
		Dalteparin → 59	*1 x 2500IE/d s.c. oder 0.2ml*
	Schleifendiuretikum (Volumenentlastung)	**Furosemid** → 42	*ini 20–40mg i.v., dann nach Wi, max. effektive ED: 120mg i.v.; bei chron. NI bis 240mg i.v.; bei akutem Nierenvers.agen bis 500mg i.v. oder kontinuierliche Inf. 20–80mg/h*
		Torasemid → 42	*ini 10–20mg, dann nach Wi*
evtl. plus	**Aldosteronantagonist** (Volumenentlastung)	**Spironolacton** → 45	*d1–5 2–4 x 50–100mg, dann 1–2 x 50–100mg p.o.*

T 6.4 Hypokaliämie

Leicht			
evtl.	**Kaliumpräparat** (Substitution)	**Kalium** → 298	*1–2 Tbl. (40–80mmol)/d p.o. (40mmol ca. K^+ ↑ 0.3mmol/l)*
Schwer			
	Kaliumchloridlösung (Substitution)	**KCl 7.45%** → 298 (1ml = 1mmol)	*20–40ml in 1l isotoner Lsg. bei 10–20mmol/h, max. 100–200mmol/d (K^+ < 3mmol/l mind. 200mmol, K^+ 3–4mmol mind. 100mmol)*

T 6.5 Hyperkaliämie

Leicht (selten therapiebedürftig)			
	Kationenaustauscher	**Polysulfonsäure** → 410	*3–4 x 15g/d p.o. (bei Bed.)*
Schwer (> 6mmol/l oder EKG-Veränderungen)			
	Kationenaustauscher (Ca^+; Kaliumentzug)	**Polysulfonsäure** → 410	*30g in 200ml Glu 10% . alle 8h (bei Bedarf), altern.: peroral o. über Magensonde 15g 3x/d*
oder	**Redistribution** (Kaliumentzug, EZR)	**Glukose 20% + Altinsulin**	*200ml + 20IE i.v. über 20min (bei Bedarf)*
oder	**Puffer** (Azidosetherapie)	**Natriumhydrogencarbonat 8.4%** → 304 (100ml = 100mmol HCO_3^-)	*BE x 0.3 x kg = mmol, max. 1.5mmol/kg/h i.v. (bei Bedarf)*

oder	**Membranantagonismus** (Kaliumwirkungshemmung)	**Kalziumglukonat 10%** (10ml = 2.3mmol Ca) → 299	*2.3–4.5mmol langsam i.v.,* **Cave:** *digitalisierte Pat.*
oder	**Schleifendiuretikum** (Kaliumexkretion)	**Furosemid** → 42	*40–80mg i.v. (bei Bedarf)*
		Torasemid → 43	*20–40mg i.v. (bei Bedarf)*
oder evtl.	**Beta-2-Sympathomimet.** (Kaliumentzug)	**Salbutamol** → 75	*10mg p.i. oder 0.5mg i.v. langs. in 15min als Kurzinfo,*
evtl. plus	**Isotone NaCl-Lösung** (Volumenersatz)	**NaCl 0.9%** → 301	*i.v. nach ZVD (bei Bedarf)*
ultima ratio	**Hämodialyse/-filtration**		

T 6.6 Hypokalzämie

Cave: vor Therapie einer Hypokalziämie Ausschluss einer Hypoalbuminämie; Differentialdiagnostik (u.a. primärer Hypoparathyreoidismus, Vitamin D Mangel) erforderlich

Leicht			
	Kalziumpräparat (Subst.)	**Kalzium** → 299	*700–2000mg/d p.o. (bei Bed.)*
evtl. plus	**Vitamin D_3**	**Calcitriol** → 153	*ini 0.25μg p.o. jed. 2.d, dann 2–3 x 0.25μg/W (bei Bedarf)*
oder	**Vitamin D** (zum langsameren Ca^+-Anstieg bzw. Dauertherapie)	**Colecalciferol** → 153	*ini 20000–100000IE/d; niedrigere Erhaltungsdosis (z.B. 1000IE/d)*
evtl. plus	**Thiaziddiuretikum** (ren. Kalziumrückresorpt. ↑)	**Hydrochlorothiazid** → 43	*12.5–25mg/d p.o.*
Akute hypokalzämische Krise			
	Kalziumpräparat (Substitution)	**Kalziumglukonat 10%** → 299 (10ml = 2.3mmol)	*ini 2.3–4.5mmol langs. i.v., dann in Glu. 5% als Inf.,* ***Cave:*** *digitalisierte Pat.*
evtl.	**Magnesiumpräparat** (Substitution)	**Mg-Sulfat 10%** → 299	*20ml (8mmol) in 100ml Glu. 5% über 15min i.v., dann 10mmol/d Dauerinfusion (bei Bedarf)*

T 6.7 Hyperkalzämie

Cave: Differentialdiagnostik (u.a. primärer Hyperparathyreoidismus, Tumorhyperkalzämie) für weitere zielgerichtete Therapie erforderlich

Leicht			
evtl.	**Isotone NaCl-Lösung** (Rehydratation)	**NaCl 0.9%** → 301	*1–2l i.v.*
evtl.	**Schleifendiuretikum** (Kalziumexkretion)	**Furosemid** → 42	*40–80mg i.v.*

Hyperkalzämische Krise			
	Isotone NaCl-Lösung (Rehydratation)	**NaCl 0.9%** → 301	*1–2l i.v., max. 10l/24h nach Bilanz (forcierte Diurese)*
evtl.	**Schleifendiuretikum** (s.o.)	**Furosemid** → 42	*40–80mg i.v., max. 1000mg*
evtl.	**Kaliumchloridlösung** (Substitution)	**KCl 7.45%** (1ml = 1mmol) → 298	*20–40ml in 1l isotoner Lsg. bei 10–20mmol/h, max. 100–200mmol/d (bei Bed.)*
	Bisphosphonat (Osteoklastenhemmung, v.a. bei tumorassoziierten Hyperkalzämien)	**Clodronsäure** → 134	*300mg/d über mind. 2h i.v.*
		Pamidronsäure → 134	*90mg i.v. Kurzinfusion*
		Zoledronsäure → 135	*4mg i.v. Kurzinfusion*
evtl.	**Hormon** (Osteoklastenhemmung)	**Calcitonin** → 135	*ini 3-4IE/kg langsam i.v., dann 4IE/kg/d s.c. (wirkt nur wenige d)*
evtl.	**Glukokortikosteroid** (Resorptions-/ Mobilisationshemmung)	**Prednison** → 207	*0.5–1mg/kg/d*

T 6.8 Hypomagnesiämie

Leicht			
evtl.	**Magnesiumpräparat** (Substitution)	**Magnesiumhydrogen-phosphat/-citrat** → 299	*3 x 4 Tbl./d p.o. (10–30mmol/d)*
Akut symptomatisch			
	Magnesiumpräparat (Substitution)	**Mg-Sulfat 10%** → 299	*20ml (8mmol) in 100ml Glu 5% über 15min i.v., dann 10mmol/d Dauerinf., max. 50–100mmol/d*

T 6.9 Hypermagnesiämie

oder	**Membranantagonist** (Mg-Wirkungshemmung)	**Kalziumglukonat 10%** (10ml = 2.3mmol Ca) → 299	*2.3–4.5mmol langsam i.v.*
oder	**Schleifendiuretikum** (Magnesiumexkretion)	**Furosemid** → 42	*40–80mg i.v.*
evtl. pl.	**Isotone NaCl-Lösung**	**NaCl 0.9%** → 301	*i.v. nach ZVD*

T 6.10 Metabolische Azidose

Chronisch			
evtl.	**Puffer** (pH-Neutralisation)	**Zitrat**	*ini 2 x 5g/d p.o., dann 2 x 2.5g/d p.o. (auf Dauer)*
		Natriumhydrogencarbonat → 304	*30–100mmol/d p.o. (auf Dauer)*

Akut (pH < 7.2 oder HCO3 < 15mmol/l)			
	Vorrangig: Therapie der Ursache der Azidose		
	Puffer (pH-Neutralisation)	**Natriumhydrogencarbonat 8.4%** → 304 (100ml =100mmol HCO_3^-)	*BE x 0,3 x kg = mmol, max. 1.5mmol/kg/h i.v. bzw. 50% des Defizits (nach pH)*

T 6.11 Metabolische Alkalose

Leicht hypochlorämisch			
	Isotone NaCl-Lösung (Substitution)	**NaCl 0.9%** → 301	*1–2l i.v. (nach pH)*
		NaCl wirksam nur bei chloridsensiblen Formen, nicht beim Mineralokortikoidexzess	
evtl.	**Kaliumchloridlösung** (Substitution)	**KCl 7.45%** → 298 (1ml = 1mmol)	*20–40ml in 1l isotoner Lsg. bei 10–20mmol/h, max. 100–200mmol/d (nach pH)*
Schwer			
evtl.	**Säureäquivalent** (pH-Neutralisation)	**Argininhydrochlorid** → 304	*BE x 0.3 x kg = mmol, max. 20mmol/h i.v. bzw. 50% des Defizits (nach pH verdünnen)*
		Salzsäure → 304	*BE x 0.3 x kg = mmol, max. 0.25mmol/kg/h i.v. bzw. 50% d. Defizits (n. pH verdünnen)*

T 6.12 Respiratorische Azidose

evtl.	**Verbesserung der Ventilation und/oder Sauerstoff**	**Beatmung** z.B. nichtinvasiv	*0.5–1l/min Nasensonde* ***Cave:*** *Atemdepression*
CO_2 Folge einer Hypoventilation ⇒ respirat. Azidose ⇒ alleinige O_2-Gabe senkt Atemantrieb			

T 6.13 Respiratorische Alkalose

Erstmaßnahmen: Beruhigung, evtl. O_2-Gabe (niedriges CO_2 durch Hyperventilation bei Sauerstoffmangel ⇒ Bedarfshyperventilation)			
evtl.	**Benzodiazepin**	**Midazolam** → 361	*1–5mg i.v. (einmalig)*
oder		**Lorazepam** → 361	*0.5–1mg s.l.*

T 6.14 Diabetes mellitus

T 6.14.1 Diabetes mellitus Typ 1 [1, 2]

Konventionelle Insulintherapie (starre Insulingaben)			
	Bei Patienten mit Diabetes mellitus Typ 1 nur in Ausnahmesituationen		
Bei Pat. mit unzureichender BZ-Kontrolle und BMI ≥ 27 kg/m² (Beh. nur von Spezialisten)			
plus	**SGLT-2-Inhibitor**	**Dapagliflozin** → 118	5mg/d p.o.

Intensivierte Insulintherapie: Basis-Bolus-Prinzip (Spezialisten hinzuziehen)			
z.B.	**Basisbedarf gedeckt über Verzögerungsinsulin, zu den Mahlzeiten individuell Altinsulin** (Substitution)	**NPH-Insulin** → 120 + **Altinsulin** → 120	*Altinsulin: Verteilung entspr. der BE gemäß zirkadianer Rhythmik: morgens ca. 2IE/BE, mittags ca. 1IE/BE, abends ca. 1.5IE/BE*
	Verzögerungsinsulin: 50% der Gesamtinsulindosis, aufgeteilt auf 2(–3) Einzeldosen oder Einmalgabe eines sehr lang wirksamen Insulinanalogons		
Dosierung gemäß zirkadianer Rhythmik: Insulinbedarf morgens hoch, abends geringer, mittags und von 0–4 Uhr niedrig; **N** = Altinsulin, **V** = Verzögerungsinsulin: NPH morgens **N** > **V**, mittags **N** < **V**, abends **N**, nachts 22–23 Uhr **V**			
	Kurz wirksame Insulin-analoga	**Insulin lispro** → 120 **Insulin glulisin** → 120 **Insulin aspart** → 120	*Wirkeintritt 0.25h, Wirkmax. 1h; Wirkdauer 2–3h n. Inj., kein Spritz-Ess-Abstand*
	Lang wirksame Insulinanaloga	**Insulin detemir** → 121	*Wirkeintritt 3–4h, Wirkmax. 10–14h, Wirkdauer 16–20h nach Inj.*
	Sehr lang wirksame Insulinanaloga	**Insulin glargin** → 121 **Insulin decludec** → 121	*Injektion ca. 22 Uhr, Wirkdauer über 20–30h, annähernd konstante Absorptionsrate; möglicher Vorteil der abendl. Gabe bei Typ-I-Diabetikern: weniger nächtliche Hypoglykämien*
Koma diabeticum (Intensivstation, Spezialisten hinzuziehen)[1]			
	Isotone NaCl-Lösung (Volumen + Elektrolyt-substitution)	**NaCl 0.9%** → 301 (bei Na >150mmol/l ⇒ 0.45%)	*h1 bis zu 1–2 l, weitere Inf.-geschwindigk. 100–500ml/h; Gesamtbedarf etwa 5–10l oder ca. 15% des KG*
plus	**Insulin** (Substitution)	**Altinsulin** → 120	*Bolus (0.10-0.15U/kgKG), dann über Perfusor (0.10U/kgKG/h i.v.), ab ca. 300mg/dl BZ + Glukose 10% (nach BZ)*
evtl.	**KCl-Lösung** (Substitution)	**KCl 7.45%** → 298 (1ml = 1mmol)	*Serum K^+ < 3,5mmol/l ⇒ Insulin pausieren + 40mmol/h KCl bis $K^+ \geq$ 3.5mmol/l; Serum K^+ > 5,5mmol/l ⇒ Kontrolle alle 2h; Serum $K^+ \geq$ 3.5mmol/l bis 5,5mmol/l ⇒ 20–30mmol/l pro Liter i.v. Flüssigkeit*

evtl.	**Puffer** (Azidosetherapie, pH-Neutralisation)	**Natriumhydrogencarbonat 8.4%** → 304 (100ml = 100mmol HCO_3^-)	*pH < 6.9 ⇒ 100mmol HCO_3^- über 2h; pH < 6,9–7 ⇒ 50mmol HCO_3^- über 1h; pH 7 kein Ausgleich nötig*
evtl.	**Phosphat** (Substitution)	**Kaliumphosphat** → 298	*20–30mmol HPO_4 bei Serum-Phosphat < 1mg/dl sowie Pat. mit Herzinsuff., resp. Insuffizienz u. Anämie*
evtl.	**Low-Dose-Heparinisierung** (niedermol.; Thrombosepro.)	**Nadroparin** → 60	*1 x 2 850IE s.c. (bei Bedarf)*
Hypoglykämisches Koma[1]			
	Glukose (Substitution)	**Glukose 40%, dann Glukose 5%** → 302	*40% i.v. nach 15min wdh., wenn BZ weiter < 60mg/dl, bei Bewusstlosigkeit nach 5 min whd.*
evtl.	**Antihypoglykämikum** (hepat. Glykogenolyse ↑, Glukoneogenese ↑ ⇒ BZ ↑)	**Glucagon** → 122	*1mg s.c., i.m., i.v.; Nasenpulver: Erw., Ki. ab 4J: 3mg in ein Nasenloch*

1 Praxisempfehlung Deutsche Diabetes Gesellschaft; Diabetologie 2019; 14 (Suppl 2): S142–S152.
2 S3-LL Therapie des Typ-1-Diabetes, 2. Auflage, DDG, Stand 03/2018, Überarbeitung geplant 03/2023; AWMF 057-013

T 6.14.2 Diabetes mellitus Typ 2[3, 4]

Bei Pat. mit D.m. Typ 2 ist zur Prävention von Folgekomplikationen ein HbA1c-Korridor von 6.5–7.5% unter Berücksichtigung individualisierter Therapieziele anzustreben.

Basismaßnahmen:
- Ernährungsumstellung und Gewichtsoptimierung
- Erhöhung der körperlichen Aktivität
- Blutzucker (BZ)-Selbstkontrollen und Diabetesschulung

Biguanid (wenn Diät nicht ausreicht, 1. Wahl auch bei Normalgewichtigen, KI beachten)			
	Biguanid (Glukoseaufnahme in die Zelle ↑, Hemmung der Glukoneogenese in der Leber, Förderung des Glukosetranports in Muskel und Fettgewebe)	**Metformin** → 115	*500–1500mg morgens p.o., max. 2500mg/d (in 3 ED); 1. Wahl f. Pat. mit D.m. Typ 2 ohne KI für Metformin[4] **Cave:** KI (v.a. Nierenfkt. ab GFR < 45 ↓, schwere Herzinsuff.) wegen des Risikos letaler Laktazidosen*
Glukosidasehemmer (wenn Diät nicht ausreicht)			
	Glukosidase-Hemmer (intestinale Glukosefreisetzung ↓)	**Acarbose** → 115	*3 x 50–200mg/d p.o. einschleichen, frühestens nach 10d steigern*
Cave: schlechte Compliance wegen NW; kombinierbar mit Sulfonylharnstoffen, Metformin, Glitazonen, Gliniden und Insulin; Beeinflussung klinischer Endpunkte nicht untersucht			

Sulfonylharnstoffe (SH)		
Sulfonylharnstoffe (Blockade ATP-abhängiger K-Kanäle, Insulinfreisetzung aus Pankreas-Beta-Zellen ↑)	**Glibenclamid** → 114	*1.75–7mg morgens, 2 x tägliche Gabe erhöht Hypoglykämierisiko!*
	UW: Gewichtszunahme, Wirksamkeit lässt im Behandlungsverlauf nach; Mortalität bei Kombination von Glibenclamid und Metformin wahrscheinlich erhöht (5–8%/J); UKPDS 33: 25% Reduktion mikrovaskulärer Diabetes-Komplikationen; **Cave:** nicht > 65J wegen Gefahr schwerer protrahierter Hypoglykämien; Therapiepause bei instabiler AP, vor PTCA, bei hochakutem MI (vorübergehend Insulin)	
	Glimepirid → 114	*1-4mg/d morgens; MTD 6mg*
	Gliclazid → 114	*1 x 30mg p.o., ggf. auf 1 x 60–120mg steigern*
	Gliquidon → 114	*15–120mg p.o. in 3 Gaben (Gabe bei NI unter strenger Überwachung möglich)*
Glinide		
Glinide (Insulin-Sekretagoga, abgeleitet von der Aminosäure Phenylalanin; Wirkmechanismus siehe Sulfonylharnstoff, kurze Wirkdauer ⇒ praeprandiale Gabe)	**Nateglinid** → 115	*60–120mg praeprandial p.o., max. 3 x 180mg*
	Repaglinid → 115 KI in Kombination mit CYP2C8-metabolisiertem Wirkstoff, z.B. Gemfibrozil	*bis 3 x 4mg praeprandial, MTD 16mg, Wi auf Blutglukose, $HbA1_c$ belegt, nicht ausreichend zur Risikoreduktion klin. Endpunkte*
Glitazone		
Thiazolidindione, PPAR-γ-Ligand, „Insulinsensitizer" (Bindung an Peroxisomen-Proliferator-Activated-Rez., der als Transkriptionsfaktor u.a. die Expression des insulinabhängig wirkenden Glukosetransporters Glut-4 steigert)	**Pioglitazon** → 118 Zul. auch in Kombination mit Metformin und/oder Sulfonylharnstoffen	*15–45mg/d p.o., MTD 30mg; häufig Gewichtszunahme, selten Hepatotoxizität; KI bei Herzinsuffizienz NYHA I-IV*

Inkretin-Mimetikum			
	GLP-1-Analogon (bindet an GLP-1-Rezeptor, stimuliert glukoseabhängig die Insulinsekretion)	**Dulaglutid** → 116 **Exenatid** → 116 **Liraglutid** → 116 **Semaglutid** → 116 **Dulaglutid:** Zul. als Monotherapie bei Metformin-Unverträglichk., in Kombination mit anderen Antidiabetika; **Exenatid/Liraglutid:** Zul. in Kombination mit anderen Antidiabetika; **Semaglutid:** Zul. als Monotherapie oder in Kombination mit anderen Antidiabetika	**Exenatid:** *ini 2 x 5µg/d s.c. über 1M, dann 2 x 10µg/d (30min vor Frühstück), bei Kombination mit SH: Hypoglykämiegefahr; selten akute Pankreatitis;* **Liraglutid:** *ini 1 x 0.6mg/d s.c., in ≥ 2W auf max. 1 x 1.8mg/d steigern; Zul. bei GFR > 30, auch zur Ther. der Adipositas; häufig gastrointestinale UW,* **Dulaglutid:** *ini 1x0.75mg/W s.c. in Monotherapie, 1 x 1.5mg/W in Kombination, Zul. bei GFR > 30* **Semaglutid:** *0.25mg/W s.c., nach 4W 1 x 0.5mg/W*
Gliptide			
	Gliptide (DPP-4-Inhibit.) (hemmen die Dipeptidylpeptidase-4, steigern Spiegel aktiver Inkretinhormone [GLP-1, GIP] ⇒ Insulinfreisetzung aus Pankreas-beta-Zellen ↑); kein intrinsisches Hypoglykämierisiko	**Sitagliptin** → 117 Zul. als Monotherapie oder in Komb. mit and. Antidiab. (Metformin, Sulfonylharnstoffe, Thiazolidindione)	*1 x 100mg/d; UW: u.a. Infekte der oberen Atemwege, Hautausschlag, Pankreatitis*
		Saxagliptin → 117 zugel., wenn BZ-Kontrolle unter Monotherapie (Metformin, Sulfonylharnstoffe, Thiazolidindione) nicht ausreicht; DANI: Dosisreduktion bei schwerer NI	*1 x 5mg/d; UW: u.a. Infekte der oberen Atemwege, Hautausschlag, Pankreatitis*
SGLT-2 Inhibitor			
	SGLT-2 Inhibitor (Hemmer des Natrium-Glucose-Cotransporters 2, verringert renale Glukose-Rückresorption)	**Dapagliflozin** → 118 **Empagliflozin** → 119 Zul. als Monotherapie (wenn Metformin KI oder unverträgl.) od. kombiniert mit anderen Antidiabetika (orale Antidiabetika und Insulin) wenn BZ-Kontrolle nicht ausreicht	**Dapagliflozin:** *1 x 5mg/d, steigern auf 1 x 10mg/d;* **Empagliflozin:** *10mg 1x/d, Steigerung auf 25mg 1x/d;* **UW:** u.a. Infekte im Urogenitalbereich, Dehydrierung; Anw. bei Pat. mit NI beschränkt (eGFR < 60ml/min/1,73m^2)

SGLT-2 Inhibitor-Kombination			
	SGLT-2 Inhib. + Gliptid	**Ertuglifozin + Sitagliptin** → 119 (bei GFR ≥ 60)	*1x5+100mg p.o., ggf. auf 1x15 + 100mg steigern*
Kombinationstherapie: bei HbA1$_c$ Therapieziel unter Monotherapie (s. Algorithmus → 563)			
	Metformin + Ase oder + DPP4-Hemmer oder + Exenatide (s.c.) oder + Glinide oder + Glitazone oder + Sulfonylharnstoff oder + SGLT-2 Inhibitor	**Beispiel** → 117 **Sitagliptin + Metformin**	*ini Kombinationspräparat 50mg Sitagliptin + 850/1000mg Metformin; Dosissteigerung auf max. 100mg/d Sitagliptin*
		Beispiel → 562 **Pioglitazon + Metformin**	*30mg/d Pioglitazon + 1700mg/d Metformin*
bei KI gegen Metformin	**Sulfonylharnstoffderivat** + Alfa-Glucosidasehemmer od. + DPP4-Hemmer od. + Exenatide (s.c.) oder + Glitazone	**Glibenclamid** → 114	
Kombinationstherapie (Insulin + Metformin oder Sulfonylharnstoff)			
	Insulin (Glukoseaufnahme ↑, anaboler Stoffwechsel ↑, kataboler Stoffwechsel ↓)	**Basal-H-Insulin Verzögerungsprinzip NPH** → 120	*vor dem Zu-Bett-Gehen, ggf. 2. Inj. morgens*
		Langzeitanaloginsulin zur Nacht ⇒ im Vergleich zu NPH-Insulin weniger Hypoglykämien bei sonst gleicher Stoffwechselkontrolle	
Indikationen: Therapieziele werden mit oralen Antidiabetika nicht erreicht oder KI gegen orale Antidiabetika, Schwangere mit Typ-2-Diab., Pat. mit Gestationsdiabetes, wenn Diät nicht ausreicht für eine optimale Stoffwechselkontrolle. Keine Insulintherapie ohne Blutglukosekontrolle! **Alleinige Insulintherapie (wenn 28IE in Kombin. mit Sulfonylharnstoffen unzureichend): bei akutem Herzinfarkt ⇒ Insulintherapie zur Senkung des BZ verringert die Mortalität im Vergleich zur Fortsetzung der Therapie mit oralen Antidiabetika**			
	Verzögerungsinsulin (s. Insulin).	**Normal** → 120/**NPH** → 120, **Mischinsulin** → 121	*s.u.*
	morgens 0.14–0.24IE kg KG, abends 0.07–0.12IE kg KG; bzw. je nach BZ-Profil, Nachteil: starres Schema; *intensivierte Insulinther.: präprandiale Gabe von Normalinsulin zu den Mahlzeiten, Startgesamtdosis = Nüchternblutglukose x 0.2, aufzuteilen in 3 Altinsulindosierungen vor den Mahlzeiten im Verhältnis 3 : 1 : 2, pro BE mehr IE, morgens 2IE, bei erhöhten Nüchtern-BZ-Werten zusätzl. zur Nacht NPH-Insulin oder Metformin-Therapie*		

[3] Nat. Versorgungsleitlinie Typ-2-Diabetes, S3, Stand 25.03.2021 (in Überarbeitung), gültig bis 24.03.2026; AWMF nvl-001.

[4] S2e-LL Diabetes in der Schwangerschaft, DDG, Stand 30.11.2021, gültig bis 29.11.2026; AWMF 057-023.

T 6.14.3 Therapie-Algorithmus zum Diabetes mellitus Typ 2[5]

Menschen mit Typ-2-Diabetes

Hyperglykämie	Fettstoffwechsel-störung	Arterielle Hypertonie	Rauchen	Adipositas

Maßnahmen auf Grundlage der vereinbarten *individuellen* Therapieziele

Erste Stufe: Basistherapie (gilt zusätzlich auch für alle weiteren Therapiestufen)

Schulung, Ernährungstherapie, Steigerung der körperlichen Aktivität, Raucher-Entwöhnung, Stressbewältigung

HbA1c-Zielkorridor: 6,5% bis 7,5%	Siehe Website DDG	Siehe NVL Nieren-erkrankungen + Algorithmus	Raucher-entwöhnungs-programm	S3-LL: Adipositas Prävention und Therapie S3-LL: Chirurgie der Adipositas

Individuelles HbA1c-Ziel[2] nach **3 bis 6 Monaten** nicht erreicht

Zweite Stufe: Basistherapie plus Pharmaka-Monotherapie

1. Wahl Metformin

Monotherapie bei Metformin-Unverträglichkeit/-Kontraindikationen[3]:
- DPP-4-Inhibitor
- GLP-1-Rezeptoragonist
- Glukosidasehemmer **
- Insulin (häufig Verzögerungsinsulin)
- SGLT2-Inhibitor
- Sulfonylharnstoff[4,5]

Individuelles HbA1c-Ziel[1] nach **3 bis 6 Monaten** nicht erreicht

Dritte Stufe: Pharmaka-Zweifachkombination

Zweifachkombination (Substanzen in alphabetischer Reihenfolge[6]):
- DPP-4-Inhibitor
- GLP-1-Rezeptoragonist
- Glukosidasehemmer
- Insulin (häufig Verzögerungsinsulin)
- SGLT2-Inhibitor
- Sulfonylharnstoff[3]
- Pioglitazon**

Individuelles HbA1c-Ziel[1] nach **3 bis 6 Monaten** nicht erreicht

Vierte Stufe: Intensivierte(re) Insulin- und Kombinationstherapieformen[7]

Intensivierte- und Kombinations-Therapie: Zusätzlich zu oralen Antidiabetika (Insbesondere Metformin, SGLT2- oder DPP-4-Inhibitor)
- Verzögerungsinsulin oder
- Verzögerungsinsulin & GLP-1-Rezeptoragonist (Zulassungsstatus beachten!) oder
- Präprandiales kurzwirkendes Insulin (SIT) oder
- Prandiales Insulin + Dulaglutid
- Konventionelle Insulintherapie (CT)
- Intensivierte Insulintherapie (ICT, CSII)

[5] Praxisempfehlungen der Deutschen Diabetes Gesellschaft November 2020

T 6.14.4 Hyperosmolares Koma[6]

	Isotone NaCl-Lösung (Volumen + Elektrolytsubstitution)	**NaCl 0.9% oder 0.45%** → 301	*Serum-Na^+ hoch ⇒ 0.45% NaCl (4–14ml/kg/h je nach Hydratation); Serum-NaCl normal ⇒ 0.45% NaCl (4–14ml/kg/h); Serum-Na^+ niedrig ⇒ 0.9% NaCl (4–14ml/kg/h)*
plus	**Insulin** (Substitution)	**Altinsulin** → 120	*0.15IE/kg als Bolus, 0.1IE/kg/h über Perf. bei Serumglukose 300mg/dl ⇒ 5% Glu-Lsg. + 4.5% NaCl + 0.05–0.1kg/h Insulin über Perfusor, Ziel: Blutglukose 250–300mg/dl, bis Plasmaosmolarität ≤ 315mosm/kg*
evtl.	**KCl-Lösung** (Substitution)	**KCl 7.45%** → 298 (1ml = 1mmol)	*Serum-K^+ < 3,3mmol/l: Insulin pausieren + 40mmol/h (2/3 KCl + 1/3 KPO_4) bis K^+ ≥ 3.3mmol/l; Serum-K^+ > 5mmol/l: alle 2h kontrollieren; Serum-K^+ ≥ 3.3mmol/l und < 5mmol/l ⇒ 20–30mmol/l pro Liter i.v. Flüssigkeit*

6 American Diabetes Association, Hyperglycemic crises in patients with diabetes mellitus, Diabetes care Vol 25, Suppl. 1, Jan 2002.

T 6.15 Hyperlipoproteinämien

Basismaßnahmen: Ernährungsverhalten optimieren (Essen und Trinken), regelmäßige körperlichen Aktivitat, kein Nikotin. **Medik. Therapie:** LDL-Cholesterin und Triglyzeride durch Mono- oder Kombinationstherapie nach individuellem Risikoprofil senken.[7]

T 6.15.1 LDL-Cholesterin-Senkung[7]

1.	**HMG-CoA-Reduktase-hemmer** (intrazelluläre Cholesterin-synthese ↓, LDL-Rezeptor-zahl ↑ ⇒ Serum-LDL ↓)	**Simvastatin** → 124	*10–80mg p.o. (zu 80mg s. FI)*
		Pravastatin → 124	*10–40mg p.o. abends*
		Fluvastatin → 123	*10–80mg p.o. abends*
		Rosuvastatin → 123	*5–40mg p.o.*
		Atorvastatin → 123	*10–80mg p.o.*
		Lovastatin → 123	*10–80mg p.o. abends*

Basistherapie sind hochpotentes (Atorvastatin und Rosuvastatin) und hochdosiertes Statin. Um den Zielwert für LDL-Cholesterin zu erreichen, wird mit allen anderen Substanzklassen kombiniert.

2.	**Gallensäurekomplexbildner** (nicht resorbierbares lipidsenkendes Polymer, bindet Gallensäuren im Darm, v.a. Glykocholsäure u. verhindert Rückresorption ⇒ LDL ↓)	**Colestyramin** → 126	*4–6 x 4g/d p.o., Dosis langsam steigern*
		Colesevelam → 126	*4–6 x 625mg zu den Mahlzeiten*
	Monotherapie oder Kombinationstherapie; **Cave:** viel trinken, ausreichender Einnahmeabstand zu Medikamenten wie Marcumar, Schilddrüsenhormon, Digitalis		
3.	**Selektiver Cholesterin-Reabsorptionshemmer**	**Ezetimib** → 126	*1 x 10mg/d p.o., auch bei Phytosterolämie*
	Meist kombiniert (fixe Kombinationen mit Statinen und Bempedoinsäure verfügbar), auch Monotherapie		
4.	**PCSK9-Inhibitoren Monoklonale Antikörper**	**Evolocumab** → 128	*140mg alle 2W oder 420mg alle 4W s.c.; 420mg alle 2W bei homozygot. FH*
		Alirocumab → 128	*75mg oder 150mg alle 2W, 300mg alle 4W s.c.*
	Kombination mit Statin +/- and. oralen lipidsenkenden Therapien bei Pat., die mit der max. tolerierbaren oralen Ther. LDL-C-Ziele nicht erreichen. **Cave:** Verordnungsbeschränkung		
5.	**Hemmung d. PCSK9-Synth. über small-interfering RNA**	**Inclisiran** → 128	*284mg s.c., 1 x nach 3M wdh., dann alle 6M wdh.*
	Kombination mit Statin +/- and. lipidsenkenden Therapien bei Pat., die mit der max. tolerierbaren oralen Therapie LDL-C-Ziele nicht erreichen. **Cave:** Verordnungsbeschränkung		
6.	**Cholesterol-Synthesehemmer** (intrahepat. Cholesterinsynth. ↓, LDL-Rezeptorzahl ↑ ⇒ Serum-LDL ↓)	**Bempedoinsäure** → 128 Monopräparat und Kombination mit Ezetimib → 127	*1 x 180mg/d p.o.; Cave: bei Gicht Harnsäure kontrollieren; kombiniert mit max. 20mg Simvastatin*
	Kombiniert mit Statin und/oder anderen Lipidsenkern oder als Monotherapie		

T 6.15.2 Hypertriglyzeridämien[8]

(Familiäre) Hypertriglyzeridämie, kombinierte Hyperlipoproteinämie			
1. Wahl	Lebensstil optimieren: wenig schnellverstoffwechselbare Kohlenhydrate, viel Ballaststoffe, viel Bewegung, kein Alkohol, ggf. Diabetes streng einstellen		
2. Wahl	**Fibrate** (Aktivität PPARα ↑ ⇒ Trigyzeride ↓, HDL ↑)	**Bezafibrat** → 122	*3 x 200mg/d p.o., 1 x 400mg ret./d p.o. (Dosis an Nierenfkt. anpassen)*
		Fenofibrat → 123	*1 x 145/160/200mg p.o., 1 x 250mg ret. p.o. (Dosis an Nierenfkt. anpassen)*
		Gemfibrozil → 123	*900–1200 (2 x 600)mg p.o.; nie mit Statin kombinieren*
	Cave: Myopathie bei Kombination mit HMG-CoA-Reduktase-Hemmern etwas häufiger, Gemfibrozil nie mit Statin kombinieren; bei Pankreatitis Plasmaaustausch		

	Omega-3-Fettsäuren	**Omega-3-Säuren-ethylester** → 127	*1000–4000mg/d*
	Cave: wird nicht mehr erstattet, bei Alternativpräparaten auf analoge Dosierung achten		
Familiäres Chylomikronämie-Syndrom (FCS)			
1. Wahl	**Strenge Ernährungstherapie ist unverzichtbar:** Fettmenge und langkettige Fettsäuren konsequent reduzieren, kein Alkohol, ggf. Diabetes streng einstellen.		
1. Wahl	**Mittelkettige Fettsäuren (MCT)**	**z. B. MCT-Produkte der Firma Kanso**	*Restriktion langkettiger FS zugunsten mittelkettiger FS*
2. W.	**Fibrate**	**s. T 6.15.2**	*oft wenig wirksam*
2. W.	**Omega-3-Fettsäuren**	**s. T 6.15.2**	*6–12g/d*
3. Wahl	**Antisense-Oligonukleotid gegen Apolipoprotein C-III** (Abbau v. Chylomikronen ↑)	**Volanesorsen** → 129	*1x/W 285mg s.c., Dosis je nach Ansprechen und Thrombozyten anpassen*
	Ind.: unterstützende Therapie neben Diät bei Erw. mit gen. bestät. FCS, hohem Pankreatitis-Risiko und unzureichendem Ansprechen auf Diät und TG-senkende Therapie (beachte FI) **Cave:** Bei Pankreatitis Plasmaaustausch erwägen.		

[7] Mach, F. et al. (2019). „2019 ESC/EAS Guidelines for the management of dyslipidaemias: lipid modification to reduce cardiovascular risk." Eur Heart J. 2020 Jan 1;41(1):111-188.
[8] Maccubbin et al., Int J Clin Pract, 2008; 62(12)1959–1970.

T 6.16 Hyperurikämie, Gicht

T 6.16.1 Intervalltherapie[9]

	Basistherapie: purinarme Kost. Meiden: Alkohol, Forelle, Hering, Kabeljau, Sardellen, Sardinen, Schellfisch, Muscheln, Leber, Niere, roher Schinken		
1. W.	**Urikostatikum** (Xanthinoxidasehemmung ⇒ Harnsäurebildung ↓)	**Allopurinol** → 132	*ini 100mg, alle 2–4W Dosis um 100mg erhöhen; Ziel: Harnsäure i.S. < 6mg/dl*
1. Wahl		**Febuxostat** → 132	
Re-serve	**Urikosurikum** (tubuläre Harnsäurerückresorption ↓)	**Benzbromaron** → 132	*1 x 50–100mg/d p.o.; in ersten 6M Leberwerte kontr.*
evtl.	**Harnalkalisierung** (Harnsäurelöslichkeit ↑)	**Ka^+-Na^+-Hydrogenzitrat** → 409	*4 x 2.5g/d p.o. je nach Urin-pH, pH-Ziel 6.5–7.5*

T 6.16.2 Gichtanfall[9]

	Steroid	**Prednisolon** → 207	*Einmalgabe: d1: 40mg, d2: 30mg, d3: 20mg, d4: 10mg*
	Cyclooxygenasehemmer (antiphlogistisch, analgetisch, antipyretisch)	**Indometacin** → 199	*2–3 x 25–50mg/d p.o., 1–2 x 75mg/d (ret.) p.o., 1–2 x 50–100mg/d rekt.*
	Spindelgift (Uratkristall-phagozytose ↓ ⇒ Entzündungsmediatorfreisetzg. ↓)	**Colchicin** → 133	*2–4 x 0.5mg/d p.o.*

Unterstützende Maßnahmen: milde Kühlung (feuchte Gaze, Verdunstungshilfe); bei Begleiterkrankungen (Hypertonie und Hyperlipidämie): Einsatz von Losartan und Fenofibrat wegen harnsäuresenkendem Effekt

9 AWMF Leitlinie 053-032b, Engel et al. Gicht: Akute Gicht in der hausärztlichen Versorgung. S. 72. Stand 09/2013, gültig bis 09/2018; 31.1.2019: aktualisierte Patientenleitlinie eingestellt.

T 6.17 Porphyrien[10, 11, 12, 13]

T 6.17.1 Akute intermittierende Porphyrie (akut hepatische)[10, 11]

Spezialist hinzuziehen! Bei akutem Anfall häufig intensivmed. Betreuung erforderlich!

plus	**Delta-Aminolävulinsäureaktivität ↓** (Delta-Aminolävulinsäure ↓, Porphobilinogen ↓)	**Glukose 20%** → 302	*2l/d i.v.*
		Hämarginat (internat. Apotheke)	*3mg/kg/d als Kurzinfusion über 15min (3 x/d über 4d)*
plus	**Schleifendiuretikum** (forcierte Diurese)	**Furosemid** → 42	*40–80mg/d i.v.*
evtl.	**Betablocker** (HZV ↓, neg. chrono- u. inotrop, zentrale Sympathikusaktivität ↓)	**Propranolol** → 30	*2–3 x 40–80mg/d p.o., 1 x 1mg/d langsam i.v., max. 10mg i.v. (bei Bedarf)*
evtl.	**Parasympatholytikum** (Spasmolyse)	**N-Butylscopolamin** → 100	*3–5 x 10–20mg/d p.o., bis 5 x 20mg langsam i.v. (bei Bedarf)*
evtl.	**Opioid** (Analgesie)	**Pethidin** → 288	*bis 4 x 25–100mg p.o. oder bis 4 x 25–100mg langs. i.v., max. 500mg/d (bei Bedarf)*

T 6.17.2 Porphyria cutanea tarda (chronisch hepatische)[12, 13]

	Aminochinolinderivat (Bildung von Chloroquin-Porphyrin-Komplexen ⇒ renale Elimination)	**Chloroquin** → 203	*2 x 125mg/W (8–12M)*

T 6.17.3 Protoporphyrie (erythropoetisch/erythrohepatisch)[12]

	Provitamin A	**Betacaroten** → 154	*60–80mg/d; Karotinspieg. i.S. mind. 600g/dl, Spiegelkontr.*

Topisch applizierbare Lichtschutzpräparate mit hohem Lichtschutzfaktor (LSF > 30)

10 Puy H, Gouya L, Deybach JC. Porphyrias. Lancet. 2010 Mar 13;375(9718):924-37.
11 Bissell DM, Anderson KE, Bonkovsky HL. Porphyria. N Engl J Med. 2017 Aug 31;377(9):862-872.
12 Stölzel U, Doss MO, Schuppan D. Clinical Guide and Update on Porphyrias. Gastroenterology. 2019 Aug;157(2):365-381.e4.
13 Stölzel U, Stauch T, Kubisch I. Porphyrien [Porphyria]. Internist (Berl). 2021 Sep;62(9):937-951.

T 6.18 Osteoporose

Nichtmedikamentöse Maßnahmen: Förderung der Muskelkraft und Koordination, Hüftprotektoren in Kombination mit Sturzprophylaxe, 30-minütige Sonnenlichtexposition, Untergewicht vermeiden (BMI > 20kg/m^2), Nikotinabstinenz, Sturz-/Osteoporose-begünstigende Medikamente überprüfen (z.B. Glukokortikoide, Sedativa)

	Kalziumpräparat (Substitution)	**Kalzium** → 299	*Zufuhr von mind. 1000 bis max. 1500mg Kalzium/d mit der Ernährung (Hartkäse, Milch, Joghurt, kalziumreiches Mineralwasser), Supplementierung nur, falls dies mit der Ernährung nicht erreicht wird*
plus	**Vitamin D** (Kalziumresorption ↑)	**Vit. D3 (Colecalciferol)** → 153	*800–2000IE/d p.o. kombin. mit Kalzium ⇒ im Einzelfall Messung des Zielwerts 25OH-D$_3$ > 20ng/ml*

Indikationen für spezifische medikamentöse Therapie: niedrigtraumatische Wirbelkörperfraktur oder proximale Femurfraktur, Glukokortikoid-Ther.; Knochendichte abhängig von Alter, Geschlecht und zusätzl. Risikofaktoren mit hohem 10-Jahres-Frakturrisiko; **auch zugelassen für die Osteoporose beim Mann:** Alendronat, Risedronat, Stroniumranelat, Zolendronat, Teriparatid, Denosumab

evtl.	**Bisphosphonat** (Osteoklastenhemmung)	**Alendronsäure** → 133	*1 x 10mg/d (30min vor Frühstück) oder 1 x 70mg/W p.o.*
		Ibandronsäure → 134	*1 x 150mg/M p.o. oder 1 x 3mg i.v. alle 3M*
		Risedronsäure → 134	*1 x 5mg/d oder 35mg/W p.o.*
		Zoledronsäure → 135	*1 x 5mg i.v. 1 x/J*
	Parathormon Fragment (PTH 1–34) (Osteoblastenstimulation, intest. Kalziumabsorption ↑)	**Teriparatid** → 131	*20µg/d s.c. max. 18M; KI: NI, Hyperkalzämie, andere metabolische Knochenerkrankungen, unklare aP-Erhöhung*
	IgG2-Antikörper ggf. Hypokalzämie ausgleichen, Vitamin D	**Denosumab** → 135	*60mg s.c. alle 6M (auch bei Männern mit Prostata-Ca unter hormonablativer Therapie)*
		Romosozumab → 136	*210mg s.c 1 x/M über 12M*

Postmenopausale Hormontherapie: Zur Primärprophylaxe nicht generell zu empfehlen ⇒ sorgfältige individuelle Nutzen-Risiko-Abschätzung durchführen. Bei Therapie vasomot. Symptome mit Östrogenen ist i. d. R. keine weitere spezifische Osteoporosetherapie erforderlich.			
	Estradiol (oral)	**Estradiolvalerat** → 411	*1–2mg*
	Konjugierte Östrogene	**Konj. Östrogene** → 412	*0.3–1.25mg*
	Estradiol	**Estradiol (transd.)** → 412	*50µg/24h*
		Estriol → 412	*1mg*
	Östrogen-Gestagen-Komb. (Kalziumresorption ↑, Osteoblastenaktivität ↑)	**Konjugiertes Östrogen + Gestagen** → 417	*0.6mg/d Östrogen + 2.5mg/d Medroxy-progesteron*
	Progesteronderivat zusätzl. in 2. Zyklushälfte	**Medroxyprogesteronacetat** → 414	*5mg*
	Gestagen	**Progesteron** → 414	*200–300mg*
evtl.	**Selektive Östrogen-Rez.-Modulatoren (SERM)** (u.a. Aktivität des osteo-anabolen Faktors in Osteoblasten ↑)	**Raloxifen** → 417 **Bazedoxifen**	**Raloxifen:** *60mg/d;* **Bazedoxifen:** *20mg/d* *KI: anamnestisch Thromboembolien; Leber-/Nierenfunktion. ↓*
evtl.	**Cyclooxygenasehemmer** (antiphlogistisch, antipyret., analgetisch), UW beachten, ggf. Meta-mizol oder Paracetamol bei eingeschr. Nierenfunktion	**Diclofenac** → 199	*1–3 x 50mg/d p.o., .,* *1 x 100mg/d (ret.) p.o.,* *1 x 75mg/d i.m. (bei Bedarf)*
evtl.	**Opioid** (analgetisch, sedierend, atemdepressiv, antitussiv, obstipierend) nach erfolgloser, mind. 3W konsequenter konservativer Therapie und Schmerzther. ⇒ indiziert ausschließl. zur Schmerztherapie	**Tramadol** → 291	*bis 4 x 50–100mg/d p.o., i.v., i.m., s.c.,* *1–2 x 100–200mg/d ret. p.o. (bei Bedarf)*

[14] Leitlinie des Dachverbands der Deutschsprachigen Wissenschaftl Osteologischen Gesellschaften 2017. Prophylaxe, Diagnostik und Therapie der Osteoporose; AWMF-Register: 183-001.
[15] Kanis JA. et al. Scientific Advisory Board of ESCEO and the Committees of Scientific Advisors and National Societies of the IOF. European guidance for the diagnosis and management of osteoporosis in postmenopausal women. Osteoporos Int. 2019 Jan;30(1):3-44. Erratum in: Osteoporos Int. 2020 Jan;31(1):209 and Apr;31(4):801.
[16] Management of Postmenopausal Osteoporosis: ACOG Clinical Practice Guideline No. 2. Obstet Gynecol. 2022 Apr 1;139(4):698-717.

T 6.19 Osteomalazie

	Kalziumpräparat [17] → 299	**Kalzium**	*1 000–1 500mg/d p.o.*
evtl.	**Vitamin D** (Kalziumresorption ↑)	**Colecalciferol** → 153	*ini 0.25µg p.o. jed. 2.d, dann 2–3 x 0.25µg/W (bei Bed., Calcitriol bei ren. Osteomalazie 0.25–2µg/d p.o.)*

T 6.19.1 Antikonvulsiva-induzierte Rachitis [18]

	Vitamin D (Kalziumresorption ↑)	**Colecalciferol** → 152	*2 000–5 000IE/d über 5W, dann 1 000IE/d*

T 6.19.2 Bei Malabsorptionssyndrom

	Kombipräparat fettlösl. Vitamine A, D, E, K → 151	**ADEK-Präparate** (parenterale Substitution)	*1 x/W i.m.*

T 6.19.3 Bei chronischer Niereninsuffizienz

evtl.	**Vit. D – je nach Spiegel von 1,2 $(OH)_2D_3$** (Pro.)	**Calcitriol** → 153	*0.25µg/d*
plus	**Phosphatbinder**	**Kalziumkarbonat**	*1–2g/d*
plus	**Kalziumpräparat** (Subst.)	**Kalzium** → 299	*1 000–1 500mg/d p.o.*

T 6.19.4 Manifeste Osteomalazie

	1,25 $(OH)_2D_3$	**Calcitriol** → 153	*0.25–1µg/d*
plus	**Phosphatbinder**	**Kalziumkarbonat**	*1–2g/d*
		Lanthancarbonat → 113	*375–3 000mg/d*
	(nicht Ca^{2+}- od. aluhaltiger Phosphatbind., keine Absorber)	**Sevelamerhydrochlorid** → 113	*p.o. zu den Mahlzeiten 0.8–1.6g*

17 Locatelli F et al., Management of disturbances of calcium and phosphate metabolism in chronic renal insufficiency. Nephrol Dial Transplant (2002) 17: 723-731.
18 Drenth JPH et al. Epilepsy, broken bones and fatty stools, Lancet, Vol 335, Issue 9218, May 2002 p 1182.
19 Hutchison AJ et al., Long-term Efficacy and Tolerability of Lathanum carbonate Results from a 3 year study. Nephron clinical practice; Vol 102:No2,2006.

T 6.20 Ostitis deformans Paget

	Cyclooxygenasehemmer (antiphlogistisch, analgetisch, antipyretisch)	**Indometacin** → 199	*2–3 x 25–50mg/d p.o., 1–2 x 75mg/d (ret.) p.o., 1–2 x 50–100mg/d.*
evtl.	**Bisphosphonat** (Osteoklastenhemmung).	**Alendronsäure** → 133	*40mg/d p.o. (3–6M)*
		Risedronsäure[21] → 134	*5mg/d p.o.*
		Zoledonsäure → 135	*5mg als Kurzinfusion 1x/J*

20 Ralston SH et al. Diagnosis and Management of Paget's Disease of Bone in Adults: A Clinical Guideline. J Bone Miner Res. 2019 Apr;34(4):579-604.
21 Graver et al., Der Morbus Paget des Knochens. Dtsch. Ärzteblatt 1998, 95:2021-2026.

T 6.21 Morbus Wilson

	Komplexbildner [22, 23] (Kupferelimination ↑)	**Penicillamin** → 204.	*W1–2: 150mg/d p.o., 150mg/W ↑ bis 450–900mg/d p.o.; renale Kupferausscheidung Soll > 500µg bzw. > 7.5µmol im 24h-Sammelurin*
plus	**D-Penicillamin-Pyridoxinantimetabolit** [24]	**Pyridoxin** → 152.	*120–140mg/d*
	Komplexbildner	**Trientine** (internationale Apotheke)	*3–6.5 x 150mg/d in 2–4 ED (450–975mg/d), renale Kupferausscheidung Soll > 200µg bzw. > 3.1mmol im 24h-Sammelurin*
	Komplexbildner [22, 25] (intestinale Kupferresorption ↓)	**Zink**	*75–300mg/d*
		Empfohlen zur Erhaltungstherapie; **Cave:** nicht bei akuter hepatischer oder neurologischer Symptomatik	
	Kupferarme Diät: Innereien, Krustentiere, Nüsse, Kakao, Rosinen meiden		

[22] Roberts E, A Practice Guideline on Wilson Disease. Hepatology, 2003, 37:1475-92.
[23] Schilsky MML, The irony of treating Wilson's disease, Am J of Gastroenterol, Vol 96, Issue 11, Nov 2001, pp 3055-3057.
[24] AWMF Leitlinie M. Wilson Leitlinien für Diagnostik und Therapie in der Neurologie; 4. Aufl. 2008.
[25] Bewer GJ, Zinc acetate for the treatment of Wilson's disease, Expert Op on Pharmacotherapy, Vol, 2, Issue 9, Sept 2001, pp 1473-1477.
[26] Kasztelan-Szczerbinska B, Cichoz-Lach H. Wilson's Disease: An Update on the Diagnostic Workup and Management. J Clin Med. 2021 Oct 30;10(21):5097.
[27] Huster D. Morbus Wilson [Wilson disease]. Internist (Berl). 2018 Feb;59(2):159-174.

T 6.22 Hämochromatose

Therapie der Wahl: Aderlasstherapie: 500ml/W bis zu einem Serum-Ferritin von 10–20µg/l, danach periodische Aderlässe 4–6/J, um das Serum-Ferritin bei 50µg/l zu halten[29]

evtl.	**Komplexbildner** [28] (Eisenelimination ↑)	**Deferoxamin**	*25–50mg, 1g/kg als Dauerinfusion s.c. über 24h, (halb)jährliche ophtalmologische u. audiometrische Untersuchungen*

[28] Whittington CA, Review Article: Haemochromatosis. Aliment Pharmacol Thera 2002, 16:1963-1975.
[29] Barton JC et al, Management of hemochromatosis. Hemochromatosis Management Working Group. Ann Intern Med 1998; 129: 932-9.
[30] Kowdley KV, Brown KE, Ahn J, Sundaram V. ACG Clinical Guideline: Hereditary Hemochromatosis. Am J Gastroenterol. 2019 Aug;114(8):1202-1218.
[31] AWMF 025-029. Leitlinien-Detailansicht. Diagnostik und Therapie der sekundären Eisenüberladung bei Patienten mit angeborenen Anämien, Stand: 28.02.2022, gültig bis 27.02.2027

T 6.23 Struma (euthyreot, blande, Jodmangel-induziert)

T 6.23.1 Therapie[32]

	Spurenelement (Substitution)	**Kaliumiodid**	*100–200µg/d p.o. (zunächst 6–12M) bei Ki./Jug.*
oder	**Schilddrüsenhormon** (Hormonsubst. ⇒ TSH ↓, Einstellung im niedrig normalen Bereich 0.3–0.8mV/l) Indikationen: • Manifeste/subklinische Hypothyreose • Ältere Patienten > 40 J • Pat. mit Nachweis von Schilddrüsen-AK • unzureichende Wirkung einer Jodid-Ther. nach 1J	**Levothyroxin** → 129	*ini 1 x 25–100µg/d p.o., Erh.Dos. 1.5–2µg/kg/d (zunächst 6–12M); Dosis so wählen, dass TSH nicht supprimiert wird!*
oder	**Spurenelement + Schilddrüsenhormon** (Synthesebestandteil- und Hormonsubst. ⇒ TSH ↓)	**Jodid + Levothyroxin (T4)** → 129	*Levothyroxin 75–100µg/d p.o. + Jodid 100–200µg/d p.o. (zunächst 6–12M) bei Erwachsenen bis 40J*

T 6.23.2 Rezidiv-/Prophylaxe

	Spurenelement (Synthesebestandteil-Subst.)	**Kaliumiodid**	*100–200µg/d p.o.*

T 6.23.3 Ziele der Therapie mit Jodid

	Kinder, Jugendliche: vollständige Rückbildung der Struma
	Erw. < 40 J: Volumenreduktion um 30%, sonografische Volumenkontrolle nach 1/2, 1J

32 Schumm-Draeger PM et al., Endokrinologie Teil II. Med. Klin 2004; 99:372-382.
33 Allelein S et al. Diagnostik und Therapie der Struma nodosa im Jahr 2017 [Current Diagnostics and Treatment of Thyroid Nodules]. Dtsch Med Wochenschr. 2017 Aug;142(15):1097-1100.

T 6.24 Hyperthyreose

T 6.24.1 Morbus Basedow, thyreostatisch[34, 35, 36]

	Thyreostatikum ()Peroxidasehemmung ⇒ Hormonsynthese ↓)	**Carbimazol** → 130	*ini 20–40mg/d p.o., Erh.Dos. 5–20mg/d p.o. (Euthyreose meist nach 2–8W, Auslassversuch nach 12–18M; in 50% definitive Sanierung durch OP oder Radiojodther. erford.), Cave: BB- und Leberwertkontr. wg. UW Agranulozytose (0.1–1%) und Transaminasen-Anstieg*

oder evtl.	**Thyreostatikum** (Konversionshemmung T4 ⇒ T3, Peroxidasehemmung ⇒ Hormonsynthese ↓)	**Propylthiouracil** → 130	*ini 150–400mg/d, (in 2 ED), Erh.Dos.:50–150mg, **Cave:** BB- und Leberwert-kontrollen wg. UW Agranulozytose (0.1-1%) u. Transaminasenanstieg (selten)*

[34] Allelein S, Feldkamp J, Schott M. Autoimmune Schilddrüsenerkrankungen [Autoimmune diseases of the thyroid gland]. Internist (Berl). 2017 Jan;58(1):47-58.
[35] Allelein S, Schott M. Update Morbus Basedow [Update Graves' disease 2019]. Dtsch Med Wochenschr. 2019 Feb;144(3):152-155.
[36] Kahaly GJ et al. 2018 European Thyroid Association Guideline for the Management of Graves' Hyperthyroidism. Eur Thyroid J. 2018 Aug;7(4):167-186.

T 6.24.2 Funktionelle Autonomie, thyreostatisch

	Thyreostatikum (Peroxidasehemmung ⇒ Hormonsynthese ↓)	**Thiamazol** → 130	*ini 1–2 x 20mg/d p.o., Erh. Dos.: 1 x 5–20mg/d p.o.*
oder evtl.	**Beta(90%)-gamma(10%) Strahler** (Vernichtung hormonaktiver Zellen)	**J^{131} Radiojod**	*in Isolation nach SD-Volumen; alternativ Strumektomie*

T 6.24.3 Symptomatisch (Tachykardie)

	Betablocker (Konversionshemmung T4 ⇒ T3, HZV ↓ [neg. chronotrop, neg. inotrop], zentrale Sympathikusaktivität ↓)	**Propranolol** → 30	*2–3 x 10–40mg/d p.o. (bei Bedarf)*
Inoperabilität, Rezidiv nach OP			
	Beta(90%)-gamma(10%) Strahler (Vernichtung hormonaktiver Zellen)	**J^{131} Radiojod**	*in Isolation nach SD-Volumen*

T 6.24.4 Thyreotoxische Krise (Endokrinologen hinzuziehen!)

Thyreostatisch			
	Thyreostatikum (Peroxidasehemmung ⇒ Hormonsynthese ↓)	**Thiamazol** → 130	*40–80mg langsam i.v. alle 6–8h*
oder evtl.	**Thyreostatikum** (Konversionshemmung T4 ⇒ T3, Peroxidasehemmung ⇒ Hormonsynthese ↓)	**Propylthiouracil** → 130	*ini 150–400mg/d in 2 ED, Erh.Dos. 50–150mg*

Symptomatisch			
	Kaloriensubstitution (Nährstoffsubstitution)	**Glukose 20–50%** → 302	*circa 4 000–6 000KJ/d (bei Bedarf)*
	Isotone NaCl-Lösung, kristall. Plasmaersatzlsg. (Volumen + Elektrolytsubst.)	**NaCl 0.9%, Ringer** → 301	*Circa 4–6l/d i.v. nach ZVD (bei Bedarf)*
	Betablocker (Konversionshemmung T4 ⇒ T3, HZV ↓, (neg. chrono- und inotrop, zentr. Sympathikusaktivit. ↓)	**Propranolol** → 30	*40mg i.v. über 6h (bei Bedarf)*
	Benzodiazepin (Sedation)	**Diazepam** → 360	*10mg i.v. (bei Bedarf)*
	Glukokortikosteroid (Beseitigung relativer NNR-Insuffizienz, Konversion T4 ⇒ T3 ↓)	**Hydrocortison** → 206	*100mg als Bolus, dann 250mg/24h i.v.; Notfallschilddrüsenresektion bei hyperdynamischem Schock mit Multiorganversagen[37]*

T 6.24.5 Prophylaxe der jodinduzierten Hyperthyreose bei supprim. TSH basal

Bei peripherer Euthyreose (strenge Indikationsstellung für KM-Applikation)			
	Thyreostatikum (Peroxidasehemmung ⇒ Hormonsynthese ↓)	**Natriumperchlorat** → 130	*500mg (= 25 Trpf.) 2–4h vor und 2–4h nach KM-Gabe, dann 3 x 300mg (= 15 Gtt.) über 7–14d, 7–14d vor KM-Gabe beginnen*
Bei erhöhtem fT4 (KM-Applikation nur bei vitaler Indikation)			
plus	**Thyreostatikum** (Peroxidasehemmung ⇒ Hormonsynthese ↓)	**Thiamazol** → 130	*3 x 10mg bis TSH-Normalisierung, dann Dosisanpassg., ggf. weitere spezif. SD-Ther.*

[37] Spitzweg C, Reincke M, Gärtner R. Schilddrüsennotfälle: Thyreotoxische Krise und Myxödemkoma. Internist (Berl). 2017 Oct;58(10):1011-1019.

T 6.25 Hypothyreose

Chronisch			
	Schilddrüsenhormon (Hormonsubstitution ⇒ TSH ↓)	**Levothyroxin** → 129	*ini 1 x 25µg/d p.o. 30 min vor d. Frühstück, alle 1–3W um 25µg bis zur Erh. Dos. von 1.8µg/kg steigern (**Cave:** bei älteren Pat. mit KHK Standarddosis 25µg, alle 4W um 12.5µg steigern, Bedarf etwa 0.5µg/kgKG[38])*

[38] Gärtner M, Reinke M, Substitution von Schilddrüsenhormonen. Internist 2008, 49:538–544.

T 6.25.1 Myxödem-Koma[39] (Endokrinologen hinzuziehen!)			
	Glukokortikosteroid (wegen mögl. NNR-Insuff.)	**Hydrocortison** → 206	*400mg/24h i.v.*
	Schilddrüsenhormon (Hormonsubst. ⇒ TSH ↓)	**Levothyroxin** → 129	*d1 500μg i.v., d2–7 100μg/d i.v., ab d8: 100μg/d p.o.*
	Kaloriensubstitution (Intensivüberwachung)	**Glukose 20–40%** → 302	
	Elektrolytausgleich (Flüssigkeitsrestriktion wegen Dilutionshyponatriämie je nach ZVD)		
	Kreislaufunterstützung (Katecholamine, evtl. Entlastung eines Perikardergusses, langsame Erwärmung um 1° C/h)		

39 Spitzweg C, Reincke M, Gärtner R. Schilddrüsennotfälle: Thyreotoxische Krise und Myxödemkoma. Internist (Berl). 2017 Oct;58(10):1011-1019.

T 6.26 Thyreoiditiden

T 6.26.1 Hashimoto-Thyreoiditis (chronisch lymphozytäre Thyreoiditis)[40]			
evtl.	**Schilddrüsenhormon** (Hormonsubstitution ⇒ TSH ↓)	**Levothyroxin** → 129	*ini 1 x 25–100μg/d p.o., Erh.Dos. 1.5–2μg/kg/d, **(Cave:** bei älteren Pat. oder KHK langsam einschleichen)*

40 Schumm-Draeger PM, Thyreoiditis. Internist 1998, 396, 594-8.

T 6.26.2 Riedel-Thyreoiditis (invasive fibröse Thyreoiditis)[41]			
	Glukokortikosteroid (antiinflamm., immunsuppr.)	**Prednisolon** → 207	*80mg/d p.o., graduelle Reduktion bis 5mg/d*
	Antiöstrogen[42] (Inhib. der Fibroblasten-proliferation über TGF Beta)	**Tamoxifen** → 418	*in Rücksprache mit Endokrinologen*

41 Vaidya B, Corticosteroid therapy in Riedel's thyreoiditis. Postgrad Med J 1997, 73, 817-9.
42 Thompson FJ, Riedel's thyroiditis: treatment with tamoxifen. Surgery 1996; 120(6):993-8.

T 6.26.3 Subakute Thyreoiditis (de Quervain)[43]			
Leicht			
	Cyclooxygenasehemmer (antiphlogistisch, analgetisch, antipyretisch)	**Indometacin** → 199	*2–3 x 25–50mg/d p.o., 1–2 x 75mg/d (ret.) p.o., 1–2 x 50–100mg/d .*
Schwer			
evtl.	**Glukokortikosteroid** (antiinflammatorisch, immunsuppressiv)	**Prednisolon** → 207	*40mg/d p.o. alle 3d um 8mg ↓ bis 16mg/d, dann um 4mg/W ↓, evtl. Pulstherapie 500–1000mg an d3 i.v.*

43 Schumm-Draeger PM, Thyreoiditis. Internist 1998, 396, 594-8.

T 6.27 Cushing-Syndrom

T 6.27.1 ACTH-produzierende Hypophysentumoren

1. Wahl	Transphenoidale selektive Adenomentfernung, bei Misserfolg bilat. Adrenalektomie, medikamentöse Therapie zur überbrückenden Normalisierung des Hyperkortisolismus		
	Hemmung der ACTH-Sekretion aus kortikotropen Adenomzellen	**Pasireotid** → 145	*ini 0.6mg 2 x/d s.c., je nach Ansprechen auf 0.9mg ↑ oder 10mg alle 28d tief i.m., je nach Ansprechen auf 40mg alle 28d steigern. UW: u.a. Hyperglykämie, Gallensteinbildung*
	Hemmung der 11-Beta-Hydroxylase	**Etomidat** → 293	*0.3mg/kg/h als Perfusor i.v., rascher Wirkeintritt, sedierend, wirksam auch in nicht hypnot. Dos., Serumkortisol engmaschig kontrollieren*
	Hemmung der 11-Beta-Hydroxylase, 18-Beta-Hydroxylase [44] (Kortisolsynthese ↓)	**Ketoconazol** → 144, **Metyrapon** (internationale Apotheke)	**Ketoconazol:** *200mg/d (500-6000mg/d je nach Ind.)* **Metyrapon:** *ini meist 500mg/d abhängig vom Schweregrad des CS, MTD 6000mg, verteilt auf 3-4 ED*
	Hemmung der 11-Beta-Hydroxylase	**Osilodrostat** → 144	*ini 2 x 2mg p.o. (Pat. asiatischer Abstammung 2 x 1mg), Dosisanpassung nach Cortisolspiegel, Erh.Dos. 2 x 2–7mg, max. 2 x 30mg*

T 6.27.2 Ektope ACTH-Sekretion und ACTH-unabhängige Cushing-Syndrome[44, 45]

1. Wahl	Operative Sanierung der ektopen ACTH-Quelle, bei Misserfolg bilaterale Adrenalektomie; medikamentöse Therapie zur überbrückenden Normalisierung des Hyperkortisolismus		
	Hemmung der 11-Beta-Hydroxylase	**Etomidat** → 293	*0.3mg/kg/h als Perfusor i.v., rascher Wirkeintritt, sedierend, wirksam aber auch in nicht hypnotischer Dosierung, nur unter engmaschiger Serumkortisolkontrolle*

	Hemmung der 11-Beta Hydroxylase, 18-Beta Hydroxylase	**Ketoconazol** → 144, **Metyrapon** (internationale Apotheke)	**Ketoconazol:** *200mg/d (500-6000mg/d je nach Ind.)* **Metyrapon:** *ini meist 500mg/d abhängig vom Schweregrad des CS, MTD 6000mg, verteilt auf 3-4 ED*
evtl.	**Hemmung der 3-Beta-Dehydrogenase**[45] (zytotoxisch, Kortisolsynthese ↓)	**Mitotan** → 192	*0.5–4g/d (evtl. Glukokortikosteroidsubst. erford., bei LDL-Cholest. ↑ HMG-CoA-Reduktasehemmer erford.)*
evtl.	**Aromatasehemmer** (Kortisolsynthese ↓)	**Aminoglutethimid** (internationale Apotheke)	*NNR-Adenom: 2–3 x 250mg, ektopisches ACTH-Syndrom: 4–7 x 250mg*

[44] Chou S et al., Long term effects of ketoconazole in the treatment of residual or recurrent Cushing's Disease. Endocrine Journal 2000, 47:401-406.
[45] Nieman LK, Medical therapy of Cushing's Disease. Pituitary 2002, 5;77-82.
[46] Fleseriu M, Auchus R, Bancos I et al. Consensus on diagnosis and management of Cushing's disease: a guideline update. Lancet Diabetes Endocrinol. 2021 Dec;9(12):847-875.

T 6.28 Conn-Syndrom, Hyperaldosteronismus

1. Wahl	Differenzialdiagnostik zwischen bilateraler Nebennierenhyperplasie und unilateralem Conn-Adenom und operative Sanierung bei Conn-Adenom [47]		
plus	**Aldosteronantagonist** (mineralokortikoide Steroidwirkung ↓)	**Spironolacton** → 45	*ini 12.5–25mg/d, je nach Symptomen und RR in 4-wöchigen Intervallen langsam auf 100mg/d steigern ⇒ RR, Elektrolyte, Kreatinin überprüfen*
evtl.	**Aldosteron-Rezeptor-Antagonist**[47]	**Eplerenon** → 45	*bei Männern wg. Entwicklung einer Gynäkomastie unter Spironolacton; keine formale Zul. zur Therapie einer Hypertonie*
evtl.	Kombination mit weiteren Antihypertensiva		

[47] Born-Frontberg E, Quinckler M, Internist 2009; 50:17-26.
[48] Funder JW, Carey RM, Mantero F et al. The Management of Primary Aldosteronism: Case Detection, Diagnosis, and Treatment: An Endocrine Society Clinical Practice Guideline. J Clin Endocrinol Metab. 2016 May;101(5):1889-916.
[49] Williams TA, Reincke M. MANAGEMENT OF ENDOCRINE DISEASE: Diagnosis and management of primary aldosteronism: the Endocrine Society guideline 2016 revisited. Eur J Endocrinol. 2018 Jul;179(1):R19-R29.

T 6.29 Hypokortisolismus[50, 51]

T 6.29.1 Dauertherapie

Primär (M. Addison): Notfallausweis ausstellen! Patienten und Angehörige standardisiert schulen, mit Notfallmedikamenten versorgen (Suppositorium und s.c. Spritze)!

	Glukokortikosteroid (Substitution)	**Hydrocortison** → 206. (Zul. Alkindi für NG, Ki, Jug. < 18J, Erw. off-label)	*10–12mg/m², z.B. 15-5-5mg, 10-10-5mg od. 15-10-0mg; Therapie klin. überwachen;*
		zweiphasiges Präparat mit rascher und retardierter Wirkstofffreisetzung, 1 x morgens (z.B. 20mg)	
		Granulat 8–0mg/m²/d bei Pat. mit Nebenniereninsuff., bei AGS 10–15mg/m²/d in 3–4 ED, Dosis nach Klinik anpassen (niedrigstmögliche Dosierung)	
		Neu: Präparat Efmody® mit modifizierter Wirkstofffreisetzung (verzögert und verlängert) zur Hormonersatztherapie bei Patienten mit adrenogenitalem Syndrom, Kps. 5, 10mg, Dosierung morgens und zur Nacht, 2/3 zur Nacht, 1/3 morgens, z.B. 5-0-0-10mg	
		Prednisolon → 207	*5mg morgens*
	Achtung: Pat. instruieren: An stressreichem Tag Dosis verdoppeln, 3–4fache Dosis bei akuter Erkrankung; bei Übelkeit und Erbrechen Hydro-Suppositorien, s.c. Injektion, im Zweifelsfall Endokrinologen kontaktieren.		
	Mineralokortikosteroid (Substitution).	**Fludrocortison** → 206.	*50–200µg/d morgens, Monit. 2W nach Dosisänd: Plasma-Renin-Aktivität, zusätzl. RR- u. K^+-Kontrollen*
	Androgen-Vorstufen	**Dehydroepiandrosteron**	*25–50mg/d (kontrollierte Therapiestudien mit deutl. verbesserter Lebensqualität; keine Zul. bei Frauen[51])*

T 6.29.2 Addison-Krise (Notfallausweise beachten, Endokrinologen hinzuziehen)

	Glukokortikosteroid (Substitution)	**Hydrocortison** → 206	*100mg i.v. alle 6h, bei Stabilisierung 50mg i.v. alle 6h, ab d4 oder d5 Erh.Dos.*
	Isotone Natriumchloridlösung + Glukose	**NaCl 0.9%** → 301 **+ Glukose 40%** → 302	*ini 500ml NaCl 0.9% + 40ml Glc 40%, dann Glc 5%*
evtl.	**Low-dose-Heparin**	**Enoxaparin** → 60	*24mg s.c. 1 x/d*

50 Bornstein SR et al. Diagnosis and Treatment of Primary Adrenal Insufficiency: An Endocrine Society Clinical Practice Guideline. J Clin Endocrinol Metab. 2016 Feb;101(2):364-89.
51 Wierman ME, Kiseljak-Vassiliades K. Should Dehydroepiandrosterone Be Administered to Women? J Clin Endocrinol Metab. 2022 May 17;107(6):1679-1685.
52 Hahner S, et al. Adrenal insufficiency. Nat Rev Dis Primers. 2021 Mar 11;7(1):19.
53 Nowotny H, et al. Endo ERN (MTG1). Therapy options for adrenal insufficiency and recommendations for the management of adrenal crisis. Endocrine. 2021 Mar;71(3):586-594.

T 6.30 Phäochromozytom

T 6.30.1 Dauertherapie, OP-Vorbereitung [54, 55]

	Alphablocker (irreversib.) (Vasodilatation ↑, Afterload ↓, Preload ↓)	**Phenoxybenzamin** → 34	*2 x 10mg/d p.o., unter engmasch. RR-Kontrolle um 10mg/d bis 1–3mg/kg/d ↑; Ziel: Normotonie vor OP*
oder evtl.	**Inhib. d. Thyrosinhydroxylase** (Katecholaminsynthese ↓)	**Alpha-Methyl-para-Tyrosin** (internationale Apotheke)	*1–4g/d*
evtl. plus	**Betablocker** (HZV ↓ [neg. chronotrop, neg. inotrop], Reninsekret. ↓, Sympathikusaktivität ↓)	**Propranolol** → 30	*2–3 x 40–80m/d p.o., 1 x 80–320mg (ret.) p.o., (Tachykardiether. nur nach ausr. langer α-Blockade, sonst paradoxer RR ↑)*

T 6.30.2 Hypertensive Krise [54]

	Imidazolderivat, Alphablocker (Vasodilatation ↑, Afterload ↓, Preload ↓)	**Phentolamin** Nur über internationale Apotheke erhältlich!	*5–10mg i.v., dann 0.25–1mg/min Perfusor (max. Dosis 120mg/h) (Dauer RR-↓ : 20min)*
evtl. plus	**Betablocker** (HZV ↓, Renin-sekr. ↓, zentr. Sympath.-Akt. ↓)	**Propranolol** → 30	*1 x 1mg langsam i.v., evtl. wiederholen*

54 Lenders JK et al., Pheochromocytoma and paraganglioma: an endocrine society clinical practice guideline J Clin Endocrinol Metab. 2014 Jun;99(6):1915-42.

T 6.31 Hyperparathyreoidismus

T 6.31.1 Primärer Hyperparathyreoidismus

OP-Indikation bei Serumkalzium > 0.25mmol/l über normal, Kreatinin-Clearance ≤ 60ml/min, Knochendichte mit T-Score < –2.5 oder osteoporotische Frakturen, Alter < 50 J[55]

Leichte Hyperkalzämie

evtl.	**Isotone Natriumchloridlsg.** (Rehydratation)	**NaCl 0.9%** → 301	*4–6l an d1, dann 3–4l/d*
evtl.	**Schleifendiuretikum** (Kalziumexkretion)	**Furosemid** → 42	*50–100mg i.v.*
evtl.	**Kalzimimetikum** (Verringerung der PTH-Sekretion)	**Cinacalcet** → 131	*2 x 30mg/d bis max. 4 x 90mg/d; Hyperkalzämie ↓ bei Pat. mit NSD-Ca oder pHPT, die nicht operativ saniert werden können*

Hyperkalzämische Krise[55] – bei pHPT prompte chirurgische Therapie anstreben			
	Isotone Natriumchlorid-lösung (Rehydratation)	**NaCl 0.9%** → 301	*1–2l i.v.*
evtl.	**Schleifendiuretikum** (Kalziumexkretion)	**Furosemid** → 42	*40–120mg i.v.*
evtl.	**Kaliumchloridlösung** (Substitution)	**KCl 7.45%** (1ml = 1mmol) → 298	*20–40ml in 1l isotoner Lsg. bei 10–20mmol/h, max. 100–200mmol/d (bei Bed.)*
evtl.	**Bisphosphonat** (Osteoklastenhemmung bei Tumorhyperkalzämie)[55]	**Atendronsäure** → 133	*1 x 10mg/d p.o. 30min vor Frühstück (optimale Dauer 3–5 J, Gabe 1 x/W möglich)*
evtl.	**Bisphosphonat** (Osteoklastenhemmung bei Tumorhyperkalzämie)[55]	**Ibandronsäure** → 134	*4mg in 500ml NaCl 0.9% über 2h*
evtl.		**Clodronsäure** → 134	*4–8 x 400mg/d p.o. oder 1 500mg in 500ml NaCl 0.9% über 4h*
evtl.	**Glukokortikosteroid** (Resorpt. ↓, Mobilisation ↓)	**Prednison** → 207	*100–200mg/d*
evtl.	**Hormon** (hemmt Osteoklasten, wirkt sofort, Wirkung lässt nach 2–3d nach)	**Calcitonin**	*3 x 1–2A (500ng) s.c.*
		Lachscalcitonin → 135	*3 x 100–200 i.v./s.c./d*

55 Ahmad et al. Hypercalcemic crisis: a clinical review. Am J Med. 2015 Mar;128(3):239-45.
56 Weber T et al. Management of primary and renal hyperparathyroidism: guidelines from the German Association of Endocrine Surgeons (CAEK). Langenbecks Arch Surg. 2021 May;406(3):571-585.
57 Jawaid I, Rajesh S. Hyperparathyroidism (primary) NICE guideline: diagnosis, assessment, and initial management. Br J Gen Pract. 2020 Jun 25;70(696):362-363.

T 6.31.2 Sekundär

	Kalziumpräparat (Subst.)	**Kalzium** → 299	*700–2000mg/d p.o. (bei Bed.)*

T 6.31.3 Bei Malabsorption

	Vitamin D_3	**Vit.-D-Präparate** → 152	*50 000IE i.m. alle 4W*

T 6.31.4 Bei renaler Genese

	Vit. D (1,25/ OH_2) D_3	**Calcitriol** → 153	*0.25–0.5µg/d*
plus	**Phosphatbinder**	**Kalziumkarbonat**[58]	*2–6g/d*

58 Malluche H, Update on vitamin D and its newer analogues: actions and rationale for treatment in chronic renal failure. Kidney internat. 2002, 62:367-374.
59 Nolan C, Calcium salts in the treatment of hyperphosphatemia in hemodialysis patients. Curr Op Nephr 2003, 12(4):373-379.

T 6.32 Hypoparathyreoidismus

T 6.32.1 Dauertherapie[60]

	Kalziumpräparat (Substit.)	**Kalzium** → 299	*1000–2000mg/d p.o. bei Bed.*
plus	**Vitamin-D-Analogon** (kurze HWZ, gut steuerbar)	**Dihydrotachysterol** → 153	*0.125mg p.o. 1–3 x/d (je nach Kalziumspiegel)*
oder	**Vitamin D_3**	**Vitamin D_3** → 152	*10 000–200 000IE (nach Kalziumspiegel)*
ggf. plus	**Parathormon (PTH 1–84)**	**Parathyroidhormon** → 131	*ini 1 x 50µg/d s.c. (Oberschenkel), Dosisanpassung nach Kalziumspiegel, s. FI*

60 Art W, Well-being, mood and calcium homeostasis in patients with hypoparathyroidism. Eur J Endocrin 2002, 146:215-222.

T 6.32.2 Hypokalzämische Krise[61]

	Kalziumpräparat (Substitution)	**Kalziumglukonat 10%** (10ml = 2.3mmol) → 299	*ini 2.3–4.5mmol i.v. über 5–15 min, dann in Glukose 5% als Infusion (Klinik)*

61 Hehrmann R, Hypokalzämische Krise. Fortsch Med 1996, 17:223/31-34.
62 Kasperk C. Hyperkalzämische Krise und hypokalzämische Tetanie [Hypercalcemic crisis and hypocalcemic tetany]. Internist (Berl). 2017 Oct;58(10):1029-1036.

T 6.33 Hypopituitarismus[63]

Dauertherapie (Endokrinologen hinzuziehen!)

Allgemein: Substitution nach Ausfall betroffener Achsen (nach entspr. endokriner Testung)

	Glukokortikosteroid (Substitution)	**Hydrocortison** → 206	*10–12mg/m²/d, z.B. 2/3 der Dosis morgens, 1/3 nachmittags bzw. retard. HC-Präp.*
plus	**Schilddrüsenhormon** (Substitution)	**Levothyroxin** → 129	*ini 1 x 25–100µg/d p.o., Erh. Dos. 1.5–2µg/kg/d (nach Anbeh. mit Steroiden)*
plus	**Wachstumshormon**[63] (Substitution)	**Somatotropin rekombinant hergestellt**	*0.04–0.08mg/kg/d s.c. zur Nacht einschleich. (ohne Benefit n. 6M ausschleichen)*
Bei Frauen zusätzlich			
plus	**Östrogen + Gestagen** (Substitution)	**Estradiol + Norethisteronacetat** → 416	*prämenopausal: kombin. Kontrazept. mit 20–35µg Ethinylestradiol; postmenop.: Estradiolvalerat 2mg zyklisch od. kontin. mit Gestagenpräp.; bei Wiederherstellung der Fertilität pulsatile GnRH- Inf. s.c. erf.*

Bei Männern zusätzlich			
plus	**Androgen** (Substitution)	**Testosteron** → 406	*T. enantat: 1x250mg i.m. alle 3W; T. undecanoat: 1x1000mg i.m. alle 10–14W; bei Wiederherst. d. Fertilität pulsatile GnRH-Inf. s.c. erf.*
oder	**Androgen**	**Testosterongel** → 406	*25–50mg/d; auf Haut beider Schultern, Arme oder Bauch auftragen*

[63] Boschetti M et al., J Endocrinol Invest 2008 Sept; 31(9):85-90.

T 6.33.1 Hypophysäres Koma

Therapie der Addison-Krise (Endokrinologen hinzuziehen!)			
	Isotone Natriumchlorid-Lsg. + Glukose	**NaCl 0.9%** → 301 **+ Glukose 40%** → 302	*ini 500ml NaCl 0.9% + 40ml Glu 40%, dann Glu 5%*
	Glukokortikosteroid (Substitution)	**Hydrocortison** → 206	*ini 100mg i.v., dann Perf. 10mg/h, dann 4 x 50mg/d p.o. ausschleichend*
2. Wahl	**Glukokortikosteroid** (Substitution)	**Prednisolon** → 207	*25mg/alle 6h (+ Mineralokortik.)*
evtl.	**Alpha- und Beta-Sympathomimetikum, D1-Rezeptor-Agonist** (Inotropie ↑, Vasokonstrikt., ren. Vasodilat., Natriurese)	**Dopamin** → 55	*Nierendosis: 0.5–5µg/kg/min i.v., Perf. (250mg) = 5mg/ml ⇒ 1–3.5ml/h, RR-Dosis: 6–10µg/kg/min i.v., Perf. (250mg) ⇒ 4.5–9ml/h, max. 18ml/h*
evtl.	**Beta-Sympathomimetikum** (Inotropie ↑)	**Dobutamin** → 55	*2.5–12µg/kg/min i.v., Perf. (250mg) = 2–10ml/h*
evtl.	**Niedermolekul. Heparin** (beschleunigt Gerinnungs-faktorinhib.; Emboliepro.)	**Nadroparin** → 60	*0.4ml s.c. 1 x/d = 5700IE Anti-Faktor-Xa-Aktivität*
		Enoxaparin → 60	*24mg s.c. 1x/d = 4000IE AXa*
Therapie des Myxödem-Komas (siehe Schilddrüse)			
	Glukokortikosteroid (wegen mögl. NNR-Insuff.)	**Hydrocortison** → 206	*100–200mg/24h i.v.*
	Schilddrüsenhormon (Hormonsubstitution ⇒ TSH ↓)	**Levothyroxin** → 129	*d1 500µg i.v.; d2–7 100µg/d i.v., ab d8 100µg/d p.o. (Schilddrüsenhormonsubst. erst n. Glukokortikoidgabe, sonst evtl. Induktion einer Addis.-Krise b. NNR-Insuff.)*

T 6.34 HVL-Überfunktion, HVL-Tumoren

T 6.34.1 Prolaktinom[64] (Endokrinologen hinzuziehen)

	Hypophysäre Dopamin-rezeptorstimulation (Prolaktin ↓)	**Bromocriptin** → 316	*einschleichend dosieren, ini 1.25–2.5mg/d p.o. am Abend, nach Verträglichkeit alle 2–7d um 2.5mg/d bis zum optimalen Ansprechen steig., optimal 2.5–15mg/d (nach Prolaktin i.S.)*
oder	**Hypophysäre Dopamin-rezeptorstimulation** (Prolaktin ↓)	**Cabergolin** → 316	*einschleichend 0.25–1.0mg 2–4 x/W (n. Prolaktin i.S.); Echokardiografie vor Therapie und im Verlauf (Ausschluss seltener Klappenfibrose)*
oder		**Lisurid**	*0.1–0.6mg/d p.o. (n. Prolakt. i.S.)*

[64] Melmed S, et.al. Diagnosis and treatment of hyperprolactinemia: an Endocrine Society clinical practice guideline. J Clin Endocrinol Metab. 2011 Feb;96(2):273-88.

T 6.34.2 Akromegalie[65] (Endokrinologen hinzuziehen)

In der Regel primär operative Revision nach transnasal transsphenoidalem Zugang; medikamentöse Therapie bei persistierend nicht kontrollierter Erkrankung

	Somatostatinanalogon[65] (STH ↓)	**Octreotid** → 111	*ini 1–2 x 0.05mg s.c., dann bis 3 x 0.5mg s.c. (n. STH i.S.) oder Depotpräparat 20–40mg i.m. alle 4–6W*
oder		**Lanreotid** → 111	*ini 60mg s.c. alle 28d, max. 120mg s.c. alle 28d*
oder		**Pasireotid** → 145	*ini 40mg s.c. alle 28d, max. 60mg s.c. alle 28d oder 40mg tief i.m. alle 28d, max. 60mg tief i.m. alle 28d*
evtl.	**Wachstumshormon-rezeptorantagonist**	**Pegvisomant** → 147	*bei Pat., die unter Somatostatinanaloga keine adäquate Kontrolle erreichen; ini 80mg s.c.; dann 10mg/d s.c. nach Igf-1-Serumkonz.*

[65] Katznelson L et al. Acromegaly: an endocrine society clinical practice guideline. J Clin Endocrinol Metab. 2014 Nov;99(11):3933-51

T 6.35 Diabetes insipidus

T 6.35.1 Zentral[66, 67]

	Hormon (ADH-Substitution)	**Desmopressin** → 145	*3 x 0.1–0.4mg intranasal, s.c. (chronisch)*

T 6.35.2 Peripher[66, 67]

	Benzothiadiazin-Diuretika	**Hydrochlorothiazid** → 44	*1 x 12.5–50mg/d p.o.*

66 Christ-Crain M, Winzeler B, Refardt J. Diagnosis and management of diabetes insipidus for the internist: an update. J Intern Med. 2021 Jul;290(1):73-87.
67 Refardt J, Winzeler B, Christ-Crain M. Diabetes Insipidus: An Update. Endocrinol Metab Clin North Am. 2020 Sep;49(3):517-531.

T 6.36 Insulinom

T 6.36.1 Allgemein[68] (Endokrinologen hinzuziehen)

Wann immer möglich primär operative Revision nach erfolgreicher Lokalisationsdiagnostik; ggf. Radiorezeptortherapie und/oder andere lokal ablative Verfahren

evtl.	**Hormon** (antihypoglykämisch, Glukoneogenese ↑, Glykogenolyse ↑)	**Glucagon** → 122	*nach BZ*
evtl.	**Antihypoglykämikum** (K^+-Kanal-Modulation, Insulinsekretion ↓, hepatische Glukoseliberation ↑)	**Diazoxid** → 122	*5mg/kg/d p.o. in 2–3 ED*
evtl.	**Somatostatinanalogon** (Insulinsekretion ↓)	**Octreotid** → 111	*ini 1–2 x 0.05mg s.c., dann bis 3 x 0.5mg, engmaschig überwachen, langfristig Depotpräparate 20–40mg i.m. alle 4–6W*
		Lanreotid → 111	*langfristig: 60mg s.c. alle 28d*
evtl.	**Radiorezeptor-Therapie**	**z.B. ^{90}Y-DOTATOC**	*radioaktiv markiertes Somatostatin-Analogon*

T 6.36.2 Zytostatisch[68]			
	mTOR Inhibitor	**Everolimus** → 274	*1 x 10mg p.o. bei inoperablen neuroendokrinen Tumoren pankreatischen Ursprungs*
	Zytostatikum, Pyrimidinantagonist (Thymidinnukleotid-Synthese ↓)	**5-Fluorouracil** → 162	*400mg/m² i.v. an d1–5 (Zykluswdh. ab d43)*
plus	**Zytostatikum** (DNS-Schädigung, zytostatisches Antibiotikum)	**Doxorubicin** → 165	*50mg/m² i.v. an d1 + d21 (Zykluswdh. ab d43)*

68 Perry RR, Diagnosis and management of functioning islet-cell tumors. J Endocrin Metab 1995, 80:2273.
69 Maggio I, Mollica V, Brighi N et al. The functioning side of the pancreas: a review on insulinomas. J Endocrinol Invest. 2020 Feb;43(2):139-148.
70 Amin S, Kim MK. Islet Cell Tumors of the Pancreas. Gastroenterol Clin North Am. 2016 Mar;45(1):83-100.

T 6.37 Verner-Morrison-Syndrom (VIPom)

Wann immer möglich primär operative Revision nach erfolgreicher Lokalisationsdiagnostik; ggf. Radiorezeptortherapie und/oder andere lokal ablative Verfahren

	Somatostatinanalogon[71] (VIP-Sekretion ↓).	**Octreotid** → 111.	*ini 1–2 x 0.05mg s.c., dann bis 3 x 0.5mg s.c.*
	Lang wirksames Somatostatinanalogon[71]	**Lanreotid-LAR** → 111.	*alle 14d s.c.*
		Octreotid-LAR → 111.	*alle 28d s.c.*

71 Arnold R, Management of gastroenteropathic endocrine tumors: The place of Somatostatin Analogues. Digestion 1994, Suppl 3, 107–13.
72 Auernhammer CJ, Spitzweg C, Böck S et al. Neues zur Therapie von neuroendokrinen Tumoren des gastroenteropankreatischen Systems. Dtsch Med Wochenschr. 2019 Oct;144(20):1390-1395.
73 Jin XF, Spampatti MP et al. Supportive therapy in gastroenteropancreatic neuroendocrine tumors: Often forgotten but important. Rev Endocr Metab Disord. 2018 Jun;19(2):145-158.

T 6.38 Karzinoid-Syndrom bei GEP-NET [72, 73]

Wann immer möglich primär operative Revision nach erfolgreicher Lokalisationsdiagnostik; ggf. Radiorezeptortherapie und/oder andere lokal ablative Verfahren

1. Wahl	**Somatostatinanalogon** (Serotoninsekretion ↓)[74]	**Octreotid** → 111	*ini 1–2 x 0.05mg s.c., dann bis 3 x 0.5mg s.c.*
	Lang wirksames Somatostatinanalogon	**Lanreotid-LAR** → 111	*alle 14d s.c.*
		Octreotid-LAR → 111	*alle 28d s.c.*
	Serotoninantagonist (Serotoninwirkung ↓)[74]	**Methysergid** (internationale Apotheke)	*2 x 4mg (ret.) p.o.*

evtl.	**Interferon**	**INF-alpha-2a/b** → 276	*3–5 Mio. IE/W (bei Bedarf)*
evtl.	**Antidiarrhoikum** (Stimul. periherer Opiat-Rez.)	**Loperamid** → 103	*ini 4mg p.o., nach jedem Durchfall 2mg, max. 12mg/d*

[74] Spitzweg C, Therapie endokriner gastrointestinaler Tumoren, Internist 2002, 43:219-229.

T 6.39 Gastrinom (Zollinger-Ellison-Syndrom)

Wann immer möglich primär operative Revision nach erfolgreicher Lokalisationsdiagnostik; ggf. Radiorezeptortherapie und/oder andere lokal ablative Verfahren

evtl.	**Protonenpumpen-Inhib.**[75] (Säuresekretion ↓)	**Omeprazol** → 95	*1 x 20–40mg/d p.o., bis max. 160mg*

[75] Meko JB, Management of patients with Zollinger Ellison syndrome. Ann Rev Med 1995, 46:395
[76] Spitzweg C, Therapie endokriner gastrointestinaler Tumoren. Internist 2002, 43:219-229.
[77] Rossi RE, Elvevi A, Citterio D et al. Gastrinoma and Zollinger Ellison syndrome: A roadmap for the management between new and old therapies. World J Gastroenterol. 2021 Sep 21;27(35):5890-5907.

T 6.40 Gynäkomastie

Zunächst Ausschluss Hyperprolaktinämie und Hyperoestrogenämie, ggf. Ther. der Grunderkrankung

evtl.	**Östrogenrezeptorblocker**[78] (Blockade periph. Rez. ⇒ Östrogenwirkung ↓)	**Tamoxifen** → 418	*1 x 20–40mg p.o. (kurzfristig)*

[78] Braunstein GD, Gynecomastia, N Engl J Med 2007; 357:1229-1237.

T 7 Hämatologie, Onkologie – Therapie

(P. Baumann)

T 7.1 Hämophilie

T 7.1.1 Hämophilie A[1]

1IE entspricht der Menge an Faktor in 1ml gepooltem Normalplasma

Leichte bis mittelschwere Hämophilie: Blutung und präoperativ			
	Vasopressinanalogon (Freisetzung von Faktor VIII aus Endothelzellen)	**Desmopressin** → 145	*0.3µg/kg i.v., s.c. (max. 20µg); 300µg nasal entspricht etwa 0.2µg/kg i.v.; 2 Sprühstöße bei > 50kg, 1 Sprühstoß bei < 50kg (steigert F-VIII 2-6-fach)*
Schwere Hämophilie A: Blutung und präoperativ			
	Gerinnungsfaktor (Substitution)	**Faktor VIII** → 71	*1IE/kg i.v. erhöht Blutspiegel um 2% (bei Muskelblutung Konz. auf ≥ 30%, bei Zahn-OP auf > 50%; bei intraabdomineller, intrakranieller Blutung oder orthopäd. OP auf 80–100%); HWZ 8–12h*
		Humaner Blutgerinnungsfaktor VIII (FVIII) → 71 **und humaner Von-Willebrand-Faktor (vWF)**	*1 IE FVIII/kg KG erhöht die Plasma-FVIII-Aktivität um ca. 2% der norm. Aktivität; erforderliche IE = KG (kg) x gewünschter FVIII-Anstieg (% oder IE/dl) x 0,5*
Blutungsprophylaxe bei Patienten mit Hämophilie A und Faktor VIII-Hemmkörpern[2]			
	Faktor-VIII-Mimetikum	**Emicizumab** → 74	*Initialdosis: 3mg/kg 1x/W in den ersten 4 W: KG (kg) des Pat. x Dosis (3 mg/kg) Erhaltungsdosis: 1.5 mg/kg 1 x/W ab Woche 5: KG (kg) des Pat. x Dosis (1.5 mg/kg)*
Bei Hemmkörperhämophilie und akuter Blutung: - Aktiviertes Prothrombinkomplexpräparat (FEIBA) 200IE/kg KG, dann 2–3 x 100IE/kg KG/d - Rekombinanter Faktor VIIa (NovoSeven) 90µg/kg KG, Wdh. alle 2–3h Danach Induktion einer Immuntoleranz (Hämophiliezentrum!), z.B. Protokolle nach Bonn, Malmö oder Van Creveld			

T 7.1.2 Hämophilie B[1]

evtl.	**Gerinnungsfaktor** (Substitution)	**Faktor IX** → 71	*1–1.2IE/kg KG i.v. erhöht Blutspiegel um 1%; HWZ 16–17h*
	Mod. Gerinnungsfaktor (FIX-Fc) mit längerer HWZ (Substitution)	**Eftrenonacog alfa** → 71	*1IE/kg KG i.v. erhöht FIX-Aktivität um 1% (IE/dL), HWZ ca. 70h*
	Modifizierter Gerinnungsfaktor (FIX-Albumin) mit längerer HWZ (Substitution)	**Albutrepenonacog alfa** → 71	*1IE/kg KG i.v. erhöht FIX-Aktivität um 1.3% bei Pat. ≥12 J und um 1% bei Pat. < 12 J; HWZ ca. 90h*
Hämophilie mit Hemmkörpern gegen Blutgerinnungsfaktoren VIII oder IX			
	Gerinnungsfaktor (Subst.)	**Eptacog alfa, aktiviert** → 71	*ini 90µg/kg KG i.v. Bolus*

T 7.1.3 Hereditärer Faktor-X-Mangel[1]

	Gerinnungsfaktor (Substitution)	**Faktor X**	*Dosis (IE) = Körpergewicht (kg) x erwünschter Faktor-X-Anstieg (IU/dL oder % des Normwerts) x 0.5*

1 Srivastava A et al. Treatment Guidelines Working Group on Behalf of The World Federation Of Hemophilia. Guidelines for the management of hemophilia. Haemophilia. 2013 Jan;19(1):e1-47.
2 Oldenburg J et al., Emicizumab Prophylaxis in Hemophilia A with Inhibitors. N Engl J Med 2017; 377:809-818.

T 7.2 Von-Willebrand-Jürgens-Syndrom[3, 4, 5, 6]

evtl.	**vWF-angereicherte Faktor VIII-Präparate** (Substitution)	**F VIII:C/vWF: RCof Haemate** → 71	*i.d.R. nach F VIII dosieren: C: 20–540IE/kg KG, Wdh. nach 24h*
evtl.	**Gerinnungsfaktor** (Substitution)	**Hum. Blutgerinnungsfakt. VIII (FVIII)** → 71 **und hum. von-Willebrand-Fakt. (vWF)**	*1IE/kg KG VWF:RCo hebt Plasmaspiegel des VWF:RCo i.d.R. um 0.02IE/ml (2%) an*
bei Typ 1	**Vasopressinanalogon** (Freisetzung von Faktor VIII aus Endothelzellen)	**Desmopressin** → 145	*0.3µg/kg (max. 20µg) i.v. über 30min, s.c. oder 300µg nasal; Wdh. alle 12–24h*
Alleinige Therapie mit Desmopressin unwirksam oder kontraindiziert			
	Rekombinanter, humaner von-Willebrand-Faktor vWF-Plasmaspiegel ↑	**Vonicog alfa** → 72	*1 IE/kg (VWF:RCo/Vonicog alfa) hebt Plasmaspiegel d. VWF:RCo um 0.02IE/ml (2%)*

3 Furlan M, Von Willebrand factor: molecular size and functional activity. Ann Hematol. 1996 Jun; 72(6):341-8.
4 Mannucci PM, How I treat patients with von Willebrand disease. Blood 2001 Apr 1; 97(7):1915-9.
5 Chang AC, Rick ME, Ross Pierce L, Weinstein MJ, Summary of a workshop on potency and dosage of von-Willebrand factor concentrates. Haemophilia 1998; 4 Suppl 3:1-6.
6 Gill JC. Hemostatic efficacy, safety, and pharmacokinetics of a recombinant von Willebrand factor in severe von Willebrand disease Blood. 2015 Oct 22; 126(17): 2038-2046.

T 7.3 Kongenitaler Faktor-XIII-A-Mangel

	Humane Faktor-XIII-A-Untereinheit	**Catridecacog**	*35 IE/kgKG 1 x/Monat*

T 7.4 Anämie

T 7.4.1 Eisenmangel[7]

	Eisen-(II)-Präparat (Substitution)	**Eisen-(II)-Glycin-Sulfat-Komplex** → 148	*100–200 mg Fe^{2+}/d p.o. in 2–3 ED (mind. 4–6M)*
evtl.	**Eisen-(III)-Präparat** (Substitution bei Malabsorption oder Gastrektomie)	**Eisen-(III)-Natrium-Glukonat-Komplex** → 148	*1 x 40–62.5 mg/d langsam i.v. bis 3 x/W*

[7] Frewin R, ABC of clinical haematology. Iron deficiency anaemia. BMJ 1997 Feb 1; 314(7077):360-3.

T 7.4.2 Megaloblastäre Anämie[8]

Vitamin-B_{12}-Mangel (perniziöse Anämie)			
	Vitamin B_{12} (Substitution)	**Cyanocobalamin** → 152	*1000 µg i.m., i.v., s.c.; 6 x in 2–3W, dann 1000 µg alle 3M i.m. (evtl. lebenslang)*
Folsäuremangel			
	Vitamin (Substitution)	**Folsäure** → 154	*5mg/d p.o. (4M)*

[8] Hoffbrand V et al. ABC of clinical haematology. Macrocytic anaemias. BMJ 1997 Feb 8; 314(7078):430-3.

T 7.4.3 Hämolytische Anämien[9, 10, 11]

Beta-Thalassaemia major zur Therapie der Eisenüberladung			
evtl.	**Komplexbildner** (Eisenelimination ↑)	**Deferoxamin** → 151	*25–50mg/kg KG/d s.c. über 8–12h nachts; 5–7 x/W od. s.c.-Depot 2 x/d (Hörtest, Sehtest!); i.v. nur über ZVK!*
		Deferipron → 151	*3 x/d 25mg/kg KG p.o.; Zul. nur für Thalassämia major mit KI gegen Deferoxamin;* **Cave:** *Neutropenie*
		Deferasirox → 151	*ini 20mg/kgKG/d als ED p.o.; Zul., wenn Deferoxamin kontraind./unangemessen;* **Cave:** *Nephrotoxizität*

[9] Weatherall DJ, ABC of clinical haematology. The hereditary anaemias. BMJ 1997 Feb 15; 314(7079):492-6.

[10] Gattermann N, Guidelines on iron chelation therapy in patients with myelodysplastic syndromes and transfusional iron overload. Leuk Res. 2007 Dec; 31 Suppl 3:S10–5.

[11] Wells RA et al., Iron overload in myelodysplastic syndromes: a Canadian consensus guideline. Leuk Res. 2008 Sep; 32(9):1338–53.

Symptomatische autoimmunhämolytische Anämie vom Wärmeautoantikörper-Typ[12, 13]			
	Glukokortikoid (antiinflammatorisch, immunsuppressiv)	**Prednison** → 207	*1 mg/kg/d i.v. oder p.o., langsam reduzieren, dann p.o. (kurzfristig)*
evtl.	**Purinantagonist**	**Azathioprin** → 274	*ini 100–150mg/d p.o.*
evtl.	**Alkylanz** (Immunsuppressivum)	**Cyclophosphamid** → 157	*ini 60mg/m²/d p.o.; alternat. 500–700mg i.v. alle 3–4W*
evtl.	**Immunsuppressivum**	**Ciclosporin** → 274	*ini 5–10mg/kg KG/d in 2 Dosen p.o.*
		Mycophenolatmofetil → 275	*ini 500-1000mg/d in 2 Dosen p.o.*
Symptomatische autoimmunhämolytische Anämie vom Typ Kälteagglutinine[13]			
evtl.	**Alkylanz** (Immunsuppr.)	**Cyclophosphamid** → 157	*60mg/m²/d p.o.*
	Alkylanz (Lymphosuppression)	**Chlorambucil** → 157	*0.4–0.8mg/kg p.o. d1; Wiederholung d15*
	Antikörper	**Rituximab** → 185	*375mg/m² i.v. d1, d8, d15 und d22*
Paroxysmale nächtliche Hämoglobinurie[13, 14]			
evtl.	**Antikörper**	**Eculizumab** → 182	*ini 600mg i.v. 1 x/W x 4W, in W5 900mg; Erh.Phase: 900mg i.v. alle 14±2d*
		Ravulizumab → 185	*Erw. nach Körpergewicht: 40-59kg ini 2.4g, dann 3g; 60-99kg ini 2.7g, dann 3.3g, ≥ 100kg ini 3g, dann 3.6g*
	C3-Komplementinhibitor	**Pegcetacoplan** → 192	*2 x/W 1.080mg s.c. an d1 und d4*

12 Gehrs BC, Freidberg RC, Autoimmune hemolytic anemia. Am J Hematol 2002 Apr; 69(4):258-71.
13 Hillmen P, Effect of eculizumab on hemolysis and transfusion requirements in patients with paroxysmal nocturnal hemoglobinuria. N Engl J Med. 2004 Feb 5;350(6):552-9.
14 Hillmen P et al. Pegcetacoplan versus Eculizumab in Paroxysmal Nocturnal Hemoglobinuria. N Engl J Med 2021; 384:1028-1037

T 7.4.4 Aplastische Anämie[15]

evtl.	**Antikörper** (Immunsuppressivum)	**Antilymphozytenglobulin (ALG) vom Pferd**	*0.75ml/kg/d über 8–12h i.v. d1–5*
evtl.	**Glukokortikoid**	**Prednison** → 207	*1mg/kg i.v. d1–14; dann ausschleichen (bis d29)*
evtl.	**Transkriptionsfaktorhemmg. v.a. bei T-Lymphozyten**	**Ciclosporin** → 274	*5mg/kg/d p.o. nach Spiegel: 150–250ng/ml; mind. 4M*

15 H Schrezenmeier et al., Aplastische Anämie - Diagnostik und Therapie der erworbenen Aplastischen Anämie, DGHO-Leitlinie 2012.

T 7.4.5	Renale Anämie und Tumoranämie bei niedrigem Erythropoetinspiegel[16]		
	Hormon (Substitution)	**Epoetin alfa** → 149	*Korrekturphase 50IE/kg 3 x/W i.v., dann nach Hb/Hk*
		Epoetin beta → 149	*Korrekturphase: 20IE/kg 3 x/W s.c. oder 40IE/kg 3 x/W i.v., dann nach Hb*
		Epoetin delta	*Korrekturphase: 50IE/kg 3 x/W i.v. oder 50IE/kg 2 x/W s.c., dann nach Hb/Hk*
		Epoetin zeta → 150	*Korrekturphase: 50IE/kg 3 x/W i.v., dann nach Hb/Hk*
		Darbepoetin alfa → 149	*Korrekturphase: 0.45µg/kg s.c. 1 x/W; ohne Dialysepflichtigkeit auch 0.75µg/kg s.c. alle 2W möglich, dann nach Hb/Hk*

16 NKF-K/DOQI Clinical practice guidelines and clinical practice recommendations for anemia in chronic kidney disease in adults; CPR 3.1. Using ESAs. Am J Kidney Dis. 2006 May; 47(5 Suppl 3):S16–85.

T 7.4.6	Sichelzellanämie		
Zur Prävention wiederkehrender vasookklusiver Krisen; als Zusatztherapie zu Hydroxyurea/Hydroxycarbamid (HU/HC) oder als Monotherapie, wenn HU/HC ungeeignet/unzureichend ist.			
	AK gegen P-Selektin	**Crizanlizumab** → 181	*5mg/kg KG i.v. in W0 und 2, danach alle 4W*

17 Ataga KI et al., Crizanlizumab for the Prevention of Pain Crises in Sickle Cell Disease; N Engl J Med 2017; 376:429-43

T 7.5 Zytostatika-induzierte Neutropenie[18]

evtl.	**Mediator, granulocyte (macrophage) colony stimulating factor**[15] (Granulozytenproliferation/-differenzierung ↑)	**Filgrastim (G-CSF)** → 155	*5µg/kg/d s.c., frühestens 24h, i.d.R. ab d5 nach Chemotherapie (bis Granulozyten > 1000/µl)*
		Lenograstim → 155	*150µg/m²/d s.c., frühestens 24h, i.d.R. ab d5 nach Chemotherapie (bis Granulozyten > 1000/µl)*
		Pegfilgrastim → 155	*6mg s.c. ab 24h nach Chemotherapie*

18 Vehreschild JJ et al. für die Arbeitsgemeinschaft Infektionen (AGIHO) der DGHO. Prophylaxe infektiöser Komplikationen durch Granulozyten-Kolonie-stimulierende Faktoren. DGHO-Leitlinie. Stand: August 2014. www.dgho-onkopedia.de

T 7.6 Idiopathische thrombozytopenische Purpura (M. Werlhof)[19]

	Glukokortikoid (immunsuppressiv, antiinflammatorisch)	**Prednison** → 207	*1–2mg/kg/d p.o. für 2–4W, dann 6–8W ausschleichen; Ziel > 30 000 Thrombo/µl mit < 7.5mg/d*
		Dexamethason → 206	*40mg/d p.o. x4d*
evtl.	**Immunglobulin** (Verdrängung der Thrombozytenantikörper)	**Immunglobulin** → 276	*1–2g/kgKG i.v. verteilt über 2–3d plus Steroidbolus, z. B. Methylprednisolon 5–10mg/kg/d i.v. x 3d*
	Immunsuppressivum	**Azathioprin** → 274	*1–4mg/kg/d, z.B. 150mg/d (kein Allopurinol!)*
		Cyclophosphamid → 157	*100–200mg/d*
		Mycophenolatmof. → 275	*0.5–1g 2 x/d*
	Alkylans	**Cyclophosphamid** → 157	*100–200mg/d*
	Vincaalkaloid	**Vincristin** → 163	*1–2mg i.v./W*
	Anti-CD20-Antikörper	**Rituximab** → 185	*375mg/m² i.v. alle 4W x 4 (keine Zul. für diese Ind.)*
	Thrombopoetinagonist	**Romiplostim** → 74	*ini 1µg/kg bezogen auf das tatsächl. KG; s.c. 1 x/W*
		Eltrombopag → 74	*25–75mg/d p.o.*
bei chronischer ITP mit Therapieresistenz gegenüber anderen Behandlungsarten			
	SYK-Inhibitor	**Fostamatinib**[20] → 172	*2 x 100mg/d p.o. (1–0–1)*

[19] Axel Matzdorff et al., Immunthrombozytopenie; DGHO-Leitlinie 2013.
[20] Nathan T. Connell et al., Fostamatinib for the treatment of chronic immune thrombocytopenia; Blood (2019) 133 (19): 2027-2030.

T 7.7 Polyzythaemia vera[21]

evtl.	**Salizylat** (Thrombozytenaggregationshemmer)	**Acetylsalizylsäure** → 68, → 196	*1x 100mg/d p.o.,* **Cave:** *nicht bei Thrombos > 1 Mio/µl*
evtl.	**Urikostatikum** (Xanthinoxidasehemmung ⇒ Harnsäurebildung ↓)	**Allopurinol** → 132	*1 x 100–300mg/d p.o. (HS i.S. < 6.5 mg/dl)*
evtl.	**Zytostatikum** (Myelosuppression)	**Hydroxycarbamid** → 191	*ini 20mg/kg/d p.o., dann bis 40mg/kg/d p.o*
evtl.	**Interferon bei jüngeren Patienten** (Immunmodulation)	**IFN-alfa-2a/b** → 276	*3 x 1–5 Mio. IE/W s.c.; ini 1 Mio. IE 2 x/W*
		Pegyl. INF-alfa → 276	*50µg/W; bis 150µg/W*
oder	**Imidazolidin-Verbindungen**	**Anagrelid** → 189	*1-2mg/d in 2 Dosen (bei Thrombozytose)*

(1) Bei Polyzythaemia vera mit Resistenz/Intoleranz gegenüber Hydroxycarbamid (2) Bei Post-Polyzythaemia-vera-Myelofibrose mit krankheitsbed. Splenomegalie od. Symptomen			
evtl.	**Januskinase-2-Inhibitor**	**Ruxolitinib** → 176	*2 x 20mg/d p.o.*

[21] E Lengfelder et al., DGHO-Leitlinie Polycythaemia Vera. März 2016. www.dgho-onkopedia.de

T 7.8 Essenzielle Thrombozythämie[22]

	NSAR	**ASS** → 68, → 196	*100mg/d (bei Erythromelalgie, TIA, KHK oder Mikrozirkulationsstörungen)*
	Interferon, bei jüngeren. Pat. (Immunmodulation)	**INF-alfa-2a/b** → 276	*3 x 1–5 Mio. IE/W s.c.*
		Pegyl. INF-alfa → 276	*50–150µg 1 x/W*
evtl.	**Zytostatikum** (Myelosuppression)	**Hydroxycarbamid** → 191	*ini 20mg/kg/d p.o., dann bis 40mg/kg/d p.o*
evtl.	**Imidazolidin-Verbindungen**	**Anagrelid** → 189	*ini 2 x 0.5mg/d, steigern bis max. 2.5mg*
evtl.	**Januskinase-2-Inhibitor**	**Ruxolitinib** → 176	*bei sekundärer Fibrose mit Splenomegalie u/o Symptomen: 2 x 20mg/d p.o.*

[22] PE Petrides et al., Essentielle (oder prim.) Thrombozythämie. DGHO 2014. www.dgho-onkopedia.de

T 7.9 Primäre Myelofibrose[23]

	Januskinase-2-Inhibitor	**Ruxolitinib** → 176	*bei sekundärer Fibrose mit Splenomegalie u/o Symptomen: 2 x 20mg/d p.o.*
		Fedratinib[24] → 172	*400mg/d*

[23] Grießhammer M et al., Primäre Myelofibrose (PMF). DGHO 2014. www.dgho-onkopedia.de
[24] Talpaz M et al. Fedratinib, a newly approved treatment for patients with myeloproliferative neoplasm-associated myelofibrosis. Leukemia 2021 Jan;35(1):1-17.

T 7.10 Chronisch-myeloische Leukämie[25]

Chronische Phase			
	Tyrosinkinasehemmer	**Imatinib** → 173	*400mg/d (chron. Phase) bzw. 600mg/d (akzel. Phase und Blastenkrise)*
		Dasatinib → 172	*1 x 100mg/d, bei Imatinib-Resistenz/-Unverträglichk.*
		Nilotinib → 174	*2 x 400mg/d, bei Imatinib-Resistenz/-Unverträglichk.*
Für Pat., die ≥ 1 Tyrosinkinaseinhibitor erhielten und bei denen Imatinib, Nilotinib und Dasatinib von Ihrem Arzt als nicht sinnvoll erachtet werden.			
		Bosutinib → 170	*500mg/d p.o.*

Bei erw. CML-Pat. in chronischer, akzelerierter oder Blastenphase sowie bei Pat. mit ph+ ALL, Resistenz oder Unverträglichkeit gegenüber Dasatinib oder Nilotinib und Pat., für die eine Imatinib-Therapie inadäquat ist oder wenn eine T315I-Mutation vorliegt			
	Tyrosinkinasehemmer	**Ponatinib** → 175	*45mg p.o./d*

[25] A Hochhaus et al., Chronische myeloische Leukämie (CML). DGHO-Leitlinie. Stand 2013. www.dgho-onkopedia.de

T 7.11 Myelodysplasie[26]

evtl.	**Mediator, granulocyte (macrophage) colony stimulating factor** (Granulozytenproliferation/ -differenzierung ↑)	**Filgrastim (G-CSF)** → 155	*5μg/kg/d s.c.*
		Pegfilgrastim → 155	*6mg s.c.*
		Lenograstim → 155	*150μg/m²/d s.c.*
evtl.	**Komplexbildner** (Eisenelimination ↑) → 589	**Deferoxamin** → 151	*25–50mg/kg KG/d s.c. kontinuierlich oder als 2 Bolusgaben an mind. 5d/W*
		Deferipron → 151	*3 x 25mg/kg KG/d p.o.*
		Deferasirox → 151	*1 x 20mg/kg KG/d p.o.*
evtl.	**Hormon** (Wachstumsfaktor)	**Erythropoetin** → 149	*150–300IE/kg 3 x/W s.c.*
		Darbepoetin → 149	*150μg 1 x/W s.c.*
evtl.	**Histon-Deacetylase-Inhibitoren**	**Valproinsäure** → 310	*ini 500mg, um 5mg/kg KG bis zu einer Serumkonz. von 50–100μg/ml steigern*
Del 5q	**Immunmodulatorisches Medikament**	**Lenalidomid** → 191	*10mg/d p.o. x 21d, Wdh. d28,* **Cave:** *evtl. Dosis anpassen*
> 60J, high-risk oder intermediate-2, abnormer Karyotyp			
	DNA-Methyltransferase-Inhibitor	**Azacitidin** → 161	*75mg/m²/d s.c. x 7d, Wdh. d28, mind. 6 Zyklen,* **Cave:** *Dosisanpassung*

[26] WK Hofmann et al., Myelodysplastische Syndrome (MDS). DGHO-Leitlinie. Stand März 2016. www.dgho-onkopedia.de

Patienten mit transfusionsabhängiger Anämie aufgrund von MDS mit Ringsideroblasten, mit sehr niedrigem, niedrigem oder intermediärem Risiko, die auf eine Erythropoetin-basierte Therapie nicht zufriedenstellend angesprochen haben oder dafür nicht geeignet sind			
	TGF-beta-Inhibitor	**Luspatercept** → 191	*1 x 1mg/kg KG alle 3W*

[27] P Fenaux et al., Luspatercept in Patients with Lower-Risk Myelodysplastic Syndromes. N Engl J Med 2020; 382:140-151.

T 7.12 Non-Hodgkin-Lymphom

T 7.12.1 Indolente Formen des Non-Hodgkin-Lymphoms[28, 29, 35, 38]

R-COP			
	Alkylanz	**Cyclophosphamid** → 157	*d1–5 400mg/m² i.v. (Zykluswdh. d22)*
plus	**Spindelgift, Mitosehemmer**	**Vincristin** → 163 **(Oncovorin)**	*d1 1.4mg/m² i.v., max. 2mg (Zykluswdh. d22)*
plus	**Glukokortikoid** (immunsuppr., antiinfl.)	**Prednison** → 207	*d1–5 100mg/m² p.o. (Zykluswdh. d 22)*
	Anti-CD20-Antikörper	**Rituximab** → 185	*375mg/m² i.v. d1*
R-MCP			
	Anthrazyklin	**Mitoxantron** → 166	*8mg/m² i.v. über 30min, d1–2*
plus	**Alkylanz, Zytostatikum** (Lymphosuppression)	**Chlorambucil** → 157	*d1–5 3 x 3mg/m² p.o.*
plus	**Glukokortikoid** (immunsuppressiv, antiinflammatorisch)	**Prednison** → 207	*d1–5 25mg/m² p.o.*
	Anti-CD20-Antikörper	**Rituximab** → 185	*375mg/m² i.v. d1*
Mabthera mono (Induktionstherapie)			
	Anti-CD20-Antikörper (monoklonal)	**Rituximab** → 185	*375mg/m² i.v. 1 x/W über 4W (Infusionsgeschwindigkeit einschleichen)*
R-CHOP (alle 3W)			
	Alkylanz (DNA-crosslinking)	**Cyclophosphamid** → 157	*750mg/m² i.v. d1*
	Anthrazyklin (u.a. Topoisomerase-II-Hemmg.)	**Doxorubicin** → 165	*50mg/m² streng i.v. d1*
	Spindelgift, Mitosehemmer	**Vincristin** → 163	*1.4mg/m² i.v. d1 (max. 2mg, bei > 65 J max. 1mg)*
	Glukokortikoid	**Prednison** → 207	*100mg p.o. d1–5*
	Anti-CD20-Antikörper	**Rituximab** → 185	*375mg/m² i.v. d1*
Fludarabin mono (alle 4W)			
	Purinantagonist (Antimetabolit)	**Fludarabin** → 161	*25mg/m² i.v. d1–5*
FC (alle 4W)			
	Purinantagonist (Antimetabolit)	**Fludarabin** → 161	*30mg/m² i.v. d1–3*
	Alkylanz (DNA-crosslinking)	**Cyclophosphamid** → 157	*250mg/m² i.v. d1–3*

R-FCM (alle 4W)			
	Purinantagonist (Antimetabolit)	**Fludarabin** → 161	*25mg/m² i.v. d1–3*
	Alkylanz (DNA-crosslinking)	**Cyclophosphamid** → 157	*200mg/m² i.v. d1–3*
	Anthrazyklin	**Mitoxantron** → 166	*8mg/m² streng i.v. d1*
	Anti-CD20-Antikörper	**Rituximab** → 185	*375mg/m² i.v. d0 oder d1*
R-FC (alle 4W, max. 6 Zyklen) bei CLL			
	Anti-CD20-Antikörper	**Rituximab** → 185	*Zyklus 1: 375mg/m² i.v., d0; Zyklus 2–6: 500mg/m², d1*
	Purinantagonist (Antimetabolit)	**Fludarabin** → 161	*25mg/m² i.v. d1–3*
	Alkylanz (DNA-crosslinking)	**Cyclophosphamid** → 157	*250mg/m² i.v. d1–3*
Bendamustin (alle 3–4W)			
	Bifunktionelles Alkylanz	**Bendamustin** → 157	*90mg/m²/d d1 und 2*
evtl. pl.	**Anti-CD20-Antikörper**	**Rituximab** → 185	*375mg/m² i.v. d1*
Alemtuzumab (bei CLL)			
	Anti-CD52-Antikörper	**Alemtuzumab** → 333 (wurde vom Markt genommen, nur über Ausland zu beziehen)	*3mg an d1, 10mg an d2, und 30mg an d3, wenn vorangegangene Dosis gut vertragen wurde; danach 3 x 30mg/W für 12W (Infektprophylaxe)*
Mabthera-Erhaltung			
	Anti-CD20-Antikörper	**Rituximab** → 185	*375mg/m²/d i.v. alle 2M über 2J (in Remission nach Erstlinientherapie 375mg/m²/d i.v. alle 3M über 2J (in Remission nach Rezidivtherapie)*
Zevalin			
	Radioimmuntherapie	**^{90}Y-Ibritumomab-Tiuxetan**	*> 150 000 Thrombozyten/µl: 15MBq [90Y]-markiertes Zevalin pro kg KG bis zu max. 1 200MBq; 100 000–150 000 Thr./µl: 11MBq [90Y]-markiertes Zevalin pro kg KG bis zu max. 1 200MBq*

Ofatumumab (bei Fludarabin- und Alemtuzumab-refraktärer CLL)		
Anti-CD20-Antikörper	**Ofatumumab** → 184	*ini 300mg, dann 2000mg, all 8W, dann all 4M; 1. + 2. Gabe: Start mit 12ml/h (9mg/ml), Infusionsgeschwindigkeit alle 30min verdoppeln bis max. 200ml/h. Nachfolg. Inf.: Start mit 25ml/h (9mg/ml), alle 30min verdoppeln bis max. 400ml/h.* **Cave:** *Prämedikation mit Prednison, Paracetamol, Cetirizin*
Obinutuzumab/Chlorambucil (unbehandelte CLL bei Patienten, die aufgrund von Begleiterkrankungen für Fludarabin nicht geeignet sind)		
Zytostatikum	**Chlorambucil** → 157	*0,5mg/kg KG p.o. an d1+d15, alle 29d*
Anti-CD20-Antikörper	**Obinutuzumab** → 184	*d1 100mg, d2 900mg, d8 1000mg, d15 1000mg; ab 2. Zyklus je 1000mg an d1 des Zyklus;* **Cave:** *schwere infusionsbed. Reaktionen! Prämedikation und Reanimationsbereitschaft!*
Ibrutinib (bei Pat. mit rezidiv. oder refrakt. Mantelzell-Lymphom und bei CLL im Rezidiv oder Erstlinienther., wenn 17p-Deletion od. TP53-Mutation u. für Chemoimmunother. ungeeignet)		
Bruton-Tyrosinkinase-Inhib. (BTK-Inhibitor)	**Ibrutinib** → 173	*MCL: 560mg (4 Kps.) 1 x/d; CLL: 420mg (3 Kps.) 1 x/d*
Acalabrutinib[31] (Monotherapie oder in Komb. mit Obinutuzumab bei nicht vorbehandelter CLL. Als Monotherapie bei Pat. mit CLL, die mind. eine Vorbehandlung erhalten haben.)		
BTK-Inhibitor	**Acalabrutinib** → 169	*2 x/d 100mg (1-0-1)*
Zanubrutinib[32] (bei Morbus Waldenström – nach mindestens einer vorherigen Therapie oder – First line bei Nichteignung für eine Chemimmuntherapie)		
BTK-Inhibitor	**Zanubrutinib** → 177	*320mg/d*
Idelalisib (bei CLL in Kombin. mit Rituximab im Rezidiv oder bei 17p-Deletion oder TP53-Mutation, ungeeignet für Chemoimmunother. sowie bei follikulärem Lymphom in 3. Linie)		
PI3K-Inhibitor	**Idelalisib** → 191	*150mg 2 x/d*
Duvelisib[33] (Monotherapie bei erwachsenen Pat. mit rezidivierter oder refraktärer CLL nach mindestens zwei vorherigen Therapien; erwachsene Pat. mit follikulärem Lymphom, refraktär gegenüber mind. zwei vorherigen systemischen Therapien)		
PI3K-Inhibitor	**Duvelisib**	*25mg 2x/d*

Venetoclax (bei CLL mit 17p-Deletion od. TP53-Mutation, die ungeeignet/refrakt. sind für BCR-Signalweginhib.; für CLL-Pat. nach Versagen v. Chemoimmunother. und BCR-Signalweg-Inhib.)			
	BCL-2-Hemmer	**Venetoclax** → 195	*W1 20mg/d, W2 50mg/d, W3 100mg/d, W4 200mg/d; W5 u. danach 400mg/d p.o.*
Haarzellleukämie			
	Purinnukleosidanalogon (PNA)	**Cladribin** → 160	*0.09mg/kg KG/d (3.6mg/m²) über 24h an 7 aufeinanderfolg. Tagen; nur 1 Zyklus!*
Pat. mit rezidivierter oder refraktärer Haarzellleukämie, die zuvor mind. zwei systemische Therapien erhalten haben, darunter eine Behandlung mit einem Purin-Nukleosidanalogon			
	Antikörper	**Moxetumomab-Pasudotox**[34]	*0.04mg/kg KG i.v. an den d1, 3, 5 eines 28-d-Zyklus*

[28] Wendtner CM et al., Chronische Lymphatische Leukämie (CLL). DGHO-Leitlinie, Januar 2017, www.dgho-onkopedia.de

[29] Buske C et al., Follikuläres Lymphom. DGHO-Leitlinie, Januar 2017. www.dgho-onkopedia.de

[30] Sehn LH et al. Polatuzumab Vedotin in Re-lapsed or Refractory Diffuse Large B-Cell Lymphoma. J Clin Oncol. 2020 Jan 10;38(2):155-165

[31] Sharman JP, Acalabrutinib with or without obinutuzumab versus chlorambucil and obinutuzumab for treatment-naive chronic lymphocytic leukaemia (ELEVATE-TN): a randomised, controlled, phase 3 trial. Lancet. 2020 Apr 18;395(10232):1278-1291.

[32] Tam ST et al. A randomized phase 3 trial of zanubrutinib vs ibrutinib in symptomatic Waldenström macro-globulinemia.Blood 2020 Oct 29;136(18):2038-2050.

[33] Patel K et al. Duvelisib for CLL/SLL and follicular non-Hodgkin lymphoma. Blood 2019 Nov 7;134(19):1573-1577.

[34] Robert J. Kreitman et al., Moxetumomab pasudotox in relap-sed/refractory hairy cell leukemia. Leukemia. 2018; 32(8): 1768-1777.

T 7.12.2 Aggressive Formen des Non-Hodgkin-Lymphoms[35]

R-CHOP-21 → 595			
(R)-CHOP-14 (Wdh. am d15)			
	Alkylanz (DNA-crosslinking)	**Cyclophosphamid** → 157	*750mg/m² i.v. d1*
	Anthrazyklin	**Doxorubicin** → 165	*50mg/m² i.v. d1*
	Spindelgift, Mitosehemmer	**Vincristin** → 163	*1.4mg/m² i.v. d1, max. 2mg/d, bei Pat. > 70 J max. 1mg/d*
	Glukokortikoid	**Prednison** → 207	*100mg p.o. d1–5*
ggf.	**Anti-CD20-Antikörper**	**Rituximab** → 185	*375mg/m² i.v. d0 oder d1*
plus	**Mediator, granulocyte (macrophage) colony stimulating factor**[15] (Granulozytenproliferation/-differenzierung ↑)	**Lenograstim** → 155	*150µg/m²/d s.c. d4–13*
oder		**Filgrastim** → 155	*5µg/kg KG/d s.c. d4–13*
oder		**Pegfilgrastim** → 155	*6mg s.c. d4*

Vorphase (bei Patienten > 60 J und/oder hoher Tumorlast)			
	Spindelgift	**Vincristin** → 163	*2mg abs. i.v. d1*
	Glukokortikoid	**Prednison** → 207	*100mg/d p.o. d1–7*
ZNS-Prophylaxe (bei Befall hoch zervikal, Gesichtsschädel, Knochenmark oder Testes)			
	Antimetabolit (Folatantag.)	**Methotrexat** → 160	*15mg intrathekal*
ZNS-Tripeltherapie (bei Meningeosis lymphomatosa oder intrazerebraler RF)			
	Antimetabolit (Folatantag.)	**Methotrexat** → 160	*15mg intrathekal*
	Antimetabolit	**Cytarabin** → 162	*40mg intrathekal*
	Glukokortikoid	**Dexamethason** → 206	*4mg intrathekal*
R-IMVP-16 bei Rezidiven (alle 3W, 4–6 Zyklen)			
	Alkylanz	**Ifosfamid** → 158	*d1–5: 1000mg/m² i.v. üb. 1h*
plus	**Antimetabolit** (Folatantagonist)	**Methotrexat** → 160	*d3 + 10: 30mg/m² i.v.; d10 (wenn Leukos > 3000/µl)*
plus	**Topoisomerase-II-Hemmer**	**Etoposid** → 164	*d1–3: 100mg/m² i.v. über 1h*
evtl. pl.	**Anti-CD20-Antikörper**	**Rituximab** → 185	*375mg/m² i.v. d0 oder d1*
CHOEP (alle 3W plus G-CSF): **wie CHOP, R-CHOP** → 598			
plus	**Topoisomerase-II-Hemmer**	**Etoposid** → 164	*100mg/m² i.v. je d1–3*
R-IEV (alle 4W; plus G-CSF)			
	Alkylanz	**Ifosfamid** → 158	*2.5g/m² i.v. d1–3*
	Anthrazyklinderivat	**Epirubicin** → 166	*100mg/m² streng i.v. d1*
	Topoisomerase-II-Hemmer	**Etoposid** → 164	*150mg/m² i.v. d1–3*
(R)-ICE (alle 2–3W, plus G-CSF)			
	Topoisomerase-II-Hemmer	**Etoposid** → 164	*100mg/m² i.v. d1–3*
	Platinderivat	**Carboplatin** → 159	*AUC 5 (max. 800mg) i.v. an d2*
	Alkylanz	**Ifosfamid** → 158	*5g/m² i.v. über 24h an d2*
evtl. pl.	**Anti-CD20-Antikörper**	**Rituximab** → 185	*375mg/m² i.v. d0 oder d1*
(R)-Dexa-BEAM (alle 3–4W, plus G-CSF ab Tag 11)			
	Glukokortikoid (lymphotox.)	**Dexamethason** → 206	*3 x 8mg p.o. d1–10*
	Alkylanz	**BCNU/Carmustin**	*60mg/m² i.v. d2*
	Topoisomerase-II-Hemmer	**Etoposid** → 164	*75mg/m² i.v. d4–7*
	Purinantagonist (Antimetabolit)	**Cytarabin** → 162	*2 x 100mg/m² i.v. d4–7 (alle 12h)*
	Alkylanz	**Melphalan** → 157	*20mg/m² i.v. d3*
evtl. pl.	**Anti-CD20-Antikörper**	**Rituximab** → 185	*375mg/m² i.v. d0 oder d1*
R-DHAP (alle 4W plus G-CSF)			
	Glukokortikoid (lymphotox.)	**Dexamethason** → 206	*40mg i.v. d1–4*

	Purinantagonist (Antimetabolit)	**Cytarabin** → 162	*2 x 1000mg/m²/d i.v. d2 (alle 12h)*
	Alkylanz	**Cisplatin** → 159	*100mg/m² i.v. d1*
	Anti-CD20-Antikörper	**Rituximab** → 185	*375mg/m² i.v. d0 oder d1*
Polatuzumab Vedotin (in Kombination mit Bendamustin und Rituximab bei Pat. mit rezid. oder refrakt. DLBCL, die nicht für eine hämatopoetische Stammzell-TX in Frage kommen)			
	Anti-CD79b-Antikörper	**Polatuzumab Vedot.** → 184	*1.8mg/kg i.v. alle 3W*
Tafasitamab[36] (plus Lenalidomid bei rezid. od. refrakt. diffusem großzelligem B-Zell-Lymphom)			
	Anti-CD19-Antikörper	**Tafasitamab** → 186	*12mg/kg Körpergewicht i.v.*
		Zykl. 1: d1, 4, 8, 15, 22; Zykl. 2+3: d1, 8, 15, 22 jed. Zykl.; Zyklus 4 und darüber: d1 und 15 jedes Zyklus; q4w.	

35 Dührsen U et al., Diffuses großzelliges B-Zell-Lymphom. DGHO Leitlinie 11/2014.
36 Salles G et al. Tafasitamab plus lenalidomide in relapsed or refractory diffuse large B-cell lymphoma (L-MIND). Lancet Oncol Jul;21(7):978-988.

T 7.12.3 Diffus großzelliges B-Zell-Lymphom (DLBCL), rezidiviert oder refraktär (erw. Patienten nach zwei oder mehr Linien mit systemischer Therapie)[37]

	CAR-T-Zell-Therapie	**Tisagenlecleucel** → 194	*0.6–6 × 10⁸ CAR-pos. lebensfähige T-Zellen (KG-unabhängig) n. vorheriger Konditionierung (in spez. Zentren)*

37 Schuster Stephen J et al: A Global, Pivotal, Phase 2 Trial of CTL019 in Adult Patients with Relapsed or Re-fractory Diffuse Large B-Cell Lym-phomaBlood 2017 130:577.

T 7.12.4 Mantelzelllymphom (rezidiviert und/oder refraktär)[38]

	mTOR-Inhibitor	**Temsirolimus** → 178	*175mg 1 x/W für 3 W, dann 75mg 1 x/W, jeweils über 30–60 min i.v.*
	Bruton-Tyrosinkinase-Inhib.	**Ibrutinib** → 173	*MCL: 560mg (4 Kps.) 1 x/d*

38 M Dreyling et al., Mantelzell-Lymphom. DGHO-Leitlinie, 03/2017. www.dgho-onkopedia.de

T 7.12.5 Systemisches anaplastisches großzelliges Lymphom (sALCL)

Rezidiviert oder refraktär			
	Anti-CD30-Antikörper	**Brentuximab vedotin** → 181	*1.8mg/kg i.v. 30 min alle 3W, 8–16 Zyklen*

T 7.13 Akute Leukämie

Wichtiger Hinweis: Die Lektüre dieses Kompendiums kann das Lesen eines Studienprotokolls oder gängiger Literatur nicht ersetzen! Die Therapie akuter Leukämien sollte an spezialisierten Zentren und innerhalb der Studienprotokolle des **Kompetenznetzes Leukämie** bzw. gemäß den **Empfehlungen des Europäischen Leukämienetzes** erfolgen. Die Dosierungsangaben beziehen sich auf Pat. < 60 Jahre ohne Begleiterkrankungen. Die Supportivtherapien müssen nach Maßgabe des jeweiligen spezialisierten Zentrums erfolgen. Siehe: DGHO-Leitlinien www.dgho-onkopedia.de.

T 7.13.1 Promyelozytenleukämie (PML)[39]

Neu diagnostizierte akute Promyelozytenleukämie mit niedrigem bis mittlerem Risiko (Leukozytenzahl ≤ 10 × 10^3/µl) in Kombination mit all-trans-Retinsäure ATRA

	PML/RAR-Inhibitor	**Arsentrioxid**	*Induktionstherapie i.v. 0.15mg/kg/d bis zur Vollremission, max. 60d*
plus	**Modulator**	**all-trans-Retinsäure**	*45mg/m²/d*

[39] Lo-Coco F et al. Retinoic Acid and Arsenic Trioxide for Acute Promyelocytic Leukemia. N Engl J Med 2013; 369:111-121

T 7.13.2 Akute myeloische Leukämie (AML)[44, 43]

Induktionstherapie (Standard-Induktionstherapie: 3+7-Schema)

3 Tage Anthrazyklin: Daunorubicin 60mg/m² **oder** Idarubicin 10–12mg/m² **oder** Mitoxantron 10–12mg/m²; **7 Tage Cytarabin:** kontinuierlich 100–200mg/m²

Induktionstherapien der AMLCG (Acute Myeloid Leukemia Cooperative Group)

TAD-9

	Pyrimidinantagonist	**Cytarabin** → 162	*d1, 2: 100mg/m²/24h i.v., d3-8: 100mg/m² als Inf. über 30min alle 12h*
plus	**Purinantagonist**	**Thioguanin** → 161	*d3-9: 100mg/m² alle 12h p.o.*
plus	**Anthrazyklin, Interkalation** (Topoisomerase-II-Hemmg.)	**Daunorubicin** → 165	*d3-5: 60mg/m² i.v. über 60min*

HAM

	Pyrimidinantagonist (Zytostatikum)	**Cytarabin** → 162	*d1-3: 3g/m² i.v. alle 12h über 3h (Pro: 4x/d Kortikoid-AT)*
plus	**Zytostatikum**	**Mitoxantron** → 166	*d3-5: 10mg/m²/d i.v. über 60min (vor Cytarabin)*

Glasdegib[40] (kombin. mit niedrig dos. Cytarabin für die Beh. neu diagnostizierter de novo oder sek. AML bei erwachsenen Pat., die nicht für eine Standard-Induktionschemother. infrage kommen)

	Hedgehog-Inhibitor	**Glasdegib** → 191	*1 x/100mg/d*

[40] Jorge E Cortes et al. Randomized comparison of low dose cytarabine with or without glasdegib in patients with newly diagnosed acute myeloid leukemia or high-risk myelodysplastic syndrome. Leukemia 2019 Feb;33(2):379-389.

Erhaltungstherapie bei AML nach kompletter Remission, nach Induktionsther. mit/ohne Konsolidierungstherapie und ohne Eignung für TX hämatopoetischer Stammzellen (HSZT)

	DNA-Methyltransferase-Inh.	**Azacitidin**[41] → 161	*300mg 1x/d p.o. d1–14, q4w*

CD33-positive AML, nicht PML (nicht vorbehandelt, neu diagnostiziert)[43]

	Spezifisches CD33-Antikörperkonjugat (Kombinationstherapie mit Daunorubicin u. Cytarabin)	**Gemtuzumab Ozogamicin** → 182	*Induktion: d1, 4, 7: 3mg/m², max. 5mg abends, jeweils über 2h; Konsolidierung: d1: 3mg/m², max. 5mg abends*

AML mit FLT3-Mutation (neu diagnostiziert)[44]			
	Multikinaseinhibitor (Kombinationstherapie mit Daunorubicin u. Cytarabin)	**Midostaurin** → 174	*Induktion u. Konsolidierung: d8 bis d21: 50mg 2 x/d*
AML mit 20–30 % Blasten und Mehrlinien-Dysplasie oder > 30 % Knochenmarkblasten (WHO-Klassifikation)			
	DNA-Methyltransferase-Inhibitor	**Azacitidin** → 161	*75mg/m²/d s.c. x 7d, Wdh. d28, mind. 6 Zyklen, Cave: Dosisanpassung*
Rezidivierte oder refraktäre AML mit FLT3-Mutation[45]			
	Kinaseinhibitor	**Gilteritinib** → 173	*1 x 120mg/d p.o.*

41 Wei AH et al. Oral Azacitidine Maintenance Therapy for Acute Myeloid Leukemia in First Remission. New Engl J Med 2020; 383:2526-2537
42 Röllig C et al. Leitlinien der DGHO. Akuten Myeloische Leukämie (AML), Stand April 2018.
43 Castaigne S et al. Effect of gemtuzumab ozogamicin on survival of adult patients with de-novo acute myeloid leukaemia (ALFA-0701), Lancet. 2012;379(9825):1508-1516.
44 Stone Richard M et al. The Multi-Kinase Inhibitor Midostaurin (M) Prolongs Survival Compared with Placebo (P) in Combination with Daunorubicin (D)/Cytarabine (C) Induction (ind), High-Dose C Consolidation (consol), and As Maintenance (maint) Therapy in Newly Diagnosed Acute Myeloid Leukemia (AML) Patients (pts) Age 18-60 with FLT3 Mutations (muts) Blood 2015 126:6.
45 Alexander E. Perl et al. Gilteritinib or Chemotherapy for Relapsed or Refractory FLT3-Mutated AML, N Engl J Med 2019; 381:1728-1740.

T 7.13.3 Akute lymphatische Leukämie[46]

Auch die Erstlinien-Behandlung der ALL sollte in Zentren und innerhalb von Studien erfolgen.

Zur Behandlung von Erwachsenen mit Philadelphia-Chromosom negativer, rezidivierter oder refraktärer B-Vorläufer akuter lymphatischer Leukämie (ALL)			
	Bispezifischer CD3/CD19 Antikörper	**Blinatumomab** → 181	*Zyklus 1: (d1-7): 9µg/d, (d8-28): 28µg/d; Zyklus 2-5 (d1-28): 28µg/d; 1 Zyklus = 42d. Pat. mit kompletter Remission nach 2 Zyklen können bis zu 3 weitere Zyklen erhalten.*

46 Gökbuget N et al. Akute Lymphatische Leukämie (ALL). 02/2018. www.onkopedia.com

T 7.14 M. Hodgkin[47, 48, 49]

COPP (Wdh. an d29 im Wechsel mit ABVD)			
	Alkylanz	**Cyclophosphamid** → 157	*d1 + 8: 650mg/m² i.v.*
plus	**Spindelgift**(Lymphosuppr.)	**Vincristin** → 163	*1.4mg/m² i.v., max. 2mg d1+8*
plus	**Alkylanz**	**Procarbazin** → 159	*100 mg/m² p.o. d1–14*
plus	**Glukokortikoid**	**Prednison** → 207	*40mg/m² p.o. d1–14*
ABVD (Wdh. an d29, ggf. im Wechsel mit COPP als COPP/ABVD)			

	Anthrazylin	**Doxorubicin** → 165	*25mg/m^2 i.v. d1 + 15*
plus	**Spindelgift**	**Vinblastin** → 163	*6mg/m^2 i.v. d1 + 15*
plus	**Antibiotikum**	**Bleomycin** → 166	*10mg/m^2 i.v. d1 + 15*
plus	**Alkylanz**	**Dacarbazin** → 159	*375mg/m^2 i.v. d1 + 15*
BEACOPP basis (Wdh. an d22) **bzw. BEACOPP-14** (Wdh. an d15 mit GCSF)			
	Antibiotikum	**Bleomycin** → 166	*10mg/m^2 i.v. an d8*
plus	**Topoisomerase-II-Hemmer**	**Etoposid** → 164	*d1–3 100mg/m^2 i.v.*
plus	**Anthrazyklin**	**Doxorubicin** → 165	*25mg/m^2 i.v., d1*
	Alkylanz	**Cyclophosphamid** → 157	*650mg/m^2 i.v., d1*
plus	**Spindelgift** (Lymphosuppr.)	**Vincristin** → 163	*1.4mg/m^2 i.v., max. 2mg, d8*
plus	**Alkylanz**	**Procarbazin** → 159	*d1–7 100mg/m^2 p.o.*
plus	**Glukokortikoid** (immunsuppressiv, antiinflammatorisch)	**Prednison** → 207	*BEACOPP basis: d1–14: 40mg/m^2 p.o.; BEACOPP-14: d1–7 80mg/m^2 p.o.*
BEACOPP eskaliert (Wdh. an d22, G-CSF ab d8)			
	Antibiotikum	**Bleomycin** → 166	*10mg/m^2 i.v. an d8*
plus	**Topoisomerase-II-Hemmer**	**Etoposid** → 164	*d1–3 200mg/m^2 i.v.*
plus	**Anthrazyklin**	**Doxorubicin** → 165	*35mg/m^2 i.v., d1*
	Alkylanz	**Cyclophosphamid** → 157	*1250mg/m^2 i.v., d1*
plus	**Spindelgift** (s.o.)	**Vincristin** → 163	*1.4mg/m^2 i.v., max. 2mg, d8*
plus	**Alkylanz**	**Procarbazin** → 159	*d1–7 100mg/m^2 p.o.*
plus	**Glukokortikoid**	**Prednison** → 207	*d1–14 40mg/m^2 p.o.*
Adcetis			
	Anti-CD30-Antikörper	**Brentuximab vedotin** → 181	*1.8 mg/kg i.v. 30 min. alle 3 W, 8-16 Zyklen*
Nivolumab (bei rezidiv. oder refraktärem klassischen Hodgkin-Lymphom (HL) des Erw. nach autologer Stammzelltransplantation (ASCT) und Behandlung mit Brentuximab Vedotin(BV)			
	PD-1-Inhibitor	**Nivolumab** → 183	*3mg/kg KG alle 2W*
Pembrolizumab (Monotherapie bei rezidiv. oder refraktärem klassischen Hodgkin-Lymphom (HL) des Erw. nach Versagen einer ASCT und Behandlung mit Brentuximab Vedotin (BV) oder nach Versagen einer Behandlung mit BV, wenn eine ASCT nicht in Frage kommt.)			
	PD-1-Inhibitor	**Pembrolizumab** → 184	*200mg alle 3W*

47 Fuchs M et al., Hodgkin-Lymphom. DGHO-Leitlinie 02/2016. www.dgho-onkopedia.de.

48 Younes A: Nivolumab for classical Hodgkin's lymphoma after failure of both autologous stem-cell transplantation and brentuximab vedotin: a multicentre, multicohort, single-arm phase 2 trial. The lancet oncology, Vol.17, No. 9, p1283-1294, September 2016.

49 Armand Ph et al: Programmed Death-1 Blockade With Pembrolizumab in Patients With Classical Hodgkin Lymphoma After Brentuximab Vedotin Failure J Clin Oncol. 2016 Nov 1;34(31):3733-3739.

T 7.15 Multiples Myelom (MM)

T 7.15.1 Bei symptomatischem Multiplem Myelom

	Biphosphonat (Osteoklastenhemmung)	**Pamidronsäure** → 134	*90mg i.v. alle 4W*
		Zoledronsäure → 135	*4mg i.v. üb. 15min alle 3–4W*

T 7.15.2 Zytostatische Therapie[50]

Bei gutem Allgemeinzustand und ohne schwere Begleiterkrankungen:
Hochdosismelphalantherapie mit autologer Blutstammzelltransfusion erwägen

MP (Alexanian I; Zykluswiederholung ab d29–42)			
	Alkylanz	**Melphalan** → 157	*15mg/m² i.v. an d1 oder 0.25mg/kg p.o. an d1–4*
plus	**Glukokortikoid**	**Prednisolon** → 207	*60mg/m²/d p.o. oder 2mg/kg/d p.o. an d1–4*
Rd-Firstline			
	Immunmodulation	**Lenalidomid** → 191	*25mg/d p.o. d1-21; alle 28d*
	Glukokortikoid (lymphotoxisch)	**Dexamethason** → 206	*40mg/d p.o. an den Tagen 1, 8, 15 und 22, alle 28d*
MPT (alle 6W, 12 Zyklen, als First-Line für Nicht-Transplantationskandidaten)			
	Alkylanz	**Melphalan** → 157	*0.25mg/kg p.o. an d1–4*
	Glukokortikoid	**Prednisolon** → 207	*2 mg/kg/d p.o. an d1–4*
plus	**Immunmodulation**	**Thalidomid** → 194	*100–200mg p.o. d1–28*
MPV (als First-Line für Nicht-Transplantationskandidaten)			
	Alkylanz	**Melphalan** → 157	*9mg/m²/d p.o. d1–4 alle 42d x 4 Zyklen, dann alle 35d x 5 Zyklen*
	Glukokortikoid	**Prednisolon** → 207	*60mg/m²/d p.o. d 1–4 alle 42d x 4 Zyklen, dann alle 35d x 5 Zyklen*
	Proteasominhibitor	**Bortezomib** → 190	*1.3mg/m²/d i.v. an d1, 4, 8, 11, 22, 25, 29, 32 mit Wdh. an d42 für 4 Zyklen, dann an d1, 8, 15 und 22 mit Wdh. an d35 für 5 Zyklen*
MPR (Wdh. an d28 für 9 Zyklen)			
	Alkylanz	**Melphalan** → 157	*0.18mg/kg/d p.o. d1–4*
	Glukokortikoid	**Prednisolon** → 207	*2mg/kg/d p.o. d1–4*
	Immunmodulation	**Lenalidomid** → 191	*10mg/d p.o. d1–21*
Velcade bzw. Vel/Dex (Wdh. an d21, max. 8 Zyklen bzw. 2 über CR hinaus)			
	Proteasominhibitor	**Bortezomib** → 190	*1.3mg/m²/d i.v. Bolus (3–5sec) an d1, 4, 8, 11*

evtl.	**Glukokortikoid** (phototoxisch)	**Dexamethason** → 206	*20mg/d p.o. an d1 + 2, 4 + 5, 8 + 9, 11 + 12*
Rd (Wdh. an d28)			
	Immunmodulation	**Lenalidomid** → 191	*25mg/d p.o. d1–21*
	Glukokortikoid (lymphotox.)	**Dexamethason** → 206	*40mg/d p.o. d1, 8, 15, 22*
Thalidomid			
	Immunmodulation	**Thalidomid** → 194	*(50–)100–200mg/d p.o. kontinuierl. (auch komb. mit Dexamethason 40mg p.o. d1, 8, 15, 22 alle 4W, s.o.)*
HyerCDT (Wdh. alle 4W für 2-6 Zyklen)			
	Alkylanz	**Cyclophosphamid** → 157	*300mg/m² i.v. über 3h alle 12h x 6 Gaben (d1–3)*
	Glukokortikoid (lymphotoxisch)	**Dexamethason** → 206	*20mg/m²/d p.o. d1–4, 9–12, 17–20*
CDV			
	Alkylanz	**Cyclophosphamid** → 157	*50mg/d p.o. kontinuierlich*
	Proteasominhibitor	**Bortezomib** → 190	*1.3 mg/m²/d i.v. an d1, 4, 8, 11, Wdh. d21 (8 Zyklen), danach an d1, 8, 15, 22, Wdh. d35 (3 Zyklen)*
	Glukokortikoid (lymphotoxisch)	**Dexamethason** → 206	*20mg p.o. an den Tagen von Bortezomib u. am d danach*
BP (Primärtherapie bei Nicht-Transplantationskandidaten; Wdh. alle 4W)			
	Bifunktionelles Alkylanz	**Bendamustin** → 157	*150mg/m²/d i.v. an d1 + 2*
	Glukokortikoid	**Prednison** → 207	*60mg/m²/d i.v. od. p.o. d1–4*
Bendamustin (Rezidiv nach Hochdosis-Chemotherapie und autologer Stammzelltransplantation; Wdh. alle 4W)			
	Bifunktionelles Alkylanz	**Bendamustin** → 157	*100mg/m²/d i.v. d1 + 2*
Dexa mono			
	Glukokortikoid (immunsuppressiv, antiinflammatorisch)	**Dexamethason** → 206	*20mg/m² bzw. 40mg abs. p.o. d1–4, 9–12 + 17–20 (Zykluswdh. ab d28)*
Pomalidomid plus niedrig dosiertes Dexamethason: POM/LoDEX (bei erw. Patienten, die mindestens zwei vorausgegangene Therapien, darunter Lenalidomid und Bortezomib, erhalten haben und unter der letzten Therapie eine Progression zeigten)			
	Immunmodulation	**Pomalidomid** → 193	*4mg p.o/d d1-21, q28d*
plus	**Glukokortikoid** (lymphotoxisch)	**Dexamethason** → 206	*40mg (bei > 75J: 20mg) p.o. an d1, d8, d15, d22*

RD-Carfilzomib (bei Erw., die mindestens eine vorangegangene Therapie erhalten haben)			
	Immunmodulation	**Lenalidomid** → 191	*25mg/d p.o. d1-21; alle 28d*
	Glukokortikoid (lymphotoxisch)	**Dexamethason** → 206	*40mg/d p.o. an den Tagen 1, 8, 15 und 22, alle 28d*
	Proteasominhibitor	**Carfilzomib** → 190	*i.v. an d 1, 2, 8, 9, 15 und 16; Pause d17–28; ini 20mg/m² KOF, sofern toleriert ↑ auf 27mg/m² an d8 von Zyklus 1; Ab Zyklus 13 entfallen die Kyprolis-Dosen an d8 + 9.*
Vel/Dex/Panobinostat (Erw. mit rezidiv. u./od. refrakt. Multiplen Myelom nach mind. zwei vorausgegangenen Therapien, darunter Bortezomib u. eine immunmodulatorische Substanz)			
	Histondeacetylaseinibitor	**Panobinostat** → 192	*25mg/d p.o. d1–21; alle 28d*
	Proteasominhibitor	**Bortezomib** → 190	*25mg/d p.o. d1–21; alle 28d*
	Glukokortikoid (lymphotoxisch)	**Dexamethason** → 206	*20mg/d p.o. an d1 + 2, 4 + 5, 8 + 9, 11 + 12 in den Zyklen 1–8, an d1+2 sowie d8+9 in den Zyklen 9–16*
Ixazomib/Lenalidomid/Dexamethason (Zweitlinientherapie)			
	Oraler Proteasominhibit.	**Ixazomib** → 191	*4mg p.o. an d1, 8, 15 alle 28d*
	Immunmodulation	**Lenalidomid** → 191	*25mg/d p.o. d1-21; alle 28d*
	Glukokortikoid (lymphotoxisch)	**Dexamethason** → 206	*40mg/d p.o. an d1, 8, 15 und 22, alle 28d*
Daratumumab (Progress eines rezidiv./refrakt. Myeloms nach Proteasominhibitor und IMID)			
	Anti-CD38-Antikörper	**Daratumumab** → 181	*16mg/kg KG 1 x/W in W1-8, W9-24 alle 2W, dann 1 x/M*
Isatuximab (kombin. mit Pomalidomid und Dexamethasonbei rezidiv. und refraktären MM nach mind. zwei vorausgeg. Therapien, darunter Lenalidomid und ein Proteasom-Inhibitor			
	Anti-CD38-Antikörper	**Isatuximab** → 183	*10mg/kg KG im 1. Zyklus 1 x/W f. 4W, dann alle 2W*
Elotuzumab/Lenalidomid/Dexamethason (Zweitlinientherapie)			
	AK geg. Glykoprot. SLAMF7 (Signalling Lymphocyte Activation Molecule Family Member 7)	**Elotuzumab** → 182	*10mg/kg KG i.v. d1, d8, d15, d22 alle 28d in Zyklus 1+2, dann d1+ d15 alle 28d*
	Immunmodulation	**Lenalidomid** → 191	*25mg/d p.o. d1-21; alle 28d*
	Glukokortikoid (lymphotoxisch)	**Dexamethason** → 206	*28mg/d p.o. 3-24h vorher und 8mg i.v. 45-90min vorher an den Elotuzumab-Tagen, sonst 40mg p.o. (d8 + d22 > 2. Zyklus)*

Belantamab mafodotin[51] (Monotherapie bei Pat., die bereits mind. vier Therapien erhielten u. deren Erkr. refraktär ggü. mind. einem Proteasom-Inhibitor, einem Immunmodulator u. einem monoklon. Anti-CD38-Antikörper ist, mit Krankheitsprogression während der letzten Therapie)			
	Antikörper-Zytotoxikum-Konjugat gegen BCMA	**Belantamab-Mafodotin** → 180	*2.5mg/kg KG alle 3W*
Idecabtagen vicleucel[52] (Viertlinientherapie bei Progress nach Proteasomeninhibitor, Imids und anti-CD38-AK-Therapie)			
	CAR-T-Zell-Therapie	**Idecabtagen vicleucel** → 191	*150–450 x 10^6 CAR-positive T-Zellen (KG-unabhängig) nach vorheriger Konditionierung (in spez. Zentren)*
Selenixor[53] (in Kominbation bei Pat., die mind. vier vorangeg. Therapielinien hatten, refraktär gegenüber zwei Proteasomeninhibitoren, zwei Imids und einem anti-CD38 Antikörper)			
	XPO1-Inhibitor	**Selinexor**	*80mg jeweils an d1 und d3 jeder Woche*

50 Kortüm M et al., Multiples Myelom. DGHO-Leitlinie. Stand Sept.2013. www.dgho-onkopedia.de
51 Lonial S et al., Belantamab mafodotin for relapsed or refractory multiple myeloma (DREAMM-2): a two-arm, randomised, open-label, phase 2 study. Lancet Oncol 2020 Feb;21(2):207-221.
52 Munshi NC et al. Idecabtagene Vicleucel in Relapsed and Refractory Multiple Myeloma. N Engl J Med 2021 Feb 25;384(8):705-716.
53 Chari A et al. Oral Selinexor-Dexamethasone for Triple-Class Refractory Multiple Myeloma. N Engl J Med 2019; 381:727-738

T 7.16 Supportive Therapie nach Symptom

	Antiemetikum (Serotoninrezeptorantagonist = 5-HT3-Rezeptor-Antagonist)	**Granisetron** → 108	*1 x 1–3mg i.v., max. 9mg/d*
		Ondansetron → 108	*1 x 8mg p.o./i.v., max. 3 x 8mg/d*
		Palonosetron → 109	*250µg i.v. oder 0,5mg p.o*
	Glukokortikosteroid	**Dexamethason** → 206	*4-20mg p.o. oder i.v.*
	Neurokinin-Inhibitor (Inhibition des neuronal vermittelten Brechreizes)	**Aprepitant** → 110	*d1 125mg, d2+3 80mg 1h vor Chemotherapie p.o. komb. mit 5-HT3-Antagonisten und Dexamethason*
	Benzodiazepine	**Lorazepam** → 361	*30min vor Therapiebeginn: 1-3mg i.v.; 1-2mg p.o.*
oder	**Antiemetikum** (Dopamin-Rez.-Antagonist)	**Metoclopramid** → 99	*10–20mg p.o. alle 4h bzw. 10mg i.v.; max. 2mg/kg KG*
oder	**Sedier. Antidepressivum** (trizyklisch, Monoamin-Reuptake-Hemmung)	**Amitriptylin** → 338	*3 x 25mg/d p.o.*

T 7.17 Analkarzinom (lokalisiert, nicht metastasiert)

T 7.17.1 Primäre Chemotherapie + Radiatio[54, 55]

	Bifunktionelles Alkylanz (zytostat. Antibiotikum)	**Mitomycin** → 166	*10mg/m² i.v., Bolus an d1 und d29*
plus	**Pyrimidinantagonist** (Hemmung der Thymidin-nukleotid-Synthese)	**5-Fluorouracil** → 162	*750mg/m² i.v. über 24h d1-5 u. d29-33 od. 1000mg/m² i.v. über 24h d1-4 und d29-32*
plus	**Bestrahlung**	*1.8Gy/d d1-5 (W1-5), W6 Pause; insges. 45Gy; Boost von 15Gy bei CR oder 20Gy bei PR*	

54 Flam et al. Role of mitomycin in combination with fluorouracil and radiotherapy, and of salvage chemoradiation in the definitive nonsurgical treatment of epidermoid carcinoma of the anal canal: results of a phase III randomized intergroup study J Clin Oncol. 1996;14(9):2527.
55 UKCCCR Anal Cancer Trial Working Party. Epidermoid anal cancer: results from the UKCCCR randomised trial of radiotherapy alone versus radiotherapy, 5-fluorouracil, and mitomycin The Lancet, Volume 348, Issue 9034, 19 October 1996, Pages 1049-1054.

T 7.17.2 Salvage-Chemotherapie[56]

5-FU/Cisplatin

	Pyrimidinantagonist (Hemmung der Thymidin-nukleotid-Synthese)	**5-Fluorouracil** → 162	*1000mg/m² i.v. d1–5*
plus	**Alkylanz** (DNA-Doppel-strang-Vernetzung)	**Cisplatin** → 159	*100mg/m² d2*

56 Faivre C et al. 5-fluorouracile and cisplatinum combination chemotherapy for metastatic squamous-cell anal cancer.. Bull Cancer. 1999 Oct;86(10):861-5.

T 7.18 Harnblasenkarzinom

Gemcitabin/Cisplatin[57]

	Antimetabolit (Nukleosid-analogon)	**Gemcitabin** → 162	*1000mg/m² i.v. über 30min; d1, 8,15; Wdh. d29*
plus	**Alkylanz** (DNA-Doppel-strang-Vernetzung)	**Cisplatin** → 159	*70mg/m² i.v. an d1; Zykluswdh. d29*

57 Moore MJ et al., Gemcitabine plus cisplatin, an active regimen in advanced urothelial cancer: a phase II trial of the NCIC CTG. J Clin Oncol. 1999;17(9):2876.

Carboplatin/Paclitaxel[58]

	Alkylanz (DNA-Doppel-strang-Vernetzung)	**Carboplatin** → 159	*AUC 6 i.v. über 30min an d1; Wdh. d22*
	Spindelgift (Mitosehemmer)	**Paclitaxel** → 164	*225mg/m² i.v. als 3-h-Infusion an d1; Wdh. d22*

58 Vaughn DJ et al., Phase II study of paclitaxel plus Carboplatin in patients with advanced carcinoma of the urothelium and renal dysfunction (E2896) Cancer. 2002;95(5):1022.

M-VAC (Methotrexat + Vinblastin + Adriblastin + Cisplatin; Memo: G-CSF)[59]			
oder	**Antimetabolit** (Folatantagonist)	**Methotrexat** → 160	*30mg/m² i.v. als Bolus d1, 15, 22; Zykluswdh. d29*
plus	**Spindelgift** (Mitosehemmer)	**Vinblastin** → 163	*3mg/m² i.v. als Bolus d2, 15, 22; Zykluswdh. d29*
plus	**Zytostat. Antibiotikum** (DNA-Schädigung)	**Doxorubicin** → 165	*30mg/m² i.v. an d2; Zykluswdh. d29*
plus	**Alkylanz**	**Cisplatin** → 159	*70mg/m² i.v. d2; Wdh. d29*

59 Loehrer PJ et al., A randomized comparison of cisplatin alone or in combination with methotrexate, vinblastine, and doxorubicin in patients with metastatic urothelial carcinoma: a cooperative group study. J Clin Oncol. 1992 Jul;10(7):1066-73.

PCG (Paclitaxel, Cisplatin, Gemcitabin)[60]			
	Antimetabolit (Nukleosidanalogon)	**Gemcitabin** → 162	*1000mg/m² i.v. über 30min an d1, 8; Wdh. d22*
plus	**Spindelgift** (s.o.)	**Paclitaxel** → 164	*80mg/m²/W als 1-h-Inf., d1, 8; Wdh. d22*
plus	**Alkylanz** (DNA-Doppelstrangvernetzung)	**Cisplatin** → 159	*70mg/m² i.v. an d1; Zykluswdh. d22*

60 Bellmunt J et al., Randomized phase III study comparing paclitaxel/cisplatin/gemcitabine (PCG) and gemcitabine/cisplatin (GC) in patients with locally advanced (LA) or metastatic (M) urothelial cancer without prior systemic therapy J Clin Oncol. 2012 Apr 1;30(10):1107-13.

Vinflunin			
	Spindelgift (Mitosehemmer)	**Vinflunin** → 163	*initial 280mg/m², nach 3W 320mg/m², Wdh. d22*

Gemcitabin Mono[61]			
	Antimetabolit (Nukleosidanalogon)	**Gemcitabin** → 162	*1200mg/m² i.v. über 30min; d1, 8; Wdh. d22*

61 Lorusso V et al., A phase II study of gemcitabine in patients with transitional cell carcinoma of the urinary tract previously treated with platinum. Italian Co-operative Group on Bladder Cancer. Eur J Cancer. 1998;34(8):1208-1212.

Paclitaxel Mono[62]			
	Spindelgift (Mitosehemmer, Störung d. Mikrotubulireorganisation)	**Paclitaxel** → 164	*175-250mg/m²/W als 1-h-Infusion, d1, Wdh. d22-29; altern.: 90mg/m² d1, 8, 15*

62 Dreicer R et al., Paclitaxel in advanced urothelial carcinoma: its role in patients with renal insufficiency and as salvage therapy. J Urol. 1996;156(5):1606-1608.

Immuntherapie

Atezolizumab[63] (bei lokal fortgeschrittenem oder metastasiertem Urothelkarzinom nach vorheriger platinhaltiger Chemotherapie od. fehlender Eignung für cisplatinhaltige Ther.)

	PD-L1-Inhibitor	**Atezolizumab** → 180	*1200mg an d1 alle 3 W*

Pembrolizumab[64] (1. Monother. des lokal fortgeschritt. oder metastas. Urothel-Ca nach vorheriger Platin-basierter Ther. und 2. Monother. des lokal fortgeschritt. oder metastas. Urothel-Ca bei Erwachsenen ohne Eignung für eine Cisplatin-basierte Therapie, deren Tumoren PD-L1 mit einem kombinierten positiven Score [CPS ≥ 10] exprimieren)

	PD-1-Inhibitor	**Pembrolizumab** → 184	*200mg alle 3 W*

Nivolumab[65] (Monotherapie des lokal fortgeschrittenen, nicht resektablen oder metastasierten Urothelkarzinom bei Erwachsenen nach Versagen einer vorherigen platinhaltigen Therapie)

	PD-1-Inhibitor	**Nivolumab** → 183	*240mg alle 2 W*

63 Powles T et al., Atezolizumab versus chemotherapy in patients with platinum-treated locally advanced or metastatic urothelial carcinoma (IMvigor211): a multicentre, open-label, phase 3 randomised controlled trial. Volume 391, No. 10122, p748-757, 24 February 2018.
64 Bellmunt J et al: Pembrolizumab as Sec-ond-Line Therapy for Advanced Urothelial Carcinoma N Engl J Med 2017; 376:1015-1026.
65 Sharma P, Retz M, Siefker-Radtke A et al.: Nivolumab in metastatic urothelial carcinoma after platinum therapy Lancet Oncol 2017; 18: 312-322.

T 7.19 Bronchialkarzinom

T 7.19.1 Small Cell Lung Cancer (SCLC)

Cisplatin/Etoposid[66, 67]

	Alkylanz (DNA-Doppel-strang-Vernetzung)	**Cisplatin** → 159	*80mg/m² i.v. als 1-h-Inf. an d1; Wdh. d22*
plus	**Spindelgift** (Mitosehemmer)	**Etoposid** → 164	*100mg/m²/d als 2-h-Inf. d1-3; Wdh. d22*

66 Takada M et al., Phase III study of concurrent versus sequential thoracic radiotherapy in combination with cisplatin and etoposide for limited-stage small-cell lung cancer J Clin Oncol. 2002 Jul 15;20(14):3054-60.
67 Wolf M et al., Lungenkarzinom, kleinzellig (SCLC); DGHO Onkopedia Leitlinie 11/2012.

ACO I[68]

	Zytostat. Antibiotikum	**Doxorubicin** → 165	*60mg/m² i.v. d1; Wdh. d22*
plus	**Alkylanz**	**Cyclophosphamid** → 157	*750mg/m² i.v. d1; Wdh. d22*
plus	**Spindelgift** (Mitosehemmer)	**Vincristin** → 163	*1-2mg i.v. an d1, 8, 15; Wdh. d22*

68 Livingston RB et al., Small cell carcinoma of the lung. Blood 1980 56: 575-584.

Carboplatin/Etoposid[69]

	Alkylanz (Cisplatin-Abkömml.; DNA-Strang-Vernetzung)	**Carboplatin** → 159	*300mg/m² (AUC 5-6) d1; Wdh. d22*
plus	**Spindelgift** (s.o.)	**Etoposid** → 164	*100mg/m² i.v. als 1-h-Inf. an d1-3; Wdh. d22*

69 Skarlos DV et al., Randomized comparison of etoposide-cisplatin vs. etoposide-Carboplatin and irradiation in small-cell lung cancer. A Hellenic Co-operative Oncology Group study. Ann Oncol. 1994 Sep;5(7):601-7.

CEV

	Alkylanz (s.o.)	**Carboplatin** → 159	*d1 AUC 3-4 i.v.; Wdh. d22*
plus	**Spindelgift** (s.o.)	**Etoposid** → 164	*d1-3 140mg/m^2 i.v.; Wdh. d22*
plus	**Spindelgift**	**Vincristin** → 163	*1.5mg i.v. d1, 8, 15; Wdh. d22*

Irinotecan/Cisplatin[70, 71]

	Alkylanz (DNA-Doppelstrang-Vernetzung)	**Cisplatin** → 159	*30mg/m^2 i.v. an d1 und d8; Wdh. d22*
plus	**Zytostatikum**	**Irinotecan** → 167	*65mg/m^2 an d1, 8; Wdh. d22*

70 Hanna N et al., Randomized phase III trial comparing irinotecan/cisplatin with etoposide/cisplatin in patients with previously untreated extensive-stage disease small-cell lung cancer. J Clin Oncol. 2006 May 1;24(13):2038-43.

71 Noda K et al., Irinotecan plus cisplatin compared with etoposide plus cisplatin for extensive small-cell lung cancer.; Japan Clinical Oncology Group. N Engl J Med. 2002 Jan 10;346(2):85-91.

Topotecan[72]

	Zytostatikum (Topoisomerasehemmer)	**Topotecan** → 167	*1.5mg/m^2 als Kurzinfusion an d1-5; Wdh. d22*

72 Schiller JH et al., Topotecan versus observation after cisplatin plus etoposide in extensive-stage small-cell lung cancer J Clin Oncol. 2001 Apr 15;19(8):2114-22.

ACE (CDE, CAE)[73]

	Zytostat. Antibiotikum	**Doxorubicin** → 165	*45mg/m^2 i.v. d1; Wdh. d22*
plus	**Alkylanz**	**Cyclophosphamid** → 157	*1000mg/m^2 i.v. d1; Wdh. d22*
plus	**Spindelgift** (Mitosehemmer)	**Etoposid** → 164	*100mg/m^2 i.v. als 1-h- Inf. an d1, 3, 5; Wdh. d22*

73 Gregor A et al., Randomized trial of alternating versus sequential radiotherapy/chemotherapy in limited-disease patients with small-cell lung cancer. J Clin Oncol. 1997 Aug;15(8):2840-9.

Irinotecan/Gemcitabin[74]

	Zytostatikum (Topoisomerasehemmer)	**Topotecan** → 167	*100mg/m^2 i.v. über 2h an d1, d8; Wdh. d22*
	Antimetabolit (s.o.)	**Gemcitabin** → 162	*1000mg/m^2 i.v. über 30min; d1, 8; Wdh. d22*

74 Rocha-Lima CM et al., Phase II trial of irinotecan/gemcitabine as second-line therapy for relapsed and refractory small-cell lung cancer. Ann Oncol. 2007 Feb;18(2):331-7.

PIC[75]

	Spindelgift (Mitosehemmer)	**Paclitaxel** → 164	*175mg/m^2 i.v. als 3-h-Inf. an d1; Wdh. d22*
plus	**Alkylanz** (DNA-Doppelstrang-Vernetzung)	**Cisplatin** → 159	*50mg/m^2 i.v. d1 und d2; Wdh. d22*
plus	**Alkylanz**	**Ifosfamid** → 158	*2.5g/m^2 i.v. d1, d2; Wdh. d22*

75 Kosmas C, et al. Phase II study of paclitaxel, ifosfamide, and cisplatin as second-line treatment in relapsed small-cell lung cancer. J Clin Oncol. 2001 Jan 1;19(1):119-26.

T 7.19.2 Non-Small Cell Lung Cancer (NSCLC)

Adjuvante Therapie

Cisplatin/Vinorelbin (Anita Trial)[76, 77]

	Spindelgift	**Vinorelbin** → 163	*30mg/m², wöchentlich x 16*
plus	**Alkylanz** (DNA-Doppel-strang-Vernetzung)	**Cisplatin** → 159	*100mg/m² i.v. d1; Wdh. d29 x 4*

[76] Douillard JY et al., Adjuvant vinorelbine plus cisplatin versus observation in patients with completely resected stage IB-IIIA non-small-cell lung cancer (Adjuvant Navelbine International Trialist Association [ANITA]). Lancet Oncol. 2006 Sep;7(9):719-27.
[77] Griesinger F et al., Lungenkarzinom, nichtkleinzellig (NSCLC). DGHO Onkopedia Leitlinie 2/2016.

Cisplatin/Vinorelbin (JBR 10 Trial)[78]

	Spindelgift (s.o.)	**Vinorelbin** → 163	*25mg/m², wöchentlich x 16*
plus	**Alkylanz** (DNA-Doppel-strang-Vernetzung)	**Cisplatin** → 159	*50mg/m² i.v. d1 und d8; Wdh. d29, insgesamt 4 x*

Lokal fortgeschritt., inoperables nicht-kleinzelliges Lungenkarzinom bei Erw., PD-L1-Expression in ≥ 1% der Tumorzellen, ohne Krankheitsprogression nach platinbasierter Radiochemotherapie

	PD-L1-Inhibitor	**Durvalumab** → 182	*10mg/kg KG 1 x alle 2 W*

[78] Vincent MD et al., A randomized phase III trial of vinorelbine/cisplatin versus observation in completely resected stage IB and II non-small cell lung cancer (NSCLC) J Clin Oncol 2009; 27:382s.

Palliative Therapie, Monotherapie

Paclitaxel[79]

	Spindelgift	**Paclitaxel** → 164	*80mg/m² i.v. als 1-h-Inf. 1 x/W*

[79] Alberola V et al., Weekly paclitaxel in the treatment of metastatic and/or recurrent non-small cell lung cancer. Crit Rev Oncol Hematol. 2002 Dec 27;44 Suppl:S31-41.

Vinorelbin-Monotherapie[80] (ältere Patienten, schlechter Allgemeinzustand)

	Spindelgift (Mitosehemmer)	**Vinorelbin** → 163	*30mg/m² als 10-min-Inf.; d1, 8; Wdh. d22*

[80] Le Chevalier T et al., Randomized study of vinorelbine and cisplatin versus vindesine and cisplatin versus vinorelbine alone in advanced non-small-cell lung cancer, J Clin Oncol. 1994 Feb;12(2):360-7.

Gemcitabin-Monotherapie[81] (ältere Patienten, schlechter Allgemeinzustand)

	Antimetabolit (Nukleosidanalogon)	**Gemcitabin** → 162	*1000mg/m² als 15-min-Kurz-infusion; d1, 8; Wdh. d22*

[81] Lara PN Jr et al., Gemcitabine in patients with non-small-cell lung cancer previously treated with platinum-based chemotherapy: a phase II California cancer consortium trial. Clin Lung Cancer. 2004 Sep;6(2):102-7.

Docetaxel[82]

	Spindelgift (Mitosehemmer)	**Docetaxel** → 164	*75mg/m² i.v. als 3-h-Inf. an d1; Wdh. d22*

[82] Fossella FV et al., Randomized phase III trial of docetaxel versus vinorelbine or ifosfamide in patients with advanced non-small-cell lung cancer previously treated with platinum-containing chemotherapy regimens. J Clin Oncol. 2000 Jun;18(12):2354-62.

Pemetrexed[83]			
	Antifolat	**Pemetrexed** → 160	*500mg/m² d1, alle 3W (nicht bei Plattenepithel-Ca)*

[83] De Marinis F, De Petris L, Pemetrexed in second-line treatment of non-small-cell lung cancer. Oncology (Williston Park). 2004 Nov;18(13 Suppl 8):38-42.

Palliative Therapie, Polychemotherapie

Cisplatin/Vinorelbin[84]			
	Spindelgift (s.o.)	**Vinorelbin** → 163	*30mg/m² d1, 8,15; Wdh. d29*
plus	**Alkylanz** (s.o.)	**Cisplatin** → 159	*80mg/m² i.v. d1; Wdh. d29*

[84] Souquet PJ et al., GLOB-1: a prospective randomised clinical phase III trial comparing vinorelbine-cisplatin with vinorelbine-ifosfamide-cisplatin in metastatic non-small-cell lung cancer patients. Ann Oncol. 2002 Dec;13(12):1853-61.

Cisplatin/Gemcitabin[85]			
	Antimetabolit (Hemmg. d. DNA-Synthese)	**Gemcitabin** → 162	*1250mg/m² i.v. als Kurzinf. über 15min; d1, 8; Wdh. d22*
plus	**Alkylanz**	**Cisplatin** → 159	*75mg/m² i.v. als 30-min-Infusion; Wdh. d22*

[85] Scagliotti GV et al., Phase III study comparing cisplatin plus gemcitabine with cisplatin plus pemetrexed in chemotherapy-naive patients with advanced-stage non-small-cell lung cancer. J Clin Oncol. 2008 Jul 20;26(21):3543-51. Epub 2008 May 27.

Cisplatin/Paclitaxel[86]			
	Spindelgift (Mitosehemmer)	**Paclitaxel** → 164	*200mg/m² i.v. als 3-h-Inf. an d1; Wdh. d22*
plus	**Alkylanz** (DNA-Doppelstrang-Vernetzung)	**Cisplatin** → 159	*80mg/m² i.v. als 30-min-Infusion; Wdh. d22*

[86] Rosell R et al., Phase III randomised trial comparing paclitaxel/Carboplatin with paclitaxel/cisplatin in patients with advanced non-small-cell lung cancer: a cooperative multinational trial. Ann Oncol. 2002 Oct;13(10):1539-49.

Cisplatin/Docetaxel[87]			
	Spindelgift (Mitosehemmer)	**Docetaxel** → 164	*75mg/m² i.v. als 3-h-Inf. an d1; Wdh. d22*
plus	**Alkylanz** (DNA-Doppelstrang-Vernetzung)	**Cisplatin** → 159	*75mg/m² i.v. als 30-min-Infusion; Wdh. d22*

[87] Fossella F et al., Randomized, multinational, phase III study of docetaxel plus platinum combinations versus vinorelbine plus cisplatin for advanced non-small-cell lung cancer: the TAX 326 study group. J Clin Oncol. 2003 Aug 15;21(16):3016-24.

Carboplatin/Gemcitabin[88]			
	Antimetabolit (Nukleosidanalogon)	**Gemcitabin** → 162	*1000mg/m² i.v. als 15-min-Kurzinf. an d1, 8; Wdh. d22*
plus	**Alkylanz** (s.o.)	**Carboplatin** → 159	*AUC x 5 i.v. d1; Wdh. d29*

[88] Bajetta E et al., Preclinical and clinical evaluation of four gemcitabine plus Carboplatin schedules as front-line treatment for stage IV non-small-cell lung cancer. Ann Oncol. 2003 Feb;14(2):242-7.

Cisplatin/Pemetrexed[89]

	Antifolat	**Pemetrexed** → 160	*500mg/m² d1, alle 3W (nicht bei Plattenepithel-Ca)*
plus	**Alkylanz** (DNA-Doppelstrang-Vernetzung)	**Cisplatin** → 159	*75mg/m² i.v. als 30-min-Infusion; Wdh. d22*

[89] Scagliotti GV et al., Phase III study comparing cisplatin plus gemcitabine with cisplatin plus pemetrexed in chemotherapy-naive patients with advanced-stage non-small-cell lung cancer. J Clin Oncol. 2008 Jul 20;26(21):3543-51.

Immuntherapie

Nivolumab[90, 91] (bei lokal fortgeschrittenen oder metastasierten NSCLC mit plattenepithelialer Histologie nach vorheriger Chemotherapie bei Erwachsenen)

	PD-1-Inhibitor	**Nivolumab** → 183	*3mg/kg KG alle 2W*

[90] Brahmer J et al., (2015) Nivolumab versus docetaxel in versus docetaxel in advanced squamous-cell non-smallcell lung cancer. N Engl J Med 73:123-135.
[91] Borghaei H et al., (2015) Nivolumab versus docetaxel in advanced nonsquamous non-small-cell lung cancer. N Engl J Med 373:1627-1639.

Pembrolizumab[92] (Monotherapie zur Erstlinienbehandlung des metastasierenden nicht-kleinzelligen Lungenkarzinoms (NSCLC) mit PD-L1 exprimierenden Tumoren (Tumor Proportion Score [TPS] ≥ 50%) ohne EGFR- oder ALK-positive Tumormutationen)

	PD-1-Inhibitor	**Pembrolizumab** → 184	*200mg d1, alle 3W*

[92] Martin Reck, Pembrolizumab versus Chemotherapy for PD-L1-Positive Non-Small-Cell Lung Cancer N Engl J Med 2016; 375:1823-1833November 10, 2016.

Pembrolizumab[93] (zur Behandlung des lokal fortgeschr. oder metastas. NSCLC mit PD-L1 exprimierenden Tumoren (TPS ≥ 1%) nach vorheriger Chemotherapie bei Erw. angezeigt)

	PD-1-Inhibitor	**Pembrolizumab** → 184	*2mg/kg d1, alle 3W*

[93] Herbst RS et al., Pembrolizumab versus docetaxel for previously treated, PD-L1-positive, advanced non-small-cell lung cancer (KEYNOTE-010): A randomised controlled trial. Lancet 387:1540-1550, 2016.

Atezolizumab[94] (zur Behandlung des lokal fortgeschrittenen oder metastasierten nicht-kleinzelligen Lungenkarzinoms (NSCLC) nach vorheriger Chemotherapie)

	PD-L1-Inhibitor	**Atezolizumab** → 180	*1200mg an d1, alle 3W*

[94] Fehrenbacher L et al., Atezolizumab versus docetaxel for patients with previously treated non-small-cell lung cancer (POPLAR): a multicentre, open-label, phase 2 randomised controlled trial. Lancet. 2016 Apr 30;387(10030):1837-46.

Targeted Therapy

Gefitinib[95] (bei NSCLC mit Nachweis von aktivierenden EGFR-Mutationen)

	Tyrosinkinasehemmer (Blockade des EGFR-1)	**Gefitinib** → 173	*250mg/d p.o.*

[95] Ku GY et al., Gefitinib vs. chemotherapy as first-line therapy in advanced non-small cell lung cancer: Metaanalysis of phase III trials. Lung Cancer. 2011 May 10.

Crizotinib[96]			
	Inhibitor des EML4/ALK-Fusionsonkogens	**Crizotinib** → 171	*2 x 250mg/d*
[96] Kwak EL et al., Anaplastic lymphoma kinase inhibition in non-small-cell lung cancer. N Engl J Med. 2010 Oct 28;363(18):1693-703.			
Afatinib[97] (bei NSCLC mit Nachweis von aktivierenden EGFR-Mutationen)			
	Tyrosinkinasehemmer	**Afatinib** → 169	*40mg/d p.o.*
[97] Lecia V. Sequist et al., Phase III Study of afatinib or cisplatin plus pemetrexed in patients with metastatic lung adenocarcinoma with EGFR mutations. J Clin Oncol. 2013 Sep 20;31(27):3327-34.			
Necitumumab[98] (in Kombin. mit Gemcitabin und Cisplatin bei lokal fortgeschritt. oder metastasiertem, den epidermalen Wachstumsfaktor-Rez. (EGFR) exprim., plattenepith. NSCLC)			
	EGFR-Blocker (monoklon. AK gegen EGFR)	**Necitumumab** → 183	*800mg d1 und d8; Wdh. d22*
[98] Thatcher N et al., Necitumumab plus gemcitabine and cisplatin versus gemcitabine and cisplatin alone as first-line therapy in patients with stage IV squamous non-small-cell lung cancer (SQUIRE): an open-label, randomised, controlled phase 3 trial. Lancet Oncol. 2015 Jul;16(7):763-74.			
Dacomitinib[99] (Erstlinienbehandlung bei lokal fortgeschrittenem oder metastasiertem NSCLC mit aktivierenden EGFR-Mutationen)			
	Tyrosinkinaseinhibitor	**Dacomitinib** → 171	*45mg/d p.o.*
[99] Wu YL. Dacomitinib versus gefitinib as first-line treatment for patients with EGFR-mutation-positive non-small-cell lung cancer (ARCHER 1050): a randomised, open-label, phase 3 trial. Lancet Oncol. 2017 Nov;18(11):1454-1466.			
Osimertinib[100] (zur Beh. erwachsener Pat. mit lokal fortgeschrittenem oder metastasiertem NSCLC und einer positiven T790M-Mutation des epidermalen Wachstumsfaktor-Rezeptors)			
	Tyrosinkinasehemmer	**Osimertinib** → 175	*80mg/d p.o.*
[100] Jänne PA et al., (2015) AZD9219 in EGFR inhibitor-resistant non-smallcell lung cancer. N Engl J Med 372:1689-1699.			
Ceritinib[101] (bei erwachsenen Patienten zur Behandlung des fortgeschritt., Anaplastische-Lymphomkinase(ALK)-positiven, NSCLC, die mit Crizotinib vorbehandelt wurden)			
	Tyrosinkinasehemmer	**Ceritinib** → 171	*750mg/d p.o.*
[101] Kim DW et al., Activity and safety of ceritinib in patients with ALK-rearranged non-small-cell lung cancer (ASCEND-1): updated results from the multicentre, open-label, phase 1 trial. Lancet Oncol. 2016 Mar 10. pii: S1470-2045(15)00614-2.			
Alectinib[102] (Erstlinienbehandlung des Anaplastische-Lymphomkinase (ALK)-positiven, fortgeschrittenen nicht-kleinzelligen Lungenkarzinoms)			
	ALK-Inhibitor	**Alectinib** → 170	*600mg 2 x/d*
[102] Peters S et al., Alectinib versus crizotinib in untreated ALK-positive non-small-cell lung cancer. N Engl J Med 377:829-838, 2017.			

Brigatinib[103] (Monotherapie bei erwachsenen Patienten mit ALK-positivem, fortgeschrittenem NSCLC und vorheriger Crizotinib-Therapie)

	ALK-Inhibitor	**Brigatinib** → 170	*d1-7 90mg/d, dann 180mg/d*

[103] Camidge D Ross et al: Brigatinib versus Crizotinib in ALK-Positive Non-Small-Cell Lung Cancer N Engl J Med 2018; 379:2027-2039.

Lorlatinib[104] (Bei ALK-pos., fortgeschritt. NSCLC, wenn Erkr. fortgeschritten ist nach Alectinib oder Ceritinib als 1. Ther. mit ALK-TKI; oder Crizotinib u. mind. einem anderen ALK-TKI)

	ALK-Inhibitor	**Lorlatinib** → 174	*100mg 1 x/d*

[104] Solomon BJ, et al., Lorlatinib in patients with ALK-positive non-small-cell lung cancer: results from a global phase 2 study. Lancet Oncol. 2018 Dec 01;19(12):1654-1667.

Nintedanib[105] (bei lokal fortgeschrittenem/metastasiertem NSCLC mit Histologie eines Adenokarzinoms in Kombination mit Docetaxel nach erfolgter Erstlinientherapie)

	Tyrosinkinasehemmer (VEGF, FGF, PDGF Hemmung)	**Nintedanib** → 174	*200mg 2 x/d p.o., d2–d21; Wdh. d22*

[105] Reck M et al., Docetaxel plus nintedanib versus docetaxel plus placebo in patients with previously treated non-small-cell lung cancer (LUME-Lung 1): a phase 3, double-blind, randomised controlled trial. Lancet Oncol. 2014 Feb;15(2):143-55.

Erlotinib[106]

	Tyrosinkinasehemmer (Blockade des EGFR-1)	**Erlotinib** → 172	*150mg/d p.o.*

[106] Perez-Soler R, The role of erlotinib (Tarceva, OSI 774) in the treatment of non-small cell lung cancer. Clin Cancer Res. 2004 Jun 15;10(12 Pt 2):4238s-4240s. Review

Entrectinib[107] (Monother. bei soliden Tumoren mit (NTRK)-Genfusion, wenn Erkr. lokal fortgeschritten, metastasiert u. chir. nicht therapierbar ist; kein NTRK-Inhibitor angewandt wurde; wenn keine zufriedenstellende Therapieoptionen bestehen; Monotherapie bei ROS1- pos., fortgeschrittenem NSCLC ohne vorherige Behandlung mit ROS1-Inhibitoren)

	Tyrosinkinasehemmer	**Entrectinib** → 172	*600mg 1 x/d*

[107] Drilon A et al., Entrectinib in ROS1 fusion-positive non-small-cell lung cancer: integrated analysis of three phase 1-2 trials

Selpercatinib[108] (Monother. bei fortgeschritt. RET-Fusions-pos. NSCLC, die eine systemische Ther. nach Platin-basierter Chemother. u./od. einer Behandl. mit Immuntherapie benötigen)

	RET-Inhibitor	**Selpercatinib** → 176	*< 50kgKG: 2 x 120mg/d, ≥ 50kgKG: 2 x 160mg/d*

[108] Drilon A, et al., Efficacy of Selpercatinib in RET Fusion-Positive Non-Small-Cell Lung Cancer. N Engl J Med 2020; 383:813-824.

Pralsetinib[109] (Monotherapie bei RET-positivem, fortgeschrittenem nicht-kleinzelligem Lungenkarzinom [NSCLC], das zuvor nicht mit einem RET-Inhibitor behandelt wurde)

	RET-Inhibitor	**Pralsetinib** → 175	

[109] Gainor JF et al. Pralsetinib for RET fusion-positive non-small-cell lung cancer. Lancet Oncol 2021 Jul;22(7):959-969.

Carboplatin/Paclitaxel + Bevacizumab[110] (für Nicht-Plattenepithel-Ca → 164)

	Spindelgift (Mitosehemmer)	**Paclitaxel** → 164	*200mg/m² i.v. als 3-h-Infusion an d1; Wdh. d22*
	Alkylanz (s.o.)	**Carboplatin** → 159	*AUC x 6 i.v. d1; Wdh. d22*
	VEGF-A-Blocker	**Bevacizumab** → 180	*15mg/kg i.v. d1; Wdh. d22*

110 Ramalingam SS et al., Outcomes for elderly, advanced-stage non small-cell lung cancer patients treated with bevacizumab in combination with Carboplatin and paclitaxel: analysis of Eastern Cooperative Oncology Group Trial 4599. J Clin Oncol. 2008 Jan 1;26(1):60-5.

Ramucirumab[111] (kombiniert mit Docetaxel zur Behandlung von Erw. mit lokal fortgeschrittenem oder metastasiertem NSCLC mit Tumorprogress nach platinhaltiger Chemotherapie)

	Anti-VEGFR2-Antikörper	**Ramucirumab** → 185	*10mg/kg KG an d1, q3w*

111 Garon EB et al.: Ramucirumab plus docetaxel versus placebo plus docetaxel for secondline treatment of stage IV non small cell lung cancer after disease progression on platinumbased therapy (REVEL): a multicentre, doubleblind, randomized phase 3 trial. Lancet 384:665673, 2014. DOI: 10.1016/S01406736(14)60845-X.

T 7.20 Gallenblasenkarzinom

Gemcitabin mono[112]

	Antimetabolit (Nukleosidanalogon, Hemmung der DNA-Synthese)	**Gemcitabin** → 162	*1000mg/m² als 30-min-Kurzinfusion an d1, 8, 15; Wdh. d29*

112 Gallardo JO et al., A phase II study of gemcitabine in gallbladder carcinoma. Ann Oncol. 2001;12(10):1403–1406.

Gemcitabin/Oxaliplatin[113]

	Antimetabolit (s.o.)	**Gemcitabin** → 162	*1000mg/m² als 15-min-Kurzinf. an d1, 8, 15; Wdh. d29*
	Platinanalogon (Induktion von DNA-Strang-Brüchen)	**Oxaliplatin** → 159	*100mg/m² i.v. über 2h an d1, 15*

113 Harder J et al., Outpatient chemotherapy with gemcitabine and oxaliplatin in patients with biliary tract cancer. Br J Cancer. 2006;95(7):848–852.

CapoX[114]

	Platinanalogon (s.o.)	**Oxaliplatin** → 159	*130mg/m² i.v. über 2h an d1; Wdh. ab d22*
	Pyrimidinantagonist	**Capecitabin** → 161	*1000mg/m² p.o. 2 x/d, auch in Kombination d1-d14; Wdh. d22*

114 Nehls O et al., Capecitabine plus oxaliplatin as first-line treatment in patients with advanced biliary system adenocarcinoma: a prospective multicentre phase II trial. Br J Cancer. 2008;98(2):309.

Pemigatinib[115] (Monother. bei Cholangiokarzinom mit FGFR2-Fusion oder -Rearrangement, das nach mindestens einer vorherigen systemischen Therapielinie fortgeschritten ist)

	FGFR2-Inhbitor	**Pemigatinib** → 175	*1x/d 13.5mg d1-d14 q3w*

115 G K Abou-Alfa et al., Pemigatinib for previously treated, locally advanced or metastatic cholangiocarcinoma: a multicentre, open-label, phase 2 study. Lancet Oncol 2020 May;21(5):671-684.

T 7.21 Pleuramesotheliom

Palliative Therapie

Cisplatin/Pemetrexed[116]

	Antimetabolit	**Pemetrexed** → 160	*500mg/m² an d1, Wdh. d22*
plus	**Alkylanz** (s.o.)	**Cisplatin** → 159	*75mg/m² an d1, Wdh. d22*
	Supplementierung bei Pemetrexed Therapie	**Vit B12** → 152 **Folsäure**	*1mg i.m. 1 x/3 Monate* *350–1000µg/d p.o.*

116 Vogelzang NJ et al., Phase III study of pemetrexed in combination with cisplatin versus cisplatin alone in patients with malignant pleural mesothelioma. J Clin Oncol. 2003 Jul 15;21(14):2636-44.

Cisplatin/Gemcitabin[117]

	Alkylanz (s.o.)	**Cisplatin** → 159	*100mg/m² an d1; Wdh. d22*
plus	**Antimetabolit** (Nukleosidanalogon, Hemmung der DNA-Synthese)	**Gemcitabin** → 162	*1000mg/m² als 15-min-Kurzinfusion an d1, 8, 15; Wdh. d29*

117 Byrne MJ et al., Cisplatin and gemcitabine treatment for malignant mesothelioma: a phase II study. J Clin Oncol. 1999 Jan;17(1):25-30.

T 7.22 Kopf-Hals-Tumoren

Adjuvante Radio(immun)chemotherapie

Cisplatin + Bestrahlung[118]

	Alkylanz (s.u.)	**Cisplatin** → 159	*100mg/m² an d1; Wdh. d22*

118 Forastiere AA et al., Concurrent chemotherapy and radiotherapy for organ preservation in advanced laryngeal cancer. N Engl J Med. Nov 27 2003;349(22):2091-8.

Cetuximab + Bestrahlung[119]

	EGFR-Blocker (monoklon. AK gegen EGFR)	**Cetuximab** → 181	*400mg/m² i.v. über 2h an d1, dann jede W 1 x 250mg/m²*

119 Bonner JA et al., Radiotherapy plus cetuximab for locoregionally advanced head and neck cancer: 5-year survival data from a phase 3 randomised trial, and relation between cetuximab-induced rash and survival. Lancet Oncol. Jan 2010;11(1):21-8.

Palliative Chemotherapie

TPF[120]

	Alkylanz (DNA-Doppel-strang-Vernetzung)	**Cisplatin** → 159	*75mg/m² i.v. an d1; Wdh. d22-29*
plus	**Pyrimidinantagonist** (Hemmung der Thymidin-nukleotid-Synthese)	**5-Fluorouracil** → 162	*750mg/m² an d1-d5 kontinuierl. Infusion, Wdh. d22-d29*
plus	**Spindelgift** (Mitosehemmg., Strg. d. Mikrotubuliorganis.)	**Docetaxel** → 164	*75mg/m² an d1, Wdh. an d22-29*

120 Vermorken JB et al., Cisplatin, fluorouracil, and docetaxel in unresectable head and neck cancer. N Engl J Med. 2007;357:1695-704.

Cisplatin/5 FU + Cetuximab[121]

	Alkylanz (s.o.)	**Cisplatin** → 159	*100mg/m² i.v. d1; Wdh. d22*
plus	**Pyrimidinantagonist** (s.o.)	**5-Fluorouracil** → 162	*1000mg/m² an d1-d4 kontinuierl. Inf., Wdh. d22*
plus	**EGFR-Blocker** (mono-klonaler AK gegen EGFR)	**Cetuximab** → 181	*400mg/m² i.v. über 2h an d1, dann jede W 1 x 250mg/m²*

121 Vermorken JB et al., Platinum-based chemotherapy plus cetuximab in head and neck cancer. N Engl J Med. Sep 11 2008;359(11):1116-27.

Nivolumab[122] (zur Behandlung des Plattenepithelkarzinoms des Kopf-Hals-Bereichs bei Erwachsenen mit Progression während oder nach einer platinbasierten Therapie)

	PD-1-Inibitor	**Nivolumab** → 183	*3mg/kg KG alle 2W*

122 Robert L. Ferris, Nivolumab for Recurrent Squamous-Cell Carcinoma of the Head and Neck. N Engl J Med 2016; 375:1856-1867, November 10, 2016DOI: 10.1056/NEJMoa1602252.

Pembrolizumab[123] (Monotherapie des rezidivierenden oder metastasierenden Plattenepithel-karzinoms der Kopf-Hals-Region (HNSCC) mit PD-L1 exprimierenden Tumoren (TPS ≥ 50 %) und Krankheitsprogression während oder nach vorheriger Platin-basierter Therapie)

	PD-1-Inhibitor	**Pembrolizumab** → 184	*200mg alle 3W*

123 B Burtness: Phase III study of first-line pem-brolizumab (P) for recur-rent/metastatic head and neck squamous cell carcinoma (R/M HNSCC) Annals of Oncology, Vol. 29, Issue suppl_8, Oct. 2018.

T 7.23 Hodentumoren

PEB (Cisplatin + Etoposid + Bleomycin)[124]

	Alkylanz (s.o.)	**Cisplatin** → 159	*20mg/m² i.v. d1-5; Wdh. d22*
plus	**Spindelgift** (Mitosehemmer, DNA-/Proteinsynthesehemm.	**Etoposid** → 164	*100mg/m² i.v. über 1h an d1-5; Wdh. d22*
plus	**Zytostat. Antibiotikum** (Einzelstr.brüche, Nukleosidase)	**Bleomycin** → 166	*30mg i.v. an d2, 9, 16; Wdh. d22*

124 Williams SD et al., Immediate adjuvant chemotherapy versus observation with treatment at relapse in pathological stage II testicular cancer. N Engl J Med. 1987 Dec 3;317(23):1433-8.

PEI (Cisplatin + Etoposid + Ifosfamid)[125]			
	Alkylanz	**Cisplatin** → 159	*20mg/m² i.v. d1–5; Wdh. d22*
plus	**Spindelgift**	**Etoposid** → 164	*75mg/m² i.v., d1–5; Wdh. d22*
plus	**Alkylanz** (DNA-Doppel-strang-Vernetzung)	**Ifosfamid** → 158	*1200mg/m² i.v. d1–5; Wdh. d22*

[125] Harstrick A et al., Cisplatin, etoposide, and ifosfamide salvage therapy for refractory or relapsing germ cell carcinoma. J Clin Oncol. 1991 Sep;9(9):1549-55.

T 7.24 Kolorektales Karzinom

Adjuvante Therapie

Capecitiabin mono als adjuvante Therapie, 12 Zyklen[126, 127]			
	Pyrimidinantagonist	**Capecitabin** → 161	*1250mg/m² p.o. 2 x d, d1-d14; Wdh. d22*

[126] Twelves C et al., Capecitabine as adjuvant treatment for stage III colon cancer. N Engl J Med. 2005;352(26):2696.
[127] Hofheinz RD et al., Kolonkarzinom. DGHO Onkopedia Leitlinie 1/2016.

FOLFOX6 als adjuvante Therapie, x 12 Zyklen[128]			
	Platinanalogon (Induktion von DNA-Strang-Brüchen)	**Oxaliplatin** → 159	*100mg/m² i.v. über 2h an d1; Wdh. ab d15*
plus	**Biomodulator** (Folinsäure, 5-FU-Wirkung ↑)	**Folinsäure** → 190	*400mg/m² i.v. über 2h an d1, 2; Wdh. ab d15*
plus	**Pyrimidinantagonist** (Hemmung der Thymidin-nukleotid-Synthese)	**5-Fluorouracil** → 162	*400mg/m² als Bolus und 3000mg/m² als 46-h-Dauerinf.; Whd. ab d15*

[128] Tournigand C et al., FOLFIRI followed by FOLFOX6 or the reverse sequence in advanced colorectal cancer: a randomized GERCOR study. J Clin Oncol. 2004 Jan 15;22(2):229-37.

FOLFOX4 als adjuvante Therapie, x 12 Zyklen[129]			
	Biomodulator(s.o.)	**Folinsäure** → 190	*200mg/m² i.v. über 2h an d1, 2; Zykluswdh. nach 2W*
	Pyrimidinantagonist (s.o.)	**5-Fluorouracil** → 162	*600mg/m² i.v. über 22h an d1, 2; Zykluswdh. nach 2W*
	Platinanalogon (Induktion von DNA-Strang-Brüchen)	**Oxaliplatin** → 159	*85mg/m² i.v. über 2h an d1; Wdh. ab d15*
	Pyrimidinantagonist (s.o.)	**5-Fluorouracil** → 162	*400mg/m² Bolus an d1, 2; Whd. ab d15*

[129] Goldberg RM et al., A randomized controlled trial of fluorouracil plus leucovorin, irinotecan, and oxaliplatin combinations in patients with previously untreated metastatic colorectal cancer. J Clin Oncol. 2004 Jan 1;22(1):23-30.

Neoadjuvante Chemotherapie			
FOLFOX +/- Bevacizumab oder FOLFOX oder FOLFIRI +/- Cetuximab oder FOLFOXIRI[130]			
	Platinanalogon (s.o.)	**Oxaliplatin** → 159	*85mg/m² i.v. über 2h an d1; Wdh. ab d15*
	Biomodulator (s.o.)	**Folinsäure** → 190	*200mg/m² i.v. an d1*
	Zytostatikum (Topoisomerasehemmer)	**Irinotecan** → 167	*165mg/m² i.v. an d1; Wdh. d15*
	Pyrimidinantagonist (s.o.)	**5-Fluorouracil** → 162	*3200mg/m² i.v. über 48h an d1; Wdh. nach 2W*
[130] Falcone A Phase III trial of infusional fluorouracil, leucovorin, oxaliplatin, and irinotecan (FOLFOXIRI) compared with infusional fluorouracil, leucovorin, and irinotecan (FOLFIRI) as first-line treatment for metastatic colorectal cancer: the Gruppo Oncologico Nord Ovest. J Clin Oncol. 2007 May 1;25(13):1670-6.			
Neoadjuvante Radiochemotherapie beim Rektumkarzinom[131]			
	Pyrimidinantagonist (s.o.)	**5-Fluorouracil** → 162	*1000mg/m² i.v. über 24h an d1-5; Zykluswdh. in W 5*
	Bestrahlung		*1.8Gy x 28d*
[131] Sauer R et al., German Rectal Cancer Study Group. Preoperative versus postoperative chemoradiotherapy for rectal cancer. N Engl J Med. 2004 Oct 21;351(17):1731-40.			
Palliative Therapie			
FOLFIRI[132]			
	Biomodulator (s.o.)	**Folinsäure** → 190	*400mg/m² i.v. über 2h an d1; Zykluswdh. nach 2W*
	Pyrimidinantagonist (s.o.)	**5-Fluorouracil** → 162	*400mg/m² i.v. Bolus an d1; Zykluswdh. nach 2W*
	Zytostatikum (Topoisomerasehemmer)	**Irinotecan** → 167	*180mg/m² i.v. über 2h an d1; Wdh. d15*
	Pyrimidinantagonist (s.o.)	**5-Fluorouracil** → 162	*2400/m² über 48h an d1; Whd. ab d15*
FOLFOX6, ggf. auch als adjuvante Therapie[132]			
	Platinanalogon (Ind. von DNA-Strang-Brüchen)	**Oxaliplatin** → 159	*100mg/m² i.v. über 2h an d1; Wdh. ab d15)*
plus	**Biomodulator** (s.o.)	**Folinsäure** → 190	*400mg/m² i.v. über 2h an d1, 2; Wdh. ab d15*
plus	**Pyrimidinantagonist** (Hemmung der Thymidin-nukleotid-Synthese)	**5-Fluorouracil** → 162	*400mg/m² Bolus an d1 und 3000mg/m² als 46-h-Dauerinf.; Whd. ab d15*
[132] Tournigand C et al., FOLFIRI followed by FOLFOX6 or the reverse sequence in advanced colorectal cancer: a randomized GERCOR study. J Clin Oncol. 2004 Jan 15;22(2):229-37.			

Erbitux in Kombination mit anderen Schemata (z. B. FOLFIRI)[133]			
	EGFR-Blocker (monoklonaler Antikörper gegen EGFR)	**Cetuximab** → 181	*400mg/m² i.v. über 2h an d1, dann jede W 1 x 250mg/m²; komb. mit Chemotherapie (z.B. Irinotecan)*
[133] Cunningham D et al., Cetuximab monotherapy and cetuximab plus irinotecan in irinotecan-refractory metastatic colorectal cancer. N Engl J Med. 2004 Jul 22;351(4):337-45.			
Vectibix in Kombination mit anderen Schemata (z. B. FOLFOX4 oder FOLFIRI)[134]			
	EGFR-Blocker	**Panitumumab** → 184	*6mg/kg KG an d1, Wdh. d15*
[134] Douillard JY et al., Randomized, phase III trial of panitumumab with infusional fluorouracil, leucovorin, and oxaliplatin (FOLFOX4) versus FOLFOX4 alone as first-line treatment in patients with previously untreated metastatic colorectal cancer: the PRIME study. J Clin Oncol. 2010 Nov 1;28(31):4697-705.			
Avastin in Kombination mit Flouropyrimidin-haltiger Chemotherapie[135] (z.B. FOLFOX4, FOLFOX6 oder FOLFIRI als palliative Therapie)			
	VEGF-A-Blocker(monoklonaler AK gegen VEGF-A)	**Bevacizumab** → 180	*5mg/m² i.v. alle 2W, kombin. mit FOLFOX oder FOLFIRI*
[135] Hurwitz H et al., Bevacizumab plus irinotecan, fluorouracil, and leucovorin for metastatic colorectal cancer. N Engl J Med. 2004 Jun 3;350(23):2335-42.			
Irinotecan + FA/5-FU als palliative Therapie[136]			
	Zytostatikum (Topoisomerasehemmer)	**Irinotecan** → 167	*80mg/m² i.v. an d1, 8, 15, 22, 29, 36, alle 8W*
plus	**Biomodulator** (s.o.)	**Folinsäure** → 190	*500mg/m² i.v. an d1, 8, 15, 22, 29, 36, alle 8W*
plus	**Pyrimidinantagonist** (s.o.)	**5-Fluorouracil** → 162	*2000mg/m² i.v. über 24h, d1, 8, 15, 22, 29, 36, alle 8W*
[136] Stickel F et al., Weekly high-dose 5-fluorouracil as 24-h infusion and folinic acid (AIO) plus irinotecan as second- and thirdline treatment in patients with colorectal cancer pretreated with AIO plus oxaliplatin. Anticancer Drugs. 2003 Oct;14(9):745-9.			
XelOx[137]			
	Platinanalogon(Induktion von DNA-Strang-Brüchen)	**Oxaliplatin** → 159	*130mg/m² i.v. über 2h an d1; Wdh. ab d22*
	Pyrimidinantagonist	**Capecitabin** → 161	*1000mg/m² p.o. 2 x/d, auch in Komb.; d1-14; Wdh. d22*
[137] Borner MM et al., Phase II study of capecitabine and oxaliplatin in first- and second-line treatment of advanced or metastatic colorectal cancer. J Clin Oncol. 2002 Apr 1;20(7):1759-66.			
Xeloda mono als palliative Chemotherapie[138]			
	Pyrimidinantagonist	**Capecitabin** → 161	*1250mg/m² p.o. 2 x/d, d1-14; Wdh. d22, 8 Zyklen*
[138] Twelves C et al., Capecitabine as adjuvant treatment for stage III colon cancer. N Engl J Med. 2005;352(26):2696.			

Vectibix[139] (als Monother. in der palliativen Ther. oder kombiniert mit FOLFIRI oder FOLFOX4)

	EGFR-Blocker (monoklon. AK gegen EGFR)	**Panitumumab** → 184	*6mg/kg KG an d1; Wdh. d15*

[139] Amado RG et al., Wild-type KRAS is required for panitumumab efficacy in patients with metastatic colorectal cancer. J Clin Oncol. 2008 Apr 1;26(10):1626-34.

Aflibercept[140] (komb. mit FOLFIRI nach Progress/Versagen unter oxaliplatinhaltiger Ther.)

	VEGF Inhibitor	**Aflibercept** → 189	*4mg/kg KG an d1 vor FOLFIRI; Wdh. d15*

[140] Cutsem EV et al., Addition of Aflibercept to Fluorouracil, Leucovorin, and Irinotecan Improves Survival in a Phase III Randomized Trial in Patients With Metastatic Colorectal Cancer Previously Treated With an Oxaliplatin-Based Regimen J Clin Oncol. 2012 Oct 1;30(28):3499-506.

Regorafenib[141] (nach flouropyrimidinhaltiger Therapie, anti-VEGF und anti-EGFR Ther.)

	Multikinaseinhibitor	**Regorafenib** (in D nicht erhältlich)	*160mg/d (4 x 40mg Tbl.) d1-d21, Wdh d29*

[141] Grothey A et al., Regorafenib monotherapy for previously treated metastatic colorectal cancer (CORRECT): an international, multicentre, randomised, placebo-controlled, phase 3 trial.Lancet. 2013 Jan 26;381(9863):303-12.

Trifluridin/Tipiracil[142] (n. Therapien mit Oxaliplatin, Irinotecan, Anti-VEGF-AK, Anti-EGFR-AK)

	Thymidin-Phosphorylase-inhib./Nukleosid-Analogon	**Trifluridin + Tipiracil** → 162	*35mg/m^2 1-0-1 an d1-d5 und d8-d12, q4w*

[142] Robert J. Mayer et al., Randomized Trial of TAS-102 for Refractory Metastatic Colorectal Cancer; N Engl J Med 2015; 372:1909-1919; May 14, 2015.

Ramucirumab[143] (kombin. mit FOLFIRI – Irinotecan, Folinsäure und 5-Fluorouracil – indiziert zur Behandl. erwachsener Pat. mit metastasiertem Kolorektal-Ca (mKRK) mit Tumorprogress während od.nach vorausgeg. Therapie mit Bevacizumab, Oxaliplatin und einem Fluoropyrimidin)

	VEGFR2-Antikörper	**Ramucirumab** → 185	*8mg/kg KG d1+15, Wdh. d29*

[143] Eric Van Cutsem et al., Addition of Aflibercept to Fluorouracil, Leucovorin, and Irinotecan Improves Survival in a Phase III Randomized Trial in Patients With Metastatic Colorectal Cancer Previously Treated with an Oxaliplatin-Based Regimen. J. Clin. Oncol. 30, no. 28 (Oct. 2012) 3499-3506.

T 7.25 Leberzellkarzinom

Sorafenib[141]

	Tyrosinkinaseinhibitor	**Sorafenib** → 176	*2 x 400mg/d*

[144] Llovet JM et al., Sorafenib in advanced hepatocellular carcinoma. N Engl J Med. 2008;359(4):378.

T 7.26 Neuroendokrine Tumoren

Temozolomid/Capecitabin

	Alkylanz	**Temozolomid** → 159	*1 x 200mg/m^2 zur Nacht an d10-14*
plus	**Antimetabolit**	**Capecitabin** → 161	*740mg/m^2 2 x/d d1-d14*

5-FU/Streptozotocin[145]			
	Pyrimidinantagonist (s.o.)	**5-Fluorouracil** → 162	*400mg/m² i.v. an d1-5; Wdh. d43*
plus	**Alkylanz** (Nitrosoharnstoff)	**Streptozotocin** (STZ, in D nicht erhältlich)	*500mg/m² i.v. an d1-5; Wdh. d43*
[145] Moertel CG et al., Streptozocin alone compared with streptozocin plus fluorouracil in the treatment of advanced islet-cell carcinoma. N Engl J Med. 1980 Nov 20;303(21):1189-94.			
Streptozotocin/Doxorubicin[146]			
	Alkylanz (Nitrosoharnstoff)	**Streptozotocin** (STZ, in D nicht erhältlich)	*500mg/m² i.v. an d1-5; Wdh. d43*
plus	**Zytostatisches Antibiotik.** (DNA-Schädigung)	**Doxorubicin** → 165	*50mg/m² i.v. an d1, 22; Wdh. d43*
[146] Delaunoit T et al., The doxorubicin-streptozotocin combination for the treatment of advanced well-differentiated pancreatic endocrine carcinoma; a judicious option? Eur J Cancer. 2004 Mar;40(4):515-20.			
Cisplatin/Etoposid[147]			
	Alkylanz (DNA-Doppel-strang-Vernetzung)	**Cisplatin** → 159	*45mg/m² i.v. an d2, 3; Wdh. d29*
plus	**Spindelgift** (Topoisomerase-inhib., Mitosehemmer, DNA-/Proteinsynthesehemmer)	**Etoposid** → 164	*130mg/m² i.v. an d1-3; Wdh. d29*
[147] Moertel CG et al., Treatment of neuroendocrine carcinomas with combined etoposide and cisplatin. Evidence of major therapeutic activity in the anaplastic variants of these neoplasms. Cancer. 1991 Jul 15;68(2):227-32.			
Hormontherapie			
	Somatostatinanalogon[148]	**Octreotid** → 111	*100-200µg s.c. 2-3 x/d*
	Somatostatinanalogon[149]	**Octreotid Depot** → 111	*30mg i.m. 1 x/M*
	Somatostatinanalogon	**Lanreotid** → 111	*750µg s.c. 3 x/d an d1-4 (Induktion), dann 30mg i.m. d5 und d15, dann alle 2 W*
[148] Aparicio T et al., Antitumour activity of somatostatin analogues in progressive metastatic neuroendocrine tumours. Eur J Cancer. 2001 May;37(8):1014-9. [149] Ricci S et al. Octreotide acetate long-acting release in patients with metastatic neuroendocrine tumors pretreated with lanreotide. Ann Oncol. 2000 Sep;11(9):1127-30.			
Telotristat (Behandlung der Karzinoid-Syndrom-bed. Diarrhö in Kombination mit einer Somatostatin-Analogon(SSA)-Ther. bei Erw. mit unzureichender Kontrolle unter SSA-Ther.)			
	Tryptoph.-Hydroxylase-Inh.	**Telotristatethyl** → 111	*250mg 3 x/d*
Sunitinib[150]			
	Tyrosinkinaseinhibitor	**Sunitinib** → 176	*37.5mg oral 1 x/d*
[150] Kulke MH et al., Activity of sunitinib in patients with advanced neuroendocrine tumors. J Clin Oncol. 2008 Jul 10;26(20):3403-10.			

Everolimus[151]			
	mTOR-Inhibitor	**Everolimus** → 178	*10mg p.o. 1 x/d*

[151] Jao JC et al., Everolimus for advanced pancreatic neuroendocrine tumors. N Engl J Med. 2011;364(6):514.

T 7.27 Magenkarzinom

GastroTAX[152]			
	Spindelgift (Mitosehemmung, Störung d. Mikrotubuliorganisation)	**Docetaxel** → 164	*50mg/m² an d1, 15, 29; Wdh. W8*
plus	**Alkylanz** (DNA-Doppel-strang-Vernetzung)	**Cisplatin** → 159	*50mg/m² i.v. über 1h an d1, 15, 29; Wdh. W8*
	Biomodulator (Folinsäure = 5-Formyltetrahydrofol-säure = Citrovorum-Faktor, 5-FU-Wirkung ↑)	**Folinsäure** → 190	*500mg/m² i.v. Bolus 1 x/W*
plus	**Pyrimidinantagonist** (Hemmung der Thymidin-nukleotid-Synthese)	**5-Fluorouracil** → 162	*2000mg/m² i.v./W*

[152] Lorenzen S et al., Split-dose docetaxel, cisplatin and leucovorin/fluorouracil as first-line therapy in advanced gastric cancer and adenocarcinoma of the gastroesophageal junction: results of a phase II trial. Ann Oncol. 2007 Oct;18(10):1673-9.

Neoadjuvante und perioperative Chemotherapie[153] (analog dem Magic Trial)

3 x EOX - Operation - 3 x EOX			
	Zytostat. Antibiotikum (DNA-Schädigung)	**Epirubicin** → 166	*50mg/m² i.v. d1; Wdh. d22*
plus	**Platinanalogon** (Induktion von DNA-Strang-Brüchen)	**Oxaliplatin** → 159	*130mg/m² i.v. d1; Wdh. d22*
plus	**Pyrimidinantagonist** (s.o.)	**Capecitabin** → 161	*625mg/m² p.o. 2 x/d, d1-21; Wdh. d22*

[153] Cunningham D et al., Perioperative chemotherapy versus surgery alone for resectable gastro-esophageal cancer. N Engl J Med. 2006;355(1):11.

Adjuvante Radiochemotherapie

5FU/LV vor Radiatio[154]			
	Biomodulator (s.o.)	**Folinsäure** → 190	*20mg/m² i.v., Bolus an d1-5*
plus	**Pyrimidinantagonist** (Hemmung der Thymidin-nukleotid-Synthese)	**5-Fluorouracil** → 162	*425mg/m² i.v. über d1-5*
plus	**Radiatio**		*Bestrahlung*

[154] Macdonald JS et al., Chemoradiotherapy after surgery compared with surgery alone for adeno-carcinoma of the stomach or gastroesophageal junction. N Engl J Med. 2001 Sep 6;345(10):725-30.

Palliative Chemotherapie

FLOT[155]

	Platinanalogon (Induktion von DNA-Strang-Brüchen)	**Oxaliplatin** → 159	*85mg/m² i.v. an d1; Wdh. d15*
plus	**Biomodulator** (s.o.)	**Folinsäure** → 190	*200mg/m² i.v. an d1; Wdh. d15*
plus	**Pyrimidinantagonist** (s.o.)	**5-Fluorouracil** → 162	*2600mg/m² i.v. über 24h an d1; Wdh. d15*
plus	**Spindelgift** (s.o.)	**Docetaxel** → 164	*50mg/m² an d1*

155 Al-Batran SE et al., Biweekly fluorouracil, leucovorin, oxaliplatin, and docetaxel (FLOT) for patients with metastatic adenocarcinoma of the stomach or esophagogastric junction. Ann Oncol. 2008 Nov;19(11):1882-7.

FLO[156]

	Platinanalogon (Induktion von DNA-Strang-Brüchen)	**Oxaliplatin** → 159	*85mg/m² i.v. an d1; Wdh. d15*
plus	**Biomodulator** (s.o.)	**Folinsäure** → 190	*200mg/m² i.v. an d1; Wdh. d15*
plus	**Pyrimidinantagonist** (s.o.)	**5-Fluorouracil** → 162	*2600mg/m² i.v. über 24h an d1; Wdh. d15*

156 Al-Batran SE et al., Phase III trial in metastatic gastroesophageal adenocarcinoma with fluorouracil, leucovorin plus either oxaliplatin or cisplatin. J Clin Oncol. 2008 Mar 20;26(9):1435-42.

Irinotecan + 5-FU/Folinsäure[157]

	Zytostatikum (Topoisomerasehemmer)	**Irinotecan** → 167	*80mg/m² wöchentlich*
plus	**Pyrimidinantagonist** (s.o.)	**5-Fluorouracil** → 162	*2000mg/m² i.v. 22h, wöchentlich*
plus	**Biomodulator** (s.o.)	**Folinsäure** → 190	*500mg/d i.v., wöchentlich*

157 Pozzo C et al., Irinotecan in combination with 5-fluorouracil and folinic acid or with cisplatin in patients with advanced gastric or esophageal-gastric junction adenocarcinoma. Ann Oncol. 2004 Dec;15(12):1773-81.

EOX[158]

	Zytostat. Antibiotikum(s.o.)	**Epirubicin** → 166	*50mg/m² i.v. d1; Wdh. d22*
plus	**Platinanalogon** (Induktion von DNA-Strang-Brüchen)	**Oxaliplatin** → 159	*130mg/m² i.v. d1; Wdh. d22*
plus	**Pyrimidinantagonist** (Hemmung der Thymidin-nukleotid-Synthese)	**Capecitabin** → 161	*625mg/m² p.o. 2 x/d, d1-21; Wdh. d22*

158 Cunningham D et al., Capecitabine and oxaliplatin for advanced esophagogastric cancer. N Engl J Med. 2008 Jan 3;358(1):36-46.

DCF[159]			
	Spindelgift (Mitosehemmung, Störung d. Mikrotubuliorganisation)	**Docetaxel** → 164	*75mg/m² i.v. über 1h an d1; Wdh. d22*
plus	**Alkylanz** (DNA-Doppelstrang-Vernetzung)	**Cisplatin** → 159	*75mg/m² i.v. über 1h an d1; Wdh. d22*
plus	**Pyrimidinantagonist** (Hemmung der Thymidinnukleotid-Synthese)	**5-Fluorouracil** → 162	*750mg/m² i.v. über 24h, d1-5; Wdh. d22*

[159] Van Cutsem E et al., Phase III study of docetaxel and cisplatin plus fluorouracil compared with cisplatin and fluorouracil as first-line therapy for advanced gastric cancer: a report of the V325 Study Group. J Clin Oncol. 2006 Nov 1;24(31):4991-7.

Targeted Therapy

Trastuzumab + 5FU/Cisplatin[160]			
	Anti-Her2-Antikörper	**Trastuzumab** → 186	*8mg/kgKG (initial) alle 3W, dann 6mg/kg KG in Komb.*

[160] Bang YJ et al., Trastuzumab in combination with chemotherapy versus chemotherapy alone for treatment of HER2-positive advanced gastric or gastro-oesophageal junction cancer (ToGA). Lancet. 2010;376(9742):687.

Ramucirumab +/- Paclitaxel nach Versagen/Progress unter vorausgegangener Platin- oder Fluoropyrimidin-haltiger Chemotherapie[161, 162]			
	VEGFR2-Antikörper	**Ramucirumab** → 185	*8mg/kg KG an d1 und d15, Wdh. d29*
+/-	**Spindelgift** (Mitosehemmung, Störung d. Mikrotubuliorganisation)	**Paclitaxel** → 164	*80mg/m² d1, d8 und d15, Wdh. d29*

[161] Wilke H et al., Ramucirumab plus paclitaxel versus placebo plus paclitaxel in patients with previously treated advanced gastric or gastro-oesophageal junction adenocarcinoma (RAINBOW): a double-blind, randomised phase 3 trial. Lancet Oncol. 2014 Oct;15(11):1224-35.

[162] Fuchs CS et al., Ramucirumab monotherapy for previously treated advanced gastric or gastro-oesophageal junction adenocarcinoma (REGARD): an international, randomised, multicentre, placebo-controlled, phase 3 trial. Lancet. 2014 Jan 4;383(9911):31-9.

T 7.28 Malignes Melanom → 731

T 7.29 Mammakarzinom[166]

T 7.29.1 Hormontherapie

	Antiöstrogen (Blockade peripherer Östrogenrezeptoren)	**Tamoxifen** [163] → 418	*20mg/d p.o.*
		Fulvestrant[167] → 418, **ggf. in Kombination mit Palbociclib** → 175, → 632	*500mg s.c. an d1, d15, d29, dann 1 x/Monat*

oder	**Gestagen** (antiöstrogener, antigonadotroper Effekt)	**Medroxyprogesteron-acetat** → 414	*2 x 500mg/d p.o.*
		Megestrol[164] → 414	*160mg/d p.o.*
oder	**LH-RH-Agonist**(Down-Regulation hypophysärer Rezeptoren ⇒ Hormone ↓)	**Goserelin** → 419	*3.6mg s.c. alle 4W*
		Leuprorelin → 419	*3.75 mg s.c. alle 4W*
oder	**Aromatasehemmer** non steroidal (Östrogensynthese ↓)	**Aminoglutethimid** (internationale Apotheke)	*2 x 125mg/d p.o.*
		Letrozol → 418	*1 x 2.5mg/d p.o.*
		Anastrozol → 418	*1 x 1mg/d p.o.*
		Exemestan[165] → 418	*1 x 25mg/d p.o.*

[163] Bryant J et al., Duration of adjuvant tamoxifen therapy. J Natl Cancer Inst Monogr. 2001;(30):56-61.
[164] Abrams J et al., Dose-response trial of megestrol acetate in advanced breast cancer. J Clin Oncol. 1999 Jan;17(1):64-73.
[165] Dixon JM, Exemestane: a potent irreversible aromatase inactivator and a promising advance in breast cancer treatment. Expert Rev Anticancer Ther. 2002 Jun;2(3):267-75.
[166] Wörmann B et al., Mammakarzinom der Frau. DGHO Onkopedia Leitlinie 1/2013.
[167] Ellis MJ et al., Fulvestrant 500 mg versus anastrozole 1 mg for the first-line treatment of advanced breast cancer: overall survival analysis from the phase II FIRST Study. J Clin Oncol. 2015;33(32):3781-7.

T 7.29.2 Chemotherapien

Adjuvante Chemotherapie

FEC[168]

	Pyrimidinantagonist (Hemmung der Thymidin-nukleotid-Synthese)	**5-Fluorouracil** → 162	*$500mg/m^2$ i.v. an d1; Wdh. d22*
plus	**Zytostat. Antibiotikum** (DNA-Schädigung)	**Epirubicin** → 166	*$50mg/m^2$ i.v. an d1; Wdh. d29*
plus	**Alkylanz** (DNA-Doppel-strang-Vernetzung)	**Cyclophosphamid** → 157	*$500mg/m^2$ i.v. an d1; Wdh. d22*

[168] Bonneterre J et al., Epirubicin increases long-term survival in adjuvant chemotherapy of patients with poor-prognosis, node-positive, early breast cancer J Clin Oncol 2005; 23:2686.

FAC[169]

	Pyrimidinantagonist (Hemmung der Thymidin-nukleotid-Synthese)	**5-Fluorouracil** → 162	*$500mg/m^2$ i.v. an d1; Wdh. d29*
plus	**Zytostat. Antibiotikum**	**Doxorubicin** → 165	*$50mg/m^2$ i.v. an d1; Wdh. d29*
plus	**Alkylanz** (DNA-Doppel-strang-Vernetzung)	**Cyclophosphamid** → 157	*$500mg/m^2$ i.v. an d1; Wdh. d29*

[169] Smalley RV et al., A comparison of cyclophosphamide, adriamycin, 5-fluorouracil (CAF) and cyclophosphamide, methotrexate, 5-fluorouracil, vincristine, prednisone (CMFVP) in patients with metastatic breast cancer. Cancer 1977; 40:625.

TAC[170]			
	Spindelgift (Mitosehemmung, Störung d. Mikrotubuliorganisation)	**Docetaxel** → 164	*75mg/m² an d1; Wdh. d22 (Prämedikation beachten)*
plus	**Zytostat. Antibiotikum** (DNA-Schädigung)	**Doxorubicin** → 165	*50mg/m² i.v. an d1; Wdh. d22*
plus	**Alkylanz** (DNA-Doppelstrang-Vernetzung)	**Cyclophosphamid** → 157	*500mg/m² i.v. an d1; Wdh. d22*

[170] Martin et al., Adjuvant docetaxel for node-positive breast Cancer. N Eng J Med 2005; 352:2302.

CMF[171]			
	Alkylanz (DNA-Doppelstrang-Vernetzung)	**Cyclophosphamid** → 157	*100mg/m2 p.o. d1-14; Wdh. d29*
plus	**Antimetabolit** (Folatantagonist)	**Methotrexat** → 160	*40mg/m² i.v. an d1, 8; Wdh. d29*
plus	**Pyrimidinantagonist** (s.o.)	**5-Fluorouracil** → 162	*600mg/m² i.v. an d1, 8; Wdh. d29*

[171] Bonadonna et al., Adjuvant Cyclophosphamide, Methotrexate, and Fluorouracil in Node-Positive Breast Cancer - The Results of 20 Years of Follow-up.N Engl J Med. 1995 Apr 6;332(14):901-6.

Palliative Therapie

Doxorubicin[172]			
	Zytostat. Antibiotikum (DNA-Schädigung)	**Doxorubicin** → 165	*60mg/m² i.v. Wdh. d22*

[172] Sledge GW et al., Phase III trial of doxorubicin, paclitaxel, and the combination of doxorubicin and paclitaxel as frontline chemotherapy for metastatic breast cancer J Clin Oncol. 2003;21(4):588.

Epirubicin[173]			
	Zytostat. Antibiotikum	**Epirubicin** → 166	*30mg/m² i.v. wöchentlich*

[173] Ebbs SR et al., Advanced breast cancer. A randomised trial of epidoxorubicin at two different dosages and two administration systems. Acta Oncol. 1989;28(6):887-92.

Docetaxel weekly[174]			
	Spindelgift (s.o.)	**Docetaxel** → 164	*35(-40) mg/m² an d1, 8, 15, 22, 29, 36; Wdh. d49*

[174] Baselga J et al., Weekly docetaxel in breast cancer: applying clinical data to patient therapy. Oncologist. 2001;6 Suppl 3:26-9.

Docetaxel[175]			
	Spindelgift (s.o.)	**Docetaxel** → 164	*100mg/m² an d1; Wdh. d22 (Prämedikation beachten)*

[175] Aapro M, Bruno R. Early clinical studies with docetaxel. Docetaxel Investigators Group. Eur J Cancer. 1995;31A Suppl 4:S7-10.

Paclitaxel[176]			
	Spindelgift (s.o.)	**Paclitaxel** → 164	*80-90mg/m² i.v. 1 x/W*
[176] Mauri D et al., Overall survival benefit for weekly vs. three-weekly taxanes regimens in advanced breast cancer Cancer Treat Rev. 2010;36(1):69.			
Capecitabin[177]			
	Pyrimidinantagonist (hemmt Thymidinnukl.-Synth.)	**Capecitabin** → 161	*1250mg/m² p.o. 2 x/d an d1-14; Wdh. d22*
[177] Venturini M et al., An open-label, multicenter study of outpatient capecitabine monotherapy in 631 patients with pretreated advanced breast cancer. Oncology. 2007;72(1-2):51.			
Vinorelbin[178]			
	Spindelgift (Mitosehemmer)	**Vinorelbin** → 163	*30mg/m², 10-min-Inf., 1 x/W*
[178] Martín M et al., Gemcitabine plus vinorelbine versus vinorelbine monotherapy in patients with metastatic breast cancer previously treated with anthracyclines and taxanes. Lancet Oncol. 2007;8(3):219.			
Capecitabin/Docetaxel[179]			
	Pyrimidinantagonist (s.o.)	**Capecitabin** → 161	*1250mg/m² p.o. 2 x/d an d1-14; Wdh. d22*
	Spindelgift (s.o.)	**Docetaxel** → 164	*75mg/m² an d1; Wdh. d22 (Prämedikation beachten)*
[179] Chan S et al., Phase III study of gemcitabine plus docetaxel compared with capecitabine plus docetaxel for anthracycline-pretreated patients with metastatic breast cancer. J Clin Oncol. 2009;27(11):1753.			
EC: Epirubicin/Cyclophosphamid[180]			
	Zytostat. Antibiotikum	**Epirubicin** → 166	*90mg/m² i.v. an d1; Wdh. d22*
	Alkylanz	**Cyclophosphamid** → 157	*600mg/m² i.v. d1; Wdh. d22*
[180] Nagel GA et al., High-dose epirubicin + cyclophosphamide (HD-EC) in metastatic breast cancer: a dose-finding study. Onkologie. 1988 Dec;11(6):287-8.			
AT: Doxorubicin/Docetaxel[181]			
	Zytostat. Antibiotikum (DNA-Schädigung)	**Doxorubicin** → 165	*50mg/m² i.v. als Bolus an d1; Wdh. d22*
plus	**Spindelgift** (s.o.)	**Docetaxel** → 164	*75mg/m² an d1; Wdh. d22 (Prämedikation beachten)*
[181] Nabholtz JM et al., Docetaxel and doxorubicin compared with doxorubicin and cyclophosphamide as first-line chemotherapy for metastatic breast cancer J Clin Oncol. 2003;21(6):968.			
Gemcitabin/Docetaxel[182]			
	Antimetabolit (Nukleosidanalogon)	**Gemcitabin** → 162	*1000mg/m² i.v. über 30min an d1, 8; Wdh. d22*
plus	**Spindelgift** (s.o.)	**Docetaxel** → 164	*75mg/m² an d1; Wdh. d22 (Prämedikation beachten)*
[182] Fountzilas G, A randomized phase III study comparing three anthracycline-free taxane-based regimens, as first line chemotherapy, in metastatic breast cancer. Breast Cancer Res Treat. 2009;115(1):87.			

Gemcitabin/Paclitaxel[183]			
	Antimetabolit (Nukleosidanalogon)	**Gemcitabin** → 162	*1200mg/m² i.v. über 30min an d1, 8; Wdh. d22*
	Spindelgift (Mitosehemmung)	**Paclitaxel** → 164	*175mg/m² i.v. an d1; Whd. d22*
[183] Allouache D et al., First-line therapy with gemcitabine and paclitaxel in locally, recurrent or metastatic breast cancer BMC Cancer. 2005 Nov 29; 5:151.			
Lapatinib/Capecitabin[184]			
	HER1/2 (Tyrosinkinaseinhibitor)	**Lapatinib** → 173	*1250mg/d p.o.*
	Pyrimidinantagonist (s.o.)	**Capecitabin** → 161	*1000mg/m² p.o. 2 x/d an d1-14; Wdh. d22*
[184] Geyer CE et al., Lapatinib plus capecitabine for HER2-positive advanced breast cancer. N Engl J Med. 2006 Dec 28;355(26):2733-43.			
Trastuzumab/Taxan[185, 186]			
	Anti-Her2-Antikörper (monoklon. AK gegen HER2 ⇒ Blockade der Zellteilung)	**Trastuzumab** → 186	*4mg/kg KG i.v. an d1 alle 3W, bei weiteren Zyklen nur 2mg/kg KG*
	Spindelgift (Mitosehemmung, Störung d. Mikrotubuliorganisation)	**Docetaxel** → 164	*100mg/m² an d1 alle 3W (Prämed. beachten)*
oder		**Paclitaxel** → 164	*90mg/m² i.v. an d1 alle 3W*
[185] Marty M et al., Randomized phase II trial of the efficacy and safety of trastuzumab combined with docetaxel in patients with human epidermal growth factor receptor 2-positive metastatic breast cancer administered as first-line treatment. J Clin Oncol. 2005 Jul 1;23(19):4265-74. [186] Slamon DJ et al., Use of chemotherapy plus a monoclonal antibody against HER2 for metastatic breast cancer that overexpresses HER2. N Engl J Med. 2001 Mar 15;344(11):783-92.			
Tucatinib[187] (kombiniert mit Trastuzumab und Capecitabin bei HER2-positivem lokal fortgeschritt. oder metatasiertem Brustkrebs nach mind. zwei gegen HER2 gerichtete Schemata)			
	Tyrosinkinaseinhibitor gegen HER2/neu	**Tucatinib** → 177	*ini 840mg, dann 320mg alle 3W*
[187] Murthy RK et al., Tucatinib, Trastuzumab, and Capecitabine for HER2-Positive Metastatic Breast Cancer. N Engl J Med 2020; Feb 13; 2020382:597-609			
Bevacizumab/Paclitaxel[188]			
	Anti-VEGF-Antikörper	**Bevacizumab** → 180	*10mg/kg KG i.v. d1; Wdh. d15*
	Spindelgift (Mitosehemmung)	**Paclitaxel** → 164	*90mg/m² i.v. an d1, 8, 15; Wdh. d29*
[188] Miller K et al., Paclitaxel plus bevacizumab versus paclitaxel alone for metastatic breast cancer. N Engl J Med. 2007 Dec 27; 357(26):2666-76.			

Bevacizumab/Capecitabine[189]			
	Anti-VEGF-Antikörper	**Bevacizumab** → 180	*15mg/kgKG i.v. d1; Wdh. d22*
	Pyrimidinantagonist (s.o.)	**Capecitabin** → 161	*1000mg/m² p.o. 2 x/d an d1-14; Wdh. d2*

[189] Robert NJ et al., RIBBON-1: randomized, double-blind, placebo-controlled, phase III trial of chemotherapy with or without bevacizumab for first-line treatment of human epidermal growth factor receptor 2-negative, locally recurrent or metastatic breast cancer. J Clin Oncol. 2011;29(10):1252-60.

Eribulin[190]			
	Hemmung der Mikrotubuli	**Eribulin** → 190	*1.23mg/m² d1+8; Wdh. d22*

[190] Cortes J et al., Eribulin monotherapy versus treatment of physician's choice in patients with metastatic breast cancer (EMBRACE): a phase 3 open-label randomised study. Lancet 2011 Mar 12;377(9769):914-23.

Pertuzumab[191] (in Kombination mit Trastuzumab und Docetaxel bei HER2-positivem metastasiertem oder lokal rezidivierendem, inoperablem Brustkrebs indiziert)			
	Anti-HER2-Antikörper	**Pertuzumab** → 184	*ini 840mg, dann 320mg alle 3W*

[191] Swain SM et al., Pertuzumab, trastuzumab, and docetaxel in HER2-positive metastatic breast cancer. N Engl J Med. 2015 Feb 19;372(8):724-34.

Trastuzumab Emtansin[192] (bei HER2-positivem, inoperablem lokal fortgeschrittenem oder metastasiertem Brustkrebs, nach vorangegangener Therapie mit Trastuzumab u./od. Taxan)			
	Anti-HER2-Antikörper und Spindelgift	**Trastuzumab Emtansin** → 186	*3.6mg/kg KG alle 3W*

[192] Krop IE et al., Trastuzumab emtansine versus treatment of physician's choice for pretreated HER2-positive advanced breast cancer (TH3RESA). Lancet Oncol. 2014 Jun;15(7):689-99.

Trastuzumab Deruxtecan (Monotherapie bei Pat. mit HER2-positivem, inoperablem oder metastasiertem Brustkrebs mit mind. zwei gegen HER2 gerichteten Vorbehandlungen)			
	Antikörperkonjugat	**Trastuzumab Deruxtecan** → 186	*ini 5.4mg/kg KG i.v. über 90min, bei Verträglichkeit über 30min, alle 3W*

Sacituzumab Govitecan[193] (bei nicht resezierbarem oder metastasiertem triple-negativem Mammakarzinom (metastatic Triple-Negative Breast Cancer, mTNBC), nach zwei oder mehr systemischen Therapien, darunter mindestens eine gegen die fortgeschrittene Erkrankung)			
	Antikörperkonjugat gegen Trop-2	**Sacituzumab Govitecan** → 185	*10mg/kg KG an d1 und d8, q3w*

[193] Bardia A et al. Sacituzumab Govitecan in Metastatic Triple-Negative Breast Cancer. N Engl J Med 2021; 384:1529-1541

Palbociclib[194] (bei hormonrezeptorpositiven, Her2/neu-negativen lokal fortgeschrittenen Erkrankungen, in Kombination mit einem Aromataseinhibitor oder Fulvestrant)			
	Cdk4/Cdk6-Inhibitor	**Palbociclib** → 175	*125mg 1 x/d für 21 d, danach 7d Pause, alle 4W*

[194] Nicholas C. Turner et al., Palbociclib in Hormone-Receptor-Positive Advanced Breast Cancer. N Engl J Med; 373:209-219, July 16, 2015.

Ribociclib[195] (kombiniert mit Aromatasehemmer zur Beh. von postmenopaus. Frauen mit Hormonrez.(HR)-positivem, humanem epidermalem Wachstumsfaktor-Rez.-2(HER2)-negativem, lokal fortgeschritt. oder metastasiertem Mamma-Ca als initiale endokrinbasierte Therapie)

Cdk4/Cdk6-Inhibitor	**Ribociclib** → 175	*3x200mg/d d1-d21, Wh. d29*

[195] Hortobagyi GN et al., Ribociclib as first-line therapy for HR-Positive, advanced breast cancer. N Engl J Med. 2016 Nov 3;375(18):1738-1748.

Abemaciclib[196] (bei Hormonrezeptor-positivem, HER2-neg., lokal fortgeschrittenem oder metastasiertem Mammakarzinom in Kombination mit Aromatasehemmer oder Fulvestrant als initiale endokrine Therapie oder nach vorangegangener endokriner Therapie)

Cdk4/Cdk6-Inhibitor	**Abemaciclib** → 169	*150mg 2 x/d*

[196] Sledge G et al. MONARCH 2: Abemaciclib in Combination With Fulvestrant in Women With HR+/HER2- Advanced Breast Cancer Who Had Progressed While Receiving Endocrine Therapy. J Clin Oncol 2017;35(25):2875-2884.

Alpelisib[197] (Behandl. von postmenopausalen Frauen und Männern mit HR-pos., HER2-neg. loakl fortgeschrittenem oder metastasiertem Mamma-Ca mit PIK3CA-Mutation bei Fortschreiten der Erkrankung nach endokriner Therapie als Monotherapie)

PIK3CA-Inhibitor	**Alpelisib** → 189	*300mg/d*

[197] André F et al., Alpelisib for PIK3CA-Mutated, Hormone Receptor-Positive Advanced Breast Can-cer. Fabrice André et al. N Engl J Med 2019; 380:1929-1940.

Talazoparib[198] (bei Keimbahn-BRCA1/2-Mutationen und HER2-negativem, lokal fortgeschr./ metastasiertem Mammakarzinom, nach Therapie mit Anthrazyklien und/oder Taxanen)

PARP-Inhibitor	**Talazoparib** → 193	*1 x 1mg/d p.o.*

[198] Litton KJ et al., Talazoparib in Patients with Ad-vanced Breast Cancer and a Germline BRCA Mutation. N Engl J Med 2018; 379:753-763.

T 7.30 Medulläres Schilddrüsenkarzinom

Palliative Therapie: Vandetanib[199] (Memo: Analyse auf Mutation im RET Signalweg)

Tyrosinkinaseinhibitor	**Vandetanib** → 177	*300mg 1 x/d*

[199] Thornton K et al., Vandetanib for the treatment of symptomatic or progressive medullary thyroid cancer in patients with unresectable locally advanced or metastatic disease: U.S. Food and Drug Administration drug approval summary. Clin Cancer Res. 2012 Jul 15;18(14):3722-30.

Palliative Therapie: Cabozantinib[200] (Memo: Analyse auf Mutation im RET Signalweg)

Tyrosinkinaseinhibitor	**Cabozantinib** → 171	*140mg 1 x/d*

[200] Elisei R et al., Cabozantinib in progressive medullary thyroid cancer. J Clin Oncol. 2013 Oct 10;31(29):3639-46.

T 7.31 Nierenkarzinom[207]

Targeted Therapy

Tyrosinkinaseinhibitor	**Sorafenib**[204] → 176	*2 x 400mg/d*

oder	**Tyrosinkinaseinhibitor**	**Sunitinib** [202] → 176	*50mg p.o. 1 x/d W1-4, in W5, 6 Pause (4/2-Schema)*
oder	**mTOR-Inhibitor**	**Temsirolimus** [203] → 178	*25mg i.v. 1 x/W*
oder	**mTOR-Inhibitor**	**Everolimus** [204] → 178	*10mg p.o. 1 x/d*
	Tyrosinkinaseinhibitor	**Pazopanib** [205] → 175	*800mg p.o. 1 x/d*
	PD-1-Hemmer	**Nivolumab** [206] → 183	*3mg/kg KG*

[201] Escudier B et al., Sorafenib in advanced clear-cell renal-cell carcinoma. N Engl J Med. 2007 Jan 11;356(2):125-34.
[202] Motzer RJ et al., Sunitinib versus interferon alfa in metastatic renal-cell carcinoma. N Engl J Med 356:115-124, 2007.
[203] Hudes G et al., Temsirolimus, interferon alfa, or both for advanced renal-cell carcinoma. N Engl J Med 356: 2271-2281, 2007.
[204] Motzer RJ, Escudier B, Oudard S et al. Efficacy of everolimus in advanced renal cell carcinoma. Lancet 372: 449-456, 2008.
[205] Sternberg CN et al., Pazopanib in locally advanced ob metastatic renal cell carcinoma J Clin Oncol 28:1061-1068, 2010.
[206] McDermott DF et al., Survival, Durable Response, and Long-Term Safety in Patients With Previously Treated Advanced Renal Cell Carcinoma Receiving Nivolumab. J Clin Oncol. 2015 Jun 20;33(18):2013-20.
[207] Kirchner HH et al., Nierenzellkarzinom (Hypernephrom). DGHO Onkopedia Leitlinie 2/2013.

Tivozanib[208] (Erstlinientherapie bei erwachsenen Patienten mit fortgeschrittenem Nierenzellkarzinom (NZK); Therapie bei erwachsenen Pat., die noch nicht mit VEGFR- u. mTOR-Signalweginhibitoren behandelt wurden und bei denen es nach einer vorherigen Cytokin-Therapie für ein fortgeschrittenes NZK zur Krankheitsprogression kam)

	VEGFR-Inhibitor	**Tivozanib** → 177	*1340µg/d d1-d21, Wdh. d29*

[208] Motzer RJ et al., Tivozanib versus sorafenib as initial targeted therapy for patients with metastatic renal cell carcinoma: results from a phase III trial. J Clin Oncol. 2013 Oct 20; 31(30):3791-9.

IFN-alpha-2A/Bevacizumab[209]

	Interferon (Immunstimul.)	**INF-alpha** → 276	*9 Mio. IE 3 x/W für 1 J*
oder	**Anti-VEGF-Antikörper**	**Bevacizumab** → 180	*10mg/kg KG i.v. d1; Wdh. d15*

[209] Escudier B et al., Bevacizumab plus interferon alpha-2a for treatment of metastatic renal cell carcinoma. Lancet 370: 2103-2111, 2007.

Lenvatinib[210] (in Komb. mit Everolimus nach vorangegangener Therap. mit VEGF-Inhibit.)

	Tyrosinkinaseinhibitor	**Lenvatinib** → 174	*18mg 1 x/d*

[210] Motzer RJ et al., Lenvatinib, Everolimus and the combination in patients with metastatic renal cell carcinoma: a randomised, phase 2, open-label, multicentre trial. Lancet Oncol. 2015 Nov;16(15):1473-82.

Cabozantinib[211] (nach vorangegangener Therapie mit einem VEGF-Inhibitor)

	Tyrosinkinaseinhibitor	**Cabozantinib** → 171	*60mg 1 x/d*

[211] Choueiri TK, Escudier B, Powles T et al., Cabozantinib versus everolimus in advanced renal cell carcinoma (METEOR): final results from a randomised, open-label, phase 3 trial. Lancet Onc. 2016 Jun 5; S1470-2045(16)30107-3.

T 7.32 Ösophaguskarzinom

Karzinome des gastroösophagealen Übergangs können wie Magenkarzinome behandelt werden.

Kombinierte Radiochemotherapie[212] (50Gy, 25 x 2Gy über 5W)

	Pyrimidinantagonist (s.o.)	**5-Fluorouracil** → 162	*1000mg/m² i.v. über 24h an d1–4 W1, 5, 8, 11*
plus	**Alkylanz**	**Cisplatin** → 159	*75mg/m² i.v. an d1 in W1, 5, 8, 11*

[212] Minsky BD et al., INT 0123 (Radiation Therapy Oncology Group 94-05) phase III trial of combined-modality therapy for esophageal cancer J Clin Oncol. 2002 Mar 1;20(5):1167-74.

Palliative Chemotherapie

Cisplatin/5-FU[213]

	Alkylanz (DNA-Doppelstrang-Vernetzung)	**Cisplatin** → 159	*80-100mg/m² i.v. an d1; Wdh. d22-29*
	Pyrimidinantagonist (s.o.)	**5-Fluorouracil** → 162	*1000mg/m² i.v. über 24h an d1–4/5; Wdh. d22-29*

[213] Medical Research Council Oesophageal Cancer Working Group. Surgical resection with or without preoperative chemotherapy in oesophageal cancer: a randomised controlled trial. Lancet. 2002 May 18;359(9319):1727-33.

Cisplatin/Vinorelbin

	Alkylanz (DNA-Doppelstrang-Vernetzung)	**Cisplatin** → 159	*80mg/m² i.v. an d1; Wdh. d22*
	Spindelgift (Mitosehemmer)	**Vinorelbin** → 163	*25mg/m² an d1–8; Wdh. d22*

T 7.33 Ovarialkarzinom

Primäre Chemotherapie

Paclitaxel/Carboplatin +/- Bevazizumab[214, 215]

	Spindelgift (s.o.)	**Paclitaxel** → 164	*175mg/m² i.v. über 3h an d1 alle 3W*
	Alkylanz (s.o.)	**Carboplatin** → 159	*AUC 5 i.v. an d1 alle 3W*
	Anti-VEGF-Inhibitor	**Bevacizumab** → 180	*15mg/kg alle 3W, alternativ 10mg/kg alle 2W*

[214] Ozols RF et al., Phase III trial of Carboplatin and paclitaxel compared with cisplatin and paclitaxel in patients with optimally resected stage III ovarian cancer. J Clin Oncol. 2003 Sep 1;21(17):3194-200.

[215] Stark D et al., Standard chemotherapy with or without bevacizumab in advanced ovarian cancer: quality-of-life outcomes from the International Collaboration on Ovarian Neoplasms (ICON7) phase 3 randomised trial. Lancet Oncol. 2013 Mar;14(3):236-43.

Erhaltungstherapie

Olaparib[216] (Erhaltungstherapie bei Platin-sensitivem Rezidiv eines BRCA-mutierten high-grade serösen epithelialen Ovarial-Ca, Eileiter-Ca oder primären Peritoneal-Ca)

	PARP-Inhibitor	**Olaparib** → 192	*400mg 2 x/d*

[216] Kaufman B et al., Olaparib monotherapy in patients with advanced cancer and a germline BRCA1/2 mutation. J Clin Oncol. 2015 Jan 20;33(3):244-50.

Platinsensibles Rezidiv

Auftreten 12 Monate nach Beendigung der platinhaltigen Therapie

Carboplatin/Gemcitabin

	Alkylanz (s.o.)	**Carboplatin** → 159	*AUC 5 i.v. an d1 alle 3W*
	Antimetabolit	**Gemcitabin** → 162	*1000mg/m² i.v. an d1 und d8, alle 3W*

Gemcitabin[217]

	Antimetabolit (Nukleosidanalogon)	**Gemcitabin** → 162	*1000mg/m² i.v. an d1 und d8, d15, alle 4W*

[217] D'Agostino G et al. Phase II study of gemcitabine in recurrent platinum-and paclitaxel-resistant ovarian cancer. Gynecol Oncol. 2003 Mar;88(3):266-9.

Treosulfan[218]

	Alkylanz	**Treosulfan** → 158	*400mg p.o. an d1–28, Wdh. nach 4W Therapiepause*

[218] Gropp M et al., Treosulfan as an effective second-line therapy in ovarian cancer. Gynecol Oncol. 1998 Oct; 71(1):94-8.

Niraparib[219] (Erhaltungstherapie bei erw. Patientinnen mit Rezidiv eines platinsensiblen, gering differenzierten serösen Karzinoms der Ovarien, der Tuben oder mit primärer Peritonealkarzinose, die sich nach einer platinbasierten Chemotherapie in Remission befindet)

	PARP-Inhibitor	**Niraparib** → 192	*100mg 3 x/d*

[219] Schram AM et al., Niraparib in recurrent ovarian cancer. N Engl J Med. 2017 Feb 23;376(8):801.

T 7.34 Pankreaskarzinom (exokrin)

Adjuvante Therapie

Gemcitabin[220]

	Antimetabolit	**Gemcitabin** → 162	*1000mg/m² i.v. 1 x/W in den ersten 7 von 8W, dann d1, 8, 15, alle 4W*

[220] Berlin JD et al., Phase III study of gemcitabine in combination with fluorouracil versus gemcitabine alone in patients with advanced pancreatic carcinoma. J Clin Oncol. 2002 Aug 1;20(15):3270-5.

Palliative Therapie			
Gemcitabin/Erlotinib[221]			
	Antimetabolit (Nukleosidanalogon)	**Gemcitabin** → 162	*1000mg/m² i.v. 1 x/W in den ersten 7 von 8W, dann d1, 8, 15 alle 4W*
ggf. +	**Tyrosinkinaseinhibitor**	**Elortinib** → 172	*100-150mg/d p.o. kontin.*
[221] Moore MJ et al., Erlotinib plus gemcitabine compared with gemcitabine alone in patients with advanced pancreatic cancer. J Clin Oncol. 2007;25(15):1960.			
Gemcitabin mono[222]			
	Antimetabolit (Nukleosidanalogon)	**Gemcitabin** → 162	*800mg/m² i.v. 1 x/W in den ersten 7 von 8W, dann d1, 8, 15 alle 4W*
[222] Carmichael J et al., Phase II study of gemcitabine in patients with advanced pancreatic cancer. Br J Cancer. 1996;73(1):101.			
Gemcitabin/Oxaliplatin[223]			
	Antimetabolit (s.o.)	**Gemcitabin** → 162	*1000mg/m² i.v. d1; Wdh. d15*
	Platinanalogon (Induktion von DNA-Strang-Brüchen)	**Oxaliplatin** → 159	*100mg/m² i.v. über 2h an d2; Wdh. d16*
[223] Louvet C et al., Gemcitabine in combination with oxaliplatin compared with gemcitabine alone in locally advanced or metastatic pancreatic cancer. J Clin Oncol. 2005;23(15):3509.			
Gemcitabin/Nab-Paclitaxel[224]			
	Antimetabolit (s.o.)	**Gemcitabin** → 162	*1000mg/m² i.v. d1, 8 u. 15; Wdh. d29*
	Albumin-gebundenes Paclitaxel	**Paclitaxel** → 164	*125mg/m² i.v. d1, 8 u. 15; Wdh. d29*
[224] Von Hoff DD et al., Increased survival in pancreatic cancer with nab-paclitaxel plus gemcitabine. N Engl J Med. 2013 Oct 31;369(18):1691-703.			
FOLFIRINOX[225]			
	Platinanalogon (s.o.)	**Oxaliplatin** → 159	*85mg/m² i.v. über 2h an d1; Wdh. ab d22*
	Biomodulator (s.o.)	**Folinsäure** → 190	*400mg/m² i.v. d1*
	Zytostatikum	**Irinotecan** → 167	*180mg/m² an d1; Wdh. d22*
	Pyrimidinantagonist (Hemmung der Thymidin-nukleotid-Synthese)	**5-Fluorouracil** → 162	*400mg/m² i.v. Bolus an d1; Wdh. nach 3W*
			2400mg/m² c.i. über 46h an d1; Wdh. nach 3W
[225] Conroy T et al., FOLFIRINOX versus gemcitabine for metastatic pancreatic cancer. N Engl J Med. 2011 May 12;364(19):1817-25.			

T 7.35 Prostatakarzinom

Primärtherapie			
	LH-RH-Agonist (Down-Regulierung hypophysärer Rezeptoren ⇒ Sexualhormonbildung ↓)	**Goserelinacetat** → 409	*1 x 3.6 mg s.c. alle 4W*
oder		**Leuprorelin**[226] → 409	*1 x 3.75 mg s.c. alle 4W*
je plus	**Antiandrogen** (Androgenwirkung ↓)	**Bicalutamid**[227] → 407	*50 mg/d p.o. bei MAB, oder 150mg/d bei Monotherapie*
oder		**Cyproteronacetat** → 407	*2 x 100 mg/d p.o.*
226 Persad R, Leuprorelin acetate in prostate cancer: a European update. Int J Clin Pract. 2002 Jun;56(5):389-96. 227 Anderson J, The role of antiandrogen monother. in the treatment of prostate cancer. BJU Int. 2003 Mar;91(5):455-61.			
Docetaxel/Prednison[228]			
	Spindelgift (Mitosehemmung, Störung der Mikrotubuliorganisation)	**Docetaxel** → 164	*75mg/m² an d1 alle 3W (Prämedikation beachten)*
	Glukokortikosteroid	**Prednison** → 207	*2 x 5mg/d p.o., kontin.*
228 Tannock IF et al., Docetaxel plus prednisone or mitoxantrone plus prednisone for advanced prostate cancer. N Engl J Med. 2004 Oct 7;351(15):1502-12.			
Mitoxantron/Prednison[228]			
	Zytostatikum (Mitosehemmer)	**Mitoxantron** → 166	*12mg/m² i.v. an d1; Wdh. d22*
	Glukokortikosteroid	**Prednison** → 207	*2 x 5mg/d p.o., kontinuierl.*
Abirateron[229]			
	Cyp17 inhibitor	**Abirateron** → 407	*240mg/d*
229 Reid AH et al., Significant and sustained antitumor activity in post-docetaxel, castration-resistant prostate cancer with the CYP17 inhibitor abiraterone acetate. J Clin Oncol. 2010;28(9):1489n.			
Cabazitaxel/Prednison[230]			
	Taxan	**Cabazitaxel** → 164	*25mg/m² i.v. an d1; Wdh. d22*
	Glukokortikosteroid	**Prednison** → 213	*2 x 5mg/d p.o., kontinuierl.*
230 de Bono JS et al., Prednisone plus cabazitaxel or mitoxantrone for metastatic castration-resistant prostate cancer progressing after docetaxel treatment. Lancet. 2010;376(9747):1147.			
Sipuleucel[231]			
	Immunvakzine	**Sipuleucel-T** (Zul. bisher nur in USA)	*3 x Transf. von autologen PBMC*
231 Kantoff PW et al., Sipuleucel-T immunotherapy for castration-resistant prostate cancer. N Engl J Med. 2010 Jul 29;363(5):411-22.			

Enzalutamid[232] (nach Versagen der Androgenentzugstherapie, wenn eine Chemother. klinisch noch nicht ind. ist oder die Erkr. während/nach einer Chemother. mit Docetaxel fortschreitet)			
	Antiandrogen	**Enzalutamid** → 408	*4 x 40mg/d*
[232] Beer TM et al., Enzalutamide in metastatic prostate cancer before chemotherapy. N Engl J Med. 2014 Jul 31;371(5):424-33.			
Radium223[233] (bei kastrationsresistentem Prostatakarzinom, symptomatischen Knochenmetastasen ohne bekannte viszerale Metastasen)			
	Alpha-Strahler	**Radium 223**	*50 kBq/kg KG, q4W, insgesamt 6 x*
[233] Parker C et al., Alpha emitter radium-223 and survival in metastatic prostate cancer. N Engl J Med. 2013 Jul 18;369(3):213-23.			
Apalutamid[234] (bei erwachsenen Patienten mit nicht-metastasiertem kastrationsresistentem Prostatakarzinom (nm-CRPC) mit hohem Risiko für Metastasenentwicklung)			
	Androgenrezeptor(AR)-Inhibitor	**Apalutamid** → 407	*4 x 60mg/d als ED*
[234] Smith MR et al. Apalutamide Treatment and Metastasis-free Survival in Prostate Cancer. N Engl J Med. 2018;378(15):1408-18.			
Darolutamid[235] (bei erwachsenen Patienten mit nicht-metastasiertem kastrationsresistentem Prostatakarzinom (nm-CRPC) mit hohem Risiko für Metastasenentwicklung)			
	AR-Inhibitor	**Darolutamid** → 407	*600mg 2 x/d*
[235] Fizazi, Karim et al. Darolutamide in Nonmetastatic Castration-Resistant Prostate Cancer. N Engl J Med. 2019.			

T 7.36 ZNS-Malignome

	Alkylanz (Zytostatikum)	**Temozolomid** → 159	*z.B. 200mg/m² über 5d; Wdh. d28*
PVC			
	Alkylanz (DNA-Doppelstrang-Vernetzung)	**Procarbazin** → 159	*60mg/m² p.o. an d8-21*
	Alkylanz	**CCNU (Lomustin)** → 158	*10mg/m² p.o. an d1*
	Spindelgift (Mitosehemmer)	**Vincristin** → 163	*1.4 mg/m² i.v. an d1*

T 8 Rheumatologie – Therapie (W. Beuthien)

T 8.1 Raynaud-Syndrom

Allgemeine Maßnahmen			
Vermeidung von Kälte und Stress, Nikotinstopp, Biofeedback			
	Kalziumantagonist (Vasodilatation)	**Nifedipin** → 32	*3–4 x 10–20mg/d p.o. bis max. 60mg/d*
evtl.	**Isosorbiddinitrat** (Vasodilatation)	**Isosorbiddinitrat** → 47 (off-label)	*bei Bedarf*
Bei schweren Formen mit Ulzera			
	PGI2 = Prostacyclin = Prostavasin	**Alprostadil** → 70 (off-label)	*2 x 40μg/d über 2h*
	Synthet. Prostaglandin	**Iloprost** → 71 (off-label)	*0.5–2ng/kg/min über 6h f. 3W*
Endothelin-Rez.-Antagonisten und PDE-5-Hemmer (s. Kap. T 8.9) sind ebenfalls wirksam			

[1] Belch et al. (2017). ESVM guidelines: the diagnosis and management of Raynaud's phenomenon. VASA, 46(6), 413-423.

T 8.2 Fibromyalgie-Syndrom[2]

	Trizyklisches Antidepressivum (Schmerzdistanzierung, Schlafanstoß)	**Amitriptylin** → 338 (off-label)	*12.5–25mg/d p.o. zur Nacht (evtl. chron.); Cave: WW mit and. psychotropen Subst., QT-Verlängerung*
	Antiepileptikum	**Pregabalin** → 311	*300–600mg/d in 2-3 ED*
	Nichtmedikamentöse Behandlung	Physikalische Therapie + psychosomatische Betreuung; Ausdauersport!	

[2] Macfarlane GJ et al. EULAR revised recommendations for the management of fibromyalgia. Annals of the Rheumatic Diseases. 2017; 76:318-328.

T 8.3 Arthrosis deformans

Bei aktivierter Arthrose			
evtl.	**Arylessigsäurederivat, Cyclooxygenasehemmer (NSAR)** (antiphlogistisch, analgetisch), **Cave:** Interaktion mit Marcumar	**Diclofenac** → 199	*1–3 x 50mg (max. 150mg); 1 Amp. 50mg i.m. (bei Bed.)*
		Ibuprofen → 197	*2–4 x 400-600 mg ret. (max. 2400mg)*
evtl.	**Lokalanästhetikum**	**Bupivacain 0.25%** → 297	*2–5ml Inj. intraartikulär*
evtl.	**Glukokortikoide** (Kristallsuspension)	**Triamcinolonacetonid** → 207	*intraartikuläre Injektion: große Gelenke 10–20mg, mittelgroße 5–10mg, kleine 2–5mg (max. 2 Inj./J, Abstand 3–4W)*

T 8.4 Rheumatoide Arthritis[3]			
Symptomatische Therapie (akuter Schub)			
	Arylessigsäurederivat, Cyclooxygenasehemmer (antiphlogistisch, analgetisch, antipyretisch)	**Diclofenac** → 199	*1–3 x 50mg (max. 150mg); 1 Amp. 50mg i.m.*
		Ibuprofen → 197	*2–4 x 400–600 mg ret. (max. 2400mg)*
	Cave: NSAR erhöhen Methotrexat-Spiegel: erhöhte Myelosuppression und Lebertoxizität, Interaktion mit Marcumar		
Zusätzlich evtl. Omeprazol			
evtl.	**Glukokortikoid**	**Prednisolon** → 207	*1mg/kg KG; Dosis nach Klinik*
oder evtl.	**Opioid** (Analgesie)	**Tramadol** → 291	*bis 4 x 50–100mg/d p.o.; keine Kombin. mit MAO-Hemmern; WW mit and. psychotropen Substanzen*
Intraartikuläre Injektionen			
evtl.	**Glukokortikoide** (antiinflammatorisch, immunsuppressiv)	**Triamcinolonacetonid** → 207	*intraartikuläre Injektion: große Gelenke 10–20mg, mittelgroße 5–10mg, kleine 2–5mg (max. 2 Inj./J, Abstand 3–4W)*
Konventionelle DMARD (disease modifying antirheumatic drugs)			
Übliche Initialtherapie			
	Antirheumatikum (Immunsuppression, Zytokinsynthese ↓)	**Methotrexat** → 204	*1 x 7.5–20mg/W. s.c., p.o., (i.v.), mind. 3M bis Wirksamkeit beurteilbar; Cave: verstärkte Myelosuppression bei gleichzeitiger NSAR-Gabe*
Bei Unverträglichkeit der Therapie zusätzlich			
	Vitamin	**Folsäure** → 154	*5mg am d nach MTX-Gabe*
Weitere DMARD (auch Einsatz in Kombination mit MTX)			
	Isoxazolderivat (Immunmodulation durch Inhibition der T-Zell-Pyrimidin-Biosynthese)	**Leflunomid** → 204	*ini (d1–3) 100mg, ab d4 1 x 10–20mg (mind. 4–6W geben, bevor Wirkung zu erwarten, dann Dauerther.); keine gleichzeitige Lebendimpfung*
	Antirheumatikum Stabilisierung d. Lysosomenmembran, Beeinflussung des PG-Stoffwechsels	**Chloroquin** → 203	*250mg/d, max. 4mg/kg/d p.o. (mind. 3M, bei Erfolg Dauerther.), WW: Steroide ⇒ BB-Anomalien ↑*

	Antirheumatikum (Prostaglandinsynthese ↓)	**Sulfasalazin** → 204	*W1: 1 x 500mg/d p.o., W2: 2 x 500mg/d, W3: 3 x 500mg/d, W4: 4 x 500mg/d, (mind. 3M, bei Erfolg Dauerther.)*
	Januskinase-Inhibitor	**Tofacitinib** → 213	*2 x 5mg*
		Baracitimib → 211	*4mg/d*
		Upadacitinib → 213	*15mg/d*
		Filgotinib → 212	

T 8.4.1 Biologicals

Bei KI gegen Methotrexat oder Erfolglosigkeit anderer Basistherapien (d.h. trotz sachgerechter Behandlung mit mind. 2 Basistherapeutika, davon eines MTX über mind. 6M)
Cave: keine Lebendimpfung während Therapie!

	Chimärer monoklon. AK (AK gegen TNF-α)	**Infliximab** → 212	*mg/d3mg/kg KG i.v. über 2h, Wdh. nach 2 und 6W, dann alle 8 W*
oder	**Löslicher TNF-α-Rezeptor**	**Etanercept** → 212	*25mg s.c. (2 x/W) oder 50mg s.c. (1 x/W)*
oder	**Humanisierter monoklon. AK** (AK gegen TNF-α)	**Adalimumab** → 210	*40mg s.c. alle 2W*
oder		**Golimumab** → 212	*50mg s.c. alle 4W*
oder	**Humanisiertes monoklon. pegylis. Fab-Fragment** (AK gegen TNF-α)	**Certolizumab Pegol** → 211	*400mg s.c. in W 0, 2, 4, dann 200–400mg s.c. alle 4W*
Falls rheumatoide Arthr. refraktär auf MTX und TNFα-Antagonisten od. gegen TNF-Antagonist			
	Kostimulationsblockade	**Fusionsprotein aus CTLA4 + Fc-Ig: Abatacept** → 209	*< 60kg: 500mg, 60–100kg: 750mg, > 100kg: 1000mg i.v. in W 0, 2, 4, dann alle 4W oder 125mg/W s.c., mit MTX kombinieren*
	Monoklonaler chimärer Anti-CD20-AK (B-Zell-Depletion)	**Rituximab** → 185	*1000mg i.v. W 0, 2; weitere Intervalle > 16 W kombiniert mit MTX*
	Humanisierter Anti-IL6-Rezeptor-AK (IL-6-Inhibition)	**Tocilizumab** → 213	*4–8mg/kg KG i.v. alle 4W, max. 800mg ED oder 162mg/W s.c.*
	Hum. monoklonaler Anti-IL6-Rezeptor-AK	**Sarilumab** → 213	*150mg s.c. alle 2W*

[3] Smolen JS et al. EULAR recommendations for the management of rheumatoid arthritis with synthetic and biological disease-modifying antirheum drugs: 2019 update. Ann Rheum Dis 2020;0:1-15.

T 8.5 M. Bechterew

Symptomatische Therapie (akuter Schub)			
	Cyclooxygenasehemmer (antiphlog., analgetisch, antipyretisch)	**Diclofenac oder andere NSAR** → 196	*2–3 x 25–50mg/d p.o., 1–2 x 75mg/d (ret.) p.o., 1–2 x 50–100mg/d rekt.*
Peripherer Gelenkbefall			
evtl.	**Arylessigsäurederivat, Cyclooxygenasehemmer** (Prostaglandinsynthese ↓)	**Sulfasalazin** → 204 (off-label)	*W1: 1 x 500mg/d p.o., W2: 2 x 500mg/d, W3: 3 x 500mg/d, W4: 4 x 500mg/d*
evtl.	**Glukokortikoid**	**Prednisolon** → 207	*1mg/kg; Dosis nach Klinik*
Befall des Achsenskeletts			
	TNF-α-Antagonist (AK gegen TNF-α)	**Infliximab** → 212	*5mg/kg i.v. (über 2h, ggf. nach 2 u. 6W wdh., dann alle 8W)*
oder	**Löslicher TNF-α-Rezeptor**	**Etanercept** → 212	*25mg s.c. (2 x/W)*
oder	**Humanisierter monoklonaler Antikörper** (AK gegen TNF-α)	**Adalimumab** → 210	*40mg s.c. alle 2W*
oder		**Golimumab** → 212	*50mg s.c. alle 4W*
oder		**Certolizumab Pegol** → 211	*400mg s.c. in W 0, 2, 4, dann 200–400mg s.c. alle 4W*
	Human. monoklon. AK (AK gegen Interleukin 17A)	**Secukinumab** → 376	*150mg s.c. W 1, 2, 3 und 4, dann alle 4W*
	Monoklonaler IgG4-AK (AK gegen Interleukin 17A)	**Ixekizumab** → 375	*2 x 80mg s.c. W 0, 80mg alle 2W bis W 12, dann 80mg s.c. alle 4W*

[4] van der Heijde D et al. 2016 update of the ASAS-EULAR management recommendations for axial spondyloarthritis, Annals of the Rheumatic Diseases. 2017; 76(6): 978-991.

T 8.6 Reaktive Arthritis, M. Reiter

Symptomatische Therapie (akuter Schub)			
	Cyclooxygenasehemmer (antiphlog., analgetisch, antipyretisch)	**Diclofenac und andere NSAR** → 196	*2–3 x 25–50mg/d p.o., 1–2 x 75mg/d (ret.) p.o., 1–2 x 50–100mg/d rekt.*
evtl.	**Glukokortikoid**	**Prednisolon** → 207	*1mg/kg; Dosis nach Klinik*
Chronischer Verlauf			
evtl.	**Antirheumatikum** (Prostaglandinsynthese ↓)	**Sulfasalazin** → 204 (off-label)	*W1: 1 x 500mg/d p.o., W2: 2 x 500mg/d, W3: 3 x 500mg/d, W4: 4 x 500mg/d (mind. 3M)*
evtl.	**Antirheumatikum** (Immunsuppr., Zytokinsynthese ↓)	**Methotrexat** → 204 (off-label)	*1 x 7.5–20mg/W i.v. od. s.c.*
	Cave: Bei Unverträglichkeit der Ther.: zusätzl. Folsäure 5mg am d nach MTX-Gabe!		

Enteropathische oder posturetritische Formen			
Chlamydien (bei nachgewiesener Infektion)			
	Tetracyclin (Antibiotikum)	**Doxycyclin** → 228	*d1: 1 x 200mg p.o., i.v., dann: 2 x 100mg/d p.o., i.v. für 7d, WW: Antacida + Milch = Resorption ↓; Sicherheit von Kontrazeption ↓, Wirkung Digoxin ↑*
Evtl. bei Yersinien, Salmonellen, Shigellen, Campylobacter und schwerer Enteritis, alten Patienten, Immunsupprimierten			
	Gyrasehemmer (Antibiotikum)	**Ciprofloxacin** → 233	*2 x 250–500mg/d p.o., 2 x 200–400mg/d i.v.*
	WW: bei NSAR erhöhte Krampfbereitschaft, verlängerte HWZ von Diazepam		

T 8.7 Psoriasisarthritis[5]

Symptomatisch			
	Cyclooxygenasehemmer (antiphlogistisch, analgetisch, antipyretisch)	**Diclofenac** → 199	*2–3 x 25–50mg/d p.o., 1–2 x 75mg/d (ret.) p.o., 1–2 x 50–100mg/d rekt.*
Basistherapie			
evtl.	**Antirheumatikum** (Immunsuppression, Zytokinsynthese ↓)	**Methotrexat** → 204	*1 x 7.5–20mg/W. i.v. oder s.c.; bei Unverträglichkeit zusätzl. Folsäure 5mg am Tag nach MTX-Gabe!*
oder	**Isoxazolderivat** (Immunmodulation durch Inhibition der T-Zell-Pyrimidin-Biosynthese)	**Leflunomid** → 204	*ini (d1–3) 100mg, ab d4 1 x 10–20mg; wirkt evtl. erst n. 4–6W, dann Dauerther.; keine gleichz. Lebendimpfg.*
Bei schwerer Form			
	TNFα-Antagonist (AK gegen TNF-α)	**Infliximab** → 212	*5mg/kg KG i.v. (über 2h, ggf. Wdh. nach 2 und 6W, dann alle 8 W)*
	Löslicher TNFα-Rezeptor	**Etanercept** → 212	*25mg s.c. (2 x/W) oder 50mg s.c. (1 x/W)*
	Humanis. monoklon. AK (AK gegen TNF-α)	**Adalimumab** → 210	*40mg s.c. alle 2W*
oder		**Golimumab** → 212	*50mg s.c. alle 4W*
oder	**Humanisiertes monoklon., pegylis. Fab-Fragment** (AK gegen TNF-α)	**Certolizumab Pegol** → 211	*400mg s.c. in W 0, 2, 4, dann 200-400mg s.c. alle 4W*

oder	**Monoklon. AK gegen die gemeinsame p40-Untereinheit von IL 12 u. 23**	**Ustekinumab** → 376	*45mg s.c. W 0 u. 4, dann alle 12W, bei > 100kgKG 90mg allein od. komb. mit MTX*
oder	**PDE4-Inhibitor**	**Apremilast** → 210	*10mg an d1, über 6d auf 2 x 30mg steigern*
oder	**Humanisierter monoklon. AK**(AK gegen Interleukin 17A)	**Secukinumab** → 376	*300mg s.c. W 1, 2, 3 und 4, dann alle 4 W*
	Monoklon. IgG4-AK (AK gegen Interleukin 17A)	**Ixekizumab** → 375	*2 x 80mg s.c. W 0, 80mg alle 2W bis W 12, dann 80mg s.c. alle 4W*
	Januskinase-Inhibitor	**Tofacitinib** → 213	*2 x 5mg*
	Kostimulationsblockade: Fusionsprotein aus CTLA4 + Fc-Ig	**Abatacept** → 209	*< 60kg: 500mg, 60–100kg: 750mg, > 100kg: 1000mg i.v. in W 0, 2, 4, dann alle 4W oder 125mg/W s.c., mit MTX kombinieren*
	Humaner monoklon. IgG1-Lambda-AK gegen IL23	**Guselkumab** → 375	*100mg s.c. W 0, 4, dann alle 8 W*

[5] European League Against Rheumatism (EULAR) recommendations for the management of psoriatic arthritis with pharmacological therapies: 2019 update. Gossec L, et al. Ann Rheum Dis 2020;79:700-712.

T 8.8 Systemischer Lupus erythematodes

Bei Arthromyalgien, Hautbefall			
Haut	**Topisches Steroid**		
evtl.	**Cyclooxygenase-Hemmer (NSAR)** (antiphlogistisch, analgetisch)	**Diclofenac** → 199	*1–3 x 50mg/d p.o., rekt.; 1 x 100mg/d (ret.) p.o.; 1 x 75mg i.m.*
evtl.	**Antirheumatikum** (stabilisiert Lysosomenmembr., beeinflusst PG-Stoffwechsel)	**Chloroquin** → 203	*Dauertherapie: 250mg/d; max. 4mg/kg/d p.o. (mind. 3M)*
evtl.	**Glukokortikoid**	**Prednisolon** → 207	*1mg/kg; Dosis nach Klinik*
Leichte viszerale Beteiligung			
evtl.	**Glukokortikoid**	**Prednisolon** → 207	*1mg/kg; Dosis nach Klinik, ausschleichen*
evtl.	**Antirheumatikum** (s.o.)	**Methotrexat** → 204	*1 x 7.5–20mg/W i.v. oder s.c.*
evtl.	**Antirheumatikum** (s.o.)	**Chloroquin** → 203	*Dauertherapie: 250mg/d, max. 4mg/kg/d p.o.*
evtl.	**Immunsuppression** (Purinsynthese ↓)	**Azathioprin** → 274	*1–3mg/kg/d (nicht mit Allopurinol kombinieren)*
evtl.	**Monoklon. AK gegen lösl. B-Lymphoz.-Stimul. (BlyS)**	**Belimumab** → 210	*10mg/kg, ini 3 Dosen alle 2W, dann alle 4W i.v.*

Schwere viszerale Beteiligung (Lupusnephritis[6], Myokarditis, ZNS-Befall)			
	Alkylanz (Immunsuppression)	**Cyclophosphamid** → 157	*0.5–1g/m² 4–7M i.v. oder 6 x 500mg alle 2W (bei leichterem Verlauf) (WW: Sulfonylharnstoff: BZ-Senkungen ↑; Allopurinol/Thiazide: Myelosuppression ↑)*
evtl plus	**Acroleinneutralisation** (Zystitisprophylaxe)	**Mesna** → 195	*200–400mg i.v. vor, 4 und 8h nach Zytostatika-Inf.*
evtl.	**Glukokortikoid**	**Prednisolon** → 207	*1mg/kg; Dosis nach Klinik, ausschleichen*
Alternativ, besonders bei guter Nierenfunktion			
.	**Immunsuppression** (Hemmung Purinsynthese)	**Mycophenolatmofetil** → 275 (off-label, aber etabliert)	*2 x 1–1.5g/d p.o.*
Remissionserhalt			
	Immunsuppression	**Mycophenolatmofetil** → 275 (off-label, aber etabliert)	*2 x 1–1.5g/d p.o.*
evtl.	**Immunsuppression** (Hemmung Purinsynthese)	**Azathioprin** → 274	*1–3mg/kg/d (nicht mit Allopurinol kombinieren)*

6 2019 update of the ELAR recommendations for the management of systemic lupus erythematodes. Ann Rheum Dis 2019;78: 736-745

T 8.9 Progressiv systemische Sklerodermie[7]

Bei Lungenbeteiligung (fibrosierende Alveolitis)			
	Immunsuppression	**Mycophenolatmofetil** → 275	*2 x 1–1.5g/d p.o.*
Bei pulmonaler Hypertonie ohne Fibrose			
	Unselektiver Endothelin-1-Rezeptor-Antagonist	**Bosentan** → 92	*ini 4W 2 x 62.5mg, dann 2 x 125mg/d*
		Macitentan → 93	*1 x 10mg*
oder	**Selekt. Typ-A-Endothelin-1-Rezeptor-Antagonist**	**Ambrisentan** → 92	*1 x 5–10mg*
oder	**Phosphodiesterase-5-Inhibitor**	**Sildenafil** → 93	*3 x 20mg (kein Viagra wegen kurzer HWZ)*
		Tadalafil → 93	*1 x 40mg*
oder	**Stim. der Guanylatcyclase**	**Riociguat** → 93	*3 x 0.5–2.5mg*
oder	**Prostazyklin-Rez.-Agonist**	**Selexipag** → 93	*2 x 200–1600µg*

7 Kowal-Bielecka O, et al. Update of EULAR recommendations for the treatment of systemic sclerosis. ARD. Published Online First: 09 Nov. 2016. doi: 10.1136/annrheumdis-2016-209909

T 8.10 Polymyalgia rheumatica[8]

	Glukokortikoid (antiinflammatorisch, immunsuppressiv)	**Prednisolon** → 207	*PMR: 20–40mg ini < 10mg alle 4–8W um 1mg ↓;*
evtl. plus	**Humanisierter Anti-IL6-Rezeptor-AK** (IL-6-Inhibition)	**Tocilizumab** → 213	*4–8mg/kg KG i.v. alle 4W, max. 800mg ED oder 162mg/W s.c.*

[8] Hellmich B, Agueda A, Monti S, et al 2018 Update of the EULAR recommendations for the management of large vessel vasculitis Annals of the Rheumatic Diseases 2020;79:19-30.

T 8.11 Panarteriitis nodosa

Leicht			
evtl.	**Arylessigsäurederivat, Cyclooxygenase-Hemmer** (antiphlogistisch, analgetisch)	**Diclofenac** → 199	*1–3 x 50mg/d p.o., rekt.; 1 x 100mg/d (ret.) p.o.; 1 x 75mg i.m.*
	Glukokortikoid (antiinflammatorisch, immunsuppressiv)	**Prednisolon** → 207	*1mg/kg; Dosis nach Klinik*
Schwer (systemische Beteiligung)			
	Glukokortikoid (antiinflammatorisch, immunsuppressiv)	**Prednisolon** → 207	*1mg/kg; Dosis nach Klinik, ausschleichen*
evtl. plus	**Alkylanz** (immunsuppressiv)	**Cyclophosphamid** → 157	*0.5–1g/m² 3–4W i.v.*
evtl. plus	**Acroleinneutralisation** (Zystitisprophylaxe)	**Mesna** → 195	*200–400mg i.v. vor, 4h und 8h nach Zytostatika-Infusion*

T 8.12 ANCA-assoziierte Vaskulitis[9]/Wegener-Granulomatose

Lokalisiertes Initialstadium			
evtl.	**Antirheumatikum** (Immunsuppression, Zytokinsynthese ↓)	**Methotrexat** → 204	*1 x 7.5–20mg/W i.v. oder s.c.*

Generalisationsstadium			
Remissionsinduktion			
	Glukokortikoid (antiinflammatorisch, immunsuppressiv)	**Prednisolon** → 207	*1mg/kg/d p.o., alle 7d um 5mg verringern bis 20mg/d, dann jede W um 4mg ↓; Erh.Dos.: 5–7.5mg/d p.o.*
plus	**Alkylanz** (Immunsuppression)	**Cyclophosphamid** → 157	*0.5–1g/m²/4 W i.v. oder 50–150mg /d p.o.*
evtl. plus	**Acroleinneutralisation** (Zystitisprophylaxe)	**Mesna** → 195	*200–400mg i.v. vor, 4h u. 8h nach Zytostatika-Inf.*
alternativ	**Monoklonaler chimärer Anti-CD20-AK** (B-Zell-Depletion)	**Rituximab** → 185	*4 x 375 mg/m²/W*
Remissionserhalt			
	Immunsuppression (Purinsynthese ↓)	**Azathioprin** → 274	*100–150mg/d*
oder	**Antirheumatikum** (Immunsuppression, Zytokinsynthese ↓)	**Methotrexat** → 204	*1 x 7.5–20mg/W i.v. oder s.c.*

[9] Yates M, Watts RA, Bajema IM, et al EULAR/ERA-EDTA recommen-dations for the management of ANCA-associated vasculitis. Annals of the Rheumatic Diseases. Published Online First: 23 June 2016. doi: 10.1136/annrheumdis-2016-209133.

T 8.13 Sjögren-Syndrom

	Filmbildner (künstl. Tränenflüssigkeit)	**Hypromellose 5%**	*bei Bedarf*
	Epithelisierungsmittel (Kornealschutz-/pflege)	**Dexpanthenol** → 395	*2–4 x 1 Salbenstrang*
	Xerostomie	**Pilocarpin** → 391	*3 x 5mg p.o.*
Bei Organbeteiligung			
	Immunsuppression (Purinsynthese ↓)	**Azathioprin** → 274	*1.5–2mg/kg*
	Glukokortikoid (antiinflammatorisch, immunsuppressiv)	**Prednison** → 207	*1mg/kg KG*

T 9 Infektiologie – Therapie (A. Meurer)

In diesem Kapitel sind Infektionserkrankungen von A bis Z aufgeführt, die im klinischen Alltag häufig auftreten und in anderen Kapiteln dieser Ausgabe nicht vorkommen (z.B. Cholera).
Außerdem sind die sexuell übertragbaren Erkrankungen (T 8.25) aus den Kapiteln Dermatologie, Urologie und Gynäkologie hier zusammengefasst.

T 9.1 Amöbiasis (Entamoeba histolytica)

Intestinal und extraintestinal, z.B. Leberabszess			
primär	**Nitroimidazol**	**Metronidazol** → 236	*3 x 500-750mg/d p.o. (10d)*
anschl.	**Aminoglykosid**	**Paromomycin** → 244	*3 x 500mg p.o. (9–10d)*

T 9.2 Borreliose (Borrelia burgdorferi)[1, 2]

Erythema migrans, Arthritis, Akrodermatitis			
1.Wahl	**Tetracyclin** (Erw. und Ki. > 10J)	**Doxycyclin** → 228	*200mg p.o s.u.*
oder	**Aminopenicillin**	**Amoxicillin** → 217	*3 x 500mg s.u.*
oder	**Cephalosporin 2. Gen.**	**Cefuroxim-Axetil** → 226	*2 x 500mg s.u.*
		bei Arthritis: **Ceftriaxon** → 222	*1 x 2g/d i.v.*
oder	**Makrolide**	**Azithromycin** → 229	*1 x 500mg für 6 d*
Bei Neuroborreliose, Fazialisparese und Karditis (AV-Block °III) (→ 685)			
	Cephalosporin 3. Gen.	**Ceftriaxon** → 222	*1 x 2g/d i.v. (2–4 W)*
oder	**Tetracyclin**	**Doxycyclin** → 228	*200mg p.o. für 2-4 W auch bei AV-Block I/II und Neuroborreliose mit milder Symptomatik, z.B. bei isolierter Fazialisparese[1]*

Behandlungsdauer bei Erythema migrans 1–2 W, Arthritis 4 W, Akrodermatitis chronica atrophicans 3 W

1 IDSA-Guidelines 2006, Review 2010.
2 Nationales Referenzzentrum Borreliose-http://www.lgl.bayern.de/gesundheit/infektionsschutz/infektionskrankheiten_a_z/borreliose/nrz_borrelien.htm

T 9.3 Candidose (Candida)

90% C. albicans

T 9.3.1 Kutane Infektion → 722

T 9.3.2 Stomatitis

	Imidazolderivat (antimykotisch)	**Fluconazol** → 265	*1 x 200mg p.o. als Einmaldosis oder 200mg als Erstdosis, dann weiter 100–200mg/d für 5–7d*
oder		**Miconazol Mundgel** → 380	*4 x/d nach dem Essen*
oder	**Polyenderivat** (Antimykotikum, Membraneinlagerung)	**Nystatin-Suspension** → 380	*4–6 x 1ml (à 100 000IE) p.o. für 4–6 d*

T 9.3.3 Ösophagitis (Soor) → 519

T 9.3.4 Candida-Vaginitis → 654

T 9.3.5 Candidämie[3]

Ohne Zeichen der Sepsis bei voller Empfindlichkeit und geringer Häufigkeit von C. glabrata und C. krusei, ohne vorherige Azoltherapie

1. Wahl vor Erhalt der Kultur	**Echinocandin**	**Anidulafungin** → 267	*200mg loading dose, dann 100mg/d i.v.*
		oder **Caspofungin** → 267	*70mg loading dose, dann 50mg/d i.v.*
		oder **Micafungin** → 268	*100mg/d i.v.*
alter-nativ	**Imidazolderivat** (antimykotisch)	**Fluconazol** → 265	*800mg loading dose, 6mg/kgKG/d = 1 x 400mg/d i.v. oder p.o. bei 70kg; bis 2W nach letzter pos. Blutkultur; zusätzl. alle i.v.-Katheter entfernen bzw. ersetzen*

Sepsis/Immunsuppression

	Polyenderivat (Antimykotikum, Membraneinlagerung)	**Amphotericin B** → 267	*0.7–1mg/kgKG/d i.v. einschleichen, Cave: Nephrotoxizität*
		Liposomales Amphotericin B → 267	*5–7.5mg/kgKG/d, bei guter Verträglichkeit bis 15–20mg/kgKG/d*
oder	Wenn klinisch instabil bzw. fehlendes Ansprechen auf Fluconazol oder C. glabrata/krusei möglich: Caspofungin 70mg i.v. loading dose d1, dann 50mg/d i.v. oder Micafungin 100mg/d i.v.		

[3] Pappas PG, Kauffman CA, Andes DR et al.: Clinical Practice Guideline for the Management of Candidiasis: 2016 Update by the Infectious Diseases Society of America. Clin Infect Dis. 2016 Feb 15;62(4):e1-50.

T 9.3.6 Endokarditis			
	Polyenderivat (Antimykotikum, Membraneinlagerung)	**Amphotericin B** → 267	*bis 1mg/kgKG/d i.v. einschleichen, bei Komb. mit Flucytosin (Ancotil): d1: 0.05mg/kgKG, d2: 0.1mg/kg, dann 0.3mg/kgKG/d*
		Ther. beginnen → Klappenresektion → lebenslange Ther., z.B. Fluconazol oder Voriconazol 200–300mg 2 x/d oder Posaconazol 300mg/d bei Fluconazol-Resistenz; **Cave:** Nephrotoxizität von Amphotericin B	
		Lip. Amphotericin B → 267	*3–5mg/kgKG/d*
oder	Echinocandin, s. Kap. T 9.3.5 Candidämie für Präparate und Dosierungen		
evtl. +	**Antimetabolit**	**Flucytosin** → 268	*300mg/kgKG/d i.v.*
T 9.3.7 Hepatolienale Candidose (bei neutropenen Patienten)			
	Polyenderivat (Antimykotikum, Membraneinlagerung)	**Amphotericin B** → 267	*0.5–0.7mg/kgKG/d i.v.*
		Lip. Amphotericin B → 267	*3–5mg/kgKG/d bis Ende der Neutropenie*
oder	**Imidazolderivat** (antimykotisch)	**Fluconazol** → 265	*nach Ende der Neutropenie Fluconazol, bis alle Läsionen verschwunden sind und Chemotherapie beendet ist*
oder	**Echinocandin**	**Caspofungin** → 267	*70mg loading dose, dann 50mg i.v.*
		Anidulafungin → 267	*200mg loading dose, dann 100mg i.v*
T 9.3.8 Chronisch-mukokutane Infektion, Candidiasis granulomatosa			
Leicht			
	Imidazolderivat (antimykotisch)	**Fluconazol** → 265	*1 x 100–200mg/d p.o. (längerfristig)*
Schwer			
evtl.	**Polyenderivat** (Antimykotikum, Membraneinlagerung)	**Amphotericin B** → 267	*0.7–1mg/kgKG/d i.v. kurzfristig;* ***Cave:*** *Nephrotox.*
		Lip. Amphotericin B → 267	*3–5mg/kgKG/d*
plus	**Antimetabolit** (antimyk.)	**Flucytosin** → 268	*150mg/kgKG/d i.v.*
T 9.3.9 Harnwegsinfektion → 654			

T 9.4 Cholera (Vibrio cholerae)

sup-por-tiv	**Nährstoff- + Volumen- + Elektrolytsubstitution**	**„Oral rehydration formula" der WHO**	*p.o. 20g Gluc. + 3.5g NaCl + 2.5g $NaHCO_3$ + 1.5g KCl auf 1l H_2O (bei Bedarf), in Entwicklungsländern, da besser verfügbar! 200-350ml/kg notwendig*
evtl.	**Glukoselösung**	**Glukose 5%** → 302	*i.v. nach Volumenstatus*
evtl.	**Isotone NaCl-Lösung** (Volumen + Elektrolyte)	**NaCl 0.9%** → 301	*i.v. nach Volumenstatus u. Elektrolyten (bei Bedarf)*
Antibiotisch bei mittlerem bis schweren Volumenmangel			
1. Wahl	**Macrolide**	**Azithromycin** → 229	*1 x 1g*
2. Wahl	**Tetracyclin**	**Doxycyclin** → 228	*1 x 300mg p.o., i.v., häufige Resistenzen, geeignet für Inf. mit sensiblem Erreger*
3. Wahl	**Gyrasehemmer**	**Ciprofloxacin** → 233	*1 x 1g p.o., in Asien und Afrika Sensitivität reduz.*

T 9.5 Giardiasis (Lamblia intestinalis)

1. Wahl	**Nitroimidazol** (Antibiose)	**Tinidazol** (internationale Apotheke)	*2g/d p.o. als Einmaldosis, Ki. >3J 50mg/kg KG bis 2mg*
2. Wahl		**Nitazoxanid** (internationale Apotheke)	*2 x 500 mg p.o. für 3d, für Ki >1J Dosis anpassen*
3. Wahl	**Nitroimidazol** (Antiprotozoenmittel)	**Metronidazol** → 236	*3 x 250-500mg/d p.o. über 5-10d, häufig Rezidive*

T 9.6 Herpes-simplex-Virus

H. labialis → 729, Lidinfektion → 734, Keratitis → 737, Meningoenzephalitis → 680, H. genit. → 656

T 9.7 Primäre Osteomyelitis[4]

Empirische Initialtherapie			
Fremdkörper und nekrotische Knochenanteile entfernen, keine Immunsuppression, empirische Initialtherapie bis zum Kulturergebnis, Gesamtdauer ca. 6W			
	Breitbandpenicillin + Penicillinaseinhibitor	**Amoxicillin + Clavulansäure** → 219	*2.2g 6h i.v.*
oder	**Isoxacylpenicillin**	**Flucloxacillin** → 216	*2g 6h i.v.*
plus	**Cephalosporin 3. Gen.**	**Ceftriaxon** → 222	*2g 24h i.v.*
Bei voroperierten Patienten			
	Glykopeptid	**Vancomycin** → 239	*1g 12h i.v.*
oder	**Cephalosporin**	**Ceftazidim** → 222	*2g 8h i.v.*

Bei hohem MRSA-Anteil statt Amoxicillin			
	Glykopeptid	**Vancomycin** → 239	*2x 1g/d i.v., Spiegelkontrolle*
Eventuell bei refraktärer Osteomyelitis hyperbare Sauerstofftherapie			

[4] Conterno et al, Antibiotics for treating chronic osteomyelitis in adults (Cochrane Review, 2009)

T 9.8 Oxyuriasis (Madenwurm/Enterobius vermicularis)

Hygienemaßnahmen: Bettwäsche und Unterwäsche täglich wechseln, Hände waschen			
1. Wahl	**Anthelminthikum** (Cholinesterasehemmung) auch bei Schwangeren	**Pyrantelembonat** → 270	*10mg/kg p.o. (einmalig)*
2. Wahl	**Anthelminthikum** (Tubulinbindung, Glukoseaufnahme ↓)	**Mebendazol** → 270	*1 x 100mg, Wdh. nach 2 u. 4W, ggf. Familie mitbehandeln*
oder	**Anthelminthikum** (Tubulinbindg., Glukoseaufn. ↓)	**Albendazol** → 269	*1 x 400mg, Wdh. nach 1W; Ki. > 2J: 1 x 100mg*

T 9.9 Scharlach (A-Streptokokken)

Nur bei schwerer Symptomatik, Nachweis mit Kultur aus Abstrich			
1. W.	**Phenoxymethylpenicillin**	**Penicillin V** → 216	*3x 0.6-1.5Mio. IE/d p.o. (10d)*
Bei Penicillinallergie			
	Makrolid	**Clarithromycin** → 230	*Erw. 2 x 250mg/d p.o., Ki. 12mg/kg KG/d*

T 9.10 Sexuell übertragbare Erkrankungen

siehe auch: http://dstig.de/literaturleitlinienlinks/sti-leitfaden.html

T 9.10.1 Bakterielle Vaginose

Spontanheilung bei 1/3 der Fälle, während Schwangerschaft bei 50%			
Lokal zur Symptomlinderung, Partnertherapie wahrsch. nicht nötig			
	Nitroimidazol (Antibiose)	**Metronidazol** → 236	*1g/d lokal intravaginal (2d)*
oder	**Lincosamid** (Antibiose)	**Clindamycin** Creme 2% → 231	*1/d lokal intravaginal (7d)*
Bei Rezidiven			
	Nitroimidazol (Antibiose)	**Metronidazol** → 236	*2 x 400mg/d p.o. (7d); SS: strenge Ind.Stellg., SZ: KI*
	Nitroimidazol (Antibiose)	**Tinidazol** (intern. Apotheke)	*2g/d p.o. (3d); SS/SZ: KI*
oder	**Lincosamid** (Antibiose)	**Clindamycin** → 231	*2 x 300mg/d p.o. (7d); SS/SZ: KI*

T 9.10.2 Candida-Infektionen

Vulvovaginale Candidiasis, Balanoposthitis candidomycetica, Harnwegsinfektion

Vorangegangene Antibiotikatherapie? Diabetes? Immunsuppression?

Lokal bei der Frau			
	Antimykotikum	**Clotrimazol** → 380	*1 x 200mg/d Vag.Tbl. abends (3d) od. 1 x 500mg (ED) od. 1 x 100mg/d für 6d*
oder		**Nystatin**	*1-2/d Vag.Tbl. abends f. 3d*
oder	**Azol-Antimykotikum**	**Ciclopirox** → 379	*1 x/d Applikatorfüllung Vaginalcreme*
Lokal beim Mann			
	Antimykotikum	**Nystatin-Paste** → 380	*2x/d (5-7d)*
oder		**Clotrimazol-Creme** → 380	*2x/d (7d)*
oder	**Azol-Antimykotikum**	**Ciclopirox-Creme** → 379	*1-3 x 5g/d (5-7d)*
Systemisch bei schwerer Vulvovaginitis			
	Azole (Antimykotikum)	**Fluconazol** → 266	*1 x 150mg/d p.o. (1d)*
oder		**Itraconazol** → 266	*2 x 200mg/d p.o. (1d) postpr.*
Bei Therapieresistenz oder C.-glabrata-, C.-krusei-Nachweis:			
	Azole (Antimykotikum)	**Posaconazol** → 266	*d1: 200mg, d2-14: 100mg (14d)*
oder		**Voriconazol** → 266	*d1: 400mg, d2+3: 200mg (3d)*
Chronische rezidivierende Vulvovaginitis			
	Azole	**Fluconazol** → 266	*1 x 200mg/d p.o. (6-12M) degressiv dosieren*

T 9.10.3 Chlamydien [5]

Serovare D-K: Urethritis, Zervizitis, Pharyngitis, Proktitis

- Sexualpartner mitbehandeln
- Nach anderen sexuell übertragbaren Erkrankungen (STD) suchen
- Kein/nur geschützter Geschlechtsverkehr für mindestens 7 Tage nach Therapiebeginn, bis keine Symptome mehr auftreten und Sexualpartner behandelt ist

	Tetracyclin (Antibiose)	**Doxycyclin** → 228	*2 x 100mg/d p.o. (7d)*
oder	**Makrolid** (Antibiose)	**Azithromycin** → 229	*1 x 1,5g p.o. ED*
Alternativ			
oder	**Tetracyclin** (Antibiose)	**Tetracyclin** → 228	*4 x 500mg/d p.o. (7d)**
oder	**Makrolid** (Antibiose)	**Erythromycin** → 230	*4 x 500mg/d p.o. (7d)**

Während Schwangerschaft			
	Makrolid (Antibiose)	**Azithromycin** → 229	*1 x 1.5g p.o. ED (off label)*
2. W.		**Erythromycin** → 230	*4 x 500mg/d p.o. (7d)**
3. W.	**Penicillin** (Antibiose)	**Amoxicillin** → 217	*3 x 500mg/d p.o. (7d)*

5 AWMF 059-005 S2k-Leitlinie: Infektionen mit Chlamydia trachomatis; aktueller Stand: 08/2016

T 9.10.4 Condylomata acuminata

	Mitosehemmstoff (virustatisch)	**Podophyllotoxin 0.5% Lsg., 0.15% Creme** → 385	*2 x/d auftragen, ED max. 0.25ml (3d hintereinander, 3 Wdh. im Abstand von 1W)*
oder	**Immunmodulator** (beeinflusst indirekt antiviral das kutane Immunsystem)	**Imiquimod 5%** → 385	*3 x/W jeweils max. 12.5mg (= 1 Behandlungseinheit) auftragen und 6–8h belassen (max. 16W)*
Sonst.	**Catechine**	**Catechine**	*3/d auftragen, max. 16W*

6 AWMF 082-008 S2k, HPV-assoziierte Läsionen der äußeren Genitoanalregion und des Anus – Genitalwarzen und Krebsvorstufen der Vulva, des Penis und der peri- und intraanalen Haut; Stand: 01.09.2017, gültig bis 31.08.2022

T 9.10.5 Gonorrhoe [7, 8]

Möglichst Resistenztest abwarten und entsprechend behandeln.
Bei fehlendem Erregernachweis und fehlender Adhärenz:

	Cephalosporin (Antibiose)	**Ceftriaxon** → 222	*1 x 1–2g i.v./i.m. einmalig*
plus	**Makrolid**	**Azithromycin** → 229	*1 x 1.5g p.o. einmalig*
wenn i.m.- oder i.v.-Gabe nicht möglich sind:			
	Cephalosporin (Antibiose)	**Cefixim** → 227	*1 x 800mg p.o. einmalig*
plus	**Gyrasehemmer**	**Ciprofloxacin**[9] → 233	*2 x 500mg/d p.o. (3d)*
Nach Resistenztest und bei gewährleisteter Erfolgskontrolle:			
ggf.	**Gyrasehemmer**	**Ciprofloxacin**[9] → 233	*1 x 500mg/d p.o. einmalig*
oder	**Gyrasehemmer**	**Ofloxacin**[9] → 233	*1 x 400mg/d p.o. einmalig*
oder	**Tetracyclin**	**Doxycyclin** → 228	*2 x 100mg/d p.o. für 7d*
Fluorchinolone sollten nur noch bei lebensbedrohlichen Zuständen eingesetzt werden.[9]			
Proktitis, Urethritis, Zervizitis			
	Cephalosporin (Antibiose)	**Ceftriaxon** → 222	*1 x 1–2g i.v./i.m. einmalig*
und	**Makrolid**	**Azithromycin** → 229	*1 x 1.5g p.o. einmalig*
Alternativ, nur bei nachgewiesener Empfindlichkeit (Kultur!) z.B.:			
	Cephalosporin (Antibiose)	**Cefixim** → 227	*1 x 400mg p.o. einmalig*
und	**Makrolid**	**Azithromycin** → 229	*1 x 1.5g p.o. einmalig*

Während Schwangerschaft			
	Cephalosporin 3. Gen.	**Ceftriaxon** → 222	*1 x 1–2g i.v. einmalig*
evtl. +	**Makrolid** (Antibiose)	**Erythromycin** → 230	*3 x 0.5g/d p.o. (14–21d)*
Dissminierte Gonorrhoe			
	Cephalosporin 3. Gen.	**Ceftriaxon** → 222	*1 x 2g i.v. (7d, Meningitis 14d, Endokarditis 28d)*
Gonoblennorrhoe			
	Cephalosporin 3. Gen.	**Ceftriaxon** → 222	*Erw. 1g i.m./i.v. + NaCl-Spül.*
oder	**Cephalosporin 2. Gen.**	**Cefuroxim** → 221	*Neugeb. 100mg/kgKG/d i.v., Erw. 3 x 0.75–1.5g/d i.v. (7d)*
plus	**Aminoglykosid**	**Gentamicin AT** → 386	*3–5 x 1 Gtt.*
Generalisierte Erkrankung bei Neugeborenen			
Nach Fruchtwasserinfektion und Gonorrhoe der Mutter			
	Cephalosporin 2. Gen.	**Cefuroxim** → 221	*100mg/kg/d i.v.*
Vulvovaginitis bei Kindern			
	Cephalosporin 3. Gen.	**Ceftriaxon** → 222	*30mg/kg i.v. (einmalig)*

7 STD-Guidelines der CDC, Update 2012, MMWR August 10, 2012/61(31);590-594.
8 AWMF 059-004. Diagnostik und Therapie der Gonorrhoe. Stand 21.12.2018, gültig bis 20.12.2023.
9 Rote-Hand-Brief zu Fluorchinolon-Antibiotika vom 08.04.2019.

T 9.10.6 Granuloma inguinale

1. W.	**Makrolid** (Antibiose)	**Azithromycin** → 229	*1 x 1g p.o. ED (d 1, 8, 15), Gesamttherapiedauer 3W*
oder	**Tetracyclin** (Antibiose)	**Doxycyclin** → 228	*2 x 100mg/d p.o. (3W)*
altern.	**Sulfonamid + Folatantag.**	**Cotrimoxazol** → 235	*2 x 960mg/d p.o. (3W)*

T 9.10.7 Herpes genitalis

Primärinfektion (Urethritis, Balanoposthitis, Proktitis, Vulvovaginitis)			
Topisch			
	Desinfizienz (antiseptisch)	**Clioquinol-Lotio oder -Emulsion 1%**	*2 x/d (ca. 5d)*
	Virustatikum (Purinantag., DNA-Polymerase-Hemmer)	**Aciclovir-Creme 5%** → 379	*alle 4h auftragen (ca. 5d)*
oder		**Foscarnet** → 379	*6 x/d auftragen*
Systemisch			
	Virustatikum (Purinantagonist, DNA-Polymerase-Hemmer)	**Aciclovir** → 248	*3 x 400mg/d p.o. oder 5 x 200mg/d p.o. (7-10d)*
oder		**Famciclovir** → 249	*3 x 250mg/d p.o. (7-10d)*
oder		**Valaciclovir** → 249	*2 x 1g/d p.o. (7-10d)*
in SS		**Aciclovir** → 248	*5 x 200mg/d p.o. (10d)*

Reaktivierung			
	Virustatikum (Purinantagonist, DNA-Polymerase-Hemmer)	**Aciclovir** → 248	*2 x 800mg/d p.o. (5d) oder 3 x 400mg/d p.o. (5d) oder 3 x 800mg/d p.o. (2d)*
oder		**Famciclovir** → 249	*2 x 125mg/d p.o. (5d) oder 2 x 1g/d p.o. (1d)*
oder		**Valaciclovir** → 249	*2 x 500mg/d p.o. (3d) oder 1 x 1g/d p.o. (5d)*
in SS		**Aciclovir** → 248	*bei Reakt. in Trimenon 1+2: 3 x 400mg/d p.o. (10d)*
Dauersuppression/ggf. Prophylaxe			
	Virustatikum (Purinantagonist, DNA-Polymerase-Hemmer)	**Aciclovir** → 248	*2 x 400mg/d p.o. mehrere M*
oder		**Famciclovir** → 249	*2 x 250mg/d p.o. mehrere M*
oder		**Valaciclovir** → 249	*1 x 500mg/d p.o. oder 1 x 1g/d p.o. mehrere M*
Prophylaxe während Schwangerschaft			
	Virustatikum (Purinantagonist, DNA-Polymerase-Hemmer)	**Aciclovir** → 248	*3 x 400mg/d p.o. ab 36. SSW bis zur Geburt*
oder		**Valaciclovir** → 249	*2 x 250mg/d p.o. ab 36. SSW bis zur Geburt*
Bei Immunsuppr. (z.B. bei HIV): evtl. 2–3fach höhere Dosen u. längere Zeiträume; ggf. i.v.			

T 9.10.8 HIV-Therapie

- In der Regel lebenslange Behandlung, Pausen nicht empfohlen.
- Die Behandlung sollte spezialisierten Ärzten vorbehalten bleiben.
- Dringend zu beachten sind WW mit vorhandener oder später eingesetzter Komedikation.

Therapieindikation und -beginn:
Prinzipiell soll jede HIV-Infektion baldmöglichst behandelt werden. Eine Therapieverzögerung ist nur bei zerebraler Kryptokokkose und z.T. bei Tuberkulose notwendig.

Für die Primärtherapie werden empfohlen:

Eintablettenregime	
Integraseinhibitor-basiert	BIC/TAF/FTC DTG/ABC/3TC DTG/3TC EVG/c7TAF/FTC
NNRTI-basiert	DOR/TDF/3TC RPV/TAF/FTC **oder** RPV/TDF/FTC[2]
PI-basiert	DRV/c/TAF/FTC

Mehrtablettenregime	
Integraseinhibitor-basiert	DTG + TAF/FTC **oder** DTG + TDF/FTC RAL[3] + ABC/3TC4 **oder** RAL + TAF/FTC **oder** RAL + TDF/FTC
NNRTI-basiert	DOR + TDF/FTC **oder** DOR + TAF/FTC **oder** DOR + ABC/3TC
PI-basiert	DRV/r + ABC/3TC **oder** DRV/r + TAF/FTC

Alle o.g. Regime mit Ausnahme von RAL-basierten Regomen mit 2 x 400mg/d werden 1 x/d eingenommen. Die Reihenfolge der Regime in der Tabelle stellt keine Priorisierung dar.

Weitere empfohlene Kombinationen

Kombinationspartner 1	+	Kombinationspartner 2
Nukleosid-/Nukleotid-kombinationen empfohlen: • TAF/FTC[a] • Abacavir/Lamivudin[b] **Alternative:** • TDF/Emtricitabin • TDF/Lamivudin	+	**Integraseinhibitoren empfohlen:** • Dolutegravir • Raltegravir • Elvitegravir/Cobicistat (+TAF/FTC) **Nicht-nukleosidische Reverse-Transkriptase-Inhibitoren empfohlen:** • Rilpivirin[c] (+TAF/FTC) **Proteaseinhibitoren empfohlen:** • Darunavir/Ritonavir (+TAF/FTC) oder • Darunavir/Cobicistat (+TAF/FTC) **Alternative:** • Atazanavir/Ritonavir oder • Atazanavir/Cobicistat

[a] Kein Einsatz bei Schwangerschaft; [b] Einsatz nach neg. Screening auf HLA-B*5701, Einsatz mit Vorsicht bei Plasmavirämie > 100000; [c] Nicht bei HIV-RNA > 100000 Kopien/ml (keine Zulassung); FTC = Emtricitabin; TAF = Tenofovir-Alafenamid; TDF = Tenofovir-Disoproxil-Fumarat, -Phosphat, -Maleat oder -Succinat, auch in Eintablettenregimen (TDF/FTC/RPV, TDOOF/FTC/EVG/Cobicistat)

Therapiemonitoring

Messung der Viruslast und CD4-Zellen alle 2–3 Monate.
Ziel: Anstieg der CD4 sowie Abfall der Viruslast unter die Nachweisgrenze von 20–50cp/ml spätestens 6M nach Therapiebeginn.
Bei Therapieversagen (fehlendes Absinken der Viruslast bei Therapieeinleitung, Wiederanstieg der Viruslast):

- Überprüfung der Adhärenz
- Ggf. Medikamentenspiegel bestimmen
- Wechselwirkungen prüfen
- Resistenztestung

In Abhängigkeit vom Resistenztest können auch Substanzen zum Einsatz kommen, die in der Initialtherapie nicht empfohlen sind.

[10] Deutsch-Österreichische Leitlinien zur antiretroviralen Therapie der HIV-1-Infektion. Stand 01.09.2020.

T 9.10.9 Lues (Syphilis)			
Frühsyphilis (bis 1 Jahr nach Infektion)			
	Benzylpenicillin (Antibiose)	**Benzylpenicillin-Benzathin** → 215	*2.4Mio. IE i.m. (ED gluteal re./li. je 1.2 Mio. IE)*
oder	**Cephalosporin**	**Ceftriaxon** → 222	*1g/d i.v. (10d)*
Unter besonderen Bedingungen (z.B. bei Allergie)			
	Tetracyclin (Antibiose)	**Doxycyclin** → 228	*2 x 100mg/d p.o. (14d)*
oder	**Makrolid** (Antibiose)	**Erythromycin** → 230	*4 x 500mg/d p.o. (14d)*
oder		**Azithromycin** → 229	*1 x 2g p.o. einmalig*
Spätsyphilis (> 1 Jahr nach Infektion, unbekannte Dauer)			
	Benzylpenicillin (Antibiose)	**Benzylpenicillin-Benzathin** → 215	*2.4 Mio. IE i.m. (3 Inj. im Abstand von 7d, d1, 8, 15)*
oder	**Cephalosporin**	**Ceftriaxon** → 222	*1–2g/d i.v. (14d)*
Unter besonderen Bedingungen (z.B. bei Allergie)			
	Tetracyclin (Antibiose)	**Doxycyclin** → 228	*2 x 100mg/d p.o. (28d)*
oder	**Makrolid** (Antibiose)	**Erythromycin** → 230	*4 x 500mg/d p.o.*
Neurosyphilis			
	Benzylpenicillin (Antibiose)	**Penicillin G** → 215	*6 x 3–4 Mio. IE/d i.v. od. 3 x 10 Mio. IE/d i.v. od. 5 x 5 Mio. IE/d i.v. (14d)*
oder	**Cephalosporin** (Antibiose)	**Ceftriaxon** → 222	*1 x 2g/d i.v. über 30min (14d)*
Lues connata (Neugeborene)			
	Benzylpenicillin (Antibiose)	**Penicillin G** → 215	*200000–250000IE/kgKG/d i.v. verteilt auf: 1. Lebenswoche (LW): 2 ED; 2.–4. LW: 3 ED; ab 5. LW 4 ED*
Cave:	Herxheimer-Reaktion → prophylakt Prednisolon 0.5-1mg/kg KG vor 1. Antibiotikagabe		

T 9.10.10 Mycoplasma			
Mycoplasma genitalum: Urethritis, Zervizitis, pelvic inflammatory disease			
	Makrolid (Antibiose)	**Azithromycin** → 229	*d1: 500mg p.o., d2–5: 250mg*
Nur bei schwerer Infektion und Wirkungslosigkeit von Azithromycin:			
oder	**Gyrasehemmer** (Antibiose)	**Moxifloxacin**[9] → 234	*1 x 400mg/d p.o. (5d)*

Mycoplasma hominis u. Ureoplasmen: Urethritis, Zervizitis, pelvic inflammatory disease, Choreoamnionitis, postpartales Fieber und andere nicht-genitoureterale Infekte			
	Tetracyclin (Antibiose)	**Doxycyclin** → 228	*d1 1 x 200mg p.o., dann 1 x 100mg/d p.o. (7d)*
oder		**Clarithromycin** → 230	*2 x 500mg/d p.o. (7d)*
oder	**Makrolid** (Antibiose)	**Azithromycin** → 229 **Cave:** Resistenzen bekannt?	*1 x 1.5g einmalig*

T 9.10.11 Trichomoniasis

Urethritis, Vaginitis

- Männer meist asympt. oder Urethritis, Frauen asymptomatisch oder vaginaler Ausfluss
- Sexualpartner mitbehandeln, nach anderen STD suchen

	Nitroimidazol (Antiprotozoenmittel)	**Metronidazol** → 236	*1 x 2g einmalig oder 2 x 500mg/d p.o. für 7d*

T 9.10.12 Ulcus molle

	Makrolid	**Azithromycin** → 229	*1 x 1g p.o. einmalig*
oder	**Cephalosporin**	**Ceftriaxon** → 222	*250mg i.m.einmalig*
oder	**Makrolid**	**Erythromycin** → 230	*3 x 500mg/d p.o. (7d)*

T 9.11 Shigellose (Shigellen)

Cave: zunehmend Resistenzen, daher antibiotische Therapie nach Resistenztestung

Erwachsene			
	Makrolid (Antibiose)	**Azithromycin** → 229	*1g als Einmaldosis*
Kinder			
	Folatantagon. + p-Amino-benzoesäure-Antagonist	**Cotrimoxazol** → 235	*2 x 10-15mg/kg KG/d p.o., i.v. (5-7d)*

T 9.12 Taeniasis (Bandwurm/Taenia)

T. saginata = Rinderbandwurm, T. solium = Schweinebandwurm

	Anthelmintikum (tetanische Kontraktur, Wurmparalyse)	**Praziquantel** → 270	*10mg/kg KG p.o. (einmalig)*
oder	**Anthelmintikum** (Hemmung der oxidativen ATP-Produktion, Störung der Glukoseaufnahme)	**Niclosamid** → 270	*2g p.o. (einmalig)*
oder	**Anthelmintikum** (Tubulinbindung, Glukoseaufnahme ↓)	**Mebendazol** → 270	*2 x 100mg/d p.o. (3d)*

T 9.13 Tuberkulose (Mycobakterium tuberculosis)[11]

Empfehlungen nur für Initialtherapie bis Erhalt der Kultur bzw. für empfindliche Stämme. Bei fehlendem Therapieansprechen frühzeitig Experten hinzuziehen.

T 9.13.1 Prophylaxe bei Exposition

	Antituberkulotikum	**Isoniazid** → 246	*10mg/kgKG/d p.o. (3M)*
Bei Verdacht auf INH-Resistenz			
	Antituberkulotikum	**Rifampicin** → 247	*600mg/d p.o. für 4M oder 10mg/kg KG, max. 600mg für 4M bei latenter TB*

T 9.13.2 Präventive Therapie

	Antituberkulotikum	**Isoniazid** → 246	*Erw. 300mg/d p.o., Ki. 10mg/kgKG/d p.o., 9M*
Bei Verdacht auf INH-Resistenz			
	Antituberkulotikum	**Rifampicin** → 247	*600mg/d p.o., 4M*

T 9.13.3 Präventive Therapie (kürzlich stattgefundene Tuberkulinkonversion)

1. Wahl	**Antituberkulotikum**	**Rifampicin** → 247	*600mg/d p.o., 4M*
		Isoniazid → 246	*10mg/kgKG/d p.o., max. 300mg, 6M*
alternativ	Isoniazid + Rifampicin für 3M oder Isoniazid + Rifapentin 1 x/W für 3M; Isoniazid Monotherapie nur bei Rifampicin-Unverträglichkeit (Empf. CDC 2020)		

T 9.13.4 Standardtherapie der Tuberkulose

Folgende Tuberkuloseformen werden mit der Standardtherapie behandelt:

- **Lungentuberkulose:** bei offener TB mit positivem Sputum 2W Isolation; wenn INH-Resistenz-Rate < 4%, kein Etambutol notwendig
- **Pleuritis exsudativa**
- **Halslymphknotentuberkulose**
- **Miliartuberkulose:** Standardtherapie für 12 Monate plus Glukokortikosteroid
- **Hauttuberkulose**

Initial für 2 Monate			
	Antituberkulotikum	**Rifampicin** → 247	*10mg/kgKG/d p.o. (2M)*
plus		**Isoniazid** → 246	*5mg/kgKG/d p.o. (2M)*
plus		**Pyrazinamid** → 246	*25–30mg/kgKG/d (2M)*
plus		**Ethambutol** → 246	*15mg/kgKG/d p.o. (2M)*
	Rifampicin, Isoniazid und Pyrazinamid ≥ ½h vor dem Frühstück einnehmen		
Dann für 4 Monate (bei Lungen-TB mit Kavernen 7 Monate)			
	Antituberkulotikum	**Rifampicin** → 247	*10mg/kgKG/d p.o. (4M)*
plus		**Isoniazid** → 246	*5mg/kgKG/d p.o. (4M)*

Ggf. plus Steroidtherapie			
	Glukokortikosteroid	**Prednison** → 207	*ini 30–50mg/d p.o., dann auf 10–20mg/d p.o. reduzieren (kurzfristig)*
T 9.13.5 Meningitis tuberculosa			
1. Wahl	**Antituberkulotikum**	**Isoniazid** → 246	*Erw. ini 10mg/kgKG/d p.o., nach 3–4W 7mg/kgKG/d max. 1g/d; Ki. ini 15–20mg/kgKG/d p.o., nach 3–4W 10mg/kgKG/d p.o., max. 0.5g/d (ca. 2–3M nach Klinik)*
plus		**Rifampicin** → 247	*10mg/kgKG/d p.o., max. 0.75g/d (ca. 2–3M nach Klinik)*
plus		**Pyrazinamid** → 246	*30mg/kgKG/d, max. 2g (2–3M)*
plus		**Streptomycin** → 247	*15mg/kgKG/d p.o., max. 1000mg/d*
plus	**Glukokortikosteroid**	**Prednison** → 207	*ini 30–50mg/d p.o., dann auf 10–20mg/d p.o. reduzieren (ca. 4W)*
Bei Resistenz gegen eines obiger stattdessen			
plus	**Antituberkulotikum**	**Protionamid** → 246	*10mg/kgKG/d, max. 1g (2–3M)*
Anschließend (bis klinische Besserung, dann Standardtherapie)			
	Antituberkulotikum	**Rifampicin** → 247	*10mg/kgKG/d p.o. (10M)*
plus		**Isoniazid** → 246	*5mg/kgKG/d p.o. (10M)*
plus		**Pyrazinamid** → 246	*25–30mg/kgKG/d*
T 9.13.6 Urogenitaltuberkulose			
Meist Standardtherapie, ggf. Anpassung der Dosierung an eingeschränkte Nierenfunktion			
Evtl. nierengängige Kombinationspartner (auch gegen bakterielle Sekundärinfektion)			
	Gyrasehemmer	**Ciprofloxacin**[9] → 233	*2x250–750mg p.o. (9–12M)*
[11] AWMF 020-019 S2k, Tuberkulose im Erwachsenenalter. Aktueller Stand: 06/2017.			

T 10 Immunologie – Therapie

Alle Informationen zum Thema Immunologie finden Sie im Arzneimittelteil, Kapitel A 10 Immunologie → 273.

T 11 Anästhesie – Therapie (M. Humpich)

T 11.1 Prämedikation

T 11.1.1 Medikamentöse Anxiolyse und Sedierung bei Erwachsenen

	Benzodiazepin	**Midazolam** → 361	*3,75-15mg p.o. ca. 30-45min vor Einleitung*
oder		**Dikaliumclorazepat** → 360	*20-40mg p.o. am Abend prä-OP*

T 11.1.2 Fortführung der patienteneigenen Medikation vor Narkosen

Medikament	**Maßgabe**
ACE-Hemmer	bei linksventrikulärer Dysfunktion (EF<40%) weiter, sonst Pause
Antiarrhythmika	inkl. OP-Tag
Antibiot./Virostatika	inkl. OP-Tag
Antikoagulantien, orale direkte	am Tag vorher absetzen, kein Bridging, bei eingeschr. Nierenfkt. siehe Tabelle unten
Antikonvulsiva	inkl. OP-Tag
ASS	bis 5-7 Tage vor OP, spezielle Vorgaben bei endovaskulären Stents
AT_1-Rez.-Antagon.	siehe ACE-Hemmer
Betablocker	inkl. OP-Tag
Biguanide	bis 24h prä-OP
Ca-Antagonisten	inkl. OP-Tag
Clopidogrel	bis 10 Tage vor OP, spezielle Vorgaben bei endovaskulären Stents
Cumarine	3–5 Tage prä-OP, auf Heparine umstellen
Digitalis	bis Abend prä-OP, ggf. Spiegel bestimmen
Diuretika	bis Abend prä-OP
Immunsuppresiva	inkl. OP-Tag

Medikament	**Maßgabe**
Inhalativa	mit in Einleitung geben
Insulin	nach Patientenschema
Lithium	bis Abend prä-OP, ggf. Spiegel bestimmen
MAO-Hemmer	bis Abend prä-OP, kein Pethidin
Metformin	bis 48h prä-OP (bes. bei großen OPs)
Neuroleptika	bis Abend prä-OP
Nitrate	inkl. OP-Tag
NSAR	bis 48h prä-OP
Ovulationshemmer	bis 24h prä-OP
Parkinson-Medikation	inkl. OP-Tag, strenge Fortführung post-OP!
Schilddrüsenhormone	inkl. OP-Tag
Steroide	inkl. OP-Tag, intraop. Hydrokortison-Substit.
Sulfonylharnstoffe	bis 48h prä-OP
Theophyllin	inkl. OP-Tag
Thyreostatika	inkl. OP-Tag
Trizyklika	inkl. OP-Tag
α_2-Agonisten	inkl. OP-Tag
α_2-Blocker	bis Abend prä-OP

Mindestabstand (in h) von der letzten Einnahme direkter oraler Antikoagulantien zur geplanten OP in Abhängigkeit vom operativen Blutungsrisiko und Nierenfunktion[1]				
CrCl [ml/min]	Operatives Blutungsrisiko unter Dabigatran		Operatives Blutungsrisiko unter Apixiban, Endoxaban, Rivaroxaban	
	Niedrig	Hoch	Niedrig	Hoch
> 80	≥ 24	≥ 48	≥ 24	≥ 48
50-80	≥ 36	≥ 72	≥ 24	≥ 48
30-50	≥ 48	≥ 96	≥ 24	≥ 48
15–30	KI	KI	≥ 36	≥ 48
< 15	KI	KI	KI	KI

[1] Nach Heidbuchel et al. 2014 , www.NOACforAF.eu; *KI = Kontraindikation*

T 11.2 Narkosezwischenfälle

T 11.2.1 Awareness

	Cave: bei Verdacht sofort Vertiefung der Narkose		
	Injektionsnarkotikum	**Propofol** → 294	*0.5-1mg/kg KG als Bolus i.v.*
und	↑ Zufuhr des Inhalationsnarkotikums auf > 1 MAC_{50}		
oder	↑ Propofol-Infusionsrate einer total i.v. Anästhesie		*(> 5mg/kg/h)*
und	**ggf. Benzodiazepin** (zur Induktion von Anxiolyse und retrograder Amnesie)	**Lorazepam** → 361 **oder**	*1–2mg i.v.*
		Midazolam → 361	*2-2.5mg i.v*

T 11.2.2 Lokalanästhetika-Intoxikation

	Lokalanästhetika-Zufuhr stoppen, Sauerstoffgabe, leichte Hyperventilation		
Bei Anzeichen einer ZNS-Erregung Krampfschwelle medikamentös erhöhen			
	Benzodiazepin	**Lorazepam** → 361 **oder**	*1-2mg i.v.*
		Midazolam → 361	*2-2.5mg i.v.*
oder	**Barbiturat**	**Thiopental** → 292	*25-50mg i.v.*
oder	**Benzodiazepinderivat**	**Clonazepam** → 309	*1mg i.v.*
Bei Anzeichen einer vasovagalen Reaktion			
	Vasopressor	**Theodrenalin + Cafedrin** → 56	*1 Amp. auf 10ml NaCl verdünnen, fraktioniert 1–2ml i.v. nach Wirkung*
oder		**Noradrenalin** → 55	*1:100 verdünnen, 1ml (~0.1mg) i.v. nach Wirkung*
u. ggf.	**Fettemulsion**	**Lipofundin 20%** → 303 (Schema nach LipidRescue™)	*unter laufender Rea. Bolus 1.5ml/kgKG/min, dann 0.1ml/kgKG/min über 30min o. 0.5ml/kgKG/min üb. 10min*

T 11.2.3 Bronchospasmus

	100% Sauerstoff, manuell assistiert beatmen, Narkose vertiefen		
	β_2-Mimetika	**Terbutalin** → 75	*0.25-0.5mg s.c., ggf. Wdh. nach 15-20min, max. 4x/d*
oder		**Reproterol** → 77	*0.09mg langsam i.v.; Dauerinf.: 18-90µg/h i.v.*
	Kortikoid	**Prednisolon** → 207	*250-500mg i.v.*
	Adrenalin	**Epinephrin** → 78	*3-5 Amp. (1mg) unverdünnt über Vernebler oder 7-14 Hübe p.i. (0.56mg/Hub)*
ggf.	**Methylxanthin** (kein Mittel der 1. Wahl)	**Theophyllin** → 83	*5mg/kg KG über 20min i.v. (2.5mg/kg bei Vorbehandlg.), dann 10mg/kgKG/d, Perf. (800mg) = 16mg/ml ⇒ 2ml/h*
oder	**Ultima Ratio: Ketanest-Narkose**	**Ketamin** → 293	*1-2mg/kg KG i.v.*
		S-Ketamin → 293	*0.5-1mg/kg KG i.v.*

T 11.2.4 Maligne Hyperthermie

Triggerzufuhr stoppen, 100% Sauerstoff, Flow + Atemminutenvolumen erhöhen, Kühlung			
	Muskelrelaxans	**Dantrolen** → 325	*2.5mg/kg KG alle 5 min + 10mg/kg KG/24h i.v.*

T 11.2.5 Zentrales anticholinerges Syndrom (ZAS)

	Anticholinergikum	**Physostigmin** → 434	*0.04mg/kg i.v. langsam(!) titrieren, max. 2mg*
	Fehlende Besserung der Symptome schließt ZAS aus.		

T 11.3 Narkoseführung

T 11.3.1 Inhalative Narkotika

Gas	MAC_{50} in 100% O_2 (70% N_2O)	Blut/Gas	Hirn/Blut	Metabolisierung [%]	Besonderheiten und Vorteile
Desfluran → 294	6.0 (2.8)	0.42	1.3	< 0.1	schnelles An- u. Abfluten
Enfluran	1.7 (0,6)	1.9	1.4	2.5-8.5	gut muskelrelaxierend
Isofluran → 294	1.2 (0.5)	1.4	1.6	< 1	gut muskelrelaxierend
Sevofluran → 295	2.0 (0.7)	0.69	1.7	3-5	keine Atemwegsreizung, hohe hämodyn. Stabilität
Xenon	71 (k.A.)	0.14	0.18	0	keine Routineanwendung
Reduzierung der MAC	Lebensalter, Schwangerschaft, Hypoxie, Hypotension, Hyponatriämie, zentral dämpfende Medikamente (z.B. Sedativa, Opioide, Analgetika)				
Erhöhung der MAC	Säuglings- und Kleinkindalter, Fieber, Hypernatriämie, C_2-Abusus				

T 11.3.2 Total intravenöse Anästhesie (TIVA)

	Einleitung	Bis zur Intubation	Aufrecht-erhaltung (nach Bedarf)	Ausleitung (Stopp vor OP-Ende)	Hinweise
Propofol → 294	1.0-1.5 mg/kg KG	5-6 mg/kgKG/h	5-10mg/kgKG/h kontinuierlich	10-15min	bei < 5mg/kgKG/h hohes Risiko für Awareness
und Remi-fentanil → 288	0.5-1 µg/kgKG oder 0.1-0.3 µg/kgKG/min	0.3-0.5 µg/kgKG/min	0.1-1.0 µg/kgKG/min	5-7min	früh postop. Analgesie beginnen (Piritramid 0.1mg/kgKG i.v. oder Metamizol 1-2g i.v.)
oder Alfentanil → 285	15-30 µg/kgKG	–	10µg/kgKG alle 15-20min	10-15min	für Kurznarkosen
oder Fentanyl → 286	1.5-3 µg/kgKG	–	alle 30-45min 1.5µg/kgKG	30min vor; CAVE: Kumulation	nur für längere OPs, ggf. intraop. auf Remifentanil wechseln
oder Sufen-tanil → 288	0.2-0.5 µg/kgKG	–	alle 30-40min 0.2-0.5µg/kgKG od. 0.5µg/kgKG/h	30min	weniger Kumulation als Fentanyl

T 11.4 Perioperative Probleme

T 11.4.1 Postoperative Übelkeit und Erbrechen (PONV)

Bei Risikopatienten perioperative Prophylaxe			
	Glukokortikoid	**Dexamethason** → 206	*4mg i.v. (Ki. 0,15mg/kgKG; max. 4mg) direkt(!) nach Einleitung*
Bei Symptomen sofortige Therapie, kein Warten auf spontane Besserung			
	Serotoninantagonisten	**Granisetron** → 108	*1-1,5mg i.v. (Ki. 20µg/kgKG)*
		Ondansetron → 108	*4mg i.v. (Ki. 0,1mg/kgKG)*
		Tropisetron → 109	*2mg i.v. (Ki. 0,1mg/kgKG)*
oder	**Neuroleptikum**	**Droperidol** → 109	*0,625-1,25mg i.v. (Ki. 50µg/kgKG)*
		Haloperidol → 353	*1-2mg i.m. (!)*
oder	**Antiemetikum**	**Dimenhydrinat** → 107	*62mg i.v. (Ki.0.5mg/kgKG)*

T 11.4.2 Postoperatives Zittern (Shivering)			
	α_2-Rezeptor-Antagonist	**Clonidin** → 33	*1.2µg/kgKG i.v.*
oder	**Opioid**	**Pethidin** → 288	*0.25-0.5mg/kgKG i.v.*

T 11.4.3 Relaxansüberhang		
Cave: bei Verdacht sofort Vertiefung der aktuellen Narkose (s. Awareness)		
Antagonisierung von	**mit**	**Dosierung**
Rocuronium oder Vecuronium	**Sugammadex** → 296	*leichter Überhang: 2-4mg/kgKG, komplette Antagonisierung einer 2 x ED95-Dosis: 12-16mg/kg KG*
Atracurium od. Cis-Atracurium oder Pancuronium oder Mivacurium	**Neostigmin** → 328	*0.5-2mg, bis 5mg i.v.*
	und **Atropin** → 56	*0.5-1mg i.v.*

T 11.4.4 Schmerztherapie (WHO-Stufenschema)[2]			
1.	**Peripher wirksame Analgetika**	**Acetylsalicylsäure (ASS)** → 196	*nach Bedarf und KG*
		Paracetamol → 292	
		Metamizol → 201	
		Ibuprofen → 197	
ggf. plus	**Trizykl. Antidepressivum** (adjuvante Therapie)	**Amitriptylin** → 338	*niedrig beginnen, Effekt erst nach d bis 2W (konsequent über ca. 3M vor Erfolgsbeurteilung)*
ggf. plus	**Antiepileptikum** (adjuvante Therapie)	**Gabapentin** → 311	*3 x 100-300 mg/d*
		Pregabalin → 311	*3 x 50-100 mg/d*
ggf. plus/ altern.	**Neuroleptika** (adjuvante Therapie)	**Levomepromazin** → 349	*3 x 5-10mg/d*
		Haloperidol → 353	*3 x 0.5-3mg/d*
2.	**Kombination mit zentral wirksamen Analgetika** (schwache Opioide)	**Tramadol** → 291	*6 x 50-100mg/d p.o. (max. Dosis 400 mg/d)*
		Pethidin → 288	*6-8 x 25-150mg/d p.o.*
3.	**Kombination mit zentral wirksamen Analgetika** (starke Opioide)	**Buprenorphin** → 289	*3-4 x 0.2-1.5mg/d subling., 35-70 µg/h transdermal*
		Morphin → 287	*ini mit 3 x 10-30mg/d p.o.*
		Hydromorphon → 286	*2 x 8-64mg p.o.*
		Nalbuphin → 289	*10-20mg i.v. (~0.1-0.3mg/kg KG), ggf. nach 3-6h wdh.*

2 Brandt, Dichgans, Diener 2008.

T 11.5 Schock

T 11.5.1 Kardiogener Schock s.a. Kap. T 2.4.3 → 455

Therapieprinzipien: So schnell wie möglich Genese (z.B. hämodynamisch relevante HRST, Herzbeuteltamponade, Koronararterienverschluss, etc.) des Pumpversagens eruieren und kausal (Defibrillation, Koronarintervention, Herzbeutelpunktion) behandeln. Supportive und ggf. überbrückende mechanische (IABP, ECMO, LVAD) und medikamentöse Therapie. Weiterhin ggf. Analgesie und Sedierung, Korrektur von Elektrolytstörungen.

	Katecholamin	**Adrenalin** → 55	*Bolus 2–10µg/kgKG i.v., Perf. 0.1–0.5µg/kgKG/min*
ggf. plus		**Noradrenalin** → 55	*Bolus 50–100µg/kgKG i.v., Perf. 0.02–0.2µg/kgKG/min*
ggf. pl.		**Dobutamin** → 55	*2–10µg/kgKG/min i.v.*

T 11.5.2 Anaphylaktischer Schock/anaphylaktische Schockreaktion

	Allgemeinreaktion	Symptome
Grad 0	Keine	Lokales Erythem/Urtikaria
Grad 1	Leicht	Disseminierte Haut-/Schleimhautreaktion, Unruhe, Verwirrtheit, Kopfschmerz
Grad 2	Ausgeprägt	Hypotonie, geringe Dyspnoe und Bronchospasmus, Globusgefühl, Stuhl- und Harndrang
Grad 3	Bedrohlich	Schock, Bronchospasmus, respiratorische Insuffizienz, Bewusstseinsstörung
Grad 4	Vitale Gefährdung	Atem- und Kreislaufstillstand

Anamnese: Fisch, Nüsse, Früchte, Eier, Milch, Soja, Antibiotika, Kontrastmittel, NSAR, Impfung, Insekten, Latex, Langzeiteinnahme: Steroide, Betablocker
DD bei perioraler Urtikaria: Hereditäres Angioödem, ACE-Hemmer-Angioödem, Scromboid-Intoxikation (Fisch): Urtikaria, Übelkeit, Erbrechen, Kopfschmerz
Erstmaßnahmen: Agenszufuhr stoppen, Schocklage, i.v.-Zugang großlumig

	Katecholamin	**Adrenalin** → 55	**Erw.** *0.5mg i.m. oder 10µg/kgKG i.v. (1ml/10kgKG, wenn 1mg Adrenalin auf 100ml NaCl); 3–5mg unverdünnt über Vernebler;* **Ki. >12J:** *0.5mg;* **6–12J:** *0.3mg;* **6M–6J:** *0.15mg i.m. oder 1µg/10kgKG i.v. (0.1ml/10kgKG i.v., wenn 1mg Adrenalin auf 100ml NaCl) oder 0.1ml der unverdünnten Adrenalin 1 : 1000 Lösung pro 10kgKG i.m.; Vernebler wie Erw.*

ggf.	**Katecholamin**	**Noradrenalin** → 55	*Bolus 50–100µg/kgKG i.v., Perf. 0.02–0.2µg/kgKG/min*
plus	**Vollelektrolyt-Lösungen** → 301 (Volumensubstit.)	**z.B. Sterofundin** oder **Jonosteril**	*500–1000ml i.v., dann nach Bedarf*
plus	**Glukokortikosteroid** (antiallergisch)	**Prednisolon** → 207	*250–500mg i.v.*
plus	**H_1-Antagonist** (antiallergisch)	**Clemastin** → 87	*4mg i.v.*
		Dimetinden → 87	*4–8mg i.v.*
plus	**H_2-Antagonist**	**Cimetidin** → 94	*400mg i.v.*

T 11.5.3 Hypovolämischer Schock[3]

Klassifikation des hypovolämischen Schocks gemäßkj Advanced Trauma Life Support

Kriterium	Klasse I	Klasse II	Klasse III	Klasse IV
Blutverlust				
• Milliliter	≤ 750	750–1500	1500–2000	> 2000
• Prozent	≤ 15	15–30	30–40	> 10
Puls (l/min)	< 100	100–120	> 120	> 140
Blutdruck	normal	leicht reduziert	reduziert	deutlich reduz.
Atemfrequenz (l/min)	12–20	20–30	30–40	> 35, Schnapp-atmung
Kapillarfüllung (s)	> 2	> 2	> 3	fehlend
Urinausscheidung (ml/h)	> 30	20–30	5–20	minimal
Neurologie	normal	unruhig	verwirrt	lethargisch

[3] mod. nach S3-LL Polytrauma.

Therapie

Primäres Therapieziel: Blutstillung und Volumensubstitution!
Zusätzlich auf Normothermie (< 34°C), pH-Wert > 7,2.

	Volumensubstitution	**Vollelektrolyt-Lösungen** → 301, **z.B. Sterofundin**	*500-1000ml, dann nach Bedarf*
		Hydroxyethylstärke (HES) → 303	*500-1000ml, Ind. streng prüfen, da seit 02/2018 weitere Zulassung unklar ist*
plus	**Katecholamin** (Ino-/Chronotropie ↑, Bathmotropie ↑, Bronchodilatation)	**Adrenalin** → 55	*Bolus 2–10µg/kgKG, Perf. 0.1–0.5µg/kgKG/min*
ggf. plus		**Noradrenalin** → 55	*Bolus 50–100µg/kgKG i.v., Perf. 0.02–0.2µg/kgKG/min*
		Vasopressin (in D nicht erhältlich)	*Perfusor 0.04U/min*

ggf. plus	**Blutprodukte**	**Erythrozytenkonzentrat (EK), Fresh frozen plasma (FFP), Thrombozytenkonzentrate (TK)**	*Dosierung nach Gesamtkonstellation, Anhaltswerte bei Massivtransfusion: (< 10 EK in 24h), ab EK 6–8 und EK 12–14 rasch 4 FFP; Verhältnis FFP : EK ca. 1 : 3*
ggf. plus	**Antifibrinolytikum und Faktorenkonzentrate**	**Tranexamsäure** → 68	*ini 1(–4)g (15–30mg/kgKG) oder 1g in 10min + ggf. 1g über 8h, beginnend < 3h nach Trauma*
ggf. plus		**Fibrinogen (Faktor I)** → 71	*(2–)4(–8)g (30–60mg/kgKG; Ziel: ≥ 1,5-2g/l*
ggf. plus		**Desmopressin** → 145	*0,3µg/kgKG über 30min (1 Amp./10kgKG über 30min)*
ggf. plus		**Kalzium** → 299	*Serum-Konz. > 0,9mmol/l anstreben (möglichst Normokalzämie)*

T 11.6 Akutes Lungenödem

	Gas (Blutoxygenation)	**Sauerstoff**	*nach Bedarf*
und	**Opiat** (Analgesie, Sedation, Symphatikus ↓)	**Morphin** → 287	*5–10mg i.v.*
und	**Nitrat** (Pre-/Afterload ↓, venöses Pooling	**Glyzeroltrinitrat** → 47	*2 Sprühst. s.l., dann 0.3–1.8g/kg/min i.v., stationär Perfusor (50mg) = 1 mg/ml ⇒ 1–6ml/h;* **Cave:** *RR!*
und	**Schleifendiuretikum** (Volumenentlastung)	**Furosemid** → 42	*20–80mg i.v.*
evtl.	**Katecholamine** (alpha-/beta-1-agonistisch, Vasokonstriktion, systol. und diastolischer RR ↑)	**Noradrenalin** → 55	*ini ca. 0,05mg/kg/min i.v., auch in Kombination mit Dobutamin*
evtl.	**Beta-Sympathomimetikum** (Inotropie ↑)	**Dobutamin** → 55	*2.5–12µg/kg/min i.v., Perf. (250mg) = 2–10ml/h*
evtl.	Nichtinvasive Beatmung in der Akutphase neben der medikamentösen Therapie		

T 12 Neurologie – Therapie (F. Block)

T 12.1 Glasgow Coma Scale, sensible Innervation, Dermatome

Glasgow Coma Scale (GCS)		
Öffnen der Augen	Spontan	4
	Auf Ansprache	3
	Nach Schmerzreiz	2
	Keine Reaktion	1
Verbale Antwort	Orientiert	5
	Verwirrt	4
	Unzusammenh. Worte	3
	Unverständliche Laute	2
	Keine Antwort	1
Beste motorische Antwort	Befolgt Aufforderung	6
	Gezielte Abwehr	5
	Zurückziehen	4
	Beugesynergismen	3
	Strecksynergismen	2
	Keine Antwort	1
GCS-Score		3–15

GCS > 8 = Bewusstseinstrübung		
> 12	Leicht	
12–9	Mittelschwer	
Somnolenz: schläfrig, leicht erweckbar		
Stupor: schlafähnlich, leicht erweckbar		
GCS < 8 = Bewusstlosigkeit		
8–7	Koma Grad **I**	Leichtes Koma
6–5	Koma Grad **II**	
4	Koma Grad **III**	Schweres Koma
3	Koma Grad **IV**	

Koma Grad I: gezielte Abwehrbewegungen, normaler Tonus, keine Pupillen-, Augenbewegungsströrung, vestibulookulärer Reflex (VOR) positiv
II: ungezielte Abwehrbeweg., Tonus normal bis erhöht, Lichtreakt. erhalt., Anisokorie/Bulbusdivergenz möglich
III: ungezielte Bewegungen, Streck-/Beugesynergismen, Tonus ↑, Pupillen variabel, eher eng, anisokor, abgeschwächte Lichtreaktion, pathologischer VOR
IV: keine Schmerzreaktion, Tonus schlaff, Pupillen weit u. starr, VOR -, kraniokaudaler Ausfall der Hirnstammreflexe

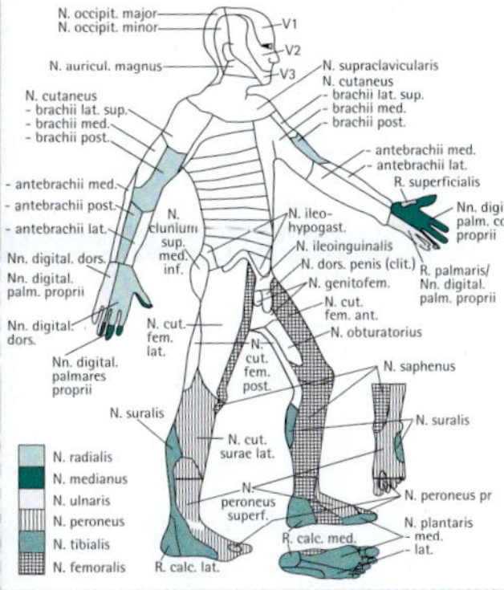

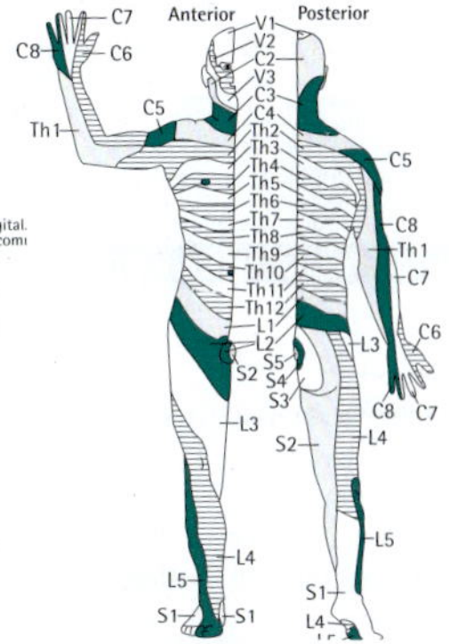

T 12.2 Chorea

T 12.2.1 Symptomatische Chorea

Behandlung der Grunderkrankung, z.B. thyreostatische Therapie bei Hyperthyreose, Kortisontherapie bei systemischem Lupus erythematodes

T 12.2.2 Chorea Huntington[1]

1.	**D_2-Antagonist**	**Tiaprid** → 336	*2 x 50mg bis 4 x 300mg/d*
oder	**revers. VMAT2-Hemmer**	**Tetrabenazin** → 335	*2 x 12.5mg bis 3 x 75mg/d*

[1] Saft C, Leitlinien für Diagnostik und Therapie in der Neurologie 2017

T 12.3 Demenz → 692

T 12.4 Epilepsie

T 12.4.1 Indikationen von Antiepileptika[2]

Generalisierte und fokale Anfälle

	Anfall/-syndrom	Empfehlung
Generalisiert	Primär generalisierte tonisch-klonische Anfälle	VPA, LTG, TPM, LEV
	Absencen	VPA, LTG, ESM, CLB
	Myoklonische Anfälle	VPA, LTG, CLB, ZNS
	Fotosensible Anfälle	VPA, LTG, CLB
Fokal	Einfach oder komplex fokale Anfälle oder sekundär generalisierte Anfälle	BRV, CBZ, OXC, LTG, GBP, LAC, LEV, PER, TPM, ZNS, VPA

BRV = Brivaracetam, CBZ = Carbamazepin, CLB = Clobazam, ESM = Ethosuximid, LAC = Lacosamid, LEV = Levetiracetam, LTG = Lamotrigin, OXC = Oxcarbazepin, PB = Phenobarbital, PER = Perampanel, PHT = Phenytoin, PRM = Primidon, TPM = Topiramat, VPA = Valproinsäure, ZNS = Zonisamid

[2] Block F, Praxisbuch neurologische Pharmakotherapie, 3. Aufl., Springer-Verlag, 2018

Monotherapie fokaler Epilepsien in speziellen Behandlungssituationen[3]

Verfügbar	BRV, CBZ, GBP, LAC, LEV, LTG, OXC, PB, PER, PHT, PRM, TPM, VPA, ZNS
Empfehlenswert	GBP, LAC, LEV[4], LTG[4], VPA, ZNS
Frauen im reproduktiven Alter	
Schwangerschaftswunsch	LEV, LTG
Hormonelle Kontrazeption	GBP, LEV, TPM, VPA, ZNS
Prophylaxe hyperandrogener Zyklusstörungen	CBZ
Männer im jüngeren und mittleren Alter	
Möglichst neutral bzgl. erektiler Dysfunktion	GBP, LEV, LTG, OXC, TPM, VPA, ZNS

Patienten im höheren Lebensalter	
Kombinationstherapie mit anderen Medikamenten	GBP, LEV, LTG, OXC, TPM, VPA, ZNS
Prophylaxe ataktischer Störungen	GBP, LEV, LTG, OXC, TPM, VPA

[3] Alphabetische Reihenfolge; DGN-Leitlinien 2017, Fachinfo, klinische Erfahrung der Autoren
[4] Nach SANAD Studie/Leitlinien der DGN 2017 als Mittel der 1. Wahl besonders empfohlen

Monotherapie idiopathischer Epilepsien mit generalisierten Anfällen in speziellen Behandlungssituationen[3]	
Verfügbar	ESM[4], LTG, PB, PRM, TPM, VPA
Empfehlenswert	ESM[4], LTG, TPM, VPA[4]
Frauen im reproduktiven Alter	
Schwangerschaftswunsch	LTG
Hormonelle Kontrazeption	TPM, VPA
Männer im jüngeren und mittleren Alter	
Prophylaxe einer erektilen Dysfunktion	LTG, TPM, VPA

Behandlung des älteren Patienten (Auswahl)

Antiepileptikum	Vorteile	Nachteile
Gabapentin	• Keine Interaktionen • Gute Verträglichkeit • Schnelle Eindosierung	• Abhängig von Nierenfunktion • Schwache antiepileptische Potenz
Lamotrigin	• Wenig Interaktionen • i.v.-Gabe möglich	• Vorsicht bei Herzrhythmusstörungen
Levetiracetam	• Keine Interaktionen, i.v.-Gabe möglich • Wirksam in niedriger Dosis • Gut verträglich, schnelle Titration	• Insomnie • Verhaltensstörungen

[5] Block, DGNeurologie 2020

T 12.4.2 Idiopathisch, primär generalisiert

Monotherapie			
	Antikonvulsivum	**Valproinsäure** → 310	*einschleichend 2–3 x 300mg/d (Spiegelkontrolle!), Zieldosis 150–2400mg/d (nach Anfallskontrolle) in 2–4ED; Retard-Präparat in 1–2ED*

oder	**Antikonvulsivum**	**Lamotrigin** → 307	*ini 25mg/d, alle 14d um 50–100mg steigern, wirksame Dosis 100–200mg/d verteilt auf 1–2ED (bei Erw. MTD 600mg), Komedikation mit VPA: 200mg/d*
oder		**Topiramat** → 309	*ini 25mg/d (0–0–1), alle 7–14d um 25–50mg steigern, MTD 400mg*

T 12.4.3 Erworben, primär fokal, ggf. sekundär (evtl. primär) generalisiert

Monotherapie			
	Antikonvulsivum	**Brivaracetam** → 312	*ini 50–100mg/d, MTD 200mg*
oder		**Carbamazepin** → 306	*einschleich. 100–200mg/d (0–0–1), alle 3–5d um 100mg steigern, Zieldosis 600–1800mg/d, Spiegelkontrollen, ED 1–0–1, UW dosisabh.*
oder		**Oxcarbazepin** → 307	*ini 300mg/d (1–0–1), alle 7d um 600mg/d steigern, Zieldosis 900–1200mg/d (ED1–0–1), MTD 2400mg*
oder		**Valproinsäure** → 310	*einschleichend 2–3 x 300mg/d (Spiegelkontr.!), Zieldosis 150–2400mg/d (nach Anfallskontrolle) in 2–4ED; Ret.-Präp. in 1–2ED*
oder		**Lamotrigin** → 307	*ini 25–50mg/d, langs. steigern (erhöht Carbamazepin-Spiegel), MTD 600mg*
oder		**Lacosamid**	*ini 2 x 50mg (1–0–1) 1 x/W, wöchentlich in Schritten von 2 x 50mg/d steigern, MTD 400mg*
oder		**Gabapentin** → 311	*ini 300mg/d (0–0–1), tgl. um 300mg/d steigern, Zieldosis 800–3600mg/d in 3ED (1–1–1)*
oder		**Levetiracetam** → 313	*ini 1000mg/d, alle 14d um 1000mg/d steigern, Zieldosis 1000–3000mg/d in 2ED (1–0–1), MTD 3000mg*

oder	**Antikonvulsivum**	**Perampanel**	*ini 4mg/d, MTD 12mg*
oder		**Topiramat** → 309	*ini 25mg/d (0-0-1), alle 7-14d um 25-50mg steigern, MTD 400mg/d*
oder		**Zonisamid** → 307	*ini 50mg/d, MTD 500mg*

T 12.4.4 Generalisierter konvulsiver Status epilepticus[6]

1. Stufe

Lorazepam 0.1mg/kg KG i.v., maximal 4mg	oder	Midazolam 0.2mg/kg KG i.v., maximal 10mg	oder	Diazepam 0.2mg/kg KG i.v., maximal 10mg

Bei ausbleibender Anfallskontrolle durch die 1. Stufe bzw. auch zur Etablierung einer antiepileptischen Basismedikation

2. Stufe

Levetiracetam 60mg/kg KG, maximal 4500mg	oder	Valproat 40mg/kg KG i.v., maximal 3000mg	oder	Phenytoin 20mg/kg KG

falls Stufe 2 erfolglos

3. Stufe

Thiopental 5mg/kg KG i.v. als Bolus, dann 0.5-5mg/kg KG/h unter EEG-Monitoring bis zum Burst-Suppression-Muster	oder	Propofol 2mg/kg KG i.v., dann 4-10mg/kg KG/h EEG-gesteuert	oder	Midazolam 0.2mg/kg KG i.v. als Bolus, maximal 5mg/kg KG/h EEG-gesteuert

6 Rosenow F, Weber J et al., Status epilepticus im Erwachsenenalter, S2k-Leitlinie, 2020, in: DGNeurologie (Hrsg.), Leitlinien für Diagnostik und Therapie in der Neurologie

T 12.5 Fazialisparese, periphere

	Glukokortikosteroide (antiinflamm. immunsupp.)	**Methylprednisolon** → 207	*60mg für 5d, dann um 10mg/d reduzieren, Beginn < 72h*
plus	**Virustatikum** (bei nachgewiesenem Zoster)	**Aciclovir** → 248	*5-10mg/kg KG für 7d*
zudem	**Prophylaxe gegen Sekundärschäden** • Uhrglasverband, AS (bei Lidschlussdefizit > 3-4mm) • Aktive Bewegungsübungen vor dem Spiegel 2 x 20min/d unter physiotherapeutischer Anleitung und Kontrolle; jeder Muskel mehrmals täglich für je 2 min		*nach Klinik*

T 12.6 Kopfschmerzen

T 12.6.1 Arteriitis temporalis

	Glukokortikosteroide (antiinflammatorisch)	**Methylprednisolon** → 207	*60–100mg/d; nach wenigen W reduzieren auf Erh.Dos. von 7.5mg/d für mind. 12M (BSG)*
ggf.	**Immunsuppressivum**	**Methotrexat** → 204	*bei Steroidnebenwirkungen 15mg s.c. 1 x/W und 5mg Folsäure am nächsten Tag*
oder	**Antikörper**	**Tocilizumab** → 213	*bei Steroidnebenwirkungen 162mg s.c. 1 x/W*

T 12.6.2 Atypischer Gesichtsschmerz

1. Wahl	**Antidepressivum**	**Amitriptylin** → 338	*50–75mg/d, „off label"*
		Clomipramin → 339	*100–150mg/d, langsam eindosieren*
2. Wahl	**Antikonvulsivum**	**Gabapentin** → 311	*einschleichend 3x100mg/d (bis zur Verträglichkeitsgrenze 900–1800mg/d)*

T 12.6.3 Clusterkopfschmerz

Attackenkupierung			
1.	**Sauerstoff**		*100% 7–15 l/min über 15–20min*
2.	**Serotoninantagonist**	**Sumatriptan** → 323 **oder Zolmitriptan** → 323	*6mg s.c. oder 5–10mg nasal*
3.	**Nasenspray**	**Lidocain 4%**	*intranasal 4%*
Prophylaxe bei > 1 Attacke täglich, Clusterdauer > 2W			
1. Wahl	**Glukokortikosteroid** (antiinflammatorisch)	**Meythlprednisolon** → 207	*100mg/d (5d, dann rasch reduzieren und absetzen)*
oder	**Kalziumantagonist**	**Verapamil** → 31	*aufsteigend 3–4 x 80mg/d p.o., bis 580mg/d, EKG-Kontrolle*
2. Wahl	**Antiepileptikum**	**Topiramat** → 309	*100–200mg/d (off-label)*
2. Wahl		**Lithium** → 347	*600–1500mg/d, Serumspiegel 0.4–0.8 mmol/l*
	CGRP-Antagonist	**Galcanezumab** → 323	*300mg alle 4W s.c. (off-label)*

T 12.6.4 Migräne			
Behandlung akuter Attacken			
vorab	Normalisierung der Magen-Darm-Motilität	**Metoclopramid** → 99	*10–20mg p.o. oder 20mg rekt.*
1.	**Nicht-Opioid-Analgetika**	**ASS** → 196	*ini 1–1.5g p.o./i.v., ggf. nach 1h wdh.; max. 6g/d*
		Paracetamol → 292	*ini 1–1.5g p.o./i.v., ggf. nach 1h wdh.; max. 4g/d*
		Ibuprofen → 197	*ini 600–800mg, ggf. nach 1h wdh.; max. 2400mg/d*
		Metamizol → 201	*ini 1g p.o./i.v., ggf. nach 1h wdh.; max. 4g/d, Cave: RR-Abfall bei i.v.-Gabe*
Spezifische Migränetherapie			
• Triptane erst bei Beginn des Kopfschmerzes (nicht in der Aura) • Einnahme frühestens nach 2h wiederholen, ggf. mit NSAR kombinieren • KI: KHK, hemiplegische Migräne			
1. Wahl	**Triptane** (Vasokonstriktion durch Serotoninagonismus)	**Sumatriptan** → 323	*25–100mg p.o., 6mg s.c., 20mg nasal*
		Zolmitriptan → 323	*2.5 od. 5mg p.o., 5mg nasal*
		Naratriptan → 322	*2.5mg p.o.*
		Rizatriptan → 323	*10mg p.o.*
		Eletriptan → 322	*40–80mg p.o.*
		Almotriptan → 322	*12.5mg p.o.*
		Frovatriptan → 322	*2.5mg p.o.*
(2. Wahl)	**Ergotaminpräparate** (zerebrale Gefäßregulation)	**Ergotamin** → 321	*1–2mg Kps. oder 1.5–2mg Supp.; Cave: Erbrechen*
Für den Notfall geeignete Präparate			
1.	**Lysin-Acetylsalizylsäure**	**Aspisol**	*1000mg i.v.*
2.	**Paracetamol**	**Perfalgan 10mg/ml** → 292	*1 Amp. (100ml) i.v.*
3.	**Dimenhydrinat** (antiemetisch)	**Vomex Inj.Lsg. 62mg** → 107	*1–2 Amp. i.v.*
Prophylaxe bei ≥ 3 Attacken pro Monat			
1.	**Betablocker** (Sympathikusdämpfung)	**Metoprolol** → 29	*50–200mg/d dauerhaft*
		Propranolol → 30	*40–240mg/d dauerhaft*
2.	**Kalziumantagonist** (Vasodilatator, verhindert Vasospasmen)	**Flunarizin** → 335	*5–10mg/d; Cave: Sedierung, Gewicht, extrapyramidale UW*

3.	**Antikonvulsivum** (Hemmung des enzymatischen GABA-Abbaus)	**Valproinsäure** → 310	*500–1500mg/d (off-label); cave teratogene Effekte*
		Topiramat → 309	*50–100mg/d*
4.	**Botulinumtoxin** (nur bei chronischer Migräne)	**Onabotulinumtoxin A**	*155 bis 195 IE an 31 bis 39 Injektionsstellen*
5.	**CGRP-Antagonisten**	**Erenumab** → 324	*70mg alle 4W s.c.*
		Fremanezumab → 324	*225mg alle 4W s.c.*
		Galcanezumab → 323	*120mg alle 4W s.c.*
T 12.6.5 Spannungskopfschmerz			
Attackenkupierung (Kombinationspräparate vermeiden!)			
1.	**Nicht-Opioid-Analgetika**	**ASS** → 196	*500–1500mg p.o., max. 6g/d*
		Paracetamol → 292	*100–200mg p.o., max. 5g/d*
		Ibuprofen → 197	*800–1200mg p.o., max. 2400mg/d*
		Metamizol → 201	*0.5–1g p.o./i.v., max. 4g/d*
Chronischer Spannungskopfschmerz			
1.	**Trizyklisches Antidepressivum**	**Amitriptylin** → 338	*ini 10–25mg p.o. abends, nach 3–4W 50–150mg*
		Clomipramin → 339	*ini 25mg p.o. morgens, steigern auf 50–100mg/d*
		Imipramin → 339	*ini 25–50mg p.o., steigern auf 75–150mg/d*
2.	**Nichtmedikamentöse Verfahren**	**Progressive Muskelentspannung nach Jacobson**	*dauerhaft unter Supervision durch Physiotherap.*
		EMG-Biofeedback	*Schmerzreduktion 40–60%*
T 12.6.6 Trigeminusneuralgie			
1.	**Antikonvulsivum** (Blockade Na^+-Kanäle, Hemmung der synaptischen Übertragung)	**Carbamazepin** → 306	*ini 3 x 200mg/d p.o., bis max. 6 x 200mg/d p.o. steigern (nach Plasmaspiegel)*
2.	**Antikonvulsivum** (Blockade von Na^+-Kanälen u. der synapt. Übertragung)	**Oxcarbazepin** → 307	*2 x 300mg/d, um 600mg/W erhöhen, mittlere Dosis 600–2400mg*
3.	**Antikonvulsivum**	**Gabapentin** → 311	*einschleichend 3 x 100mg/d p.o.; steigern bis max. 3600 mg/d*

T 12.7 Lumboischalgie

	Cyclooxygenasehemmer (NSAR)	**Ibuprofen** → 197	*3 x 400–800mg p.o.*
plus	**Opiat**	**Tilidin + Naloxon** → 290	*2 x 50+4(ret.)mg, max. 2 x 100+8(ret.)mg*
evtl. plus	**Muskelrelaxans**	**Methocarbamol** → 326	*3 x 750mg bis max. 4 x 1500mg*

T 12.8 Meningitis/Enzephalitis

Algorithmus bei Verdacht auf Meningoenzephalitis

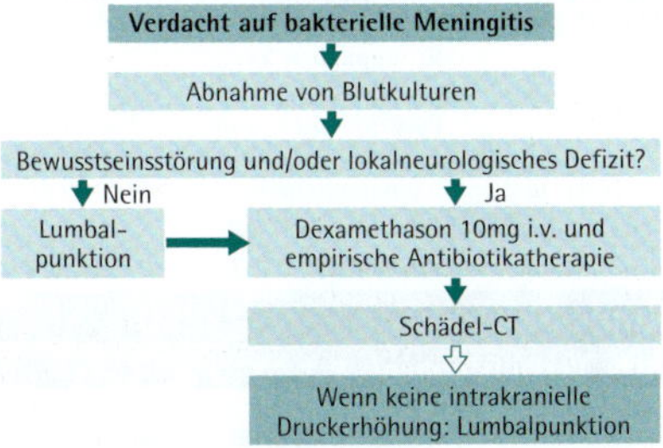

Initiale empirische Antibiotikatherapie

Bei Erwachsenen (ohne Erregernachweis)

1.	**Cephalosporin 3. Gen.** (Breitbandantibiotikum)	**Ceftriaxon** → 222	*ini 4g i.v.; Erh.Dos. 2g/d i.v. (10d bzw. bis zum Erregernachweis und Wechsel des Medikaments)*
plus	**Aminopenicillin** (Antibiose gegen Listerien!)	**Ampicillin** → 217	*6 x 2g i.v. (10d bzw. bis Erregernachweis u. Wechsel des Medikaments)*

Nosokomial (z.B. nach neurochirurgischer OP oder SHT)

1.	**Cephalosporin 3. Gen.**	**Ceftazidim** → 222	*3 x 2g/d*
oder	**Carbapenem**	**Meropenem** → 237	
plus	**Glykopeptid** nach Antibiogramm	**Vancomycin** → 239	*2 x 1g/d (Serumspiegel erf.)*
alternativ		**Fosfomycin** → 243	*3 x 5g/d*
		Rifampicin → 247	*1 x 600mg/d*

Immundefiziente oder ältere Patienten (T-Zell-Immundefizienz)			
	Cephalosporin 3. Gen.	**Ceftazidim** → 222	*3 x 2g/d*
plus	**Aminopenicillin** (Antibiose gegen Listerien!)	**Ampicillin** → 217	*6 x 2g/d*
Bei Verdacht auf Herpes-simplex-Virus-Enzephalitis			
	Virustatika	**Aciclovir** → 248	*10mg/kg KG i.v. alle 8h für 14(–21)d; z.B. 3 x 750mg i.v./d*
Bei Tuberkulose-Verdacht (Erwachsene)			
Initiale Dreifachtherapie mit Isoniazid, Rifampicin, Pyrazinamid für 2M			
	Tuberkulostatika initiale Dreifachtherapie bei Erwachsenen	**Isoniazid** → 246	*300mg p.o. (bis zum Ausschluss durch z.B. PCR)*
plus		**Rifampicin** → 247	*600mg (bis zum Ausschluss durch z.B. PCR)*
plus		**Pyrazinamid** → 246	*2000g p.o. (bis zum Ausschluss durch z.B. PCR)*
	regelmäßige HNO- und ophthalmologische Kontrollen erforderlich		
	alternativ zu Pyrazinamid	**Ethambutol** → 246	*15mg/kg KG*
plus	Pro. der Polyneuropathie	**Vitamin B_6** → 152	*50mg/d p.o.*

T 12.9 Multiple Sklerose

T 12.9.1 Klinische Verlaufsformen[7]

Definition Schub: Dauer mind. 24 h; mind. 30-Tage-Intervall zwischen Schüben; nicht erklärbar durch Änderung der Körpertemperatur (Uhthoff-Phänomen) oder Infektion

Verlaufsformen	
Klinisch-isoliertes Syndrom (CIS)	Erstmalige klinische Symptomatik ohne die Kriterien der zeitlichen Dissemination; multifokale MR-Läsionen zu diesem Zeitpunkt zeigen ein erhöhtes Risiko für einen raschen Übergang zur MS an
Schubförmig-remittierend (RRMS)	• Häufigste Verlaufsform (> 80 % initial) • Abgrenzbare Schübe mit kompletter bzw. inkompletter Remission
Sekundär chronisch progredient (SPMS)	Nach initial schubförmigem Verlauf bei mind. 50 % unbehandelter Patienten nach 10 J Übergang in progrediente Verlaufsform mit oder ohne weitere überlagerte Schubaktivität
Primär chronisch progredient (PPMS)	Bereits initial schleichend progredienter Verlauf ohne abgrenzbare Schubaktivität (10–15 %)

T 12.9.2 Schubtherapie

	Methylprednisolon → 207	*1g/d über 5d i.v., ggf. nach 2W 2g/d über 5d i.v.*
Bei fehlender Besserung	**Plasmaseparation oder Immunadsorption**	*5 bis 8 Zyklen, jeweils 1d Pause zwischen den Zyklen*

T 12.9.3 Immunmodulatoren zur MS-Behandlung in alphabetischer Reihenfolge		
Wirkstoff	**Dosierung**	**Indikation**
Alemtuzumab	*12mg über 5d i.v., nach 1J 12mg über 3d i.v.*	Hochaktive RRMS
Cladribin	*2 Behandlungsphasen im 1. u. 2. J: 1.75mg/kg KG für jeweils 2 x 5d im Abstand von 4W*	Hochaktive RRMS
Dimethylfumarat	*2 x 240mg*	RRMS
Diroximelfumarat	*2 x 231mg für 7d, dann 2 x 462mg*	RRMS
Fingolimod	*0.5mg/d p.o.*	Hochaktive RRMS
Glatirameracetat	*20mg/d s.c. oder 40mg 3 x/W s.c.*	RRMS, CIS
Interferon-beta 1a	*30µg 1 x/W i.m.*	RRMS
Interferon-beta 1a	*125µg alle 14d s.c.*	RRMS, CIS
Interferon-beta 1a	*44µg 3x/W s.c.*	RRMS, CIS
Interferon-beta 1b	*8 Mio IE jeden 2. Tag s.c.*	RRMS, CIS, SPMS mit Schüben
Mitoxantron	*5–10mg/m² alle 3M i.v., Höchstdosis 140mg/m²*	RRMS, SPMS
Natalizumab	*300mg alle 4W i.v. oder 2 x 150mg s.c. alle 4W*	Hochaktive RRMS
Ocrelizumab	*2 Infusionen mit 300mg im Abstand von 2W, dann 600mg alle 6M*	RRMS PPMS
Ofatumumab	*20mg s.c., Eindosierung wöchentlich, ab 4. Woche monatlich*	RRMS
Ozanimod	*4d je 0.23mg p.o., 3d 0.46mg p.o., dann 0.92mg p.o.*	RRMS
Ponesimod	*Eindosierung über 14d von 2mg bis 10mg/d, dann 20mg/d*	RRMS
Siponimod	*nach Eindosierung über 5d je nach Genotyp 1mg oder 2mg/d p.o.*	SPMS
Teriflunomid	*14mg/d p.o.*	RRMS

T 12.9.4 Medikamentöse symptomatische Therapie [7]		
Spastik	**Baclofen** → 326	*5–75mg/d (stat. Bed. bis 120mg/d)*
	Tizanidin → 327	*2–24mg/d*
	Gabapentin → 311 (off-label)	*300–2400(–3600)mg/d*
	Botulinumtoxin	*i.m. bei fokaler Spastik*
	Sativex	*Beginn mit 1 Sprühstoß, max. 12 Sprühstöße (BtM)*
Gangstörung	**4-Aminopyridin (Fampridin)** → 330	*2 x 10mg/d (EDSS 4–7)*
Fatigue	**Amantadin*** → 250 (off-label)	*100–200mg/d*
	Modafinil* → 366 (off-label)	*200–400mg/d*

Chronische Dys-/ Parästhesien	**Amitriptylin** → 338	*25–150mg/d*
	Carbamazepin → 306	*1200–2400mg/d*
	Gabapentin* → 311 (off-label)	*800–2400(–3600)mg/d*
	Pregabalin → 311	*150–300(–600)mg/d*
Blasen-störungen	**Oxybutynin** → 402 (transdermales Pflaster)	*5–15mg/d, 3.9mg/24h, 2 x/W*
	Tolterodin → 403	*2–4mg/d*
	Trospiumchlorid → 403	*30–45mg/d*
	Propiverin → 403	*30–45mg/d*
	Phenoxybenzamin → 34	*max. 60mg/d*
Sexuelle Funktions-störungen	**Sildenafil** → 93	*25–100mg*

[7] Auswahl, modifiziert/ergänzt nach Henze et al., 2004

T 12.10 Myasthenia gravis

Myasthene und cholinerge Krisensituationen erfordern intensivmediz. Überwachung/ Behandlung, ggf. Plasmapherese Immunglobuline (nur unter stationären Bedingungen)

1.	**Cholinesterasehemmer** (symptomatisch)	**Pyridostigminbromid** → 328	*nach Wi dosieren, Gabe i.A. alle 3h p.o., z.N. ggf. Ret.-Präparat, MTD 600mg; später Dosisreduktion*
2.	**Glukokortikosteroide** (antiinflammatorisch, immunsuppressiv)	**Methylprednisolon** → 207	*langsam steigend bis 1–1.5mg/kg KG/d; Cave: ini Verschlechterung möglich, nach Stabilisierung auf Erh.Dos. reduzieren*
3.	**Purinantagonist** (immunsuppressiv)	**Azathioprin** → 274	*ini 50mg/d, bis 2mg/kgKG/d (ca. 150–200mg/d in 3 ED)*
4.	**Immunsuppressivum**	**Mycophenolatmofetil** → 275	*ini 2 x 500mg, Zieldosis 2 x 1000mg*
5.	**Hemmung der Komplementaktivierung**	**Eculizumab** → 182	*Induktion mit 900mg 1 x/W über 4W; Erhaltungsphase 1200mg alle 14d; nur bei therapierefraktärer Myasthenia gravis*

T 12.11 Myoklonien

1. Wahl	**Antikonvulsivum**	**Valproinsäure** → 310	*ini 300mg/d; MTD 4000mg, Spiegelkontrollen*
oder	**Antikonvulsivum**	**Levetiracetam** → 313	*ini 2 x 1000mg, max. 2 x 2000mg*
oder	**Benzodiazepin**	**Clonazepam** → 309	*ini 2 x 0.5mg/d, max. 6–10mg/d*

T 12.12 Parkinson-Syndrom

T 12.12.1 Therapieentscheidende Faktoren

- Sofortiger Therapiebeginn nach Diagnosestellung
- Alter
- Schwere der Symptomatik
- Ausprägung der Kardinalsymptome
- Dauer und Progredienz der Erkrankung
- Begleiterkrankungen und Begleitmedikation
- Persönliche Situation des Patienten
- Verträglichkeit der Medikation
- Kosten

T 12.12.2 Therapiealgorithmus (nach Jost 2012)

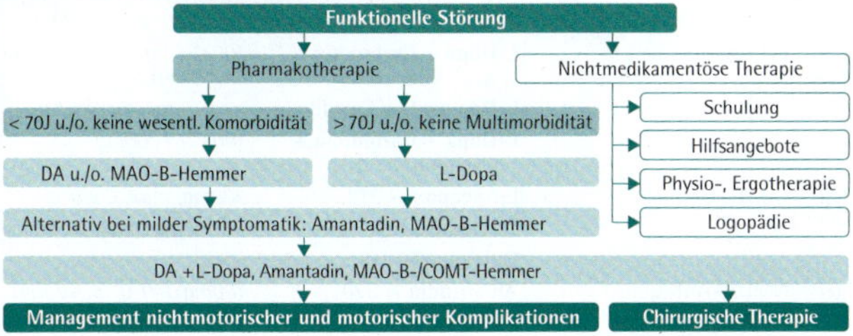

T 12.12.3 Therapieeinleitung und -erhaltung

	Stadien	< 70J, ohne wesentl. Komorbidität	> 70J, Multimorbidität
Therapie-einleitung	Früh H+Y I–II	**Dopaminag. u/o MAO-B-Hemmer**; alternativ (bei leichter Sympt.): Amantadin; bei therapieresist. tremordomin. idiop. Parkinson-S.: Budipin, Clozapin	**L-Dopa;** alternativ (bei leichter Sympt.): MAO-B-Hemmer
Erhaltungs-therapie	Mittel H+Y II–III Spät H+Y IV–V	Dopaminagonist + L-Dopa + COMT-Hemmer + MAO-B-Hemmer (+ Amantadin)	L-Dopa + Dopaminagonist + COMT-Hemmer + MAO-B-Hemmer (+ Amantadin)

T 12.12.4 Antikparkinsonmedikation

	Non-Ergot-Dopaminagonisten	**Piribedil** → 316	*50mg abends, alle 2W ↑, Erh. Dos. 150–250mg/d*
		Pramipexol → 317	*ini 3 x 0.088mg/d, Erh.Dos. 1.05–3.15mg/d*
		Pramipexol ret. → 317	*1. W 0.26mg, 2. W 0.52mg, 3. W 1 x 1.05mg, Erh.Dos. 1 x 1.05–3.15mg/d*
		Ropinirol → 317	*ini 1mg morgens; Erh.Dos. 3 x 3–8mg*
		Ropinirol retard → 317	*2mg, Erh.Dos. 6–24mg/d*
		Rotigotin transd. → 317	*2mg/24h; 4–16mg/24h*
alternativ	**L-Dopa**	**L-Dopa + Carbidopa** → 315	*100+25mg: ini 3 x 1/2 Tbl.; im Verlauf 3 x 1 Tbl.*
		L-Dopa ret. + Carbidopa	*100+25mg zur Nacht*
		L-Dopa + Carbidopa + Entacapon	*100+25+200mg*
alternativ	**COMT-Hemmer**	**Entacapon** → 318	*200mg, max. 6 x/d*
		Tolcapon → 318	*3 x 100mg, max. 3 x 200mg*
		Opicapon → 318	*50mg*
alternativ	**NMDA-Antagonist**	**Amantadin** → 320	*100mg 1-0-0, im Verlauf 1-1-0, MTD 600mg*
ggf. plus	**MAO-B-Hemmer**	**Rasagilin** → 318	*1mg*
		Selegilin → 318	*5mg morgens als ED bis 10mg (langs. eindosieren)*
		Safinamid → 318	*50–100mg*

Vermeide: COMT-Hemmer als Monotherapie, Anticholinergika bei alten oder kognitiv eingeschränkten Patienten, L-Dopa ohne Decarboxylase-Hemmer

T 12.12.5 Therapieprobleme bei der Parkinsonbehandlung		
Komplikation	**Beschreibung**	**Behandlung**
Akinetische Krise	Phase völliger Bewegungsunfähigkeit inkl. Sprech-/Schluckunfähigkeit, starker Rigor, evtl. CK ↑, Fieber	• Amantadin 200–600 mg i.v. • L-Dopa über nasogastrale Sonde • Behandlung der Ursachen (z.B. Exsikkose, Infekte)
End-of-dose-Phänomene	Symptomverschlechterung vor nächster Medikamenteneinnahme	• Kürzere Dosisintervalle • Rasagilin, COMT-Hemmung • Langwirksame Dopaminagonisten
Peak-dose-Dyskinesien	Dystone bis choreatiforme Hyperkinesien ca. 30–90 min nach L-Dopa	• Häufigere, kleinere Einzeldosen • Agonisten hinzu nehmen oder Dosis erhöhen • Agonistenmonotherapie • Kontinuierl. Applikat. (z.B. enterales L-Dopa)
Biphasische Dyskinesien	Dyskinesien in der An- und Abflutungsphase von L-Dopa	• L-Dopa-Einzeldosis ggf. erhöhen • Retardiertes L-Dopa vermeiden • Agonistendosis erhöhen • Evtl. Rasagilin, COMT-Hemmung
Off-Dystonien	Oft schmerzhafte Dystonien (Beine, Schultern) in den frühen Morgenstunden oder im Off	• Retardiertes L-Dopa zur Nacht • Agonistendosis erhöhen • COMT-Hemmer • Ggf. Botulinumtoxin lokal i.m.
L-Dopa-induzierte Psychose	Alpträume, visuelle Halluzinationen (selten akustische Halluzinationen: Stimmen!), Verwirrtheit, Desorientiertheit, paranoides Erleben	• Anticholinergika und Amantadin absetzen • Dopaminerge Medikation reduzieren (Agonisten vor L-Dopa; **Cave:** nicht ganz absetzen) • Atypische Neuroleptika, z.B. Clozapin 12.5–75mg abends • Typische Neuroleptika vermeiden • Ggf. Rivastigmin

T 12.13 Akute Neuroborreliose

1. Wahl	**Cephalosporin 3. Gen.** (Breitbandantibiotikum)	**Ceftriaxon** → 222	*1 x 2g/d, 14d*
oder	**Cephalosporin** (Breitbandantibiotikum)	**Cefotaxim** → 222	*2 x 3g/d, 14d*
oder	**Penicilline** (Antibiotikum)	**Penicillin G** → 216	*18–24 Mio. E/d i.v., 14d*
oder	**Tetracycline**	**Doxycyclin** → 228	*2–3 x 100mg/d, 14d, als alternative Therapie beim Bannwarth-Syndrom empfohlen*

T 12.14 Restless-Legs-Syndrom

T 12.14.1 Therapie der 1. Wahl

	Levodopa + peripherer Decarboxylasehemmer Levodopa ret.	**L-Dopa + Carbidopa** → 315 **L-Dopa + Benserazid** → 315	*100–400mg zur Nacht, bei Durchschlafstrg. als Depot-Präp., Ther. bei Leidensdruck/schweren Schlafstörungen lebenslang*
oder	**Dopaminagonisten**	**Pramipexol** → 317	*0.125–0.75mg*
		Ropinirol → 317	*0.5–4mg*
		Rotigotin-Pflaster	*ini 1mg, Titration bis 3mg*
oder	**Opiat**	**Oxycodon + Naloxon** → 287	*10+5mg*

T 12.14.2 Nicht zugelassene, nicht dopaminerge Substanzen zur RLS-Therapie

	Opiat	**Tilidin, Tilidin ret.** → 290	*50–100mg p.o. (langsam absetzen)*
	Antiepileptika	**Gabapentin**	*ini 300 mg, bis 1800mg/d*
		Pregabalin	*ini 25mg, bis 450mg/d*

T 12.15 Schwindel

T 12.15.1 Benigner paroxysmaler Lagerungsschwindel

1. Wahl	**Lagerungsmanöver bis Symptomfreiheit nach Epley, Brandt-Daroff, Sémont**	*Beispiel s. www.dkd-wiesbaden.de*

T 12.15.2 Morbus Menière

Akute Attackenbehandlung			
1. Wahl	**Antiemetikum**	**Metoclopramid** → 99	*10–20mg, 20–30mg als Trpf., Supp.; p.o., i.v.*
		Domperidon → 99	
oder	**Antihistaminika**	**Dimenhydrinat** → 107	*50mg p.o. (HWZ 4–6h) oder 1–2 x 150mg/d rekt.*
Prophylaxe			
1. Wahl	**Antihistaminikum**	**Betahistin** → 107	*2 x 24 bis 3 x 48mg/d über 4W, dann ggf. reduzieren*
plus	**Diuretikum** (falls 1. nicht erfolgreich)	**Hydrochlorothiazid + Triamteren** → 46	*75–300mg/d*
		Furosemid → 42	*20–40mg/d*

T 12.15.3 Bewegungskrankheit (Kinetose)

1. Wahl	**Antihistaminikum**	**Dimenhydrinat** → 107	*50mg p.o. (HWZ 4–6h) oder 1–2 x 150mg/d rekt.*
oder	**Antivertiginosum**	**Scopolamin** → 109	*1 Pflaster/3d*

T 12.15.4 Phobischer Schwankschwindel

1. Wahl	**Antidepressivum**	**Selektiver Serotonin-Reuptake-Inhibitor** → 341	*ini um 10mg/W steigern, Erh.Dos. 25–40mg/d (3–6M)*
plus	**Verhaltenstherapie**		*über Monate bis Jahre*

T 12.16 Spastik

Therapiestrategie: 1. Physiotherapie, 2. Medikamentöse Therapie (orale antispastische Therapie, Botulinumtoxin, intrathekale Infusionstherapie mit Baclofen)

T 12.16.1 Orale antispastische Therapie

	GABA-B-Agonist	**Baclofen** → 326	*ini 3 x 5mg, Dosis ↑ bis max. 120mg/d, bei Therapieresistenz intrathekal mit Spezialampullen (nur in speziellen Zentren)*
oder	**Zentral wirksames Muskelrelaxans** (Alpha-2-adrenerge Wirkung)	**Tizanidin** → 327	*3 x 2mg, langsam eindosieren, max. 32mg/d*
oder	**Zentral wirksames Muskelrelaxans** (Neuromodulat. am GABA-A-Rez.)	**Diazepam** → 360	*5–50mg/d, individuelle Dosisfindung*

T 12.16.2 Botulinumtoxin-Therapie

	Botulinumtoxin (Hemmung d. ACh-Freisetzg.)	**Botulinumtoxin-A** (Dysport, Botox) → 325	*in spez. Praxen/Zentren; Dos. nach Injektionsgebiet*

T 12.17 Tremor

Essenzieller Tremor			
	Betablocker (zentrale Sympathikusaktivität ↓)	**Propranolol** → 30	*30–320mg/d, niedrig dosiert sehr gut als intermediäre Therapie*
oder	**Barbiturat** (GABAerge Hemmwirkung im ZNS ↑)	**Primidon** → 313	*30–500mg/d, mit Propranolol in maximal tolerierter Dosis*
oder	**GABA-Analogon**	**Gabapentin** → 311	*1800–2400mg/d*
oder	**Antiepileptikum**	**Topiramat** → 309	*100–400mg/d*
Verstärkter physiologischer Tremor			
	Betablocker (zentrale Sympathikusaktivität ↓)	**Propranolol** → 30	*30–320mg/d, niedrig dosiert sehr gut als intermediäre Therapie*

Tremor bei Parkinson-Syndrom siehe Parkinson-Syndrom → 683

T 12.18 Zerebrale Ischämie

T 12.18.1 Durchführung der Thrombolyse

Klinik mit CCT-Diagnostik u. neurointensivmedizinischer Expertise als Minimalanforderung

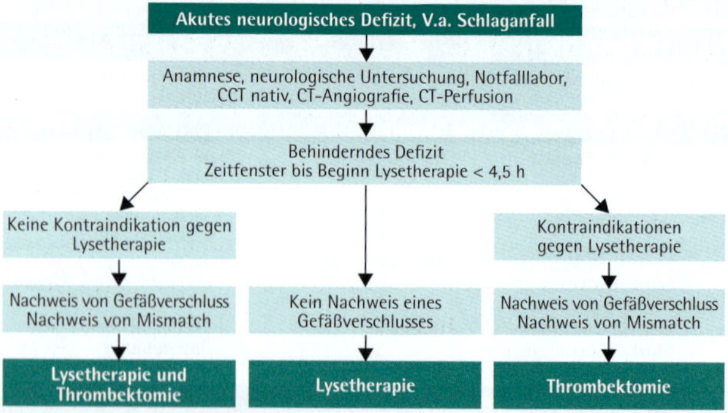

Gefäßverschluss: Verschluss der distalen ACI, A. cerebri media (M1- oder M2-Ast), A. cerebri posterior (P1- oder P2-Ast), A. cerebri anterior (A1- oder A2-Ast), A. basilaris

Mismatch: Das Areal der Minderperfusion (Blutfluss) ist deutlich größer als die in der nativen CCT sichtbaren Frühzeichen oder die Veränderungen im Blutvolumen.

T 12.18.2 Differenzialtherapie des akuten ischämischen Hirninfarkts

Ind: ischämischer Insult, Zeitfenster 0–4,5h, nachgewiesener Verschluss der A. cerebri media oder eines Asts, Blutungsausschluss mit CCT		
Fibrinolytikum	**rt-PA systemisch** → 66	*in spezialisierten Zentren*
Ind: ischämischer Insult, Verschluss der ACI, A. cerebri media (Zeitfenster bis max. 24h), Verschluss der A. basilaris (Zeitfenster individuell)		
Fibrinolytikum	**rt-PA systemisch als Bridging** → 66	*s.o.*
Ind: Prophylaxe tiefer Beinvenenthrombosen, Lungenembolien		
Antikoagulation	**Heparin** → 58	*Low-Dose, z.B. 0.4ml s.c. 1–2 x/d*
Ind: alle and. Pat., nach Blutungsausschluss, außerhalb des Lysefensters oder bei Lyse-KI		
Thrombozyten-aggregationshemmung	**Acetylsalizylsäure** → 68	*100mg/d p.o.*

T 12.18.3 Basistherapie, -diagnostik bei ischämischem Hirninfarkt

Obligate Diagnostik: Neurologische/internisitsche Untersuchung, CT oder MR (DD Ischämie, Blutung, SAB, etc.), Doppler/Duplex der hirnversorgenden Gefäße, Labor, EKG, Echokardiografie (bei Territorialinfarkt)
Fakultative Diagnostik: Langzeit-EKG, Langzeit-Blutdruckmessung, spezielles Labor (Ausschluss Vaskulitis, Gerinnungsstörung)
Maßnahmen: EKG-Monitoring, RR-Monitoring, O_2-Insufflation, Normoglykämie, Normothermie, Elektrolytüberwachung, Flüssigkeitsbilanzierung, Hydratation, ggf. Magensonde, Low-Dose-Heparin, ggf. intensivmedizinische Überwachung/Therapie
Bei Verschlechterung: intensivmedizinische Überwachung/Therapie

T 12.18.4 Sekundärprophylaxe nach ischämischem Hirninfarkt

Antikoagulation bei Patienten mit kardialer Emboliequelle			
1.	**Dicumarol**	**Phenprocoumon** → 65	*INR 3.0 (dauerhaft)*
	Neue orale Antikoagulantien	**Dabigatran**	*2 x 150mg, 2 x 110mg bei Crea-Cl. von 30-50ml/min*
		Rivaroxaban	*1 x 20mg, 1 x 15mg bei Crea-Cl. von 15–29ml/min*
		Apixaban	*2 x 5mg, 2 x 2.5mg bei Serumkreatinin ≥ 1.5mg/dl*
		Edoxaban	*1 x 60mg, 1 x 30mg bei Crea-Cl. von 15-50ml/min*
Standardtherapie bei Patienten nach TIA oder ischämischem Infarkt			
2.	**Thrombozyten-aggregationshemmer**	**Acetylsalizylsäure** → 68	*100mg/d (dauerhaft, zeitweise auch in Kombin.)*
Oder bei Pat mit KI/Unverträglichk. von ASS, bei Schlaganfall und Herzinfarkt oder pAVK			
	Thrombozyten-aggregationshemmer	**Clopidogrel** → 69	*75mg/d*
Bei Patienten mit ischämischem Infarkt			
3.	**CSE-Hemmer**	**Simvastatin** → 124 **Atorvastatin** → 123	*1 x 40mg/d (max. 80mg/d), routinemäßige Sekundärprophylaxe mit Statinen bei Pat. mit zerebrovask. Erkr. und vaskulären RF auch bei normalem Serumcholesterin empfohlen*

T 13 Psychiatrie – Therapie (T. Bschor)

T 13.1 Psychiatrischer Notfall

T 13.1.1 Akuter Erregungszustand [1]

z.B. bei manischer, schizophrener oder schizoaffektiver Psychose

	Benzodiazepin (Verstärkung d. hemmenden Neurotransmitters GABA)	**Diazepam** → 360	*10mg p.o. oder langs. i.v., 1 Wdh. nach 30min mögl.*
		Cave: Atemdepression! Nicht bei Alkohol-/Drogenintox.!	
evtl. plus	**Hochpot. Neuroleptikum** (Dopaminantagonismus)	**Haloperidol** → 353	*10mg p.o. oder i.m.*
oder	**Kurz wirksames Depot-Neuroleptikum**	**Zuclopenthixol** → 351	*100–150mg i.m.; Wirkdauer 3d*
oder	**Inhalatives hochpotentes Neuroleptikum**	**Loxapin** → 356	*10mg, Wdh. n. 2h einmalig mögl.; Pat. muss kooperieren und aktiv am Inhalator saugen; nur stationär*
evtl. plus	**Niedrigpot. Neuroleptikum** (stark sedierend, kaum antipsychotisch)	**Levomepromazin** → 349 **Promethazin** → 349	*50–300(max. 600)mg/d p.o.; Levomepromazin auch i.m. 50–100mg*

[1] AWMF 038-023. S2k-Leitlinie „Notfallpsychiatrie". Stand 13.04.2019, gültig bis 17.10.2023.

T 13.1.2 Akute Suizidalität [2]

Stationäre Behandlung und weitere sichernde und psychotherapeutische Maßnahmen! Antidepressiva reduzieren nicht das Suizidrisiko.

	Benzodiazepin (verstärkt hemm. GABA-Transmitter	**Diazepam** → 360	*10–40mg/d*
oder		**Lorazepam** → 361	*3–4 x 1mg/d bis 3 x 2.5mg/d*
off label	**Lithium** (komplexer Wirkmech.)	**Lithium** → 347	*Dosierung/Anwendung: s. Lithiumaugmentation*
	Einziges Pharmakon zur Behandlung affektiver Erkrankungen mit nachgewiesener suizidverhütender Wirkung; die Gabe allein zur Suizidprävention ist aber off-label.		

[2] AWMF nvl-005 S3, Unipolare Depression, 2. Aufl. S. 165-168. Stand 16.11.2015, gültig bis 15.11.2020 (in Überarbeitung).

T 13.1.3 Katatoner Stupor

	Benzodiazepin (Verstärkung d. hemmenden Neurotransmitters GABA)	**Lorazepam** → 361 Tbl., Lingualtbl. oder i.v.	*2.5mg p.o. oder 2mg langsam i.v., ggf. wdh.; Cave: Atemdepression*
evtl. plus	**Hochpot. Neuroleptikum**	**Haloperidol** → 353	*1–3 x 10mg p.o. oder i.m.*

[3] AWMF 038-009 S3, Schizophrenie. S. 161. Stand: 15.03.2019, gültig bis 31.03.2023.

T 13.1.4 Perniziöse (febrile) Katatonie			
	Elektrokrampftherapie (Induktion eines Grand-mal-Anfalls in Vollnarkose)		
plus	**Hochpotentes Neuroleptikum** (Dopaminantagonismus)	**Haloperidol** → 353	*10mg i.m.; Cave: diagnost. Abgrenzung von malignem neurolept. Syndrom wichtig*
T 13.1.5 Depressiver Stupor			
	Benzodiazepin (Verstärkung d. hemmenden Neurotransmitters GABA)	**Lorazepam** → 361	*1–2.5mg p.o. (auch als Schmelztbl.) oder langsam i.v.; Cave: Atemdepression*
oder	**Elektrokrampftherapie** (Induktion eines Grand-mal-Anfalls in Vollnarkose)		
T 13.1.6 Alkoholentzugsdelir[4]			
Immer stationäre Behandlung mit engmaschiger Überwachung!			
1. Wahl	**Atypisches Hypnotikum** (sedierend, antikonvulsiv, antidelirant und vegetativ-dämpfend)	**Clomethiazol** → 363	*2 Kps. (à 192mg), je nach Auspräg. d. Symptomatik alle 2h, vor jeder Gabe hypotone RR-Situation ausschließen; i.v.-Gabe nur auf Intensivstation!*
oder	**Benzodiazepin** (Verstärkung d. hemmenden Neurotransmitters GABA)	**Diazepam** → 360	*3 x 3–10mg/d*
zus. sinnvoll	**Vitamin B_1** (zur Prophylaxe einer Wernicke-Enzephalopathie)	**Thiamin** → 151	*prophylakt. 100mg/d p.o.; bei V.a. beginnende Wernicke-Enzephalopathie 3 x 100mg/d i.v. oder i.m.*
Bei Dominanz psychotischer Symptomatik (z.B. optische Halluzinationen)			
ggf. plus	**Hochpotentes Neuroleptikum** (Dopaminantagonismus)	**Haloperidol** → 353	*1–3 x 5mg/d*
Wenn vegetative Symptomatik (Hypertonie, Tachykardie) mit Clomethiazol nicht ausreichend behandelbar ist			
ggf. plus	**Antihypertensivum** (zentraler α_2-Rezeptor-Agonist)	**Clonidin** → 33, → 366	*mit 0.075mg vorsichtig beginnen, ggf. langsam bis max. 3 x 0.3mg/d steigern; i.v. nur unter engmaschiger, ggf. intensivmedizinischer Überwachung*

[4] AWMF 076-001 S3, Screening, Diagnose u. Behandlung alkoholbezogener Störungen. Stand: 01.01.2021, gültig bis 31.12.2024.

T 13.4 Depression[8]

T 13.4.1 Akuttherapie

Bei allen Antidepressiva Erfolgsbeurteilung frühestens nach 3W Behandlung mit Zieldosis! Nach Abklingen der depressiven Symptomatik Pharmakotherapie noch 6M fortführen.

	Trizyklisches Antidepressivum (NSMRI) (Wiederaufnahmehemmg. von Serotonin und Noradrenalin)	**Amitriptylin** → 338 **Clomipramin** → 339 **Doxepin** → 339 **Nortriptylin** → 339 **Trimipramin** → 339	*einschleichend, Zieldosis 150mg/d*
oder	**SSRI** (selektiver Serotonin-Reuptake-Inhibitor)	**Citalopram** → 342 **Fluoxetin** → 342 **Paroxetin** → 343	*20–40mg/d*
		Fluvoxamin → 343 **Sertralin** → 343	*50–100mg/d*
		Escitalopram → 342	*10mg/d*
oder	**MAO-Hemmer** (Hemmg. d. Monoaminooxidase ⇒ Hemmung des Abbaus von NA, Serotonin)	**Moclobemid** → 341	*300–600mg/d*
		Tranylcypromin → 341	*20–40mg/d, tyraminarme Diät erforderlich!*
oder	**Autorezeptorblocker** (Hemmung des präsynapt. α_2-Autorez.)	**Mirtazapin** → 340	*15–45mg/d*
		Mianserin → 340	*ini 30mg/d, auf 60–90mg/d aufdosieren*
oder	**Selektiver Noradrenalin- und Serotonin-Reuptake-Inhibitor (SNRI)**	**Venlafaxin** → 344	*150–225mg/d*
		Duloxetin → 344	*60–120mg/d*
		Milnacipran → 344	*50–100mg/d*
oder	**Noradrenalin- u. Dopamin-Reuptake-Inhibitor**	**Bupropion** → 346	*150–300mg/d*
oder	**Serotonin-2C-Rezeptor-Blocker und Melatonin-Rezeptor-Stimulator**	**Agomelatin** → 345	*25-50mg abends*
oder	**Serotonin-Reuptake-Verstärker**	**Tianeptin** → 346	*37.5mg/d*
oder	(nur wenn Depression „nach ärztlichem Ermessen einem psychiatrischen Notfall entspricht") Verordnung nur durch Fachärzte für Psychiatrie, Gabe nur unter ärztlicher Aufsicht, keine Mitgabe an Patienten		
	NMDA-Rez.-Antagonist zusätzl. zu Antidepressivum	**Esketamin Nasenspray** → 346	*ini 2 x/W 56mg (bei > 65J nur 28mg), auf 84mg pro Gabe steigerbar; ab W5 nur 1 x/W; ab W9 1–2x in 14d*

Bei Unwirksamkeit einmalig Wechsel auf Antidepressivum anderer Substanzklasse (s.o.)			
oder	**Lithiumaugmentation** (Verstärkung der unzureichenden Antidepressiva-Wirkung)	**Lithium** → 347	*ini 12–18mmol/d, unter engmaschiger, regelmäßiger Spiegelkontr. auf Serumspiegel von 0.6–0.9 (max. 1.2)mmol/l einstellen (in diesem Bereich mind. 2W belassen); Cave: Überdos.*
oder	**Quetiapinaugmentation**	**Quetiapin** → 357	*150–300mg am Abend, über mehrere d einschleichen*
oder	**Antidepressiva-Kombination:** Wiederaufnahmehemmer (NSMRI, SSRI oder SNRI) mit Autorezeptorblocker (Mirtazapin oder Mianserin)		*beide Antidepressiva in Standarddosis (s. oben)*
oder	(nach Versagen von mind. zwei Antidepressiva) Verordnung nur durch Fachärzte für Psychiatrie, Gabe nur unter ärztlicher Aufsicht, keine Mitgabe an Patienten		
	NMDA-Rez.-Antagonist zusätzl. zu Antidepressivum	**Esketamin Nasenspray** → 346	*ini 2 x/W 56mg (bei > 65J nur 28mg), auf 84mg pro Gabe steigerbar; ab W5 nur 1 x/W; ab W9 1–2x in 14d*
oder	**Elektrokrampftherapie** (Induktion eines Grand-mal-Anfalls in Vollnarkose).		*z.B. 3 x/W*
Wahnhafte (psychotische) Depression			
Anti-depr. plus	**Hochpot. Neuroleptikum** (antipsychotische Wi durch Dopaminantagonismus)	**Haloperidol** → 353 **Risperidon** → 357	*2–8mg/d*

8 AWMF nvl-005. S3-LL/NVL: Unipolare Depression, 2. Aufl., Stand 16.11.2015, gültig bis 15.11.2020 (in Überarbeitung).

T 13.4.2 Prophylaxe[9]

Unipolarer Verlauf			
1. Wahl	**Antidepressivum**	**s. Akuttherapie** → 694	*Dosis wie in Akuttherapie, als Pro. langfristige Gabe*
2. Wahl	**Lithium** (etabliertes Phasenprophylaktikum mit komplexem Wirkmechanismus)	**Lithium** → 347	*ini 12mmol/d, Zielserumspiegel (regelm. Kontroll.) 0.6–0.9 (max. 1.2)mmol/l; zur Prophylaxe langfristige Gabe; Cave: Überdosierung*
Bipolarer (manisch-depressiver) Verlauf[9]			
1. Wahl	**Lithium**	**Lithium** → 347	*ini 12mmol/d, Zielserumspiegel (regelm. Kontroll.) 0.6–0.9 (max. 1.2)mmol/l; zur Prophylaxe langfristige Gabe; Cave: Überdosierung*

2. Wahl	**Antikonvulsivum**	**Carbamazepin** → 306	*ini 2 x 300mg/d, Zielserumspiegel 4–11mg/l (regelm. kontrollieren!)*
		(Lamotrigin) → 307	*Pro. nur gegen depressive Rezidive: sehr langsam aufdosieren lt. FI! Zieldosis 2 x 100mg/d*
2. Wahl	**Atypisches Neuroleptikum**	**Olanzapin** → 356	*Pro., sofern für Akuttherapie einer Manie wirksam, 5–20mg/d*
		Aripiprazol → 355	*Pro. nur gegen manische Rezidive 15(–30)mg/d*
		Quetiapin → 357	*Pro., sofern für Akuttherapie einer Depression oder einer Manie wirksam*

[9] AWMF 038-019. Diagnostik und Therapie Bipolarer Störungen. Stand 1.3.2019, gültig bis 1.3.2023.

T 13.5 Manie[9]

T 13.5.1 Akuttherapie

	Lithium (etablierte antimanische Wirkung, komplexer Wirkmechanismus)	**Lithium** → 347	*ini ca. 18mmol/d; antimanischer Zielserumspiegel 0.8–1.2mmol/l (engmasch. kontrollieren); Cave: Überdosierung*
oder	**Atypisches Neuroleptikum**	**Risperidon** → 357	*4–8mg/d*
		Olanzapin → 356	*5–20mg/d*
		Ziprasidon → 357	*80–160mg/d*
		Aripiprazol → 355	*15-30mg/d*
		Quetiapin → 357	*ini 100mg/d, schrittweise bis max. 800mg/d*
		Asenapin → 356	*20mg/d*
Oder (bei Lithiumunverträglichkeit)			
	Antikonvulsivum (GABA-artige Wirkung)	**Valproinsäure** → 310	*ini 2–3 x 300mg/d, Zielserumspiegel (50–)100mg/l; ggf. auch „Loading" mit 20mg/kg/d mgl. (i.v. od. p.o.)*
Zusätzlich bei stärkerer Unruhe			
	Benzodiazepin (Verstärkung des hemm. Neurotransmitters GABA)	**Diazepam** → 360	*10–40mg/d; ggf. auch 10mg langsam i.v.; Cave: Atemdepression*

Zusätzlich bei stärkerer Unruhe (2. Wahl)			
	Niedrigpotentes Neuroleptikum (sedierend)	**Levomepromazin** → 349 **Promethazin** → 349	*ini 50mg, bis zur gewünschten Wirkung schrittweise steigern (stationär bis 600mg/d)*
Zusätzl. bei wahnhafter (z.B. Größenwahn) oder anderer psychotischer Symptomatik			
	Neuroleptikum (antipsychot. Wi durch Dopaminantagonismus)	**Haloperidol** → 353 **Fluphenazin** → 352	*4–12mg/d p.o.*

T 13.5.2 Prophylaxe

Siehe Prophylaxe Depression, bipolarer Verlauf → 695

T 13.6 Schizophrenie[10]

T 13.6.1 Akuter, produktiv-psychotischer Schub

	Hochpotentes Neuroleptikum (antipsychotisch durch Dopaminantagonismus)	**Haloperidol** → 353 **Flupentixol** → 352	*5–10mg/d p.o., i.m.-Appl. bei Haloperidol möglich*
oder		**Pimozid** → 353	*1–8mg/d p.o.; häufig extra-pyramidal-mot. UW (EPS)*
	Bei akuten EPS (Frühdyskinesien, Parkinsonoid): Gegenmittel Biperiden (Akineton): 2mg p.o. oder 5mg langsam i.v., dann Dosisredukt. od. Umsetzen des Neuroleptikums		
oder	**Mittelpot. Neuroleptikum**	**Perazin** → 350	*100–600mg/d p.o.*
oder	**Atypisches Neuroleptikum**	**Risperidon** → 357	*4–8mg/d; in höherer Dos. doch häufiger EPS*
		Olanzapin → 356	*5–20mg/d*
		Ziprasidon → 357	*80–160mg/d*
		Amisulprid → 355	*2 x 200–400mg/d*
		Quetiapin → 357	*auf 2 x 150–300mg/d einschleichen*
		Aripiprazol → 355	*15(-30)mg/d morgens*
oder	**Atyp. Neuroleptikum** (Dopaminantagonismus; kaum EPS)	**Clozapin** → 356	*ini 12.5 oder 25mg, langsam einschleichen auf 200–900mg/d*
	Clozapin: überlegene Wirksamkeit[11], aber nur zugelassen, wenn mit mind. 2 anderen Neuroleptika ungenügendes Behandlungsergebnis; vorgeschriebene, regelmäßige Blutbildkontrollen beachten (Gefahr der Agranulozytose)!		

[10] AWMF 038-009, S3-Leitlinie Schizophrenie. Stand 15.03.2019, gültig bis 31.03.2023.
[11] Leucht S et al., Multiple-Treatments Meta-Analysis. Antipsychotic Drugs. Lancet 2013;382:951-962.

T 13.6.2 Akutes katatones Syndrom			
1.	**Benzodiazepin** (Verstärkung des hemm. Neurotransmitters GABA)	**Lorazepam** → 361	*1–2.5mg p.o. (auch als Schmelztbl.) oder langs. i.v.; Cave: Atemdepression, ggf. wiederholen*
dann	**Hochpotentes oder atypisches Neuroleptikum,** s. Kap. T 13.6.1		
T 13.6.3 Bei vorherrschender Negativsymptomatik			
	Atyp. Neuroleptikum	**Aripiprazol** → 355	*15mg morgens*
oder	**Atyp. Neuroleptikum** (Dopaminantagonismus; kaum EPS, bessere Wi auf schizophr. Negativsympt.)	**Clozapin** → 356	*ini 12.5 oder 25mg, langsam einschleichen auf 200–600mg/d*
	Nur zugelassen, wenn mit mind. 2 and. Neuroleptika ungenügendes Behandlungsergebnis; vorgeschriebene, regelmäßige BB-Kontrollen (Gefahr der Agranulozytose)!		
oder	**Atyp. Neuroleptikum**	**Cariprazin** → 356	*1.5mg/d, evtl. langsam bis 6mg/d steigern*
T 13.6.4 Rezidivprophylaxe bei Schizophrenie			
	Atypisches Neuroleptikum	s. Kap. T 13.6.1 → 697	*zur Pro. z.T. niedrige Dosierungen ausreichend*
	Atyp. Neuroleptikum (Dopaminantagonismus; kaum EPS, bessere Wi auf schizophr. Negativsympt.)	**Clozapin** → 356	*einschleichend, Erh.Dos. 50–200mg/d*
	Nur zugelassen, wenn mit mind. 2 and. Neuroleptika ungenügendes Behandlungsergebnis; vorgeschriebene, regelmäßige BB-Kontrollen (Gefahr der Agranulozytose)!		
oder	**Hochpotentes Neuroleptikum** (Dopaminantagonismus)	**Haloperidol** → 353 **Flupentixol** → 352	*2–5mg/d p.o.; bei längerfristiger Gabe Gefahr von Spätdyskinesien!*
oder	**Depot-Neuroleptikum** (verzögerte Freisetzung nach i.m.-Injektion)	**Risperidon** → 357	*25–50mg i.m. alle 2W*
		Paliperidon → 356	*1. Injektion: 150mg i.m.; 2. Injektion nach 1W: 100mg i.m., dann alle 4W 75mg i.m., anschließend evtl. auf 3-Monats-Depot umstellen (263mg i.m.)*
		Aripiprazol → 355	*400mg alle 4W*
		Olanzapin → 356	*210–405mg i.m. alle 2–4W*
		Haloperidol → 353	*50–100mg i.m. alle 4W*

T 13.7 Wahnerkrankung (Paranoia)[11]

T 13.7.1 Akuttherapie

s. Kap. T 13.6.1 → 697

T 13.7.2 Langzeittherapie

s. Kap. T 13.6.4 → 698

T 13.8 Angsterkrankung[12]

Nur als Ausnahme in Einzelfällen			
	Benzodiazepin (Verstärkung des hemmenden Neurotransmitt. GABA)	**Lorazepam** → 361	*1–2.5mg p.o.*
		Diazepam → 360	*5–10mg p.o.*

T 13.8.1 Generalisierte Angsterkrankung (GAD)

	Antidepressivum (SNRI) (Wiederaufnahmehemmg. von Serotonin u. NA)	**Venlafaxin** → 344	*einschleichend auf 225–375mg/d*
		Duloxetin → 344	*60–120mg/d; Effekt oft erst nach mehrwöchiger Behandlung*
oder	**Antidepressivum (SSRI)** (Wiederaufnahmehemmung von Serotonin)	**Paroxetin** → 343	*10–50mg/d*
		Escitalopram → 342	*10–20mg/d*
oder/ und	**Anxiolytikum** (partieller Serotoninagonismus)	**Buspiron** → 363	*ini 3 x 5mg/d; steigerbar bis 3 x 20mg/d*
oder	**Trizykl. Anxiolytikum** (vermutl. Sigma-Rez.-Lig.)	**Opipramol** → 347	*200mg/d*
oder	**Antiepileptikum** (auch wirksam bei GAD)	**Pregabalin** → 311	*einschl. (pro W + 150mg/d) bis 400 oder 600mg/d, verteilt auf 2 x/d*

T 13.8.2 Panikstörung und Agoraphobie mit Panikstörung

	SSRI (selekt. Serotonin-Wiederaufnahme-Hemmer)	**Paroxetin** → 343 **Citalopram** → 342	*20–40mg/d; Effekt oft erst nach mehrwöchiger Behandlung*
		Escitalopram → 342	*10–20mg/d*
		Sertralin → 343	*50–100mg/d*
oder	**Trizykl. Antidepressivum** (insbes. Serotonin-Wiederaufnahme-Hemmung)	**Clomipramin** → 339	*150–225mg/d; Effekt oft erst nach mehrwöchiger Behandlung*
oder	**SNRI**	**Venlafaxin** → 344	*einschl. auf 225–375mg/d*

T 13.8.3 Agoraphobie

	Trizykl. Antidepressivum (Wiederaufnahmehemm. von Serotonin u. NA)	**Imipramin** → 339	*einschleich. auf 150mg/d; Effekt oft erst nach mehrwöchiger Behandlung*

T 13.8.4 Soziale Phobie

	SSRI (selekt. Serotonin-Reuptake-Inhibitor)	**Paroxetin** → 343	*40–60mg/d; Effekt oft erst nach mehrwöch. Behandl.*
		Escitalopram → 342	*10–20mg/d*
		Sertralin → 343	*50–100mg/d*
oder	**Revers. MAO-A-Hemmer** (Hemmung d. Abbaus von NA/Serotonin durch Hemmg. der Monoaminooxidase)	**Moclobemid** → 341	*ini 1 x 300mg/d, steigern auf 2 x 300mg/d; Effekt oft erst nach mehrwöchiger Behandlung*
oder	**SNRI**	**Venlafaxin** → 344	*einschl. auf 225–375mg/d*

T 13.8.5 Andere spezifische Phobien

In der Regel nur psychotherapeutische Behandlung

T 13.8.6 Somatoforme Störung

	Trizykl. Anxiolytikum (vermutl. Sigma-Rezeptor-Ligand)	**Opipramol** → 347	*200mg/d*

12 AWMF 051-028, S3-Leitlinie Angststörungen, Stand 06.04.2021, gültig bis 05.04.2026.

T 13.9 Zwangserkrankung[13]

Psychotherapie (Verhaltenstherapie mit Exposition und Reaktionsmanagement) ist die Behandlung der Wahl. Pharmakotherapie evtl. begleitend.

	SSRI (selektiver Serotonin-Reuptake-Inhibitor)	**Paroxetin** → 343 **Fluoxetin** → 342	*20–40mg/d; Besserung oft erst nach 5–10W Therapie*
		Escitalopram → 342	*10–20mg/d*
		Sertralin → 343 **Fluvoxamin** → 343	*50–200mg/d*
2. Wahl	**Trizykl. Antidepressivum** (insbes. Serotonin-Wiederaufnahme-Hemmung)	**Clomipramin** → 339	*einschleichend auf 150–300mg/d; Besserung oft erst nach 5–10W Behandlung*

13 AWMF 038-017, S3-LL. Zwangsstörungen , Stand Mai 2013, gültig bis 21.5.2018 (in Überarbeitung).

T 13.10 Aufmerksamkeitsdefizit-/Hyperaktivitätsstörung[14]

	Psychostimulans (Dopamin- u. Noradrenalin-Wiederaufnahme-Hemmung)	**Methylphenidat** → 366	*schrittw. aufdosieren: ini 10mg morgens, dann + 10mg/d in mehreren ED zw. morg. u. früh. Nachmittag, max. 60mg/d; Wirkeintritt sofort (Wirkung evaluieren, ggf. absetzen!); bei Ret.-Präp. genügt Einmalgabe. Für Ki./Jug. anderer Handelsname zugelassen als für Erw.*
		Lisdexamfetamin → 366	*30mg morgens, ggf. schrittweise bis 70mg steigern; Zulassung für Ki., die auf Methylphenidat nicht ansprechen*
		Dexamfetamin → 365	*nur von 6–17J, ini 5–10mg/d, max. 20 (selten 40) mg/d*
oder	**Selektiver Agonist an postsynaptischen Alfa-2A-Rezeptoren**	**Guanfacin** → 367	*nur von 6–17J, ini 1mg/d; Ziel: 0.05 bis 0.12mg pro kg KG*
oder	**SNRI** (selektiver Noradrenalin-Reuptake-Inhibitor)	**Atomoxetin** → 365	*Jug. > 70kg: 40mg/d für 1W, dann bis 80mg/d; Einmalgabe morgens; leichtere Patienten nach Körpergewicht (s. Fachinfo)*

[14] AWMF 028-045, S3-Leitlinie: ADHS bei Kindern, Jugendlichen und Erwachsenen, Stand 2.5.2017, gültig bis 1.5.2022 (in Überarbeitung).

T 14 Dermatologie – Therapie (S. Karl, H. Bruckbauer)

T 14.1 Hinweis zur Therapie

Die aufgelisteten Wirkstoffe und Handelsnamen sind als Beispiele zu verstehen. Sie wurden aus Platzgründen und Gründen der Übersichtlichkeit aus der Vielzahl der erhältlichen Präparate ausgewählt. Bitte entnehmen Sie äquivalent verwendbare Wirkstoffe aus weiterführender Literatur. Alle nicht genannten Präparate eines bestimmten Wirkstoffs sind gleichwertig einsetzbar.

T 14.2 Staph.-aureus-bedingte Infektionen[1]

T 14.2.1 MSSA (Methicillin-/Oxacillin-sensibler S. aureus): Systemische Therapie

Wirkstoff	Appl.	Mittlere Tagesdosierung[a] (Erw.)	Tagesdos. bei Ki[b] 1-12J, verteilt auf ED	Besonderheiten, Indikationen
Amoxicillin + Clavulansäure → 219	p.o.	2 x 1g (875+125mg Tbl.) 3 x 0,625-1,25g (500+125mg Tbl.)	45-60mg/kgKG (in 3 ED)	Hepatotoxizität
	i.v.	3 x (1,2-)2,2g	100mg/kgKG (in 3 ED)	
Ampicillin + Sulbactam → 220	p.o.	2 x 0,75g	50mg/kgKG (in 2 ED)	Nach Experten: p.o. besser 3 x 0,75g; Hepatotoxizität
	i.v.	3(-4) x (0,75-)3g	150mg/kgKG (in 3 ED)	
Cefalexin → 226	p.o.	3 x 1g	50-100mg/kgKG (in 3 ED)	fast 100% bioverfügbar
Cefazolin → 221	i.v.	3 x 2g	50-100mg/kgKG (in 3 ED)	
Cefuroxim-Axetil → 226	p.o.	2 x 0,25-0,5g	20-30mg/ kgKG (in 2 ED)	
	i.v.	3 x 1,5g	75-150mg/kgKG (in 3 ED)	
Clindamycin → 231	p.o.	3 x 600mg	20-40mg/kgKG (in 3 ED)	
	i.v.	3 x 600mg	20-40mg/kgKG (in 3 ED)	
Flucloxacillin → 216	p.o.	3-4 x 1g	1-3g (in 3-4 ED)	Hepatotoxizität, nicht länger als 14d
	i.v.	3-4 x 1-2g	2-6g (in 3-4 ED)	
Azithromycin → 229	p.o.	1 x 500mg (3d) oder ini 500mg, dann f. 4d 1 x 250mg (5d)	10mg/kgKG in 1 ED (3d) oder ini 10mg/kgKG, dann 4d 5mg/kgKG (5d)	Ther.-Dauer 3-5d, Gesamtdosis/Behandlung 1500mg
	i.v.	1 x 500mg		
Clarithromycin → 230	p.o.	2 x 250-500mg	15mg/kg KG (in 2 ED)	
	i.v.	2 x 500mg		
Erythromycin → 230	p.o.	3-4 x 500mg	30-50mg/kgKG (in 3-4 ED)	Tagesdosis 2-4g, maximal 4g/d
	i.v.	3-4 x 0,5-1g	20-50mg/kgKG (in 3-4 ED)	
Roxithromycin → 230	p.o.	2 x 150mg oder 1 x 300mg	5-7.5mg/kgKG (in 2 ED)	

[a] Die mittleren Tagesdosen gelten für Erwachsene und müssen (z. B. bei Nieren- oder Leberinsuff.) individuell angepasst werden.
[b] Die Tagesdosen gelten für Kinder vom vollend. 1.-12. Lj. und stammen aus dem DGPI Handbuch 5. Aufl. 2009. Bei Ki < 1J pädiatrischen Infektiologen hinzuziehen.

T 14.2.2 MRSA (Methicillin-/Oxacillin-resistenter S. aureus): Systemische Therapie

Wirkstoff	Appl.	Mittlere Tagesdosierung[a] (Erw.)	Tagesdos. bei Kinder[b] 1-12J, verteilt auf ED	Besonderheiten, Indikationen
Clindamycin → 231	p.o.	3 x 600mg	20-40mg/kgKG (in 3 ED)	Clindamycin ist nur indiziert, wenn auf Erythromycin sensibel getestet wurde
	i.v.		20-40mg/kgKG (in 3 ED)	
Cotrimoxazol[c] (Trimethoprim + Sulfamethoxazol → 235	p.o.	2 x 960mg	6mg/kgKG (TMP) 30mg/kgKG (SMX) (in 2 ED)	Hoher Sulfonamidanteil, Sensibilisierungen
	i.v.		10-20mg/kgKG (TMP) 50-100mg/kgKG (SMX) (in 2 ED)	
Daptomycin → 240	i.v.	1 x 4mg/kgKG	Absprache mit pädiatrischem Infektiologen	Renale Elimination, Cave: NI u. Dosiserhöhung durch and. renal eliminierte Medikamente, CPK-Anstieg mögl.; Ki: off-label-use [28-32]
Doxycyclin → 228	p.o.	2 x 100mg oder 1 x 200mg	Kontraindiziert bis 8.LJ, danach 2-4mg/kgKG (ED)	
Fosfomycin → 243	i.v.	3 x 5g	200-300mg/kgKG (in 2-3 ED)	Hohe Natriumbelastung, Cave: renale Insuffizienz, nur in Kombination
Fusidinsäure	p.o.	3 x 0.5g	Absprache mit pädiatrischem Infektiologen	Reserveantibiotikum, nur in Kombination, hepatotox.; nur als Import nach § 73 AMG durch Apotheke erhältlich
	i.v.	3 x 0.5g		
Linezolid → 240	p.o.	2 x 600mg	20-30mg/kgKG (in 2-3 ED)	Hämatotoxisch (BB-Kontrollen), MAO-Hemmung; Kinder: off-label-use [33]
	i.v.	2 x 600mg	30mg/kgKG (in 2-3 ED)	

Wirkstoff	Appl.	Mittlere Tagesdosierung[a] (Erw.)	Tagesdos. bei Kinder[b] 1-12J, verteilt auf ED	Besonderheiten, Indikationen
Rifampicin → 247	p.o.	1 x 600mg (10mg/kgKG)	10-20mg/kgKG (in 1-2 ED)	Nur in Kombination (z.B. mit Glykopeptiden) Interaktionen; hepatotoxisch
	i.v.	1 x 600mg (10mg/kgKG)	10-20mg/kgKG (in 1-2 ED)	
Teicoplanin[d] → 239	i.v.	ini 2 x 400mg (d 1), dann 1 x 200-400mg/d	ini 20mg/kgKG (in 2 ED d1), dann 10mg/kgKG (ED)	nephrotoxisch
Tigecyclin → 229	i.v.	ini 1 x 100mg, dann 2 x 50mg	Absprache mit pädiatrischem Infektiologen	Ki: off-label-use
Vancomycin[d] → 239	i.v.	2 x 1g	40mg/kgKG (2-3 ED)	Red-man-Syndrom (Histaminrelease), nephrotox. [32,33]

[a] Die mittleren Tagesdosen gelten für Erwachsene und müssen (z. B. bei Nieren- oder Leberinsuff.) individuell angepasst werden.
[b] Die Tagesdosen gelten für Kinder vom vollend. 1.-12. Lj. und stammen aus dem DGPI Handbuch 5. Aufl. 2009. Bei Ki < 1J pädiatrischen Infektiologen hinzuziehen.
[c] In Österreich auch Cosoltrim als Kombination aus Trimethoprim + Sulfametrol (Lidaprim®)
[d] Cave: Bei Oxacillin-empf. Staphyl. ist die Wirkung deutlich schlechter als die der Betalaktamantibiotika!

T 14.2.3 Topische Antibiotika[a]

Wirkstoff	Applikation	Konzentration	Besonderheiten
Fusidinsäure + Natrium-fusidat → 378	Creme, Salbe, Gaze	2.0%	Gegen *S. aureus* u. MRSA sehr gut wirksam, sekundäre Resistenzen bei häufigem Gebrauch möglich [16], selten sensibilisierend, keine Kreuzresistenzen
Mupirocin (Pseudo-monilsäure)	Nasensalbe	2.0%	Bakteriostatisch, in D: Präparat für *S. aureus* und MRSA-Eradikation[b] (Nase) und zur externen Therapie. Resistenzen bei häufigem Gebrauch ansteigend [34], keine Kreuzresistenzen
Retapamulin	Salbe	1.0%	Bakteriostatisch gegen *S. aureus* und Streptokokken, keine Zul. gegen MRSA
Tyrothricin (Gramicidin + Tyrocidin)	Gel, Puder als Magistral-rezeptur	0.1%	Bakterizid gegen grampositive Kokken, selten sensibilisierend

[a] Diese Tabelle dient zur orientierenden Information. Sie erhebt keinen Anspruch auf Vollständigkeit. Bei einigen „Altpräparaten" werden Indik. wie Hautantiseptik oder Wundbehandlung angegeben).
[b] Mupirocin topisch zur Behandlung der Infektion aber auch zur Eradikation der nasalen Kolonisation mit MRSA 3 x/d über 5d sowie Kontrollabstrich 2d nach Therapieende. AWMF-Leitlinie zu Maßnahmen beim Auftreten multiresistenter Erreger (MRE) [35]. Auch im Verlauf sollten Kontrollabstriche durchgeführt werden: im Krankenhaus nach 1 M, zwischen dem 3. und 6. bzw. nach 12 M, in der Arztpraxis zwischen dem 3. und 6. M und dem 6. und 12. M nach Sanierung [36].

T 14.2.4 Topische Antiseptika[a]

Wirkstoff	Applikation	Konzentration	Besonderheiten
Chlorhexidin	Lsg., Creme, ggf. als Magistralrez. (NRF 11.116., 11.126.)	0,5-2%	Bakteriostatisch, geringe Toxizität, schwach wirksam gegen Pseudomonas spp.; Beeinträchtigung der Wundheilung
Octenidin	Lösung	0,1%	Bakterizid, geringe Toxizität
Polihexanid	Lsg.; Gel, Creme bzw. Salbe als Magistralrez. (NRF 11.128., 11.131., 11.137.)	0,02-0,1%	Bakterizid, geringe Toxizität, breites Wirkungsspektrum
Clioquinol + Chloriodhydroxychinolin	Creme, ggf. als Magistralrezeptur	0,5%-1%, kleinflächig 2-3%	Gut wirksam gegenüber grampositiven Kokken, färbend (gelb), unter Okklusion: Resorption → SMON[b], Sensibilisierung
Silber-2-aminoethylhydrogenphosphat	Salbe, Gel, Puder als Magistralrezeptur	3-5%	
Povidon-Jod	Lsg., Salbe	0,5-10%	Bakterizid (MSSA, MRSA), fungizid, viruzid [37], cave: Jodresorption, Sensibilisierung

[a] Diese Tabelle dient zur orientierenden Information. Sie erhebt keinen Anspruch auf Vollständigkeit. Bei einigen „Altpräparaten" werden Indik. wie Hautantiseptik oder Wundbehandlung angegeben).
[b] SMON = subakute Myelo-Optico-Neuropathie

T 14.2.5 Impetigo contagiosa

Topische antiseptische Therapie

Polihexanid, Povidon-Iod, Octenidin, Chlorhexidin, Dos. s. Kap. T 14.2.4 → 705

Topische antibiotische Therapie

Fusidinsäure, Retapamulin, Dosierung s. Kap. T 14.2.3 → 704

Systemische antibiotische Therapie

Bei mehreren oder ausgedehnten Läsionen sowie Verdacht auf Mischinfektion mit ß-hämolysierenden Streptokokken der Gruppe A (GAS) wird eine systemische Antibiose empfohlen:

Cefalexin (Cephalosporin Gruppe 1), Dosierung s. Kap. T 14.2.1 → 702

bei V.a. Penicillinallergie

Clindamycin oder Makrolide, Dosierung s. Kap. T 14.2.1 → 702

T 14.2.6 Follikuläre S.-aureus-bedingte Pyodermien

Oberflächliche Follikulitis (Ostiofollikulitis), Follikulitis/Perifollikulitis, Furunkel/Karbunkel

Topische antiseptische Therapie

Polihexanid, Povidon-Iod, Octenidin, Chlorhexidin, Dos. s. Kap. T 14.2.4 → 705

Topische antibiotische Therapie	
	Fusidinsäure, Retapamulin, Dosierung s. Kap. T 14.2.3 → 704
Systemische antibiotische Therapie	
Bei mehreren oder ausgedehnten Läsionen sowie Verdacht auf Mischinfektion mit ß-hämolysierenden Streptokokken der Gruppe A (GAS) wird eine systemische Antibiose empfohlen:	
	Cefalexin (Cephalosporin Gruppe 1) Dosierung s. Kap. T 14.2.1 → 702
bei V.a. Penicillinallergie	
	Clindamycin oder Makrolide, Dosierung s. Kap. T 14.2.1 → 702

T 14.2.7 Tiefe S.-aureus-bedingte Infektionen

Kutaner Abszess, Phlegmone	
Sogenannte "Zugsalben" und die Anwendung feuchter Wärme sind traditionell in Gebrauch. Die Inzision reifer (fluktuierender) Einzelherde wird empfohlen. **(Cave:** Hinweis an Patient: Bei Furunkeln im Gesicht nicht selbst manipulieren! Gefahr der Sinusvenenthrombose).	
Systemische antibiotische Therapie	
	Cefalexin (Cephalosporin Gruppe 1), Flucloxacillin oder Clindamycin Dosierung s. Kap. T 14.2.1 → 702
bei V.a. Penicillinallergie	
	Clindamycin Dosierung s. Kap. T 14.2.1 → 702
Bei bestehender Therapieresistenz: Antibiotikum entspr. Antibiogramm. **Cave** MRSA. Bei ausgedehntem Befund oder Gesichtsfurunkeln: stationäre intravenöse Behandlung	

[1] AWMF 013-038 S2k Diagnostik und Therapie Staphylococcus aureus bedingter Infektionen der Haut und Schleimhäute. Stand: 01.04.2011 (in Überarbeitung), gültig bis 31.03.2016

T 14.3 Weitere bakterielle Infektionen

T 14.3.1 Borreliosen

Therapieempfehlungen bei Lyme-Borreliose			
Lokalis. Frühmanifestationen: solitäres Erythema migrans, Erythema chronicum migrans			
	Tetracyclin (Antibiose)	**Doxycyclin**[c] → 228	*2 x 100mg/d p.o. oder 1 x 200mg/d (10-14d); Ki. ab 9J 4mg/kgKG/d p.o.*[b] *(max. 200mg) (10-14d)*
oder	**Breitbandpenicillin** (Antibiose)	**Amoxicillin** → 217	*3 x 500-1000mg p.o. (14d); Ki. 50mg/kgKG/d p.o. (14d)*
oder	**Cephalosporin** (Antibiose)	**Cefuroxim-Axetil** → 226	*2 x 500mg p.o. (14d); Ki. 30mg/kgKG/d p.o. (14d)*
oder	**Makrolid** (Antibiose)	**Azithromycin** → 229	*2 x 250mg p.o. (5-10d); Ki. 5-10mg/kgKG/d p.o. (5-10d)*

Disseminierte Frühmanifestationen[a]: multiple Erythemata migrantia, Erythema migrans mit grippeartigen Allgemeinsymptomen, Borrelien-Lymphozytom (solitär u. disseminiert)			
	Tetracyclin (Antibiose)	**Doxycyclin[c]** → 228	*2 x 100mg/d p.o. oder 1 x 200mg/d (14-21d); Ki. ab 9J 4mg/kgKG/d p.o.[b] (max. 200mg, 14-21d)*
oder	**Breitbandpenicillin** (Antibiose)	**Amoxicillin** → 217	*3 x 500-1000mg p.o.; Ki. 50mg/kgKG/d p.o.; für 14-21d[a]*
oder	**Cephalosporin** (Antibiose)	**Cefuroxim-Axetil** → 226	*2 x 500mg p.o. (14-21d)[a]; Ki. 30mg/kgKG/d p.o. (14-21d)[a]*
oder	**Makrolid** (Antibiose)	**Azithromycin** → 229	*2 x 250mg p.o. (5-10d)[a]; Ki. 5-10mg/kgKG/d p.o. (5-10d)[a]*
Spätmanifestationen: Acrodermatitis chronica (ödematös-infiltratives und atrophes Stadium) ohne neurologische Symptome			
	Tetracyclin (Antibiose)	**Doxycyclin[c]** → 228	*2 x 100mg/d p.o. oder 1 x 200mg (30d); Ki. ab 9. Lj. 4mg/kg KG/d p.o.[b] (max. 200mg) (30d)*
oder	**Breitbandpenicillin** (Antibiose)	**Amoxicillin** → 217	*3 x 500-1000mg/d p.o.; Ki. 50mg/kgKG/d p.o.; 30d*
Spätmanifestationen: Acrodermatitis chronica (ödematös-infiltratives und atrophes Stadium) mit neurologischer Symptomatik			
	Benzylpenicillin (Antibiose)	**Penicillin G** → 215	*4 x 5 Mio. IE/d i.v. (14-21d)[d]; Ki. 200-500000IE/kgKG/d i.v. (14-21d)[d]*
oder	**Cephalosporin** (Antibiose)	**Ceftriaxon** → 222	*1 x 2g/d i.v. (14-21d)[d]; Ki. 50mg/kgKG/d i.v. (14-21d)[d]*
		Cefotaxim → 222	*3 x 2g/d i.v. (14-21d)[d]; Ki. 100mg/kgKG/d i.v. (14-21d)[d]*

[a] Die Therapiedauer richtet sich nach der Dauer und Schwere der klinischen Symptomatik; bei multiplen Erythemen und bei Borrelien-Lymphozytom beträgt die Therapiedauer 21 Tage.
[b] Nach Abschluss der Zahnschmelzbildung
[c] Für Jugendliche und Erwachsene ab 50 kg KG
[d] Weiter oral bis 30 Tage (Aberer et al. 1996)

2 AWMF 013/044 S2k Kutane Lyme Borreliose. Stand: 31.03.2016, gültig bis 31.10.2020.

T 14.3.2 Ecthyma

Topisch			
	Antiseptikum	**Hydroxychinolin**	*mehrmals tgl. Umschläge (bis zur Abheilung)*
oder/ plus	**Antiseptikum**	**Polyvidon-Jod-Salbe**	*2 x/d auftragen (bis zur Abheilung)*
Systemisch			
	Siehe unten Erysipel, **Kap. T 14.3.4**		

T 14.3.3 Erythrasma

Topisch			
	Waschgel (Reinigung, Austrocknung)	**Syndets**	*2–3 x/d (mehrere W)*
plus	**Azol-Antimykotikum** (Antibiose/Breitspektrum-antimykotikum)	**Clotrimazol-Creme, Paste** → 380	*2–3 x/d dünn auftragen (1W nach Abheilung)*
		Ciclopirox Creme → 379	
Systemisch			
ggf.	**Makrolid** (Antibiose)	**Erythromycin** → 230	*2 x 500mg/d p.o. (10d)*

T 14.3.4 Erysipel

	Oralpenicillin (Antibiose)	**Penicillin V** → 216	*3 x 1.2-1.5 Mio. IE/d p.o. (1 Mio. IE = 0.6g)*
oder	**Benzylpenicillin** (Antibiose)	**Penicillin G** → 215	*3 x 5-10 Mio. IE/d i.v. (1 Mio. IE = 0.6g)*
		Penicillin G → 215 **+ β-Laktamase-Inhibitor (Sulbactam)** → 219	*3 x 5 Mio. IE/d i.v. + 3 x 1g/d; bei V.a. Beteiligung von Staphylokokken*
oder	**Breitbandpenicillin + Penicillinaseinhibitor**	**Amoxicillin + Clavulansäure** → 219	*3 x 1.2-2.2mg i.v.*
oder	**Cephalosporin** (Antibiose)	**Cefalexin** → 226	*3 x 1g p.o./d*
		Cefazolin → 221	*3 x 2g/d i.v.; auch bei Staphylokokkenbeteiligung inkl. Betalaktamasebildner*
Bei Penicillinallergie			
	Makrolid (Antibiose)	**Roxithromycin** → 230	*2 x 150mg/d p.o. bzw. 1 x 300mg/d p.o.*
oder		**Erythromycin** → 230	*2 x 1g/d p.o. (mind. 10 d)*
oder	**Lincosamid** (Antibiose)	**Clindamycin** → 231	*3 x 300-600mg p.o./i.v./d; keine Dosisreduktion bei NI*

T 14.3.5 Erysipeloid			
Topisch			
	Antiseptikum (antiinflamm., antimikrobiell)	**Hydroxychinolin**	*mehrmals tgl. Umschläge (bis zur Abheilung)*
Systemisch			
	Phenoxypenicillin	**Phenoxymethylpen.** → 216	*2–3Mio. IE p.o. (5–10d)*
oder	**Tetracyclin** (Antibiose)	**Doxycyclin** → 228	*1 x 200mg/d p.o./i.v. (14d)*
bei Penicillinallergie		**Erythromycin** → 230	*3 x 0.5–1g/d p.o. (10d)*

T 14.3.6 Gramnegative Follikulitis			
Topisch			
	Desinfizientien (antimikrobiell)	**Ammoniumbituminosulfonat** Salbe 0–50% → 369	*2–3 x/d auftragen*
		Polyvidon Jod-Lsg.	
plus/ oder	**Antiseptikum**	**Benzoylperoxid** → 377 Waschlotion, Gel oder Creme 2,5–10%	*1–2 x/d auftragen*
oder	**(Reserve)**	**Retapamulin** Salbe	*2x/d auftragen*
oder	**(Reserve)**	**Mupirocin** Salbe	*2x/d auftragen*
Systemisch			
ggf.	**Vitamin-A-Säure-Derivat** (antimikrobiell, austrocknend)	**Isotretinoin** → 378	*0.5–1mg/kgKG p.o. f. 3–5M (off-label; UW → 377)*
oder	**Nitroimidazol** (antiinfekt.)	**Metronidazol** → 236	*2 x 400mg/d (ca. 10d)*

T 14.3.7 Folliculitis decalvans[3]			
Syn.: Folliculitis et parafolliculitis abscedens et suffodiens			
Topisch			
	Antibiotika	**Clindamycin** 1% Gel → 376	*1–2/d*
oder		**Erythromycin** 2% Lsg.→ 376	*1–2/d*
	Antiseptika	**Octenidin, Polihexanid oder Chlorhexidin**	*1–2/d*
Systemisch			
z.B.		**Doxycyclin** → 228	*2 x 100mg/d*
oder		**Cefuroxim** → 221	*2 x 500mg/d*
oder		**Clarithromycin** → 230	*2 x 250mg/d*
oder	**Antibiot. + Tuberkulostat.**	**Clindamycin** → 231 **+ RMP**	*je 2 x 300mg/d für 10 W*
ggf.	**Retinoid**	**Isotretinoin** → 378	*0,5–0,75mg/kg KG*

[3] J Eur Acad Dermatol Venereol. 2015 Feb 24. doi: 10.1111/jdv.13052 (München)

T 14.3.8 Lupus vulgaris

1. Phase			
	Tuberkulostatikum (Antibiose)	**Rifampicin** → 247	*10mg/kgKG/d p.o. (2–3M)*
plus		**Isoniazid** → 246	*5mg/kgKG/d p.o. (2–3M)*
plus		**Pyrazinamid (PZA)** → 246	*25–35mg/kgKG/d (2M)*
evtl. plus		**Ethambutol (EBM)** → 246	*15–25mg/kgKG/d p.o. (2M); nicht bei Ki. < 2J!*
2. Phase			
	Tuberkulostatikum (Antibiose)	**Rifampicin (RMP)** → 247	*weitere 4M*
plus		**Isoniazid (INH)** → 246	*5mg/kgKG/d p.o. (weit. 4M)*
Alternativschema			
statt	**INH**	**RMP + EMB** (Ethambutol 15–25mg/kgKG) **+ PZA**	
	RMP	Therapie nach Antibiogramm (9–12M)	
	PZA	**INH + RMP + EMB** (3M)	
		INH + RMP (weitere 6M)	

T 14.4 Akne und akneiforme Dermatosen

T 14.4.1 Therapiealgorithmus[4]

	Leicht		Mittelschwer	Schwer	
	A. com.[1,2]	A.pap.,pust.[1]	A.pap.,pust.[1]	A. pap, pust. nodosa[1,3]	A. conglobata
1. Wahl	Top. Retinoid	Basistherapeutikum[4,5] oder Kombination der Basistherapeutika[4] oder Basistherapeutikum[4] + top. Antibiotikum	Kombination der Basistherapeutika[4] oder Basistherapeutikum[4] + top. Antibiotikum oder orales Antibiotikum + Basistherapeutikum[4]	Orales Antibiotikum + 1 oder 2 BT oder orales Antibiotikum + Azelainsäure	Orales Antibiotikum + BPO + topisches Retinoid oder orales Antibiotikum + Azelainsäure
Alter-nativen	Azelain-säure	Azelainsäure (allein[5], oder Kombi. mit top BT/AB)	Azelainsäure + BT od. orales Antibiotikum + Azeliansäure	Orales Isotretinoin	Orales Isotretinoin
Bei Frauen	siehe oben	siehe oben	Orales antiandrogenes Kontrazeptivum + siehe 1. Wahl	Orales antiandrogenes Kontrazeptivum + siehe 1. Wahl	Orales antiandrogenes Kontrazeptivum + siehe 1. Wahl
Schwan-gerschaft	Azelain-säure	Azelainsäure + BPO oder topisches Erythromycin + BPO	Orales Erythromycin + Azelainsäure od. + BPO	Orales Erythromycin + Azelainsäure + BPO	Orales Erythromycin + Azelainsäure + BPO, evtl. kurzfr. oral. Prednisolon
Erhaltung	Top. Retinoid	Top. Retinoid		Top. Retinoid + BPO	

1. Zusätzlich mechan. Komedonenentfernung 2. Bei starker Ausprägung kann eine A. comedonica auch als eine mittelgradige bzw. schwere Akne bewertet werden 3. A. pap.pust. mit Knötchen (0.5–1cm) 4. Basistherapeutikum = topisches Retinoid oder Benzoylperoxid (BPO) 5. Bei leichten Formen; BT = Basistherapeutikum; AB = Antibiotikum top. = topisch

[4] Adapt. nach Dt. S2-Akne-Leitlinie 2010; korr. Fassg. 2011

Topisch			
	Waschgel (Reinig., Entfett.)	**Syndets**	*2 x/d*
plus	**Peeling**	**Peeling-Creme mit Schleifkörnchen**	*anfangs 2–3 x/W*
plus/ oder	**Vitamin-A-Säure-Derivat** (Keratolyse ⇒ Beseitigung follikul. Verhornungsstrg.)	**Tretinoin, Isotretinoin oder Adapalen** → 377	*1–2 x/d dünn auftragen*
		oder Trifaroten	*1 x/d dünn auftragen*
oder/ plus	**Benzoylperoxid** (bakteriostatisch, antiinflammat., komedolytisch)	**Benzoylperoxid 2.5–10%** → 377	*1–2 x/d*
oder	**Azelainsäure.** (antibakt., antiinflammatorisch)	**Azelainsäure** → 377	*1–2 x/d dünn auftragen*
oder/ plus	**Makrolid.** (Propionibakterium-acnes- Antibiose)	**Erythromycin 2–4%** → 376	*1–2 x/d dünn auftragen*
oder/ plus	**Lincosamid** (Antibiose)	**Clindamycin** → 376	*1–2 x/d dünn auftragen (bis 4W)*
od./pl.	**Gyrasehemmer**	**Nadifloxacin** → 376	*1–2 x/d dünn auftragen*
oder	**Kombin. Vit.-A-Säure-Derivat + Makrolid-Antibiotikum**	**Tretinoin** → 377 + **Erythromycin** → 376	*1–2 x/d dünn auftragen*
oder	**Komb. Vit.-A-Säure-Deriv. + Lincosamid-Antibiot.**	**Tretinoin + Clindamycin** → 377	*1 x/d dünn auftragen*
oder	**Kombination Lincosamid + Benzoylperoxid**	**Clindamycin** → 376 + **Benzoylperoxid** → 377	*1 x/d dünn auftragen*
oder	**Kombin. Vit.-A-Säure-Derivat + Benzoylperoxid**	**Adapalen + Benzoylperoxid** → 377	*1 x/d dünn auftragen*
oder/ plus	**Schieferöl.** (antiphlogistisch, antimikrobiell)	**Ammoniumbituminosulfonat** 10–50% → 369	*Salbenverband jed. 2. d wechseln (bis Abszesseröffnung)*
Systemisch			
ggf.	**Tetracyclin.** (Propionibact.-acnes-Antibiose, antientzündlich)	**Minocyclin** → 228 **Doxycyclin** → 228	*2 x 50mg/d p.o., mind. 4–6W, Cave: KI bei Ki, SS und SZ! (photosensibilisierend!)*
In schweren Fällen			
	Tetracyclin. (Propionibact.-acnes-Antibiose)	**Doxycyclin** → 228	*1-2 x 50mg/d p.o. (4–12W), Cave: KI bei Ki, SS und SZ! (photosensibilisierend!)*
oder	**Vitamin-A-Säure-Derivat** (antiinflamm.,sebostatisch durch Talgdrüsenreduktion, Keratolyse).	**Isotretinoin** → 378	*0.3-0.5mg/kg KG/d, mind. 6M*
		Cave: Kontrazeption während 4W vor und 4W nach Behandlung! Keine Blutspende! **Keine Kombination mit Tetrazyklinen** (Sicherheitsabstand 1W)!	

Evtl. bei Frauen			
	Kontrazeptivum (Hemmung der Androgenwirkung auf die Talgdrüsenazini)	**Ethinylestradiol + Cyproteronacetat** → 416	*1 x 1 Tbl. (1.–21. Zyklustag)*
		Ethinylestradiol + Chlormadinon → 421	*1 x 1 Tbl. (1.–21. Zyklustag)*

T 14.4.2 Acne inversa[5]

Syn.: Hidradenitis suppurativa			
Topisch			
	Lincosamid	**Clindamycin** 1% Lsg. → 376	*1 x/d dünn auftragen*
Systemisch			
	Lincosamid	**Clindamycin** → 231	*2 x 300mg/d über 12W*
plus	**Tuberkulostatikum**	**Rifampicin** → 247	*2 x 300mg/d über 12W*
plus	**Tetracyclin**	**Minozyklin** → 228	*2 x 50mg/d über 1–3M*
Bei Frauen, die auf systemische Antibiotika nicht ansprechen			
	Kontrazeptivum	**Ethinylestradiol + Cyproteronacetat** → 416	*1 x 1 Tbl. über $\geq$ 6M*
Bei unzureichendem Ansprechen auf konventionelle Therapie			
	Biologica	**Adalimumab** → 210	*d1 4 x 40mg, d15 2 x 40mg, ab W4 40mg/W od. 80mg/2W*

5 AWMF 013-012 Therapie der Hidradenitis suppurativa/Acne inversa. 31.12.2012, gültig bis 31.12.2017

T 14.4.3 Rosacea

Topisch			
	Makrolid	**Erythromycin** → 376 2–4% Lsg., Gel oder Creme	*2 x/d dünn auftragen (nach Bedarf)*
oder	**Chemotherapeutikum** (antibakteriell)	**Metronidazol** Creme 0.75–2%, Gel oder Lotion	*2 x/d dünn auftragen ($>$ Wochen)*
oder	**Azelainsäure**	**Azelainsäure** Gel → 377	*1–2x/d dünn auftragen*
oder	**Antiparasitarium**	**Ivermectin** → 377 **Permethrin** 5% Creme → 382	*1x/d dünn auftragen; (Permethrin off-label)*
oder	**Schwefel** (antimikrobiell)	**Ichthyol-Schwefel-Zink-Paste 2–4%**	*1–2 x/d dünn auftragen (nach Bedarf)*
evtl. plus	**Alpha-2-Mimetikum**	**Brimonidin-Gel** → 385	*1 x/d (morgens) dünn auftragen (nach Bedarf)*

Systemisch			
evtl.	**Tetracycline**	**Doxycyclin** → 228	*ini (10-14d) 100mg/d p.o., dann 50mg bis max. 12W*
		Minocyclin → 228	*ini 2 x 50mg/d p.o. (4-6W)*
		Doxycyclin ret. → 378	*1 x 40mg (6-12W)*
	Retinoid (antiinflammatorisch, antiseborrhoisch)	**Isoretinoin** → 378	*0.1–1mg/kgKG/d p.o. (> 6M, w: unbedingt Kontrazept.)*
		Cave: nicht mit Tetrazyklinen kombinieren! Keine zugelassene Indikation!	
T 14.4.4 Periorale Dermatitis			
Topisch			
	Makrolid (Antibiose)	**Erythromycin** 2% → 376 **Metronidazol** 0.75% (jew. Creme und Emulsion)	*1–2 x/d dünn auftragen (bis zur Abheilung); Metronidazol off-label*
Systemisch			
evtl.	**Tetracyclin** (Antibiose)	**Minocyclin** → 378	*1–2 x 50mg/d p.o. (einige W)*

T 14.5 Alopezie

T 14.5.1 Alopecia androgenetica des Mannes

Topisch			
evtl.	**Antihypertensivum** (Anagenhaar-Rate ↑)	**Minoxidil** → 383 5% in alkoholischer Lösung	*2 x/d 1ml auf Kopfhaut aufbringen (Cave UW insbes. auf Herz/Kreislauf!)*
	Sexualhormonanalogon	**Alfatradiol** → 383	*1 x/d 3ml, dann 2–3 x/W auf Kopfhaut aufbringen (bis zur Besserung)*
evtl.	**Hormon**	**Melatonin-Lsg.** 0.001- 0.1%	*1 x/d auf Kopfhaut aufbringen*
Systemisch			
	5α-Reduktase-Hemmer (Östrogen → Dihydrotestosteron ↓ ⇒ Androgenwirkung ↓)	**Finasterid** → 383	*1 x 1mg/d (Jahre; nur Männer!, evtl. PSA-Überwachung)*
evtl. plus	**Vitamine** (Verbesserung der Haarstruktur, Effluvium ↓)	**Biotin H**	*2.5–5mg/d (> 3M)*

T 14.5.2 Alopecia androgenetica der Frau

Topisch			
evtl.	**Antihypertensivum** (Anagenhaar-Rate ↑)	**Minoxidil** → 383 2% in alkoholischer Lösung	*2 x/d 1ml auf Kopfhaut aufbringen (Cave UW insbes. Herz/Kreislauf!)*
	Nicht halogeniertes Glukokortikosteroid (Anagenhaar-Rate ↑, antiinflammatorisch).	**Prednisolon** → 369	*1 x/d 3ml, dann 2–3 x/W auf Kopfhaut aufbringen (bis zur Besserung, Wirkung nicht gesichert)*
		Dexamethason → 370	
		Mometason → 371	
		Clobetasol → 369	
oder/ plus	**Sexualhormonanalogon**	**17-alpha-Estradiol**	*1 x/d 3ml, dann 2–3 x/W auf Kopfhaut aufbringen (bis zur Besserung)*
evtl.	**Hormon**	**Melatonin** Lsg. 0.0033%	*1 x/d auf Kopfhaut aufbr.*
Systemisch			
evtl.	**Kontrazeptive Sexualhormone/Antiandrogene** (cyproteronacetathaltig, Hemmung der Androgenwirkung auf Haarfollikel)	**Ethinylestradiol + Cyproteronacetat** → 416	*1 x 1 Tbl./d (1.–21. Zyklustag)*
		Ethinylestradiol + Chlormadinon → 421	
oder/ plus	**Sexualhormon/Gestagen mit antiandrogener Wi** (Hemmung der Androgenwirkung auf Haarfollikel)	**Cyproteronacetat** → 407	*10mg/d p.o. (d1–15 zum Antikonzeptivum)*
		Cave: Nur unter gynäkol. Betreuung und Antikonzeption!	
oder/ plus	**Vitamine, essenzielle Aminosäuren** (Verbesserung der Haarstruktur, Effluvium ↓)	**Biotin H**	*2.5–5mg/d (> 3M)*
		Zystin	*ini. 3 x 20mg/d für 2–3W) 3 x 10–20mg/d (über M)*

T 14.5.3 Alopecia areata

Topisch			
evtl.	**Glukokortikosteroid** (antiinflammatorisch)	**Clobetasol** → 369	*1–2 x/d auftragen (> 2M), Wi nicht gesichert, 1:2 bis 1:5 verdünnt intrakutan, intraläsional; Cave: Schläfenbereich!*
		Mometason → 371	
		Triamcinolonacetonid → 370	
Systemisch			
evtl.	**Glukokortikosteroid** (antiinflammatorisch)	**Methylprednisolon** → 371	*ini. 20–60mg/d p.o. (2–3W); Erh.Dos. 4–8mg/d p.o. (2–4W) (Wirkung nicht gesichert)*

T 14.6 Ekzemerkrankungen

T 14.6.1 Kontaktekzem

akut/ sub-akut	**Glukokortikosteroid, evtl. mit antimikrobiellem Zusatz, als Salbe, Creme, Paste, Lotion, Lösung** (antiinflammatorisch)	**Prednicarbat** → 370	*1–2 x/d auftragen; (5–7d); stadiengerechte Grundlage: – trocken: Salbe – nässend: Creme – feucht: Paste, Creme*
		Betamethason → 370	
		Triamcinolon → 370	
		Mometason → 371	
		Methylprednisolon → 371	
		Flumetason + Clioquinol	
		Flumetason + Triclosan → 371	
Chronisches Stadium wie bei atopischem Ekzem			

[6] AWMF 013-055 S1 Kontaktekzem, Stand: 21.08.2013 , gültig bis 20.08.2018

T 14.6.2 Atopisches Ekzem (Neurodermitis)

Topisch			
akut	**Glukokortikosteroid, evtl. mit antimikrobiellem Zusatz, als Salbe, Creme, Paste, Lotion, Lösung** (antiinflammatorisch)	**Prednicarbat** → 370	*ini 2 x/d auftragen; stadiengerechte Grundlage: – trocken: Salbe – nässend: Creme, Lotion, Lsg. – feucht: Paste, Creme*
		Mometason → 371	
		Methylprednisolon → 371	
		Flumetason + Clioquinol	
		Flumet. + Triclosan → 371	
ggf. plus	**Breitspektrum-Antibiotikum**	**Fusidinsäure-Creme** → 378	*2–3 x/d auftragen (Dauer nach Bedarf)*
oder	**Farbstoff**	**Solutio pyoctanini wässrig 0.25–0.5%**	*alle 3d (Dauer nach Bedarf)*
		Eosin-Lsg. 0.5–2%	*nach Bedarf tgl. auftragen*
subak./ chron.	**Glukokortikosteroid** (antipruriginös, antiphlog.)	**Hydrocortison** → 369 Salbe, Creme	*1–2 x/d (nach Bedarf)*
oder	**Immunmodulator/ Calcineurin-Inhibitor**	**Tacrolimus** → 372	*1–2 x/d auftragen*
		Pimecrolimus → 372	
plus/od.	**Teere**	**Steinkohlenteer**	*1–2 x/d (max. 4W)*
plus/ oder	**Harnstoffpräparat** (hydratisierend)	**Urea** → 382 Creme, Lotion 5–10%	*mehrmals pro d (nach Bedarf)*
plus/ oder	**Omega-3-Fettsäuren**	**Nachtkerzensamen-Öl**	*mehrmals pro d (nach Bedarf)*
Systemisch			
	Glukokortikosteroid (antiinflammatorisch)	**Prednisolon** → 207	*20–40mg/d p.o. (über 7–10d reduzieren)*

	Immunsuppressivum	**Ciclosporin** → 274	*2.5mg/kg KG/d in 2ED, Laborkontrollen!*
bei Superinfektion	**Tetracyclin** (Antibiose, erregerangepasst)	**Doxycyclin** → 228	*2 x 100mg/d p.o. (10d)*
	Cephalosporin(Antibiose, erregerangepasst)	**Cefuroxim** → 221	*2 x 500mg/d p.o., i.v. (10d)*
		Cefalexin → 226	*2 x 500mg/d p.o. (10d)*
plus	**H_1-Antihistaminikum** (antipruriginös, eventuell zusätzl. sedierend)	**Loratadin** → 88 **Cetirizin** → 87 **Desloratadin** → 87 **Levocetirizin** → 88	*1 x 10mg/d p.o. (bei Bedarf)*
		Dimetinden → 87	*3 x 1–2mg/d (bei Bedarf)*
plus/oder	**Antikörper** (IL-4/-13-Rezeptor)	**Dupilumab** → 89	*ini 600mg (2 x 300 s.c.), dann 300mg s.c. alle 2W*
oder	**Antikörper** (IL-13)	**Tralokinumab** → 373	*ini 600mg (4 x 150mg s.c.), dann 300mg s.c. alle 2W*
pl./od.	**JAK-Inhibitor**	**Baricitinib** → 211	*1 x 4mg/d p.o. (>18J)*
oder		**Abrocitinib** → 372	*ini 1 x 200mg/d p.o. (>18J), (bei Pat. ≥ 65J 100mg, DANI)*
T 14.6.3 Seborrhoisches Ekzem			
	Imidazolderivat (Antimykotikum)	**Ketoconazol** → 380 **Clotrimazol** → 380 jeweils Creme, Shampoo	*2 x/d auftragen, 2–3 x/W Haarwäsche*
	Ciclopirox (Antimykotikum)	**Ciclopirox** → 379 Shampoo	*2 x/d auftragen, 2–3 x/W Haarwäsche*
evtl. plus	**Glukokortikosteroid** (antiinflammatorisch)	**Hydrocortison** → 369 Salbe, Creme	*1–3 x/d dünn auftragen (< 5d)*
plus/oder	**Schieferöle, Schwefel** (antimikrobiell)	**Ichthyol-Schwefel-Zink-Paste** 2–4% **Natriumbituminosulfonat-Gel** (Ichthomed® Gel)	*2 x/d dünn auftragen (nach Bedarf)*
T 14.6.4 Dyshidrosiformes Ekzem			
Topisch			
	Glukokortikosteroid, ggf. mit antimikrobiellem Zusatz, als Creme, Paste, Lotion, Lsg.(antiinflammat.)	**Prednicarbat** → 370	*1–2 x/d dünn auftragen (Merke: Wahl einer stadiumgerechten Grundlage)*
		Mometason → 371	
		Betamethason → 370	
		Flumetason + Clioquinol	
plus	**Farbstoffe** (antimikrobiell, austrocknend)	**Solutio pyoctanini 0,5%**	*alle 3d*

plus/ oder	**Gerbstoffe** (austrocknend, gerbend)	**Tanninteilbäder**	*2 x/d*
oder	**Harnstoffpräparat** (keratolytisch, hydratisierend)	**Urea** → 382 Creme, -Lotion 5–10%	*mehrmals (nach Bedarf)*
Systemisch			
evtl.	**H_1-Antihistaminikum** (antipruriginös)	**Loratadin** → 88 **Cetirizin** → 87 **Desloratadin** → 87 **Levocetirizin** → 88	*1 x 10mg/d p.o. (bei Bedarf)*
evtl.	**Glukokortikosteroid** (antiinflammatorisch)	**Prednisolon** → 207	*z.B. 1 x 50mg/d p.o. (3d), dann 1 x 25mg/d (2d), dann 1 x 10mg/d (3d), dann1 x 5mg/d (3d)*
T 14.6.5 Hyperkeratotisches Handekzem			
Topisch			
	Glukokortikosteroid (antiinflammatorisch)	**Prednicarbat** → 370 **Betamethason** → 370 **Triamcinolon** → 370 **Mometason** → 371 **Methylprednisolon** → 371	*2 x/d auftragen; stadiengerechte Grundlage: - trocken: Salbe - nässend: Creme*
oder	**Calcineurininhibitor**	**Tacrolimus** Salbe → 372	*1x/d (off-label)*
		Pimecrolimus Salbe → 372	
ggf. plus	**Keratolytikum**	**Salizylsäure** → 382 5-20% Salbe	*1-2x/d auftragen, ggf. Kombinationspräparat mit Steroid*
		Urea 5-10% Creme/Salbe	
	Teer	**Liquor carbonis detergens, Ichthyol oder Tumenol**	*1x/d auftragen (Creme, Salbe oder Paste)*
Systemisch			
	Retinoid	**Alitretinoin** → 372	*10-30mg/d p.o. 12-24W; Cave: Kontrazeption! Keine Kombin. mit Tetrazyklinen! Laborkontrollen*
		Acitretin → 374	*10-75mg/d p.o., 6-8W; Cave: Kontrazeption! Keine Kombin. mit Tetrazyklinen! Laborkontrollen*
u./od.	**Glukokortikosteroid**	**Prednisolon** → 207	*kurzfristig 0.5-1mg/kgKG/d*
oder	**Immunsuppressivum**	**Ciclosporin** → 274	*off-label, bei schweren Formen 2.5mg/kgKG/d*

T 14.6.6 Dermatitis solaris

Topisch			
	Glukokortikosteroid (antiinflammatorisch)	**Methylprednisolon** → 371	*als Milch oder Creme 1–3 x/d dünn auftragen (3–5d)*
		Prednicarbat → 370	
Systemisch			
	Nichtsteroidales Antiphlogistikum	**Acetylsalicylsäure** → 196	*2–3 x 0.5–1g/d p.o. (3–5d)*
		Ibuprofen → 197	*3 x 400mg/d p.o.*

T 14.6.7 Fototoxische/Fotoallergische Dermatitis

Topisch			
evtl.	**Glukokortikosteroid** (antiinflammatorisch)	**Methylprednisolon** → 371	*Milch, Creme oder Schaum 3 x/d dünn auftragen (bis zur Abheilung)*
		Prednicarbat → 370	
zus. bei Blasen	**Farbstoffe** (antimikrobiell, austrocknend)	**Solutio pyoctanini 0,5%** **Eosin-Lösung 0,5–2%**	*alle 2–3d auftragen (bis Blasen eingetrocknet)*
Systemisch			
	Glukokortikosteroid (antiinflammatorisch)	**Prednisolon** → 369	*20–40mg/d p.o. (über 7–10d reduzieren)*

T 14.6.8 Polymorphe Lichtdermatose

Topisch			
	Lichtschutz-Präparat (UVA-/UVB-Schutz)	**Creme, Lotion LSF 50+, Sun-Blocker**	*1–3 x/d zur Prophylaxe auftragen (bei Bedarf)*
	Glukokortikosteroid (antiphlogistisch)	**Mometason** → 371 **Prednicarbat** → 370 **Triamcinolon** → 370 **Betamethason** → 370	*Creme 2–3 x dünn auftragen (bei Bedarf bis zur Abheilung)*
Systemisch			
	Glukokortikosteroid (antiinflammatorisch)	**Prednisolon** → 207	*20–40mg/d p.o. (über 7–10d reduzieren)*
Evtl. zusätzlich			
	Antihistaminikum (H_1-Blocker; antiallergisch, antipruriginös)	**Loratadin** → 88 **Desloratadin** → 87 **Levocetirizin** → 88 **Cetirizin** → 87	*1 x 10mg p.o. (nach Bedarf)*

T 14.7 Epizoonosen

T 14.7.1 Skabies

Für alle Antiskabiosa gilt: nicht in Grav./Lakt. und den ersten 2 Lebensmonaten anwenden!

Lokal			
	Antiskabiosa (antiinfektiös)	**Permethrin** → 382 5% Creme	*Erw., Ki. > 2M, Dosis n. KOF, 1 x abends ges. Körper ohne Kopf einreiben, morgens abduschen, evtl. n. 2 u. 4W wdh.*
		Benzylbenzoat → 381 5% Creme 25% (Erw.), 10% (Ki.)	*topisch auftragen exkl. Kopf (3d hintereinander, an d4 gründlich abbaden)*
Systemisch			
	Antihelmintikum	**Ivermectin**	*Einmaldos. p.o. (200µg/kg KG)*

T 14.7.2 Pediculosis capitis/pubis

	Antiparasitarium (antiinfektiös)	**Pyrethrum-Extrakt**	*Haar gut durchtränken, nach ½h ausspülen; bei Kleinki. max. ⅓ der Menge*
oder		**Permethrin** → 382	*ins feuchte Haar einmassieren, nach 30-45min auswaschen, dann Haare 3d nicht waschen; evtl. Wdh. nach 8-10d*
oder	**Physikalisch**	**Dimeticon (Silikonöl)** → 381	*auf trockenes Haar auftragen, mind. 10min einwirken lassen, Nissenkamm, n. 8-10d wdh.*

T 14.8 Ichthyosen

Topisch			
	Basisexterna (rückfettend, Barriereschutz)	**Hautpflegepräparate** Lotion, Creme, Salbe, Ölbad	*mehrmals auftragen (nach Bedarf)*
plus/oder	**Harnstoff** (hydratisierend)	**Urea** → 382Creme, Lotion, Fettsalbe 5–10%	*mehrmals auftragen (nach Bedarf)*
plus/oder	**Salizylsäure** (keratolytisch)	**Salicylsäure** → 382 Vaseline 3–5%	*1–2 x/d (Cave: Resorption, insbes. Schwangere u. Ki.)*
plus/oder	**Retinoid** (keratolytisch)	**Vitamin-A-Säure-Creme** 0.05–0.1%	*1–2 x/d*
Systemisch			
evtl.	**Retinoid** (Zelldifferenzierung)	**Acitretin** → 374	*10–30mg oral;*
		Cave: *Konzeptionsschutz > 2J nach Absetzen! Keine Kombination mit Tetrazyklinen; Laborkontrollen*	

T 14.9 Lichen ruber

Topisch			
Bei verrukösen Läsionen			
	Glukokortikosteroid (antiinflammatorisch)	**Mometason** → 371 Salbe, Fettcreme	*1–3 x/d dünn auftragen (bis zu 4W); auch okklusiv*
		Triamcinolon → 370 Kristall-Susp. 10mg/ml	*intraläsionale Injektionen 1 x/W (max. 10W)*
	Immunmodulatoren	**Tacrolimus** → 372	*1–2 x/d auftragen (off-label)*
		Pimecrolimus → 372	
plus/ oder	**Teer** (antiinflammatorisch, antipruriginös)	**Pix lithanthracis** Paste, Salbe 3–5%	*2 x dünn auftragen (max. 4W); kanzerogen*
Bei Schleimhautbefall			
	Glukokortikosteroid (antiinflammatorisch)	**Hydrocortisonacetat** → 369 Creme oder -Zinkpaste 2%	*1–3 x im Genital-/Anal-bereich auftragen (bis zu 4W)*
		Triamcinolon → 370 Hafts.	*s. Packungsbeilage*
		Prednisolon-Acetat → 369 Haftsalbe	*1 x auf Mundschleimhaut auftragen*
ggf. pl.	**Lokalanästhetikum**(analg.)	**Lidocain Mundgel** → 297	*4–8 x/d auftragen*
Systemisch			
Evtl. bei exanthemat. Form			
	Glukokortikoid	**Prednisolon** → 207	*z.B. 50mg/d p.o. absteigend dosieren*
	Retinoid	**Acitretin** → 374	*ini 25–35mg/d p.o. 2–4W, dann 25–75mg/d p.o.;*
		***Cave:** Konzeptionsschutz > 2 J nach Absetzen*	

T 14.10 Mykosen

T 14.10.1 Tinea corporis, Tinea capitis

Topisch			
	Ciclopirox (Antimykotikum)	**Ciclopirox** → 379 als Creme, Salbe, Lsg., Puder	*2–3 x/d auftragen (ca. 1W über Erscheinungs-freiheit hinaus)*
	Imidazolderivat (Antimykotikum)	**Clotrimazol** → 380 **Econazol** → 380 **Ketoconazol** → 380 **Miconazol** → 380 **Bifonazol** → 379 **Sertaconazol** → 380	*in geeigneter Grundlage als Creme, Salbe, Paste, Lösung, Puder: 2–3 x/d auftragen (ca. 1W über Erscheinungsfreiheit hinaus)*

oder	**Anilinfarben** (antimikrob., austrocknend)	**Castellani-Lsg.** **Solutio pyoctanini 0.5%**	*alle 2–3d auftragen (ca. 1W über Erscheinungsfreiheit hinaus)*
oder	**Allylamin** (Antimykotikum)	**Naftifin** → 380 Creme, Gel, Lösung	
oder	**Thiocarbamatderivat** (Antimykotikum)	**Tolnaftat** → 381 Creme, Puder, Lösung, Spray	

Systemisch bei Erwachsenen		
Präparat	**Dosierung pro Tag**	**Dauer in W**[a]
Itraconazol → 266	*1 x 100–200mg direkt nach Hauptmahlzeit*	*4*
Fluconazol → 265	*1 x/d 50mg (alternativ 1 x/W 150mg)*	*4–7 (4–8)*
Terbinafin → 381	*250mg*	*4–6*

[a] Anhaltspunkte; die individuelle Dauer richtet sich nach klinischem Bild und mykologischer Untersuchung (ab W4 der Behandlung alle 14d). Eine zusätzliche Lokalbehandlung ist auch bei Erwachsenen indiziert. Heilung erfolgt bei Erw. meist schneller als bei Kindern.

Systemisch bei Kindern		**Trich.**[b]	**M/N**[c]
Präparat	**Dosierung pro Tag**	**Dauer in W**[a]	
Itraconazol[d, e] → 266	*1 x 5mg/kg KG mit Hauptmahlzeit; Susp. (nüchtern; 1h nichts essen) od. bei < 20kg KG 50mg, > 20kg KG 100mg*	*4*	*6*
Fluconazol[d, f] → 265	*1 x 6mg/kg KG*	*3–4* *4–8*	*6–8*
Terbinafin[d] → 381	*< 20kg KG 62.5mg; 20–40kg KG 125mg; > 40kg KG 250mg*	*4*	*8–12*
Griseofulvin[g]	*20mg/kg KG in 1–2 ED mit der Hauptmahlzeit (aktuell nicht verfügbar)*	*6–8*	*8–12*

[b] Behandlungsdauer bei Trichophyton spp.; [c] Behandlungsdauer bei Microsporum/Nannizzia spp.; [d] für Ki. nicht zugel., in D als „individueller Heilversuch" einsetzbar; [e] MTD unabhängig vom KG 100mg; [f] in D für Ki. bei Tinea keine Zul., MTD unabh. vom KG 400mg; [g] ultramikronisiert, in D außer Handel

[7] AWMF 013-033. Tinea capitis. Stand: 23.01.2019 , gültig bis 22.01.2023

T 14.10.2 Nagelmykosen

Topisch			
	Antimykotikum	**Amorolfin, Ciclopirox** Nagellack	*1–7 x/W (> 3M n. Schema, je nach Präparat)*
oder		als Creme, Lösung: siehe unter Tinea corporis, Tinea capitis → 720	*nach Abfeilen (Einmalfeile) od. Aufweichen des Nagels mit Harnstoffpaste (s.d.) 2 x/d einmassieren (3-12M)*
evtl. plus	**Harnstoff** (onycholytisch)	**Urea** → 382 40% in geeigneter Grundlage	*unter Okklusion auf befall. Nagel auftragen, n. ca. 10d aufgeweichten Nagel entf.*

Systemisch			
	Azol (antimykotisch)	**Itraconazol** → 266	*400mg/d (insges. 3 Zyklen mit je 7d Beh. + 3W Pause)*
		Fluconazol → 265	*150mg 1 x/W, 6–12M*
oder	**Allylamin** (Antimykotikum)	**Terbinafin** → 381	*250mg/d (3–6 M)*
Cave: Systemische Azol-Antimykotika nicht mit Statinen kombinieren.			

T 14.10.3 Candidosen

Topisch			
	Imidazolderivat (Antimyk.)	Siehe unter Tinea corporis, Tinea capitis → 720	
oder	**Polyen-Antimykotikum**	**Nystatin** → 380 **Amphotericin B** → 269 Pasten, Cremes	*2–3 x/d im intertrig., genit. u. analen Bereich auftragen (bis einige d n. Beschwerde- und Erscheinungsfreiheit)*
oder		Ovula oder Vaginalcreme	*tgl. 1–2 mit Applikator tief intravag. einführen (3–10d)*
oder	**Polyen-Antimykotikum**	Suspension, Mundgel	*4 x 1–2ml/d (10–14d)*
oder		Lutschtabletten	*4 x 1 Tbl./d (ca. 10d)*
evtl. plus	**Gerbstoffe** (antipruriginös, austrocknend)	**Phenolsulfonsäure-Phenol-Harnst.-Methanal-Kondens.**	*1–2 x/d Teilbäder (5–7d je 10min)*
Systemisch (Therapieversuch bei chron. atroph. oraler Candidose/Pro. bei Zytostatika-Ther.)			
	Azole (Antimykotikum)	**Itraconazol** → 266	*200mg/d p.o. (2–4W)*
oder		**Fluconazol** → 265	*50mg/d p.o. (Dauer s. FI)*
Cave: Systemische Azol-Antimykotika nicht mit Statinen kombinieren.			

T 14.10.4 Pityriasis versicolor

Topisch			
oder	**Azole** (Antimykotikum)	**Clotrimazol** → 380 Creme 2%, Shampoo	*2–3 x auftragen (2W)*
oder		**Ketoconazol** → 380 Creme, Shampoo	*Kopfwäsche, nach 5–10min ausspülen (n. Bed. 1–3 x/W)*
oder		**Econazol** → 380 Duschlösung	*10g auf Körper und Haare verteilen (3d hintereinander)*
oder		**Clotrimazol** → 380 Shampoo 2%	*5–7d hintereinander je 5min auf die feuchte Haut auftragen, dann abduschen*
	Ciclopirox (Antimykotikum)	**Ciclopirox** → 379 1%-Shampoo	*1–2 x/W zur Kopfhautsanierung*
	Antimikrobium	**Salicylsäure** Spiritus 3-5%	*3 x/d mit getränktem Wattebausch abreiben (2–3W)*

Systemisch			
evtl.	**Azole** (Antimykotikum)	**Itraconazol** → 266	*1 x 200mg/d p.o. (7d)*
evtl.		**Fluconazol** → 265	*50mg/d p.o. (1-2 W)*
Cave: Systemische Azol-Antimykotika nicht mit Statinen kombinieren.			

T 14.11 Pemphigus vulgaris

Topisch			
	Farbstoffe (desinfiz., austrocknend)	**Solutio pyoctanini** 0.25–0.5%	*alle 2–3d (bis zur Reepithelialisierung)*
plus/ oder	**Glukokortikosteroid** (antiphlogistisch, immunsuppressiv)	**Prednicarbat** Creme → 370	*2–3 x dünn auftragen (evtl. langfristig)*
		Betamethason → 370 Creme, Lotion	
		Clobetasol Creme, Lot. → 369	
oder	**Glukokortikosteroid + Antiseptikum** (antiphlog., antimikrobiell)	**Flumetason + Clioquinol**	*2–3 x dünn auftragen (evtl. langfristig)*
		Flumetason + Triclosan → 371	
Systemisch (nur bei Schleimhautbefall/generalisiertem Befall)			
	Glukokortikosteroid (antiinflammatorisch, antiphlogistisch, immunsuppressiv)	**Prednisolon** → 207	*ini 1.0-1.5 (-2,0)mg/kg KG)*
evtl. plus	**Immunsuppressivum** (immunsuppressiv, antiproliferativ)	**Azathioprin** → 274	*2–2.5mg/kgKG p.o. (mehrere W nach Schema!)*
oder		**Mycophenolatmofetil** → 275	*2g/d (off-label)*
		Mycophenolsäure → 275	*1440mg/d (off-label)*
		Dapson → 248	*bis 1.5mg/kg/d; nur bei Pemphigus foliaceus*
	Anti-CD20-Antikörper	**z.B. Rituximab** → 185	*2 x 1g, d0 und eine weitere Gabe an d14-22, mit 1.0mg/kg/d Prednisolon-äquivalent kombinieren*

[8] AWMF 013-071 S2k Diagnostik und Therapie des Pemphigus vulgaris/foliaceus und des bullösen Pemphigoids, Stand 21.06.2019, gültig bis 31.12.2022.

T 14.12 Psoriasis

T 14.12.1 Psoriasis vulgaris[9]

Topisch			
	Salizylat (keratolytisch)	**Salicylsäure** → 382 Vaseline 3–10%, Salbe, Öl, Kopfsalbe 3%	*1 x/d nach Bedarf auf (Kopf-)Haut, ggf. okklusiv (Ölkappe) über Nacht, dann auswaschen (2–3 x/W); Cave: Resorpt., bes. Schwangere und Ki.*
oder	**Keratolytikum**	**Dicaprylyl Carbonate, Dimeticon**	*1 x/d (3–7d)*
plus/ oder	**Antipsoriatikum** (proliferationshemmend, zytostatisch)	**Dithranol/-Vaselin** 0.05/0.1/0.25/0.5/1 od. 2% ohne oder mit Salicylsäure 2% (NRF 11.51.)	*1–2 x/d auf Herde auftragen (für je 3–4d in steigender Konzentration oder Minutentherapie)*
plus/ oder	**Vitamin-D-Derivat** (zelldifferenzierend)	**Calcipotriol** → 373 Creme 0.05%	*1–2 x/d max. 15g auf Herde auftragen (max. 30% des Körpers, max. 4–6W, max. 100g Creme/W)*
		CalcitriolSalbe	*1–2 x/d auftragen (max. 35% d. KOF)*
		Tacalcitol Salbe 0.05%	*1 x max. 15g auf Herde auftragen (max. 15% der KOF, max. 12M, max. 50g Salbe/W)*
		TacalcitolEmuls. 0.05%	*1 x/d auf Kopfhaut (4–6W)*
plus/ oder	**Vitamin-D-Derivat + Steroide**	**Calcipotriol + Betamethason** Salbe, Gel, Schaum	*1 x/d auftragen*
oder	**Teerpräparat** (antipruriginös, antiinflammatorisch, proliferationshemmend)	**Liquor carbonis detergens** Creme, Fettcr., Emuls. 2–5%, **Steinkohlenteerdestillat** 2%	*2 x/d dünn auf die Herde auftragen (2–4W); mutagen, kanzerogen*
plus/ oder	**Glukokortikosteroid** (antiinflammatorisch)	**Prednicarbat** → 370 Salbe, Creme	*1–2 x/d dünn auftragen (kurzfristig im Akutstadium)*
oder		**Betamethason-Salicylsäure** Salbe 0.1–3%	
oder		**Mometason-Lösung** → 371	*2 x/d auf Kopfhaut auftragen*

Systemisch			
	Fumarat	**Fumarsäure**	*einschleichend, max. 6Tbl./d nach Schema*
oder ggf.	**Immunsuppressivum**	**Methotrexat** → 375	*ini 1 x 7.5–15mg/W p.o., s.c. oder i.v.; Erhaltung 5-22.5mg/W*
		Ciclosporin → 375	*2.5mg/kg KG/d in 2ED; wenn nach 4W keine Besserung, evtl. auf max. 5mg/kg KG steigern*
oder	**Retinoid**	**Acitretin** → 374	*0.3-0.5mg/kgKG für ca. 4 W, dann ggf. 0.5-0.8mg/kgKG; (Konzeptionsschutz)*
oder	**Biologicals: Antikörper, Rezeptorantagonisten (TNF-alpha-Inhibitoren)**	**Adalimumab** → 210	*ini 80mg s.c., Erhaltung 40mg s.c. alle 2W*
oder		**Etanercept** → 212	*ini 50 oder 2 x 50mg/W s.c., Erhaltung 50mg/W s.c.*
oder		**Infliximab** → 212	*5mg/kgKG W0, 2, 6, Erhaltung alle 8W. i.v. über 2h*
oder		**Certolizumab Pegol** → 211	*400mg s.c. in W 0, 2 und 4, Erhaltung 200mg alle 2W*
oder	**IL-12/23p40-Inhibitor**	**Ustekinumab** → 376	*W0, 4: 45mg i.v. (90mg bei > 100 kg KG), Erhaltung 45mg (bzw. 90mg) alle 12W*
oder	**Anti-IL-17-Antikörper**	**Secukinumab** → 376	*W0, 1, 2, 3: 300mg s.c., Erhaltung 300mg/M s.c.*
oder		**Ixekizumab** → 375	*W0: 160mg s.c., W2, 4, 6, 8, 10, 12: 80mg; Erh. 80mg alle 4W*
oder	**Anti-IL-17-Rezeptor A/F Antagonist**	**Bimekizumab** → 374	*320mg in W 0, 4, 8, 12, 16, danach alle 8W*
oder	**Anti-IL-17-Rezeptor A Antagonist**	**Brodalumab** → 374	*ini 210mg s.c. W0, 1, 2; Erhaltg. 210mg s.c. alle 2W*
oder	**IL-23-Inhibitor**	**Guselkumab** → 375	*100mg s.c. W0, 4; Erhaltung 100mg alle 8W*
oder		**Tildrakizumab** → 376	*100mg s.c. W0, 4; Erhaltung 100mg alle 12W*
oder		**Risankizumab** → 375	*150mg s.c. W0, 4; dann alle 12W*
oder	**Phosphodiesterasehemmer**	**Apremilast** → 210	*10-60mg p.o. nach Schema*

9 AWMF 013-001 S3 Therapie der Psoriasis vulgaris, Stand: 01.10.2017, gültig bis 31.12.2020

T 14.14.3 Chronische spontane Urtikaria (CSU)[11]

Systemische Therapie – 1. Stufe			
	Antihistaminikum (nicht-sedierende H_1-Blocker der 2. Generation) (antiallergisch, antipruriginös)	**Loratadin** → 88 **Desloratadin** → 87 **Levocetirizin** → 88 **Cetirizin** → 87 **Mizolastin** → 88 **Ebastin** → 88 **Rupatadin** → 88	*1 x 10mg p.o.*
		Fexofenadin → 88	*1 x 180mg p.o.*
Systemische Therapie – 2. Stufe: Aufdosierung			
Dosierung bei Nichtansprechen bis zur 4-f. Tagesdosis erhöhen (off-label, Aufklärung, bes. über mögl. Sedierung!); bei Nichtansprechen oder UW auf anderes Antihistaminikum der 2. Gen. wechseln (bis zu 4-f. Tagesdosis; keine verschiedenen Antihistaminika kombinieren)			
Systemische Therapie – 3. Stufe (bei Nichtansprechen)			
	Anti-IgE-Antikörper	**Omalizumab** → 90	*300mg s.c. alle 4W*
Systemische Therapie – 4. Stufe (bei Nichtansprechen)			
	Leukotrienrezeptor-antagonist	**Montelukast** → 84	*10mg/d (zusätzl. zum Antihistaminikum), (off-label)*
oder	**Calcineurininhibitor**	**Ciclosporin** → 375	*bis 4mg/kg KG (zusätzlich zum Antihistaminikum), max. 3M (off-label)*
In Ausnahmefällen (bei Exazerbationen)			
	Systemisches Steroid	**Prednisolon** → 207	*0.5–1mg/kg KG, max. 10d*

[11] Termeer et al.; JDDG, 2015, 419-429

T 14.14.4 Hereditäres Angioödem (C_1-Inhibitor-Mangel)

Systemisch			
	C_1-Esterase-Inhibitor (Substitution)	**C_1-INH-Konzentrat** → 73	*500–1000 max. 1000IE in 20ml 0.9% NaCl i.v. (im Akutstadium, ggf. wiederholen)*
oder	**Synthetisches Decapeptid** (Bradykinin-B2-Rez-Antag.)	**Icatibant** → 73	*30 mg s.c.*
oder	**Rekombinanter humaner C1-Inhibitor rhC1-INH**	**Conestat alfa** → 73	*50 E/kgKG i.v.*
oder		**Frisches Gefrierplasma**	

T 14.15 Virale Infektionen

T 14.15.1 Verrucae planae

evtl.	**Salizylsäurepräparat** (keratolytisch)	**Salicylsäure** → 382 Spiritus 5–10%	*1–2 x/d topisch (nach Bedarf)*
plus/ oder	**Retinoid** (keratolytisch)	**Vitamin-A** Säure-Creme 0.25–0.1%	*1–2 x/d dünn auftragen (off-label)*

T 14.15.2 Verrucae vulgares

evtl.	**Salizylsäurepräparat** (keratolytisch)	**Salicylsäure** Pflaster → 382 **Salicylsäure** Lsg. → 382	*alle 3–4d erneuern (nach Bedarf); 3–4 x/d bepinseln*
	Zytostatikum (virustatisch)	**Fluorouracil + Salicylsäure** → 382	*2–3 x/d auftragen (> W)*
	Ätzmittel (virustatisch)	**Eisessig-Salpetersäure-Milchsäure**	*1 x/W auftragen (> W)*

T 14.15.3 Herpes simplex: Herpes genitalis → 656

Topisch			
	Desinfizienz (antiseptisch)	**Clioquinol** Lot./Emuls. 1%	*2 x/d (ca. 5d)*
	Lokalanästhetikum	**Lidocain** → 297 Gel	*bei Gingivostom. mehrf./d*
	Virustatikum (Purinantagonist, DNA-Polymerase-Hemmer)	**Aciclovir** Creme 5% → 379	*alle 4h auftragen (ca. 5d)*
oder		**Foscarnet** → 379	*Herpes lab., H. integ.: 6 x/d*
oder		**Penciclovir** → 379	*rezid. H. lab.: 6-8 x/d auftr.*
Systemisch			
ggf.	**Virustatikum** (Purinantagonist, DNA-Polymerasehemmer)	**Aciclovir** → 248	*5 x 200mg p.o.; 5mg/kgKG alle 8h i.v. ca. 5d*
oder		**Valaciclovir** → 249	*2 x 500mg/d alle 12d für 5d*
Prophylaxe → 656			

T 14.15.4 Varizellen

Topisch			
	Gerbsäure(austrocknend)	**Tannin-Lotion 2–4%**	*2-3 x auf befallene Stellen*
	Desinfiziens (antiseptisch)	**Clioquinol-Lotion 1%**	
	Lokalanästhetikum (antiprur., analgetisch)	**Polidocanol/Lotio alba 2%**	*1-2 x auf befallene Stellen (nach Bedarf)*
		Benzocain	*Mundspülung*
Systemisch			
	Antihistaminikum(antiprur.)	**Dimetinden-Tropfen**	*3 x 10–20Gtt. (nach Bedarf)*
Bei Immunsuppression, Erwachsenen oder schweren Verläufen			
	Virustatikum	**Aciclovir** → 248	*3 x 5mg/kgKG/d i.v. (7–10d)*

T 14.15.5 Zoster

Topisch			
	Desinfizienz	**Clioquinol-Lotio**	*äußerl. auftrag. (nach Bed.)*
Systemisch			
	Virustatikum (Purinantagonist, DNA-Polymerase-Hemmer)	**Aciclovir** → 248	*5 x 800mg p.o. oder 3 x 5–10mg/kgKG i.v. (5–7d)*
oder		**Famciclovir** → 249	*3 x 250mg p.o. (7d)*
		Brivudin → 249	*1 x 125mg (7d) (Cave: keine Kombin. mit 5-FU)*
		Valaciclovir → 250	*3 x 1000mg/d (7d)*
plus ggf.	**Nichtsteroidales Analgetikum**	**Paracetamol** → 292	*3–4 x 500mg p.o.*
		Metamizol → 201	*1–4 x 500–1000mg (b. Bed.)*
Bei Neuralgien			
	Opioide	**Tramadol** → 291	*3 x 20gtt. p.o.*
	Antikonvulsivum	**Carbamazepin** → 306	*400–800mg/d (einschleich.)*
		Gabapentin → 311	*300–3600mg/d (einschleichen)*
		Pregabalin → 311	*150-600mg/d (einschleich.)*
plus ggf.	**Glukokortikosteroid** (antiinflammatorisch)	**Prednisolon** → 207	*ab Ende Bläschenstadium 20–60mg/d, dann ausschleichen*

T 14.16 Aktinische Präkanzerosen

Topisch			
	Cyclooxygenasehemmer (antiphlogistisch, analget.)	**Diclofenac** → 199 in Hyaluronsäuregel	*2 x/d auf betroffene Hautstelle f. 60–90d; max. 8g/d*
oder	**Zytostat., Pyrimidinantag.** (Thymidinnukleotid-Synth. ↓)	**5-Fluorouracil-Creme 5%** → 162	*2 x/d auftragen bis zur Erosion (2–4W)*
oder	**Zytostatikum, Pyrimidinantagon.+ Salicylsäurepräp.** (keratolytisch)	**5-Fluorouracil** → 382 + **Salicylsäure** Lösung → 382	*aktin. Keratosen (Grad I/II)): Erw. m. gesundem Immunsyst. 1 x/d auftrag. (6–12W)*
oder	**Immunmodulator**	**Imiquimod** → 385	*1 x/d vor dem Zubettgehen über 2 Behandlungszyklen von je 2W auftragen (getrennt durch 2 behandlungsfreie W)*
oder		**Tirbanibulin** → 385	*1 x/d an 5 aufeinanderfolgende Tage*
oder	**Keratolyse**	**Kaliumhydroxid 50mg/ml**	*2x/d auftragen*

Photodynamische Therapie			
	Photosensitizer	**5-Amino-4-oxopentan-säure-HCl** Gel od. Pflaster	*Arzt appliziert okklusiv und belichtet nach 3h*
Bei aktinischer Keratose oderoberflächlichem Basaliom			
	Photosensitizer	**Methyl-5-amino-4-oxopentanoat** Creme	*Arzt appliziert okklusiv und belichtet nach 3h oder als Daylight PDT*
Topische Retinoide			
	Vitamin-A-Säure-Derivat (Keratolyse)	**Tretinoin** → 377 Creme, Lsg. 0.05%	*1–2 x/d auftragen (off-label)*
oder		**Adapalen** → 377 0.1% Creme, Gel	*1–2 x/d auftragen (off-label)*
Systemische Retinoide			
	Vitamin-A-Säure-Derivat (Keratolyse)	**Acitretin** → 374	*20mg/d zur Sekundär-prävention (off-label)*

T 14.17 Malignes Melanom[12]

Die medikamentöse Therapie des malignen Melanoms erfolgt im Wesentlichen bei metastasierten Spätstadien im Rahmen von Studien in spezialisierten Zentren. Der folgende Abschnitt zeigt im Überblick, welche Medikamente nach welchem Schema zum Einsatz kommen.

T 14.17.1 Adjuvante Therapie im Stadium II

Nr.	Empfehlung	EG	LoE	Quellen
6.30	Patienten im Stadium IIA kann eine niedrig dosierte adjuvante Interferontherapie angeboten werden.	0	1b	[107, 108]
6.31	Pat. im Tumorstad. IIB/C adjuvante Interferontherapie anbieten.	A	1a	[109–115]
6.32	Individuelle Therapieschema unter sorgfältiger Abwägung von zu erwartendem Benefit und mögl. UW und Einschränkungen der Lebensqualität mit betroffenen Patienten diskutieren.	Expertenkonsens		
6.33	Patienten mit hohem Metastasierungsrisiko können ausschließlich nachbeobachtet werden, sofern zuvor die adjuvanten Therapiemöglichkeiten diskutiert wurden.	0	1a	[109–114, 116]

T 14.17.2 Adjuvante Therapie im Stadium III/IV (NED: „no evidence of disease")

Nr.	Empfehlung	EG	LoE	Quellen
6.34 neu	Pat. im AJCC 2017 Tumorstadium III A-D adjuvante Therapie mit einem anti-PD1-Antikörper anbieten.	A	1b	[117–118]
6.35 neu	Pat. im AJCC 2017 Tumorstad. III A-D mit BRAF V600E od. V600K Mutation adjuv. Ther. mit BRAF- u. MEK-Inhibitor anbieten.	A	1b	[119]
6.36 neu	Pat. im AJCC 2017 Tumorstadium IV (NED) adjuvante Therapie mit einem anti-PD1-Antikörper anbieten.	A	1b	[118]

Bei BRAF-Inhibitor-sensitiver BRAF-Mutation			
	BRAF-Inhibitor	**Vemurafenib** → 177	*2 x 960mg/d, ggf. kombinieren mit MEK- oder Checkpoint-Inhibitoren*
oder		**Dabrafenib** → 171	*2 x 75mg/d*
	MEK-Inhibitor	**Trametinib** → 177	*2mg/d*
Bei c-KIT-Inhibitor-sensitiver c-KIT-Mutation Option auf c-KIT-Kinase-Inhibitor prüfen			
	c-KIT-Kinase-Inhibitor	**Imatinib** → 173	*400mg/d*
Anti-PD-1-Antikörper			
	IgG1 monoklonaler Antikörper (CTLA4)	**Ipilimumab** → 183	*3mg/kgKG p.i. über 90min alle 3 W (4 Zyklen)*
plus/ oder	**PD-1-Inhibitor**	**Nivolumab** → 183	*240mg alle 2W i.v. über 30min oder 480mg alle 4W i.v. über 60min*
oder		**Pembrolizumab** → 184	*200mg alle 3W i.v. über 30min*
PD1-Antikörper oder deren Kombination mit Ipilimumab sind einer Monotherapie mit Ipilimumab hinsichtlich des progressionsfreien Überlebens überlegen.			

T 14.17.3 Monochemotherapien für das metastasierte Melanom[12]

	Alkylanz	**Dacarbazin** → 159	*800–1200mg/m2 i.v. d1 alle 3–4W oder 250 mg/m² i.v. d1–5 alle 3–4W*

Falls überlegene Therapieschemata (BRAF/MEK-Inhibitoren oder PD-1-Antikörper) nicht in Frage kommen, kann eine Monochemotherapie mit Dacarbazin als eine etablierte Systemtherapie Melanompatienten mit nicht resezierbaren Metastasen angeboten werden.[12]

[12] AWMF 032-024OL S3 Malignes Melanom; Diagnostik, Therapie und Nachsorge, Version 3.3, Juli 2020

T 14.18 Basaliom[13]

„Symptomatisch metastasiertes" Basalzellkarzinom und „lokal fortgeschrittenes" Basalzellkarzinom bei Patienten, bei denen eine OP oder Strahlentheapie nicht geeignet ist.

	Hedgehog-Signalweg-Inhibitoren	**Vismodegib** → 195	*150mg/d p.o.*
		Sonidegib → 193	*200mg/d p.o.*
	Immun-Checkpoint-Inhib.	**Cemiplimab**	*Zulassungsstudie*

[13] S2k-Leitlinie 032-021 Basalzellkarzinom der Haut 032-021 S2k 01.06.2018-31.05.2023

T 15 Ophthalmologie – Therapie (B. Kloos-Drobner)

T 15.1 Hordeolum

	Breitspektrumantibiotikum	**Fusidinsäure** → 387	*3–5 x 1 Gtt. (ca. 5d)*
oder	**Glukokortikoid + Breitspektrumantibiotikum**	**Prednisolon + Sulfacetamid** → 388	*3–5 x 1 Gtt. oder Salbenstrang (ca. 5d)*
plus Wärmeanwendung, Lidrandhygiene			

T 15.2 Blepharitis

T 15.2.1 Blepharitis squamosa[1, 2]

	Lidkantenpflege		
plus	**Makrolid** (Antibiose)	**Azithromycin** → 229	*3 x/d 1 Gtt.*
oder	**Glukokortikoid + Breitspektrumantibiotikum**	**Prednisolon + Sulfacetamid**	*3–5 x 1 Gtt. oder Salbenstrang (ca. 5d)*
		Dexamethason + Gentamicin → 389	

T 15.2.2 Blepharitis ulcerosa[1, 2]

	Makrolid (lokale Antibiose)	**Azithromycin** → 229	*3 x/d 1 Gtt.*
oder	**Tetracyclin** (lok. Antibiose)	**Chlortetracyclin**	*3–5 x 1 Salbenstrang (ca. 5d)*
plus	**Tetracyclin oder Makrolid** (system. Antibiose)	**Doxycyclin** → 228	*100mg/d*
oder		**Minocyclin** → 228	*100mg/d*
oder		**Erythromycin** → 230	*500mg 3 x/d (2W)*

1 Arens CD, Bertram B, Praxisorientierte Handlungsleitlinien für Diagn. und Ther. in der Augenheilkunde (Teil 2) des Berufsverbands der Augenärzte e. V., Emsdetten. Kybermed Emsdetten 1998.
2 Kaercher T, Brewitt H, Blepharitis. Ophthalmologe 2004 Nov; 101(11):1135–1146.

T 15.3 Lidabszess, -furunkel, -phlegmone, Orbitalphlegmone

	Antiseptikum[3]	**Rivanol-Lösung 1:2000**	*feuchte Umschläge 5 x/d (3–5d)*
plus	**Aminoglykosid** (lok. Antib.)	**Gentamicin** → 386	*3–5 x 1 Salbenstrang (ca. 5d)*
plus	**Oralcephalosporin** (orale Antibiose)	**Cefaclor** → 225	*20–40mg/kgKG in 3 ED (7–10d)*
oder	**Breitbandpenicillin + Beta-Laktamase-Inh.** (orale Antibiose)	**Amoxicillin + Clavulansäure** → 219	*Erw. 3 x 250–500mg/d; Ki. 20–40mg/kgKG in 3 Dosen (7–10d)*
In schweren Fällen, z.B. Orbitalphlegmone[3]			
	Cephalosporin (Antibiose)	**Cefuroxim** → 221	*25–33mg/kg i.v. alle 8h (ca. 5d)*

Bei Kindern in schweren Fällen, z.B. Orbitalphlegmone[3]			
	Breitbandpenicillin (Antibiose)	**Ampicillin** → 217	*200–300mg/kg in 4–6 ED (ca. 5d)*

[3] Fechner P et al., Medikamentöse Augentherapie. Grundlagen und Praxis. Enke Stuttgart 2000.

T 15.4 Virusinfektionen der Lider

Herpes simplex			
	Virustatikum[3] (lokal)	**Aciclovir** → 387	*5 x/d 1 Salbenstrang (5–7d)*
plus ggf.	**Virustatikum**[3] (system.)	**Aciclovir oral** → 248	*5 x/d (ca. 5d)*
Herpes zoster			
	Virustatikum[3] (system.)	**Aciclovir** → 248	*5 x/d (ca. 5d)*
plus	**Virustatikum**[3] (topisch)	**Aciclovir** → 387	*5 x/d (ca. 5d)*
oder	**Nukleosidanalogon**	**Brivudin** → 249	*1 x/d (7d)*

T 15.5 Dakryoadenitis

T 15.5.1 Akute bakterielle

Nach Abstrich			
	Breitbandpenicillin + Beta-Laktamase-Inh. (orale Antibiose)	**Amoxicillin + Clavulansäure** → 219	*3 x 250–500mg p.o., Ki. 20–40mg/kg KG in 3 ED (ca. 5–7d)*
altern.	**Cephalosporin** (Antibiose)	**Cefalexin** → 226	*250–500mg p.o. 4 x/d*
In schweren Fällen i.v.			
	Cephalosporin (Antibiose)	**Cefazolin** → 221	*Erw. 3–4 x 500–1000mg/d i.v. (ca. 5–7d), Ki. 50–100mg/kgKG in 3–4 ED (ca. 5–7d)*
Bei Gonokokken			
	Cephalosporin (Antibiose)	**Ceftriaxon** → 222	*250mg i.m. ED*
Bei Staphylokokken			
	Penicillin (Antibiose)	**Flucloxacillin** → 216	*4 x 1g/d i.m. (5–7d)*
Bei Streptokokken			
	Breitbandpenicillin	**Ampicillin** → 217	*4 x 500mg/d (5–7d)*

T 15.5.2 Chronisch bei Tbc

	Tuberkulostatikum	**Isoniazid (INH)** → 246	*300mg/d (2M)*
		Rifampicin (RMP) → 247	*600mg/d (2M)*
		Pyrazinamid (PZA) → 246	*2g/d (2M)*

T 15.6 Dakryozystitis

Akut (je nach Erreger)[3]			
	Gyrasehemmer (lok. Antib.)	**Ofloxacin** → 387	*alle 2h (5–7d)*
	Breitbandpenicillin + Beta-Laktamase-Inhib.	**Amoxicillin + Clavulansäure** → 219	*20mg/kg KG 3 x/d (5–7d)*
Akut bei Kindern[3]			
	Breitbandpenicillin	**Ampicillin** → 217	*100mg/kg/d in 2–4 ED 5–7d*
oder	**Cephalosporin**	**Cefalexin** → 226	*500mg 4 x/d (ca. 5d)*

T 15.7 Konjunktivitis

T 15.7.1 Reizkonjunktivitis[1, 3, 4, 5]

	Vasokonstriktor und/oder Antihistaminikum (meist Kombinationen)	**Tetryzolin** → 394	*3 x 1 Gtt. (max. 3d)*
		Oxedrin + Naphazolin + Antazolin	
und/ oder	**Kortikoid** (antiinflammatorisch)	**Prednisolon** → 388	*3 x 1 Gtt. (3–5d)*
		Fluorometholon → 388	
	Tränenersatzmittel → 395	s. Kap. T 15.7.2	

4 Messmer EM, Okuläre Allergien. Ophthalmologe 2005 Mai; 102(5):527–543.
5 Spraul CW, Therapietabellen Ophthalmologie. Westermayer Verlags-GmbH, München 1999.

T 15.7.2 Keratokonjunktivitis sicca[6]

	Tränenersatzmittel, Filmbildner (Gele, Tropfen)	**Polyvidon** → 395	*5 x 1 Gtt. bis 1 x/h (dauerhaft)*
		Polivinylalkoho → 395	
		Hyaluronsäure → 395	
		Hypromellose → 395	
		Carbomer → 395	
		Trehalose + Hyaluronsäure oder Carbomer	
		Perfluorohexyloctan (F6H8) → 395	*3–5 x 1 Gtt.*
Bei ausgeprägter Konjunktivitis sicca			
ggf. plus	**Lokale steroidhaltige AT**	**Dexamethason AT** → 388 **Hydrocortison AT**→ 388	*3 x/d*
ggf.	**Lokales Zytostatikum**	**Ciclosporin AT** → 390	*1 x/d*

6 Steven P et al (2015) J Ocul Pharmacol Ther 31: 498-503
7 SANSIKA Studie, Data on file: Prof. C. Baudouin, Quinze-Vingts Centre Hospitalier National d'Ophtalmologie, Paris Sept. 2013
8 Erb C, Schlote T, Medikamentöse Augentherapie. 5. Aufl., Thieme Stuttgart 2010, S. 131

T 15.7.3 Allergische Konjunktivitis, Conjunctivitis vernalis			
	Mastzellstabilisator	**Cromoglicinsäure** → 394	*4 x/d (dauerhaft)*
und/ oder	**Antihistaminikum** (H_1-Rezeptor-Antagonist)	**Levocabastin** → 394	*2–4 x 1 Gtt. (bei Bedarf)*
		Azelastin → 394	*2 x 1 Gtt. (bei Bedarf)*
		Ketotifen → 89	*2 x/d 1 Gtt.*
		Olopatadin → 394	*2 x/d 1 Gtt.*
und/ oder	**Kortikoid** (antiinflammatorisch)	**Dexamethason** → 388	*2 x 1 Gtt. (3–5d)*
T 15.7.4 Bakterielle Konjunktivitis			
	Aminoglykosid (Antibiose)	**Gentamicin** → 386	*3–5 x 1 Gtt. (3–5d)*
		Kanamycin → 386	
oder ggf.	**Kombination mit Kortikosteroid**	**Gentamicin + Dexamethason** → 389	*3–5 x 1 Gtt. (3–5d), AS 1 x zur Nacht*
		Dexamethason + Neomycinsulfat + Polymyxin B → 389	
Bei Gonokokken			
	Penicillin	**Penicillin G** → 215	*2 x 10 Mio. IE i.m./d (5d)*
plus	**Urikosurikum**	**Probenecid** → 132	*1g oral*
alter-nativ	**Cephalosporin** (Antibiose)	**Cefazolin** → 221	*1–2g 2 x/d (5d)*
		Ceftriaxon → 222	*1–2g 1 x/d (5d)*
Chlamydien-Konjunktivitis			
	Tetracyclin (lokale Antibiose)	**Chlortetracyclin**	*3 x/d (bis 2M)*
		Oxytetracyclin → 387	
plus	**Makrolid** (lok. Antibiose)	**Azithromycin** → 229	*3 x/d 1 Gtt.*
und ggf.	**Tetracyclin oder Makrolid** (system. Antibiose)	**Doxycyclin** → 228	*100mg 2 x/d (2W)*
		Minocyclin → 228	
		Erythromycin → 230	*500mg 3 x/d (3–4W)*
T 15.7.5 Virale Konjunktivitis, Conjunctivitis epidemica			
	Künstliche Tränen s. Kap. T 15.7.2 → 735		
ggf.	**NSAR** (lokale Antiphlogistika)	**Diclofenac** → 199	*3–5 x/d 1 Gtt.*
ggf.	**Aminoglykosid** (lokale Antibiose bei bakt. Superinfektion)	**Gentamicin** → 386	*3–5 x 1 Gtt. (3–5d)*
		Kanamycin → 386	

T 15.8 Keratitis

T 15.8.1 Bakterielle Ulzera[1, 3, 5]

	Breitspektrumantibiotikum (lokal)	**Ofloxacin** → 387	*4–8 x/d (mind. 1W)*
		Levofloxacin → 387	
		Polymyxin B + Neomycinsulf. + Gramicidin → 387	
ggf. plus	**Zykloplegikum**	**Scopolamin**[9] → 393	*2 x/d (ca. 1W)*
		Atropin 1% → 393	
ggf.	**Lokales Kortikosteroid**	**Prednisolon** → 388	*3–5 x/d (ca. 5d)*
Bei Gonokokken, Pseudomonas, Haemophilus: systemische Therapie			
ggf.	**Cephalosporin** (Antibiose)	**Cefazolin** → 221	*1–2g 2 x/d (ca. 5d)*
oder		**Ceftriaxon** → 222	*1–2g 1 x/d (ca. 5d)*

T 15.8.2 Keratomykose[1, 3, 5]

	Lokales Antimykotikum	**Natamycin**	*alle 2h (5–10d)*
ggf.	**System. Antimykotikum**	**Fluconazol** → 265	*100–400mg/d p.o. (ca. 5d)*
plus	**Zykloplegikum**	**Atropin 1%** → 393	*2 x/d (ca. 1W)*

T 15.8.3 Herpes-simplex-Infektionen der Hornhaut[1, 3, 5]

Epitheliale HSV-Keratitis			
	Virustatikum (lokal)	**Aciclovir** → 387	*alle 2–3h (bis 3d nach Abheilung)*
		Ganciclovir → 387	
		Trifluridin	*alle 3h (bis 3d n. Abheilg.)*
ggf. plus	**Zykloplegikum**	**Scopolamin**[9] → 393	*2 x/d (ca. 1W)*
		Atropin 1% → 393	
Stromale HSV-Keratitis			
	Virustatikum (lokal)	**Aciclovir** → 387	*3–5 x/d (bis 3d n. Abheilg.)*
		Trifluridin	*alle 3h (bis 3d n. Abheilg.)*
plus	**Lokale Kortikosteroide** (antiinflammatorisch)	**Dexamethason** → 388	*2–4 x/d (bis 3d nach Abheilung)*
		Fluorometholon → 388	
Bei ausgeprägter Keratouveitis ggf. zusätzlich			
plus	**Virustatikum** (systemisch)	**Aciclovir** → 248	*5 x/d (2–3W)*
Metaherpetische Keratopathie			
	Künstliche Tränen s. Keratokonjunktivitis sicca → 735		*dauerhaft*
plus	**Vitamin-A-haltige AS**	**Retinolpalmitat**	*3–5 x/d (dauerhaft)*

Prophylaxe von Herpesrezidiven			
	Virustatikum (lokal)	**Aciclovir[10] AS** → 387	*1 x abends über W bis M*
plus	**Virustatikum** (systemisch)	**Aciclovir** → 248	*2 x 400mg über Monate*

[9] Erb C, Schlote T, Medikamentöse Augentherapie. 5. Aufl., Thieme Stuttgart 2010, S. 217
[10] Erb C, Schlote T, Medikamentöse Augentherapie. 5. Aufl., Thieme Stuttgart 2010, S. 161

T 15.8.4 Herpes-zoster-Keratitis[1, 3, 5]

	Virustatikum (system.)	**Aciclovir** → 248	*5 x/d (2W)*
oder	**Nukleosidanalogon**	**Brivudin** → 249	*1 x/d (7d)*
plus	**Virustatikum** (lokal)	**Aciclovir** → 387	*3–5 x/d*
Bei disziformer Keratitis ggf. zusätzlich			
ggf.	**Lokale Kortikosteroide** (antiinflammatorisch)	**Dexamethason** → 388	*2–4 x/d (mind. 2W)*
		Fluorometholon → 388	

T 15.9 Verätzung, Verbrennung

1. Tag[3, 11, 12]			
	Tropfanästhesie	**Proxymethacain** → 386	*einmalig*
	Ausgiebige Spülung (am Unfallort Wasser)	**Natriumdihydrogen-phosphat** → 397	*(alle ½h spülen, auch nachts)*
		NaCl 0,9%,EDTA-Lösung	*ausgiebig (im Strahl) ca. 5min alle ½h, je nach Grad*
plus	**Steroidantibiotikum AT**	**Dexamethason + Neomycinsulfat + Polymyxin B** → 389	*3 Gtt. (stdl. auch nachts)*
plus	**Vitamin C lokal**	**Ascorbinsäure 10%** → 152	*3 Gtt. (stdl. auch nachts)*
plus	**Zykloplegikum**	**Atropin 1%** → 393	*2 x/d (ca. 1W)*
plus	**Vitamin C oral**	**Vitamin-C-Brause**	*2 x 1g*
plus oder	**Systemisches Antiphlogistikum**	**Indometacin** → 199	*50–100g/d Tbl. oder Supp.*
		Diclofenac → 199	

[11] Reim M, Ein neues Behandlungskonzept für schwere Verätzungen und Verbrennungen der Augen. Fortschr Ophthalmol. 1989; 86(6):722-6.
[12] Backes CK, Teping C, Stadiengerechte Therapie von Verätzungen des Auges. Augenärztliche Fortbildung 1991; 14: 156-160.

Ab 2. Tag

Weiter wie am 1. Tag, stdl. spülen, nachts Pat. schlafen lassen, Therapie des Sekundärglaukoms siehe primäres Offenwinkelglaukom → 745

T 15.10 Episkleritis

	Lokale Kortikosteroide (antiinflammatorisch)	**Dexamethason** → 388	*2–4 x/d ca. 1W*
		Fluorometholon → 388	
oder	**Nichtsteroidales Antiphlogistikum**	**Diclofenac** → 389	*3–5 x/d 1 Gtt. (ca. 1W)*
		Ketorolac → 389	
ggf.	**Orales NSAR** (antiinflamm.)	**Indometacin** → 199	*2 x 50mg/d*

T 15.11 Skleritis

	Systemisches Antiphlogistikum NSAR (antiinflammatorisch)[3,13]	**Flurbiprofen** → 389	*3 x 100mg/d (im Entzündungs-Intervall)*
		Indometacin → 199	*3 x 25mg/d (im Entzündungs-Intervall)*
		Ibuprofen → 197	*4 x 400–600mg/d (ca. 3W)*
ggf.	**Orales Kortikosteroid** (antiinflammatorisch)[3,13]	**Prednisolon** → 207	*1–1,5mg/kg KG/d (ca. 3W)*
evtl.	**Immunsuppressivum** (Abspr. m. Internisten)[3,13]	**Cyclophosphamid** → 157	*500mg über mehrere Stunden i.v.; Erh.Dos. 50–100mg*
		Ciclosporin → 274	
		Azathioprin → 274	
		Methotrexat → 204	
plus	Lokale Therapie wie Episkleritis		
ggf.	Parabulbäre Kortikosteroidinjektionen (s.u.); subkonjunktivales Depot kontraindiziert!		

[13] Althaus C, Sundmacher, Skleritis und Episkleritis. Diagnose und Therapie. Ophthalmologe 1996; 93:205–216.

T 15.12 Uveitis anterior

Stufe I (leicht)[3, 14, 15, 16]			
ggf.	**Lokales Kortikosteroid**	**Prednisolon** → 388	*2–4 x/d (im Entzündungs-intervall)*
plus ggf.	**Zykloplegikum**	**Tropicamid** → 393	*1 x/d abends (im Entzündungsschub)*
Stufe II (leicht bis mittel)			
	Lokales Kortikosteroid (antiinflammatorisch)	**Dexamethason** 0,1% → 388	*4–6 x/d (im Entzündungs-schub)*
		Prednisolon 1% → 388	
plus	**Zykloplegikum**	**Tropicamid** → 393	*1–3 x/d (im Entzündungs-schub)*
		Cyclopentolat 1% → 393	
		Scopolamin[9] → 393	

Stufe III (mittel bis schwer)			
	Lokales Kortikosteroid	**Prednisolon 1%** → 388	*6–10 x/d (im Entz.-Schub)*
plus	**Zykloplegikum**	**Tropicamid** → 393	*1–3 x/d (im Entz.-Schub)*
evtl. plus		**Cyclopentolat** 1% → 393	*1–3 x/d (im Entz.-Schub)*
		Atropin 1% → 393	
		Scopolamin[9] → 393	
evtl.	**Intravitreales Implantat** (off-label Therapie)	**Dexamethason (Ozurdex)**[19] → 388	*1 x Applikation, Wdh. verlaufsabhängig*
Stufe IV (schwer)			
	Lokales Kortikosteroid (antiinflammatorisch)	**Prednisolon 1%** → 388	*stdl. im Entzünd.-Schub*
evtl. plus	**Subkonjunktivales Injektions-kortikosteroid**	**Dexamethason** → 388	*2 x 1–2ml subconj. (im Entzündungsschub)*
plus	**Zykloplegikum**	**Atropin 1%** → 393	*3 x/d (im Entzündungs-schub)*
ggf.	**Parabuläres Depot-kortikosteroid**	**Methylprednisolon** → 207	*1–2 x/d 1–2ml (im Entzündungsschub)*
ggf.	**Systemisches Kortikosteroid**	**Prednisolon** → 207	*1–1,5mg/kg KG/d (im Entzünd.-Schub)*
und/ oder	**Nichtsteroidales Antiphlogistikum**	**Indometacin** → 199	*50–100g/d, Tbl. oder Supp. (im Entzündungsschub)*
		Diclofenac → 199	
In sehr schweren Fällen zusätzlich zur Stufe-IV-Medikation			
ggf.	**Systemisches Immunsuppressivum**	**In Absprache mit Internisten:Cyclosporin A** → 274, **Chlorambucil** → 157, **Cyclophosphamid** → 157	
Bei zusätzlicher herpetischer Keratouveitis			
ggf.	**Topisches Virustatikum**	**Aciclovir** → 387	*3–5 x/d (mind. 2W)*
Bei Glaukom			
ggf.	**Carboanhydrase-Hemmer**	**Dorzolamid AT** → 391	*2 x/d*
plus	**Betablocker** (lokale Glaukomtherapie)	**Timolol AT** → 390	

14 Manthey KS, Immunsuppressive Therapie bei intraokularen Entzündungen. Ophthalm. 1998 Nov; 95(11):792–804.

15 Fechner P, Teichmann KD, Medikamentöse Augentherapie. Grundlagen und Praxis. Enke Stuttgart 2000, 395–426.

16 Arens CD, Bertram B, Praxisorientierte Handlungsleitlinien für Diagnose u. Therapie in der Augenheilkunde (Teil 2) des Berufsverbands d. Augenärzte e. V., Kybermed Emsdetten 1998, April, 12–15.

T 15.13 Intermediäre und hintere Uveitis

Stufe I: keine Therapie [15, 16, 17, 18, 19]			
Stufe II [15, 16, 17, 18, 22]			
evtl.	**Bei Begleitiritis Kortikosteroid topisch**	**Prednisolon 1%** → 388	*3–5 x/d (im Entz.-Schub)*
Stufe III oder bei zystoidem Makulaödem (CMÖ) [15, 16, 17, 18, 19]			
	Depotkortikosteroid parabulbär, retrobulbär	**Methylprednisolon** → 207	*1–2 x/d*
Stufe III, IV bzw. bei CMÖ [15, 16, 17, 18, 19]			
ggf.	**Systemisches Kortikosteroid** (antiinflammatorisch)	**Prednisolon** → 207	*1–1,5mg/kg KG/d*
	Vascular-endothelial-growth-factor (VEGF) (Hemmer zur Therapie des Makulaödems)	**Ranibizumab** → 397	*operative intravitreale Injektion (0,5mg), erneute Injektion bei Visusverlust*
		Bevacizumab → 180 (Off-Label)	*operative intravitreale Inj. (1.25mg), erneute Inj. bei Visusverlust*
ggf.	**Intravitreales Implantat**	**Dexamethason** [20] (Ozurdex → 388)	*1x-Applikation, verlaufsabhängig wiederholen*
		Fluocinolonacetonid → 388	*1x-Applikation, verlaufsabhängig wiederholen*
ggf.	**Immunsuppressivum**	**Folinsäure** → 190	**Folinsäure** → 190
ggf.	**Operative Therapie:** Kryotherapie, Vitrektomie, intravitreale Injektion von Triamcinolon (VolonA)		
ggf.	**Spezifische Therapie:** Antibiotika, Chemotherapie bei entsprechender Verdachtsdiagnose		

17 Manthey KS, Immunsuppressive Therapie bei intraokularen Entzündungen, Teil I. Ophthalmologe 1998, 792–804.
18 Manthey KS, Immunsuppr. Ther. bei intraokularen Entzünd., Teil II. Ophthalm. 1998, 846–858.
19 Reinhard, Bornfeld, Framme: Ophthalmo Update 2011 - Handbuch Ophthalmologie, med update GmbH Wiesbaden 2011 S - Kap.3 S. 29-30 (2011).
20 Stellungnahme der Deutschen Ophthalmologischen Gesellschaft (DOG), der Retinologischen Gesellschaft (RG) und des Berufsverbandes der Augenärzte Deutschlands (BVA) zur intravitrealen Therapie des Makulaödems bei Uveitis, Stand: 29.09.2011.

T 15.14 Toxoplasmose-Retinochorioiditis

Pyrimethamin-Dreifachtherapie[21]			
	Folsäureantagonist	**Pyrimethamin** → 242	*d1 2 x 50mg, dann 25mg/d (4W)*
plus	**Sulfonamid** (antiinflamm.)	**Sulfadiazin** → 234	*4 x 1g/d (4W)*
plus	**Kortikosteroid** (antiinflammatorisch)	**Prednisolon** → 207	*d3–7: 60–100mg, dann reduzieren*
plus	**Substitution** (Vermeidg. KM-Depression)	**Folinsäure** → 190	*5mg 2 x/W (1 Tbl. alle 3d; 4W)*
Oder: Clindamycin-Monotherapie[21]			
	Lincosamid	**Clindamycin** → 231	*4 x 150–300mg/d (3–4W)*

[21] Erb C, Schlote T, Medikamentöse Augentherapie. Thieme Stuttgart 2010, 241-243.

T 15.15 Endophthalmitis

T 15.15.1 Bakterielle Endophthalmitis[22]

	Glykopeptid (intravitreal)	**Vancomycin**	*1mg/0,1ml*
plus	**Aminoglykosid**	**Amikacin** → 231	*1 x 0.2–0.4mg/0,1ml*
oder	**Cephalosporin**	**Ceftazidim** → 222	*2mg*
ggf.	**Kortikosteroid** (intravitreal, antiinflamm.)	**Dexamethason** → 388	*1 x 0.2–1.0mg*
ggf.	**Cephalosporin** (systemisch bei Panophthalmitis)	**Ceftazidim** → 222	*1–2g 2 x/d (7–10d)*
plus	**Aminoglykosid AT** (lokale Antibiose)	**Amikacin** 20mg/ml	*6–12 x/d 5–10 Gtt. (7–10d)*
oder		**Vancomycin** 50mg/ml	

T 15.15.2 Pilzinfektion[22]

	Antimykotikum (intravitreal)	**Amphotericin B**	*1x0.005–0.01mg AmBisome, 1x0.03–0.04mg Amphot. B*
plus	**Antimykotikum**	**Fluconazol** → 265	*400mg p.o. (2–4M)*

[22] Fechner P et al., Medikamentöse Augentherapie. Grundlagen und Praxis. Enke 2000, 445-452.

T 15.16 Neuritis nervi optici

Bei Visusabfall ≤ 0,2			
	Kortikosteroidstoßther.[23]	**Methylprednisolon** → 207	*1000mg/d i.v. (3d)*
Bei atypischer Neuritis			
anschl.	**Orales Kortikosteroid**	**Prednisolon** → 207	*1–1.5mg/kg KG/d (1–2W)*

[23] Arens CD, Bertram B, Praxisorientierte Handlungsleitlinien für Diagnose und Therapie in der Augenheilkunde (Teil 5) des BVA e. V., Kybermed Emsdetten 1997, November, 15-17.

T 15.17 Ischämische Optikusneuropathie

Nicht durch eine Arteriitis bedingt[24, 25]			
	Hämodilution	**Kolloidale Plasmaersatzlösung** → 303	*250–500ml/d, 8–10d*
	Orales Kortikosteroid	**Prednisolon** → 207	*100mg/d*
	Antikoagulans (Sekundärprophylaxe)	**ASS** → 68	*100mg/d*
Durch eine Arteriitis bedingt (Arteriitis temporalis) [24, 25]			
	Kortikosteroidstoßtherapie (antiinflammatorisch)	**Methylprednisolon** → 207	*2 x/d 0.5–1g i.v. (3–5d)*
		Prednisolon → 207	*erst 100mg dann Erh.Dos. 5–10mg (entsprech. BSG)*

[24] Arens CD, Bertram B, Praxisorientierte Handlungsleitlinien für Diagnose und Therapie in der Augenheilkunde (Teil 5) des BVA e. V., Kybermed Emsdetten 1997, November, 13–14.
[25] Fechner P, Teichmann KD, Medikamentöse Augentherapie. Grundlagen und Praxis. Enke Stuttgart 2000, 510–514.

T 15.18 Zentralarterienembolie

Sofortmaßnahmen			
Augeninnendrucksenkung			
	Carboanhydrasehemmer (Kammerwasserprod. ↓)	**Dorzolamid** → 391	*3 x/d (lokal)*
		Acetazolamid → 393	*1 x 500mg p.o. (system.)*
Lysetherapie (innerhalb 8h, durch internistische Intensivstation)			
	Plasminogenaktivator	**rt-PA** → 66	*1–2 x 70–100mg über 2 h*
	Fibrinolytikum	**Urokinase** → 67	*ini. 600 000IE, dann 250 000IE alle 24h (3d)*
dann	**Unfraktioniertes Heparin** (Gerinnungsfaktorinhib. ↑)	**Unfraktioniertes Heparin** → 58	*Perfusor (25 000IE) 2 ml/h (einige d)*
Rheologische Therapie			
evtl.	**Kolloid. Plasmaersatzlsg.** (hypervoläm. Hämodilution)	**HES 6%** → 303	*250–500ml/d (8–10d)*
	Rheologikum (Eryverformbarkeit ↑, Verbesserung der Rheol.)	**Pentoxifyllin** → 71	*300mg i.v. 1–2 x/d*
	Isovoläm. Hämodilution (Hämatokrit 35–38%)	**Kolloid. Plasmaersatzlsg.** → 303 + Plasmapherese	*250–500ml/d (8–10d)*
Weitere Therapiemaßnahmen			
	Bulbusmassage, hyperbaren Sauerstoff inhalieren		
	Nitrat	**Nitroglycerin** → 47	*3 x/d*

	Kalziumantagonist	**Nifedipin** → 32	*10–20mg/d*
	Carboanhydrasehem. (s.o.)	**Dorzolamid** → 391	*2 x/d*
	Antikoagulanz	**ASS 100** → 68	*1 x 100mg/d*
Bei V.a. Riesenzellarteriitis zusätzlich			
	Kortikosteroid (antiinflamm., Intimaödem ↓)	**Methylprednisolon** → 207	*1000mg i.v. (einmalig)*

T 15.19 Zentralvenenverschluss

Rheologische Therapie (bis zu 20 d nach Verschluss)[26, 29, 30]			
	Kolloidale Plasmaersatz-lsg. (hypervol. Hämodilution)	**HES 6%** → 303	*250–500ml/d (8–10d)*
	Kolloidale Plasmaersatzlösung (isovol. Hämodilution, Hämatokrit 35–38%)	**HAES + Plasmapherese** → 303	*250–500ml/d (8–10d)*
	Rheologikum (Eryverformbarkeit ↑, Durchblutung ↑)	**Pentoxifyllin** → 71	*300mg i.v. 1–2 x/d, dann oral 400mg 2–3 x/d*
	Vascular-endothelial-growth-factor (VEGF)- Hemmer zur Therapie des Makulaödems	**Ranibizumab** → 397	*oper. intravit. Inj. (0.5mg), erneut bei Visusverlust*
		Aflibercept → 189	*operative intravitreale Injektion (4mg 3x/M)*
		Bevacizumab → 180 (Off-Label-Therapie)	*oper. intravitr. Inj. (1.25mg), erneut bei Visusverlust*
	Intravitreales Implantat	**Dexamethason** → 388 (Ozurdex®)[43]	*1x Applikation, verlaufsabhängig wiederholen*
Weitere Maßnahmen[27, 28, 29, 30]			
	Intravitreales Implantat	**Dexamethason** → 206	*1x Applikation, verlaufsabhängig wiederholen*
	Orales Kortikosteroid (antiinflammatorisch)	**Prednisolon** → 207	*1–1.5mg/kg KG/d*
ggf.	**Lokale Betablocker + Carboanhydrasehemmer** (Behandlung des Neovaskularisationsglaukoms)	**Timolol** → 390	*2 x/d*
		Dorzolamid → 391	

26 Stellungnahme der DOG, der RG und des BVA zur Therapie des Makulaödems beim retinalen Venenverschluss vom 30.4.2010.
27 Erb C, Schlote T, Medikamentöse Augentherapie. Thieme Stuttgart 2010, 278-279.
28 Haller JA et al., Evaluation of the safety and performance of an applicator for a novel intravitreal dexamethasone drug delivery system for the treatment of macular edema. Retina 2009, 29:46-5.
29 Fechner P et al., Medikamentöse Augentherapie. Grundlagen und Praxis. Enke 2000, 462-467.
30 Dithmar S et al., Venöse retinale Verschlüsse. Z. prakt. Augenheilkd. 1996, 17:337–341.

T 15.20 Primäres Offenwinkelglaukom

Stufe 1: Monotherapie [31, 32, 33, 34]			
	Betablocker (Kammerwasserprod. ↓)	**Timolol** → 390 **Betaxolol** → 390 **Levobunolol** → 390	*0.1%, 0.25% oder 0.5%* *2 x/d 1 Gtt.* *(Dauertherapie)*
Stufe 2: Substitution Monotherapie [31, 32, 33, 34]			
Bei Unverträglichkeit, ungenügender Drucksenkung, KI oder instabiler Gesichtsfeldsituation			
1.	**Carboanhydrasehemmer** (Kammerwasserprod. ↓)	**Dorzolamid** → 391 **Brinzolamid** → 391	*2–3 x/d 1 Gtt.*
oder	**α-2-Sympathomimetikum** (Kammerwasserabfluss ↑)	**Brimonidin** → 391	*2 x/d 1 Gtt.*
oder	**Prostaglandinanalogon** (uveoskleraler Abfluss ↑)	**Latanoprost** → 391	*1 x/d abends 1 Gtt.*
		Travoprost → 392	*1 x/d abends 1 Gtt.*
		Brimatoprost → 391	*1 x/d abends 1 Gtt.*
		Tafluprost → 391	*1 x/d abends 1 Gtt.*
2.	**Parasympathomimetikum** (Kammerwasserabfluss ↑)	**Pilocarpin 1%, 2%** → 391	*3 x/d 1 Gtt.*
Stufe 3: Kombinationstherapie (2 Medikamente) [31, 32, 33, 34]			
Bei ungenügender Drucksenkung, Fortschreiten der Gesichtsfeldausfälle			
	Betablocker + Carboanhydrasehemmer	**Dorzolamid + Timolol** → 392	*2 x/d 1 Gtt.*
		Brinzolamid + Timolol → 390	
oder	**Betablocker + Prostaglandinderivat**	**Timolol + Latanoprost** → 392	*1 Gtt. morgens*
oder	**Betablocker + Alpha-2-Sympathomimetikum**	**Timolol + Brimonidin** → 391	*2 x/d 1 Gtt.*
oder	**α-2-Sympathomimetikum + Carboanhydrasehemmer**	**Brinzolamid + Brimonidin** → 392	*2 x/d 1 Gtt.*
oder	**Betablocker + Parasympathomimetikum**	**Pilocarpin + Timolol** → 392	*2–3 x/d 1 Gtt.*
Stufe 4: Kombinationstherapie (3 Medikamente) [31, 32, 33, 34]			
	Betablocker + Carboanhydrasehemmer + Sympathomimetikum	**Dorzolamid + Timolol** → 392 + **Brimonidin** → 391	*2 x/d 1 Gtt.*
oder	**Prostaglandinderivat + Betablocker + Sympathomimetikum**	**Latanoprost + Timolol** → 392 + **Brimonidin** → 391	*2 x/d 1 Gtt.*

oder	**Prostaglandinderivat + Carboanhydrasehemmer + Sympathomimetikum**	**Latanoprost** → 391 + **Dorzolamid** → 391 + **Briminodin** → 391	*2 x/d 1 Gtt.*
oder	**Betablocker + Parasympathomimetikum + Carboanhydrasehemmer**	**Pilocarpin + Timolol** → 392 + **Dorzolamid** → 391 oder **Brinzolamid** → 391	*2–3 x/d 1 Gtt.*

[31] Terminology and Guidelines for Glaucoma Treatment. EGS 1998, Dogma, Savona, Italy.
[32] Pfeiffer N, Moderne medikamentöse Glaukomtherapie. Dt. Ärztebl. 1998; 95 B 2561–2566.
[33] praul CW, Therapietabellen Ophthalmologie. Westermayer Verlags-GmbH, München 1999.
[34] Arens CD, Bertram B, Praxisorientierte Handlungsleitlinien für Diagnose und Therapie in der Augenheilkunde (Teil 3) des BVA e. V., Kybermed Emsdetten 1997, November, 4–6.

T 15.21 Akutes Winkelblockglaukom[31, 35]

	Parasympathomimetikum (Miosis, Kammerwasserabfluss ↑)[31, 35]	**Pilocarpin 0,5%, später 1%** → 391	*bei Pupillenverengung alle 10min 1h lang (im Anfall)*
	Systemische Carboanhydrasehemmer (Kammerwasserprod. ↓)[31, 35]	**Acetazolamid** → 393	*500–1000mg, bei Erbrechen i.v. (im Anfall)*
evtl.	**Betablocker** (Kammerwasserprod. ↓)	**Timolol** → 390 **Betaxolol** → 390 **Levobunolol** → 390	*0,1%, 0,25% oder 0,5% 2 x/d 1 Gtt. (im Anfall)*
evtl.	**Analgetikum**	**Tilidin + Naloxon** → 290 **Pethidin** → 288	*2 x 50–150mg (ret.)/d, MTD 600mg; 25–100mg i.m./i.v. (im Anfall)*
evtl.	**Hyperosmolare Infusion** (osmotische Therapie)	**Mannitol 20%** → 45	*1–2g/kg KG (im Anfall)*

T 15.21.1 Beim malignen Glaukom

	Anticholinergikum (Mydriasis und Zykloplegie)	**Atropin 1%** → 393	*3–4 x 1 Gtt. (im Anfall)*
plus	**Systemische Carboanhydrasehemmer** (Kammerwasserprod. ↓)	**Acetazolamid** → 393	*500–1000mg, bei Erbrechen i.v. (im Anfall)*
plus	**Hyperosmolare Infusion** (osmotische Therapie)	**Mannitol 20%** → 45	*1–2g/kg KG (im Anfall)*

[35] Fechner P, Teichmann KD, Medikamentöse Augentherapie. Grundlagen und Praxis. Enke Stuttgart 2000, 204–213.

T 15.22 Endokrine Orbitopathie

Behandlung der ursächlichen Schilddrüsenfunktionsstörung s. Kap. T 6.24			
Periorbitale Schwellung[36]			
	Selen Substitution	**Natriumselenit**	*200µg/d für 6M*
	Benzothiadiazin (Diuretika)	**Hydrochlorothiazid** → 44	*25mg/d abends (beschwerdeabhängig)*
Lidretraktion[36]			
	Tränenersatzmittel, Filmbildner → 395	**s. Kap. T 15.7.2** → 735	*(beschwerdeabhängig)*
Exophthalmus[36]			
	Systemisches Kortikosteroid (antiphlogistisch)	**Methylprednisolon**[37] → 207	*250–500mg i.v. 3 x/W für 2W, dann 250–500mg 1 x/W für 6–12W oder orale Therapie*
plus	**Immunsuppressivum** (Reduktion der Steroiddosis möglich)	**Azathioprin** → 274	
oder		**Ciclosporin** → 274	
ggf. pl.	**Megavolt-Radiotherapie**		*1000–3000 cGy*

36 Fechner P, Teichmann KD, Medikamentöse Augentherapie. Grundlagen und Praxis. Enke Stuttgart 2000, 228-230

37 Der Ophthalmologe 11 2013 S. 1084, Springer Verlag.

T 15.23 Exsudative altersabhängige Makuladegeneration[38, 39]

	Vascular-endothelial-growth-factor (VEGF)-Hemmer	**Ranibizumab** → 397	*intravitreale Injektion, 3 Inj./M, in Erhaltungsphase erneute Injektion bei signifikantem Visusverlust*
		Bevacizumab → 180 (off-Label)	
		Aflibercept → 189	
		Brolucizumab[40]	*ini 3 Inj./ M, in Erhaltungsphase alle 3M mit Reduktionsmöglichkeit auf 2M*

38 Boyer DS, Antoszyk AN, Awh CC et al., Subgroup analysis of the MARINA study of ranibizumab in neovascular age-related macular degeneration. Ophthalmology 2007, 114:246-252.

39 Bakri SJ, Snyder MR, Reid JM et al., Pharmacokinetics of Intravitreal Ranibizumab (Lucentis). Ophthalmology 2007, 114:2179-2182.

40 Stellungnahme der Deutschen Ophthalmologischen Gesellschaft, der Retinologischen Gesellschaft und des Berufsverbandes der Augenärzte Deutschlands Anti-VEGF-Therapie bei der neovaskulären altersabhängigen Makuladegeneration Stand Februar 2020.

T 15.24 Diabetisches Makulaödem[41, 42]

	Vascular-endothelial-growth-factor (VEGF)-Hemmer	**Ranibizumab** → 397	*1 x intravitreale Injektion, verlaufsabhängig wdh.*
		Bevacizumab → 180 (Off-Label-Therapie)	*intravitreale Injektion, 4 Inj./M, erneute Injektion bei Visusverlust*
		Aflibercept → 189	
	Monoklonaler AK	**Brolucizumab**[44] → 397	*intravitreale Inj. 5 x alle 6W, danach je nach Krankheitsaktivität alle 2–3M*
oder	**Intravitreales Implantat**	**Dexamethason** → 388 (Ozurdex®)[43]	*1 x Applikation, verlaufsabhängig wiederholen*
		Fluocinolonacetonid → 388	

41 Empfehlung der DOG, der RG und des BVA für die Durchführung von intravitrealen Injektionen (IVI), 2007. http://www.dog.org/publikationen
42 Gelisken F et al. Diabetic maculopathy. Diagnosis and treatment. Ophthalmologe 2010, 107:773-786.
43 Stellungnahme von DOG, RG, BVA zur Therapie der diabetischen Makulopathie Stand: Dez. 2010.
44 Fachinformation Beovue

T 15.25 Zystoides Makulaödem (postoperatives)[45]

Stufe I			
	Lokale Steroide	**Prednisolon 1%** → 388	*4 x/d 1 Gtt. 6W*
plus	**Lokale nichtsteroidale Antiphlogistika**	**Diclofenac** → 389 **Nepafenac**[46] → 389	*4 x/d 1 Gtt. 6W*
plus	**Carboanhydrasehemmer**	**Acetazolamid** → 393	*2 x 125mg oral*
Stufe II			
	Steroid-Depot	**Betamethason**	*4mg subtenonale Injektion*
plus	**Nichtsteroidale Antiphlogistika, systemisch**	**Diclofenac** → 199	*100mg 1 x/d 6W*
oder	**Steroide, systemisch**	**Methylprednisolon** → 207	*1mg/kg KG 6W*
Stufe III			
	Steroid	**Triamcinolon** → 207	*4-8mg intravitreale Inj.*

45 Erb C, Schlote T, Medikamentöse Augentherapie. Thieme Stuttgart 2010, 296-298.
46 Fachinformation Nevanac / Alcon

T 16 HNO – Therapie (M. Helbig, S. Helbig)

T 16.1 Rhinitis

T 16.1.1 Akut viral

	Alpha-Sympathomimetika (lokal abschwellend)	**Xylometazolinhydrochlorid** → 398	*3 x 1–2 Sprühstöße 0.1%, Ki. 0.05%, max. 10d (Privinismus)*

T 16.1.2 Bakteriell (primär oder sekundär)

	Alpha-Sympathomimetika (lokal abschwellend)	**Xylometazolinhydrochlorid** → 398	*3 x 1–2 Sprühstöße 0.1%, Ki. 0.05%, max. 10d (Privin.)*
ggf. plus	**Aminopenicillin** (Antibiotikum)	**Amoxicillin** → 217	*3 x 0.5–1g/d p.o., Ki. 50–100mg/kgKG/d p.o. in 3 ED*
	Aminopenicillin + Beta-Lactamase-Inhibitor (Antibiotikum)	**Amoxicillin + Clavulansäure** → 219	*2 x (875+125mg)/d p.o.; 3 x 1.2–2.2g/d i.v.; Ki. p.o. laut Beipackzettel, 3 x 20–32mg/kgKG/d i.v.*
	Cephalosporin 2. Gen. (Antibiotikum)	**Cefaclor** → 225	*0.5g p.o. 3 x/d, Ki.: 30–50mg/kgKG/d in 3 ED*
		Cefuroxim-Axetil	*2 x 0.5g/d p.o., Ki. 2 x 125–250mg/d p.o.*

T 16.1.3 Allergische Rhinitis[1, 2, 3]

Leicht			
	Alpha-Sympathomimetika (lokal abschwellend)	**Xylometazolinhydrochlorid** → 398	*3 x 1–2 Sprühstöße 0.1%, Ki. 0.05%, max. 10d (Privinismus)*
oder	**Mastzellstabilisator** (Mastzelldegranulation ↓)	**Cromoglicinsäure** → 398	*bis zu 4 x/d 1 Sprühstoß pro Nasenloch*
oder	**Top. Antihistaminikum** (H_1-Rezeptor-Antagonist)	**Azelastin** → 398	*2 x/d 2 Sprühstöße pro Nasenloch*
		Levocabastin → 398	
oder	**System. Antihistaminikum** (H_1-Rezeptor-Antagonist)	**Mizolastin** → 88	*10mg p.o. abends*
oder	**Topisches Glukokortikosteroid** (antiinflammatorisch)	**Budesonid** → 399	*2 x/d 1 Sprühstoß pro Nasenloch*
		Fluticasonfuroat → 399	
		Fluticasonpropionat → 399	
		Mometason → 399	
		Flunisolid → 399	

oder	**Parasympatholytikum** (bronchodilatatorisch)	**Ipratropiumbromid** → 78	*3 x/d 1–2 Sprühstöße pro Nasenloch*
Mittelgradig bis schwer			
	Systemische Antihistaminika (H_1-Rezeptor-Antagonist)	**Cetirizin** → 87	*10mg p.o. 1 x abends*
		Loratadin → 88	*10mg p.o. 1 x abends*
		Desloratadin → 87	*5mg p.o. 1 x abends*
		Ebastin → 88	*10mg p.o. 1 x abends*
		Rupatadin → 88	*10mg p.o. 1 x abends*
plus/ oder	**Leukotrienantagonist**	**Montelukast** → 84	*1 x 10mg p.o., Ki. 6–14J: 1 x 5mg p.o. (abends)*
Schwer			
	Systemische Glukokortikosteroide (antiinflammatorisch)	**Prednisolon** → 207	*ini 20–100mg/d, stufenweise auf 5–10mg/d reduz.*
		Methylprednisolon → 207	*ini 12–80mg/d stufenweise auf ca. 4–16mg/d reduzieren*
Ergänzend bei zusätzlichem Asthma bronchiale			
plus/ oder	**Xanthinderivat** (bronchospasmolytisch)	**Theophyllin** → 83	*siehe jeweilige Fachinfo*

[1] AWMF 017-049. Stuck B et al. Rhinosinusitis. S. 43. Stand 07.04.2017, gültig bis 06.04.2022
[2] Weißbuch Allergie in Deutschland 2018. 4. überarb. Aufl.; Hrsg.: Klimek, Vogelberg, Werfel, S. 244 ff.
[3] AWMF 017-066 Müller R. Antibiotikatherapie bei HNO-Infektionen. Stand:15.07.2019, gültig bis 15.07.2024.

T 16.2 Nasenfurunkel

Leicht			
	Antiseptikum (lokal desinfizierend)	**Povidon-Jod**	*lokal als Salbe*
		Ethacridin	
Schwer			
	Isoxazolylpenicillin (Antibiotikum)	**Flucloxacillin** → 217	*3 x 1g/d p.o.; 3 x 1–2g/d i.v., Ki. 20–100mg/kgKG/d i.v. in 3ED*
oder	**Cephalosporin** (Antibiotikum)	**Cefalexin** → 226	*3 x 0.5–1g/d p.o., Ki. 50–100mg/kg KG/d p.o. in 3 ED*
		Cefadroxil → 226	*2x1g/d p.o., Ki. 25–100mg/kg KG/d p.o. in 2 ED*
		Cefazolin → 221	*3 x 0.5–2g/d i.v., Ki. 25–100mg/kgKG/d i.v. in 3 ED*
ggf.	**Essigsäurederivat**	**Diclofenac** → 199	*2–3 x 50mg/d p.o.*

T 16.3 MRSI der Nasenschleimhäute

MRSI = Methicillin-resistente Staphylokokkeninfektionen

	Pseudomoninsäure A (Antibiotikum)	**Mupirocin** → 399	*2 mm Salbenstrang 2–3 x/d intranasal*

T 16.4 Sinusitis[1, 3, 4]

T 16.4.1 Akut

Leichte Formen			
	Alpha-Sympathomimetikum (Mukosaabschwellung)	**Xylometazolinhydrochlorid** → 398	*3 x 1–2 Sprühstöße 0.1%, Ki. 0.05% (max 10d [Privinismus])*
	Aminopenicillin (Antibiotikum)	**Amoxicillin** → 217	*0.5–1g p.o. 3 x/d, Ki. 50–100mg/kgKG in 3ED p.o.*
oder	**Aminopenicillin + Beta-Laktamase-Inhibitor** (Antibiotikum)	**Amoxicillin + Clavulansäure** → 219	*875+125mg p.o. 2 x/d, 3 x 1.2–2.2g/d i.v., Ki. p.o. laut Beipackzettel 20–32mg/kgKG i.v. 3 x/d*
oder	**Cephalosporin 2. Gen.** (Antibiotikum)	**Cefaclor** → 225	*3 x 0.5g/d p.o., Ki. 30–50mg/kgKG/d in 3ED*
		Cefuroxim-Axetil → 226	*2 x 0.5/d p.o., Ki. 2 x 125–250mg/kgKG/d p.o.*
oder	**Makrolide** (Antibiotikum)	**Azithromycin** → 229	*500mg p.o. 1 x/d*
oder	**Lincosamide** (Antibiotikum)	**Clindamycin** → 231	*Erw. 300 bzw. 600mg p.o. 3 x/d*
oder	**Sulfonamid und Folatantagonist** (Antibiotikum)	**Cotrimoxazol** → 235	*Erw. 4 x 600mg/d p.o.*
und	**Expektorans** (schleimlösend)	**Acetylcystein** → 85	*400–600mg/d p.o., Ki. 200–400mg/d p.o.*
oder	**Sekretolytikum**	**Ambroxol** → 85	*Erw. 2 x/d 1 Tbl., Ki. 2 x/d ½ Tbl.*
ggf.	**Top. Glukokortikosteroid** (antiinflammatorisch)	s. Kap. T 16.1.3 (→ 749)	
ggf.	**Expektorans**	**Myrtol**	*Erw. 4 x/d 2Kps.*
oder		**Cineol**	*Erw. 3 x/d 200mg*
evtl. plus	**Analgetikum** (schmerzlindernd)	**Paracetamol** → 292	*3 x 500–1000mg/d p.o., Ki. 10–15mg/kgKG als ED p.o., max. 50mg/kgKG/d*

Schwere Formen/Komplikationen (s. leichte Formen → Antibiotikum modifizieren)			
	Cephalosporin 3. Gen. (Antibiotikum)	**Cefotaxim** → 222	*1–2g i.v. alle 12h*
		Ceftriaxon → 222	*1 x 1–2g/d i.v., Ki. 20–80mg/kgKG/d i.v.*
		Ceftazidim → 222	*1–2g i.v. alle12h, Ki. 15–50mg/kgKG/12h i.v.*
ggf. plus	**Nitroimidazolderivat** (Antibiotikum)	**Metronidazol** → 236	*2 x 0.5g/d i.v., Ki. 20–30mg/ kgKG/d in 2 ED/d i.v.*
Bei dentogener Entstehung			
oder	**Benzylpenicillin** (Antibiotikum)	**Penicillin G** → 215	*1–5Mio. IE/d i.v.; Ki. 50000–0.5 Mio. IE/d i.v. in 3 ED*
ggf. plus	**Nitroimidazolderivat** (Antibiotikum)	**Metronidazol** → 236	*2 x 0.5g/d i.v., Ki. 20–30mg/ kgKG/d i.v. in 2 ED*
T 16.4.2 Chronisch			
	Sekretolytikum	**Ambroxol** → 85	*Erw. 2 x/d 1Tbl.; Ki. 2 x/d ½Tbl.*
und	**Top. Glukokortikosteroid**	**s. Kap. T 16.1.3** (→ 749)	
und	**Expektorans**	**Myrtol**	*Erw. 4 x/d 2Kps.*
oder		**Cineol**	*Erw. 3 x/d 200mg*
T 16.4.3 Chronische Rhinosinusitis mit Nasenpolypen			
	Antikörper	**Dupilumab** → 89	*Erw. Fertigspritze 300mg s.c. alle 3W*
oder		**Mepolizumab**	*Erw. Fertigspritze 100mg s.c. alle 4W*
und	**Top. Glukokortikosteroid**	**s. Kap. T 16.1.3** (→ 749)	

4 Fokkens W et al.: European Position Paper on Rhinosinusitis and Nasal Polyps 2020. In: Rhinology 58(Suppl S29):1-464.

5 Klimek, L., et al.: Positionspapier: Anwendung von Biologika bei chronischer Rhinosinusitis mit Polyposis nasi (CRSwNP) im deutschen Gesundheitssystem - Empfehlungen des Ärzteverbandes Deutscher Allergologen (AeDA) und der AGs Klinische Immunologie, Allergologie und Umweltmedizin und Rhinologie und Rhinochirurgie der Deutschen Gesellschaft für HNO-Heilkunde, Kopf- und Halschirurgie (DGHNOKHC). Laryngorhinootologie 2020; 99(08): 511-527.

T 16.5 Tonsillitis[3, 6]

T 16.5.1 Akut

Initial			
	Phenoxymethylpenicillin (Antibiotikum)	**Penicillin V** → 216	*3 x 1.2 Mio. IE/d p.o.; Ki. 50000–100000IE/kgKG/d p.o. in 3 ED*

Bei Therapieresistenz			
	Cephalosporin (Antibiotikum)	**Cefalexin** → 226	*3 x 0.5–1/d p.o., Ki. 50–100mg/kgKG/d p.o. in 3 ED*
		Cefadroxil → 226	*2 x 1g/d p.o., Ki. 25–100mg/kgKG/d p.o. in 2 ED*
		Cefazolin → 221	*3 x 0.5–2g/d i.v., Ki. 25–100mg/kgKG/d i.v. in 3 ED*
oder	**Makrolid** (Antibiotikum)	**Clarithromycin** → 230	*250mg p.o. 2 x/d, Ki. 7.5mg/kgKG/d p.o. 2 x/d*
		Azithromycin → 229	*500mg p.o. 1 x/d*
ggf.	**Arylpropionsäurederivat**	**Diclofenac** → 199	*50mg p.o. 3 x/d*
evtl.	**Analgetikum** (schmerzlindernd)	**Paracetamol** → 292	*500–1000mg p.o. 3 x/d, Ki. 10–15mg/kgKG als ED p.o., max. 50mg/kgKG/d*
gff.	**Lokales Antiseptikum**	**Chlorhexidingluconat** → 401	*10ml Mundspüllösung 2 x/d*

[6] AWMF 017-024. Windfuhr J. Entzündliche Erkrankungen der Gaumenmandeln/Tonsillitis, Therapie. S. 83. Stand: 31.08.2015, gültig bis 30.08.2020

T 16.6 Pharyngitis

T 16.6.1 Viral/symptomatisch

	Salizylsäurederivat (analgetisch, antiphlogistisch, antipyretisch)	**Acetylsalicylsäure** → 196	*2–3 x 0.5–1g/d p.o.*
evtl.	**Antiseptikum**	**Cetylpyridiniumchlorid**	*bei Bedarf*
evtl.	**Rachentherapeutikum**	**Benzydamin** → 401	*bei Bedarf als Spray oder Gurgellösung*
evtl.	**Lokales Antiseptikum**	**Flurbiprofen**	*8.75mg bis zu 5 x/d p.o.*

T 16.6.2 Bakterielle Genese/Superinfektion

	Phenoxymethylpenicillin (Antibiotikum)	**Penicillin V** → 216	*1.2 Mio. IE p.o. 3 x/d, Ki. 50 000–100 000IE/kgKG in 3 ED p.o.*
oder	**Makrolid** (Antibiotikum)	**Clarithromycin** → 230	*2 x 250mg/d p.o., Ki. 2 x7.5mg/kgKG/d p.o.*
		Azithromycin → 229	*1 x 500mg/d p.o.*
ggf.	**Lokales Antiseptikum**	**Hexamidin** → 401	*mehrfach pro Tag 1–2 Sprühstöße*

T 16.7 Laryngitis

T 16.7.1 Viral

evtl.	**Expektoranz** (schleimlösend)	**Acetylcystein** → 85	*400–600mg/d p.o., Ki. 200–400mg/d p.o.*
evtl.	**Rachentherapeutikum**	**Benzydamin**	*bis 5 x 3 Sprühstöße/d*
evtl.	**Antitussivum**	**Codein** → 86	*1–2 x 30–50mg/d p.o.*
Bakteriell			
	Phenoxymethylpenicillin (Antibiotikum)	**Penicillin V** → 216	*3 x 1.2 Mio. IE/d p.o., Ki.50000–100000IE/kgKG/d p.o. in 3 ED*
	Aminopenicillin + Beta-Lactamase-Inhibitor (Antibiotikum)	**Amoxicillin + Clavulansäure** → 219	*2 x 875+125mg/d p.o., 3 x 1.2–2.2g/d i.v., Ki. p.o. laut Beipackzettel 3 x 20–32mg/kgKG/d i.v.*

T 16.7.2 Laryngitis subglottica acuta

Allgemein (Cave: sofortige Krankenhauseinweisung in Intubationsbereitschaft)			
	Benzodiazepin (Sedierung)	**Diazepam** → 360	*5–10mg/d rekt., Sgl. 2.5–5mg/d rekt.*
plus	**Glukokortikosteroid** (antiinflammatorisch, immunsuppressiv)	**Prednison** → 207	*Ki. 100mg/d rekt.*
		Prednisolon → 207	*250–1000mg i.v. Ki. 25–50mg i.v.*
evtl.	**Expektoranz** (schleimlösend)	**Acetylcystein** → 85	*400–600mg/d p.o., Ki. 200–400mg/d p.o.*
Bei bakterieller Superinfektion/Epiglottitis			
	Cephalosporin 2. Gen. (Antibiotikum)	**Cefaclor** → 225	*3 x 0.5g/d p.o., Ki. 30–50mg/kgKG/d in 3 ED*
		Cefuroxim → 221	*3 x 1.5g/d i.v., Ki. 30–100mg/kgKG/d i.v. in 3 ED*
oder	**Cephalosporin 3. Gen.** (Antibiotikum)	**Ceftriaxon** → 222	*1 x 1–2g/d i.v., Ki. 1 x 20–80mg/kgKG/d i.v.*
		Cefotaxim → 222	*2 x 1–2g/d i.v., Ki. 50–100mg/kgKG i.v. in 2ED/d*

T 16.7.3 Diphtherie (Krupp) – Meldepflicht

	Immunglobulinserum (Antitoxin → Pferdeserum, Toxinneutralisation)	**Diphtherie-Antitoxin** (über Notfalldepot)	*30000–50000IE i.v. über 1h, bis 120000IE*
	Benzylpenicillin (Antibiotikum)	**Penicillin G** → 215	*3 x 1–5 Mio. IE/d i.v., Ki. 50000-0.5Mio.IE/d i.v. in 3ED*
oder	**Makrolid** (Antibiotikum)	**Clarithromycin** → 230	*2 x 500mg/d i.v., Ki. 30–50mg/kgKG/d i.v. in 2ED*

T 16.8 Perichondritis

Leicht			
	Aminopenicillin + Beta-Lactamase-Inhibitor (Antibiotikum)	**Amoxicillin + Clavulansäure** → 219	*875/125mg p.o. 2 x/d, 1.2–2.2g i.v. 3 x/d, Ki. p.o. laut Beipackzettel 20–32mg/kgKG i.v. 3 x/d*
oder	**Cephalosporin 1. Gen.** (Antibiotikum)	**Cefalexin** → 226	*3 x 0.5–1g/d p.o., Ki. 50–100mg/kgKG/d p.o. in 3 ED*
		Cefadroxil → 226	*2 x1g/d p.o., Ki. 25–100mg/kgKG/d p.o. in 2 ED*
		Cefazolin → 221	*0.5–2g i.v. 3 x/d, Ki. 25–100mg/kgKG i.v. in 3ED/d*
Schwer			
ggf. plus	**Isoxazolylpenicillin** (Antibiotikum)	**Flucloxacillin** → 216	*3 x 1g/d p.o., 3 x 1–2g/d i.v., Ki. 20–100mg/kgKG/d i.v. in 3 ED*
	Gyrasehemmer (Antibiotikum) strenge Indikationsstellung	**Ciprofloxacin** → 233	*2 x 500mg/d p.o., 2 x 400mg/d i.v.*
		Levofloxacin → 233	*500mg p.o./i.v. 1–2 x/d*
Kinder	**Cephalosporin 3. Gen.**	**Ceftazidim** → 222	*Ki. 15-50mg/kgKG i.v. alle 12h*

T 16.9 Otitis externa

T 16.9.1 Otitis externa diffusa/Gehörgangsfurunkel

Leicht			
	Antiseptikum (desinfizierend)	**Propanol oder Ethanol 70%**	*tgl. Streifeneinlage*
evtl.	**Kortikoid + Gentamicin** (abschwellend + Antibiose)	**Betamethason + Gentamicinsulfat**	*tgl. Streifeneinlage; **Cave:** Trommelfellperforation*
evtl.	**Kortikoid + Aminoglykosid** (abschwellend + Antibiose)	**Fluocinolonacetonid + Neomycinsulfat**	*tgl. Streifeneinlage; **Cave:** Trommelfellperforation*
	Kortikoid + Polypeptidantibiotika (abschwellend + Antibiose)	**Hydrocortison + Polymyxin-B**	*tgl. Streifeneinlage*
oder		**Hydrocort. + Polymyxin-B + Bacitracin**	
evtl.	**Gyrasehemmer** strenge Indikationsstellung	**Ciprofloxacin** → 233	*2 x 3–4 Gtt.*
evtl.	**Gyrasehemmer + Kortikoid** (Antibiotikum + Kortikoid)	**Ciprofloxacin + Fluocinolonacetonid** → 400	*2 x 6–8 Gtt.*
oder		**Ciprofloxacin + Dexamethason** → 400	*2 x 4 Gtt.*

evtl.	**Peptidantibiotikum + Aminoglykosid + Polypeptidantibiotikum**	**Polymyxin-B-Sulfat + Neomycinsulfat + Gramicidin** → 400	*3 Gtt. 3–5 x/d; **Cave:** Trommelfellperforation*
Schwer			
evtl.	**Gyrasehemmer** (Antibiotikum) strenge Indikationsstellung	**Ciprofloxacin** → 233	*500mg p.o. 2 x/d, 400mg i.v. 2 x/d*
		Levofloxacin → 233	*500mg p.o./i.v. 1–2 x/d*
oder/ Kinder	**Cephalosporin 3. Gen.** (Antibiotikum)	**Ceftazidim** → 222	*1–2g i.v. alle 12h, Ki. 15–50mg/kgKG i.v. alle 12h*
ggf.	**Glukokortikoid** (antiinflammatorisch)	**Triamcinolonacetonid** → 207	*1–2 x/d dünn auftragen*
	Arylpropionsäurederivat (analget., antipyr., -phlogist.)	**Diclofenac** → 199	*2–3 x 50mg/d p.o.*
T 16.9.2 Otitis externa maligna			
	Gyrasehemmer (Antibiotikum)	**Ciprofloxacin** → 233	*2 x 500mg/d p.o., 2 x 400mg/d i.v.*
		Levofloxacin → 233	*1–2 x 500mg/d p.o. oder i.v.*
oder	**Cephalosporin 3. Gen.** (Antibiotikum)	**Ceftazidim** → 222	*1–2g i.v. alle 12h, Ki. 15–50mg/kgKG i.v. alle 12h*
evtl. plus	**Gyrasehemmer** strenge Indikationsstellung	**Ciprofloxacin** → 400	*2–3 x/d Gehörgang spülen*
ggf.	**Arylpropionsäurederivat**	**Diclofenac** → 199	*2–3 x 50mg/d p.o.*
T 16.9.3 Gehörgangsmykose			
	Antimykotika	**Ciprofloxacin** → 233	*2x /d als Lsg. (3–4 Gtt.) verabreichen oder als Creme dünn auftragen; **Cave:** Ausschluss Trommelfellperforation*
oder		**Clotrimazol** → 380	
oder		**Nystatin** → 380	
oder		**Miconazol** → 380	
T 16.9.4 Gehörgangsekzem			
	Kortikoid	**Fluocinolonacetonid** → 371	*2x /d als Lsg. (3-4 Gtt.)*

T 16.10 Zoster oticus

	Virustatikum (Purinantag., DNA-Polymerase-Hemmer)	**Aciclovir** → 248	*mittelschw.: 5 x 800mg/d p.o., schwer: 3 x 5–10mg/kg/d i.v.*
ggf.	**Glukokortikoid**	**Prednisolon** → 207	*akut: 1 x 250–500mg/d i.v.*
ggf.	**Arylpropionsäurederivat** (s.o.)	**Diclofenac** → 199	*2–3 x 50mg/d p.o.*
		Ibuprofen → 197	*3 x 400mg/d p.o.*
Bei Innenohrbeteiligung			
ggf.	**Rheologika**	Siehe Hörsturz → 759	

T 16.11 Otitis media

T 16.11.1 Akut

Symptomatisch			
	Alpha-Sympathomimetikum (lokal abschwellend)	**Xylometazolinchlorid** → 398	*3 x 1–2 Sprühstöße 0.1%; Ki. 0.05%; max. 10d (Privinismus)*
ggf.	**Top. Glukokortikosteroid**	→ 749	
evtl.	**Analgetikum** (analgetisch, antipyretisch)	**Paracetamol** → 292	*10–15mg/kgKG als ED, max. 50mg/kgKG/d*
Bakteriell, initial			
	Aminopenicillin (Antibiotikum)	**Amoxicillin** → 217	*3 x 0.5–1g/d p.o., Ki. 50–100mg/kgKG/d p.o. in 3ED für 5–7d*
Schwere Formen[3]			
	Aminopenicillin + Beta-Lactamase-Inhibitor (Antibiotikum)	**Amoxicillin + Clavulansäure** → 219	*2 x 875+125mg/d p.o., 3 x 1.2–2.2g/d i.v., Ki. p.o. laut Beipackzettel 3 x 20–32mg/kgKG/d i.v.*
oder	**Cephalosporin 2. Gen.** (Antibiotikum)	**Cefaclor** → 225	*3 x 0.5g/d p.o., Ki. 30–50mg/kgKG/d in 3ED*
		Cefuroxim → 221	*3 x 1.5g/d i.v., Ki. 30–100mg/kgKG/d i.v. 3ED*
		Cefpodoxim-Proxetil	*10mg/kgKG/d für 5–7d*
oder	**Makrolide** (Antibiotikum)	**Clarithromycin** → 230	*2 x 250mg/d p.o., Ki. 2 x7.5mg/kgKG/d p.o.*
		Azithromycin → 229	*1 x 500mg/d p.o.*
oder	**Sulfonamid, Folatantagon.** (Antibiotikum)	**Cotrimoxazol** → 235	*4 x Erw. 600mg/d p.o.*

T 16.11.2 Chronische Otitis media akut exazerbiert

	Cephalosporin 3. Gen. (Antibiotikum)	**Ceftazidim** → 222	*1–2g i.v. alle 12h, Ki. 15–50mg/kgKG i.v. alle 12h*
	Gyrasehemmer (Antibiotikum) strenge Indikationsstellung	**Ciprofloxacin** → 400	*2 x 3–4 Gtt., **Cave:** Ausschluss Trommelfellperforation*
ggf. plus	**Gyrasehemmer** (Antibiotikum) strenge Indikationsstellung	**Ciprofloxacin** → 233	*2 x 500mg/d p.o., 2 x 200–400mg/d i.v.*
		Levofloxacin → 233	*1–2 x 500mg/d p.o./i.v.*

T 16.12 Mastoiditis

Akut			
	Aminopenicillin + Beta-Lactamase-Inhibitor	**Amoxicillin + Clavulansäure** → 219	*3 x 1.2–2.2g/d i.v., Ki. 3 x 20–32mg/kgKG/d i.v.*
oder	**Cephalosporin 2. Gen.** (Antibiotikum)	**Cefuroxim** → 221	*3 x 1.5g/d i.v., Ki. 30–100mg/kgKG/d i.v. in 3 ED*
oder	**Cephalosporin 3. Gen.** (Antibiotikum)	**Ceftriaxon** → 222	*1–2g/d, Ki. 1 x 20–80mg/kgKG/d*
evtl.	**Glykopeptid-Antibiotika**	**Vancomycin** → 239	*2 x 1g/d i.v., Ki. 4 x 40 mg/kgKG/d*
Chronisch			
	Gyrasehemmer strenge Indikationsstellung	**Ciprofloxacin** → 233	*2 x 3–4 Trpf., **Cave:** Ausschl. Trommelfellperforation*
ggf. plus	**Gyrasehemmer** (Antibiotikum)	**Ciprofloxacin** → 233	*2 x 500mg/d p.o., 2 x 200–400mg/d i.v.*
		Levofloxacin → 233	*1–2 x 500mg/d p.o./i.v.*
oder/ Ki.	**Cephalosporin 3. Gen.** (Antibiotikum)	**Ceftazidim** → 222	*1–2g i.v. alle 12h, Ki. 15–50mg/kgKG i.v. alle 12h*
oder (Staph. aur.)	**Cephalosporin 2. Gen.** (Antibiotikum)	**Cefaclor** → 225	*3 x 0.5g/d p.o. , Ki. 30–50mg/kgKG/d in 3 ED*
		Cefuroxim → 221	*3 x 1.5g/d i.v., Ki. 30–100 mg/kgKG/d i.v. 3 ED*

T 16.13 M. Menière

Im Anfall			
	Antihistaminikum (Hemmg. zentr. Histamin-rez. ⇒ antiemetisch)	**Dimenhydrinat** → 107	*1–2 Amp. langsam i.v. oder 200mg p.o. oder 150mg Supp.*
ggf.	**Schleifendiuretikum** (Volumenentlastung bei Labyrinthhydrops)	**Furosemid** → 42	*40mg i.v.*
Im Anschluss/Intervall			
ggf.	**Antihistaminikum** (Hemmg. zentr. Histamin-rez. ⇒ antiemetisch)	**Betahistin** → 107	*3 x 6–12mg p.o.*
ggf.	**Glukokortikoid + Rheologika + Plasmaexpander**	Siehe Hörsturz → 759	

T 16.14 Hörsturz[7]

	Glukokortikosteroid (antiinflammatorisch, immunsuppressiv)	**Prednisolon** → 207	*d1–3 500mg i.v.*
ggf.	**Periph. Vasodilatatoren** (Purinderivat)	**Pentoxifyllin** → 71	*2 x 600mg/d p.o.*
ggf.	**Periph. Vasodilatatoren**	**Naftidrofuryl** → 71	*3 x 200mg/d p.o.*
evtl.	**H_2-Rezeptor-Blocker**	**Ranitidin**	*1 x 150–300mg/d p.o.*

7 AWMF 017-010 Suckfüll M et al. Hörsturz (Akuter idiopathischer sensorineuraler Hörverlust). S.7. Stand 31.01.2014 (in Überarbeitung), gültig bis 30.01.2019

T 16.15 Tinnitus aurium

Wie Hörsturz, s.o.

	Glukokortikosteroid	**Prednisolon** → 207	*d1–3 500mg i.v.*
ggf.	**Periph. Vasodilatatoren** (Purinderivat)	**Pentoxifyllin** → 71	*600mg p.o. 2 x/d*
evtl.	**H_2-Rezeptor-Blocker**	**Ranitidin**	*1 x 150–300mg/d p.o.*

T 16.16 Neuropathia vestibularis[8]

	Glukokortikosteroid (antiinflammatorisch, immunsuppressiv)	**Prednisolon** → 207	*d1–3 100mg, d4–6 80mg, d7–9 60mg, d10–12 40mg, d13–15 20mg, d16–18 10mg, d19–21 5mg (immer p.o.)*
	H_2-Rezeptor-Blocker	**Ranitidin**	*1 x 150–300mg/d p.o.*

8 AWMF-Leitlinie Nr. 017-078. Westhofen M et al. Vestibuläre Funktionsstörungen. Stand: 28.03.2021 , gültig bis 27.03.2026.

T 16.17 Idiopathische Fazialisparese

	Glukokortikosteroid	**Prednisolon** → 207	*als Kurzinf.: d1–3 250mg, d4–6 200mg, d7–8 150mg, d9–10 100mg; anschließend p.o.: d11–12 80mg, d13–14 60mg, d15–16 40mg, d17–18 20mg, d19–20 10mg, d21–22 5mg*
	H_2-Rezeptor-Blocker	**Ranitidin**	*1 x 150–300mg/d p.o.*

T 16.18 Sialadenitis[9]

	Cephalosporin 1. Gen. (Antibiotikum)	**Cefalexin** → 226	*3 x 0.5–1g/d p.o., Ki. 50–100mg/kgKG/d p.o. in 3 ED*
		Cefadroxil → 226	*1g p.o. 2 x/d, Ki. 25–100mg/kgKG/d p.o. in 2 ED*
		Cefazolin → 221	*0.5–2g i.v. 3 x/d, Ki. 25–100mg/kgKG/d i.v. in 3 ED*
oder	**Cephalosporin 2. Gen.** (Antibiotikum)	**Cefaclor** → 225	*0.5g p.o. 3 x/d, Ki. 30–50mg/kgKG/d p.o. in 3 ED*
		Cefuroxim → 221	*1.5g i.v. 3 x/d, Ki. 30–100mg/kgKG/d i.v. in 3 ED*
evtl.	**Anilinderivat** (analgetisch, antipyretisch)	**Paracetamol** → 292	*10–15mg/kgKG als ED, max. 50mg/kgKG/d*
evtl.	**Vitamin C** (Speichelfluss ↑)	**Ascorbinsäure** → 152	*bis 500mg/d p.o.*

9 AWMF 017-025 Geisthoff U. Obstruktive Sialadenitis. Stand: 13.11.12019, gültig bis 12.11.2024

T 16.19 Epistaxis

	Lokale Hämostatika	**Hydroxyethylcellulose**	*3 x 0.5–1g/d p.o., Ki. 50–100mg/kgKG/d p.o. in 3 ED*

T 17 Urologie – Therapie (D. Brodmann)

T 17.1 Urologische Infektionen

Bitte beachten Sie den Rote-Hand-Brief vom 08.04.2019 „Systemisch und inhalativ angewendete Chinolon- und Fluorchinolon-Antibiotika".

T 17.1.1 Unkomplizierte, ambulant erworbene Harnweginfekte bei Erwachsenen

Harnwegsinfektionen gelten als unkompliziert, wenn keine relev. funktionellen (z.B. neurogene Blasenentleerungsstörungen, Schwangerschaft) oder anatomischen (z.B. Harnabflussstörungen, Tumoren, Stein) Anomalien im Harntrakt und keine relevanten Vor- oder Begleiterkrankungen (z.B. Niereninsuff., Störungen der Immunität, D.m. mit Stoffwechselentgleisung, Fremdmaterial in den Harnwegen) vorliegen, die Komplikationen einer Harnwegsinfektion begünstigen.

T 17.1.2 Asymptomatische Bakteriurie[1, 2]

Screening und Therapie bei:
- Patienten mit erwartungsgemäß schleimhauttraumatisierenden Intervention am Harntrakt
- Vor transurethralen Prostataresektionen
- Schwangeren ⇒ Dosierung der Antibiotika wie bei Zystitis
- In den ersten 3M nach Nierentransplantation

Screening und Therapie sind nicht empfohlen bei:
- Nicht schwangeren Frauen in der Prämenopause
- Frauen mit Diabetes mellitus und stabiler Stoffwechsellage
- Älteren Personen, die zu Hause leben
- Älteren Personen, die in Heimen leben
- Patienten nach Rückenmarksverletzungen
- Patienten mit Dauerkatheter in situ
- Patienten vor orthopädischen Eingriffen

T 17.1.3 Zystitis[1]

- Gesunde prä- und postmenopausale Frauen
- Diabetiker mit guter Stoffwechsellage
- Ggf. kann eine rein symptomatische Therapie ausreichen
- Ausreichend trinken (2l/d; cave Herzinsuffizienz, Wärme, ggf. Obstiptation behandeln)

	Epoxid (Antibiose)	**Fosfomycin** → 243	*3000mg einmalig*
oder	**Nitrofurantoinderivate** (Antibiose)	**Nitrofurantoin** → 243	*4 x 50mg/d oder 2 x 100mg RT/d für 5–7d*
oder	**Hydroxychinolin-Derivat**	**Nitroxolin**	*2 x 250mg/d für 5d*
oder	**Betalactam-Antibiotikum**	**Pivmecillinam**	*2–3 x 400mg/d für 3d*
2. Wahl	**Gyrasehemmer** (Antibiose)	**Ciprofloxacin** → 233	*2 x 250mg/d oder 1 x 500mg RT/d für 3d*
oder		**Levofloxacin** → 233	*1 x 250mg/d für 3d*
oder		**Norfloxacin** → 232	*2 x 400mg/d für 3d*
oder		**Ofloxacin** → 233	*2 x 200mg/d für 3d*

2. Wahl	**Cephalosporin 3. Gen.** (Antibiose)	**Cefpodoxim** → 227	*2 x 100mg/d für 3d*
oder evtl.	**Folatantag. + p-Aminobenzoesäureantagonist** Nur wenn die lokale Resistenzsituation es zulässt	**Cotrimoxazol** → 235	*2 x 160+800mg/d für 3d*
Diabetiker mit komplizierenden Faktoren (hypo- oder hyperglykämischen Entgleisungen, metab. Syndrom/Insulinresistenz, Dauerkatheter oder Restharnbildung, diabetischer Nephropathie, Makroangiopathie) ⇒ Immer Urinkultur, ggf. stationäre Behandlung bei Neigung zu Blutzucker-Entgleisungen; CAVE hohes Risiko für MRSA u. ESBL durch meist viele vorangegangene Antibiotikatherapien.			
Junge gesunde Männer (urologische Untersuchung bei fieberhaften Harnwegsinfekten, Rezidiven, vermuteten komplizierenden Faktoren: Prostatitis? Obstruktion?), immer Urinkultur, immer Urethritisdiagnostik (Therapie siehe unter Mycoplasmen → 659, Chlamydien → 654, Neisserien → 655, Candida → 654, Trichomonas → 660)			
	Gyrasehemmer (Antibiose)	**Ciprofloxacin** → 232	*2 x 250mg/d oder 1 x 500mg RT/d für 3d*
oder		**Levofloxacin** → 233	*1 x 250mg/d für 3d*
oder		**Norfloxacin** → 232	*2 x 400mg/d für 3d*
oder		**Ofloxacin** → 233	*2 x 200mg/d für 3d*
oder	**Cephalosporin 3. Gen.**	**Cefpodoxim** → 227	*2 x 100mg/d für 3d*
oder evtl.	**Folatantag. + p-Aminobenzoesäureantagonist** Nur wenn die lokale Resistenzsituation es zulässt	**Cotrimoxazol** → 235	*2 x 160+800mg/d für 3d*
Schwangere ⇒ immer Urinkultur, Therapie nach Antibiogramm, Erfolgskontr. mittels Urinkultur			
	Epoxid (Antibiose)	**Fosfomycin** → 243	*3000mg einmalig*
oder	**Aminopenicillin** (Antibiose)	**Amoxicillin** → 217	*3 x 0.5-1g/d p.o.*
oder	**Cephalosporin 3. Gen.**	**Cefpodoxim** → 227	*2 x 100mg/d für 3d*
oder	**Cephalosporin 2. Gen.**	**Cefuroxim-Axetil** → 226	*2 x 500mg/d p.o. für 7d*

Geriatrische Patienten – Kriterien für Diagnose und Behandlung[2]: Akute Dysurie allein oder Fieber (> 37,9°C oder Anstieg um 1.5°C über die individuelle Basistemperatur)

Patienten ohne Dauerkatheter **und** eines der folgenden Symptome: • Neu aufgetretener oder verstärkter Harndrang • Pollakisurie • Suprapubische Schmerzen • Makrohämaturie • Schmerzhafte(s) Nierenlager • Harninkontinenz	Patienten mit Dauerkatheter **oder** eines der folgenden Symptome: • Neu aufgetretener Schmerz der Nierenlager • Schüttelfrost mit oder ohne erkennbare Ursache • Verschlechterung des mentalen Zustands (z.B. neu aufgetretenes Delir)

Rezidivierende bakterielle Zystitis (Frauen, Zystitis > 2 x in 6M oder 3 x/Jahr)[1, 3]

Allgemeine Maßnahmen zur Prophylaxe:
- Sorgfältige, aber keine übertriebene Intimhygiene
- Ausreichende Flüssigkeitszufuhr (1.5–2l/d, wenn keine Kontraindikationen)
- Häufiges Wasserlassen
- Vollständige Entleerung der Blase beim Toilettengang
- Nach dem Geschlechtsverkehr Blase entleeren
- Kälte und Feuchtigkeit im Unterleibsbereich, an Flanken und Füßen vermeiden
- Eventuell Nahrungsergänzungsmittel Cranberry-Saft oder Tabletten
- Mit probiotischen Bakterien fermentierte Produkte in die Ernährung integrieren

Spezielle Maßnahmen:
- Bei peri-/postmenopausalen Frauen sollte vor Antibiotikaprophylaxe eine vaginale Östrogenbehandlung mit 0.5mg Estriol/d erfolgen
- Bei Gebrauch von Spermiziden: alternative Verhütungsmethode anwenden
- Bei Harnwegsinfekten verbund. mit Geschlechtsverkehr: postkoital je 1 x 50/100mg Nitrofurantoin, Cotrimoxazol 40/200mg od. 80/400mg, als 2. Wahl bei Resist. gegen vorige Subst.: Cefalexin 125/250mg, Norfloxacin 200mg oder Ofloxacin 100mg (Auswahl nach Keimspektrum)

	Bakterium E. coli	**UroVaxom® (OM-89)**	*1 Kps./d für 3M*
oder	(Immunmodulation)	**StroVac®**	*Grundimmunisierung: 1 Amp./W tief i.m. über 3W, Auffrischg.: 1 x 1 Amp. n. 1J*
oder		**Mannose (OTC)**	*d1-3: 3 x 2g/d, d4-5: 2 x 2g/d;* **Pro.:** *1 x 2g/d*
oder	**Meerrettichwurzel + Kapuzinerkresse**	**Angocin® Anti-Infekt N**	*2 x 1 Tbl./d*
Evtl. Dauerprophylaxe			
	Folatantagonist + p-Aminobenzoesäure-Antagonist	**Cotrimoxazol** → 235	*2 x 160+800mg/d p.o. für mind. 7d bzw. 1 x 40+200mg bis 6M als Langzeittherapie/Pro.*
	p-Aminobenzoesäure-Antagonist	**Trimethoprim** → 235	*1 x 100mg/d*
oder	**Nitrofurantoinderivate**	**Nitrofurantoin** → 236	*1 x 100mg/d p.o. (max. 6M bei Langzeittherapie)*
oder	**Cephalosporin**	**Cefaclor/Cefalexin**	*1 x 125-250mg/d*
oder	**Epoxid-Antibiotikum**	**Fosfomycin** → 243	*3g alle 10 Tage*

Alternativ bei rezidivierenden bakteriellen Zystitiden: intermittierende Selbsttherapie wie bei akuter Zystitis für 3d bei ersten Symptomen, mehrmals im Jahr.

Bei Männern: Bei rezid. Harnwegsinfekten Prostatitis und komplizierende Faktoren suchen.

T 17.1.4 Pyelonephritis

Unkomplizierte Pyelonephritis (ohne Übelkeit, Erbrechen, Kreislaufinstabilität), orale Ther.[1, 4]

- Gesunde prä- und postmenopausale Frauen
- Diabetiker mit guter Stoffwechsellage
- Immer Sonographie der Harnwege, immer Urinkultur und Antibiogramm

	Cephalosporin 3. Gen.	**Cefpodoxim** → 227	*2 x 200mg/d für 10d*
oder	**Gyrasehemmer** (Antibiose)	**Ciprofloxacin** → 233	*2 x 500mg p.o. oder 1 x 1g/d für 5–10d*
oder		**Levofloxacin** → 233	*1 x 250-500mg p.o. f. 5–10d*

Diabetiker mit komplizierenden Faktoren (hypo- oder hyperglykämische Entgleisungen, metab. Syndrom/Insulinresistenz, Dauerkatheter oder Restharnbildung, diabetische Nephropathie, Makroangiopathie) ⇒ immer Urinkultur, ggf. stat. Behandlung bei Neigung zu Entgleisungen; hohes Risiko f. MRSA u. ESBL durch meist viele vorangegangene Antibiotikatherapien beachten.

Junge gesunde Männer ⇒ immer Sonographie der Harnwege und Urinkultur (urologische Untersuchung bei fieberhaften Harnwegsinfekten, Rezidiven, vermuteten komplizierenden Faktoren: Prostatitis? Obstruktion?)

	Gyrasehemmer (Antibiose)	**Ciprofloxacin** → 233	*2 x 500-750mg/d für 10d*
oder		**Levofloxacin** → 233	*1 x 750mg RT/d für 5d*
oder	**Cephalosporin 3. Gen.** (Antibiose)	**Cefpodoxim** → 227	*2 x 200mg/d für 10d*
oder		**Ceftibuten** → 227	*1 x 400mg/d für 7-14d*

Schwangere ⇒ immer Urinkultur und Therapie nach Antibiogramm; immer stationär und initial i.v.; Medikamente und Dosierung → s. komplizierte Pyelonephritis

Komplizierte Pyelonephritis und Urosepsis (Übelkeit, Erbrechen, Kreislaufinstabilität)[3,4]

- Stationäre Behandlung
- Initiale intravenöse Therapie
- Rascher Ausschluss komplizierender Faktoren (Obstruktion, Abszess etc.)
- Immer Urinkultur/Antibiogramm
- Für die initiale Therapie auch die Resistenzlage der eigenen Einrichtung beachten
- Nach klin. Besserung auf orale Therapie umstellen (nach Resistogramm, Dosierung wie unkomplizierte Pyelonephritis)
- Gesamttherapiedauer 5–14 Tage

Standard-Keimspektrum-Regime

	Gyrasehemmer (Antibiose)	**Ciprofloxacin** → 233	*2-3 x 400mg/d i.v.*
oder		**Levofloxacin** → 233	*1 x 750mg/d i.v.*
oder	**Cephalosporin 3. Gen.** (Antibiose)	**Ceftriaxon** → 222	*1 x (1-)2g/d i.v.*
oder	**Acylaminopenicillin + Beta-Lactamase-Inhibitor** (Antibiose)	**Piperacillin + Tazobactam** → 220	*3 x 4.5g/d i.v.*

oder 2. W.	**Cephalosporin + Beta-Lactamase-Inhibitor** (Antibiose).	**Ceftolozan + Tazobactam** → 225	*3 x 1.5g/d i.v.*
oder 2. W.		**Ceftazidim + Avibactam** → 225	*3 x 2.5g/d i.v.*
Schwer kranker Patient, vermutete Obstruktion, Risikofaktoren für Multi-Drug-Resistente gramnegative Infektion			
	Carbapenem (Antibiose)	**Meropenem** → 237	*3 x 1g/d i.v.*
oder		**Imipenem+Cilastatin** → 237	*3 x 1g + 1g/d i.v.*
plus	**Aminoglycosid** (Antibiose)	**Vancomycin** → 239	*2 x 15mg/kgKG/d i.v. (Spiegelbestimmung)*
oder	**Lipopeptid .** (Antibiose)	**Daptomycin** → 240	*1 x 6mg/kgKG/d i.v.*
oder	**Oxazolidinon.** (Antibiose)	**Linezolid** → 240	*2 x 600mg i.v.*
Diabetiker mit komplizierenden Faktoren (hypo- oder hyperglykämische Entgleisungen, metabol. Syndrom/Insulinresist., Dauerkatheter oder Restharnbildung, diab. Nephropathie, Makroangiopathie) ⇒ immer Urinkultur, ggf. stat. Behandlung bei Neigung zu Entgleisungen; hohes Risiko für MRSA u. ESBL durch meist viele vorangeg. Antibiotikatherapien beachten. Beachte Abszedierungen u. emphysematöse Pyelonephritis (Klebsiella spp., Prot. spp., E. coli).			
Schwangere			
	Cephalosporin 3. Gen.	**Cefotaxim** → 222	*3 x 2g/d i.v.*
oder		**Ceftriaxon** → 222	*1 x (1-)2g/d i.v.*
oder		**Cefepim** → 223	*2 x (1-)2g/d i.v.*
oder		**Ceftazidim** → 222	*3 x (1-)2g/d i.v.*
Wenn für mindestens 48h entfiebert, Umstellung auf orale Antibiose nach Antibiogramm			

1 AWMF 043-044 Epidemiologie, Diagnostik... unkomplizierter, bakterieller, ambulant erworbener Harnwegsinfektionen bei erwachsenen Patienten. Stand 30.4.2017, gültig bis 29.04.2022, aktuell in Überarbeitung.
2 AWMF-Leitlinie 053-001 Brennen beim Wasserlassen, S3, Stand: 31.7.2018, gültig bis 31.12.2022.
3 Ternes, Wagenlehner; Leitliniengerechte Therapie v. Harnwegsinfektionen; Der Urologe, Springer 2020.
4 Recherche UpToDate 5/2022.

T 17.1.5 Besondere Umstände und Patientengruppen

Zystitis bei Dauerkatheterträgern [2, 4]

- Keine Therapie bei asymptomatischer Bakteriurie (außer vor urologischen Eingriffen mit Schleimhautverletzung)
- Es gibt keine empfohlene Initialtherapie. Wann immer möglich, Therapie nach Antibiogramm. Wenn noch nicht vorhanden, Initialtherapie nach Gramfärbung, vorherigem Antibiogramm/Kulturen, Resistenzlage des Hauses
- Typische Keime: E. coli, Candida spp, Enterococcus spp, P. aeruginosa, Klebsiella spp
- Wenn möglich, Katheter entfernen (evtl. intermittierend Einmalkatheterisierung); sonst, zumindest bei schweren Infekten, Katheter mit Beginn der Antibiose wechseln
- Therapiedauer jeweils 7–14d

Je nach Schweregrad der Erkrankung Initialther. wie komplizierte Pyelonephritis (→ 764)

Patienten mit Zystennieren[4]			
• Möglich sind Pyelonephritis (Urinstix und Urinkultur positiv), infizierte Zyste (Urinstix und -kultur (häufig negativ) oder beides; Antibiose so wählen, dass auch Zysten penetriert werden • Immer Blutkultur und Urinkultur • Therapiedauer: Pyelonephritis 10-14d, infizierte Zysten 4-6W (ggf. chirurgische Therapie) • Bei mangelndem Ansprechen innerhalb von 5-7d an perinephritischen Abszess denken • Nach Erhalt des Antibiogramm Therapie anpassen			
	Gyrasehemmer	**Ciprofloxacin** → 233	*2 x 400mg/d i.v.*
Bei hoher Rate an Fluorchinolonresistenz			
oder	**Cephalosporin 3. Gen.**	**Cefotaxim** → 222	*2 x 1-2g i.v.*
oder	**Aminobenzylpenicillin**	**Ampicillin** → 217	*4 x 1-2g i.v.*
plus	**Aminoglykosid**	**Gentamicin** → 231	*1.5mg/kgKG 3 x/d i.v.*
	Cave: Niereninsuffizienz → Spiegelkontrolle		

T 17.1.6 Sexuell übertragbare Erkrankungen mit Urethritis

Mycoplasmen → 659, Chlamydien → 654, Neisserien → 655, Candida → 654, Trichom. → 660

T 17.1.7 Interstitielle Nephritis[6]

Allgemeine Therapie
- Unterkühlung und Stress vermeiden
- Blasentraining mit kontrollierter Flüssigkeitsaufnahme
- Individuelle Ausschlussdiät gemäß häufig assoziierter Unverträglichkeiten (Zitrusfrüchte, Tomaten, Meerrettich, Essig, Pfeffer, Glutamat, künstliche Süssstoffe oder Zuckeraustauschstoffe, scharfe Nahrungsmittel, kohlensäure- oder alkoholhaltige Getränke, Kaffee, Tee), möglicherweise FODMAP-Diät
- Psychologische Betreuung
- Physiotherapie durch spezialisierten Beckenbodentherapeuten
- Schmerztherapie mit NSAID, Novaminsulfon, Opioiden (Cave Histaminfreisetzung
- Ggf. intravesikale Therapie mit Hyaluronsäure, Chondroitinsulfat sollte und Lidocain, Heparin kann erwogen werden
- Ggf. Botulinumtoxin

Komplementärmedizinische Therapie
- Akupunktur
- Probiotika
- Neuraltherapie
- Orthomolekulare Therapie

	Reparatur der GAG-Schicht des Blasenepithels	**Pentosanpolysulfat (PPS)** → 410	*3 x1 00mg/d p.o.*
evtl.	**Antidepressivum**	**Amitriptylin** → 338	*ini 10mg abends, aufdosieren bis 50mg*
evtl.		**Mirtazapin** → 340	*ini 15mg abends, aufdosieren bis max. 45mg*
evtl.	**Mastzellstabilisator**	**Hydroxyzin** → 88 (off-label)	*25–75mg/d p.o.*
evtl.	**Histaminantagonist**	**Cimetidin** → 94 (off-label)	*2 x 400mg/d p.o.*

evtl.	**Mastzell-vermittelte Entzündung mindern**	**Montelukast** → 84 (off-label)	*5–10mg/d p.o.*
evtl.	**PDE-5-Hemmer** (muskelrelaxierend)	**Sildenafil** → 405 (off-label)	*1 x 25mg/d (Studie über 3M)*
evtl.	**Kalziumantagonist**	**Nifedipin** → 32 (off-label)	*30–60mg/d nach RR und Beschwerden titrieren, 3M*
evtl.	**Muskelrealaxanz**	**Tizanidin** → 327	*2–6mg/d*
evtl.	**Antikonvulsivum**	**Pregabalin** → 311	*einschleichend dosieren n. den Regeln der Ther. neuropathischer Schmerzen*

5 AWMF 043-050, S2k, Diagnostik und Therapie der Interstitiellen Zystitis (IC/BPS), Stand: 15.09.2018 , gültig bis 15.09.2023

T 17.1.8 Prostatitis [2, 7]

Allgemeine Therapie

evtl.	**Alphablocker**		*bei Restharn*
evtl.	**Arylessigsäurederivat, Cyclooxygenasehemmer** (Schleimhautödem ↓)	**Diclofenac** → 199	*1–3 x 50mg/d p.o., rekt., 1 x 100mg/d (ret.) p.o., 1 x 75mg i.m. (bei Bedarf)*

Akute bakterielle Prostatitis[8]

- Meist stat. Behandlung, ini parenterale empirische Antibiotikatherapie, Antibiose bis zu 6W
- Blutkulturen und Urinkulturen
- Harnabflussstörungen behandeln, wenn indiziert, suprapubische Harnableitung
- Prostataabszess ab 1cm/über 1W persistierend ggf. interventionell behandeln
- Urinkultur anlegen

	Gyrasehemmer (Antibiose)	**Ciprofloxacin** → 233	*2 x 400mg/d i.v. oder 2 x 500mg/d p.o.*
oder		**Levofloxacin** → 233	*1 x 500mg/d p.o.*
oder	**Folatantag. + p-Amino-benzoesäure-Antagonist**	**Cotrimoxazol** → 235	*2 x 160+800mg/d p.o.*
oder	**Acylaminopenicillin + Beta-Lactamase-Inhibitor**	**Piperacillin + Tazobactam** → 220	*3 x 4.5g/d*
oder	**Cephalosporin 3. Gen.**	**Ceftriaxon** → 222	*1 x 2g/d i.v.*
	Cephalosporin	**Cefepim**	*2 x 1.2g/d i.v.*
	Carbapenem	**Imipenem/Celastatin**	*3–4 x1g/d iv*
oder	**Aminobenzylpenicillin**	**Ampicillin** → 217	*3–4 x 0.5–2g/d i.v.*
evtl. +	**Aminoglykosid** (Antibiose)	**Gentamicin** → 231	*5mg/kgKG/d i.v. (Spiegel!)*
oder		**Tobramycin** → 232	*5mg/kgKG/d i.v.*

Umstellen auf orale Therapie je nach Resistenzlage

Chronische bakterielle Prostatitis			
	Gyrasehemmer	**Ciprofloxacin** → 233	*2 x 500mg/d p.o. für 6W oder länger*
oder		**Levofloxacin** → 233	*1 x 500mg/d p.o. für 6W oder länger*
oder	**Folatantag. + p-Amino-benzoesäure-Antagonist**	**Cotrimoxazol** → 235	*2 x 160+800mg/d p.o. für 3M (wenn sensibel)*

Behandlungsrefraktäre Patienten:
- Intermittierende Behandlung akuter symptomatischer Zystitiden
- Radikale TURP oder einfache Prostatektomie (Ultima Ratio)
- Chlamydieninfekt möglich? s. Kap. T 9.10.3 (→ 654)
- Alpha-Blocker und Phytotherapeutika zur Symptomlinderung erwägen

Chronische abakterielle Prostatitis, chronisches Beckensyndrom
- **Alphablocker-Therapie** für neu diagnostizierte, Alphablocker-naive Pat. (s. BPH, Therapieversuch mindestens 6M)
- **Antimikrobielle Therapie** für neu diagnostizierte, Antibiotika-naive Pat. (s. chronische bakterielle Prostatitis)
- Multimodale symptomatische Therapie

6 Eismann N et al., Prostatitis und bakterielle Epididymitis; Uro-News > Ausgabe 3/2021.
7 Kalkulierte parenterale Initialtherapie bakterieller Erkrankungen bei Erwachsenen - Update 2018, S2k-Leitlinie, Registernummer 082 - 006, Stand: 01.12.2017, gültig bis 31.12.2021, Gültigkeit verlängert bis 30.11.2022.

T 17.1.9 Akute Epididymitis[6, 7, 8]

Symptomatische Therapie
- CAVE: Hodentorsion ausschließen
- Antiphlogistisch
- Warme Kompressen
- Bettruhe
- Hoden hochbinden/Hodenbänkchen
- Sexuelle Enthaltsamkeit
- Partnerbehandlung bei sexuall übertragbarer Erkr.
- Wenn keine Besserung auf Therapie: erwäge Tbc

Sexuell aktive junge Männer			
Vorwiegend Chlamydia trachomatis 60-70%; Neisseria gonorrhoea → 655			
	Makrolid (Antibiose)	**Azithromycin** → 229	*1 x 1.5g einmalig*
oder	**Gyrasehemmer** (Antibiose)	**Ofloxacin** → 233	*2 x 300mg p.o. für 10d*
Wenn Gonokokken vermutet oder nachgewiesen, zusätzlich			
	Cephalosporin 3. Gen.	**Ceftriaxon** → 222	*1 x 250mg i.m. einmalig*
plus	**Makrolid** (Antibiose)	**Azithromycin** → 229	*1 x 1.5g einmalig*
oder	**Tetracyclin** (Antibiose)	**Doxycyclin** → 228	*2 x 100mg p.o. für 10d*
Wahrscheinlich durch enterische Keime verursacht (Analverkehr, ältere Männer)			
	Gyrasehemmer (Antibiose)	**Levofloxacin** → 233	*1 x 500mg p.o. für 10d*
oder		**Ofloxacin** → 233	*2 x 300mg p.o. für 10d*

8 Schott F, Therapieleitfaden für das akute Skrotum, UroNews 2018, 42-48.

T 17.1.10 Chronische Epididymitis[6]

- Entzündliche, infektiöse, post-infektiöse und post-operative Ursache möglich
- Zusammenhang mit Tuberkulose, Bacillus Calmette-Guérin, Amiodaron, Morbus Behçet, häufig keine eindeutige Ursache
- Bei Keimnachweis antibiotische Therapie, ansonsten multimodale symptomatische Therapie
- Ultima ratio: Epididymektomie

T 17.1.11 Salpingitis, Endometritis, Tuboovarialabszess → 776

T 17.2 Nierensteine

T 17.2.1 Nieren-/Ureterkolik[9]

Schmerztherapie			
	Pyrazolonderivat	**Metamizol** → 201	*ini 2g i.v., max. 6g/d*
evtl.	**Arylessigsäurederivat, Cyclooxygenasehemmer** (antiphlogistisch, analget., Schleimhautödem ↓)	**Diclofenac** → 199	*1–3 x 50mg/d p.o., rekt., 1 x 100mg/d (ret.) p.o.*
		Cave *bei erhöhten Retentionswerten*	
	Opioid (Analgesie)	**z.B. Hydromorphon** → 286	*Dosierung je nach Schmerz*
Medikamentöser Versuch einer Mobilisation der Steine, Koliken reduzieren			
Nur bei kleinen Steinen			
evtl.	**MET** (medical expulsive ther., Relaxation der Uretermuskulatur, Stein < 5mm, off-label)	**Tamsulosin** → 404	*0.4mg 1 x/d*
		Nifedipin → 32	*10–20mg ret 2 x/d (Cave Blutdruck)*
Trinken nach Durst, keine Schwemmtherapie, Ther. einer Harnwegsinfektion, Stein entfernen			

T 17.2.2 Nephrolithiasis[9], Metaphylaxe

- **Steinanalyse** bei jedem Erstereignis und bei Steinen unter Metaphylaxe, nach vollständiger Steinräumung, nach langem steinfreien Intervall
- **Allgemeine Therapie**
  - Trinkmenge 2.5–3l/d gleichmäßig über den Tag verteilt bzw. Harnvolumen 2–2.5l/d
  - Harn-pH-neutrale Getränke (z.B. Wasser, Tee, Apfelschorle)
  - Harndichte < 1.010
  - Kalziumzufuhr 1000-1200mg/d
  - Ausgewogene Ernährung, ballaststoffreich, vegatibel, oxalatarm
  - Kochsalzzufuhr < 6g/d, Eiweißzufuhr 0.6-1g/kg KG
  - BMI-Ziel 18-25kg/m^2
  - Adäquate körperliche Bewegung
  - Ausgleich hoher Flüssigkeitsverluste
- **Zusätzliche Maßnahmen je nach Steinart und Rezidivrisiko**

Ammoniumuratsteine			
• Infekt suchen und behandeln		• Purinarme Diät	
plus	**Harnansäuerung** (Litholyse)	**Methionin** → 409	*3 x 500-1000mg/d p.o.; Urin-pH 5.6-6.2, BGA-Kontr.*
evtl. +	**Xanthinoxidasehemmer**	**Allopurinol** → 132	*1 x 100-300mg/d p.o.*
Infektsteine (Struvit, Magnesium-Ammonium-Phosphatsteine)			
Infektquelle sanieren; Ziel: komplette Steinfreiheit			
plus	**Harnansäuerung** (Litholyse)	**Methionin** → 409	*3 x 500-1000mg/d p.o.; Urin-pH 5.6-6.2, BGA-Kontr.*
evtl. +	**Xanthinoxidasehemmer**	**Allopurinol** → 132	*1 x 100-300mg/d p.o.*
Kalziumoxalatsteine			
• Keine Kalziumrestriktion, 800mg/d aus Milchprodukten • Oxalatreduzierte Ernährung • Kalziumzufuhr mit den Mahlzeiten, um Hyperoxalurie zu vermeiden • Fleischprotein- und salzreduzierte Kost			
Hyperkalzurie			
	Harnalkalisierer (Litholyse)	**Alkali-Zitrat**	*9-12g/d p.o.; Urin-pH 6.2-6.8; Cave: Kaliumbelastung*
oder		**Natriumbicarbonat**	*3 x 1.5g/d p.o.; Urin-pH 6.2-6.8*
evtl. +	**Thiaziddiuretikum**	**Hydrochlorothiazid** → 44 (Cave Basaliomhäufung)	*25-50mg/d p.o.*
Hypozitraturie			
	Harnalkalisierer (Litholyse)	**Alkali-Zitrat**	*9-12g/d p.o.; Urin-pH 6.2-6.8; Cave: Kaliumbelastung*
Hyperoxalurie			
Oxalatarme Ernährung (Spinat, Mangold, Rote Beete, Rhabarber, Nüsse, Schokolade, Kakao meiden)			
		Kalzium → 299	*> 500mg/d p.o. zu Mahlz.*
		Magnesium → 299	*200-400mg/d p.o. zu Mahlz.*
Hyperurikosurie			
Purinarme Ernährung			
	Harnalkalisierer (Litholyse)	**Alkali-Zitrat**	*9-12g/d p.o.; Urin-pH 6.2-6.8; Cave: Kaliumbelastung*
oder		**Natriumbicarbonat**	*3 x 1.5g/d p.o.; Urin-pH 6.2-6.8*
plus	**Xanthinoxidasehemmer** (Harnsäuresynthesehemmer)	**Allopurinol** → 132	*1 x 100-300mg/d p.o. bei Hyperurikosurie*
Hypomagnesiurie			
		Magnesium → 299	*200–400mg/d p.o. zu Mahlz.*

Primäre Hyperoxalurie			
Trinkmenge > 3000ml/d, normale Kalziumzufuhr			
	Harnalkalisierer (Litholyse)	**Alkali-Zitrat**	*9-12g/d p.o.; Urin-pH 6.2-6.8; Cave: Kaliumbelastung*
		Magnesium → 299	*200–400mg/d p.o. zu den Mahlzeiten*
	Vitamine	**Pyridoxin (Vit. B_6)** → 152	*5-20mg/kg KG/d (mit 300mg/d beginnen) p.o.*
Kalziumphosphatsteine			
Sanierung von Infekten, Steinsanierung sofern vorhanden, Therapie von Stoffwechselstörungen (Hyperparathyreoidismus, RTA) sofern vorhanden			
Hyperkalzurie			
	Harnalkalisierer (Litholyse)	**Alkali-Zitrat**	*9-12g/d p.o.; Urin-pH 6.2-6.8; Cave: Kaliumbelastg.*
evtl. +	**Thiaziddiuretikum**	**Hydrochlorothiazid** → 44	*25-50mg/d p.o.*
Urin pH>5.8	**Harnansäuerung** (Litholyse)	**Methionin** → 409	*3 x 500-1000mg/d p.o.; Urin-pH 5.6-6.2, BGA-Kontr.*
Uratsteine			
Purinarme Diät, tierisches Eiweiß reduzieren			
plus	**Xanthinoxidasehemmer**	**Allopurinol** → 132	*1 x 100-300mg/d p.o.*
evtl.	**Harnalkalisierer** (Litholyse)	**Alkali-Zitrat**	*9-12g/d p.o.; Urin-pH 6.2-6.8; Cave: Kaliumbelastg.*
		Natriumbicarbonat	*3 x 1.5g/d p.o.; Urin-pH 6.2-6.8 (teurer)*
Zystinsteine			
• Urinmenge mindestens > 3500ml/24h, gleichmäßig über 24h verteilen • Möglichst harnneutrale und alkalisierende Getränke • Urin-pH-Optimum 7.5-8.5			
	Harnalkalisierer (Litholyse)	**Alkali-Zitrat**	*9-12g/d p.o.; Urin-pH 6.2-6.8; Cave: Kaliumbelastg.*
oder		**Natriumbicarbonat**	*3 x 1.5g/d p.o.; Urin-pH auf > 7.5 (teurer)*
	Reduzierende Wirkung (Verhältnis Zystin/Zystein ↓, Zystein besser löslich)	**Ascorbinsäure-Brausetbl.** → 152	*3-5g/d p.o.*
evtl. plus		**Tiopronin** → 434	*ini 250mg, max. 1-2g/d (bei Zystinausscheidung > 3-3.5mmol/l)*

[9] AWMF 043-025 Urolithiasis: Diagnostik, Therapie und Metaphylaxe; Stand 31.5.2019, gültig bis 30.5.2024.
[10] Siener, R et al; Rezidivprävention der Urolithiasis; UroNews 4/2019.

T 17.3 Benigne noduläre Prostatahyperplasie[2, 11, 12]

evtl.	**Pflanzliches Sterin** (Miktionserleichterung)	**Beta-Sitosterin** → 404	*3 x 1-2Tbl./d p.o. (evtl. Langzeittherapie)*
evtl.	**Pflanzlich** (Miktionserleichterung)	**Sägezahnpalmextrakt**	*3 x 1Kps./d p.o. (evtl. Langzeittherapie)*
• Moderate bis schwere LUTS (Lower Urinary Tract Symptoms) • Nebenerkrankungen beachten • Bei gleichzeitiger (schlecht eingestellter) Hypertonie Doxazosin bevorzugen			
evtl.	**Prostataselektiver Alpha-1-Blocker** (Miktionserleichterung)	**Alfuzosin** → 403	*1-3 x 2.5mg/d p.o. (evtl. Langzeittherapie)*
		Doxazosin → 34	*1 x 1-4mg/d p.o.*
		Tamsulosin → 404	*1 x 0.4mg/d (ret) p.o.*
		Terazosin → 404	*1 x 5–10mg p.o.*
Bei zusätzlichen Symptomen der hyperaktiven Blase (ohne Obstruktion)			
evtl.	**Muskarinrezeptor-antagonist** (Detrusorhyperaktivität ↓)	**Oxybutynin** → 402	*2-3 x 5mg/d p.o.*
		Darifenacin	*1 x 7,5-15mg/d p.o.*
		Fesoterodin	*1 x 4-8mg/d p.o.*
		Propiverin → 403	*2-3 x 15mg/d oder 1 x 30mg/d p.o.*
		Tolterodin → 403	*2 x 1-2mg/d oder 1 x 4mg/d p.o.*
		Trospiumchlorid → 403	*2-3 x 10-15mg/d oder 1 x 60mg/d p.o.*
Wenn Prosatagröße > 30g und/oder PSA >1.4 ng/ml			
evtl. plus	**5-alpha-Reduktasehemmer** (Hyperplasie ↓)	**Finasterid** → 404	*1 x 5mg/d p.o. (evtl. Langzeittherapie)*
Ggf. versuchen (off Label)			
	PDE5-Hemmer	**Tadalafil** → 405	*5mg/d p.o.*

[11] Lower urinary tract symptoms. The management of lower urinary tract symptoms in men. London (UK): National Institute for Health and Clinical Excellence (NICE); 2010 May. 34 p. (Clinical guideline; no. 97).
[12] AWMF 043-035 Therapie des benignen Prostatasyndroms; Stand: 11/2014, gültig bis 12/2017 (wird zur Zeit überarbeitet, überprüft 2022).

T 17.4 Inkontinenz[13, 14, 15]

T 17.4.1 Stressinkontinenz[14]

- Normalgewicht anstreben
- Beckenbodentraining mit/ohne Biofeedback und Elektrostimulationsbehandlung
- Vaginalkonen, evtl. OP
- Bei postmenopausalen Frauen (mit Atrophie der Vaginalschleimhaut) lokale Östrogentherapie erwägen

evtl.	**Serotonin-Noradrenalin-Reuptake-Inhibitoren**	**Duloxetin** → 344	*1 x 60mg/d p.o.*

T 17.4.2 Dranginkontinenz (Urgeinkontinenz), überaktive Blase[13, 14]

- Physiotherapie (Beckenbodentraining)
- Bei peri-/postmenopausalen Frauen lokale Östrogentherapie erwägen
- Harnwegsinfekt ausschließen oder behandeln
- Große Restharnmengen ausschließen oder behandeln
- Ggf. Botulinumtoxininjektionen in die Blasenwand
- Ggf. GAG-Ersatz (Glycosaminoglycan-Instillationsbehandlung)

	Parasympatholytikum (anticholinerg, Hemmung der Detrusorhyperaktivität)	**Oxybutynin** → 402	*2-3 x 5mg/d p.o.; TTS 36mg alle 3-4d*
oder		**Tolterodin** → 403	*2 x 2mg/d p.o.*
oder		**Solifenacin** → 403	*5-(10)mg/d p.o.*
oder	**Muskarinrezeptor-antagonist** (Detrusorhyperaktivität ↓)	**Trospiumchlorid** → 403	*3 x 15mg/d oder 2-0-1 p.o. (bei kognitiver Einschränkung bevorzugen, da nicht liquorgängig)*
od. evtl.	**Spasmoanalgetikum** (Beta-3-Rezeptor-Agonist, Detrusorhyperaktivität ↓)	**Flavoxat** → 402	*3-4 x 200mg/d p.o.*
od. evtl.		**Darifenacin** → 402	*7.5(-15)mg/d p.o.*
od. evtl.		**Fesoterodin** → 402	*4(-8)mg/d p.o.*
evtl.	**Trizykl. Antidepressivum** (Modulation des Harndranggefühls)	**Imipramin** → 339	*ini 25-75mg/d p.o., Erh.Dos. 50-100mg/d p.o.*

T 17.4.3 Urininkontinenz beim Mann[16]

- Physiotherapie (Beckenbodentraining), Elektrostimulation
- Harnwegsinfekt ausschließen oder behandeln
- Große Restharnmengen ausschließen oder behandeln
- Anticholinerge Therapie oder Beta-3-Rezeptor-Agonisten wie oben allein oder in Kombination, Duloxetin beim Mann off-label; wiederholte Auslassversuche, da die Symptomatik sich häufig bis zu 1 Jahr nach Prostata-OP selbstständig bessert
- Ggf. Botulinumtoxininjektionen in die Blasenwand

T 17.4.4 Chronische Harnretention

	Cholinergikum	**Bethanechol** → 328	*10–50mg bis 4 x/d p.o.*
		Distigmin → 328	*5(–10)mg/d p.o.*

13 AWMF 015-005 Belastungsinkontinenz der Frau; 7/2013, gültig bis 7/2018 (nicht wieder aktualisiert).
14 AWMF 084-001 Harninkontinenz bei geriatrischen Patienten, Diagnostik u. Therapie; Stand 1/2019, gültig bis 1/2024.
15 Becher KF; Pharmakotherapie der Harninkontinenz im Alter; Der Internist 57:390-398; Springer Verlag 2016.
16 Ziegelmüller B et al., Harninkontinenz beim Mann: Ursachen, Diagnoseschritte und Therapieoptionen; MMW – Fortschritte der Medizin > Ausgabe 5/2021

T 17.5 Erektile Dysfunktion[17, 18, 19]

- Identifikation und Therapie behandelbarer Ursachen
- Ausschluss/Therapie eines Testosteronmangelsyndroms
- Evaluation möglicher Medikamentennebenwirkungen
- Lebensstiländerung und Modifikation aller kardiovaskulären Risikofaktoren
- Instruktion und Beratung für Patienten und Partner

evtl.	**PDE-5-Inhibitor**	**Sildenafil** → 405	*50mg 1h vor Geschlechtsverkehr (25-100mg)*
oder		**Vardenafil** → 405	*10mg 25-60min vor dem Geschlechtsverk. (5-20mg)*
oder		**Tadalafil** → 405	*10mg 30min vor Geschlechtsverk. (5-20mg)*
oder		**Avanafil** → 405	*100mg 15-30min vor Geschlechtsverk. (50-200mg)*

Alle PDE-5-Inhibitoren:
- Einnahme maximal 1 x/d
- KI: gleichzeitige Einnahme nitrathaltiger Medikamente (Nitrate), NO-Donatoren (Molsidomin), Amylnitrit
- Ausreichende Rekonvaleszenz nach kardiovask. Eingriffen abwarten (MI, Schlaganfall)
- Für die Wirksamkeit der Medikamente ist eine sexuelle Stimulation notwendig

Weitere Therapieoptionen: Vakuumpumpensysteme, Schwellkörperautoinjektionstherapie (SKAT), intraurethrale Applikation von Prostaglandin E1 (MUSE), Penisimplantate

17 Leiber C: Erektile Dysfunktion Aktuelle Diagnostik und Therapie; Der Urologe 2017. 56:519-529.
18 Trottmann M: Erektile Dysfunktion – Update 2018; UroNews 2018. 22:48-56.
19 AWMF 030/112; Diagnostik und Therapie der erektilen Dysfunktion; Stand: 22.02.2018, gültig bis 23.02.2023

T 18 Gynäkologie – Therapie (H. Veldink)

T 18.1 Mastopathie

	Gestagen (Milchgangbeeinflussung, lokale Progesteron-applikation)	**Progesteron** → 412	*2.5g/d Salbe auf jede Brust (jeweils 10.–25. Zyklustag)*
		Dydrogesteron → 414	*5–10mg/d p.o. (jeweils 16.–25. Zyklustag)*
		Medrogeston	
	Gestagenbetonte Ovulationshemmer	**Kombinationspräparat** → 420	*s. Pck. Beil.*

T 18.2 Mastodynie

	Pflanzliches Präparat	**Mastodynon**	*2 x 30 Gtt./d (mind. 3M)*
	Gestagen (wirkt auf Milchgang, lokale Applikation)	**Progesteron** → 412	*2.5g/d Salbe auf jede Brust (jeweils 10.–25. Zyklustag)*
	Gestagen (wirkt auf Milchgang, systemische Appl.)	**Dydrogesteron** → 414	*5–10mg/d p.o. (jeweils 16.–25. Zyklustag)*
evtl.	**Minipille**	**Levonorgestrel** → 423 **Desogestrel** → 423	*s. Pck. Beil. (1 x/d p.o.)*

T 18.3 Prämenstruelles Syndrom

	Pflanzliches Präparat	**Mastodynon**	*2 x 30 Gtt./d*
	Gestagen (systemisch)	**Medrogeston**	*5mg/d p.o. (jeweils 15.–25. Zyklustag)*

T 18.4 Endometriose

	Gestagen	**Hydroxyprogesteron-derivate**	*100mg/d p.o. (3–6M); ggf. bei Zwischenblutungen Dosis steigern*
		Nortestosteron-abkömmlinge	*5mg/d p.o. (6–12M)*
		Medrogeston	*5.25mg/d p.o.*
	LH-RH-Agonist (Down-Regulation hypophysärer Rezeptoren ⇒ Hormone ↓)	**Leuprorelin** → 419	*3.75mg alle 4W s.c./i.m. für 3–6M, ggf. Add-back mit Tibolon (Liviella); ggf. Östrogene (½ Dosis d. HRT)*
		Goserelin → 419	*3.6mg s.c. alle 4W*
		Nafarelin	*1–2 Sprühstöße nasal 2 x/d*

	Kontrazeptivum plus Norethisteronderivat (ohne androg. Partialwirkg.)	**v.a. dienogesthaltiges Kontrazeptivum**	*s. Pck. Beil.*
	Minipille	**Levonorgestrel** → 423 **Desogestrel** → 423	*s. Pck. Beil. (1 x/d p.o.)*
	Gestagen lokal (IUP)	**Levonorgestrel** → 424	*52mg (bis 5J)*

T 18.5 Vulvadystrophie

Lichen sclerosus			
	Kortikoide (lokal)	**Dexamethason** → 370	*1 x/d lokal f. 4W auftragen, dann 2 x/W lebenslang*
		Clobetasol → 369	
evtl. +	**Lokal pflegende Externa**	**Deumavan Vaseline**	*1–2 x/d konsequent auftr.*
Plattenepithelhyperplasie (squamöse Zellhyperplasie)			
	Kortikoid (lokal)	**Hydrokortison** → 369	*2 x/d einige W auftragen*
evtl. +	**Lokal pflegende Externa**	**Deumavan Vaseline**	*1–2 x/d konsequent auftr.*

T 18.6 Vulvovaginitis

Allgemeine Therapie			
	Epithelisierungsmittel (Mukosaschutz/-pflege)	**Dexpanthenol**	*nach Bedarf*
Bakterielle Vaginose → 653; **Herpes genitalis** → 656; **Candida** → 654; **Trichomonas** → 660			

T 18.7 Zervizitis

Chlamydien → 654; **Gonokokken** → 655; **Herpes genitalis** → 656

T 18.8 Salpingitis, Endometritis, Tuboovarialabszess

Bei unzureichendem Erfolg der chirurgischen Therapie			
	Cephalosporin Gr. 5	**Cefoxitin**	*3 x 1-2g i.v. für 4d*
plus	**Tetracyclin** (Antibiose)	**Doxycyclin** → 228	*2 x 100mg i.v. für 14d*
	Aminopenicillin + Beta-Laktamase-Inhibitor	**Ampicillin + Sulbactam** → 220	*4 x 3g/d i.v.*
plus	**Tetracyclin** (Antibiose)	**Doxycyclin** → 228	*2 x 100mg i.v.*
	Lincosamide (Antibiose)	**Clindamycin** → 231	*3 x 900mg i.v.*
plus	**Aminoglykosid** (Antibiose)	**Gentamicin** → 231	*ini 2mg/kg i.v., dann 3 x 1.5mg/d*

T 18.9 Pelvic inflammatory disease (PID), bakterielle Infekte

Ambulant			
	Cephalosporine	**Cefoxitin**	*2g i.m. einmalig*
		Ceftriaxon → 222	*250mg i.m. einmalig*
		Cefadroxil → 226	*3 x 1g/d p.o. (10d)*
plus	**Tetracyclin**	**Doxycyclin** → 228	*2 x 100g/d p.o. (10–14d)*
oder plus	**Makrolid**	**Clarithromycin** → 230	*2 x 250–500mg/d p.o. (7-10d)*
		Roxithromycin → 230	*2 x 150mg/d (7-10d)*
	Chinolone	**Ciprofloxacin** → 233	*2 x 500mg p.o./d (10d)*
		Levofloxacin → 233	*1-2 x 250-500mg p.o./i.v.*
plus	**Nitroimidazol**	**Metronidazol** → 236	*2 x 400mg/d p.o. (10d)*
Stationär			
	Breitbandpenicillin + Penicillinaseinhibitor	**Ampicillin + Sulbactam** → 219	*3 x 3g/d i.v. (10d)*
		Amoxicillin + Clavulansäure → 219	*3–4 x 1.2g/d i.v. bis 3 x 2.2g/d i.v. (10d)*
oder	**Cephalosporine**	**Ceftriaxon** → 222	*1 x 1-2g i.v.*
plus	**Tetracyclin**	**Doxycyclin** → 228	*4 x 600mg/d i.v. (10d)*
plus	**Nitroimidazol**	**Metronidazol** → 236	*2-3 x 500mg i.v.*
oder plus	**Chinolone**	**Ciprofloxacin** → 233	*2 x 200-400mg i.v. (10d)*
		Levofloxacin → 233	*1-2 x 250-500mg p.o./i.v. (10d)*
oder plus	**Makrolid**	**Clarithromycin** → 230	*2 x 250–2 x 500mg/d p.o. (7-10d)*
		Roxithromycin → 230	*2 x 150mg/d (7-10d)*

T 18.10 Präeklampsie

T 18.10.1 Allgemeinmaßnahmen

erst	Körperliche Schonung, ausgewogene Ernährung		
evtl.	Bettruhe (evtl. stationäre Aufnahme zur Observanz)		
evtl.	**Salicylat** (bei vorangegangener Gestose/Präeklampsie)	**Acetylsalizylsäure** → 196	*150mg/d p.o. (off-label)[1] bei positiver Gestosenamnese von Beginn der SS (vor SSW 16 bis SSW 34+0)*

evtl.	**Low-Dose-Heparinisierung** (niedermolekular; bei vorangegangener Präeklampsie u. nachgewies. Thrombophilie)	**Dalteparin** → 59	*1 x 1 Amp./d s.c.*
oder		**Unfraktioniertes Heparin** → 58	*2 x 7500IE/d s.c.*
evtl.	**Benzodiazepin**	**Diazepam** → 360	*2–3 x 10mg/d p.o., bei Anzeichen von Krampfbereitschaft 10mg i.v.*
evtl.	**Magnesiumpräparat** → 299	**Magnesiumsulfat i.v.**	*1g/h Krampfprophylaxe über 24h*

[1] Rolnik DL et al. Apirin versus Placebo in Pregnancies at HighRis for Preterm Preeclampsia. N Engl J Med 2017; 377: 613-622.

T 18.10.2 Antihypertensiva[2]

Zielwert:
140/90 mmHg, Cave vor zu starker Senkung ⇒ Gefahr der vorzeitigen Plazentalösung!

	Zentraler Alpha-2-Rezeptoragonist	**alpha-Methyldopa** → 33	*2–4 x 250–500mg/d p.o., MTD 2000mg*
1. Wahl	**Kalziumantagonist** (Inotropie ↓, Afterload ↓)	**Nifedipin retard** → 32 off-label[2]	*20–60mg/d p.o., MTD 120mg*
2. Wahl	**Beta-1-Blocker** (1 : 1 plazentagängig, Mutter: HZV ↓, Reninsekr. ↓, zentr. Sympathikusakt. ↓; Kind: Bradykardie, intrauterine growth retardation = IUGR)	**Metoprololtartrat** → 29	*2 x 25–100mg/d p.o. (Stillzeit: Substanz geht in die Milch über, eine Schädigung des Säuglings wurde bisher aber nicht bekannt)*
Evtl. in der Spätschwangerschaft bei Versagen der Primärtherapie			
	Postsynapt. Alpha-1-Blocker	**Urapidil** → 34 off-label[2]	*2mg/h (i.v. am besten zu dosieren); KI in Stillzeit!*
Akute-Phase-Medikation/hypertensive Krise			
	Postsynapt. Alpha-1-Blocker	**Urapidil** → 34 off-label[2]	*2mg/h (i.v. am besten zu dosieren); KI in Stillzeit!*
	Kalziumantagonist (Inotropie ↓, Afterload ↓)	**Nifedipin retard** → 32 off-label[2]	*3 x 60–90mg/d p.o., 2 x 90–180mg/d (ret.) p.o., 1 x 240mg/d (ret.) p.o.*

Cave:
- ACE-Hemmer und Diuretika sind kontraindiziert
- Kombination von Nepresol und Beloc ist nicht empfehlenswert
- RR nicht zu schnell senken (max. 10% / h), CTG-Kontrolle

[2] AWMF 015-018: Hypertensive Schwangerschaftserkrankungen: Diagnostik und Therapie, Stand: 01.05.2019 , gültig bis 30.04.2022.

T 18.10.3 Antikonvulsive Therapie

	Magnesiumpräparat (Substitution)	**Magnesiumsulfat i.v.** → 299	*4–6g in 50ml über 15-20min i.v. (als Kurzinf. oder über Perfusor); Erh.Dos. 1g/h*
evtl.	**Benzodiazepin**	**Diazepam** → 360	*10–20mg langsam i.v.*

T 18.11 Hyperemesis gravidarum

FDA-Kat. A	**Vitamin**	**Pyridoxin (Vit. B_6)** → 152	*3 x 20mg/d p.o.*
B	**Zentraler H_1-Rezeptor-Antagonist** (Antiemetikum)	**Dimenhydrinat** → 107	*2 x 62mg/d i.v. oder 3–4 x 50mg/d p.o. oder 1–3 x 1 Supp./d*
B	**Zentr. H_1-Rez.-Antagonist** (Sedativum)	**Diphenhydramin** → 363	*25-50mg i.v./p.o. alle 6-8h*
B	**Motilitätssteigerung**	2.W.:**Metoclopramid** → 99	*4 x 10mg/d p.o*
B	**Zentraler 5-HT3-Rezeptor-Antagonist** (Antiemetikum)	bei Versagen and. Wirkstoffe: **Odansetron** → 108	*2-4mg i.v. alle 6-8h* ***Cave:*** *strenge Indikation im 1. Trimenon*
C	**Neuroleptikum, Dopamin-Antagonist** (Sedation)	**Promethazin** → 349	*12.5-25mg p.o./i.v. bis zu 6 x/d;* ***Cave:*** *strenge Ind. im 1. Trimenon*
A	**H1-Rezeptorblocker (+ Vitamin)**	**Doxylamin** → 363 (in D off-label) **(+ Pyridoxin)**	*10–20mg tagsüber, 20mg zur Nacht (MTD 40mg)*[3]

[3] Bryan CS. SOP Nausea, Emesis. Frauenheilkunde up2date 2018; 12: 498-507.

T 18.12 Puerperalfieber (Endometritis, Endomyometritis)

	Kontraktionsmittel	**Oxytocin** → 425	*3–10IE i.m. oder 3IE in 250ml NaCl als Kurzinf.*
	Penicillin	**Piperacillin** → 218	*3 x 4g/d i.v.*
plus	**Nitroimidazol** (Stillen: rel. KI)	**Metronidazol** → 236	*2 x 500mg/d i.v. (10d)*
	Cephalosporin	**Cefoxitin**	*2 x 2g/d i.v.*
plus	**Nitroimidazol** (Stillen: rel. KI)	**Metronidazol** → 236	*2 x 500mg/d i.v. (10d)*
	Breitbandpenicillin + Beta-Laktamase-Inhibitor	**Amoxicillin** → 217 **+ Sulbactam** → 219	*3 x 3g/d i.v. (10d)*
		Amoxicillin + Clavulansäure → 219	*3–4 x 1.2g/d i.v. (10d) bis 3 x 2.2g/d i.v. (10d)*
	Carbapenem (Stillen: strenge Indikation)	**Imipenem + Cilastatin** → 237	*3–4 x 0.5–1g/d i.v.; max. 50mg/kg KG/d bzw. 4g/d*
	Lincosamid (Stillen: rel. KI)	**Clindamycin** → 231	*3–4 x 150–450mg/d p.o. , 3–4 x 200–600mg/d i.v., i.m.*
plus	**Cephalosporin 3. Gen.**	**Cefotaxim** → 222	*2 x 1-2g/d i.v.*

T 18.13 Mastitis

evtl.	**Hypophysäre Dopaminrez.-stimulation** (Prolaktin ↓)	**Bromocriptin** → 426	*2.5–5mg/d p.o. (nach STH/Prolaktin i.S.)*
	Cyclooxygenasehemmer (NSAR) (antiphlogistisch, analgetisch)	**Diclofenac** → 199	*1–3 x 50mg/d p.o., rekt., 1 x 100mg/d (ret.) p.o., 1 x 75mg i.m.*
	Cephalosporin 1. Gen.	**Cefazolin** → 221	*2–3 x 0.5–2g/d i.v.*
	Penicillin (Antibiose)	**Flucloxacillin** → 216	*3–4 x 1g/d p.o. (7–10d)*
	Lincosamid (Stillen: rel. KI)	**Clindamycin** → 231	*4 x 600mg/d i.v., ini einmalig 1200mg*
plus	**Aminoglykosid** (Antibiose)	**Gentamicin** → 231	*3 x 80mg/d i.v. (7–10d)*

T 18.14 Hormonelle Kontrazeption

Cave: Östrogenhalt. Hormonpräparate + Nikotinabusus ⇒ Risiko thrombembol. Komplik. ↑

T 18.14.1 Einphasenpräparate → 420

z.B.	**Östrogen-Gestagen-Kombination** (Ovulationsunterdrückung durch antigonadotropen Effekt über 21d)	**Ethinylestradiol + Gestagen: Ethinylestradiol + Desogestrel** → 421 oder **+ Dienogest** → 421 oder **+ Drospirenon** → 421 oder **+ Gestoden** → 421 oder **+ Levonorgestrel** → 422 od. **+ Norethisteron** → 422 od. **+ Norgestimat** → 422 oder **Estetrol + Drospirenon** → 421	*s. Pck. Beil. (1 x 1Tbl./d für 21d)*

T 18.14.2 Zweiphasenpräparate → 422

z.B.	**Östrogen-Gestagen-Komb.** (1. Hälfte Östrogen, evtl. + niedrigdos. Gestagen, 2. Hälfte Östr.-Gest.-Komb.)	**Ethinylestradiol + Gestagen** wie: **Ethinylestradiol + Desogestrel** → 421	*s. Pck. Beil. (1 x 1Tbl./d für 21d)*

T 18.14.3 Dreiphasenpräparate → 422

z.B.	**Östrogen-Gestagen-Komb.** (d1-6 niedrige Östrogen- und Gestagendosis, d7-11 erhöhte Östrogen- und Gestagendosis, d12-21 niedrige Östrogen- und deutlich höhere Gestagendosis)	**Ethinylestradiol + Gestagen: Ethinylestradiol + Desogestrel** → 421 oder **+ Levonorgestrel** → 422 oder **+ Norethisteron** → 422 oder **+ Norgestimat** → 422	*s. Pck. Beil. (1 x 1 Tbl./d für 21d)*

T 18.14.4 Minipille → 423			
z.B.	**Gestagen niedrig dosiert** (Zervixschleimviskosität ↑; Motilitätsveränd. der Tuben; Desogestrel auch Ovulationshemmung)	**Levonorgestrel** → 423 oder **Desogestrel** → 423 oder **Drospirenon** → 423	*s. Pck. Beil. 1 x 1 Tbl./d für 28d (kompletter Zyklus)*
T 18.14.5 Depotpräparate			
z.B.	**Gestagen** (Ovulationshemmung)	**Medroxyprogesteron-acetat** → 414	*150mg i.m. alle 3M;* ***Cave:*** *nicht in Stillzeit*
	Gestagen-Implantat	**Etonogestrel** → 420	*s.c.-Insertion an Oberarm-innenseite, Konzeptions-schutz für 3J*
T 18.14.6 Postkoitalpille			
1. Wahl	**Progesteron-Rezeptor-Modulator**	**Ulipristalacetat** → 423	*30mg ED bis max. 96h, höchster Schutz bis 24h postkoital, später lässt Schutz nach;* ***Cave:*** *Wi ↓ bei KG > 90kg*
	Gestagen (Ovulationshemmung bzw. Implantationshemmung nach erfolgter Ovulation)	**Levonorgestrel** → 423	*bis max. 72h 1.5mg p.o. postkoital (1 x 1Tbl., evtl. Wdh. nach 12h); höchster Schutz bis 24h postkoital, später Schutz ↓;* ***Cave:*** *Wi ↓ bei KG > 75kg; Übelkeit, ggf. plus Antiemet.*
T 18.14.7 Hormonhaltige intrauterine Spirale/IUD (intrauterine device) → 423			
	Gestagen (Blockade der endometrialen Rezeptivität)	**Levonorgestrel** → 424	*52mg (bis 5J)*
T 18.14.8 Sonstige Darreichungsformen			
	Östrogen-Gestagen-Kombination (Pflaster)	**Ethinylestradiol + Norelgestromin** → 424	*1 Pflaster am 1. Zyklustag, 2. u. 3. Pflaster an d8 und 15, d22-28 ohne Pflaster*
	Östrogen-Gestagen-Komb. (Vaginalring)	**Ethinylestradiol + Etonogestrel** → 424	*vaginale Einlage für 3W, danach 1W Pause*

T 18.15 Hormonsubstitution in Peri- und Postmenopause

Cave: absolute KI: Z.n. Mamma- u./o. Endometrium-Ca, Thromboembolie, Hepatitis, Z.n. Schwangerschaftshepatose, Sichelzellanämie, Enzymopathien, Hirngefäßerkrankungen, Porphyrien, schwere Hypertonie. Östrogenhaltige Hormonpräparate + Nikotinabusus ⇒ Risiko thromboembolischer Komplikationen ↑

T 18.15.1 Oral			
z.B.	**Östrogen**	**Konjugierte Östrogene**	*0.3/0.6/0.625/1.25mg 1 x 1 Tbl./d für 28d, keine Pause*
z.B.	**Östrogen-Gestagen-Kombinationen**	**Konjugierte Östrogene + Medrogeston** → 417	*0.3/0.6/1.25mg/d + 5mg p.o. vom 15.–25. ZT*
		Konjugierte Östrogene + Medroxyprogesteron → 417	*0.625+2.5mg oder 0.625+5mg; 1 x 1 Tbl./d für 28d, keine Pause*
		Estradiolvalerat + Norgestrel	*2mg/d + 0.5mg p.o. vom 15.–25. Zyklustag*
z.B.	**Östrogen-Gestagen-Kombinationen**	**Estradiol + Norethisteron-acetat** → 416	*2mg/d + 1mg/d + 1mg p.o. vom 1.–28. Zyklustag*
		Estradiolvalerat + Levonorgestrel → 416	*2mg/d + 150µg vom 10.–21. Zyklustag*
		Estradiolvalerat + Medroxyprogesteron → 416	*2mg + 5mg od. 10mg; 1 x 1 Tbl./d für 21d, danach 7d Pause*
		Estradiolvalerat+ Dydrogesteron → 415	*1 + 10mg oder 2 + 10mg oder 2 + 5mg; 1 Tbl./d für 28d, keine Pause*
		Estradiolvalerat+ Cyproteronacetat → 415	*2 + 1mg; im 1. Zyklus 1 Tbl./d vom 5.–25. ZT, danach 7d Pause, dann 1 x 1 Tbl./d für 21d, gefolgt von 7d Pause*
z.B.	**Synthetisches Gestagen**	**Tibolon** → 417	*2.5mg/d ohne Pause*
z.B.	**Östrogen-Rezeptor-Antagonist**	**Raloxifen** → 417	*60mg/d ohne Pause;* ***Cave:*** *Zul. nur für Ther. und Prävention d. Osteoporose*
T 18.15.2 Lokal			
z.B.	**Östrogen**	**Estriol Ovulum** → 412	*0.5mg Ovulum*
		Estradiol	*1mg/g Salbe*
T 18.15.3 Transdermal			
	Östrogene	**Estradiol** → 412	*25, 50, 75 oder 100µg/24h*
	Östrogen-Gestagen-Kombinationen	**Estradiol + Norethisteron-acetat** → 416	*4 + 10mg, 30mg (Dosierung s. Pck.Beilage)*
		monophasisch → 416	*(s. Pck. Beil.)*

T 18.16 Inkontinenz

Overactive Bladder/Dranginkontinenz → 773; **Stressinkontinenz** → 773

T 19 Pädiatrie – Therapie (A. Larsen)

T 19.1 Pädiatrische Notfälle

T 19.1.1 Reanimation bei Neugeborenen (NLS)[1]

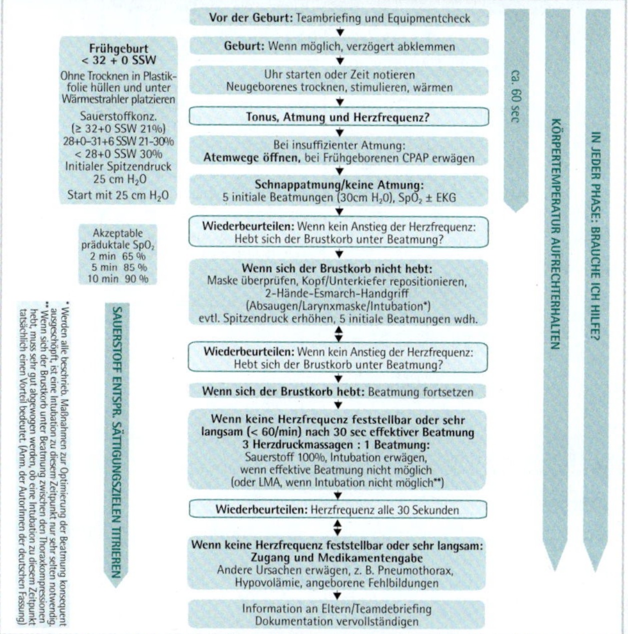

1 Madar J, Roehr CC et al. Versorgung und Reanimation des Neugeborenen. Leitlinien des European Resuscitation Council 2021. Notfall Rettungsmed 2021, 24:603–649. © European Resuscitation Council (ERC), German Resuscitation Council (GRC), Austrian Resuscitation Council (ARC). Mit Genehmigung von Springer im Namen der GRC.

T 19.1.2 Lebensrettende Basismaßnahmen bei Kindern (PLS)[2]

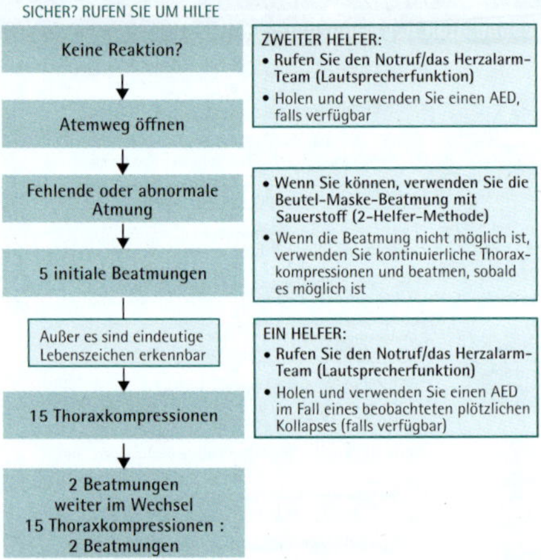

[2] Van de Vorde P, Turner NM et al. Lebensrettende Maßnahmen bei Kindern (Paediatric Life Support, PLS).
Leitlinien des European Resuscitation Council 2021. Notfall Rettungsmed 2021, 24:650–719.
© European Resuscitation Council (ERC), German Resuscitation Council (GRC), Austrian Resuscitation Council (ARC). Mit Genehmigung von Springer im Namen der GRC.

T 19.1.3 Erweiterte lebensrettende Maßnahmen bei Kindern (EPALS)[2]

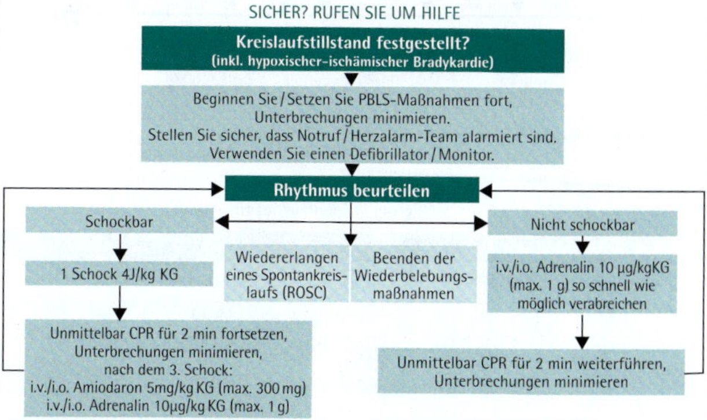

Während der CPR
- Qualitativ hochwertige CPR sicherstellen: Frequenz, Tiefe, Entlastung
- Beutel-Maske-Beatmung mit 100 % Sauerstoff
- Hyperventilation vermeiden
- Gefäßzugang (intravenös, intraossär)
- Adrenalin alle 3-5 min geben und nach jeder Gabe mit NaCl 0,9 % spülen
- Amiodaron 5 mg/kg KG (max. 150 mg) nach dem 5. Schock wiederholen
- Atemwegssicherung und (wenn erfahren) Kapnographie erwägen
- Kontinuierliche Thoraxkompressionen, wenn Endotrachealtubus platziert ist. Beatmungsfrequenz: Säugl.: 25, 1–8 J: 20, 8–12 J: 15, >12 J: 10 pro Min.
- Stufenweise Steigerung der Energiedosis erwägen (bis max. 8 J/kg KG, max. 360 Joule) bei refraktärem VF/pVT (≥ 6 Schocks)

Reversible Ursachen behandeln
- Hypoxie
- Hypovolämie
- Hyper- / Hypokalämie, -kalziämie, magnesiämie; Hypoglykämie
- Hypo- / Hyperthermie
- Herzbeuteltamponade
- Intoxikation
- Thromboembolie (kardial oder pulmonal)
- Spannungspneumothorax

Algo an spezielle Situationen adaptieren (z. B. Trauma)

Sofort nach ROSC
- ABCDE-Schema
- Kontrollierte Oxygenierung (SpO_2 94–98 %) und Ventilation (Normokapnie)
- Arterielle Hypotension vermeiden
- Vorangegangene Ursachen behandeln

Vorgehen bei Kreislaufstillstand mit nicht defibrillierbaren Rhythmen

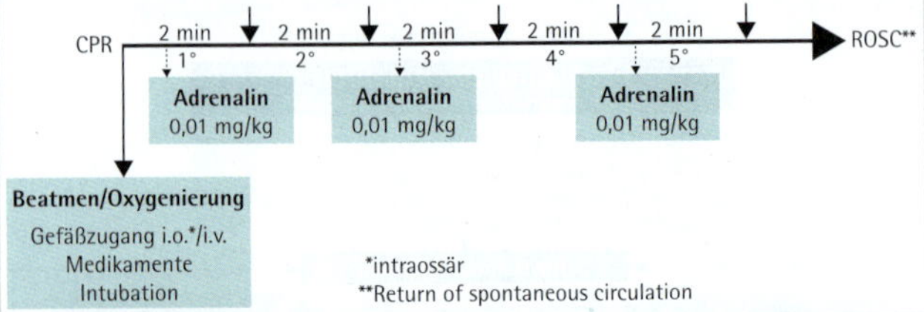

T 19.1.4 Anaphylaxie[3, 4]

Leitsymptome und Schweregrade

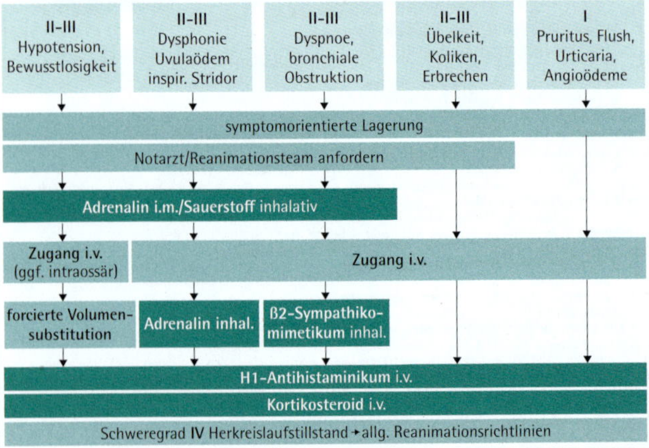

3 AWMF 061-025 Ring J et al. Akuttherapie anaphylaktischer Reaktionen. Stand 31.01.2021 gültig bis 30.1.2026.
4 Paulun A, Review: Anaphylaxie. Monatsschr Kinderheilk 2017. 165:65–72.

Wirkstoffe und Dosierungen			
1. Wahl	**Sympathomimetikum**	**Adrenalin i.m.** → 55	*0.1ml/10kgKG der unverdünnten Lösung, Wdh. evtl. nach 5–10 min*
dann		**Adrenalin Dauerinfusion**	*0.05–1µg/kgKG/min*
oder		**Adrenalin i.v./i.o.** → 55 (Reanimationsdosis)	*0.01mg/kgKG (1 Amp. 1mg/ml 1:10 verdünnen, davon 0.1ml/kgKG)*
oder		**Adrenalin inhalativ** → 55 (bes. bei inspirat. Stridor)	*2ml unverdünnt über Vernebler-Maske*
	H1-Antihistaminikum	**Dimetinden Gtt.** → 87 (Ki. < 1J off-label)	*1–8J 40 Gtt., ab 9 J 60 Gtt. (große therap. Breite)*
oder		**Dimetinden i.v.** → 87 (Ki. < 1J off-label)	*0.1mg/kgKG od. < 15kgKG: 1ml, 15–30kgKG: 1ml/10kg KG, > 30kgKG: 4 ml*
oder		**Clemastin i.v.** → 87 (Ki. < 1J off-label)	*Ki. ab 1J: 0.03mg/kg i.v.; Cave: anticholinerge UW*
	Kortikosteroid	**Prednisolon i.v.** → 207	*< 15kgKG: 50mg, 15–30kgKG: 100mg, > 30kgKG: 250mg, ohne i.v.-Zugang altersunabhängig 100mg rektal*
oder		**Prednisolon rekt.** → 207	
	β2-Sympathomimetikum inhalativ	**Salbutamol** → 75 Amp. z. Inhalation	*über Druckluftvernebler mit Maske oder Mundstück: keine Dosierungsempfehlung bis 4J, i.d.R. wird 1 Amp. inhalativ vertragen, ab 4J: 1 Amp.*
oder		**Salbutamol-DA** → 75	*<30kgKG 2 Hübe mit Spacer; > 30kgKG 2–4 Hübe*
	Volumen	**Ringer-Lösung** → 301	*ini Bolus i.v. : < 30 kgKG 20ml/kgKG, > 30 kgKG 10–20ml/kgKG, dann 1–2ml/kgKG/min i.v.*
		Sauerstoff 100 %	*mit hoher Flussrate*

Anaphylaxie-Notfallset für Patienten/Angehörige [4]

Indikation für Versorgung mit Notfallset:

- Z.n. Anaphylaxie gegen nicht sicher vermeidbare Auslöser
- Z.n. systemischen allergischen Reaktionen mit Asthma bronchiale oder mit progredienter Schwere auch ohne Anaphylaxie
- systemische Allergie gegen potente Allergene wie Erdnuss/Baumnuss/Sesam
- hoher Sensibilisierungsgrad, Reaktion auf kleine Mengen
- Nahrungsmittelallergie bei Vorliegen einer systemischen Mastozytose

Adrenalin → 55	Autoinjektor i.m. (je 2 Fertigpen/Pat. rezeptieren, Fastjekt jun® Zul. ab 7,5kgKG, andere Fertigpens < 15kgKG off-label; Schulung obligat)	*bis 30kgKG: 150µg; 30–60 kgKG: 300µg, ggf. 1 x nach 10–15min kontralateral wiederholen*
Dimetinden → 87	n. Alter/Präferenz Gtt. od. Tbl.	*zugel. Tagesdosis als ED*
Glukokortikoid nach Alter oder Präferenz rekt. oder p.o. (Lsg. oder Tbl.)	**Betamethason** → 205 Celestamine® N 0,5 liquid.	*< 15kgKG 1/3-1/2 Fl., 15–30kgKG ½ Fl., > 30kgKG ganze Flasche p.o.*
	Kinder bis 11J: **Dexamethason p.o.** → 206 InfectoDexaKrupp® 2mg/5ml	*Saft 0.4mg/kgKG (od. 1ml/kgKG)*
	Prednison rekt. → 207 Rectodelt® Supp.	*1 x/d 100mg*
Salbutamol DA → 75	optional bei bekannten bronchialen Reaktionen	*Dosier-Aerosol, je nach Alter mit Spacer*

T 19.1.5 Status asthmaticus[5, 6]

Ersttherapie

Leicht bis mittelschwer	Schwer	Lebensbedrohlich
Unvermögen, einen längeren Satz während eines Atemzugs zu vollenden, Einsatz der Atemhilfsmuskulatur		
	sitzende Position, Arme abgestützt	
AF < 30, HF < 120, Peakflow 60–80% des Bestwerts	**AF**: 2–5J > 40, > 5J > 30, **HF**: 2–5J > 130, > 5J > 120, SaO_2 < 90%, Peakflow < 50%	Zyanose, Hypotonie, „stille Lunge", Erschöpfung, SaO_2 < 85%, $PaCO_2$ > 6kpa bzw. 45mmHg
↓	↓	↓
RABA inhalativ, z.B. Salbutamol-DA 2–4 Hübe, evtl. alle 20–30 min, max. alle 10 min		Einweisung in Klinik, NA-Begleitung
↓	• O_2 2-3l/min (Ziel: SaO_2 > 92%) • Prednisolon 1-2mg/kgKG p.o. o. i.v. (oder 100mg rektal)	**initial und bei Transport:** • O_2 2–3l/min • RABA z.B. Salbutamol DA 4–8 Hübe max. alle 10 min oder Salbutamol Lsg. z. Inhal. über Vernebler 10–20 Gtt. in 1ml NaCl alle 20 min • ggf. Ipratropiumbromid inh. • Prednisolon 1–2mg/kgKG p.o. oder i.v. (oder rektal 100mg)
bei ausbleibender Besserung	bei ausbleibender Besserung	
↓	↓	
Einweisung in Klinik, sitzend, O_2, Raba-Inhalation		

5 AWMF 020-009 Buhl, R et al., LL Diagnostik u. Ther. v. Patienten mit Asthma, Sept 2017, neue Version angemeldet für 31.12.2022

6 Rehder KJ, Adjunct Therapies for Refractory Stat. Asthmaticus in Children, Respir.Care 2017 VOL 62 NO 6

Weitere Therapie in der Klinik		
parenterale Flüssigkeitszufuhr, Monitorüberwachung, O_2		
1. Wahl	**Salbutamol** → 75	*ggf. Dauer-Feuchtinhal. (0.5-1mg/kg/h) unter HF-Kontr.* **oder** *DA mit Spacer 6–8 Hübe (5 Atemzüge/Hub)*
2. Wahl	**Reproterol** → 77	*ini Kurzinf. 1μg/kgKG/min über 10 min., dann Dauerinf. 0.2μg/kg KG/min über 36–48h unter HF-Kontrolle*
plus	**Prednisolon** → 207	*1–2 mg/kgKG alle 6 h*
ggf. plus	**Theophyllin** → 83 nur bei lebensbedrohl. Asthma ohne Besserung auf ini Ther.	*Bolus i.v. 5mg/kgKG über 20 min., dann Dauerinf. mit 0.5-0.7mg/kgKG/h (bei Vortherapie mit Theophyllin: Bolus-und Erhaltungsdosis halbieren)*
ggf.	**Mg-Sulfat 50% i.v.** → 299	*25(–50)mg = 0.05(–0.1)ml/kgKG i.v. über 20min*

T 19.1.6 Diabetische Notfälle[7, 8, 9]

Ketoazidose (ven. pH <7.3, Bicarb. <15mmol/l, Hyperglykämie >11mmol/l o. >200mg/dl, Ketonurie)			
1.	Flüssigkeit	**NaCl 0.9%** → 301 CAVE forcierte Volumengabe (Hyponatriämie, Hirnödem)	*Bolus 10–20ml/kgKG über 1–2h, dann 1.5–2-facher Erhaltungsbedarf, max. 3600ml/m² KOF/24h abzügl. oraler Zufuhr*
ab BZ < 250mg/dl			
	halbisotone Flüssigk. + Gluc.	**Gluc. 5% + NaCl 0.9% (1 : 1)**	
oder	isotone Flüssigk. + Gluc., z.B.	**Elektrolyt 153 M Glucose 5** (Serumwerk Bernburg)	
2.	nach 1–2h: Insulinsubstitution	**Normalinsulin** → 120 Inf. (Perfusor)	*0.05-0.1U/kgKG/h, BZ ↓ möglichst 70–100mg/dl/h*
bei Hypokaliämie sofort, bei Normokaliämie mit Insulinsubstitution, bei Hyperkaliämie nach Wiedereinsetzen der Urinproduktion:			
		Kalium → 298 20 o. 40mmol/l Vol.	*max. 0.5mmol/kgKG/h, 5mmol/kgKG/d*
BZ-/E'lyt-Kontr. über 2h halbstdl., dann n. Bedarf alle 1–4h, stdl. neurol. Beurt. (Hirnödem)			
Hypoglykämie: BZ < 60mg/dl			
Leichte Hypoglykämie: Pat. bei Bewusstsein, Müdigkeit, Schwitzen, Tachykardie, Zittrigkeit			
Selbsthilfe	schnell resorbierbare Kohlehydrate p.o.	Traubenzucker, Saft, Gummibärchen o.a.	*entspr. 5–10g Gluc, nach 15–20min BZ-Kontrolle*
Schwere Hypoglykämie, Bewusstseinseinschränkung, Krampfanfall			
u./od.	**Glucose 10%** → 302	i.v.	*5ml/kgKG*
Selbsthilfe, Angeh.	wenn Gluc-Zufuhr weder p.o. noch i.v. mögl: **Glucagon** → 122	Notfallspritze (GlucaGen Hypokit® entspr. 1 mg) i.m. oder s.c.	*senkrecht in Oberschenkel/-arm, Bauch od. Gesäß injizieren, < 20 kgKG 0.5mg; > 20 kgKG 1mg*
oder		GlucaGen® s.c., i.m., i.v.	*0.05-0.1mg/kgKG, max. 1mg/ED*

7 AWMF 057-016 Holsterhus PM, Diagnostik, Therapie und Verlaufskontrolle des Diabetes mellitus im Kindes- und Jugendalter, Stand 2015, gültig bis 10/2020.
8 Böttcher I. Isotone Glu-Elektrolyt-Lsg. zur Behandlung der diabet. Ketoazidose. Monatsschr Kinderheilk 2020. 168: 590-96.
9 Wolfsdorf, J et al, ISPAD Clinical Practice Consensus Guidelines 2018: Diabetic ketoacidosis and the hyperglycemic hyperosmolar state. Pediatr Diabetes 2018 ;19(27): 155-77.

T 19.1.7 Status epilepticus[10, 11, 12] (Neugeborenen-Anfälle → 819)

Vor i.v.-Zugang		
	Diazepam rekt. → 360 (ab 6M)	*bis 15kgKG: 5mg; > 15kgKG: 10 bis max. 20mg*
oder	**Midazolam buccal** → 361 (Cave: transpar. Verschlusskappe mit roter Kappe manuell entfernen, sonst Aspirationsgefahr)	*0.5mg/kgKG (max. 10mg): 3–6 M: 2.5mg (nur in Klinik); 6–12M: 2.5mg; 1 bis < 5J: 5mg; 5 bis < 10J: 7.5mg; 10 bis < 18J: 10mg*
oder	**Midazolam nasal** → 361 (off-label)	*0.5mg/kgKG über MAD Nasal Nasenzerstäuber, + 0.1ml als Totraumvolumen dazurechnen*
Mit i.v.-Zugang		
Wenn möglich: sofort BZ bestimmen (Glucoflex), Serum für Glu, E'lyte, Leberwerte, Medikamenten-Spiegel, Drogenscreening, bei Fieber Blutkultur		
Unbek. Pat. ohne BZ-Bestimmung		
	Glucose 10% i.v. → 302	*3ml/kgKG*
Anschließend		
	Midazolam i.v. → 361 (off-label)	*0.2-0.3mg/kgKG, max. 20mg*
oder	**Lorazepam i.v.** → 361 (Lagerung bei + 4 bis + 8 °C).	*(0.05–)0.1mg (= 0.025-0.05ml)/kgKG (max. 5mg oder 1ml/min und 4ml/12h)*
	Lorazepam oder Midazolam ggf. nach 5 min wiederholen (in Summe nicht mehr als 2 x Benzodiazepin inkl. rektal/buccal/intranasal)	
Dann je nach Verfügbarkeit, Erfahrung und Vorbehandlung		
	Levetiracetam i.v. → 313 (off-label)	*30–60mg/kgKG max. 500mg/min, max. ED 4500mg*
oder	**Phenobarbital i.v.** → 308	*langsam 50mg = 0.25ml/min i.v., bis Anfall sistiert oder 10 bis max. 20mg = 0.1ml/kgKG; Cave: Atemdepression und Nekrosen bei i.a.-Injektion, nicht intraossär*
oder ab 2J	**Valproinsäure i.v.** → 310 1. Wahl bei Absence-Status	*30–40mg/kgKG (= 0.1–0.2ml/kgKG) über 5 min i.v., max. ED 3000mg; KI: mitochondriale Erkrankung*
oder	**Phenytoin i.v.** → 307 Amp. 250mg/5ml bzw. 50mg/ml	*18–20mg/kg (max. 1000mg) langsam i.v. (1mg/kg, max. 25mg/min), MTD d1: 30mg/kgKG, d2: 20mg/kgKG, d3: 10mg/kgKG; verzög. Wirkeintritt (30min);*
	Cave DPH-Vorbehandlung wegen irreversibler Toxizität; EKG-Monitoring wegen Gefahr von RR-Abfall, Asystolie oder Kammerflimmern; KI: Absence-Status; ***Cave:*** *nicht mit anderen Lösungen, bes. Glu-haltigen mischen; sicherer separater i.v.-Zugang (greift Dreiwegehahn an); Inf.konz. muss mit 0.9% NaCl verdünnt werden.*	

Unbek. Pat. < **3J** (bei therapieresistentem Status bis ins Erwachsenenalter daran denken)		
	Vit. B_6 i.v. → 152	*1 x (50–)100mg i.v. (Cave: Apnoe und Auslösen von Anfällen), s. Neugeborenen-Anfälle → 819*

Während Therapie: Maskenbeatmungs-Bereitschaft, O2 bei Zyanose od. SaO2 < 92%, Volumen (z. B. Ringer-Lösung), Dosierungen nicht unterschreiten, Therapie zügig eskalieren.

10 Glauser et al. Evidence-Based Guideline: Treatment of Convulsive Status Epilepticus in Children and Adults: Report of the Guideline Committee of the American Epilepsy Society. Epilepsy Curr. 2016 Jan-Feb;16(1):48-61.
11 Tacke M et al., Ther. des akuten epilept. Anfalls, Monatsschr Kinderheilk 2020, 168:113-17.
12 Schubert-Bast S et al, Ther. des akuten konvulsiven Anfalls u. Status epilept.im Kindesalter, Z Epileptol 2019, 32:116-25.

T 19.1.8 Infusionstherapie bei Dehydratation[13]

Absolute Indikationen:
- Schock/Nierenversagen/Exsikkose > 9%
- Unfähigkeit, oral/enteral Flüssigkeit aufzunehmen (persistierendes Erbrechen/eingeschränkte Bewusstseinslage/FG mit aktuellem Gewicht < 2500g)
- orale/enterale Rehydrierung ist gescheitert

Vor Beginn der i.v.-Ther.: Blutbild, Elektrolyte, Glukose, Säurebasenhaushalt, Krea, Harnstoff

1. Stunde beginnen mit	**NaCl 0,9%** → 301 **oder Ringer-Acetat**	*20ml/kgKG/h, bei schwerer Dehydratation: 20ml/kg in 20min, ggf. wiederholen*
2.–4.(–6.) Stunde, K^+ bei Hypokaliämie sofort, sonst nach Beginn d. Urinproduktion	**1:1 0.9% NaCl + 5% Glu** K^+-Zusatz (0.5mmol/kg/6h)	*15–20ml/kgKG/h, bis Rehydrierung abgeschlossen*

- **Iso-und hyponatriämische Dehydratation:** Korrektur über 24 h
- **Hypertone Dehydratation:** langsam über 2–4 d unter engmaschigen E'lyt-Kontrollen
- **Krampfanfall bei Hyponatriämie:** akut hypertone (3%) NaCl-Lsg., nur bis Anfall sistiert

13 Schmid I, Ambulanzmanual 5. Auflage, Springer 2019, S. 93 ff.

T 19.1.9 Vergiftungen im Kindesalter[16, 17]

Allgemeine Maßnahmen:
- **Toxin lokal entfernen:** Mundhöhle auswischen, Augen mit Wasser spülen (10 min)
- **Toxin verdünnen:** viel trinken, **aber nicht:** Milch, Getränke mit Kohlensäure, Salzwasser
- **Toxin-Absorption:** Aktivkohle (Carbo medicinalis) ini 1g/kgKG in Wasser gelöst p.o., frühestmöglich nach Ingestion (1-2h); ggf. repetitiv nach 1-2-4h 0.125-0.25 mg/kgKG bei Ingestion von Retardpräp., Opiaten, Anticholinergika, Carbamazepin, Chinin, Dapson, Phenobarbital, Theophyllin, Digoxin/Digitoxin, Colchizin, ASS, Amitryptilin, Phenytoin, Piroxicam, Sotalol, Lamotrigin, Citalopram, Venlafaxin, Quetiapin, Paracetamol, Promethazin, Pilzen, schwer verdaulichen Pflanzenteilen;
  KI: Bewusstseinstrübung , Schluckstörungen, Aspirationsrisiko (Benzin, Lampenöl), ätzende Mittel, rezidivierendes Erbrechen;
  unwirksam bei Ingestion von Säuren, Laugen, Alkohol, organischen Lösungsmitteln

Anticholinerges Syndrom		
z.B. durch Atropin (Tollkirsche), Scopolamin, Antihistaminika, lokale Mydriatika, trizyklische Antidepressiva u.a.	**Physostigmin** → 434 (strenge Ind.: in lebensbedrohl. Situat. wie Krampfanfall, Hyperpyrexie, Rhythmusstörg.)	*ED 0.02mg/kgKG (max. 1mg) langsam i.v., ggf. alle 5–15min wdh., bis Effekt eintritt, oder ED in 50ml NaCl 0.9% Kurzinf. über 15min*
Dystonie, Dyskinesie		
durch Metoclopramid oder Neuroleptika	**Biperiden** → 319	*ED 0.04–0.1mg/kgKG langsam i.v.*
Intoxikation durch		
Alkohol	Aktivkohle nicht wirksam, BZ-Kontr.! Cave Erbrechen/Aspiration ⇒ entspr. lagern, Intubations-/Beatmungsbereitschaft, bei > 1 Schluck hochproz. Alk. in ersten 45min prim. Giftentf. durch Absaugen mittels Magensonde, KI Bewusstseinsverlust	
	Glucose i.v. → 302	*ini 2ml/kgKG Glu 40% (Cave Venenwandreizung, nur verdünnt in laufende Inf.), dann 1 : 1 NaCl 0.9% u. Glu 5%*
Benzodiazepine	**Flumazenil** → 433 (< 12M keine Anwendungsdaten, nur bei vitaler Ind.)	*0.01mg/kgKG über 15 sec i.v., ggf. alle 60sec wdh. bis max. 0.05mg/kgKG od. 1mg; KI: vitale Ind. für Benzodiazepine (z.B. Status epilepticus)*
Nikotin/Zigaretten[14]	**Aktivkohle** → 433 bis 1h nach Ingestion folgender Mengen:	*1g/kgKG (auch geringere Dosis wirksam, gute Adsorption)*
	9–12 M: 1/3–3/4 Zigarette oder 1/2–1 Kippe; **1–5 J:** 1/2–1 Zig. oder 1–2 Kippen; **6–12 J:** 3/4–1,5 Zig. oder 2–3 Kippen **kleinere Mengen:** keine Maßnahmen; **größere Mengen (selten):** bei kurzer Latenz zusätzl. Magenentleerung und stat. Überwachung 4–6 h oder solange symptomatisch	
Opiate (Opioide) mit Atemdepression	**Naloxon** → 290	*ED 0.01mg/kgKG (max. 2mg) langsam i.v., ggf. alle 2–3 min bis zu 0.1mg/kgKG wdh.; Cave: HWZ Nal. < HWZ Opiat*
Paracetamol[15]	akut tox. ED 200mg/kgKG od. > 90 mg/kgKG an mehreren aufeinanderfolgenden Tagen Therapieind. nach Rumack-Matthew-Nomogramm[15, 17] **Acetylcystein** → 85	*i.v. in Glu 5%: 150mg/kgKG/1h, dann 50mg/kgKG/4h, 100mg/kgKG/16h; p.o. in Getränk (Fruchtsaft): ini 140mg/kgKG, dann 70mg/kgKG alle 4h über 3d*
	Ggf. Ondansetron → 802, Übelkeit/Erbrechen	
Schaumbildner	**Simeticon Emulsion/Susp.** → 434	*0.5ml/kgKG p.o. (große therapeutische Breite)*

Verätzungen	
Ingestion trockener Substanzen/ Granulate	primär aus Mund auswischen; KI: Erbrechen induzieren, Magenspülung (Kohle unwirksam)
Jede sichere oder symptomatische Ingestion	stat. Aufnahme, ggf. diagn. Ösophagoskopie für Prognose
Haut oder Auge	10 min spülen

[14] Mühlendahl et al.: Vergiftungen im Kindesalter, 4. Auflage, Thieme 2003.
[15] Buckley et al. Treatments for paracetamol poisoning. BMJ 2016; 353:i2579.
[16] Zellner, T et al., Applikation von Aktivkohle bei Vergiftungen, Dtsch Arztebl Int 2019; 116:311-7.
[17] Nelson Textbook of Pediatrics 21th edit. 2019, pp 498-499.

T 19.1.10 Herzrhythmusstörungen[18]

Symptomatische supraventrikuläre (Schmalkomplex-)Tachykardien (QRS < 80 ms, P nicht regelrecht oder nicht identifizierbar), HF Sgl. > 220, Kinder > 180/min)[18]			
Pat. stabil, wach, Rekapillarisationszeit (RKZ) < 2 sec:			
1.	Vagusmanöver (Eiswasser, Valsalva u.a.)		
Gefahr kardialer Dekompensation (Bewusstsein ↓, RKZ > 3 sec) unter Monitorkontrolle, früh ggf. telefonisch Expertenrat enholen			
2.	**Adenosin** → 52 (kurzfristige Blockade des AV-Knotens)	*0.1mg/kgKG Bolus (max. 6mg) herznah schnell i.v.; ggf. 2 x wdh. bis max. 0.3mg/kgKG oder 12mg (10ml NaCl 0.9% + 2ml Adrekar = 6mg/12ml oder 0.5mg/ml); KI: AV-Block II–III°, Sick-sinus, VHF, QT-Verlängerung*	
3.	**Propafenon** → 51	*1–2mg/kgKG langsam i.v., Dauerinf. 4–7µg/kgKG/min*	
oder	**Flecainid** → 50	*1mg/kgKG langsam i.v.*	
oder > 6J	**Verapamil** → 31 (Ca-Antag.)	*0.1mg/kgKG (max. 5mg) i.v.*	
sonst	externe Kardioversion	*EKG-/R-Zacken-synchron.: 1. Schock: 0.5–1J/kgKG; 2. Schock: 2J/kgKG*	in Analgosedierung (Midazolam), aber ohne Zeitverlust
Ventrikuläre (Breitkomplex-)Tachykardie (QRS > 80 ms) mit klinischer Beeinträchtigung, früh ggf. telefonisch Expertenrat enholen			
	Kardioversion	*EKG-/R-Zacken-synchron: 1. Schock: 2–4J/kgKG; 2. Schock: 4J/kgKG*	in Analgosedierung, aber ohne Zeitverlust
2. Wahl	**Amiodaron** → 51 bei rezid. VT	*5mg/kgKG über 10–20 min; KI wg. Benzylalkoholgehalt: FG, Ngb., Sgl. und Ki ≤ 3 J.*	
Kammerflimmern (und schnelle/dekompensierte ventrikuläre Tachykardien)			
	Defibrillation und unmittelbar mit ABC-Maßnahmen beginnen	*asynchron: 1. Schock 2–4J/kgKG; 2. Schock 4J/kgKG*	in Analgosedierung, aber ohne Zeitverlust

[18] AWMF 023-022, Paul T et al. Tachykarde Herzrhythmusstörung im Kindes- und Jugendalter. Stand: 28.11.18, gültig bis 27.11.23.

T 19.2 Kinderkardiologie

T 19.2.1 Endokarditis-Prophylaxe[19]

Primärprophylaxe

Effiziente Ther. kongenitaler Vitien, Zahnhygiene, Haut- und Nagelpflege, weder Piercing noch Tätowierung, hospitalhygienische Regeln, frühzeitige Entfernung jedes Fremdmaterials

Antibiotische Sekundärprophylaxe

Indikation: zahnärztliche Eingriffe mit Manipulation an Gingiva, periapikaler Zahnregion oder mit Perforation der oralen Mukosa; Tonsillektomie, Adenotomie und andere Eingriffe mit Inzision der Mukosa **bei Hochrisikopatienten:**
- Pat. mit Klappenprothesen oder rekonstruierten Klappen mit prothetischen Material
- Pat., die bereits eine infektiöse Endokarditis (IE) durchgemacht haben
- Herztransplantierte Patienten, die eine kardiale Valvulopathie entwickeln
- Patienten mit angeborenen Herzfehlern:
  - Unkorrigierte zyanotische Vitien oder residuelle Defekte, palliative Shunts oder Conduits
  - Innerhalb von sechs Monaten nach operativer oder interventioneller Korrektur unter Verwendung prothetischen Materials
  - Persistierende residuelle Defekte von chirurgisch oder interventionell eingebrachtem prothetischem Material

Einzeldosis 30–60 min vor dem Eingriff

	Amoxicillin p.o. → 217	*50(–100)mg/kgKG max. 2g*
oder	**Ampicillin i.v.** → 217 (ab 2. M)	*50mg/kgKG, max. 2g*
oder	**Cefazolin i.v.** → 221 (ab 2. M)	*50mg/kgKG, max. 1g*
oder	**Ceftriaxon i.v.** → 222	*50mg/kgKG, max. 1g*
oder	**Clindamycin p.o./i.v.** → 231	*20mg/kgKG, max. 600mg*
oder	**Cefalexin p.o.** → 226	*50mg/kgKG, max. 2g*

- Eingriffe bei floriden Infektionen wie Abszessdrainage, an infizierter Haut oder muskoloskelettalem Gewebe ⇒ Staphylokokken-wirksames Antibiotikum
- Antibiose i. R. gastrointestinaler oder urologischer Infektionen oder Eingriffe ⇒ Enterokokken-wirksames Antibiotikum

[19] AWMF 023-024, Infektiöse Endokarditis und Endokarditisprophylaxe, Stand: 31.1.2014, gültig bis 31.12.2018, Neuanmeldung 05.07.18, derzeit in Überarbeitung.

T 19.2.2 Chronische Herzinsuffizienz[20, 21]

- Regelmäßig symptomlimitierte körperliche Aktivität (siehe Leitlinien der DGPK)
- Vollständige Impfungen lt. Stiko-Empfehlungen plus ggf. RSV-Prophylaxe (→ 811)
- Jährliche Grippeschutzimpfung und ab 3. LJ Pneumokokken-Polysaccharid (PPSV23)

Med.-Gruppe	Medikament	Initialdosis	Zieldosis
ACE-Hemmer 1. Wahl	**Lisinopril** → 24 (Ind. bei Ki. off-label)	*0.05mg/kgKG/d in 1 ED, MTD 2.5mg*	*0.1–0.2(–0.5)mg/kgKG/d in 1 ED, MTD 40(–80)mg*
oder	**Captopril** → 23	*0.15mg/kgKG/d in 3 ED; max. 18.75 mg/d*	*2–3mg/kgKG/d in 3 ED; max. 150mg/d*

Med.-Gruppe	Medikament	Initialdosis	Zieldosis
ggf. plus spez. **β-1-Blocker** (off-label)	**Bisoprolol** → 28	*0.05mg/kg/d in 1 ED*	*0.1–0.2(–0.4)mg/kg/d in 1 ED*
	Metoprololsuccinat → 29	*0.2mg/kgKG/d in 2 ED; max. 11.88mg/d*	*2mg/kgKG/d in 2 ED; max. 190mg/d*
ggf. plus **Aldosteron-Antagonist**	**Spironolacton** → 45 Cave: Hyperkalämie (E'lytkontrollen)	*0.5mg/kgKG/d in 1 ED; max. 25mg/d*	*0.5–1mg/kgKG/d in 1 ED, max. 25mg/d*
Diuretika i.d.R. nur bei Kongestion und bis euvolämischer Zustand erreicht ist	**Hydrochlorothiazid** → 44 off-label, USA-/FDA-Zul. ab 2M	*1mg/kgKG/d in 1–2 ED; max. 25mg/d*	*2–6M 1–3mg/kgKG/d, > 6M 1–2mg/kgKG/d, bis 2J max. 37.5, bis 12J max. 100, bis 17J max. 200mg/d*
	Furosemid → 42	*FG: 1 x 0.5mg/kgKG/d ab NG: 2mg/kgKG/d in 3–4 ED; MTD lt. LL 60mg, lt. Fachinfo 40mg/d*	*auf niedrigst mögliche Erhaltungsdosis steigern*
Digitalisglykoside nur bei persist. Sympt. bes. bei NG und jungen Sgl.	**Digoxin** → 53 EKG, E'lyte inkl. Ca und Mg kontrollieren	*8–10µg/kgKG/d in 1 ED; max. 200µg/d*	*Talspiegel mind. 4–6 h nach Gabe: 0.5–0.9ng/ml*

[20] AWMF 023-006, Weil J et al. Chronische Herzinsuffizienz im Kindes- u. Jugendalter. Stand 31.10.15, gültig bis 10/2020, neue Version angemeldet 01.10.2020, geplante Fertigstellung 31.12.2022.
[21] Schranz, D. Behandlung der chronischen Herzinsuffizienz im Kindesalter, Monatsschr. Kinderheilk 2017. 165:982-991.

T 19.2.3 Arterielle Hypertonie[22, 23, 24]

Ind. zur Pharmakotherapie: Hypertonie trotz Lebensstiländ. über 6M, symptomat. Hypertonie, manif. Endorganschäden, D.m., weitere RF (z.B. metab. Syndrom), sek. Hypertonie-Formen

Medikamente der ersten Wahl zur Monotherapie

Von den folgenden Wirkstoffen empfehlen die Zulassungsbehörden bei Ki. < 6 J nur Captopril.

1. Wahl	**ACE-Hemmer**	**Captopril** → 23	*0–12M: 0.15mg/kgKG 3 x/d p.o., keine MTD, 12M–18J: 3 x 0.3mg/kgKG/d p.o., Dosis u. Dos.Intervall an Ansprechen anpassen*
oder ab 6J	**AT1-Rezeptor-Blocker**	**Losartan** → 27	*≤ 50kgKG: 1 x 0.7mg/kgKG/d p.o., MTD 50mg; > 50kgKG: 1 x 50mg/d p.o., MTD 1.4mg/kgKG o. 100mg*
oder ab 6J		**Valsartan** → 27	*< 35kgKG: 1 x 40mg/d p.o., MTD 80mg; 35–80kgKG: 1 x 80mg/d p.o., MTD 160mg; > 80kgKG: 1 x 80mg/d p.o., MTD 320mg*

oder ab 6J	**Kalziumantagonisten**	**Amlodipin** → 32	*0.1mg/kgKG od. 1 x 2.5mg/d p.o., MTD 5–10mg*
oder ab 6J	**Beta-1-selektiver Blocker**	**Metoprololsuccinat** → 29	*1 x 0.5–0.95mg/kgKG/d p.o., MTD 2mg/kgKG, 50–200mg*
Medikamente der zweiten Wahl			
	Diuretika	**Furosemid** → 42(off-label, meist komb. mit Med. 1. Wahl)	*1 x 1–2mg/kgKG/d p.o., MTD 40(–200)mg*
ab 12J/ 50kgKG	**Zentrale Alpha-2-adrenerge Agonisten**	**Clonidin** → 33	*2–3 x 75µg/d p.o., MTD 900µg*

22 Hager, A. S2k LL Arterielle Hypertonie. Dtsch. Gesellsch. F. Pädiatr. Kardiol. Stand 30.06.2015.
23 Bald M et al., Arterielle Hypertonie b. Kindern u. Jug., Monatsschr Kinderheilk 2019,167: 512-21.
24 AWMF Leitlinie 023-040. Dalla Pozza et al. Arterielle Hypertonie. Angemeldet 01.04.2020, geplante Fertigstellung 31.12.2023.

T 19.3 Kinderpneumologie

T 19.3.1 Asthma bronchiale[25, 26, 27]

Die medikamentöse Therapie ist Teil eines Behandlungskonzepts inkl. nichtmedikamentöser Maßnahmen (Allergiekontrolle, obligat Asthmaschulung). Die Medikation wird stufenweise je nach Symptomkontrolle intensiviert oder nach jeweils 3–6M reduziert. Asthmakontrolle: keine Sympt. tagsüber, kein nächtliches Erwachen durch Asthma, keine Bedarfsmedikation, keine Aktivitätseinschränkung durch Asthma (bei Ki. > 5 J Lungenfunktion zur prognost. Risikoeinschätzung, Peak Flow zur Unterstützung der Selbsteinschätzung).
Bei bisher unbeh. Pat. mit teilweise od. unkontrolliertem Asthma Beginn mit Stufe 2 od. 3.
Applikation: 1. Lj Dosieraerosol (DA) m. Spacer u. Maske, 2.–6. Lj DA m. Spacer und Mundstück, ab Schulalter inspirat. gesteuertes DA oder Pulver-Inhalator, alternativ Feuchtinhalator

Stufe 1 Bedarfsmedikation			
bei Bedarf	**SABA** (kurz wirksames β-2-Mimetikum)	**Salbutamol** → 75 DA (oder – nicht in NVL empfohlen – Inh.Lsg. 5mg entspr. 20Gtt./ml in NaCl 0.9% oder Fertiginhalat Amp. 1.25mg/2.5ml)	*DA: MTD 6 Inh. oder Inh.Lsg. in 1–3ml NaCl 0.9% (lt. FI < 4J keine Dos.Empf., i.d.R. werden 3–4Gtt./ED vertragen); 4–11J: ED 4–8 Gtt., max. 30 Gtt./d, ab 12J: ED 5–10 Gtt., max. 60 Gtt./d)*
ggf. 2. W. oder plus	**Anticholinergikum**	**Ipratropium** → 78 Inh.Lsg. oder Fertiginhalat Amp. 250µg/2ml	*Inh.Lsg. 3 x 5–10 Hübe à 25µg in NaCl 0.9% od. in Salbutamol Fertiginhalat, od. Fertiginh. 3 x 1 Amp., MTD jeweils 8 Inhal.*
ggf. plus	6–11J: **ICS (inhal. Kortikosteroid)** niedrigdosiert	**Beclometason** → 80 (Zul. Sanasthmax ohne Altersbeschr., andere meist ab 5J)	*DA ≤ 100µg/d, Inh.Pulver ≤ 200µg/d*
oder		**Fluticasonpropionat** → 81 (Zul. Flutide mite 50 DA ab 2J, sonst ab 4J)	*≤ 100µg/d*

ab Stufe 2 Langzeitmedikation			
1. Wahl	**ICS** niedrigdosiert	**s.o.**	*(ICS geringste wirks. Dosis, CAVE Wachstumskurve)*
2. Wahl	**Leukotrienantagonist (LTRA)**	**Montelukast** → 84 (Zul. Monother bis 15 J f. Pat. mit leichtem persist. Asthma ohne schwere Anfälle, die ICS nicht anwenden können)	*6M–5J: 4mg Gran., 2–5J: 4mg Kautbl., 6–14J: 5mg Kautbl.; > 15J: 10mg Tbl., jeweils abends einnehmen*
Stufe 3			
	ICS mitteldosiert	**Beclometason** → 80	*Inh. Pulver 200–400µg/d*
			DA 100–200µg/d
oder		**Fluticasonpropionat** → 81	*< 12J: 100–20µg/d > 12J: 100–250µg/d*
oder		**Ciclesonid** (>12J) → 81	*160µg/d*
Stufe 4			
	ICS mitteldosiert	**s.o.**	*s.o.*
plus	**LABA** (langwirksames β-2-Mimet.)	**Formoterol** → 76	*2 x 6µg*
		oder **Salmeterol** → 76	*2 x 25µg*
oder	**ICS** mitteldosiert + **LTRA**	**s.o.**	*s.o.*
oder	**ICS** mitteldos. + **LABA** + **LTRA**	**s.o.**	*s.o.*
bei unzureichender Kontrolle (s.o.)			
	ICS mitteldosiert + **LABA** + **LTRA** + **LAMA** (langwirks. Muscarin-Antagonist)	**+ Tiotropiumbromid** → 78 (Zul. add-on bei Ki. ab 6J mit schw. Asthma m. ≥ 1 Exaz. Vj.)	*Inh.Lsg. 1 x/d 2 Hübe (entsprechen 5µg)*
ab Stufe 4 und ab 12J auch SMART (Same Maintenance and Relief-Therapy): bei Bedarf vorübergehend Dosis der Fixkombination ICS + Formoterol erhöhen			
Stufe 5			
	ICS hochdosiert	**Fluticasonpropionat** → 81	*< 12J: 100–20µg/d > 12J: 100–250µg/d*
		od. **Ciclesonid** (>12J) → 81	*> 160µg/d*
plus	**LABA**	**s.o.**	*s.o.*
oder	**ICS** hochdosiert + **LTRA**	**s.o.**	*s.o.*
oder	**ICS** hochdos. + **LABA** + **LTRA**	**s.o.**	*s.o.*
oder	**s.o.** + **LAMA**	**s.o.**	*s.o.*
Stufe 6 (zusätzlich zu Stufe 5)			
ggf. ab 6J	**Monoklon. Anti-IgE-AK** bei IgE-vermitt. Pathogenese	**Omalizumab** → 90	*Therapie durch Kinderpneumologen/Zentrum*
ggf. ab 6J	**Anti-IL5-AK**	**Mepolizumab** → 90	
	(Zul. add-on bei schwerem refraktärem eosinophil. Asthma)		

ggf. ab 12J	**Anti-IL4-und -IL13-AK**	**Dupilumab** → 89	*Therapie durch Kinderpneumologen/Zentrum*
wenn Kontrolle trotz Einsatzes aller Therapieoptionen inkl. monoklonaler AK unzureichend ist			
	Orales Glukokortikosteroid (OCS	**Prednison** → 207 oder **Prednisolon** → 207	*niedrigste zur Kontrolle wirksame Dosis, primäre Richtdosis 1(–2)mg/kgKG/d*

Für Stufe 1–6 gilt:
- bei Bedarf SABA und(/oder) Ipratropium
- keine Mono-Langzeittherapie mit LABA oder LAMA oder niedrigdosiertem ICS + LABA
- bei sonst gut kontrolliertem Asthma mit nur vereinzelt anstrengungsinduzierten Symptomen: SABA inhalativ vor Belastung

25 AWMF nvl-002 Asthma , 4. Auflage, 2020 , Version 1, gültig bis 09/2025.
26 Global Initiative for Asthma (GINA updated 2019): http://ginasthma.org.
27 Högger, P et al. Inhalative Glukokortikoide in der Asthmatherapie, Consilium Themenheft 02/2019.

T 19.3.2 Bronchiolitis[28, 29]

Evidenz besteht nur für supportive Maßnahmen: O_2 und High-Flow-Nasal-Cannula (HFNC), durch HFNC Reduktion der Notwendigkeit von Intubation u. Beatmung, ausreich. Hydratation; **nicht** für Kortikosteroid, Salbutamol oder Adrenalin (egal, ob systemisch oder inhalativ).

	NaCl 3% inhalativ	**NaCl 3%** Inh. Lsg. (Mucoclear®, PaediaSalin®)	*2-4 x 2ml/d mit Vernebler über Maske od. Mundstück*
	Nasales Absaugen (oder abschwellende Nasentropfen)		
Stationäre Behandlung bei Apnoen, Trinkschwäche, persistierender schwerer Atemnot (Einziehungen, Frequenz > 70/min, O_2-Sättigung < 90%)			
		Sauerstoff 100%	*1–2l über Nasenbrille oder im Inkubator*
	Bilanzierte Flüssigkeitszufuhr über Magensonde oder i.v. (isotone Lsg. und nicht forciert wg. Risiko des Syndroms der inadäquaten ADH-Ausschüttung)		*80ml/kgKG/d*

RSV-Prophylaxe → 811

28 Clinical Practice Guideline: Ralston S et al. Diagnosis, Management, Prevention of Bronchiolitis, AAP; pediatrics 2014; www.pediatrics.org/cgi/doi/10.1542/peds.2014-2742.
29 Schorlemer C et al. Review: Akute virale Bronchiolitis bei Kindern Monatsschr Kinderheilk 2020; 168:1147–57.

T 19.3.3 Hustenstillung

Ggf. symptomatisch nachts, wenn Hustenreiz stark beeinträchtigt

	ab 6M	**Noscapin** → 86 Saft 25mg/5ml, Drg. 25mg	*6M–2J: ED 2.5 ml Saft, 3–12J: ED 5ml Saft oder 1 Drg.*
oder	ab 2J	**Pentoxyverin** → 86	*0.2–0.4mg/kgKG ED*
oder	ab 12J	**Codein** → 86	*0.25–0.5mg/kgKG ED*

T 19.3.4 Obstruktive Bronchitis[30]			
	SABA	**Salbutamol** → 75 inhalativ	*s. Asthma bronchiale Stufe 1* → *796*
oder		wenn inhalat. Applik. nicht möglich/nicht verfügbar: **Salbutamol** → 75 Lsg. p.o., z.B. Salbubronch® Elixier 1mg = 15 Gtt./ml	*2–23M: 1–3 Gtt./kgKG ED, max. 2–3 x 30 Gtt./d.;* *2–6J: 2–4 x 15–30 Gtt./d;* *7–13J: 3–4 x 15–30 Gtt./d;* *≥ 14J: 3–4 x 30–60 Gtt./d*
ggf. plus	**Anticholinergikum** inhalativ	**Ipratropiumbromid** → 78 Inh.Lsg. Dosierfl. 25µg/Hub	*Inh.Lsg. (Vernebler): 3 x 5–10 Hübe entsprechen 125–250µg in NaCl 0.9% oder in Salbutamol-Fertiginhalat*
nicht routinemäßig, aber ggf. bei schwerem oder rezidivierendem Verlauf			
	ICS niedrig bis mitteldosiert	**Beclomethason** → 80	*100–400µg/d, solange symptomatisch, dann ausschleichen oder alternativ abdosieren*
oder	**Kortikosteroid**	**Prednisolon** → 207 rekt.	*1 x 100mg/d (max. 3d)*
oder	**Versuch NaCl 3%**	**NaCl 3%** Inh. Lsg. (Mucoclear®)	*3 x 2ml mit Vernebler über Maske oder Mundstück*

30 Schorlemer C et al. Review: Akute obstruktive Bronchitis bei Kindern. Monatsschr Kinderheilk 2020; 168:1147-57.

T 19.3.5 Pneumonie (pädiatr. ambulant erworbene/pCAP)[31, 32]

Leitsymptom Tachypnoe auch bei nicht-schwerer pCAP: Atemfrequenz (f) > 50 bei Ki. 2–11M, f > 40 bei Ki. 12–49 M, f > 20 bei Ki. ab 5 J, mit oder ohne Einziehungen.
Schwere pCAP: Tachypnoe plus Dyspnoe, reduzierter Allgemeinzustand, Nahrungsverweigerung, Dehydratation, Somnolenz. Keine primäre Antibiose bei nicht-schwerer pCAP mit Temperatur < 39°, mit Hinweisen auf virale Ätiologie (wie schleichender Beginn, Obstruktion, Rhinitis, Pharyngitis, Glieder-/Kopfschmerz) bzw. ohne Hinweise auf bakterielle Ätiologie oder Superinfektion (z.B. zweigipfliger Fieberverlauf).

Antibiotika-Auswahl für pCAP (meist Pneumokokken, Hämophilus)			
1. Wahl	**Aminopenicillin**	**Amoxicillin** → 217	*50–90mg/kgKG/d p.o. in 2–3 ED*
2. Wahl	bei Penicillin-Allergie **Cephalosporin**	**Cefuroxim-Axetil** → 226	*20–30mg/kgKG/d p.o. in 2 ED*
oder	**Makrolid**	**Erythromycin-Estolat**	*30–50mg/kgKG/d p.o.*
		Clarithromycin → 230	*15mg/kgKG/d p.o. in 2 ED*
oder	ab 9J, lt. FI ab 50kgKG **Tetrazyklin**	**Doxycyclin** → 228	*8–12J: ini 4mg/kgKG/d p.o., dann 2mg/kgKG/d p.o., Jug.: 0.1–0.2g/d*

Bei Hinweis auf Mykoplasma pneumoniae oder Chlamydia pneumoniae nach klin. Indikation (Verlauf) zusätzlich zu Aminopenicillin bzw. Amoxicillin + Clavulansäure:

	Makrolid	**s.o.**	*s.o., für mind. 10d*
oder	ab 9J, lt. FI ab 50kgKG **Tetrazyklin**	**s.o.**	

Bei Komplikationen, persistierendem Fieber, Masern- oder Influenza-assoziierter pCAP:

		Amoxicillin + Clavulansäure → 219	*Dosierung nach Amoxicillin-Anteil: 50–80mg/kgKG/d in 3 ED, > 40kgKG: 1500–2000mg/d*

Therapiedauer ohne Komplikationen: 2–3d über klin. Stabilisierung hinaus, i.d.R. 5–7d ausreichend

Indikation zur stationären Therapie: pCAP < 6 Mo, jede schwere pCAP, SaO2 < 92%, ausgeprägte Dyspnoe (Nasenflügeln, Einziehungen), Rekapillarisierungszeit > 2 sec, Trinkschwäche, unsichere Compliance oder schwierige häusliche Betreuungssituation, Komorbiditäten (Vitium, BPD, ZF u.a.), ausbleibende Besserung binnen 48–72h

31 AWMF 048-013. Rose MA et al. Management der ambulant erworbenen Pneumonie bei Kindern. vom 31.03.17, gültig bis 03/2022.
32 Hansen G et al . Ambul. erw. Pneumonie im Kindesalter. Monatsschr Kinderheilk 2018; 166:16-23.

T 19.3.6 Pertussis → 810

T 19.3.7 Pseudokrupp → 811

T 19.3.8 Tuberkulose → 812

T 19.4 Pädiatrische Gastroenterologie

T 19.4.1 Ascariasis/Spulwürmer

	ab 7. M	**Pyrantelembonat** → 270	*1 x 10mg/kgKG (max. 1g)*
oder	ab vollend. 2. Lebensjahr	**Mebendazol** → 270	*2 x 100mg/d für 3d*

T 19.4.2 Gastroenteritis, akute[33, 34]

Empfehlungen: Meist virale Ätiologie, keine routinemäßige Erregerdiagnostik. Bei blutiger Diarrhoe mit Fieber an bakterielle Genese, bei schweren Verläufen u. Pat. mit Grunderkr. (CED, Onkologie, Z.n. Transplantation) an Clostrid. difficile, bei Anämie, Blutungsneigung oder Hämaturie an EHEC/HUS denken.

- Ohne Dehydratation gewohnte altersgemäße Kost
- Orale Rehydratation/Ersatz der Elektrolytverluste und rasche Realimentation spätestens 4–6h nach Beginn der Rehydrierung
- Sgl.: Stillen oder unverdünnte Sgl-Milchnahrung
- WHO-Empf.: hypotone orale Rehydrationslösung (ORL), max. Natriumgehalt 75mmol/l, Glu 74–111 mmol/l, oder KH-Gehalt auf Polymerbasis (z.B. GES60®, Oralpädon240®)
- Von selbst hergestellten Saft-/Zucker-/Salz-/Wasser-Lösungen wird für Ki. < 5J wegen variabler Zusammensetzung abgeraten, sie werden aber meist besser akzeptiert.
- I.d.R. keine medikamentöse Therapie

Ind. zur stationären Therapie: Schock, schwere Dehydration (Gewichtsverlust ≥ 9%), gescheiterte orale Rehydration, Lethargie/Koma, zweifelhafte Compliance, V.a. Ileus/Invagination, Sgl. < 3500 g oder < 2 Monate		
ggf.	**Infusionstherapie**	siehe Infusionstherapie bei Dehydratation → 791
ggf. ab 3M	**Sekretionshemmer Racecadotril**	*< 9 kgKG: 3 x 10mg; 9–13kgKG: 3 x 20mg; 13–27kgKG: 3 x 30mg; > 27kgKG: 3 x 60mg*
Antibiotische Therapie nur bei folgenden Erregern		
Salmonella typhi bei gesicherter Infektion nach Antibiogramm		
	Cephalosprine 3. Gen	
Salmonella enteritidis nur bei Sgl., septischen Verläufen oder Immundefekt		
	Azithromycin → 229	*10mg/kgKG/d über 3d*
ggf.	**Ceftriaxon** → 222	*50–100mg/kgKG/d*
Vibrio cholerae: bei Dehydratation, verringert Flüssigkeitsverlust und Ausscheidedauer		
	Azithromycin → 229	*10mg/kgKG/d über 3d*
oder	**Cotrimoxazol** → 235	*6–12mg TMP/kgKG/d in1 ED*
Shigella dysenterica bei gesicherter Infektion, verringert Komplikat., cave Resistenzen		
	Azithromycin p.o. → 229	*d1 12mg/kgKG/d, dann 6mg/kgKG für 4d*
oder	**Ceftriaxon i.v.** → 222	*50mg/kgKG/d für 2–5d*
Yersinia enterocolitica bei Bakteriämie oder extraintestinalen Symptomen		
	Cotrimoxazol → 235	*6–12mg TMP/kgKG/d in1 ED*
	Cephalosprine 3. Gen	
Entamoeba histolytica		
	Metronidazol → 236	*15–30mg/kgKG/d in 3 ED p.o./i.v. für 7d*
dann	**Paromomycin** → 244	*25–35mg/kgKG in 3 ED max. 1.5 g/d für 7d*
Gardia lamblia		
	Metronidazol → 236	*15mg/kgKG/d für 7–10d*
Clostridium difficile (CD), nur bei CD-ausgelöster symptomat. fieberhafter Diarrhoe		
	Metronidazol → 236	*30mg/kgKG/d in 3 ED p.o. für 10d*
Campylobacter jejuni/C.coli: meist selbstlimitierend, nur bei schwerem oder anhaltendem Verlauf, jungen Sgl. oder Immundefizienz		
	Azithromycin → 229	*10mg/kgKG/d in 1 ED für 3d*

[33] DGPI-Handbuch, 7. Aufl., Thieme, 2018: 241–8.
[34] Backendorf et al. AWMF 068-003, LL Akute infektiöse GE im Sgl.-, Kindes- u. Jugendalter, überarbeitet 3/2019, Überprüfung geplant 12/2023.

T 19.4.3 Übelkeit/Erbrechen

Symptomatische Therapie bei Kinetosen und postoperativ

	Dimenhydrinat → 107 Zul. ab 8kgKG	*1–2mg/kgKG ED, max. 5mg/kgKG/d, 8–16kgKG: max. 40mg/d, 16–24kgKG: max. 80mg/d > 24kgKG: max. 120mg/d*

Durch Chemotherapie hervorgerufene Nausea und Erbrechen bei Ki. ≥ 6M; zur Prävention und Therapie von postop. Nausea und Erbrechen (PONV) bei Ki. ≥ 1M (off label bei unstillbarem Erbrechen anderer Genese)

	Ondansetron → 108 p.o./i.v.	*d1: ini 0.15mg/kg KG, bei Bed. bis zu 2 weitere i.v.-Gaben mit 0.15mg/kgKG nach jeweils 4h; d 2–6: alle 12h: ≤ 10 kgKG: 2mg, ≥ 10kgKG: 4mg (für PONV i.v.-Gabe empfohlen: in Glu 5% oder NaCl 0.9% verdünnt über mind. 15min infundieren)*

T 19.4.4 Obstipation[35]

Symptomatische Therapie nach Ausschluss organischer, neuro- oder psychogener Ursachen, neben Nahrungsumstellung und Verhaltensmodifikation/Toilettentraining

1. Wahl	**Polyethylenglycol/Macrogol** → 101 (Laxbene Junior® u. Kinderlax® elektrolytfei 4.0 g ab 6M; Juniorlax®, Movicol junior®/Kinderlax® Zitrusg. je 6.9g ab 2J)	*zur primären Entleerung: 1–1.5g/kgKG über 3–4d, dann (0.2–)0.8g/kgKG/d (im Einzelfall höhere Dosis)*
2. Wahl	**Lactulose** → 101	*1–2ml/kgKG/d*
od.ggf. rektal	**Glyzerin-Suppositorien** (Glycilax® für Kinder Zäpfchen) **Sorbitol-Klysma** (z.B. Microlax)	*1 x 1 (Microlax bei Ki. < 3J nur ½), bei Bedarf wdh.*
ggf. plus	Lokalmaßnahmen/Afterpflege bei schmerzhaften Rhagaden/Fissuren: granulationsfördernde Externa evtl. mit Lokalanästhetikum	

35 AWMF 068-019, Funktionelle (nicht organische) Obstipation und Stuhlinkontinenz im Kindes- und Jugendalter. Stand: 05.04.2022; gültig bis 03.04.2027.

T 19.4.5 Gastroösophageale Refluxkrankheit (GERD)[17, 36]

Primär nichtmedikamentös: Nahrung andicken, aufrechte Fütterposition, postprandial aufrecht oder Bauchlage (außer Sgl.), in Rückenlage Kopf anheben aber abdominelle Flexion vermeiden, hypoallergene Sgl.-Milch (Versuch), ggf. Gewicht reduzieren; Schokolade, Pfefferminz, Alkohol, Tomatensaure Substanzen, koffeinhaltige Getränke vermeiden

Medikamentöse Therapie nur bei GERD mit erheblichen Reflux-bedingten Symptomen oder endoskopisch gesicherter Ösophagitis

1. Wahl	**Protonenpumpen-inhibitor (PPI)** (Zul. ab 1 J/>10kgKG)	**Omeprazol** → 95	*0.7–1.4mg/kgKG/d, MTD 3.5mg/kgKG oder 80mg in 1–2 ED*
2. Wahl	**Histamin-2-Rezeptor-Antagonist (H2RA)**	**Ranitidin** Zul. ab 3 J/> 30kgKG	*4–10mg/kgKG/d in 2 ED*

36 AWMF006-071, Hosie S, Gastroösophagealer Reflux im Kindesalter. Stand: 1.3.2015, Gültigkeit verlängert bis 29.2.2020.

T 19.4.6	Oxyuriasis/Enterobiasis/Madenwürmer (enteral, vulvovaginal)[37]		
1. W.	**Anthelminthika**	**Mebendazol** → 270	*≥ 2J 1 x 100mg*
oder		**Pyrantelembonat** → 270	*≥ 7M 1 x 10mg/kgKG, max. 1g*
oder		**Pyrviniumembonat** → 270	*≥ 1J 1 x 5mg/kgKG*
Rezidive:			
1.	*Gabe nach 14 und 28d wdh., abendliche Analpflege (Vaseline), morgens Analdusche*		
2.	*Gabe alle 14d über 16W, Mitbehandlung aller Haushaltsmitglieder*		

[37] Wendt S et al. Diagnostik und Therapie des Madenwurmbefalls, Dtsch Arztebl Int 2019; 116:213-9.

T 19.4.7	Peritonitis[33]		
Neben chirurgischen und allgemein-intensivmedizinischen Maßnahmen empirische antibiotische Therapie vor Erregernachweis/Antibiogramm			
	Cephalosporin Gr. 3 u. 4	**Ceftriaxon** → 222 (ab LW6)	*50–75mg/kgKG/d*
oder ab 2J	**Penicillin** (mit Pseudomonas-Wirkung)	**Piperacillin + Tazobactam** → 220	*< 40kgKG: 225mg/kgKG; > 40kgKgG 13.5kgKG 3 ED*
plus	**Nitroimidazol**	**Metronidazol** → 236	*15–30mg/kgKG/d in 3 ED*

T 19.4.8	Taeniasis/intestinaler Bandwurmbefall[33]	
Rinderbandwurm T. saginata, Schweinebandwurm T. solium		
1.Wahl	**Praziquantel*** → 270	*1 x 10mg/kgKG*
*In D zugel. Fertigarzneimittel für diese Indikation off label und nicht in kindgerechter Dosierung erhältlich; muss ggf. vom Apotheker portioniert werden. Zulassung für Neurozystizerkose.		
altern.	**Niclosamid** → 270	*< 2J 1 x 0.5g; 2–6J 1 x 1g; > 6J 1 x 2g*
oder	**Mebendazol** → 270	*200mg/d in 2 ED über 3d*
Neuro-Zystizerkose (T. solium): Therapie abhängig von Lokalisation, Stadium und Symptomen antiparasitär (Albendazol, Praziquantel) u./od. symptomatisch, ggf. Steroide, (neuro-)chirurgisch		

T 19.4.9	Ulkuskrankheit[38, 39]		
Indikation zur Heliobacter-Eradikation: Ulcus ventriculi/duodeni und MALT-Lymphom, erosive Gastritis/Duodenitis, Fe-Mangel-Anämie, Ulkus/Magen-CA bei Verwandten 1. Grades. Fakultativ bei endoskopisch nachgewiesener HP-Infektion ohne Ulkus/Erosion. **Tripeltherapie über 7(–14)d.**			
	Protonenpumpeninhibitor (Zul. ab 1 J/>10kgKG)	**Omeprazol** → 95	*0.7–1.4(–2.5)mg/kgKG/d, MTD 3.5mg/kgKG oder 80mg in 1–2 Gaben*
plus	**bevorzugt Antibiose nach Antibiogramm – oder:**		
	Aminopenicillin	**Amoxicillin** → 217	*50mg/kgKG/d in 2 Gaben*
plus	**Makrolid**	**Clarithromycin** → 230	*20mg/kgKG/d in 2 Gaben*
oder	**Nitroimidazol**	**Metronidazol** → 236	*20mg/kgKG/d in 2 Gaben*

Prophylaxe oder Therapie von idiopathischen/medikamentös verursachten oder sog. Stress-Ulzera ohne Nachweis einer HP-Infektion			
	Protonenpumpeninhibitor	**Omeprazol** → 95	*s.o., Dauer je nach Ind.*

[38] AWMF 021-001, Heliobacter Pylori und gastroduodenale Ulkuskrankheit, Stand: 5.2.2016, gültig bis 3.7.2020, neue Version angemeldet für 31.12.21.
[39] Koletzko, S. Update Gastroenterologie, Jahrestagung DGKJ Sept. 2017/Köln.

T 19.5 Pädiatrische Endokrinologie und Stoffwechsel

T 19.5.1 Diabetische Notfälle (Ketoazidose, Hypoglykämie) → 789

T 19.5.2 Jodmangelstruma

Ohne Hinweis auf Autoimmunerkrankung oder genetische Jodtransportstörung

Ernährungsberatung, Jodsalz etc.		
	Jodid	*bis 2. M 50µg/d, bis 6J 100µg/d, ab Schulalter 200µg/d*

T 19.5.3 Hypo-/Athyreose, kongenitale[40, 41]

Initial und so früh wie möglich			
	Schilddrüsenhormon	**Levothyroxin (T_4)** → 129	*10–15µg/kgKG/d; Athyreose: 15µg/kgKG/d*
Ziel: TSH < 5 mIU/L, fT4 im oberen Normbereich, Symptomfreiheit, Kontrollabstände und Auslassversuch nach Leitlinie			

[40] AWMF 027-017, Krude et al. Angeborene primäre Hypothyreose: Diagnostik, Therapie und Verlaufskontrolle. Stand: 1.2.2011, gültig bis 31.1.2016 (AWMF 174-018 angemeldet f. 30.6.2020).
[41] Leung A. Review Article: Evaluation and management of the child with hypothyroidism. World Journal of Pediatrics vol 15 (2019): 124-134.

T 19.5.4 Autoimmunthyreoiditis (Hashimoto)[42, 43]

Ind. für Levothyroxin: symptomat. periph. Hypothyreose; fakult. bei großer Struma u./od. stark ↑ TSH-Werten bei Kontrollen (keine Evidenz f. Einfluss auf Dauer der Erkr., keine LL-Empf.)

Bei Hypothyreose	**Levothyroxin (T_4)** → 129	*1–2µg/kgKG/d (30min vor Frühstück od. 2h n. Abendessen vor dem Schlafen)*
Bei Hyperthyreose	s. Kap. T 19.5.6 → 804	

[42] AWMF 027-040 Simic-Schleicher G, Autoimmunthyreoiditis. Stand: 1.1.2011, gültig bis 31.1.2016 (in Üb.).
[43] Feldkamp J Hashimoto Thyreoditis. cme.medleraning.de 2020.

T 19.5.5 Hodenhochstand → 833

T 19.5.6 Hyperthyreose/Morbus Basedow[44, 45]

	Thio-Harnstoff	**Carbimazol** → 130	*ini 1 x 0.4–0.6mg/kgKG/d, dann 0.1–0.3mg/kgKG/d*
oder		**Thiamazol** → 130	
ggf. ini	**Betablocker**	**Propranolol** → 30	*1–2(–4)mg/kgKG/d (nach Symptomen in den ersten W)*

[44] AWMF 027-041 Bettendorf M, Hyperthyreose. Stand: 1.1.2011, gültig bis 31.1.2016 (in Überarb.).
[45] Grüters, A. in Pädiatr. Endokrinologie u. Diabetologie, Springer Berlin/Heidelberg 2010, S. 335–7.

T 19.5.7 Hypercholesterinämie/Hyperlipidämie[46]

Intervention bei Hypercholesterinämie (TC > 200mg/dl, LDL-C > 130mg/dl) mit normalem HDL-C u. bei Hypertriglyzeridämie: für Ki. ≥ 2J spezifische altersgemäße Ernährungsmodifikation, ggf. Gewichtsabnahme, Beratung bzgl. regelmäßiger körperlicher/sportlicher Aktivität

Indikationen für medikamentöse Lipidsenkung bei Kindern ≥ 8J:
- Hypercholesterinämie mit LDL-C ≥190mg/dl
- **oder** LDL-C ≥ 160mg/dl plus positive Familienanamnese für vorzeit. kardiovaskuläre Erkr. bei Verwandten I° (w < 55 J, m < 65 J) oder plus weitere hochgradige Risikofaktoren (s. LL)
- **oder** LDL-C ≥ 130–159mg/dl plus mehrere hochgradige Risikofaktoren (s. LL)

	Statin	**Pravastatin** → 124 Zul. ab 8J	*8–13J: 1 x 10–20mg/d, 14–18J: 1 x 10–40mg/d; CPK-/Transaminasenkontr. nach 6W u. 3M, dann alle 6M*

Hypertriglyzeridämie: medik. Ther. nur selten für stark übergewichtige Kinder, wenn wirksame Gewichts- u. Lebensstilmodifikation nicht möglich sind (RS mit pädiatrischem Lipidspezialisten).

[46] AWMF 027-068 Koletzko B et al., Diagnostik und Therapie von Hyperlipidämien bei Kindern und Jugendlichen, Stand 24.2. 2016, gültig bis 29.9.2020.

T 19.6 Pädiatrische Hämatologie und Hämostaseologie

T 19.6.1 Eisenmangelanämie[47]

- Ausschluss von Malabsorption (z.B. Zöliakie, CED, chronisch entzündliche Prozesse wie rheumatoide Arthritis, chronischer Blutverlust)
- sorgfältige Ernährungsanamnese

Ernährungsberatung

und	**Eisen-(II)-Präparat** (Substitution)	**Fe^{2+}-Sulfat** → 148	*2–6mg/kg KG/d in 1(–2)ED je nach Schwere des Fe-Mangels über 2–3M*

Prophylaxe: FG und SGA (Geburtsgewicht < 2500g) ab 8. W bis Einführung Fe-haltiger Beikost (Fleisch) oder 12(–15)M

	Eisen-(II)-Präparat	**Fe^{2+}-Sulfat** → 148	*2mg/kg KG/d*

[47] AWMF 025-021 Behnisch W et al., Eisenmangelanämie, 5. Fassg. 31.10.2021, gültig bis 30.10.2026.

T 19.6.2 Asplenie (funktionell oder Z.n. Splenektomie)[48, 49]

	Impfungen	aktualisierte Empfehlungen für Hämophilus, Meningokokken, Pneumokokken, Influenza: www.asplenie-net.org plus jährliche Influenza-Impfung
	Penicillin-Prophylaxe ab 3. M bis mind. 5. LJ, bei Z. n. invasiver Pneumokokkeninfekt. od. chir. Splenektomierte über 5.Lj. hinaus	**Penicillin V** → 216; bis 3J: 2 x 200 000E/d p.o., 3–5J: 2 x 400 000E/d, ab 6J: 2 x 500 000E/d, > 12J: 50 000E/kgKG (max. 2 x 1,5 MioE)

[48] AWMF 025-016 Sichelzellkrankheit Vers. 2 vom 02.07.2020, gültig bis 01.07.2025.
[49] AWMF 025-018 Eber S et al., Hereditäre Sphärozytose vom 12.12.16, gültig bis 11.12.21.

T 19.6.3 Immunthrombozytopenie[50]

Maßnahmen: blutungsauslösende Medikamente (NSAR, Thrombozytenaggregationshemmer) verletzungsträchtige Aktivitäten und Sportarten vermeiden, Notfallausweis
Indikation zur medikamentöser Erstlinientherapie: nach Blutungsneigung/modifiziertem Buchanan-Score: fakultativ ab Score 3a (Mundschleimhautblutungen, Blutkrusten in Nasenlöchern, Epistaxis < 5min), sonst ab 3b (Epistaxis > 5min, Makrohämaturie, rektale oder schmerzhafte Mundschleimhautblutungen, signifikante Menorrhagie), ggf. elektive Eingriffe (z.B. Zahnextraktion)

	Prednis(ol)on → 207	*4mg/kgKG/d in 1–3 ED für 4d od. 1–2 mg/kg/d bis 14d*
ggf.	**Tranexamsäure** → 68	*3 x 20–25mg/kgKG/d lokal oder p.o.*
Operation und/oder (Score 3b) bzw. plus (Score 4) i.v.-Immunglobulin		
	i.v.-Immunglobulin → 276	*1 x (0.4)–0.8–1.0g/kgKG (2d)*
Bei lebensbedrohlicher Blutung oder Notfall-Operation zusätzlich		
1.	**Thrombozytenkonzentrat**	*wiederholt höhere Dosen wg. verkürzter HWZ*
plus	**Methylprednisolon** → 207	*30mg/kgKG i.v. über 20–30 min (max. 1g) über 3d*

50 AWMF 086-001 Neu diagnostizierte Immunthrombozytopenie im Kindes- und Jugendalter, Stand: 31.10.2018, gültig bis 31.01.2023

T 19.6.4 Vitamin-B12-Mangel (nutritiv/Malabsorption)

	Vitamin B12 → 152	*100µg/d über 10–15d, dann 1–2x/W*

T 19.6.5 Von-Willebrand-Jürgens-Syndrom (vWS)[51, 52]

Therapie ereignisabhängig (Trauma, Spontanblutung, perioperativ), selten bei Typ 2A oder 3 auch prophylaktisch

Typ 1 (außer 1C)	**Desmopressin** → 145	*i.v.: 0.3µg/kgKG in NaCl 0.9% über 30min; intranas.: <50kgKG: 1 Hub (10µg), >50kgKG: 2 Hübe; 1–2h präop., ggf. alle 12h*
perioperative/größere Blutungen oder Traumen bei Typ 1C, 2, 3 u. schweren Formen von Typ 1	**von-Willebrand-Faktor/F-VIII-Plasmakonz.** → 71 Haemate® P 250/500/1000 oder Voncento® 500/1000	*ini i.d.R. 20–40IE FVIII/kgKG und 40–80IE vWF/kgKG langsam i.v.; 1–2h präop, ggf. nach 12–24h wdh., Spiegelbestimmungen: Ristocetin-CoF-Aktivität von 0.6IE/ml (60%) anstreben*
Schleimhautblutungen bei allen Typen	**Tranexamsäure** → 68	*i.v. (ab 1J): 20mg/kgKG/d; p.o.: 10–15mg/kgKG, ggf. alle 8–12h*

Perioperativ und bei schwereren Traumen FVIII und VWF/Ristocetin-CoF-Aktivität monitoren: 0–1–4h

51 Nelson, Textbook of Pediatrics, 20th edit. 2015, p2391.
52 Sharma et al., Advances in the diagnosis and treatment of Von-Willebrand-Disease, Blood 2017; 130: 2386-2391.

T 19.7 Pädiatrische Infektiologie

T 19.7.1 Ascariasis → 800

T 19.7.2 Borreliose[33, 53, 54, 55]

Früh/lokalisiert (Erythema migrans, Lymphozytom)		
	Amoxicillin p.o. → 217	*50(–100)mg/kgKG, MTD 2g, bis asymptomat. (mind. 10d)*
oder	**Cefuroxim-Axetil p.o.** → 226	*30mg/kgKG/d p.o.*
ab 9J	**Doxycyclin p.o.** → 228	*4mg/kgKG, MTD 200mg*
Lyme-Arthritis		
	Ceftriaxon i.v. → 222	*1 x 50mg/kgKG/d, bis asymptomatisch (mind. 14 d)*
oder	**Orale Therapie s.o.**	*Dos. Amoxicillin, Cefuroxim, Doxycyclin s.o.; konsequ. üb. 4W*
Neuroborreliose		
	Ceftriaxon i.v. → 222	*1 x 50mg/kgKG/d, bis asymptomatisch MTD 2g (mind. 14 d)*
altern.	**Doxycyclin p.o.** → 228 (ab 8J)	*4mg/kgKG, MTD 200mg (mind. 14 d)*

[53] AWMF 013-044 Hofmann et al., Kutane Lyme Borreliose, Stand 31.3.16, Gültigkeit bis 30.03.2021.
[54] Christen HJ et al. Neuroborreliose im Kindesalter. Monatsschr Kinderheilk 2019; 167:67-79.
[55] AWMF 030-071 Rauer S, Kastenbauer S et al., Neuroborreliose, Stand 12.04.2018 gültig bis 20.03.2023.

T 19.7.3 Enzephalitis → 818

T 19.7.4 Gastroenteritis → 800

T 19.7.5 Harnweginfekt → 832

T 19.7.6 Herpes simplex (HSV)[33]

Indikationen für Aciclovir (→ 248): Therapiebeginn bei Enzephalitis u./od. systemischer Infektion bereits bei Verdacht, übrige Indikationen immer in ersten 24h

	Enzephalitis	*45mg/kgKG/d in 3 ED i.v. für 21d*	
	neonataler Herpes	*60mg/kgKG/d in 3 ED i.v. für 21d; ggf. anschließend 900mg/m^2KOF/d in 3 ED über 6M*	
	Keratokonjunktivitis	*topische Therapie bis 3d nach vollständiger Abheilung:*	
		Aciclovir AS → 387	*5 x/d*
plus		**Aciclovir p.o.** → 248	*60–80mg/kgKG/d p.o. in 5 ED für 10d, MTD 4g*
Gingivostomatitis nur bei schwerem Verlauf ggf.		*p.o.: 60-80 mg/kgKG/d in 5 ED für 7d, MTD 4g; i.v.: 15mg/kgKG/d in 3 ED für 5–10d*	
Ekzema herp., HSV-Inf. bei Immunsuppr., HSV-Panaritium, genit. Inf.		*i.v.: (15–)30mg/kgKG/d in 3 ED für 7d; p.o.: < 2J: 500mg in 5 ED p.o., ≥ 2J: 1000mg in 5 ED*	

Expositionsprophylaxe: bei primärer HSV-Inf. der Mutter, vaginaler Geburt od. vorzeitigem Blasensprung von 4-6h Ther. des Ngb. für 10d, bei Auftreten einer HSV-Infektion für 21d

	Aciclovir	*i.v.-Dosierung wie neonataler Herpes s.o.*

T 19.7.7 Malaria

Prophylaxe[33, 56]

Laut WHO sollen Ki. < 5J nicht in Gebiete mit chloroquinresistenter Malaria reisen (z.B. gesamtes tropisches Afrika); **Expositionsprophylaxe** je nach Malariarisiko im Reiseland plus **Stand-By-Medikation oder kontinuierliche Chemoprophylaxe** (saisonal oder ganzjährig). Die Wirksamkeit des zugelassenen Impfstoffs (RTS,S) ist begrenzt und für die reisemedizinische Indikation unzureichend. Malariakarte, Empfehlungen und Kriterien für eine notfallmäßige Selbstbehandlung (NSB) siehe www.dtg.org.

Wirkstoff	**Dosierungen**	**Einnahmedauer**		**Kontraindik.**
		vor Abreise bis	nach Rückkehr	
Mefloquin → 272 Lariam® ab vollend. 3. LM/ 5kgKG (in D keine Zul.)	*1x/W 5mg/kgKG,*	**2–3W**	**4W**	Epilepsie, Angststörungen u.a. psychiatr. Erkr.
Proguanil + Atovaquon → 272 Malarone (junior)® ab 11kgKG (ab 5kgKG off-l.)	*tägl. Einmalgabe: 5–8kgKG: ½ Tbl. 25+62.5mg, 8–11kgKG: ¾ Tbl. 25+62.5mg, 11–40kgKG: 25+62.5mg/10kgKG, > 40kgKG: 100+250mg*	**1–2d**	**7d**	Grav., Niereninsuffizienz
Doxycyclin → 228 (ab 8J, off-label)	*1.5–2mg/kgKG/d, > 50kgKG: 100mg/d*	**1–2d**	**4W**	Ki bis 8J, Grav., Lakt.

[56] D. Ges. f. Tropenmedizin und internationale Gesundheit (DTG) https://www.dtg.org/images/Startseite-Download-Box/2019_DTG_Empfehlungen_Malariaprophylaxe.pdf.

Therapie[33, 57]

Unkomplizierte Malaria tropica (P. falcip.) und **Knowlesi-Malaria:** stationär

1. Wahl	**Artemether + Lumefantrin** → 271 Riamet® Tbl. 20 + 120mg	*insgesamt 6 Dosen in h 0–8–24–36–48–60: 5 bis < 15kgKG: 1 Tbl./Dosis, 15 bis < 25kgKG: 2 Tbl./Dosis 25 bis < 35kgKG: 3 Tbl./Dosis, ≥ 35kgKG: 4 Tbl./Dosis; (auch zur NSB; Cave: Long-QT-Syndrom)*
2. Wahl	**Proguanil + Atovaquon*** → 272 Malarone® Tbl. 100 + 250mg, M. junior® Tbl. 25 + 62.5mg	*1 x/d für 3d: (auch zurNSB) 5–8kgKG: 2 Tbl. junior, 9–10kgKG: 3 Tbl. junior, 11–20kgKG: 1 Tbl. f. Erw., 21–30kgKG: 2 Tbl. f. Erw., 31–40kgKG: 3 Tbl. f. Erw., > 40kgKG: 4 Tbl. f. Erw.*
	*nach Prophylaxe mit Proguanil + Atoquanon **keine** Therapie mit Proguanil + Atoquanon	
oder	**Piperaquintetraphosphat + Dihydroartemisinin** → 272 Eurartesim® Tbl. 320+40mg, Zul. ab 6M (wenig Daten zur Sicherheit bei Ki., in LL für Ki. nicht empfohlen)	*1 Dosis/d p.o. für 3d: 5–6kgKG: 1 x 80+10mg, 7–12kgKG: 1 x 160+20mg, 13–23kgKG: 1 x 320+40mg, 24–35kgKG: 2 x 320+40mg, 36–74kgKG: 3 x 320+40mg, ≥ 75kgKG: x 320+40mg*

Malaria tertiana (P. vivax, P. ovale): ambulant		
	wie unkomplizierte Malaria (s.o.), aber off-label, anschl. Nachbehandlung mit:	
	Primaquin → 272	*vorher G-6PDH-Mangel ausschließen;* *P. vivax: 1 x 0.5mg/kgKG/d p.o. über 14d;* *P. ovale: 1 x 0.25mg/kgKG/d p.o. über 14d*
Malaria quartana (P. malariae): ambulant		
	Chloroquinphosphat → 271 s.o.	*ini 1 x 10mg/kgKG Chloroquin p.o., nach 6–24–48h je 1 x 5mg/kgKG p.o., max. Gesamtdosis 40–50mg/kgKG*

Komplizierte Malaria tropica oder Knowlesi: Intensivstation und Rücksprache mit tropenmedizinischem Zentrum bei folgenden Kriterien: Bewusstseinseintrübung, Krampfanfall, respiratorischer Insuffizienz, Hypoglykämie (BZ < 40mg/dl), Schock, Spontanblutungen, Azidose, Hyperkaliämie (> 5,5mmol/l), Anämie (Hb < 6g/dl), Niereninsuff., Hämoglobinurie (ohne bek. G6PD-Mangel), Hyperparasitämie (> 5% der Erys von Plasmodien befallen), jede Malaria bei homozygoter Sichelzellanämie

[57] AWMF 042-001 Diagnostik u. Therapie der Malaria. Stand: 28.02.2021, gültig bis 31.05.2023.

T 19.7.8 Meningitis, bakterielle (jenseits des Neugeborenenalters)[33, 58]

Nach Lumbalpunktion/Blutkultur kalkulierte empirische Antibiotika-Therapie vor Erregernachweis/Antibiogramm, (bei begründetem klinischem V.a. perakute Meningokokkensepsis/ Waterhouse-Friedrichsen-Syndrom auch präklinisch vor Lumbalpunktion)

	Ceftriaxon i.v. → 222	*ggf. präklinisch 1 x 100mg/kgKG, dann 100mg/kgKG/d (ab 7J max. 4g/d)*

Ind. zur Umgebungs/Expositionspro.[33, 58] bei Meningokokkenerkr.: enge Kontaktperson in 7d vor Ausbruch/bis 24h nach begonnener Cephalosporin-Therapie, max. bis 10d nach letztem Kontakt (Haushaltsmitglieder, Intimpartner, enge Freunde, medizinisches Personal bei engem Kontakt, Kindereinrichtungen für Ki. < 6 J)

	Rifampicin p.o. → 247	*NG 1. LM: 10mg/kgKG/d,* *ab 2. LM 20mg/kgKG/d, max. über 2d*

bei Haemophilus-influenzae-Erkr.: wie oben, jedoch Kontaktperson nur bis 7d nach letztem Kontakt und nur, wenn im Haushalt ein nicht vollständig geimpftes Ki. bis 4J oder eine Person mit relevantem Immundefekt lebt, sowie ungeimpfte exponierte Kinder in Gemeinschaftseinrichtungen. Unabhängig vom Impfstatus alle Kinder und Betreuer/-innen in derselben Gruppe einer Gemeinschaftseinrichtung für Kleinkinder, wenn dort innerhalb von 2M > 2 Fälle auftraten und nicht oder unvollständig geimpfte Kinder betreut werden (keine Rifampicin-Prophylaxe für Schwangere und NG im 1. M).

	Rifampicin p.o. → 247	*ab M1: 1 x 20mg/kgKG (max. 600 mg) über 4d*

[58] Epid. Bull. 34/2019. Empfehlungen der STIKO 2019/2020.

T 19.7.9 Mykosen → 827

T 19.7.10 Osteomyelitis und bakterielle Arthritis[59]

Nach Materialgewinnung zum Erregernachweis sofort kalkulierte i.v.- Antibiose (neben ggf. indizierten chirurgischen Maßnahmen)

Im 1. Lebensjahr oder wenn gramnegativer Keim nicht auszuschließen			
	Lincosamid	**Clindamycin i.v.** → 231	*20-40mg/kgKG/d in 3 ED*
plus	**Cephalosporin, Gr. 3**	**Cefotaxim i.v.** → 222	*100-200mg/kgKG/d in 2-4 ED*
ab 2. Lebensjahr			
	Lincosamid	**Clindamycin i.v.** → 231	*20-40mg/kgKG/d in 3 ED*
oder	**Penicillin + Betalaktamase-Inhib.**	**Ampicillin + Sulbactam i.v.** → 220	*100-150mg/kgKG/d in 3 ED (Dos. Ampicillin-Anteil)*
Nach Erregerisolierung ggf. Therapie nach Antibiogramm; Therapiedauer: bis Fieberfreiheit plus CRP-Normalisierung plus klinische Besserung, mind. 5d i.v., insgesamt mind. 14d und bis klin. Beschwerdefreiheit.			

59 Hospach T et al. Bakterielle Arthritis bei Kindern und Jugendlichen. Monatsschr Kinderheilk 2018; 166:239-48.

T 19.7.11 Otitis media → 829

T 19.7.12 Oxyuriasis → 803

T 19.7.13 Pediculosis → 828

T 19.7.14 Peritonitis → 803

T 19.7.15 Pertussis[33, 60, 61, 62]

Antibiotische Ther. kann nach Exposition, während des Stadium catarrhale und evtl. zu Beginn des Stadium convulsivum die Krankheitsdauer verkürzen und beendet die Erregerausscheidung binnen 5(–7)d (Infektiösität endet i.d.R. 3W (bei Sgl. bis zu 6 W) nach Beginn des Stadium convulsivum spontan).

	Makrolide (NG bis 4W Azithromycin 1. Wahl wg. Risiko hypertropher Pylorusstenose unter Erythromycin)	**Erythromycin-Estolat** Saft	*2 x 20mg/kgKG/d über 14d, MTD 2g*
oder		**Clarithromycin** → 230 (ab 2M)	*2 x 7,5mg/kgKG/d über 7d, MTD 1g*
oder		**Azithromycin** → 229 (lt. Fachinfo zur Anw. bei Ki. < 1 J nur begrenzt Daten)	*0-6M: 1 x 10mg/kg 5d; > 6M: d1: 1 x 10mg/kgKG, d2-5: 5mg/kgKG/d, MTD 500mg*
Säuglinge ≤ 6M: i.d.R. stationär (Apnoe-Überwachung)			
	bei Apnoen Versuch mit	**Koffein i.v.**	*20mg/kgKG*
postexpositionelle Chemopro. mit Makrolid nach engem Pertussiskontakt: Ungeimpfte, auch Geimpfte, wenn in deren Umgebung gefährdete Pers. wie nicht oder unvollst. geimpfte Sgl., Kinder mit kard. oder pulmon. Grunderkrankungen oder Schwangere im letzten Trimester			

60 RKI-Ratgeber Pertussis für Ärzte 2017: https://www.rki.de/DE/Content/Infekt/EpidBull/Merkblaetter/Ratgeber_Pertussis.html#doc2374534bodyText10.
61 STIKO beim RKI, Empfehlungen der STIKO 2019/2020, Epid. Bull. 2019 Nr. 34.
62 Heininger U, Review: Pertussis. Monatsschr Kinderheilk 2020. 168: 747-5.

T 19.7.16 Pneumonie → 799

T 19.7.17 Pseudokrupp/stenosierende Laryngotracheitis			
Physikalische Maßnahmen, Beruhigung			
	Kortikosteroid rektal	**Prednisolon Supp.** → 207	*1 x 100mg*
oder	**Kortikosteroid oral**	**Dexamethason** → 206 z.B. InfectoDexaKrupp Saft 2mg/5ml	*1 x 0,15–0,45mg/kgKG (oder 0,4–1,1ml/kgKG) p.o.*
oder	**Kortikosteroid inhalativ** wenn verfügbar und toleriert	**Budesonid** → 81	*1 x 400µg*
oder	Mit 2–4h Überwachungsmöglichkeit:	**Adrenalin** 1mg/ml → 55	*über Vernebler 2(–4) Amp.*
oder		**Adrenalin Inh.** → 78 (InfectoKrupp Inhal® Zul. ab 6M; 0,56mg/Hub)	*über Vernebler 7 Hübe*
Bei protrahiertem Verlauf mit Fieber: V.a. Moraxella catarrhalis			
ggf.	**Aminopenicillin + Beta-Lactamase-Inhibitor**	**Amoxicillin + Clavulansäure** → 219	*50+12.5 bis 100+25 bzw. 100+14mg/kgKG/d; s.a. Harnweginfekt → 832*

T 19.7.18 RSV-Prophylaxe[63]

Neben konsequenten Hygienemaßnahmen (Ki. mit hohem Risiko sollen größere Ansammlungen und Kinderkrippen meiden) passive Immunisierung bei Ki. bis 2J zu Beginn der RSV-Saison.

Obligat bei Kindern mit hohem Risiko:
- FG, die wegen mittelschwerer oder schwerer bronchopulmonaler Dysplasie (BPD) innerhalb der letzten 3 M vor Beginn der RSV-Saison mit O_2 behandelt wurden
- Ki. ≤ 6 M zu Beginn der RSV-Saison mit hämodynamisch relevanter Herzerkrankung (operations- bzw. interventionsbedürftige Vitien mit pulmonalarterieller Hypertonie, pulmonalvenöser Stauung/Zyanose sowie bei schwerer Herzinsuff. unter med. Therapie)

Fakultativ bei Kindern mit mittlerem Risiko:
- FG mit Gestationsalter < 28+6 SSW bis zu einem Alter von 6 M zu Beginn der RSV-Saison
- FG mit Gestationsalter 29+0 bis 34+6 SSW bis zu einem Alter von 6 M zum Beginn der RSV-Saison mit mindestens zwei der folgenden Risikofaktoren:
  - Entlassung aus der neonatol. Primärversorgung direkt vor/während der RSV-Saison
  - Kinderkrippenbesuch oder Geschwister in externer Kinderbetreuung
  - schwere neurologische Grunderkrankung
- Ki. mit syndromaler od. neurol. Grunderkr. (z.B. neuromuskuläre Erkrankung, Trisomie 21) plus weiteren RF, etwa pulmonal, kardial, Immundefekt od. FG (off-label, Heilversuch)
- Ki. im Alter von 6–12 M zu Beginn der RSV-Saison mit hämodynamisch relevanter Herzerkrankung (s.o. Ki. mit hohem Risiko)
- Ki mit schwerer Immundefizienz (off-label, Heilversuch)

	monoklonaler Antikörper	**Palivizumab i.m.** Synagis®	*1 x/M 15mg/kgKG während RSV-Saison (Nov.–März)*
	erste Dosis 48–72h vor Entlassung od. unmittelbar nach Entlassung		

[63] AWMF 048-012 Forster J, Prophylaxe von schweren RSV-Erkrankungen bei Risikokindern. Stand: 31.08.2018, gültig bis 30.08.2023

T 19.7.19 Salmonellose → 800 (Gastroenteritis, akute)

T 19.7.20 Scharlach → 831 (GAS-Tonsillopharyngitis)

T 19.7.21 Sinusitis → 830

T 19.7.22 Skabies → 829

T 19.7.23 Tonsillopharyngitis, Gruppe-A-Streptokokken (GAS) → 831

T 19.7.24 Vulvovaginitis/Anitis, Therapie p.o. siehe Tonsillopharyngitis → 831

T 19.7.25 Tuberkulose und nichttuberkulöse Mykobakteriose[66]

Exposition/Chemoprophylaxe (obligat bei Ki. < 5J auch bei negativer Immundiagnostik ggf. bei Ki. u. Jug. mit Immundefizienz o.a. Risikofaktoren)			
	Wirkstoff	**Dosierung**	**Therapiedauer**
	Isoniazid (INH) → 246 CAVE hepatotoxisch, Vit.-B6-Mangel (B6-abh. Anfälle)	*200mg/m^2 KOF oder 10(–15)mg/kgKG/d, MTD 300mg, (Sgl., dystrophe Ki. u. Jug. mit Vit. B6/Pyridoxin 1 x 1–2mg/kgKG substituieren)*	über 3M, dann Immundiagnostik wdh., wenn positiv und Rö o.B. ⇒ Chemoprävention
oder	nach Exposition mit MDR(multi-drug-resistant)-TBC: Einzelfallentscheidung nach Erreger-Resistogramm des Index-Patienten		
Latente tuberkulöse Inf./Chemoprävention (Immundiagn. pos., Rö-Thor. o.B., keine Sympt.)			
	Isoniazid (INH) → 246	*s.o.*	über 9M
oder	**Isoniazid (INH)** → 246	*s.o.*	über 3–4M
plus	**Rifampicin (RMP)** → 247	*350mg/m^2 KOF od. 15(–20) mgkgKG/d, MTD 600mg*	
oder nach WHO-Empfehlung ab 2J:			
	INH → 246	*s.o.*	jeweils nur 1 x/W über 3(–4)M
plus	**Rifapentin** (RPT, Rifapentine®-Retard, keine Zul. in D, Import)	*Dosierung s.o. wie RMP*	
oder	nach Infektion mit MDR-TBC: präventive Zweifach-Behandlung nach Erreger-Resistogramm des Index-Patienten		
Rö-Kontrolle nach Abschluss der Chemoprävention, fakultativ erneut nach 1J			
Aktive TBC/Chemotherapie bei unkomplizierter Primär- und peripherer LK-TBC[64] (Immundiagnostik pos., Rö-Thor. pathol., bakteriol. Diagnostik)			
	RMP + INH	*s.o.*	über 2M
plus	**Pyrazinamid (PZA)** → 246	*30(–40)mg/kgKG/d, max. 2g*	
dann	**INH + RMP**	*s.o.*	über 4M
Verlaufskontrollen und Monitoring von NW s. LL AWMF 048-016, abschließend Rö-Kontrolle			

Komplizierte TBC[64] (LK-Einbruch, Belüftungsstörungen u.a.)			
	INH + RMP + PZA	*s.o.*	über 2M
oder	**INH + RMP + PZA**	*s.o.*	über 2M (obligat bei Miliar-TC und Meningitis)
plus	**Ethambutol (EMB)** → 246 (CAVE Optikusneuritis)	*850mg/m² KOF oder 20(–25)mg/kgKG/d, MTD 2g*	
dann	**RMP + INH**	*s.o.*	7M (n. 4-fach-Komb. 4M, bei Miliar-Tbc u. Meningitis 10M)
Verlaufs-/ggf. Serumspiegelkontrollen u. Monitoring von NW s. LL, abschließend Rö-Kontrolle			
Erkrankungen durch nichttuberkulöse Mykobakterien (NTM) (sog. atypische oder Mycobacteria other than tuberculosis/MOTT)[65, 66, 67]			
Zervikale Lymphadenitis (häufigste Erreger Mycobacterium avium complex = MAC)			
Wegen hoher Spontanheilungsrate unter Hinweis auf lange Verläufe und Fistelrisiko abwartendes Offenhalten als Option kommunizieren. Sonst i.d.R. nach 3-wöchigem Verlauf 1. Wahl vollst. chirurg. Extirpation mit Erregernachweis und Testung Makrolidresistenz. **Ind. zur Antibiose:** vollständige chirurg. Extirpation bei sonst gesunden Ki. nicht möglich			
	Clarithromycin → 230	*15–30mg/kgKG/d*	über 6–12M
oder	**Azithromycin** → 229	*10–12mg/kgKG/d*	
plus	**RMP** → 247	*s.o.*	
plus	**(optional) EMB** → 246	*s.o.*	
Andere seltenere Organmanifestationen, RF/Grunderkr. oder andere Erreger als MAC			
3-er-Kombinationstherapie je nach Spezies der angezüchteten NTM + ggf. Antibiogramm			

64 Schaberg T et al.: Empfehlungen zur Therapie, Chemoprävention und Chemoprophylaxe der Tuberkulose im Erwachsenen- und Kindesalter. Pneumologie 2012; 66: 133–171.
65 Zimmermann P et al., The management of non-tuberculous cervicofacial lymphadenitis in children: A systematic review and meta-analysis J Infect. 2015;71(1):9-18.
66 AWMF 048-016 Feiterna-Sperling C et al. Diagnostik, Prävention und Therapie der Tuberkulose im Kindes- und Jugendalter. Stand: 31.10.2017, gültig bis 06.11.2022.
67 Kuntz M et al., Infektionen durch nicht-tuberkulöse Mykobakterien im Kindesalter. Monatsschr Kinderheilk 2018;166:2532-65.

T 19.7.26 Varizellen/Zoster im Kindesalter (VZV)

Varizellen		
Indikationen für Aciclovir: konnatale Varizellen (Exanthem d5–d12), FG (erst 6W), Immunsuppression, T-Zell-Defekte, Kortikoid-Langzeittherapie, schwere Neurodermitis		
	Aciclovir i.v. → 248	*3 x 10mg/kgKG/d über 7–10d, max. 2.5g/d)*
oder	**Aciclovir p.o.** → 248	*5 x 15mg/kgKG/d*
Zoster[68]		
Ind. für Aciclovir: Rumsay-Hunt-Syndr. (Zoster oticus + Fazialisparese + vestibulokochl. Dysfkt.		
	Aciclovir → 248	*3 x 5–10mg/kgKG/d i.v. oder 5 x 800mg/d p.o. über 10d*
plus	**Prednisolon** → 207	*ini 1mg/kgKG/d p.o. über 3–5d, dann ausschleichen*

68 AMWF 030-013 Heckmann JG et al., Ther. der idiop. Fazialisparese, Stand 3/2017, gültig bis 2/2022 (derzeit noch in Überarbeitung).

VZV-Expositionsprophylaxe[33]		
Indikation: exponierte seronegative Schwangere, Pat. mit Immundefizienz oder deren Kontaktperson; NG, deren Mütter 5d vor bis 2d nach Entbindung an Varizellen erkranken; FG von seronegativen Müttern ab 28. SSW nach Exposit. in der Neonatalperiode, FG < 28 SSW auch unabhängig vom Serostatus der Mutter **stationär:** im Zimmer der Indexpat. betreute Seronegative, wenn sie nicht spätestens am 8. Tag nach Exposition entlassen werden können		
	Aciclovir → 248	*Dosierung s.o.*
VZV-Immunglobulin innerhalb von 72h und max. 10d nach Expositionsbeginn		
1. W.	**IG i.v. Varitect®**	*1ml/kgKG*
2. W.	**IG i.m. Varicellon®**	*0.2–0.5ml/kgKG*

T 19.8 Päd. Allergologie und Immunologie

T 19.8.1 Allergische Rhinokonjunktivitis

Symptomatische Therapie neben Allergenkarenz/Reduzierung der Allergenlast und/oder spezifischer Immuntherapie		
Lokal prophylaktisch		
	Cromoglicinsäure	*präsaisonal beginnend 3–4 x/d; NS → 398/AT → 394*
Lokal akut H1-Antagonisten		
	Levocabastin	*ab 1J: bei Bed. 2 x/d; AT → 394/NS → 398*
oder	**Ketotifen AT** → 394	*ab 3J: bei Bed. 2 x/d*
oder	**Azelastin NS** → 398	*ab 6J: bei Bed. 2 x/d*
oder	**Azelastin AT** → 394	*bei saisonaler Konjunktivitis ab 4J*
Steroide lokal (niedrigste für effektive Kontrolle der Beschwerden notwendige Dosis)		
	Fluticason NS → 399	*1 x 1 Sprühstoß/Nasenloch/d; ab 12J 1x2 Sprühst.*
	Flutica-Teva®/Flutide Nasal® ab 4J, Avamys® ab 6J, Dymista® (komb. mit Azelastin) ab 12J	
oder	**Budesonid NS** → 399	*1–2x/d 1 Sprühst./Nasenl.; ab 12J bis 2x2 Sprühst.*
	(keine Altersbeschränkung)	
oder	**Mometason NS** → 399	*bei saisonaler Rhinitis ab 3J: 1 x 1 Sprühstoß/Nasenloch/d, ab 11J auch 2 x/d*
H1-Antagonisten systemisch		
ab 2J	**Cetirizin Gtt./Saft/Tbl.** → 87	*2–6J: 1(–2) x 2.5mg/d entspr. 2,5ml Saft; 6–12J: 1(–2)x 5mg/d entspr. 5ml Saft oder ½ Tbl.; > 12J: 1 x 10mg/d entspr. 10ml Saft od. 1 Tbl.; bevorzugt abends einnehmen*
oder ab 1J	**Desloratadin** → 87	*1–5J: 1 x 1.25mg/d entspr. 2.5ml Lsg., 6–11J: 1 x 2.5mg/d*
oder ab 2J	**Loratadin Tbl.** → 88	*ab 2J: < 30kgKG: bei Bed. 1 x 5mg/d (1/2 Tbl.) ≥ 30kgKG: bei Bed. 1 x 10 mg (1 Tbl.)*

T 19.8.2 Anaphylaxie → 786

T 19.8.3 Schönlein-Henoch-/anaphylaktoide Purpura-/Vaskulitis[69]

Starke muskuloskelettale oder Gelenkschmerzen		
	Paracetamol → 292	*Schmerztherapie im Kindesalter → 816*
oder	**Ibuprofen** → 197	
oder	**Naproxen** → 197	
Starke Bauchschmerzen		
	Prednison → 207	*2mg/kgKG/d über 1W, ausschleichen über 1–2W*
Über 6W persist. kleine Proteinurie < 2g/g Krea und/oder Hypertonie		
	Captopril → 23	*0–12M: 3 x 0.15mg/kgKG/d p.o., keine MTD, 12M–18J: 3 x 0.3mg/kgKG/d p.o., Dosis/-intervall nach Ansprechen*
oder	**Valsartan** → 27	*≥ 6J/bis 35kgKG: 1 x 40mg/d p.o., max. 80mg, ≥ 6J/35–80kgKG: 1 x 80mg/d p.o., max. 160mg; > 80kgKG: 1 x 80mg/d p.o., max. 320mg*
Proteinurie > 2g/g Krea, Nierenbiopsie: bei nephrotischem/nephritischem Syndrom und proliferativer Histologie		
	Prednisolon → 207	*3 Steroidpulse 300–500mg/m² KOF an alternierenden d*
dann	**Prednison p.o.** → 207	*W1–4: 30mg/m²/d, ab W5: 30mg/m²KOF alternierend, W9–10: 15mg/m²KOF alternierend*
Je nach Histologie u. Verlauf Cyclophosphamid, Azathioprin, Cyclosporin A, Plasmapherese		

69 AWMF 027-064 Hospach T., Purpura Schönlein-Henoch. Stand: 01.12.2015, gültig bis 01.01.2018 (in Überarbeitung, geplante Fertigstellung 12/2022).

T 19.8.4 Urtikaria[70, 71]

Verdächtige Auslöser absetzen (Nahrungsmittel, Medikamente), ggf. auslösende Infekte o.a. entzündliche Prozesse behandeln		
meist akut selbstlimitierend, bei Bedarf symptomatisch **nicht-sedierende H1-Antihistaminika:**		
	Cetirizin → 87	*2–6J: 1(–2) x 2.5mg/d entspr. 2.5ml Saft, 6–12J: 1(–2) x 5mg/d entspr. 5ml Saft oder ½ Tbl., > 12J: 1 x 10mg/d entspr. 10ml Saft oder 1 Tbl., bevorzugt abends einnehmen*
oder	**Desloratadin** → 87	*1–5J: 1 x 1.25mg/d entspr. 2.5ml Lsg., 6–11J: 1 x 2.5mg/d*
ab 6W chronisch spontane oder chronisch induzierbare Urtikaria (ggf. über Vermeidung von physikalischen Auslösern aufklären)		
	nicht-sed. H1-Antihist. in 1 bis max. 4W bis zur 4-fachen Standarddosis ↑ (off-label)	
sonst	**Omalizumab** → 90	*ab 12. LJ alle 4W 300mg s.c. (über Deltoideus-Region, ggf. jeweils 150mg re und li)*
ggf. Versuch	**Montelukast** → 84 (off-label für diese Ind.)	*6M–5J: 4mg Granulat, 2–5J: 4mg Kautbl., 6–14J: 5mg Kautbl., > 15J: 10mg Filmtbl.; abends einnehmen*

[70] Ott,H., Chronische Urticaria, Monatsschr Kinderheilk 2017, 165:437ff.
[71] AWMF 013-028 Zuberbier et al. Klassifikation, Diagnostik und Therapie der Urtikaria adaptiert von der internationalen S3-Leitlinie. Stand 01.02.2022, gültig bis 31.01.2025.

T 19.9 Schmerztherapie im Kindesalter[72, 73, 74, 75]

1. Grundsätze medikamentöser Schmerztherapie:

- Applikationsart möglichst wenig invasiv, auch an nasale Applikation denken
- Zunächst je nach Ind. antiphlogistisch oder spasmolytisch wirksame Nicht-Opioid-Analgetika (WHO Stufe 1), in Stufe 2 Kombination mit schwachen, in Stufe 3 mit starken Opioiden
- Ggf. antizipatorische Gabe vor schmerzhaften/schmerzverstärkenden Prozeduren
- Ggf. Basisanalgesie anpassen, wenn als Bedarfsmedikation > 50% der Tagesdosis notwendig
- Bei Opioidwechsel mit 50% der Äquivalenzdosis beginnen, retardierte Opioide oder transdermale Applikation erst nach Dosisfindung anwenden

2. Nichtmedikamentöse Interventionen: bei akutem/prozeduralem Schmerz Vermeidung von Angst u. Stress durch wertschätzende Haltung/Umgebung/Kommunikation/ Ablenkungsmethoden u. adäquate Lagerung/Ruhigstellung; bei chron. Schmerzen aktive Bewältigungs-(Coping-)Strategien, kognitiv-behaviorale Methoden, Akupunktur, Schmerztagebuch

WHO Stufe 1: Nicht-Opioide		
Alle Nicht-Opioide analgetisch höher als antipyretisch dosieren		
ab 3kgKG	**Paracetamol p.o./i.v.** → 292 lebertoxisch, ineffektiv bei akutem prozeduralem Schmerz	*(10–)15mg/kgKG ED, bei Bed. alle 6–8h; NG 5-10mg/kgKG alle (6–8)h, FG alle 12h. Cave: sicherer Abstand zur Hepatoxizität bei MTD: NG bis 30mg/kgKG; Sgl. bis 50mg/kgKG; Kinder bis 60mg/kgKG; Höchstdosen max. über 72h*
ab 3M oder 5kgKG	**Metamizol** → 201 (p.o./i.m. ab 4M, i.v. ab12M); auch spasmolytisch	*p.o.: 10-15(–20)mg/kgKG ED, MTD 75mg/kgKG; langsam i.v.: 10mg/kgKG ED, bei Bedarf alle 4–6h (FG/NG alle 6-8h)*
	Wegen des Risikos einer Agranulozytose u. hypotensiver Reaktionen (bei parenteraler Gabe) ist Metamizol nur zugel. zur Behandlung starker Schmerzen od. hohen Fiebers, das auf and. Maßnahmen nicht anspricht. Postop. ggf. mit Hydromorphon kombinieren.	
WHO Stufe 1: Nicht-Opioide mit antiphlogistischer Wirkung/NSAR		
ab 3M/ 6kgKG	**Ibuprofen** → 197	*(5–)10mg/kgKG alle (4)–6–8h, max. 30(–40)mg/kgKG/d; gastroint. UW u. Thrombozytenaggregationshemmung mögl., Cave bei Varizellen*
ab 12J	**Naproxen** → 197	*10–15mg/kgKG/d in 2 ED*
ab 14J	**Diclofenac** → 199 gastrointest. NW	*1mg/kgKG ED alle (4–)8–12h, MTD 3mg/kgKG oder 150mg/d*
ab 14J	**ASS** → 196 gastrointest. NW und Thromboaggregationshemmung	*10–15mg/kgKG ED alle 4–6h: ab 12J: 500mg ED; MTD 120 mg/kgKG; Kawasaki-S.: 60(–100)mg/kgKG/d; CAVE bei Ki. < 16J: bei gripp. Sympt. oder V.a. Virusinfektion nur auf ärztl. Anweisung und wenn andere Maßnahmen nicht wirken*

WHO Stufe 2: Kombination mit schwachen Opioden		
ab 12M	**Tramadol** → 291 Morphin-Äquivalenz: x 0.1, keine wesentliche Atem-/ Kreislaufdepression	*bis 11J: 0.5–2mg/kgKG ED (1mg/kgKG langsam i.v.), MTD 400mg;* *ab 12J: 50–100mg ED, MTD 400mg/d,* *KI: nicht ausreichend kontrollierte Epilepsie,* *NW: Erbrechen bei schneller iv-Applikation*
WHO Stufe 3: Kombination mit starken Opioiden		
Dosisabhängige Sedierung und Atemdepression bei FG und NG ausgeprägter (HWZ länger), wirksame Dosis individuell titrieren, bei Absetzen Dosis schrittweise verringern; KI: akutes Abdomen, Ileus, Atemdepression		
	Morphin → 287 Injekt.-lsg, Lsg./Gtt., Tbl., Ret.-Tbl., Ret.-Granulat, Ret.-Kps., Supp.	**ED i.v./i.m./s.c.:** *NG: 0.02mg/kgKG alle 4h; bis 12J: 0.05–0.2mg/kgKG (max. ED 15mg) alle (2–)4–6h; > 50 kgKG/12J: 3–5(–10)mg, (i.v.: Amp. 10mg/ml 1:9 mit NaCl 0.9% entspricht 1mg/ml);* **ED p.o./rekt.:** *(Umrechng. parent.: oral/rektal 1:3), FG 0.04mg/kgKG alle 4–6h; NG 0,1mg/kgKG alle 4–6h; Ki. < 50kgKG: 0.15–0.3mg/kgKG alle 4–6h;* **ret. Formen:** *0.5mg/kgKG alle 12h;* **intranasal** *(off-label): 0.1mg/kgKG*
	Piritramid → 288 Morphin-Äquiv. x 1,8	*0.05-0.1mg/kgKG alle 4-6h i.v., Dauerinf. 0.03-0.05mg/h; keine DANI notw., da nur über Leber metabolisiert; CAVE schlecht mischbar (nur in NaCl 0.9% o. Glu 5%)*
ab 12M	**Hydromorphon** → 286 Morphin-Äquivalenz x 8, kleinste Ret.-Kps. 4mg, ⇒ bei Opioid-Naiven erst ab 50kgKG	**ED langsam i.v./s.c.:** *0.015mg/kgKG alle 3–4h; > 50kgKG/12J: 1–1.5 mg alle 3–4h;* **Dauerinf.:** *0.002–0.005mg/kgKG/h;* **ED p.o.:** *(Umrechnung parent.:oral 1:3),* **ret. Tbl.:** *0.08mg/kgKG alle 8–12h; > 50kgKG: 4mg alle 8–12h, postop. ggf. mit Metamizol kombinieren*
ab 2J	**Fentanyl Amp.** → 286 Morphin-Äquivalenz x 100, Cave: EW-Bindung und Abbau über Cytochr.-P450 Interaktionen!	*mit kleinster Dosis beginnen, Zieldosis aus bisherigem Opiatbedarf berechnen (100:1) od. NG 0.5–2µg/kgKG, Ki. 0.5–1.25µg/kgKG ED langsam i.v., auch i.m. oder 0.5–1µg/kgKG/h über Perfusor oder nasal 1.5µg/kgKG ED (off-label, MAD-Applikator)*
	Fentanyl transdermal 12/25µg/h → 286	*nur für Opiod-tolerante Pat., die bereits mind. 30mg orale Morphinäquivalente/d erhalten;* *Zieldosis aus bisherigem Opiatbedarf berechnen, Pflaster alle 3d wechseln*

72 Führer M, Der Schmerz – Verbündeter und Verräter, in: Therapiezieländerung und Palliativmedizin in der Pädiatrie, 1. Aufl., Kohlhammer, Stuttgart 2006, S. 93-118.
73 Heinrich M ua, Kinderschmerzkarte, Hauner-Journal 77/78 (2019/2020) 13-15.
74 Richter M, Schmerztherapie bei Früh- und Neugeborenen, Monatsschr Kinderheilk 2018. 166:823-834.
75 Nelson, Textbook of Pediatrics 21th Vol 2020: 472-477.

T 19.10 Sedierung im Kindesalter

Unruhe- und Erregungszustände i. R. psychiatrischer Grunderkrankungen		
	Promethazin → 349	*2–18J: ini 10mg = 10Gtt. p.o., ggf. alle 8h od. 1 x 12.5–25mg ED i.v., MTD 0.5mg/kgKG; Cave: Long-QT-Syndr.*
Analgosedierung vor/während diagnostischer/therap. Eingriffe, Narkose-Prämedikation, Sedierung auf Intensivstation		
	Midazolam → 361 auch anxiolyt., relaxierend, kongrade Amnesie, (antikonvulsiv off-label außer Buccolam® → 361), Wirkdauer kurz: HWZ 1–1.5h; Cave Atemdepr. und Abhängigkeitspotential	**i.v./(i.m.):** *6M–5 J: langs. 1 x 0.05–0.2mg/kgKG, max. 6mg;* **rekt.:** *> 6M: 0,3–0,5mg/kgKG (Kunststoffapplikator, zu applizierendes Vol. evtl. bis 10ml mit H_2O auffüllen);* **p.o.:** *0.2–0.5mg/kgKG (max. 20mg);* **intranasal** (off-label): *0.2–0.4mg/kgKG, max. 15mg, (MAD-Applikator, hochkonzentrierte Zubereitung auf beide Nasengänge verteilen, max. 1ml/Nasenloch)*

T 19.11 Neuropädiatrie

T 19.11.1 Neuroborreliose → 807

T 19.11.2 Meningoenzephalitis[33, 76]

Bei meningoenzephalitischer Symptomatik ist bis zum Erregernachweis (Kulturmaterial!) oder Beweis einer anderer Genese eine (sub-)akute, direkt erregerbedingte Meningoenzephalitis anzunehmen: nach Sicherung des Kulturmaterials (Liquor) unverzüglich Antibiose wie bei bakterieller Meningitis oder antivirale Therapie, im Zweifel beides.		
	Ceftriaxon i.v. → 222	*100mg/kgKG/d*
und	**Aciclovir i.v.** → 248	*< 3M: 3 x 20mg/kgKG/d; > 3M: 3 x 15mg/kgKG*
Herpes und VZV-/Zoster		
	Aciclovir i.v. → 248	*3 x 15mg/kgKG über 21d*
Influenza A, B		
	Oseltamivir i.v. → 251	*< 15kgKG: 2 x 30mg/d; 15–23kgKG: 2 x 45mg/d; 24-40kgKG: 2 x 60mg/d; > 40kgKG oder > 13J: 2 x 75 mg/d p.o. über mind. 5d*
CMV		
	Ganciclovir i.v. → 249	*NG: 12mg/kgKG/d in 2 ED (< 12J off-label), später ini 5mg/kgKG/d i.v. für 6W, dann Valganciclovir p.o.*
Mykoplasmen		
	Doxycyclin → 228	*4mg/kgKG in 1 ED über 7d (bei Ki. < 8J off-label)*
oder	**Erythromycin-Estolat**	*50mg/kgKG/d in 2 ED (schlecht liquorgängig)*
altern.	**Azithromycin** → 229, **Clarithromycin** → 230	
Bakterielle Meningitis → 809, **Borreliose** → 807, **Parasiten** s. AWMF-Leitlinie		
Unkomplizierte Virusmeningitis: symptomatische Therapie		

[76] AWMF 022-004 Häusler M et al., Nicht-eitrige ZNS-Infektionen von Gehirn und Rückenmark im Kindes- und Jugendalter. Überarbeitet: 26.11.2015, update angemeldet für 31.12.2021

T 19.11.3 Epilepsien[81, 82]

Diagnose: zwei unprovozierte (oder Reflex-)Anfälle, oder ein Anfall, wenn Zusatzbefunde ein Wiederholungsrisiko von > 60% annehmen lassen, oder Syndromdiagnose.
Behandlungsindikation: individuell nach Abwägen von Rezidivrisiko, Beeinträchtigung oder Gefährdung (z.B. Status) durch den Anfall, anzunehmender (z.B. selbstlimitierender) Verlauf, zu erwartende Beeinträchtigung durch die Therapie.
Therapieziel: Anfallsfreiheit und keine oder akzeptable Störwirkung durch Therapie
Hier genannte Standard-Antikonvulsiva (unterstrichen: Wi auf fokale und general. Anfälle): Clobazam (CLB), Ethosuximid (ESM), Lamotrigin (LTG), Levetiracetam (LEV), Oxcarbazepin (OXC), Perampanel (PER), Phenobarbital (PB), Sultiam (STM), Topiramat (TPM), Valproat (VPA)
Bei Therapie beachten:

- Immer Monotherapie anstreben, bis zur Verträglichkeitsgrenze ausdosieren
- Sinnvolle Kombinationen, falls Monotherapie nicht ausreicht: ETX + VPA, ETX + LTG, LEV + LTG, LEV + OXC, LTG + VPA, OXC + VPA, STM + CLB

„Serumkonz." meint im Folgenden den i.d.R. wirksamen und verträglichen Serumkonzentrationsbereich, nicht die Serumkonzentration als alleiniges Kriterium für die Dosisfindung.

Neugeborenen-Anfälle[77, 78, 79, 80]

Vor Therapie: Glukose, Elektrolyte inkl. ionisiertes Ca^{2+} i.S., wenn möglich Säure-Basen-Status mit Laktat (ggf. Pyruvat), Ammoniak und Aminosäuren im Plasma, org. Säuren und Sulfit im Urin, Pipecolinsäure in Plasma oder Liquor, Aminoadepin-Semialdehyd (AASA) in Urin

ggf.	**Glucose 10%** → 302	*5ml/kgKG i.v.*
ggf.	**Ca-Glukonat 10%**	*2ml/kgKG über 10 min i.v.*
ggf.	**Mg-Sulfat 10%** → 299	*0,15ml/kgKG über 10 min i.v.*
Antikonvulsiv		
1.	**PB** → 308	*5(–10)mg/kgKG i.v., wdh. bis Sistieren des Anfalls oder max. 40mg/kgKG, Erh.Dos. 1 x 3–5mg/kgKG/d, Zielserumkonz. 15–40µg/ml, baldmöglichst absetzen (4W; n.72h, wenn genet. Urs. od. Malform. ausgeschlossen u. EEG o.B.)*
ggf. 2.	**LEV** → 313 (off-label)	*ini 10–20mg/kgKG ED i.v. ggf. 2 x/d, um 10mg/kgKG steigern bis MTD f. FG 40, sonst bis 60mg/kgKG*
und bei allen nicht offensichtlich symptomatischen, immer bei therapierefrakt. Anfällen		
	Vit-B6(Pyridoxin)-HCl → 152	*100mg i.v. als ED (Cave: Apnoe-Gefahr), max. 5 x/24h, bei Ansprechen weiter 15–30mg/kgKG/d in 2–3ED p.o.*
bei unvollst. Ansprechen auf Pyridoxin-Versuch		
plus	**Folinsäure** → 190	*3–5mg/kg/d p.o. in 1–2 ED* (Leukovorin®)
bei Nichtansprechen auf Vitamin B6, nach 24 h, je nach Anfallsfrequenz auch früher		
	Pyridoxal-5-phosphat (Sondergröße: Kps. à 30mg)	*30–60mg/kgKG/d p.o., bei PNPO-Mangel ggf. fortsetzen mit 30-60mg/kgKG in 4–6 ED (Cave Lebertoxizität)*

77 AWMF 024-011, Zerebrale Anfälle beim Neugeborenen. Stand: 22.8.2012, gültig bis 22.8.2017, geplante Fertigstellung für 03/2024.
78 Fiedler, B. u.a., Epileptologie 2014.27:178-185.
79 Plecko, B. u.a., Epileptologie 2016.33:102-108.
80 Ramantani G et al, Neonatal Seizures-Are we there yet? Neuropediatrics Vol 50 N.5/2019, 280-93.

Symptomatische/strukturelle Epilepsien mit fokalen Anfällen		
1. Wahl	**LEV** → 313	**Zieldosis:** *30–50mg/kgKG/d in 2 ED, MTD 3g,* **Aufdosieren** *um 10mg/kgKG/d alle 2–3d,* **Cave:** *emotionale Labilität*
	Zul.: add-on: Sgl. ab 2. M, f. fok. Anfälle mit/ohne sek. General., ab 12J für juv. Myoklonus-Epil. u. prim. gen. tonisch-klon. Anfälle, Monother.: ab 16J f. fok. Anfälle mit/ohne General.	
oder	**LTG** → 307 (Zul.: add-on ab 2J für fokale u. gen. Anfälle inkl. LGS, ab 13J auch Monother., ab 2J für Monother. typischer Absencen)	**Zieldosis:** *in Monother. u. Kombin. mit Begleitmed. ohne Enzymindukt.: 2–10mg/kgKG/d in 2 ED, max. 200mg/d, komb. m. Enzymindukt.: 5–15mg/kgKG/d in 2 ED, max. 400mg/d, komb. m. VPA: 1–5mg/kgKG/d in 2 ED, max. 200mg/d;* **Aufdosieren:** *immer sehr langs., 2W-Interv. (s. FachInfo);* **Cave:** *sehr häufig Hautreakt. (Stevens-Johnson/Lyell), jede Hautrötung zeigen, im Zweifel absetzen, aufklären;* **Serumkonz.:** *2–10(–15)mg/l*
oder	**OXC, OXC retard** → 307 (Zul.: Mono-/Komb.-Ther. ab 6J; Sicherheit und Wirksamk. auch für 1M–6J untersucht, für fokale Anfälle mit/ohne sek. General.)	**Zieldosis:** *30–45mg/kgKG/d in 2–3 ED (ret. 2 ED), max. 2.4g/d;* **Aufdosieren** *pro W um 10mg/kgKG/d; WW beachten (Kontrazeptiva, LTG u.a.), Elytkontr. (Hyponatriämie);* **Serumkonz.:** *20–25mg/l oder 80–140µmol/l Monohydroxyderivat*
2. Wahl	**VPA** → 310 (Zul.: gen. Anfälle/Absencen/ myoklon. u. tonisch-klon. Anfälle, fokale u. sek. gen. Anfälle, zur Komb.-Beh. anderer Anfallsformen, wenn diese auf übliche Ther. nicht ansprechen; bei Mädchen/Frauen und Kleinkindern strenge Risiko-Nutzen-Abwägung u. möglichst Monotherapie)	**Zieldosis:** *20–30mg/kgKG/d in 3 ED (retard: 2 ED);* **Aufdosieren:** *über 2–3W, Wirksamkeit 4W nach Erreichen der Zieldosis beurteilen;* **Cave:** *Leberversagen ⇒ Eltern sollen klin. Zeichen beobachten, schriftl. aufklären, vor und 4W nach Ther.: BB, Thrombo, Leberwerte, Amylase, Gerinnung, dann je n. Befunden; Gewicht ↑; Mädchen/ Frauen: Virilisierung, polyzyst. Ovarsyndrom, teratogen (MMC, Entwicklungsstörungen ⇒ strukturierte schriftl. Aufklärung mit Checklisten, strenge Ind. Stell. – nur bei fehlenden Alternativen); ggf. (bei erhebl. Untergewicht, vegetar. Ernährung, ketogener Diät) Carnitin-Subst. 10-20mg/kgKG/d mit Spiegelkontrollen; Männer: Fertilitätseinschränkung bei Langzeitther. möglich;* **VPA-Serumkonz.:** *(30–)50–100(–120)mg/l*
oder	**TPM** → 309 (Zul.: ab 2J add-on für fokale Anfälle mit/ohne sek. Gen., primär gen. tonisch-klonische Anfälle und LGS, ab 6J auch Monotherapie)	**Monotherapie:** *1–5mg/kgKG/d in 2 ED, max. 100mg/d,* **Kombinationsther.:** *5–10mg/kgKG/d, max. 400mg;* **Aufdosieren:** *plus 0.5–1mg/kgKG alle 1–2W über 2–3M;* **Cave:** *häufig negativ psychotrop (Sedierung, emotionale Labilität, kognitive Beeinträchtigung, Suizidalität), Engwinkelglaukom, Interaktionen (Kontrazeptiva)*
Idiopathische oder genetische Epilepsien mit primär generalisierten Anfällen		
Frühkindliche-/Absence-Epilepsie des Schulalters/juvenile Absence-Epilepsie		
Cave: Bei frühem Beginn (< 4J) von Absencen oder myoklonischen Epilepsien immer Glucose-1-Transporter-Defekt ausschließen.		

1. Wahl	**ESM** → 308	*20–30(–40)mg/kgKG/d, max. 1–2 g, in 2–3 ED;* **Aufdosieren** *langsam, pro W 5–10mg/kgKG/d mehr; Serumkonz.: (40–) 80–100mg/l*
	Zul.: pyknolept., komplexe und atypische Absencen, myoklonisch-astatisches Petit-mal und myoklonische Anfälle d. Jug., wenn andere Arzneimittel nicht wirksam/verträglich	
u./od.	**VPA** → 310	*s.o.*
oder	**LTG** → 307	*s.o.*
Juven. Epilepsie mit primär generalis. tonisch-klonischen Anfällen (Aufwach-Grand-Mal)		
	Lebensführung (Schlafentzug und Alkoholrausch vermeiden)	
1. Wahl	**VPA** → 310	*s.o., nicht bei weibl. Jug.*
oder	**LTG** → 307	*s.o.*
oder	**LEV** → 313	*s.o.*
oder	**TPM** → 309	*s.o.*
2. Wahl	**PER**	*ini 2mg (4ml)/d, nach Wi und Verträgl. 1-2-wöchentl. um 2mg (4ml) bis 8mg (16ml)/d steigern, bis 12mg (24ml)/d*
	Zul.: add-on fokale Anfälle mit od. ohne sek. Generalisierung, ab 12, Add-on primär generalisierte tonisch-klon. Anfällen ab 12 mit idiopath. general. Epilepsie	
Juvenile Myoklonus-Epilepsie (Janz-Syndrom)		
	Lebensführung (Schlafentzug und Alkoholrausch vermeiden)	
1. Wahl	**VPA** → 310	*s.o.*
oder	**LEV** → 313	*s.o.*
oder	**VPA** → 310 **+ LTG** → 307	*s.o.*
	Absetzversuch nach 4J effektiver Behandlung	
Idiopathische/atypische Epilepsien mit fokalen Anfällen[83, 84]		
Selbstlimitierende Epilepsie mit zentrotemporalen sharp waves (Rolando-Epilepsie) falls eine medikamentöse antikonvulsive Prophylaxe indiziert ist		
1. Wahl	**STM** → 311 (Zul.: Rolando-Epilepsie)	*5(–10)mg/kgKG/d in 2–3 ED; innerhalb 1W* **aufdosieren**; *CAVE: Hyperventilation, Parästhesien*
ggf. plus	**CLB** → 360. (Zul.: add on bei Pat., die mit Standard-ther. nicht anfallsfrei sind)	*abends 0.1–0.2(–0,3)mg/kgKG; evtl. rasch aufdosieren; CAVE: Hypotonie, Stimmungsschwankungen, Sekretbildung in Atemwegen, Toleranzentwicklung*
oder	**LEV** → 313	*s.o.*
oder	**OXC** → 313	*s.o. 10–30mg/kgKG/d*
Pseudo-Lennox-Syndrom und bioelektrischer Status epilepticus im Schlaf (ESES)		
	STM → 311	*s.o.*
ggf. +	**CLB** → 360	*s.o.*
oder	**LEV** → 313	*s.o.*
oder	**ETX** → 308	*s.o.*
oder	**VPA** → 310	*s.o.*

Sonst bei bioelektrischen Status		
ggf.	**ACTH, Dexamethason oder Prednison**	*Einzelfall-Entscheidung durch erfahrenen Neuropädiater*
Landau-Kleffner-Syndrom (epileptische Aphasie)		
	Therapie s. Pseudo-Lennox-Syndrom; rasche Progression zur Unterbrechung des bioelektrischen Status anstreben	
Epilepsie mit fokalen Anfällen mit okzipitalen Foci (Panayiotopoulos)		
	Therapie s. Rolando-Epilepsie	
Pharmakoresistenz: Nach Versagen des 2. adäquat gewählten u. ausdos. Antiepilept. und bes. bei fokalen Anfällen Epilepsiechirurgie erwägen und Pat. zügig in entspr. Zentrum vorstellen.		
Status epilepticus → 790		

[81] Bast T, Moderne Epilepsiebehandlung bei Kindern, Monatsschr Kinderheilk 2017, 165: 519-37.
[82] Neubauer BA, Neue Systematik der Epilepsien u. aktuelle Therapieempf. Mo Ki2019, 167:299-307.
[83] Gerstl L et al., Beste Antikonvulsiva bei Rolando-Epilepsie, Poster GNP, München 2019.
[84] Tzitiridou M et al, OXC monotherapy in benign childhood epilepsy, Epilepsy Behav, 7(2005) 458-67.

T 19.11.4 Fieberkrämpfe (FK)/Gelegenheitsanfälle bei fieberhaften Infekten[85, 86]

Akut-Intervention (i.d.R. durch Eltern/Betreuungsperson): **Antipyrese** und wenn Anfall bis zur Vorbereitung der rektalen Applikation nicht spontan sistiert:		
Zul. ab 6M	**Diazepam rektal** → 360 (Tuben 5/10mg)	*bis 15kgKG: 5mg, ab 15kgKG: 10–20mg, ggf. nach 10min wdh.*
oder	**Midazolam buccal** → 361 (off-label)	*6M–1J: 2.5mg, 1–5J: 5mg, < 10J: 7.5mg, < 18J: 10mg, ggf. nach 10min wdh.*
Prophylaxe: keine medikamentöse antikonvulsive Dauermedikation; Antipyrese nach üblichen Regeln, senkt das Rezidivrisiko nicht; **ausnahmsweise** (Einzelfallentscheidung, strenge Indikationsstellung, z. B. Zn 1. FK > 10min Dauer) bei Fieber ≥ 38,5 °C **intermittierende Prophylaxe:**		
off-label	**Diazepam Lsg. p.o.** → 360 (10mg/1ml entspr. 20Gtt.)	*0.33mg/kgKG alle 8h (bis entfiebert, max. 2d); CAVE: Sedierung kann ZNS-Infektion maskieren*
Stat. Aufnahme obligat: Alter < 12M, komplizierter FK (Alter > 5J; Dauer > 15 min, fokal, Rezidiv innerhalb 24h, postiktuale Parese), ZNS-Infektion klinisch nicht auszuschließen		

[85] Bonfert M et al. Fieberkrampf 2018, Kinder- und Jugendarzt 49. Jg (2018) Nr. 11/18, 694-696 u.12/18-1/19, 785-789.
[86] AWMF 022-005 Kurlemann G, Muhle H. Fieberkrämpfe im Kindesalter. Stand 05/2021, gültig bis 05/2026

T 19.11.5 Dystonie/EPMS durch Metoclopramid oder Neuroleptika → 791

T 19.11.6 Idiopathische intrakranielle Hypertension/Pseudotumor cerebri

Nach Ausschluss und ggf. kausaler Behandlung sekundärer/symptomatischer Formen und wenn nach Druckentlastung durch LP keine anhaltende Remission besteht:		
	Acetazolamid → 393	*15(–100)mg/kgKG/d in 2–3 ED, max. 2 g/d, Dosis ggf. nach Effekt bis zur Unverträglichkeitsgrenze steigern,* **CAVE:** *Hypokaliämie (ggf. Subst.), Azidose (Blutgasanalyse), Parästhesien, Geschmacksstörungen, Nephrokalzinose*

T 19.11.7 Kopfschmerzen, idiopathische[87, 88, 89]

Akut: bedürfnisadaptiert reizabschirmende u. andere physikalische Maßnahmen oder ablenkende Aktivität; Analgetika nicht mehr als an max. 10d/M, Triptane max. 2 x/W od. 6 x/M
Prophylaktisch: Lebensführung: psychosoz./schulische u.a. Stressfaktoren (Mobbing/Medienkonsum u.a.) klären; Gewichtredukt., Nikotinabstin., Sport, Schlafhygiene, Flüssigkeitszufuhr, Tagesstruktur; Auslöser erkennen (ggf. Lebensmittel); Entspannungsverfahren (progressive Muskelrelax.), Biofeedback, kindgerechte kognitiv-verhaltensorient. Programme, muskulär fokussierte Physiother., bei Nachweis aktiver myofaszialer Triggerpunkte triggerspezifische Ther.

Kopfschmerzen vom Spannungstyp, sporadisch, episodisch oder chronisch		
Medikamentöse Akuttherapie		
1. Wahl	**Ibuprofen** → 197	*1 x 10(–15)mg/kgKG;* → 816
2. Wahl	**Paracetamol** → 292	*1 x 15mg/kgKG, max. 60mg/kgKG/d;* → 816
oder	**ASS** (Zul. > 12J) → 196	*1 x 500–1000mg*
Migräne		
Medikamentöse Akuttherapie		
	Ibuprofen → 197	*sofort bei ersten Anzeichen einnehmen (ggf. mit ersten Aura-Symptomen), 1 x (10-)15mg/kgKG*
und/ oder	**Sumatriptan nasal** → 323 (Zul. ab 12J, 5–11J off-label)	*nach Aura, frühstmöglich mit Beginn der Kopfschmerzen: nasal 10mg, ab 30kgKG 1 x 20mg (10mg/Nasenloch, max. 20mg/24h); nach sekundärer Verschlechterung/ wenn Pat. auf erste Dosis angesprochen hat, ggf. 2. Dosis innerhalb von 24h, frühestens nach 2h*
oder	**ASS** (Zul. > 12J) → 196	*1 x 500–1000mg*
ggf. antiemetisch		
	Dimenhydrinat → 107	*1 x 1–2mg/kg ED*
oder	**Ondansetron** → 108	*1 x 0.15mg/kgKG (off-label)*
Medikamentöse Prophylaxe: Seltene Ind. für med. Prophylaxe: Frequenz (> 3/M), extreme Intensität und/oder Dauer (> 48h) der Attacken (Migränekalender), hemiplegische Migräne sowie nach Alltagsbeeinträchtigung und Ansprechen auf Akutbehandlung		
1. Wahl	**Propranolol** → 30	*0.5–2mg/kgKG/d, max. 160mg/d*
oder	**Flunarizin** → 335 (bei Ki. off-label)	*1 x 5(–10)mg/d abends, einschleichend eindosieren; Ind.: hemiplegische Migräne;* **Cave** *EPMS*
2. Wahl	**Magnesium(citrat oder -aspartat)** → 299	*200–600mg/d*
oder	**ASS** (ab 12J) → 196	*2–3mg/kg KG/d*

87 Bonfert et al., Update: Prim. Kopfschmerzen bei Ki. u. Jug., Thieme Pädiatrie up2date 2019; 14:71-85.
88 Landgraf MN et al. Review: Kinder mit Migräne. Monatsschr Kinderheilk 2020;168: 1053-63.
89 AWMF 022-026 Primäre Kopfschmerzerkrankungen im Kindes- und Jugendalter- Diagnostik und Therapie, geplante Fertigstellung 31.12.2022.

T 19.11.8 Tremor, essentieller

	Propranolol → 30	*0.6–2mg/kgKG/d, max. 160mg/d*

T 19.12 Kinder- und Jugendpsychiatrie

T 19.12.1 AD(H)S-Spektrum-Störung[90]

Nach multiaxialer Diagn. inkl. Komorbiditäten und Ausschluss von Differentialätiologien ist im Rahmen eines multimod. Behandlungskonzepts (immer Elterntraining u.a. psychoedukative Maßnahmen, ggf. Heilpädagogik/Verhaltensther./Neurofeedback/Ther. von Komorbiditäten) eine medik. Ther. ind., wenn mit and. Maßnahmen n. einigen M keine befriedigende Besserung erkennbar ist und eine deutliche Beeinträchtigung im Leistungs- u. psychosozialen Bereich mit Leidensdruck bei Ki./Jug. u. Eltern und eine Gefahr für die weitere Entwicklung des Ki. bestehen; bis 6J oder bei leichter Ausprägung primär psychosoziale inkl. psychotherap. Intervention, bei schwerer ADHS primär Psychoedukation plus Pharmakotherapie, i.d.R. frühestens ab Schulalter (vorher off-label). **Cave** Verschreibungsmengen und -abstände (Substanzmissbrauch).

Auswahl: i.d.R. ini Stimulanzien, bei koexistierender Ticstörung alternativ ATX od. Guanfacin, bei Angststörung alternativ ATX, bei Substanzkonsum/Risiko nichtbestimmungsgemäßen Gebrauchs langwirksame Stimulanzien od. alternativ ATX od. Guanfacin.

Stimulanzien		
1. Wahl	**Methylphenidat (MPH)** → 366 (nicht-retardiert; Zul. ab 6J, wenn andere Maßnahmen nicht ausreichend wirken)	*wirksame und verträgliche Dosis individuell ermitteln, Wirkdauer 1–4h, mittlere Zieldosis 0.5–1mg/kgKG/d in 2 ED: morgens 2/3, nach 4(–6)h 1/3 der Tagesdosis; Monitoring von Ruhepuls/RR, Wachstum, Appetit, Schlaf, Tics, emotionale Stabilität, Antrieb*
oder	**Methylphenidat ret.** (Zul. s.o.; versch. Ret.-Formul. mit 20–50% nicht-ret. Ant.)	*nach Ermittlung der TD evtl. auf morgendl. ED umstellen, Auswahl bedarfsangepasst nach vorherrsch. Symptomatik u. Tagesverlauf, Kombination mit nicht-ret. MPH möglich*
2. Wahl	**Lisdexamfetamin (LDX)** → 366 (Zul. ab 6J, wenn Anspr. auf MPH klin. unzur.)	*ini 30mg, max. 70mg/d; Wirkdauer 9–13h*
3. Wahl	**Dexamfetamin** → 365 (Zul. ab 6J, wenn klin. Anspr. auf MPH unzureichend)	*ini 2.5–5mg, i.d.R. max. 20mg/d; analog MPH in wöchentl. Schritten bis Symptomkontrolle eindosieren, Wirkdauer 6–8h*
Selektive Noradrenalin-Reuptake-Hemmer (SNRI)		
	Atomoxetin (ATX) → 365 (Zul. ab 6J)	*ini 0.5mg/kg KG/d, in Schritten von mind. 7d ↑, Zieldosis 1.2–(1.4)mg/kgKG/d, max. 100mg/d bei > 70kgKG; Wirkdauer 24h, Komb. mit MPH mögl., Monitoring s. MPH, suizidale od. aggressive Tendenzen u. sexuelle Dysfunktion erfragen, Leberwertkontrollen*
Selektiver Alpha-2-adrenerger Rezeptor-Agonist		
	Guanfacin → 367 (Zul. ab 6J, wenn Stimulanzien kontraindiziert, unverträgl. od. unwirksam)	*ini 1mg/d, um 1mg/W ↑, Zieldosis 0.05–0.12mg/kgKG/d; Wirkeintritt nach 2-3 W; MTD bis 40kgKG 4mg, bis 50kgKG 5mg, bis 60kgKG 6mg, > 60kgKG 7mg; ausschleichen (max. 1mg/3–7d ↓); CAVE Somnolenz/Sedierung/Erschöpfbarkeit/Bradykardie/Hypotonie*

[90] AWMF 028-045 Banaschewski T, ADHS bei Ki., Jug. u. Erw. Stand 02.05.2017, gültig bis 01.05.2022.

T 19.12.2 Unruhe-/Erregungszustände, auto- u. fremdaggressives Verhalten[91, 92]

Psychopharmakotherapie nur als nachgeordnete Intervention i.R. von psycho-/soziotherapeutischen und pädagogischen Maßnahmen. Rechtsverbindliche Zustimmung des Patienten (bei Einwilligungsfähigkeit) bzw. des gesetzl. Vertreters. Zuverlässige Einnahme oder Verabreichung und angemessene follow-ups sicherstellen.

	Risperidon → 357 (Zul.: ab 5J zur symptomat. Kurzzeitther. (bis 6W) anhalt. Aggression bei Verhaltensstrg. bei Ki./Jug. mit ment. Retard.	**Anfangsdosis:** *< 50kgKG 0.25mg/d, > 50kgKG 0.5mg/d, alle 2d steigern bis 0.5(-0.75)mg/d (< 50 kgKG) bzw. 1-1.5(-3)mg/d (> 50 kgKG), in bevorzugt abendlicher ED;* **CAVE:** *QT-Verlängerung, Appetit ↑; bei impulsivem Verhalten mit Methylphenidat kombinierbar*
oder	**Pipamperon** → 349 (Zul.: Neuroleptikum bei psychomot. Erregungszust.)	*ini 1mg/kgKG/d, in 1-mg/kgKG-Schritten steigern bis* **Zieldosis:** *2-4(-6)mg/kgKG/d, in 3 ED, max. 20-40mg/d*
oder	**Aripiprazol** → 355 (Zul.: Schizophr. Jug. >15J, über max. 12W mäßige bis schwere manische Episoden bei bipolarer Störung > 13J)	*ini 2mg/d in einer ED, Zieldosis 5-10mg/d in 1 ED*

[91] AWMF 028-042 Hässler F et al. Praxis-LL Intelligenzminderung, Stand 06/2021, gültig bis 06/2026.
[92] Hässler F, Intelligenzminderung und Verhaltensstörungen - psychopharmakologische Zugänge, Neuropädiatrie in Klinik und Praxis 2015 Nr 4:120-24.

T 19.13 Kinderdermatologie

T 19.13.1 Dermatitis, periorale

keine fettenden Externa, topische Kortikosteroide ggf. absetzen

	Fusidinsäure → 378 Creme	*2 x/d*
oder	**Metronidazol topisch** 0.75-2% in Öl-Wasser-Emulsion	*z.B. in Linola® Emuls. oder Ung. emulsif. aquos., Fertig-Präparate (Metrogel/-Cr./-Lotion®) bei Ki. off-label; ini 1 x abends, 2. W 2 x/d*
plus	adstring. feuchte Umschläge	*z.B. mit Schwarztee*

T 19.13.2 Ekzem, atopisches/Neurodermitis[93, 94, 95, 96] (s. a. Kap. T 14.6, → 378)

Besonderheiten im Kindesalter: Triggerfakt. erkennen (Tagebuch), Neurodermitisschulung, Verhaltensther. (Juckreiz-Kratz-Zirkel unterbrechen), top. Ther. nach Schwere u. Verlauf eskalieren. **Basispflege** regelmäßig (2 x/d), bei sehr trockener Haut fette (Wasser-in-Öl-)Salben, sonst Emollientien/hydratasierende (Öl-in-Wasser-)Cremes od. Emulsionen (je entzündlicher, desto wasserhaltiger). Ggf. Emmolients und zinkhaltige Externa im Wechsel. Harnstoff-Zusätze brennen auf gereizter Kinderhaut (Stinging-Effekt), bei Sgl. nicht empfohlen.

ggf.	Glycerinhaltige Ext., z.B.	*Rp: Glycerin 16.0, Aqua pur 30.0, Ung. emulsif. aquos. ad 100.0 oder Eucerin atopic control Lotio/Creme oder Sanacutan Basiscreme*
ggf.	Zinkhaltige Salbe	*z.B. APP-Kindersalbe®*

Erweiterte Basispflege, z.B. nachts insbes. für große Gelenkbeugen		
	Fett-feucht-Wickel	*Fettsalbe, etwa Linola Fett® oder APP-Kindersalbe®, darauf feuchtes (Taschen-)Tuch (Wasser, NaCl 0.9% o. Schwarztee), darüber trockene Lage u. Schlauchverband*
Antinflammatorisch topische Kortikosteroide (TCS), 1 x/d, akut bis zum Abklingen eines Schubs (i.d.R. 3-6d) u./o. proaktiv 1–2 x/W an festen Tagen (z.B. über 3–4M). Bei Sgl. und Kleinkindern i.d.R. nur TCS Klasse 1–2, ausnahmsweise Klasse 3. Nur kurzfristige kritische Anwendung im Gesicht, intertriginös, Genitalbereich und auf behaartem Kopf von Sgl. Niedrigst wirksame Wirkstärke anstreben, bei Bedarf aufsteigend dosieren, z.B.:		
Kl. 2	**Prednicarbat** 0.083%	*Rp.: Prednitop Creme 10.0, DAC Basiscreme ad 30.0*
	Prednicarbat 0.125%	*Rp.: Prednitop Creme 10.0, DAC Basiscreme ad 20.0*
	Prednicarbat → 370 0.25% Creme, Fettsalbe, Salbe	
Immunmodulierend topische Calzineurin-Inhibitoren (TCI), Ind.: TCS sind nicht wirksam, nicht verträglich oder kontraindiziert. Anwendung wie TCS 1 x/d akut und/oder proaktiv. Wirksamen Sonnenschutz sicherstellen, Therapiepause bei kutanen viralen Infektionen.		
	Pimecrolimus 1% → 372	*ab 3. Lj*
	Tacrolimus 0.03% → 372	
Superinfiziertes atopisches Ekzem		
	antisept. + antientzündl.	*z.B. Prednicarbat-Creme + Octenidin 0.1% (NRF 11.145)*

[93] AWMF 013-027 Werfel T et al. Neurodermitis. Stand 03/2015, gültig bis 30.3.2020.
[94] Abeck D, Topische antiinflammatorische Therapie des atopischen Ekzems - Schwerpunkt Kinder und Jugendliche. VNR 2760512018151150018, 31.12.2017.
[95] Bauer CP, Prävention und Therapie der Neurodermitis früh beginnen. päd 2017; 23: 338-344.
[96] AG Antbiotic Stewardship ambulante Pädiatrie (ABSaP): Ambulante antibiotische Threrapie im Kindes- und Jugendalter, Stand 2019, www.antib.de.

T 19.13.3 Hämangiome, komplizierte[97]

Ind. für systemische Therapie nach Ausschluss von DD (s. LL): (drohende) Funktionseinschränkung durch Obstruktion, Ulzeration oder Kosmetik, besonders Augen-, Lippen-, Nasen-, Ohr-, Mamillen- u. Anogenitalbereich, > 5% der KOF oder schnelle Proliferation. **Cave** Insultrisiko bei segmentalen/syndromalen Formen (Trigeminusbereich)		
	Propranolol → 30 Lsg. p.o. 3.75mg/ml (Zul. ab 5W, bei FG korr. Alter, bis 5M)	*ini 1mg/kgKG/d, wöchentlich auf (2–)3mg/kgKG/d in 2 ED steigern, so früh wie möglich beginnen, über mind. 6M, (nach12M ggf. bessere Resultate); Einnahme mit/sofort nach Nahrungsaufnahme, vor Therapie EKG, kardiologische KI beachten (s. FI), während Dosissteigerung HF, RR, BZ überwachen; Dosis monatlich an steigendes Körpergewicht anpassen*

[97] AWMF 006-100 Leutner A et al., Infantile Hämangiome im Säuglings- u. Kleinkindesalter, Stand 02/2015, gültig bis 27.02.2020.

T 19.13.4 Impetigo		
Lokalbehandlung reicht fast immer aus		
In leichten Fällen antiseptisch		
	Octenidin oder **PVP-Jod**	*2 x/d äußerlich bis Abheilung*
Sonst lokal antibiotisch		
z.B.	**Fusidinsäure** → 378 Creme/Salbe (Zul. ab 2J)	*2 x/d äußerlich bis Abheilung*
Ind. systemische Behandlung: schwere Verläufe, ausgedehnter Befund		
	Amoxicillin + Clavulansäure → 219	*Dosierung nach Amoxicillin-Anteil 50-90mg/kgKG/d in 2 ED*
Perianale GAS-Dermatitis		
	Penicillin V → 216	*100.000 E/kgKG/d (MTD 3 Mill E) in 2 ED*

T 19.13.5 Lichen sclerosus (Vulva/Perianalregion)[98]		
	Clobetasol → 371 0.05% Creme	*W 1-4 1 x/d, W 5-8 alle 2d, W 9-12 1 x/W*
altern.	**Tacrolimus** → 372 Salbe od. **Pimecrolimus** → 372 Creme	*(off-label) 1 x/d über 3M*
	Fettende Cremes	*im Intervall lokal pflegend 2 x/d*

98 Voß-Heine I. Klassiker aus der Praxis Vulvovaginitis, Lichen sclerosus. Monatsschr Kinderheilk 2017. 165: 874-881.

T 19.13.6 Mykosen[33, 99]		
Candida/Soor		
Topisch Haut (Soor-Dermatitis)		
	Miconazol-Zinkoxid-Paste	*lokal bis Abheilung*
oder	**Nystatin-Zinkoxid-Paste**	
Topisch Schleimhäute oropharyngeal (Mundsoor)		
	Miconazol Mundgel → 380	*3-4 x/d nach den Mahlzeiten*
oder	**Nystatin** Susp./Mundgel	*100 000-150 000IE 3-4 x/d nach den Mahlzeiten*
Topisch vulvovaginal		
top.	**Miconazol** → 380	*abends, über 7d*
oder	**Clotrimazol** → 380	
oder	**Nystatin** → 380	*abends, über 14d*
Refraktäre Schleimhautinfektionen, ggf. systemisch		
	Fluconazol p.o. → 265	*ini 6mg/kgKG/d, ab d2 1 x 3mg/kgKG/d für 14d, MTD 400mg*
Invasive Infektionen		
	Fluconazol p.o./i.v. → 265	*1 x 6-12mg/kgKG, MTD 400mg, Dos. FG und NG s. FI*

Dermatophytosen (Tinea corporis/capitis)		
Topisch		
	Ciclopirox Lsg. → 379	*2 x/d erkrankte Bezirke plus 1cm Randzone, 2W über vollständige Abheilung hinaus behandeln (für Tinea Capitis auch Ciclopirox Shampoo → 379)*
oder	**Bifonazol** Creme → 379	
oder	**Clotrimazol** → 380	
oder	**Econazol** → 380	
Onychomykose		
1.	**Harnstoff 40% + Bifonazol** Salbe (Canesten Extra® Nagelset)	*infizierte Nagelmasse entfernen, 1–2W*
dann	**Bifonazol** Spray/Cr. → 379	*tägl. bis klin. Heilung, dann prophylaktisch 1 x/W*
oder	**Ciclopirox** Nagellack → 379	
Indikation zur zusätzl. und gezielten systemischen Behandlung nach Erregerdiagnose: Tinea capitis, hyperkeratotische, pustulöse, stark infiltrierende oder ausgedehnte Dermatomykosen sowie Onychomykosen, wenn ein Nagel > 50% oder > 3 Nägel befallen sind		
	Fluconazol → 265 (für Tinea bei Ki. off-label, bei fehl. Altern. eingeschr. Zul., f. Microsporum-Arten empf.)	*5(–12)mg/kgKG/d in 1 ED, MTD 200–400mg, über 2–7W bzw. bis Kulturen negativ (Dos. FG und NG s. Fachinfo)*
oder	**Terbinafin** → 268 (in D für Ki. keine Zul., f. Trichophyton-Arten empf.)	*Tagesdosis: < 20kgKG: 62.5mg; 20–40kgKG: 125mg, > 40kgKG 250mg für 1–2 W 1 x/d, dann 1 x/W*

[99] Tietz HJ Mykosen bei Kindern und Erwachsenen - consilium Themenheft (infectopharm) 05/2016

T 19.13.7 Pediculosis capitis[100]

Zweimalige Behandlung von Kopfhaut und Kopfhaaren an d0 und 9, solange tägliche Kontrolle, bei Nachweis von geschlüpften Larven/Läusen erneut Beginn mit d0. Haare nach jeweiliger Einwirkzeit des Läusemittels auskämmen, dann auswaschen; potentiell befallene Kontaktpersonen synchron behandeln, d13 erneute Kontrolle durch nasses Auskämmen.

1. Wahl	**Dimeticon** → 381 (Zul. z.B. Dimet® 20 Lsg. u. Etopril® ab 6M, Nyda® ohne Alterbeschr.)	*trockene Kopfhaut/-haare gründlich benetzen, einwirken lassen, z.B. Dimet® u. Etopril® 20min, Nyda® express Pumpspray 10 min, Nyda® plus 1h, Nyda® Pumpspray 8h* (**Cave:** *Dimeticone sind entflammbar)*
2. Wahl	**Pyrethrum-Extrakt** → 382 (Zul. f. Sgl. unter ärztl. Aufs.)	*Einwirkungszeit 45min, bei Kleinkindern max. 25ml*
oder	**Permethrin** → 382 (Zul. ab 3. M)	*in leicht feuchtes Haar einmassieren, Einwirkungszeit 45min (***Cave:*** InfectoPedicul® ist brennbar)*

[100] Meister et al., Kopfläuse. Dtsch. Ärzteblatt 2016, 45:763-771.

T 19.13.8 Skabies[33, 101, 102]

Hygienische u. pflegende Maßnahmen, ggf. lokale oder system. Ther. bakterieller Sekundärinfektionen; nach Händewaschen während der Einwirkzeit topische Antiskabiotika erneut auftragen; enge Konktaktpersonen mitbehandeln.

Spezif. antiskabiöse Therapie, 1. Wahl		
topisch	**Permethrin 5% Creme** (Zul. ab 3. M) → 382	*1 x auf gesamte Haut auftragen, nach 8–12h abduschen, bei Ki. bis 3J Mund-/Augenbereich aussparen; erste 2 M Permethrin 2.5% (mit Ungt. emulsificans. Aquosum verd.)*
oder bei Immunsuppression, stark ekzematöser/erosiver Haut u./od. Ausbrüchen in Sammelunterkünften, bei Zweifeln an korrekter Durchführbarkeit od. fehl. Ansprechen auf Permethrin		
> 6J	**Ivermectin p.o.** → 269 (> 15kgKG)	*1 x 200µg/kgKG (nüchtern oder nach 2-stündiger Nahrungskarenz)*
2. Wahl		
< 3J	**Crotamiton 10%** Lotio, Gel, Salbe (auch antiprurig.)	*auf gesamte Haut an 3–5 aufeinanderfolgenden Tagen auftragen, erst dann abwaschen oder abduschen*
≥ 12M	**Benzylbenzoat 10%** → 381	*lokal an 3 aufeinanderfolg. Abenden, an d 4 abduschen*
3–5J	**Crotamiton** (s.o.) o. **Benzylbenzoat 10%** (s.o.) o. **Ivermectin p.o.** (> 15kgKG) → 382	
> 6J	**Ivermectin p.o.** → 382	*s.o.*

Nach Therapie: kontaminierte Textilien u. Gegenstände waschen (mind. 10 min > 50°) oder Karenzzeit 4d (mind. 21°); postskabiöses juckendes Ekzem mit pflegenden Externa behandeln, ggf. mit top. Kortikoiden, Säuglinge und schwere Formen (Sc. norvegica sive crustosa) stationär
Kontrolluntersuchungen: alle 2 W über mind. 6W
Indikation für zweite Behandlung nach 7–15d: sehr ausgedehnte o. Sc. crustosa, Immunsupprimierte, Befall mehrerer Personen in Wohngemeinschaft, neue gangartige Papeln o. mikroskop./dermatoskopischer Nachweis von Milben bei Kontrolle, Zweifel an Compliance

[101] AWMF 013-052 Skabies, Diagnostik und Therapie. Stand 1.1.2016, gültig bis 30.01.2021.
[102] Dressler et al., Therapie der Skabies. Dtsch. Ärzteblatt 2016; 113:757-62.

T 19.13.9 Urtikaria → 815

T 19.14 Kinder-HNO

T 19.14.1 Otitis media, akute (AOM) und Otitis externa[96, 103]

Folgende Pat. profitieren von sofortiger Einleitung einer antibiotischen Therapie: Alter < 6M, < 24M mit beidseitiger AOM, auch > 24M mit persist. Otorrhoe > 2d, Paukenröhrchen, LKGS, CI, Immunsuppression, Down-Syndrom, AOM auf den einzig hörenden Ohr; fakultativ auch je nach Begleit-/Grunderkrankungen oder AZ, z.B. bei hohem Fieber, sehr starken Schmerzen, Schmerzen > 48h und/oder anhaltendem Erbrechen/Durchfall, ansonsten:

1.	abwartendes Offenhalten unter suffizienter Analgesie: **Paracetamol** → 292 oder **Ibuprofen** → 197	*nach Bedarf über 24–48(–72) h, dann Kontrolltermin; Dosierungen s. Schmerztherapie im Kindesalter: Paracetamol* → 816, *Ibuprofen* → 816

2.	bei ausbleibender Besserung Antibiose über 7(–10)d	
1.Wahl	**Amoxicillin** → 217	*50(–90)mg/kgKG/d in 2 ED*
oder	**Amoxicillin + Clavulansäure** → 219	*50+12.5 (bis 90+22.5 bzw. 90+13) mg/kgKG/d in 2 ED; s.a. Harnweginfekt* → 832
Perforierte Pseudomonas-Otitis oder Otorrhoe bei liegenden Paukenröhrchen: Ü an HNO und		
	Ciprofloxazin OT → 400	*2 x 1mg lokal*
Otitis externa ggf. Ü an HNO (z.B. Betamethason/Gentamycin Salbenstreifen für 1-2d), sonst		
	Ciprofloxazin OT → 400	*2 x 1mg/d lokal, ggf. Kombination mit Kortikoid*

[103] AWMF 053-009 Barzel et al., Ohrenschmerzen. Stand: 01.11.2014, gepl. Fertigstellung 07/2022.

T 19.14.2 Pseudokrupp/stenosierende Laryngotracheitis → 811

T 19.14.3 Rhinokonjunktivitis, allergische → 814

T 19.14.4 Rhinosinusitis[33, 96, 104, 105]

Akute Rhinosinusitis		
Abschwellende Nasentropfen, feucht-warme Inhalation (CAVE Verbrühung), ggf. Analgesie, abwartendes Offenhalten, ggf. medikamentöse Unterstützung		
	Myrtol®	*6–12J: 3–4 x/d 1 Kps., > 12J: 3–5 x/d 2 Kps*
oder	**Cineol** (Soledum® Kps. jun.)	*2–12J: 3 x 100mg*
oder	**Sinupret extract®**	*ab 12J: 3 x 1 Tbl. über 7–14d*
oder	**Mometason NS**	*2 x 2 Hub 5–10d*
Indikation zur Antibiose: starke Schmerzen, Fieber > 38,5°C + eitrige Rhinitis > 3d, persist. Symptome > 10d oder zweigipfliger Verlauf, Gesichtsschwellung, schwere Grunderkrankung		
1.Wahl	**Amoxicillin** → 217	*50(–90)mg/kgKG/d in 2 ED über 10d*
Bei Nicht-Ansprechen auf Amoxicillin		
2. Wahl	**Amoxicillin + Clavulansäure** → 219	*80+20 bzw. 80+11mg/kgKG/d in 2 ED über 10d; s.a. Harnweginfekt* → 832
oder	**Cefuroxim-Axetil** → 226	*30mg/kgKG/d in 2 ED über 10d (od. and. Cefalospor. 2. Gen.)*
Rezidivierende oder chronische (> 12W) Rhinosinusitis		
	Isotone oder leicht hypertone NaCl-Lsg.	*Nasenspülungen*
insbesondere bei Nasenpolypen und allergischer Komponente: **nasale Kortikoide**		
	Fluticason Zul. f. allerg. Rhin. ab 4J (Flutica Teva®, Flutide nasal®) oder 6J (Avamys®)	*1 x 1 Sprühst./Nasenloch/d (ab 12J: 1 x 2)*
oder	**Budesonid** Zul. f. allerg. Rhinitis u. Nasenpolypen ohne Altersbeschränkung (Budesonid Acis®, Budapp nasal®)	*1-2 x 1 Sprühst./Nasenl./d (ab 12J: 2 x 2)*
oder	**Mometason** Zul. f. allerg. Rhinitis ab 3J, f. Polyposis nasi ab 18J	*1 x 1 Sprühst./Nasenloch/d (ab 11J: 2 x 1)*
bei ausbleibender Besserung > 3M ggf. Kulturen, Langzeitantibiose, AT, NNH-Lavage		

[104] AWMF 017-049 u. 053-012 Stuck B et al., Rhinosinusitis. Stand: 7.4.2017, gültig bis 6.4.2022.
[105] Rose MA et al. Rhinosinusitis bei Kindern und Jugendl. Monatsschr Kinderheilk 2018; 166:201-11.

T 19.14.5 Tonsillopharyngitis, Gruppe-A-Streptokokken (GAS)[33, 96, 106, 107]

Eine antibiotische Therapie verkürzt die KH-Dauer um etwa 24h u. die Infektiösität auf 24h. Weder das extrem niedrige Risiko einer Folgeerkrankung allein noch ein hoher ASL-Titer rechtfertigen eine routinemäßige Antibiotikagabe. Einzelfall-Risiko-Nutzen-Abwägung nach Klinik und epidem. Situation (keine Antibiose bei geringem Krankheitsgefühl, Alter < 2–3J, Symptomen für Virusinfektion wie Husten, Schnupfen, Konjunktivitis, Heiserkeit).

1. Wahl	**Penicillin V p.o.** → 216	*100.000 IE/kgKG/d in 2 ED über 5–7d, MTD Ki. 2 Mio IE, Erw. 3 Mio IE*
Bei Allergie gg. Penicillin und ß-Laktam-Antibiotika		
	Clarithromycin → 230	*15mg/kgKG/d in 2 EDüber 7d, MTD 1g*
Bei Rezidiven (strenge Indikationsstellung)		
	Clindamycin → 231	*20mg/kgKG/d in 3 ED, MTD 1.8g*

[106] DEGAM LL Halsschmerzen, 10/2020, gültig bis 10/2025.
[107] AWMF 017-024 Entz. Erkrankungen der Gaumenmandeln. Stand: 31.8.2015, gültig bis 31.12.2019.

T 19.14.6 Zoster oticus/Rumsay-Hunt-Syndrom/Varizellen/Zoster → 813

T 19.15 Pädiatrische Nephrologie und Urologie

T 19.15.1 Enuresis[108, 109]

Monosymptomatische nächtliche Enuresis (MEN) oder mit Tagessymptomatik (non-MEN)

Nach Ausschluss organischer, inkl. neurol. u. psychogener Ursachen, nach Diagnostik und ggf. Therapie von Komorbiditäten (Entwicklungs-/Schlafstörungen, Obstipation) erfolgt vorrangig nicht-pharmokologische/nicht-chirurg. Urotherapie: Aufklärung, Regulierung von Trink- und Miktionsverhalten, apparative Verhaltenstherapie (AVT, Alarmsystem/Weckapparat). Therapie einer Stuhlinkontinenz ggf. vor non-MEN, sowie non-MEN-Tagessymptome vor MEN. Intervention bei MEN frühestens ab 6. Lebensjahr (1. Wahl: AVT).

In Einzelfällen medikamentös unterstützend

Indikation für Anticholinergika: non-MEN mit kleiner funktionelle Blasenkapazität und/oder überaktiver Blase nach mangelhaftem Erfolg vorausgehender Urotherapie

1. Wahl	**Propiverin** → 403	*0,8mg/kgKG/d in 2 ED (MTD 15mg) über 3–6M, über je 2–3W ein- und abdosieren*
od. 2. Wahl	**Oxybutynin** → 402 (Zul. ab 5J)	*ini 5mg/d in 2 ED, steigern bis niedrigst wirksame Dosis, max. 0.3(–0.6)mg/kgKG oder 15mg/d*

Indikation für ADH-Analoga: Bedarfsmedikikation fürs Schlafen außer Haus (Reisen, Schullandheim) unf falls AVT nicht durchführbar/erfolglos (langfristiger Erfolg unwesentlich über Spontanremissionsrate)

ab 5J	**Desmopressin p.o.** → 145	*ini 0.1–0.2mg abends p.o., max. über 3M; Dosis bei unzureich. Effekt nach 2W bis auf 0.4mg abends p.o. erhöhen, max. über 3M; absetzen, falls nach 2–4W bei ausreichender Dosis kein Erfolg. Vorsicht Wasserintox./Hyponatriämie: nach Einnahme max. 250ml trinken.*

[108] Gontard A et al., Diagn. U. Behandlg. der Enuresis und der funktionellen Harninkontinenz tagsüber, Dtsch Ärzteblatt Int 2019; 116: 279-85.
[109] AWMF 028-026, Kuwertz-Bröking E, von Gontard A, Enuresis und nicht-organische (funktionelle) Harninkontinenz bei Kindern und Jug. Stand: 31.05.2021, gültig bis 30.05.2026.

T 19.15.2 Glomerulonephritis, akute postinfektiöse[110]

Meist Post-Streptokokken-Glomerulonephritis (PSGN)

PSGN	**Penicillin V p.o.** → 216	*100000 IE/kgKG/d in 2 ED über 10d*
	Wenn möglich: Eradikation von Erregern anderer vorausgehender/chron. Infektionen	

Trinkmengen bilanzieren, bei Ödemen u. Hypertonie salzarme Kost; bei ausgeprägten Ödemen und Herzinsuffizienz:

plus	**Furosemid** → 42	*1(–2)mg/kgKG/d in einer ED*

bei Hypertonie salzarme Kost plus

plus	siehe arterielle Hypertonie → 795, Schönlein-Henoch-Vaskulitis → 815

[110] Dötsch et al., LL Akute postinfektiöse Glomerulonephritis, Elsevier 2010. P4, S1–2

T 19.15.3 Harnwegsinfekt/Zystitis[33, 96, 111, 112]

Zystitis/unterer Harnwegsinfekt

Zunächst nichtantibiotische symptomatische Behandlung (Beratung Flüssigkeitszufuhr, regelmäßige Miktion/kein Aufschub, Miktionsposition, ggf. Phytotherapeutika), dann ggf.:

	Nitrofurantoin p.o. → 236	*3–5mg/kgKG in2 ED über 3–5d*
oder	**Trimethoprim p.o.** → 235	*5–6mg/kgKG/d in 2 ED*
	CAVE regionale Resistenzquote E. coli	
ab 12J	**Fosfomycin p.o.** → 243	*1 x 3g Einmalgabe p.o. nach Abendessen, Miktion verzögern, 2d Trinkmenge begrenzen*

Pyelonephritis

Nach regelrecht gewonnener Urinprobe zur Keim-/Resistenzbestimmung zunächst kalkulierte antibiotische Ther. nach regional dominierendem Keimspektrum u. Resistenzsituation. Bei jungen Sgl. (< 3M) und komplizierten HWI (neurogene Blasenentleerungsstörungen, Harntraktfehlbildungen, Konkremente, Immundefizienz, Diabetes mellitus, liegendes Fremdmaterial u.a.) jeden Alters.

	Ceftazidim i.v. → 222	*60–100–150mg/kgKG/d in 2–3 ED, 3–7d oder mind. bis 2d nach Entfieberung i.v., insgesamt über 10(–14)d (**Cave:** bei NG u. Ki. ≤ 2M kann Serum-HWZ 3–4 x so hoch sein wie bei Erw.)*
plus	**Ampicillin i.v.** → 217	*100–400mg/kgKG/d in 3–4 ED, Dauer s. Ceftazidim*
oder ab 2. Lj	Reserve-Antibiotikum: **Ciprofloxacin** → 233	*20–30mg/kgKG/d in 2 ED, max. 1.2g/d, Dauer s. Ceftazidim (**Cave:** wegen schwerer z. T. irreversible NW nur nach sorgfältiger Abwägung)*

Bei Ki. > 3M mit unkompliziertem HWI		
1. W.	**Cefixim** → 227	*8(−12)mg/kgKG/d in 1–2 ED über 7–14d;* (**Cave** *Enterokokkenlücke)*
oder	**Amoxicillin** → 217 (1. Wahl bei Enterokokken-Nachweis)	*50–90mg/kgKG/d in 2 ED;* (**Cave** *lokale Resistenzquote E. coli)*
oder	**Trimethoprim p.o.** → 235	*s.o.;* (**Cave** *lokale Resistenzquote E. coli)*
Indikation zur intravenösen/stat. Therapie: sept. Krankheitsbild, zweifelhafte Compliance, erste 3 LM, Nahrungs-/Trinkverweigerung, Erbrechen/Durchfall, anhaltendes Fieber > 72h, hochgradige Harntransportstörung, Nierenabszess		
Reinfektionsprophylaxe (Indik.: dilatierender VUR, fakultativ bei hochgradigen Harntransportstörungen oder rezid. Pyelonephritiden ohne VUR)		
	Trimethoprim → 235	*1(−2)mg/kgKG in ED abends*
	(CAVE Resistenzquote E. coli, nicht vor 8. Lebenswoche)	
oder	**Nitrofurantoin** → 236	*1–2mg/kgKG in ED abends, max. über 6M*
oder	**Cefaclor** → 225	*10mg/kgKG in ED abends; CAVE Risiko ESBL-Selektion*

[111] AWMF 043-047 Diagnose und Therapie der neurogenen Blasenfunktionsstörung. Stand: 3/2019, gültig bis 12.2022.

[112] Beetz R et al., Pyelonephritis und Urosepsis. Monatsschr.Kinderheilk. 2018; 166:24-32.

T 19.15.4 Hodenhochstand/Retentio testis/Gleithoden[113]

Nach Ausschluss Ektopie, abdomineller- oder Pendelhoden		
0–6M	Spontan-Deszensus abwarten	
Gleithoden		
ab 6M	präoperative kombinierte Hormontherapie **LHRH/GnRH1 + HCG**	*LHRH: 3 x 400µg/d (3 x/d je ein Sprühstoß von 200µg in jedes Nasenloch) über 4W*
		unmittelbar anschließend: HCG: je 1 x 500 IE/W (3 x)
ab 6M	alle anderen Formen: primär operative Therapie	
	Die Ther. inkl. ggf. folgender operativer Orchidolyse/Orchidopexie Ende des 1. LJ abschließen, nach dem 1. LJ soll keine Hormontherapie mehr durchgeführt werden.	

[113] AWMF 006-022, Hodenhochstand – Maldeszensus testis, korrig. Version 06.08.18, Gültigkeit verlängert bis 31.07.2021.

T 19.15.5 Schönlein-Henoch-Nephritis → 815

T 20 Toxikologie – Therapie (F. Eyer)

Allein die Dosis macht's, dass ein Ding kein Gift sei Paracelsus

T 20.1 Wichtige Hinweise zur Therapie

Erstmaßnahmen bei Vergiftungen

- Aufrechterhaltung der Vitalfunktionen
- Primäre Giftelimination zur Verhinderung weiterer Giftresorption (bei oraler Giftaufnahme: Erbrechen oder Magenspülung nur noch in Ausnahmefällen indiziert); Gabe von Aktivkohle (0.5–1g/kg KG); auch wiederholte Kohlegabe kann indiziert sein.[1, 2, 3]
- Bei Kontamination der Haut: Reinigung mit Wasser und Seife; bei Spritzern ins Auge: sofortige Spülung unter laufendem Wasser.
- Adäquate Lagerung des Patienten in stabiler Seitenlage bei beeinträchtigten Schutzreflexen, um eine Aspiration zu vermeiden.
- Sekundäre Giftelimination zur Beschleunigung der Elimination (orthograde Darmspülung, alkalische Diurese, repetitive Aktivkohle[3], Hämodialyse, -perfusion, -filtration, Eiweißdialyse, z.B. MARS® oder Prometheus®).
- Die primäre oder sekundäre Giftentfernung ist keine Routinemaßnahme; sie bedarf einer sorgfältigen Nutzen-Risikoabwägung. Die Gabe v. Carbo medicinalis ist in den meisten Fällen ausreichend[3, 4]. Hilfe bei der Indikationsstellung leisten die Giftinformationszentralen (GIZ).
- Seit 1999 und in revidierter Form 2005 und 2021 gibt es auf der Grundlage der gemeinsamen Empfehlungen der Europäischen Giftnotrufzentralen[5] auch Empfehlungen für das Kindes- und Jugendalter zu diesem Thema.[4, 6, 7, 8]
- Nach dem Chemikaliengesetz (§16e ChemG) sind Vergiftungen, die zu gesundheitlichen Beeinträchtigungen führen meldepflichtig. Dies gilt bereits für den Verdachtsfall.[9]

Antidottherapie

- Antidote sind Medikamente, die die Wirkung von Giften aufheben oder abschwächen können. Antidote können jedoch schwerwiegende Nebenwirkungen haben (z.B. 4-DMAP, Deferoxamin, Atropin etc.). Trotzdem kann häufig aus vitaler Indikation nicht auf die Gabe verzichtet werden. Aus diesem Grund muss in jedem Einzelfall eine strenge Indikationsstellung zur medikamentösen Behandlung erfolgen.[10]
- Die Indikation wird nicht nur aus der Art des Gifts gestellt, sondern auch aus der Giftmenge, dem zeitlichen Verlauf der Vergiftung, dem klinischen Zustand des Pat. und aus anderen Parametern. Vor- und Nachteile für den Pat. müssen in jedem Fall gegeneinander abgewogen werden. Zudem ist bei der Gabe von Antidota zwischen der patientengebundenen (pro kg KG) und der giftbezogenen (z.B. Heparin/Protamin) Dosierung zu unterscheiden.

Dosierungen

- Absolute Dosisangaben beziehen sich auf erwachsene Patienten. Kinderdosierungen sind gesondert gekennzeichnet. Die Angabe mg/kg bedeutet „mg pro Kilogramm Körpergewicht" und kann im Allgemeinen auf Erwachsene und Kinder angewandt werden.

Asservierung

- Tabletten-, Drogenreste oder sonstige Substanzen asservieren.
- Entnahme der Probe **vor** Therapiebeginn.
- Blut-, Urinproben und Mageninhalt sind mögliche Asservate.
- Gefäße zur eindeutigen Identifikation sorgfältig beschriften.
- Besondere Abnahmevorschriften beachten.
- Klinische Symptomatik und kurze Anamnese auf dem Begleitschein vermerken.[11]
- Stuhlproben und die Asservierung von Atemluft sind nur in Ausnahmefällen erforderlich.

1 Juurlink DN: Activated charcoal for acute overdose: a reappraisal. Br J Clin Pharmacol 2016; 81(3): 482-7.
2 Jürgens G et al.: The effect of activated charcoal on drug exposure in healthy volunteers: a meta-analysis. Clin Pharmacol Ther 2009; 85(5):501-5.
3 Zellner T, Prasa D, Färber E et al., 2019; The Use of Activated Charcoal to Treat Intoxications. Dtsch Arztebl Int. 2019; 116(18): 311-317.
4 Hoegberg LCG,et al.: Systematic review on the use of activated charcoal for gastrointestinal decontamination following acute oral overdose. Clin Toxicol (Phila). 2021 Dec;59(12):1196-1227.
5 Chyka PA et al.: Position paper: Single-dose activated charcoal. Clin Toxicol (Phila) 2005; 43(2): 61-87.
6 Zilker T. Klinische Toxikologie für die Notfall- und Intensivmedizin. UNI-MED Verlag Bremen, 2008.
7 Tschirdewahn J, Eyer F: Diagnostics and treatment of selected clinically relevant, acute drug intoxications. Bundesgesundheitsblatt 2019; 62(11):1313-1323.
8 Geith S et al., Klein Padiatr 2018; 230(4):205-214.
9 Begemann K et al. Ärztliche Mitteilungen bei Vergiftungen 2011-2013. Achtzehnter Bericht der Dokumentations- und Bewertungsstelle für Vergiftungen im Bundesinstitut für Risikobewertung für die Jahre 2011-2013.
10 Buckley NA et al.: Who gets antidotes? Choosing the chosen few. Br J Clin Pharmacol 2016; 81(3): 402-7.
11 Weidemann G et al. Der Vergiftungsverdacht. In: Das Laborbuch für Klinik und Praxis. Urban & Fischer Verlag. Guder WG & Nolte J (Hrsg.) 2005; S. 482.

T 20.2 Allgemeinmaßnahmen

T 20.2.1 Primäre Giftelimination

evtl.	**Adsorbens** (Giftbindung ⇒ Resorptionshemmung ⇒ Giftelimination) nicht mit Laxans kombinieren	**Kohle (Aktivkohle, Carbo medicinalis)** → 433	*0.5–1g/kg KG p.o. oder über nasogastrale Sonde; Cave: Sondenlage, Aspirationsschutz*
evtl.	**Osmotisches Laxans** (forcierte Diarrhoe ⇒ Giftelimination)	**Natriumsulfat**	*15–30g auf 100ml H_2O (nur nach mehrfachen Kohlegaben notwendig), nicht bei Nikotinvergiftung*
oder	**Lösungen zur Darmlavage vor Koloskopie**	**Macrogol + Na_2SO_4 + $NaHCO_3$ + NaCl + KCl** *z.B. Oralav® od. GoLytely®*	*i.d.R. 1–2l in ca. 1h per Magensonde (nicht simultan zu Aktivkohle)*
evtl.	**Magenspülung** (⇒ Giftelimination) nur unter strenger Indikationsstellg. nach vorheriger Rücksprache mit einer Giftinformationszentrale	**Wasser über großlumigen Gummischlauch, bei Ki. physiol. NaCl-Lösung**	*je 5–10ml/kg, gesamt 15–20l lauwarmes H_2O bzw. Elektrolytlösung (bei Paraquat höhere Spülvolumina)*
	Cave: bei abgeschwächten/erloschenen Schutzreflexen Schutzintubation		

T 20.2.2 Sekundäre Giftelimination

evtl.	**Erhöhte Flüssigkeitszufuhr** (alkalische Diurese ⇒ Giftelimination) nur noch strenge Indikationsstellung	**$NaHCO_3$ 8.4%-Lsg.; ggf. NaCl 0.9% oder Glucose 5%** (abhängig von Elektrolyten und BZ)	*ini 1ml/kg KG, pH-Wert des Urins >7.5 anstreben. E'lyte nach Labor (Cave: Hypokaliämie), Infusions-/ Urinmenge und pH-Wert im Blut kontrollieren*

T 20.6 Amantadin-Intoxikation

	Benzodiazepin (antikonvulsiv)	**Diazepam** → 360	*0.3–0.5mg/kg i.v.*
oder		**Clonazepam** → 309	*1–2mg i.v., MTD 13mg*
oder		**Lorazepam** → 361	*4mg i.v. (2mg/min)*
	Indirektes Parasympatholytikum (Cholinesterasehemmung ⇒ anticholinerge und adrenerge Wirkung ↓)	**Physostigmin** → 434	*1–2mg sehr langsam i.v., bei Ki. 0.02mg/kg sehr langsam i.v., evtl. wdh., ggf. bis 2mg/h als Dauerinf. (unter EKG-Kontrolle; nicht bei QRS-Komplex > 120 msec; KI bei zerebralen Krampfanfällen*

T 20.7 Amphetamin-Intoxikation

Bei zerebralen Krampfanfällen			
	Benzodiazepin (antikonvulsiv)	**Diazepam** → 360	*0.3–0.5mg/kg i.v.*
oder		**Clonazepam** → 309	*1–2mg i.v., MTD 13mg*
oder		**Lorazepam**→ 361	*4mg i.v. (2mg/min)*
oder		**Midazolam** → 361	*0.15–0.3mg/kg i.v.*
evtl.	**Barbiturat** (antikonvulsiv)	**Phenobarbital** → 308	*10–20mg/kg langsam i.v.*
Bei Tachykardie			
	Beta-1-Blocker (HZV ↓, neg. chrono-/inotrop, Reninsekretion ↓, zentrale Sympathikusaktivität ↓)	**Metoprololtartrat** → 29	*Erw. 5–10mg langsam i.v. (nicht in Komb. mit Nifedipin)*
Bei Kammerflimmern			
	Antiarrhythmikum Kl. Ib	**Lidocain** → 50	*ini 100mg i.v., dann 2–4mg/min*
oder	**Antiarrhythmikum Kl. III**	**Amiodaron** → 51	*150–300mg i.v.*
(Zentrales) anticholinerges Syndrom			
	Indirektes Parasympatholytikum (Cholinesterasehemmung ⇒ anticholinerge und adrenerge Wirkung ↓)	**Physostigmin** → 434	*1–2mg sehr langsam i.v., bei Ki. 0.02mg/kg sehr langsam i.v., evtl. wdh., Cave: Bradykardien, nicht bei QRS-Komplex > 120msec; KI bei zerebr. Krampfanfällen*
Bei Hypertonie			
	Alpha-Rezeptor-Blocker	**Urapidil** → 34	*10–50mg i.v.*
oder	**Alpha-2-Agonist**	**Clonidin** → 33	*0.015–0.045mg/h i.v. als Dauerinfusion*

T 20.8 Antidepressiva-Intoxikation

Bei Herzrhythmusstörungen			
	Puffer (Azidosetherapie)	**Natriumhydrogen-carbonat 8.4%** (100ml = 100mmol HCO_3^-)	*BE x 0.3 x kg = mmol, max. 1.5mmol/kg/h i.v. (Ziel-pH 7.45–7.55), Natriumkonz. hochnormal halten; Cave: Hypokaliämie; i.v.-Anw., zur zentralven. Inf.*
evtl.	**Antiarrhythmikum Kl. Ib**	**Lidocain** → 50	*1mg/kg langsam i.v.; KI: Antiarrhythmika der Klasse Ia, Ic und III*
Bei supraventrikulärer Tachykardie und/oder zentral anticholinergem Syndrom			
	Indirektes Parasympatho-lytikum (Cholinesterasehemmung ⇒ anticholinerge und adrenerge Wirkung ↓)	**Physostigmin** → 434	*2mg sehr langsam i.v., bei Ki. 0.02mg/kg sehr langs. i.v.; Cave: Bradykardien; nicht bei QRS-Komplex > 120msec; KI bei zerebr. Krampfanfäll.*
Bei Hypotonie			
	Natriumchlorid-Infusionslösung	**NaCl 0,9%** → 301	*500ml i.v. über 15 min; Cave: Volumenüberlast bei kardiodepressiver Wirkung der Antidepressiva*
	Alpha- und Beta-Sympathomimetikum (Inotropie ↑)	**Adrenalin (Epinephrin)** → 55	*Erw. 0.1mg, Ki. 0.01mg/kg i.v. (zurückhaltende Anw. wg. Proarrhythmie)*
	Alpha-Sympathomimet. (periph. Widerst. ↑, RR ↑)	**Noradrenalin** → 55	*ini 0.1µg/kg/min*

T 20.9 Antihistaminika-Intoxikation

Allgemein			
	Indirektes Parasympatholytikum (Cholinesterasehemmung ⇒ anticholinerge und adrenerge Wirkung ↓)	**Physostigmin** → 434	*1–2mg i.v., evtl. wdh., z.T. bis 2mg/h als Dauerinf.; Cave: Bradykardien, nicht bei QRS-Kompl. > 120msec; KI bei zerebr. Krampfanfäll.*
Bei zerebralen Krampfanfällen			
	Benzodiazepin (antikonvulsiv)	**Diazepam** → 360	*0.3–0.5mg/kg i.v.*
oder		**Clonazepam** → 309	*1–2mg i.v., MTD 13mg*
oder		**Lorazepam** → 361	*4mg i.v. (2mg/min)*
Bei Hypotonie			
	Alpha-Sympathomimet. (periph. Widerst. ↑, RR ↑)	**Noradrenalin** → 55	*initial 0.1µg/kg/min*

T 20.10 Arsen-Intoxikation

Durch Arsensalze, arsenige Säure, Arsensäure, Arsenite und Arsenate mit entspr. erhöhtem As-Serumspiegel. Arsen III- und V-oxid bes. toxisch; nicht bei Arsenwasserstoff-Intoxikation

	Rasche Kontaktaufnahme mit Giftinformationszentralen		
	Komplexbildner (Giftelimination ↑)	**Dimercaptopropansulfonat (DMPS)** → 431	*akut: Bolus 250mg i.v., d1 250mg i.v. alle 3–4h, d2 alle 4–6 h, d3 alle 6–8 h, d4 alle 8–12 h, danach 250mg i.v. 1–3 x/d, bis As-Blutkonz. deutlich ↓; subakut-chronisch: p.o. d1: 3 x 10mg/kg/d, d2: 3 x 5–10mg/kg/d, d3: 2 x 2.5mg/kg/d, Dauer hängt von Arsenausscheidung ab; Cave: Depletion von Spurenelementen*

T 20.11 Atropin-Intoxikation

	Indirektes Parasympatholytikum (Cholinesterasehemmung ⇒ anticholinerge und adrenerge Wirkung ↓)	**Physostigmin** → 434	*1–2 mg langs. i.v., evtl. wdh., z.T. bis 2mg/h als Dauerinf., Ki. 0.02–0.04mg/kg als ED langsam i.v.; Cave: Bradykardien, nicht bei QRS-Kompl. >120msec; KI: zerebr. Krampfanfälle*
evtl.	**Benzodiazepin** (antikonvulsiv)	**Diazepam** → 360	*0.3–0.5mg/kg i.v.*
oder		**Lorazepam** → 361	*4mg i.v. (2mg/min)*
oder		**Midazolam** → 361	*0.15-0.3mg/kg i.v.*

T 20.12 Barbiturat-Intoxikation

	Puffer (Harnalkalisierung, Giftelimination ↑)	**Natriumhydrogencarbonat 8.4%** → 304 (100ml = 100mmol HCO_3^-)	*BE x 0.3 x kg = mmol, max. 1.5mmol/kg/h i.v. (pH-Kontr., alkalischen Urin-pH anstreben); Cave: Hypokaliämie*

T 20.13 Benzodiazepin-Intoxikation

	Benzodiazepin-Antagonist (Benzodiazepinwirkung ↓)	**Flumazenil** → 433	*0.3-0.6 mg i.v., ggf. Dauerinfusion bis 1 mg/h (kurze HWZ, nur bei vitaler Ind. oder als Diagnostikum)*

T 20.14 Betablocker-Intoxikation

	Alpha- und Beta-Sympathomimetikum, D_1-Rezeptor-Agonist (Inotropie ↑, Vasokonstriktion bei Hypotonie)	**Dopamin** → 55	*5–20µg/kg/min*
	Beta-(>Alpha-) Sympathomimetikum (Ino-/Chrono-/Bathmotropie ↑ bei Hypotonie, Bronchodilat.)	**Adrenalin** → 55	*0.001–0.01mg/kg ED, dann nach Wi (die nötigen Dosen liegen deutlich höher als die Standarddos. von Adrenalin u. Noradrenalin)*
evtl.	Herzschrittmacher zur Steigerung der Inotropie		
	Antihypoglykämikum (Beta-Rezeptor-unabhängige Stimulation von c-AMP ⇒ Herzleistung ↑)[14]	**Glucagon** → 122	*ini 0.1–0.15mg/kg, dann: 0.05mg/kg/h über 24h i.v. (max. 5mg/h); Cave: kurze HWZ (ca. 15min)*
	Puffer (Azidosetherapie)	**Natriumhydrogencarbonat 8.4%** → 304 (100ml = 100mmol HCO_3^-)	*BE x 0.3 x kg = mmol, max. 1.5mmol/kg/h i.v.*
	Insulin und Glukose (Hochdosistherapie[14, 15])	**Insulin** → 120	*1–10 I.U./kgKG/h; Rücksprache mit GIZ*
evtl.	Intravenöse Lipidemulsionstherapie[16, 17] (ILE) zur Aufhebung der Kardiotoxizität stark lipohiler Substanzen (logP > 2)	**Intralipid® 20%** (oder entspr. 20%ige MCT-Lipidlösung, z.B. Lipofundin® 20% → 303)	*ini 1.5ml/kg als Bolus, max. 1–2mal wdh., dann 0.25ml/kg/min; max. 10ml/kg während ersten 30min bzw. 12ml/kg in 24h*

14 Graudins A et al. Calcium channel antagonist and beta-blocker overdose: antidotes and adjunct therapies. Br J Clin Pharmacol 2016; 81(3): 453-61.

15 Doepker B et al. High-dose insulin and intravenous lipid emulsion therapy for cardiogenic shock induced by intentional calcium-channel blocker and Beta-blocker overdose: a case series. J Emerg Med 2014; 46(4): 486-90.

16 Gosselin S et al. Evidence-based recommendations on the use of intravenous lipid emulsion therapy in poisoning. Clin Toxicol 2016; 54(10): 899-923.

17 Smolinska S et al., Utilization of lipid emulsion therapy in fatal overdose cases: an observational study. Clin Toxicol 2019; 57(3): 197-202.

T 20.15 Biguanide-Intoxikation (besonders Metformin)

	Puffer (Therapie der Laktatazidose)	**Natriumhydrogencarbonat 8,4%** → 304 (100ml = 100mmol HCO_3^-)	*BE x 0.3 x kg = mmol, max. 1.5mmol/kg/h i.v.; Cave Hypokaliämie*
evtl.	**Glukose** (Substitution)	**Glukose 40%, dann Glukose 5%** → 302	*nach BZ; Biguanide verursachen i.d. Regel keine Hypoglykämie!*

T 20.16 Biperiden-Intoxikation

	Indirektes Parasympatholytikum (Cholinesterasehemmung ⇒ anticholinerge und adrenerge Wirkung ↓)	**Physostigmin** → 434	*1–2 mg sehr langsam i.v., evtl. wdh., z.T. bis 2mg/h als Dauerinf.; Ki. 0.5mg sehr langsam i.v.; Cave: Bradykardien, nicht bei QRS-Kompl. > 120msec; KI: zerebrale Krampfanfälle*

T 20.17 Blei-Intoxikation

	Komplexbildner (Giftelimination ↑)	**Dimercaptosuccinic acid** (DMSA)	*10mg/kg p.o., d1–5 alle 8h, d6–14 alle 12h*
oder		**2,3-Dimercapto-1-propan-sulfonsäure (DMPS)** → 431	*3–5mg/kg i.v., d1 alle 4h, d2 alle 6h, ab d3 alle 8h bis GI-Symptome abklingen, dann DMPS p.o. 3 x 100mg/d*

T 20.18 Botulismus-Intoxikation (Rücksprache mit Giftinformationszentrale)

	Spezifisches Antidot (Giftwirkung ↓)	**Heptavalentes Botulinus-Antitoxin** gegen Serotypen A-G (BAT®)	*Dosierung siehe Beipackzettel*

T 20.19 Carbamat-Intoxikation (reversible Hemmung der Acetylcholinesterase)

	Direktes Parasympatholytikum (cholinerge Wirkung ↓)	**Atropinsulfat 100mg** → 430 (1%ige Lösung); Cave: Verwechslung mit Atropin 1mg-Amp. möglich!	*ini 2–5mg langsam i.v., bis cholinerge Zeichen sistieren (biol. Titration); bei Atropinüberdosierung zentral antichol. Syndr.: ggf. Physostigmin → 434*

T 20.20 Chinin-Intoxikation

Prophylaxe zur Membranstabilisierung			
	Isotone NaCl-Lösung (Volumen + Elektrolytlösung)	**NaCl 0,9%** → 301	*0.5–2mval/kg (Na^+-Konz. an oberer Grenze halten)*
oder	**Puffer** (Elektrolytlösung)	**Natriumhydrogencarbonat 8.4 %** → 304	*1–2 mval/kg (Na^+-Konzentration an oberer Grenze halten; Cave Hypokaliämie)*
	Elektrolyt	**Magnesium** → 299	*0.1mval/kg/ED*

Bei Kammerflimmern			
	Benzodiazepin (antikonvulsiv)	**Diazepam** → 360	*1–2mg/kg i.v. als Bolus, dann 0.1–0.4mg/kg/h; KI: Antiarrhyth. Kl. Ia, Ic, III*
oder		**Midazolam** → 361	*0.15–0.3mg/kg i.v.*

T 20.21 Chloroquin-Intoxikation

	Benzodiazepin (prophylaktisch gegen Rhythmusstörungen, Krampfanfälle)	**Diazepam** → 360	*1–2mg/kg i.v. als Bolus, dann 0.1–0.4mg/kg/h evtl. über Tage Antiarrhythmika (KI: Klasse Ia, Ic und III)*
	Bei (relativer) Hypokaliämie **Elektrolytlösung**	**Kalium** → 298	*vorsichtige Substitution nach Serum-K^+; Cave: Hyperkaliämie*

T 20.22 Chrom-Intoxikation

Komplexbildnertherapie mit DMPS nicht indiziert, ggf. sogar schädlich; ggf. gesteigerte Diurese

	(Giftelimination ↑)	**N-Acetylcystein** → 85 i.v. bei Nieren- und Leberschädigung analog der Paracetamol-Intoxikation	*N-Acetylcystein-Schema siehe Paracetamol* → 850

T 20.23 Clenbuterol-Intoxikation

	Betablocker (HZV ↓, neg. chrono-/inotrop, zentr. Sympathikusaktivität ↓)	**Propranolol** → 30	*0.01–0.02mg/kg i.v.*
oder		**Metoprolol** → 29	*5–10mg i.v.*
	Benzodiazepin (antikonvulsiv)	**Diazepam** → 360	*0.3–0.5mg/kg i.v.*
oder		**Clonazepam** → 309	*1–2mg i.v., MTD 13mg*
oder		**Lorazepam** → 361	*4mg i.v. (2mg/min)*

T 20.24 Clonidin-Intoxikation

Bei Bradykardie			
	Direktes Parasympatholytikum	**Atropin** → 56	*0.01mg/kg*
Bei Hypotonie			
	Alpha-/Beta-Sympathomimetikum, D_1-Rez.-Agonist	**Dopamin** → 55	*5–10µg/kg/min (zurückhaltend)*
	Beta-Sympathomimetikum (Inotropie ↑, Vasokonstriktion bei Hypotonie)	**Dobutamin** → 55	*2–20µg/kg/min*
	Alpha-Sympathomimetikum (periph. Widerst. ↑, RR ↑)	**Noradrenalin** → 55	*ini 0.1µg/kg/min*

Bei Atemdepression			
	Opioidantagonist (Opioidwirkung ↓)	**Naloxon** → 290	*Versuch mit 0.4–2mg i.v., ggf. i.m.; wegen kurzer HWZ repetitive Dosen nötig; ggf. Naloxon-Spray nasal*

T 20.25 Cumarin-Intoxikation

	Vitamin K (Vitamin-K-Antagonismus ↓)	**Phytomenadion** → 154	*25mg/d p.o., 0.3mg/kg i.v. (bei Cumarinen mit langer HWZ evtl. über Monate)*
	Prothrombinkomplex-Präparat	**PPSB** → 72	*1E/kg hebt Quick um ca. 1%; Initialdosis (E) = kgKG x gewünschter Faktoranstieg in % (schneller Wi.-eintritt)*

T 20.26 Cyanid-Intoxikation

	Cyanidbindung	**Hydroxycobalamin** → 433	*2.5–5 g über 15–30min i.v.; bei Reanimation 10 g i.v.; Cave: Anaphylaxie, geringer RR-Anstieg; harmlose Rotfärbung von Haut und Urin; nicht mit 4-DMAP!*
oder	**Met-Hb-Bildner** (Cyanidbindung an Met-Hb)	**4-Dimethylaminophenol (4-DMAP)** → 431	*3–4mg/kg langsam i.v.; (bildet 30–40% Met-Hb); nicht indiziert bei Bränden mit mögl. CO-Beteiligung!*
dann	**Cyanidbindung** (aus Met-Hb ⇒ Umwandlg. in Rodanid ⇒ Cyanidelimination)	**Natriumthiosulfat 10%** → 433	*100–200mg/kg langs. i.v., ggf. nach 30–60 min wdh. bzw. Infusion 100mg/kg/h*

T 20.27 Dihydroergotamin-Intoxikation

	Direkter Vasodilatator (antihypertensive Therapie)	**Nitroprussidnatrium**	*nur in Glucose 5% als Inf.; 2-4 µg/kg/min i.v. (nur in sehr schweren Fällen; bei längerfristiger Therapie oder Dosen > 4 µg/kg/min Cyanid-Akkumul. mögl.!)*

T 20.28 Eisen-III-/-II-sulfat-Intoxikation

	Komplexbildner (Eisenelimination ↑)	**Deferoxamin**	*15mg/kg/h i.v., Reduktion mögl. nach 4-6h; max. 80mg/kg/24h, oral bis 12g*

T 20.29 Ethylenglykol-Intoxikation[18]

	Alkohol (kompetitive Hemmung der Alkoholdehydrogenase ⇒ Hemmung der Metabolisierung)	**Ethanol 96 %** → 431	*ini 50ml Ethanol 96% ad 450ml Glucose 5%, davon 8ml/kg über 30min. i.v., dann 1.5ml/kg/h Erh.Dos. (Ethanolkonz. 0.5–1.0‰ anstreben); bei schwerer Azidose Hämodialyse*
oder	Hemmung der ADH, damit Verhinderung der Entstehung toxischer Metabolite (u.a. Glykol- und Oxalsäure)	**Fomipezol** → 433	*ini 15mg/kg i.v. in 30min, dann 10mg/kg, alle 12h bis Ethylenglykol/Methanol i.S. < 0.1g/l; supp. Folsäure*
	Supp. Ther., um Umwandlung in nicht giftige Metaboliten zur beschleunigen	**Thiamin** → 151	*3-4 x 100mg p.o.*
		Pyridoxin → 152	*3-4 x 50mg p.o.*

[18] Kraut, Jeffrey A and Mullins, Michael E: N Engl J Med, 2018 Vol. 378(3): pp. 270-280

T 20.30 Gammahydroxybuttersäure (GHB)-Intoxikation

auch: Gammabutyrolakton (GBL)-Intoxikation; 1,4-Butandiol-Intox. (syn.: „liquid ecstasy")

Bei zerebralen Krampfanfällen			
	Benzodiazepin (antikonvulsiv)	**Diazepam** → 360	*0.3–0.5mg/kg i.v.*
oder		**Clonazepam** → 309	*1–2mg i.v., MTD 13mg*
oder		**Lorazepam** → 361	*4mg i.v. (2mg/min)*
Bei Erregungszuständen			
	Benzodiazepin (antikonv.)	**Diazepam** → 360	*0.3–0.5mg/kg i.v.*
	Neuroleptikum	**Haloperidol** → 353	*5–10mg i.m.; i.v.-Gabe nur bei normaler QTc-Zeit im EKG unter Monitoring*
Bei Tachykardie			
	Beta-1-Blocker (HZV ↓, neg. chrono-/inotrop, Reninsekr. ↓, zentr. Sympathikusakt. ↓)	**Metoprolol** → 29	*Erw. 5–10mg langsam i.v. (nicht mit Nifedipin kombinieren)*
Bei Ateminsuffizienz			
	Sauerstoff	Nasensonde/Maske, ggf. Intub.	*4–6l/min*

T 20.31 Heparin-Intoxikation

	Spezifisches Antidot (Aufhebung der Heparinwirkung)	**Protamin 1000 I.E.** → 65	*1ml inaktiviert 1000 I.E. Heparin (PTT-Kontr.); UW: anaphylakt. Reaktion; Cave: Protamin kann in Abwesenheit v. Heparin selbst gerinnungshemmend wirken*

T 20.32 Herzglykosid-Intoxikation[19]

	Spezifisches Antidot (Glykosidwirkung ↓)	**Digitalis-Antitoxin** → 431 (80mg Digitalis-Antidot binden 1mg Digoxin, Dosisberechnung nach Serumspiegel)	*ini Bolus über 30min i.v.; dann ggf. Dauerinf. mit 30mg/h; Cave: Glykosidspiegel nach Antidot falsch hoch, Allergiegefahr*
	Adsorbens (Giftbindung ⇒ Resorptionshemmung ⇒ Giftelimination)	**Kohle (Aktivkohle, Carbo medicinalis)** → 433	*0.5–1g/kg, fraktionierte Gabe alle 4h*
		Colestyramin → 126	*ini 4g 1–2 x/d, Erh.Dos. 8–16g/d, max. 24g in 24h*

[19] Eyer F, Steimer W, Müller C, Zilker T: Free and total digoxin in serum during treatment with Fab Fragments: Case study. Am J Crit Care 2010; Jul; 19(4): 387-391.

T 20.33 Kalziumantagonist-Intoxikation

	Kalzium (Substitution)	**Kalziumglukonat 10 %** → 299	*Erw. 30–60ml Kalziumglukonat 10% (7–14mmol), Ki. 0.125–0.175mmol/kg langsam i.v.; ggf. wdh., Ca^{++}-Bestimmung*
evtl.	**Direktes Parasympatholytikum** (cholinerge Wi ↓)	**Atropin** → 56	*0.1mg/kg i.v. bei Bradykardie; meist wenig effektiv*
evtl.	**Alpha-/Beta-Sympathomimet., D_1-Rez.-Agonist** (Inotropie ↑, Vasokonstriktion, renale Vasodilat., Natriurese)	**Dopamin** → 55	*2–15µg/kg/min als Dauerinfusion*
evtl.	**v. a. Beta-Sympathomimetikum** (Inotropie ↑)	**Dobutamin** → 55	*2–20µg/kg/min als DTI*
evtl.	**Beta- > Alpha-Sympathomimetikum** (Ino-/Chrono-/Bathmotropie ↑ bei Hypotonie, Bronchodilat.)	**Adrenalin** → 55	*0.001–0.01mg/kg ED, dann nach Wi (nötige Dosierung deutlich über Standarddosierung von Adrenalin und Noradrenalin)*
evtl.	Herzschrittmacher zur Steigerung der Inotropie		
evtl.	**Insulin und Glukose** Hochdosisther.[14, 15] → 841	**Insulin** → 120	*1–10 I.U./kgKG/h; Rücksprache mit GIZ*
evtl.	Intravenöse Lipidemulsionstherapie[16] (ILE) zur Aufhebung der Kardiotoxizität stark lipohiler Substanzen (logP > 2)	**Intralipid® 20%** (oder entspr. 20%ige MCT-Lipidlösung, z.B. Lipofundin® 20% → 303)	*ini Bolus 1.5ml/kg, max. 1-2 x wdh., dann 0.25ml/kg/min; max. 10ml/kg in ersten 30min bzw. 12ml/kg in 24h*

T 20.34 Koffein-Intoxikation

Bei bedrohlicher Tachykardie			
	Betablocker (HZV ↓, neg. chronotrop, neg. inotrop, zentrale Sympathikusaktivität ↓)	**Propranolol** → 30	*1–3mg langsam i.v. (max. 1mg/min), max. 10mg i.v.*
evtl.		**Metoprolol** → 29	*5–10mg i.v.*
evtl.		**Esmolol**[20] → 29	*Dosis-Titration (Ziel-Herzfrequenz 80-100/min) Erw. ini 500µg/kg üb. 1min, dann ggf. Erh.dos. 50µg/kg/min i.v.*
Bei Kammerflimmern			
	Antiarrhythmikum Kl. Ib	**Lidocain** → 50	*ini 100mg i.v., dann 2-4mg/min*
oder	**Antiarrhythmikum Kl. III**	**Amiodaron** → 51	*ini 150–300mg i.v.; ggf. anschl. 600–900mg/24h; Cave: Hyperthyreose*
Bei zerebralen Krampfanfällen			
	Benzodiazepin (antikonvulsiv)	**Diazepam** → 360	*0.3–0.5mg/kg i.v.*
oder		**Clonazepam** → 309	*1–2mg i.v., MTD 13mg*
oder		**Lorazepam** → 361	*4mg i.v. (2mg/min)*

[20] Gremain V, Chevillard L et al., Online Early; Clinical Toxicol; doi.org/10.1080/15563650.2021.1891243

T 20.35 Kokain-Intoxikation

Bei zerebralen Krampfanfällen			
	Benzodiazepin (antikonvulsiv; ggf. auch antiarrhythmisch)	**Diazepam** → 360	*0.3–0.5(–1)mg/kg i.v.; bei persist. Krämpfen und/oder Hyperthermie Relaxierung)*
oder		**Lorazepam** → 361	*4mg i.v. (2mg/min)*
oder	**Barbiturat „second-line"** (antikonvulsiv)	**Phenobarbital** → 308	*10–20mg/kg langsam i.v. (bei persist. Krämpfen Relax.)*
Bei bedrohlicher Tachykardie			
	Betablocker (HZV ↓, negativ chrono-/inotrop, zentrale Sympathikusaktivität ↓)	**Metoprolol** → 29	*5–10mg i.v. (KI bei hypertens. Entgl.; ggf. Carvedilol)*
oder		**Esmolol** → 29	*500µg/kg/min bzw. Bolus 80mg ü. 2-3min (KI b. hypertens. Entgl.; ggf. Carvedilol)*
Bei hypertensiver Entgleisung			
	Vasodilatation	**Nitroglyzerin** → 47	*0.15–0.6mg s.l.*
oder		**Nifedipin** → 32	*10–20mg s.l.*

T 20.36 Kupfer-Intoxikation

	Komplexbildner (Giftelimination ↑)	**D-Penicillamin** → 204 (Metalcaptase Tbl.)	*ini 4 x 300mg p.o./24h, bei längerer Anw. max. 40mg/kg; Ki. bis 100mg/kg, MTD 1050mg*

T 20.37 Lithium-Intoxikation

	Ausreichende Hydrierung (keine forcierte Diurese ⇒ Giftelimination)	**NaCl 0.9%** → 301 (+ ggf. 20mval KCl/l)	*250ml/h nach Bilanz, Elyt-Zusätze nach Labor; KI: Na-Diuretika; Serum-Na hochhalten; in schweren Fällen Hämodialyse; Cave: Thiaziddiuretika hemmen renale Lithiumelimination*

T 20.38 MAO-Hemmer-Intoxikation

	Nitrat, Vasodilatator (Preload ↓, venöses Pooling)	**Glyzeroltrinitrat** → 47	*ini 0.4mg p.o., bei gleichzeit. Serotonin-Syndrom ggf. Cyproheptadin (Peritol®) ini 12mg p.o., dann 2mg alle 2h, MTD 32mg*

T 20.39 Methanol-Intoxikation[18]

	Alkohol (kompetitive Hemmung der Alkoholdehydrogenase ⇒ Hemmung der Metabolisierung)	**Ethanol 96 %** → 431	*ini 50ml Ethanol 96% ad 450ml Glukose 5%, davon 8ml/kg über 30min. i.v., dann 1.5ml/kg/h Erh.Dos. (Ethanolkonz. 0.5–1.0‰ anstreben); bei schwerer Azidose Hämodialyse*
oder	Hemmung der Alkoholdehydrogenase (ADH) und damit Verhinderung der Entstehung toxischer Metabolite (u.a. Glykol- und Oxalsäure	**Fomipezol** → 433	*ini 15mg/kg i.v. innerhalb 30min, dann 10mg/kg, alle 12h bis Ethylenglykol oder Methanol i.S. < 0.1g/l; supportive Folsäuregabe*
	Zur Verbesserung der Ameisensäure-Elimination	**Folsäure** → 154	*1mg/kg bis max. 50mg pro Dosis alle 4-6h für mind. 5d (max. 10mg/kg/d)*

T 20.40 Met-Hb-Bildner-Intoxikation

	Reduktion von Met-Hb (Giftwirkung ↓)	**Methylenblau**	*1-2mg/kg i.v. über 5 min, nach 1h wiederholbar*
	Reduktion von Met-Hb (Giftwirkung ↓)	**Toloniumchlorid**	*2-4mg/kg i.v., bei Bedarf einmalige wdh. möglich*

T 20.41 Methotrexat-Intoxikation

	Spezifisches Antidot (Giftwirkung ↓)	**Kalziumfolinat**	*6–12mg i.v. oder i.m., Wdh. möglich*
evtl.	(metabol. MTX über rekombinante Carboxypeptidase zu untoxischen Metaboliten)	**Glucarpidase** (Voraxaze®; Orphan drug)	*ggf. 50IE/kg i.v. über 5min; Leukovorin > 4h vor Inf. absetzen; sehr kostspielig*

T 20.42 Mutterkornalkaloid-Intoxikation

	Direkter Vasodilatator (antihypertensiv, Pre-/Afterload ↓)	**Nitroprussidnatrium**	*nur in Glukose 5% als Inf.; 2–4 µg/kg/min i.v. (nur in sehr schweren Fällen; bei längerfristiger Therapie oder Dosen > 4µg/kg/min kann es zur Cyanid-Akkumulation kommen)*
	Benzodiazepin (antikonvulsiv)	**Diazepam** → 360	*0.3–0.5mg/kg i.v.;*
oder		**Clonazepam** → 309	*1–2mg i.v., MTD 13mg*

T 20.43 Neuroleptika-Intoxikation

Bei Herzrhythmusstörungen			
	Puffer (Azidosetherapie)	**Natriumhydrogencarbonat 8.4%** → 304 (100ml = 100mmol HCO_3^-)	*BE x 0.3 x kg = mmol, max. 1.5mmol/kg/h i.v. (pH auf 7.45–7.55); Cave: Hypokaliämie*
	Antiarrhythmikum Kl. Ib	**Lidocain** → 50	*1mg/kg langsam i.v.; KI: Antiarrhythmika Klasse Ia, Ic und III*
Nur bei supraventrikulärer Tachykardie			
	Indirektes Parasympatholytikum (Cholinesterasehemmung ⇒ anticholinerge und adrenerge Wirkung ↓)	**Physostigmin** → 434	*1–2mg sehr langsam i.v., evtl. wdh., ggf. bis 2mg/h als Dauerinfusion (unter EKG-Kontrolle); nicht bei QRS-Komplex > 120 msec; KI: zerebrale Krampfanfälle*
Bei Hypotonie			
Cave:	Keine Beta-Mimetika einsetzen		
	Alpha-Sympathomimet. (periph. Widerst. ↑, RR ↑)	**Noradrenalin** → 55	*ini 1µg/kg/min*

T 20.44 Opiat-Intoxikation

	Opioidantagonist (Opioidwirkung ↓)	**Naloxon** → 290	*0.4–2mg i.v./i.m. oder nasal über ein MAD (Mucosa application device), evtl. wdh.; Ki. 0.03mg/kgKG (sehr kurze HWZ); ggf. Naloxon-Spray nasal*

T 20.45 Organophosphat-Intoxikation

	Direktes Parasympatholytikum (cholinerge Wirkung ↓)	**Atropin** → 56	*ini 2–5mg i.v., evtl. wdh. mit 5–10mg, dann nach Wi; Ki. ini 0.5–2 mg; Ziel: trockene Schleimhäute, HF > 80/min*
evtl.	**Cholinesteraseaktivator** (Antidot)	**Obidoxim**	*3–4mg/kg i.v. (Erw. 250mg), als Bolus, anschl. DTI 750mg für 24h*

T 20.46 Paracetamol-Intoxikation

	Antidot (Entgiftung toxischer Metabolite)	**N-Acetylcystein (N-ACC)** → 85	*N-ACC 150mg/kg in 200ml Glukose 5% über 15min, dann 50mg/kg in 500ml über 4h, dann 100mg/kg in 1000ml über 16h; Ind. anh. des Nomogramms nach Rumack and Matthew[21]; altern (weniger UW) zum 20-h-Schema bei Paracetamol > 200mg/kg: 100mg/kg N-ACC in 200ml Gluc 5% über 2h, anschl. 200mg/kg über 10h[22]*

[21] Rumack BH et al. Acetaminophen poisoning and toxicity. Pediatrics 1975; 55(6): 871-6.
[22] Bateman DN et al. Reduction of adverse effects from intravenous acetylcysteine treatment for paracetamol poisoning: a randomised controlled trial. Lancet 2014; 383(9918): 697-704.

T 20.47 Penicillin- und Derivate-Intoxikation

	Benzodiazepin (antikonvulsiv)	**Diazepam** → 360	*0.3–0.5mg/kg i.v.*
oder		**Clonazepam** → 309	*1–2mg i.v., MTD 13mg*

T 20.48 Pyrazolon-Verbindungs-Intoxikation

	Benzodiazepin (antikonvulsiv)	**Diazepam** → 360	*0.3–0.5mg/kg i.v.*
oder		**Clonazepam** → 309	*1–2mg i.v., MTD 13mg*

T 20.49 Quecksilber-Intoxikation

Je nach Vollblut Hg-Konzentration			
	Komplexbildner (Giftelimination ↑)	**Dimercaptopropan-sulfonat (DMPS)** → 431; siehe auch Arsen-Intoxikation → 840	*akut 250mg als Bolus i.v., anschl. an d1 250mg i.v. alle 3–4h; d2 alle 4–6h; d3 alle 6–8h; d4 alle 8–12h; danach 250mg i.v. 1–3 x/d, bis Hg-Blutkonz. deutlich ↓; subakut-chronisch p.o. (Dimaval Hartkps.): d1: 3 x 10mg/kg/d, d2: 3 x 5–10mg/kg/d, d3: 2 x 2.5mg/kg/d; Dauer abhängig von Hg-Ausscheidg.; Cave: Depletion von Spurenelementen*

T 20.50 Reizgas-Intoxikation[23, 24, 25]

evtl.	**Beta$_2$-Sympatho-mimetikum inhalativ**	**Salbutamol** → 75 bei pulmonaler Spastik	*Erw. 1–2 Sprühstöße (0.1–0.2mg); Ki. 1 Sprühstoß (0.1mg); MTD Erw. 0.8mg, Ki. 0.4mg*
evtl.	**Glukokortikosteroid** Prophylaxe des toxischen Lungenödems bei Inhal. von Reizgasen vom Latenztyp	**Beclometason-diproprionat DA** → 80	*2–4 Sprühstöße (400µg), wdh. nach 1h, anschl. ggf. 400µg alle 2h über 24h; Ind. sehr umstritten, bei entstehender Bronchiolitis obliterans[23] erwägen*

23 de Lange et al. Do corticosteroids have a role in preventing or reducing toxic lung injury caused by inhalation of chemical agents? Clin Toxicol 2011; 49(2): 61-71.
24 Huynh Tuong A et al. Emergency management of chlorine gas exposure - a systematic review, Clinical Toxicology 2019; 57(2):77-98.
25 Zellner T, Eyer F: Choking agents and chlorine gas - History, pathophysiology, clinical effects and treatment. Toxicol Lett 2020; 320: 73-79.

T 20.51 Reserpin-Intoxikation

	Alpha-Sympathomimetik. (periph. Widerstand ↑, RR ↑, TPR ↑)	**Noradrenalin** → 55	*0.01–0.05µg/kg/min als DTI (bis max. 0.5µg/kg/min)*
	Dir. Parasympatholytikum (cholinerge Wirkung ↓; bei Sinusbradykardie)	**Atropin** → 56	*0.5–1mg i.v.*
	Benzodiazepin (antikonvulsiv)	**Diazepam** → 360	*0.3–0.5mg/kg i.v.*
		Clonazepam → 309	*1–2mg i.v., MTD 13mg*

T 20.52 Säuren-Intoxikation

Cave:	Keinesfalls primäre Giftelimination (Erbrechen), keine Aktivkohlegabe		
evtl.	**Puffer** (Azidosetherapie)	**Natriumhydrogencarbonat 8.4 %** → 304	*BE x 0.3 x kg = mmol, max. 1.5mmol/kg/h i.v.; Cave: Hypokaliämie*

T 20.53 Schaumbildner-Intoxikation

	Entschäumer	**Simeticon** → 434	*10ml p.o., Ki. 5ml p.o.*

T 20.54 Schilddrüsenhormon-Intoxikation

	Betablocker (HZV↓, neg. chrono-/inotrop, zentr. Sympathikusaktivität↓)	**Propranolol** → 30	*3 x 40mg/d p.o. (Konversionshemmung) bzw. 0.01-0.02mg/kg i.v.*

T 20.55 Spice-Intoxikation/Kräutermischungen

Symptomatische Therapie; bei Erregungszuständen			
	Synthetisches Cannabinoid, Agonist am CB1-Rez. „inhal. Gewürz-/Kräutermischg."	**Diazepam** → 360	*0.3–0.5mg/kg*
oder	**Benzodiazepin**	**Midazolam** → 361	*0.15–0.3mg/kg i.v.*

T 20.56 Sulfonamid-Intoxikation

	Reduktion von Met-Hb (Giftwirkung ↓)	**Toloniumchlorid** → 434	*2–4mg/kg i.v., evtl. 1 x wdh.*
	Puffer (Azidosetherapie)	**Natriumhydrogencarbonat 8.4%** → 304 (100ml = 100mmol HCO_3^-)	*p.o., Urin-pH > 7 einstellen; Cave: Hypokaliämie*

T 20.57 Thallium-Intoxikation

	Komplexbildner (Giftelimination ↑)	**Eisen-III-Hexacyanoferrat**	*ini Erw. u. Ki. mind. 3g p.o., dann 250mg/kg/d in 2–4 ED*

T 20.58 Theophyllin-Intoxikation

	Benzodiazepin (antikonvulsiv).	**Diazepam** → 360	*0.3–0.5mg/kg i.v.*
oder		**Clonazepam** → 361	*1–2mg i.v., MTD 13mg*
oder		**Midazolam** → 361	*0.15–0.3mg/kg i.v.*

T 20.59 Zink-Intoxikation

	Komplexbildner (Giftelimination ↑)	**Dimercaptopropansulfonat (DMPS)** → 431	*akut: Bolus 250mg i.v., anschl. an d1 250mg i.v. alle 3–4h, d2 alle 4–6h, d3 alle 6–8h, d4 alle 8–12h, danach 250mg i.v. 1–3 x/d*

T 20.60 Giftinformationszentralen (D, A, CH)

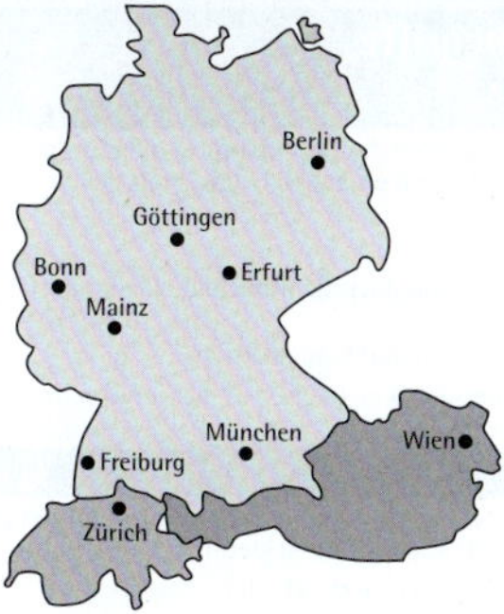

Mainz
Tel. 06131 19 240
Fax 06131-176605

München
Tel. 089 19 240
Fax 089 4140-24 67

Wien
Tel. 0043 140 643 43

Zürich
Tel. 0041 44 251-51 51 (Notruf)
Tel. 0041 44 251-66 66 (Allg. Anfragen)

Berlin
Tel. 030 19 24 0
Fax 030 30 686-799

Bonn
Tel. 0228 19 240
Fax 0228 287-33314

Erfurt
Tel. 0361 73 07 30
Fax 0361 73 073 17

Freiburg
Tel. 0761 19 240
Fax 0761 27 04 4570

Göttingen
Tel. 0551 19 240
Fax 0551 38 31 881

Mobile Gegengift-Depots (24-Stunden-Bereitschaft)

Bayern-Süd
Klinikum rechts der Isar
Abteilung für klinische Toxikologie
Tel. 089 19240

Bayern-Nord
Klinikum Nürnberg
Tel. 0911 398-0
Tel. 0911 398-2451

Allgemeine Informationen:
www.klinitox.de
(Homepage der Gesellschaft für klinische Toxikologie, Zusammenschluss aller deutschsprachigen Giftinformationszentralen)

T 21 Geriatrie – Therapie

Alle Informationen zu potenziell inadäquaten Medikamenten für ältere Patienten finden Sie im Arzneimittelteil, Kapitel A 21 Geriatrie → 435.

T 22 Zusatzinfos

T 22.1 Pharmakologische Grundbegriffe

T 22.1.1 Resorption

Nach oraler Zufuhr wird ein Wirkstoff meist durch das Epithel des Dünndarms in die Blutbahn aufgenommen. Über folgende andere Wege kann ein Pharmakon in den Organismus gelangen:

- Rektal: Resorption über die Rektumschleimhaut
- Nasal: Resorption über die Nasenschleimhaut
- Pulmonal: Diffusion über die Alveolen oder Resorption über die Bronchialschleimhaut
- Dermal: Resorption über die Haut
- Parenteral: durch intravenöse, intraarterielle oder subkutane Applikation

Die **Bioverfügbarkeit** bezeichnet den Prozentsatz einer verabreichten Dosis, der im Organismus zur Wirkung kommen kann.

T 22.1.2 Verteilung

Nachdem ein Arzneimittel in die Blutbahn gelangt ist, wird es infolge eines Konzentrationsgefälles in verschiedene Kompartimente des Organismus verteilt. Man unterscheidet hier:

- Intrazellulärraum (intrazelluläre Flüssigkeit und feste Zellbestandteile)
- Extrazellulärraum (Plasmawasser, interstitieller Raum, transzelluläre Flüssigkeit)

Welche Verteilungsräume eine Substanz erreicht, hängt von physikalisch-chemischen Eigenschaften wie Lipophilie und Molekülgröße und von den Eigenschaften der begrenzenden biologischen Membranen ab. Zahlreiche Arzneimittel sind im Blut reversibel an Plasmaproteine gebunden, neben der Plasmaproteinbindung (PPB) existiert ein nicht gebundener freier Anteil. Für die pharmakologische Wirkung ist fast ausschließlich der freie Anteil verantwortlich. Da der eiweißgebundene Anteil keiner Metabolisierung unterliegt, hat er eine Art Reservoirfunktion. Pharmaka können sich gegenseitig aus ihrer Proteinbindung verdrängen, darüber hinaus gibt es zahlreiche andere Faktoren, die das Ausmaß der PPB verändern können. Erhöht sich durch eine Änderung der PPB die freie Konzentration eines Pharmakons, so ist dies meist klinisch wenig relevant, da sich die Eliminationsgeschwindigkeit proportional zur der freien Konzentration verhält.

T 22.1.3 Wirkung

Die meisten Arzneimittelwirkungen von lassen sich auf folgende Wirkmechanismen zurückführen:

- Interaktionen mit spezifischen Rezeptoren
- Öffnen oder Blockieren von spannungsabhängigen Ionenkanälen
- Beeinflussung von Transportsystemen
- Hemmung oder Aktivierung von Enzymen
- Störung von Biosynthesen in Mikroorganismen

T 22.1.4 Dosis-Wirkungs-Beziehung

Zur Durchführung einer sinnvollen Pharmakotherapie ist es erforderlich, durch eine bestimmte Dosierung einen gewünschten Effekt ohne vermeidbare Nebenwirkungen zu erzielen. Da der ausgelöste Effekt von der Konzentration am Wirkort abhängig ist, sollte eine Dosisangabe möglichst genau erfolgen, d.h. in Abhängigkeit vom Körpergewicht (z.B. mg/kg) oder von der Körperoberfläche (mg/m^2). Bei Erwachsenen wird jedoch häufig ein Durchschnittsgewicht von 70kg für absolute Dosierungsangaben zugrunde gelegt.

Die therapeutische Breite gilt als Maß für die Sicherheit zwischen therapeutischer und toxischer Wirkung, d.h., ein Medikament ist umso ungefährlicher, je größer seine therapeutische Breite ist. Für Medikamente mit geringer therapeutischer Breite eignet sich das sog. Drug Monitoring, d.h., die Dosis eines Pharmakons wird durch Messungen seiner Konzentration im Blut (therapeutischer Serumspiegel) modifiziert.

T 22.1.5 Elimination

Im Organismus existieren verschiedene Mechanismen, durch die ein Arzneistoff wieder aus dem Körper verschwindet: Bei der **Biotransformation** handelt es sich um biochemische Abbaureaktionen, z.B. Hydrolyse, Reduktion, Oxidation und Konjugation, die zum größten Teil im endoplasmatischen Retikulum der Leber über das Cytochrom P450 erfolgen.
Nach Resorption oral verabreichter Pharmaka sind diese bereits in der Darmwand bzw. bei der ersten Leberpassage über den Pfortaderkreislauf einer Metabolisierung ausgesetzt. Dieses Phänomen ist je nach Wirkstoff unterschiedlich stark ausgeprägt und wird als **First-pass-Metabolismus** bezeichnet.
Ein weiterer Eliminationsweg ist die **Exkretion**. Bei der **biliären Exkretion** werden Arzneistoffe oder deren Metabolite über die Gallenflüssigkeit via Darm ausgeschieden.
Die Ausscheidung über die Niere wird als **renale Exkretion** bezeichnet, sie ist abhängig vom Ausmaß der glomerulären Filtration, der tubulären Sekretion und der tubulären Reabsorption.
Die **Clearance** ist ein Maß für die Eliminationsleistung, mit der die Eliminationsgeschwindigkeit eines Pharmakons gemessen werden kann.
Bei der **Elimination nullter Ordnung** ist die pro Zeiteinheit ausgeschiedene Menge immer konstant und damit unabhängig von der jeweiligen Plasmakonzentration. Die **Elimination erster Ordnung** bedeutet, dass die pro Zeiteinheit ausgeschiedene Menge proportional zur jeweiligen Plasmakonzentration ist, der zeitliche Verlauf der Plasmakonzentration lässt sich als Exponentialfunktion beschreiben.
Als **Halbwertszeit** (HWZ) bezeichnet man die Zeitspanne, in der die Wirkstoffkonzentration im Plasma um die Hälfte abgenommen hat. Eine konstante Halbwertszeit gibt es nur für Substanzen, die durch eine Kinetik erster Ordnung eliminiert werden. Häufig entstehen von verabreichten Wirkstoffen durch die o.g. Mechanismen pharmakologisch wirksame Metaboliten, deren Halbwertszeit sich oft von der Ausgangssubstanz unterscheidet.
Der **Qo-Wert** gibt den Anteil eines Pharmakons an, der bei normaler Nierenfunktion extrarenal eliminiert wird (**extrarenale Eliminationsfraktion**). Als Maß für die exkretorische Nierenfunktion gilt die glomeruläre Filtrationsrate (GFR), die eng mit der Kreatininclearance korreliert.
Die Kreatininclearance kann für jeden Menschen auf verschiedene Arten ermittelt werden, mittlerweile hat sich zur Abschätzung der **individuellen exkretorischen Nierenfunktion** (eGFR) die **Formel nach Levey** durchgesetzt, in die Alter, Serumkreatinin, Geschlecht und Rasse eingehen:

$$eGFR = 186 \times Cr^{-1,154} \times Alter^{-0,203} \times (0,742 \text{ falls weiblich}) \times (1,210 \text{ falls Afroamerikaner})$$

Dies hat Bedeutung für die Stadieneinteilung der chronischen Niereninsuffizienz. Außerdem kann mit der eGFR und dem Qo-Wert die individuelle Eliminationskapaziät (Q) eines Patienten bezüglich eines bestimmten Arzneimittels errechnet werden (Formel nach Dettli):

$$Q = Qo + (1 - Qo) \times eGFR/100ml/min$$

Mithilfe des Q-Werts kann eine **Dosisanpassung bei Niereninsuffizienz (DANI)** errechnet werden. Entsprechend der folgenden Formel kann eine Dosisanpassung entweder durch eine **Erniedrigung der Erhaltungsdosis** oder durch eine **Verlängerung des Dosierungsintervalls** erfolgen:

$$Erhaltungsdosis_{NI} / Dosierungsintervall_{NI} = Q \times (Erhaltungsdosis_{N} / Dosierungsintervall_{N})$$

NI: für Patient mit Niereninsuffizienz; N für Nierengesunde; die Formel darf für einige Antibiotika mit kleinem Qo-Wert nicht angewandt werden (Amikacin, Amoxycillin, Ampicillin, Bacampicillin, Benzylpenicillin, Cefadroxil, Cefamandol, Ceftazidim, Ceftizoxim, Cefuroxim, Cephalexin, Cephazolin, Fosfomycin, Gentamicin, Latamoxef, Netilmicin, Spectinomycin, Streptomycin, Tobramycin).

T 22.1.6 Wechselwirkungen

Wechselwirkungen, auch Interaktionen genannt, bezeichnen die gegenseitige Beeinflussung von Wirkstoffen. Durch vielfältige Mechanismen kann die Wirkung eines Pharmakons durch ein zweites verstärkt, abgeschwächt, verlängert oder verkürzt werden. Interaktionen entstehen z.B. durch Hemmung oder Induktion des Metabolismus, wobei häufig das Monooxygenasesystem Cytochrom P450 (CYP) mit seinen Isoenzymen betroffen ist. Hierbei ist relevant, ob ein Pharmakon Substrat, Induktor oder Hemmer eines bestimmten CYP-Isoenzyms ist.

T 22.1.7 Unerwünschte Wirkungen

Unerwünschte Wirkungen (UW), auch Nebenwirkungen genannt, sind Wirkungen, die neben der Hauptwirkung eines Arzneimittels beobachtet werden. Sie können bedeutungslos oder gravierend sein, sie können dosisabhängig oder nicht dosisabhängig sein.
Bei der Pharmakotherapie ist die Kenntnis von Art und Häufigkeit unerwünschter Wirkungen essentiell zur Beurteilung einer Nutzen-Risiko-Relation. Die Arzneimittelhersteller sind verpflichtet, unerwünschte Wirkungen vorzugsweise mit Häufigkeitsangaben zu nennen.
Hier hat sich folgende Einteilung etabliert: sehr häufig (≥ 1/10), häufig (≥ 1/100, < 1/10), gelegentlich (≥ 1/1.000, < 1/100), selten (≥ 1/10.000, < 1/1.000), sehr selten (< 1/10.000), nicht bekannt (Häufigkeit auf Grundlage der verfügbaren Daten nicht abschätzbar). Im Arzneimittel pocket werden unter der Rubrik UW vorwiegend sehr häufige und häufige unerwünschte Wirkungen genannt.

T 22.1.8 Indikation

Indikation im pharmakologischen Sinn bedeutet, wenn für eine bestimmte Erkrankung eine medikamentöse Therapie angezeigt ist. Darf ein Medikament hingegen bei bestimmten Erkrankungen nicht eingesetzt werden, spricht man von Kontraindikation.

T 22.1.9 Schwangerschaft und Stillzeit

Schwangerschaft und Stillzeit gelten als besondere Situationen in der Pharmakotherapie.
Da eine Vielzahl von Arzneistoffen die Plazenta passieren bzw. in die Muttermilch übergehen, soll eine Pharmakotherapie nur bei strenger Indikationsstellung unter Abwägung des Risikos für Mutter und Kind erfolgen. Entsprechende Angaben zum Risiko sind in den Fachinformationen bzw. in den Beipackzetteln der Handelspräparate enthalten, des Weiteren sind in der Roten Liste Angaben zum embryotoxischen und teratogenen Risiko angegeben.
In den USA hatte sich eine Einteilung durchgesetzt, bei der 6 sog. Pregnancy Risk Categories (PRC) bzw. 3 Kategorien zum Risiko in der Stillzeit (Lact) unterschieden wurden (*s. Umschlaginnenseite*). Diese Einteilung soll durch eine neue "Pregnancy and Lactation Labeling Rule" (PLLR) ersetzt werden, die möglichst ausführlich relevante Risiken für Mutter und Embryo aufzählt.

T 22.1.10 Verschreibungspflicht

In Deutschland regelt das Arzneimittelgesetz (AMG), ob ein Medikament **verschreibungspflichtig** (Rp) ist, also ein ärztliches Rezept für den Einsatz erforderlich ist. Arzneimittel, die nicht verschreibungspflichtig sind, aber nur über Apotheken verkauft werden dürfen, werden als **apothekenpflichtig** bezeichnet, hierfür wurde die Abkürzung OTC („over the counter") übernommen.
Während für nahezu alle verschreibungspflichtigen Medikamente die Kosten von der gesetzlichen Krankenkasse (GKV) in Deutschland übernommen werden, müssen apothekenpflichtige Medikamente größtenteils vom Patienten selbst bezahlt werden.
Diesbezüglich existieren folgende Ausnahmeregelungen: Apothekenpflichtige nichtverschreibungspflichtige Arzneimittel sind ausnahmsweise erstattungsfähig, wenn die Arzneimittel bei der Behandlung schwerwiegender Erkrankungen als Therapiestandard gelten **(OTC-Ausnahmeliste)**. Ausgeschlossen von der Erstattung durch die GKV sind andererseits verschreibungspflichtige Medikamente, deren Anwendung zur Erhöhung der Lebensqualität dient, sog. **Lifestyle-Arzneimittel** (Rp-L!).

T 22.2 Dosisanpassung bei Niereninsuffizienz

T 22.2.1 Chronische Niereninsuffizienz

Eine chronische Niereninsuffizienz ist eine über längere Zeit (Jahre) bestehende, meist irreversible Einschränkung der exkretorischen Nierenfunktion.

T 22.2.2 Glomeruläre Filtrationsrate

Die GFR ist die Produktionsrate von Primärharn, also das pro Zeiteinheit in den Nierenglomeruli filtrierte Flüssigkeitsvolumen. Die GFR ist ein **Maß für die exkretorische Nierenfunktion**.
Die GFR ist geschlechtsabhängig: **Mann: ~125 ml/min; Frau: ~110 ml/min**
Im Folgenden wird eine durchschnittliche normale GFR, GFR_N von 100 ml/min zugrunde gelegt.

T 22.2.3 Estimated GFR

Da sich die individuelle GFR nicht direkt messen lässt, **muss** die GFR geschätzt werden (estimated GFR = eGFR). Die Bestimmung der eGFR erfolgt mithilfe von Substanzen, die ausschließlich glomerulär filtriert, also nicht tubulär resorbiert, sezerniert oder metabolisiert werden, z.B. Inulin, Kreatinin.
Die **Kreatininclearance** wurde früher als Schätzmaß für die GFR herangezogen, entweder ermittelt mit der Sammelurinmethode oder berechnet anhand der Cockcroft-Gault-Formel.
Die **renale Clearance** (Klärfähigkeit) bezeichnet das Plasmavolumen, das renal pro Zeiteinheit von einer bestimmten Substanzmenge vollständig befreit wird.
Inzwischen erfolgt die Abschätzung der GFR, also der exkretorischen Nierenfunktion mit der genaueren sog. verkürzten **MDRD-Formel** (nach Levey), und zwar nur noch unter Zuhilfenahme des Serumkreatininwerts und Berücksichtigung von Alter, Geschlecht und Ethnizität des Patienten:

$eGFR = 186 \times Cr^{-1,154} \times Alter^{-0,203} \times (0{,}742 \text{ falls weiblich}) \times (1{,}210 \text{ falls Afroamerikaner})$

(Simplified 4-variable MDRD study formula, Cr = Serumkreatininwert [mg/100ml], Alter in Jahren.)

T 22.2.4 Stadien der chronischen Niereninsuffizienz

Die chronische Niereninsuffizienz kann anhand der eGFR in Stadien eingeteilt werden:
Stadium I: GFR > 90 ml/min, Stadium II: GFR 60–89 ml/min, Stadium III: GFR 30–59 ml/min
Stadium IV: GFR 15–29 ml/min, Stadium V: GFR < 15 ml/min

T 22.2.5 Elimination von Arzneimitteln

Arzneimittel werden eliminiert durch Metabolisierung (v.a. in der Leber), unveränderte extrarenale Ausscheidung und unveränderte renale Ausscheidung. Die sog. totale Arzneimittelclearance entspricht der Summe der extrarenalen (v.a. hepatischen) und der renalen Clearance.
Qo ist dabei die extrarenale Elliminationsfraktion, also der extrarenal ausgeschiedene bioverfügbare Dosisanteil bei normaler Nierenfunktion.
1 - Qo ist die renale Eliminationsfraktion, also der bioverfügbare Dosisanteil bei normaler Nierenfunktion, der in aktiver Form renal eliminiert wird. Der Anteil der Niere an der Gesamtclearance eines Arzneimittels (renale Eliminationsfraktion 1 - Qo) ist substanzspezifisch.

T 22.2.6 Individuelle Eliminationskapazität (in %)

Bei Niereninsuffizienz kann nun bei Kenntnis der eGFR anhand der extrarenalen Eliminationsfraktion Qo die **individuelle Eliminationskapazität Q** (nach Dettli) für ein bestimmtes Arzneimittel errechnet werden (Dettli-Formel):

$Q = Qo + (eGFR / 100 \text{ ml/min}) \times (1 - Qo)$. Q beim jungen, nierengesunden Patienten ist also 1.0.

Qo = extrarenale Eliminationsfraktion bei normaler Nierenfunktion, eGFR in ml/min.
100 ml/min ist die GFR_N, also die GFR für den Normalfall.

T 22.2.7 Dosisanpassung bei Niereninsuffizienz

Bei Kenntnis der individuellen Eliminationskapazität Q eines Patienten bezüglich eines bestimmten Arzneimittels kann dann eine Dosisanpassung bei Niereninsuffizienz (DANI) erfolgen.
Die Loading Dose bleibt dabei unverändert. Es wird gemäß folgender Formel entweder die Erhaltungsdosis und/oder das Dosierungsintervall verändert.

$Erhaltungsdosis_{NI}$ / $Dosierungsintervall_{NI}$ = Q x ($Erhaltungsdosis_{N}$ / $Dosierungsintervall_{N}$)
NI für Patient mit Niereninsuffizienz, N für Nierengesunde

Dettli-Regel 1: Erniedrigung der Erhaltungsdosis des Arzneimittels um den Faktor der individuellen Ausscheidungskapazität Q **oder**
Dettli-Regel 2: Verlängerung des Dosierungsintervalls um den Faktor 1/individuelle Ausscheidungskapazität Q **oder** Kombination von Dettli-Regel 1 und Dettli-Regel 2

T 22.3 Zytochrom-P450-System

Arzneistoffe (und Xenobiotika), die über Enzyme des Zytochrom-P450-Systems verstoffwechselt werden oder sie beeinflussen[a]

CYP1A2	
Ind	Carbamazepin, Omeprazol, Phenobarbital, Phenytoin, Rifampin, Ritonavir; Rauchen, über Holzkohle gegrilltes Fleisch[b], Kreuzblütengewächse
Inh	Amiodaron, Azithromycin, Cimetidin, Clarithromycin, Erythromycin, Fluoxetin, Fluvoxamin, Gyrasehemmstoffe[c], Interferon (?), Isoniazid, Methoxsalen, Mibefradil, Nefazodon; Grapefruitsaft (Naringenin), Ticlopidin, Troleandomycin
Sub	Aminophyllin, Amitriptylin, Betaxolol, Chlorpromazin, Clomipramin, Clopidogrel (Nebenweg), Clozapin, Coffein, Fluvoxamin, Haloperidol, Imipramin, Methadon, Metoclopramid, Olanzapin, Ondansetron, Paracetamol (Acetaminophen), Phenacetin, Phenazon (Antipyrin), Propranolol, Ropivacain, R-Warfarin, Tacrin, Tamoxifen, Theophyllin, Thioridazin, Trifluoperazin, Verapamil
CYP3A	
Ind	Carbamazepin, Dexamethason, Phenobarbital, Phenytoin, Prednison, Rifampicin, Rifapentin, Somatotropin, Troglitazon
Inh	Antidepressiva[d], Azolantimykotika[e], Cimetidin[f], Ciprofloxacin, Clarithromycin, Diltiazem, Erythro-mycin, Fluoxetin, Fluvoxamin, Isoniazid, Metronidazol, Nefazodon, Omeprazol, Propoxyphen, Proteaseinhibitoren[g], Quinupristin/Dalfopristin, Troleandomycin, Verapamil; Grapefruitsaft, Sevilla-Orangen
CYP3B	
Sub	Alfentanil, Amiodaron, Amitriptylin, Astemizol, Benzodiazepine[h], Budesonid, Bupropion, Buspiron, Carbamazepine, Cerivastatin, Chinidin, Cisaprid, Clarithromycin, Clomipramin, Clopidogrel, Cocain, Codein, Coffein, Cortisol, Cyclosporin, Dapson, Delavirdin, Dexamethason, Dextromethorphan, Diazepam, Dihydroepiandrosteron, Dihydroergotamin, Dihydropyridine[i], Diltiazem, Disopyramid, Donepezil, Doxycyclin, Efavirenz, Erythromycin, Estradiol, Ethinylestradiol, Fluoxetin, Fluvastatin, Gestoden, Glyburid, Imipramin, Ketoconazol, Lansoprazol, Lidocain, Loratadin, Losartan, Lovastatin, Methadon, Miconazol, Nefazodon, Nevirapin, Norethindron, Omeprazol, Ondansetron, Orphenadrin, Paclitaxel, Paracetamol (Acetaminophen), Paroxetin, Progesteron, Propafenon, Proteaseinhibitoren, Quetiapin, Rapamycin, Repaglinid, Rifampin, Ropivacain, R-Warfarin, Sertralin, Sibutramin, Sildenafil, Simvastatin, Sirolimus, Sufentanil, Sulfamethoxazol, Tacrolimus, Tamoxifen, Terfenadin, Testosteron, Theophyllin, Toremifen, Trazodon, Troleandomycin, Venlafaxin, Verapamil, Vinblastin, Zaleplon, Zolpidem, Zopiclon

CYP2C9	
Ind	Carbamazepin, Ethanol, Phenytoin, Rifampin
Inh	Amiodaron, Azolantimykotika, Clopidogrel, Fluoxetin, Fluvastatin, Fluvoxamin, Isoniazid, Leflunomid[j], Lovastatin, Metronidazol, Paroxetin, Phenylbutazon, Probenecid (?), Ritonavir, Sertralin, Sulfamethoxazol, Sulfaphenazol, Teniposid, Trimethoprim, Zafirlukast
Sub	Amitriptylin, Cerivastatin, D9-Tetrahydrocannabinol, Diclofenac, Fluoxetin, Fluvastatin, Hexobarbital, Ibuprofen, Irbesartan, Losartan, Naproxen, Phenprocoumon, Phenytoin, Piroxicam, S-Warfarin, Tamoxifen, Tolbutamid, Torasemid, Trimethadion
CYP2C19	
Ind	Piroxicam, Rifampin
Inh	Cimetidin, Felbamat, Fluoxetin, Fluvoxamin, Indometacin, Isoniazid, Ketoconazol, Lansoprazol, Modafinil, Omeprazol, Paroxetin, Probenecid (?), Ritonavir, Sertralin, Telmisartan, Ticlopidin, Topiramat
Sub	Amitriptylin, Citalopram, Clomipramin, Diazepam, Flunitrazepam, Imipramin, Lansoprazol, Naproxen, Omeprazol, Propranolol, S-Mephenytoin
CYP2D6	
Ind	Schwangerschaft
Inh	Amiodarone, Amitriptylin, Chinidin, Cimetidin, Clomipramin, Diphenhydramin, Fluoxetin, Fluphenazin, Fluvoxamin, Haloperidol, Nefazodon, Paroxetin, Perphenazin, Ritonavir, Sertralin, Thioridazin, Ticlopidin, Venlafaxin
Sub	4-Methoxy-Amphetamin, Amitriptylin, Betaxolol, Carvedilol, Clomipramin, Clozapin, Codein, Debrisoquin, Desipramin, Dextromethorphan, Donepezil, Doxepin, Encainid, Flecainid, Fluoxetin, Guanoxan, Haloperidol, Hydrocodon, Imipramin, Methadon, Metoprolol, Mexiletin, Nebivolol, Nortriptylin, Olanzapin, Ondansetron, Orphenadrin, Oxycodon, Paroxetin, Penbutolol, Perphenazin, Phenformin, Pindolol, Propafenon, Propoxyphen, Propranolol, Risperidon, Selegilin, Sertralin, Spartein, Thioridazin, Timolol, Tramadol, Trazodon, Venlafaxin
CYP2E1	
Ind	Ethanol, Isoniazid[k], Ritonavir
Inh	Cimetidin, Disulfiram, Isoniazid[k]; Brunnenkresse
Sub	Chlorzoxazon, Coffein, Dapson (N-Oxidation), Dextromethorphan, Enfluran, Ethanol (Nebenweg), Halothan, Paracetamol (Acetaminophen), Theophyllin, Venlafaxin

Sub = Substrat; Ind = Induktor; Inh = Inhibitor

[a] Haupt- und/oder Nebenwege des Stoffwechsels des jeweiligen Substrats
[b] Neben CYP1A2 weitere Enzyme beteiligt
[c] Ciprofloxacin, Enoxacin, Grepafloxacin, Norfloxacin, Ofloxacin, Lomefloxacin, Pipemidsäure
[d] Nefazodon, Fluvoxamin, Fluoxetin, Sertralin, Paroxetin, Venlafaxin
[e] Ketoconazol, Itraconazol, Fluconazol
[f] Hemmt nicht alle CYP3A-Substrate, keine Hemmung des Stoffwechsels von Terfenadin
[g] Ritonavir, Saquinavir, Indinavir, Nelfinavir
[h] Alprazolam, Clonazepam, Diazepam, Midazolam, Triazolam
[i] Nifedipin, Felodipin, Nicardipin, Nisoldipin
[j] Der aktive Metabolit von Leflunomid hemmt CYP2C9
[k] INH hat eine biphasische Wirkung auf CYP2E1 (Hemmung-Induktion), was einige Interaktionen von INH erklärt

T 22.4 Bestimmung der Körperoberfläche (KOF)

Nomogramm zur Bestimmung der Körperoberfläche in m²

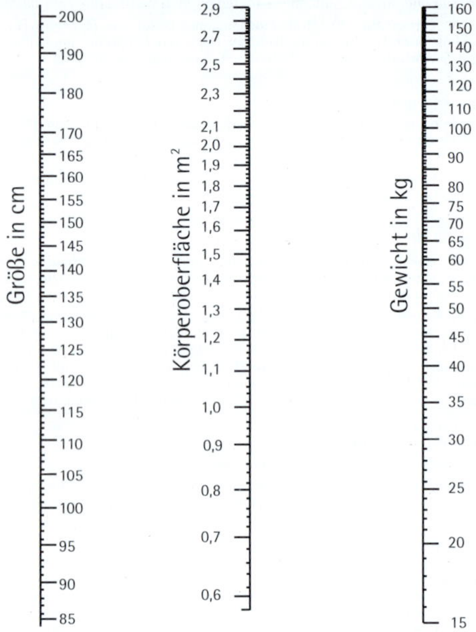

Formel: KOF (m²) = (Gewicht in kg)^{0,425} x (Körpergröße in cm)^{0,725} x 0,007184
Quelle: DuBois D, DuBois EF: A formula to estimate the approximate surface area if height and weight be known. Arch Intern Med 1916;17:863
Modifizierte Formel: KOF = Wurzel (Größe [cm] x Gewicht [kg]/3600)
Quelle: Mosteller RD: Simplified calculation of body-surface area. NEJM 1987;317:1098-9

Tabelle zur Bestimmung der Körperoberfläche in m^2 (nach der Formel von DuBois u. DuBois)								
Gewicht kg	**Größe 60cm**	**70cm**	**80cm**	**90cm**	**100cm**	**110cm**	**120cm**	**130cm**
15	0,44	0,49	0,54	0,59	0,64	0,69	0,73	0,77
17,5	0,47	0,53	0,58	0,63	0,68	0,73	0,78	0,83
20	0,50	0,56	0,62	0,67	0,72	0,78	0,83	0,87
22,5	0,53	0,59	0,65	0,70	0,76	0,81	0,87	0,92
25	0,55	0,61	0,68	0,74	0,80	0,85	0,91	0,96
27,5	0,57	0,64	0,70	0,77	0,83	0,89	0,95	1,00
30	0,59	0,66	0,73	0,80	0,86	0,92	0,98	1,04
32,5	0,61	0,69	0,76	0,82	0,89	0,95	1,01	1,08
35	0,63	0,71	0,78	0,85	0,92	0,98	1,05	1,11
37,5	0,65	0,73	0,80	0,88	0,94	1,01	1,08	1,14
40	0,67	0,75	0,83	0,90	0,97	1,04	1,11	1,17
42,5	0,69	0,77	0,85	0,92	1,00	1,07	1,14	1,21
45	0,70	0,79	0,87	0,95	1,02	1,09	1,17	1,23
47,5	0,72	0,81	0,89	0,97	1,04	1,12	1,19	1,26
50	0,74	0,82	0,91	0,99	1,07	1,14	1,22	1,29
52,5	0,75	0,84	0,93	1,01	1,09	1,17	1,24	1,32
55	0,77	0,86	0,95	1,03	1,11	1,19	1,27	1,34
57,5	0,78	0,87	0,96	1,05	1,13	1,21	1,29	1,37
60	0,80	0,89	0,98	1,07	1,15	1,24	1,32	1,40
62,5	0,81	0,91	1,00	1,09	1,17	1,26	1,34	1,42
65	0,82	0,92	1,02	1,11	1,19	1,28	1,36	1,44
67,5	0,84	0,94	1,03	1,12	1,21	1,30	1,38	1,47
70	0,85	0,95	1,05	1,14	1,23	1,32	1,41	1,49
75	0,88	0,98	1,08	1,18	1,27	1,36	1,45	1,53
80	0,90	1,01	1,11	1,21	1,30	1,40	1,49	1,58
85	0,92	1,03	1,14	1,24	1,34	1,43	1,53	1,62
90	0,95	1,06	1,17	1,27	1,37	1,47	1,56	1,66
95	0,97	1,08	1,19	1,30	1,40	1,50	1,60	1,70
100	0,99	1,11	1,22	1,33	1,43	1,54	1,64	1,73
105	1,01	1,13	1,24	1,36	1,46	1,57	1,67	1,77
110	1,03	1,15	1,27	1,38	1,49	1,60	1,70	1,81
115	1,05	1,17	1,29	1,41	1,52	1,63	1,74	1,84
120	1,07	1,20	1,32	1,43	1,55	1,66	1,77	1,87
125	1,09	1,22	1,34	1,46	1,58	1,69	1,80	1,91
130	1,11	1,24	1,36	1,48	1,60	1,72	1,83	1,94
135	1,12	1,26	1,39	1,51	1,63	1,74	1,86	1,97
140	1,14	1,28	1,41	1,53	1,65	1,77	1,89	2,00
145	1,16	1,30	1,43	1,56	1,68	1,80	1,92	2,03
150	1,18	1,31	1,45	1,58	1,70	1,82	1,94	2,06

Gewicht kg	Größe 140cm	150cm	160cm	170cm	180cm	190cm	200cm	210cm
15	0,82	0,86	0,90	0,94	0,98	1,02	1,06	1,10
17,5	0,87	0,92	0,96	1,00	1,05	1,09	1,13	1,17
20	0,92	0,97	1,02	1,06	1,11	1,15	1,20	1,24
22,5	0,97	1,02	1,07	1,12	1,16	1,21	1,26	1,30
25	1,01	1,07	1,12	1,17	1,22	1,27	1,31	1,36
27,5	1,06	1,11	1,16	1,22	1,27	1,32	1,37	1,42
30	1,10	1,15	1,21	1,26	1,32	1,37	1,42	1,47
32,5	1,13	1,19	1,25	1,31	1,36	1,42	1,47	1,52
35	1,17	1,23	1,29	1,35	1,40	1,46	1,52	1,57
37,5	1,21	1,27	1,33	1,39	1,45	1,50	1,56	1,62
40	1,24	1,30	1,37	1,43	1,49	1,55	1,61	1,66
42,5	1,27	1,34	1,40	1,46	1,53	1,59	1,65	1,71
45	1,30	1,37	1,44	1,50	1,56	1,63	1,69	1,75
47,5	1,33	1,40	1,47	1,53	1,60	1,66	1,73	1,79
50	1,36	1,43	1,50	1,57	1,63	1,70	1,76	1,83
52,5	1,39	1,46	1,53	1,60	1,67	1,74	1,80	1,87
55	1,42	1,49	1,56	1,63	1,70	1,77	1,84	1,90
57,5	1,45	1,52	1,59	1,66	1,73	1,80	1,87	1,94
60	1,47	1,55	1,62	1,69	1,77	1,84	1,91	1,98
62,5	1,50	1,58	1,65	1,72	1,80	1,87	1,94	2,01
65	1,52	1,60	1,68	1,75	1,83	1,90	1,97	2,04
67,5	1,55	1,63	1,71	1,78	1,86	1,93	2,00	2,08
70	1,57	1,65	1,73	1,81	1,89	1,96	2,04	2,11
75	1,62	1,70	1,78	1,86	1,94	2,02	2,10	2,17
80	1,66	1,75	1,83	1,92	2,00	2,08	2,15	2,23
85	1,71	1,79	1,88	1,97	2,05	2,13	2,21	2,29
90	1,75	1,84	1,93	2,01	2,10	2,18	2,27	2,35
95	1,79	1,88	1,97	2,06	2,15	2,23	2,32	2,40
100	1,83	1,92	2,02	2,11	2,20	2,28	2,37	2,45
105	1,87	1,96	2,06	2,15	2,24	2,33	2,42	2,51
110	1,91	2,00	2,10	2,19	2,29	2,38	2,47	2,56
115	1,94	2,04	2,14	2,23	2,33	2,42	2,51	2,60
120	1,98	2,08	2,18	2,28	2,37	2,47	2,56	2,65
125	2,01	2,11	2,22	2,32	2,41	2,51	2,60	2,70
130	2,05	2,15	2,25	2,35	2,45	2,55	2,65	2,74
135	2,08	2,18	2,29	2,39	2,49	2,59	2,69	2,79
140	2,11	2,22	2,33	2,43	2,53	2,63	2,73	2,83
145	2,14	2,25	2,36	2,47	2,57	2,67	2,77	2,87
150	2,17	2,28	2,39	2,50	2,61	2,71	2,81	2,92

T 22.5 Doping

T 22.5.1 Verbotene Arzneimittel im Sport

Die Einnahme verbotener Medikamente im Sport wird als Doping bezeichnet. Die World Anti-Doping Agency (WADA) definiert Doping als den Nachweis eines Verstoßes gegen die Anti-Doping-Regeln. Dazu gehören u.a. das Vorhandensein eines verbotenen Stoffs, seiner Metaboliten oder Marker in der Probe eines Sportlers. Aber auch die Anwendung, der Versuch der Anwendung sowie der Besitz eines verbotenen Wirkstoffs oder einer verbotenen Methode und der Verstoß gegen das Meldesystem (Whereabouts) werden bestraft. Die Regelstrafe beträgt seit dem 01.01.2015 vier Jahre, die Verjährungszeit zehn Jahre.

Die Einhaltung der Verbote wird durch Kontrollen nach Wettkämpfen und außerhalb von Wettkämpfen (sog. Trainingskontrollen) überprüft. In Deutschland ist die Nationale Anti-Doping Agentur (NADA) für diese Aktivitäten zuständig.

Im Arzneimittelgesetz wird Doping seit dem 11.09.1998 als Straftatbestand genannt. In § 6a „Verbot von Arzneimitteln zu Dopingzwecken im Sport" heißt es: Es ist verboten, Arzneimittel zu Dopingzwecken im Sport in den Verkehr zu bringen, zu verschreiben, bei anderen anzuwenden oder in nicht geringen Mengen zu besitzen.

Zur Aufnahme in die WADA-Liste der verbotenen Wirkstoffe und Methoden müssen zwei der drei folgenden Kriterien erfüllt sein:

(1)Die sportliche Leistung kann gesteigert werden,
(2)Es besteht ein gesundheitliches Risiko für den Sportler und/oder
(3)Es liegt ein Verstoß gegen den Geist des Sports vor.

Die aktuelle Liste der WADA (gültig ab 01.01.2022) umfasst:
Anabole Wirkstoffe, Stimulanzien, Narkotika, Peptidhormone, Wachstumsfaktoren, Beta-2-Agonisten, Hormonantagonisten und -Modulatoren, Diuretika, Maskierungsmittel, Cannabinoide (THC) und Glukokortikoide. Betablocker und Alkohol (Bogenschießen, Luft- und Motorsport) sind sportartspezifisch verboten. Zu den verbotenen Methoden zählen Maßnahmen zur Erhöhung des Sauerstofftransfers, chemische und physikalische Manipulationen an Blut oder Urin und Gendoping. Verbotene Wirkstoffe können in Nahrungsergänzungsmitteln verborgen sein.

Eine neue Begriffsbestimmung im Nationalen Anti-Doping Code 2021 (NADC21) stellen die sogenannten „Suchtmittel" dar. Im Jahr 2021 gelten die Substanzen Cocain, Diamorphin (Heroin), Methylendioxymethamfetamin (MDMA/"Ecstasy") und Tetrahydrocannabinol (THC) als Suchtmittel und sind als solche in den jeweiligen Klassen der Verbotsliste, denen sie angehören, gekennzeichnet.

Kritische Wirkstoffe sind im Arzneimittelteil mit einer Hand ✋ gekennzeichnet.

Die WADA hat im International Standard for Therapeutic Use Exemptions (TUE) festgeschrieben, unter welchen Bedingungen der Einsatz von verbotenen Wirkstoffen zur ärztlichen Behandlung erfolgen kann (www.wada-ama.org). Der internationale Standard für TUE enthält Kriterien für die Beurteilung, die Weitergabe der Informationen, die Zusammensetzung der Ärztegruppe (TUEC = Therapeutic Use Exemption Committee) und den Anerkennungsprozess.

Formulare und weitere Informationen unter **www.nada-bonn.de**

T 22.5.2 Liste der nach WADA verbotenen Wirkstoffe

Anabole Wirkstoffe

Wirkstoff	Einsatzgebiet	Verweis
Danazol	Endometriose	
Clenbuterol	Asthmamittel	→ 77
DHEA	M. Addison	
Testosteron	Androgene	→ 406

Exogene androgene anabole Steroide (Auswahl von Bsp.) → 406

1-Androstendiol, 1-Androstendion, 1-Testosteron, 4-Hydroxytestosteron, 19-Norandrostenedion, Bolandiol, Bolasteron, Boldenon, Boldion, Calusteron, Clostebol, Dehydrochloromethyltestosteron, Desoxymethyltestosteron, Drostanolon, Ethylestrenol, Fluoxymesteron, Formebolon, Furazabol, Gestrinon, Mestanolon, Mesterolon, Metenolon, Methandienon, Methandriol, Methasteron, Methyl-1-Testosteron, Methyldienolon, Methylnortestosteron, Methyltestosteron, Methyltrienolon, Miboleron, Nandrolon, Norboleton, Norclostebol, Norethandrolon, Oxabolon, Oxandrolon, Oxymesteron, Oxymetholon, Prostanozol, Quinbolon, Stanozolol, Stenbolon, Tetrahydrogestrinon, Trenbolon und andere Wirkstoffe mit ähnlicher chemischer Struktur oder ähnlichen biologischen Wirkungen

Endogene androgene anabole Steroide → 406

Androstenediol, Androstenedion, Dihydrotestosteron, Epitestosteron, Prasteron, Testosteron sowie Metaboliten und Isomere.

TUE: Der Einsatz verbotener Wirkstoffe, um erniedrigte Spiegel von endogenen Hormonen anzuheben, ist nicht als akzeptable therapeutische Maßnahme anzusehen.

In Deutschland nicht mehr im Handel: Dianabol® (Metandionon), Megagrisivit® (Clostebol), Oral-Turinabol® (Dehydromethyltestosteron), Primobolan® (Metenolon), Proviron® (Mesterolon)

Andere anabole Wirkstoffe

Clenbuterol, selektive Androgenrezeptor-Modulatoren (SARMs), Tibolon, Zeranol, Zilpaterol

Stimulanzien

Wirkstoff	Einsatzgebiet	Verweis
Amfepramon	Gewichtsreduktion	→ 136
Amphetamin		
Amfetaminil	Psychostimulanz	
Cocain		
Ephedrin		
Etilefrin	Hypotonie	→ 55
Methylpenidat	ADHS	
Modafinil	Narkolepsie	→ 366
Norfenefrin	Hypotonie	
Pemolin	ADHS	
Pholedrin		
Selegilin		→ 318

Weitere Wirkstoffe dieser Gruppe (Auswahl von Beispielen)
4-Phenylpiracetam (Carphedon), Adrafinil, Adrenalin, Amiphenazol, Benzphetamin, Bromantan, Cathin, Clobenzorex, Cropropamid, Crotetamid, Cyclazodon, Dimethylamphetamin, Etamivan, Etilamphetamin, Famprofazon, Fenbutrazat, Fencamfamin, Fencamin, Fenetyllin, Fenfluramin, Fenproporex, Furfenorex, Heptaminol, Isomethepten, Levmethamfetamin, Meclofenoxat, Mefenorex, Mephentermin, Mesocarb, Methamphetamin (D-), Methylendioxyamphetamin, Methylendioxymethamphetamin, Methylephedrin, Nikethamid, Norfenfluramin, Octopamin, Ortetamin, Oxilofrin, Parahydroxyamphetamin, Pentetrazol, Phendimetrazin, Phenmetrazin, Phenpromethamine, Phentermin, p-Methylamphetamin, Prolintan, Propylhexedrin, Sibutramin, Strychnin, Tuaminoheptan und andere Wirkstoffe mit ähnlicher chemischer Struktur oder ähnlichen biologischen Wirkungen. **TUE:** Behandlung von ADHS mit Methylphenidat In Deutschland nicht mehr im Handel: Captagon® (Fenetyllin), Micoren® (Cropropamid, Crotetamid), Katovit® (Prolintan), Pervitin® (Methamphetamin), Preludin® (Phentermin)

Peptidhormone, Wachstumsfaktoren und verwandte Wirkstoffe

Wirkstoff	Verweis
Erythropoetin (EPO)	→ 149
Wachstumshormon (hGH)	
Somatomedin C (IGF-1)	
Gonadotropine (LH, HCG), (verboten nur bei Männern)	
Kortikotropine (ACTH)	→ 147
Hormonantagonisten und Modulatoren	
Aromatasehemmer: Anastrozol, Letrozol, Aminogluthetimid, Exemestan, Formestan, Testolacton	→ 417
Selektive Östrogenrezeptorenmodulatoren (SERMs): Raloxifen, Tamoxifen, Toremifen	→ 417
Andere antiöstrogene Wirkstoffe: Fulvestrant, Clomifen, Cyclofenil, Myostatinhemmer	→ 417
Insulin	→ 120
Meldonium (in D nicht zugelassen)	

Beta-2-Agonisten → 75

Die inhalative Anwendung des Beta-2-Agonisten Vilanterol ist bis zu einer Dosis von 25 µg (Mikrogramm) über 24 Stunden gestattet. Die Beta-2-Agonisten Formoterol, Salbutamol und Salmeterol sind bereits seit vielen Jahren bei inhalativer Anwendung bis zu bestimmten festgelegten Dosierungen vom Verbot ausgenommen.
Clenbuterol ist wegen seiner möglichen anabolen Wirkung grundsätzlich von einer Freistellung ausgeschlossen.

Verbotene Methoden: Manipulation von Blut und Blutprodukten

Bluttransfusion
Erythrozytenkonzentration
Entnahme und Reinjektion von Blut

Betablocker → 28

Bei Sportarten, deren Leistung vorwiegend durch koordinative, konzentrative und psychische Faktoren begrenzt sind, können Betablocker die überschießenden Herz-Kreislauf-Reaktionen und die allgemeinen Symptome wie Schwitzen und Tremor dämpfen. Betablocker → 28 dürfen bei Wettkampfkontrollen nicht nachgewiesen werden.
Zu ihnen gehören u.a. Acebutolol, Alprenolol, Atenolol, Betaxolol, Bisoprolol, Bunolol, Carteolol, Carvedilol, Celiprolol, Esmolol, Labetalol, Levobunolol, Metipranolol, Metoprolol, Nadolol, Nebivolol, Oxprenolol, Pindolol, Propranolol, Sotalol, Timolol.
Alle Betablocker sind in ausgewählten Sportarten verboten. Einige Beispiele: Billard, Bogenschießen, Darts, Golf, Motorsport, Schießen, Skifahren/Snowboarding, Skispringen, Unterwassersport.
Cave: Bei Patienten unter Betablockern kommt es v.a. im Ausdauerbereich zu einer metabolisch bedingten Leistungseinschränkung.

Narkotika → 292

Narkotika dürfen bei Wettkampfkontrollen nicht nachgewiesen werden.
Die Liste ist geschlossen.
Buprenorphin, Dextromoramid, Diamorphin (Heroin), Fentanyl (auch Alfentanil, Sufentanil), Hydromorphon, Methadon, Morphin, Oxycodon, Oxymorphon, Pentazocin, Pethidin.
Der Einsatz von Lokalanästhetika unterliegt keinem Verbot.

Glukokortikoide → 205

Die systemische Anwendung von Glukokortikoiden durch orale, rektale, intravenöse oder intramuskuläre Gabe ist nur im Wettkampf verboten, d.h., der verbotene Wirkstoff darf bei einer Wettkampfkontrolle nicht nachgewiesen werden. Es ist zu bedenken, dass die Nachweisbarkeit der unterschiedlichen Wirkstoffe und Zubereitungen Tage bis Wochen anhalten kann. Nach einer erforderlichen Notfallbehandlung ist eine entsprechende ärztliche Bescheinigung auszustellen und bei der NADA zu hinterlegen. Eine durchgehend erforderliche systemische Behandlung bedarf einer TUE wie z.B. bei Morbus Crohn. Die nichtsystemische Anwendung von Glukokortikoiden als Inhalation oder Injektionen unter sportorthopäd. Gesichtspunkten in die großen Gelenke, Sehnen- und Muskelansätze bedarf einer Anzeige. Der topische Einsatz an Auge, Haut, Mundhöhle, Nase, Ohren ist zulässig.

Diuretika und weitere Maskierungsmittel

Diuretika → 42

Mit dem Verbot der Diuretika soll eine mögliche Manipulation bei der Urinabgabe verhindert werden. Über einen gezielten Einsatz von Diuretika und ausreichendes Trinken nach Wettkämpfen könnte ein geringer konzentrierter Urin produziert werden. Die analytischen Nachweismöglichkeiten wären dadurch möglicherweise erschwert.
Acetazolamid, Amilorid, Bumetanid, Cancrenon, Chlortalidon, Etacrynsäure, Furosemid, Indapamid, Metolazon, Spironolacton, Thiazide (z.B. Bendroflumethiazid, Chlorothiazid, Hydrochlorothiazide), Triamteren und andere Wirkstoffe mit ähnlicher chem. Struktur oder ähnlichen biol. Wirkungen.

Weitere Maskierungsmittel

Desmopressin	
Probenecid (Urikosurika)	
Plasmaexpander	Albumin, Dextran, HES, Mannitol, Glycerol
Infusion	Ohne ärztliche Indikation (bei ärztlicher Indikation nachträgliche Anzeige erforderlich)

T 22.6 Betäubungsmittelverordnung

Wichtige Angaben auf Btm-Rezepten

Die stark wirksamen Opioide unterliegen der Betäubungsmittel-Verschreibungsverordnung (BtMVV) und müssen auf besonderen Rezepten verordnet werden.
Die Anschrift der Bundesopiumstelle lautet:

Bundesinstitut für Arzneimittel und Medizinprodukte – Bundesopiumstelle
Kurt-Georg-Kiesinger-Allee 3
53175 Bonn

Bei Verschreibung für einen **Patienten (Substituenten)** oder den **Praxisbedarf** sind auf dem BtM-Rezept anzugeben:

- Der Name, der Vorname und die Anschrift (Straße, Hausnummer, Ortschaft) des Patienten, ggf. der Vermerk „Praxisbedarf" und das Ausstellungsdatum
- Die Arzneimittelbezeichnung, sofern dadurch das (die) verordnete(n) BtM nicht zweifelsfrei bestimmt ist (sind), zusätzlich die Gewichtsmenge(n) des (der) BtM je Packungseinheit(en), bei abgeteilten Zubereitungen je abgeteilte Form sowie die Darreichungsform(en), ggf. den Verdünnungsgrad
- Die Menge des Arzneimittels in g oder ml - Nominalgehalt -, die Stückzahl(en) der abgeteilten Form(en) – bei Ampullen, Suppositorien, Tabletten u.a. - z.B. Dolantin Inj.Lsg. 50mg Nr. 20 etc.
- Die Gebrauchsanweisung mit Einzel- und Tagesgabe; falls dem Patienten eine schriftliche Gebrauchsanweisung übergeben wurde, der Vermerk „gemäß schriftlicher Anordnung"
- Im Fall einer Verschreibung über einen Bedarf im Rahmen einer Substitution zusätzlich die Zahl der Anwendungstage
- Die zusätzliche Kennzeichnung bei einer Verschreibung für einen besonderen Einzelfall durch den Buchstaben A , im Zuge einer Substitution durch den Buchstaben S , für ein Kauffahrteischiff durch den Buchstaben K , in einem Notfall durch den Buchstaben N; (in den beiden zuletzt genannten Fällen sind diese Kennzeichnungen nur auf den nachträglich auszustellenden BtM-Rezepten vorzunehmen).
- Der Name des Verschreibenden, seine Berufsbezeichnung und Anschrift (Straße, Hausnummer, Ortschaft) sowie seine Telefonnummer
- Die Unterschrift des Verschreibenden, im Vertretungsfall darüber hinaus der Vermerk „i.V."
- In einem **Notfall** (d.h., wenn kein BtM-Rezept zur Verfügung steht) dürfen für einen Patienten – ausgenommen im Fall einer Substitution – oder einen Praxisbedarf BtM in einem zur Behebung des Notfalls erforderlichen Umfang auf einem **Normalrezept** verschrieben werden.

Bei Verschreibungen für einen **Stationsbedarf** oder eine Einrichtung des **Rettungsdienstes** sind auf dem (den) BtM-Anforderungsschein(en) anzugeben:

- Der Name oder die Bezeichnung und die Anschrift (Straße, Hausnummer, Ortschaft) der Einrichtung - ggf. ferner der Teileinheit bei einer gegliederten Einrichtung -, für die das (die) BtM bestimmt ist (sind)
- Das Ausstellungsdatum, die Bezeichnung des (der) BtM und dessen (deren) Menge(n)
- Name und Telefonnummer des Verschreibenden, Unterschrift des Verschreibenden

Betäubungsmittel-Rezept

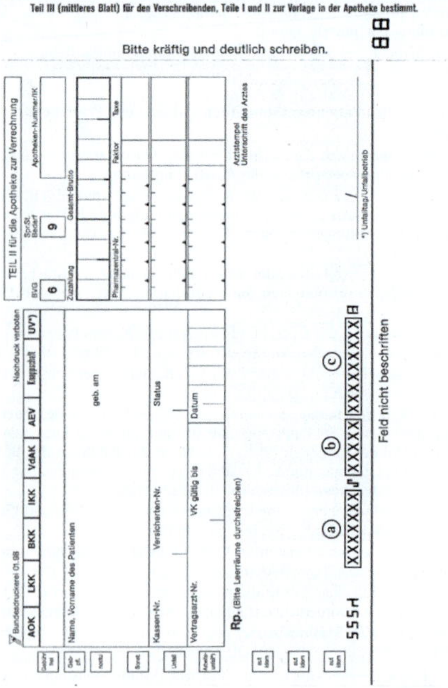

Die Abbildung zeigt eine Musterdarstellung eines Btm-Rezepts.

T 22.7 Unerwünschte Arzneimittelwirkungen

Bitte melden Sie unbekannte, insbesondere schwerwiegende unerwünschte Arzneimittelwirkungen bevorzugt onlinean das **Bundesinstitut für Arzneimittel und Medizinprodukte** (www.bfarm.de).

BERICHT ÜBER UNERWÜNSCHTE ARZNEIMITTELWIRKUNGEN (auch Verdachtsfälle)
Bundesinstitut für Arzneimittel und Medizinprodukte, Kurt-Georg-Kiesinger-Allee 3, 53175 Bonn, Tel.: 0228/207-30, FAX: 0228/207-5207

BfArM

Firmen Code Nr.	Pat. Init.	Geburtsdatum	Geschlecht	Größe	Gewicht	Schwangerschaftswoche:
	N-name ☐ V-name ☐		m ☐ w ☐			

Beobachtete unerwünschte Wirkungen aufgetreten am Dauer

Arzneimittel / Darreichungsform	Tagesdosis	Applikation	gegeben von / bis	wegen (Indikation)
1. Chrg.-Nr.				
2. Chrg.-Nr.				
3. Chrg.-Nr.				
4. Chrg.-Nr.				

Vermuteter Zusammenhang mit	dieses früher gegeben	vertragen	ggf. Reexposition
Arzneimittel Nr. 1 2 3 4	ja ☐ nein ☐	ja ☐ nein ☐	neg. ☐ pos. ☐

Grunderkrankung: Begleiterkrankungen:

Anamn. Besonderheiten: Nikotin ☐ Alkohol ☐ Kontrazeptiva ☐ Schrittmacher ☐
Implantate ☐ Strahlentherapie ☐ physikal. Therapie ☐ Diät ☐ Allergien* ☐
Stoffwechseldefekte ☐ Arzneimittelabusus* ☐ Sonstige: ☐
weitere Erläuterungen

Veränderung von Laborparametern in Zusammenhang mit der unerwünschten Arzneimittelwirkung: (ggf. Befund beifügen)

Verlauf der Therapie der unerwünschten Arzneimittelwirkung: lebensbedrohend ja ☐ nein ☐

Ausgang der unerwünschten Arzneimittelwirkung:
wiederhergestellt ☐ bleibender Schaden ☐ noch nicht wiederhergestellt ☐ unbekannt ☐
Exitus ☐ Sektion ja ☐ nein ☐ (ggf. Befund beifügen)
Todesursache:

a) beh. Arzt
b) Hersteller
c) Arznei. Komm.

Beurteilung des Kausalzusammenhanges: gesichert ☐ wahrscheinlich ☐ möglich ☐ unwahrscheinlich ☐ unbeurteilt ☐ nicht zu beurteilen ☐

Weitere Bemerkungen:
(ggf. Anlage verwenden)

Wer wurde informiert: BfArM ☐ Hersteller ☐ Arznm.-Komm.-Ärzte ☐ Sonstige:

Name des Arztes: Fachrichtung: PLZ: Klinik: ja ☐ nein ☐ (ggf. Stempel)	Hersteller:	Datum: Unterschrift:

BfArM 643 / I (10.99)

T 22.8 Internetlinks zur Arzneimitteltherapie

Arzneimittelkomission, Arzneimittelsicherheit	
www.akdae.de	Arzneimittelkomission der deutschen Ärzteschaft: Meldung aktueller UW; Verzeichnis von Rote-Hand-Briefen etc.
www.bfarm.de	Bundesinstitut für Arzneimittel und Medizinprodukte
www.arzneitelegramm.de	Volltextregister d. Arzneitelegramms; UW-Datenbank (Abonnenten); Arzneimitteldatenbank (kostenpfl.)
Arzneimittelinteraktionen	
http://medicine.iupui.edu/clinpharm/ddis/main-table	Tabellen über Arzneimittelinteraktionen
www.hiv-druginteractions.org	Arzneimittelinteraktionen bei HIV-Therapie
Datenbanken, Arzneimittelverzeichnisse, Literaturrecherche, neue Arzneimittel	
www.fachinfo.de	Zugang zu allen verfügbaren FachInfos (DocCheck)
www.rote-liste.de	Die Rote Liste online (DocCheck)
www.ifap.de	Onlinedatenbank Wirkstoffe, Handelsnamen, Preise (DocCheck)
www.dimdi.de/de/amg/index.htm	DIMDI PharmSearch: umfangreiche Datenbank aller deutschen Arzneimittel (DocCheck)
www.infomed.org	Homepage der Schweizer pharma-kritik
www.medline.de	Onlinerecherche medizinischer Publikationen
www.centerwatch.com/drug-information/	Neue, von der Food and Drug Administration zugelassene Medikamente
www.edruginfo.com	Informationen über neue Medikamente
Pharmakotherapie	
http://leitlinien.net	AWMF-Leitlinien für Diagnostik und Therapie
www.dosing.de	Angaben zur Dosisreduktion bei Niereninsuffizienz
www.aerzteblatt.de	Volltextregister des Deutschen Ärzteblatts

Numerics

A

B

C

D

E

G

H

I

J

M

O

P

Handelsnamen = fett *Wirkstoffe = kursiv*

S

V

W

Handelsnamen = fett *Wirkstoffe = kursiv*